U0294696

国家科学技术学术著作出版基金

中医骨内科学

主　　编　施杞

执行主编　王拥军　谢可永

副 主 编　莫　文　姜　宏　彭宝淦　吴　弢　肖涟波　胡志俊
　　　　　钱心如　王绪辉　张　霆　唐德志　梁倩倩　李晓锋

编　　委（按姓氏笔画为序）

万　超	马　勇	马俊明	王　晨	王　晶	王　韬
王拥军	王洪伸	王绪辉	王腾腾	尹萌辰	卢　盛
叶　洁	叶秀兰	朱　宇	朱　栋	邬学群	刘锦涛
孙悦礼	李振军	李晓锋	李晨光	杨燕萍	肖涟波
吴　弢	张　岩	张　霆	周龙云	周重建	赵东峰
赵永见	胡　军	胡志俊	侯　炜	俞志兴	施　杞
姜　宏	姚　敏	莫　文	钱心如	徐　浩	高　翔
郭梦瑶	席智杰	唐占英	唐德志	崔学军	笪巍伟
梁倩倩	彭宝淦	葛京化	程少丹	舒　冰	谢　林
谢可永	谢兴文	薛纯纯			

人民卫生出版社

图书在版编目（CIP）数据

中医骨内科学 / 施杞主编 . —北京：人民卫生出版社，2018

ISBN 978-7-117-27526-2

Ⅰ.①中… Ⅱ.①施… Ⅲ.①中医伤科学 Ⅳ.① R274

中国版本图书馆 CIP 数据核字（2018）第 249134 号

| 人卫智网 | www.ipmph.com | 医学教育、学术、考试、健康，购书智慧智能综合服务平台 |
| 人卫官网 | www.pmph.com | 人卫官方资讯发布平台 |

中医骨内科学

主　　编：施　杞
出版发行：人民卫生出版社（中继线 010-59780011）
地　　址：北京市朝阳区潘家园南里 19 号
邮　　编：100021
E - mail: pmph @ pmph.com
购书热线：010-59787592　010-59787584　010-65264830
印　　刷：北京汇林印务有限公司
经　　销：新华书店
开　　本：787×1092　1/16　印张：82
字　　数：1996 千字
版　　次：2018 年 12 月第 1 版　2018 年 12 月第 1 版第 1 次印刷
标准书号：ISBN 978-7-117-27526-2
定　　价：280.00 元

打击盗版举报电话：010-59787491　E-mail：WQ @ pmph.com
（凡属印装质量问题请与本社市场营销中心联系退换）

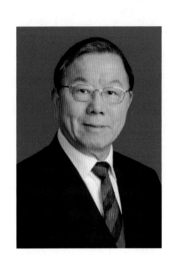

施杞简介

施杞，男，汉族，1937年生于江苏东台市。1963年上海中医学院医疗系6年制本科毕业。从医55年，现为上海中医药大学终身教授、专家委员会主任委员、主任医师、博士生导师、博士后指导老师，香港大学名誉教授，上海市名中医，第二、三、四、五、六批全国老中医药专家学术经验继承工作指导老师，第一批国家级非物质文化遗产项目"中医正骨"代表性传承人，享受国务院政府特殊津贴。

曾任上海市卫生局副局长、上海中医药大学校长、上海市政协委员、中华中医药学会副会长、中华中医药学会骨伤科分会会长（连任三届）、上海市中医药学会会长，《中国中医骨伤科》杂志编委会主任委员、《中医杂志》编委会副主任委员、《中国骨伤》、《中医正骨》、《世界中医骨科》、《西部中医药》杂志顾问，《上海中医药杂志》及《上海中医药大学学报》主编。

师从石筱山、石幼山先生，为上海石氏伤科第四代传人。在中医药防治骨内科疾病，如颈腰椎病、四肢骨关节病、骨质疏松症、类风湿关节炎、强直性脊柱炎、骨折延迟愈合、脑外伤综合征及骨科疾病"围手术期"中医药治疗及伤科内伤疑难杂病的研究方面有较深造诣，强调中医内科学及骨伤学科的有机结合，形成了"预防—保健—治疗—康复—养生"五位一体的学术思想。

在 20 世纪 90 年代初提出"一体两翼"的大鹏战略，开创了现代中医学学科建设创新模式。在学科建设、人才培养方面成绩显著。先后培养硕士 130 名、博士 68 名、博士后 11 名、高徒 19 名，培养的毕业学生中包括全国劳模 3 位、百千万人才工程国家级人选 3 位、国家"973"计划项目首席科学家、国家杰出青年、长江学者及全国百篇优秀博士论文获得者，并有 80 余人成为全国各地学科带头人。

率领研究团队先后承担国家级及部市级课题 200 多项，共发表论文 681 篇，其中 SCI 收录论文 125 篇，主编全国高等中医院校本科生和研究生统编教材《中医骨伤科学》以及学术专著 31 部。荣获国家科技进步奖二等奖 2 项以及部市级科技成果奖一等奖 12 项、二等奖 13 项、三等奖 6 项。创建了上海中医药大学脊柱病研究所，为国家中医临床研究基地奠定了学术基础。

施杞先后荣获上海市劳动模范、上海市第二届教书育人楷模、全国党和人民满意的好老师、全国中医药高等学校教学名师、首届中医药传承特别贡献奖、首批"全国中医骨伤名师"，上海中医药发展终身成就奖、上海骨科百年荣耀特殊贡献奖、上海医学百年发展终身成就奖等荣誉称号，为我国中医药事业发展作出了卓越贡献。

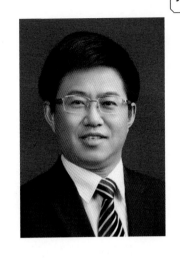

王拥军简介

王拥军，男，1965年出生。师从施杞教授，医学博士，教授、研究员，主任医师，博士生导师，博士后指导老师。

现任上海中医药大学副校长，上海市中医药研究院副院长，上海中医药大学脊柱病研究所所长。国家杰出青年科学基金获得者、教育部长江学者奖励计划特聘教授、国家"973"计划项目首席科学家、国家重点学科带头人、教育部重点实验室主任，国家中医药管理局重点研究室主任，国家教育部"创新团队"和国家科技部重点领域"创新团队"负责人、国家中医临床研究基地"骨退行性病变"建设项目负责人、上海市"重中之重"临床医学中心负责人、上海市"劳模创新工作室"负责人、全国百篇优秀博士学位论文获奖者导师、教育部首批全国高校黄大年式教师团队负责人。

担任中华中医药学会精准医学分会主任委员、中华中医药学会骨伤科分会副主任委员、中国中西医结合学会骨伤科专业委员会副主任委员、中国康复学会颈椎病专业委员会副主任委员、世界中医药联合会中医手法专业委员会副会长、世界中医骨科联合会常务副主席兼秘书长。

致力于"中医药防治中老年骨病"的临床、基础与转化应用研究。先后承担国家级及省部级科研项目89项，发表论文516篇，其中SCI收录论文125篇，总影响因子419，共计被他引4000多次（单篇最高327次），H指数47；主编《"肾藏精"藏象理论与实践》、规划教材《实验骨伤科学》《中医骨伤科学临床研究》等11部；获得授权国家发明专利17项，新药证书2项，实现成果转化应用8项，建立了"中国骨健康"服务体系，服务100多万人次。作为第一完成人，先后荣获国家科技进步奖二等奖（2项）以及上海市科技进步奖一等奖（2项）、中华医学科技奖一等奖等奖项。

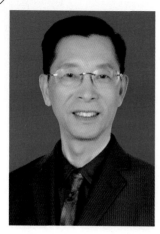

谢可永简介

谢可永，男，1950 年出生，毕业于上海中医药大学，师从施杞教授，为中国首位中医骨伤科博士。长期从事中医骨内科临床、教学和研究，并在多个领域中取得相应的研究成果。1983 年起师承上海石氏伤科第四代传人施杞教授、石印玉教授学习石氏伤科学术思想和临床技能；并师从上海武术伤科杰出代表王子平嫡系传人吴诚德教授，学习武术伤科技法方药。

在施杞教授带领下，应用中医骨内科"肾主骨"的理论，提出补肾填精法治疗骨质疏松症的学术观点，采用补肾填精中药为主，配以益肝补阴之剂组成的特色处方治疗骨质疏松症。自 1986 年起相继发表多篇专业论文，系列报道了相关临床和实验研究。证实其能有效改善内环境，减少骨质丢失，延缓骨质疏松症的发生，从而开创了防治骨质疏松症的新方法，为目前临床广泛应用。慢性硬脑膜下血肿是头部外伤中较为多见病症之一，为寻找有效、安全的非手术疗法，在施杞教授指导下，应用益气化瘀法治疗慢性硬脑膜下血肿，获得良好疗效，为慢性硬脑膜下血肿开创了一个非手术治疗新途径，此项成果获 1986 年卫生部重大成果二等奖。

主编《现代中医药应用与研究大系——伤骨科》，编著《武术伤科》《中国康复学》《病案学全书——中医病案学》《中国中医骨伤科百家方技精华》等 10 余部专著，并发表《补肾填精法防治绝经后骨质疏松症实验研究》《补肾填精法防治绝经后骨质疏松症临床研究》等专业论文 30 余篇。

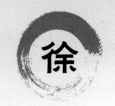

关于骨内科学的临床实践与理论研究已有漫长的历史，早在 20 世纪 20 年代，德国的骨科医生 James Cyriax 就提出了骨内科的理念，并于 1954 年正式出版了《骨内科学》，迄今已出版发行到第 10 版，系统地介绍了非手术疗法治疗骨科疾病，并取得满意的临床疗效，极大地推动了该学科的发展。进入 21 世纪，中国学者对骨内科学的重视程度日益提高，应用研究与日俱增，骨内科学的相关专著也有数部问世。这些系统工作说明，历来以外科手术治疗为主体的骨科学在学术发展和学科建设方面正在发生质的变化，新的思维模式被引进，新的研究重点被聚焦。可以预见，在众多骨科及相关学科同仁的热情关怀和积极参与下，我国骨内科学的建设与发展必将呈现欣欣向荣、蒸蒸日上的局面。

骨内科学的涵义有广义与狭义之概念。广义概念即以内科思维对待一切骨科疾病，即使首选手术治疗，也应当从内科角度，发挥非手术疗法的优势进行配合或辅助治疗，让患者得到全面的、优质的治疗与康复。狭义概念是指运用非手术治疗方法对骨科某些类别的疾病进行综合治疗。骨内科学是一门理论与实践紧密结合的应用科学，具有以下几个特点：①研究治疗对象的广泛性：我国乃至整个世界，人口呈老龄化趋势，随之疾病谱也发生改变，老年性、退行性疾病普遍增多，如颈腰椎病、骨质疏松症、骨关节炎等各种骨病患病率都高达人群的 25% 以上，骨内科学以这类病种为研究和防治主体，因而具有广泛性。②防治方法的多样性：强调对骨内科疾病的病因、病理、诊断以及预防治疗采纳现代骨科学以及生命科学的最新研究成果和科技前沿技术，应用各种药物、康复、物理、运动疗法，体现了手段的多样性。③转化医学的可及性：骨内科学遵循"从临床到实验、再到临床和社区"的运行轨迹，坚持走转化医学之路，实践"生物 – 社会 – 心理 – 环境"一体的医学模式，实现预防与治疗、临床与基础研究、医院与社区、医生与患者的结合，推进大健康理念的普及。由此可见，骨内科学不仅是骨科学的重要分支，而且是充满活力的崭新的学科体系。中医骨伤科学在防治骨内科疾病方面数千年来积淀了丰富的经验，中医药学的整体观、辨证论治及其诸多治疗方技显示了其独有的特色和优势，充分体现了我国先贤留下的宝贵财富。今天我们在践行健康中国的方略中，应当充分发挥这些丰富资源的积极作用。

有鉴于此，我校施杞教授偕同他的弟子王拥军、谢可永教授并率领团队主编的《中医骨内科学》，正是从中医学、中西并重的视野探究骨内科学。该书不仅蕴含着中医学丰富的学术内涵，而且弘扬了上海石氏伤科治伤理念，内外同治，衷中参西，使患者免于手术痛苦而获得有效治疗，成为我国中医界首部面世的骨内科学专著。施杞教授在该书中倡导遵循"一体两翼"的发展模式，即应当以继承中医药理论体系和历代医家临证经验为主体，以弘扬传统文化、汲取其宝贵的哲学思维，以及引入现代科学包括现代医学、体现衷中参西为两翼。书中提出"五位贯通"的理念，即骨内科疾病应以实现"预防、保健、治疗、康复、养生"五位一体全程贯通，做到医者为主导、患者为主体、医院为主轴、社区为主场、家庭为基础，让"临床、实验、临床、社区、家庭"这一转化医学真正落地。全书内容丰富，理论联系实际，体现了传承性、现代性、知识性、实践性。这些内容也是施杞教授和他的学科团队近20余年围绕"中医骨内科学"方向开展的临床和基础研究成果的总结和写照。

施杞教授从医55年，是我校终身教授、博士生导师、大学和研究院专家委员会主任、我校老教授协会会长，先后创建我校中医骨伤学科博士点和博士后流动站，长期引领并推动我校国家重点学科（中医骨伤科）、国家中医临床研究基地建设和发展。他耄耋之年笔耕不辍，育才不倦，著作等身，桃李天下，是我国著名的中医学家、中医骨伤科学科带头人。新作《中医骨内科学》剞劂问世，又将为我校创建双一流大学作出一份宝贵贡献，谨致敬意并序！

徐建光

2018 年 5 月

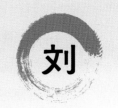

刘 序

　　中医骨伤科学是我国优秀民族文化遗产的重要组成部分，自《周礼·天官》记载医事分科以来，骨伤科疾病防治实践已有三千余载历史，从理论到临证经验有着丰厚的积淀，形成众多内外治疗技术，疗效显著，成为中医药特色与优势的生动体现。当今人口老龄化在我国已经日渐成为普遍现象，随之老年性退行性疾病患者日益增多，骨伤科疾病谱也相应发生明显改变，这类疾病的特点是"慢、多、全"，即病变发展较慢，病程较长，呈进行性、累积性表现；同时患病部位为多发倾向，以一处为主、为重，而往往多处骨与关节具有同样轻重不等的病态；病患者不仅局部有病症，而全身也存在不同程度体质衰老的倾向或表现。因此，追求以局部为靶点的单纯手术治疗存在着明显的局限性，仅权宜之计！中医药学在整体观、辨证论治的学术思想指导下，内外兼治，对大多数这类患者具有较佳疗效，中医骨伤科也在数千年实践中积累了丰富的临床经验。

　　为了响应"健康中国"战略的实施，积极应对老龄化社会的广泛需求，弘扬中医骨伤科特色和优势，上海中医药大学施杞教授率领他的学科团队历经两年的辛勤努力完成了《中医骨内科学》的编著，付梓前夕示稿于余，披览后深感全书条分缕析、颇有特点，充分体现了继承、创新、现代化、国际化的中医药事业发展之时势！将坚持以中医药理论体系和临证经验为继承主体，以吸收现代科学和弘扬传统文化为两翼的学科发展思路贯穿始终。全书共分为理论、辨证、治法、临证、科研等五篇，理论联系实际、传统与现代相融合。较全面地从大文化的视野阐述古典哲学与中医学理论与实践的贯通；从临证的实际应用，探本求源，总结各种中医特色疗法的技术要点；提炼出中医骨内科学的学术思想，并指导各疾病的诊治实践，强调预防、保健、治疗、康复、养生等五位贯通；提倡"临床—基础研究—临床"双向转化的观点，书中结合作者的实践，较全面地介绍了中医骨内科学的基础理论研究方法及其近20余年的研究成果。这些内容显示了作者研究视野的广度、学术底蕴的深度、攀登目标的高度，不仅成为该书的显著亮点，也是对我国中医骨伤科学发展作出的一份重要贡献，值得同仁推崇！

施杞教授是我国著名的中医学家、高等中医教育家、骨伤科临床家，是著名的上海石氏伤科第四代传人，博学多才，学贯中西，著作等身，传道授业培育弟子遍及海内外，长期探究中医骨内科学的构建与实践，成绩斐然。我与施杞教授相识相知已40载，情谊笃深，他谦虚好学，为人坦诚，曾担任全国中医骨伤学会会长20年，为推动我国中医骨伤科事业发展作出了重要贡献，是公认的我国中医骨伤学科带头人，此次大作面世乃又一贡献也！谨以为序。

刘柏龄

2018 年 5 月

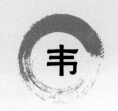

韦序

　　运用中药、手法、针灸、导引等非手术方法治疗各种内外损伤性疾病，是中医骨伤科临床的专长，也是中医药学的特色和优势。当前，随着社会人口老龄化的进程加快，慢性退行性骨与关节疾病、骨代谢性疾病等日益增多，已成为中医骨伤科的主要防治对象。因此，如何聚焦这一目标，弘扬中医药传统的特色和优势，从理论和实践上认真挖掘、整理、形成较完整的预防与治疗体系，在对接"健康中国"战略实施中，推动中医骨伤科学与时俱进，实现创新性发展、创造性转化，是我们中医骨伤科同道的历史责任和时代使命。近日，上海中医药大学施杞教授率领他的学科团队历经两年多时间的努力编著成《中医骨内科学》一书。这是我国首部中医骨内科学专著，条分缕析，论点新颖，论述深刻。全书遵循"继承、创新、现代化、国际化"这一中医药发展的必由之路，坚持以继承中医药理论体系和历代临证经验为主体，以弘扬传统文化及汲取现代科学为两翼。深入阐述对古典哲学思想的认识和应用，医文相通；强调病证结合，实现"临床—基础研究—临床"双向转化，中西相融。在"十三科一理贯之"和"治未病"的理念指导下，形成预防、保健、治疗、康复、养生五位贯通的临证防治体系。近20年来，施杞教授率领他的弟子王拥军教授和学科团队弘扬上海石氏伤科流派的特色，总结内伤治疗经验，开展了一系列现代基础研究，尤其在气血、痰瘀、肾藏精等中医理论与骨、软骨、关节、椎间盘退变的相关性方面开展了深入研究，获得一批重要成果和奖项。书中对现代临床和实验研究从设计、实验和成功题例方面作了较全面介绍，成为该书重要亮点。全书共分理论、辨证、治法、临证、科研等五篇，可谓爬罗剔抉、刮垢磨光，体现了"全、新、精"的特点。该书的问世，无疑以其"中医骨内科学"的新理念、新内涵、新模式成为中医骨伤科学重要的学科分支和重要创新性发展的里程碑。可敬可贺！

　　施杞教授从医55年，1963年毕业于上海中医学院，后又拜石筱山、石幼山大家为师，乃我国著名的上海石氏伤科流派第四代传人，又曾进修西医骨科、神经外科，有较深的中西医造诣，曾任中华中医药学会副会长、骨伤科分会会长，上海中医药大学校长，是我国著名的中医学家、高等中医教育家、骨伤科临床家。我与先生相识相知已近40年，深知他博学多才，文化底蕴深厚，为人谦和，不固执己见，乐于助人，擅长骨内科疾病治疗，积累了丰富经验。我们在学术上广泛交流，互相切磋，曾担任双导师共同指导博士研究生；在工作上鼎力扶持，互相帮助，他任上海中医药大学校长期间，我亦担任广西中医学院院长，我们对如何建设现代高等中医院校、推进我国高等中医教育事业，经常讨论。南北互鉴，我获益良多，始终尊他为我国中医骨伤科学科带头人。今适逢新著付梓，欣以为序。

韦贵康

2018 年 5 月

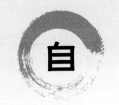

自序

　　中医骨内科学是以防治各种外伤和内损所引起的皮肉筋骨及气血、经络、脏腑病证为研究对象的一门临床应用科学。它根植于中医骨伤科学的理论和实践，并以中医临床各科所积累的相关经验为深厚底蕴，充分彰显了中医学非手术疗法的特色和潜能，也成为中医骨伤科临床的一大优势。进入21世纪，随着我国及世界各国人口老龄化，各种老年性疾病随之日益增多，使临床疾病谱发生了显著变化。其中与脊柱、骨关节等相关的疾病发病率高达25%以上，成为目前骨伤领域的主要病证。数千年临床实践证明，中医骨伤科以其独特的理论及众多非手术疗法的方技对大多数慢性筋骨病患者都有良好的疗效，避免了手术的创伤。尤其是素享盛誉的上海石氏伤科，经长期的充实、提高，至今已发展成为在理论和实践上颇具特色的一大流派。我们传承石氏伤科流派，临诊中遵循天人合一的整体观，在"十三科一理贯之"的学术思想指导下，实行"靶点、围靶点、整体特点"三点结合的辨证施治方法，将预防、保健、治疗、康复、养生融为一体，衷中参西，有效地消除症状，改善功能。同时通过扶正祛邪的调摄，增强了全身体质，加速了局部病变的修复，提升了活动能力，降低了复发频率。大量的临床实践表明中医骨内科学在防治慢性筋骨病中有着不可替代的优势，深受广大患者的欢迎，有着巨大的需求。因此，整理中医经典著作，探究中医骨内科的基本理论和实践技能，从而构建中医骨内科学是进一步推进中医骨伤学科建设和发展的时代使命与必然选择。

　　中医骨伤科是在易、儒、道、释等中国传统文化的熏陶下，形成并提高和发展起来的一门中医临床专科，具有深厚的中国文化底蕴。自《周礼》医事分科迄今骨伤科已有三千多年的临床实践，在此期间中医临床各科，包括东汉医家张仲景的《伤寒论》、唐代孙思邈的《备急千金要方》、宋代王怀隐《太平圣惠方》、金元四大家（刘完素、张从正、李杲、朱丹溪）及明清薛己、王清任、唐宗海等诸多医家对骨伤病证的研究，提出许多重要理念和丰富的临证技能，极大丰富了中医骨内科的内涵。现代科学技术突飞猛进，不断推动生命科学的持续发展，以其分析、实证思维模式，借助临床流行病学、细胞分子生物学、基因蛋白质组学、生物信息学等深入剖析疾病发生原因、发展变化及最终结果，以期阐明人体生理病理规律和物质基础。因而积极引用现代科学技术有助于从另外一个侧面深入认识疾病的本质，也有助于在世界语境下阐明中医药防治疾病的客观性和科学性。据此，我们提出了"一体两翼"的中医发展模式，即以继承为主体，以弘扬传统文化和引入现代科学技术为两翼，如鹏鸟展翅腾飞推动中医药事业发展。亦以此理念为中心，编纂《中医骨内科学》，力求体现"大文化、全中医、彰特色、兼治养、中参西"的特点，展示中医骨内科学的大文化背景及其依附的中医学全景和深厚底蕴，将具有中医药特色优势的非手术疗法包括药物内服、外用、手法、针灸、导引等均作了系统介绍。中医骨内科学的临床特点是强调预防、保健、治疗、康复、养生五位贯通，因而我们在相关篇章从理念到方法给予了体现，展示其具体的实施方法和最新研究进展。在坚持"继承不泥古，创新不离宗"的原则下，引入现代骨内科学的基本研究模式、方法及相关的科研成果。

1957年，我考入培养高级中医人才的上海中医学院，期间吸吮中医药学知识和精华而成长，聆听名师谈经论道而感悟中医药学的文化底蕴与医理仁术的博大精深，从而打下了作为一名中医师的学识功底。经过6年本科学习，1963年毕业后便进入附属龙华医院骨伤科工作，在科主任石筱山先生的培育下接受了石氏伤科学术流派的熏陶，后又拜石幼山教授为师，继续传承石氏伤科学术精髓，深受先生们一代大家学者风范的感染。嗣后20年间，我先后赴上海瑞金医院骨科、上海华山医院神经外科进修各1年。在继承弘扬石氏伤科特色的同时，也进行骨科和神经外科的手术治疗，率领团队开创了科室中西医结合骨伤科业务的新局面。1983年我调任上海市卫生局副局长，主管上海市卫生系统的中医工作、医学科研和教育工作。1992年调任上海中医学院院长，次年争取到当时的国家教委批准，上海中医学院在全国率先更名为上海中医药大学，我也成为母校的首任校长。我在任职期间十分重视学科建设，中医骨伤科也得到加强，成为全国第一个骨伤科博士点和第一个博士后流动站。1998年底我从校长岗位退下，回到曾经哺育我20年成长的龙华医院，遂倾全部精力置身于骨伤学科建设，聚焦慢性退行性骨伤科疾病，以颈腰椎、骨关节疾病及代谢性骨病为重点，推进龙华医院骨伤科医疗、教学、科研的全面发展，以科研为突破口，创建了上海中医药大学脊柱病研究所，建成慢性筋骨病现代研究的高端平台，成为教育部重点实验室、教育部和科技部创新团队、国家重点学科，坚持弘扬中医骨伤科防治慢性筋骨病特色优势，成为国家中医临床研究基地，开拓了石氏伤科流派传承的新局面新气象，积累了创新性科研与临床成果。脊柱病研究所作为高级中医骨伤人才培养的基地，20多年来从这里培养出250多名硕士、博士、博士后和学术继承人，其中70余人现在已成为全国中医骨伤学科的学术骨干、领军人才，他们中有全国劳模、"973"项目首席科学家、国家杰出青年、长江学者。唐代杜荀鹤有《小松》诗曰："自小刺头深草里，而今渐觉出蓬蒿。时人不识凌云木，直待凌云始道高。"正是"江山代有才人出，各领风骚数百年"。我作为石氏伤科第四代传人，带领石氏伤科的第五、六、七代传人，肩负着"大道岐黄，薪火相传"的历史担当。

参与本书编写的执行主编、副主编、编委均为我培养的硕士、博士和学术继承人，也成为我率领的学科团队成员。他们经过多年的学术熏染和积累，思路有共鸣，临床有共识，故而在编写过程中能共融汇通，从而使本书编写顺利完成并具有特色。充分体现了团队的协调精神和较高的学术水平，成为回眸过去20多年的一份总结和走向未来的新起点。执行主编谢可永教授是我的第一个博士，也是中国第一个中医骨伤科学博士，学贯中西；在美从事中西医骨伤、康复20余年，具有国际视野，是一位临床经验丰富的资深骨伤科学者，博学多才；作为我的大弟子，长期追随我，对我的学术思想和临证经验有较深领悟，并善于将其引入贯通于本书的编写中，废寝忘食做了大量工作。执行主编王拥军教授熟谙中西医结合骨伤科临床，自1993年始侍诊我左右已有25年，对我的治学思路和探索目标最为理解，并善于将其在美国留学所获得的最新科学技术对焦本团队学科发展的重点，形成有广度、深度、高度的研究课题，从而获得了一批重要科研成果和奖项，成为"973"项目首席科学家、长江学者，是国内外知名的学科领军人才。在本书编写过程中两位执行主编团结各位副主编和编委通力合作，经两年余努力落笔成章，但仍显仓促，定有诸多遗漏和不当之处，尚祈同道不吝赐教以期再版时修正。

嗟夫！光阴荏苒，半个世纪过去了，中华民族正迎来伟大复兴，我国的中医药事业也正迎着习近平社会主义特色新时期的阳光阔步前进！正是"王杨卢骆当时体，轻薄为文哂未休；尔曹身与名俱灭，不废江河万古流！"谨以本书献给我国中医骨内科学的开创并寄希望于同道共同努力使之日益繁荣！

施杞

2018年4月6日

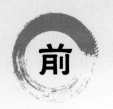

前言

中医骨伤科学作为中医学的重要组成部分，历史悠久，具有深厚的文化底蕴。经长期临床实践，在前人基础上不断充实和提高，使其在理论、治法、方技等方面内容更加丰富，并逐步形成了具有中医特色的理论体系。现代科技的飞速发展，对自然现象有了新的认识，使中医骨伤科学与其他学科一样高速发展，发生日新月异的改变，与时俱进。

当前，随着我国人口老龄化时代的到来，困扰中老年工作、学习、生活的慢性筋骨病的发生率呈逐年上升的趋势，因此防治慢性筋骨病已成为全社会迫切需要解决的重大健康课题。中医骨伤科学在长期的临床实践中积累了独特的非手术治疗的原创技术优势，在临床上屡起沉疴，深受广大患者欢迎。为了更好地解决目前远未解决的有关慢性筋骨病的理论和实践问题，必须借鉴现代科技知识，结合传统中医学的经典医著，传承丰富的非手术疗法，为"健康中国"作出贡献。我们本着继承和创新的精神，编写了《中医骨内科学》，以适应我国医药卫生事业发展之新形势、新要求。

全书分为理论、辨证、治法、临证、科研等五篇，以绪论开卷，概括阐述了"中医骨内科学"的涵义、构建该学科分支的意义、学术基础及其发展之方略。

第一篇理论篇，论述了中国传统文化对中医骨内科学的影响，分别阐述了易、儒、道、佛对中医骨内科理论形成、学派的建立和发展的作用，深入探讨了中医骨内科学的学术渊源及发展史；阐明了中医骨内科学的基本理论及学术思想，将《黄帝内经》《难经》《神农本草经》《伤寒杂病论》四大经典的学术观点运用于中医骨内科学，体现"十三科一理贯之"的理念，彰显了中医骨内科学在三千余年的发展中，处处留有易、儒、道、佛在其间的身影。突出了中国传统文化是中医骨内科的源泉，中医骨内科的发展丰富了中国传统文化。

第二篇辨证篇，概述了各种辨证方法及现代检查手段在中医骨内科学中的应用；从人体学角度概述了有关运动、神经、血管、淋巴系统的结构和功能以及生物力学的基本知识；专题讨论了现代衰老学的主要学说及其发展概况。该篇从整体观、恒动论、辨证论治等理论体系及唐宋金元明清各家学说与中医骨内科学的理论和实践源流贯通，一脉相承。充分显示了其大文化、大中医和大伤科的格局。

第三篇治法篇，详细阐述了三千年来，中医历代医家积累的难以计数的内外治疗方法，包括中药、手法、夹板、导引、针灸等优势疗法。并在每个治法中，列举了现代临床和实验研究进展，为临床应用提供有价值的文献资料。同时编入了临床常用的物理疗法及运动疗法，从一个侧面反映了衷中参西的学术理念，众多有效可供临床应用的技法方药体现了本书的临床实用价值。

第四篇临证篇，共 14 章，包括第十八章的症状辨证、第十九章的内伤学、第二十章至第三十一章常见的病症，并按定义、临床表现、诊断要点、辨证施治、中医骨内科学述评等分条缕析，力求全面翔实、重点突出。其中骨内科述评对每个病症按其重点，详加讨论，指出诊治的关键之处和注意事项，并列出最新的研究进展，为临床提供借鉴或指南，全面而实用。

第五篇科研篇，共 6 章。第三十二章至第三十五章分别从科学研究概述、临床试验研究、基础实验研究方面阐述了相关研究的方法学及基本要求，并以本团队以往研究成果为题例作了深入探讨，提供经验和借鉴。第三十六章介绍中医精准骨内科学和社区队列建设，体现了这是每个学科发展的题中之义，亦是整个医学科学领域发展的必然趋势，至关重要。第三十七章专门论述了中医骨内科学实验室建设与发展的相关内容，以切合基础研究的需要。中医药防治疾病的确切疗效虽已成为社会共识，但为了进一步提高临床疗效，必须通过相关的实验研究以阐明其客观规律及关键创新点，使其愈病机理不仅有中医理论的解说，还能从现代生命科学中找到客观证据，从"黑箱"走向"白箱"，形成"普通话""世界语"，让中、西医对话。

本书主编施杞教授创导"一体两翼"的中医药发展模式，强调继承应实现中医理论回归临床、又从临床回归中医经典的"二次回归"，创新应由临床转化实验、又从实验转化临床及社区的"双向转化"，将龙华医院骨伤学科打造成上海石氏伤科流派重要传承基地和高端平台。

施杞教授曾担任上海市卫生局副局长、上海中医药大学校长，现任上海中医药大学和上海市中医药研究院专家委员会主任委员、终身教授、主任医师、博士研究生导师，香港大学名誉教授，享受国务院特殊津贴，被评为第二、三、四、五、六批全国老中医药专家学术经验继承工作指导老师，全国骨伤名师，首批国家非物质文化遗产"中医正骨"代表性传承人，曾任中华中医药学会副会长、骨伤分会会长。

《中医骨内科学》的编成是本学科团队建设的写照和初步总结。全书由主编施杞教授统领设计，从学术思路、技术布局、突显优势等方面推敲确定。由施杞教授早年毕业的博士、上海中医药大学副校长、国家"973"项目首席科学家、教育部长江学者奖励计划特聘教授王拥军教授和全国第一位中医骨伤科学博士、资深研究员谢可永教授任执行主编，负责具体编著、组织撰稿工作。由施杞教授的各期博士、硕士分别任副主编和编委，副主编领衔落实编写相关内容。各位编委均是学科中坚力量，具有较丰富的专业知识，承担相应章节的写作。上海中医药大学校长、中华医学会副会长徐建光教授，国医大师刘柏龄教授，国医大师韦贵康教授等诸位专家均在百忙之中为本书作序，给予赞许和鼓励，谨致以诚挚的敬意和由衷的感谢！

本书是全体编著人员通力合作的产物，竭诚希望能为我国"中医骨内科学"的建设与发展作出一份微薄贡献。本书初版，难免有疏漏和欠妥之处，热忱欢迎各位专家及广大读者提出宝贵意见。

《中医骨内科学》编委会

上海石筱山伤科学术研究中心

全国名老中医施杞传承工作室

2018 年 5 月

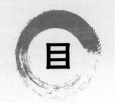

目　录

第一篇　理　论　篇

第二篇 辨 证 篇

第三篇　治　法　篇

第四篇　临　证　篇

第五篇　科　研　篇

第三十四章　基础实验研究 ·· 1118

绪　论

一、中医骨内科学的涵义

中医骨伤科学历经数千年发展，有着极为丰富的中华文化底蕴，经历代医家的实践积淀、近半世纪来学者们的继承创新，已形成了完整的理论体系，积累了丰富的临床技能，成为我国中医药学的重要组成部分。然而，随着当代社会人口老龄化日趋加快，慢性退行性疾病患者日趋增多，人们对美好生活的向往与现在治疗模式的不平衡、不充分之间的矛盾，显得尤为明显。因此，进一步将中医内科学与中医骨伤科学理论和技术有机结合，借鉴现代医学等多学科知识，创立中医骨内科学，显得尤为重要和迫切。实践证明，采用中医内科学与中医骨伤科学结合所形成的非手术方法，在治疗慢性筋骨病方面已经取得了良好的临床效果。为此，亟待挖掘整理相关理论，彰显其学术内涵，弘扬其特色优势，在此基础上形成中医骨内科学。

中医骨内科学是以中医药学理论为指导，以外伤内损所造成的人体病证为对象，以慢性退行性疾病（慢性筋骨病）为研究重点，以药物、手法、针灸、导引等为治疗基础，开展预防、保健、治疗、康复、养生"五位一体"治未病模式（未病先防、主动健身、既病防变、病愈防复、养生防衰），形成一门传统与现代相结合的、具有中医内科学及中医骨伤学科特色和优势的系统应用科学。中医骨内科学的构建、创新与发展，是时代赋予我们的使命，也是进一步繁荣我国中医药事业的历史责任。

二、构建中医骨内科学的意义

（一）构建中医骨内科学是人口老龄化社会的需要

随着社会进步和科学技术的发展，人们生活水平和健康水平不断提升，人类平均寿命也不断提高，社会人口老龄化已成为世界性趋势。我国现有 60 岁以上老年人口已经达到约 2 亿 4 千万，占总人口的 15.5% 左右，预计到 21 世纪中叶，60 岁以上人口将占总人口的 27%，达到 4 亿左右。随着人口老龄化趋势日益加剧，骨伤科疾病谱也发生了相应的变化。外伤所引起的疾病已不是骨伤科的主要病症，骨质疏松症、老年性退行性骨关节炎、老年性骨骼肌减少症、颈腰椎间盘退变性疾病等退行性疾病的发病率越来越高。其中，60~69 岁的老年女性的骨质疏松症发生率高达 50%~70%，老年男性则占 30%。骨折作为骨质疏松症的常见并发症，严重影响人们的健康。2015 年，中国大陆的关节炎患者约有 1.2 亿人，且发病率呈逐渐升高趋势。我国人群中膝关节的骨关节炎患病率为 9.56%，其发生率随年龄的增高而增加。随着病情加重，其中部分患者将更换人工关节，给患者和家庭带来极大的负担。这类疾病证候繁多，病程较长，发病机制复杂，采用各种内治的综合疗法，常能取得事半功倍之效。传统中医骨内治法，包括中药内服外用、手法、针灸、针刀、器具和练功等治法，对防治这类疾病具有独特的优势。

（二）构建中医骨内科学是中医骨伤科学科发展的需要

非手术疗法治疗慢性筋骨病具有极大的原创技术优势，经实践证明具有良好的临床疗效，深受广大患者欢迎。现代骨科也十分重视非手术方法治疗骨科疾病。我国 1995 年 10 月在北京成立了骨内科学术委员会，成为骨科领域中的新型分支学科领域。2008 年，曹建中等主编出版了《临床骨内科治疗学》，上篇介绍了与骨、关节、骨骼肌等相关的生理代谢、骨生物力学、免疫学、矿物质研究及骨内科的临床检查法等基础理论；下篇介绍与骨有关的内分泌、代谢性疾病、骨肿瘤等的内科治疗。2008 年，孙材江等主编出版了《实用骨内科学》，对临床常见的 98 个与骨科相关的病症的病因病理、诊断治疗、现代进展等进行了详细的阐述。2013 年，秦岭主编出版了《骨内科学》，介绍了骨内科相关理论以及内科治疗骨科疾病的诊治法，有较好的实用价值。2015 年，刘忠厚主编出版了《骨内科学》，对骨基础理论、代谢性骨病以及诊治法进行了深入的论述，在非手术治疗代谢性骨病方面贡献突出。

面对西医骨内科学的迅速发展，中医骨内科在预防、保健、治疗、康复、养生等方面，不仅系统全面传承和优化，而且也取得长足的发展与创新，包括完整的理论体系及众多非手术治疗技术的独特优势，具有更加丰富的科学内涵。因此，推进中医骨内科学的构建，不仅是适应当今社会对健康的新需求、新变化、新挑战，也是新时代中医骨伤学科创新与发展的必然。

（三）构建中医骨内科学是在实施"健康中国"战略中发挥中医药特色优势的需要

"健康中国"战略已成为党和国家进一步关注民生而实施的国家战略。在十几亿人口的泱泱大国，实施这一战略必然是在国家顶层设计的推进下，成为一个系统工程，需要汇聚各方面的力量和资源。既要面向现代生命科学的前沿，"西为中用"，不断引进先进技术，同时也必须从华夏民族三千多年文化积淀的伟大宝库中挖掘历代医家防病治病的经验，"古为今用"，这是我国有别于世界其他各国且其他各国所不具备的一大优势。中医骨伤科学所孕育的骨内科学的理论、知识和独特技能，已经为维护人类生命健康作出了重要贡献，其强调了"预防、保健、治疗、康复、养生"五位一体传统模式的理论和经验，更是推进、实施"健康中国"战略应当汲取的宝贵资源，不可或缺。

（四）构建中医骨内科学是彰显中华优秀传统文化、加快中医药走向世界的需要

毛泽东主席深刻地指出："中国医药学是一个伟大的宝库。"同时还指出："中国应当对人类有较大的贡献，中医药是其中一项。"随着我国综合国力的日益强盛，中国文化在国际上的影响力日益扩大，接受度也随之增加。当前，慢性骨伤科疾病是世界各国普遍存在的现象，因此防治该类疾病不仅是人类普遍关注的热点，而且是医药科学共同承担的繁重任务、艰巨使命。早在 20 世纪 20 年代，德国骨科医生 James Cyriax 就提出许多疼痛性疾病应当采取合适的内科治疗，获得事半功倍之效。他于 1954 年出版了《骨内科学》，至今已达 10 版，提出了一系列诊断检查方法和相应的内科治疗方法，并且创造了自己独特的治疗软组织疼痛手法，从而获得良好的止痛效果。由于疗效显著而被广为传播。美国在 1983 年成立了骨内科学协会（AAOM），进一步促进骨内科规范化。1992 年，加拿大 David

Sackett教授首先对循证医学进行了明确定义，为骨内科学的发展提供了理论依据。如同心内科与心外科、消化内科与消化外科、神经内科与神经外科等一样，骨内科从骨科学中脱颖而出，成为一个新的学科分支和门类，正在现代医学体系中日益发展、方兴未艾。"中医药是我国独特的卫生资源、潜力巨大的经济资源、具有原创优势的科技资源、优秀的文化资源、重要的生态资源。"传统的也是现代的，民族的也是世界的，进一步推动中医骨内科学的建设与发展，必将以其独具中国文化特色和疗效优势而享誉世界，以其科学性和实用性而走出国门，泽惠五洲。

三、构建中医骨内科学的基础

（一）中医骨内科学具有深厚的文化底蕴

中医骨内科学研究的对象是各种外伤和内损，是需要在中医学整体观的指导下辨证论治，才能更好地突显它的技术优势。而中国的传统文化为学科理论体系的构建奠定了思想基础与思维方法。

中国传统文化历经数千年的发展，以丰富内容著称于世，其中尤以天人合一、阴阳五行等哲学思想更具特色，成为中华民族精神文化的基石。在漫长的历史进程中，先后形成了先秦哲学、两汉经学和宋明理学，从而构成了完整的哲学体系，彰显了中华民族的优秀文化。中医学是中华民族在长期的生产与生活实践中认识人体与疾病的宝贵经验总结，是中国传统文化的结晶，在其发展过程中，不断吸取中国传统文化的哲学观念，构建了别具特色的医学体系。中医经典文献《黄帝内经》融中国古典哲学于医学中，将天人合一、整体观、元气论、阴阳五行等理论运用于阐述生长壮老、人体结构、生理病理、辨证治疗、保健养生中，初步建立了以整体观、辨证论治及恒动论为特征的中医理论体系，为中医各临床学科以及中医骨内科学的形成，提供了坚实的学科理论基础。中医骨内科学结合骨伤专科特点和优势，融"天人合一""阴阳五行"等古典哲学思想和气血津液、脏腑经络、皮肉筋骨以及内外病因等医学理论为一体，充分显示了中医与传统文化的密切关系。作为传统文化的一个重要组成部分，中医骨内科学亦发展丰富了中国传统文化。

（二）中医骨内科学具有深厚的中医药理论和临床实践底蕴

中医骨内科涵盖众多常见病和多发病，经历代医家长期探索，积累了丰富的临床经验。骨伤疾病在《周礼·天官》分科中列为四大病种之一的"疡医"范畴中，《黄帝内经》中详细阐述了"损伤"的病因病机、诊断等。晋代《肘后备急方》、隋代《诸病源候论》、唐代《备急千金要方》等综合性医著中皆不乏对骨折、脱位、筋伤、内伤、骨病等相关疾病及中药、手法治疗的论述。在长期发展的过程中，尤其在明代之前，中医的理论特点决定了其历来强调"十三科一理贯之"。无数伟大的医家大多通晓临床各科，从未停止过对中医骨伤领域的总结。从《黄帝内经》《难经》《伤寒杂病论》等经典著作，至后世的金元四大家、明清温病学派、中西汇通学派等医家都对中医骨内科学思想及实践予以探讨、发展，为中医骨内科学理论体系和临床辨证论治的形成及发展奠定了基础。

（三）中医骨内科学具有深厚的中医各家学说及骨伤流派底蕴

近代，中医骨内科学在发展的过程中形成了丰富的技法方药，到19世纪末形成了各具特色的学术流派，显示了深厚的学术底蕴和流派传承。近代的中医骨伤学有了更大发展，各地颇具特点的流派形成，极大丰富了骨内科学的学术思想和临床方技，极大地促进了中医骨内科学的发展。

1. 上海石氏伤科（第三代传人：石筱山，1904—1964；石幼山，1910—1981）　石氏伤科源自130余年前，由石兰亭先生在沪开诊，以创制疗效显著的"痰核膏"和"三色敷药"名震沪上。第二代传人石晓山先生提出了"十三科一理贯之"的观点，提出"以手法治外伤，以方药调内脏"为特色的治伤观点。这一理论为石氏理伤的整体辨证原则奠定了理论基础。第三代传人石筱山先生和石幼山先生在理论上提出"气血兼顾，不可偏废"的辨证原则，在治疗上提出"以血为先、以气为主、调治兼邪、独重痰湿"的内治原则。说明在损伤早期，对气滞血瘀的实证，应以血为先，治当行气祛瘀。损伤的中后期，应以气为主，治当补气兼祛瘀。同时还提出了"兼邪观点"，认为在损伤期间而感受风、寒、湿、痰、瘀等诸邪，都称为兼邪。认为痹证病机为气滞不行、津液不畅、聚而为痰、气血互结、瘀血滞留、痰瘀互结、凝阻经络，发为痹证，故症见受累关节肿胀疼痛、行走不利、病久失治、症情顽笃。对其治疗提出了"调治兼邪，独重痰湿"的内治法原则。治当豁痰散结，通络止痛，为治疗慢性筋骨病奠定基础。其代表著作有：石筱山的《正骨疗法》《伤科讲义》《石筱山医案》，施杞、石仰山主编《石筱山伤科学》，石印玉著《石筱山、石幼山治伤经验及经验方》等。

2. 上海王氏伤科（王子平，1881—1973）　上海武术伤科代表者，在治伤理论上，重视气血运行，倡导应用内服、外敷之剂以内调气血，外治筋骨，采用练功疗法以强身壮骨，达到内调脏腑气血、外治局部筋骨损伤。其治伤具有武术伤科鲜明的特色，首重诊断，提出了"揣摸捻拿"的诊断手法。在内服药物上，创立"十三味治伤方"为疗疾的通用方，全方由全当归、赤芍、桃仁、苏木、延胡索、落得打、骨碎补、乌药、青皮、荆三棱、莪术、木香、生大黄等组成。功能活血祛瘀，理气止痛。主治各种跌打损伤。在此方基础上，随证加减可用于各类兼症之伤。在外用药上，创立舒筋活络药水，对于筋络挛缩、肢体酸楚常获奇效。重视练功疗法是其治伤另一特点。在五禽戏、易筋经等功法基础上，创编了《祛病延年二十势》，充分显示了重视辨证、用药精湛、重用练功的武术伤科理伤特点。并著有《拳术二十法》《祛病延年二十势》等。

3. 上海魏氏伤科（魏指薪，1894—1994）　著名上海伤科八大家之一，对中西医结合骨伤科学颇有贡献。在临床，以其"轻摸皮、重摸骨、不轻不重摸筋肌"的诊断绝技，展示了其丰富的临床诊断技能，擅长用摸法来判断骨折、骨碎、骨歪以及筋歪、筋断、筋走之症，弥补X线检查的不足，能完整作出正确诊断。在治疗软组织损伤中，常用"摸、推、拿、按、摩、揉、点、挤、提、拉、摇、抖、扣、背、捻、搓"共16种单式手法和几个动作组成的18种复式手法，屡获奇效。著有《关节复位法》。其嫡系传人李国衡著《伤科常见疾病治疗法》《魏指薪治伤手法与导引》。

4. 平乐郭氏正骨（郭祥泰，1771—1843）　郭氏正骨系中原伤科著名流派之一。相传起源于清嘉庆年间（1796—1820），至今已近200年，为七代中医正骨世家。第四代传人郭景星妻高云峰率其子郭维淮在平乐行医。嗣后还创办了平乐正骨学院和河南省洛阳正骨医院，为我国骨伤科队伍培养了众多人才。第六代传人郭维淮是全国著名骨伤科专家，白求恩奖章获得者，发展了平乐郭氏正骨术的内容，至今已形成独特学术理论体系。以"外力所伤，不问何经所伤，恶血必归于肝"为其学术思想。在用药上创立了"破、和、补"的三期治疗原则，并创制了许多有效的方剂。医著有郭春园著《平乐郭氏正骨法》，郭维淮著《平乐正骨》等。

5. 福建林氏伤科（林如高，1888—1985） 福建伤科名医，治伤强调整体观，提倡"望、问、闻、切、摸、比"六诊合参，以获得正确诊断，认为触摸手法为治伤第一手法，对手法强调重而不滞、轻而不浮、柔中有刚、刚中带柔、刚柔相济。擅用外用药物，如林如高正骨水，其功能消肿止痛，舒筋通络。其代表著作有《骨伤验方歌诀方解》《林如高正骨经验》《林如高正骨经验荟萃》等。

6. 四川杜氏伤科（杜自明，1878—1961） 四川武术伤科少林学派杜自明，出生于正骨世家，自幼随父学医习武，在学术上遵循中医整体观和辨证论治的观点，重视药物、手法和练功相结合的治疗原则。在长期临床实践中，把所积累的伤科手法分为理筋与正骨手法。理筋手法有"分筋理筋、弹筋拨络、滚摇升降、按摩镇定"。正骨手法有"接、卡、挤、分、旋、端、靠"。对正骨手法要求应达到沉（心境沉着）、和（态度和蔼）、巧（心灵手巧）、快（手法快捷）。其著作有《中医正骨经验概述》等。

7. 四川郑氏伤科（郑怀贤，1897—1981） 四川著名的武医结合之大家，融武术、医学于一体。强调治伤，骨为主干、节为枢纽、筋肉为动力，重在功能恢复；认为筋肉为动力，骨折脱位不治筋，十治八九难屈伸。提出以四诊为诊断，以八纲为辨证，注重内外兼治、筋骨并重、外练筋骨肉、内练精气神，达到内外兼修。在诊疗上主张局部和整体并重、动静结合的治疗原则。具体治伤上尤重手法，创立独特正骨手法，以"拉挂法"治肩关节脱位；以"推拉屈肘法"治疗肘关节脱位；以"按压抖动法、俯卧扳腿法、摇腰牵抖法"治疗腰椎间盘突出症。同时常用自制外用剂如舒筋酒以增强疗效，著作有《伤科诊疗》《伤科按摩术》《实用伤科中药与方剂》等。

8. 天津尚天裕（1917—2002） 著名中西医结合骨科专家。他在继承历代手法的基础上，进一步整理为正骨十法：①手摸心会；②拔伸牵引；③旋转回绕；④屈伸收展；⑤成角折顶；⑥端挤提按；⑦夹挤分骨；⑧摇摆触碰；⑨对扣捏合；⑩按摩推拿。同时还创立了小夹板固定骨折法，通过布带对夹板的约束力、纸压垫的效应力与肌肉收缩活动时的内在动力，达到对骨折断端的固定。著作有《中西医结合治疗骨折》等。

9. 北京刘寿山（1904—1980） 北京名医，清宫正骨流派传承人。幼年随舅父学习针灸，19岁时拜师于文佩亭，后从事中医正骨理伤的临床及教学近60年，强调伤科治疗"七分手法三分药"，在骨折复位中以"拔不开则按不正"为指导思想，贯彻"欲合先离，离而复合"的原则，把捋筋手法整理为"治筋八法"，即戳、拔、捻、捋、归、合、顺、散。所谓"按摩舒筋，复其旧位"，并说"陈伤可重，新伤要轻"。治脱臼强调一个"摘"字，用摘法解除关节两端的重叠交锁，以利复位。著作有《中医简明伤科学》《刘寿山正骨经验》等。

10. 天津苏宝铭（1914—1988） 天津苏氏兄弟苏宝铭、苏宝恒为苏氏正骨第六代传人。苏宝铭在北京医科大学任教，苏宝恒在天津医院，对创伤、难治性骨折都颇有心得。如苏宝铭善长骨折的手法治疗，提出"按骨折的规律来处理骨折"。在正确诊断基础上，采用巧妙的整复手法，反其道而行之，使移位骨折端回复到正常的位置。尤擅长于前臂的双骨折，临床疗效显著。著作有《中医正骨科教学讲义》。

（四）中医骨内科学已初步形成现代研究底蕴

中华人民共和国成立后，众多医家结合临床和基础研究，证明了中医骨内科学的治疗方法和辨证论治规律以及疗效机制的科学性。

1. 广州中医药大学袁浩教授、何伟教授领导的团队的课题"中西医结合治疗股骨头坏死及其相关疾病的临床研究"2000年荣获国家科技进步奖二等奖。

2. 中国中医科学院朱立国教授、孙树椿教授建立治疗神经根型颈椎病的旋提手法。其创立的"旋提手法治疗神经根型颈椎病的临床和基础研究及应用"和"神经根型颈椎病中医综合方案与手法评价系统"分别荣获2009年和2017年国家科技进步奖二等奖。

3. 上海中医药大学附属龙华医院以及上海中医药大学、上海市中医药研究院脊柱病研究所施杞教授和王拥军教授率领团队承担的"气血理论在延缓椎间盘退变过程的运用与发展"2006年荣获中华中医药科技进步奖一等奖,"益气化瘀中药防治椎间盘退变的细胞生物学机制研究"2007年荣获中华医学科技奖一等奖,"脊柱退行性病变病理与病证结合动物模型的研究"2010年荣获中国中西医结合科学技术奖一等奖,"平衡导引与手法在脊柱筋骨病中的应用"2010年荣获上海市科技进步奖一等奖,"益气化瘀法治疗椎间盘退变性疾病的基础研究和临床应用"2011年荣获国家科技进步奖二等奖,"补肾益精法防治原发性骨质疏松症的疗效机制和推广应用"2014年荣获上海市科技进步奖一等奖、2015年荣获国家科技进步奖二等奖,在中医"痰瘀理论"的指导下创新性提出"淋巴系统结构异常与功能障碍是导致关节炎病理变化的关键环节",丰富和发展了中医"痰瘀"理论,承担有国家自然科学基金重点项目,并已经荣获中国中西医结合学会科技进步二等奖。

四、中医骨内科学的发展方略

(一)一体两翼,开拓进取

随着我国综合国力的增强,建设创新型国家的战略目标确立,我国科研事业发展迎来前所未有的机遇期。纵观中医骨伤科的发展进程,继承和发扬中医特色,寻求中医骨伤科的持续发展将是永恒的使命。我们提出"一体两翼"的理念,即坚持以中医学理论体系及历代医家临证经验为继承主体,以引用现代科学技术及弘扬传统文化为两翼,从而实现新世纪的腾飞。

中医传统理论历经数千年,具有极为丰富的文化底蕴,发展至今已成为当今世界上最完整的民族医学。要实现具有中医骨伤科传统特色的现代中医骨伤科,必须坚持以继承为核心,精读经典文献为重要基础。中医理论在长期的实践中,不断地充实历代医著,包含了历代的理法方药和精湛的医学理论。历来各大流派都把学习经典医著,潜心研读《黄帝内经》《伤寒论》《本草纲目》等作为入门之基础。我们对历代医家思想的整理研究,有助于发现中医发展之魂,从而寻找到学科发展新的思路,是创新理论的重要途径。

理论体系要坚持继承,又要致力创新,坚持创新性发展,创造性转化,实现中医骨内科学的现代化,使其为现代社会所用,为现代临床服务;并与现代科学知识融合,形成一个既具有优秀文化特色又有时代气息的体现"洋为中用,中西结合"的学科模式,成为中医药走向世界的生力军、排头兵。

我们在推动中医骨内科学建设过程中开展了一系列探讨与研究,也总结了一些初步的经验,即"三个引领""四抓不放""五大期待"。"三个引领"即:选题切入要有广度,定格在大病种、大人群、大服务;方案设计要有研究深度,揭示规律,有所发现、发明;追求目标要有高度,致力走向科技前沿,攀登学科高峰,为现代生命科学发展作出当代中医人的贡献。"四抓不放"即:"守望源头",以先师原创思维为指引;"聚焦目标",以慢性筋骨损伤为重点；"形成系列"，从石氏伤科及中医药特色优势的多层次、多方面规划，明确学科发展方向和研究体系；"阶段成果"，要有拼搏精神，志在必得，形成研究节点和成果。"五大期待"即："提高疗效"，研究成果反哺临床，疗效提高，患者受益；"培育人才"，在临床和基础科研过程中实现优秀人才的培养；"保存基因"，通过优势技术形成和优秀人才的培养，使中医骨伤科特色优势代代相传；"打造平台"，努力创建全国一流、世界知名的中医骨内科学科平台；"持续发展"，生生不息，坚持在继承创新中实现学科的可持续发展。

（二）五位贯通，形成体系

1. 五位贯通的临床意义　"预防、保健、治疗、康复、养生"五位一体、内在贯通的根基是中医骨内科学的基础。中医骨内科学是一门以防治外伤及其内损所造成人体各种病证的应用科学，这类疾病和症候群的形成有其不同的外因和内因，如常见的六淫外邪侵袭、各类损伤及劳损，以及内伤气血脏腑，经筋、经络，从而出现各种临床急慢性损伤疾病及全身和局部的慢性自然退变性疾病。除了暴力性或各类急性外伤，大多数骨内科疾病均以慢性发病为特征。总体而言，仍然是基于人体的阴阳失衡、五行失调，在不同的体质状况下，出现的个体局部或全身的异常病态。人体在生命生、长、壮、老、已的过程中有其不同的生理变化，随之产生的疾病在不同生命阶段，虽有其不同的病理特点，又是互相联系的。因此，这类疾病或症候群的健康管理应是一个系统工程，借鉴"生物－心理－社会－环境"相结合的现代医学模式，当前仍应以防治为中心，实现预防、保健、治疗、康复、养生五位一体贯通，形成独特的生命维护体系。

2. 五位贯通的临床实践　在临床上，五位贯通具体表现在：①医理相通：预防、保健、治疗、康复、养生分属临证的不同阶段，尤以治未病为其核心思想。《素问·四气调神大论》中指出："圣人不治已病治未病，不治已乱治未乱……夫病已成而后药之，乱已成而后治之，譬犹渴而穿井，斗而铸锥，不亦晚乎！""治未病"是中医学重要的学术思想。"治"即管理、治理之义。"治未病"就是采取相应措施，维护健康，防止疾病的发生与发展。"治未病"涵盖"未病先防、主动健身、既病防变、瘥后防复、养生防衰"五个层面，强调人们应该注重保养身体，健身防病，培养正气，提高机体的抗邪能力。在此思想指导下，以"十三科一理贯之"为准则，贯通于中医骨内科各病证的全过程。达到未病防病，既病防变，以及病愈防复之目的。②医技结合：经过数千年的传承和历代各家学术流派的弘扬发展，积累了丰富的中医骨内科治法方技，其防治特点以药物、手法、针灸、练功互相参合，因时、因地、因人制宜，相互施用，充分发挥其相辅相成的组合优势，形成众多医家共识，制订可行的临证规范和指南。③医患协同：中医骨内科学是服务于全社会的一个临床学科。因此，应推动中医骨内科学的学科建设和发展，充分运用中医药的五大优势资源，提高民众体质和健康水平服务，以实现其社会价值的目标。在这一过程中，要坚持以医者为主导，患者（受众）为主体，医院为主轴，社区为主场，家庭为基础，防治结合，"预防、保健、治疗、康复、养生"整体性"治未病"思想医疗指导、相得益彰，加强健康知识普及教育和实训指导，循循善诱，达到医患协同，持之以恒，相向而行的目的，从而建造起全民族的健康大厦，为人类的健康作出应有的贡献。

（三）培育人才，薪火相传

中医骨内科学的构建与繁荣，需要具有杰出人才、团队精神、知识全面的技术队伍。

当前在国家的支持下，实现了师承与学科培养，临证实践与学位研究、名医工作室与临床科室等三方面相结合的中医药教育的新模式，为中医骨内科学人才的培养、团队的建立、学科的发展提供了良好途径。

中医骨内科学是一门传统与现代相结合、中医与西医汇通的新型学科，从业者需要有扎实的中医药理论功底，不仅要不断积累中医骨伤科临床经验，还应有一定的中医临床各科疾病防治的体验，同时也应掌握必要的西医学尤其是西医骨科学知识和技能，不断提升自己临证"三看"水平。一要"看清病人"，运用四诊八纲把握病人的病证特征；二要"看懂病情"，运用中西医结合知识分析病情，明确其病因病机；三要"看出名堂"，清晰患者病证靶点、围靶点、全身特点等状况，运用中医学的思维，圆机活法，施以具有中医骨内科学特色和优势的五位一体的临证方案。

继往开来，传承创新。继承、创新、现代化、国际化是当代我国中医药事业发展的基本方略，继承是基础、是前提。要打开中医药这一伟大宝库，将继承三千余年始终闪烁着中华传统文化基础的丰富理论和实践经验发扬光大，为现代中国健康事业服务，就必须努力继承、深度发掘、不断整理总结提高，只有保护好原始基因，做到继承不泥古，创新不离宗，再适应现代社会需求、融合并运用现代生命科学的最新成果，推动中医药事业创造性转化、创新性发展。

大道岐黄，薪火相传，中医骨内科学人才队伍的培养，遵循中医药事业发展"继承、创新、现代化、国际化"的方针，按照"一体两翼"的模式，其知识结构应坚持以继承中医药学理论体系和历代医家不断创新性发展所积累的学术经验为主体，同时要兼收并蓄，努力汲取现代生命科学包括现代医学的前沿知识和技能，以及加强文化修养、夯实传统文化底蕴为两翼，在推进中医药事业腾飞中，立足中医骨内科学，承担起历史责任，履行时代使命。

中医骨内科学是中医药学的重要组成部分，彰显了中医药学的特色优势，深刻地体现了中华传统文化的原创思维。重视和加强中医骨内科学的理论探讨、经验总结、学术发展，是加速中医骨伤学学科建设的战略举措，是推动民间技术走向国家高地、流派特色融入学科体系、传统师承对接现代教育的历史性跨越。

在传统文化承先启后的实践中，我们要秉承"取势、明道、优术"的理念，发扬执着追求的精神，胸怀远大的理想，做到坚守信念，把握机遇，医术精修，永不放弃，从而开启中医骨内科学不断完善和拓展的新航程！

（施杞）

第一篇 理论篇

第一章
中国传统哲学思想

中国传统文化历经数千年的发展，以丰富内容著称于世，其中尤以天人合一、阴阳五行等古典哲学思想更具特色，成为中华民族精神文化的基石。

第一节 中国传统文化概述

中国古典哲学思想博大精深，是中国传统文化的核心部分。以易、儒、道、佛为主体的中国传统文化，历史悠久，丰富多彩，自有文字记载以来已达三千余年。《易经》内容博大精深，包罗万象，涉及各个领域，是儒家、道家共同的经典，其提出的"太极生二仪，二仪生四象，四象生八卦，以至无穷"，以阴阳二爻，说明事物中两种相互依赖又相互消长的力量，奠定了中国哲学思想的基础。孔子在《易经·系辞传》中谓："《易》之为书也，广大悉备，有天道焉，有人道焉，有地道焉。"包括自然科学的医药、丹道，社会科学的儒理、史事，其研究宇宙所有事物的发生、发展、变化的本质规律，被称为群经之首。《周易》的诞生，标志孕育于远古的中华礼乐文化至周代已基本成型。《易经》所含内容极为广泛，包括哲学、史学、医学、文学、天文、地理等各个方面。《四库全书总目提要》谓之："《易》道广大，无所不包，旁及天文、地理、乐律、兵法、韵学、算术，以逮方外之炉火，皆可援《易》以为说。"

《易经》包括经部和传部。经部之原名为《周易》，成书于西周，是对四百五十卦易卦典型象义的揭示和相应吉凶的判断；传部又称《易传》，成书于战国时期，是孔门弟子对《周易》经文的注解和对筮占原理、功用等方面的论述，含《文言》、《象传》上下、《象传》上下、《系辞传》上下、《说卦传》、《序卦传》、《杂卦传》，共七种十篇。据考证，《周易》为三易之一：相传夏代的《连山易》首从艮卦开始，象征"山之出云，连绵不绝"；商代《归藏易》首从坤卦开始，象征"万物莫不归于其中"；周代《周易》首乾次坤，成为周文化的标志。《连山易》和《归藏易》已遗失，仅《周易》存在，与《易传》并称为《易经》，或《易》，或《周易》。如《庄子》所谓"易以道阴阳"、《荀子》所谓"善为易者不占"之"易"都包含了《易传》。有些学者为了区分《易经》的经、传之不同，称六十四卦及卦爻辞为《周易古经》，称注释《周易古经》十篇著作的《易传》为《周易大传》。

春秋战国时期学术思想活跃，呈现百家争鸣的繁荣景象，出现了以孔子、老子为代表的"诸子百家"和以儒、道为代表的学术流派。其中由孔子创立的儒学，以仁和礼为体系的核心，其思想完整地保存在由其弟子所编成的《论语》里。其后继承者孟子、荀子分别从"义""礼"进一步发展其思想。荀子提出"天行有常"，以与"天命论"对抗，在"天人相分"基础上提出的"制天命而用之"的思想开创了注重人之主观能动性。孟子发展了儒家理想主义的一翼。孔子、荀子、孟子成为先秦时期儒家最具影响的三个代表人物。自汉武帝"独尊儒术"以来，极大地提高了儒学地位，为诸学之首，其虽非宗教，却被尊称为儒教。

道学由老子所创，其学说是以"道"为最高哲学范畴，强调思想、行为上应效法"道"的"生而不有，为而不恃，长而不宰"。其后庄子成为先秦道家的集大成者。老子将《易经》经卦阴阳相抱三爻成卦的组合方式的思想精华，融入自己的著作《道德经》中，构造了"道生一，一生二，二生三，三生万物"的万物起源图式，提出了"万物负阴而抱阳，冲气以为和"的阴阳对立统一的辩证法，揭示了事物内部所包含的种种的对立统一，创立了以辩证思维为核心的哲学体系。公元142年东汉张道陵创道教，奉老子为教主，以《道德经》为教旨，形成道教，主张道为万物之本体，认为"有物混成，先天地生，寂兮，寥兮，独立而不改，周行而不殆，可以为天地母，吾不知其名，故字之曰道，强为之名曰大"；"道生一，一生二，二生三，三生万物"，"人法地，地法天，天法道，道法自然"，具有十分重要的辩证法意义。

佛教由印度释迦牟尼所创，在东汉末年传入中国，历经400余年，直至隋唐形成具有中国特色的佛教，倡导"能仁""能忍"的哲学思想。经过长期的历史演化，儒、道、佛各自的学说、哲理逐步形成各具特色的儒、道、佛三家文化体系，并涉及自然、社会、政治、宗教、医学等各个领域。儒、道、佛均以此引申发挥，创一家之说。在漫长的历史发展中，儒、道、佛、医以各自的理念特征，共同组成了相辅相成，博大精深，包括"天人合一""元气观""阴阳五行""恒动观"等学说的中国传统文化。

其中天人合一观为中国古代最基本的思维方式。《周易》："以天道明人事。"老子说："人法地，地法天，天法道，道法自然"，"天人同构"。庄子说："天地一指也，万物一马也。"在道家来看，天即是自然，人是自然的一部分。故庄子曰："有人，天也；有天，亦天也。"以此表达了天人合一的观念。老庄对天地自然的敬畏被借鉴到儒家学说中。儒家认为，天是道德观念和原则的本原，人生来具有道德原则，这种天人合一乃是一种自然的合一，并逐渐由对天的崇拜转移到对人的重视。孔子讲"天下归仁"，孟子曰"天时不如地利，地利不如人和"。汉代儒家思想家董仲舒发展为"天人感应"。虽然荀子说"制天命而用"，但从孟子的"性天同德"到程颐的"性天一理"，无不彰示着儒家天人合一的理念，充分显示了历代思想家对于天人规律性关系的思考，促进人类道德追求的自我完善，体现了对人与天地万物之间和谐统一关系的追求。

元气观是古代哲学用气一元论的单一物质概念，说明了世界的物质本原，肯定了世界的物质性。世界上一切事物都是气的不同形态，世界上一切现象都根源于气，这是中国古代唯物主义哲学的基本理论，也是中医古代哲学中最根本最重要的哲学思想。气，是中国古代哲学标示物质存在的基本范畴，是运动着的、至精至微的物质实体，是构成天地万物的最基本元素，是世界的本原。"至大无外"，"至小无内"。在中国古代哲学上，气又是一个涵盖物质与精神、自然与社会的哲学范畴。气是构成宇宙的物质基础，气聚而成形，散而为气。形和气是物质存在的基本形式，而形和气的相互转化则是物质运动的基本形式。物之生由乎化，化为气之化，即气化。形气之间的相互转化就是气化作用的具体表现。气生形，形归气，气聚则形生，气散则形亡。形之存亡由乎气之聚散。气充塞于太虚之中，一切有形之物的生成和变化乃至消亡，无不由于气的气化作用。中医学基于气的相互感应思想，认为自然界和人类、自然界的各种事物和现象、人体的五脏六腑与生理功能以及生命物质与精神活动之间，虽然千差万别，但不是彼此孤立毫无联系的，而是相互影响、相互作用、密切联系的，在差异中具有统一性，遵循共同的规律，是一个统一的有机整体。故曰："人与天地相参。"

阴阳五行学说中的阴阳是指同一事物内对立统一的两个方面，具有对立、互根、消长和转化的基本特征。自然界任何相互关联的事物都可以概括为阴和阳两类，任何一种事物内部又可分为阴和阳两个方面，而每一事物中的阴或阳的任何一方，还可以再分阴阳。阴中有阳，阳中有阴，阴阳之中复有阴阳，不断地一分为二，以至无穷。故《易经·系辞传》中提出了"一阴一阳之谓道"；并称："乾，阳物也；坤，阴物也。阴阳合德而刚柔有体"，"刚柔相推，变在其中矣"。说明一阴一阳，一刚一柔，相互推移，在对立统一的状态下，发生万物的演变。五行学说属中国古代哲学的基本范畴，由"五材"演变而来。五行学说认为宇宙间的一切事物，都是由各具特点的木、火、土、金、水五种物质元素所组成；自然界各种事物和现象的发展变化，都是这五种物质不断运动和相互作用的结果；天地万物的运动秩序都要受五行生克制化法则的统一支配。

恒动论是中国古典哲学中的重要组成部分，运动是物质的存在形式及其固有属性，是绝对的。中国传统哲学认为气是宇宙万物构成的本原，而气分阴阳，阴阳二气的相互作用，推动着事物的发展变化。无论是作为个体的事物，还是由个体联接而成的整体，在特定阶段都表现为恒动，就是不停地运动、变化和发展。自然界的各种现象，包括生命活动、健康、疾病等都是物质运动的表现形式。

（谢可永　王腾腾）

第二节　中国传统哲学思想对中医骨内科的影响

中医学有着数千年的历史，是中华民族在长期的生产与生活实践中认识人体与疾病的宝贵经验总结，是中国传统文化的结晶，在其发展过程中，不断吸取中国传统文化的哲学观念，构建了别具特色的医学体系。春秋战国时期，医学在中国传统文化中天人相应、五行生克、阴阳平衡等古典哲学思想影响下，汲取了传统文化中儒家的仁义礼智信、中庸、中和观念，道家的清静无为、顺其自然观念，促使中医经典《黄帝内经》的问世。《黄帝内经》把中国古典哲学运用于医学中，创建了中医的基本理论，对人体脏腑气血的生理病理、辨证论治等各方面作了详细论述，为包括中医骨内科学在内的中医各临床学科的形成，提供了坚实的基础。中医骨内科学结合骨伤专科特点，融天人合一、阴阳五行等古典哲学思想和皮肉筋骨、气血脏腑、经络阴阳的医学理论为一体，充分显示了中医与中国传统文化的密切关系，成为中国传统文化一个重要组成部分。

一、整体观念

整体观念是《黄帝内经》中重要的观念之一。"天人合一"的整体观起源于西周时期的天命论。《周易·系辞传》曰："天尊地卑，乾坤定矣……乾道成男，坤道成女；乾知大始，坤作成物……仰以观天文，俯以察地理，是故知幽明之故；原始反终，故治死生之说。"显示了天人规律尽在易道的"天人合一"思想中。形成于春秋时期的道家，认为"道"是化生宇宙万物的本源。《老子·四十二章》曰："道生一，一生二，二生三，三生万物。万物负阴而抱阳，冲气以为和。"《老子·一章》云："道可道，非常道，名可名，非常名。无，名天地之始；有，名万物之母。"说明万物皆生于道，道是万物之源。汉代大儒董仲舒把其发展为"天人合一"的儒家思想，并在其著作《春秋繁露·阴阳义》中明确提出"天亦有喜怒之气，哀乐之心，与人相副。以类合一，天人一也"，显示了儒家"人之初，性本善"的观点，认为人心中天赋具有道德原则，而天亦有道德原则。佛家提出"四大"致病学说，认为地、水、火、风四大元素是构成宇宙间万物的基本元素。人也由此四大元素构成，任何一种元素出现异常，就可引起相对应的疾病。《法苑珠林》载《五王经》曰："人由四大和合而成，一大不调，百一病生，四大不调，四百四病同时俱作。地大不调，举身沉重；水大不调，举身胮肿；火大不调，举身蒸热；风大不调，举身掘强，百节苦痛。"显示天地与人相应，人与自然界息息相关。当自然界的气候、环境等发生变化时，对人体的生理功能产生影响，使人体内环境失去平衡，疾病随之产生，说明人体生命与自然环境密切相关，人与自然为一整体。这一观点充实了中国传统"天人合一"的整体观理论。可见中医学"天人合一"整体观的形成与易、儒、道的"天人合一"思想密切相连，并成为中医骨内科学术理论的重要特征之一。整体观念包括人体与自然和人体自身的统一性。

（一）人体与自然的统一

人体与自然的统一，是指人类在自然界中，通过自身调节，以适应外界环境的各种变化，维持内外环境的统一。《灵枢·邪客》说："天有阴阳，人有夫妻。岁有三百六十五日，人有三百六十节。地有高山，人有肩膝。地有深谷，人有腋腘。地有十二经水，人有十二经脉。地有泉脉，人有卫气。地有草蓂，人有毫毛……此人与天地相应者也。"所以中医在诊断、治疗中，十分重视外界对人体的影响。由于气候的变化，人体生理必定随之改变，以适应外界温度的改变。《灵枢·五癃津液别》指出："天暑衣厚则腠理开，故汗出……天寒则腠理闭，气湿不行，水下留于膀胱，则为溺与气。"说明人体能顺应四季气候变化而调节，在春夏之季，气候温热，腠理易开，气血趋向体表，故肤松汗泄；秋冬气温低寒，肤密少汗，以使脏腑功能与自然气候相一致，保持神志安定。对于四季气候变化，人体脉象也随之改变。《素问·脉要精微论》曰："春日浮，如鱼之游在波；夏日在肤，泛泛乎万物有余；秋日下肤，蛰虫将去；冬日在骨，蛰虫周密。"形象地描述了四季脉象，认为春天的脉浮而在外，像鱼浮游于水波之中；夏天的脉在肤，洪大而浮，充满于指下，就像夏天万物生长的茂盛状态；秋天的脉处于皮肤之下，像蛰虫将要伏藏；冬天的脉沉在骨，像冬眠之虫闭藏不出。《素问·玉机真脏论》对四季脉象作了更详细的论述："春脉者肝也，东方木也，万物之所以始生也，故其气来，耎弱轻虚而滑，端直以长，故曰弦。"因为春脉主应肝脏，在春季万物开始生长，脉气软弱轻虚而滑，端直而长，所以称为弦脉。"夏脉者心也，南方火也，万物之所以盛长也，故其气来盛去衰，故曰钩。"夏脉主应心脏，此季万物生长，脉气来时充盛，去时轻微，犹如钩之形象，所以称为钩脉。"秋脉者肺也，西方金也，万物之所以收成也，故其气来，轻虚以浮，来急去散，故曰浮。"秋脉主应肺脏，在这个季节里，万物收成，因此脉气来时轻虚以浮，来急去散，所以叫做浮脉。"冬脉者肾也，北方水也，万物之所以合藏也，故其气来沉以搏，故曰营。"冬脉主应肾脏，在这个季节里，万物闭藏，因此脉气来时沉而搏手，所以叫做营脉。从理论上阐明了脉象随四季而改变的机理，进一步显示天人合一的整体观。

（二）人体自身的统一

人体以五脏为中心，通过经络系统的联络，把五脏六腑和皮、肉、脉、筋、骨等组织联结成为一个有机的整体，共同完成人体统一协调的功能活动。脏腑、组织、器官在结构、功能上互相依赖，不可分割。各脏腑通过相辅相成的协同作用和相反相成的制约作用，达到生理上相互为用，以维持正常的动态平衡活动。《素问·灵兰秘典论》谓："凡此十二官者，不得相失也。"显示了整体观在人体正常生理活动中的重要意义。在病理上，脏腑功能失常可以通过经络而反映于体表相应部位；体表组织器官的病变可以通过经络而影响所属脏腑。外在肢体的局部损伤，也可传输于内，影响内在气血、脏腑的正常功能，导致内、外俱病。正如陆师道在薛己的《正体类要·序》中强调："肢体损于外，则气血伤于内，荣卫有所不贯，脏腑由之不和。"所以一个脏器或部位的病变可传向另一个相关脏器和相应部位，包括相关脏与脏、脏与腑、腑与腑之间的相互影响和传变。或脏腑与对应组织器官间可相互影响和传变，因此在诊断疾病时，可通过外在的五官、形体、神态、舌象、脉象等变化，了解和判断内在脏器的病情，为作出正确诊断提供依据。同样在治疗局部病变时，必须从整体考虑，采用适当治法，才能标本兼治。对于治疗，《素问·阴阳应象大论》指出"从阴引阳，从阳引阴，以右治左，以左治右"，《灵枢·终始》也提出"病在上者下取之，病在下者高取之"，说明治病应从整体观考虑，达到标本同治之效。

二、阴阳五行

阴阳学说起源于氏族社会人类对自身以及自然的观察，形成于西周，成熟于春秋，由西周太史、伟大的思想家伯阳父（亦称史伯）首先提出，并以此解释自然界的地震现象，认为"天地之气，不失其序"，"阳伏而不能出，阴迫而不能烝（上升）"，于是有地震。至春秋战国时期，开始被医家应用于医学中。《左传·昭公元年》云："阴淫寒疾，阳淫热疾。"《周易·系辞传》云："天地氤氲，万物化醇；男女媾精，万物化生。""一阴一阳之谓道。""立天之道，曰阴与阳。"认为一阴一阳的变化规律称之为道。《春秋繁露》云："天地之气，合而为一，分为阴阳，判为四时，列为五行。"《道德经》云："道生一，一生二，二生三，三生万物，万物负阴而抱阳。"表明万物都由阴阳二气交织而成。阴阳的对立和消长是事物自身所固有的两个方面，它们互相关联地存在于所有事物中，包括人类在内的世界万物，都由阴阳二气所形成。阴阳调和，则生万物；阴阳失和，则疾病丛生。强调了阴阳的对立统一、互根互用的特征。

（一）阴阳学说的运用

《黄帝内经》在"天人合一"整体观的影响下，将阴阳五行学说运用于传统中医学。《素问·阴阳应象大论》曰："阴阳者，天地之道也，万物之纲纪，变化之父母，生杀之本始，神明之府也。"说明阴阳是一切事物的规律和纲纪，可以反映包括人类在内的万物之生长和毁灭变化。

以阴阳理论划分人体组织结构。《素问·金匮真言论》曰："人之阴阳，则外为阳，内为阴；言人身之阴阳，则背为阳，腹为阴；言人身之脏腑中阴阳，则脏者为阴，腑者为阳。肝、心、脾、肺、肾五脏皆为阴，胆、胃、大肠、小肠、膀胱、三焦六腑皆为阳。"认为在部位上以外侧、背侧为阳，内侧、腹侧为阴；五脏属阴，六腑属阳；纲目分明地作了归纳。人体内部是个有机整体，各脏腑器官在结构上互相依赖。

在生理上互相协调，保持阴阳的动态平衡。如《素问·阴阳应象大论》说："阴在内，阳之守也；阳在外，阴之使也。"阴阳是互相为用的，阴在内，为阳之镇守；阳在外，为阴之役使。以此互相配合，维持人体正常的生理活动。

在病理上互相影响。对于阴阳失调，可出现"阴胜则阳病，阳胜则阴病。阳胜则热，阴胜则寒。重寒则热，重热则寒。寒伤形，热伤气；气伤痛，形伤肿。故先痛而后肿者，气伤形也；先肿而后痛者，形伤气也。风胜则动，热胜则肿，燥胜则干，寒胜则浮，湿胜则濡泻"。说明阴气偏胜，则阳气相对不足而为寒性病证，寒到极点，可出现热象；同样阳气偏胜，阴气相对不足而为热性病证，热到极点，可出现寒象。在形体上，寒能伤形体，热能伤气分；如气分受伤，出现疼痛；形体受伤，出现肿胀。所以先痛而后肿的，是气分先伤而后及于形体；先肿而后痛的，是形体先病而后及于气分。这对于骨伤病证的诊治有重要的临床指导意义。

在诊断上，《素问·阴阳应象大论》提出："阳胜则身热，腠理闭，喘粗为之俯仰，汗不出而热，齿干以烦冤，腹满死，能冬不能夏。阴胜则身寒，汗出，身常清，数栗而寒，寒则厥，厥则腹满死，能夏不能冬。此阴阳更胜之变，病之形能也。"指出阳性病证的症状是无汗发热、呼吸困难、躯体俯仰摆动如有腹部胀满，提示证候危重。对于阴气致病，汗多畏寒、手足厥逆，如腹胀满者属危重之症。《素问·阴阳应象大论》提出："善诊者，察色按脉，先别阴阳；审清浊，而知部分；视喘息，听音声，而知所苦；观权衡规矩，而知病所主；按尺寸，观浮沉滑涩，而知病所生。以治无过，以诊则不失矣。"说明阴阳作为人体平衡的总纲，人体一旦生病，当先辨别阴阳的盛衰，以便制定治疗法则。

在治疗上，《素问·至真要大论》中提出了"谨察阴阳所在而调之，以平为期"，强调治疗原则，应以恢复和维持阴阳平衡为治疗大法。对于具体治疗，《素问·阴阳应象大论》提出："审其阴阳，以别柔刚，阳病治阴，阴病治阳；定其血气，各守其乡，血实宜决之，气虚宜掣引之。"认为病在阴或在阳，阳病应当治阴，阴病应当治阳；如病邪在气在血，要防血病伤气，或气病伤血，所以瘀血实证可用泻法，气虚证宜用导引法。

在养生防病，强身延年上，《黄帝内经》中有丰富论述。《素问·上古天真论》谓："上古之人，其知道者，法于阴阳，和于术数，食饮有节，起居有常，不妄作劳，故能形与神俱，而尽终其天年，度百岁乃去。今时之人不然也，以酒为浆，以妄为常，醉以入房，以欲竭其精，以耗散其真，不知持满，不时御神，务快其心，逆于生乐，起居无节，故半百而衰也。"可见懂养生之道的人能及时避开虚邪贼风等致病因素，排除杂念保持心情安闲。这样，真气顺畅，疾病就无从发生。同时应劳逸结合，生活随意，无攀比之心，这样就能不被内外邪气所侵袭，从而健康长寿。说明人应遵循自然规律，保持阴阳平衡与协调是维持各脏腑器官正常生理活动的基本保证，从而可怡享天年。一旦失去平衡，则疾病丛生。

（二）五行学说的运用

五行学说起源于殷商的五方观念，西周史伯在议论王朝之弊时说"以土与金、木、火、水杂，以成百物"，提出世间万物都是由土、金、木、火、水五行相杂而成。春秋战国期间，《黄帝内经》将五行学说作为方法论和哲学观成功应用于中医基本理论中，以阐述组织结构、脏腑生理功能、病理变化、疾病发生的规律，提出用于临床辨证论治的方法。采用五行比类的方法，根据脏腑组织的性能特点，将人体的组织结构分属于五行。其中木属肝，火属心，土属脾，金属肺，水属肾。以五脏为中心，与六腑相配合，联系其支配的五体（筋、脉、肉、皮、骨）、所主的五官（目、舌、口、鼻、耳），以及外荣于体表的特定组织，即五华（爪、面、唇、毛、发）等，形成了以五脏为中心的脏腑结构系统，从而奠定了藏象学说的理论基础。用五行的特性类比五脏的主要功能，如肝喜疏泄、条达而恶抑郁，木性曲直，畅顺条达，有升发的特征，故肝属木；心主血脉，具有温煦肢体的作用，火性炎上，温热上升，故心属火；脾主运化，为后天气血生化之源，能营养全身，土能承载、生化万物，故脾属土；肺主气，清肃，具有收敛、清洁等功用，金性从革，收敛沉降，故肺属金；肾藏精、主水液，水性润下，滋润闭藏，故肾属水。按五行母子相生规律，解释母脏病变可累及子脏的疾病的传变。如脾胃（土）虚衰日久，进而可出现咳嗽、咯痰、气喘等肺（金）病证。或子病及母，子脏病变日久累及母脏，如肝病日久，累及于肾，出现腰膝酸痛、夜梦遗精等肾脏病变，以此作为对疾病变化的判断。根据患者外在表现，应用五行学说作出相应诊断。如面见青色、喜食酸味或口泛酸水、脉见弦象，就可诊为肝病；若口苦、心烦面赤、脉洪数，即为心火亢盛等等。

应用五行生克理论以确立治疗原则，在"虚则补其母"和"实则泻其子"的治则指导下，常用的治疗方法有：滋水涵木法，采用滋肾阴以补养肝阴法，治疗肝肾阴虚证或肝阳上亢证；培土生金法，采用健脾土以补益肺金的方法，治疗肺脾气虚证；金水相生法，采用滋肺养肾法，治疗肺肾阴虚证等。在"抑强、扶弱"治则的指导下，常用抑木扶土法，采用疏肝健脾法或疏肝和胃法，治疗肝旺脾虚或肝气犯胃证；佐金平木法，采用清肝火、除肺热法，治疗肝火犯肺证；泻南补北法，采用清心火兼滋肾阴法，治疗心火亢肾阴虚证。

综上所述，《黄帝内经》以天人合一为纲、阴阳五行为领，建立中医理论，把整体观、阴阳五行理论运用于人体结构、生理、病理、辨证、治疗中。可见《黄帝内经》不仅是一部医学著作，也包含了医学哲学的内容，成为中国传统文化中的一个重要组成部分。

（谢可永　王腾腾）

第二章
中医骨内科文化渊源

中医骨内科学源于中国文化，是中华民族智慧的结晶。传统中医理论结合了中国古典哲学中的天人合一的整体观、阴阳五行的辩证法，形成了博大精深的中国传统医学，成为世界上最完整的民族医学，中医骨内科学就是其重要的组成部分。

第一节　中医四大经典著作

具有五千余年历史的中华文化，中医是其重要的组成部分，在漫长的发展过程中，涌现出许多著名的医家和著作，其中《黄帝内经》《难经》《神农本草经》《伤寒杂病论》对古代乃至现代中医有着巨大指导作用和研究价值，在中医发展中具有里程碑意义，被称为中医四大经典。认真学习中医的四大经典，研讨古人的理论和医术，是继承和发展中医的重要途径。

一、《黄帝内经》

《黄帝内经》为四大经典之首，其内容包括天纪、人文、地理等诸多方面，包罗万象。对于天文、地理、气象、社会、历法、医学、阴阳五行、运气之说皆有论述。其中精妙无比的阴阳五行之说，功效神奇的经络、针灸、气功之法，使其成为中医学的经典之作。

（一）成书年代和作者

《黄帝内经》是中医学中现存最早的一部医学基础理论著作，成书年代，众说纷纭。考其书名最早出现于《汉书·艺文志》："《黄帝内经》十八卷，《外经》三十七卷。"其中《黄帝外经》则早已亡佚，现仅存《黄帝内经》。《汉书》是东汉班固以西汉末年刘歆的《七略》为底本所撰。可见，《黄帝内经》问世较为合理的时期，应自春秋战国时期开始，延续到秦汉时期历经数百年，经众多医家不断增补汇集而成。

（二）主要内容

《黄帝内经》共20余万字，分18卷，162篇，包括《素问》9卷、81篇和《灵枢》9卷、81篇。《素问》主要阐述阴阳五行、天人相应、五运六气、天文历法、病因病机、四诊合参、治则治法等；《灵枢》主要论述经络针灸、人体解剖、疾病症状和祛病之法。整部书以黄帝与岐伯等臣子的对话形式为主，涉及内容极为广泛，包括了中医骨伤学在内的人体解剖生理病理、病因病机、四诊合参、治则治法等，系统地反映了秦汉以前的医学成就，构建了中医基本理论框架，奠定了中医理论的基础。

在解剖生理上，提出实体测量的方法。《灵枢·经水》曰："若夫八尺之士，皮肉在此，外可度量切循而得之，其死可解剖而视之，其脏之坚脆，腑之大小，谷之多少，脉之长短，血之清浊，气之多少，十二经之多血少气，与其少血多气，与其皆多血气，与其皆少血气，皆有大数。"对人体头颅、躯干、四肢各部骨骼的长短、大小等，在《灵枢·骨度》有较详细的记录，如"头之大骨围二尺六寸，胸围四尺五寸，腰围四尺二寸……"等。

在病因病机上，对于外力损伤，"有所用力举重，若入房过度，汗出浴水，则伤肾"（《灵枢·邪气脏腑病形》），"气伤痛，形伤肿"（《素问·阴阳应象大论》），提出外伤内损，恶血留内，败血归肝的理论。对于外邪致病，提出风寒湿三气杂至，合而成痹和肺热叶焦致痿的病因病机，给后世论治痹证、痿证以理论依据。对于痹证，分为筋痹、骨痹等。如《素问·长刺节论》曰："病在筋，筋挛节痛，不可以行，名曰筋痹……病在骨，骨重不可举，骨髓酸痛，寒气至，名曰骨痹。"《灵枢·邪气脏腑病形》曰："肝脉……微涩为瘛挛筋痹。"《灵枢·寒热病》曰："骨痹，举节不用而痛，汗注烦心。"《灵枢·刺节真邪》曰："内搏于骨，则为骨痹。"对于痿证，有骨痿、脉痿、肉痿等。如《素问·痿论》谓："肾气热，则腰脊不举，骨枯而髓减，发为骨痿。"《灵枢·邪气脏腑病形》谓："肾脉……微滑为骨痿。"《素问·痿论》谓："心气热，则下脉厥而上，上则下脉虚，虚则生脉痿，枢折挈，胫纵而不任地也……脾气热，则胃干而渴，肌肉不仁，发为肉痿。"

在诊断上，提出望、问、闻、切四诊合参的观点。《素问·阴阳应象大论》曰："善诊者，察色按脉，先别阴阳；审清浊，而知部分；视喘息、听音声，而知所苦；观权衡规矩，而知病所主；按尺寸，观浮沉滑涩，而知病所生。以治无过，以诊则不失矣。"在望诊上，要注重形体观察，如腰部"转摇不能，肾将惫矣"，膝部"屈伸不能，行则偻附，筋将惫矣"。在切诊上，强调脉诊的重要性，指出"肝脉搏坚而长……当病坠若搏……"，通过切脉以助诊断。《素问·脉要精微论》谓："诸细而沉者，皆在阴，则为骨痛。"《素问·平人气象论》曰："寸口脉中手长者，曰足胫痛。寸口脉中手促上击者，曰肩背痛。"

在治疗方面，对治则治法作了全面阐述。如《素问·至真要大论》谓："寒者热之，热者寒之，微者逆之，甚者从之，坚者削之，客者除之，劳者温之，结者散之，留者攻之，燥者濡之，急者缓之，散者收之，损者温之，逸者行之，惊者平之，上之下之，摩之浴之，薄之劫之，开之发之。"这一治疗法则，为临床治疗提供了普遍的指导意义，直至今日，仍是医家治疗的原则。在具体治疗上，《素问·阴阳应象大论》云："病之始起也，可刺而已；其盛，可待衰而已。故因其轻而扬之；因其重而减之，因其衰而彰之。形不足者，温之以气；精不足者，补之以味。其高者，因而越之；其下者，引而竭之；中满者，泻之于内；其有邪者，渍形以为汗；其在皮者，汗而发之；其慓悍者，按而收之；其实者，散而泻之。审其阴阳，以别柔刚，阳病治阴，阴病治阳；定其血气，各守其乡，血实宜决之，气虚宜掣引之。"并提出"当今之世，必齐毒药攻其中，镵石、针艾治其外也"，说明随着时代发展，治疗方法也当随之而改变。如对于针刺，《素问·阴阳应象大论》指出："故善用针者，从阴引阳，从阳引阴；以右治左，以左治右；以我知彼，以表知里；以观过与不及之理，见微得过，用之不殆。"《素问·骨空论》提出具体治法："大风颈项痛，刺风府，风府在上椎。"《灵枢·杂病》云："项痛不可俯仰，刺足太阳；不可以顾，刺手太阳。"详细列出不同腰痛的针刺穴位。《素问·刺禁论》则指出："刺膝髌，出液为跛……刺关节中液出，不得屈伸。"

说明针刺不当可伤筋脉而致跛。并载有对外伤瘀血和痈肿采用放血和切排脓血的经验，以及治寒痹用药熨法的处方等。

（三）学术影响

《黄帝内经》是以"天人合一"和"阴阳五行"的古典哲学观描述以生命为中心的医学巨著，其涉及医学、天文学、地理学、心理学、社会学和历史等多方面。本书第一次系统讲述了人体的生理、病理、疾病、治疗的原则及方法。作为中国医学理论思想的基础和精髓，在中华民族几千年繁衍生息的历史长河中，对人类的健康作出巨大的贡献，其医疗主导作用功不可没。

《黄帝内经》中不仅涉及治病的各个方面，而且对治未病的养生防病作出重大贡献，对预防医学影响深远。《黄帝内经》中共有3处明确提出"治未病"观点。其一，《素问·四气调神大论》："是故圣人不治已病治未病，不治已乱治未乱，此之谓也。夫病已成而后药之，乱已成而后治之，譬犹渴而穿井，斗而铸锥，不亦晚乎。"其二，《素问·刺热》："肝热病者左颊先赤，心热病者颜先赤，脾热病者鼻先赤，肺热病者右颊先赤，肾热病者颐先赤。病虽未发，见赤色者刺之，名曰治未病。"其三，《灵枢·逆顺》："上工，刺其未生者也。其次，刺其未盛者也。其次，刺其已衰者也……上工治未病，不治已病。"强调了机体没有疾病时须顺从四时阴阳，积极养生，即未病先防。一旦受邪应无症状或症状较少、较轻的阶段尽早治疗，以阻止其发展，使其向健康方向转化。可见未病先防、既病防变、病愈防复为《黄帝内经》"治未病"的核心思想。

作为现存第一部关于生命的医学典籍，《黄帝内经》的问世标志着中医理论体系的基本形成，是中医学发展史上的第一次历史性飞跃，其独特的、系统的理论体系，贯穿在中医学的各个部分，并指导着中医各学科的学术发展。

二、《难经》

"难"是"问难"之义，或作"疑难"解；"经"乃指《黄帝内经》。《难经》即问难《黄帝内经》。作者以自提问的方式，对其认为的难点和疑点提出，然后逐一解答，并作出了发挥性阐解。

（一）成书年代和作者

成书于秦汉之际的《难经》原名《黄帝八十一难经》（约公元前190年），原题扁鹊（秦越人）撰。《难经》书目最早见于《隋书·经籍志》，其中提到三国时吴太医令吕广曾注《难经》。历代注释、发挥者约50家。如北宋初期，王九思、王鼎象、王惟一曾先后校勘《难经》，其中翰林院医官王惟一校勘的《难经》是在吕注本和杨注本的基础上完成的，曾刊印颁行。南宋时，李元立以秦越人原撰为基础，汇集整理南宋以前9家校注《难经》的著作，编撰《难经十家补注》。后人据此书重刻改订，编成《王翰林集注八十一难经》，简称《难经集注》，为后世通行本。

关于《难经》的作者，唐代杨玄操在吕广注本的基础上重新编次，并明确提出《难经》为秦越人所作。秦越人，号扁鹊，约在公元前5世纪，渤海鄚郡（今河北任丘县）人。杰出的医学家，擅长脉诊。在医学上，精于临床各科，传记其过邯郸为带下医，过洛阳为耳目痹医，入咸阳为小儿医。据《汉书·艺文志》所载，秦越人著有《扁鹊内经》《扁鹊外经》，可惜均佚。

（二）主要内容

本书共 81 难，对《黄帝内经》中深奥的 81 个中医学理论，采用问答方式，逐条探讨和论述了中医理论疑难问题，包括脉诊、经络、脏腑、阴阳、病因、病机、营卫、腧穴、针刺、病证以及三焦、命门、奇经八脉等理论疑难问题；涉及人体正常生理、解剖、疾病、证候、诊断、针灸与治疗，以及阴阳五行学说等论述。本书内容丰富，解答详尽，对于《黄帝内经》的学习、研究有重要的作用。

全书的 1~22 难，主要论述脉学，介绍脉诊的基本知识、脉学的基础理论，以及正常与反常脉象。其在篇首《一难》中，首先提出了独取寸口的诊脉法，"曰：十二经皆有动脉，独取寸口，以决五脏六腑死生吉凶之法，何谓也？然。寸口者，脉之大会，手太阴之脉动也。人一呼脉行三寸，一吸脉行三寸，呼吸定息，脉行六寸。人一日一夜，凡一万三千五百息，脉行五十度，周于身。漏水下百刻，荣卫行阳二十五度，行阴亦二十五度，为一周也，故五十度，复会于手太阴。寸口者，五脏六腑之所终始，故法取于寸口也。"把以前较繁复的三部九候的诊脉法统一为"独取寸口"，除去复杂的诊脉法，改为简便易用的诊脉法，为临床应用提供理论依据，确立了以手腕寸、关、尺为三部，再分别每部之浮、中、沉为九候的"三部九候"脉诊法。同时，在论述正常脉及各类疾病所反映出的病脉和诊断上的意义，各类脉象之鉴别等方面，均在《黄帝内经》的理论基础上加以阐述，使学者更易于理解。

全书的 23~29 难，主要论述了经脉的流注始终、经络的长度、营卫度数、奇经八脉、十五络脉及其有关病证，对《黄帝内经》中的奇经八脉的含义、内容、循行部位和起止处，以及十二经脉的关系与发病证候等作了详细说明。如《二十七难》曰："脉有奇经八脉者，不拘于十二经，何也？然：有阳维，有阴维，有阳跷，有阴跷，有冲，有督，有任，有带之脉。凡此八脉者，皆不拘于经，故曰奇经八脉也。经有十二，络有十五，凡二十七气，相随上下，何独不拘于经也？然：圣人图设沟渠，通利水道，以备不虞。天雨降下，沟渠溢满，当此之时，霶霈妄行，圣人不能复图也。此络脉满溢，诸经不能复拘也。"《二十八难》曰："其奇经八脉者，既不拘于十二经，皆何起何继也？然：督脉者，起于下极之俞，并于脊里，上至风府，入属于脑。任脉者，起于中极之下，以上毛际，循腹里，上关元，至咽喉。冲脉者，起于气冲，并足阳明之经，夹脐上行，至胸中而散也。带脉者，起于季胁，回身一周。阳跷脉者，起于跟中，循外踝上行，入风池。阴跷脉者，亦起于跟中，循内踝上行，至咽喉，交贯冲脉。阳维、阴维者，维络于身，溢蓄，不能环流灌溉诸经者也，故阳维起于诸阳会也，阴维起于诸阴交也。比于圣人图设沟渠，沟渠满溢，流于深湖，故圣人不能拘通也。而人脉隆盛，入于八脉，而不还周，故十二经亦有不能拘之。其受邪气，畜则肿热，砭射之也。"说明奇经八脉与十二经的关系，以及奇经八脉走行和连续。

全书的 30~47 难，主要阐述了脏腑的解剖形态、生理功能、营卫周行，对三焦、命门、七冲门（即唇为飞门，齿为户门，会厌为吸门，胃为贲门，胃下口为幽门，大肠小肠会为阑门，下极为肛门）、八会等疑难理论作了完整解释。如《三十八难》解释了五脏和六腑的关系："曰：脏唯有五，腑独有六者，何也？然：所以腑有六者，谓三焦也。有原气之别焉，主持诸气，有名而无形，其经属手少阳，此外腑也，故言腑有六焉。"

全书的 48~61 难，主要论述疾病的诊断，强调要以四诊八纲为基础辨证，并列举伤寒、泄泻、癫狂、心痛、积聚等病证，以五行生克关系来阐明疾病的传变、预后。在《五十四难》中提出脏、腑病的区别："曰：脏病难治，腑病易治，何谓也？然：脏病所以难治者，传其所胜也；腑病易治者，传其子也。与七传、间传同法也。"在《六十一难》中指出四诊的重要意义："曰：经言，望而知之谓之神，闻而知之谓之圣，问而知之谓之工，切脉而知之谓之巧。何谓也？然：望而知之者，望见其五色，以知其病。闻而知之者，闻其五音，以别其病。问而知之者，问其所欲五味，以知其病所起所在也。切脉而知之者，诊其寸口，视其虚实，以知其病，病在何脏腑也。经言，以外知之曰圣，以内知之曰神，此之谓也。"

全书的62~68难，主要论述针灸腧穴，如对五脏的募穴、俞穴、五输穴等的主治病证进行深入论述，并提出要重视狭义俞穴和一些特定部位的经气运行，与脏腑的关系等。其中《六十九难》对虚、实证的刺法："曰：经言，虚者补之，实者泻之，不实不虚，以经取之，何谓也？然：虚者补其母，实者泻其子，当先补之，然后泻之。不实不虚，以经取之者，是正经自生病，不中他邪也，当自取其经，故言以经取之。"《七十难》对不同季节的刺法："曰：春夏刺浅，秋冬刺深者，何谓也？然：春夏者，阳气在上，人气亦在上，故当浅取之；秋冬者，阳气在下，人气亦在下，故当深取之。春夏各致一阴，秋冬各致一阳者，何谓也？然：春夏温，必致一阴者，初下针，沉之至肾肝之部，得气，引持之阴也。秋冬寒，必致一阳者，初内针，浅而浮之至心肺之部，得气，推内之阳也。是谓春夏必致一阴，秋冬必致一阳。"这些论述都颇具特色，对临床应用具有实用的指导价值。

全书的69~81难，主要论针法，如迎随补泻法、刺井泻荥法、补母泻子法、泻火补水法等，以及这些方法的应用、宜忌、注意事项。尤其对针刺疗法，在《七十七难》中提出着眼于治未病的方面，更具特色："曰：经言，上工治未病，中工治已病，何谓也？然：所谓治未病者，见肝之病，则知肝当传之与脾，故先实其脾气，无令得受肝之邪，故曰治未病焉。中工者，见肝之病，不晓相传，但一心治肝，故曰治已病也。"

（三）学术影响

《难经》作为《黄帝内经》之后的四大经典之一，在内容上丰富了中医的基本理论，提出了"伤寒有五"的理论，对后世伤寒学说与温病学说的发展产生了一定的影响。在藏象学说方面，突出肾的重要性，建立了"肾（命门）- 元气 - 三焦"为轴心的整体生命观，创立命门学说。在经络学说方面，首先提出任脉、督脉、冲脉、带脉、阳维脉、阴维脉、阳跷脉、阴跷脉等奇经八脉的名称，同时阐述了这八条奇经的功能特点、循行路线、病变证候及其与十二正经的功能联系等，以及对募穴、俞穴、五输穴、八会穴等进行系统阐述，完整了中医的经络理论体系。在临床方面也有颇多论述，如提出脉证相参的辨证观，以五行生克规律论述疾病传变、治疗规律。以天人相应的内外统一整体观，论述疾病与季节关系、脉象的四时变化、针刺因时制宜。丰富了治则治法的内容。对中医骨伤科的气血筋骨也有详细论述。《难经·十四难》曰："一损损于皮毛，皮聚而毛落；二损损于血脉，血脉虚少，不能荣于五脏六腑；三损损于肌肉，肌肉消瘦，饮食不能为肌肤；四损损于筋，筋缓不能自收持；五损损于骨，骨痿不能起于床……损其肺者，益其气；损其心者，调其荣卫；损其脾者，缓其中；损其肾者，益其精。此治损之法也。"阐明了筋骨损伤后的各种病理变化。《难经·二十二难》曰："气主煦之，血主濡之。气留而不行者，为气先病也；血壅而不濡者，为血后病也。"论述了气血濡养功能和气血受伤后的病理变化。《难经·四十九难》提出情绪、饮食致病，如"忧愁思虑则伤心，形寒饮冷则伤肺，恚怒气逆上而不下则伤肝，饮食劳倦则伤脾，久坐湿地、强力入水则伤肾"等理论，促进了中医骨内科的发展。

三、《神农本草经》

中药学具有悠久的历史，在数千年的历史中，留传下来众多的中药学著作。传说远古时期的神农氏为最早应用草药治病者，为崇敬其在中药应用上的贡献，后世把成书于汉代的我国现存最早的药物学著作命名为《神农本草经》。

（一）成书年代和作者

《神农本草经》又称《本草经》或《本经》，中医四大经典著作之一，是现存最早的中药学著作，约起源于神农氏，经历代口耳相传，经秦汉时期众多学者搜集、补充、总结于东汉时期整理成书，成为我国影响极为深远的药物学专著。

（二）主要内容

《本经》共收载药物365种，以植物药为最多，计有252种，动物药67种，矿物药46种。其中常用药物254种，84种在民间运用，总共338种仍然传承至今。书中详细记载了每一味药的产地、性质、采集以及主治的病证，概述了各种药物如何互相配合应用，介绍了简单的制剂。

全书把药物分为上品120种，"上药一百二十种，为君，主养命以应天，无毒。多服、久服不伤人。欲轻身益气，不老延年者，本上经"，一般来说，是毒性小或无毒的，多系滋养强壮类的药物，如人参、牡桂、菌桂、枸杞、茯苓、酸枣、蘖木、牛膝、杜仲等；中品120种，"中药一百二十种，为臣，主养性以应人。无毒、有毒，斟酌其宜"，有的有毒，有的无毒，多系滋补强壮而兼有攻治疾病作用的药物，如黄芪、黄连、五味子、麻黄、沙参、百合、葛根、丹参等；下品125种，"为佐使。主治病以应地。多毒，不可久服。欲除寒热邪气，破积聚，愈疾者，本下经"，具有毒性而专用于攻逐的药物，如大戟、芫花、甘遂、乌头、附子、狼毒、巴豆等。其中言明能主治创伤折跌伤筋，治金创死肌者40多种，治痈疽药50多种，加之如续断、独活、王不留行、泽兰、栀子、蒲黄、牛膝、大黄、桃仁、黄芪、当归、牡丹皮、菊花、细辛、茜草、桑寄生等，可达百余种，极大地扩大了骨伤科治疗的用药范围。文中还论述了君臣佐使、四气五味、主治病证、相须相使、相畏相杀等内容，影响相当深远，为骨伤的治疗提供用药依据。

在药物组方应用上，首次提出了君臣佐使的组方原则，以其来说明药物在配伍中的不同角色，如上品药为君药，中品药为臣药，而下品药为佐使药。在组方时，方中既要有君药、臣药，还要有起协助作用的佐使之药。按药物的特性，其比例可按照一君、二臣、三佐、五使或一君、三臣、九佐使的原则组方。在药物的选用上，《序录》中强调辨证施药，提出"疗寒以热药，疗热以寒药，饮食不消，以吐下药，鬼疰蛊毒以毒药，痈肿疮瘤以疮药，风湿以风湿药，各随其所宜"，进一步指出药物配伍中的"七情和合"的特殊关系，认为药"有单行者，有相须者，有相使者，有相畏者，有相恶者，有相反者，有相杀者。凡此七情，合和视之"，为组方选药提供了有益的法则。

（三）学术影响

《神农本草经》是中国现存最早的中药学经典著作，对中国中草药作了第一次系统总结，其中所述的大部分中药学理论和配伍规则以及"七情和合"原则在几千年的中药运用实践中发挥了巨大作用。据统计，在我国现存第一部方书张仲景《伤寒杂病论》中应用《神农本草经》所载药物 136 种，占该书所用药物的 80%，为后世留下可贵资料。

《神农本草经》以简练古朴的经文，阐述了所列药物的主要性味、功效和药名，成为中药理论的精髓。由于对所载药物名称，根据人的直观感受，抓住最容易记住的基原特征命名中药，包括形色气味、器官、功效、物候、生态等，以及生活周围的一些动物，使人们能在这种环境中去认识、应用和传承，致使长久不衰。

《神农本草经》作为我国中医药学理论发展的源头，古代药物知识的经验总结，反映了我国古代药物学发展的重要成就的医著，不仅是广大中医师生的重要教科书，也是中医工作者的案头必备工具书之一。

四、《伤寒杂病论》

东汉末年，杰出医学家张仲景以《黄帝内经》为理论指导，在前人的医疗基础上，著成临床巨著《伤寒杂病论》。由于原本散佚，后经晋代太医令王叔和全力搜集《伤寒杂病论》的各种抄本，并加以整理，命名为《伤寒论》。全书著论 22 篇，记述了 397 条治法，载方 113 首，总计 5 万余字。正如金代成无己称："仲景《伤寒论》得显用于世，而不堕于地者，叔和之力也。"清代徐大椿亦称："苟无叔和，焉有此书？"可见《伤寒论》得以传世，王叔和居功至伟。宋仁宗时，翰林学士发现部分内容与《伤寒论》相似的《金匮玉函要略方论》，其中另一部分，为论述杂病。其后奉朝廷之命校订《伤寒论》的名医林亿、孙奇等经研究，认为《金匮玉函要略方论》为仲景所著，便将其专论杂病部分，更名为《金匮要略》刊行于世，全书共计 25 篇，载方 262 首。由此在宋代校订和发行了《伤寒论》和《金匮要略》一直流传至今。经统计，两书去除重复的药方外，共载药方 269 个，使用药物 214 味，基本概括了临床各科的常用方剂。

（一）《伤寒论》

1. 成书年代和作者　东汉末年，著名医学家、中国传统中医学的集大成者张仲景，曾官至长沙太守，因喜岐黄之术，师从同郡名医张伯祖，其虚心好学，尽得其传，又精研《黄帝内经》《难经》等名著，博采众长，经长期临床实践，于公元 205 年左右完成了确立中医学辨证论治体系的重要临床医学著作《伤寒杂病论》。由于当时战乱失佚，后经晋代王叔和搜集，编辑成《伤寒论》。

2. 主要内容　《伤寒论》是我国医学史上现存第一部理论联系实践、理法方药齐备的临床医学巨著。全书按照伤寒传变的规律，将外感风寒之邪所引起的一系列病理变化，按疾病规律性的各种表现归纳为太阳、阳明、少阳、太阴、少阴、厥阴六经辨证，以条文的形式对每经采用阴阳、表里、寒热、虚实进行了辨证论治，确立了严谨的治疗规范，充分体现了同病异治和异病同治的治疗特色，由此创立了六经辨证体系，奠定了中医学辨证论治的原则。在具体治疗中，创立了麻黄汤、桂枝汤、承气汤、白虎汤、小柴胡汤、理中汤、四磨汤、五苓散、泻心汤及乌梅丸等为人熟知，且被临床广为应用的著名方剂。这些方剂配伍严密而精妙，变化无穷，如桂枝与芍药配伍，若倍芍药，即成治疗腹中急痛的小建中汤；若桂枝汤加附子、葛根、人参、大黄、茯苓等，则可衍化出几十个疗效卓越的方剂。这些一直为后世医家所遵循的药物配伍及加减变化等，对方剂学的发展有着深远影响。对汤剂的煎法、服法也交代颇细。于药物的剂型，也有诸多创新，如有汤剂、丸剂、散剂、膏剂、酒剂、洗剂、浴剂、熏剂、滴耳剂、灌鼻剂、吹鼻剂、灌肠剂、阴道栓剂、肛门栓剂等，并对各种剂型的制法有详细记载。所以后世称《伤寒杂病论》为"方书之祖"，其所列方剂称为"经方"。此外，其对针刺、灸烙、温熨、药摩、吹耳等治疗方法也有许多阐述。

3. 学术影响　张仲景在《伤寒论》中，勤求古训、博采众方，结合自身的临床实践，系统阐述了风寒外感疾病的发生、发展、愈后、辨证论治、理法方药。与偏重医学理论的《黄帝内经》相比较，《伤寒论》更注重临床实践，把《黄帝内经》医药理论充分应用到临床的医疗实践中，首次提出了辨证论治的治疗原则；强调严谨辨证，提倡用药药少而精，其所运用的汗、吐、下、和、温、清、补、消等基本治法，对后世有非常广泛的指导作用，对后世临床医学的发展产生了深远的影响。对于其选方用药特点，后世逐渐形成"仲景的经方学派"。

临床实践证明，《伤寒论》的六经辨证法，不仅适用于外感伤寒病的治疗，而且也是中医骨内科学治疗的准则。在中医骨内科中，根据《伤寒论》的六经辨证法，应用于颈椎病分型治疗，如对颈型颈椎病，症见颈项僵硬，上肢疼痛、麻木不仁者，采用葛根汤加减治疗。经方原文："太阳病，项背强几几，无汗，恶风者，葛根汤主之。"对于风寒外束伴头痛、身痛、腰痛，以至牵连骨关节疼痛的患者，采用麻黄汤治疗。经方原文："太阳病，头痛发热，身疼腰痛，骨节疼痛，恶风，无汗而喘者，麻黄汤主之。"可见《伤寒论》在临床运用十分广泛。正如清代医家张志聪所云："不明四书者不可以为儒，不明本论（《伤寒论》）者不可以为医。"充分体现了《伤寒论》在中医临床实践中的重要学术地位。

（二）《金匮要略》

1. 成书年代和作者　《金匮要略》原名《金匮要略方论》，为东汉著名医学家张仲景所著《伤寒杂病论》的杂病部分，后经北宋时期名医林亿、孙奇删除《金匮玉函要略方论》中的伤寒部分，保留杂病部分，重新编成《金匮要略方论》。全书分为上、中、下3卷，是我国现存最早的一部论述杂病诊治的专书。

2. 主要内容　《金匮要略》全书共25篇，方剂205首，列举病证60余种。涉及内科、外科、妇科以及儿科的内容，其中以内科杂病为主，兼有部分外科、妇产科等病证。本书是治疗杂病的经典之作，对后世的分科治疗提供了非常重要的指导意义。

全书第一篇"脏腑经络先后病脉证第一"属于总论的性质，对疾病、病因、病机、预防、诊断及治疗等各方面做出原则性的提示，在全书中具有纲领性的意义。第二篇到第十七篇属于内科范围的疾病，包括痉湿暍病脉证第二、百合狐惑阴阳毒病证治第三、疟病脉证并治第四、中风历节病脉证并治第五、血痹虚劳病脉证并治第六、肺痿肺痈咳嗽上气病脉证治第七、奔豚气病脉证治第八、胸痹心痛短气病脉证治第九、腹满寒疝宿食病脉证治第十、五脏风寒积聚病脉证并治第十一、痰饮咳嗽病脉证并治第十二、消渴小便不利淋病脉证并治第十三、水气病脉证并治第十四、黄疸病脉证并治第十五、惊悸吐衄下血胸满瘀血病脉证治第十六、呕吐哕下利病脉证治第十七。第十八篇疮痈肠痈浸淫病脉证并治第十八，属外科疾病。第十九篇趺蹶手指臂肿转筋阴狐疝蛔虫病脉证治第十九，将不便于归类的几种疾病合为一篇。第二十到第二十二篇属于妇产科疾病，包括妇人妊娠病脉证并治第二十、妇人产后病脉证治第二十一、妇人杂病脉证并治第二十二。第二十三到第二十五篇涉及杂疗方及食物禁忌等，包括杂疗方第二十三、禽兽鱼虫禁忌并治第二十四、果实菜谷禁忌并治第二十五。

对上述病证的治法方面除药物治疗论述外，还选用针灸、饮食调养，而且重视护理的作用。剂型上包括汤剂、丸剂、散剂、酒剂等。药剂又可分为内服的药剂，和熏、洗、坐、敷等外置的药剂。

3. 学术影响　《金匮要略》是《伤寒杂病论》的后半部分所介绍的杂病。本书以病分篇进行编写，创立了杂病以病因为纲的诊疗原则。

在病因上，《金匮要略·脏腑经络先后病脉证》中提出："千般疢难，不越三条：一者，经络受邪，入脏腑，为内所因也；二者，四肢九窍，血脉相传，壅塞不通，为外皮肤所中也；三者，房室、金刃、虫兽所伤，以此详之，病由都尽。"把病因明确地归纳为三大类，将体虚感受外邪、从经络传入脏腑列于发病的首位，显示了内因在发病中的重要地位。在诊治原则上提出采用病症结合、病脉结合、施治为特点的诊疗体系。其中病症结合是在明确病因诊断的基础上，将脏腑病症作为核心，按脏腑经络病机及四诊八纲进行辨证分型的诊疗方法。病脉结合是在病症基础上，根据脉象的变化作为诊断疾病、推测病因、确定病位、阐述病机、指导治疗、判断预后的方法。辨证论治是在辨证基础上结合理法方药和脉因证治的诊疗方法。在杂病防治方面，根据天人相应的整体观，提出了"无病防病，有病早治，以防传变"的预防为主、防治结合的医学观念。如《金匮要略·脏腑经络先后病脉证》中提出："夫人禀五常，因风气而生长，风气虽能生万物，亦能害万物，如水能浮舟，亦能覆舟。若五脏元真通畅，人即安和，客气邪风，中人多死。"强调人体正气的盛衰，适应能力的强弱在发病中的重要作用。在《金匮要略·脏腑经络先后病脉证》中云："适中经络，未流传脏腑，即医治之。四肢才觉重滞，即导引、吐纳、针灸、膏摩，勿令九窍闭塞。"强调疾病早期治疗的重要性。同时《金匮要略》涉及内科、外科、伤科、妇科以及儿科的诸多内容，对后世的分科治疗具有重要的指导意义。如在《金匮要略·疮痈肠痈浸淫病脉证并治》中谓："寸口脉浮微而涩，然当亡血，若汗出，设不汗者云何？答曰：其身有疮，被刀斧所伤，亡血故也。"据此，列举大承气汤、大黄牡丹汤、桃仁承气汤、大黄䗪虫丸和下瘀血汤等，这些对外伤脉诊、证候的描述和攻下逐瘀方药的应用，创立了骨伤病证理、法、方、药结合的辨证法，为骨伤病证整体论治奠定了理论基础。

《金匮要略》共收集方剂205首，涉及解表、和解、表里双解、清热泻火、祛湿化痰、理气化积、温里回阳、补益、安神、固涩、理气、理血、润燥、催吐、泻下、疮痈等各个方面，如大柴胡汤、泻心汤、大建中汤、黄芪建中汤、防己黄芪汤、防己茯苓汤、鳖甲煎丸、半夏厚朴汤、厚朴七物汤、茵陈蒿汤、茵陈五苓散、甘麦大枣汤、酸枣仁汤、肾气丸、麦门冬汤、葶苈大枣泻肺汤、黄土汤、枳术汤、瓜蒌薤白白酒汤、桂枝茯苓丸、温经汤、胶艾汤、大黄牡丹汤、白头翁汤、苓桂术甘汤等方，其用药精粹、配伍严密、主治明确、疗效确实，被广泛地应用于临床。后世誉其为"方书之祖"，"医方之经"，对后世方剂学发展具有重要的推动作用。

综观全书，内容言简意赅，辨证严谨，治法灵活，用药精湛，对后世有广泛而实用的指导作用，对临床医学的发展产生了深远的影响。

（谢可永　李千红）

第二节　中医骨内科学发展史

中国传统文化中"天人合一"的整体观念和阴阳五行对中医骨内科学的形成和发展产生巨大影响。

一、中医骨内科学的起源和形成（远古、春秋至南北朝时期）

远古原始人在历经数千年与自然灾害和猛兽侵害的斗争中，逐渐学会了简单的自我疗伤法，通过采火取暖和烤炙食物，认识到热物贴身可以松弛肌肉，缓解身体酸痛，或者通过自身的抚摸，或者互相按压可减轻受伤所致的疼痛。在遇到皮肤肌肉破裂时，发现某些树叶、草茎的止血功效，用于疗伤止血，成为最早的骨内科治疗的起源。

约公元前 21 世纪夏代酿酒技术的产生，让人们意识到酒的消毒、兴奋、麻醉等作用，并逐步应用于创伤病证中，成为较早应用的创伤药。商代冶炼技术的出现，为骨伤治疗器具的产生提供了生产基础。春秋战国时期随着铁器的使用，社会生产力的显著提高，政治、经济等方面的显著进步，推动了文化思想和科学技术的进步，促成了以《周易》为代表的古典哲学思想的形成。当时各地文人著书立说，在学术上呈现了"诸子蜂起，百家争鸣"的兴旺局面，形成了儒家、道家、墨家、法家等许多学派。其中道家老子和儒家孔子就是春秋时期礼乐文化思潮的主要代表。《论语》《老子》《孟子》和《庄子》等为其代表之作。

中医学在《周易》《老子》等天人合一、阴阳、五行的哲学思想影响下，也有长足进步。在临床上，据《周礼》记载，当时已有"疡医"专治肿疡、溃疡、折疡、金疡。其中金疡治金属所伤，如刀、剑、矢等所伤。折疡治跌、打、仆、击、坠所伤，表明当时已有了医学的分科和相应的医疗水准。《周礼·天官》则明确记载"以五气、五声、五色视其死生，两之以九窍之变，参之以五藏之动"，说明当时已能从气色、声音及官窍的变化，结合脏腑功能的改变对疾病作出诊断。《礼记·月令》中载有："命理瞻伤、察创、视折、审断，决狱讼，必端平。"蔡邕注："皮曰伤，肉曰创，骨曰折，骨肉皆绝曰断。"显示当时已开始采用"瞻""察""视""审"四种诊断方法，把损伤分成四种不同类型。商代的甲骨卜辞已有"疾首""骨""疾膝""疾止""疾趾"等疾病的记载。诊断技术的应用和病名的出现，表明当时虽未具有诊断学的理论，但已开始简单诊断法的运用，成为骨伤诊断学的起源。周代随着经济、文化、科技的发展，成立了专门的医疗机构。《周礼》规定："医师、上士二人，下士四人，府（管库）二人。史（记录者）二人，徒二十人。下分食医（相当于现在的营养师），疾医（内科医师），疡医（相当于外科、伤科医师），兽医。"其中"疡医，下士八人，掌肿疡（一般外科感染和创伤感染引起的红、肿、热、痛者）、溃疡（肿疡破溃后者）、金疡（金属器械所致的开放性创伤者）、折疡（骨折、脱位者）。"把医生的诊病范围作了规定，形成了医学分科和专科医生，建立了骨伤医生的职业，出现了专职医生，标志着医学已成为一个专业学科，并对医生作了明确分工。《周礼》记载："医师掌医之政令，聚毒药以共（供）医事。"医生分为"食医""疾医""疡医"和"兽医"。疡医的职责是"掌肿疡、溃疡、金疡、折疡之祝药，劀杀之齐"，采用的治法有外敷、除腐肉、沐浴等。

《礼记·曲礼》载有沐浴疗法，谓"头有创则沐，身有疡则浴"。这些具体治疗方法的出现，显示了原始的骨伤治疗学。从远古至商周虽已有医学治疗活动，但并未形成理论，属于简单自发诊疗的起源阶段。

在《周易》的"天人合一"的整体观和阴阳学说的古典哲学思想影响下，促使中医巨著《黄帝内经》的问世。成书于春秋战国时期的《黄帝内经》以《周易》"天人合一"的整体观为哲学思想，以阴阳、五行学说为辩证法运用于医学理论之中，对人体生理病理、治法方药等作了全面论述，创建了充满哲学思想的中医学理论。《黄帝内经》是我国医学上伟大的医学巨著，全书共18卷，分为《素问》《灵枢》各9卷，共162篇。本书内容十分丰富，包括天地阴阳、人与自然、解剖生理、脏腑气血、经络腧穴、病因病机、治则方药、刺法艾灸等各个方面。其中包含了大量骨伤基本理论，如对皮肉筋骨的功能，《灵枢·经脉》谓之"骨为干，脉为营，筋为刚，肉为墙，皮肤坚而毛发长"，形象地说明了骨、脉、筋、肉的功能。《素问·痿论》认为"宗筋者，主束骨而利机关也"，显示了筋在关节中的作用。《素问·宣明五气》曰"心主脉，肺主皮，肝主筋，脾主肉，肾主骨"，清晰地描述了皮肉筋骨的生理功能和脏腑的相应关系。对不同病因导致的筋骨病证，阐述了不同的病理特征。对外力损伤，《灵枢·贼风》指出："若有所堕坠，恶血在内而不去。"对慢性劳损者，《素问·宣明五气》曰："久视伤血，久卧伤气，久坐伤肉，久立伤骨，久行伤筋。"对六淫外邪致病，《素问·生气通天论》谓："因于寒，欲如运枢，起居如惊，神气乃浮。因于暑，汗，烦则喘喝，静则多言，体若燔炭，汗出而散。因于湿，首如裹，湿热不攘，大筋緛短，小筋弛长，緛短为拘，弛长为痿。因于气，为肿，四维相代，阳气乃竭。"描述了不同外邪对筋骨的不同作用。临床表现也各具特点，寒邪以痛为主、暑邪以热为主、湿邪以重为主等。对饮食所伤，《素问·生气通天论》曰："是故味过于酸，肝气以津，脾气乃绝；味过于咸，大骨气劳，短肌，心气抑；味过于甘，心气喘满，色黑，肾气不衡；味过于苦，脾气不濡，胃气乃厚；味过于辛，筋脉沮弛，精神乃央。"说明五味过度，可伤及五脏，由内及外，累及筋骨，出现各种证候。对肢节痹证，《素问·痹论》曰："风寒湿三气杂至，合而为痹也。其风气胜者为行痹，寒气胜者为痛痹，湿气胜者为著痹也。"指出不同外邪所致痹证，在证候上各有其特征，如风邪胜者，以游走性疼痛为特征；寒邪胜者，以疼痛为特点；湿邪胜者，以重着为特点。对痿证不用，《素问·痿论》指出："肝气热，则胆泄口苦筋膜干，筋膜干则筋急而挛，发为筋痿；脾气热，则胃干而渴，肌肉不仁，发为肉痿；肾气热，则腰脊不举，骨枯而髓减，发为骨痿。"阐明了痿证的病因病机与肝脾肾相关，尤其与脾胃功能更为密切，从而为临床治疗痿证提供了理论依据。可见《黄帝内经》的问世，标志了中医学基本理论的形成，为中医骨内科学的发展奠定了理论基础。

1973年，考古学家在湖南长沙马王堆三号西汉墓发掘的约为春秋战国时期的医学帛书，有《足臂十一脉灸经》《阴阳十一脉灸经》《阴阳脉死候》《五十二病方》和《帛画导引图》等。其中《足臂十一脉灸经》以"足"表示下肢脉，共有6条；以"臂"表示上肢脉，共有5条。列出的11条经脉排列顺序是，先足后手，循行的基本规律则是从四肢末端到胸腹或头面部，主治疾病有78种。《阴阳脉死候》记载了"折骨列（裂）肤"。《五十二病方》载有52种病，共103个病名，其中有"诸伤""朐伤""骨疽""骨瘤"等骨伤科病证。抄录在《阴阳十一脉灸经》之后的古医书《脉法》载有"以脉法明教"，"脉之玄，书而熟学之"，强调认真学习脉法重要性，说明当时已有脉法诊断。

公元前221年，秦始皇首次建立了多民族统一的中央集权制国家，统一文字、货币、度量衡等，促进各地交流。汉武帝独尊儒术，大儒董仲舒改造儒家思想，确定儒学的统治地位，影响极为深远，使儒家思想深入到包括医学在内的各个领域。

成书于秦汉之际的《难经》，原名《黄帝八十一难经》。其中《难经·十四难》对气血、筋骨损伤证候作了详细的论述："一损损于皮毛，皮聚而毛落；二损损于血脉，血脉虚少，不能荣于五脏六腑；三损损于肌肉，肌肉消瘦，饮食不能为肌肤；四损损于筋，筋缓不能自收持；五损损于骨，骨痿不能起于床。"同时对脏腑、气血损伤者，也作出相应阐述："损其肺者，益其气；损其心者，调其荣卫；损其脾者，缓其中；损其肾者，益其精。此治损之法也。"阐明了筋骨损伤后的各种病理变化和相应的治法。《难经·二十二难》曰："气主呴之，血主濡之。气留而不行者，为气先病也；血壅而不濡者，为血后病也。"论述了气血濡养功能在受伤后的病理变化。《难经·四十九难》提出情绪、饮食致病："忧愁思虑则伤心，形寒饮冷则伤肺，恚怒气逆上而不下则伤肝，饮食劳倦则伤脾，久坐湿地、强力入水则伤肾。"强调了过度的情绪变化，可造成相应脏腑功能的紊乱，如怒则伤肝、忧愁伤心、劳伤脾、寒湿伤肾等。

东汉早期的《武威汉代医简》为我国最早的医药学原始文物之一，对病名、病因、病理、症状、治法、方药均有详细描述。全书载录了大量的骨伤科方药，共载方剂30余首，有关骨伤方药10首，方剂初具君、臣、佐、使之格局。同期《神农本草经》问世，第一次对中药作全面而系统的整理，对所载录的365种药物按药性、功用等作了详细分类和制定组方应用规则。在所列举的药物中，言明能主治创伤折跌伤筋，治金创死肌者40多种，治痈疽药50多种，加之如续断、独活、王不留行、泽兰、栀子、蒲黄、牛膝、大黄、桃仁、黄芪、当归、牡丹皮、菊花、细辛、茜草、桑寄生等，共达百余种，极大地扩大了骨伤治疗的用药范围。全书文字古朴，简练实用。

东汉末年，根植于中国传统文化思想的杰出医学家张仲景遵循中国传统文化"中庸""调和"的哲学思想，结合《黄帝内经》的医学学术理论，在前人的医疗基础上，著成临床巨著《伤寒杂病论》。由于原本散佚，经后世医家整理，分成《伤寒论》和《金匮要略》二书。前者以六经论伤寒，后者以脏腑论杂病。对病因提出内因、外因和其他的三因学说。在诊断上，《金匮要略·疮痈肠痈浸淫病脉证并治》对创伤之症谓："寸口脉浮微而涩，然当亡血，若汗出，设不汗者云何？答曰：其身有疮，被刀斧所伤，亡血故也。"列举大承气汤、大黄牡丹汤、桃仁承气汤、大黄䗪虫丸和下瘀血汤等。在治疗上提出"和"的观念，如在《金匮要略·脏腑经络先后病脉证》中曰"若五脏元真通畅，人即安和"，说明人体正气充盛，五脏六腑营卫气血相互协调，保持动态平衡，就能维持稳定的内环境而处于"安和"状态。这些对外伤脉诊和证候的描述和攻下逐瘀方药的应用，创立了骨伤病证理、法、方、药结合的辨证法，为骨伤的辨证论治奠定了基础。同时期著名医学家华佗擅长外科手术，善于应用针灸之术，以"下病上取"的原则，采用《黄帝内经》夹脊穴，治疗腰腿痛获得显著疗效，后世称之为"华佗夹脊穴"。同时，华佗精通导引之术，认为导引练功能使"血脉流通"，"并利蹄足"，强调"引挽腰体，动诸关节"的意义，创立著名"五禽戏"功法，流传至今。

三国两晋时期，晋代儒学独尊的地位被打破，随之而起的是由本土发展的玄学、道教及由印度东传的佛教和当时士大夫盛行清谈及边疆民族带来的草原文化共同融合的文化，是一个文化开创、冲突、融合的时代。晋代，著名医家王叔和所著《脉经》为现存第一部脉经专著，在"序"中，首先指明"脉理精微，其体难辨。弦紧浮芤，展转相类。在心易了，指下难明"，说明脉学的易学难明，从而提出"和鹊至妙，犹或加思；仲景明审，亦候形证，一毫有疑，则考校以求验"的诊脉要求，不能草率从事，以避免误诊。其对古代医学文献中的 30 余种脉名作了整理，归纳为浮、芤、洪、滑、数、促、弦、紧、沉、伏、革、实、涩、细、软、弱、虚、散、缓、迟、结、代、动等 24 种脉象名称，奠定了脉名种类的基础，成为后世历代脉名及其分类的基本准则。在诊脉部位和方法上，提出三部九候法，把《黄帝内经》中的遍身诊脉法，发挥为掌后脉口寸、关、尺三部，并提出"独取寸口"的寸口脉诊断法，认为只须察看双侧的寸口脉，便可以准确地知晓人身的整体状况，方便了临床的诊脉，促进了脉诊应用。

东晋著名道教学者葛洪（284—364），研精道儒，学贯百家，尤其对道教理论的发展颇有建树。《抱朴子》为其代表著作之一，全书分内、外两篇。内篇总结晋代以前的神仙方术，包括守一、行气、导引等，共 20 卷；外篇为其对人间得失、世事臧否等的观点，共 50 卷。《抱朴子》将道教理论与儒家纲常相联系，开创融合儒、道两家哲学思想体系之先河，对道教的发展产生了深远的影响。其高超的医术和炼丹术，有效地促进了医学的发展。《肘后备急方》共 8 卷，是葛洪的又一名著，在第 32、33 篇提出对骨折急救应采用竹片、故布等材料，以达到血运通畅、固定确实的目的；对急性疼痛者采用"胁痛如打"，用芫花、菊花、羊踯躅等麻醉止痛药外用热熨；对劳损病证提出"治肾气虚衰、腰脊疼痛、或当风卧湿、为冷所中……"方用独活、牛膝等 12 味祛风湿、补肝肾、强筋骨药；对痈肿的治疗，提出采用黄柏末、吴茱萸、姜、蒜等外敷法，独蒜灸法和杨柳皮煮汤熨法；对骨折者提出用竹片夹板固定骨折；对"下颌关节脱臼"的临床表现作了描述——"蹉张口不得还"，并详细介绍了下颌关节脱臼手法整复方法，为诊断下颌关节脱臼的诊断和治疗建立了标准；在五禽戏的基础上，提出了内容更丰富的龙虎导引术。这些治法至今仍有实用价值。

南北朝时期，范晔等所著《后汉书·华佗传》谓："人体欲得劳动，但不当使极耳。动摇则谷气得消，血脉流通，病不能生，譬犹户枢，终不朽也。是以古之仙者，为导引之事，熊经鸱顾，引挽腰体，动诸关节，以求难老。吾有一术，名'五禽之戏'：一曰虎，二曰鹿，三曰熊，四曰猿，五曰鸟。亦以除疾，兼利蹄足，以当导引。当有不快，起作一禽之戏，怡而汗出，因上著粉，身体轻便而欲食。"华佗创编的五禽戏，动作连贯，强度适宜，功能行气活血、舒筋通络、滑利关节、强筋壮骨，为骨伤病证提供了有益于康复的练功导引术，流传至今，仍为治病、防病的优秀功法。

综观这一时期，自远古人类对医学的本能活动起，历经长期的实践，至春秋战国时期《黄帝内经》《难经》《伤寒杂病论》等经典医著的问世，表明中医骨伤在《黄帝内经》的基本理论指导下，从无意识的本能活动，逐步形成了有理论指导的医疗活动，并向其专业理论方向发展。骨伤学"望、闻、问、切"的初级诊断法已形成，其治疗上的辨证论治已经建立，并积累了大量伤科治疗经验，为后世进一步发展奠定了基础。

二、中医骨内科学的进步和发展（隋唐宋金元时期）

隋唐时期相对稳定的政治环境，经济文化发展，而佛学于两汉之际传入中国后，经历了魏晋南北朝的迅速发展，此时佛学文化已逐渐渗透到中国人的生活之中，尤其对医药文化产生了深远影响。当时朝廷对佛教的支持，为佛学各大宗派的传播创造了有利环境，呈现了各家争鸣的学术气氛，使佛教空前兴盛，佛学达到高度的繁荣，佛学发展进入了鼎盛时期，促使佛教完成了中国化的进程，成为中国文化的重要组成部分。随着佛学的兴旺，僧医的大量出现，促进了佛教医学的发展。隋唐是中医骨伤发展史上的重要时期，官府在医学上设立了骨伤教学的专门机构，隋代太医署曾将骨伤科的治疗和教学任务归于按摩科中，并一直延续至唐代，唐代继隋制，也设立了太医署。隋唐两代均设按摩博士，太医署中按摩为四大科之一，设有按摩博士一人负责教授学生，并招收学生16人，同时又配医师四人，医士16人，他们除医疗任务外，也辅助博士的教学任务。这些都表明了骨伤科在医学教育上的重要地位，由此提高了骨伤医家的社会地位，促进了众多医家在《黄帝内经》理论影响下，推动了骨伤理论、诊断和治疗学的发展。

隋代巢元方等所撰《诸病源候论》为我国现存第一部论述各种疾病病因、病机和证候的专著。其中列有《金疮筋急相引痛不得屈伸候》和《金疮伤筋断骨候》等损伤病证的专门章节，对金创、腕伤、下颌骨脱臼等病因病机等都有叙述。对外伤失血提出新的病机理论，认为无论内或外出血、小量失血者，因血不养心而心悸、或阴血亏虚，虚热内生、上扰心神而心烦；或血虚津亏，上润不足而口渴。同时对瘀血的病机，指出"血之在身，随气而行，常无停积。若因坠落损伤，即血气失度，随伤损之处即停积；若流入腹内亦积聚不散，皆成瘀血"，说明外伤出血可影响内在脏腑功能，出现相应的证候，如失血过多出现心神不宁等，显示了损伤内证与内科疾病不同的病因病机。同时出血可因血运不畅，停滞成瘀；或出血留内，积而成瘀，出现瘀血治症。对于筋伤之后的皮肤感觉减退，认为是荣卫不通所致："夫金疮始伤之时，半伤其筋，荣卫不通，其疮虽愈合后仍令痹不仁也。"对于筋伤后关节伸屈不利者，其在《金疮筋急相引痛不得屈伸候》中曰："夫金疮愈已后，肌肉充满，不得屈伸者，此由伤绝经筋，荣卫不得循行也，其疮虽愈，筋急不得屈伸也。"说明损伤创面虽愈合，但如筋断离，气血不畅，则关节活动仍受限。其在卷九《热疾候》中，描述肺热病者，"六日，舌本烂，热不已者死"。在卷十二《噤黄候》中指出："若身面发黄，舌下大脉起青黑色，舌噤强不能语，名为噤黄也。"表明当时已把舌诊作为诊断诸病的主要依据之一，对骨伤诊断学的发展有积极的促进作用。

唐代医家孙思邈，精通道、佛之理，擅长临床各科，以毕生精力撰成了医学著作《备急千金要方》和《千金翼方》。其中《备急千金要方》30卷，全书合方、论5300首，集方广泛，内容丰富，既有诊法、证候等理论，又有内、外、妇、儿等临床各科；分232门，既涉及解毒、急救、养生、食疗，又涉及针灸、按摩、导引、吐纳等，收集了从张仲景时代直至孙思邈时期的临床经验，历数百年的方剂成就，是对唐代以前中医学发展的总结。后人亦称《备急千金要方》为方书之祖，是中国唐代医学发展中具有代表性的巨著。《千金翼方》是孙思邈晚年著作，系对《备急千金要方》的全面补充。全书分189门，合方、论、法2900余首，内容涉及本草、妇人、伤寒、小儿、养性、补益、中风、杂病、疮痈、色脉以及针灸等各个方面，尤以治疗伤寒、中风、杂病和疮痈最见疗效。书中收载的800余种药物当中，有200余种详细介绍了有关药物的采集和炮制等相关知识。孙思邈的著作甚丰，据史书、方志、典籍、道藏、医著、碑石等文献资料记载约有90余种，其中已考订基本确定为托名者71种。

唐会昌年间（841—846），署名蔺道人所著的《仙授理伤续断秘方》为我国现存第一部骨伤专著，论述了外伤骨折的病理变化，认为凡跌仆损伤、筋骨受损都可导致"瘀血留滞"，"败血壅滞"而出现瘀血的特有证候，成为后世创伤病理学说的起源。在骨折、脱位的诊断上，确立了忖摸法。要求在治疗手法前，首先应采用忖摸手法，触摸骨折部位。手法先轻后重、由浅入深、从远到近、两头相对，通过从指腹得到的感觉，医者进行综合分析，确定骨折、脱位端在肢体内移位的方位、程度、类型等，从而制订整复手法，以达到良好的治疗效果。所以忖摸手法是检查和分析的综合诊断法，是诊断手法的核心部分。忖摸手法的临床应用，标志着骨伤的诊断手法基本形成。在骨折治疗方面，首创麻醉、整复、固定、锻炼、内外用药的 5 个治疗原则和基本步骤。在秉承《黄帝内经》气血学说基础上，认识到血液供应对骨折愈合有重要作用，提出"凡损药必热，便生血气，以接骨耳"，应用温热药物，可以改善气血循环，使骨折断端能得到充足气血濡养，达到促进骨折愈合之效。这一理论对后世应用补骨续筋之剂治疗骨折有重要的临床应用价值。可见《仙授理伤续断秘方》的诞生对构建中医骨伤科的理论和实践框架具有积极作用，成为中医骨伤发展史上的一个里程碑。

王焘所著《外台秘要》，收录了折损金疮、恶刺等骨伤科疾病的治疗方药，把损伤分为外损和内损，列骨折、脱位、内伤、金疮和创伤危重症等五大类，从而为分门别类治疗提供诊断上的基础。在"卷第十七"中，论述了各类腰痛的病因病机。在"肾着腰痛方二首"中，对肾虚复感风寒之邪的肾着腰痛的病因病机、治则方药都作了阐述："《病源》肾主腰脚。肾经虚则受风冷，内有积水，风水相搏，浸渍于肾，肾气内着，不能宣通，便自《古今录验》肾着之为病。其人身体重，从腰以下冷，如坐水中，形状如水不渴，小便自利，食饮如故，是其证也。"认为肾着腰痛，其病因为肾虚复感寒邪，在病理上寒湿相搏，证候上以腰部重痛为特征。对吐血一症，指出有两种不同情况，一是外力所致，一是劳损并有郁积之热的内科虚劳病。对外伤致病，分为一是外损，"只伤肢节，宜依后生地黄一味，薄之法"；一是内伤，"自须依前堕坠内损大便便血等诸方救之"。显示了内科的吐血与骨伤吐血的不同机理，为临床骨伤吐血治疗提供理论依据。

宋代是中国历史上经济、文化、教育繁荣时代。在思想理论上，当时影响最大的哲学思想是理学，它是佛、道思想渗透到儒家哲学以后出现的新儒家学说。其中以北宋程颢和程颐兄弟为代表者，提出"理"或"天理"为核心的哲学体系。至南宋由朱熹提出"理"是万物生成的本源观点，符合当时社会思想需求而盛行，并渗透到包括医学在内的各个领域。当时医学界采用理学的太极、理、气、心、性、命等思想方法，来解释人体的生理、病理，为当时医学理论创新提供了哲学基础。理学思想大规模渗入到中医领域，有力地促进了中医学的发展。在经济上，由于政局的相对稳定，为经济发展提供了良好的环境，促进了经济的发展，使中国成为世界上经济领先的国家。在医学上，受宋代宰相范仲淹"不为良相，便为良医"的言论影响，许多知识分子纷纷转投医学，为中医学的发展输入了大量新鲜血液，提供了优良的人才资源，有力地促进了中医学的创新和发展。在科技上，北宋布衣毕昇发明的活字印刷术，为大量医学著作的刊印提供了技术上的支持，使许多有价值的医著得以刊印发行，加快了中医学的传播，为更多的医家及学习者提供阅读中医书籍的机会，提高了研究水平。在此基础上，由于当时统治者对医学极为重视，建立了相对完善的医疗机构——宋代太医局，设立"疮肿兼折疡科"，伤科属"折疡"范畴。这些由政府成立的专门医学机构，有利于医学的发展，出现了有官府编撰的包括骨伤学在内的大型方书。如王怀隐等所著《太平圣惠方》为官修方书，共 1670 门，载方 16834 首，包括脉法、用药、内科、外科、骨伤、金创等症。对损伤病理机制分别作了阐述，如"落马坠车，辗着损，骨碎筋伤，内损，恶血攻心闷绝，坐卧不安"，"从高坠损，车辗马坠，筋骨蹉跌，甚者大小肠不通，皆被瘀血，与卫气不和"等；对外伤所致瘀血内积者，认为"被重物压笮，伤筋骨，疼痛，瘀血不散"，"压笮伤损筋骨，或坠堕内损，瘀血攻令（心）腹胀满，闷乱，下恶血"等；在诊断上，提出了诊脉要求，认为"诊脉之法，常以平旦阴气未动，阳气未散，饮食未进，经脉未盛，络脉调匀，气血未乱，乃可诊脉"，强调了诊脉宜在安静状态下诊之，以保证脉象的真实性。同时还应观察患者的神色，认为"视其五色，察其精明，观五脏有余不足，六腑强弱，形之盛衰，可以决生死。凡人禀形气，有中适，有躁静，各各不同"，如此脉诊神色合参，方能对病情和预后作出正确诊断。在治疗上，在《太平圣惠方》卷第六十七中，对骨折、脱位的复位强调"宜先须按摩，排正筋骨后，宜服止痛散血方"，然后采用手法予以正确复位，随后给予"补筋骨，益精髓，通血脉"的方药，以促进恢复，同时采用柳木夹板固定，并以熨、贴、膏等外治法配合之。

北宋末年政府主持医家在《太平圣惠方》的基础上，编纂《圣济总录》增加了大量的内容，尤其是收集了众多民间的有效秘方，收载方药达 2 万余首，内容极为丰富。在《圣济总录·伤折门》中，对打仆损伤指出"凡打扑损伤，或为他物所击，或乘高坠下，致伤手足腰背等处。轻者气血凝滞、随处疼痛，重则聚为肿、痛甚不可忍，当察其内外轻重以治之"，为临床判断损伤轻重提供依据。对伤堕致损吐唾出血，认为"凡坠堕打扑，内动心气，荣卫气血不至，为患多矣，若暴损胸胁，气留肓膜，损血入胃，停积不去，甚则咳唾吐血，治法当调其荣卫缓其中，逐去损血"，说明损伤胸胁者，常导致血脉破裂，出现咳血等出血证，治疗应调和营卫，祛瘀止血；对关节脱位者，提出应予复位，"凡坠堕颠扑，骨节闪脱，不得入臼，遂致蹉跌者，急须以手揣搦，复还枢纽，次用药调养，使骨正筋柔，荣卫气血，不失常度，加以封裹膏摩，乃其法也"，强调关节脱位首先应予复位，在此基础上给予调和气血之剂，显示了复位对于脱位的重要性，对后世医家治疗外伤脱位有重要指导意义。

著名法医学家宋慈所著《洗冤集录》是我国最早的法医学专著。《洗冤集录》的问世，标志着解剖学的进步。全书共 5 集，分别论述了尸体检验中，有关人体解剖 250 余条，对全身骨骼、关节结构描述较详细，记载了人体各部位损伤的致伤原因、症状及检查方法。对皮下出血肿块的形状、大小等作了详细描述，为临床诊断软组织损伤有重要的参考价值。对损伤，指出了生前骨折的特征是"原被伤痕，血粘骨上，有干黑血为证"，"骨断处，其接续两头各有血晕色，再以有痕骨照日看，红活，乃是生前被打分明"，"若无血荫，纵有损折，乃死后痕"。这一发现，对临床治疗骨折有重要应用价值，推动了古代解剖学和中医骨伤诊断学的进步。

元代太医院设十三科，骨伤科以"正骨科"的身份正式从外科中独立出来，成为独立临床学科，促进了骨伤学的发展。金元时期，学术气氛十分活跃，医学上各家学说层出，众多著名医学家创立各自的学术理论，并结合临床经验提出了各具特色的学术观点，呈现百家争鸣的繁荣学术环境，同期众多与骨伤内容相关的大型医学方书和解剖学专著的出版，丰富了骨伤学的内容。

在当时盛行研究事物的原理，从而获得知识的"格物致知"理学影响下，广大医家大量广泛地阅读医学经典和医家的著作，努力学习和研究其中的医理，不断提高自身医学修养，终成医学大家。作为当时争鸣的学术代表，各抒己见，充分表达自己的观点、学说，有力地推动了医学的发展。史称金元四大家的刘完素、张从正、李杲、朱震亨就是其中的杰出代表。

刘完素亦称刘河间，是宋金医学界影响较大的一位医家。在"格物致知"的理学影响下，他悉心学习，研究经典医著《黄帝内经》和前人的经验，认为医学的"法之与术，悉出《内经》"，经长期学习研究病机十九条等内容后，得出"六气化火"之结论。他崇尚"五运六气"学说，创立火热病机学说，认为疾病多因火热而起，倡"六气皆从火化"之说。在临诊中善察色辨诊，认为"视其五色，黄赤为热，白青则为寒，青黑为痛"，治疗上以"降心火，益肾水"为主治疗火热病，善用寒凉药物，后世称之为"寒凉派"。

张从正字子和，认为人体致病均因邪气所致，以"攻邪说"理论著称，提倡"六门三法"，以风、寒、暑、湿、燥、火为六门致病因素。对诊病疗疾，首重诊断，认为只有诊断明确，才能药到病除。同时赞扬了良工的诊治法，对粗工、谬工进行了深刻的批评。其在《儒门事亲·汗下吐三法该尽治病诠》中指出："人身不过表里，气血不过虚实。表实者，里必虚；里实者，表必虚；经实者，络必虚；络实者，经必虚，病之常也。良工之治病者，先治其实，后治其虚，亦有不治其虚时。粗工之治病，或治其虚，或治其实，有时而幸中，有时而不中。谬工之治病，实实虚虚，其误人之迹常着，故可得而罪也。"这个精湛的论述，为众多医家所推崇，成为后世医家行医之规范。治疗上采用"发汗、催吐、泄泻"三法，并扩大了三法的运用范围。这些理论，极大丰富了骨伤科辨证论治的内容。

李杲号东垣老人，提出著名的"脾胃论"，认为"脾胃之气既伤，则元气亦不能充，而诸病所由生也"。脾胃失运，气血乏源，肌肉失养则肉萎，骨失所充则骨脆，导致足不能步，掌不能握，关节僵硬等症。当骨伤筋损时，气血不运，气机失常，水湿阻脾，生化不利，精气亏虚，损伤之体无以恢复。在诊断中提出"视精明，察五色，听音声，问所苦，方始按尺寸、别浮沉，以此参伍，决死生之分矣。复观患者身形长短肥瘦、老少男女、性情缓急，例各不同"，表明其对四诊合参诊断法极为重视。对损伤者的病理，认为"夫从高坠下，恶血留于内，不分十二经络……血者皆肝之所主，恶血必归于肝。不问何经之伤，必留于胁下，盖肝主血故也"。"恶血归肝"观点的提出，为跌打坠损从肝求治提供了理论依据，对伤科中药辨证运用有重大影响。其在《医学发明》中，创"复原活血汤"，为骨伤学方药之代表。本方属跌打坠仆损之名方，后世医家对此方有众多的评论。如清代徐大椿在《医略六书·杂病证治》中曰："血瘀内蓄，经络不能通畅，故胁痛，环脐腹胀，便闭焉。大黄荡涤瘀热以通肠，桃仁消破瘀血以润燥，柴胡散清阳之抑遏，蒌根清浊火之内蕴，甲片通经络破结，当归养血脉荣经，红花活血破血，甘草泻火缓中。水煎温服，使瘀行热化，则肠胃廓清而经络通畅，腹胀自退，何胁痛便闭之不瘳哉。此破瘀通闭之剂，为瘀热胁病胀闭之崇方。"清代费伯雄在《医方论》中曰："治跌仆损伤之法，破瘀第一，行气次之，活血生新又次之，此方再加一二味行气之药更佳。"可见重视脾胃健运，对骨伤病证的治疗有着极为重要的作用。历代医家在长期诊疗中，积累了丰富的经验，提出了众多的治疗法则，进一步提高了脾胃学说在骨伤学中的应用价值，使脾胃学说在骨伤疾病的治疗、转归等方面起到了至关重要的作用，对伤科的辨证施治有着极其有益的指导意义。

朱震亨精于理学，以渊博的理学知识，精研各家之长，提出"阳常有余，阴常不足"的病机观点，认为人体常处于"阳动"状态，容易损耗阴气和精血，引起阴精亏损。在诊断上主张以外揣内，通过对外在形象的观察，以了解内在脏腑、气血的变化，从而作出正确治疗。其在《丹溪心法》中指出："欲知其内者，当以观乎外；诊于外者，斯以知其内。盖有诸内者形诸外，苟不以相参，而断其病邪之顺逆，不可得也。"治疗上采用滋阴降火之剂，被称为"滋阴派"之代表，创立名方有桃红四物汤、大补阴丸等。

元代李仲南汇集古人医书，撰《永类钤方》（22卷）。本书以医经为本，详列外感内伤诸病，尤重骨伤科，对于骨折、关节脱位、筋骨损伤的诊断和治疗，均有详尽阐述。如对于髋关节脱位，《永类钤方·风损伤折卷·腰脚臀股两腿膝伤》指出："凡辨腿胯骨出，以患人膝比并之，如不粘膝，便是出向内；如粘膝不能开，便是出外。"把"粘膝征"作为髋关节前后脱位的诊断法。这种运用"动诊"检查肢体的活动情况来判断肩关节、髋关节的脱位情况，扩大了诊断手法的判断范围。在治疗上，重视气血理论，认为"若伤重，气血潮作，昏闷胀痛，亦先通气，而后通血，盖血随气行。虚弱者药用温通，壮实者药可峻通，或通气血兼用，斟酌只在此"。同时介绍了多种骨折、脱臼整复法。如腰椎骨折的复位法："凡腰骨损断，先用门扉一片，放斜一头，令患人覆眠以手捍止，下用三人拽伸，医以手按损处三时久。"（此法简称"俯卧拽伸法"）这是头高足低的过伸牵引复位法。对中医骨内科的诊断和治疗颇具贡献。

危亦林出身医学世家，积祖传五世分科习业的经验，撰成《世医得效方》19卷。本书载列了大量秘方，包括古方、民间验方和家传方，共载各种方剂3000余首，是现存元代方书中之巨著。《世医得效方·正骨兼金镞科》的"秘论"中，指出了常见的脱位部位："脚手各有六出臼、四折骨，每手有三处出臼，脚亦三处出臼。"对各部位的创伤都有详尽阐述，如对肩关节脱位，指出"肩胛上出臼，只是手骨出臼，归下；身骨出臼，归上。或出左，或出右"，明确了肩关节脱位有前上方和腋下脱位两类；对踝关节骨折从病理上分其为内翻和外翻损伤，指出"骨突出内"是外翻位损伤，反之是内翻位损伤；根据髋关节脱位的病理变化，把髋关节脱位分为前脱位和后脱位两类。在手法复位上，提出施行手法前，应先服止痛药，然后才用手法复位——"骨节损折，肘、臂、腰、膝出臼蹉跌，须用法整顿归元。先用麻药与服，使不知痛，然后可"。对肩关节、髋关节、踝关节等不同的部位应采用不同复位手法。如肩关节脱位的复位手法："肩胛上出臼，只是手骨出臼，归下；身骨出臼，归上。"对于踝关节脱位者的复位法："须用舂杵一枚，小把凳放脚六出臼四折骨：或脚板上交叉处出臼，须用一人拽去，自用手摸其骨节，或骨突出在内，误脚膝出臼，与手臂肘出臼同。或出内、出外，亦用一边夹定。"对于髋关节脱位，根据髋部特征，提出"此处筋脉最多，服药后时时用脚大腿根出臼，此处身上骨是臼，腿骨是杵。或出前，或出后，须用人把住患人身，一人拽下"。但对脊柱骨折者，认为不可用手复位，应当采用悬吊复位法："凡挫脊骨，不可用手整顿，须用软绳从脚吊起，坠下体直，其骨便自然归窠"，然后"用大桑皮一片，放在背皮上，杉树皮两三片，安在桑皮上，用软物缠夹定，莫令屈"，以保持符合脊柱解剖生理特点的过伸位，治疗脊椎屈曲型骨折。对肘关节脱位复位后的练功，提出"不可放定。或时又用拽屈拽直，此处筋多，吃药后若不屈直，则恐成疾，日后曲直不得"。对膝关节脱位治疗后，指出"服药后，时时用屈直，不可定放"，应给予适当活动，以防关节粘连。在损伤的药物应用上，指出"伤有浅深，随其吉凶用药。如骨折者，则用后二十五味接骨方治之，再加自然铜、白芷"，"若伤脏腑，用清心药加川芎、当归、赤芍药各三钱"，如无骨折者，"则不可用自然铜，于药内除去。无疾，则不用半夏。老人有伤者，此亦清心药加丁皮、川芎、半夏，入二十五味内同服。退肿角血或皮冷，加干姜五钱，入退肿药内糊肿上，肿及血自然退散。或皮肤热者，加黄柏皮、皂角各五钱，入退肿药内，角肿处自然退"。在骨折、脱位复位前所需的麻醉剂，系采用由十多味药组成的"草乌散"，作为整复脱位、切除坏死组织和取出异物等手术的镇痛剂，可以"麻倒不识痛处，或用刀割开，或用剪去骨锋者，以手整顿骨节归元……或箭镞入骨不出，亦可用此麻之。或用铁钳拽出，或用凿凿开取出。后用盐汤或盐水与服立醒"。如"服后麻不倒，可加曼陀罗花及草乌五钱（15g），用好酒调些少与服。若其人如酒醉，即不可加药。被伤有老有幼，有无力，有血出甚者，此药逐时度入用，不可过多，亦有重者，若见麻不倒者，又旋添些，更未倒，又添酒调服少许。已倒便住药，切不可过多"。

元末出现的《回回药方》，在"折伤门"中，对损伤的诊断、治疗等都有详细论述。在《说凡伤损的动静要知》卷首，以损伤程度、皮肉破损等为标准，把损伤程度分为十等，从而为损伤治疗提供依据。对于骨折的诊断，认为"动诊"法有良好的诊断价值。在《回回药方·折伤门·又治枕骨的法》中应用"动诊"法检查肩胛的骨折："又凡此骨损折等，比如在左边，则左手举动的力不全。"说明肩胛骨骨折后，该侧上肢的上举功能受限。对尾椎骨骨折的诊断，通过两下肢活动，牵拉尾椎骨周围的肌肉和韧带等软组织，产生局部疼痛，以此作为判断尾椎是否骨折的标准之一。对于脱位的诊断，认为测量法具有重要的意义。如对尾椎骨脱位，在《说腰下骨（尾椎骨）脱出者》中载："凡有人伤损，或被跌，此骨脱者，其显验是本处陷下，病人举足并腿要伸缩皆难。"对髋关节脱位，在《说大腿骨的头儿（髋关节）脱出者》中提出："凡此骨从盛骨处脱出者，有五等：有时间向里，有时间向外，又或向前，或向后，或直脱者。如向里脱出，其足稍长了，小腿能伸缩，股部能闭，股内的肉如肿显出来，盖缘此骨的头儿偏向里去了；如向外脱出，其足短了，股内的肉陷入，外亦如有肿，盖缘此骨的头儿偏向外去了，膝骨如拓臼里去的一般；若向前脱出，其足能伸而难缩，缩即疼痛甚，要行不能行，小便结住，股内的肉有肿，其谷道周回缩入，盖缘脱出之骨偏向前去了，如要行，脚跟不能着地；若向后脱出，脚亦短了，不能收缩，其辖接处无力。"显示了测量法的重要价值。可见，"摸诊""动诊"和"量诊"检查法，具有明显的骨伤学特征，对骨伤疾病中的骨折、脱位、伤筋的诊断具有良好特异性，三者的互相配合，灵活应用，互补互用，极大提高了骨伤的诊断准确性、实用性，成为骨伤学中不可缺少的重要组成部分。对于治疗，李仲南以气血理论为指导，认为"若伤重，气血潮作，昏闷胀痛，亦先通气，而后通血，盖血随气行。虚弱者药用温通，壮实者药可峻通，或通气血兼用，斟酌只在此"。同时记录了多种骨折、脱臼整复法和应用夹板等器械固定法及骨伤病证的治疗方药等内容。在手法复位上，记载了腰椎骨折的复位法："凡腰骨损断，先用门扉一片，放斜一头，令患人覆眠以手捍止，下用三人拽伸，医以手按损处三时久。"（此法简称"俯卧拽伸法"）这是头高足低的过伸牵引复位法，对中医骨伤科的诊断和治疗颇具贡献。

这一时期，中医骨内科学有了较大进步，尤其诊断学上，在继承了前人诊断技术基础上，不断创新，如通过肢体的活动发现受伤部位病证的动诊检查法，运用量具测量患肢周径和长度，并与健侧相比较，以作为诊断治疗的依据。动诊和量诊在骨伤临床的应用，扩大了诊断检查手法内容，显示了骨伤诊断学的进步。

三、中医骨内科学的成熟和繁荣（明清时期）

明清时期中医骨伤名家辈出，专著众多。在理论、诊断、治疗等方面有诸多进展。其中在理论上，对瘀血的病因病机提出了许多新观念。在诊断上增加了各种特殊检查法，扩充了检查的意义，极大丰富了诊断、治疗等内容，使中医骨内科学在理论、诊断、治疗等方面日趋完整。明代太医院设有十三科，其中属骨伤科范畴的有"接骨""金镞"两科，后改名为正骨科（又名正体科）。当时伤科虽有较大发展，但其论述较为零散，都散见于各章节或限于某一篇章中，缺少系统性的论述。正如《正体类药》序曰："医有十三科。科自专门，各守师说，少能相通者，其大较然也。然诸科方论，作者相继，纂辑不遗，而正体科独无其书。"《伤科大成》也谓："方书之多，汗牛充栋，独于伤科，略而不详。"

明代朱橚、滕硕、刘醇等编著的《普济方》中"折伤门"共4卷，收集以前的大量骨伤原著，使这些宝贵的资料得以保存。"折伤门"述及了骨伤科中骨折部位、接骨方法和药物的应用，其中载方710首（含杖疮方）；在"接骨手法"中，列有12项骨折脱位的复位固定方法；在"用药汤使法"中，列出15种骨折脱位的复位固定法。在《普济方·被伤绝筋》中载"凡肢体为物所伤，致筋断绝不相续，须养之"，明确指出，对筋断裂者，应给予固定养之，不宜过早活动。《普济方》的丰富内容，对后世临床实践有重要指导意义，为后世医学发展提供了十分丰富的资料，对骨伤内科治疗方法的发展产生积极影响。

著名医家薛己在损伤论治的理论上，强调"肢体损于外，则气血伤于内，荣卫有所不贯，脏腑由之不和，岂可纯任手法，而不求之脉理，审其虚实，以施补泻哉"的整体观点，认为肢体外伤必定会引起气血运行障碍和脏腑功能受损，确立了外伤之症重在内治的整体辨证论治思想。对于损伤的主要症状——肿痛，按气血学说，肿胀可分为青肿不消之气虚、肿黯不消之气滞血瘀、焮肿胀痛瘀血作脓之血虚内热及肿不消、青不退之气血两虚，以此作为临床治疗的理论基础。这个"求之脉理，审其虚实，以施补泻"的整体治疗观，改变了当时治伤重手法、轻辨证的现象。在治疗虚证的具体用药上，推崇钱乙的补肾学说，善用六味丸，认为"诸虚不足之症，皆用此以滋化源，其功不可尽述"。可见薛己全面引用在当时已经成熟的内科理论于损伤病证的治疗中，创立了伤科辨证论治的内科理论和损伤疾病药物治疗，极大丰富了中医骨内科学的内容，完善了中医骨内科学的理论体系，形成了骨伤学中薛己补益派，成为骨内科学上的里程碑。

王肯堂继承和发展了明以前骨伤诊断理论和方技。在理论上继承刘宗厚的"损伤专从血论"观点，并加以发展，指出"但须分其瘀血停积和亡血过多之证，二者不可同法而治，有瘀血者宜攻利之……又察其伤上下轻重浅深之异，经络气血多少之殊"，使骨伤诊断理论更完整。在临诊方技上，把髌骨损伤分为脱位、骨折两类，骨折又分为有分离移位或无移位两种，增添了骨伤病临床诊断方法。《证治准绳》中对关节骨折有较精辟的论述，如对肱骨外科颈骨折，采用不同体位固定，若向前成角畸形，则用手巾悬吊腕部置于胸前；若向后成角，则应置于胸后。把髌骨骨折分为分离移位或无移位两种，对分离移位者，提出复位后用竹箍扎好，置膝于半伸屈位。本书对骨伤科的方药还进行了由博而约的归纳整理，深为后世所推崇。

异远真人著《跌损妙方》，为武术伤科武当学派代表作，是我国现存第一部骨伤科专著《仙授理伤续断秘方》出现后，历经了600余年，才问世的第二部骨伤专著。在理论上，其在卷首的"治法总论"中，首先提出损伤之症，应及时、早期治疗，不然，常可形成重危不治之症，并详细描述了危重病的证候特点和及早治疗的重要性。指出治伤应在诊断基础上，合理选方用药，药症相符，才能取得良好疗效。在诊断上提出，以经络气血学说为理论基础的"望吐血"诊伤法——"凡受伤不知左右，若有吐血症，见血自明。血黑者左受伤，血鲜者右受伤"和以五轮学说为理论的"望目察伤法"——"若无血吐出看眼珠，亦可知其定所。乌珠包丑者伤在左，白珠包丑又加红大者伤在右。左属肝，右属肺。乌珠属肝，白睛属肺，瞳仁属肾。常见右边受伤，发时左边便痛。不可单治一边，必左右兼治，其病始愈"。在治疗上，列有不同部位骨折脱位的治疗方法 10 种。在药物的选用上，提出"用药歌"，列举了药物的相配、不同部位的药物选用等。在用药时间上，提出应按血液流经穴道规律，并列出"血头行走穴道歌"。全书内容具有鲜明的道家武术伤科特点。

清代建立太医院设九科，其中有"正骨科"，后名"伤科"，在结构上更趋完善，兼之社会经济发展，尤其西方医学的解剖、生理、病理知识的传入，中医骨伤科面临严峻的生存挑战。与此同时，广大医家在总结前人经验的基础上，结合自己的临床体会，重视人体解剖结构，研究古代经典著作，结合中医骨伤学的基本理论，完善骨伤疾病的诊断，改进治伤手法，创新固定器具和夹缚方法，扩展方药应用，提出各具特色的学术观点，撰写了相应的学术专著，形成众多学派，对骨伤理论和临诊技术增添了大量的新内容，不仅在医疗实践中有发展，而且在理论上也有了长足进步，出现了许多颇有学术成就的医学家，使中医骨伤理论日趋完整。

名医赵濂（赵竹泉）在《伤科大成》中提出通过观察眼、甲等部位的各种变化来了解伤者的病证情况，以推断其损伤的轻重和预后。《伤科大成·看伤吉凶》曰："一看两眼：两眼有瘀血者，则白睛必有瘀血之筋。血筋多者，瘀血必多；血筋少者，瘀血亦少。两眼活动者易治，不动者难治。二看手指甲：以我手指甲，掐其手指甲，放手即还原色者易治，少顷始还原色者伤重，手指甲紫黑者不治。三看阳物：不缩者可治，缩者难治。卵子缩者亦不治。妇人乳缩者不治。四看脚指甲：与手指甲同法。五看脚底：红活色者易治，黄色者难治。手掌亦同。犯五凶象者不治，如犯一二凶象者尚可治。凡人受向上打伤者为顺气，平拳打伤者为塞气，倒插打伤者为逆气，其症最凶。"这些辨诊识伤法简洁易学，在医疗条件不足的环境中，对损伤危重症的诊断，具有良好的临床参考应用价值。

沈金鳌在《杂病源流犀烛·跌仆闪挫源流》中，对内伤成因等作了明确论述："跌仆闪挫，方书谓之伤科，俗谓之内伤，其言内不言外者，明于伤在外，而病必及内，其治之法，亦必于经络、脏腑间求之。"阐明了内伤是由外力原因，导致内在经络、脏腑损伤。对内伤的病因病机和辨证论治，提出："忽然闪挫，必气为之震。震则激，激则壅，壅则气之周流一身者，忽因所壅而聚在一处……气凝在何处，则血亦凝在何处矣。"显示肢体损伤，易伤及气血。伤气则气滞，伤血则血凝。气滞能使血凝，血凝能阻气行，以致病变而为血瘀。按瘀滞不同部位，而出现各种证候。如滞于肌表则为青紫肿痛，阻于营卫则郁而生热，积于胸胁则为痞满胀闷，结于脏腑则为癥瘕积聚，为损伤致瘀提供理论基础。

吴谦等受朝廷委任，编著的《医宗金鉴·正骨心法要旨》最具影响。书中对人体各部位的骨度、正骨手法、内外治疗用药作了详细阐述，提出在手法整复骨折前，应先采用摸法以明确病情，把摸法列为正骨八法之首，认为"虽在肉里，以手扪之，自悉其情……盖正骨者，须心明手巧，既知其病情，复善用夫手法，然后治自多效……是则手法者，诚正骨之首务哉",说明摸诊,可查知骨折、脱位的具体情况。摸诊是指"用手细细摸其所伤之处,或骨断骨碎,骨歪骨整,骨软骨硬,筋强筋柔,筋歪筋整,筋断筋走,筋粗筋翻,筋寒筋热,以及表里虚实,并所患之新旧也。先摸其或为跌仆,或为错闪,或为打撞,然后根据法治之",以达到"故必素知其体相,识其部位,一旦临证,机触于外,巧生于内,手随心转,法从手出"。对于复位,要求"凡骨之跌伤错落,或断而两分,或折而陷下,或碎而散,或歧而旁突,相其形势,徐徐结之,使断者复续,陷者复起,碎者复完,突者复平"。在总结前人基础上,提出"摸、接、端、提、推、拿、按、摩"正骨八法,对后世手法的发展有极大影响。对骨折复位后的固定,指出"爰固身体上下,正侧之象,制器以正之,用辅手法之所不逮,以冀分者复合,欹者复正,高者就其平,陷者升其位"。对固定器材,提出用通木固定脊柱中段损伤,用腰柱固定下腰损伤,用竹帘、杉篱固定四肢长骨干骨折,用抱膝圈固定髌骨骨折等。在用药上,从血入手,谓"古跌打损伤之证也,专从血论,须先辨或有血停积,或为亡血过多,然后施以内治之法,庶不有误也"。不仅注意局部治疗,更重视全身治疗,以治血为主的学术思想,分治损伤内症、出血、瘀血泛注、瘀血作痛、血虚作痛、呕吐黑血等各病证。在预后判定上,重点指出颅脑损伤的重要性——"颠者,头顶也,其骨男子三叉缝,女子十字缝,一名天灵盖,位居至高,内涵脑髓如盖,以统全体者也",进一步指出,当出现"或从伤处从七窍走泄,必伤性命也"则为危重之症。全篇既有理论,又有实践,以图说文,内容丰富,深受广大骨伤学者推崇,为后世骨伤内科疗法的发展,提供了极有价值的文献资料。

王清任,颇负盛名的医学家,认为"夫业医诊病,当先明脏腑"。通过实地解剖观察,在其所著《医林改错》中纠正了前人记载脏腑的某些错误,为正确判断脏腑病证,提供了解剖理论上的依据。在此基础上,对气血理论进行深入研究,提出气虚致瘀学说,认为气虚与瘀血密切相关,"元气既虚,必不能达于血管,血管无气,必停留而瘀",由此创立了著名的活血化瘀理论。提出:"治病之要决,在明白气血,无论外感、内伤,要知初病伤人何物,不能伤脏腑,不能伤筋骨,不能伤皮肉,所伤者无非气血。气有虚实,实者邪气实,虚者正气虚。"可见气血在损伤中具有重要意义。对于伤血的病理变化,指出临床常见的血瘀和血虚的病因不同——"血有亏瘀,血亏必有亏血之因"。在治疗上创立卓有疗效的活血化瘀治伤方,如血府逐瘀汤、通窍活血汤、膈下逐瘀汤、少腹逐瘀汤、身痛逐瘀汤等,至今仍为骨伤医家广为采用。

钱秀昌的《伤科补要》是一部关于治伤经验的专著。对损伤之症的病因病机,辨证论述甚详。如对损伤又兼内伤出血者的病因病机,在《伤科补要·损伤出血吐血》中指出"伤损之症,或患处或诸窍出血者,此肝火炽盛,血热错经妄行也";"吐血,衄血,便血"可能是烦劳太过或恼怒气逆,或过服寒毒等药,致伤阳络造成;"呕吐黑血者"乃是打仆伤损,败血流入胃脘。如出血过多,其症状为"脉洪大而虚,重按全无,发热";"筋伤肉瞤"可能是亡血之证的表现,发热汗出不止乃是"血脱"。对骨折的诊断提出以听骨擦音为诊断标准。对脱位者的诊断和治疗,如《伤科补要·脱下颏》对下颌关节脱位指出:"下颏者,即牙车相交之骨也,若脱,则饮食言语不便,由肾虚所致。其骱曲如环形,与上颏推进,其骱有响声,齿能合者上也。"描述了颞下颌关节脱位的证候和复位法,指出听入臼声,可验证复位。在《伤科补要·骨骱失》中,对肩关节脱位的诊断为:"肩端之骨,即肩胛骨也。其臼含纳骨上端,其处名肩解,即肩与骨合缝处也。俗名吞口,一名肩头,其下附于脊骨成片如翅者。其骱若脱，手不能举。"对复位效果指出："凡上骱时，骱内必有响声活动，其骱以上；若无响声活动者，其骱未上也，不可误人。"对于损伤预后的判断，在《伤科补要·金疮论治》中指出："须辨疮口之浅深，脉象之虚实，年岁之老少，禀赋之浓薄。若胃气益旺，饮食如常，此为最善。盖脾胃属土，土生万物，为阳气之元，阳气旺则阴血易生。尤须戒怒绝欲，怒则疮口迸裂，变生肉；欲则疮口腐烂，易损新肌。所赖髓经而治，转危为安矣。"在《伤科补要·至险之证不治论》中详细列出了伤重不治的十不治之证。在《伤科补要·脉诀》中列出对伤科的脉象总结全面、论述甚详的伤科脉诀。这些诊断法，对临床诊治有重要参考价值，极大丰富了骨伤学的诊断内容。

伤科医家胡廷光所著《伤科汇纂》，收集了清代以前有关骨伤科的文献，结合其临床经验加以整理，系统地阐述了各种损伤的诊治。在骨伤诊断学上，增添了许多新内容。如指出通过患者肩关节的活动恢复，以证实复位成功的动诊法的应用。在《伤科汇纂·脉证歌诀》中列举了脉诊的诊断意义，在《伤科汇纂·接骨歌诀》中提出各种骨折、脱位的诊断和治法，是一本价值较高的伤科专著。本书系统阐述了各种损伤的诊治，记载了骨折、脱位的复位法，介绍大量骨伤科处方及用药方法。

江考卿所著《江氏伤科方书》，为少林武术伤科专著。在理论上，以经络、穴道、脏腑、部位为辨伤依据。首辨损伤之轻重缓急，在《江氏伤科方书·秘受不治法》中，对不同部位的损伤所出现的难治证候作了描述。这些难治证候，在当时医疗和环境下难以获效，故对临诊医家的判断预后有极大帮助。对骨折诊断，提出以骨擦音作为诊断方法："凡打伤跌肿，肉中之骨不知碎而不碎，医生以手轻轻摸肿处，若有声音，其骨已破。"强调了比摸手法对于诊断骨折的重要性。可见江考卿治伤具有首重诊断，精于辨伤之特点。在治疗上，全书总共3张内服处方（"通用方""小柴胡汤""十三味加减汤"）和3种丸药（"七厘散""飞龙夺命丹""地鳖紫金丹"），显示这一流派少而精的用药特色。

赵廷海所著《救伤秘旨》，为武术伤科少林学派的又一代表作。在理论上以重视用药时间为特点，故卷首列出十二时气血流注歌："寅时气血注于肺，卯时大肠辰时胃，巳脾午心未小肠，膀胱申注酉肾注，戌时包络亥三焦，子胆丑肝各定位。凡损伤骨断皮破者，药用水煎。皮不破者，药用酒煎。必加童便，以活瘀血。"强调了气血在体内运行的规律，为按时用药提供理论依据。辨证诊断上，在《跌打损伤辨生死诀》中，详细列出按症辨危重的辨症法，作为诊治和辨预后的标准。治疗上，在《三十六大穴图说》中指出："凡人身上，有一百零八穴。内七十二穴不致命，不具论。其三十六大穴，俱致命之处，受伤者，须用药调治之。药法开后。"详细列举三十六大穴定位和治疗药物，显示按穴辨证论治的治伤特点。在具体用药上，列出：用于外感兼证的"发散方"；用于跌打初期的"十三味总方"及随症加减方；用于正虚瘀滞的"十四味加减方""七厘散""飞龙夺命丹""地鳖紫金丹"等。同时推崇"王瑞柏损伤用药论"中的诸方。在《救伤秘旨续刻》中，还提出"整骨接骨夹缚手法"，强调了手法复位和夹缚固定的应用，以及相应的内服方药。显示了武术伤科在理论上以气血立论，重视经络腧穴，在辨证上以辨轻重缓急为先，在选方用药上以一方加减、药精湛为特点。武术伤科的出现，极大丰富了中医骨伤内容，使其在理论上更完整，在辨证论治上更具特色。

晚清名医唐宗海，对骨伤血证探讨最有见地，其在《血证论》中，对跌打损伤所致出血、瘀血内停等的病因病机、证候、治疗各方面作了详细阐述，指出"跌打折伤一切，虽非失血之正病，而其伤损血脉，与失血之理，固有可参，因并论之"。其症"无偏阴偏阳之病"，务从止血为安，"止得一分血，则保持一分命"，只有及时止血，才能转危为安。其倡导的治骨伤血证当补气止血、祛瘀生新、消瘀定痛、通窍活血之法则，影响甚大；其提出的"离经之血便是瘀"，"有瘀血肿痛者，宜消瘀血"的学术观点成为后世治骨伤肿痛之指南。对未破皮者，细分为血脉损坏、肌肤肿痛、筋骨打碎等症。其治则在初期宜逐瘀生新，接骨续筋；后期则当补益肝肾，温通经脉，达到祛除伏留之瘀血的目的。这些对骨伤瘀血病理和治疗的理论，至今指导着临床的诊断和治疗。

汪宏所撰《望诊遵经》为我国现存第一部诊断学专著，共2卷。在《黄帝内经》《难经》《伤寒杂病论》等基础上，本书提出根据阴阳五行的原理，五色分属五脏，五脏对应皮肉筋骨法；根据五轮学说，对目观察，来判定脏腑、筋骨、经络之病，为临床诊断提供重要的指导价值。

席锡藩在1919年所编著的《内外功图说辑要》收录了历代功法，共8门124图，堪称导引之大全。其中"易筋经""八段锦"的许多功法，至今仍被广泛应用，其丰富的内容为后世练功疗法提供了珍贵的历史文献。

纵观中医骨内科学的漫长发展史，表明中医骨内科学充满了中国传统文化哲学思想。中国传统文化在各个历史时期的发展直接促进中医骨内科学的进步，其"天人合一"的整体观，阴阳对立统一的辩证法、五行生克的规律融入中医学中，应用于人体脏腑器官的生理病理、气血津液，建立了博大精深的中医学基本理论和中医骨内科学的学说，充分显示了中医骨内科学的悠久历史和深厚的中国文化底蕴。

（谢可永　薛纯纯）

第三章
中国传统文化对中医骨内科学派形成影响

中医骨内科是在儒、道、佛家中的阴阳学说、五行学说、天人合一等哲学观点指导下，以中医理论为基础，结合骨伤学特点形成的具有独特理论体系和实践技能的临床学科。其中儒家由孔子创立于春秋战国时期，自汉武帝独尊儒术后，儒家文化成为中国文化主要的组成部分。儒家提倡"天人合一""中庸""和谐"，包括人与自然界、人与人之间及人体自身组织结构的和谐；强调仁、义、礼、信和重视伦理道德教育。道家之名，首见于西汉司马谈的《论六家之要指》，称为"道德家"。《汉书·艺文志》称为道家，列为九流之一，是中国古代哲学的主要流派之一，创立于春秋后期，老子为创始人，提倡领悟道、修养德。老子论"道"，以"道"说明世界的本原。佛家创始人为悉达多·乔达摩，释迦牟尼为其尊称。佛教于东汉时期由印度传入后本土化。佛家学说以奉献为文化，强调慈悲为怀、慈爱众生，提倡清心寡欲、静心养生。经历了漫长历史发展的中医骨内科学，形成了以崇尚儒家文化、由儒家学者为主体组成的儒家骨伤学派和以信笃道佛文化、由武术人士为主体组成的武术骨伤学派。

第一节　儒家骨伤学派形成

以孔子为代表的儒家学说，在中国文化中占有重要地位。尤其自两汉至隋唐，由于汉武帝"独尊儒术"，极大提高了儒学地位，随着儒学官学地位的确立，儒学对中医学的理论、诊疗、品德等各方面的影响逐渐增加。在"医学为仁术"和"不为良相，便为良医"的思想指导下，许多儒家学者以学医为荣。他们精研《黄帝内经》等经典医著，悉心习医，在长期的实践中积累了丰富的经验，创立了新的学说。随着先儒后医的医家增多，形成了具有儒学色彩的医学，他们既有良好的文学功底，精于诗词歌赋，又兼具医学知识，善于总结，撰写了大量的医学著作，扩展了中医的理论，增加了中医文献储藏。当时从事伤科者以走访医为多，儒医轻视之，但因临床常遇伤科之症，故儒医中不乏治伤经验丰富者，在其医著中常列有专章论述伤科病证的病因病理、治法方药等，从而形成儒家骨伤学派。在诸多名医中，儒者多见。如东汉末年，著名儒医张仲景，曾任长沙太守，精通医学，著有《伤寒杂病论》，创立辨证论治、理法方药的诊治原则，被后世尊称为"医圣"。其所著《伤寒杂病论》，因战乱散佚，后由晋代的王叔和及北宋的林亿在收集散佚零乱的《伤寒杂病论》基础上，重新整理，编次为《伤寒论》和《金匮要略》。魏晋时期皇甫谧文学也颇有造诣，编撰有《帝王世纪》《高士传》《列女传》《逸士传》《元晏先生集》等书。他酷爱岐黄之术，在刻苦学习《黄帝内经》《针经》《明堂孔穴针灸治要》等基础上，结合临证经验，"删其浮辞，除其重复，论其精要"，凭借其高明的医学基础和深厚的文学功底，历尽艰辛，终于完成针灸学巨著《针灸甲乙经》。全书共 10 卷 128 篇，包括脏腑、经络、腧穴、病机、诊断、治疗等，是现存最早的一部理论联系实际的针灸学专著。唐代医家王焘认为，《针灸甲乙经》"是医人之秘宝，后之学者，宜遵用之"。

隋代巢元方任太医博士太医令，奉诏主持编撰《诸病源候论》50 卷，分 67 门、1720 论，是中国现存第一部专论疾病病因和证候的专书；创"补养宣导"法，广泛运用导引法于医疗；撰《养生方导引法》，论述 1727 种病候，大都附"补养宣导"法，"以代药品"，对发展医疗体操有积极贡献。隋代杨上善官至太子文学，编有《黄帝内经太素》30 卷，分类注释、校勘，接近《黄帝内经》古貌，是研究《黄帝内经》的重要参考书，为发扬《黄帝内经》作出重要贡献。唐代，儒道佛思想盛行，三家之说互相渗透、融合，影响着当时整个社会，成为支配人们行为的主要文化支柱。这一时期不少医家对于儒、道、佛之说都有精深的研究，从不同角度、不同方面吸收、融合、汇通了道、儒、佛的理论观点，充实和丰富医学内容，尤其在医学养生学方面更具特色，使之成为医学的重要组成部分。著名医家孙思邈就是其中杰出代表，不仅精通临床各科，而且在儒道佛的思想影响下把"大医精诚"的医德规范专门立题，在《备急千金要方》中作重点讨论，认为诊疗病人，首先要有医生职业的仁爱之心，把病人利益放在第一位。因为"人命至重，有贵千金，一方济之，德逾于此"，又说"夫二仪之内，阴阳之中，唯人最贵"，所以"凡大医治病……先发大慈恻隐之心，誓愿普救含灵之苦"，说明医者首先要把人的生命看得高于一切，必须具有高度的仁爱之心，极端重视人的生命健康，把挽救病人的生命作为医者的最高职责。批评那些浅尝辄止的学医者，"世有愚者，读方三年，便谓天下无病可治；及治病三年，乃知天下无方可用。故学者必须博极医源，精勤不倦，不得道听途说，而言医道已了，深自误哉"。在诊病疗疾中，应通过望问闻切四诊方法，仔细检查，才能作出正确的诊断。而"观今之医，不念思求经旨，以演其所知，各承家伎，始终循旧，省病问疾，务在口给，相对斯须便处汤药，按寸不及尺，握手不及足，人迎趺阳，三部九候，动数发息，不满五拾，短期未知决诊，九候曾无仿佛，明堂阙庭，尽不见察，所谓管窥而已，夫欲视死别生，固亦难矣，此皆医之深戒"。因此对这些不认真的医者作了严厉的批评，提出凡有患病苦来求医生救治的，应当一视同仁，认真对待每个病人，"不得问其贵贱贫富，长幼妍媸，怨亲善友，华夷愚智，普同一等，皆如至亲之想。亦不得瞻前顾后，自虑吉凶，护惜身命……如此可为苍生大医，反此则是含灵巨贼"。在临诊治疗时，应该专心一致，认真诊治，"不得多语调笑，谈谑喧哗，道说是非，议论人物，炫耀声名，訾毁诸医。自矜己德。偶然治瘥一病，则昂头戴面，而有自许之貌，谓天下无双，此医人之膏肓也"，充分体现了儒家"医乃仁术，人贵物贱"，道家"无为""道无所不在"，佛家"大慈大悲""普度众生"的道德观。从而使《备急千金要方·大医精诚》篇，成为医学史上医德规范体系的开拓者。

宋代，由于统治者推行"崇文抑武"的国策，儒学有了新的发展，儒学与道释合流或称三教合一，形成新的儒学，后发展成程朱理学，至元代程朱理学成为显学，故有"儒之门户分于宋"之说。由于宋代帝王对医学情有独钟，并屡次颁布医学诏令，普及医学教育，大量吸收有文化素养的儒生学医。同时，在孟子提出的医术是"仁术"、是表达"爱人""救人"的技术和宋代范仲淹"不为良相，便为良医"思想的传播影响下，儒士们本着"济天下利苍生"的愿望，大量进入医学领域，学医成为潮流，医儒之间出现了前所未有的密切关系。许多儒士在勤读"四书""五经"之时，也深研《黄帝内经》等医书。由于儒学在封建社会的各学派中具有至高的地位，因而"儒医"成了医家中的荣誉称谓。这些具有深厚文化素养的名医，他们的儒家思想自然被融入医学理论之中，导致儒家医学的迅速发展，逐渐形成"儒医"，并得到士大夫阶层的广泛推崇，得到社会的称道，成为世人所尊重的职业。至北宋政和七年（1117），儒医之名正式开始流行。知识渊博的儒医，善于研读医著，探索医理，将天人合一、阴阳五行等传统文化中的古哲学理论运用于医学理论。他们在医学上，崇仰医术为"仁义""精诚"，把行医治病、救死扶伤看做医家的本分事，是笃行"仁道"的自然之理。在学习上，提倡"格物致知"，主张通过"穷究事物之理"而获取知识。由于儒医较高的儒学文化造诣和当时官府的支持，得以辑成大型方书《太平圣惠方》，并由宋太宗亲自作序，有力地推动了中医学的发展。北宋末年，官府又诏令编写《圣济总录》等大型方书，对伤科的理论、辨证和方技均作了归纳和整理，并列出大量方药，虽散见于各篇章中，未形成完整理论体系，但为骨伤发展积累了宝贵资料。南宋，伤寒大家集贤院学士许叔微（又称许学士），著有《普济本事方》《伤寒百证歌》《伤寒发微论》《伤寒九十论》等。《普济本事方》为许叔微晚年所作，共10卷，分为23门，包括中风肝胆筋骨诸风、心小肠脾胃病、肺肾病等脏腑常见病。取名"本事"，意其所记皆为亲身体验的事实。其卷首曰："医之道大矣。可以养生，可以全身，可以尽年，可以利天下与来世，是非浅识者所能为也。苟精此道者，通神明，夺造化，擅回生起死之功。则精神之运，必有默相于冥冥之中者，岂瘗，迨及后世。"明确提出医生在治疗中的作用，应该是以医道为重，普救众生，造福人类。同时列具历代医德兼备的名医，如"周有和缓，秦有扁鹊，汉有仓公，魏有华佗，宋有徐文伯，唐有孙思邈，又皆神奇出人意表，背望踵蹑，代不乏人，自兹以往，其妙不传"。以此对贪图名利者，提出严厉批评，认为"予尝思之。古人以此救人，故天畀其道，使普惠含灵。后人以此射利，故天啬其术，而不轻畀予，无足疑者"，明确指出为医之道，当尽力而为，不可只为图利。在《普济本事方》卷第一《中风肝胆筋骨诸风》、卷第三《风寒湿痹白虎历节走注诸病》和卷第四《肾脏风及足膝腰腿香港脚》等章节中，对各种常见骨伤病证的治疗，列举大量方药，如"独活汤""苏合香丸""续断汤""防风汤""麝香丸""地黄丸"等，至今仍具有重要临床应用价值。

金元时期张元素、李东垣、朱丹溪和明清时期李时珍、陈修园、徐灵胎等儒士们本着"济天下利苍生"的愿望，进入医学领域，使医学上学术思想十分活跃，出现百家争鸣。金元儒医尊古而不拘泥于定说，进行了大胆的创新，其学说对明清医学产生了很大影响，其中被称为"金元四大家"的刘完素、张从正、李东垣、朱丹溪等出身儒家，而明清时期的李时珍、陈修园、徐灵胎等有的官居显位，或科举失利而投入医药，大量儒医的涌现，为中医发展提供了丰富的人才，活跃了当时医学思想，有力地推动了医学发展。如金元四大家中的刘完素开创的"火热论"；张从正的汗、下、吐三法，拓宽了骨伤治疗方法；易水学派李杲为骨伤学中的劳损、劳伤创立了著名的补中益气汤，并在外力损伤、败血归肝的理论基础上，提出"复元活血汤"治疗损伤，屡建奇效，至今为骨伤临床所常用；朱震亨为河间学派，认为"盖以医家奥旨，非儒不能明"，创立"阳常有余，阴常不足"之学说，研制的补阴方剂"大补阴丸"，治病以儒家"中庸"为指导思想，坚守"王道"，为广大临床医家所推荐。元代危亦林出身医学世家，自幼聪颖好学，博览群书，继承家业，20岁开始行医，并任州医官，继承和发展危氏家传四代医学经验，结合自己的实践经验，完成医学巨著《世医得效方》；全书20卷，包括风科、产科兼妇人杂病科、眼科、口齿兼咽喉科、正骨兼金镞科、疮肿科、针灸科等。正骨兼金镞科篇章中，对于骨折、脱臼、跌打损伤、箭伤等整复治疗有精辟的论述；特别对脊柱骨折，首创悬吊复位法，显示了金元时期中国骨伤学的先进水平。可见金元时期，从医学理论到医疗实践都达到了新的高峰，故《四库全书总目提要》说"医之门户分于金元"。

明代，儒家学者大量进入医学界，医家深受儒学的影响，重德轻利，使儒家医学有较快发展，创立了新型的骨伤理论。其中杰出医家，明代薛己在学术上推崇李东垣的"脾胃之气既伤，而元气亦不能充，而诸病之所由生也"观点，结合损伤，提出"人之胃气受伤，则虚证蜂起"，提出温补脾肾之说。在具体治疗上，对阳气虚弱、阴血不足者，宜用六君子汤；对胃有燥热、阴血虚弱者，宜用四物汤；对脾胃虚寒、阴血不足者，宜用八味丸；对内伤发热者，宜用补中益气汤；对肾精亏损者，宜用六味地黄丸以补其阴；对各种虚损病证，宜用八味丸等。薛己在《正体类要》中提出整体辨证，损伤致虚，早期可补脾肾、益气血的观点，深受后世骨伤医家所推崇，成为骨伤治疗学的治疗原则。张景岳，易水学派，杰出的医学家，温补学派的代表者，被称为"医术中杰士"，"仲景以后，千古一人"，其学术思想对后世影响很大。景岳出身贵族，自幼聪颖，精于诸子百家，通晓易理、天文、道学、音律，师从名医金英，领悟甚多，其法从薛氏，力主温补。他的温补为主的观点形成了独具特色的水火命门学说。正如《景岳全书》说："命门为精血之海，脾胃为水谷之海，均为脏腑之本，然命门为元气之根，为水火之宅，五脏之阴气，非此不能滋，五脏之阳气，非此不能发，而脾胃以中州之土，非此不能生。"他的阴阳学说、命门学说对丰富和完善中医理论和实践起到了巨大的推动作用。在实践中，创制了许多著名的补肾方剂，对后世的补肾治法有较大影响。在理论上，以集儒释道三家于一身的理学思想为基础，运用理学家的观念诠释《黄帝内经》，著有《类经》等书，成为后世医家研究《黄帝内经》的范本。其《类经》《类经图翼》《类经附翼》《景岳全书》等中医学经典著作，为中医学的发展作出了巨大贡献。

清代，儒医辈出，对明代已初步形成的以《正体类要》为代表的儒家骨伤流派，在理论和内容上有更多的增加和提高。其中较有代表性的有清雍正、乾隆年间名医吴谦等所编著《医宗金鉴》中的卷八十七至卷九十（为《正骨心法要旨》），详细阐述了骨折、脱位病因病理，复位固定等，成为骨伤学中经典之作。钱秀昌著《伤科补要》，简明实用，卷一介绍人体要穴、正骨器械、骨度及脉诀；卷二阐述治伤三十六则，详细论及身体各部疗伤方法；卷三为治伤汤头歌括；卷四选录各家伤科要方及急救良方。胡廷光所著《伤科汇纂》，系汇集清以前有关伤科文献资料编成，卷一、卷二为伤科总论；卷三为治伤手法及工具；卷四为伤科内证；卷五、卷六为各部骨伤；卷七、卷八列伤科方剂；卷九至卷十二为金刃器物损伤，虫兽啮伤及补遗；后附有医案。赵濂博采群书，精心校勘，积多年临证经验，编辑而成《伤科大成》。叶天士所创的卫气营血辨证理论、吴鞠通创立的三焦辨证法，以及对温热病的贡献，使其成为温热派的代表者。唐宗海，三甲进士，授礼部主事，汇通派的代表者，所著《血证论》为论述各种血证的代表之作，对瘀血的病机，认为是血液溢于体外，如吐血、咳血、鼻衄、唾血等，常为脏腑功能失调，气机阻逆，火热炽盛，迫血妄行。

治疗上，主张治血调气、调和阴阳。气血水火之间的协调，尚依赖脾土以为枢纽。《血证论》的诞生，为骨伤学的气血理论增加了新内容，丰富了治疗骨伤的方法，促进了骨伤学的发展。还有如徐大椿、尤在泾、王好古等众多儒医，在其"性识明敏，博通经史"的基础上，留下众多医学名著，其中载录的大量骨伤学的理论、治法、方药的论述，为骨伤学的发展提供了丰富的内容。

近几十年来，对儒家骨伤学派理论和技法方药机制的实验研究，更是取得令人瞩目的成就，为儒家伤科学术理论和治疗方技的充实和发展，作出了卓越贡献。

（谢可永　李千红）

第二节　武术骨伤学派形成

武术伤科顾名思义，是主要由擅长伤科医术的练武者所组成的一个伤科学派。武术与创伤关系极为密切，练武和技击使人体常易受到损伤，需要及时治疗，因此武术学家也逐步学习疗伤技能，经过长期的医疗实践，形成了别具特色的治伤理论和技法方药。武术伤科专著问世于唐会昌年间，由蔺道人所撰《仙授理伤续断秘方》，为现存中医骨伤学第一部专著。蔺道人，"杰出整骨学家"（李经纬《中医史》，海南出版社，2015 年 5 月第 1 版），精于骨伤理论和医疗技术，在《黄帝内经》和《难经》基础上，以气血学说立论，继承了《肘后备急方》《备急千金要方》和《外台秘要》等有关骨伤内容，创立骨折脱臼等理论和治疗法则，由此奠定了中医骨伤学派的基础。由于武术骨伤学派主要通过家传师承形式传授，所以具有明显武术门派的特色。中国传统武术门派繁多，按武术和治伤风格的不同，有少林、武当、峨眉、天山、崆峒等学派，但按其武术风格和学术理论体系，主要可分为道家武术骨伤学派和佛家武术骨伤学派。

一、道家武术骨伤学派

以武当为代表。道家骨伤医学起源可追溯至晋代。葛洪的《抱朴子》主张"古之初为道者，莫不兼修医术，以救近祸"，认为治病救人乃是修炼之功德，为此在学习《黄帝内经》《伤寒论》等基础上，著有《肘后备急方》，对骨伤危重病症提出切实有效之法，如对大出血者，指出除了有效止血，还要少饮水、忌食刺激性食物；对骨折、脱臼者应予以复位，骨折复位后应给予切实的固定并详细论述颞下颌关节脱位的手法复位。在用药上，对攻下逐瘀、活血化瘀、通络止痛等作了全面阐述。由于对骨伤学科的巨大贡献，葛洪被誉为"中国创伤骨科的创始人"。

明代张三丰（元末明初），武当武术创始人，武当伤科奠基人，丹道修炼的集大成者，著有《灵宝源流》等。张三丰精于吐纳导引术，重视养生，以阴阳八卦为理论基础，创立多种拳法和导引术；强调练功在意念上要清静寡欲、淡泊无为、神意悠然，动作上刚柔相济、动静结合、意气力协调统一，达到炼精化气、炼气化神、炼神还虚、精气神共修之效。这一理论对后世的导引养生有重要指导意义，至今为修炼者所遵循。

明清时期异远真人所著《跌损妙方》系清代道光年间（1821—1850）高邮孙应科从黄姓商人处所得，卷首即列有"治法总论"阐明重危病证之症状和预后，后文的"用药歌"

和"血头行走穴道歌","左右论"及"药中禁忌"指导各部损伤用药。全书共载 57 个穴道，按穴列举方药 102 首，还有全身方 28 首、金疮方 12 首、通用 10 首，共计 152 方。全书以辨经络、重穴位、治法简、用药精为特点，显示了道家骨伤学的治伤特点，在武术骨伤学中具有较大影响。由此形成具有道家特色的武当等骨伤学派，从而丰富和完善了武术骨伤学，使之成为中医武术骨伤学中的另一大流派。

清代道家骨伤学有了长足进步，相应的医著层出。如程沛云《跌打损伤验方》，孙海洋授（朱凤佩、鲍振云抄）《救伤秘方》，觉也抄录《伤科秘书》，以及著者佚名的《伤科神方》《秘传要书》《伤科秘传》《伤科验方》《伤科绘图附方》《伤科医书》等。

现代具有道家学术思想的骨伤学家，如四川郑怀贤、江西程定远、武汉李同生等熔道家理论和骨伤学于一炉，形成具有道家骨伤学特色的流派。

二、佛家武术骨伤学派

以少林为代表的佛家，其起源可追溯至南朝北齐，由佛家释深道人所著《僧源药方》、隋代僧医梅师（号文梅）撰著的《梅师方》和《梅师集验方》（已佚）等跌仆外伤之方书，部分内容载列于后世医著《证类本草》《医垒元戎》《伤科汇纂》等。其中清嘉庆二十年（1815）胡廷光编纂的《伤科汇纂》首次出现少林武术伤科的文字记载——"少林寺秘传内外损伤主方"，是胡廷光辑自祖传《陈氏秘传》，原名"内外损伤方"，同时还介绍有少林寺僧传授的"里东丸"。527 年，印度高僧达摩到嵩山传授禅宗，静坐修禅，创立著名的少林功法——"易筋经""洗髓经"。唐代少林寺因救唐王，深受朝廷重视，同时由于当时医学的进步，促进了少林伤科的发展。宋元时期，虽无骨伤专著出现，但在许多医书中，载录和论述了大量与武术伤科相关的理论和方技，如元代李仲南的《永类钤方》、危亦林的《世医得效方》等，都有专门章节论述金创损伤的病因病机、治法方药。这些丰富的经验总结，有效地促进了武术伤科发展。

明代，一些著名的武术高手也常常兼具精湛的骨伤技能，通过师徒传承，口传身教，发展了原有的少林骨伤治伤理论和方技。如明代意远和尚的《秘传打损扑伤奇方》提出在诊断上重视辨别"人身骨节与受伤要害可治不可治证"，治疗上以"飞龙夺命丹""鸡鸣散""三棱汤"等为主方的治伤法则，显示了少林伤科诊断上重视辨生死重危、治疗上选方用药精湛的治伤特色，显示了少林骨伤学派日趋成熟。

清代，少林骨伤学派发展迅速，江考卿在 1840 年所著的《江氏伤科方书》卷首即列判定症情轻重的"断死证秘诀"和"秘受不治法"以判定损伤病证的治疗预后，在通用方篇中，以十三味加减汤随证加减，成为跌打损伤主方。赵廷海编著的《救伤秘旨》（1852 年）介绍了拳脚损伤的诊治，在总论中列出了"十二时气血流注歌"和"十三味总方"，为药物的应用提供理论依据。由士兵、拳师、武僧等通过师授家承的方式，逐步完善了少林武术特色的正骨治伤疗法。众多擅长伤科的僧医法宗其说，使少林骨伤学在治疗金创方面有较快发展，并出现了相应的少林骨伤特色的医著。如清代《少林伤科》详细载录了穴位辨伤，并附图说明，对各种武术损伤以图文显示，治疗方药清晰实用，其后载列了历代有效方剂的组成、用法、外置手法应用等；全书内容殷实，图文并茂，别具风格，具有较高的应用价值。还有清代毛公的《五论图》，以五行学说阐述脏腑损伤的转归和互相影响，以十二时辰、经络理论阐明血运意义。清代太双的《跌打损伤方》提出望诊识伤方法，以及按部位和按证候治伤的方药选用。清代不退和尚《跌打损伤接骨用药备要》在卷首即提出望闻问切在损伤应用中的重要性，通过详细的检查方法，以辨别病证的轻重缓急，在此基础上提出了相应的内服外治法。清代金倜生的《伤科真传秘抄》以经络腧穴等理论为基础，以证候、脉诊为辨证依据，对人体各部损伤的吉凶、用药要点、手法外治、病证预后等作了全面阐述，内容充实，条理清楚，论述详细，对临床有较大实用价值。清代石门主人在《选古新集·拳法精明》中介绍了少林寺六路要法、按损伤部位选药法，是一部较典型的武术医学结合之作。清代作民居士的《跌打秘传经验方》论述了各种脱臼的复位手法和丰富的接骨内服方药。还有如清代不著撰人的《少林寺跌打损伤奇验全方》、清代少林寺僧的《少林寺伤科秘方》、清代不著撰人的《少林跌打内外伤秘方》、少林寺智善禅师传授的《跌打良方》、清代永川允仙的《跌打法门》、清代少林不退和尚的《少林秘传》、清代少林寺僧的《少林伤科方》、清代少林寺僧的《铜人簿》、清代颜添寿的《少林寺秘方铜人簿》、清代不退和尚的《少林伤科治法集要》等。此外，有些法宗少林的流派，如清代吉林龙源洪氏伤科之洪龙源撰有《龙源洪氏家传跌打秘方》，书中载有跌打要诀及治伤创方；其中的"龙源洪氏家传治伤秘方"源自少林"十三味总方"，由此形成具有佛家禅医特色的少林骨伤学派。

现代，河南洛阳平乐郭祥泰，福建的林如高，广东的李广海、何竹林，上海的王子平，四川的杜自明、杨天鹏，北京的刘寿山，河北的李墨林等医家，继承师传少林伤科学派，并发挥各自特色，使佛家少林武术骨伤学派有更大发展。

（谢可永　李晓锋）

第三节　中医骨内科主要学派学术思想

中医骨内科历经数千年的临床实践，逐步形成了具有不同的学术思想和治法方技的各种学派。按每个学派特定的学术宗旨和相应的方技，可分为以下三类。

一、蔺氏骨伤学派

本学派由蔺道人所创，是中医骨伤学中最早的学派。蔺道人所著《仙授理伤续断秘方》为我国现存第一部中医骨伤专著。全书对骨折、脱位、伤筋的病因病理、诊断治疗都有详尽阐述，为后世中医骨伤学的发展奠定了坚实的基础。

（一）蔺氏骨伤学派学术特征

蔺道人精于骨伤理论和医疗技术，在《仙授理伤续断秘方》中的学术思想和医技方药，至今仍对中医骨伤学的发展具有重大影响。

1. 气血为纲　蔺氏学术思想源于《黄帝内经》和《难经》，以气血学说为立论依据，明确提出"便生血气，以接骨耳。凡伤重，先服气药"。列出服药的方法，第一步用大成汤以逐瘀积，第二步用黄药末以及第三步用白药末以活血散瘀、消肿止痛，第四步用乌丸子和第五步用红丸子以理气舒筋、活血散瘀，第六步用麻丸子以壮筋骨、活经络、生气血，第七步用活血丹以活血散瘀、温经通络，充分显示了其治伤重气血的观点和开创了药物应用的程序。在继承《肘后备急方》《备急千金要方》和《外台秘要》等有关骨伤内容的基础上，创造性地运用整复、固定、功能锻炼等治疗骨伤病证。具体操作为："一煎水洗，二相度损处，三拔伸，四或用力收入骨，五捺正，六用黑龙散通，七用风流散填疮，八夹缚，九服药，十再洗，十一再用黑龙散通，十二再用风流散填疮口，十三再夹缚，十四仍用前药治之。"制定了骨折外治手法的操作规范。其创立的麻醉法、清创法、复位法、固定法、练功法、用药法六大原则，对后世的骨伤学发展产生了重大影响，尤其是复位五法成为后世发展正骨手法的基础，如《正骨心法要旨》中的正骨八法等都是在此基础上发展而成。在内服方药上，创立 46 首方剂，如四物汤、五积散、活血丹至今仍被广泛应用于临床内服方药上，为骨伤科辨证、立法、处方奠定了良好的基础。

2. 忖度识伤　《仙授理伤续断秘方》载："凡认损处，只须揣摸骨头平正、不平正便可见。"其中"认损处"是局部检查，"摸骨"是诊断骨折脱位的基本方法。在诊断的同时，还要进行测量和观察，即将伤肢和健肢进行对比，注意局部有无畸形，用手触摸骨折部位的情况，看清移位方向等。又载："凡左右损处，只相度骨缝，仔细捻捺。忖度便见大概，要骨头归旧，要搏捺皮相就入骨。"其中"相度骨缝""捻捺""忖度便见大概"，乃蔺氏列手摸心会的诊断方法于施行整复手法之前，表明诊断的重要性。

3. 内外兼治　蔺氏治伤，既重手法整复，又善用内、外方药。重视手法操作，对创伤性的骨折、脱位，倡导和规定了骨折、脱臼等损伤的治疗常规步骤，包括清洁伤口、检查诊断、牵引整复、复位敷药、夹板固定，复查换药、服药、再洗等。同时列举对骨折、脱位的具体正骨手法的详细步骤、方法和方药。对肩关节的复位提出利用杠杆原理和符合生理解剖的复位法：凡肩胛骨脱臼，首先检查脱臼作出诊断，整复方法是令病人侧身坐在有椅背的椅子上，患侧上肢与腋肋部夹椅背，在椅背上垫以衣被，一人将患者扶住，两人将患侧上肢外展牵引，然后将外展的上肢向下垂，再曲肘关节至胸前，以绷带悬吊于颈部。对髋关节脱位，提出髋关节脱位有前脱位、后脱位的类型，采用手牵足蹬法治疗髋关节后脱位。蔺氏采用的整复手法，都强调了麻醉药的应用。在《仙授理伤续断秘方·医治整理补接次第口诀·常用整骨药》中，采用"草乌，刮去皮为细末，每服半钱，温酒调下。如未觉，再添二分药，酒下"，以此减轻患者在复位时的疼痛，若效果不显，可"再添二分"，充分体现了蔺氏在药物应用上的特点是药量从小到大，以保证用药的安全。此外，还提供了另一方，即"用乳香、没药各一两，别研，次用血竭、自然铜、无名异、醋煮黄木鳖子各一两，地龙二两，并为末，蜜丸如龙眼大。嚼烂，热酒咽下。俟了，用生葱嚼解"，以做备用。使用麻醉药进行骨折复位的临床运用，显示了麻醉学在当时已有了很大的进步。对开放性损伤提出了清创处理的原则，包括止血、手术复位、牵引、扩创填塞、缝合等具体操作技术。对复位后的固定，首先提出应用杉木皮制成夹板作为骨折复位后的外固定。由于杉木皮夹板具有良好的弹性、韧性和可塑性，使得外固定较为确实，有利于骨折愈合。对于骨折的固定部位，提出"凡平处骨碎皮不破，用药贴。用密夹缚，大概看屈转处脚凹之类不可夹，恐后伸不得"，即固定不超关节，表明当时已经认识到保持肢体功能活动的重要性。蔺氏对于扎带夹缚，指出"凡夹缚用杉木皮数片，周围紧夹缚，留开皆一缝，夹缚必三度，缚必要紧"，并指出须定期检查，调整扎带松紧度，检查时"不可惊动损处"，以避免骨折断端再移位。为防止过早去除夹板导致再骨折，蔺氏主张，必须持续到骨折愈合为止。未愈合时，"不可去夹，须护毋令摇动"，"候骨生牢稳方去夹，则复如故"，这样才能使骨折正常愈合。对于固定期间的换药，强调"夏三两日，冬五三日解开"换药，同时在"夹缚处用热药水泡洗"以促进伤口愈合，但"洗时切不可惊动损处"以防骨折断端再次移位，影响正常的愈合。在关节的固定期间，重视关节的活动及功能锻炼，要"时时运动，盖屈则得伸，得伸则不得屈，或屈或伸，时时为之方可"，以预防关节的僵硬，影响其功能。重视关节的活动及功能锻炼，这是伤科外固定技术上的重大改革，并成为后世应用小夹板固定的基础。

在内服药上，提出服药方法，以适应各阶段的需要。"如伤重者，第一用大承气汤或用小承气汤或四物汤，通大小便去瘀血也。惟妇人，别有时服。第三服白末药（治打扑伤损，皮肉破碎，筋骨寸断，瘀血壅滞，结肿不散。或作痈疽，疼痛至甚。或因损后，此药大宜续筋接骨，刻日取效），热酒调，其法同黄末服。妇人产后诸血疾，并皆治之。第四服乌丸子丹（治打扑伤损，骨碎筋断，瘀血不散，及一切风疾。筋痿力乏，左瘫右痪，手足缓弱，诸般风损。妇人血疾，产后败血不散，灌入四肢，面目浮肿，并宜服之。惟孕妇勿服）、当归散、乳香散，二散方见前方内。并用酒调，不拘时。与黄末白末服法同。"第五服红丸子，"治打扑伤损，骨碎筋断，疼痛痹冷，内外俱损。瘀血留滞，外肿内痛。肢节疼倦，应诸伤损"。第六服麻丸子，"治折伤损，皮破骨出，手足碎断，肌肉坏烂，疼痛至甚，日夜叫呼，百治不止。手足久损乏，动作无力。常服壮筋骨，活经络，生气血。及治妇人血气。惟孕妇勿服"。第七服活血丹，"治跌扑伤损，折骨断筋，疼痛浮肿。腹有瘀血，灌注四肢，烦闷不安。痈疽发背，肌肉坏烂。微煎三五沸，温服。不拘时候，不以多少。此药常将纱葛袋收挂净处，经久不坏。可备急用。唯孕妇勿服"。在外用药上，列举了多种外用剂型，如用于男子妇人骨断仙正散洗药，用于筋骨碎断、差爻出臼的乌龙角贴药等。全书共载40余方，有洗、贴、掺、揞以及内服诸方，奠定了骨伤科辨证、立法、处方和用药的基础。

（二）蔺氏骨伤学派代表医家

蔺道人　唐代医僧，长安（今陕西西安）人。据《仙授理伤续断秘方·序》曰："此方，乃唐会昌间，有一头陀，结草庵于宜春之钟村，貌甚古，年百四五十岁。买数亩垦畲种粟以自给。村氓有彭叟者，常常往来其庐，颜情甚捻，或助之耕。一日，彭之子，升木伐条，误坠于地，折颈挫肱，呻吟不绝。彭诉于道人，道人请视之，命买数品药，亲制以饵。俄而痛定，数日已如平时。始知道人能医，求者益众。道人亦厌之。乃取方授彭，使自制者以应求者，且誓之以无苟取，毋轻售，毋传非人。由是言治损者宗彭氏。彭叟之初识道人三十许，今老矣，然风采无异前时。问其姓名，曰蔺道者。问其氏，曰长安人也。始道人闭门不通人事，人亦少至，唯一邓先生，每春晴秋爽，携稚过之，必载酒淆从焉。道人悬一椰瓢壁间，邓至则取瓢更酌，彭或遇之亦酌。二人皆谈笑竟昼。醉则高歌，其词曰：经世学，经世学成无用着；山中乐，山中乐土堪耕凿；瘿瓢有酒同君酌，醉卧草庐谁唤觉；松阴忽听双鸣鹤，起来日出穿林薄。彭蹲朴不知所言为何，惟熟听其歌，亦得其腔。每归对人歌之，人亦不省。居久，邓先生不至，彭问道人，道人云已仙去，彭卒不悟。后江西观察使行部至袁州，闻彭所歌，异之，诘其词，得道人姓氏，遂遣人同彭叟至其庐邀之。至则行矣，惟瓢存焉。廉大以为恨，谓彭传其治损诸方，因易其村曰巩，道人有书数篇，所授者特其最后一卷云。"可见蔺氏在唐会昌年间，已达一百四五十岁。当时由于唐室经济日趋衰竭，为改变这一困境，统治者下令僧侣还俗从事农桑生产，以减少经济上的支出，同时收回寺院所拥有的地产，以增加耕田面积，提高农民的生产积极性。蔺道人就是被遣散者之一，离开长安，隐居于江西宜春县钟村。一次因其相邻彭翁之子坠地折颈伤肱，蔺道人出手诊治而愈，从此名声远播，求医者络绎不绝。蔺道人遂赠秘方于彭翁，隐居不出。常饮酒而歌，抒发自己的高超接骨治伤方技来自家传，并嘱彭翁勿传该书于他人，彭翁尊其言，珍藏之。彭翁得之其术，造福乡邻，为感其恩，尊蔺氏为仙，后人得书之最后一卷，遂刊刻流传于世，取名《仙授理伤续断秘方》，传至今。

二、儒家骨伤学派

儒家骨伤学派是由儒医学者在长期的实践中，逐步形成具有辨证严密、理法方药完整、选方用药多样、描述语言丰富、病历书写规范等儒家特征的学派，包括伤寒学派、河间学派、易水学派、温病学派和中西汇通学派等。

（一）伤寒学派

伤寒学派是以研究、阐发张仲景《伤寒论》的病、机、论、治为主的历代医家形成的医学学派。其学术特征以六经辨伤寒，以脏腑论杂病。对于风寒湿所致历节等痹证的诊治，颇有建树，提出的许多行之有效的处方，至今仍为骨伤痹证的常用方，具有众多的代表医家。

1. 张仲景 张仲景，名机，字仲景，东汉南阳涅阳县人，东汉末年著名医学家，被后人尊称为医圣。在所撰《伤寒杂病论》（后世编为《伤寒论》和《金匮要略》）中，通过望闻问切四诊所获得的证候资料，采用经络、脏腑理论，按表里、寒热、虚实、阴阳八纲辨证判定疾病性质，在此基础上，提出相应治法方药，创立了为后世医家所推崇"辨证论治"的理、法、方、药诊治原则，指导着慢性筋骨病临床诊疗。后世的众多医家在深入研习后，对《伤寒杂病论》的学术思想有更深刻的认识，进一步扩展了临床应用价值。其中较有代表性的医家有：宋代陈无择，在《伤寒论》的基础上，提出支饮作痹，症见手足冷、多唾口燥、气从小腹上冲胸咽、手足痹、面热、翕然如醉、因复下流阴股、小便难、时复眩冒呕肿，方选茯苓五味子汤（茯苓四两，桂心、炙甘草各三两，五味子二两半组成）。明代，张介宾相对于《金匮要略》"少阴脉浮而弱，弱则血不足，浮则为风，风血相搏，即疼痛如掣"的观点，认为"若既受寒邪，而初无发热头疼，又无变证，或有汗，或无汗，而筋骨之痛如故，及延绵久不能愈，而外无表证之见者，是皆无形之谓，此以阴邪直走阴分，即诸痹之属也，故病在阴者名曰痹……然则诸痹者，皆在阴分，亦总由真阴衰弱，精血亏损，故三气得以乘之而为此诸证……是以治痹之法，最宜峻补真阴，使血气流行，则寒邪随去"，提出久痹宜峻补真阴，使血气流行，寒邪随去，对体虚患痹者有重要的指导意义。喻嘉言尊仲景之法，在《医门法律·风湿论》中对《金匮要略·痉湿暍病脉证治》篇加以阐释，在治疗上从仲景之法，如对痹在臂者，采用十味锉散，谓"体盛者可去其筋脉中之风，即已血痹，所受风燥之累不浅，故取此方"。明末清初，吴鞠通以《金匮要略·痰饮咳嗽病脉证并治》中治疗饮热互结的木防己汤（木防己、石膏、桂枝、人参）为基础，去人参，加杏仁、滑石、白通草、薏苡仁而成加减木防己汤，治疗暑湿痹。同时还指出，随临床证候不同，在本方基础上予以加减。如风盛者加桂枝、桑叶；湿盛者加滑石、萆薢、苍术；寒胜者加防己、桂枝、姜黄、海桐皮；胃热，面赤口涎自出者，重加石膏、知母；无汗者加羌活、苍术；汗多者加黄芪、炙甘草等。故吴鞠通称《金匮要略·痰饮咳嗽病脉证并治》中的木防己汤为"治痹之祖方"。

当代骨伤名医施杞教授根据颈椎病之特征，提出结合太阳经论治颈型颈椎病，对太阳表实证，治宜解表散寒、疏通经络，方用葛根汤加减，而对太阳表虚证，治宜祛风解肌、调和营卫，方用桂枝加葛根汤加减；结合太阳经论治神经根型颈椎病，以桂枝汤随症加减；结合阳明经论治脊髓型颈椎病痉证；结合少阳经论治椎动脉型颈椎病；结合少阴经与太阴经论治脊髓型颈椎病之痿证；结合少阳经及三阴经论治交感型颈椎病。

综上可见，仲景《伤寒杂病论》虽历经2000余年，然至今为临床医家所推崇，其所创立的经方，仍被应用于临床病症。尤其在当前随着门诊病谱的改变，慢性筋骨病逐步成为主要病证，研究和应用伤寒杂病之方，具有重大的实用价值，值得推广应用。

2. 王叔和　王叔和，名熙，高平（今属山东）人，晋代医学家，伤寒派的极大贡献者。王叔和自幼喜爱医学，青年时期受好友仲景弟子卫汛熏染，寻求古训，博通经方，虚心求教，32岁被选为魏国少府的太医令，在此期间，阅读了大量的药学著作，为他攀登医学高峰奠定了坚实的基础。由于当时连年战争，导致《伤寒杂病论》在成书后散佚零乱，残缺不全。作为太医令的王叔和深知这部医学论著的伟大价值，因此尽力收集散于各处的原本，在得到原本《伤寒杂病论》伤寒部分基础上，重新整理，编次为《伤寒论》，为医学界留下宝贵的医学文献。其后直至唐代，才发现杂病部分，重新修订后，取名为《金匮要略》。王叔和对《伤寒杂病论》的整理使得《伤寒论》能够流传至今，其功不可没。正如宋代林亿称之为："仲景之书及今八百余年，不坠于地者，皆其力也。"金代，成无己也曰："仲景《伤寒论》得显用于世，而不堕于地者，叔和之力也。"清代徐大椿更是明确指出："苟无叔和，焉有此书？"可见，王叔和在整理《伤寒论》中所作的贡献是巨大的，若没有王叔和的整理，或许就难以发现张仲景的这一伟大著作。王叔和为后世留下了宝贵的文献资料，起到了承上启下、继往开来的作用，对中医学的发展具有极大作用。

切脉是中医诊断学之"望、闻、问、切"四诊中重要的组成部分，但是当时仍不为一般医家所重视。张仲景在《伤寒论》自序中，指出临诊不重视脉症者的危害性。面临这样的状况，迫切需要一部脉学专著，以供给临床医生所需。为此王叔和经过几十年的精心研究，著成脉学专著《脉经》，书中把繁复的脉象总结为24种，基本上包括了人体寸口动脉所反映的各种症象，便于临床应用。对于诊脉部位，肯定了"寸口诊法"的定位诊断。王叔和还进一步把脉、症、治三者有机结合起来，纠正了脉学神秘化和脱离医疗实践、单纯以脉断症，使脉学成为四诊合参中的主要依据之一。对于脉诊的意义和应用，《脉经》序中作了深刻阐述，并以扁鹊、仲景等名医的敬业精神为榜样，强调了诊脉必须仔细体会脉象的变化，结合其他证候作出正确判断，切不可因草率作结论，而延误症情。此序以语言精炼，内容深刻而闻名于世，至今仍为后学者所称颂。《脉经》是脉学史上的里程碑，对后世脉学发展有重大影响。

3. 孙思邈　孙思邈，京兆华原（现陕西铜川耀州区）人，勤奋好学，知识广博，精于伤寒之说，集百家言，整理伤寒。其在《千金翼方》中，以卷第九伤寒上、卷第十伤寒下2卷独立篇章，专论伤寒。在卷第九开篇曰："今以方证同条，比类相附，须有检讨，仓卒易知。夫寻方之大意，不过三种：一则桂枝，二则麻黄，三则青龙。此之三方，凡疗伤寒不出之也。"按三阴三阳排列法论述六经辨证，其中对太阳进行改易，保留了原文的完整性。他运用"方证同条，比类相附"的研究方法，阐述伤寒六经辨治的规律，开创了以方类证研究之先河。其收录散失到民间的《伤寒论》条文，对于《伤寒论》条文的保存和流传起到了积极的推动作用。

孙思邈具有丰富的临床实践经验，精通内、外、妇、儿等临床各科。在《千金翼方》卷第二十《杂病下·从高堕下》中，对骨伤提出："或从高堕下，伤损五脏，微者唾血，甚者吐血，及金疮伤经内绝者方：阿胶（炙）、艾叶（熬）、芍药、干地黄各三两，当归、干姜、芎、甘草（炙）各二两。"对"伤骨痛不可忍"，可用"茅根切捣绞取汁，温和酒服"。在《金疮》第五中，对外伤出血者，提出用"金疮止血散方：钓樟根三两，当归、芎、干地黄、续断各一两，鹿茸半两（炙），龙骨二两"治之。对于损伤骨折者，推广小夹板局部固定骨折和手法复位。同时在导引上，具有极高造诣。在《备急千金要方·养性序》中，指出养生之关键，在于克服各种困难："养生有五难，名利不去为一难，喜怒不除为二难，声色不去为三难，滋味不绝为四难，神虑精散为五难。五者必存，虽心希难老，口诵至言，咀嚼英华，呼吸太阳，不能不回其操，不夭其年也。五者无于胸中，则信顺日跻，道德日全，不祈善而有福，不求寿而自延，此养生之大旨也。然或有服膺仁义，无甚泰之累者，抑亦其亚欤。"对具体导引术，又列举了静功和动功之法。在《备急千金要方·调气法》中介绍了调气静功法。在《备急千金要方·按摩法》中，列出了佛、道两家的代表动功法——"天竺国按摩"和"老子按摩法"，至今乃被广泛应用。

4. 吴谦 吴谦，字六吉，清代安徽歙县人，宫廷御医，乾隆时为太医院院判。吴谦崇尚仲景之学说，以编撰《医宗金鉴》而闻名，清廷曾将此书作为太医院的必修教材。《医宗金鉴》"改正注释"了历代医经典籍和各家医书中"词奥难明""传写错误""或博而不精""或杂而不一"等问题。全书包括医学各科共15种，90卷，内容丰富完备，系统扼要，议论精确，图文并茂，为内、外、妇、儿、眼、伤、针灸各科完备之巨著，集我国古代医籍文献之大成。其中《订正伤寒论注》十七卷和《订正金匮要略注》八卷为吴谦亲自编注。他在学术上推崇伤寒之说，在深入研究《伤寒论》《金匮要略》的基础上，参阅了乾隆以前上自三皇下至当朝20余位著名医家的论述和心法要诀，对这两部经典著作的原文逐条加以注释，汇集诸注家之阐发，以歌诀的体裁概括疾病诸证的辨证论治理论，切于实际，又易学易用，成为后世研究《伤寒论》和《金匮要略》的经典著作之一。

《医宗金鉴》是对18世纪以前的历代医学著作加以校订、删补，并节录编辑而成书的，充分体现了宫廷医学的学术水准和成就。清太医院将《医宗金鉴》定为医学生教科书。《医宗金鉴·正骨心法要旨》是中医骨伤学的经典著作之一，系统地总结了清以前的骨伤科经验，集历代伤科之大成，对骨伤学从人体骨度、正骨手法、固定器具、内外治疗用药等各方面作了全面而系统的论述。如在骨度尺寸篇中，对全身骨度尺寸作了注解。在手法总论中，提出"手法者，诚正骨之首务哉"的著名论断。对其总结的正骨八法，作了详细描述。列举了各部位骨折的复位法，如对稳定型胸腰椎压缩骨折者，采用"令病人俯卧，固定肩部，医者在其高突之处用轻重的推拿、按揉手法，使其合缝"的过伸牵引加俯卧复位。对肱骨骨折治疗时，"循其上下前后之筋，令得调顺，按摩其受伤骨缝，令得平正"。至今这些方法都对临床有重大指导意义。对于骨折复位后的固定，列举了大量固定器材以适用于不同的骨折。在内服方药上，重视气血，如以正骨紫金丹主治各种跌仆损伤、肿痛并见者；用人参紫金丹主治跌仆闪挫而气虚者；用黎洞丸主治跌打损伤，瘀阻于内，神昏不省人事者。《医宗金鉴》的刊行，深受中医界的重视。清代著名医家徐灵胎评价《医宗金鉴》："此书条理清楚，议论平和，熟读是书，足以名世。"俞慎初在《中国医学简史》中赞扬《医宗金鉴》为"一部很好的入门书，200年来一直沿用。至今还是医者必备的重要参考文献"。

（二）河间学派

宋金元时期，在河北河间以刘完素为代表，包括张从正、朱丹溪等形成一个以《黄帝内经》理论为指导，以重视外感和内伤杂病的火热病机、病证、治疗为特点的医学学派。其学术特征以善治外感、内伤杂病的火热病而盛行于金元，极大地丰富了中医学对火热病病机学说的认识，突破了魏晋之后墨守仲景成规的保守作风，促进了后世医学流派的创立和发展。下列为河间学派的主要代表医家。

1. 刘完素　刘完素，字守真，别号守真子，自号通玄处士，金代河间（今河北河间）人，金元四大家之一，河间学派、寒凉派的代表人物。刘完素根据《黄帝内经》病机十九条，倡立独树一帜的"火热论"，认为风、湿、燥、寒皆能化热生火，而火热也往往是产生风、湿、燥、寒的原因之一。对于风与火，刘完素认为风属木，木能生火，故"火本不燔，遇风冽乃焰"；反之，"风本生于热，以热为本，以风为标，凡言风者，热也，热则风动"。故风之于火热，在病变过程中，多为兼化的关系。对湿与火热，除了"积湿成热"，更重要的是"湿为土气，火热能生土湿"。他认为："湿病本不自生，因于火热怫佛郁，水液不能宣通，即停滞而生水湿也。"反映在临床上，则多为水肿。治疗这种湿热兼化的水肿腹胀，则主张用"辛苦寒药为君"以利其大小便，并说"以其辛苦寒药，能除湿热怫郁痞隔故也"。关于燥病的形成，可因寒凉收敛，气血不通所致；或由于中寒吐泻，亡液而成燥；更多的是"风能胜湿，热能耗液"所致。故刘完素说："金燥虽属秋阴，而其性异于寒湿，反同于风热火也。"在治疗上提倡"宜开通道路，养阴退阳，凉药调之，慎服乌附之药"。善用凉药，在表证的治疗上首创辛凉解表法，选用桑菊、银翘之品；对里热证者，不论经证、腑证皆用下法，以承气类治之；对表里俱热，用防风通圣、凉膈以两解之。其著述较多，现存的主要有《黄帝素问宣明论方》15卷、《素问玄机原病式》、《内经运气要旨论》（即《素问要旨论》）、《伤寒直格》3卷、《伤寒标本心法类萃》2卷、《三消论》等。

2. 张从正　张从正，字子和，号戴人，金代睢州考城（今河南兰考县）人，河间学派、金元四大家之一。张从正精于医，贯穿《素问》《难经》之学，以攻下著称，用药多寒凉，为攻邪派代表；把邪分为外入邪气和内生邪气，其来源于"天之六气，风暑火湿燥寒；地之六气，雾露雨雹冰泥；人之六味，酸苦甘辛咸淡。故天邪发病，多在乎上；地邪发病，多在乎下；人邪发病，多在乎中，此为发病之三也"。说明邪气之侵乃是人体发病之因，邪留则伤正，邪去则正安。邪留日久，气血不畅，病必难愈。指出攻邪乃为治病之首要。因病有上、中、下之分，深浅之别，故主张以汗吐下三法攻邪。在具体治疗上善用汗、下、吐三法攻之，认为"三法可以兼众法者，如引涎流涎，嚏气追泪，凡上行者，皆吐法也；灸、蒸、熏、喋、洗、熨、烙、针刺、砭射、导引、按摩，凡解表者，皆汗法也；催生、下乳、磨积、逐水、破经、泄气，凡下行者，皆下法也；以余之法，所以该众法也"。其中吐法，主要用于胸膈以上诸病，除用催吐药外，还配合探吐的方法。他用吐法，"过则能止，少则能加，一吐之中，变态无穷，屡用屡验"。适用的病证有风痰、宿食、酒积等在胸脘以上的大满大实之证；伤寒和杂病中的某些头痛；痰饮病胁肋刺痛；痰厥失语，牙关紧闭，神志不清；眩晕恶心等症。应用时，应先予小剂量，适应后再加大剂量，对于重危治症、年老体弱、血虚、出血等不宜应用。下法，可使"陈莝去而肠胃洁，癥瘕尽而荣卫昌"，"土郁之为夺，虽大承气汤亦无害也"，故"不补之中有真补存焉"。下法不只用于脾胃积滞，也用于落马坠井、跌仆损伤、肿发焮痛、杖疮等证。具体可应用于宿食在胃脘；腹中满痛拒按，为内实证者；目黄、九疸、食劳、落马、堕井、打仆、闪挫、损折等外伤引起的肿痛剧烈者。汗法，能疏散外邪，适用于邪气侵犯肌表，尚未深入；飧泄不止，日夜无度，完谷不化，若脉见浮大而长，身表热者；破伤风、惊风、狂、酒病、痹证等。运用时因人、因地、因时而异，南方多热，夏季多热，宜用辛凉；北方多寒，冬季多寒凉，宜用辛温。老人气虚者宜用辛温，伤寒者宜用辛温，秉性怒急者宜用辛凉，伤暑热者宜用辛凉；药物发汗之外，还有熏洗、灸、熨、导引等方法。不只是表证，也用于治疗杂病。如飧泄不止、日夜无度，完谷不化，脉浮大而长者，可用汗法。破伤风、惊风、狂、酒病、痹证等都可酌情而用。可见张从正用汗下吐三法，不仅内容丰富，而且扩大了三法的应用范围，尤其把针、灸、砭刺放血、熏洗、熨、按摩导引等都归入了汗法，用于杂病、痹证。把下法用于落马、堕井、打仆、闪挫、损折等外伤引起的肿痛，为骨伤的治疗提供理论依据。其《儒门事亲》一书，共15卷，详细阐述了汗、吐、下三法的学术观点和具体应用。

3. 朱丹溪　朱丹溪，金元四大家之一，在"遂取《素问》读之，三年似有所得"的基础上，又得罗知悌传授刘完素、张从正、李杲三家之说，得以兼收并蓄三家之长。"天地为万物父母。天，大也，为阳，而运于地之外；地，居天之中为阴，天之大气举之。日，实也，亦属阳，而运于月之外；月，缺也，属阴，禀日之光以为明者也。人身之阴气，其消长视月之盈缺。"（《格致余论·阳有余阴不足论》）故气常有余，血常不足，创立"阴易乏，阳易亢""阳常有余，阴常不足"的滋阴学说。

对于痹证，朱丹溪认为"大率因血受热，已自沸腾，其后或涉冷水，或立湿地，或扇取凉，或卧当风，寒凉外搏，热血得寒，瘀浊凝涩"而致。如气机不畅则成郁，而凡郁皆在中焦，中焦脾胃主运化、统血行血，脾胃虚弱，水饮不布，停滞为痰，痰随气走，无处不到，部位多、症状杂；中焦气滞，运血无力，血凝为瘀，痰瘀互结，郁结日久，则成顽痹。可见痹证以气郁血虚有热为根本，复感风、寒、湿外邪而致，郁久痰热互结为瘀而成顽痹之重症。在治疗上，主张治痹重在清热化痰，提出热、郁、痰致痹论，倡导养阴清热，理气化痰辨证治疗。在滋阴清热剂上，重用龟甲，认为龟甲具有良好的养阴之功，并以此为主药，创立著名的大补阴丸。《丹溪心法》谓："黄柏（炒褐色）、知母（酒浸炒）各四两，熟地黄（酒蒸）、龟板（酥炙）各六两。上为末，猪脊髓蜜丸。服七十丸，空心盐白汤下。"全方功能降阴火，补肾水，成为滋阴派之代表方。滋阴降火治则的确立，显示其反对温燥伤阴，重视养阴清火的学术思想。明代虞抟崇丹溪之说，在《医学正传·痛风》中曰："肢节肿痛，痛属火，肿属湿，兼受风寒而发动于经络之中，湿热流注于肢节之间而无已也。"龚廷贤的《寿世保元·痛风》曰："痛风者，皆因机体虚弱，调理失宜，受风寒暑湿之毒，而四肢之内肉色不变。"进一步充实了丹溪的痹证学说。

（三）易水学派

金元时期，以河北易州张元素为代表所创立的研究脏腑寒热虚实病机和辨证论治的学术流派，后经李杲、薛己等传承，发扬光大，形成了促进明代中医高速发展的易水学派。其学术特征，以阴阳水火不足的病机，探讨肾和命门的治疗，逐步形成先天阴阳水火为核心的肾命理论，建立了以温养补虚为特点的治疗虚损病证的方法。其中，薛己以李东垣脾胃内伤论为中心，强调"人以脾胃为本"，治疗上崇尚温补，力戒苦寒，成为以滋补化源为治疗大法的温补学派之先驱。本学派以李杲、薛己、张景岳等为其代表医家，

1. 李杲　李杲，字明之，真定（今河北省正定）人，晚年自号东垣老人，易水学派，

金元四大家之一，著名文人，天资敏达，通晓《春秋》《书》《易》诸经。拜医张元素为师，悉获其传，结合临诊经验，创立了"脾胃学说"。认为"人以胃气为本"，"内伤脾胃，百病由生"。饮食失调、劳累过度和精神刺激都可造成脾失健运，生化无源，脏腑器官失于濡养，百病丛生。在诊断中提出"视精明，察五色，听音声，问所苦，方始按尺寸、别浮沉，以此参伍，决死生之分矣。复观患者身形长短肥瘦、老少男女、性情缓急，例各不同"，表明其对四诊合参诊断法，极为重视。在治疗上，为补土派之先驱，用药上倡导调理脾胃，升举清阳为主，补中益气汤为其代表方，后世沿用至今。补中益气汤组成："黄芪（病甚，劳役热者一钱）、甘草（以上各五分，炙），人参（去节，三分，有嗽去之）。以上三味，除湿热、烦热之圣药也。当归身二分（酒焙干，或日干，以和血脉），橘皮（不去白）二分或三分（以导气，又能益元气，得诸甘药乃可，若独用泻脾胃），升麻二分或三分（引胃气上腾而复其本位，便是行春升之令），柴胡二分或三分（引清气，行少阳之气上升），白术三分（降胃中热，利腰脐间血）。上件药咬咀，都作一服，水二盏，煎至一盏，量气弱气盛，临病斟酌水盏大小，去渣，食远，稍热服。如伤之重者，不过二服而愈；若病日久者，以权立加减法治之。"全方功能健运脾胃，补气升陷，主治脾虚气陷证，症见饮食减少，体倦肢软，少气懒言，面色萎黄，大便稀溏，舌淡，脉虚，以及脱肛、子宫脱垂、久泻久痢等。临床常用于治疗内脏下垂、慢性胃肠炎、脱肛、重症肌无力等。

2. 薛己　薛己，字新甫，号立斋，江苏吴县（苏州）人，易水学派，自幼继承家训，精研医术，通晓内、外、妇、儿各科，曾任职太医院院士、御医、南京太医院院判等。在学术上，薛己宗李东垣的脾胃之说，同时在王冰的"壮水之主，以制阳光；益火之源，以消阴翳"学说影响下，提出温补脾肾之说。其所撰《正体类要》在骨伤学中最具代表。《正体类要》的问世，诞生了以薛己为代表的重视损伤整体辨证论治理论。陆师道在《正体类要》序中明确指出："且肢体损于外，则气血伤于内，荣卫有所不贯，脏腑由之不和，岂可纯任手法，而不求之脉理，审其虚实，以施补泻哉？"明确指出肢体外伤与体内脏腑气血密切关系，损伤之后，如出现"肌肉间作痛"则为气滞实证，治宜行气祛瘀；如有"肚腹作痛，或大便不通，按之痛甚"为瘀血内积之证，治宜攻下逐瘀；如见肌肤"肿黯"，则为瘀血在外，治宜活血化瘀；如出现"四肢困倦，精神短少"，"腐肉不溃，新肉不生"，"青肿不退"等，属气虚之证，治宜补气，方如四君子汤、补中益气汤等；因损伤之吐血、衄血、便血、尿血等所致血虚者，则有伤后"大便秘结"，治疗当以补血为主，如四物汤；气血两虚者，则"肿不消，青不退"，治当气血双补，方如八珍汤、十全大补汤等；对损伤致肝肾亏损者，可有"筋骨作痛"，宜补肝肾，方用六味地黄丸加减。所以治疗中应当攻伐有度，并由此确立了损伤早期致虚学说，即在损伤早期，也可应用补虚之剂。在具体治疗上，薛己常用温补脾肾法，认为脾乃后天之本，气血生化之源，损伤之证总与气血相关，导致或气滞、或气虚。气为血之帅，气行则血行，气滞则血瘀，气虚运血无力，血滞致瘀，瘀血实证者，可见局部肿痛、按之痛甚；虚证，陈伤者多见，患者神疲乏力、少气懒言。对于虚证的治疗，薛己认为"其气血已损，切不可再用行气下血之药，复伤脾胃则运气愈难，营于下而反为败症"，应以温补脾胃为主，以健脾助运，载气运行，诸症可消。临床上脾肾阳虚的共同证候有畏寒浮肿、便溏尿清、口淡乏味等。当脾阳虚甚，以面黄少华、四肢不温、食欲不振、胃脘或腹部胀痛、痛则喜热喜按、舌淡、苔白润、脉缓或弱为特征；肾阳虚甚，以全身寒冷或足膝畏寒、面色黯淡、腰膝酸软、或阳痿早泄、夜多小便、尿后余沥、或黎明前腹泻、舌质胖嫩、苔白润、脉虚浮或沉迟无力为特征。脾阳虚以四肢不温为多，同是浮肿，肾阳虚多从足部肿治疗，常以附子理中丸合肾气丸加减。偏脾阳虚一般选用干姜、肉豆蔻、益智仁等，偏肾阳虚一般选用附子、肉桂、鹿角胶、补骨脂等。薛己的这一理论在骨伤内科学中具有极为巨大的影响，对骨伤内科发展有着重要意义，在外伤内治上独树一帜，开创了对筋伤骨断外伤内治之先河。

3. 张景岳　张景岳，名介宾，字会卿，号景岳，易水学派，明末会稽（今浙江绍兴）人，中医温补学派的代表人物之一，自幼聪颖，素性端静。后在京师从名医金英（梦石）学医，尽得其传。早年崇丹溪阳有余阴不足之说，后随习太医院使温补学派薛己，由于薛己诊病对象主要是皇室王公等贵族，病机多见虚损，故多用温补，张景岳法从薛己，力主温补。中年后，以《黄帝内经》"阴平阳秘，精神乃治"为据，认为命门之火为元气，肾中之水为元精。无阴精之形，不足以载元气，提出"阳非有余，真阴不足"的学说，创制了许多著名的补肾方剂。在处方用药上也独具风格，提倡活用古方，药味精简，药力专一。如古方六味地黄丸本为补肝滋肾养阴之剂，景岳以此为基础，衍化出 5 首类方。大补元煎即六味地黄丸中增入人参、当归，即变滋阴养肾之方为大补气血之剂；左归饮即六味地黄丸加枸杞、甘草，改治肾阴不足，腰酸遗泄，舌红脉细；右归饮即六味地黄丸加杜仲、附子、肉桂、枸杞，用治肾阳不足，命门火衰，气怯神疲，肢冷脉细；左归丸即六味地黄丸加菟丝子、牛膝、龟甲胶等，而成滋补肾阴、填精益髓之剂；右归丸即六味地黄丸加附子、肉桂、当归等，而成温补肾阳，用治命门火衰之方。景岳在其"阳非有余，阴亦不足"的学说指导下，以长于温补而著称。其用药补必兼温，泻必兼凉。凡扶正补虚者，景岳多以温补为主旨，善以附子、肉桂、干姜、人参等药为温补之用。张景岳中年以后著书立说，著作甚丰，较有代表性的有《类经》《类经图翼》《类经图翼》和《景岳全书》。

（四）温病学派

明清时期，因南方温热病的流行，出现了以吴又可所著《温疫论》为代表，研究温热病的发生发展规律、病因病机及辨证论治等，后经叶天士等发挥而形成的温病学派。其学术上以研究外感温热病为主题，提出"戾气"可通过空气与接触由口鼻进入而致病的特性，且某一特异的戾气才引起相应传染病的特异性。感染戾气为发病原因的新论点，区分了"瘟疫"与其他热性病，从而使传染病病因突破了前人"六气学说"的束缚。在辨证论治上，创立了"卫气营血"和"三焦辨证"，形成了以吴有性、戴天章、余师愚为代表的温疫派和以叶桂、薛雪、吴瑭、王士雄代表的温热派的完整的学派体系。温病学派的产生扩展了中医学的内容，推动了中医学的发展。

1. 叶桂　叶桂，字天士，号香岩，江苏吴县人，温病学派的创始人，主要著作有《温热论》《临证指南医案》《未刻本叶氏医案》等。其中由清代叶桂（天士）口述，弟子顾景文执笔著录的《温热论》为其代表之作，全文仅 4000 余字，为温病学说的奠基性著作。开宗明义第一句话"温邪上受，首先犯肺"，首次明确提出"温邪"是导致温病的主因，突破了"伏寒化温"的传统认识，为创立温病学说奠定了基础。同时指出"辨营卫气血虽与伤寒同，若论治法则与伤寒大异也"。由此开创了温病学说的新理论，为创立温病学说奠定了理论基础。

卫气营血辨证论治法，是《温热论》的伟大贡献之一。卫气营血辨证表明温热邪气侵犯人体所引起的疾病由浅到深、由轻到重，分为卫分证、气分证、营分证、血分证四个阶段。在诊断上发展和丰富了察舌、验齿、辨斑疹白㾦等方法。对舌芒刺，认为"又不拘何色，舌上生芒刺者，皆是上焦热极也，当用青布拭冷薄荷水揩之，即去者轻，旋即生者险矣"。对白㾦，认为"再有一种白㾦，小粒如水晶色者，此湿热伤肺，邪虽出而气液枯也，必得甘药补之。或未至久延，伤及气液，乃湿郁卫分，汗出不彻之故，当理气分之邪，或白如枯骨者多凶，为气液竭也"。对验齿更具特色，认为"再温热之病，看舌之后亦须验齿"，提出"若齿垢如灰糕样者，胃气无权，津亡湿浊用事，多死。而初病齿缝流清血，痛者，胃火冲激也；不痛者，龙火内燔也。齿焦无垢者，死；齿焦有垢者，肾热胃劫也，当微下之，或玉女煎清胃救肾可也"等治法，为诊断学增添了验齿望舌的新内容。

2. 吴鞠通　吴鞠通，名瑭，江苏省淮安市淮安区人，杰出的中医温病学家。自幼习岐黄之术，发奋读书，精究医术，一生悬壶。在学术上崇尚吴又可的《温疫论》，感其立论新颖，论述宏阔有力，创前所未有之论。对叶天士更是推崇之至，认为"多南方证，又立论甚简，但有医案散见于杂证之中，人多忽之而不深究"。在继承叶天士理论的基础上参古博今，结合临证经验，撰写了《温病条辨》7卷，对温热病学说做了进一步的发挥，成为温病学上的里程碑之作。温病学上的杰出成就，使他成为叶天士、薛雪之后的温病学派重要代表人物。

他认为温病有9种，吴又可所说的温疫是其中最具传染性的一种，除此之外，另外还有其他8种温病，可以从季节及疾病表现上加以区分，这是对温病很完整的一种分类方法。其撰写的《温病条辨》，是温病学的一座里程碑，不朽的中医著作。书中创立了"三焦辨证"学说，是继叶天士发展了张仲景的六经辨证，创立卫气营血辨证方法之后，在中医理论和辨证方法上的又一创举。他根据《黄帝内经》三焦所属部位的概念，将外感热病的各种证候归为上、中、下三焦病证，以此说明在外感热病中上、中、下三部脏腑的病理变化。上焦以心肺为主，温病由口鼻而入，鼻通于肺，故温病开始即出现肺卫受邪的症状。临床表现为发热微，自汗咳嗽，口渴或不渴，午后热甚，舌尖红，脉浮数。中焦以脾胃为主，温病顺传到中焦，则见脾胃之证。胃喜润恶燥，邪入中焦而从燥化，出现阳明经的燥热证候，临床表现为发热面红、头晕目赤、口干咽燥、唇裂舌焦、便秘腹痛、苔黄或焦黑、脉沉实；脾喜燥而恶湿，邪入中焦，则见湿阻脾胃，脾失健运，运化不利，水湿内停，临床表现为面色淡黄、头身困重、胸闷不舒、纳呆不饥、身热不扬、小便不利、大便不爽或溏泄、舌苔黄腻、脉濡细。下焦包括肝、肾、大小肠及膀胱，温邪深入下焦，多为肝肾阴伤之证。临床表现为身热面赤，手足心热甚于手背，口干，舌燥，神倦耳聋，脉虚大；或神倦乏力，耳聋耳鸣，手足蠕动，心中憺憺大动，舌绛苔少，脉虚弱。这种新的人体脏腑归类方法，十分适用于温热病体系的辨证和治疗，如"温病由口鼻而入，鼻气通于肺，口气通于胃，肺病逆传则为心包，上焦病不治，则传中焦，胃与脾也；中焦病不治，则传下焦。始上焦，终下焦"，从三焦由上而下，为正常的"顺传"途径，并提出了治疗原则——"治上焦如羽，非轻不举；治中焦如衡，非平不安；治下焦如权，非重不沉。"因此，对上焦病证，宜辛凉解表，方用银翘散、桑菊饮等。对中焦病证之阳明燥热者，宜通腑泄热，方用三承气汤；对太阴湿热，则清热化湿，方用三仁汤。下焦病证，治宜滋阴潜阳，方用加减复脉汤。书中列出的银翘散、桑菊饮，至今仍为后世医家所常用的实用方剂。

（五）中西汇通学派

中西汇通学派是受西方医学影响而出现的以唐容川、朱沛文等为代表的研究汇通中、西两种医学的学派。在学术上，唐容川认为中医传统的体系是一个优于西医的完善的系统。学习西医体系中有些值得学习的内容，使中医不被湮没在西洋医学浪潮的冲击之中，以保持住中医固有的体系。朱沛文认为"西医长于格物，而短于穷理"，中医"精于穷理，而拙于格物"，提出中、西医两个体系各有短长，应把二者结合起来。恽铁樵一方面主张维护中医的生存权益，反对全盘否定、消灭中医，另一方面又主张"欲昌明中医学，自当沟通中西，取长补短"，认为西医之生理以解剖，《内经》之生理以气化。两者学术有本质上的差异。中医学要不断发展，须肯定西医学有先进之处，但改进中医应以中医本身学说为主，不能废除《内经》。可见中西汇通学派对当时医学产生重要影响。下列为中西汇通学派代表医家。

1. 唐宗海　唐宗海，字容川，四川彭县人，清代医学家，中西医汇通早期代表人物之一。第一个力主汇通中西，提出尽管中西医产生的地域不同、学术体系不同，但可以去彼之短，用彼之长，以我之长，益彼之短，互相汇通。

唐宗海不仅医术精良，而且医学著述颇丰，其中以历经11年时间著成的《血证论》最具影响，它集血证诊治之大成，创止、消、宁、补之要法。全书综合了各种血证的诊治，包括血证总论和170余种血论，还选录了200余方。论证用药颇有独到之处，是中医学史上有关血证的首部专著，至今仍为临床医家诊治血证所遵循。此书一出，"名闻三蜀""声誉远播"。他认为，常见的血证，一为血液溢于体外，二为各种瘀血、蓄血等。主要病机为气虚固摄无权，血不循常道而溢出脉外；或气虚推动乏力，血流不畅，滞而成瘀；或火热炽盛，迫血妄行，血溢脉外。在治疗上，提出四大法则，即"止血""消瘀""宁血""补血"四者。其中第一法为止血，对于突然出血之证，应立即止血，"则存得一分血，便保得一分命"，以避免血出不止，气随血脱，故立四法于首。第二法为消瘀，由于瘀血不去，则出血不止，新血不生，故治当祛瘀为要，将消瘀作为血证治疗的第二法。第三法为宁血，为防消瘀之后，血不安其经，不守其宅故，复潮动而出，须选用方药使血液得以安宁，故将宁血法作为血证治疗的第三法。第四法为补虚法，用于外伤出血，气随血脱，应采用补益气血之法。在具体治疗上，对急性大量失血者，宜用益气固脱之独参汤或参附汤以回阳救逆；血证后期，当用补血之法；对慢性出血者，则宜气血双补。

对血证者应用和、下、补、吐、汗法的宜忌作了详细论述。其中适宜之法，包括和、补、下法。和法是通过补阴以和阳、损阳以和阴、逐瘀以和血、泻水以和气等缓和的方法以解除外邪，调盈济虚，平亢扶卑以恢复脏腑功能。既不同于汗、吐、下三种攻邪治法，也不同于补法以专补正气的治法。适用于本虚标实之失血证。下法可折"气盛火旺"之冲势，达平气上逆之功，故对于咳血、吐血之气盛火旺，血随气逆而外溢者，宜用下法而止血。补法用于邪气尽去和瘀血已除，否则有闭门留寇之虞。同时补法中，宜补阴的最多，宜补肾的次之，宜补脾、补阳的更次之。禁忌之法，包括汗、吐法。由于津血同源，血为气之母，汗则伤津耗气，使血更虚，所以血证病人即使有表证，也不可轻易使用麻黄、桂枝、羌活、独活等发散药物，若必须使用，则应与收敛药并进，以防过汗亡阴。吐法尤为严禁。因为气不上奔，则血不上溢。若血证者，复用吐法，血随气行，则血不止，所以血家最忌动气。所以血证，尤为严禁吐法。为此，唐宗海提出："治病之法，上者抑之，必使气不上奔，斯血不上溢。降其肺气，顺其胃气，纳其肾气。"

血证预后与气血的运行密切相关。若吐血而不发热者，易愈；吐血而不咳逆者，易愈。

血证病人，大便不溏者犹有转机，可用滋阴之药，以养阴配阳。若大便溏泄，是脾气下陷，血因火而上越，气失守而下脱，上越下脱，其症危重。在脉象上，若血证患者脉不数者易治，以其气尚平；若脉数者难治，以其气太疾。若脉象浮大革数而无根者，为虚阳无依；若脉象沉细涩数而不缓者，为真阴损失，皆为难治。总之，凡阳虚、气虚者尚易治，唯阴虚气不得附者为难治。综上所述，唐宗海对血证的杰出贡献，填补了此前中医在血证理论和临床诊治的空白，为后世的血证研究奠定了坚实的理论基础。

2. 王清任　王清任，又名全任，字勋臣，直隶玉田县鸦鸿桥河东村。王清任精于医术，经过 40 多年的艰难探索与不懈努力，著成《医林改错》一书，在解剖学及临床医学方面提出了一些独到的见解，并绘制了 25 幅人体脏腑图，为中国医学作出了杰出的贡献。其专方、著述、手稿等，除已刊行于世的《医林改错》之外，其他均散佚。

王清任创立活血化瘀法和补气逐瘀法的临床应用是对临床医学的伟大贡献，强调临床许多疾病的产生都是瘀血所致。王清任认为"人皆知百病生于气，而不知血为百病之始也"，所以"诸病之因，皆由血瘀"。活血化瘀法和补气逐瘀法是王清任治法的两大特点。其一在活血化瘀法上，他提出了用于上、中、下三个不同部位瘀证的 30 余个处方。如通窍活血汤治疗头面部为主的 14 种病证。血府逐瘀汤用于血瘀于胸中所致的病证。膈下逐瘀汤用于横膈以下上腹部血瘀之证。少腹逐瘀汤用于小腹的多种病证。活血化瘀法在用药上，最多选用的有桃仁、红花、川芎、赤芍等四味药物。其二在补气逐瘀法上，提出了诸多名方，至今仍为临床所应用。如补阳还五汤、黄芪防风汤、足卫和荣汤等 11 个处方，其中 10 方均用一两以上的黄芪为主药，显示了重用黄芪补气的用药特色。补阳还五汤，补气活血，逐瘀通络；治疗中风偏瘫之半身不遂、口眼歪斜、语言謇涩、口角流涎、大便干燥、小便频数、遗尿不禁。身痛逐瘀汤，逐瘀活血，温经祛邪；治疗风寒湿热痹证之肩痛、臂痛、腰痛、腿痛、周身痛等。黄芪赤风汤，补气活血，治疗腿瘫、诸疮诸病。玉龙膏外贴，《医林改错·通经逐瘀汤》曰"其症或干呕，烦躁，昼夜不眠，逆形逆症，皆是瘀血凝滞于血管，并宜用此方治之"，功能清热解毒，理气活血，治疗跌打损伤，贴破烂诸疮。王清任的《医林改错》全书共载方 33 首，29 首为王清任独创，其中活血化瘀方有 23 首。本书扩大了瘀血证的范围，提高了对瘀血证的认识，为后世研究瘀血证留下宝贵资料。

三、武术骨伤学派

武术骨伤学派按其学术理论体系，主要可分为以武当为代表的道家武术骨伤学派和以少林为代表的佛家武术骨伤学派。

（一）道家武术骨伤学派

道家武当派是中国武术骨伤中两大重要学派之一，在学术思想上具有浓厚的道教文化特色，以异远真人等为代表。

1. 道家武当骨伤学派学术特征　武当骨伤学派以经络、气血学说为理论基础；以精、气、神为辨证依据；治疗上以手法接骨续筋、上髎复位；针刺以通经络、舒筋气；以"血头行走穴道（子午流注）"为用药原则，采用内服丹、丸以治伤疗疾；草药外敷以消肿止痛；气功导引以强身祛病为其治伤特点。

（1）循症识穴，辨别重危：武当疗伤，重在经穴，因此判别何穴被伤，乃是诊断之重点。通过长期的临诊实践，总结了行之有效的辨症识穴法。如清代程沛云所著的道家骨伤医著

《跌打损伤验方》中，在《跌打损伤验方·看症伤在何穴》中，谓："两目朝天，伤在脑鼎穴；舌尖出血，伤在外关穴；两手不起，伤在井泉穴；吃饮作寒，伤在拔山穴；脑胎不起，伤在大岭穴；气不相接，伤在成扁穴；两手无力，伤在风池穴；咳嗽不转，伤在背心穴；移步难行，伤在扁地穴；呕吐不止，伤在粪门大穴；两足作闭，伤在鬼眼穴；两足作烧，伤在童肚穴；单脚作闭，伤在侧足穴；单脚作烧，伤在明鬼穴；闷死在地，伤在凶门穴；主死不专，伤在架梁穴；因死不专，伤在人中穴；眼目昏花，伤在山根穴；两目不明，伤在眼角穴；牙关作闭，伤在唇口穴；打伤笑样死，伤在肾门穴；吃饭不下，伤在咽喉穴；气不上接，伤在气海大穴；全身作烧，补思饮食，伤在鲁岐穴；吐血不止，伤在闭门穴；不知人事，伤在中高穴；天昏地黑，伤在粪门穴；五时主死，伤在丹田穴。"根据损伤经穴的部位和临床症状，以决定治疗法则、选方用药及判断疾病预后，可见重视经穴辨证，首别轻重危急是武当骨伤的特点之一。

（2）用药治伤，重在时辰："血头行走穴道"就是依据手足三阳经和足少阴经皆会于督脉，而足三阴经和手少阳、手太阳、足阳明经都交会于任脉的经络内在联系，再根据十二经气血流注的时辰，以及这些经络与任、督二脉联系密切的穴位，作为穴头行走的穴道。它是道家骨伤学的重要理论之一，能使药物功效达到事半功倍之效。《跌损妙方·血头行走穴道歌》曰："周身之血有一头，日夜行走不停留。遇时遇穴若伤损，一七不治命要休。子时走往心窝穴，丑时须向泉井求。井口是寅山根卯，辰到天心巳凤头。午时却与中原会，左右蟾宫分在未。凤尾属申屈井酉，丹肾俱为戌时位。六宫直等亥时来，不教乱缚斯为贵。"其后在各道家骨伤医书中，屡有阐述。如清代《伤科秘传·十二时辰血路序》中，也有详细的描述。这一观点为道家武当骨伤用药提供了理论依据。

（3）选方用药，善用引经：武当骨伤用药，十分重视药物的配伍，认为复方用药的疗效关键之一，在于相须、相使的配伍以提高药物相互间的药效，利用相畏、相杀作用以减少副作用，从而提高方剂的整体作用。引经药的应用是道家武当用药的重要部分，它对发挥全方的药效具有重要作用。清代道家医书《伤科医书·跌打损伤总论》分别列出用于上、中、下三部损伤的药方和相应引经药。

（4）治伤疗疾，善用丹药：丹药是道家骨伤的独特剂型，采用炉火烧炼药石所制成，称为外丹。外用时，可干撒丹粉于创口以止血消肿；油调丹粉敷伤处，可活血化瘀，接骨止痛；或将丹熬制成膏药以作外敷；或将丹药浸于酒中数日，制成外搽之药酒，治跌打损伤处。内服在古代常作为成仙长生之剂，由于较大毒副作用，以后渐趋衰落，而作为矿物药的医用丹药，仍有其临床应用价值。内丹是运用静功和气功修炼自身存在的精、气、神，以达到祛病延年之效。对各种出血外伤，武当骨伤常以草药治之，由于山里草药寻找容易，药源丰富，采取方便，尤其更适应新鲜草药的运用，因此被广泛用于消炎镇痛，止血敛疮。如槐花、仙鹤草、大小蓟、白茅根、地榆等都是止血敛疮常用之品。

（5）循经选穴，点穴疗伤：武当派崇尚阴阳、太极、八卦之理论。在点穴手法上，重视八卦与部位、脏腑的密切关系。治疗时重视时辰与脏腑的关系，子时伤胆，丑时伤肝，寅时伤肺，卯时伤大肠，辰时伤胃，巳时伤脾，午时伤心，未时伤小肠，申时伤膀胱，酉时伤肾，戌时伤包络，亥时伤三焦。按此规律，采用点、切、揉、推、刮、震法，以刺激穴位，舒筋通络，行气活血，调和脏腑，获得事半功倍之效。如腰痛可取腹部对应点，用揉法揉至热力自腹部深处透到腰部患处，腰痛可缓解；足跟痛取涌泉按30秒左右即可。

在施行点穴时，施术者首先应心神宁静、全身放松、气沉丹田、含胸拔背、肩松肘坠，操作时有刚有柔、刚中寓柔、刚柔相济、力由脊发、以意领气、发至全臂、发劲如箭，收功似电。

（6）倡导内功导引术：内功导引术起于《易经》，理成于医，是道家以阴阳和八卦等为理论，通过呼吸俯仰、屈伸手足而达养生祛病之功。它能激发经气、畅通气血、舒筋通络，达到加速骨折、筋伤、内伤的愈合、康复。道家功法种类繁多，常用的功法有静功法、动和静结合功法。

2. 道家武当骨伤学派代表医家

异远真人：所著《跌损妙方》，为我国骨伤学的第二部专著。全书列治法总论、用药歌、血头行走穴道歌、左右论、药中禁忌等。记载全身 57 个穴道，根据穴道不同载方药 102 首，另全身方 28 首，金疮方 12 首，通用方 10 首，合 152 方。内记创伤骨折的处理方法 10 个部位，伤科基本方及加减用药式，血头行走学说，遇时遇穴伤及点穴治疗等。全书注重用药的循经走穴，升降浮沉，上下左右，所用方药多为微温、辛甘、甘凉之行气活血化瘀药。后人评其为：用药平稳，立法精详，洵医林中廑见之作，可补《灵》《素》以来所未备。

（二）佛家武术骨伤学派

佛家武术骨伤学派是中国武术伤科中的另一大学派，其中尤以少林伤科为佛家武术骨伤学派中主要代表者。

1. 佛家少林骨伤学派学术特征　少林武术伤科治伤，以经络和气血为理论基础，以穴道、脏腑、部位为辨伤依据，以望诊识伤为辨证之法。在治疗上，内治法以具有独特风格的"少林秘传内外损伤方"为主方加减，外治法以点穴、练功为主治法。

（1）首重辨证，生死重危：本学派认为只有在诊断明确的情况下，才能对病证作正确的治疗和预后的判断。明代意远和尚的《秘传打损扑伤奇方》提出，在诊断上重视辨别人身骨节与受伤要害可治不可治证，认为首先应识别证候之性质，才能给予正确治疗，切不可盲目用药，导致延误病情。"夫打跌损伤者，血气在身不能流行，因此或成血片或血死不痛者，昏闷不省人事，或寒热往来，或日轻夜重，变作多端，致令血气不调作梗故也。医者不审原因，妄投药饵，枉死多矣！诚可惜之。"同时指出，治疗期间应密切观察病情的变化，以判别预后，如"吃药后，受伤处原有青肿转红色者，此血活将愈；如伤重服药将愈，用熨法后，服千金不夺散，浸酒服尽之后，得痊愈；如病人伤重，牙关急紧将死者，宜开口，将还魂夺命丹随用，正药方内加羌活、防风、荆芥、胡黄连煎，既已入药，不死；如不纳者，不治"。可见少林骨伤对辨生死重危极为重视，在其医著中，总是列其在开篇，表明重要性，以引起重视。

（2）方药精湛，辨穴施治：少林伤科的遣方用药，是在经络、子午流注理论指导下，依据"血头行走穴道"时辰学说为基础，以选方精湛、用药少为其特点。明代意远和尚在《秘传打损扑伤奇方》的卷中为"跌打损伤及接骨金枪奇方"列出"飞龙夺命丹""鸡鸣散""三棱汤"等方剂的药物和主治；卷下"经验良方及药性赋"列出"秘传打伤扑跌药方"如"返魂夺命丹""棱莪散""七将擒拿丹""大宝红药方"等方剂的药物组成和主治功效，显示其重辨证之危重、用药之精少的特点。赵廷海的《救伤秘旨》中，在具体用药上提出"仙授外伤见血主方按证加减法"，并列出 36 大穴的用药法；全书总共仅有"通用方""小柴胡汤""十三味加减汤"三张汤剂方和"七厘散""飞龙夺命丹""地鳖紫金丹"三种丸药，由此显示这一流派用药精炼之特点。

辨穴施治是少林伤科用药治伤的又一特点。江考卿认为，人体的108穴中，72个小穴受伤的预后较好，36个大穴伤后证情一般较危重，应予以重视。在《伤科方书》中列出了36大穴治疗用药的特色，如"头顶心名为元宫穴，打中者，二日死，轻者，耳聋头眩，六十四日死。先用加减汤，加羌活一钱、苍耳子一钱五分，次用夺命丹二三服，再加药酒常服"等论述。同时还指出，损伤兼有风寒感冒者，应先服解肌汤，或小柴胡汤以解除外邪后，再服伤药；对于头部及损伤，可加用七厘散；损伤重症者，加用飞龙夺命丹；下焦损伤及损伤后期者，可加用地鳖紫金丹等作为补充用药。其后，在众多少林骨伤医著中，也屡有论述。如清代毛公的《五论图》、清代太双的《跌打损伤方》等都对此有诸多论述，充分显示了武术骨伤流派的治伤特点。

（3）正骨点穴，擅长手法：是少林武术伤科的独特治伤法，是以经络腧穴理论为基础，通过对穴位的压放作用，激发经气，疏通经络，畅行气血，愈病疗疾。通过点摸、点打、点揉、点划等手法，以达"虚则补之，实则泻之，寒则温之，热则清之"。所以学习点穴，首先要熟知经络循行和经穴气血流注时辰，如寅时流至手太阴肺经；卯时流至手阳明大肠经；辰时流至足阳明胃经；巳时流至足太阴脾经；午时流至手少阴心经；未时流至手太阳小肠经；申时流至足太阳膀胱经；酉时流至足少阴肾经；戌时流至手厥阴心包经；亥时流至手少阳三焦经；子时流至足少阳胆经；丑时流至足厥阴肝经。故有歌曰："子时走在心窝穴，丑时需向泉井求。井口是寅山根卯，辰到天心巳风头。午时却与中原会，左右蟾宫在未流。风尾属申屈井酉，丹肾俱为戌时位。六宫直等亥时来，不教乱缚斯为贵。"可见适当时辰和正确穴位的选择，是取得点穴疗法良好效果的基础。

少林骨伤学对骨折、脱臼的复位，积累了丰富的正骨手法。对骨折者，《伤科真传秘抄·正骨治法》中指出："摸骨。凡受伤之人，筋骨内损者……医者对其筋骨受伤之现象，必先深究而熟知之，然后可以着手医治。骨之损伤，有骨断、骨碎、骨歪、骨正、骨软、骨硬之分。筋之损伤，有筋强、筋柔、筋歪、筋正、筋断、筋走、筋粗、筋翻之别。医者必先断定其属何种，欲断定其属于何，则必用手细摸其所伤之处，留神辨察而得之，此为摸法。二，接骨。若既定伤者之骨业已折断，故欲使其复行合拢，复于旧位……必先用手法将其断处接如原状之后，始可用药品及器具以辅佐之也，则接法之重要可知矣。三，端骨……医者宜察其应端之骨，用两手或一手端住，然后视其关节之方向，而定其端法，或从下向上端，或自外向内端，或斜端，务使其已经离位之骨，送入臼中，而无歪斜，则应手可愈。四，提骨。所谓提骨，指伤处之骨，反陷入内，一时未能使之复原，则设法提之使之出也……此法最难，用力之轻重，务须视伤之处轻重而异……此外又有按摩、推拿二法，凡受伤处骨未折断，仅损皮肉而肿硬麻木者，手抵伤处下仰为按，徐徐揉转为摩，使其活血，骨骺节笋处稍有错落，不能合缝则以手推之，使还旧位。"

对脱位者，清代《少林寺真传伤科秘方·跌打损伤穴道要诀》对肩关节脱位提出"肩骼与膝骼相似，膝骼送上有力，肩骼送下有力。可上之先，将一手上按住其肩，一手按住其手，缓缓转动，使其筋舒，使患者坐于低处，叫一人抱住其身，医者两手又捏其肩，抵住其骨，将膝夹其手，齐力而上。绵裹用如鹅蛋大，落在胯下。外贴损伤膏，再以羌活桂枝煎汤，化服吉利散可安（此骱上时，须仔细斟酌参用，不可孟浪）"；对手骱脱出者，指出"手骱送出，可一手按住其五指，一手按住其臼，手掌搠起，手骱搠下，一伸而上。包裹，用阔板一块按住患处，再以松板四片长三寸缚好，俟愈日方可放之"。可见，少林骨伤在对骨折、脱位的整复中，有其独特的正骨手法。

（4）导引练功，重在预防：少林伤科对于骨伤等病证的治疗，十分强调导引练功术，是采用呼吸结合肢体运动，以局部运动带动全身运动，达到促进损伤恢复和预防复发之效。少林伤科认为，在损伤病证的治疗过程中，必须时时贯彻动静结合原则，早期以静为主，中期动静结合，后期以动为主，尽最大程度恢复机体的功能和促进机体的康复，练功方法如易筋经等。近代少林伤科代表者，上海王子平先生在继承"八段锦""易筋经"等古代功法基础上，创编了"却病延年二十势"。全套功法二十功势，采用呼吸结合肢体运动，以局部运动带动全身运动，具有良好的促进损伤愈合和预防复发之效。

综上所述，武术伤科流派的学术理论以辨生死重危为重点，用药上以药剂少而精为特点，治疗上重视手法和导引，开创了骨伤内科学上的新篇章。

2. 佛家少林骨伤学派的代表医家

（1）江考卿：江考卿，字国兴，号瑞屏，婺源（今属江西）人。晚清伤科医家，善治骨折跌打损伤，精于医治跌打损伤，颇有个人特色，常有奇验，闻名于一时。江考卿所著《江氏伤科方书》颇多创见，在卷首叙有断死证秘诀，其次提出秘受不治之证，接述各种可治之证的临床表现和治法方药，其后对人体穴位损伤指出"凡人周身一百另八穴，小穴七十二处，大穴三十六处，打中小穴重亦无妨，打中大穴虽轻亦死。今将三十六个大穴，道明受伤治法"，并详细列出36个大穴的定位、受伤表现和可采用的治法。在诊断骨折上，提出"凡打伤跌肿，肉中之骨不知碎而不碎，医者以手轻摸肿处，若有声音，其骨已破"，强调对骨折诊断时"摸法"的重要性，并且要结合受伤原因、外力情况、局部肿痛畸形，即骨的"碎、断、歪、整、软、硬"以及闻骨的响声。这一通过骨擦音以鉴别骨折的方法，至今仍极具临床意义。对于严重的粉碎性骨折，江考卿指出"若骨碎甚，即以别骨填接"。可见，在当时条件下，江考卿的骨伤治疗技术已达相当高的水平。

（2）赵廷海：赵廷海，字兰亭，清代骨伤科医家，浙江天台人，少好勇，游历四方，尤留心搜求骨伤科治法方药，凡遇技击之良者，必虚心请教。后出其抄汇诸方，辑成《救伤秘旨》。本书卷首设总论，阐述损伤脉象种种，以脉诊、望诊决五脏绝证、不治之证；次列十二时气血流注歌，述气血运行时间与脏腑的关系，并载发散方、十三味总方、十四味加减方、七厘散、飞龙夺命丹、地鳖紫金丹等六首治伤通用方；再列三十六大穴图说，附图注明人体重要部位，详述各部损伤后的症状、治法、预后；最后载少林寺秘传内外损伤方及加减、损伤补药方、王瑞伯损伤用药论，附方62首。末附"续刻"一篇，首列跌打损伤辨生死诀，对人体各重要部位的损伤症状、治疗、预后作详述，着重提出不治之证与死证；次列破伤总论和整骨接骨夹缚手法，对创伤与开放性骨折的处理及骨折、脱位的整复、固定逐一详细论述；最后述轻重损伤按穴治法，列36穴位。是书以拳击等外力损伤为主，为武术伤科代表作。对骨折脱位的固定、整复有独特见解，如肩关节脱位足蹬复位法，对两胁筋骨断者，提出不必夹缚等，也未提复位（论及其他部位骨折时均谈及复位问题）。此因肋骨骨折即使复位后，也无法获得有效的外固定，所以肋骨骨折无须做固定，显示了赵廷海丰富的临诊经验。对于颈椎骨折脱位损伤者，提出以"绢兜牵引复位固定"

法治疗；对两臂骨折、大腿骨折等详细列出了正骨手法和固定方法，对于足踝关节骨折整复后，提出早期功能活动，以利骨折的愈合和功能恢复。《救伤秘旨》中论述的许多行之有效的骨伤治疗方法，不仅是对前人经验作了很好的总结提高，就是对今天的骨伤医学也很有启发。

（谢可永　李晓锋）

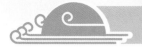

第四章
中医骨内科学特征

中医骨内科学是以非手术方法治疗皮肉筋骨及相应脏腑病证的学科。伤科之证有外伤、内伤之分，外伤主要在外力作用下造成皮肉筋骨的损伤；内伤则由外及内，导致相应脏腑气血经络的损伤，严重的创伤可同时伤及皮肉筋骨和脏腑气血经络。可见中医骨内科的内伤之证有别于一般内科及其他各科病证，有相对特殊性，在理论和诊治等方面有其明显的专科特征。

第一节　中医骨内科医学理论特征

中医骨内科是治疗皮、肉、筋、骨和相应脏腑气血损伤的一门中医临床学科，有着其独特的医学理论特征。

一、气血立论

气血理论在中医骨内科中占有重要地位。肢体损伤，在外伤及肢体，在内损及气血、脏腑、经络。影响气血流通，导致气机不畅，血行紊乱，出现气滞血瘀，或气虚血瘀，造成各种疾病的发生。正如《素问·调经论》所说："血气不和，百病乃变化而生。"可见气血运行障碍乃是肢体损伤时气血的主要病理变化。蔺道人的《仙授理伤续断秘方》以《素问·调经论》的"人之所有者，血与气耳"为理论基础，建立了以气血立论的学术思想，认为理伤续断应以气血为重，提出"凡重……先服气药，气行则血行。气血通畅，诸症可消"。在治疗骨伤病证的七个步骤中，处处顾及气血，充分显示其治伤证重气血之观点。

明代薛己认为对于骨折、脱位、伤筋等症，虽以手法复位、夹缚固定为首选，但同时也应顾及气血脏腑之损伤。他以整体辨证，攻伐有度的观点，建立了损伤致虚学说，正体主治19条，皆强调宜早期扶正；指出跌仆伤损，恶血流内，不分何经，皆以肝为主，盖"肝藏血，属木，生火侮土，肝火即炽，肝血必伤，脾气必虚"。脾虚失运，水谷不化，气血生化乏源。气虚血亏，筋失濡养，骨失所充，影响筋骨愈合。故治疗上提出损伤早期可采用健脾助运血、补益肝肾和活血祛瘀、行气止痛之攻补兼治之法，以祛瘀疗伤。对脾胃受损者，采用"内伤下血作痛，脾胃之气虚也，用补中益气汤。外伤出血作痛，脾肺之气虚也，用八珍汤。大凡下血不止，脾胃之气脱也；吐泻不食，脾胃之气败也。苟预为调补脾胃，则无此患矣"。对腰膝不利者，则因"腰为肾之府，虽曰闪伤，实肾经弱所致。遂用杜仲、补骨脂、山茱萸、苁蓉、山药"等药，"不月而瘥"；因肝主筋，肾主骨，对"筋骨作痛，肝肾之气伤也，用六味地黄丸"；"若骨骱接而复脱，肝肾虚也，用地黄丸"。在手法复位、夹缚固定等基础上，或采用行气活血等剂，以活血祛瘀；或同时应用补气之品，以补气化瘀。这充分体现了外治筋骨、内调脏腑的整体疗法，在外伤内治上独树一帜，提出手法外治结合药物内服的整体诊治法，改变了以前重手法外治、轻药物应用的偏向，开创筋伤骨断、外伤内治之先河。薛己的这一理论在骨内科学中具有极为重大的影响，成为中医骨伤学的整体辨证、内外兼治的里程碑，对骨内科的发展起到重要推动作用。著名医家李中梓在《医宗必读·内治杂证法》中提出："有瘀血者，宜攻利之；亡血者，宜补而行之。但出血不多，也无瘀血者以外治之法治之，更察其所伤上下、轻重、浅深之异，经络气血多少之殊，必先逐去瘀血，和荣止痛，然后调养气血，自无不效。"说明对于损伤之证，如为气滞血瘀实证，应采用活血祛瘀法；如因出血过多，导致气虚血瘀者，当以益气补血，活血祛瘀，攻补兼治，强调了辨证论治的重要性。

　　清代医家们在治疗上应用气血理论有了长足进步，众多医家在气血学说上有颇多建树。沈金鳌在《杂病源流犀烛·跌扑闪挫源流》中指出："方书谓之伤科，俗谓之内伤，其言内而不言外者，明乎伤在外而病必及于内，其治之之法亦必于经络脏腑间求之，而为之行气，为之行血，不得徒从外涂抹之已也。"强调了伤科虽为外伤之证，但内治法仍不可偏废，应该采用内外兼治的整体疗法。对于损伤的病因病理，沈金鳌曰："跌扑闪挫，卒然身受，由外及内，气血俱病也"；"气运乎血，血本随气以周流，气凝则血亦凝矣，气凝在何处则血亦凝何处矣。夫至气滞血瘀则作肿作痛，诸变百出，虽受跌受闪挫者为一身之皮肉筋骨，而气既滞，其损之患必由外侵内，而经络脏腑并与俱伤"。对损伤的病因病理作了详细阐述，指出外伤可致血瘀，临床出现肿痛之症，由此发生诸多疾病。所以外伤筋骨，可累及体内经络脏腑，所以治疗必须从整体辨证，内外兼治。在具体治法方药上，沈金鳌提出："大凡损伤，寒凉药一毫俱不可用，盖血见寒则凝也，若饮冷致血入心即死。"指出损伤治疗不宜用寒凉之品，也不可用冷饮，以防血遇冷即凝之不良后果。唐宗海在《血证论》中指出："血尽则气亦尽，危脱之证也。独参汤救护其气，真气不脱，则血不奔矣。"提倡止血、消瘀、宁血、补血四大治血证原则，其中尤重"止血"，认为"跌打折伤一切，虽非失血之正病，而其伤损血脉，与失血之理，固有可参，因并论之"，凡跌打已见皮破血出者，其证"无偏阴偏阳之病"，务从止血为安，"止得一分血，则保持一分命"。至于伴"有瘀血肿痛者，宜消瘀血"，唐宗海细分为血脉损坏、肌肤肿痛、筋骨打碎等。初期逐瘀生新、接骨续筋，后期则宗肾主骨、肝主筋之理，补益肝肾，温通经脉，达到祛除伏留之血的目的。唐宗海除对骨伤血证的病理机制和治疗理论提出卓越见解外，在方药施治上亦有建树。他认为"凡失血家忌汗、吐之法"，当以和法"为血证之第一良方"，擅长运用小柴胡汤达表和里，升清降浊，以治疗跌打损伤之患、周身作痛、瘀血滞留三焦、感冒、内伤饮食等多种血证，皆能获良好疗效。此外，唐宗海倡导的治骨伤血证当补气止血、祛瘀生新、消瘀定痛、通窍活血之法则，对后人有很大影响。对内伤的诊治则重在以理气通络为主中药内服，对脑部伤以益气化瘀为主，方选通窍活血汤加减，药用当归、川芎、丹参、红花等。胸胁损伤以理气宽胸、活血止痛为主，方选用金铃子散加减，药用延胡索、川楝、郁金、半夏等。腹部损伤以膈下逐瘀汤加减，药用当归、川芎、桃仁、枳壳、香附、延胡索、丹皮、甘草等。对于卧床较长的骨伤病证患者，易出现气血运行不畅，且伤药易伤胃气，导致脾胃气虚，生化乏力，气血两虚，同时脾虚易生内湿，阻遏气机，故治疗应在接骨续筋的基础上，加以理气、补气以通畅气机，强健脾胃，气血充盈，促进骨伤恢复。

近代，上海石氏伤科在继承"十三科一理贯之"的基础上，提出"气血兼顾，以气为主，以血为先"的损伤治疗原则，侧重于气血之中的"气"，认为"气血兼顾，以血为先是临床常用的治标之法，以气为主的气血兼顾为刻刻留意的图本之计"。因为形体之所以能抗拒外力，百节能得以屈伸活动，皆赖气所充盈；血之濡筋，充髓养骨，为众多医家所赞赏。可见骨伤科疾病，无论皮肉筋骨损伤，都离不开气血。治疗伤科疾患，不论内治外治、内伤外损，都必须注意流通气血，而活血化瘀又离不开气的运行推动，特别是伤科后期用药，常以益气养血以收全功。一般来说，损伤早期宜理气活血化瘀，中期宜调和气血，后期则宜益气养血、调益肝肾为治。但在损伤初期如有出血过多者，也可运用补益气血治法。故临床诊治当辨证用之，不可拘泥。正如《黄帝内经》所谓："疏其血气，令其调达，而至和平。"正如具有140余年历史的上海著名石氏伤科学家所说："理伤仅用外治，气血难复，恢复不易；仅用内治，则筋骨不正。理应调气血，壮筋骨，内服外敷、针刺手法、夹缚活动，相互参用，使疗效显著，而少后遗、复发之虞。"正是在整体观念、脏腑为本、气血兼顾的原则指导下，促进了中医骨内科学理论的成熟。

二、内重肝脾肾

骨伤病证以外伤皮肉筋骨，内损脏腑气血最为常见。《黄帝内经》曰："肝主筋"，"脾主肌肉"，"肾主骨"。因此，脏腑中以累及肝、脾、肾为多见。《素问·平人气象论》论述了肝与筋的密切关系："藏真散于肝，肝藏筋膜之气也。"因肝旺于春，春天脏真之气散于肝，而养筋膜，说明肝血充盈与否，对筋的强弱有直接影响，肝血盈，则筋强。正如《素问·经脉别论》指出："食气入胃，精散于肝，淫气于筋。"张介宾也认为："精，食气之精华也。肝主筋，故胃散谷气于肝，则浸淫滋养于筋也。"说明水谷之精微，化生为血，输送至肝，濡养于筋，所以《素问·阴阳应象大论》说"肝生筋"。《素问·上古天真论》指出了肝血不足对筋的影响："肝气衰，筋不能动。"《素问·痿论》提到："肝气热，则胆泄口苦，筋膜干，筋膜干则筋急而挛，发为筋痿。"说明肝血虚，则筋弱。同样，筋的病变也会连及肝。《素问·痹论》说："筋痹不已，复感于邪，内舍于肝。"即筋病日久，再复感外邪，则可内传于肝。

脾主运化水谷之气，胃主受纳和腐熟水谷，水谷之精微化生血液，输布精气至全身各脏腑器官。正如黄元御在《四圣心源》中所曰："肌肉者，脾土之所生也。"《太平圣惠方》曰："脾胃者，水谷之精，化为气血，气血盛，营卫流通，润养身形，荣于肌肉也。"脾为气血生化之源，脾胃健运，四肢得以水谷精微所充养，肌肉丰健。《素问·太阴阳明论》阐述了脾虚不运，导致肌肉萎缩的机理："四肢皆禀气于胃，而不得至经，必因于脾，乃得禀也。今脾病不能为胃行其津液，四肢不得禀水谷气，气日以衰，脉道不利，筋骨肌肉，皆无气以生，故不用焉。"脾的运化功能障碍，可出现四肢困倦乏力，不耐劳作，肌肉消瘦，甚至痿软不用。《素问·痿论》进一步指出了脾失健运，发生痿证的病因病机："脾气热，则胃干而渴，肌肉不仁，发为肉痿……有渐于湿，以水为事，若有所留，居处相湿，肌肉濡渍，痹而不仁，发为肉痿。"说明水湿留滞体内，脾气被阻，清气不升，脾运化失司，肌无所养，肌软无力。

《素问·上古天真论》阐述了随年龄增长，肾气与骨的变化："女子七岁，肾气盛，齿更发长……三七，肾气平均，故真牙生而长极；四七，筋骨坚，发长极，身体盛壮……七七，任脉虚，太冲脉衰少，天癸竭，地道不通，故形坏而无子也。丈夫八岁，肾气实，发长齿更；二八，肾气盛……三八，肾气平均，筋骨劲强，故真牙生而长极；四八，筋骨隆盛，肌肉满壮；五八，肾气衰，发堕齿槁……七八……肾脏衰，形体皆极；八八，则齿发去。"描述人体各阶段随肾气盛衰，骨由强到弱的变化，说明骨的正常生长有赖于肾中精气的充养，肾之精气盛衰决定着骨的强健与否，肾精充实则骨骼强健，肾精亏虚则髓减骨枯。《灵枢·五癃津液别》曰："五谷之津液和合而为膏者，内渗入于骨空。"说明肾精包含先天之精和后天之精，先天之精在后天之精的不断充养下，保持其精气充盛，以充养骨髓，使骨骼坚固有力。《素问·痿论》论述了肾精亏虚与骨代谢的病理变化："肾气热，则腰脊不举，骨枯而髓减，发为骨痿。"《素问·痿论》明确指出肾虚导致骨痿："热舍于肾……则骨枯而髓虚，故足不任身，发为骨痿。"清代汪宏在《望诊遵经》中根据色泽的变化判断肾气的变化，"然齿者，总谓口中之骨，滋润者，津液犹充；干燥者，津液已耗形色枯槁者，精气将竭；形色明亮者，精气未衰"，皆为肾精亏虚之证。由此显示了体内脏腑与外在肢体在结构和功能上的统一性，尤以肝、脾、肾与筋、肉、骨的关系最为显著，故在诊断和治疗中应予特别重视。

三、重视慢性筋骨病

随着时代的发展，人们生活习惯的改变，平均寿命的延长，骨伤病谱也随之变化。脊柱、髋、膝等关节的骨与关节退变性疾病，慢性劳损等导致的痹证、痿证已成为当前临床主要病证。对于痹证，《素问·痹论》曰："风寒湿三气杂至，合而为痹也。其风气胜者为行痹，寒气胜者为痛痹，湿气胜者为著痹也。""痛者，寒气多也，有寒故痛也。其不痛不仁者，病久入深，荣卫之行涩，经络时疏，故不通，皮肤不营，故为不仁。其寒者，阳气少，阴气多，与病相益，故寒也。其热者，阳气多，阴气少，病气胜阳遭阴，故为痹热。其多汗而濡者，此其逢湿甚也，阳气少，阴气盛，两气相感，故汗出而濡也。"明确指出，痹证的发生在于外感风、寒、湿邪，其中风邪为主，则肿痛呈游走性；寒邪为主，则疼痛；湿邪为主，则肢体沉重。对痹证的临床表现提出："痹在于骨则重，在于脉则血凝而不流，在于筋则屈不伸，在于肉则不仁，在于皮则寒，故具此五者，则不痛也。凡痹之类，逢寒则虫，逢热则纵。"表明不同部位的痹证其表现也不同，为治疗提供依据。由于退化性骨关节炎等痹证和痿证的逐渐增加，中医骨伤科学的研究重点已由"急性创伤逐步转向慢性筋骨性病变"。对筋骨损伤有了更多研究，认为筋骨相连，骨衰筋必损，骨痹必伤筋；筋伤内动于肝，肝血不充，血不养筋，筋病难愈；筋损束骨无力，影响骨之生理。因此，重视对慢性筋骨病发生的病因病理、治法方药的探讨，应是当前骨内科的研究重点。

第二节　中医骨内科医学诊断特征

中医骨内科在诊断上与其他学科相比较，在病因病理、疾病类型、治疗方法等方面具有相对独立性。因此，除了一般望闻问切之外，还具有特殊的内容，包括量法和动法等各种骨内科学特征性的诊断检查法。

一、神色辨证

司外揣内、由表知里是中医骨内科的诊断特征。"有诸内者，必形诸外。"通过望诊所得五官、形体、色脉等外在色泽的改变，"视其外应，以知其内脏，则知所病矣"。由表及里推断和了解内脏之病变，作出正确的诊断。

明代蒋示吉在《望色启微》中曰："色起两眉薄泽者，病在皮。唇色青黄赤白黑者，病在肌肉。荣色濡然者，病在血气。目色青黄赤白黑者，病在筋。耳焦枯，受尘垢，病在骨。"此根据五脏在面部分布，按色泽变化，推断病变器官。如两眉间为阙中，属肺，肺主皮毛，故此部色泽改变，其病在皮。脾主肌肉，其华在唇，故唇色改变，其病在肌肉。心主血，其华在面，故此部色泽改变，其病在血。肝主筋，开窍于目，故目色改变，其病在筋。肾主骨，开窍于耳，耳色泽改变，其病在骨。对于望诊辨病之深浅重危，认为"皮毛肌肉，血气筋骨，受病浅深之处也。眉间、唇、荣色、耳，望病浅深处也。有是病，即有是法，病治浅深立判。更参之以部柱输属，则先圣之用心密矣。其死生有不洞照者乎？昔秦越人望齐候之色，见而却走，后世难之，盖亦有道以致此也"，强调辨面部色泽既可判定筋骨疾病所在部位，又可判定筋骨损伤的预后。

二、舌脉合参

舌诊和脉诊在辨证论治中占有重要地位，是中医骨内科学整体论治不可缺少的部分，必须予以充分重视。

（一）舌诊

舌诊在中医骨内科学中具有重要诊断价值，对舌的生理病理论述，早在《黄帝内经》的有关篇章中就有所论述。如《灵枢·经脉》曰："唇舌者，肌肉之本也。"指出舌是一个肌性器官。《灵枢·脉度》谓："心气通于舌，心和则舌能知五味矣……脾气通于口，脾和则口能知五谷矣。"是说舌为心之官，又为脾之外候，所以舌有良好的知味功能。在《素问·至真要大论》中，进一步论述了舌体和脏腑的关系，指出"厥阴司天，风淫所胜……民病胃脘当心而痛……舌本强"。《灵枢·五阅五使》曰："心病者，舌卷短，颧赤。"强调脏腑病变的相应舌体、色的变化。对舌苔的变化，在《素问·刺热》中提出："肺热病者，先淅然厥，起毫毛，恶风寒，舌上黄身热。"《灵枢·刺节真邪》曰："阳气有余……腠理闭塞，则汗不出，舌焦唇槁，腊干嗌燥。"说明黄苔是里热证的表现。《素问·痿论》提出了辨味觉的意义，如对"口苦"认为多与肝胆湿热有关，肝气逆则胆泄口苦。由此奠定了舌诊基础理论，对舌诊的发展起到了重要作用。

东汉医圣张仲景在《伤寒论》中确立的辨证论治，首创舌苔的临床应用。如《伤寒论·辨阳明病脉证并治》221条曰："阳明病咽燥口苦，舌上苔者，栀子豉汤主之。"《伤寒论·辨阳明病脉证并治》222条曰："若渴欲饮水，口干舌燥者，白虎加人参汤主之。"都提到舌苔的变化，并以此作为辨证论治、选方用药的要点之一。晋代葛洪的《肘后备急方·治伤寒时气温病方》载有关于舌诊的论述，并有舌苔的病理变化："若病人齿无色，舌上白，或喜睡眠，愦愦不知痛痒处，或下痢，急治下部。"指出白苔的临床意义。隋代巢元方认为舌诊可作为诊病依据之一，在所著《诸病源候论》中对舌肿、舌缩、弄舌、重舌、舌出血、舌烂、舌强、舌上生疮等各种舌体变化的病因病理作了详细阐述，如在卷九《热病候》中描述"肺热病者……六日，舌本烂，热不已者死"；对舌色提出舌青、舌赤、舌上黄、舌上白、舌青黑等的意义，如在卷十二《噎黄候》中有"身面发黄，舌下大脉起青黑色，舌噎强不能语，名为噎黄也"等等，显示了舌苔色泽变化在诊治疾病中的重要性。唐代著名医家孙思邈在《备急千金要方·舌论》中曰："若脏热则舌生疮，引唇揭赤；若腑寒则舌本缩，口噎唇青。寒宜补之，热宜泻之，不寒不热，依脏腑调之。"明确提出舌色红属里热证、色青属里寒证的舌象变化，并以此作为治疗的根据。

宋代成无己所著《伤寒明理论·舌上苔》对伤寒舌苔变化的临床表现、意义及治疗作了详细论述："伤寒三四日已后，舌上有膜，白滑如苔，甚者或燥或涩，或黄或黑，是数者，热气浅深之谓也。邪气在表者，舌上即无苔，及邪气传里，津液结搏，则舌上生苔也。寒邪初传，未全成热，或在半表，或在半里，或邪气客于胸中者，皆舌上苔白而滑也。"并列举了《伤寒论》中以舌象为依据的诊治法："舌上如苔者，以丹田有热，胸中有寒，邪初传入里者也；阳明病胁下硬满，不大便而呕，舌上白苔者，可与小柴胡汤，是邪气在半表半里者也；阳明病若下之，则胃中空虚，客气动膈，心中懊憹，舌上苔者，栀子豉汤主之，是邪客于胸中者也。"元代敖氏所著《伤寒金镜录》为现存第一部舌诊专著，以 12 幅舌图验证，论说伤寒表里；后为同时代的杜清碧将其增补 24 幅舌图，合为 36 幅舌图，并列方于图下，增订为《敖氏伤寒金镜录》。杜清碧称其"只以舌证，不以脉辨，其法浅而易知，试而辄效。"《伤寒金镜录·原序》全书以"第一·白苔舌"至"第三十六·根灰尖黄舌"共 36 幅舌图，详细记载了寒热虚实的舌象变化与疾病转化关系，症附以方，指明辨舌治疗方药。正如其结语所曰："三十六舌，乃伤寒验舌之快捷方式。临症用心处之，百无一失。"并提出了以红舌判断外感病火热病机的诊断学观点。该书的问世，对其后的舌诊发展起到了重要的促进作用。

明代申斗垣的《伤寒观舌心法》把杜清碧三十六舌，发展成一百三十五舌，为当时舌诊之大成。文中对白胎、红舌、紫舌等八类舌象的病位病机作了详细阐述，尤其强调红舌可作为热证的重要依据，成为温病学舌诊的基础，并指出当同时存在两种以上颜色时，以色泽明显的作为主色进行辨证。

清代张登的《伤寒舌鉴》（1668 年）共记载 137 幅舌诊图，包括白苔舌总论、黄苔舌总论、黑苔舌总论、灰色舌总论、红色舌总论、紫色舌总论、霉酱色苔舌总论、蓝色苔舌总论、妊娠伤寒舌总论等九个部分。每种除有总论叙述外，各图均附说明。其内容丰富，图文并茂，补充和更正了以前的错误和不足。正如其在自序中所曰："由是取《观舌心法》，正其错误，削其繁芜，汰其无预于伤寒者，而参入家大人治案所纪及己所亲历，共得一百二十图，命曰《伤寒舌鉴》。授之剞劂，以公同志临证之一助云。"较全面地对舌诊进行了论述，是《伤寒金镜录》之后的又一本舌诊专著。《四库全书总目提要》高度评价其"古经于诊候之外兼及辨色聆音，而未尝以舌观病。舌白、胎滑之说，始见张机《伤寒论》，其传亦古，然其法不详，亦未尝言及种种之别。后《金镜录》推至三十六图，未为赅备，《观舌心法》衍至三十七图，又颇病繁芜。登以己所阅历，参证于二书之间，削烦正舛，以成是书，较之脉候隐微尤易考验，固诊伤寒者所宜参取也"。林之翰的《四诊抉微》，其卷之二，望诊的察舌部中，列有详细的望舌内容，包括白苔舌、黑苔舌、灰色舌、红色舌、紫色舌、蓝色舌、霉酱色舌、妊娠伤寒观面色舌色法等。其中在《五法》中曰："舌者，心之窍也。脏腑有病，必见之于舌。若津液如常，此邪在表，而未传里也。见白苔二滑者，邪在半表半里之间，未深入腑也。见苔黄而干燥者，胃腑热甚而熏酌也，当下之。见舌上黑刺裂破，及津液枯涸而干燥者，邪热已极，病势危甚，乃肾水克心也，急大下之，十可一生。至于舌上青黑，以手摸之，无芒刺而津润者，此直中寒证也，急投干姜、附子。误以为热，必危殆矣。是舌黑者，又不可概以热论也。"提出了望舌总纲和病理变化以及察舌的重要性。接着有对白苔舌、黑苔舌、灰色舌、红色舌、紫色舌、蓝色舌、霉酱色舌、妊娠伤寒观面色舌色法等分别作了阐述，为临床者提供了有实用价值的资料。

温病学派的代表叶天士开创舌诊在温病中的应用，极大丰富了舌诊内容。由于温病的病理变化迅速，舌象的反应迅速而敏感，能及时地反映病情，所以舌诊对温病证情的改变，尤其对脏腑虚实、气血盛衰、津液盈亏、邪正消长、病情轻重、病位浅深等情况，能在舌象上反映出来。故有"杂病重脉，温病重舌"之说。当然具体诊治时，还当舌脉合参。温病学派的代表叶天士，对舌诊运用的应用颇有独到之处。如《外感温热篇》14条云："再论其热传营，舌色必绛……传绛色中兼黄白色，此气分之邪未尽也。泄卫透营，两和可也。纯绛鲜色者，包络受病也。宜犀角、鲜生地、连翘、郁金、石菖蒲等。"提出绛舌为热邪深入营分，绛色中兼黄白色舌质为邪入营分且兼有卫分和气分之邪，治疗当以清营解卫，选用凉血解表之剂。舌呈纯绛鲜色者，为邪热内陷心包之象，治疗当凉血开窍。而对腹部痞胀，其舌为"黄浊苔"可用"苦泻法"，对舌象为"白不燥，或黄白相兼，或灰白不渴"的腹部痞胀者则不可用"苦泻法"。说明温病治疗中，对舌诊十分重视。这些极大丰富了舌诊内容，对舌诊理论的发展作出重要贡献。

（二）脉诊

脉诊是中医骨内科学中判断脏腑、气血、经络功能的重要依据。据文字记载，约在两千余年前，脉学已成为我国古代医学的一部分。1973年湖南长沙马王堆三号汉墓出土的医药文献帛书《脉法》《阴阳脉症候》等医著中，已有脉学诊断疾病的记载。在春秋战国时期，脉诊已达到相当水平，其中《黄帝内经》是最具代表性的医著。《素问·三部九候论》提出："上下若一，不得相失。"说明正常人三部九候的脉气应该是互相协调。当出现相互紊乱时，可发生一候不相应则病，二候不相应则病甚，三候不相应则病危等各种程度不等的病证变化。《灵枢·终始》提出改进的人迎、气口、寸口诊脉法："持其脉口、人迎，以知阴阳有余不足，平与不平，天道毕矣。所谓平人者不病，不病者，脉口、人迎应四时也。"认为人迎位于喉结两旁颈动脉搏动处，足阳明胃经循行之部位，候三阳之气；气口、寸口是指两手桡动脉搏动处，手太阴肺经动脉，主候三阴之气。故人迎、气口、寸口脉可反映全身脏腑、气血之盛衰。在《灵枢·禁服》中，阐明了寸口脉的正常脉象，谓："寸口主中，人迎主外，两者相应，俱往俱来，若引绳大小齐等。春夏人迎微大，秋冬寸口微大，如是者名曰平人。"在此基础上，《灵枢·经脉》进一步提出："经脉者常不可见也，其虚实也以气口知之。"《素问·经脉别论》谓："气口成寸，以决死生。"提出了独取气口诊脉法，以更简便的脉诊法应用于临床。《素问·五脏别论》对气口诊脉法的原理作了详细论述："气口何以独为五脏主？岐伯曰：胃者，水谷之海，六腑之大源也。五味入口，藏于胃以养五脏气，气口亦太阴也。是以五脏六腑之气味，皆出于胃，变见于气口。"所以诊察寸口脉可知脏腑气血和胃气盛衰的各种变化，由此简化了人迎、气口诊脉法为独取寸口诊脉法。对于气口、寸口、脉口的一名三称，明代张景岳解释为："气口之义，其名有三：手太阴肺经脉也，肺主诸气，气之盛衰见于此，故曰气口；肺朝百脉，脉之大会聚于此，故曰脉口；脉出太渊，其长一寸九分，故曰寸口。"东汉名医张仲景的《伤寒杂病论》中以脉辨证，显示脉诊在临床中已作为诊断和决定治疗的重要依据。如《金匮要略》描述虚证脉象："夫男子平人，脉大为劳，极虚亦为劳。"说明脉虚，或脉大都是劳病的脉象。

晋代名医王叔和的脉学专著《脉经》的问世，使脉学趋于完整。王叔和总结了前人经验，确立了24种脉象，并对每种脉象的形态、意义作了详细说明，奠定了脉学发展的基础。对于脉诊的学习，在《脉经·序》中说："脉理精微，其体难辨，弦紧浮芤，展转相类，在心易了，指下难明。谓浮为沉，则方治永乖；以缓为迟，则危殆立至。"提出了脉诊易学难精的著名论断。指出："夫医药为用，性命所系。和鹊至妙，犹或加思；仲景明审，亦候形证，一毫有疑，则考校以求验。故伤寒有承气之戒，呕哕发下焦之问。"因此医者在临诊把脉时必须细心体会，正确理解脉象的表现，才能作出相应的诊断和确定治疗方法。在具体诊脉方法上，作为寸口脉集大成者王叔和对寸口脉的临床应用作出了重大贡献，提出腕后高骨为关，关前为寸，关后为尺，清楚地划分了寸关尺的部位和各占的长度，并且进一步明确了左手寸关尺分主心肝肾、右手寸关尺分主肺脾命门，完善了寸口脉法的实践应用，对扩大寸口脉法的临床应用，起到极大推动作用。

李时珍的《濒湖脉学》以歌赋体形式，分《七言诀》和《四言诀》两部分。《七言诀》论述了常见27种脉的形状、主病及相似脉鉴别。《四言诀》系李时珍父亲李言闻根据宋代崔嘉彦所撰《脉诀》删补而成，论述脉理、脉法、五脏平脉、杂病脉象及真脏绝脉等。其语言精炼，内容丰富，如以"如循榆荚，如水漂木"描述浮脉；以"病蚕食叶"描述涩脉的"慢而艰"之感；以"似波澜"描述洪脉的"去衰来盛"之感等。便于记忆，为学习者所必读。

明代张景岳在《景岳全书·脉神章》中曰："虽曰脉有真假，而实由人见之不真耳，脉亦何从假哉？"说明两者不符，其中一者为假象，因此应仔细辨别何者为假而从真者，如假寒真热之证，其症有手足逆冷，但脉沉数，似乎矛盾，但仔细辨之，可发现烦渴喜冷饮、不恶寒反恶热等，故属里热之证。因此，不能盲目舍弃，否则会出现严重的辨证错误，轻则加重病情，重则害其性命。可见脉与症都为疾病的外在表现，有其相应的病机，脉症相应是疾病的一般规律，是病机简单的表现，故易于辨证；脉症不应是疾病的特殊规律，是疾病病机的复杂性。所以，不能因为不识其真，就妄断其假而随意舍去，以防发生辨证论治的错误。

清代赵廷海在所著《救伤秘旨·总论》中，阐述了骨伤学中常见脉症和重危病症的脉象，为临床诊治和判定预后等提供理论依据。"六脉纲领曰：浮、沉、迟、数、滑、涩。浮沉以部位言，而虚、实、濡、弱、革、牢六脉从之。数以至数言，而紧、缓、促、结、代五脉从之。滑涩以形象言，而长、短、洪、微、芤、弦、动、伏、散、细十脉从之，此脉之大概也。又有解索、雀啄、屋漏、鱼翔、弹石、虾游等名，皆死脉。"

钱秀昌在《伤科补要》的"伤科脉"中指出："从伤科之脉，须知确凿。蓄血之脉，脉宜洪大。失血之脉，洪大难握……蓄血脉微，元气必虚。脉症相反，峻猛难施。"共论述18种伤科专脉，尤其是以损伤后蓄血与失血两大脉系为纲，既继承了前人之脉理，又增补了伤科专书中无脉学的论述，补前人所不足，是研究伤科脉学的重要文献。高恒法等认为，伤科脉诊在外伤出血性休克等病的预后判断中有着重要价值，其中浮、洪、数、大、实、虚、芤、革、促脉多预示危候或死候；细、沉、虚、小、缓为脉证相符的有生机之候。

可见脉诊的运用在骨伤病证中有重要的诊断价值。

三、比摸诊断

中医骨内科的治疗效果与诊断水平有着相当密切的关系。中医骨内科历来就重视诊断这一环节。中医骨内科在诊断检查上的独特之法，与其他各科相比具有相对独立性。除望、闻、问、切外，还包括量法、动法和比摸法。其中量法是应用量具测量来测定肢体的周径和长度；动法是通过肢体活动来测定关节的活动度；比摸法是通过医者手的触摸，以了解疼痛部位、程度、性质等作为疾病证情程度和诊断的依据。

清代著名医家吴谦在《医宗金鉴·正骨心法要旨》中指出，对骨折行整复手法前，应先采用摸法以明确病情，认为"摸者，用手细细摸其所伤之处，或骨断骨碎，骨歪骨整，骨软骨硬，筋强筋柔，筋歪筋整，筋断筋走，筋粗筋翻，筋寒筋热，以及表里虚实，并所患之新旧也。先摸其或为跌仆，或为错闪，或为打撞，然后根据法治之"，然后才能达到"故必素知其体相，识其部位，一旦临证，机触于外，巧生于内，手随心转，法从手出"。安徽徽州名医江考卿在《江氏伤科方书》中提出了检查骨擦音以鉴别骨折的方法："凡打伤跌肿，肉中之骨不知碎而不碎，医生以手轻摸肿处，若有声音，其骨已破。"至今仍是临床常用的判断骨折的简便方法之一。晚清名医赵濂在其所著《伤科大成》中提出观察指甲颜色来判断伤情轻重的方法："以我手指甲，掐其手指甲，放手易还原色者易治，少顷始还颜色者伤重，手指甲紫黑色者不治。"这其实是以检查手指甲颜色变化来了解伤者血液循环情况，以推断受伤的轻重和预后，方法简明，易学而易行。金倜生所辑《伤科真传秘抄》中就要求学骨科者必须十分熟悉骨骼的形态和结构，要求学生在黑夜里用手摸骨骼标本时能正确分辨是何骨。正是这种严格的训练结合长期的临证体会，许多骨科医生都能凭手摸认识各部位的骨折和脱位。

近代随着解剖学的发展，对人体筋骨的深入了解，骨伤医家对诊断手法更为重视，认为通过医者双手对损伤部位的仔细触摸，能有效了解损伤的性质，发现有无骨折和移位、脱位的类型、伤筋的部位和程度，尤其对骨错缝、筋出槽等病证，有时X线片未能显示，而仔细正确的摸法就能作出明确诊断，为治疗提供依据。对摸诊手法，提出采用手指的摸触以感觉损伤部位的变化；用挤压手法以明确骨骼损伤的性质；用叩击手法以检查有无骨折；用旋转的手法以了解关节活动；用屈伸手法以辨别关节损伤程度等。在摸诊中应仔细了解患处的压痛点、畸形、肤温、肿胀、肿块、异常活动、弹性固定等，同时要做患肢受伤前后的比较和与健侧对应部位做比较。可见，摸法在诊断中具有十分重要的作用，为历代医家所重视。

第三节 中医骨内科医学治疗特征

中医骨内科学是以气血兼顾、内调脏腑、外治筋骨为特征的整体治疗法。在具体治疗上，以中药益气血、手法强筋骨、针灸调脏腑、导引和阴阳。

一、内服中药益气血

气为人体最基本的物质，周流全身，无处不到，无处不有，推动脏腑生理活动，温煦四肢百骸。正如张景岳所曰："人之有生，全赖此气。"元气足，人体生机勃勃；元气不足，人则萎靡不振。血能濡之，血在气推动下，遍行全身组织器官，供给充足的氧气和营养，人体的各组织器官只有在得到充足的血液供应后，才能发挥正常的生理功能。因此，气血充足与否对人体有非常重要的作用。当气血不足时，人体可发生一系列症状，如头晕目眩、耳鸣耳聋、腰背酸痛、两膝无力、行动迟钝、少寐多梦、舌淡苔白、脉细无力。治疗当给予益气养血、填精生津之剂，如人参、黄芪、当归、熟地、白芍、白术、茯苓、菟丝子、枸杞等。

二、正骨理筋强筋骨

筋骨是人体的重要组成部分。筋附于骨，为运动的动力装置。骨靠筋连，为人体支架。筋强骨坚，则人体活动有力，行动敏捷。当筋骨受损，筋伤骨断，则筋软骨痿，肢体无力，行动迟缓。肝主筋，藏血。肾主骨，藏精。肝血充盈，筋有所濡，则筋强。肾精充足，髓有所充，骨坚硬。所以筋柔骨正，人体强壮。因筋骨关系十分密切，当外力所伤时，筋骨常同时受累，骨伤必损筋，筋损常累及骨，因此筋骨常同时受损。对于伤筋动骨之证，需及时运用手法复位，夹缚固定，以防骨折再移位。

三、经穴并治调脏腑

经络遍布全身，纵横交错，"内属于脏腑，外络于肢节"，将人体内外表里、上下前后、五脏六腑、四肢百骸、五官九窍、筋脉皮肉各个部分，统一成为一个有机的整体，并与外界环境相适应。所以经气疏畅，脏腑强健，人体行动敏捷，精神饱满，精力充沛。经络阻滞，则脏腑弱，行动迟缓，精神萎靡，活动无力，思维迟钝。针灸可刺激经络、腧穴，激发经气，调节脏腑组织功能，泻其有余、补其不足，促使机体气血流通，达到疏通经络，调节气血，平衡脏腑，从而恢复和维持机体的正常活动，将机体各脏腑组织器官功能调节到或接近于最佳生理状态。故"经脉者，所以能决死生，处百病，调虚实，不可不通"。

《黄帝内经》曰："阴平阳秘，精神乃治；阴阳离决，精气乃绝。"所以阴阳和是保持人体健康的主要因素。阴阳和，五脏强；六腑通，气血足。当各种原因导致阴虚或阳虚，则可出现一系列证候。如阴虚者症见五心烦热，日晡潮热，口干咽燥，舌红，少苔，脉细数等；阳虚者症见形寒肢冷，手足不温，小便清冷，舌淡胖，脉迟缓等。导引练功具有良好的行气血、和阴阳之效。导引是呼吸运动和躯体运动相结合的一种功法，能促使脏腑阴阳调和，经络之气通畅。其中孙思邈的养生十三法，颇具价值。整套功法有13节。①发常梳：将双手掌互搓数次，令掌心发热，然后十指向后，由前额开始用手梳头发，经后脑回颈部。早晚各做数次。可以明目，预防头痛、耳鸣等。②目常运：合眼或闭眼均可，用眼珠转圈，先左、上、右、下顺时针方向转，然后眼珠逆时针转圈。重复3次。或搓手36下，将发热的掌心敷在眼部。可明目、缓解眼睛疲劳。③齿常叩：嘴闭上，轻叩门齿、左侧臼齿、右侧臼齿，每个动作30~50次，可加强肠胃吸收，有防止蛀牙和牙退化的作用。④漱玉津："唾为肾之液"，有健肾益脾、延年益寿之效。⑤耳常鼓：两掌掩上双耳，用力内压，然后放手，重复做10下，可起到增强记忆和听觉的效果。⑥面常洗：双手互搓数十次后，双手心上下敷面，可以令脸色红润有光泽。⑦头常摇：将两手叉在两腰上，闭目低头，缓慢右转动，然后向左转动各6次，可防止颈椎增生。⑧腰常摆：身体和双手有韵律地摆动。

当身体向左时，右手在前，左手在后，在前的右手轻轻拍打小腹，在后的左手轻轻拍打命门穴位。反方向重复各50次，可强化肠胃，固肾气，防止消化不良和胃痛、腰痛。⑨腹常揉：搓手36下，手热后双手交叉，围绕肚脐顺时针方向揉，范围由小到大，9~36次，可以消除腹部鼓胀等症状。⑩摄谷道：吸气时提肛，即将肛门的肌肉收紧，闭气。维持数秒，直至不能忍受，然后呼气（肛门）放松。每天早晚各做20~30下。⑪膝常扭：双脚并排，膝部紧贴，人微微下蹲，双手按膝，向左右扭动，各做20下。可以强化膝关节，防止肾亏膝软症状。⑫常散步：散步对健康长寿有很大益处。散步的时候，应心无杂念，效果更佳。⑬脚常搓：右手搓左脚，左手搓右脚。由脚跟向上至脚趾，再向下搓回脚跟为1次，共数十次，可以治疗失眠，协助控制血压。

（谢可永　李晓峰）

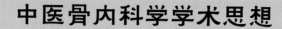

第五章
中医骨内科学学术思想

中医骨内科学以传统中医经典理论为基础，以肢体外伤和相应脏腑气血损伤为主要病证，以外治皮肉筋骨、内调脏腑气血为治疗特征，形成具有相对独立的病因病机、临床病证和治法方药。在长期的实践中，逐步形成以皮肉筋骨、脏腑气血、经络腧穴等为主要内容的独特学术理论体系。

第一节　八纲统领，阴阳为首

辨证，是以脏腑、经络、气血、津液等理论，对通过望、闻、问、切四诊所搜集的症状、体征等资料进行综合、归纳、分析，以对疾病作出病理性的概括，是采取治疗措施的重要依据。

一、辨证论治，八纲为统

中医辨证方法众多，主要有八纲辨证、六经辨证、脏腑辨证、气血精津辨证、卫气营血辨证、三焦辨证等。八纲辨证的起源，可追溯至《黄帝内经》。如《素问·阴阳应象大论》指出："阴阳者，天地之道也，万物之纲纪，变化之父母，生杀之本始，神明之府也，治病必求于本。""善诊者，察色按脉，先别阴阳。"这些理论为"八纲"的发展奠定了理论基础。

六经辨证为东汉医圣张仲景所创，他在《黄帝内经》"治病必求于本""生之本，本于阴阳"的理论指导下，以阴阳两纲为基础，提出六经辨证。其中太阳经证、阳明经证、少阳经证为阳证，相表里的少阴经证、太阴经证、厥阴经证为阴证。纵观《伤寒论》的六经辨证，其每一经皆包含有阴阳表里寒热虚实的内容，以反映六经为病的证候和治疗。全篇以阴阳统摄六经，进而以表里、寒热、虚实辨六经的经络、脏腑等证，体现了八纲辨证在六经为病的应用。正如明代方隅在《医林绳墨》中所曰："抑尝考之仲景治伤寒，着三百九十七法，一百一十三方……然究其大要，无出乎表、里、虚、实、阴、阳、寒、热八者而已，若能究其的，则三百九十七法了然于胸中也。"充分显示了八纲辨证具有辨证的纲领意义。

脏腑辨证是辨疾病所在的脏腑部位，是把八纲辨证运用于脏腑，以确定脏腑病的寒热、虚实。如心的辨证有心血虚、心阴虚、心气虚、心阳虚、心火旺等；肺的辨证有肺气虚、肺阴虚、风寒犯肺、风热犯肺、肺热炽盛等；脾的辨证有脾气虚、脾气下陷、脾阳虚、脾不统血等；肝的辨证有肝血虚、肝阴虚、肝气郁滞、肝火上炎、肝阳上亢、肝风内动等；肾的辨证有肾阳虚、肾阴虚、肾精不足、肾气不固等。表明脏腑辨证须结合八纲辨证才具有临床应用价值。

气血精津辨证与八纲辨证关系更为密切，气血精津的病理变化皆与八纲辨证相关。如气血辨证中，有气血虚证、血热证、血寒证；精津辨证中，有肾精亏虚、津液亏虚等。

卫气营血辨证为清代叶天士所创的外感温热病的辨证法，以卫气营血表示疾病的病理发展的四个阶段。如《外感温热篇》所曰："大凡看法，卫之后方言气，营之后方言血。"说明温热病邪从口鼻而入，首先犯肺，由卫及气，由气入营，由营入血，病邪步步深入，病情逐步加重。因此，卫分证是温热之邪侵犯肌表，出现发热、微恶风寒、头痛、口干、舌边红、苔薄、脉浮数，属八纲辨证之表热证。气分证为温热之邪内传脏腑，表现为身热，口渴，汗出，舌红苔黄，脉沉数，属八纲辨证之里热证。营分证为病情进一步加重，邪热入营，症见身热夜甚、口不渴、神昏谵语、舌红绛、脉细数，属里热实证。血分证，为邪热入血，症见身热、心烦、躁扰不宁，或血热妄行，出血，舌红脉细，属里热实证。如病久伤阴，阴虚火旺，症见持续低热、五心烦热、口干咽燥、神疲乏力、舌红干、脉细数，属里实阴虚之虚实夹杂证。说明八纲辨证贯穿于卫气营血辨证中。

三焦辨证是按人体上、中、下三部分的脏腑辨证，所以上焦辨证包含"邪热犯卫证""邪热壅肺证"和"逆传心包证"；中焦辨证为脾胃之辨证，包括"中焦燥热证"和"中焦湿热证"；下焦为肝肾之所在，所以主要辨肝肾，包括"肾阴亏虚""肝阴亏虚"。可见这些辨证皆是在八纲辨证的统领下，完成其辨证。

二、八纲辨证，阴阳为重

八纲辨证是根据四诊的材料，综合分析，按疾病的性质、部位、轻重等情况，归纳为阴、阳、表、里、寒、热、虚、实八类证候。如以病位的深浅分表里，病位浅者属表，病位深者属里；以病证的性质分寒热，阳盛或阴虚则为热证，阳虚或阴盛则为寒证；以邪正的盛衰分正虚，邪气盛为实证，正气衰为虚证。以疾病类别分阴阳，表、热、实为阳证，里、寒、虚为阴证。从而把千变万化的疾病证候，按其共性归纳为表与里、寒与热、虚与实、阴与阳，概括了疾病的最基本特征，从而抓住其在表在里、为寒为热、是虚是实、属阴属阳的矛盾，在诊断疾病过程中，起到执简驭繁、提纲挈领的作用。八纲辨证中，表里是病变部位深浅和病情轻重的两纲。凡病在肌表，病位浅而病情轻属表证；病位深而病情重属里证。寒热是辨别病邪性质和机体阴阳盛衰的两纲。寒邪犯体或机体阳虚者属寒证；阳邪犯体或机体阴虚者属热证。虚实是辨别正气盛衰的两纲。邪气所犯，正气尚盛为实证；邪气所犯，正气已虚为虚证。阴、阳分别代表事物相互对立的两个方面，凡兴奋、躁动、亢进、明亮等属阳证，表现为表证、热证、实证归属为阳证；凡抑制、沉静、衰退、晦暗等属阴证，表现为里证、寒证、虚证归属为阴证。可见表和里是鉴别疾病病位的内外和病势的深浅；寒和热是鉴别疾病的两个属性；虚和实是辨别病体的邪正盛衰。里、寒、虚属阴，表、热、实属阳，所以八纲中的阴阳两纲可以概括其余六纲，是证候分类的总纲，是辨证归类的最基本纲领。正如《类经·阴阳类》所说："人之疾病……必有所本，或本于阴，或本于阳，病变虽多，其本则一。"表里、寒热、虚实虽各自概括一个方面的病理本质，但非各自孤立，而是互相影响，相互联系，出现证候的相兼、错杂、真假、转化等。如表证根据外邪的性质和不同的证候，分为表热证和表寒证；根据证候的有汗与无汗，分为表虚证和表实证。里证根据病邪性质分为里寒证和里热证，根据正气盛衰分为里虚证和里实证。此外，对于病邪既不在表，又未入里，介于表里之间，则为半表半里证。寒热证中，可分为虚热证和实热证、虚寒证和实寒证。虚实证中，可分为真虚假实、真实假虚、真寒假热、真热假寒等。同时，随着疾病的发展和人体正气的变化，八纲之间在一定条件下还可互相转化。如表寒证，因病情发展或治疗不当，则病邪可由表入里，由寒转热，转化为里热证；实证可因误治、失治等，病程迁延，耗伤正气，转化为虚证；虚证因正气不足，气化失常，水液不能布化，产生痰饮或水湿等，出现虚实夹杂之证。可见八纲虽有各自的见证，但很少是单纯的、孤立的存在，而常以"相兼""夹杂""真假"等形式出现。因此，在辨证中要透过现象抓住本质，及时掌握疾病的转化，以正确地诊断，进行恰当的治疗。正常人体气血充盈，周流全身，往复循环，运送营养物质至全身，濡润筋骨，滑利关节，温养肌肉，充润皮肤，则骨骼坚强，筋脉柔顺，腠理固密，气血调和，阴平阳秘，精神乃治，说明正常的生理活动有赖于人体阴阳的相互协调。阴阳的动态平衡是健康的保证，当阴阳失衡，出现偏差时，人体就会生病。出现阴胜则阳病，或阳胜则阴病，为外邪有虚可乘。如热邪致病，则阳盛伤阴，为热证；如寒邪致病，则阴盛伤阳，为寒证。阳虚阴盛为虚寒证，阴虚阳盛为虚热证。正如《素问·阴阳应象大论》所言："阴胜则阳病，阳胜则阴病。"可见阴阳不和，百病乃生，"阴阳离决，精气乃绝"。

在临床八纲辨证时，首先要辨阴阳。如肤色明亮属阳，肤色暗晦属阴；声音洪亮属阳，声音低微属阴；脉浮、数、大、滑、实属阳，脉沉、迟、小、涩、虚属阴。故《素问·阴阳应象大论》曰："善诊者，察色按脉，先别阴阳。"说明辨别阴阳在诊治疾病中，具有纲举目张的重要意义。故《景岳全书·传忠录》第二篇（阴阳篇）说："凡诊病施治，必须先审阴阳，乃为医道之纲领，阴阳无谬，治焉有差？医道虽繁，而可以一言蔽之者，曰阴阳而已。故证有阴阳，脉有阴阳，药有阴阳。以证而言，则表为阳，里为阴；热为阳，寒为阴；上为阳，下为阴；气为阳，血为阴；动为阳，静为阴；多言者为阳，无声者为阴；喜明者为阳，欲暗者为阴。"人体遭受创伤，外伤皮肉筋骨，内损脏腑气血，外伤内损互相影响，或先后受累，或同时致病。肢体外伤，由外及内，筋经骨骼失衡，脏腑气血失和，导致阴阳平衡失调，百病丛生。对于骨折、脱位、伤筋之症，当首辨阴阳，补其不足，泻其有余，以调整阴阳，恢复阴阳的相对平衡。《素问·至真要大论》曰："谨察阴阳所在而调之，以平为期。"应用"寒者热之，热者寒之……各安其气，必清必静，则病气衰去，归其所宗，此治之大体也"的治疗原则，采用"壮水之主，以制阳光；益火之源，以消阴翳"，以及热因热用、寒因寒用、塞因塞用、通因通用、同病异治与异病同治等，以达到阴阳平衡之目的。在损伤中，阳盛者常见于外力损伤，血溢脉外，瘀久不散，郁而化热，症见局部肿胀，身热自汗，口渴烦躁，小便黄赤，舌红，脉沉数；治当清热解毒，活血祛瘀。阴盛者，多为劳伤肾虚，症见疼痛日久，面色苍白，腰膝酸软舌淡，脉沉迟；治当温经散寒，补益肝肾。阳虚者，常见于素体虚弱，或损伤日久，气血两亏，肝肾不足，症见畏寒肢冷，两膝酸软无力；治当健脾养血，补益肝肾。阴虚者，症见两颧潮红，潮热盗汗，舌红，脉细；治当养阴为主。《疡医大全》论损伤发热曰："或出血过多，或大溃之后而发热者，乃阴血耗散，阳气无所依附，遂致浮散于肌表之间，是为阴虚，非实热也。"明确提出，此乃阴虚发热，不同实证之热，当以养阴清热治之。对损伤出汗者，《疡医大全》云："凡伤损之症，有出汗者，当审其阴阳虚实而治之。若阴虚，阳往乘之，则发热汗出，以甘寒之剂补其气；若阳虚，阴往乘之，则发厥自汗，以甘温之剂助其阳。有因痛甚而自汗者，宜清肝火为主；有因阴阳伤损而自汗、盗汗者，宜补气生血为主。"指出损伤汗出者，也当分虚实阴阳，对阴血虚者，以甘寒之剂养阴止汗；对阳虚汗出者，当用甘温之剂助其阳，以气摄汗。综上所述，诸多辨证，八纲为统领。八纲中以阴阳为纲，以寒热、表里、虚实为目，纲举目张。以此辨证论治，诸疾可愈。正如清末著名伤寒学家郑寿全在《医法圆通》自序中所云："知此始明仲景之六经还是一经，人身之五气还是一气，三焦还是一焦，万病总是在阴阳之中。"可见阴阳辨证乃八纲辨证之总纲。

第二节 理伤正体，气血为先

气与血是维持人体活动的两大基本物质。《素问·调经论》说："人之所有者，血与气耳。"气足血盛，则神旺形强。"血气不和，百病乃变化而生。"对于肢体和气血脏腑的关系，陆师道在《正体类要》序中说："且肢体损于外，则气血伤于内，荣卫有所不贯，脏腑由之不和，岂可纯任手法，而不求之脉理，审其虚实，以施补泻哉？"显示肢体外伤与脏腑气血关系极为密切，肢体外伤可影响气血脏腑功能，故气血立论乃是骨伤诊治之大法。

一、气血理论沿革

气血理论是骨伤学的基础理论之一，对于损伤的病理、诊断、治疗等具有重要的指导意义。有关气血理论最早见于春秋时期的《黄帝内经》，对气血的生成、功能、相互关系等都有详细阐述。《灵枢·决气》阐述了血的生成："中焦受气取汁，变化而赤，是谓血。"对气的生成，《灵枢·营卫生会》说："人受气于谷。"《灵枢·五味》说："故谷不入，半日则气衰，一日则气少矣。"后世医家在此基础上，结合临床实践，对气血理论作了补充和发展。东汉末年，医圣张仲景把《黄帝内经》中气血学说的基础理论与临床实践密切结合起来，创立"六经辨证"和"脏腑经络气血病脉证治"辨证论法，采用汗、吐、下、和、温、清、消、补八法治疗外感和内伤疾病的气血失衡，为气血理论增添了新内容。晋代王叔和在《脉经》中阐述了气血变化在脉象中的表现，总结了24种常见脉象的脉形、节律、部位意义等，为气血在体内情况提供了一个观察指标。《脉经》的问世，使气血学说更丰富，更具体，更系统。名医陶弘景在《名医别录》中收录大量治疗气血疾病的药物，如补气的人参、黄芪等，理气的木香、厚朴等，补血的地黄、当归等，活血的阿胶、丹参等，为治疗气血病证提供了药物的选择。

隋代巢元方所著《诸病源候论》一书中，按气血理论对各病证的病因病机、治疗用药作了详细阐述，扩展了气血在临床上的应用范围。唐代会昌年间，蔺道人所编著《仙授理伤续断秘方》，在学术上以气血立论，认为凡伤重……先服气药，以行气活血。《仙授理伤续断秘方》提出的治疗骨伤病证的七个步骤中，对损伤早期的气滞血瘀，肿胀疼痛症，分别用第一步的大成汤、第二步的黄药末以及第三步的白药末，治疗气滞不行，败血瘀积，以行气活血，攻逐瘀积；对中期瘀血未清，肿痛未消者，用第四步的乌丸子和第五步的红丸子，以理气舒筋，活血散瘀；对后期气血不足，肝肾亏损者，用第六步的麻丸子和第七步的活血丹，以强壮筋骨，舒筋通络。这充分体现了蔺道人在骨伤病证的治疗上，重视气血运行的学术思想。

南宋医家杨士瀛在《仁斋直指方·血营气卫论》中全面论述气血的生理病理、临床证候、辨证要点，指出"盖气者，血之帅也。气行则血行，气止则血止，气温则血滑，气寒则血凝。气有一息之不运，则血有一息之不行。病出于血，调其气犹可以导达病源。于气，区区调血何加焉？故人之一身调气为上，调血次之，是亦先阳后阴之意也。若夫血有败淤滞泥乎诸经，则气之道路未免有所壅遏，又当审所先而决去之。经所谓先去其血，而后调之，又不可不通其变矣。然而调气之剂，以之调血而两得；调血之剂，以之调气而乖张"。在具体用药上提出："如木香，如官桂，如细辛，如浓朴，以至乌药、香附、莪术、三棱之类，治气可也，治血亦可也。若以当归、地黄辈论之，施之血证无以逾此。"这些精辟论述，对完善气血理论作出重大贡献。金元时期，刘完素强调"亢则害，承乃制"的经训，重视气血调和，寒热不偏，创立"降心火，益肾水"治则。张子和认为，卒痛多为气机阻遏，气滞血瘀，血脉瘀阻，不通则痛，故治疗应以峻泻攻下之剂，方药多选用通经散瘀等药，以行气活血，疏通气机，宣通瘀滞，畅通筋脉，达到通则不痛之效。李杲倡导"脾胃论"，主张"人以脾胃中元气为本"，强调补中益气，创立补中益气汤，极大地丰富了气血理论内容。医家朱震亨创立"气常有余，血常不足"学说，提出滋阴降火、调气养血治则，擅用四君、四物调治气血；同时提出"气血湿痰热食"的六郁观点，都极大丰富了气血理论的内容。

明代薛己的《正体类要》是骨伤气血理论发展的里程碑，其提出的损伤致虚，早期应用补益的整体辨证治疗法，改变了当时重外治手法，轻辨证内服法的倾向，从而使气血理论在骨伤学的病因病理、辨证论治中发挥更大作用，骨伤气血理论更趋完整。异远真人在《跌损妙方》中，创立了气血时辰流注学说，认为不同时辰，气血流注于特定的经络和腧穴，并以此作为用药依据，扩大了气血理论范围。

清代，骨伤学在理论和实践上都有了迅速发展，其中尤其在骨伤气血理论上，有更多新观点、新学说。如《五论图》载有十二时辰气血流注："子丑寅卯辰巳午未申西戌亥，内外八卦，十二时辰行气分血分，左右分阴阳。手小肠子时，气行左腿六分，血入右腿四分，十一月冬水进气。足厥阴丑时，气行左腰六分入右腰四分，十二月冬水进气克土。手太阴寅时，气行左眼至太阴六分，血入右眼至阳明四分，正月春木得令。足阳明卯时，气行天庭兼左角六分，血入观角四分，二月春木得令。足阳明辰时，气行入鼻兼六观六分，血如右观四分，三月春木得令克土。足太阴巳时，气行入左肩尖左过筋六分，血入右肩尖过筋四分，四月夏火当权。手少阴午时，气行入胸前兼左胁六分，血入右胁四分，五月夏火当权。手太阳未时，气行左胁至乳部六分，血入右胁四分，六月夏火当权生土。足太阳申时，气行脐下丹田兼脐上左太阳六分，血入右肚降至小肠部四分，七月秋金得令。手少阴西时，气行左背兼左肘下六分，血入右背兼右肘下四分，八月秋金得令。手厥阴戌时，气行左耳后至脑后至枕六分，血入右耳右脑畔四分，九月秋金得令。手少阳亥时，气行左肩尖至乳部六分，血入右肩尖四分，至两手脉，至两手心，十月秋金得令。"显示这一学说已被广泛应用于武术骨伤学。王清任在《医林改错》中提出"治病之要诀，在明白气血，无论外感内伤……所伤者无非气血"，认为气血亏虚是形成瘀血的重要原因之一。"元气既虚，必不能达于血管，血管无气，必停留而瘀。"失血过多，气随血脱，血虚脉道干涸，气虚推动无力，血滞脉内，或溢于脉外，而成瘀，故曰"血有亏瘀，血亏必有亏血之因，或因吐血、衄血……或崩漏，产后伤血过多"。在此基础上，提出补气活血和逐瘀活血的治疗法则，创立"通窍活血汤""血府逐瘀汤""膈下逐瘀汤""少腹逐瘀汤""身痛逐瘀汤"等治疗 50 多种瘀证，扩展了气血理论在临床的适用范围。唐宗海在《血证论·阴阳水火气血论》中详述了气血的生理、病理、治法、方药等，认为"人之一身，不外阴阳。而阴阳二字，即是水火。水火二字，即是气血"。气生血，血养气，阳气与阴血相互资生。在病理上，瘀血形成，或因外伤，血脉受损，血溢脉外，或气机不畅，血虚无力，致使血行不畅，瘀滞于内，不同部位出现不同证候。在《血证论·瘀血》中指出："被杖数日，色变青黑，可知离经既久，其血变作紫黑也……设在经络之中，即是血块……瘀血攻心，心痛头晕，神气昏迷，不省人事……瘀血乘肺，咳逆喘促，鼻起烟煤，口目黑色……瘀血在经络脏腑之间，则周身作痛。"在治疗上，主张治血调气，调和阴阳。在具体治法方药上，认为对急性损伤出血者，当"止血"为主；患者血止后，当以"消瘀"为主法，以消除离经之瘀血；其后宜采用"宁法"以防止血液再次潮动，使血液得以安宁。后期血止瘀消，气血亏损，治当"补血"为主。对预后的判断上，认为关键在于气血运行正常与否。一般而言，吐血而不发热者，易愈；吐血而不咳逆者，易愈。

近代与现代，骨伤气血理论有更大发展，广大临床医家和学者对气血理论的临床应用和机理探讨作了大量观察和研究，取得诸多成绩。在临床方面，卞琴等采用调和气血法治疗 258 例颈椎病患者，其中治疗组 172 例以调和气血法治疗，对照组 86 例以骨刺宁Ⅰ号方治疗；结果显示，治疗组治愈 54 例、好转 105 例、未愈 13 例、总有效率为 92.4%，对照组治愈 13 例、好转 49 例、未愈 24 例、总有效率为 72.1%。周海涛等采用活血止眩汤治疗椎动脉型颈椎病，将患者随机分为治疗组和对照组，治疗组运用自拟中药活血止眩汤，对照组静滴西比灵，一个疗程后，结果显示，治疗组总有效率为 90%，对照组总有效率为 47.5%，两组之间存在显著性差异；说明活血止眩汤通过益气活血、舒筋通络，能有效改善椎动脉型颈椎病的临床症状。

在实验方面，寇俊萍等采用四君子汤（SZJ）、四物汤（SW）及八珍汤（BZ）水提物对正常、寒凝血瘀、气虚血瘀模型大鼠观察其血液黏度、血沉、血细胞比容等。结果显示，八珍汤可明显升高正常大鼠全血比黏度，三者均可明显增加其体外血栓的湿重和干重；四物汤、八珍汤明显降低肾上腺素加冰水浴所致血瘀模型大鼠体外血栓湿重、干重及血栓长度，四物汤还可显著抑制血沉加快；四君子汤、八珍汤可明显降低番泻叶所致气虚血瘀模型大鼠血细胞比容。可见补益气血方剂有一定的改善血液流变性作用。金翔等研究发现，桃红四物汤不同提取部位均能显著增加血虚血瘀模型动物微循环血流量，改善微循环。蓝肇熙等研究发现，桃红四物汤不仅可降低损伤血瘀证模型大鼠血清中明显升高的炎症细胞因子含量，且可在正常范围内下调血清白介素水平，还可通过调节炎症细胞因子的水平，减轻炎症程度抗凝止痛，这说明了炎症反应是损伤血瘀证的病理变化之一。龚跃新等观察四君子汤、四物汤和八珍汤治疗血虚大鼠的实验，结果发现，贫血大鼠经四君子汤、四物汤、八珍汤治疗后，其中以四君子汤最好，八珍汤次之，四物汤较差；贫血大鼠血清中微量元素含量较正常组为低，经四君子汤、四物汤、八珍汤治疗后，以四君子汤最好，八珍汤次之，四物汤较差，且从血清 Zn/Cu 比值来看，贫血模型组为低，经补气、气血双补后均有所改善。可见对于溶血性贫血大鼠的治疗以补气为优，气血双补次之，单纯补血较差。

上述实验结果，表明中药的补气、补血药物在改善血液流变学、红细胞再生等方面均有满意疗效。

二、气血理论运用

对外伤肢体，由外及内，导致伤气及血，或伤血及气，出现气血失和的病理状态，历代文献有诸多论述。《素问·调经论》说："血气不和，百病乃变化而生。"《难经·二十二难》指出："气留而不行者，为气先病也；血壅而不濡者，为血后病也。"气无形，血有形。气为血帅，血随气行，所以损伤气滞，每多血瘀并见。对于伤科最常见的肿痛之证，《素问·阴阳应象大论》指出"气伤痛，形伤肿。故先痛而后肿者，气伤形也；先肿而后痛者，形伤气也"，可见疼痛和肿胀的病机在于气血所伤。临床上，伤气为主者，属气滞疼痛；伤血为主者，属瘀滞疼痛；气血两伤者，则有所偏胜，或伤气为重，先痛后肿，或伤血为重，先肿后痛；瘀滞阻碍气，则肿痛并见。正如李中梓注解曰："气喜宣通，气伤则壅闭而不通，故痛；形为质象，形伤则稽留而不化，故肿。"元代李仲南在《永类钤方·风损伤折》中对损伤导致气血变化作了更详细的阐述："若伤重，气血潮作、昏闷胀痛，亦先通气，而后通血，盖血随气行。虚弱者药用温通，壮实者药可峻通，或通气血兼用，斟酌只在此。"说明正常时，气血流畅，形体敏捷，活动自如；当外伤及里，气血受阻，血运不利，血滞成瘀，百病丛生，疼痛肿胀立现。深刻阐明了肢体受损于外，通过经络传导，可由外及内，导致体内气血运行不畅，脏腑失养，出现气滞血瘀、脏腑功能失常之病理变化。

明代薛己《正体类要》序曰："肢体损于外，则气血伤于内，荣卫有所不贯，脏腑由之不和。"深刻阐明了肢体受损于外，通过经络传导，可由外及内，导致体内气血运行不畅，脏腑失养，出现气滞血瘀、脏腑功能失常之病理变化。

王清任在《医林改错》中曰："无论外感、内伤，要知初病伤人何物，不能伤脏腑，不能伤筋骨，不能伤皮肉，所伤者无非气血。气有虚实，实者邪气实，虚者正气虚。""血有亏瘀，血亏必有亏血之因。"明确指出，伤科的病理变化在于气之虚实、血之亏瘀。

唐宗海在《血证论》中进一步论述了外伤和内伤的气血病理变化和治疗法则，认为损伤内外迥异，当分清内外，外伤出血是气中之血先动，其病机为"血蕴于气分之中"，是气中之血病；内伤出血是血中之气先动，其病机为"气蕴于血分之中"，是血中之气病。

清代沈金鳌《杂病源流犀烛·跌扑闪挫源流》中强调了外伤所致气滞血瘀的部位及临床证候，提出："忽然闪挫，必气为之震。震则激，激则壅，壅则气之周流一身者，忽因所壅而聚在一处……气凝在何处，则血亦凝在何处矣。"肢体损伤诸症，多伤及气血。伤气则气滞，伤血则血凝。气滞能使血凝，血凝能阻气行，以致病变而为血瘀。滞于肌表则为青紫肿痛，阻于营卫则郁而生热，积于胸胁则为痞满胀闷，结于脏腑则为癥瘕积聚。可见历代医家都十分重视损伤对气血的影响，为临床治疗提供了理论依据，说明损伤导致的气血紊乱是各种病证的主要病理变化。

对于伤后气血紊乱所致各种证候的治疗，《灵枢·邪气脏腑病形》指出"有所堕坠，恶血留内，若有所大怒，气上而不下，积于胁下，则伤肝"。明确指出损伤之证，导致气滞血瘀内停，累及肝脉，故治疗当以肝论治。

唐代孙思邈在《备急千金要方》中提出，跌打坠堕，伤及血脉导致脉破出血；或血液不能循经留注，离经妄行，出现"伤血"的病理变化，当采用止血、化瘀等法。

明代薛己《正体类要》序曰："肢体损于外，则气血伤于内，荣卫有所不贯，脏腑由之不和，岂可纯任手法，而不求之脉理，审其虚实，以施补泻哉？"提出对于肢体外伤所致的气血失和，重在调治气血。

清代唐宗海在《血证论》中指出："跌打折伤一切，虽非失血之正病，而其伤损血脉，与失血之理，固有可参，因并论之。"凡跌打已见皮破血出者，其症"无偏阴偏阳之病"，务从止血为安，"止得一分血，则保持一分命"。其倡导的治骨伤当补气止血以祛瘀生新、消瘀定痛、通窍活血之治则，对后世有很大影响。

近代，上海石氏伤科认为形体之所以能抗拒外力，百节能得以屈伸活动，皆赖气血所充盈濡养筋骨之功。由此提出：理伤续断，当气血兼顾，以气为主，以血为先，达到调和气血，有利损伤的康复。

第三节　内外兼顾，脏腑为本

脏腑是化生气血，通调经络，濡养皮肉筋骨，主持人体生命活动的主要器官。人体的脏腑分为脏与腑两大类。心、肺、脾、肝、肾，称做五脏；胆、胃、大肠、小肠、膀胱、三焦，称做六腑。五脏以化生和贮藏精气为主要功能，六腑以腐熟水谷、传化糟粕、排泄水液为主要功能。故《素问·五脏别论》说："五脏者，藏精气而不泻也"，"六腑者，传化物而不藏"。所以脏腑健强，肢体有所养；脏腑羸弱，肢体失于濡养。肢体外伤，常由外及内，导致脏腑功能失常，从而出现一系列的相应证候。人体由外在的肢体和内在的脏腑器官通过经络连结成统一的整体，它们在生理上互相支持，在病理上互相影响，外在肢体的损伤可导致体内气血脏腑功能的紊乱，内在气血脏腑的盛衰可促进或延缓损伤肢体的康复。在骨内科中，尤以肝脾肾三脏与皮肉筋骨损伤最为密切。《黄帝内经》曰："肝主筋"，"脾主肌肉"，"肾主骨"。因此，骨伤病证与肝脾肾关系最为密切，在治疗上当重在调摄肝脾肾。

一、外伤肢体，内及脏腑

脏腑是维持人体生命活动的器官。脏腑功能正常，使气血得以生化，皮肉筋骨得以濡养，肢体强劲有力，活动灵活、敏捷。当脏腑受损，功能失调，导致相应肢体的失养，发生病变。

（一）心与小肠

心者，五脏六腑之大主，与小肠相表里。"心藏神"，主血脉。心血不足，失眠多梦，耗气伤血，心神无所主，导致行动越规，发生皮肉筋骨的意外损伤。或肢体外伤，气血两虚，损伤之证迁移日久，难以痊愈。

（二）肺与大肠

肺与大肠相表里，肺居上焦，其气肃降，肺气降则有利于大肠的传导，使大肠传导功能正常。二者互相配合，协调一致。大肠属腑居下焦，大肠腑气通畅，有利于肺气的肃降，保持呼吸平稳。肺与大肠不仅在生理上互相配合，在病理上也互相影响。当肺失肃降，气机不利，津液不布，大肠失其滋润，传导失职，从而出现大便干结、排出困难等症。

（三）脾与胃

《素问·太阴阳明论》云："四肢皆禀气于胃，而不得至经，必因于脾，乃得禀也。今脾病不能为胃行其津液，四肢不得禀水谷气，气日以衰，脉道不利，筋骨肌肉，皆无气以生，故不用焉。"所以脾气健运，生化有源，肌肉得以濡养而丰臻。脾虚胃弱，生化乏源，气血不足，筋肉失养，出现肌肉萎缩，肌力减退，活动无力等。对于肢体损伤出现的筋纵、筋弛或筋脉拘急等症，因脾虚失运，气血不足，使损伤之肢体常难恢复。所以，脾胃功能对于人体肌肉的强弱和损伤后的恢复有决定性作用。

（四）肝与胆

"肝藏血"，主筋。肝有贮藏血液和调节血量的功能，人体的筋肉运动与肝有密切关系，肝血充盈就能"淫气于筋"，使筋有充分的濡养，筋强才能"束骨而利关节"。肝血不足，血不荣筋，筋失所养，则出现筋脉萎软、行走乏力等症。对肢体损伤后出现的筋脉挛缩、肢体麻木、屈伸不利等筋的各种病变，难以恢复。

（五）肾与膀胱

肾主骨，藏精，与膀胱相表里。《素问·逆调论》曰："肾不生，则髓不能满。"素体亏虚，或年老体弱，肾精亏损，髓海空虚，骨失滋养，则导致骨骼痿弱、行走无力等症。故《灵枢·海论》曰："髓海有余，则轻劲多力，自过其度；髓海不足，则脑转耳鸣，胫酸眩冒，目无所见，懈怠安卧。"可见骨的生长、发育、修复皆依赖肾精的濡养。肾精充足，则骨髓充盈，骨骼光亮健壮，肢体活动轻健有力。对于外力所伤、脱位骨折等，因肾气虚衰，骨髓空虚，其损伤之处，难以愈合。

综上说明内在脏腑强弱与外在的肢体功能密切相关，两者互相影响、互为因果，肢体外伤可伤及脏腑，同样脏腑的病变也可影响外在肢体的功能。正如《素问·脉要精微论》曰："夫五脏者，身之强也。头者，精明之府，头倾视深，精神将夺矣；背者，胸中之府，背曲肩随，府将坏矣；腰者，肾之府，转摇不能，肾将惫矣；膝者，筋之府，屈伸不能，行则偻附，筋将惫矣；骨者，髓之府，不能久立，行则振掉，骨将惫矣。得强则生，失强则死。"形象地阐明了五脏与肢体的密切关系。

二、脏腑失调，辨证论治

对于肢体损伤，必须以整体辨证法予以治之，切不可仅从损伤局部论治。正如《血证论》所云："业医不知脏腑，则病原莫辨，用药无方。"

（一）心与小肠

心居胸中，心包络围护于外，为心主的宫城；其经脉下络小肠，两者相为表里。心主血脉，又主神明，开窍于舌。小肠分清泌浊，具有化物的功能。心脉损伤常见下列病证。

1. 瘀阻心脉　外力损伤，气血不行，瘀血攻心。症见心悸怔忡，胸闷不舒，胸闷作痛，痛如针刺，唇甲青紫，舌质紫黯或有瘀斑，脉涩或结或代。治宜祛瘀止痛，方选桂枝甘草龙骨牡蛎汤加减，药用桃仁、丹参、赤芍、川芎、延胡索、香附、红花、当归、桂枝、甘草、龙骨、牡蛎等。

2. 小肠热盛　心主不畅，郁久化火，热移小肠。症见心烦口渴，口舌生疮，小便赤涩，尿道灼痛，舌红苔黄，脉数。治宜清热泻火，方选导赤散加减，药用生地黄、生甘草、竹叶、半夏、陈皮、桔梗、茯苓等。

3. 心血亏虚　多梦易惊，舌淡苔白，脉细弱。治宜补养气血，方选八珍汤加减，药用川芎、当归、白术、白芍、熟地、当参、黄芪、茯苓、甘草等。

（二）肺与大肠

肺位于胸腔，与大肠相表里。肺位最高，主气、司呼吸，主宣发肃降、通调水道，外合皮毛，开窍于鼻。

1. **肺失宣肃** 损伤气滞，肺气不利。肺失宣散者，症见胸闷、咳喘，以及鼻塞和无汗，舌淡苔白，脉浮等。治宜宣散肺气，方选荆防败毒散加减，药用荆芥、防风、羌活、独活、川芎、柴胡、前胡、枳壳、桔梗、茯苓、甘草等。痰多，再加入陈皮、半夏等。肺失肃降，症见呼吸短促，咳喘、咳痰、鼻燥咽干，甚者胸痛，舌红，脉细数。治宜清肺润燥，方选清燥救肺汤加减，药用桑叶、石膏、沙参、甘草、胡麻仁、阿胶、麦冬、杏仁、枇杷叶等。

2. **肺络损伤** 症见咳嗽日久，胸胁疼痛，呼吸不利，舌淡，脉细数。治宜化痰、止咳、止血，方选十灰散加减，药用大蓟、小蓟、荷叶、侧柏叶、茅根、茜根、山栀、棕榈皮、半夏、陈皮等。

3. **肺气虚损** 咳喘无力，气短，动则益甚，痰液清稀，声音低怯，神疲体倦，面色㿠白，畏风自汗，舌淡苔白，脉虚。治宜补益肺气，方选补阴煎加减，药用生地、麦冬、天冬、北沙参、地骨皮、女贞子、天花粉、甘草等。

4. **大肠液亏** 大便干结，甚如羊粪，难于排出，常数日一行，伴有头晕、口臭，口干咽燥，舌红少津，苔黄燥，脉细涩。治宜润肠通便，方选麻仁丸加减，药用火麻仁、郁李仁、瓜蒌仁、柏子仁等。

（三）脾与胃

脾与胃共居中焦，脾主运化水谷，统血，主四肢肌肉；胃主受纳腐熟。脾升胃降，为气血生化之源，后天之本。脾胃受损的常见证型有：

1. **脾胃气虚** 脾胃气虚，运化失健。症见面色萎黄，形体消瘦，纳少腹胀，肢体倦怠，大便溏薄，舌淡苔白，脉缓弱，治当健脾助运，方选参苓白术散加减，药用党参、山药、白术、薏苡仁、扁豆、大枣、桔梗、茯苓等。

2. **脾阳虚证** 脾阳虚衰，阴寒内盛。症见形寒肢冷，腹胀纳少，喜温喜按，大便溏薄清稀，或肢体困重，舌淡胖，苔白滑，脉沉迟无力。治当温补脾阳，方选小建中汤加减，药用桂枝、芍药、炙甘草、大枣、饴糖等。

3. **中气下陷** 脾气亏虚，升举无力。症见肢体倦怠，声低懒言，脘腹重坠，肛门坠重，便意频数，甚或脱肛，或子宫下垂，舌淡苔白，脉弱。治当益气升举，方选补中益气汤加减，药用黄芪、白术、陈皮、当归、升麻、柴胡、人参、甘草等。

4. **脾不统血** 脾气亏虚，统摄无权。症见面色无华，少气懒言，神疲乏力，便血，尿血，肌衄，齿衄，或妇女月经过多、崩漏等，舌淡苔白，脉细弱等。治当补脾益气，摄血归经。方选归脾汤加减，药用白术、当归、白茯苓、黄芪（炒）、龙眼肉、远志、酸枣仁（炒）、木香、甘草等。

5. **寒湿困脾** 寒湿内盛，中阳受困。症见头身困重，面色晦黄，肢体浮肿，脘腹痞闷，泛恶欲吐，口淡不渴，小便短少，舌淡胖苔白腻，脉濡缓。治当温化寒湿，方选大建中汤加减，药用蜀椒、干姜、人参、茯苓、白术、半夏等。

6. **湿热蕴脾** 湿热内蕴，中焦被困。症见面目鲜黄，皮肤发痒，脘腹痞闷，纳呆呕恶，便溏尿黄，肢体困重，舌红苔黄腻，脉濡数。治当清热化湿，方选黄连解毒汤加减，药用黄连、黄芩、黄柏、栀子、连翘、板蓝根等。

7. 胃阴亏虚　病久耗阴，或热病伤阴。症见胃脘隐痛，饥不欲食，口燥咽干，大便干结，舌红少津，脉细数。治当滋养胃阴，方选一贯煎加减，药用北沙参、麦冬、当归、生地黄、枸杞子、川楝子、石斛、黄芪等。

8. 食滞胃脘　食积于胃，难以腐熟。症见胃脘胀闷，嗳气吞酸，矢气便溏，泻下物酸腐臭秽，舌苔厚腻，脉滑。治当消积导滞，方选保和丸加减，药用焦山楂、六神曲、茯苓、制半夏、陈皮、连翘、莱菔子、炒麦芽等。

（四）肝与胆

肝位于右胁，胆附于肝，肝喜疏泄、藏血、主筋。胆贮藏排泄胆汁，以助消化。损伤常致肝气疏泄失常，血不归藏，筋脉失养，肝气失调，常累及胆之功能。《医宗金鉴》曰："凡跌打损伤坠堕之证，恶血留内，则不分何经，皆以肝为主，盖肝主血也。故败血凝滞，从其所属，必归于肝。"外力所伤，以瘀阻经络最为常见。治当从肝论治，对瘀阻经络不同阶段表现出肝火、肝热、肝郁、肝瘀、肝虚等证分别以泻、清、疏、化、补等法治之。

1. 肝气郁结　肝失疏泄，气机郁滞。症见胸闷喜太息，胸胁胀闷、窜痛，脾气急躁易怒，舌淡苔腻，脉弦。治当舒肝理气，方选逍遥散加减，药用柴胡、当归、芍药、薄荷、茯苓、生姜、大枣、甘草、香附等。

2. 肝火上炎　肝气郁久化火，或热邪内犯所致。症见头晕胀痛，面红目赤，口苦口干，烦躁失眠，或噩梦纷纭，胁肋灼痛，便秘尿黄，甚则吐血衄血，舌红苔黄，脉弦数。治当清肝息火，方选地黄饮子加减，药用熟干地黄、巴戟天、山茱萸、石斛、肉苁蓉、五味子、官桂、白茯苓、麦门冬、菖蒲、远志等。

3. 肝血虚损　常为损伤失血，或慢性耗伤气血所致。症见面白无华，眩晕耳鸣，爪甲不荣，夜寐多梦，或见肢体麻木，关节拘急，手足震颤，肌肉瞤动，舌淡苔白，脉弦细。治当补益肝血，方选四物汤加减，药用川芎、白芍、生地、当归、黄芪、党参等。

4. 肝阴亏虚　肝郁化火，耗气伤阴，或病久耗伤阴液。症见头晕面红，胁肋灼痛，目干耳鸣，烦热盗汗，口咽干燥，或手足蠕动，舌红少津，脉弦细数。治当养阴柔肝，方选一贯煎加减，药用北沙参、麦冬、当归、生地黄、枸杞子、川楝子等。

5. 肝阳上亢　肝阴亏虚，阴不制阳，肝阳偏亢。症见面红头胀目赤，眩晕耳鸣，心悸健忘，失眠多梦，腰膝酸软，舌红少苔，脉弦。治当平肝潜阳，方选天麻钩藤饮加减，药用天麻、钩藤、石决明、山栀、黄芩、川牛膝、杜仲、益母草、桑寄生、夜交藤、朱茯神等。

6. 肝风内动　肝阳亢极，热极生风。症见项强眩晕，肢颤欲仆，语言不利，步履不正，或猝然昏倒，口眼歪斜，半身不遂，舌强不语，舌红苔白或腻，脉弦。治当平肝息风，方选羚角钩藤汤加减。对阴血虚生风者，常因出血过多，或久病血虚，筋脉失养。症见肢体麻木，肢体瞤动，舌淡苔白，脉弦细。治当滋阴养血，方选四物汤加减，或大补阴丸加减，药用熟地黄、盐知母、盐黄柏、醋龟甲、猪脊髓、天门冬、麦门冬、女贞子等。

7. 寒凝肝脉　寒邪入侵，凝滞肝脉。症见关节挛缩，活动不利，受寒则甚，得热则缓，舌苔白滑，脉沉弦。治当温经散寒，方选吴茱萸汤加减，药用吴茱萸、生姜、人参、大枣等。

8. 肝胆湿热　湿热内蕴，结于肝胆。症见口苦，胁肋胀痛，纳少呕恶，大便不调，小便短赤，舌红苔黄腻，脉弦数。治当清肝利胆，方选龙胆泻肝汤加减，药用龙胆、栀子、黄芩、泽泻、车前子、柴胡、甘草、当归、生地等。

9. 胆郁痰扰　胆失疏泄，痰热内扰。症见头晕目眩，烦躁不寐，口苦呕恶，胸闷太息，舌苔黄腻，脉弦滑。治当豁痰利胆，方选温胆汤加减，药用半夏、竹茹、枳实、陈皮、甘草、茯苓等。

（五）肾与膀胱

肾左右各一，位于腰部，藏精，生髓主骨，为先天之本。膀胱具有贮尿排尿的作用。其损伤的常见证型有：

1. 肾阳虚　阳气虚衰，无以温肾。症见精神萎靡，面色㿠白，腰膝酸软，畏寒肢冷，尤以下肢为甚，舌淡胖苔白，脉沉弱。治当温补肾阳，方选右归丸加减，药用熟地黄、附子（炮附片）、肉桂、山药、山茱萸（酒炙）、菟丝子、枸杞子、当归、杜仲等。

2. 肾阴虚　阴液不足，无以养肾。症见形体消瘦，潮热盗汗，腰膝酸痛，眩晕耳鸣，失眠多梦，男子遗精早泄，女子经少，舌红少津，脉细数。治当滋阴益肾，方选左归丸加减，药用熟地黄、菟丝子、牛膝、龟甲胶、山药、山茱萸、枸杞子。

3. 肾精不足　损伤日久，肾精亏损。症见耳鸣耳聋，健忘恍惚，动作迟缓，足痿无力，腰膝酸痛，舌淡苔白，脉细。治当补益肾精，方选六味地黄丸加减，药用熟地、山茱萸、牡丹皮、山药、茯苓、泽泻等。

4. 肾气不固　久病伤肾，肾气亏损。症见神疲耳鸣，腰膝酸楚，夜尿频多，舌淡苔白，脉沉弱。治当益气固肾，方选肾气丸加减，药用干地黄、山药、山茱萸、泽泻、茯苓、牡丹皮、桂枝、附子、女贞子等。

5. 膀胱湿热　久卧于床，湿热蕴结膀胱。症见尿频尿急，排尿艰涩，尿道灼痛，尿黄赤，舌红苔黄腻，脉滑数。治当清利下焦湿热，方选龙胆泻肝丸加减，药用龙胆、柴胡、黄芩、栀子（炒）、泽泻、木通、车前子（盐炒）、当归（酒炒）、地黄、炙甘草等。

（六）脏腑兼病

脏腑之间密切相联，当一脏所病时，常可累及他脏，形成脏腑兼病。

1. 肝脾不调　肝失疏泄，脾失健运。症见情志抑郁或急躁易怒，胸胁胀满，纳呆腹胀，便溏不爽，舌苔白或腻，脉弦。治当疏肝调脾，方选四逆散加减，药用柴胡、芍药、枳实、甘草、薄荷、茯苓、甘草、当归等。

2. 肝胃不和　肝失疏泄，胃失和降。症见脘胁胀闷，嗳气呃逆，嘈杂吞酸，烦躁易怒，舌红苔薄黄，脉弦。治当调和肝胃，方选半夏泻心汤加减，药用半夏、黄连、黄芩、干姜、甘草、陈皮、大枣、人参等。

3. 肝肾阴虚　阴液亏虚，肝肾失养。症见头晕目眩，颧红盗汗，腰膝酸软，耳鸣健忘，失眠多梦，舌红少，脉细数。治当养阴益肝肾，方选虎潜丸加减，药用黄柏、龟甲、知母、生地黄、陈皮、锁阳、干姜等。

4. 脾肾阳虚　久病久泻，气虚及阳。症见面色㿠白，畏寒肢冷，腰膝或下腹冷痛，舌淡胖，苔白滑，脉沉细。治当温补脾肾，方选理中丸加减，药用党参、干姜、白术、白芍、甘草等。

第四节　动静结合，筋骨并重

肢体外伤，皮肉筋骨损伤常互相影响，或同时受伤，或日久累及。《圣济总录·伤折门·伤折统论》曰："诸脉从肉，诸筋从骨。骨三百六十有五，联续缠固。手所以能摄，足所以能步，凡厥运动，罔不顺从。若乃仓卒之际，坠堕倒仆，折伤蹉跌，患生不测，讵可弹举，究图疗治。小则消肿而伸挛，大则接筋而续骨，各有方剂存焉，当按症施治。"对筋骨的生理病理作了详细描述，认为人体的手、足活动主要有赖于筋骨的协调，当外伤累及筋骨则可影响正常功能活动，治当按损伤部位和症状，采用接骨续筋之法治之。这充分显示了筋骨在外伤病理上的相互关系，说明"伤皮肉""伤筋""伤骨"可单独出现，但更多的是二者以上合并伤多见，如筋伤为主兼有骨骼受损，或骨折为主兼有皮肉筋脉受伤等。因此，皮肉兼顾，筋骨并重为其治则。具体治疗上，应动静结合，早期以静为主，中期动静结合，后期以动为主。

一、皮肉筋骨的生理

皮肉为人体之外壁，内充卫气，保护内在的脏腑器官，与脏腑气血功能密切相关。皮肤为一身之表，有赖于卫气充养和护卫，是抗御外伤的重要屏障。肺主气，属卫，输精于皮毛。《素问·五脏生成》曰："肺之合皮也，其荣毛也。"肺气强大，则皮肤有所濡养，其抗御外邪能力也强。正如《血证论·创血》指出："人之所以卫外者，全赖卫气""卫气……外循肌肉，充于皮毛，如室之有壁，宅之有墙，外邪不得而入也"。

脾为气血生化之源，脾气健运，肌肉得以濡养而强壮。《灵枢·邪客》曰："营气者，泌其津液，注之于脉，化以为血，以荣四末，内注五脏六腑。"《素问集注·五脏生成》曰："脾主运化水谷之精，以生养肌肉，故主肉。"肌肉是运动的动力，肌肉丰臻，运动有力，能维持人体的正常活动。

《灵枢·经脉》说："筋为刚。"人体的筋脉，其性坚劲刚强。中医"筋"相当于西医学中的筋膜、韧带、肌腱、关节囊、软骨、神经、血管等，附着于骨上，大筋联络关节，小筋附于骨外，功能连属关节，络缀形体，约束诸骨，主司关节运动。故《素问·五脏生成》曰："诸筋者皆属于节。"筋附于骨面、聚于关节，具有连属关节、络缀形体、主司关节运动的功能。筋坚强有力，能约束诸骨，执行各种运动。《杂病源流犀烛·筋骨皮肉毛发病源流》云："所以屈伸行动，皆筋为之。"因此，筋能调节躯体和四肢的活动。可见筋是调节躯体和四肢活动的动力，属于人体活动的动力组织。《素问·六节藏象论》称肝为"罢极之本"。《素问·经脉别论》曰："食气入胃，散精于肝，淫气于筋。"肝血充盈，筋得所养，运动灵活而有力。说明筋的能量主要来源于肝，肝血充盈，能"淫气于筋"，筋有所养，则能"束骨利机关"。

骨属于奇恒之府。《灵枢·经脉》说："骨为干。"骨为人体支架，具有维持人体形态和保护内脏之功能。肾藏精，主骨生髓。肾精充足，髓有所充，骨骼坚硬有力。骨居筋内，筋位骨外。筋为机体活动的动力，联络之纽带；筋络骨，骨连筋。在筋骨的互相协调和肌动力的共同作用下，筋骨达到维持人体形态、保护内脏器官、承受体重和执行人体各种正常的生理活动等重要功能。

二、皮肉筋骨的病理

在外力作用下，皮肉筋骨的损伤，可分别出现，也可兼而发生。当皮肉受损，肺卫之气虚弱，开合失司，犹壁之有穴，墙之有窦，无异门户洞开，卫外无力，抗邪之力下降，外邪可乘虚而入，导致各种疾病发生。故《血证论·创血》曰："今既破其皮肉，是犹壁之有穴，墙之有窦，揖盗而招之入也。"

《素问·宣明五气》谓："肝主筋。"筋有赖于肝血濡养，肝血充盈，筋有所养而柔韧；肝血不足，筋失所养，则痿软无力，难以束骨，活动无力。外力所伤，筋受其损，出现筋裂、筋断等诸症，同样影响活动。因此，临床对于伤筋者，必须予以充分重视，避免留下难以治愈的后遗症。

《灵枢·经脉》说："骨为干。"骨是人体支架，具有支撑和保护人体的功能。骨骼坚强，人体有形。《灵枢·经脉》曰"肾主骨""生髓"，说明骨骼强弱与肾精盛衰密切相关。肾精充足，骨髓得以充养，骨骼强健。

《中藏经》云："骨为筋之本"，"诸筋从骨"。筋与骨的关系极为密切，跌打损伤、筋骨损伤常同时并见。在伤筋动骨的损伤中，筋出槽、骨错缝是筋骨损伤中颇具特征性的病理变化。筋出槽是指筋脉偏离其正常运行槽道。骨错缝是指关节位置有轻度偏位，出现骨缝错离。正如《医宗金鉴·正骨心法要旨》所说："若肿痛已除，伤痕已愈，其中或有筋急而转摇不甚便利，或有筋纵而运动不甚自如，又或有骨节间微有错落不合缝者，是伤虽平，而气血之流行未畅，不宜接、整、端、提等法，惟宜推拿以通经络气血也。"说明由外伤引起的骨错缝，是位于关节间隙的两关节面轻微错动，引起气血运行不畅，其治疗不须采用整复骨折的接、端、提等手法，可采用"以手推之，使还旧处也"的推法和"两手一手捏定患处，酌其宜轻宜重，缓缓焉以复其位也"的拿法，即可使出槽之筋和错缝之骨复其原位，达到舒筋通络、行气活血、消肿止痛的目的。故"或因跌仆闪失，以致骨缝开错，气血郁滞，为肿为痛，宜用按摩法，按其经络，以通郁闭之气，摩其壅聚，以散淤结之肿，其患可愈"，认为骨错缝的临床表现是肿胀和疼痛，治疗宜用手往下抑之按法和徐徐揉摩之法以通气散瘀。对不同部位的表现，指出"若脊椎筋隆起，骨缝必错，则不可能俯仰"，"若脊筋隆起，骨缝必错，则成伛偻之形"。肩关节错缝常因"髃骨者，肩端之骨……若被跌伤"所致，症见"手必屈转向后，骨缝裂开，不能抬举，亦不能向前，惟扭于肋后而已。其气血皆壅聚于肘，肘肿如椎，其肿不能过腕，两手筋反胀，瘀血凝滞。如肿处痛如针刺不移者，其血必化而为脓，则腕掌皆凉，或麻木。若臑骨突出，宜将突出之骨向后推入合缝，再将臑筋向内拨转，则臑肘臂腕皆得复其位矣。"说明肩关节错缝者，表现为患肢置于旋前后伸位，不能抬举及活动，患肢扭于肋后、不能向前。治疗当用手法推顶合缝并理顺筋肉证候。对髋关节错缝，认为"若素受风寒湿气，再遇跌打损伤，瘀血凝结，肿硬筋翻，足不能直行。筋短者，脚尖着地；骨错者，臀努斜行，宜手法推按胯骨复位，将所翻之筋向前归之，其患乃除。"说明其发生常因风寒湿外袭，复受外伤所致，表现为撅着臀部、拧着身躯行走体态。治当推拿、按摩手法。对腰部骨错缝的症状，《伤科汇纂》载有"脊背腰梁节节生，原无脱髅亦无倾；腰因挫闪身难动，背或伛偻骨不平。大抵脊筋离出位，至于骨缝裂开骈；将筋按捺归原处，筋若宽舒病体轻"。《伤科补要》曰："若骨缝叠出，俯仰不能，疼痛难忍，腰筋僵硬。"对腰部骨错缝作了形象的介绍。对趾跗关节的错缝，《伤科补要》认为："跗者，足背也，其受伤不一，轻者仅伤筋肉易治，重则骨缝参差难治，先以手轻轻搓摩，令其骨合筋舒。"说明了手法对治疗筋出槽的重要意义。对于筋出槽，《伤科大成》有详细阐述，认为其表现为"弛纵、卷挛、翻转、离合各门……""骨有截断、碎断、斜断之分，骱有全脱、半脱之别，筋有弛纵、卷挛、翻转、离合各门……""或因筋急难于转摇，或筋纵难运动……"《伤科汇纂》对筋出槽和伤筋作了明确区分，提出"筋翻肿结脚跟觜""筋横纵急搦安恬""筋翻筋结要要厘清"。若筋翻转其位，就会为肿为痛、跛行，此谓筋出槽，治疗当用手法按整筋使其归顺其位，而伤筋则不需手法纠正。说明"筋出槽，骨错缝"皆因外力所伤，气血不运，瘀滞于内，经脉被阻，症见肿胀疼痛。按摩手法治之，以使骨节合缝，筋归其槽。筋出槽和骨错缝虽然是两个病证，但因筋与骨在解剖上的关系极为密切，故在病理上常互相影响，同时并存，治疗上也常同时并进。临床治疗时，在纠正骨错位时，必须兼顾筋的归位。

三、皮肉筋骨损伤的治疗

肝藏血，主筋；肾藏精，主骨。精血同源，肝肾互相滋养。故肝肾充盈，骨正筋柔，故筋与骨关系十分密切。由于筋肉附于骨表面，跌打损伤，皮肤筋肉首先受伤，临床出现局部肿胀、疼痛、关节活动不利等伤筋证候。严重外力作用于人体，可导致骨骼断裂、关节脱位。此时常伴有附近皮筋肉的损伤，出现伤筋动骨之证，所以伤筋易损骨，损骨必伤筋。治疗上，当皮肉筋骨并治，调和气血，补益肝肾，促进皮肉筋骨的恢复。根据损伤的不同类型，以辨证分型论治。

辨证论治

1. 卫气不固　卫气不固，皮毛失于濡养，腠理开阖失司，外邪入侵，风寒湿杂至，留滞筋脉，经气不通，筋经失和。症见关节肿胀、疼痛、活动不利，如风邪所胜，则疼痛游走不停；寒邪所胜，则关节遇寒痛甚，遇热则舒；湿邪所胜，则关节重着，肿胀难消，活动受限等。治当祛风除湿，散寒通络。方选蠲痹汤加减，药用羌活、独活、当归、赤芍、黄芪、防风、炙甘草、生姜等。

2. 皮肉失养　脾虚不运，不能为胃运行津液，气血生化乏源，气血两虚，皮肉缺乏濡养，肌肉瘦削。症见肢体萎软，行动无力，麻木不仁等。治当健脾助运，益气养血。方选归脾汤加减，药用白术、当归、党参、黄芪、川芎、酸枣仁、木香、远志、龙眼肉、茯苓。

3. 瘀滞皮肉　外力损伤，气滞血瘀，瘀留皮内肉里，留滞不散。症见局部疼痛、刺痛、肤色青紫、瘀斑、肌肤甲错等。治当行气活血，化瘀止痛。方选桃红四物汤加减，药用桃仁、红花、川芎、当归、生地、白术、茯苓等。

4. 皮肉破损　直接外力，或尖锐器械损伤，常导致皮肉破损，出现血脉破裂，血溢脉外。症见皮肉破损，血液外渗，局部疼痛、红肿、灼热等。治当清热解毒，凉血止血。方选普济消毒饮加减，药用黄芩、黄连、陈皮、甘草、玄参、柴胡、桔梗、连翘、板蓝根、牛蒡子、薄荷、升麻等。

5. 筋经扭伤　外力所伤，筋经受损，气滞血瘀。肿痛并见，局部青紫瘀斑，活动不利。治当理气止痛，活血消瘀。方选散瘀和伤汤、三棱和伤汤加减，药用红花、半夏、骨碎补、络石藤、赤芍、延胡索、甘草、葱须等。

6. 筋脉断裂　常由严重暴力所致，筋脉急剧扭展，或尖锐器具割伤筋脉，导致筋经断裂，肿胀明显，瘀滞青紫，活动受限。治当内服祛瘀消肿之剂，外敷止痛续筋膏药，给予适当固定，以利恢复。方选补肾壮筋汤加减，药用当归、熟地黄、牛膝、山茱萸、茯苓、续断、杜仲、青皮、五加皮等。

7. 筋软纵弛　筋软松弛乏力。肝气充足，则筋坚韧有力；损伤而致肝气虚弱，则筋失濡养而筋软松弛，并可导致骨节不稳。治当补肝肾，强筋骨。方选补筋丸加减，药用沉香、丁香、川牛膝、五加皮、蛇床子、茯苓、肉苁蓉、当归、熟地、丹皮、木瓜等。

8. 筋经挛缩　常见于固定日久，气血运行不畅，筋脉失荣，则筋挛拘急，关节僵硬，活动不利。如《杂病源流犀烛·筋骨皮毛发病源流》曰："筋急之原，由血脉不荣于筋之故也。"治当养血柔筋，舒筋通络。方选舒筋活血汤加减，药用羌活、防风、荆芥、独活、当归、续断、青皮、牛膝、五加皮、杜仲、红花、枳壳等。

9. 筋失其位　外力损伤，迫筋离位，筋难司其职，骨失所束，导致关节活动不利，局部疼痛、肿胀。治当手法复位，适当固定，内服养血续筋方药。方选和营止痛汤加减，药用赤芍、归尾、川芎、苏木、陈皮、乳香、桃仁、续断、乌药、没药、甘草等。

10. 骨骼折裂　外力作用于骨骼，使骨质断裂，出现肿胀、疼痛、瘀斑、青紫、畸形、异常活动及骨擦音等。根据骨折的形态，分为横断型、斜形、粉碎型、旋转型等。治疗当先予复位，局部固定，内服方药，早期活血化瘀为主，方用复元活血汤加减，药用柴胡、川芎、乳香、没药、天花粉、当归尾、红花、桃仁等；中期行气和营为主，方选活血止痛汤加减，药用当归、川芎、乳香、没药、苏木、红花、赤芍、陈皮、落得打、紫荆藤等；后期接骨续筋为主。

11. 骨骼劳损　《素问·宣明五气》指出："久立伤骨。"过度疲劳也能使人体筋骨受伤，出现疲劳性骨折，常见第2跖骨疲劳骨折。治疗以外固定为主，辅以内服接骨续筋之剂。方选生血补髓汤加减，药用生地、芍药、川芎、黄芪、杜仲、五加皮、牛膝、红花、当归、续断等。

12. 骨骼错缝　外力作用下，或长期劳累，使关节发生微小错位，多见于骶髂关节。如《医宗金鉴·正骨心法要旨》说："或因跌仆闪失，以致骨缝错开。"症见局部疼痛、压痛，活动稍受限。治当手法复位，内服活血舒筋之剂。方选壮筋续骨丹加减，药用当归、川芎、白芍、熟地、杜仲、续断、五加皮、骨碎补、桂枝、三七、黄芪、补骨脂、菟丝子、党参、木瓜、刘寄奴等。

13. 关节脱位　跌仆堕落，使关节失去正常位置，出现关节畸形，疼痛肿胀，功能障碍。治疗首先复位，适宜固定，辅以内服养血续筋之剂。方选壮筋养血汤加减，药用当归、川芎、白芍、续断、红花、生地、牡丹皮、枸杞、骨碎补、杜仲等。

第五节　疏通经络，少阳为枢

经络学说是研究人体经络的循行分布、生理功能、病理变化及其与脏腑相互关系的一种理论。它是中医学理论体系的重要组成部分。《灵枢·本脏》指出："经脉者，所以行血气而营阴阳，濡筋骨，利关节者也。"经络是人体气血运行的通道，能将营养物质输布到全身各脏腑、器官、关节等，使各组织得以营养、筋骨得以濡润、关节得以通利而完成正常的生理功能。当肢体外伤，累及经络，导致经气不舒，则可产生一系列证候。由此可见，经络腧穴理论在骨伤学中占有重要价值。

一、经络、腧穴与损伤

经络、腧穴与损伤的关系极为密切，不同病因的损伤，其病理变化也不同，治疗方法也随之而异。

（一）病因病理

1. 外力创伤　"损伤之患，必由外侵内，而经络脏腑并与俱伤"（《杂病源流犀烛》），导致经脉阻滞，经气被遏，气机不畅，血运迟缓，脏腑失养，筋骨失濡，出现相应的各种症状。如太阳经受损，症见项背强硬，转动不利，局部疼痛、压痛，如有风寒偏胜，则畏寒喜温，发热恶寒，舌淡白，脉浮紧；阳明经受损，腰腿疼痛，腰部活动受限，下肢酸软，行走无力，甚则下肢痿软，肌肉瘦削，如热邪偏胜，则心烦躁动，大便秘结，小便黄赤，舌红苔黄，脉洪。少阳经受损，可见腰胁疼痛，下肢呈放射性疼痛，甚则足趾无力，如有兼邪，则可见寒热往来，胸胁苦满，脉弦。少阴经受损，症见腰酸膝软，腰部寒冷，喜温喜暖，寒邪偏胜，则见无热畏寒，四肢厥冷，舌淡苔薄，脉细。厥阴经受损，肝肾两亏，腰膝酸软，胁肋疼痛，腰脊无力，苔白，脉细。脊柱骨折脱位损伤督脉，可出现肢体麻木不仁，活动失灵，合并足太阳膀胱经损伤时，可出现泌尿系统功能障碍；合并手阳明大肠经损伤时，则出现大便功能障碍。

2. 慢性劳损　长期劳累，伤气耗血，脾虚失运，生化乏源，精血亏损，肝血虚少，濡养不足，肾精不足，骨髓失充，筋萎骨脆，终成劳损，症见神疲乏力、少气懒言、食欲不振、消化不良、肢体痿弱无力、跌倒易骨折，舌淡白，脉细弱。

3. 兼邪外侵　《黄帝内经》曰："风寒湿三气杂至，合而为痹也。"《诸病源候论》曰："劳伤之人，肾气虚损，而肾主腰脚，其经贯肾络脊，风邪乘虚卒入肾经，故卒然而患腰痛。"当体质虚弱时，外邪乘虚而入，内外合而为痹，出现症状繁多的各类痹证。《素问·缪刺论》谓："邪客于足太阳之络，令人头项肩痛……邪客于手阳明之络，令人气满胸中，喘息而支胠，胸中热……邪客于手阳明之络，令人耳聋，时不闻音……邪客于足少阳之络，令人胁痛不得息，咳而汗出……邪客于足少阴之络，令人嗌痛不可内食，无故善怒，气上走贲上。"如伴有兼邪，则视兼邪性质而出现不同临床证候。如外邪侵袭肌表，初见发热、恶寒、头痛身痛等症，由于肺合皮毛，外邪循经内舍于肺，继而可见咳嗽、喘促、胸痛等肺的病证。

（二）辨经穴论治

1. 辨经论治　《杂病源流犀烛》曰：经络损伤，"其治之法，亦必于脏腑经络间求之"。由于经络有一定的循行部位和脏腑络属，故在临床上可以根据疾病所出现的症状，并结合经络循行的部位及所联系的脏腑，作为辨证归经的依据。在此基础上，确立治疗法则。如腰痛一症，根据经脉的分布和对照临床症状，予以辨别。《素问·刺腰痛》对不同经络腰痛的治疗作了详细阐述，指出："足太阳脉令人腰痛，引项脊尻背如重状，刺其郄中。太阳正经出血，春无见血。少阳令人腰痛，如以针刺其皮中，循循然不可以俯仰，不可以顾，刺少阳成骨之端出血，成骨在膝外廉之骨独起者，夏无见血。阳明令人腰痛，不可以顾，顾如有见者，善悲，刺阳明于胻前三痏，上下和之出血，秋无见血。足少阴令人腰痛，痛引脊内廉，刺少阴于内踝上二痏，春无见血，出血太多，不可复也。厥阴之脉令人腰痛，腰中如张弓弩弦，刺厥阴之脉，在腨踵鱼腹之外，循之累累然，乃刺之，其病令人善言默默然不慧，刺之三痏。"以此作为辨经论治的依据。在此基础上，确立循经治疗原则。

2. 辨穴论治 历代武术骨伤医家和专著对此有详细论述。对损伤之症提出首先应辨穴识伤，以明症情之轻重，在此基础上，按症论治，对损伤穴位的正确辨证，采取及时而正确的治疗是获得良好预后的关键。如《伤科秘书·下集·按穴治病》谓："……如打华盖穴，十三味方一帖，七厘散三分，送下行，次即用不同穴位，因其所居部位不同，相属脏器不同粥汤上之，加夺命丹三服，又加减十三味二帖。倘不断根，又打伤者，复发五个月死，可用地鳖紫金丹三服之即愈好。打伤出血者，九日死，须用十三味一帖，再用七厘散三分，愈后与肺底穴损者，又用地鳖紫金丹四服，可用药酒一坛，痊愈矣。心口名为黑虎掏心穴，打中者血迷心窍，不省人事，气绝立刻就死，要用山羊血三分，加七厘散二分，可用夺命丹矣，再用十三味一帖，又定伤丸一斤痊愈矣。反复者一百二十日死。下一寸三分偏左边名为反肚穴，打伤者立刻吐食，凡共屎者七日难救，急用药不妨，十三味药二帖，地鳖紫金丹三四服，可用丸药一斤，痊愈，又拳反覆者一百三十二日死。一寸三分脐上名为气海穴，如打中者，三十八日死，用十三味二帖，七厘散三分，再用夺命丹三服，加减十三味三帖，又拳翻覆者九十六日死……脚底心名为涌泉穴，打中者一百七十二日死，用煎药一方，七厘散三分，又用夺命丹三服，地鳖紫金丹三服痊愈。"

3. 经络时辰论治 气血流注经络时辰学说是武术骨伤的特征学说之一。气血在各个时辰流注于不同经络，在特定时辰对流注经络治疗，将有效提高治疗作用，发挥最大治疗效应。历代武术骨伤专著对此多有阐述。道家骨伤学派认为，不同时辰气血流注到相应经络，此时应用药物，其疗效最好，所以，选择合适的时辰，给予相应药物，常能获得事半功倍之效。清代异远真人在《跌损妙方·血头行走穴道歌》中描述了不同时辰气血流注的相应经络为："周身之血有一头，日夜行走不停留。遇时遇穴若伤损，一七不治命要休。子时走往心窝穴，丑时须向泉井求。井口是寅山根卯，辰到天心巳凤头。午时却与中原会，左右蟾宫分在未。凤尾属申屈井酉，丹肾俱为戌时位。六宫直等亥时来，不教乱缚斯为贵。"少林骨伤学派，清代觉也抄录的《伤科秘书·血气流行部位》曰："子时在胆经，丑时在肝经，寅时在肺经，卯时在大肠经，辰时在胃经，巳时在脾经，午时在心经，未时在小肠经，申时在膀胱，酉时在肾经，戌时在包络，亥时在三焦经。"

医书《伤科秘传·十二时辰血路序》按气血流注经络时辰，列出具体方药。如提出："子时：朱砂五钱，神砂三钱，安丐三钱，红花三钱，菖蒲八分，田七三钱，川尖钱半，郁金二钱，茜草二钱，玄胡一钱，柯玉钱半，藿香一钱，子金皮三钱，寸香二钱研末，酒童便对服……"

综上可见，重视经络、腧穴、气血是武术骨伤流派的治伤特征，尤其在用药治伤方面，更是重视气血流注经络、腧穴的时辰理论，认为选取适当时辰，在用药上，常能获得事半功倍之效。现代理论研究发现，气血流注经络、腧穴的时辰理论，与人体生物钟的原理有异曲同工之妙，值得进一步研究。

二、少阳主骨

"肾主骨"是《黄帝内经》在脏腑理论基础上对肾与骨关系的著名论断，千百年来指导着广大医家的临床实践，收效甚丰。"少阳主骨"是《黄帝内经》从经络理论上对骨生理病理等代谢变化的又一阐述，同样具有其所适合的应用范围，因此了解这两种理论的异同，具有十分重要的临床意义。

（一）少阳主骨理论

1. 足少阳胆经循行路线 《灵枢·经脉》所载的足少阳胆经循行路线："胆足少阳之脉，起于目锐眦，上抵头角，下耳后，循颈行手少阳之前，至肩上，却交出手少阳之后，入缺盆；其支者，从耳后入耳中，出走耳前，至目锐眦后；其支者，别锐眦，下大迎，合于手少阳，抵于頔，下加颊车，下颈合缺盆以下胸中，贯膈络肝属胆，循胁里，出气街，绕毛际，横入髀厌中；其直者，从缺盆下腋，循胸过季胁，下合髀厌中，以下循髀阳，出膝外廉，下外辅骨之前，直下抵绝骨之端，下出外踝之前，循足跗上，入小指次指之间；其支者，别跗上，入大指之间，循大指歧骨内出其端，还贯爪甲，出三毛。"足少阳胆经行人身之侧，分别与头、颌、颈、缺盆、腋下、胸、胁、腰、髀、膝、胫、踝等部骨骼相联系，绝大部分涉及骨与关节部位，显示与骨关系密切。

2. 足少阳胆经的功用 胆为六腑之一，又为奇恒之腑，其功能为贮藏和排泄胆汁，主决断。《素问·灵兰秘典论》曰："胆者，中正之官，决断出焉。"《素问·六节藏象论》："凡十一脏，取决于胆也。"胆气其性刚毅，骨质其性刚硬，二气刚性相合，足少阳胆经受之于胆腑"刚气"，作用于骨，使骨骼刚坚有力。故《黄帝内经》有"少阳主骨"之说。正如张景岳所曰："胆味苦，苦走骨，故胆主骨所病。又骨为干，其质刚，胆为中正之官，其气亦刚，胆病则失其刚，故病及于骨，凡惊伤胆者，骨必软，即其明证。"

3. 胆经损伤的证候特点 《灵枢·经脉》指出："是动则病口苦，善太息，心胁痛不能转侧，甚则面微有尘，体无膏泽，足外反热，是为阳厥。是主骨所生病者，头痛颌痛，目锐眦痛，缺盆中肿痛，腋下肿，马刀侠瘿，汗出振寒，疟，胸胁肋髀膝外至胫绝骨外踝前及诸节皆痛，小指次指不用。"并提出"主骨所生病者"的"诸节皆痛"的证候特点。《素问·厥论》道："少阳厥逆，机关不利，机关不利者，腰不可以行，项不可以顾……"《素问·诊要经终论》曰："少阳终者，耳聋，百节皆纵。"进一步补充"百节皆纵"的症状，明确了少阳经病变与全身骨与关节病变密切相关。同时，少阳经脉功能失常，胆病而失其刚，病及于骨，表现为全身性病理现象，如周身骨节疼痛、腰膝酸软乏力、行走不利、骨痿易骨折等。X线片、双能量X线骨密度检查可发现骨皮质变薄、骨小梁稀疏、骨矿含量减少等骨质疏松症表现。正如《素问·诊要经终论》所说："少阳终者，耳聋，百节皆纵。"《灵枢·根结》谓："少阳为枢……枢折即骨繇而不安于地，故骨繇者取之少阳。"说明."少阳主骨"中骨乃指全身之骨，少阳经失常，在临床出现"诸节皆痛"的全身多部位骨痛，进而导致骨强度、承载能力下降和容易骨折的"百节皆纵""骨繇而不安于地"等骨之动摇、惴惴不安，骨不承力、欲断已折的症状。现代医学研究证实，胆源性骨病如先天性胆管闭锁、原发性硬化性胆管炎、慢性胆汁淤积性肝病等病例中，绝大多数并发骨质疏松症而非其他骨病。统计资料显示，2/3的慢性胆汁淤积性肝病患者都伴有低维生素D血症，而组织学检查发现，缺乏维生素D的成人患者，大多发生骨质疏松，绝少出现骨软化。骨质疏松发生率高达 12% ~55%，骨折发生率为 16% ~22%，其中跌倒的骨折发生率为 30%。说明筋骨得"胆汁"的滋润，其质刚硬，而不痿；胆病失其刚气，胆汁不布四肢，骨失濡养，骨脆易折。

4. 治疗方法　《黄帝内经》明确提出"骨繇"者"取之少阳"，说明对于周身骨痛、骨痿易折者，可选足少阳胆经腧穴或者相应中药治疗，以调整三焦，疏调枢机而取效。"为此诸病，盛则泻之，虚则补之，热则疾之，寒则留之，陷下则灸之，不盛不虚，以经取之。盛者人迎大一倍于寸口，虚者人迎反小于寸口也。"《灵枢·根结》明确指出少阳骨病证候的治疗："少阳根于窍阴，结于窗笼。窗笼者，耳中也。太阳为开，阳明为合，少阳为枢……枢折即骨繇而不安于地，故骨繇者取之少阳，视有余不足，骨繇者节缓而不收也，所谓骨繇者摇故也，当穷其本也。"显示了少阳骨病的疼痛特点为"诸节皆痛""百节皆纵"之周身骨节疼痛和"骨繇而不安于地"之骨脆易折的骨骼病理特征。

众多医家在此基础上，以经络、肝胆、筋骨等理论为基础，对足少阳胆经与人体骨骼系统的生理病理、临床特征及治则方技等做了更全面的阐述。如皇甫谧的《针灸甲乙经》云："足少阳之脉……是主骨所生病者，头面颔痛，目锐眦痛，缺盆中肿痛，腋下肿痛，马刀夹瘿，汗出振寒……及诸节皆痛，小指次指不用。"说明少阳骨痛的临床特点是，各关节、骨骼的疼痛常分布于少阳经循行路线的"诸节皆痛"。南朝全元起从肝胆、筋骨的理论对少阳主骨作了论述，谓"少阳者肝之表，肝候筋，筋会于骨，是少阳之气所荣，故言主于骨"。隋唐杨上善注："足少阳脉主骨，络于诸节，故病诸节皆痛也。"王冰注："少阳主骨，故气终则百节纵缓。"强调少阳理病骨痛的特征是，全身多部位的骨与关节疼痛。明代张介宾曰："胆味苦，苦走骨，故胆主骨所生病。"认为骨骼体质刚硬，少阳承胆腑刚正之气，少阳与骨同气相求，使骨骼强健、有力。明代马莳注："所谓骨繇者，正以其骨缓而不能收，即骨之动摇者也。"指明了"骨繇"是少阳主骨的重要病理特征之一。清代张志聪在《黄帝内经素问集注·生气通天论》中曰："阳气者养筋，阴气者注脉，少阳主骨，少阴主髓。"《黄帝内经灵枢集注·根结》云："少阳主骨，故枢折则骨节缓而不收也。"清代顾靖远在《顾松园医镜》中提出："胆而主骨病者，乙癸同源也。"从肝藏血，肾藏精，肝肾同源的理论上，阐述少阳主骨理论。经后世众多医家的充实、提高，丰富了"少阳主骨"的学说，使中医对骨骼代谢理论更趋完整。

由此完整地表达了少阳主骨的特征。《黄帝内经》从生理、病理、治疗等方面系统地阐述了少阳与骨的密切联系，并建立"少阳主骨"之理论。

（二）"肾主骨"与"少阳主骨"

"少阳主骨"与"肾主骨"是运用不同的理论对骨生理病理的阐述。两者既有区别，又有联系。明代《普济方》曰："凡骨髓虚实之应，主于肾膀胱。若其脏腑有病，从骨生，热则应脏，寒则应腑，故肾主骨髓，肾气之余，其气虚则骨弱酸疼，倦而无力；其气实则骨热苦烦，津液内燥。夫骨髓之病应肝胆。若其脏腑有病，从髓生，盖热则应脏，寒则应腑。故髓虚者脑痛不安，身常清栗；髓实者身体烦燥，勇悍惊悸。"由此提出肾主骨生髓，髓虚属胆之理论，认为肾能藏精生髓，胆能输精于髓。对于"肾主骨"，《素问·六节藏象论》曰："肾者，主蛰，封藏之本，精之处也；其华在发，其充在骨。"《素问·痿论》曰："肾主身之骨髓。"在生理上，通过肾精主控全身骨骼生长发育的全过程，肾精在骨骼的生长过程中具有至关重要的作用。在病理上，各类骨骼疾病，大多责之于骨，治疗以补肾精为其大法。"少阳主骨"是足少阳经秉胆腑"刚"气，在生理上，调摄全身骨骼的强度；在病理上，则为胆弱少阳经气不利，治疗当取少阳。因此，二者各有所主，各行其是，相互联系，相互影响。

综上所述，"肾主骨"以"肾藏精"为主骨理论基础，以肾精为充养骨骼之物质，以各部位疼痛为证候特点，治疗当补肾益精。"少阳主骨"以"胆腑刚气"为主骨理论基础，以胆刚气相通于骨，以周身骨节疼痛、骨脆易折为证候特点，治疗当取治少阳。可见二者各有所主，各行其是，相互联系和影响而不悖。

（三）"少阳主骨"研究

为证实"少阳主骨"的价值，学者们对其开展了临床和实验研究。初步的结果证实，"少阳主骨"之理论有其科学性、实用性，为治疗骨病开创了更广阔的途径。

1. 临床研究　王科闯等根据"少阳主骨"的"诸节皆痛""骨繇而不安于地"的周身骨节疼痛和骨脆易折的特点，发现与现代骨质疏松症极为相似，认为骨质疏松症的病机在于少阳枢机不利，治当和解少阳，以针刺配合中药治疗。针刺配穴处方：阳陵泉、环跳、悬钟、京门，直刺阳陵泉 1.5 寸、环跳 2 寸、悬钟 1 寸、京门 0.5 寸，施以小幅度快速提插捻转，平补平泻，每穴 1 分钟，以有麻胀感为佳；1 次 / 天，10 次为 1 个疗程，疗程间休息 3 天。中药予以小柴胡汤加减，药用北柴胡 12g、法半夏 12g、人参 6g、酒黄芩 10g、煅龙骨 30g、煅牡蛎 30g、炙甘草 5g、大枣 4 枚、生姜 9g。治疗 2 个疗程，患者疼痛大减，手足虚浮消失，活动改善。治疗 10 个疗程，全身疼痛消失，活动如常人。嘱其适度锻炼，停止治疗。谢健等采用足少阳经穴为主治疗骨、关节等多种疾病 52 例，运用针灸治疗，取穴：所有病例均取足少阳经穴位为主，辅以局部取穴、异经取穴、循经取穴。采用 28~30 号 0.5~3 寸毫针，平补平泻，患侧补法，健侧泻法，留针 10~20 分钟，给予温针或电针。评定标准，显效：主要症状消失，功能活动恢复。好转：主要症状减轻，功能活动部分恢复。无效：主要症状不减，功能活动无恢复。经 2 个疗程的治疗后，显效 20 例，好转 32 例，无效 0 例。刘永臣按"少阳主骨"之论，采用柴胡桂枝汤治疗骨质疏松伴压缩性骨折腰不疼痛者，处方：柴胡 20g，黄芩 15g，党参 30g，半夏 15g，甘草 10g，生姜 15g，大枣 12g，桂枝 15g，白芍 20g，元胡 20g，煅自然铜 20g，鹿含草 15g，杜仲炭 30g，川断 30g，骨碎补 20g。连服 18 剂，腰酸背痛完全消失，随访未复发。说明运用少阳主骨的理论用针、药同治，对骨质疏松症常能获得良好疗效。

2. 实验研究　江花等选择经典去卵巢骨质疏松大鼠模型，观察了电针足少阳经穴后大鼠骨组织形态学及骨代谢标志物等的变化。实验动物随机分为 4 组：电针胆经治疗组、电针非经穴治疗组、去势模型对照组、假手术组。结果发现，实验动物骨组织 HE 切片观察，造模 3 个月且干预 3 个月后，电针胆经穴组较其他骨微结构明显改善，骨质较规则、宽阔，分化较成熟，可见有骨髓腔结构。去势模型组大鼠骨组织骨质变薄，骨基质排列紊乱，呈网状骨细胞数目少，骨基质少，骨小梁不规则。汪国友等采用以"少阳主骨"为理论基础拟定的少阳生骨方干预体外关节软骨细胞培养和关节软骨损伤的动物模型。结果显示，不同浓度少阳生骨方含药血清，均能促进 SD 大鼠体外第三代软骨细胞的增殖及 Ⅱ 型胶原表达，其中 1.2% 浓度促进其增殖表达能力最强，过高的浓度可能抑制其增殖表达；不同浓度少阳生骨方含药血清，均能有限提高 SD 大鼠体外第五代软骨细胞 Ⅱ 型胶原及蛋白多糖表达及合成，维持软骨细胞表型稳定；少阳生骨方能促进 SD 大鼠软骨损伤后软骨的修复，修复组织更接近透明软骨；少阳生骨方能明显降低 SD 大鼠在体软骨损伤后关节液的 IL-1β 水平，从而促进软骨细胞的修复。综上可见，根据少阳主骨的理论，采用中药、针灸等治疗方法，均在一定程度上缓解骨质疏松症的临床证候。同时实验观察证实，相应治法能有效改善骨和软骨的形态结构、骨生化代谢等方面的指标。

三、少阳为枢

《说文解字》释："枢，户枢也。"枢为门之转轴，开合之枢纽，具有在事物发展和变化过程中控制、调节之意。"少阳为枢"见于《素问·阴阳离合论》，曰："是故三阳之离合也，太阳为开，阳明为阖，少阳为枢。"《素问·皮部论》曰："少阳之阳，名曰枢持，上下同法，视其部中有浮络者，皆少阳之络也。络盛则入客于经，故在阳者主内，在阴者主出，以渗于内，诸经皆然。"《灵枢·根结》云："太阳为开，阳明为合，少阳为枢。"说明少阳经主三阳经之中，属半表半里，为物质及气机升降出入的枢纽。

（一）少阳为枢之生理

1. 少阳经之位　太阳经位于背侧主表；阳明经位于腹侧主里；少阳居中主，内通阳明之里，外连太阳之表，属半表半里。张景岳云："少阳为枢，谓阳气在表里之间，可出可入如枢机也。"从足少阳胆经的运行路线，发现足少阳胆经为阴转阳的起点，三阳初始之阳，出阴入阳之枢。《伤寒论》的六经辨证中，三阳属实，三阴属虚，阳气转实转虚之枢亦在少阳。正如程钟龄所云："太阳阳明为表，太阴少阴厥阴为里，少阳居表里之间，谓之半表半里。"

2. 少阳经之温　少阳之气与胆性密切相关。胆附于肝，其阳气不亢不烈，如日初出之少阳，具有温煦长养之功，如春季和一天之中的寅卯辰。正如吴鞠通所云："盖胆为少阳，主升阳气之先，输转一身之阳气，体本阳也。""凡脏腑十二经之气化，皆必藉肝胆之气化以鼓舞之，始能调畅而不病。"因此，肝胆调节周身气机，尤以胆为中心，且胆寄相火，宣布三焦，流畅通达，充斥表里，温煦周身，正合枢之本性。

3. 少阳气化之枢　少阳具有促进和调节气机运动的作用。人体气血、津液以及脏腑气机的升降运动皆以少阳为通路，故少阳为人体气机升降出入之枢。《黄帝内经》云："升降出入，无器不有。"升降出入是气化活动的基本形式。少阳为枢，主司气化，通过肺之宣发肃降、脾之升清、胃之降浊、心火下降与肾水上升等气的升降出入运动，对经气、营卫、气血、津液、元气的运行进行敷布，使脏腑功能正常，以维持机体正常的生命活动。正如李东垣所云："胆者，少阳春升之气。春气升则万化安，故胆气春升，则余脏从之，所以十一脏皆取决于胆也。"可见十一脏之清升浊降，表里出入，必基于胆气枢机之转运。《素问·灵兰秘典论》曰："三焦者，决渎之官，水道出焉。"《灵枢·营卫生会》又曰："上焦如雾，中焦如沤，下焦如渎。"说明三焦是主持人体水谷精微的气化和代谢场所。三焦主气化，决渎水道，主持诸气，历经五脏六腑。三焦作为脏腑之间的联系，气化的播散，营卫水谷诸气周流的通路，有机地把各脏腑器官联成整体。正如元代戴侗《六书故》所云："焦，燔之近炭也。"说明三焦是水火气机的通道，是气化的场所，是元气之别使，内寄相火。上、中、下三焦入通手少阳三焦经脉。何秀山在《通俗伤寒论》中云："足少阳胆与手少阳三焦合为一经。其气化，一寄于胆中以化水谷，一发于三焦以行腠理。"可见少阳作为人体气机升降出入之枢，具有调节气机运动的作用，少阳枢机运转正常，则气血、津液敷布适宜，脏腑得以濡养，人体强健。综上所述，少阳在体位上属半表半里，在功能上有温煦诸脏之作用，在功能上作为气机升降出入和津液敷布之通道。

（二）少阳为枢之病理

少阳位于表里之间，居枢机之位。少阳经气调和，人体之气机舒畅，三焦通利，气血、津液敷布全身。当少阳枢机不运，胆火失和，气机失常，水道不利，气血、津液敷布失宜，殃及脏腑，气郁不伸，正虚不举导致气滞火郁，寒热虚实夹杂之证。故《素问·阴阳离合论》曰："是故三阳之离合也，太阳为开，阳明为阖，少阳为枢。三经者，不得相失也，搏而勿浮，命曰一阳。"说明少阳枢机不运，气机失调，水津失布，水饮痰湿内停，郁久化热，灼伤阴液，阴阳失和，诸症并现。少阳之病，牵一发而动全身，临床出现诸多证候，如寒热往来、胸胁苦满、神情默默、呕吐纳呆、大便失调、脉弦等。其病机为少阳受邪，邪热滞留，气机郁滞，枢机不运。

（三）少阳为枢之治疗

程钟龄说："肝气郁结，五郁相因，当顺其性而升之，所谓木郁则达之，如逍遥散之类是也，此一方治木郁而诸郁皆解也。"故治疗当取"和"法，以转枢运阳，疏解郁滞，调和少阳之枢，达到枢机之平和。少阳为病，临床常见证型包括邪犯少阳、肝气郁结、痰气郁结、郁结化热、郁热上逆、郁热动风、肝胃失和、肝脾失和等。

1. 邪犯少阳　太阳经证不解传入少阳，或厥阴病转出少阳，或邪犯少阳经，导致枢机不运，经气不利，症见口苦、咽干、目眩、寒热往来、胸胁苦满、默默不欲饮食、心烦欲呕、脉弦等。治当和解枢机，以小柴胡汤和解少阳，条达枢机，以除半表半里之邪。

2. 肝气郁结　情志不调，肝气不舒，症见肝气郁结证。可表现为胸胁、少腹胀满疼痛，走窜不定，或有情志抑郁，善太息，证候与情绪变化相关，或有胁下肿块，咽部异物感，甚至癥瘕瘿瘤，女子或有乳房胀痛，月经不调，痛经或闭经，脉弦等诸多证候。治当疏肝解郁，调和枢机，方选小柴胡汤、四逆散、逍遥散、柴胡疏肝散、当归芍药散等。

3. 痰气郁结　枢机失运，水湿内停，浊痰壅滞，郁久成瘀，痰瘀互结。症见胸满，心下坚，咽中帖帖，如有炙肉，吐之不出，吞之不下。治当和解枢机，理气化痰，方选小柴胡汤合半夏厚朴汤加减。

4. 郁结化热　少阳气郁，日久化热，肝气郁结，内扰于肝，胁迫于胆，循经上扰，挟湿下注。正如《素问·至真要大论》所云："少阳之胜，热客于胃，烦心心痛，目赤欲呕，呕酸善饥，耳痛溺赤，善惊谵妄，暴热消烁。"症见胸胁满闷，烦热潮热，或急躁易怒，心悸失眠，噩梦纷纭，或头痛眩晕等实热证候。治当疏解少阳之郁热，方选丹栀逍遥散、龙胆泻肝汤等。

5. 郁热上逆　少阳气郁，日久伤阴，郁热上逆。临床表现可有头目胀痛，急躁易怒，头重脚轻，眩晕耳鸣，胸胁满闷、失眠多梦，腰膝酸软，舌红少津，脉弦细或弦细而数。治当清解少阳，降火平逆，方选羚角钩藤汤、天麻钩藤饮等。

6. 郁热动风　少阳枢机不利，郁热上逆，肝风内动。症见烦热躁急，头目不利，眩晕欲仆，步履不稳，或肢体震颤，手足麻木，甚则突然昏仆，半身不遂，偏身麻木，口眼㖞斜，舌强语謇等。治当疏解肝郁，平肝潜阳，方选柴胡加龙骨牡蛎汤等。

7. 肝胃失和　枢机不利，肝气犯胃，肝胃失和。症见胸胁不利，脘腹胀满，食少纳呆，嗳腐吞酸，嘈杂呃逆，甚或气痛攻窜，抑郁太息，烦躁易怒，舌有郁浊之象，苔常厚腻，脉弦劲。治当调肝和胃，方选柴胡疏肝散、旋覆代赭汤、左金丸等。

8. 肝脾失和　情志不遂，郁怒伤肝，或饮食不节，劳倦伤脾，肝失疏泄，导致脾失健运。症见胸胁胀满窜痛，喜太息，情志抑郁或急躁易怒，纳呆腹胀，便溏不爽，肠鸣矢气，舌苔白或腻，脉弦等。治当疏肝健脾，方选逍遥散、柴胡疏肝散、当归芍药散等。

（四）少阳为枢之应用

上海著名伤科学家石筱山先生，在临床中，应用少阳为枢的理论，以"和"法为治则，重用柴胡，认为柴胡能升能降，因而得着一个"和"字，只要运用得当，内伤无论上、中、下之病位，初、中、末之病程，皆能获效。

1. 脑气震伤　石氏应用少阳为枢的理论，创立"柴胡细辛汤"（柴胡、细辛、薄荷、地鳖、丹参、川芎、泽兰、半夏）用于脑气震伤。其功能祛瘀生新，调和升降。主治头部内伤，昏迷苏醒后或无明显昏迷、头晕、头痛、嗜卧、泛泛欲恶。该方重用柴胡，独树一帜。肝足厥阴之脉"与督脉会于巅"。头部内伤以柴胡、川芎作为引经之药对，既可"提下元清气上行，以泻三焦火"，促使全方药力随经气循行而通达病所，又能行气化、散血滞。川芎为血中之气药，少阳引经，一用也；疗诸头痛，二用也；助清阳，三用也；主湿气在头，四用也。二药相合，可谓尽其用、奏奇功。

2. 胸腹损伤　石氏认为："胸腹之内伤不论其新伤宿损，或虚实之证，总与肝经相系。"故施治时往往使用肝经之药，以柴胡与香附为其主。柴胡、香附作药对运用，"在脏主血，在经主气"（《本草备要》），自能开郁散滞而通达上下，以治伤科内伤瘀阻气滞诸证。香附作引经药。《本草纲目》曰，香附"生则上行胸膈，外达皮肤；熟则下走肝肾，外彻腰足"，其入"手足厥阴、手少阳，兼行十二经，八脉气分"。治胸胁内伤，代表方用小柴胡汤（柴胡、半夏、党参、甘草、黄芩、生姜、大枣）。方中柴胡苦平，入肝胆经，透解邪热，疏达经气；黄芩清泄邪热；半夏和胃降逆；人参、炙甘草扶助正气，抵抗病邪；生姜、大枣和胃气，生津。全方可使邪气得解，少阳得和，上焦得通，津液得下，胃气得和，有汗出热解之功效。治腹部内伤，代表方用复元活血汤（柴胡、瓜蒌根、当归、红花、甘草、穿山甲、大黄、桃仁）。方中重用酒制大黄，荡涤凝瘀，导瘀下行；柴胡疏肝行气，可引诸药入肝经。两药合用，一升一降，以攻散胁下之瘀滞，共为君药。桃仁、红花活血祛瘀，消肿止痛；穿山甲破瘀通络，消肿散结，共为臣药。当归补血活血；瓜蒌根"续绝伤"，"消仆损瘀血"，既能入血分助诸药而消瘀散结，又可清热润燥，共为佐药。甘草缓急止痛，调和诸药，是为使药。大黄、桃仁酒制，及原方加酒煎服，乃增强活血通络之意。全方功能活血祛瘀，疏肝通络，主治跌打损伤，瘀血阻滞证，胁肋瘀肿，痛不可忍。

3. 会阴内伤　石氏创立柴胡桔梗汤（柴胡、桔梗、升麻、玄胡、归尾、地鳖、炙乳香、炙没药、丹参、泽兰、小蓟炭等）治疗会阴内伤。方中桔梗"破癥瘕，养血排脓"，"升载阳气"。《神农本草经》载桔梗"主胁痛如刀刺，腹满肠鸣幽幽"。甄权言桔梗"破血积气，消聚痰涎"。石氏认为，桔梗宣肺利窍，用柴胡桔梗汤之理，有提壶揭盖、理气通闭之功。《药性赋》云柴胡"在脏调经内主血，在肌主气上行经。手足少阳表里四经之药也"。本方以柴胡为君，桔梗、升麻为臣，更有助于柴胡升清之功，且柴胡配以桔梗，能开宣肺气，亦属"提壶揭盖"之法；延胡索、乳香、没药理气化瘀止痛；当归、地鳖虫、丹参、泽兰等亦化瘀之品；小蓟、牛膝炒炭下行止血；血珀、通草利阴窍共为佐使。全方功能化瘀止血，升清，利阴窍；主治会阴损伤，青紫肿痛，小便涩痛或不利等。

石筱山先生对柴胡的运用指出："一般都认为柴胡能升，也有人说只能升不能降，而主张能升又能降者则不多。"但根据临床应用这味药的经验，他认为："柴胡味苦、性微寒而质轻，为足少阳、足厥阴（肝、胆）两经的引经药。其在脏主血，在经主气；以之治脏，是血中之气药；以之治经，是气分之药。伤科的内伤，很多属经脉之病，因病尚在经而未入脏，所以可用它作为气分之药。按足少阳经的循行，是由上至下，足厥阴经是从下至上，柴胡既是这两经的引经药，故可以随经气的循行，通达上下。元·李杲认为，柴胡是有升又有降的作用，用根酒浸可升，用梢可降。但据我之经验，只要用之得当，不分根梢，都有同样效果。"对于柴胡的作用，筱山先生认为，柴胡用在阴气不舒（血滞）、阳气不达（气郁）之证，最为适当。因其性微寒而味苦，亦能清热。李杲认为"功同连翘"，但同中有异。如《本草备要》说："连翘治血热，柴胡治气热，为少异。"可见柴胡之用，以气为主。故清代陈士铎曰："世人治郁多用香附，谁知柴胡开郁，更胜于香附也。"关于使用柴胡的宜忌，以明代张介宾所说"邪实者可用，真虚者当酌其宜"之语，最为确切。清代王士雄虽然最忌用柴胡，甚至喻作砒鸩，但也指出"血凝气阻为寒热者"例外。对于柴胡的应用，筱山先生指出，在伤科内伤患者的初期，除体质素亏者外，大都属有余之证，因此每多合辙。至于用量的多寡，一般自几分至二钱，制宜而使。若平素对柴胡反应较大的，用时亦应予以注意。在柴胡的配伍上，筱山先生曰："先君用柴胡，一定要和其他方药配合，并不单味使用，如对头部内伤（脑气震伤）初期，常用柴胡细辛汤；治胸胁内伤，用复元活血汤或小柴胡汤；腹部内伤，用复元活血汤或小柴胡汤合金铃子散；会阴内伤，用柴胡桔梗汤等。"

上海著名骨伤医家施杞通过对"少阳为枢"的研究，发现"少阳为枢"之枢，乃动静之支点，具有"衡"和"和"的特征，保持其动态平衡。并以少阳为枢之"衡法"创立"十二字养生功"，在生物力学基础上编著"脊柱侧弯操"，用于青少年脊柱侧弯症，疗效良好。其简单易学，治于病之初时，以正骨舒筋，则骨正筋柔，对于脊柱侧弯的防治大有裨益。

"少阳主骨，为枢"的思想补充了"肾主骨"治疗骨病的理论和治法，将中医学的整体论治融入中医骨内科中，将调和、求衡的治则运用到临证中，将气血、脏腑、经络辨证有机结合，从和解少阳、调和气血、平衡筋骨等角度，建立了调和、求衡的治则，丰富了理论内涵，并创有效治则。

第六节　病证相参，扶正祛邪

随着医学理论的进展，辨病与辨证相结合，已成为当代中医临床中的一项诊治原则，并被认为是中医诊疗的一个主要特点。

一、辨病与辨证

辨病与辨证是中医诊断学的重要组成部分。其中证，是指"在疾病发展过程中，某一阶段的病理概括"。辨证是在中医理论指导下，将望、闻、问、切四诊所收集的资料、症状和体征，通过分析、综合，对外邪当前的病位、病性等作出病理性的判断，并概括出完整的证名。辨证论治，则是针对辨证结果制定治疗原则和方法。病，是由症表现出来，是对疾病全过程的病理概括。辨病论治，是在疾病的诊断确立之后，根据疾病性质、病情的轻重等情况，确定治疗的原则和选择合适的药物。所以在传统上，中医诊疗是既辨证又辨病，以病证结合治疗之。正如朱肱在《南阳活人书》中说："因名识病，因病识证，如暗得明，胸中晓然，无复疑虑而处病不差矣。"说明不辨病，只辨证，医者胸中无全局，难以预测病证的顺逆吉凶。纵观中医的发展过程，从中医初始阶段起就是以"辨病论治"为指导。在临床诊疗过程中，首先根据临床表现以辨别病，再施行相应治疗措施。如现存最早的中医方书《五十二病方》中，就是以病论方，在病名之下附载处方。《黄帝内经》十三方，也是对不同疾病而设立的，也未涉及具体证型，提出鸡矢醴治鼓胀、生铁落饮治狂等。这些显示早期中医是辨病论治的医学模式。随着证型的出现，临床出现运用四诊，辨病为先，辨证在后，在此基础上处方治疗，达到辨证论治。如在《金匮要略》中，大多数疾病的治疗，都是采用先辨病，后辨证，以主方、主药治主病，如治黄疸病用茵陈剂、治胸痹用瓜蒌薤白剂等。后世许多医著中，也以突出辨病为主，分证论治的特点，如《诸病源候论》《备急千金要方》《三因极一病证方论》《本草纲目》等，都是以病为纲，辨病治之，采用一病一主方，一方一主药的治疗思想。即使近代中医学在强调辨证论治的同时，也仍然运用辨病基础下的分型论治。如肺痈、肠痈、湿疮等很多疾病，都是在明确疾病下的分证论治。故清代徐灵胎谓："病之总者为之病，而一病有数证。"病与证是共性与个性、总体与局部、纲与目的关系。

二、辨病和辨证特征

西医以辨病为所长，借助现代的解剖、生理、病理、生化等理论和先进的科技设备，从物理、化学及形态学等方面阐述疾病发生的病理变化，以客观数据及直观的形态学改变，作出疾病诊断和选择治疗，且其诊断有严格的客观指标，同一种疾病的诊断有可靠的重复性，便于作治疗前后的对照。与西医辨病的客观性和严谨性相比较，传统中医在诊断疾病方面显示出其局限性，无法反映疾病本质。中医的病名大多以症状命名，概念模糊，特异性较差，如腰痛、春温等。这种疾病的模糊诊断已难以适应当今医疗需求。而西医在诊断方面的优势，可以弥补中医在疾病病名方面的不足。但是，西医仅依赖客观指标诊断疾病，也有不足之处。较为常见的是，患者有主观不适，而现有检查手段又无法获得客观指标，此时无法作出诊断和治疗。而中医可以根据病人主观症状的描述，进行中医辨证，进行治疗。可见中医辨证在一定程度上可以弥补西医因缺少客观数据无法确诊和治疗的不足。随着中医辨病逐渐被淡化，改变了传统的辨病与辨证相结合的内涵，逐渐形成"西医辨病，中医辨证""以辨病为先，辨证为主"的中医疾病诊疗新模式，以此提高临床疗效。

三、病证互参应用

辨证结合辨病乃是中医骨内科的诊治一大特色。在应用现代检查设备诊断疾病的基础上，采用八纲辨证、脏腑辨证、气血津液辨证等进行中医辨证分型，然后选择方药调治，是目前中医临床最常用的诊疗模式。所谓"治"是治其标；"调"是调人之阴阳气血脏腑经络，是调其本。故"调治"包括了扶正与祛邪两个方面，体现了中医的整体观。其基本思维逻辑是以"急则治其标，缓则治其本"的方针确立的。在临床上，有以"开路方"治"标"，"基本方"治"本"的调治方法。例如，损伤后急性期、脊柱骨折或脊柱病造成脊髓受压的病人，初诊时，多有内风阳亢、气机阻滞；肢体水肿，多呈阳明经证或阳明腑实证的特点。"开路方"辨证而选用承气汤、葶苈大枣汤、甘遂散、白虎汤等，待"标"症解除，再选用地黄饮子加减方等"基本方"来调"本"。

调治，有快速调治与慢速调治，酌情掌握调治节律，也是调治成败的关键。疾病的早期宜快调治，中后期宜慢调治。如撰伤或肋间神经炎等致胸胁痛，早期重用清热解毒类药，利水消肿，达到迅速镇痛效果；后遗症期，则用柴胡疏肝散或金铃子散等疏郁理气，活血化瘀，逐渐瘀祛气行，通则不痛。调治方法可归纳为四大类：第一类，从病因而施调治，如骨折脱位患者因伤后气滞血瘀，经脉不通扰乱神明，见疼痛肿胀、失眠，每用新伤续断汤主之。第二类，从六经辨证而施调治，如颈椎病，项背强几几，汗出恶风者，从太阳而治，桂枝加葛根汤主之；类风湿关节炎发作期，热结在里，关节红肿势盛，表里俱热，却时时恶风、口渴者，乃阳明证兼气阴亏虚，白虎加人参汤化裁而治。第三类，从三焦调治，如脊柱损伤，胸腹胀满，苔腻脉滑，用三仁汤合活血之品从三焦而解湿浊瘀阻。第四类，结合科研成果而施调治。

第七节　整体为重，法宗调衡

人体遭受创伤，不仅外伤皮肉筋骨，还常累及内伤脏腑气血，且外伤内损常互相影响，或先后受累，或同时致病。外部肢体损伤，由外及内，导致筋经骨骼失衡，脏腑气血失和，成为骨伤主要病机，因此在治疗上应采用整体辨证施治，全面评解局部损伤对全身脏腑器官的影响，以采用相应的治法，才能调和气血脏腑，恢复筋骨的功能，使机体重获平衡。

一、阴平阳秘

阴阳为对立的统一体。《素问·生气通天论》说："生之本，本于阴阳。"具有生命力的父母之精相媾，也就是阴阳二气相媾，形成了生命体。生命体形成之后，阴阳二气存在于其中，相互联系、相互资生、相互转化，又相互争搏，互为存在的条件。如《素问·阴阳应象大论》所说："阴在内，阳之守也；阳在外，阴之使也。"《素问·生气通天论》说："阴者，藏精而起亟也；阳者，卫外而为固也。"精辟地解释了人体阴阳的对立统一。《黄帝内经》还把每一脏、每一腑再分出阴阳，从而使每一层次，无论整体与局部、组织结构与生理功能都形成阴阳的对立统一，可见人是由无数可分阴阳的对立统一体。《素问·至真要大论》云："谨察阴阳所在而调之，以平为期。"以平为期就是以保持阴阳的动态平衡为准则。岐伯曰："调气之方，必别阴阳，定其中外，各守其乡。内者内治，外者外治，微者调之，其次平之，盛者夺之，汗者下之，寒热温凉，衰之以属，随其攸利，谨道如法，万举万全，气血正平，长有天命。"可见中医治法是在中医理论指导下，选用各种行之有效的方技，恢复阴阳的平衡。根据具体情况所采取的中医药内治和外治等方法，如内治法中益气、养血、滋阴、补阳等法，就是扶正的具体方法，而汗、吐、下等法则是祛邪的具体方法。外治法中手法、针灸、导引等则是疏通经络、恢复阴阳平衡的具体方法。

二、气血平和

气是人体内活力很强，运行不息、无形可见的极细微物质。气既是人体的重要组成部分，又是机体生命活动的动力。血，是红色的液态物质。气、血既是脏腑经络及组织器官生理活动的产物，又是脏腑经络及组织器官生理活动的物质基础。气血是人体生命活动的物质基础，其运动变化规律也是人体生命活动的规律。气、血的生成和代谢，有赖于脏腑经络及组织器官的生理活动，而脏腑经络及组织器官的生理活功，又必须依靠气的推动、温煦等作用和血的滋养和濡润，因此，气、血与脏腑经络及组织器官的生理和病理有着密切关系。正如《素问·至真要大论》所云："谨守病机，各司其属，有者求之，无者求之，盛者责之，虚者责之，必先五胜，疏其血气，令其调达，而致和平，此之谓也。"可见气血病变是人体疾病的根本，气血辨证是中医临床辨证的基础，调和气血是调和人体五脏阴阳的根本。气为百病之长，血为百病之胎，气血不和是疾病的重要因素。故调气和血，平衡阴阳是中医内治的基本治法。在具体用药处方时，应从全局出发，全面细致分析患者的情况，作出准确的诊断，从整体调摄患者的病情。立法处方用药还要体现调治结合、阴阳气血脏腑平和的精神。处方用药切忌攻伐峻猛之品，宜平和进补为主，药味剂量适度，全面综合平衡，讲究以平为期，补中有通，补而不滞，即做到"补而不堵，疏而不伐"；用药分清主辅，抓住主病为纲，辅病为目，使其主辅相参，纲举目张。同时用药应气血互补，阴阳兼顾，动静相宜，升降结合，从而达到"阴平阳秘，精神乃治"的良好状态。

三、燥湿调衡

湿为阴，燥为阳。湿燥平衡是阴阳平衡的内容之一。《素问·至真要大论》曰："诸湿肿满，皆属于脾。诸痉项强，皆属于湿。""太阴司天，其化以湿。""湿气大来，土之胜也，寒水受邪，肾病生焉。风气大来，木之胜也，土湿受邪，脾病生焉。""湿淫于内，治以苦热，佐以酸淡，以苦燥之，以淡泄之。"可见湿邪重着、黏滞，易耗伤阳气，阻遏气机，其病变常缠绵难愈。湿邪致病，其临床特征为头重如裹，胸闷，口不渴，身体困重而疼痛，身体倦怠，小便清长，舌苔白滑，脉濡或缓。根据病邪来源，湿邪可有内、外湿之分。外湿由气候潮湿，久居湿地所致；内湿由脾失健运，水液不运，水湿内停所致。然内外湿常互相影响，外湿内侵，脾胃受困，脾失健运，水湿内生，复招之外湿侵袭。正如《素问·宣明五气》所云："脾恶湿。"湿重者，脾常受累。燥为阳邪，多从口鼻而入，最易伤肺。燥性干燥，易伤津耗液，导致肌表和体内缺乏津液。肺为娇脏，燥邪犯肺，灼伤肺阴，导致阴虚肺燥，症见颧红、潮热、盗汗、五心烦热、干咳少痰、舌红、脉细数。所以保持湿燥平衡，是维持脾肺正常生理功能的基础。按照五行学说，脾属土，肺属金，土能生金，所以脾与肺之间是母子的关系。《薛生白医案》曰："脾为元气之本，赖谷气以生；肺为气化之源，而寄养于脾也。"因此在调正湿燥平衡时，可采用"培土生金"法，以补脾健运，输津于肺，以润肺止咳，使湿燥平衡，脾肺功能正常。所以《素问·阴阳应象大论》说："阴阳者，天地之道也，万物之纲纪，变化之父母，生杀之本始。"可见阴阳平衡是维持人体正常生理活动的基础，故法宗平衡，当重在阴阳。

四、力学平衡

脊柱正常的生理运动就是在静力平衡的基础上，依靠肌肉的作用随时调整以达到动力平衡完成的。当慢性损伤等因素造成颈部外源性（头、颈、项部肌肉）不稳，颈椎动力性平衡系统首先受到破坏，并进一步导致内源性不稳（椎间盘突出、椎体小关节紊乱、椎体不稳等），出现静力性平衡系统的破坏，并进一步加重了动力性失衡。可见颈椎动力性失衡往往先于静力性失衡，但静力性失衡是导致颈椎病发生与发展的主要原因。脊柱病中最为常见的颈、腰部病证的实验研究发现，外在致病因素通过直接或间接途径影响颈、腰椎的动力平衡系统，导致颈、腰肌肌力减弱，动力系统失衡，之后引起静力平衡系统的失衡，最终导致整个颈、腰椎系统生物力学功能的紊乱。颈、腰椎丧失应有的稳定，导致椎间盘纤维环破裂，髓核突出，椎间盘退变，软骨终板钙化，营养代谢降低，金属蛋白酶活性升高，细胞因子及炎症介质释放，刺激颈部相应神经根、血管、脊髓而出现症状繁多的临床表现。因此，维持脊柱的力学平衡，对保持全身器官、脏腑功能的正常有着重要作用。

（施杞 谢可永 王拥军 李晓锋 王腾腾）

主要参考文献

1. 许伟明,胡镜清,江丽杰.《周易》哲学观对中医辨证论治原则和方法影响刍议[J].环球中医药,2017,10(1):22–25.

2. 李延斌.《易经》与中医学发展息息相关[N].中国中医药报,2005–03–02.

3. 弓克.《易经》乃中华文化之源之本之根[J].北京联合大学学报（人文社会科学版）,2011,9(3):50–53.

4. 陈福滨.《易经》哲学的现代意义[J].周易研究,2013(5):85–93.

5. 杨梅,鲁法庭,王青,等.中医恒动观念的形成及其在中医诊断中的应用[J].云南中医学院学报,2011,34(5):1–3,7.

6. 王兆停.浅谈易经与中医[J].中医临床研究,2014,6(32):54.

7. 王国雨.论《易经》在早期儒家经典体系中的地位[J].燕山大学学报（哲学社会科学版）,2011,12(4):30–35.

8. 汤用彤.汉魏两晋南北朝佛教史[M].北京:北京大学出版社,2011.

9. 冯友兰.中国哲学简史[M].北京:新世界出版社,2004.

10. 郭朋.国学经典导读:坛经[M].北京:中国国际广播出版社,2011.

11. 张仲景.伤寒论[M].北京:人民卫生出版社,2006.

12. 皇甫谧.针灸甲乙经[M].北京:人民卫生出版社,2006.

13. 薛己.正体类要[M].北京:人民卫生出版社,2010.

14. 郭维淮.洛阳平乐正骨[M].北京:人民卫生出版社.2008.

15. 林子顺,王和鸣.南少林骨伤奇人林如高[M].北京:人民卫生出版社,2008.

16. 王思成.基于治未病理论的预防保健体系构建思路及公共卫生政策措施分析[J].中国预防医学杂志,2008,9(9):851–853.

17. 张培琴.中医"治未病"疾病康复新思路[J].辽宁中医杂志,2010,37(7):1261–1262.

18. 牛兰香.中医"治未病"理论在现代康养养生中的应用探析[J].中医临床研究,2014,6(12):16–17.

19. 刘健.构建中医治未病养生保健体系探讨[J].中国临床保健杂志,2012,15(6):667–670.

20. 付国兵,刘洋,彭玉清.关于中医养生治未病内涵的理论探讨[J].北京中医药,2008(6):403–405.

21. 黄俊卿.论《仙授理伤续断秘方》的骨伤科成就[J].中医文献杂志,2005(2):21–23.

22. 黄枫,李禾.《伤科汇纂》对"动静结合"理论的贡献[J].中国骨伤,2005(12):763–765.

23. 黄枫,李禾.《伤科汇纂》外伤内治用药特点[J].南京中医药大学学报,2005(5):290–292.

24. 张建华.《正骨心法要旨》伤科学术思想探析[J].安徽中医学院学报,2004(4):4–6.

25. 彭星星,王德群.《神农本草经》中药名称的形成规律[J].中国现代中药,2015,17(9):977–979.

26. 王立童,詹红生.以"筋出槽,骨错缝"理论探讨颈椎病的手法治疗[J].中国运动医学杂志,2009,28(6):703–705.

27. 吕朝晖. 经方在骨伤科疾病中的应用 [J]. 河南中医, 2004 (2): 1-2.

28. 薛公忱. 儒道佛与中医药学 [M]. 北京: 中国书店出版社, 2002.

29. 田思胜. 朱丹溪医学全书 .[M]. 北京: 中国中医药出版社, 2006.

30. 张丰强. 丹溪擅用黄柏龙胆治痹症 [J]. 中医临床研究, 2012, 4 (5): 57-58.

31. 刘洪琼. 试论丹溪治痹五方 [J]. 中国中医急症, 2005, 14 (4): 360-361.

32. 吴元洁. 朱丹溪痹证辨治特色探析 [J]. 中医杂志, 2010, 51 (3): 281-282.

33. 程大力. 论传统医学与武术的双向渗透 [J]. 成都体育学院学报, 1990, 3 (16): 12-13.

34. 白天寅, 刘国忠. 试论武术文化的哲学基础 [J]. 中国科技信息, 2006 (2): 170-171.

35. 李声国. 论佛教少林功夫的骨伤科辨治特色 [J]. 中国骨伤, 1997, 10 (2): 40-41.

36. 王单一, 马颖. 少林伤科学派剖析 [J]. 中华武术, 2004 (12): 34-35.

37. 缪希雍. 先醒斋医学广笔记 [M]. 北京: 中国中医药出版社, 1999.

38. 石印玉, 石筱山. 石幼山治伤经验及验方选 [M]. 上海: 上海中医学院出版社, 1993.

39. 韦以宗. 回回药方的骨伤科学术成就及渊源初探 [J]. 中国中医骨伤科杂志, 1985, 1 (1): 20.

40. 潭远超, 刘峻. 中医骨伤科学的现代化是可持续发展的必由之路 [J]. 中国骨伤, 2007, 20 (5): 325-326.

41. 孙之镐, 孙树椿. 努力创立中国特色骨伤科学 [J]. 中国骨伤, 2005, 18 (2): 67-68.

42. 陈立国, 周立强. 平乐正骨渊源考 [J]. 风湿病与关节炎, 2012, 1 (2): 55-58.

43. 郝胜利, 丁继华. 武当伤科学术思想及特点探微 [J]. 中医正骨, 2007, 19 (5): 63-64.

44. 方松春, 杨杏林. 论海派中医与海派中医学术流派 [J]. 中医文献杂志, 2010, 28 (2): 37-39.

45. 黄东晖, 冯淬灵. 中医师承教育与院校教育相融合的思考 [J]. 中国中医药信息杂志, 2013, 4 (5): 99-101.

46. 杨克勤. 浅谈王清任对瘀血学说的贡献 [J]. 光明中医, 2009, 24 (3): 426-428.

47. 露红. 论宋金元时期骨伤科学发展特点 [J]. 中医正骨, 2003, 15 (10): 58.

48. 石印玉, 谢可永. 现代中医药应用与研究大系. 伤骨科 [M]. 上海: 上海中医药大学出版社, 1996.

49. 韦以宗. 少林寺武术伤科秘方集释 [M]. 上海: 上海科学技术出版社, 2008.

50. 李晓红, 李邓辉. 浅论道家思想对中医学的影响 [J]. 江西中医药, 2008, 39 (9): 16-17.

51. 范敬. 佛教文化对中医基础理论的影响 [J]. 河南中医学院学报, 2005, 20 (4): 13-14.

52. 张波. 《少林寺伤科秘方》中膏药方的用药探析 [J]. 中医文献杂志, 2016, 2 (23): 23-25.

53. 郝胜利. 武当伤科学术思想及特点探微 [J]. 中医正骨, 2007, 5 (19): 5.

54. 李志安. 肝与筋的关系及其临床意义探析 [J]. 中国中医基础医学杂志, 2001 (3): 10-11.

55. 张登本. 解读肝脏特性及其意义 [J]. 河南中医学院学报, 2005 (2): 9-11.

56. 马佐英, 史丽萍, 何山, 等. 论"肝者, 罢极之本" [J]. 上海中医药大学学报, 2007 (1): 19-21.

57. 马作峰, 张六通, 姜瑞雪, 等. 论疲劳源于肝脏 [J]. 广西中医药, 2008 (1): 31-3

58. 史丽萍, 胡利民, 马东明, 等. 不同程度肝损伤小鼠肝脏和骨骼肌能荷的变化及养肝柔筋方对其的影响 [J]. 天津中医学院学报, 2000 (3): 36-37.

59. 赵伟, 邱巍峰, 张丽华, 等. 中等强度游泳运动对大鼠非酒精性脂肪性肝病模型肝脏病理的影响 [J]. 中国临床康复, 2006 (40): 103-105, 195.

60. 程丽彩, 何玉秀. 长期耐力运动对大鼠肝细胞自由基代谢、线粒体膜电位及细胞凋亡的影响 [J]. 中国运动医学杂志, 2008 (4): 486-487, 494.

61. 田振军, 邢维新, 党利农. 运动训练对大鼠肝组织 NOS、Bcl-2 和 Bax 表达的影响 [J]. 成都体育学院学报, 2006 (5): 100-103.

62. 王熙梅, 王俊兰, 郑师陵. 运动训练强度与大鼠肝脏自由基代谢之间的关系 [J]. 河北医学, 2003 (8): 733-734.

63. 袁海平, 孙蓉, 史仍飞, 等. 大鼠不同强度运动对肝细胞凋亡的影响 [J]. 上海体育学院学报, 2001 (4): 31-33, 39.

64. 史亚丽,辛晓林,杨立红,等.香菇多糖对力竭小鼠抗疲劳及保肝作用研究[J].吉林农业大学学报,2004(3):301-304.

65. 刘德文,孙启时,李彤.拟黑多刺蚁提取物对小鼠缓解体力疲劳作用的研究[J].中国食品卫生杂志,2004(4):334-336.

66. 赵光,解黎明.蜂王浆对大鼠力竭运动能力影响的实验研究[J].四川体育科学,2003(1):15-16,35.

67. 郭文,史绍蓉.1,6-二磷酸果糖对运动性疲劳大鼠肝组织酶活性及自由基代谢水平的影响[J].沈阳体育学院学报,2004(3):347-349.

68. 郭晓萌.调肝法的临床应用[J].中国医药学报,2004(9):541-542.

69. 宫晶书,程金莲,王和天.滋补肝肾汤加减治疗疲劳综合征的体会[J].首都医药,2004(18):42-44.

70. 郑磊.补肝肾强筋骨作用机制的探讨[J].河南中医,1998(4):9-11,62.

71. 凌家杰.运动性疲劳的中医病理生理联系[J].南京中医药大学学报,2004(2):93-95.

72. 马东明,胡利民,马玉兰,等.养肝柔筋方对大鼠运动中骨骼肌能量代谢的影响[J].天津中医学院学报,2002(3):46-48.

73. 冯起国,肖凯,林立全,等.艾灸对脾虚大鼠骨骼肌细胞线粒体酶活性的影响[J].辽宁中医杂志,2000(7):315-317.

74. 梁伟澜.肝肾同源的宏观与微观论证及其对骨伤科的意义[J].中国中医骨伤科杂志,1990,6(2):56-57.

75. 詹红生,石印玉,赵咏芳.补肾方治疗的骨质疏松症模型大鼠血清对破骨细胞骨吸收功能的影响[J].浙江中医学院学报,2001(5):21-22.

76. 朱飞鹏,李冬华.肾主骨理论的现代理解与补肾法研究[J].上海中医药杂志,2003(6):9-11.

77. 李培英,王桂英,杜怀均,等.中医补肾壮骨理论与微量元素[J].广东微量元素科学,1995(1):52-53.

78. 马玉兰,胡利民.浅谈"肝者,罢极之本"[J].天津中医学院学报,2001(4):10-11.

79. 凌家杰.肝与运动性疲劳关系浅探[J].湖南中医学院学报,2003(6):31-32.

80. 王今觉.谈"望目辨证"的中医学理论基础[J].中国中医基础医学杂志,2005(5):324-325,332.

81. 周勤.348例骨伤科疾病患者舌象观察与分析[J].上海中医药杂志,2008(3):41-43.

82. 陈桂林.中医四诊在分诊急诊腰痛患者中的应用探讨[J].中医临床研究,2013,5(24):53-54.

83. 胡劲松.理伤宜从气血津精论治[J].中医正骨,2005(3):49-50.

84. 潘永苗,叶承锋,潘金波.论《黄帝内经》气血理论对中医伤科学发展的影响[J].江西中医药,2012,43(10):3-5.

85. 孙贵香,郭艳幸,何清湖,等.平乐正骨形神统一平衡论——平乐正骨理论体系之平衡理论研究(五)[J].中医正骨,2013,25(1):66-69.

86. 郑茂斌,王绍国.活血化瘀法在伤科中的应用探讨[J].贵阳中医学院学报,2000(3):7-8.

87. 涂兴明,徐必达,苏燕娴.《伤寒论》在中医骨伤科中的应用体会[J].江西中医药,2005(8):55-56.

88. 王科闯,陈辉,石含秀.王鸿度教授运用"少阳主骨"论治骨质疏松症[J].中医临床研究,2015,7(6):3-4.

89. 唐毅.中医骨伤"辨位施法"的几点体会[J].西南军医,2009,11(5):873-874.

90. 黄剑.《黄帝内经》骨伤病辨证论治探析[J].中国中医急症,2011,20(2):280-281.

91. 韩静,孙建军.论临床实践中辨病论治与辨证论治相结合的重要性[J].内蒙古中医药,2014,33(7):138.

92. 江花,陈庄,扶世杰,等."少阳主骨"学说的架构与验证[J].泸州医学院学报,2011,34(1):5-9.

93. 李柳骥,陈家旭.试述中医病证结合的关系[J].北京中医药大学学报,2004(3):7-9.

94. 黄枫,李禾.《伤科汇纂》外伤内治用药特点[J].南京中医药大学学报,2005(5):290-292.

95. 李万平.关于中医骨伤科发展史中的学说流派研究[J].湖北中医杂志,2009,31(12):23-25.

96. 叶新苗.明清时期的中医骨伤科文献介绍[J].浙江中医学院学报,2002(2):14-15.

97. 黄满玉,周国琪.《内经》伤骨科疾病汇通[J].中国中医基础医学杂志,2005(11):79-82.

98. 吕朝晖.经方在骨伤科疾病中的应用[J].河南中医,2004(2):1-2.

99. 高濂. 遵生八笺 [M]. 北京:人民卫生出版社,2007.

100. 汪昂. 汤头歌诀 [M]. 北京:中国中医药出版社,2016.

101. 周学海. 形色外诊简摩 [M]. 北京:学苑出版社,2011.

102. 王文革. 浅谈葛洪的创伤外科学术思想和贡献 [J]. 河北中医,2005(4):308-309.

103. 周鲁,唐向阳,付超,等. 解表类中药的模糊聚类分析 [J]. 华西药学杂志,2004(5):339-341.

第二篇 辨证篇

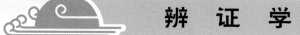

第六章

辨 证 学

第一节　人体"生、长、壮、老、已"的
生命周期规律

中医理论认为，肾藏精，主生长发育和生殖为其主要生理功能之一。肾贮藏精气，包括先天之精、后天水谷之精、五脏六腑之精和生殖之精。肾所藏先天之精，是人体生长、发育的根本。《素问·上古天真论》提出女子以"七"、男子以"八"为序的生命周期规律，显示了人体生、长、壮、老、已过程与肾中精气盛衰密切相关。

一、"生、长、壮、老、已"的基础理论

中医学生命观认为，生命形成于"精"。精气是构成人体的基本物质。《素问·金匮真言论》说："夫精者，生之本也。"《三才图会·养肾法言》进一步说明："肾于诸脏为最下，属水藏精，盖天一生水，乃人生身之本，立命之根也。"生命的形成决定于肾中所藏之精。肾所藏之精，从来源上讲，分为先天之精和后天之精。其中先天之精是与生俱来，禀受于父母的生殖之精，是构成人体胚胎的原始生命物质。《灵枢·本神》谓："生之来，谓之精。"《类经·藏象》曰："人之生也，合父母之精而有其身。"来源于父母的生殖之精，结合后有了胚胎卵新生命的产生，继而依靠肾精有了形体上的发育。故《灵枢·经脉》曰："人始生，先成精，精成而脑髓生，骨为干，脉为营，筋为刚，肉为墙，皮肤坚而毛发长。"说明人的形体（髓、骨、脉、筋、肉、皮、毛）无不是由"肾精"发育而来。

后天之精是指出生以后来源于摄入的食物，通过脾胃消化吸收后的水谷之精气以及脏腑生理活动中化生的精气，通过代谢平衡后的剩余部分，藏之于肾，具有促进机体生长发育的功能。先后天之精，相互依存、相互促进，以保持人体之精气充盛。《景岳全书·脾胃》谓："命门得先天之气也，脾胃得后天之气也。是以水谷之海本赖先天为之主，而精血之海又必赖后天为之资。"人体出生后，受水谷之精微所充养。水谷从口入由胃受纳腐熟，经脾胃肠的吸收消化，脾的运化功能将水液之水精、食物之谷精分布于全身各脏腑。《灵枢·五味》云："谷始入于胃，其精微者，先出于胃之两焦，以溉五脏，别出两行，营卫之道。"后天之精不断充养先天之精，先天之精与后天之精共同作用于人体，维持人体的生长、发育与生殖。

人在出生以后，先天之精得到后天之精不断地培育充养，肾中精气渐渐充盛而生长发

育。《类经·藏象类》云："人之初生，先从肾始，女至七岁，肾气稍盛。"人体生长发育的过程中，随着肾中精气的逐渐充盛，精生髓，髓汇聚于脑，同时促进人体大脑的发育。机体从幼年期到青年期，首先在幼年时期出现了齿更发长的生长发育变化。《素问·上古天真论》云："女子七岁肾气盛，齿更发长……丈夫八岁肾气实，发长齿更。"发展进入青春期后达到一定阶段，随着肾中精气的充盛，产生了促进和维持生殖功能的物质——天癸，从而具备了生殖功能。《素问·上古天真论》云："女子……二七而天癸至，任脉通，太冲脉盛，月事以时下，故有子。三七肾气平均，故真牙生而长极……丈夫……二八肾气盛，天癸至，精气溢泻，阴阳和，故能有子。三八肾气平均，筋骨劲强，故真牙生而长极。"肾气即肾精所化之气，称为"元气"，又名真气，是人体中最基本、最重要的气，能够推动人体的生长发育，促进各脏腑的生理活动，是人体生命活动的原动力。元气沿三焦升腾布达全身，在人体生长发育过程中起到重要的作用。全身脏腑组织正是在肾精化生的元气的激发推动作用下，而产生相应的生理功能。只有肾精充足盈满，元气才能充沛，机体生命活动才能活跃而生命力旺盛。

人体在元气的激发和促进下，生长发育，直到形体达到了盛壮的极点。《素问·上古天真论》说女子在四七、男子在四八之时，形体达到盛壮的极点（"四七筋骨坚，发长极，身体盛壮……四八筋骨隆盛，肌肉满壮"），说明随着肾中精气的充盛之极，人体在生长发育的过程到达峰值，人体的各个方面到达了盛壮的顶峰，牙齿、头发、骨骼这些肾中精气的外候得以体现。在这个时期真牙萌生而出，头发乌黑亮丽，骨骼最强健有力，肌肉最丰满壮实。由于肾中精气的充盈，天癸的产生在此时也到达了高峰，男性和女性到达了最佳生育年龄。

生长壮老已是人类生命活动的客观过程，其中由"壮"而"已"，是衰老的过程，也是衰老的最终结果。这一过程与肾中精气的盛衰变化密切相关。衰老是指生命过程中当生长发育达到成熟期后，随着年龄的增长机体在形态结构与生理功能方面，呈现各种不利于自身的变化，这些变化不断发生和发展的过程。在人体达到盛壮之后，随着肾中精气的衰减，人体也即将步入衰老阶段乃至生命的终结。《黄帝内经太素·伤寒》云："肾间动气，人之生命，动气衰矣，则神志去之，故死也。"《重广补注黄帝内经素问·上古天真论》云："肾气养骨，肾衰故形体疲极。"《类经·疾病类》云："肾藏精，精衰则枯……精为元气之根也。"《类经·藏象类》云："男为阳体，不足于阴，故其衰也自肾始，而发齿其征也。"女性在五七、男性在五八的时候，肾气衰减，精血不足，可见齿发骨等方面的变化。《素问·上古天真论》云："五七阳明脉衰，面始焦，发始堕。六七三阳脉衰于上，面皆焦，发始白。七七任脉虚，太冲脉衰少，天癸竭，地道不通，故形坏而无子也……五八肾气衰，发堕齿槁。六八阳气衰竭于上，面焦，发鬓颁白。七八肝气衰，筋不能动。八八天癸竭，精少，肾脏衰，形体皆极，则齿发去。"《素问·上古天真论》首载"生长壮老已"的生命周期律，将女子以七、男子以八为序，详尽阐述人的生命活动过程中，生长发育、长成壮盛、衰退老化的生理变化状态，皆与肾气即肾精盛衰有关。

二、"生长壮老已"的生物学基础

"肾藏精"包含了肾脏和精气的实体及功能系统。中医学的精包含了气、血、精等物质，具体分为人的有形之精如汗液、胃液、肠液、泪液、血液等，无形之精如激素、抗体、神经系统所构筑的网络功能态。从这个意义讲，精的概念已衍展到西医学中内、外分泌腺的功能。

西医学证明，中医肾的功能涵盖了神经内分泌免疫网络（NEI 网络），并且运用以药测证的方法证明，补肾药可对以下丘脑为中心的众多分子网络群进行调控整合。在 NEI 网络中，神经、内分泌系统和免疫系统可以通过共同的细胞因子、肽类激素和神经递质，而产生广泛而密切的联系。中医认为人体是一个统一的整体，而 NEI 网络可支配机体各个系统的生理功能，这与中医理论提倡的整体观不谋而合，在一定程度上为中医理论的研究提供了西医学证据。NEI 网络最初由 Besedovsky 在 1977 年提出，是指神经、内分泌和免疫三大系统各司其职又相互调节，构成一个立体的网络结构，在自身保持协调平衡的同时，也完成着对内环境稳态及循环、呼吸、消化、泌尿、生殖等系统的调节整合。具体来说，神经、内分泌系统可调节免疫系统的功能，免疫系统也能反过来调控神经内分泌系统的某些功能，这种相互作用的功能联系是通过神经、内分泌和免疫三大系统共有的化学信息分子与受体实现的。NEI 网络功能稳定是保持机体内环境稳态的基本条件，该网络中任何环节的紊乱均不可避免地影响 NEI 网络的整体功能，导致相关疾病的产生。可见，西医学对生命规律的认识，越来越重视对机体整合调控的探索，这也是现代生物学从局部观念到整体观念的一大发展和进步。

经典的 NEI 网络环路包括下丘脑 – 垂体 – 肾上腺皮质与单核 – 巨噬细胞环路、下丘脑 – 垂体 – 肾上腺皮质与胸腺环路、下丘脑 – 垂体与胸腺环路、下丘脑 – 垂体 – 性腺轴系与胸腺环路等。有实验研究发现，通过老年大鼠和青年大鼠之间的比较，可见老年大鼠在下丘脑 – 垂体 – 肾上腺皮质 – 胸腺轴各层次上与生长、发育、衰老相关的基因（如神经递质和神经肽、生长激素、促性腺激素以及淋巴细胞抗凋亡、促增殖、参与免疫效应信号通路分子）均呈低表达（差异表达 2 倍以上），反映了老年大鼠下丘脑 – 垂体 – 肾上腺皮质 – 胸腺轴上的基因表达谱是以衰退的表现为主。有学者从免疫学角度证实了肾虚患者免疫功能低下，下丘脑 – 垂体 – 肾上腺皮质 – 胸腺轴功能异常，下丘脑 – 垂体 – 性腺 – 胸腺轴功能异常。

沈自尹团队多年研究表明，肾虚与衰老在神经内分泌轴上存在共性，主要体现在下丘脑 – 垂体 – 靶腺，补肾方药对衰老所致的 NEI 网络功能减退具有明显的改善作用。实验证明，调节肾阴肾阳可以改善 NEI 网络结构及功能异常状态。这种肾脏调节作用的可控性，说明肾脏调节确是机体内存在的一种与 NEI 网络调节密切相关的，但又不同于 NEI 网络调节的一种调节理论。推测它可能是在 NEI 网络调节系统基础上形成的更高层次的调节控制系统，值得深入挖掘。

三、"生长壮老"健康人群神经 – 内分泌 – 免疫网络相关指标变化趋势研究

"肾精"是主导人体生命活动规律的物质基础，一直是我们探索和寻求的兴趣所在。这一物质可能包含的特征是：其外在表现，在生命演变中符合一种类似抛物线式的变化趋势，而其自身变化符合由盛到衰的规律。

由上海中医药大学附属龙华医院王拥军领衔的国家"973"计划项目——"肾藏精"藏象理论基础研究，招募了 1074 例不同年龄（1~70 岁）的健康人为研究对象，以 NEI 网络相关 23 个指标为主要观察指标进行研究，通过对调查结果的不断整理，揭示了中医"肾

藏精"理论中"生长壮老"的科学规律。

（一）生长壮老不同时期的体征

结合古今文献资料，选择能充分反映肾与生长发育生殖密切相关的牙齿、头发、骨骼、耳、二阴、生殖、体力、智力等 10 维指标；采用德尔菲专家咨询法 3 次征求辽宁、上海、天津、北京和成都五地 90 名专家的意见，反复修改；经过流行病学调查、预调查，建立中医"生长壮老取决于肾流行病学调查量表"。

根据该量表分析了临床流行病学调查结果，证实生长壮老不同年龄段在发、骨、齿、唾、耳目、肌肉、皮肤、二阴二便、生殖、智力等方面具有明显由盛而衰的变化趋势；男女不同性别在肌肉、皮肤、二阴二便、生殖方面差异显著。

（二）"生长壮老"健康人群 NEI 变化趋势

1. 神经系统各项检测指标

（1）肾上腺素含量：总体呈 W 型变化趋势，1 岁以后随着年龄的增长而递减，一直到 29 岁，29~39 岁转而上升，39~49 岁又下降，49 岁以后再次上升，较高值出现在 1~9 岁和 60 岁以上年龄段，最低值出现在 20~29 岁年龄段。与 20~29 岁段、1~9 岁段比较，60 以上段明显上升，$P < 0.05$，有显著性差异。

（2）去甲肾上腺素含量：1 岁以后随着年龄的增长而递减，一直到 19 岁，最低值出现在 10~19 岁段，20~49 岁变化幅度较小，基本属于平台期，49 岁以后再次升高。与 10~19 岁年龄段相比，其他各年龄段含量均降低，但 $P > 0.05$，无显著性差异。

（3）多巴胺含量：从出生后 1~29 岁随着年龄的增长而上升，20~29 岁达到峰值，29 岁以后呈下降趋势，最低值出现在 60 岁以后。与 60 岁以上年龄段相比，其他各年龄段含量均增加，其中 20~29 岁段，$P < 0.05$，有显著性差异。

（4）乙酰胆碱受体抗体含量：最高值出现在 1~9 岁，在 10~49 岁变化幅度较小，基本属于平台期，59 岁以后转而呈上升趋势。与 1~9 岁年龄段相比，其他各段含量均下降，其中 20~29 岁、30~39 岁下降，$P < 0.05$，有显著性差异。

（5）五羟色胺含量：最高值出现在 1~9 岁，在 10~49 岁随着年龄的增长而呈现下降趋势，49~59 岁又转而呈上升趋势，在 50~59 岁段出现一个小高峰，59 岁以后随着年龄增长而再次降低。与 1~9 岁年龄段相比，其他各年龄段含量均降低，其中 20~29 岁段、30~39 岁段、40~49 岁段、60 岁以上段明显降低，$P < 0.05$，有显著性差异。

（6）血管活性肠肽含量：最低值在 1~9 岁年龄段，在 10~39 岁随着年龄的增长呈上升趋势，峰值出现在 30~39 岁年龄段，39 岁之后呈下降趋势。与 1~9 岁年龄段相比，其他各年龄段含量均增加，$P < 0.05$，有显著性差异；与 30~39 岁段相比，其他各年龄段含量均降低，其中 1~9 岁年龄段、10~19 岁年龄段降低，$P < 0.05$，有显著性差异。

2. 内分泌系统各项检测指标

（1）生长激素含量：在 1~19 岁随着年龄的增长呈上升趋势，峰值出现在 10~19 岁年龄段，19~49 岁随着年龄增长呈下降趋势，最低值在 40~49 岁年龄段，49 岁之后随着年龄的增长而呈小幅度上升趋势。与 10~19 岁段比较，其他各年龄段含量均降低，其中 40~49 岁段、50~59 岁、60 岁以上段含量降低，$P < 0.05$，有显著性差异；与 40~49 岁年龄段相比，各年龄段含量均增加，其中 1~9 岁段、10~19 岁段、20~29 岁段，$P < 0.05$，有显著性差异。

（2）促肾上腺皮质激素含量：最低值在 1~9 岁年龄段，在 10~29 岁呈上升趋势，

29~59 岁随着年龄增长而呈下降趋势。与 1~9 岁年龄段相比，其他年龄段均上升，其中 10~19 岁段、20~29 岁段、60 岁以上段含量增加，$P < 0.05$，有显著性差异。

（3）皮质醇含量：最低值在 1~9 岁年龄段，在 10~19 岁随着年龄的增长呈上升趋势，19~59 岁有所下降，59 岁之后又呈上升趋势，60 岁以上达到峰值。其中与 1~9 岁年龄段相比，各段均增高，$P < 0.05$，有显著性差异。

（4）雌二醇含量：在 1~9 岁为最低值，其后随着年龄增长迅速上升，峰值出现在 20~29 岁年龄段，在 19~39 岁基本属于平台期；49 岁以后随着年龄增长而大幅度下降，60 岁以后降至较低点。与 1~9 岁段相比，各年龄段含量均增加，均 $P < 0.05$，有显著性差异；与 20~29 岁段比较，其他各年龄段含量均降低，其中 1~9 岁段、50~59 岁段、60 岁以上段含量降低，$P < 0.05$，有显著性差异。

（5）睾酮含量：在 1~9 岁为最低值，其后随着年龄增长迅速上升，峰值出现在 20~29 岁，29 岁以后随着年龄增长有所下降。与 1~9 岁段相比，各年龄段含量均增加，均 $P < 0.05$，有显著性差异。

（6）甲状腺激素含量：在 50~59 岁年龄段为低值，与 50~59 岁相比，其他各年龄段含量均上升，但 $P > 0.05$，无显著性差异；峰值出现在 1~9 岁和 20~29 岁两个年龄段，其他各年龄段含量均下降，但比较后 $P > 0.05$，无显著性差异。

（7）β–内啡肽含量：峰值出现在 10~19 岁年龄段，与 10~19 岁年龄段相比较，其他各段含量均降低，但 $P > 0.05$，无显著性差异；低值出现在 40~49 岁年龄段，与 40~49 岁年龄段相比，其他各年龄段含量均升高，但 $P > 0.05$，无显著性差异。

3. 免疫系统各项检测指标

（1）CD3$^+$：峰值出现在 1~9 岁年龄段，随着年龄的增长呈下降趋势，最低值出现在 60 岁以上段。与 1~9 岁段比较，其他各年龄段含量均降低，其中 60 岁以上段含量降低，$P < 0.05$，有显著性差异；与 60 岁以上段相比，各年龄段含量均增加，其中 1~9 岁段、30~39 岁段增加，$P < 0.05$，有显著性差异。

（2）CD4$^+$：从出生后随着年龄的增长呈下降趋势，20~29 岁出现最低值，29 岁以后随着年龄的增长呈上升趋势，峰值出现在 50~59 岁年龄段，59 岁以后再次下降。与 50~59 岁段比较，其他各年龄段含量均降低，其中 10~19 岁段、20~29 岁段、30~39 岁段含量降低，$P < 0.05$，有显著性差异；与 20~29 岁段相比，各年龄段含量均增加，其中 1~9 岁段、40~49 岁段、50~59 岁段增加，$P < 0.05$，有显著性差异。

（3）CD8$^+$：从出生后随着年龄的增长呈上升趋势，峰值出现在 10~19 岁年龄段，19 岁以后随着年龄的增长总体呈下降趋势，最低值出现在 50~59 岁段。与 10~19 岁段比较，其他各年龄段含量均降低，其中 40~49 岁段、50~59 岁段、60 岁以上段降低，$P < 0.05$，有显著性差异；与 50~59 岁段相比，1~9 岁段、10~19 岁段、20~29 岁段、30~39 岁段含量均升高，$P < 0.05$，有显著性差异。

（4）CD4$^+$/CD8$^+$：从出生后随着年龄的增长变化幅度较小，最低值出现在 10~19 岁段；19 岁以后呈上升趋势，峰值出现在 50~59 岁年龄段。与 10~19 岁段比较，其他各年龄段含量均升高，其中 40~49 岁段、60 岁以上段最高，$P < 0.05$ 有显著性差异；与 50~59 岁段相比，各年龄段含量均降低，但 $P > 0.05$，没有显著性差异。

（5）B 细胞：峰值出现在 1~9 岁年龄段，随着年龄的增长总体呈下降趋势，最低值出现在 30~39 岁段。与 1~9 岁段比较，其他各年龄段含量均降低，但 $P > 0.05$，无显著性差异；与 30~39 岁段相比，各年龄段含量均增加，其中 10~19 岁段增加，$P < 0.05$，有显著性差异。

（6）NK 细胞：最低值出现在 1~9 岁年龄段，随着年龄的增长而呈现上升趋势，峰值出现在 60 岁以上年龄段。与 1~9 岁段比较，其他各年龄段含量均升高，$P < 0.05$，有显著性差异；与 60 岁以上段相比，其他各段均下降，其中 1~9 岁段、10~19 岁段、30~39 岁段、40~49 岁段，$P < 0.05$，有显著性差异。

（7）白介素 –1：从 1~9 岁年龄段以后随着年龄增长而呈降低的趋势，最低值出现在 20~29 岁，30~59 岁又小幅度上升，59 岁后又再次下降。与 20~29 岁年龄段比较，各年龄段均无显著性差异，$P > 0.05$。

（8）白介素 –2：最低值在 1~9 岁，随着年龄的增长而上升，峰值出现在 50~59 岁，在 10~59 岁基本属于平台期，变化幅度较小，59 岁后随着年龄增长而下降。与 1~9 岁年龄段相比，10~19 岁段、40~49 岁段、50~59 岁段、60 岁以上段增高，$P < 0.05$，有显著性差异；与 50~59 岁段相比，1~9 岁段有差异，其他各段均降低，但 $P > 0.05$，无显著性差异。

（9）干扰素 γ：随着年龄的增长总体呈上升趋势，低值出现在 10~19 岁阶段，峰值出现在 40~49 岁年龄段；49 岁以后呈下降趋势。与 10~19 岁段比较，其他各年龄段含量均升高，其中 30~39 岁段、40~49 岁段、50~59 岁段、60 岁以上段，$P < 0.05$ 有显著性差异；与 40~49 岁段相比，各年龄段含量均降低，其中 1~9 岁段、10~19 岁段、20~29 岁段，$P < 0.05$ 有显著性差异。

（10）转化生长因子：峰值出现在 1~9 岁年龄段，10~59 岁基本属于平台期，10 岁以后随着年龄增长略呈升高的趋势，29~49 岁年龄段又小幅度下降，49~59 岁小幅度上升，59 岁后又再次下降，最低值出现在 40~49 岁。与 1~9 岁段相比，各段均降低，其中 10~19 岁段、2~29 岁段、30~39 岁段、40~49 岁段、60 岁以上段，$P < 0.05$，有显著性差异；与 40~49 岁段相比，各段均上升，其中 1~9 岁段，$P < 0.05$，有显著性差异，其余各段 $P > 0.05$ 无差异。

（王晶 邓洋洋）

第二节 体 质 学 说

中医学在漫长的发展过程中，逐渐形成了一套内容丰富多样，体现自身理念特色的体质学说。体质学说对于疾病的预防有着十分重要的意义，但不可提及体质，即囿于预防、养生价值的层面，而忽视其在诊治疾病过程中不可替代的临床价值。病、证、体质相结合，是中医诊治的新模式，亦是临床诊治、思辨的新挑战。顺于时势，注意食饮、食、药相兼，身心并治，是调和体质的关键，更是去病之源，既病防变之要法。

一、体质研究

近数十年来，体质学说的研究取得了较大的进展，众多医家提出各自不同的见解，将体质进行了分类。如匡调元认为体质是人群及人群中的个体在遗传的基础上，在环境的影响下，在其生长、发育和衰老过程中形成的代谢、功能与结构上相对稳定的特殊状态；认为体质要素具有遗传性、相对稳定性、可预测性、可变性、转化性、相关复合性、可测量性、可验证性等特性；同时根据其以阴阳、气血、痰湿的生理、病理特征，将体质划分为正常质、晦涩质、腻滞质、燥红质、迟冷质、倦㿠质六型。何裕民按先天因素、年龄因素、性别差异、地理气候因素，以及饮食、疾病、摄养等，将体质划分为正常质、阴虚质、阳虚质、阴阳两虚质、痰湿质、瘀滞质六类。

王琦提出了"九种体质"，分别为：

1. 平和质　先天禀赋良好，后天调养得当，脏腑功能状态强健壮实为主要特征的一种体质状态。以精力充沛、语音有力、处事乐观、适应力强为辨别要点。

2. 气虚质　元气不足，以气息低弱、机体脏腑功能状态低下为主要特征的一种体质状态。以容易疲劳，声音低弱，喜欢安静，容易感冒为辨别要点。

3. 阳虚质　阳气不足，以虚寒现象为主要特征的体质状态。以性格内向、手脚发凉、不耐寒冷、容易腹泻，以及胃脘、背部或腰膝怕冷为辨别要点。

4. 阴虚质　津液精血等物质亏少，以组织器官失养和阴虚内热为主要症状的体质状态。以手脚心发热、口咽干燥、大便干燥、两颧潮红或偏红为辨别要点。

5. 痰湿质　水液内停而痰湿凝聚，以黏滞重浊为主要特征的体质状态。以身体沉重感、腹部肥满松软、额部油脂分泌多、上眼睑肿为辨别要点。

6. 湿热质　湿热内蕴为主要特征的体质状态。易患痤疮、黄疸等病证。以面部油腻、口苦口臭、易生痤疮、大便黏滞为辨别要点。

7. 血瘀质　血液运行不畅，或瘀血内阻，表现出一系列瘀滞征象的体质状态。以面色晦暗、口唇颜色偏暗、皮肤不知不觉出现青紫瘀斑、容易忘事为辨别要点。

8. 气郁质　长期情志不畅、气机郁滞而形成的以性格内向不稳定、忧郁脆弱、敏感多疑为主要表现的体质状态。以情绪低沉、精神紧张、多愁善感、容易受到惊吓为主要辨别要点。

9. 特禀质　在禀赋遗传的基础上形成的一种特异体质。对外界环境适应能力差，对各种物质、环境等易过敏为特征。

二、体质与筋骨疾病的关系

筋骨疾病是由内外相因，虚实夹杂，诸邪共犯，多个病理产物共同导致的复杂疾病。体质有所偏颇，则机体内在长期不衡，外邪趁虚而入，以致气血不荣筋，邪气滞于骨，引起筋骨病变的逐渐发生。每一种体质的失衡，均会导致机体的紊乱，外在形骸的病变，如阳虚质，气不壮骨，阳不温煦，则筋骨寒变；气郁质，气血不行，经络不畅，而筋骨痹痛。不同的体质其内在变化不一，易感邪气有别，引起的病理变化各异，故对筋骨疾病的发生发展有着不同的影响。如《灵枢·五变》云："肉不坚，腠理疏，则善病风……五脏皆柔弱者，善病消瘅……粗理而肉不坚者，善病痹。"筋骨疾病因其本身的特殊之性，其体质失衡的关键主要在于肝、脾、肾之不足。若三脏功能衰弱或失用，则气弱而筋肉萎软，血乏而筋膜不养，精亏而骨空髓少，直接导致肢节的不用、形体的衰败。筋骨疾病患者其体质有着主要的偏颇特点，但不同筋骨疾病其体质偏颇的类型又相互有别。现代研究发现，颈椎病的发病主要以阳虚质、血瘀质、痰湿质等偏颇体质为主；气虚、阳虚、阴虚三种体质较其他体质类型人更容易罹患骨质疏松症，且出现椎体压缩性骨折并发症的可能性更大。总之，体质与筋骨疾病密切相关，其有不衡，则易逐渐引起筋骨病变的发生。调和体质，平衡阴阳，则筋骨之病生可防，筋骨病之渐可缓。

三、体质对筋骨疾病防治的意义

体质即机体的基础或原本状态，其长期的偏颇，气血阴阳不衡的慢性累积，可逐渐引起脏腑、形骸的变化，导致筋骨疾病的发生。因此调理体质，对于防筋骨之变有重要的临床价值。

1. 顺应环境，壮固体质　体质之偏，无非阴阳二者之不衡。阴阳之化，应于四季之更替，变于生命之四时，顺时则和，逆之则乱。故顺于时令，和调阴阳，平其不衡，则阴阳平秘，体质不偏，而愈强固。如阳虚体质者，平时居处应干燥温暖，避免长期于阴暗、潮湿、寒冷之所工作、生活。劳作、运动方面，春、夏之季，宜早睡早起，晨起选择和缓的运动项目进行锻炼，如慢跑、习练八段锦、打太极拳等，运动强度不应过亢，以微微汗出、不觉疲劳为主，以顺春夏阳气生发之性，助长内在阳气。秋冬之季，早卧晚起，适合室内进行低强度的锻炼，多做静心之事，如站桩、静坐深呼吸、听柔和的乐声等；外出注意保暖，于关节处多穿戴御寒衣服，慎因劳作、锻炼而汗出，以顺秋冬阳气之潜藏，以敛内在之元气。另夏日之时，宜少吹空调，防其遏阳气之生发；秋冬之时，宜多晒阳光，吸收外界之阳气。必要之时，可选择膏方或药物治疗。

2. 食饮调摄，壮固其体　体质者，其有偏颇，常较为稳定，而不易变化。因此，在顺应时令基础上，固可投以汤药，予以针砭，施之医术以调和其偏，但其耗时多长久，而药易中伤人形，针易过耗其气，医术太过其用。故调和其体者，非必倚药、针、医术也，而更重食、饮、生活之则也。食、饮、生活之则有其共性规律可参，然亦应据于不同体质而调，有存个性之别。如通过食饮，可有效调整体质。如阳虚体质者，易内在阳气不足，筋骨失煦而病，其调治重于后天，以调补阳气为要。在食饮方面，平素宜多摄入温补阳气之品，如羊肉、狗肉、韭菜、榴莲、荔枝、黄芪、当归等，若寒气内生，则适食温阳散寒之品，但忌过度辛散驱寒之药食，如洋葱、葱、生姜、橘子等。慎食或少食生冷寒凉之品，如螃蟹、海虾、海参、生鱼肉、海蜇、苦瓜、梨、西瓜等。又如痰湿体质者，湿、痰偏盛，流于筋骨，痹阻经络，易致筋骨痹痛之证。其食宜健运脾胃、淡渗利湿之品，慎于肥甘酒醴、寒凉生湿之食。可见，重视环境，慎于食饮，可有效改善体质，对提高机体抗病能力有重要意义。

（施杞　周龙云）

第三节　病因病机学说

病因、病机学说是中医理论的重要组成部分。其中，病因为导致人体发生疾病的原因，又称"致病因素、病邪"等。病机，为机体感受致病因素后，疾病发生、发展、变化及转归的内在机制。全面了解病因病机学说对诊治疾病有重要的意义。

一、骨内科疾病基本病因

中医骨内科疾病的病因，按来源不同，可分为内因和外因两类。

（一）内因

1. 饮食失宜　食饮有节，五味调和，则骨正筋柔，气血和流，形体强健。饮食失宜，则脏腑精气失和，形骸萎、败。饮食不节，若过饥则饮食偏少，气血不化，脏腑气衰，筋骨不荣，萎软不用，久痿转痹；过饱则脾胃无力运化，水谷停滞，滞而化积，导致痰饮、水湿等形成。痰饮水湿下流，注于筋骨之间，肌肉之隙，阻碍气血运行，导致筋骨重胀疼痛，活动失利，甚至局部畸形。饮食偏嗜，或喜肥甘，或贪图寒凉，脾胃中伤，寒、湿内生，邪气独流，下流乘肾，脾肾俱损，而筋、肉、骨皆极。如《素问·五脏生成》云："多食甘，则骨痛而发落。"多食辛、热之品，则津气耗散，营血不濡，经脉不盈，筋骨弛纵或拘挛。如《素问·生气通天论》云："味过于辛，筋脉沮弛，精神乃央。"过嗜酸味，肝气则过，木横土伐；过嗜于咸，肾气太过，水逆克火等，均会导致筋骨衰败，机体生变。故饮食失宜是众多内科疾病的关键病理因素，亦是逐渐导致筋骨疾患的重要原因。

2. 劳逸失度　劳力过度，则筋骨、肌肉过用，渐耗肝肾，气血力养而不足，精气尽布而不固，导致形体劳损。如《素问·宣明五气》云："久立伤骨，久行伤筋。"劳神过度，思虑不止，则心脾劳伤，心气软弱，气血不输，脾气结滞，精气不化，而筋骨不养，形体萎败。房劳过度，肾精乃伤，精不充骨，血不养筋，筋骨并衰。如《中藏经·论骨痹》云："骨痹者，乃嗜欲不节伤于肾也。"

自然、人体之阴阳，随时、节更替，而衡动、和平。故劳作、静息亦有其时，晨起作而不劳，以起阳气；后则作而适劳，振奋机体；暮则止而少作，以潜阳气；夜则不作而息，藏阳待发。昼作夜息，是为机体劳作、静息的正常节律。但若机体劳作不顺其时，晨息而暮作，或昼静而夜劳，则阳不潜藏，真气失根或阳气升达失常，郁遏于里或升浮耗散，则不仅筋骨失用，更一身尽败。

3. 情志所伤　脏腑精气所化情志不一，而七情各有所属，如肝在志为怒，喜则归心，悲忧为肺，脾在志为思，惊恐属肾。七情过激，最易导致相应脏腑气机逆乱，而导致疾病的发生。如怒则伤肝，疏泄太过，气机逆乱，气血运行失常。怒而化火，则肝血耗伤，热循于筋，筋肉不养而热灼，阴液耗伤，而筋脉挛急。久怒不解，气机反郁，疏泄不及，则气血壅滞，肢体经脉不利，

（二）外因

1. 外感邪气　外感六淫，经络不利，是筋骨痿、痹之病的重要原因。其中风者，以疼痛游走不定是其主要特点。寒邪者，凝结收引，中则血凝脉泣，经脉痹阻，络脉不通，筋肉疼痛剧烈；久则阳气耗伤，内寒兼并，血寒且滞，隐痛、剧痛交替，疾病更进。火热之邪，是为阳邪，伤津耗气，生风动血，其性炎上，然周身可及，灼伤血络，扰于筋骨，气机壅滞，血行紊乱，而见局部热痛红肿；久病则津液耗伤，筋膜热痛而干。湿邪者，是为阴邪，易损阳气，阻遏气机，其黏滞重浊，易于下趋，流于筋骨，则肢节困重；阻滞气机，痹阻血行，则肢体胀满、疼痛。暑邪者，升散扰神，伤津耗气，多夹湿邪，是为阳邪，其性炎热，独旺于夏，高热汗出，扰神伤津，形体困倦是其特性。燥邪者，伤损津液，津液输布无权，筋骨失润，亦能导致筋骨的病变，但其多为其他疾病过程中某一病理环节或兼见病症，如干燥综合征并发关节病变。

2. 跌仆金刃　跌仆、金创、虫兽所伤者，经络先伤，血溢于内，经络瘀滞，气血不行，故早期局部疼痛、肿胀显著，活动受限；渐则肿胀渐消，疼痛减轻，然瘀血虽消而未尽，

气机虽复而不畅；后期，肝肾耗伤，脾虚衰惫，气血不足，精气乏少，而筋骨待兴，消耗增长，呈现着疾病的动态发展过程。故金刃虫兽所导致的筋骨疾病，骨内科治疗亦能灵活其用，顺应各阶段变化，予以疏利、调和、补益等法，则疾病康复更为流利。

3. 其他病因　瘤毒是骨内科疾病骨瘤的重要病因。瘤毒属有形之邪，其形成十分复杂，可能与内、外界病因均有联系。如外界六淫疫毒犯人，滞于筋骨，久留不去，经络气血津液不行，瘀血、痰浊乃生，与邪交结，日渐成毒；抑或脏腑之气失衡，瘀血、痰饮内生，痰与瘀结，通而不去，胶连不解，滋生瘤毒。其或先天缺陷，机体代谢紊乱，脏腑气血长期不和，日积成毒。而瘤毒一旦形成，常迅速变为肿块，狂夺精微以自养，大伤正气，久则流窜他脏，而一身皆病。因此，瘤毒为一种特殊的、毒力很强的病理产物，常导致严重筋骨疾病的发生，有着猛烈性、顽固性、流窜性、隐匿性、损正性等致病特点。

此外，中医病因尚包括遗传（先天）因素，如引起成骨不全病；医源性因素、药物因素，如引起继发性骨质疏松症、不典型骨折等，于中医临床实践中亦须详细审查。

二、骨内科疾病基本病机

骨内科疾病的病因繁多，具体病机固然纷繁不尽，难以穷之，但执其大纲，总体可分为"不通则痛、痿""不荣则痿、痛"两则。据于临床，则又可基于思辨之法，以别其病机。

（一）不通则痛、痿

不通则痛者，语出《素问·举痛论》："客于脉中则气不通，故卒然而痛。"不通则痛者，其言虽简，其意深广。疾病是一个动态变化的过程。气血闭而不行，日久肢体失养，渐而萎软，则病由实转虚，由痹转痿。骨内科疾病亦然，其气血不行，痹阻日久，则筋肉不养，筋骨更衰，肌肉痿而失用，故气血不通初为痛，日久则痿。如《医学衷中参西录·治肢体痿废方》云："痿证之大旨……其人或风寒入经络，或痰涎郁塞经络，或风寒痰涎互相凝结经络之间，以致血脉闭塞。"临床所见骨关节炎、类风湿关节炎等，疼痛日久，肌肉痿软正为此理。综上，骨内科疾病其"邪"犯人者，初为不通而痛，渐为不通而痿，概以"不通则痛、痿"之机。

（二）不荣则痿、痛

骨伤疾患多以正气内虚为本，以肝、脾、肾三脏不足为主。其人劳逸失度或年老体衰，内在脏腑虚损，则气血生化无源，精微合化不足，筋骨失于温煦，筋肉失于濡养，而筋骨、肌肉渐痿。气虚不运，血虚不行，经络虚滞；抑或脏腑内虚，阳气失煦，阴气不化，则内邪始生，卫气乏源，护外不利，则外邪并犯，邪阻经络，气血不行，而"经络虚损，络脉虚滞，经脉邪阻"之机并存，不荣、不痛并作，肢体痿软，疼痛亦显。综上，骨内科疾病其以内在不足为本，初为不荣则痿，而后不通而痛，概以"不荣则痿、痛"之机。

病因病机是中医理论的重要组成部分，是探求任何疾病本质所必须详明之理。然病因病机繁杂，以一化万般，则为探求疾病本源上法。于内、外之因把握骨内科疾患之繁杂病因，以"不通则痛、痿""不荣则痿、痛""虚滞循环"简明骨内科疾病的纷繁病机，内外相参，局部、整体结合去认识、理解疾病，则中医之学可至简却又精细、精准矣。

（谢可永　王腾腾）

第四节　辨　证

辨证就是通过望闻问切四诊所收集的资料，通过分析、综合，辨清疾病的病因、性质、部位，以及邪正之间的关系，概括、判断为某种性质的证。包括八纲辨证、六经辨证、三焦辨证、卫气营血辨证、脏腑辨证、气血津液辨证。

一、六经辨证

六经辨证是汉代医家张仲景根据《素问·热论》的有关论述，在《伤寒论》中创立的，用以阐明外感病发生发展、传变规律的一种辨证方法，也是最早创立的辨证体系之一。六经辨证之法在骨内科疾病临床诊治中有着十分重要的地位，用之巧妙，施之切合，常有意想不到之效。故其常言，骨伤诸病，可求于六经，疑病杂病，更寻于六经。骨内科中六经辨证如下。

1. 太阳病证　筋骨病初期，多由风、寒、湿、热、毒等邪，外袭肌表，滞阻经气所致，属太阳为病，若失治误治，则易内传阳明。风寒湿之邪，常夹杂并犯，然各有殊状。其中，太阳中风之候，起病急，筋骨强痛麻木，时觉恶风，自汗，纳呆，脉浮。风气开泄，滞留不解则耗伤膀胱经气，营血虚弱，而见一身疼痛，筋肉拘急，肌肤不仁。治以调和营卫，祛邪解肌，方以桂枝汤化裁。

2. 阳明病证　阳明经热者，热淫经脉，而见筋膜挛急，热痛，身热口渴，面目红赤，脉洪大，治以清热生津，白虎汤合大黄黄连泻心汤加减，津气衰少者，白虎汤加人参方主之。阳明腑实者，热与燥屎互结，津液灼伤，浊阴逆犯，症见肢体挛急，手足濈然汗出，便秘，腹胀满硬痛，苔黄燥，脉沉紧，治以通腑泄热，方以承气汤类方加减。

3. 少阳病证　少阳主骨，筋骨少阳病者，邪由腠理传于筋骨，经络痹阻或少阳自病所致，为枢机不利，筋骨失用之候，失治误治，则易内传太阴。表邪不解，内传少阳，抑或情志不舒，抑郁思愁，则枢机失利，而见少阳病证。症见筋骨疼痛，时痛时休，口苦，咽干，烦躁，目眩，胸胁苦满，不欲饮食，小便短涩不畅，舌红苔白，脉弦。治以和解少阳，通利气血，方以小柴胡汤合血府逐瘀汤加减。交感型颈椎病伴口苦、咽干、目眩、胸胁苦满者，多投以小柴胡汤治之。

4. 太阴病证　邪由外在肢体传入脏腑，脾胃为病或太阴自病所致，多属湿寒淫筋，筋骨失养之候。症见筋骨隐痛或痿软，四肢沉重不舒，周身困倦，形乏神疲，头晕耳鸣，手足欠温，肌肉菲薄，畏寒自汗，失眠，舌淡白，苔白厚水滑，大便稀溏，脉沉缓而弱，腹按脐周悸动。治以温中益气，化湿祛滞，方以理中丸合补中益气汤加减。

5. 少阴病证　骨少阴病者，邪由太阴内传，伤及心肾或少阴自病所致，多为筋骨失于温煦、濡养之候，失治误治，则易内传太阴。少阴寒化者，阳气内乏，寒淫筋骨，症见筋骨寒痛或痿软，得温则舒，遇寒加重，精神萎靡，面色晦暗无光，四肢逆冷，肢体沉重，下利清谷，心率变缓或心律不齐，舌质胖大暗淡或紫，苔白腻水滑，脉沉细。治以补火助阳，散寒通滞，方以附子汤合麻黄附子甘草汤加减。

6. 厥阴病证　骨厥阴病者，邪由少阴内传，厥阴为病或厥阴自病所致。症见筋骨热痛或痿，肌表作痒泛红，口干欲饮，气上撞心，心中疼热，烦躁易怒，目赤息热，下肢厥冷，久利不止，夜半病显。治宜清上温下，和调阴阳，方以乌梅丸加减。厥阴虚寒者，厥阴寒化，阳气不振，血寒不温之候。症见筋骨隐痛或痿，畏寒怕冷，四末厥寒，爪甲不荣，神疲乏力，时感左腹坠胀，不得安眠，舌淡红，苔薄白，脉沉细弱。治以温经荣脉，散寒通滞，方以当归四逆汤加减。临床证见繁杂，难以具悉，在筋骨不利基础上，但见厥阴经气化失司之机，无论病之新旧，俱可辨为厥阴病证。

二、三焦辨证

三焦辨证由清代温病学家吴瑭（鞠通）所创立。骨内科疾病三焦辨证如下。

1. 急性创伤　损伤疾患中，开放性创伤实为临床较常见的病证之一，邪毒多由损伤局部创口而入。温热邪毒，入于创口，先与卫表之气相争，出现肺卫功能的失常，临床初见全身不适，倦怠，恶寒发热，继而寒战，高热，局部红肿疼痛，舌红苔薄黄，脉浮数或迅速转为洪数之象，可从上焦病热而治，以辛凉清热，活血散瘀为法。病渐入里，气热、耗津之状，临床可见壮热不退，渴甚，患肢肿胖，皮肤红热，可触及波动感，或破溃流脓，甚或神疲体乏，周身衰惫，可从中焦病热而治，治以辛寒清气，化瘀排脓，散血解毒，周身衰惫者辅以甘寒生津之品；若病急深重，邪扰心神，则见高热，烦躁不安，神昏谵语，舌质红绛者，则属邪热逆传心包之证，治以凉血散血，清心开窍。病久缠绵，迁延不解，症见低热，皮肤破溃流脓，脓稀而少，神情疲惫，少气无力，形体瘦弱，面色苍白，舌淡苔少，脉虚数，而为精气血衰，肝、脾、肾虚损之候，病以中下二焦为主，治以补益肝肾，补气益阴，通滞复脉。其发展可顺传，可逆传，变动不一，临证结合筋骨病之特点，此正承于其说，变通而用之法也。

2. 慢性筋骨劳损　按照三焦病证传变规律，其病由表及里、由轻到重。慢性筋骨病早期，多邪气外感，其有风、有湿、或寒、或热、或夹杂而中。然不论何邪，其卫表之气多被抑遏，经之气血津液不行，而见肌表麻木不仁，关节疼痛不显，或伴恶寒，局部肿胀、沉重，或红肿微热，舌红苔薄白，脉浮缓或紧等。故此时，肺卫失职，宣布失用，上焦之能为乱，而作上焦之病，治宜解表祛邪，宣通卫气。慢性筋骨病中期，邪气深入，犯于经络，流滞筋肉，正气渐衰，症见局部疼痛、麻木，肢体重着，屈伸不利，乏力，食少纳呆，舌淡紫等。此时经脉滞行，筋骨失养、痹阻，病在外之筋肉，并见气血不足，以脾胃耗伤为主，中焦之能为乱，而作中焦之病，治以补中益气、祛瘀通络为法，佐以益肾。慢性筋骨病后期，邪气入深，留于络脉，内犯脏腑，而脏腑皆衰，症见肢体隐痛、痿软，肿胀不显，迁延不解，神疲乏力，精神困顿，少气懒言，脉沉细等。此时脏腑皆虚，三焦之能皆乱，而三焦为病，但以肝脾肾为主，中下焦之能大失，而以中下二焦病为主，治以补肾填精，健脾养肝。此外，慢性筋骨之疾，常非一焦之病，而多焦并见，其有大致发展规律，但亦多见变证，固不可固守也。筋骨病三焦辨证之用，未必俱囿于温病之识，明三焦之所指，但见其用乱，则断一焦之病，是为灵活之法。而其治法，则可参照"治上焦如羽（非轻不举），治中焦如衡（非平不安），治下焦如权（非重不沉）"，变通运用。三焦者，脏腑器"用"之合也，不拘一处，不泥于形，重于无形之用，而其义深广。三焦辨法，可进一步深入发展于温热病之学，扩展、丰富其运用及内涵，促进中医理念及实践的变化与革新。

三、卫气营血辨证

卫气营血辨证是温病学家叶桂（天士）的经典之作。叶天士在《外感温热篇》中创立了一种论治外感热病的辨证方法，其早期主要应用于中医学外感热病、温病的诊治。近现代以来，则在急性传染性疾病中应用广泛，甚至于严重、暴发性传染性疾病诊治中起到了重要作用。随着现代医家的不断拓展，目前卫气营血辨证亦逐渐在急、慢性内、外、骨内科疾病中推广，并取得了一定的临床疗效。

卫气营血与筋骨的关系

1. 筋骨外伤，热毒内蕴　外伤患者，局部筋骨离断，血脉毁损，而气血皆乱，正气失护。此时，温热之邪或邪毒等易中于伤损之处，而导致筋骨外伤后的"温热之病"，临床上患者早期常表现为发热、恶寒，甚或寒战高热，局部红肿热痛，疼痛较剧，口渴，脉浮等；后则见高热，口渴，肿而热痛加重，局部成脓，或流脓稠厚，脉洪数甚或烦躁不安，神昏谵语，舌红干绛，苔少，脉细数等；久而病情迁延，难以愈合，神疲体乏，流脓稀少，脉虚数等。其病在卫，有卫热之状，必见气血瘀滞之象，治宜辛凉清解，活血行气，祛瘀驱毒；其病在气，有气热之状，必见气血瘀结之象，治宜辛寒清气，化瘀行气，散血解毒；病在气营，气血两燔，见气血不和或血伤而滞之象，治以清气凉血，和血解毒；病久缠绵不解，阴血虚热之状，见气血乏而虚滞之象，治以滋阴清热，养血复脉，补气通滞。其发展可按序而传，可变动转化，临证当重视筋骨病之特点，此正卫气营血不变亦变之法也。

2. 慢性筋骨病　常有由表及里，逐渐深入发展的变化规律，当分三期论治。

疾病初期，六淫外感，正虚不显，病情轻浅，病势较缓，病在营卫，可从皮痹治疗。如《素问·痹论》云："痹在于皮则寒。"病机以邪犯肌表，营卫不和为主，而病在营卫。此时关节疼痛不显，肌肉、皮肤感觉较为显著，若湿气盛，则肢节肿胀、沉重；风气盛，则皮肤不仁、感觉游走；寒气重，则局部疼痛、不利，并伴有恶风畏寒，不喜湿雨，自汗或无汗，苔薄白或黄，脉浮或紧等，治宜调和营卫，以祛外邪，方如桂枝汤、葛根汤、银翘散、桑菊饮等。

疾病中期，外邪入里，病及络、脉，正气耗损渐显，病情较重，病势较急，已伤及气血，以气血失和多见。如《素问·皮部论》云："皮者，脉之部也，邪客于皮，则腠理开，开则邪入客于络脉。"病机以气血失和、经脉不畅为主，病之虚象，以气虚为要，病在外之气血。如《素问·痹论》云："痹在于脉则凝而不流。"此时临床主要表现为关节疼痛、肿胀、沉重、屈伸不利等，邪气不同，症状各异，同时伴有舌质紫黯，脉弦滑等。治以益气活血、祛瘀通络、健脾补肾为主法，方如圣愈汤、筋痹方、身痛逐瘀汤、补阳还五汤等。

疾病后期，正气不足，病情继续加重。病机以脏腑虚惫，气血皆衰为主，病在脏腑内之气血。如《素问·痹论》云："五脏皆有合，病久而不去者，内舍于其合也。故骨痹不已，复感于邪，内舍于肾……"此时主要以肝脾肾三脏亏虚为主，临床主要表现为肢节隐痛、酸软无力，休息后好转。五脏气虚者，并见面色㿠白，神疲乏力，气短懒言，四肢不温，纳差，舌胖大齿痕，脉沉弱等，治以益气温阳，方如右归丸、桂附地黄丸等；五脏血虚者，并见面色苍白，爪甲不荣，口唇无华，腰酸，盗汗，夜寐欠安，舌淡白，脉细弱等，治以补血养阴，方如四物汤、补肝汤、左归丸等。施杞在临床中亦发现，部分风湿性关节炎患者，在疾病后期，可出现溶血等所致的全身中毒症状。此时，患者不仅表现为脏腑痹之血分虚证，更伴有"血分热毒"之状，而应清、补并用，或先清后补、先补后清，灵活施治。总之，病初在营卫，渐及外在肢体气血，而后乱于脏腑内之气血，其循序变化，营卫、气血逐渐深入，而借营卫气血之说以应之，此正灵活变通"营卫气血辨证法"也。

筋骨外伤温病者，立于卫气营血辨证本意，变而用之；筋骨诸病者，凡见"皮痹"之象，论以营卫之变，但见肢体为病，未及脏腑者，治以外之气血之变，或见肢体痹痛，脏腑虚乏者，则气血内衰以明。不变亦变，变实不变，全据于营、卫、气、血之理也。发展卫气营血之说，革新营卫气血之论，骨内科疾病之所需，内外诸病之所求也。

四、脏腑辨证

《素问·痹论》曰："五脏皆有合，病久而不去者，内舍于其合也。"可见，损伤日久，累及于内，导致相应脏腑病变。或外力直接损伤脏腑，导致脏腑功能失调，出现损伤脏腑的症状。

（一）心与小肠

胸前损伤常累及心脉，导致心脉受损，瘀滞于脉，心神失养，出现心悸心慌、胸闷气短、胸前疼痛，甚则昏迷不醒，或烦躁不安等。正如《血证论·跌打血》所云："跌打最危险者，则有血攻心肺之症。血攻心者，心痛欲死，或心烦乱，或昏迷不省人事。"损伤后期，耗气伤津，心气不足，心血亏虚，血运无力，脉道空虚，瘀滞于内，出现体倦无力、气短、自汗和心悸，胸闷，眩晕，失眠等症。当小肠功能受损时，浊气上泛，出现腹胀、腹痛、呕吐、便秘等症，清气在下，则可出现便溏、泄下等症。

（二）肺与大肠

胸部挫伤常累及肺脏，肺气郁滞，血瘀留内，阻遏肺气，肺失宣肃，瘀壅气道，症见胸闷、咳嗽、短气等。故《血证论·跌打血》云："肺为清虚之府，其能下行，以制节诸脏，则气顺而血自宁。"如损伤日久，耗损气血，导致肺气虚弱，影响人体之清气的吸入和宗气的生成，影响肺对全身气机的调节，出现气短、自汗等症。同时气虚无力推动血液，血运缓慢，各脏腑失于濡养。正如《医学正传·气血》所云："人之一身，皆气血之所循行。气非血不和，血非气不运。"大肠，传导之官，传化糟粕。当大肠功能失调，其传化失常，出现相应证候。

（三）脾与胃

外力损伤，筋肉首当其冲，致使活动减少，卧床日久脾胃气虚，脾气失运，水谷难以运化，生化乏源，致使肌肉瘦削，肢体无力，行动不利。正如《素问·太阴阳明论》所云："四肢皆禀气于胃，而不得至经，必因于脾，乃得禀也。今脾病不能为胃行其津液，四肢不得禀水谷气，气日以衰，脉道不利，筋骨肌肉，皆无气以生，故不用焉。"所以脾胃功能对于人体肌肉的强弱有决定性作用。

（四）肝与胆

胁肋并挫伤，或肢体筋经损伤，由外及里，导致气机不畅，肝失疏泄，气机失常，运血阻滞，瘀血留内，伤及肝脉，出现胁肋疼痛、胸胁胀满。当肝气犯胃，脾胃气滞，失于健运，生化乏源，症见面色萎黄、纳呆、腹胀、肢体无力等。或久病体虚者，筋脉坚强，肝血虚衰，筋无所养，筋痿不健，运动无力而成痿证，出现手足拘挛、肢体麻木、屈伸不利等症。正如《灵枢·邪气脏腑病形》所云："有所堕坠，恶血留内，若有所大怒，气上

123

而不下，积于胁下，则伤肝。"所以凡跌打损伤之属，而有恶血留内时，则不分何经，皆以肝为主。当肝阴暗耗，肝阳失于制压，导致肝阳上亢，肝火上炎，症见面红目赤、急躁易怒、烦躁、吐血，甚则动风抽搐。胆受肝气得调节，具有储存和分泌胆汁功效，以帮助消化食物。当肝失疏泄，胆汁排泄不利，出现胁下胀满、食欲减退、腹胀、便溏等症；若胆汁上逆，症见口苦、呕吐等；如胆汁外溢，则出现黄疸。

（五）肾与膀胱

骨折脱位，经久不愈，耗损精气，肾精不足，筋骨失于充养，使骨折难愈，筋断难连。或因年老体弱，肾精亏虚，骨髓空虚，无所充养，可见骨骼痿弱、行走无力、骨脆易折等症。故《诸病源候论·腰痛不得俯仰候》曰："肾主腰脚"，"劳损于肾，动伤经络，又为风冷所侵，血气搏击，故腰痛也"。可见肾精充盈与否与骨骼有密切关系。正如《灵枢·海论》所云："髓海有余，则轻劲多力，自过其度；髓海不足，则脑转耳鸣，胫酸眩冒，目无所见，懈怠安卧。"膀胱与肾相连，在肾气化影响下，具有贮尿和排尿功能。当膀胱功能受损，出现尿急、尿频、尿痛；或小便不利，尿有余沥，遗尿，小便失禁等证候。

五、气血辨证

对于外力损伤，由外及内，临床常见气滞、气闭、气虚和气脱等各种证候；或因暴力所伤，导致血脉受损，血溢脉外，瘀血流滞于内，出现血瘀、血虚、血热等证；或气血两伤，出现气滞血瘀、气虚血瘀、气血两虚等证。

1. 气滞　外力所伤，气机失常，郁滞于内，出现闷胀疼痛，痛无定处，呼吸不利。故《素问·阴阳应象大论》谓："气伤痛，形伤肿。"治当理气止痛，解郁宽胸。方选复元通气散加减，药用木香、茴香、青皮、穿山甲、陈皮、白芷、甘草、贝母等

2. 气闭　严重损伤所致，气为血壅，闭而不宣，出现一时性的晕厥，或昏迷不省人事，重者可窒息、烦躁妄动等。如《医宗金鉴·正骨心法要旨》云："或昏迷目闭，身软而不能起，声气短少，语言不出，心中忙乱，睡卧喘促，饮食少进。"治当宣闭开窍。方选苏合香丸加减，药用苏合香、安息香、冰片、水牛角粉、人工麝香、檀香、沉香、丁香、香附、木香、乳香（制）、荜茇、白术、诃子肉、朱砂等。

3. 气虚　素体虚弱，复受外伤，或病久不愈，耗损元气，出现神疲乏力、语声低微、呼吸气短、胃纳不振、自汗、脉细软无力等。治当益气养血。方选参苓白术散加减，药用党参，山药、白术、扁豆、薏苡仁、桔梗、大枣等。

4. 气脱　损伤大量出血，气随血脱，元气不固，出现气脱之突然昏迷、目闭口开、面色苍白、呼吸浅促、四肢厥冷、二便失禁、脉微弱等。治当大补元气。方选参附汤加减，药用人参、附子。

5. 血瘀　外伤气滞，血缓成瘀，或离经之血，瘀滞体内，表现为针刺样疼痛、肤色青紫、瘀斑、局部肿块、固定不移、舌黯或有瘀斑、脉细或涩等证候。治当活血化瘀，消肿止痛。方选血府逐瘀汤加减，药用当归、生地、桃仁、红花、枳壳、柴胡、甘草、桔梗、川芎、牛膝等。

6. 血虚　损伤出血较多，或伤后瘀血未去，新血不生，终成血虚之证。表现为面色萎黄，头晕目眩，心悸不寐，手足麻木，爪甲色淡，唇舌淡白，脉细无力。治当养血补血。方选归脾汤加减，药用白术、当归、党参、黄芪、酸枣仁、木香、远志、龙眼肉、茯苓等。

7. 血热　伤后瘀滞，郁久化热，或创面不愈，外邪化热，热毒入血，症见局部红肿热痛，发热，心烦，甚者高热，神昏，舌红，脉数。治当清热解毒，凉血消肿。方选五味消毒饮加减，药用金银花、野菊花、蒲公英、紫花地丁、连翘、板蓝根等。

8. 出血　外力损伤，血脉破裂，血溢脉外，症见肤色青紫，或皮肤破损出血，吐血，泻血，舌淡，苔薄，脉细数。治当凉血止血。方选小蓟饮子加减，药用大蓟、小蓟、荷叶、侧柏叶、白茅根、茜根、山栀、牡丹皮、棕榈皮等。

9. 气滞血瘀　气血关系十分密切，难以分割，两者常同时受损，出现气滞血瘀，症见疼痛剧烈，肿胀明显，肤色青紫，活动不利，舌紫黯，脉沉涩。治当行气活血，祛瘀止痛。方选复元活血汤加减，药用柴胡、川芎、乳香、没药、天花粉、当归尾、红花、桃仁等。

10. 气血两虚　外伤失血过多，气随血脱，或心脾两虚，生血不足。或因瘀血不去，新血不生；或因筋骨严重损伤，累及肝肾，肝血肾精不充，都能导致血虚。症见神疲乏力，面色萎黄，少气懒言，头晕目眩，心烦心悸，手足发麻，唇舌淡白，脉细无力。治当益气养血。方选八珍汤加减，药用川芎、当归、熟地、白芍、白术、黄芪、党参、茯苓、甘草等。

（谢可永　周龙云）

第五节　治则与治法

一、治疗原则

治则是治疗疾病时所必须遵循的法则，是在整体观念和辨证论治理论指导下，根据四诊（望、闻、问、切）所获得的客观资料，在对疾病进行全面分析、综合与判断的基础上，制订出符合病证的立法、处方、遣药具有普遍指导意义的治疗规律。治则包括治未病、治标与治本、正治与反治和扶正与祛邪等。

（一）预防为主，治未病

治未病是治则的一个重要组成部分。基本内容包括未病先防，已病早治，既病防变，瘥后防复。其中未病先防重在于养生；既病防变是指要及时治疗，防止疾病的一步发展；瘥后防复指在病愈或病情稳定之后，应采取相应治法除邪务尽，预防复发。

（二）"标"与"本"的治疗

《素问·阴阳应象大论》曰："治病必求于本。"在治疗疾病时，必须寻找出疾病的根本原因，并进行治疗。但在临诊实践中还应根据不同情况采取相应治法。对病情严重者，采用急则治标；对慢性疾病，或当病势向愈，正气已虚，邪尚未尽之际者，采用缓则治本。对标病和本病俱急者，采用标本同治。

（三）正治与反治

1. 正治　是逆其证候性质而治的一种治疗法则，故又称"逆治"，是临床最常用的一种治疗法则。按疾病的性质有寒热虚实之别，所以正治法就有寒者热之、热者寒之、虚者补之、实者泻之之分。

2. 反治　又称"从治"，是指顺从疾病假象而治的一种治疗法则，透过病证表面的假象，对疾病本质进行治疗的方法。适用于疾病的征象与本质不完全一致的病证。常用的有热因热用、寒因寒用、塞因塞用、通因通用等。

（四）扶正与祛邪

应用扶助正气的药物，或其他疗法，并配合适当的营养和功能锻炼等辅助方法，以增强体质，提高机体的抗病力，从而驱逐邪气，恢复健康的目的。适用于正气虚为主的疾病。祛邪是利用驱除邪气的药物，或其他疗法，以祛除病邪，达到邪去正复，恢复健康的目的。临床根据正邪的强弱，可分别采用先攻后补、先补后攻、攻补兼施等。

（五）调整阴阳

调整阴阳是针对机体阴阳偏盛偏衰的变化，采取损其有余、补其不足的原则，使阴阳恢复于相对的平衡状态。其中损其有余常采用泻法，抑其阳盛和损其阴盛，治疗阳盛或阴盛；补其不足是采用"虚则补之"的方法，以滋阴、补阳或阴阳双补治疗阴虚、阳虚或阴阳两虚。

（六）调和气血

调和气血是根据气和血的不足及其各自功能的异常，以及气血互用的功能失常等病理变化，采取"有余泻之，不足补之"的原则，使气顺血和，气血协调。

1. 气病治则　包括气虚则补，气滞则疏，气陷则升，气逆则降，气脱则固，气闭则开。

2. 血病治则　血之为病，证有血虚则补、血瘀则行、出血则止、血寒则温、血热则凉。

3. 气血同病　常常表现为气血关系失调，其治则为《医宗必读·辨治大法论》提出的"有因气病而及血者，先治其气；因血病而及气者，先治其血"。采用或治气在先，或治血在先，或气血同治之法。

（七）调理脏腑

调整脏腑的原则，是在治疗脏腑病变时，既要考虑一脏一腑之阴阳气血失调，更要注意调整各脏腑之间的关系，使之重新恢复平衡状态。

1. 调整脏腑的阴阳气血　脏腑是人体生命活动的中心，脏腑阴阳气血是人体生命活动的根本，脏腑的阴阳气血失调是脏腑病理改变的基础。因此，调整脏腑阴阳气血是调整脏腑的基本原则。根据脏腑病理变化，或虚或实，或寒或热，予以虚则补之，实则泻之，寒者热之，热者寒之。

2. 顺应脏腑的生理特性　五脏藏精气而不泻，六腑传化物而不藏。脏腑的阴阳五行属性、气机升降出入规律、四时通应，以及喜恶在志等生理特性不同，故调整脏腑须顺应脏腑之特性而治。如脾气主升，以升为顺；胃气主降，以降为和。故治脾常宜甘温之剂以助其升运，而慎用阴寒之品以免助湿伤阳；治胃常用甘寒之剂以通降，而慎用温燥之品以免伤其阴。

3. 协调脏腑之间的关系

（1）根据五行生克制化规律调节：按其相生法，主要治则有"补母"与"泻子"两个方面。其中"补母"法的常用治法分为滋水涵木、培土生金、益火补土、生金资水等；"泻子"法的常用治法有肝实泻心、心实泻胃等。按相克规律，主要有抑强和扶弱两个方面。其中"抑强"法的常用治法有木火刑金，即采用佐金平木法来泻肝清肺；"扶弱"法的常用治法有和肝健脾（肝虚影响脾胃，此为木不疏土，治以和肝健脾，以加强双方之功能）。

因此，根据五行调节机制对脏腑功能进行调整，不仅要补母泻子，抑强扶弱，调整相关两脏的关系，而且更要将两者结合起来，调整相关三脏之间的关系，如木克土，土生金，金克木，既要抑木扶土，又要培土生金，佐金平木，使之亦制亦化，协调平衡。

（2）根据五脏互藏理论调节：五行互藏，五行配五脏，而五脏互藏。一脏统五脏，五脏统一脏。人体任何生理功能既受五脏共同调节，又有主从之分。就呼吸功能而言，肺主呼吸，但肺主出气，肾主纳气，肝调畅气机，使之升降相宜，脾主运化水谷精微，参与生成宗气；心主血脉而藏神，血为气母，心血给气以营养，心神又为呼吸调节之主宰。故五脏均参与呼吸的调节，其中尤以肺脾肾为要。所以，呼吸功能失调，常重在调治肺脾肾三脏。

（3）根据脏腑相合关系调节：人体脏与腑的配合，体现了阴阳、表里相输应的关系。脏行气于腑，腑输精于脏。生理上彼此协调，病理上又相互影响，互相传变。因此，治疗脏腑病变，除了直接治疗本脏本腑之外，还可以根据脏腑相合理论，或脏病治腑，或腑病治脏，或脏腑同治。

脏病治腑：如心合小肠，心火上炎之证，可以直泻心火，而通利小肠，导心经之热从下而出，则心火自降。他如肝实泻胆、脾实泻胃等，此即治脏先治腑之谓。

腑病治脏：如肾合膀胱，膀胱气化功能失常，水液代谢障碍，治肾即所以治膀胱。大便秘结，腑气不通，则肺气壅塞，而宜降病气，亦可使腑气得顺，大便自通。

脏腑同治：脏腑病变，虽可脏病治腑，腑病治脏，但临床上多脏腑同治。如脾与胃，纳运相得，燥湿相济，升降相因，故脾病必及胃，胃病必累脾。所以，临床上常脾胃同治。

实则泻腑，虚则补脏：六腑传化物而不藏，以通为用，以降为和；五脏藏精气而不泻，以藏为贵。五脏六腑皆可表现为实证，实则泻之。不仅六腑之实泻腑以逐邪，如阳明腑实证之胃肠热结，用承气汤以荡涤胃肠之实热；而五脏之实亦借泻腑以祛邪，如肝经湿热，可借清泄肠道，渗利小便，使湿热从二便而出。五脏之虚自当虚则补之，六腑虚亦可借补脏以扶正。如膀胱气化无权而小便频多，甚则遗溺，多从补肾固摄而治；小肠泌别清浊功能低下，多从脾肾治之等。

（八）三因制宜

疾病的发生、发展与转归等与气候、地理、病人三者密切相关。治疗时必须予以充分重视，才能获得满意治效。

1. 因人制宜　根据患者年龄、性别、体质、生活习惯等个体差异，而制订治疗的措施。如小儿生机旺盛，但气血未充，脏腑娇嫩，患病易寒易热，易虚易实，病情变化较速，但接受治疗的药效反应也较快，故小儿用药剂量轻小，一般不宜用峻泻、涌吐及大温大补的药物。老人生机减退，气血亏虚，患病多虚证，或虚实夹杂，用药剂量也比青壮年较轻，补益药较多用，祛邪峻猛药也须慎用。青壮年气血旺盛，发育成熟，脏腑功能趋于稳定，对各类疾病的抵抗力也强，在患病时，多表现为邪正搏斗激烈的实证、热证，治疗用药禁忌相对少些，攻邪药较多使用，但得病邪清除，身体很快康复。

男女性别不同，各有其生理和病理特点。妇女有经、带、胎、产等情况，治疗时必须加以考虑。如月经期和妊娠期，对峻下逐水、祛瘀破血、滑利走窜和有毒性的药物，当慎用或禁用。

体质的强弱与寒热之偏，对偏于阳盛或阴虚之体，慎用辛温燥热之剂；偏于阳虚或阴盛之体，慎用寒凉伤阳之药。一般体质强壮的人，用药剂量可相对重些，体质瘦弱者，用药剂量也相对减轻。

2. 因时制宜 根据季节气候的特点制订适宜的治疗方法。如因夏季雨水较多，湿气盛，故感冒多兼湿邪，临床表现有肢体沉重、呕恶腹胀，苔厚而腻，治疗须兼以化湿；秋季雨水较少，燥气盛，故感冒多兼燥邪，临床表现有鼻干咽燥，干咳少痰，苔薄少津，治疗须兼以润燥。治疗用药也应适应四季气候的特点。春夏季节，气候由温渐热，阳气升发，人体腠理疏松开泄，此时外感风寒，不宜用过于辛温的药，以免开泄太过，耗伤气阴；而秋冬季节，气候由凉变寒，阴盛阳衰，人体腠理致密，阳气敛藏于内，此时若病非大热，就当慎用寒凉之品，以防苦寒伤阳。

3. 因地制宜 按照地域环境的不同，而制订适宜的治疗方法。如气候寒冷、干燥少雨的高原地区，外邪致病多为寒邪、燥邪所致，治疗宜用辛散滋润的药物。炎热多雨、地势低洼、气候潮湿的地区，外邪致病多为湿邪、热邪所致，治疗宜用清热化湿的药物。如同属外感风寒，发于严寒地区，用辛温解表药剂量较重，麻黄、桂枝等药常用；发于东南温热地区，用辛温解表药剂量较轻，或选荆芥、防风、生姜、葱白等药，而少用麻黄、桂枝等。此外，某些地区还有些地方病，治疗时应根据不同的地方病，采用适宜的方法。

患病亦异，而治法亦当有别：即使相同的病证，治疗用药亦当考虑不同地区的特点。例如用麻黄、桂枝治疗外感风寒证，在西北严寒地区，药量可以稍重，而在东南温热地区，药量就应稍轻。此外，某些地区还有地方病，治疗时也应加以注意。

（九）同病异治与异病同治

所谓同病异治，是指同一种疾病，由于发病的时间、地点，以及病人机体的反应性不同，或处于不同的发展阶段，所表现的证候不同，因而治法也不同。如《金匮要略·痰饮咳嗽病脉证并治》云："病溢饮者，当发其汗，大青龙汤主之；小青龙汤亦主之。"此因"溢饮病属经表，虽当发汗，然不无寒热之别也。热者以辛凉发其汗，大青龙汤；主寒者以辛温发其汗，小青龙汤。故曰：大青龙汤主之，小青龙汤亦主之"，体现了仲景"随证治之"的观点。

所谓异病同治，则是指不同的疾病，在其发展过程中，由于出现了相同的证候，因而可以采用同一方法治疗。如久痢脱肛、子宫下垂、胃下垂等，属不同的病，但如果均表现为中气下陷证，就都可以用升提中气的方法治疗，常用代表方剂是补中益气汤。

可见中医治病，不仅着眼于病的异同，也着眼于证的异同，由此构成了"同病异治"与"异病同治"的诊治特色。

二、治疗方法

治法是在治则指导下制定的治疗疾病的具体方法，它从属于一定治疗原则。临床常用有汗、吐、下、和、温、清、补、消等八法。

1. 汗法 也称解表法，是运用发汗的方药开泄腠理，调和营卫，以祛邪外出，解除表证的一种治法。分为辛温发汗和辛凉发汗两类。辛温发汗适用于外感风寒；辛凉发汗适用于外感风热或温燥。

2. 吐法 也称催吐法，是利用药物涌吐的性能引导病邪或有毒物质从口吐出的一种治疗方法。适用于食积停滞胃脘，顽痰留滞胸膈，痰涎阻塞气道而病邪有上涌之势者，或误食毒物尚在胃中等病证。本法是一种急救的方法，用之得当，收效迅速；用之不当，易伤正气，故必须慎用。

3. 下法 也称泻下法，是通过泻下大便，攻逐体内实热结滞和积水的一种治疗大法。适用于寒、热、燥、湿等邪内结肠道，以及水结、宿食、瘀血、积痰等里实证。根据病情轻重缓急，分为寒下、温下、润下、逐下、攻瘀等。

4. 和法 也称和解法，用于祛除半表半里之邪的一种治法。适用于外感病中往来寒热的少阳证，内伤病中的肝胃不和、肝脾不和、肠胃不和等证。根据病邪不同，有和解少阳、疏肝和胃、调和肝脾、调和肠胃等。

5. 温法 又称祛寒法，是运用温热的方药祛除寒邪和补益阳气的一种治法。适用于里寒证，治疗寒邪侵及脏腑，阴寒内盛的实寒证；也用于阳气虚弱，寒从内生的虚寒证。具体可分为回阳救逆、温肺化饮、温化寒痰、温肾利水、温经暖肝、温胃理气等治法。

6. 清法 又称清热法，是运用寒凉的方药通过泻火、解毒、凉血等作用，以清除热邪的一种治法。用于里实热证，根据热病性质不同，可分为清热泻火、清热解毒、清营凉血、清泻脏腑等。

7. 补法 也称补益法，是运用具有补养作用的方药以消除虚弱的一种治法。补法用于各种原因造成的脏腑气血，阴阳虚弱的病证。补法分为补气、补血、补阴、补阳四大类。

8. 消法 也称消导法，是运用消食导滞、行气、化痰、利水等方药，使积的实邪逐步消导或消散的一种治法。适用于气、血、食、痰、湿、水所形成的积聚、癥瘕、痞块等病证。

（谢可永　王腾腾）

第七章

检 查

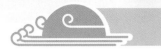

第一节　全身检查

全身体检是对人体各方面做系统的检查，包括身高、体重、血压、内科、外科、眼科、耳鼻喉科、口腔科、妇科和相关的影像、实验室等检查，以早期发现病证。

一、基本要求

1. 检查的内容务求全面系统　在全面系统的基础上有所侧重，使检查内容既能涵盖住院病历的要求条目，又能重点深入患病的器官系统。

2. 检查的顺序应是从头到脚分段进行　尽可能减少患者的不适和不必要的体位变动，同时也方便检查者操作。但对某些部位检查可酌情调整检查顺序。如甲状腺触诊，常需从患者背后进行，因此，卧位的患者在坐位检查后胸时可再触诊甲状腺；四肢检查中，上肢检查习惯上是由手至肩，而下肢应由近及远进行。

3. 全身体格检查的顺序　以卧位患者为例：一般情况和生命征→头颈部→前、侧胸部（心、肺）→（患者取坐位）后背部（包括肺、脊柱、肾区、骶部）→（卧位）腹部→上肢、下肢→肛门直肠→外生殖器→神经系统（最后站立位）。

以坐位患者为例：一般情况和生命征→上肢→头颈部→后背部（包括肺、脊柱、肾区、骶部）→（患者取卧位）前胸部、侧胸部（心、肺）→腹部→下肢→肛门直肠→外生殖器→神经系统（最后站立位）。

4. 测量要求

（1）时间：测定腋下体温时间 10 分钟；测定脉搏时间至少 30 秒；测定呼吸时间至少 30 秒。

（2）血压：测 2 次，取 2 次最低值。放气以 2mmHg/s 的速度进行。测第二次时，水银一定要至 0 后方可进行第二次测血压，舒张压取声音消失时的值，声音持续不消失时取声音变调值。

暴露受检者右上肢，外展 45° 平放在床上。血压计、肘部放在与心脏同一水平（腋中线），同时打开水银计，开水银柱开关。确定肱动脉波动位置，以合适的松紧度将袖带平整缠于受检查者右上臂，袖带的两根气管位于肱动脉之上，球囊置于床边身旁。戴听诊器，将听诊器体件放在肱动脉搏动之处。右手握球囊缓慢充气，收缩压消失后，再充气

20~30mmHg，缓慢放气，2mmHg/s，将袖带气体完全放完为止，水银柱归 0 后，再测第二次血压。将血压计收好。取 2 次测得最低值汇报。

5. 检查过程中与患者的适当交流，可以补充病史资料和消除患者的紧张情绪。对某些部位的检查，如肛门直肠、外生殖器的检查应根据病情需要确定是否检查，如确需检查应特别注意保护患者隐私。

6. 掌握检查的进度和时间，一般应尽量在 40 分钟内完成。

7. 检查结束时应与患者做简单交谈，酌情说明重要发现、注意事项或下一步的检查计划。

二、基本方法

1. 视诊　是用视觉来观察病人全身各部情况的方法。

2. 触诊　是通过触、摸、按、压被检查局部，以了解体表及脏器的物理特征。

3. 叩诊　是通过叩击身体某些部位，产生振动的声音，根据振动和声音的音调的特点来判断被检查部位的脏器有无异常的诊断方法。分为直接叩诊和间接叩诊两种。

4. 听诊　是用耳或听诊器来探听人体内自行发出的声音，来诊断相关脏器有无病变。多用于听心音、呼吸音等。

5. 嗅诊　是用嗅觉发现病人的异常气味，以作为诊断疾病的一种方法。

三、注意事项

1. 以病人为中心，避免交叉感染。站在病人右侧。自我介绍、简短交谈，建立良好的医患关系。

2. 应用自然光，环境应温暖、安静。被检查部位充分暴露，未被检查部位适当遮盖。

3. 建立规范的检查顺序，以规范手法做全面、系统、有重点的全身体格检查。

四、记录基本要求

1. 不使用结论性语言，如肿大、正常、无异常等，也不要记录检查手法或过程，如叩击肌腱肌肉立即收缩等，只描述检查结果。

2. 检查结果描述

（1）视诊：内容可以用"无""未见"，阳性体征类型或名称（如丘疹、瘢痕等）、部位、大小、数量、形态、颜色等。

（2）触诊：结果描述为未触及，阳性体征记录部位、大小、形态、压痛、表面及边缘、搏动、局部皮肤温度变化等。

（3）叩诊：有无叩击痛、某种叩诊音（如双肺叩轻音）、脏器界限的具体位置等。

（4）听诊：记录为未闻及……音，或某部位可闻及……音，描述其频率、节律、强度、性质等。

（5）关节活动功能：描述为有无受限，各生理反射记录为存在、增强、减弱或消失。

（6）双侧对比：阵挛、病理反射、Kerning 征、Brudzinski 征及某些综合征可叙述或记录为阴性或阳性等。

（7）肌张力描述为正常、增强或减弱；感觉功能检查结果正常、减弱、减退、消失、过度等。

五、全身体格检查的基本项目

（一）一般检查及生命体征

包括自我介绍，检查前各项准备，体重、体温、血压、脉搏及一般情况。

（二）头面及颈部

包括头部外形、双眼的外形、视力、眼裂、眼睑、结膜、瞳孔等，两侧耳廓，鼻部，口唇，牙齿，上腭，舌质和舌苔。面神经运动、感觉功能，颈后淋巴结、锁骨上淋巴结、甲状腺形态、结节、触痛等。

（三）前、侧胸部

观察胸部外形、对称性、皮肤和呼吸运动等。女性包括乳房无压痛、未触及包块、乳头无溢液。双侧腋窝淋巴结未触及肿大等。心、肺部：肺部的望、触、叩、听；心脏的搏动、心率、节律、杂音等。

（四）背部

包括外形，肺呼吸音等，脊柱的外形，疼痛，压痛等。

（五）腹部

外形，肠鸣音，血管杂音，腹部移动性浊音，压痛等。

（六）上肢

皮肤、关节外形，肿胀，疼痛，压痛，肌力，活动，反射和病理反射等。

（七）下肢

皮肤、关节外形，肿胀，疼痛，压痛，肌力，活动，反射和病理反射等。

（八）共济运动，步态与腰椎运动

包括指鼻试验、Romner 试验（闭目难立征）。

六、住院病史书写列举

入院病史

入院病史在开始部分，须填写一般信息，包括姓名、性别、年龄、出生年月、国籍、籍贯、民族、婚姻、工作单位、职业、住址、入院时间、记录时间、发病节气、供史者可靠程度、联系电话等。

主诉：臀部着地跌倒、左下肢疼痛 2 小时。

现病史：患者因行走不慎，臀部着地跌倒 2 小时，当即出现左髋部疼痛，行走困难，被送入本院急诊。患者神志清晰，对答切题，体检配合，左腹股沟处有压痛，左下肢纵向叩击痛阳性，左髋活动受限，患肢呈外旋、缩短畸形。患者否认头部外伤及意识障碍，否认其他处疼痛。X 线片显示，左股骨颈骨折而入院。

刻下症：髋部疼痛，活动迟钝，胃纳可，二便调，夜寐欠安。

既往史：患者否认高血压、糖尿病、冠心病等内科疾病史；否认肝炎、伤寒等传染病史；否认其他外伤手术及输血史。

个人史：出生于上海市，长期在上海市居住，无疫区疫水接触史，无不良嗜好，预防接种史随人群。否认吸烟史，否认饮酒史。

过敏史：否认药物食物过敏史。

月经及婚育史：15 岁月经初潮，月经周期 24~28 天，经期 5~7 天，约 55 岁绝经，绝经后无阴道不规则出血。无痛经、血块，已婚已育，配偶体健，孕 1 产 1。

家族史：否认家族性遗传性及类似疾病。

中医望闻切诊

望诊

望神：√有神 少神 失神 其他：

望色：√红润 苍白 萎黄 少华 红赤 黧黑 荣润 枯槁 其他：

望形：肥壮 瘦弱 高大 矮小 √端正

正常的体形：√身体各部外观均匀 发育相称 胸廓宽厚 肌肉结实 五官端正 动作敏捷 活动自如 其他：

病态的体形：√无 鸡胸 龟背 矮小 侏儒 虚胖 消瘦 其他：

望态：动作灵敏 √迟钝 正常 反常 其他：半身不遂 口眼歪斜 四肢抽筋 头摇及唇或面颊抽动 手足抽搐 角弓反张；四肢震颤 手足拘挛 屈伸不便 关节肿痛 四肢软瘫 倦卧 仰卧 伸脚 不能平卧 循衣摸床 撮空理线 其他：

闻诊

听声音

正常声音：√发声自然 音调和畅 语声高亢宏亮。

发声异常：√无 多言而躁动 低微无力 少言而沉静 音哑 失音 鼻鼾 呻吟 惊呼

语言异常：√无 狂言 癫语 独语 错语 谵语 郑声

呼吸异常：√无 喘哮 上气 短气 气微 气粗

咳嗽：√无 咳声紧闷 咳声清脆 昼甚夜轻 夜甚昼轻 无力作咳 咳声低微 顿咳 犬吠样咳嗽

呕吐：√无 呕吐 干呕 吐势徐缓 声音微弱 吐势较急 声音响亮 其他：

嗳气：√无 低弱无力 高亢有力 其他：

呃逆：√无 呃声高亢 音响有力 呃声低沉 气弱无力 其他：

嗅气味

病体气味：√无 口臭 汗气 鼻臭 身臭

排出物气味：√无 呕吐物：无 臭气或腥气 臭秽 酸腐 腥臭 夹有脓血

嗳气：√无酸腐 无臭

小便：√无特殊气味 臊臭

大便：√正常 酸臭 恶臭 腥臭

矢气：√正常 败卵味 矢气连连 声响不臭

带下：√正常 气臭秽 气腥 色白 其他：

切诊

皮肤：√温凉 初按热甚，久按热反转轻 久按其热反甚

√皮肤湿润 皮肤干燥而皱缩，久病皮肤十分干燥，触之刺手（肌肤甲错）皮肤按之

凹陷成坑，不能即起 皮肤臃肿，按之应手而起。

四肢：√正常 四肢欠温 四肢厥冷 身发热而指尖独冷 手足心热

胸部：虚里，√在胸部左乳下第 4、5 肋间按之应手，动而不紧，不缓不急 动微而不显的动而应衣

腹部

辨寒热：√适中 腹壁冷，喜温喜按 腹壁热，喜冷物按放

辨疼痛：√无 疼痛喜按 疼痛拒按

辨腹胀：√无 脘腹部按之手下饱满充实而有弹性、有压痛 脘腹部按之不实、无压痛 腹部高度胀大，如鼓之状 一手轻轻叩拍腹壁，另一手则有波动感，按之如囊裹水（水鼓） 一手轻轻叩拍腹壁，另一手无波动感，以手叩击如击鼓之膨膨然（气鼓）

辨痞满：√无 胃脘部痞塞，按之柔软，无压痛 胃脘部痞塞，按之较硬，有压痛

辨结胸：√无 胃脘胀闷，按之则痛 胸脘腹硬满疼痛拒按

辨肿块：√无 痛有定处，按之有形，推之不移 痛无定处，按之无形，聚散不定

舌苔：舌暗红，苔薄白

脉象：弦

体格检查

体温 37℃ 脉搏 80 次 / 分 呼吸 20 次 / 分 血压 120/80mmHg

一般情况

意识状态：清醒

精神状态：良好 形体：中等

发育：良好 营养：良好

语声气息：正常 面色：红润

步态：未见 体位：被动

面容表情：痛苦 检查：合作

皮肤黏膜

黄染：无 皮疹：无

弹性：正常 皮下出血：无

水肿：无

浅表淋巴结：无肿大

头部

头颅：大小正常 形态正常

眼：眼睑无浮肿 结膜无水肿 眼球正常 角膜正常

巩膜：正常

瞳孔：等圆等大（直径 2mm）

对光反射：正常

耳：耳廓：正常 乳突压痛：无 听力障碍：无

鼻：外形：正常 鼻旁窦压痛：无 其他异常：无

口：唇淡红 口腔黏膜：无溃疡出血 牙龈：无红肿

扁桃体：无肿大 咽：淡

声音：正常

颈部：抵抗感：无　颈动脉搏动：明显　颈静脉：无怒张

气管：居中　肝颈静脉回流征：阴性　甲状腺：无肿大

胸部：胸廓：正常

肺：望：呼吸运动：对称　节律平稳　肋间隙：无增宽

触：语颤：正常对称　胸膜摩擦感：无

叩：正常　清音　无异常叩诊音

听：呼吸音：低　无异常呼吸音

啰音：无

语音传导：正常对称　胸膜摩擦音：无

心：望：心前区隆起：无　心尖搏动：左锁骨中线内侧 0.5cm 平第 5 肋间

触：心尖搏动：同上　心包摩擦感：无

震颤：无

叩：相对浊音界：无异常

听：心率 80 次 / 分　心音：正常　额外心音：未闻

心律：齐

杂音：无

周围血管

腹部：望：外形：平坦　腹壁静脉：无曲张

触：腹肌：柔软　压痛：无

反跳痛：无　液波震颤：无

振水音：无　腹部包块：无

肝：未触及

胆：未触及　压痛：无　Murphy 征：阴性

脾：未触及

肾：未触及

输尿管压痛点：无

叩：肝浊音界：消失　肝上界位于右锁骨中线第 6 肋间

移动性浊音：无　肾区叩击痛：无

听：肠鸣音：4 次 / 分　气过水声：无

血管杂音：无

肛门直肠及生殖器：未

脊柱四肢：脊柱：正常

棘突：压痛无　叩痛无

活动度：正常

四肢：见专科检查

神经系统：腹壁反射：左右存在

肌力：左（上 V 级、下未检）右（上 V 级、下 V 级）

肱二头肌反射：对称正常　膝腱反射：对称正常

跟腱反射：对称正常　　Hoffmann 征：左右（-）

Babinski 征：左右（-）　　Kernig：左右（-）

肌张力：正常　其他：无

分泌物：未检

舌苔：舌黯红苔薄白

脉象：弦

专科检查

左髋部疼痛，局部肿胀，无瘀斑，无张力水疱。骨擦感（-），局部压痛（+）、右下肢纵轴叩击痛（+），肢体末梢血液循环正常，感觉正常，左髋活动受限。

辅助检查：

急诊 X 线片：左股骨颈骨折

入院诊断：

中医诊断：骨折病气滞血瘀证

西医诊断：左股骨颈骨折

住院医师签名：

主治医师签名：

（谢可永　王晨）

第二节　四诊检查

望、问、闻、切是中医检查的基本方法，最早见于《难经》。《难经》云："望而知之谓之神，闻而知之谓之圣，问而知之谓之工，切脉而知之谓之巧。何谓也？然：望而知之者，望见其五色，以知其病。闻而知之者，闻其五音，以别其病。问而知之者，问其所欲五味，以知其病所起所在也。切脉而知之者，诊其寸口，视其虚实，以知其病，病在何脏腑也。经言，以外知之曰圣，以内知之曰神。"《古今医统》中则明确提出："望闻问切四字，诚为医之纲领。"《医宗金鉴·四诊心法要诀》曰："望以目察，闻以耳占，问以言审，切以指参。明斯诊道，识病根源，能合色脉，可以万全。"其中望是指观气色，观察病人的发育情况、面色、舌苔、表情等；闻是指听声息和嗅气味，听病人的说话声音、咳嗽、喘息，并且嗅出病人的口臭、体臭等气味以及骨伤科的特殊声音等；问是指询问症状，询问病人自己所感到的症状、受伤经过、以前所患过的疾病等；切是用手指摸脉象，诊脉或按腹部有没有痞块，疼痛的部位、性质等，合称四诊。由于骨伤疾病有其不同于其他学科的特点，所以在望、问、闻、切中，除了对一般情况了解，还应按骨伤疾病特点，作相应特征性的了解。

一、望诊辨证

医生运用自己的视觉，通过察看病人的神、色、形、态、舌象、头面、五官、四肢、二阴、皮肤以及排出物等，以发现异常表现，了解病情的一种诊察方法。按疾病特点，分为一般望诊、望舌和骨伤特殊望诊。

（一）一般望诊

1. 望神　神是生命活动的外部体现。有神者，神志清楚、语言清晰、目光明亮、反应灵敏，显示身体健康；无神者，精神萎靡、表情淡漠、目光晦暗、反应迟钝、甚至神志不清，表示病情较重。以此可判断病人的病情和预后。

2. 察色　观察面部的颜色和光泽。正常者，面色微黄、红润光泽。异常者，则呈各种病色，如白色主虚寒，主失血；黄色，主虚湿；青色，主寒瘀、疼痛、小儿惊风；红色主热；黑色主肾虚。以此可判断气血盛衰和疾病发展变化。

3. 望五官　心开窍于舌，肝开窍于目（五脏六腑精气皆上注于目，其各部与五脏密切相关），脾开窍于口，肺开窍于鼻，肾开窍于耳，故五官应于五脏。如目赤红肿，为肝火上炎；两目上窜，或斜视，为肝风内动；耳轮干枯焦黑，为肾精亏虚；鼻翼扇动，为邪热蕴肺；善谷消食，属胃热；纳呆消瘦，属脾虚等。

4. 望形态　根据不同形态来判别患者的各种证候。如形肥食少为脾虚有痰；形瘦善饥，为胃中有火；蜷卧喜静，属寒证；烦躁喜动，属热证；张口抬肩，喘息不能平卧是喘证；项背强急，角弓反张是痉病；久病循衣摸床，撮空理线是危重证候。

（1）形体：主要观察形体的强弱、胖瘦和躯干肢体外形。形体特征可反映患者的一般情况，如瘦长者多阴虚阳盛、矮胖者多阳虚阴盛，同时胖瘦还可体现病邪性质，如胖人多痰、瘦人多火等。躯体外形，也有一定的疾病诊断意义，如鸡胸、龟背，多属先天禀赋不足或后天失养，由肾精气亏损或脾胃虚弱所致；如两侧肩胛骨不对称可能为脊柱受伤，手扶持颈部者常为颈椎受伤，下肢难以步行者常见于股四头肌的病变等。

（2）姿态：通过观察病人的动静姿态、行为动作以帮助诊断。如肢体颤动，常为阴血亏虚，筋脉失养；四肢抽搐，颈项背强直，角弓反张多为肝风内动，或热盛动风等证；手足软弱无力，行动不利，属痿证；手足关节肿痛，行动困难为痹证；以手护腰，弯腰曲背，转动艰难，多为腰痛等。

（3）肿胀：《医宗金鉴·外科心法要诀·痈疽总论歌》云："人之气血，周流不息，稍有壅滞，即作肿矣。"肿胀程度常与受伤程度成正比，损伤严重者，肿胀明显，常伴有局部青紫。肿胀发生的时间常与是否骨折相关，一般来说，受伤后立即明显肿胀者，或肢体明显畸形且肿胀者，骨折的可能性较大。

（4）畸形：严重的骨折、脱位及其他损伤，肢体或躯干可呈现出各种畸形。如方肩畸形者，大多为肩关节脱位；有"黏膝"畸形者，可能为髋关节前脱位。类风湿脊柱炎者，脊柱后突强直畸形；腰椎间盘突出者，脊柱呈侧弯畸形等。

5. 望排出物　望排出物包括望呕吐物、痰、涎、涕、唾、二便、经带、脓液等的形、色、质、量。

（1）呕吐物：清稀无臭，为寒证；秽浊酸臭，为热证；夹杂不消化食物，伴酸臭味，属食积；清水痰涎，口干不欲饮，舌苔腻舌，属痰饮。呕吐黄绿苦水，为肝胆湿热；呕吐鲜血或紫黯有块，夹杂食物残渣，为胃热、肝火、瘀血。

（2）痰：痰色黄而黏稠，属热痰；痰白清稀、多泡沫，属风痰；痰白清稀，属寒痰；痰白滑而腻滞，属湿痰；痰少而带血丝，属燥痰；痰中带血而色鲜红，属阴虚火旺、热伤肺络。

（3）涕：鼻流浊涕为外感风热，涕清是外感风寒，浊涕不止是鼻渊之征。

（4）唾涎：口角流涎不停，为脾虚；浊涎黏稠，为脾胃湿热；唾沫量多，为胃寒、食积。

（5）二便：大便如酱为大肠积热；稀薄为虚寒；稠黏为湿热内滞；便干结为津亏；红白相兼为下痢；夹杂不消化食物为食积。小便黄而浊为湿热下注；色白而清长为肾阳虚；色红而浊为血淋。

（二）望舌

舌象包括由胃气上蒸形成的舌苔、肌肉构成的舌质和舌体。正常舌象：舌体柔软、活动自如、颜色淡红润泽，舌面上有一层颗粒均匀、干湿适中的白色舌苔，即"淡红舌，薄白苔"，舌体运动灵活。病理舌象包括舌苔、舌质和舌体的改变。

1. 舌苔　由胃气上蒸，形成舌苔，故舌苔可反映胃气之盛衰。观察舌苔，包括苔质和苔色。

（1）苔质：苔质对于病情的进退、病情的性质有重要参考价值。①舌苔厚与薄：常提示疾病的轻重和变化。薄苔多表示病情轻，厚苔则表示病情较重。患病者，如果舌苔由薄变厚，多表示病情加重；而由厚变薄，则多表示病情在往好的方向发展。②舌苔湿润与干燥：湿滑表示水湿内停；干燥则表示热邪伤津。③腐苔与腻苔：腐苔属阳热有余；腻苔属痰饮，湿浊内盛。④舌苔剥落：也称花剥苔，多见于胃气阴两伤。⑤光剥舌：多为胃阴枯竭。

（2）苔色：苔色的不同，常提示病邪的不同性质。①白苔为表证、寒证；②黄苔为热证、里证；③灰苔为里热证，也见于寒湿证；④黑苔：主里证、热极，又主寒盛。

2. 舌质　舌的形态和色泽改变，可反映五脏的虚实。

（1）舌态：①舌边有齿痕：舌头两边有牙齿的痕迹，舌体比正常人稍微大些，表示为虚证、寒证和湿证。②舌体肿胀：舌体胖大而肿，甚至充满整个口腔，多因热证或某些中毒引起。③舌体薄瘦：舌体较正常人瘦小而干瘪，多为阴血亏虚。④舌有裂纹：舌上有一些人字形或川字形的裂纹。如果红而干燥有裂纹，是热盛伤阴；白而有裂纹，多为血虚。一些正常人也有这种情况，如无其他异常，不属病态。

（2）舌色：①淡白舌：舌色较正常色浅而淡，常见于阳气不足或者气血虚弱。②红舌：舌色较正常舌色深，常见于热邪盛。③绛舌：舌色深红，常因邪热太盛，耗伤阴液所致。④紫舌：舌呈紫色或有一些紫色的瘀斑，多见于热毒内盛，阴液亏耗。

3. 舌体　正常舌体运动应灵活。其常见病理变化如下：

（1）舌体强硬：僵硬，伸缩不利，转动不灵活，常见于脑血管意外、脑挫伤、脑震荡、高热昏迷的病人，病情多较重。

（2）舌体颤动：舌体不由自主地颤抖，多由气血两虚、肝风内动所致。

（3）舌体短缩：舌体紧缩不能伸出，多因寒、热、痰、湿阻滞所致。

（4）舌体歪斜：正常人伸舌出来时，舌尖应正对鼻尖，有些人在伸舌后，舌体不居于正中线，向左或右偏，常见于脑血管意外者。

（5）舌体伸缩：舌体来回伸缩不止，多为心脾有热邪侵扰。

（三）肌肤

新伤出血者，肤色青紫，肿胀范围比较集中；1周后可转为橘黄色；陈旧损伤出血时间较长，肤色变黄，肿胀范围比较广泛；损伤后肤色青紫不断加深加大，为内部渗血不止的现象，肤色失去红润而变白者，为血虚或血循受阻；青紫而红，触之灼热，为瘀血化热或邪毒入侵，肤白则为血虚或血循受阻；肌肤干黑为组织坏死；肌肤完好，而肢体活动障碍，提示可能神经等受伤。

（四）骨伤特殊望诊

1. 望眼识伤　望眼识伤是中医骨伤诊断特点之一。五脏六腑精气皆上注于目，其各部与五脏密切相关。《灵枢·大惑论》曰："精之窠为眼，骨之精为瞳子，筋之精为黑眼，血之精为络，其窠气之精为白眼，肌肉之精为约束。"后世医家据此而归纳为"五轮学说"。根据五轮学说，瞳仁为水轮属肾，主骨生髓，其华在发，若见瞳仁扩大是肾精耗竭，见于濒死危象；黑睛为风轮属肝，主筋，其华在爪，若珠肿则为肝火；两眦为血轮属心，主血脉，其华在面，若目眦红赤为心火，淡白为血虚；白睛为气轮属肺，主气，其华在皮毛，若白睛红赤为肺热，黄浊为湿热内盛；眼睑为肉轮属脾，主肌肉，其华在唇，若眼胞皮红而湿烂为脾火，目胞上下鲜明为痰饮。五轮属五脏，通过诊察五轮可以发现相应脏腑的病变。可见望目不仅可以望神，而且可诊察五脏病变和判断预后。如眼睛黑白分明，神采奕奕，虽病易治，预后良好；若白睛暗浊，黑睛色滞，失却神采，病较难治。历代骨伤医家对此有丰富经验。如明代异远真人在《跌损妙方·左右轮》中指出："凡受伤不知左右，若有吐血症，见血自明。血黑者左受伤，血鲜者右受伤，若无血吐出看眼珠，亦可知其定所。乌珠包丑者伤在左，白珠包丑又加红大者伤在右。左属肝，右属肺。乌珠属肝，白睛属肺，瞳仁属肾。常见右边受伤，发时左边便痛。不可单治一边，必左右兼治，其病始愈。"明确表示，通过对眼的观察，可以定损伤部位，进一步观察还能明确相关内在脏腑的受损情况。清代赵濂在《伤科大成·看伤吉凶》中提出："一看两眼：两眼有瘀血者，则白睛必有瘀血之筋。血筋多者，瘀血必多；血筋少者，瘀血亦少。两眼活动者易治，不动者难治。"通多对白睛血筋的观察，以判断有无瘀血和瘀血的多少，如血筋多者，瘀血也多；血筋少者，则瘀血也少。通过对眼球的观察，以判断疾病轻重和预后，如眼球活动自如，病轻易治，预后好；如眼球活动受限者，则病重难治，预后差。江考卿在《伤科方书·断死证秘诀》中提出："金伤身损眼皮青，定主身亡难救命。"这些都为临床诊断提供了简易可行的方法，对骨伤科诊断具有一定的临床意义。

2. 观甲识伤　在骨伤诊断中，观甲识伤应用较为广泛。肝主筋，藏血，其华在爪，指甲属筋之余，为肝之外候。肝气血旺盛，肝有所藏，爪甲荣润红亮，平滑光洁；若甲色深红主气分有热，色淡白主气血两虚，青色主寒，黑色主瘀血。按压指甲色白，放松后血色恢复缓慢，属气滞血瘀；不复红者，属血虚。指甲扁平而反凹者，为肝血虚；指甲干枯，为肝热，或心阴虚。指甲脆而易裂，属气血亏、精血少。清代赵濂在《伤科大成》中曰："以我手指甲，掐其手指甲，放手即还原色者治，少顷始还颜色者伤重，手指甲紫黑色者不治。"指出通过观察指甲颜色可判断伤情的轻重。这种通过对指甲微循环的观察判断伤指血液循环的方法，既科学又简单易学，至今为临床所常用。

3. 观尿识伤　河南平乐郭氏正骨传人高云峰，提出了辨尿识伤，认为伤者尿液的颜色、浓度与患者的骨折筋伤有密切关系。如小便淋漓不尽，多见于创伤日久者，属肾阴偏虚；血尿常见于创伤早期者，为下焦蕴热，水不涵木；黄尿多见于创伤早期，为内有实热；白尿甚至带有絮状物者，属脾胃虚弱，常见于骨折难以愈合者；尿面有油膜者，乃热毒内蕴，若不及时清热解毒，必使骨折难以愈合。

4. 望穴识伤　腧穴是人体脏腑经络气血输注出入的特殊部位。《灵枢·九针十二原》云："神气之所游行出入也，非皮肉筋骨也。"说明腧穴与脏腑、组织、器官有着密切联系、互相输通的特殊部位。因此，不同穴位的损伤，对人体影响也不相同。清代赵濂在《伤科大成·先看穴道吉凶》中谓："囟门：即脑盖，一名顶门，骨破髓出者不治。节梁：即鼻梁，打断者不治。两太阳穴：即眉稍角骨不治。突骨：即结喉骨，打断者不治。塞骨：即结喉下、横骨上，空陷处，打断者不治。横骨下，人字骨，离一寸三分，为一节。受伤者，下一节，更重一节。心窝：即人字骨处，又名龙潭穴，打伤晕闷者，久候必死。丹田：脐下一寸三分之内，即膀胱也。倒插伤者不治，一月当亡。卵子：捏碎及伤破者不治。脑后骨：骨破者不治。百劳穴：与塞骨相对，伤断者不治。天柱骨：与结喉骨相对，伤断者不治。两肾穴：在脊背与脐，相对之左右，各离一寸三分。打破者，或笑或哭不治。尾巴骨：打碎者不治。海底穴：大小便两界中间，伤重者不治。软骨：在两乳下，即食肚，倒插伤者不治。气门：左乳上，动脉处。受伤则气塞。救迟者不过三时。血海：右乳下，软肋打伤者不治。两乳：左乳受伤者则咳，右乳受伤者则呃，皆不治。"通过对穴位损伤的情况来确定治疗方法和判定预后。

二、问诊辨证

问诊是了解病情和病史的重要方法之一，在四诊中占有重要的地位。《素问·三部九候论》云："必审问其所始病，与今之所方病，而后各切循其脉。"通过问诊了解病人的自觉症状、过去史、家族史、生活习惯、起病原因、疼痛的部位性质、发病经过及过程等情况，为明确诊断提供证据。在问诊内容上，分为一般问诊和骨伤问诊。

（一）一般问诊

包括对患者的寒热、汗出等方面，以提供诊断依据。

1. 问寒热　寒热的产生与病邪的性质和机体阴阳的盛衰相关。寒为阴邪，其性清冷，感受寒邪，多见恶寒；热为阳邪，其性炎热，感受热邪，多见发热。在机体阴阳失调时，阳盛则热，阴盛则寒；阴虚则热，阳虚则寒。临床常见的寒热症状有发热恶寒、寒热往来、但寒不热、但热不寒四种类型。

（1）发热恶寒同时并见：常见于①表寒证：恶寒重发热轻。外感寒邪所致，常伴有无汗、头身疼痛，脉浮紧。②表热证：恶寒轻发热重。外感热邪所致，常伴有口干微渴，或有汗，脉浮数。③太阳中风证：发热轻、恶风自汗。外感风邪所致。

（2）寒热往来：恶寒与发热交替出现，是半表半里的特征。

（3）但寒不热：病人怕冷而不发热，为虚寒之证。

（4）但热不寒：发热不恶寒但恶热，为里热实证。

2. 问汗　汗为水液。水液的运化与整个五脏六腑密切相关。《素问·经脉别论》云："饮食饱甚，汗出于胃。惊而夺精，汗出于心。持重远行，汗出于肾。疾走恐惧，汗出于肝。摇体劳苦，汗出于脾。"说明，汗与五脏密切相关，汗液的分泌则与荣卫有关。《伤寒论》曰："太阳病，发热汗出者，此为荣弱卫强，故使汗出，欲救邪风者，宜桂枝汤"，"病常自汗出者，此为荣气和，荣气和者，外不谐，以卫气不共荣气谐和故尔，以荣行脉中，卫行脉外，复发其汗，荣卫和则愈，宜桂枝汤"。因此，汗出与荣卫失调密切相关。据此，对全身汗出者分表证和里证辨之，对局部汗出按不同部位辨之。

（1）表证辨汗：以有汗和无汗分为表实和表虚证。

（2）里证辨汗：分为自汗为气虚，盗汗为阴虚，大汗为实证。

（3）局部辨汗：分为头汗属上焦邪热，中焦湿热或虚阳上越；半身汗出属经络阻滞，气血不通；手足心汗属脾胃运化失常。

（二）骨伤问诊

疼痛是骨伤科最常见的症状之一，因此了解疼痛的部位、性质、规律对诊断骨伤疾病有极为重要的参考价值，必须详细询问，高度重视。一般来说，实证是常因感受外邪或外力损伤，气滞血瘀、气血不通则痛；虚证是因气血津液亏损，经脉失于濡养，不荣则通。疼痛随其部位、性质、规律不同，各具特征，不同特征反映了不同的病变本质。

1. 疼痛部位　了解疼痛部位常可提示所累及的脏腑、经络等。

（1）头痛：前额部疼痛连及眉棱骨，为阳明经头痛；头部两侧疼痛为少阳经头痛；枕部疼痛连及项部，为太阳经头痛；巅顶痛，为厥阴经疼痛；头重如裹，为太阴经头痛；头痛掣脑，头痛连齿，为少阴经头痛。另外，根据痛证的一般规律及头痛的特征与兼症，可辨别头痛属外感还是内伤，以及病证之寒热虚实属性。一般而言，外感头痛，多属实证；内伤头痛，多属虚证；头痛喜凉恶热者，属热证；头痛喜暖恶寒者，属寒证。

（2）胸痛：是指胸部正中或偏侧疼痛的自觉症状。胸居上焦，内藏心肺，所以胸病以心肺病变居多。胸痛以胸部气机不畅为多见。胸痛伴潮热盗汗，咳痰带血者，属肺阴虚证，因虚火灼伤肺络所致。胸痛憋闷，痛引肩臂者，为胸痹，多因心脉气血运行不畅所致，可见于胸阳不足、痰浊内阻或气虚血瘀等证。胸背彻痛剧烈、面色青灰、手足青至节者，为真心痛，是因心脉急骤闭塞不通所致。胸痛、壮热面赤，喘促鼻扇者，为热邪壅肺，肺失宣降所致。胸痛、潮热盗汗，咳痰带血者，属肺阴虚证，因虚火灼伤肺络所致。胸闷咳喘，痰白量多者，属痰湿犯肺，因脾虚聚湿生痰，痰浊上犯所致。胸胀痛走窜、太息易怒者，属肝气郁滞。

（3）腹痛：脐以上部位疼痛，以脾胃病变多见；脐以下部位疼痛，多属膀胱、大小肠及胞宫病变；小腹两侧疼痛，多属肝经病变。

2. 疼痛性质　疼痛性质常与气血运行、病邪的性质密切相关。

（1）胀痛：疼痛且有胀感，多为气滞所致，好发于胸胁、脘腹及头面部。

（2）刺痛：疼痛如针刺刀扎，固定不移，多为瘀血阻滞所致，好发于头部及胸胁、脘腹部。

（3）窜痛：疼痛部位游走不定，病在气分，好发于胸胁。

（4）绞痛：疼痛如刀绞，常为寒邪气闭，或结石阻滞，好发于腹部。

（5）掣痛：疼痛兼有牵拉感，多为寒邪所致，常见于下肢。

（6）隐痛：微痛不休，多由局部气血不足，经脉失养所致，见于慢性病中。

（7）重痛：疼痛兼有重着感，常为湿邪所致，好发于下肢。

（8）空痛：空虚而痛，因气虚、血虚所致，多见于小腹部。

（9）冷痛：痛处觉冷，或遇冷即痛，或疼痛加重，多因寒邪所致。

（10）热痛：灼热性疼痛，为气郁化热，病性属热，常由各种感染所致。

3. 疼痛规律　新病疼痛，痛势剧烈，持续不减，痛而拒按者，多属实证；久病疼痛，病势较轻，时痛时止，痛而喜按者，多属虚证。痛而喜温者，多属寒证；痛而喜凉者，多属热证。

（三）问诊注意点

1. 要有高度认真负责的精神。对待病人，态度既要严肃又要和蔼可亲，要细心询问和耐心听取病人叙述病情。

2. 问话要通俗，不要使用病人不易听懂的医学术语。

3. 要重视主诉。因为主诉常是病人自觉最痛苦的病情。根据主诉，再深入询问，要善于抓住重点询问，启发诱导，不能依主观意愿套问病人。

4. 对危急病人，要扼要询问，不必面面俱到，便于迅速进行必要的诊察，及时抢救治疗。

5. 对于初诊的门诊患者，应尽量仔细询问，以防遗漏重要信息。明代《景岳全书·传忠录·十问篇》云："一问寒热二问汗，三问头身四问便；五问饮食六问胸，七聋八渴俱当辨；九因脉色察阴阳，十从气味章神见；见定虽然事不难，也须明哲毋招怨。"清代陈修园《医学实在易·问证诗》云："一问寒热二问汗，三问头身四问便；五问饮食六问胸，七聋八渴俱当辨；九问旧病十问因，再兼服药参机变；妇人尤必问经期，迟速闭崩皆可见；再添片语告儿科，天花麻疹全占验。"可供临床参阅。

三、闻诊辨证

闻诊是运用听觉和嗅觉的手段，对患者语言气息的高低和气味等进行检查。人体脏腑的生理和病理活动可发出各种声音和气味，因此它们的变化能在一定程度上反映脏腑的生理和病理变化，在临床上可以此推断正气盛衰和判断疾病种类。具体闻诊，包括一般闻诊和骨伤闻诊。

（一）一般闻诊

包括对患者的声音、呼吸、气味等进行分析，以对疾病作出判断。

1. 听声音　根据病人发出的语声、呼吸声、咳嗽声、呕吐声、嗳气声等各种声响的大小、高低、清浊等情况，辨别证候的寒热虚实。

（1）语声：说话声音的强弱，可反映正气盛衰和邪气性质。语声高亢洪亮而多言，属实证、热证；语声轻微低哑而少言，属虚证、寒证。语声重浊，见于外感风寒湿邪。声音嘶哑，有力者，为外邪袭肺，肺气不宣，气道不畅所致的实证；反之，为肺肾阴虚，津液不能上承的虚证。新病声哑者属实证，久病失音者属虚证。语言错乱，多属心神之病变。其中躁扰不宁为痰火内扰之狂证，属阳证；喃喃自语，痴呆静默为痰气郁闭所致癫证，属阴证；神识不清，语言颠倒，声高有力之谵语，属实证；神志恍惚，语言重复，声低无力之郑声，属虚证。

（2）呼吸声：呼吸有力，声粗浊，为热邪内盛，属实热证；呼吸无力，声低微，为肺肾气虚，属虚寒证；呼吸急促而困难是喘证，发作急骤，声高气粗，以呼出为快的，多因肺有实邪，气机不利，属实证；发作缓慢，声低息微，呼多吸少，气不接续，或痰鸣不利的，属虚证。呼吸困难而有痰鸣音之哮证，为痰阻气道而致。

（3）咳嗽声：咳声重浊有力，属实证；咳声低微无力，属虚证。

（4）咳痰声：痰鸣辘辘，痰稀易吐，为湿痰蕴肺；咳嗽干裂声短，痰少干结，为燥邪伤肺。咳嗽连声不断，咳停吸气带吼声，为顿咳（百日咳）。咳声嘶哑，呼吸困难，是喉风，属危急证候。

（5）呕吐声：声低无力，是虚寒证；呕吐势猛，声高有力，为实热证。

（6）呃逆声：声高亢，短促有力，多属实热；呃声低沉，气弱无力，多属虚寒。久病出现呃逆不止，是胃气衰败的危重之象。

（7）嗳气声：饱食之后，嗳气伴酸腐味，声音较响，为食滞肠胃不化而致；若嗳气无酸腐味，声音低沉，属胃气不和或胃气虚弱；若嗳气声音响亮，频频发作，嗳气后脘腹舒适，属肝气犯胃，常随情志变化而嗳气减轻或加重。

2. 嗅气味　根据体窍和排出物发出的气味，可辨脏腑气血的寒热虚实及邪气性质。如气味酸腐臭秽者，属实热证；无臭或略有腥气者，属虚寒证等。包括口中气味、排泄物气味、病室气味等

（1）口中气味：口臭是胃热，或有龋齿、咽喉、口腔溃疡、口腔不洁等。口气酸臭，多因宿食不化。口气腥臭、咳吐脓血是肺痈。

（2）排泄物气味：痰、涕、大小便、月经、白带等气味酸腐秽臭，大多为实热或湿热。痰涕秽臭而黄稠，为肺中有热；大便酸臭为肠胃有热；小便臊臭混浊、白带色黄而臭，为湿热下注。凡排泄物气味微有腥臭，多属虚寒或寒湿。大便腥气而溏稀，为大肠虚寒；白带味腥而清稀，为寒湿下注。汗有腥膻气，为风湿热久蕴于皮肤，而津液蒸变所致。

（3）病室气味：是由病体及其排泄物气味散发的，如瘟疫病人的病室充满霉腐臭气；疮疡溃烂，室内有腐烂的恶臭味；若室内有血腥气味，多为失血证；尿臊味，多见于水肿晚期患者。

（二）骨伤科闻诊

对骨伤病证的闻诊，重点在于觉察其特殊的声响，如骨擦音、入臼声和各种筋响声。

1. 骨擦音　因骨断端互相摩擦产生的声音。不同部位产生的音响不一样，如骨干端声音较响、骨骺端则较轻等，当仔细辨别。

2. 入臼声　复位时关节面互相碰撞产生的声音，常表明复位已成功。

3. 筋响声　常因关节活动时，由关节面的接触，或肌腱、韧带出、入槽等引起声响。

（1）关节的摩擦音：当关节活动时，在亚急性或慢性的关节炎患者，常可产生较为柔和的声音。

（2）肌腱和腱鞘的弹响音：见于屈拇与屈指肌腱狭窄性腱鞘炎，在屈该指时，因肌腱通过腱鞘所产生的弹响声。

（3）捻发音：见于腱周围炎，好发于前臂背侧或小腿下端。

（4）关节响声：因半月板破裂、小游离体等，在关节活动时所产生的低钝响声。

（5）皮下气肿摩擦声：多见于肋骨骨折，刺破肺脏，空气进入皮下组织产生气肿所致。

四、切诊辨证

切诊是由医者通过双手触摸病者患处，获得各种信息，经去伪存真，以协助诊断和治疗的方法。切诊是中医诊断学的重要组成部分，在辨证中起着重要的作用。通过切诊不仅可以进一步探明疾病的部位、性质和程度，同时也是对望、闻、问诊所获资料的补充和完善，为全面分析病情、判断疾病提供重要的指征和依据。具体内容由一般切诊、脉诊和骨伤切诊三部分组成。

（一）一般切诊

患者一般采取坐位或仰卧位。患者取坐位时，医生位于患者对面，通过按诊收集所需

资料，以明确诊断。按诊的手法主要有触、摸、按、叩四法。其操作一般先触摸，后按压；由轻而重，由浅入深；先健侧起，后病变侧；先远后近地进行。但在具体应用时，应当根据实际病情，适当处之。

1. 触法　以手掌或手背触摸患者的额头、躯体、四肢等局部皮肤，以了解肌肤的凉热、润燥，汗出等，以分辨外感、内伤和阴阳盈亏。

2. 摸法　以手指轻抚肢体，以了解局部的感觉情况，如疼痛、肿块、病位和虚实等。

3. 按法　以稍重手法按压肢体，以了解躯体深部的情况，如压痛、肿块之形态、质地、大小、活动程度、肿胀程度、性质等。

4. 叩法　根据不同手法分为直接叩击法和间接叩击法两种。

（1）直接叩击法：医生用中指尖，或并拢的示指、中指、环指和小指的掌面轻轻地直接叩击或拍打被检查部位，以根据音质，确定病情。如叩之，闻及鼓音或浊音，则其中为有气或有水；将两手分别置于患腹两侧对称部位，用一侧手叩击，若对侧手有波动感者，表示腹腔有积水。

（2）间接叩击法：医生置左手掌于受检部位，右手以空拳叩击左手背，根据患者对叩击的反应，以推断病证。如腰部有叩痛，可能为腰椎或肾脏疾病。

（二）脉诊

脉诊是医生用手指切按患者的脉搏，感知脉动应指的形象，以了解病情、判断病证的诊察方法。中医脉诊操作简便易行，是中医独具特色的一种诊断方法。脉诊具有重要价值，通过脉象的变化，可以有效发现患者的寒热、虚实、表里、阴阳的改变。

骨伤以损伤为主，其脉象有别于其他病证，另具其自身特点。骨伤病证以疼痛证候为多见，损伤多累及肝脉。《伤科补要》曰："是跌打损伤之证，恶血留内，则不分何经，皆以肝为主。盖肝主血也，败血必归于肝。"因此，损伤之脉象，常以肝脉为多见。《伤科汇纂·脉证歌诀》谓："肝脉坚长色不青，当知血积不流行；令人喘逆无休止，瘀带熏蒸入肺经。寸口脉浮微而涩，血多亡失难收摄；经言夺血应无汗，必是金疮刀斧及。"表明外力损伤之脉象均有相应的改变，为临床治疗和判断预后，提供重要信息。由于外力损伤，常致血脉破裂，血溢脉外，导致气血两亏，如创伤较大，出血迅猛，短期内的大量出血、失血，使脉管失充盈，出现危重的芤脉之象。正如《伤科汇纂·宜忌歌诀》所说："跌仆损伤脉要坚，却宜洪大数长弦；沉微涩小皆应忌，虚促逢之命不延。金疮失血见诸芤，沉细虚微病可瘳；若遇浮洪并数大，须防七日内中忧。"因此重视脉诊，在骨伤诊断中，具有重要的应用价值。清代钱秀昌在《伤科补要·脉诀》中详细列举常见的骨伤脉象："伤科之脉，须知确凿。蓄血之症，脉宜洪大；失血之脉，洪大难握。蓄血在中，牢大却宜。沉涩而微，速愈者稀。失血诸症，脉必现芤。缓小可喜，数大甚忧。浮芤缓涩，失血者宜。若数且大，邪胜难医。蓄血脉微，元气必虚。脉症相反，峻猛难施。左手三部，浮紧而弦，外感风寒。右手三部，洪大而实，内伤蓄血。或沉或浮，寒凝气束。乍疏乍数，传变莫度。沉滑而紧，痰瘀之作。浮滑且数，风痰之恶。六脉模糊，吉凶难摸。和缓有神，虽危不哭。重伤痛极，何妨代脉，可以医疗，不须惊愕。欲知其要，细心习学。"熟悉和运用骨伤脉象的脉形和主症，在临床有重要意义，应予以熟记。

（三）骨伤切诊

骨伤切诊是采用骨伤比摸手法，以探明疾病的部位、性质和程度，作为诊断和治疗疾病的重要依据。

"摸法"为骨伤学诊断的主要之法。如《医宗金鉴》所说："摸者，用手细细摸其所伤之处，或骨断骨碎，骨歪骨整，骨软骨硬，筋强筋柔，筋歪筋整，筋断筋走，筋粗筋翻，筋寒筋热，以及表里虚实，并所患之新旧也。先摸其或为跌仆，或为错闪，或为打撞，然后根据法治之。"《伤科大成》谓："用手细摸所伤之处，或骨断、骨碎、骨歪、骨整、骨软、骨硬，或筋强、筋柔、筋歪、筋正、筋断、筋走、筋粗、筋翻，或为跌扑，或为闪错，或为打撞，然后根据法治之。"要熟练应用这些手法，反复训练，实践必不可少。只有经过艰苦的基本功训练，才能达到"以手摸之，自悉其情，法之所施，使患者不知其苦"。在操作时，需按辨证施治原则，即先对病情有周密的了解，通过医者的触摸，有效了解损伤的性质，对骨折者要辨明其部位、类型、移位等，可有效了解损伤的性质，对脱位者要了解其方向和程度，对伤筋者辨明部位、深浅。这样才能选用适当的手法。常用的手法有"揣摸、叩击、旋转、屈伸"。根据临床症情，或分别或联合应用之。通过这些手法，从而为临床正确诊断提供有力的依据。由于骨伤切诊极具重要的诊断价值，故广泛应用于临床，常用的有压痛，按照压痛部位、程度、范围判别损伤在骨骼或软组织。对畸形通过对骨性标志的鉴别，来判断骨和关节损伤的性质。对假关节活动，在骨干部位出现类似关节的活动，表明有骨折或骨不连；如出现弹性固定，关节不能正常活动，只能固定于一个特定的位置，此为脱位的典型症状。对皮肤温度测定可有助于判断新旧伤，或有无炎症、缺血的情况。

五、量诊

量诊是骨伤诊断中的重要方法，对明确诊断、治疗有重要意义。量诊包括肢体长度、周径、肌力等的测量。

（一）肢体长度测量

测量时应将两侧肢体置于对称位置上，定出测量的标志，然后用带尺测量两标志点间的距离。如肢体挛缩而不能伸直时，应分段测量。肢体长于或短于健侧，均为异常。测量方法如下：

1. 上肢长度　从肩峰至桡骨茎突尖（或中指尖）。

2. 上臂长度　肩峰至肱骨外上髁。

3. 前臂长度　肱骨外上髁至桡骨茎突，或尺骨鹰嘴至尺骨茎突。

4. 下肢长度　髂前上棘至内踝下缘，如骨盆骨折或髋部病变时，可从脐至内踝下缘测定。

5. 大腿长度　髂前上棘至膝关节内缘。

6. 小腿长度　膝关节内缘至内踝。

（二）肢体周径测量

通过肢体周径的测量，可了解其肿胀程度或有无肌肉萎缩等。其粗于或细于健侧，均属异常。测量方法：两肢体应取相同水平测量，测量肿胀时取最肿处，测量肌萎缩时取肌腹部。大腿周径测量，一般常取髌上 10~15cm 处；小腿周径测量，常取小腿最粗处。

（三）肌力测定

0级：肌肉完全无收缩能力。

Ⅰ级：不能自主活动，仅有肌纤维的颤动。

Ⅱ级：不能对抗地心引力，只能在无重心引力下做主动活动。

Ⅲ级：能做抗地球引力的自主活动，但无抗阻能力。

Ⅳ级：有完全的自主活动能力，能抗地心引力，可部分抗阻力。

Ⅴ级：正常活动能力。

六、动诊

活动度测量可用关节量角器来测量关节活动范围，并以角度计算其活动的度数。测量度数或与健侧进行对比，如小于正常或健侧，则属关节功能异常。若影响功能，则应视为关节功能障碍。操作时，应将量角器的轴对准关节中心，量角器的两侧紧贴肢体，并对准肢体的轴线，然后记载量角器所示的角度。通过测定肢体活动度，以判别其功能状态和疾病的性质。包括肢体活动度和对某些疾病有诊断价值的特殊检查。

（一）关节活动度测定

关节活动度是用以评价关节运动功能损害的范围及程度，并作为制订康复计划及评价康复效果的依据之一。目前，国际上采用的关节活动度表示法，是以肢体中立位为0°计算，简称中立位0°法。原则上人体关节都以解剖学的肢体位置作为0°位，测量肩关节水平屈伸活动时，以外展90°位作为0°位。角度的记录是以中立位为起始点0°，按该肢体屈曲、伸展、内收、外展、内旋、外旋等各运动平面的两个相反方向记录其活动的角度。一般将起始点0°写在这两个角度的中间。例如肘关节的中立（0°）位为上臂与前臂成一条直线，正常屈曲可达145°，伸展可达5°，记录为145°~0°~5°。但是，如肘关节屈曲可达145°，伸展差20°，则屈伸范围记录为145°~20°~0°。关节强直时，只用两个数字记录，即强直体位的角度和中立位0°。例如，肘关节强直在屈肘50°位时，则记录为50°~0°。处于不易精确测量的部位，可以测量各骨的相对移动长度来表示其活动范围。

活动角度测量，可用关节量角器来测量关节活动范围，采用邻肢夹角法，以相邻两个肢段所构成夹角计算，如肘关节伸直为180°，屈曲时为40°。测量度数或与健侧进行对比，如小于正常或健侧，则属关节功能异常。若影响功能，则应视为关节功能障碍。关节活动度正常值如下：

1. 肩关节正常活动度

（1）肩关节中立位：肩关节上臂下垂。

（2）肩关节正常活动范围：①肩关节前屈90°，后伸45°（图2-7-2-1）；②肩关节外展90°（图2-7-2-2）；③肩关节高举90°（图2-7-2-3）；④肩关节内旋80°，外旋30°（图2-7-2-4）。

2. 肘关节的正常活动度

（1）肘关节中立位：前臂伸直。

（2）肘关节的正常活动范围：①肘关节屈曲140°，伸展180°（图2-7-2-5）；②肘关节旋前90°，旋后90°（图2-7-2-6）。

3. 腕关节的正常活动度

（1）腕关节中立位：手与前臂成直线，手掌向下。

（2）腕关节的正常活动范围：①腕关节背伸35°~40°，掌屈45°（图2-7-2-7）；②腕关节桡偏35°，尺偏35°（图2-7-2-8）。

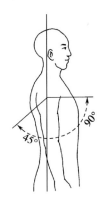

图2-7-2-1　肩关节前屈90°，后伸45°

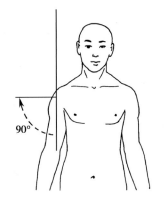

图2-7-2-2　肩关节外展90°

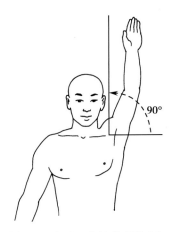

图2-7-2-3　肩关节高举90°

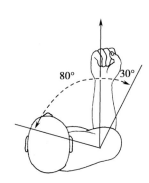

图2-7-2-4　肩关节内旋80°，外旋30°

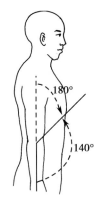

图2-7-2-5　肘关节屈曲140°，伸展180°

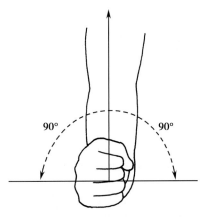

图2-7-2-6　肘关节旋前90°，旋后90°

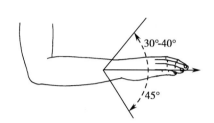

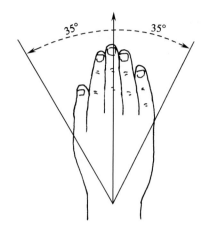

图 2-7-2-7　腕关节背伸 35°~40°，掌屈 45°　　　　图 2-7-2-8　腕关节桡偏 35°，尺偏 35°

4. 髋关节的正常活动度

（1）髋关节中立位：为髋关节伸直，髌骨向上。

（2）髋关节的正常活动范围：①髋关节前屈 145°（图 2-7-2-9）；②髋关节后伸 40°（图 2-7-2-10）；③髋关节外展 25°，内收 25°（图 2-7-2-11）；④髋关节外旋 40°，内旋 40°（图 2-7-2-12）。

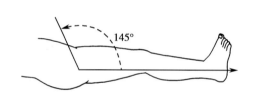

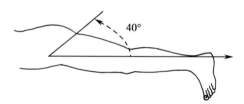

图 2-7-2-9　髋关节前屈 145°　　　　　　　　　图 2-7-2-10　髋关节后伸 40°

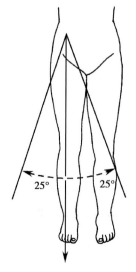

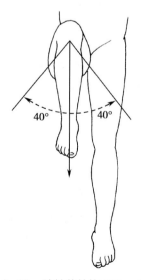

图 2-7-2-11　髋关节外展 25°，内收 25°　　　　图 2-7-2-12　髋关节外旋 40°，内旋 40°

5. 膝关节的正常活动度

（1）膝关节中立位：膝关节伸直。

（2）膝关节的正常活动范围：膝关节屈曲 145°，过伸 15°（图 2-7-2-13）。

6. 踝关节的正常活动度

（1）踝关节中立位：为足与小腿间呈 90° 角，而无足内翻或外翻。

（2）踝关节的正常活动范围：踝关节背伸 35°，跖屈 45°（图 2-7-2-14）。

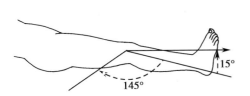 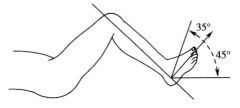

图 2-7-2-13　膝关节屈曲 145°，过伸 15°　　图 2-7-2-14　踝关节背伸 35°，跖屈 45°

7. 颈部的正常活动度

（1）颈部中立位：面向前，眼平视，下颌内收。

（2）颈部的正常活动范围：①颈前屈 35°，后伸 35°（图 2-7-2-15）；②颈左旋 30°，右旋 30°（图 2-7-2-16）；③颈右侧屈 45°，左侧屈 45°（图 2-7-2-17）。

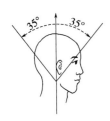 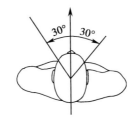 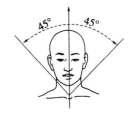

图 2-7-2-15　颈前屈 35°，　　图 2-7-2-16　颈左旋 30°，　　图 2-7-2-17　颈右侧屈 45°，
　　　　后伸 35°　　　　　　　　　　　右旋 30°　　　　　　　　　　左侧屈 45°

8. 胸腰部的正常活动度

（1）胸腰部中立位：不易确定。

（2）胸腰部的正常活动范围：①腰前屈 90°（图 2-7-2-18）；②腰后伸 30°（图 2-7-2-19）；③腰左右旋转各 30°（图 2-7-2-20）；④腰左右侧屈各 20°（图 2-7-2-21）。

（二）各部位特殊检查

1. 颈背部

（1）椎间孔挤压实验：患者坐位，头后仰并偏向患侧，检查者双手掌置于患者头顶部向下加压，当患肢出现放射性疼痛或麻木感时，即为阳性。提示有神经根受压。

（2）屈颈试验：患者平卧，上肢置于躯干两侧，下肢伸直，当患者抬头屈颈时，若出现上下肢放射性麻木则为阳性。提示颈神经受压。

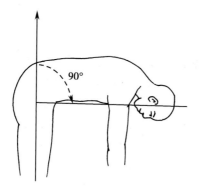

图 2-7-2-18　腰前屈 90°

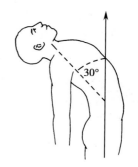

图 2-7-2-19　腰后伸 30°

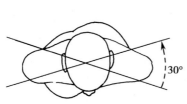

图 2-7-2-20　腰左右旋转各 30°

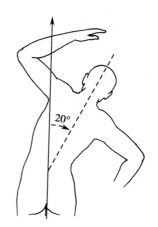

图 2-7-2-21　腰左右侧屈各 20°

（3）颈椎间孔分离试验：患者坐位，检查者一手托住患者颏下部，另一手托住枕部，逐渐向上牵引头部，如患者感到颈部和上肢的疼痛减轻，即为阳性。提示颈神经受压。

（4）椎动脉扭曲试验：患者坐位，颈部放松，检查者站在患者身后，将患者头向后仰的同时转向一侧，若出现眩晕则为阳性。提示椎动脉受压。

（5）臂丛神经牵拉试验：患者坐位，头微屈，检查者位于患者被检查侧，以一手握患者手腕，另一手推患者头部向对侧，做相对牵引，若患肢出现放射痛，麻木，则为阳性。提示神经受压。

（6）上肢过度外展试验：患者坐位，并将患肢被动充分外展，若桡动脉搏动减少或消失者，为阳性。

（7）上肢外展握拳试验：患者坐位，两侧上肢旋外，外展 90°，患者双手做连续快速握拳。如患侧上肢出现自远端向近侧疼痛，无力，自动下落，而健侧无症状，维持 1 分钟以上者，为阳性。提示可能为胸廓出口综合征。

2. 肩关节

（1）搭肩试验：患者坐位，将患侧手搭在对侧肩部，肘关节能贴近胸壁为正常。若肘关节不能靠近胸壁，或肘关节贴近胸壁时而患肢手不能搭在对侧肩部，为阳性征。提示肩关节脱位。

（2）冈上肌腱断裂试验：患者坐位，当患侧肩外展在 30°~60° 范围内时，不能外展举起上臂；当被动外展到此范围以上，患者能主动举起上臂。提示冈上肌腱断裂。

（3）肱二头肌腱抗阻试验：患侧屈肘时，做前臂抗阻力旋后动作，出现肱骨结节间沟部位疼痛为阳性征。提示肱二头肌长头腱鞘炎。

（4）落臂试验：患者立位，患侧上肢伸直，被动外展至 90°，嘱其缓慢地放下其上肢，如出现突然直落到体侧，则为试验阳性。提示肩肌腱袖破裂。

3. 肘关节

（1）肘三角：正常时，肘关节伸直时，肱骨内、外上髁和尺骨鹰嘴突在一条直线上；肘关节屈曲时，三者连线呈一等腰三角形。当此关系改变时，提示肘关节脱位。

（2）腕伸肌紧张试验：患侧肘关节伸直，握拳，屈腕关节，前臂旋前，当出现患者肱骨外上髁疼痛时，为阳性。提示肱骨外上髁炎。

4. 腕关节

（1）握拳尺偏试验：患者拇指于掌心，屈曲握拳，使腕关节被动尺偏，当出现桡骨茎突处有明显疼痛时，则为阳性征。提示桡骨茎突狭窄性腱鞘炎。

（2）屈腕试验：患者屈肘关节，两腕关节充分掌屈，并上举前臂，当出现手掌侧麻木感加重，疼痛加剧并放射至示指、中指，即为试验阳性。提示有腕管综合征。

（3）压脉带试验：类似测量血压的方法，将血压升至收缩压以上，若出现手掌侧麻木，疼痛放射至示指、中指，即为试验阳性。提示有腕管综合征。

（4）叩触诊试验：患者坐位，检查者手指轻叩腕部正中神经处，若患肢出现针刺或麻木者，提示正中神经受压。

（5）腕三角软骨挤压试验：腕关节位于中立位，做被动向尺侧偏斜并纵向挤压，若出现下尺桡关节疼痛，则为阳性征。见于腕三角软骨损伤、尺骨茎突骨折。

5. 腰骶部

（1）直腿抬高试验：患者仰卧，两下肢伸膝，检查者一手握患者踝部，另一手扶膝保持下肢伸直，逐渐抬高患者下肢，当抬高在 70° 内，出现该下肢有传导性疼痛或麻木者为阳性。多见于坐骨神经痛和腰椎间盘突出症患者。

（2）直腿抬高加强试验（足背屈试验）：当患者下肢直腿抬高到开始产生疼痛的高度，检查者用一手固定此下肢保持膝伸直，另一手做踝关节背伸运动，如放射痛加重者为直腿抬高踝背伸试验阳性。以此可鉴别神经受压还是下肢肌肉等原因引起的抬腿疼痛。

（3）健侧直腿抬高试验：医者做健侧直腿抬高动作，如患侧下肢出现坐骨神经放射痛为阳性。提示腰椎间盘突出症。

（4）股神经牵拉试验：病人俯卧位，患侧膝关节伸直，检查者上提该下肢，使髋关节处于过伸位，出现大腿前方疼痛即为阳性。提示可能为腰 2-3 和腰 3-4 椎间盘突出。而腰 4-5 腰 5- 骶 1 此试验一般为阴性。

（5）仰卧挺腹试验：病人仰卧，做挺腹抬臀，使臀部和背部离开床面，如出现患肢放射痛或麻木，则为阳性。

（6）屈颈试验：患者仰卧，检查者一手按其胸前，一手置其枕后，屈其颈部，若出现腰部及患肢后侧放射性疼痛则为阳性。提示坐骨神经受压。

6. 骶髂部

（1）骶髂关节扭转试验（床边试验）：患者仰卧，屈健侧髋，膝关节贴近腹壁，患侧大腿垂于床缘外，检查者一手按健膝，一手压患膝，出现骶髂关节疼痛为阳性。说明骶髂关节有病变。

（2）腰骶关节过伸试验（伸髋试验）：患者俯卧，检查者一手压住患侧骶部，另一手握住患侧下肢向上提起，使髋关节过伸，如出现疼痛为阳性。提示骶髂关节有病变。

（3）骶髂关节斜扳试验：患者仰卧位，健侧腿伸直，患侧髋、膝充分屈曲，医者一手扶住膝部，一手按住同侧肩部，使内收大腿，下按膝部，如骶髂关节疼痛为阳性。提示骶髂关节病变。

7. 髋关节

（1）"4"字试验：患者仰卧，患肢屈髋屈膝，并外展外旋，将外踝置于对侧大腿上，两腿交叉呈"4"字形状，检查者一手固定骨盆，一手于膝内侧向下压，若骶髂关节疼痛为阳性。提示骶髂关节，或髋关节，或内收肌病变。

（2）望远镜试验：患者仰卧，检查者一手握膝，一手固定骨盆，上下推动股骨干，若有抽动或响声即为阳性。提示小儿先天性髋关节脱位。

（3）髋关节屈曲外展试验：将新生儿两侧髋关节和膝关节各屈曲90°，当外展受限在70°以内，提示可能髋关节脱位。检查时若听到响声，且可外展90°表示脱位已复位。

（4）下肢短缩试验：患者仰卧，双侧屈髋屈膝，两足平行置于床面，足跟对齐，比较两膝高度，不等高则为阳性。提示髋关节后脱位，股骨或胫骨短缩。

（5）托马斯征：患者仰卧位，健侧髋、膝关节充分屈曲，正常者的腰椎前凸完全消失而腰背平贴床面，当患肢自动抬高离开床面或迫使患肢与床面接触则腰部前凸时，为阳性。提示髋部病变和腰肌挛缩。

（6）臀肌挛缩征：站立位，两足两膝靠拢，做屈髋、屈膝、下蹲动作，患者臀部不能触及足跟者，为阳性，并在臀部可触及紧张束条。

8. 膝关节

（1）浮髌试验：患者仰卧位，伸膝，放松股四头肌，检查者一手放在髌骨近侧，向下挤压，另一手示指、中指急速下压，若感到髌骨碰击股骨髁时为阳性。一般中等量积液（50ml）以上，浮髌试验阳性。提示膝关节腔积液。

（2）挺髌试验：患者患侧下肢伸直，医生用拇、示指将髌骨向远端推压，嘱病人用力收缩股四头肌，若引起髌骨部疼痛为阳性征。常见于髌骨软骨软化症。

（3）回旋挤压试验：患者仰卧位，髋膝屈曲，检查者一手按住患膝，一手握住踝部，将膝关节完全屈曲，足跟抵住臀部，然后将小腿极度外展外旋，以检查内侧半月板，或内收内旋，以检查外侧半月板。在保持这种应力下，逐渐伸直，在伸直过程中如感到或听到弹响声，或伴有疼痛即为阳性，提示半月板损伤。应注意假阳性，但先天性盘状半月板或半月板增厚，同样可有弹响，但一般无疼痛。

（4）研磨试验：病人俯卧，膝关节屈曲90°，检查者将小腿用力下压，并做内旋和外旋运动，若外旋产生疼痛，提示内侧半月板损伤。将小腿上提，并做内旋和外旋运动，如外旋时疼痛，提示内侧副韧带损伤。

（5）提拉试验：患者仰卧，膝关节屈曲90°，检查者用小腿固定患者大腿下端，双手握住足跟沿小腿纵轴方向施加压力的同时做小腿的外展外旋以检查外侧半月板，或内收内旋活动以检查内侧半月板，若有疼痛或有弹响，即为阳性征，表明外侧或内侧半月板损伤；提起小腿做外展外旋或内收内旋活动而引起疼痛，表示外侧副韧带或内侧副韧带损伤。

（6）膝过伸试验：患者仰卧，膝关节伸直平放。检查者一手握患肢踝部，另一手按压膝部，使膝关节过伸，如髌下脂肪垫处有疼痛，即为阳性。提示髌下脂肪垫损伤。

（7）抽屉试验：患者仰卧屈膝 90°，检查者轻压在患者足背以固定足部，双手握小腿上段，向前后拉推。当前交叉韧带断裂时可向前拉 0.5cm 以上；后交叉韧带断裂时可向后推 0.5cm 以上。将膝关节置于屈曲 10°~15° 进行试验，可提高阳性率。

9. 踝足部

（1）捏小腿三头肌试验：患者俯卧位，双足置于床缘之外，检查者用手挤压小腿腓肠肌，如未出现足跖屈，提示跟腱韧带断裂。此试验是急性跟腱断裂的特异体征。

（2）跟腱挛缩试验：患者坐位，做膝关节屈曲，如出现跖屈动作，可能为比目鱼肌挛缩。当膝关节伸直，出现足跖屈动作，为腓肠肌挛缩。如膝做伸直或屈曲时，均出现跖屈畸形，为比目鱼肌和腓肠肌的双肌挛缩。

（3）足内外翻试验：将踝关节内翻引起外侧疼痛，表示外侧副韧带损伤；将踝关节外翻引起内侧疼痛，表示内侧副韧带损伤。

七、神经检查

骨伤科的神经检查主要包括感觉和反射两方面。

（一）感觉

1. 感觉　包括痛觉、触觉、温度觉即皮肤感觉。其障碍可有减退、消失和过敏之分。感觉检查要求患者清醒、合作，并力求客观。先让患者了解检查的方法和要求，然后闭目，嘱受到感觉刺激后立即回答。各关节上下和四肢内外侧面及远近端均要检查，并两侧对比。其中对痛觉测定，可用针尖或尖锐的东西轻刺皮肤，嘱答"痛"与"不痛"，"痛轻"或"痛重"。对温度觉测定，可用内盛冷水和热水的两个试管，分别接触病人皮肤，询问病人对冷热的感觉情况。对触觉测定，可用棉絮轻划皮肤，嘱答"有"或"无"。

2. 深感觉　指位置觉、运动觉和振动觉等，即肌肉、肌腱、关节和骨膜等感觉，也称本体感觉。临床常用的有关节运动觉，当轻握足趾或手指加以活动，能说出运动方向，检查时活动幅度应由小到大，以了解减退程度。位置觉是当嘱患者闭目时，轻握足趾或手指的两侧做屈伸动作，患者能回答被捏的指或趾的名称及活动方向。

（二）神经反射

神经反射是对感觉刺激的不随意运动反应，通过神经反射弧完成。反射由感受器、传入神经（感觉神经）、反射中枢（脑和脊髓）、传出神经（运动神经）和效应器（肌肉、腺体等）组成，并受大脑皮质控制，使反射活动维持一定的速度、强度（幅度）和持续时间。临床常用的是简单的肌肉收缩反射。反射检查比较客观。检查时病人思想、肢体等均应放松，医者叩诊锤的叩击力需均匀，腱反射的活跃程度以"+"号表示。正常为（++），减退为（+），消失为（0），活跃为（+++），亢进或出现阵挛为（++++）。临床意义：减退、消失提示反射弧受损或中断；亢进多见于锥体束病变。

1. 深反射　腱反射是刺激肌腱、骨膜引起的肌肉收缩反应，因反射弧通过深感觉感受器，又称深反射或本体反射。常用的有：①肱二头肌腱反射（颈 5~6、肌皮神经）：医生以左手托扶病人屈曲的肘部，将拇指置于肱二头肌肌腱上，然后以叩诊锤叩击置于肱二头肌腱上的拇指，正常反应为前臂屈曲，同时感到肱二头肌腱收缩。②肱三头肌腱反射（颈6~7、桡神经）：前臂半屈并旋前，以左手托病人的肘部，叩击鹰嘴突上方肱三头肌腱，正常反应为肱三头肌收缩，致前臂伸展。③桡骨膜反射（颈 5~8、桡神经）：以左手轻托病人前臂使之处于半旋前位，腕自然下垂，然后以叩诊锤叩击桡骨茎突，正常反应为前臂屈曲并旋后。④膝腱反射（腰 2~4、股神经）：分坐位和卧位。坐位时，两小腿放松，自然下垂；或仰卧，膝稍屈，以手托腘窝，叩击髌骨下缘股四头肌肌腱，引起小腿伸直。精神紧张时可引不出。⑤跟腱反射（骶 1~2、胫神经）：仰卧，膝、髋微屈，双下肢均取外旋外展位，医生以左手托住病人前脚掌，使足处于背屈过伸位，然后以叩诊锤叩击跟腱，正常反应为腓肠肌收缩，引起足跖屈。

临床意义：深反射的减弱或消失是下运动神经元瘫痪的一个重要体征。深反射高度亢进时，可出现阵挛，即突然牵拉引出该反射的肌腱不放手，使之持续紧张，则出现该牵拉部位的持续性、节律性收缩，称阵挛，主要见于上运动神经元病症。常用的阵挛有：①髌阵挛：患者仰卧，下肢伸直位，医者以拇食指放于髌骨上缘，做突然的持续下推，可见髌骨做快速的上下运动。②踝阵挛：患者仰卧，医者托腘窝使髋膝稍屈，另一手握足底突然持续背屈，此时可见踝关节伸屈不止的运动。

2. 浅反射　为刺激皮肤、黏膜引起的肌肉收缩。

（1）腹壁反射（肋间神经，上：胸 7、8；中：胸 9、10；下：胸 11、12）：患者仰卧，以棉签或叩诊锤柄自外向内轻划上、中、下腹壁皮肤，引起同侧腹壁肌肉收缩。临床意义：上腹壁反射消失，见于胸髓 7~8 节损害；中腹壁反射消失，见于胸髓 9~10 节损害；下腹壁反射消失，见于胸髓 11~12 节损害。以上用于脊髓病损定位。

（2）提睾反射（生殖股神经，腰 1、2）：以叩诊锤柄由上向下轻划股上部内侧皮肤，引起同侧睾丸上提。临床意义：提睾反射属正常浅反射。一侧提睾反射减弱或消失可见于锥体束病变，或斜疝、精索静脉曲张等疾患；如双侧提睾反射减弱或消失，提示有腰髓损伤，有时也见于老年人。

（三）病理反射

当上运动神经元受损后，被锥体束抑制的屈曲性防御反射变得易化或被释放，称为病理反射。严重者，各种刺激均可加以引出，甚至出现所谓的"自发性"病理反射。

1. 常用病理反射

（1）霍夫曼征（Hoffmann 征）：为上肢的病理反射。检查时左手握病人手腕，右手食、中指夹住病人中指，将腕稍背屈，各指半屈放松，以拇指急速轻弹其中指指甲，引起拇指及其余各指屈曲者为阳性。此征可见于 10%~20% 的正常人，故一侧阳性者始有意义。阳性者拇指及其余三指出现向掌侧弯曲的反应。

（2）巴宾斯基征（Babinski 征）：为下肢病理反射。病人仰卧，髋、膝伸直，检查者以手持病人踝部，用钝头竹签由后至前沿足底外侧划至小趾趾关节处再转向踇趾侧，正常反应为足趾向跖面屈曲，此即跖反射。当踇趾向上背伸，其余四趾呈扇形向跖面展开，即为阳性。

（3）奥本海姆征（Oppenheim 征）：检查者用拇、示两指自胫骨前缘用力从上往下滑压，当患者跻趾背伸，余趾呈扇形展开，则为阳性。本征是锥体束损害相当可靠的指征，多见于锥体束损伤，亦可见于深睡、深度麻醉、药物或酒精中毒、脊髓病变、脑卒中等。

（4）查多克征（又称足外踝征，Chaddock 征）：患者仰卧位，两下肢伸直，足跟着床，检查者用手在患者足背外侧从后向前划动，若出现跻趾背屈，即为阳性。意义同巴宾斯基征。

（5）戈登征（Gordon 征）：患者平卧，检查者用手以一定力量捏压被检者腓肠肌中部，当跻趾背伸，余趾呈扇形展开，则为阳性。意义同巴宾斯基征。

2. 临床意义　一侧阳性提示锥体束受损或更高位中枢病变。双侧阳性为下运动传导通路病变致双侧都失去高位中枢的抑制而出现。正常的 1 岁内小儿可以出现锥体束征阳性。上述两个病理反射，均属锥体束征，其阳性均表示锥体束受损害，但巴宾斯基征更常用。

（谢可永　李晓锋　周勤）

第三节　影像学检查

一、X 线检查

自 1895 年由伦琴（Wilhelm Konrad Rontgen）发现的 X 线在医学上应用以后，其成为医学影像学的基础，并逐步形成了放射诊断学。经百余年的发展，至今出现了超声成像、γ 闪烁成像、X 线计算机体层成像、磁共振成像、发射体层成像 [如单光子发射体层成像与正电子发射体层成像（PET）] 等新的影像技术，从而建立了完整的医学影像学，为疾病的诊断、治疗提供了更多的依据，有效地提高了临床治疗效果。

（一）X 线成像基本原理

X 线又称伦琴射线，是 1895 年德国物理学家伦琴所发现的人眼看不见，但能穿透物体的射线。它是一种波长极短、高能量的电磁波。医学上应用的 X 线波长约在 0.001~0.1nm，具有强大的穿透物质的能力，能激发荧光效应和使底片感光效应。其穿透能力与光子能量和物质密度有关。波长越短，光子的能量越大，穿透力越强。密度大的物质吸收 X 线多，透过少。

人体组织结构由不同元素所组成，具有不同的密度，可分为三类：属于高密度的骨组织和钙化灶等；中等密度的软骨、肌肉、神经、实质器官、结缔组织以及体内液体等；低密度的脂肪组织以及存在于呼吸道、胃肠道、鼻窦和乳突内的气体等。当强度均匀的 X 线穿透厚度相等的不同密度组织结构时，由于 X 线的吸收差别，把密度不同的骨骼、肌肉和脂肪等软组织区分开来，在荧屏或 X 射线片上形成黑白对比不同的影像。由于人体组织结构和器官形态不同，厚度也不一致，X 线通过这些器官时，在胶片和荧屏上显示出的黑白对比和明暗差别以及由黑到白和由明到暗，形成不同灰阶的图像，由此显示出不同脏器的形态。在人体结构中，对 X 线吸收多，照片上呈白影，被称为高密度；X 线吸收少，照片上呈黑影，被称为低密度；介于白、黑之间的灰影，称为中等密度。当人体组织结构发生病理变化时，其密度和形态可能发生改变。不同组织密度和形态的病理变化可产生相应的病理 X 线影像。如骨组织中，含有大量钙盐，密度高，使之与周围组织产生良好的密度对比，而且骨组织中的皮质骨、松质骨等结构所含钙盐不同，也有足够的对比度，使不同组织的 X 线图像非常清楚。X 线的这一特点，使其在骨伤领域中，对骨折、脱位、骨病等的诊断上得到广泛应用。

（二）X 线成像设备

X 线成像设备包括 X 线管及支架、变压器、操作台以及检查床等基本部件。随着计算机技术的发展，影像增强和电视系统技术的应用，使 X 线机在摄影技术参数的选择、摄影位置的校正方面，都更加计算机化、数字化、自动化；使其在诊断学上有了更广泛的应用，得到临床医家的重视。虽然随着科技的发展，各类先进设备不断出现，但 X 线凭借其自身特点，如骨骼显示清晰、使用方便、价格低廉等优点，至今仍是骨伤科临床常用的检查法。

（三）X 线检查分类

1. 荧光透视　荧光透视简称透视。一般的荧光亮度较低，须在暗室内进行。采用增强电视系统，亮度明显增强，观看清晰，效果较好。透视的优点是可通过改变患者体位，从各不同方向进行观察，以便更全面地观察器官的动态变化；缺点是荧屏亮度较低，影像对比度及清晰度较差，对密度与厚度差别较少的器官以及密度与厚度较大的部位不适宜透视，而且缺乏客观记录。

2. X 线摄片　X 线摄片是应用最广泛的检查方法。优点是成像的比度及清晰度均较好，可显示各种密度、厚度较大或密度、厚度差异较小部位，并有客观记录；缺点是每一张照片仅是一个方位和一瞬间的 X 线影像，不同角度需拍摄多张片子。X 线检查方法可分三大类，即普通 X 线检查、X 线造影检查和 X 线特殊检查。

（1）普通 X 线检查：是最基本的 X 线检查方法，在具有良好自然对比的人体部位，即胸部、骨骼系统，一旦发生任何异常密度的改变都可在平片上显示出来。常用的照射位置根据症情的不同而选用正位、侧位、正侧位、正斜位等。对于一些特殊部位或特殊需要，则可采用特殊的投射位置。

1）颈椎部：由于门齿正对寰枢椎，当拍摄正位片时，寰枢椎被门齿所挡，无法显示寰枢椎的情况，所以需要了解寰枢椎是否半脱位时，应采用张口位拍摄。

2）椎骨：为显示椎弓根是否损伤，应拍摄椎骨的斜位片，以了解椎弓根是否断裂。

3）肩锁关节：被检查者双手持 2~5kg 的重物，做后前位照射，可清楚显示肩锁关节的脱位情况。

4）肩关节：采用正位、斜位照射法，显示脱位、关节盂前缘、肩峰、喙突、肱骨头等情况。

5）肱骨颈：采用穿胸位，以显示肱骨头和颈之间的关系，对观察肱骨颈骨折的复位十分重要。

6）手舟骨：可采用尺侧偏斜位，以更清楚显示手舟骨骨折。

7）股骨颈：用轴向位，可观察颈部和大粗隆骨折后的对位对线情况。

8）股骨头：后前斜位可显示其后脱位。

9）髌骨：轴向位可显示骨折和髌股关节。

10）跟骨：轴向位可显示其各突起的情况。

（2）X 线造影检查：将高于或低于该组织结构的造影剂引入器官内或周围间隙，使之产生对比显影的方法，以获得某些组织、器官的密度或厚度不能在普通检查中显示的影像。

造影剂按密度高低分为高密度造影剂和低密度造影剂两类。其中高密度造影剂为原子序数高、比重大的物质，常用的有钡剂和碘剂。钡剂是采用硫酸钡粉末，加水和胶配成，常用于食管及胃肠造影，并可采用钡气双重对比检查，以提高诊断质量。碘剂分为有机碘和无机碘制剂两类。有机碘水剂类造影剂较为常用的有离子型的泛影葡胺等，以及非离子型的碘苯六醇、碘必乐、碘曲仑等。低密度造影剂为原子序数低、比重小的物质，临床常用的有二氧化碳、氧气、空气等。其中二氧化碳在体内吸收最快，空气吸收最慢。空气与氧气均不能注入正在出血的器官，以免发生气栓；一般用于蛛网膜下腔、关节囊、腹腔、胸腔及软组织间隙的造影。

造影方式有直接引入和间接引入两种方式。一种为直接引入法，按应用方式分为：口服法，如食管及胃肠钡餐检查；灌注法，如钡剂灌肠、支气管造影、逆行胆道造影、逆行泌尿道造影、瘘管造影、脓腔造影及子宫输卵管造影等；穿刺注入法，将造影剂直接或经导管注入器官或组织内，如心血管造影、关节造影和脊髓造影等。另一种为间接引入法，即通过造影剂置入某一特定组织或器官内，待吸收并聚集于欲造影的某一器官内，再摄片，使之显影，包括吸收性与排泄性两类。吸收性如淋巴管造影。排泄性如静脉胆道造影或静脉肾盂造影和口服法胆囊造影等。对于X线造影检查，应了解患者有无造影的禁忌证，如严重心、肾疾病和过敏体质等；做造影剂过敏试验，应备好抢救药品和器械，以备急需。

（3）X线特殊检查：包括体层摄影、软线摄影、放大摄影、荧光摄影、记波摄影等。其中体层摄影可以较清晰显示所需部位的图像，避免普通X线片影像重叠的图像缺点；常用以明确平片难于显示、重叠较多和处于较深部位的病变，以了解病变内部结构的改变。软线摄影是采用能发射软X线的钼靶管球，用以检查软组织，如乳腺的检查。此外，根据临床需要，还可选用一些特殊的摄影法。例如，①放大摄影：采用微焦点和增大人体与照片距离，可显示较细微的病变；②荧光摄影：在荧光成像基础上进行缩微摄片，主要用于集体体检。③记波摄影：采用特殊装置以波形的方式记录心、大血管搏动，膈运动和胃肠蠕动等。

（四）正常骨、关节的X线表现

骨骼含有大量钙盐，密度高，同其周围的软组织有鲜明的对比。骨骼本身的结构中，周围骨皮质密度高，内部松质骨和骨髓比骨皮质密度低。所以骨关节疾病一般在X线片上可作出诊断。但有些骨关节疾病，X线表现比病理改变和临床表现出现晚，因此，初次检查结果阴性，不能排除早期病变的存在。人体骨骼因形状不同而分长骨、短骨、扁骨和不规则骨四类。

1. 长骨的X线表现

（1）骨干：管状骨周围为骨皮质，属密质骨，含钙多。X线表现为由骨干皮质包绕的无结构的半透明区，密度均匀致密影，外缘清楚，中部最厚，两端较薄。中央为骨髓腔，含造血组织和脂肪组织。骨皮质外面和里面（除关节囊内部分以外）均覆有骨膜，前者为骨外膜，后者为骨内膜。骨膜为软组织，X线片上不能显影。

（2）干骺端：为骨干两端的较粗大部分，由彼此交叉呈海绵状骨小梁形成的松质骨，周边为薄的骨皮质。

（3）骨骺：长骨未完成发育的一端。在胎儿及儿童时期多为骺软骨，X线片显示小点状骨性致密影。随着骺软骨增大，二次骨化中心骨化而增大，形成松质骨，边缘变为光整。

（4）骨骺板：在儿童的 X 线片上呈现为横行半透明线的骺线，位于骺与干骺端之间。随着年龄增长，骺板变薄、消失。骨骺与骨干结合，完成骨的发育，在 X 线表现为骺线消失。

（5）在成年人的 X 线片上，骨骺线消失。骨端由骨干和骨松质构成，骨端为薄层壳状骨板的骨性关节面。表层光滑。其外方覆盖一层关节软骨，X 线片上不能显示。成年长骨骨皮质较厚，密度高。在手、足关节附近，常有光滑的籽骨附于骨骼附近的肌腱中。

2. 关节　关节有两个或两个以上的骨端组成。骨端上面覆盖透明的关节软骨，关节囊由外层致密的结缔组织和内层较薄的滑膜所组成。滑膜可分泌少量关节滑液。

（1）软骨和关节囊：在 X 线片上不能显示。X 线片上表现为半透明关节间隙，其中的骨性关节面光滑整齐，相距匀称，间隙清晰，宽度均匀。

（2）儿童的骨端有骺软骨，故关节间隙显得较宽，随着年龄增长，待骨骼发育完成，则成为成年的宽度。

3. 脊柱　脊柱由脊椎和其间的椎间盘所组成。颈椎 7 个，胸椎 12 个，腰椎 5 个，骶椎 5 个和尾椎 4 个。除第 1~2 颈椎外，每个脊椎分椎体及椎弓两部分。椎弓由椎弓根、椎弓板、棘突、横突和关节突组成。同侧上下两个关节突组成脊椎小关节，有关节软骨和关节囊。

（1）X 线正位片：椎体呈长方形，从上向下依次增大，椎体内为松质骨，其中纵行骨小梁比横行骨小梁明显，椎体周围为一层致密的骨皮质，密度均匀，轮廓光滑。椎体两侧有横突影。在横突内侧可见椭圆形环状致密影，为椎弓环。在椎弓根的上下方为上下关节突的影像。椎弓板由椎弓向后内延续，于中线联合成棘突，呈尖向上类三角形的线状致密影。

（2）X 线侧位片：椎体为长方形，其上下缘与后缘成直角。椎体后方的椎管显示为纵行的半透明区。椎弓板位于椎弓根与棘突之间。棘突在上胸段斜向后下方，于腰段向后突。脊椎小关节间隙呈匀称的半透明影。椎间盘的纤维软骨板、髓核及周围的纤维环系软组织密度，呈宽度匀称的横行半透明影，称之为椎间隙。椎间孔呈类圆形，位于相邻椎弓、椎体、关节突及椎间盘之间，呈半透明影。

（五）常见骨折 X 线表现

在外力作用下，骨完整的连续性被中断，称为骨折。常见的有长骨骨折和脊椎骨折。

1. 长骨骨折　在四肢骨折中较为常见。

（1）基本 X 线表现：骨骼发生断裂，骨的连续性中断，包括儿童的骨骺分离。X 线片上呈不规则的透明线，称为骨折线，于骨皮质显示清楚整齐，在骨松质则表现为骨小梁中断、扭曲、错位，严重者呈弯曲、变形。嵌入性或压缩性骨折骨小梁紊乱，甚至因骨密度增高，遮盖了骨折线。

（2）骨折的类型：根据骨折的程度可分为骨折线贯穿骨骼全径完全性和骨折线不贯穿全径不完全性。按骨折线的走向，可分为线形、星形、横行、斜行和螺旋形骨折。复杂的骨折又可分为 T 形、Y 形等。根据骨碎片情况可分为撕脱性、嵌入性和粉碎性骨折。

（3）骨折的对位与对线关系：骨折断端的内外、前后和上下移位称为对位不良，而成角移位则称为对线不良。X 线摄片应包括正、侧位；观察旋转移位，需包括上下两个关节。

（4）嵌入性骨折：X 线片表现为密度增加的条带状影，骨皮质与骨小梁连续性消失，断裂相错。骨骼的缩短与变形、移位多不明显。

（5）儿童骨折：外力可经过骺板达干骺端引起骨骺分离，即骺离骨折。由于骺板软骨不能显影，在X线片上只显示为骺线增宽，骺与干骺端对位异常。在儿童，较多为青枝骨折，X线表现为局部骨皮质和骨小梁的扭曲，或骨皮质发生皱褶、凹陷或隆突。

（6）骨折的愈合：骨折愈合是一个连续的过程。骨折2~3天后，新的毛细血管和成骨细胞组成的成骨性肉芽组织长入血肿内，形成纤维性骨痂。在此基础上，由成骨细胞活动而形成大量骨样骨痂，但在X线上未能显影，骨折线仍存在。当矿物质沉积形成骨组织，形成较坚实的骨性骨痂，在X线片上能显影。随着骨性骨痂不断增多，X线片上骨折区虽可见骨痂，但骨折线依然可见，断端骨密度增高。骨痂范围加大，生长于骨折断端之间和骨髓腔内，使骨折连接坚实，骨折线消失而为骨性愈合。接着骨骼进行再建，使承力部骨小梁致密，不承重骨痂被吸收，以恢复其正常形态，但如变形严重则不能恢复。

（7）骨折延迟愈合或不愈合：X线片表现为骨痂出现延迟、稀少或不出现，骨折线消失迟缓或长期存在。不愈合的表现是断端为骨密质封闭，致密光整，或骨折断端吸收变尖，断端间有明显裂隙，有时可形成假关节。

2. 脊椎骨折　脊柱过度弯曲时，受暴力作用形成椎体压缩性骨折。X线片表现为椎体压缩呈楔形，前缘骨皮质嵌压。由于断端嵌入，可见横形不规则线状致密带。有时，椎体前上方有分离的骨碎片。其上下椎间隙一般保持正常。严重时常并发脊椎后突成角、侧移，甚至发生椎体错位，由于压迫脊髓而引起截瘫。常并发棘间韧带撕裂，使棘突间隙增宽，也可并发棘突撕脱骨折。横压也可发生骨折。

（六）常见脱位X线表现

组成关节的骨端脱离正常位置，不能自行复位者，称为脱位。临床较多见的有肩关节、肘关节等。

1. 肩关节脱位　喙突下脱位最为常见。X线正位片显示，肱骨头向下移位，与肩胛盂和肩胛颈重叠；肱骨头脱出肩胛骨关节盂向下移位于盂下方或锁骨下分，分别称之为盂下或锁骨下脱位。肱骨头后脱位少见，只有侧位片才能发现肱骨头在肩胛盂的后方，正位片不易发现。

2. 肘关节脱位　多因肘关节过伸跌倒，引起常见的后脱位，X线片表现为后脱位，尺骨与桡骨端同时向肱骨后方脱位，尺骨鹰嘴半月切迹脱离肱骨滑车。少数可为侧方脱位，尺、桡骨向外侧移位。肘关节脱位常并发骨折，关节囊及韧带损伤严重，还可并发血管及神经损伤。

（七）退行性关节病

1. 四肢退行性关节炎　以髋、膝关节和指间关节较为多见。X线片表现为，由于关节软骨破坏，出现非对称性关节间隙变窄，关节面变平，边角锐利或有骨赘突出，软骨下骨硬化和囊性变，脱落的软骨或骨片形成关节内游离体。晚期关节间隙变窄，或消失，关节半脱位、僵直、畸形。其中髋关节的关节间隙变窄，髋臼上下缘增生形成骨赘，髋臼上部股骨头非负重区有小囊性变。膝关节早期关节间隙增宽，髌上囊和关节囊可有密度增高影，以后在边缘有骨赘形成和胫骨髁间棘变尖，关节内出现游离体；晚期关节间隙变窄，呈轻度屈曲位，胫骨近端内侧的骨质疏松压缩性骨折导致膝内翻畸形。指间关节主要发生在远端部，呈增大畸形，关节间隙变窄，关节面硬化伴关节面下囊状透亮区；关节边缘骨赘形成，周围软组织呈梭形肿胀。

2. 脊椎关节退行性病变　包括脊椎小关节和椎间盘的退行性变，可统称为脊椎关节病。X线片表现为椎体边缘骨质增生，呈唇样或鸟嘴状。脊椎小关节的上下关节突变尖、关节面骨质硬化和关节间隙变窄。在颈椎可累及钩突关节，项韧带钙化。椎间盘退行性变表现为椎体边缘出现骨赘，上下骨赘可连成骨桥。髓核退行性变则出现椎间隙变窄，椎体上下骨缘硬化。椎体后缘增生的骨刺突入椎间孔或椎管内引起脊神经压迫症状，斜位或体层摄影可以显示骨赘。如椎管内后纵韧带和两侧黄韧带及脊椎小关节囊出现增生肥厚与椎板增厚可引起椎管狭窄，并压迫脊髓。

（八）类风湿关节炎

类风湿关节炎属于结缔组织病，病因不明。X线早期表现为关节软组织梭形肿胀，关节附近轻度骨质疏松，继之关节间隙变窄，关节面模糊，关节脱位或僵直。按不同程度分为4期。Ⅰ期：无明显骨破坏，或有骨质疏松。Ⅱ期：骨质疏松。轻度软骨破坏，轻度软骨下骨质破坏或运动受限。邻近肌肉萎缩，关节外软组织病变，如结节等。Ⅲ期：骨质疏松加软骨或骨质破坏，关节半脱位，或强直，广泛肌萎缩。Ⅳ期：在Ⅲ期基础上，加纤维或骨性强直。

（九）代谢性骨病

代谢性骨病包括骨吸收、骨生长和矿物质沉积三个方面的异常。X线片表现为骨质软化、骨质硬化和骨质疏松等。

1. 骨质软化　一定单位体积内骨组织有机成分正常，而矿物质含量减少。组织学上显示骨样组织钙化不足，X线片显示骨小梁中央部分钙化，而外面围以一层未钙化的骨样组织。骨密度减低，以腰椎和骨盆为明显。骨小梁和骨皮质边缘模糊，骨骼易发生各种变形。可见宽约1~2mm光滑透明的假骨折线，与骨皮质垂直，边缘稍致密，好发于耻骨支、肱骨、股骨近段和胫骨等。生长发育期干骺端增宽成杯口状凹陷，临时钙化带模糊消失。

2. 骨质硬化　一定单位体积内骨量的增多。组织学上可见骨皮质增厚、骨小梁增粗增多。X线片表现为骨质密度增高，或有骨骼的增大。骨小梁增粗、增多、密集，骨皮质增厚、致密。明显者，则难以分清骨皮质与骨松质。发生于长骨可见骨干粗大，骨髓腔变窄或消失。

3. 骨质疏松　一定单位体积内正常钙化的骨组织减少，组织学变化是骨皮质变薄，哈氏管扩大和骨小梁减少。X线片基本表现为，骨密度降低，骨小梁变细、减少，骨小梁主间隙增宽，骨皮质变薄，骨髓腔增宽。在脊椎，椎体内结构呈纵行条纹，周围骨皮质变薄，横行骨小梁减少或消失，纵行骨小梁相对明显。严重时，椎体内结构消失。椎体变扁，其上下缘内凹，而椎间隙增宽，呈双凸状。如疏松的骨骼发生骨折，椎体可压缩呈楔状。

根据骨小梁和骨皮质的改变，可以对骨质疏松程度作大致评定。临床常用的评定方法有椎骨皮质、跟骨小梁和股骨近端骨小梁评定法。

（1）Branett第三腰椎骨皮质指数测定：第三腰椎椎体的中心高度除以椎体前边缘的高度再乘以100%即为第三腰椎骨皮质指数。当指数低于80，为骨质疏松，指数越低，疏松越严重。

（2）Jhamaria跟骨小梁评定：Jhamaria跟骨小梁五级评定标准如下。

五级：压力组小梁和张力组小梁互相交叉存在，骨质被松质骨填满。

四级：后组中部压力小梁减少或消失，形成两个单独的压力小梁组。

三级：后面张力小梁停止或消失在前组的压力小梁上。属于骨质疏松症可疑。

二级：前面张力小梁已消失，后面张力小梁模糊、减少，属骨质疏松。

一级：前后张力小梁已完全消失，压力小梁变细和减少，属严重骨质疏松。

（3）Singh 指数测定：股骨近端骨小梁类型指数，又称 Singh 指数，是 Singh 等在 1970年报道的一种根据股骨近端骨小梁吸收消失规律对 X 线片进行测量的一种方法，其根据压力骨小梁和张力骨小梁的分布以及在骨质疏松情况下先后消失的顺序来进行分级，骨质疏松病理程度越严重，级数越低。指数在Ⅲ级以下很可能发生股骨颈骨折。

骨小梁根据其分布及其相应功能分为主压力骨小梁、辅助压力骨小梁、主张力骨小梁和辅助张力骨小梁。在主压力骨小梁、辅助压力骨小梁与张力骨小梁之间的三角形区域为非受力的部位，称 Ward 三角。根据生物力学规律，在骨质疏松症患者中，不同部位、不同作用的骨小梁在吸收消失时有明显的顺序性特征，因而 Singh 等将股骨近端骨小梁的分布情况及骨小梁吸收消失的程度分为 7 级，即 Singh 指数。

Ⅶ级：皮质无变薄，整个股骨近端均显示骨小梁存在，受力部骨小梁不甚清晰明显，在 Ward 三角区充满细密骨小梁，其密度与受力区骨小梁无区别。

Ⅵ级：Ward 三角区骨小梁有所减少且密度较周围小梁密度低，受力部小梁开始显示，但仍不十分清晰。

Ⅴ级：Ward 三角区不存在骨小梁，受力部骨小梁开始减少，辅助压力骨小梁不连续，辅助张力骨小梁只达股骨颈中心，其与主张力骨小梁合成一束。

Ⅳ级：股骨近端皮质开始变薄，辅助压力和张力骨小梁吸收。

Ⅲ级：主张力骨小梁开始吸收，其在大粗隆部呈蜂窝状。

Ⅱ级：主张力骨小梁仅见于股骨干部，其在头、颈部已吸收消失。

Ⅰ级：主张力骨小梁全部吸收消失，主压力骨小梁数目减少，骨密度减低。整个近端骨质密度与周围软组织相似。

（十）内分泌性骨病

人体的内分泌腺包括垂体、甲状腺、甲状旁腺、肾上腺和性腺等。内分泌腺功能失调，引起分泌的激素增多或减少，可引起全身性骨病。

1. 垂体疾病　按功能变化分为垂体前叶功能亢进和低下两类。前者包括肢端肥大症和巨人症，后者包括垂体性侏儒及席汉综合征。

（1）巨人症与肢端肥大症：由垂体前叶嗜酸细胞腺瘤或增殖引起生长激素分泌过多所致。成年期发病则形成肢端肥大症。X 线片表现：在颅骨片上可见蝶鞍呈方形增大，蝶鞍后壁多不消失，不同于其他类型的垂体瘤。颅壁增厚，鼻窦与乳突气化显著。下颌支伸长、下颌角增大。四肢长骨增粗，以指、掌骨明显，爪隆突增大。子骨可增大、增多。骨小梁粗糙，常有骨质疏松。关节常发生退行性改变，主要累及髋关节。心、肾和胃肠均增大。全身皮肤增厚，但皮下组织变薄。跟垫软组织增厚更为显著。胸部可见胸骨隆起，肋骨前端与肋软骨相连处突出。脊椎椎体可增大呈方形。

（2）垂体性侏儒：青春期前发生垂体前叶功能不足，于童年时期出现发育停止现象，智力正常，性发育不全。X 线片表现：全身骨骼发育较小，与年龄不符，但大小比例匀称。骺与干骺端结合晚或终生不结合。颅盖骨大，面骨小，颅缝不封合。出牙晚，牙齿互相挤压。椎体因骨骺缺如而变扁。特发性垂体功能不足，蝶鞍小，肿瘤引起者可有蝶鞍增大等改变。

2. 甲状腺疾病　按功能分为甲状腺功能亢进和功能低下的呆小病。

（1）甲状腺功能亢进：因甲状腺弥漫性或结节性肿大，致甲状腺素分泌过多而引起的内分泌代谢性疾病。骨骼的X线片改变主要是全身性骨质疏松，严重时可继发脊椎压缩性骨折，但对诊断并不具特征性。晚期，少数病例可见掌骨干由于骨膜增生而呈梭形增粗。

（2）呆小病：因先天性甲状腺素缺乏引起的身体和智力发育障碍。X线片表现主要是骨发育迟缓、发育不良、畸形和骨质疏松。特征性的X线片改变为，前额扁平、颅壁致密、囟与颅缝宽，且封合延迟，常有缝间骨。颅底骨与面骨短小，蝶鞍偶可增大。鼻窦与乳突气化不良。出牙延迟。肋骨向下倾斜走行，使胸廓上窄下宽。椎体呈楔形或变扁，椎体前上角和前下骨缺损，椎体前缘中部凹陷。多累及胸腰椎的几个椎体。椎间隙增宽。四肢长骨变短，二次骨化中心出现晚，发育慢而且骺与干骺端结合推迟。致骨龄落后于实际年龄。更特殊的是骨骺可呈分散不规则的颗粒状或斑片状，密度不均，于长骨干骺端，特别是胫骨与股骨两端出现多条横行致密线，即生长障碍线。

（3）肾上腺疾病：以肾上腺皮质功能亢进所致之骨骼改变为多见。X线片显示骨质疏松及并发的骨折与畸形。骨折后由于骨样组织生成障碍，于骨折周围形成大量棉毛样骨痂，发生在肋骨前端则出现串珠状表现。椎体在骨质疏松基础上，其上下缘可显示密度增高。当发现无痛性骨折，缺乏症状的骨髓炎和明显退行性骨关节病，又与全身骨骼骨质疏松同在，则应考虑本病。

（十一）骨关节化脓性感染

1. 化脓性骨髓炎　常由于金黄色葡萄球菌进入骨髓所致，可分为急性和慢性。

（1）急性化脓性骨髓炎：在发病后2周内，骨骼可无明显变化。周围软组织中肌间隙模糊或消失；皮下组织与肌肉间的分界变模糊等。发病2周后，X线片主要表现为骨质破坏、骨膜增生和死骨。以骨质破坏为主，同时出现修复与骨质增生，在骨质破坏周围有骨质密度增高现象。

（2）慢性化脓性骨髓炎：是急性化脓性骨髓炎未得到及时而充分治疗的结果。X线片表现为骨质增生、硬化、脓腔和死骨。骨膜新生骨明显，使髓腔变窄，消失。骨外增生使骨干增粗，外形不规则。脓腔周围骨质明显增生、硬化，出现较大死骨，周围软组织以增生修复为主，可形成局限性肿块。如出现髓腔硬化不消失，此为静止期特征，提示机体抵抗力降低时仍可突然复发。如X线片表现为骨质破坏与死骨消失，骨质增生硬化逐渐吸收，骨髓腔沟通，表示骨髓炎痊愈。

慢性骨脓肿的X线表现为长骨干骺端中心部位的圆形、椭圆形或不规则形骨质破坏区，边缘较整齐，周围绕以骨硬化带。破坏区中很少有死骨，多无骨膜增生，也无软组织肿胀或瘘管。如X线片表现为骨质增生硬化，骨膜与骨内膜都明显增生。局部密度增高，骨皮质增厚，骨髓腔变窄，骨干增粗，边缘不整，则属于较为少见的硬化型骨髓炎。

2. 化脓性关节炎　本病是较为严重的急性关节病，常由金黄色葡萄球菌经血液，或骨髓炎侵犯邻近关节而发病。急性期，X线片表现为关节囊肿胀和关节间隙增宽，此时化脓病变极易破坏关节囊、韧带而引起关节的半脱位或脱位。愈合期，骨质破坏停止进行，而出现修复，病变区骨质增生硬化，骨质疏松消失。如软骨与骨质破坏不甚明显，则关节间隙可部分保留，并有一部分功能，严重时则形成骨性强直。

（十二）骨关节结核

骨关节结核是骨和关节感染结核菌所致的慢性疾病，X线片上以骨质破坏和骨质疏松为主。脊椎是本病好发部位。

1. 骺、干骺端结核　X线片可见骨松质中出现一局限性类圆形、边缘较清楚的骨质破坏区，邻近无明显骨质增生现象。骨膜反应亦较轻微。在骨质破坏区有时可见碎屑状死骨，密度不高，边缘模糊，称之为"泥沙"状死骨。病变早期，患骨即可见骨质疏松现象。

2. 骨干结核　可发生于短骨或长骨。

（1）短骨骨干结核：多发生于5岁以下儿童的掌骨、跖骨、指骨或趾骨。X线片表现：初期为骨质疏松，继而在骨内形成囊性破坏，骨皮质变薄，骨干膨胀，故又有骨囊样结核和骨"气鼓"之称。多数可见广泛平行分层状骨膜增生，使骨干增粗，呈纺锤状。

（2）长骨骨干结核：少见，慢性病程。X线片主要表现为骨松质局限性破坏，很少骨质增生，可侵及骨皮质，且可有轻微骨膜增生，死骨少见。长骨如胫骨骨干结核的X线片表现与短骨骨干结核相似。

3. 关节结核　可继发于骺、干骺端结核，为骨型关节结核，或细菌经血行先累及滑膜，为滑膜型结核。

（1）骨型关节结核：X线片表现较为明显，即在骺、干骺端结核征象的基础上，又有关节周围软组织肿胀、关节间隙不对称性狭窄或关节骨质破坏等。

（2）滑膜型关节结核：较常见，多见于青年和成年。早期X线片表现为关节囊和关节软组织肿胀，密度增高，关节间隙正常或增宽和骨质疏松。随病变发展，滑膜肉芽组织逐渐侵犯软骨和关节面，在上、下关节面边缘出现虫蚀状骨质破坏。当关节软骨破坏较多时，关节间隙变窄，可伴半脱位。邻近骨骼骨质疏松，肌肉萎缩。周围软组织可形成冷性脓肿。如穿破关节囊，可形成瘘管。如继发化脓性感染，可引起骨质增生硬化。晚期，病变愈合，骨质破坏停止，关节面骨质边缘变得锐利，骨质疏松也逐渐消失。严重病例，愈合后产生关节强直，多为纤维性强直，关节间隙变窄，但无骨小梁通过关节间隙。

4. 脊椎结核　在骨关节结核中较常见，以腰椎最多。X线片表现为，椎体塌陷变扁或呈楔形。软骨板破坏，而侵入椎间盘，使椎间隙变窄或消失。腰椎结核形成的腰大肌脓肿，表现为腰大肌轮廓不清或呈弧形突出。胸椎旁脓肿，表现为局限性梭形软组织肿胀，边缘清楚。在颈椎，使咽后壁软组织增厚，并呈弧形前突，侧位上易于观察。如冷性脓肿较久可有不规则形钙化。

（十三）骨肿瘤

X线检查对于早期发现骨肿瘤具有重要价值。当然确切的诊断还需要通过临床等其他的各种相关实验室检查等，作综合分析，以及病理检查的最后确证。

1. 肿瘤的骨质变化　良性骨肿瘤多引起膨胀性、压迫性骨质破坏，界限清晰、锐利，破坏邻近的骨皮质多连续完整。恶性骨肿瘤则为浸润性骨质破坏，不膨胀，界限不清，边缘不整；骨皮质较早出现虫蚀状破坏和缺损，同时肿瘤易穿破骨皮质而进入周围软组织中形成肿块影。但有些恶性骨肿瘤还可见骨质增生。

2. 骨膜变化　良性骨肿瘤常无骨膜增生，如出现，则骨膜新生骨表现均匀致密，常与骨皮质愈合。恶性骨肿瘤特征为有广泛的不同形式的骨膜增生，而且骨膜新生骨还可被肿瘤所破坏，以致仅于边缘区保留骨膜增生。

3. 周围软组织变化　良性骨肿瘤多无软组织肿胀，仅见软组织被肿瘤推移。肿瘤较大，可见局部肿块，但其边缘与软组织界限清楚。恶性骨肿瘤常侵入软组织，并形成肿块影，与邻近软组织界限不清。

4. 双能 X 线吸收测量法（DEXA）　骨密度（BMD）是判定骨强度的一个重要指标，能较好地反映骨含量，有效预测骨折危险性的程度。骨密度仪是 20 世纪 70 年代后期发展起来的重要核医学影像设备，其原理是利用调射线或 γ 光子穿过人体骨骼后的衰减和吸收，来测量穿透后调射线或 γ 光子的强度，再经过数学处理，将软组织的影响扣除，从而得到人体骨骼中矿物质的含量和人体骨骼的疏松程度。

双能 X 线吸收测定法（DEXA）是目前公认的诊断骨质疏松症的最佳检查法。它因具有精确度高、正确性强、射线剂量低、图像清晰等优点，而得到广泛临床应用。它通过低能和高能 X 射线在管球经过一定装置获得两种能量，即低能和高能光子峰。此种光子峰穿过人体骨骼后会有不同的衰减和吸收。扫描系统会将接收的信号送至计算机进行数据处理。数据处理系统就是一台 PC 计算机配上高分辨彩显和彩色打印机以及完整的 DEXA 软件包，通过接收测量系统传递过来的测量数据，实时将数据转换成图像进行显示。数据处理系统的 DEXA 软件包中，含有能够提供评价腰椎、股骨、前臂、胫骨、肱骨、侧位腰椎等部位以及身体组织成分的能力和各个年龄组人群骨密度和骨矿物含量的正常值范围，用于与受检者进行对照比较，以作出正确评价。双能 X 线吸收测定法也是对骨折风险预测的最有价值的评估法，通常以第 1~4 腰椎的测定结果及近端股骨的股骨颈大转子股骨体及三角区的测定结果作为诊断依据。骨密度仪会根据病人资料自动算出 T 值数据。T 值是将检查所得到的骨密度与健康 30~35 岁年轻人的骨峰值作比较，以得出高出（+）或低于（−）年轻人的标准差（SD）数。T 值是诊断骨质疏松症最有意义的数值，能反映骨质疏松的严重程度。1994 年，世界卫生组织（WHO）设定的诊断标准：正常值 T ＞ −1.0；骨量减少 −2.5 ≤ T ≤ −1.0；骨质疏松 T ＜ −2.5；T ＜ −2.5 并伴有一个部位以上骨折者为严重的骨质疏松症。由于它能有效避免单能态 X 线只能检测人体中组织非常少的部位的弊病，可以检测最具诊断价值、骨密度变化最灵敏的腰椎和髋部部位，达到早期诊断、预防骨质疏松的目的，所以目前广泛用于骨科领域中。

二、电子计算机体层摄影

电子计算机体层摄影又称 CT，根据所采用的射线不同可分为 X 射线 CT（X–CT）、超声 CT（UCT）以及 γ 射线 CT（γ–CT）等。目前临床应用最多的是 X 射线 CT（X–CT）。普通 X 线检查对于骨骼等密度较大的组织有较好的诊断价值，但是对于软组织尤其是不同软组织之间的鉴别诊断价值较低。经过科学家的不懈努力，1963 年，美国物理学家科马克通过 X 线对人体不同组织的透过率有所不同的研究，得出了相关的计算公式，为 CT 的应用奠定了理论基础。1972 年，英国电子工程师亨斯菲尔德研制成第一台用于颅脑检查的 CT。1974 年制成全身 CT，检查范围扩大到胸、腹、脊柱及四肢。CT 所显示的是断面解剖图像，其密度分辨力明显优于 X 线图像，从而显著扩大了人体的检查范围，提高了病变的检出率和诊断的准确率。随着研究的深入，新一代 CT 陆续诞生，使其在临床上的应用更成熟和广泛。

（一）CT 成像的基本原理

用 X 线束围绕检查部位一定厚度的层面进行扫描，由探测器接收透过该层面的 X 线，转变为可见光后，由光电转换变为电信号，再经模拟 / 数字转换器转为数字，输入计算机处理。扫描所得信息经计算而获得每个体素的 X 线衰减系数或吸收系数，再排列成矩阵，即数字矩阵。

（二）CT 设备

CT 设备主要有以下三部分：①扫描部分由 X 线管、探测器和扫描架组成；②计算机系统，把扫描收集到的信息进行贮存和运算；③图像显示和存储系统，把经计算机处理、重建的图像显示在电视屏上，并用多幅照相机将图像摄下，以供临床阅读。

（三）CT 图像特点

CT 图像以不同的灰度来表示，反映器官和组织对 X 线的吸收程度。黑影表示低吸收区，即低密度区，如肺部；白影表示高吸收区，即高密度区，如骨骼。CT 的密度分辨力高，故人体软组织的密度差别虽小，CT 也能形成对比而成像。所以，CT 能更好地显示由软组织构成的器官，并在良好的解剖图像背景上显示出病变影像。CT 图像用 CT 值说明密度，单位为 Hu（Hounsfield unit）。水的吸收系数为 10，CT 值定为 0Hu；骨皮质吸收系数最高，CT 值定为 +1000Hu；空气密度最低，定为 –1000Hu。所以 CT 值位于 –1000Hu 到 +1000Hu 的 2000 个分度之间。CT 图像是层面图像，常用的是横断面，为了显示整个器官，需要多个连续的层面图像。通过 CT 设备上图像重建程序的使用，还可重建冠状面和矢状面的层面图像。

（四）CT 检查分类

CT 图像是层面图像，常用的是横断面，为了显示整个器官，需要多个连续的层面图像。CT 检查分平扫、造影增强扫描和造影扫描。其中，平扫是指不用造影增强或造影的普通扫描。造影增强扫描是使用造影剂后再行扫描的方法，可能使病变显影更为清楚。造影扫描是先做器官或结构的造影，然后再行扫描的方法，可清楚显示脏器的变化。

（五）CT 拍摄法分类

根据症情需要，CT 拍摄法分为普通拍摄法和增强拍摄法。普通拍摄法是一种常规的拍摄法，用于骨骼等显示清晰的组织。增强拍摄法是检查时注入 Amipaque、Metrizamide 等造影辅助剂，增加病变与正常组织之间的对比度，用于难以显示或显示不够清楚等组织的病变，如脊髓病变、损伤及血管疾病等，应用时当注意造影剂的过敏反应。临床上根据不同的病症而选用之。

（六）CT 临床应用

骨、关节的病变，大多可以通过常规 X 线检查确诊，但有些难以确诊的骨折，或椎间盘、软组织等病变难以在 X 线片上发现，都需要通过 CT 检查予以确诊。

1. 四肢外伤　CT 是从横断面上观察脊柱、骨盆及四肢关节等病变，且具有分辨软组织的能力，因此 CT 的出现不仅对骨骼系统的细微骨折和骨病有了明确的诊断，同时对软组织异常病变更有其诊断和准确定位作用。在骨伤科，对于各种位于深部或解剖关系复杂区域的骨、关节与软组织外伤，用 X 线片难以清楚显示而临床高度怀疑骨折者，可用 CT 检查，以发现各种骨折、脱位。如三维螺旋 CT 重建对肱骨外科颈骨折有重要诊断价值。肘关节脱位时，CT 能清晰显示盂肱关节横断面的解剖关系，有利于提供脱位方向、程度和是否伴有骨折等。

2. 骨、关节感染　当 X 线平片对炎症和肿瘤不易鉴别时，相比于 X 线摄片，CT 能较清晰发现骨与周围软组织的变化，有利于早期识别和明确诊断。

（1）急性化脓性骨髓炎：CT 可较早发现骨破坏和周围软组织肿胀、脓肿形成。软组织脓肿表现为低密度脓腔位于中心，周围环状软组织密度影是由炎性肉芽组织和纤维组织形成的脓肿壁，增强扫描脓肿壁呈环状强化。软组织内泡状含气影位于低密度网状组织与脓肿之间，是脓肿的重要征象。骨髓腔破坏在骨干表现为水肿、脓肿和肉芽组织形成，其密度均高于正常的黄骨髓；在干骺端小片状低密度影为松质骨的破坏。脓腔内边缘模糊的高密度碎硬块，为残余骨小梁所形成。骨质破坏、中断常与髓腔内破坏灶相邻。

（2）化脓性关节炎：CT 早期表现为软组织肿胀，局部骨质疏松，关节间隙增宽。随疾病进展，关节被破坏，病理性关节脱位。尤其对复杂关节，如髋关节、肩关节、骶髂关节等骨质的破坏和脓肿范围，均较 X 线敏感。

3. 软组织肿瘤　CT 能显示四肢肌肉、大血管和神经等结构，因此可用于确定软组织肿瘤的范围和性质，包括肿瘤大小、形状、轮廓、内部结构、与周围组织的关系和了解肿瘤在骨髓腔内浸润及向骨外软组织侵犯的范围。软组织肿瘤的密度一般低于正常肌肉，增强扫描可增加病变和正常肌肉的密度差，为诊断提供良好的对比度。按肿瘤性质，分为良性和恶性肿瘤两类。

（1）良性肿瘤：多数良性肿瘤边界清楚或有包膜且质地均匀，但定性诊断有一定局限。如海绵状血管瘤于肿块内可见小圆形静脉石，且在造影增强扫描后，肿瘤明显强化，具有一定的特点。

（2）恶性肿瘤：软组织恶性肿瘤一般边界不清，质地不均匀或呈斑片状。生长迅速的肿瘤内还常有坏死、水肿和出血，使病灶密度更不均匀。当邻近骨组织或器官受到肿瘤侵犯时则可肯定肿瘤为恶性。

4. 脊柱损伤　在骨伤科中，CT 对脊柱病具有重要的诊断价值，临床应用十分广泛。正常脊柱 CT 表现：椎体、椎弓根和椎弓板构成椎管骨环，脊髓居椎管中央，呈低密度影。黄韧带附着在椎弓板和关节突的内侧，正常厚 2~4mm，呈软组织密度。腰段神经根位于硬膜囊前外侧，两侧对称，呈圆形高密度影。侧隐窝内有穿出的神经根，其前方是椎体后外面，后方为上关节突，侧方为椎弓根内壁。其前后径小于 5mm，呈漏斗状。椎间盘位于两椎体之间，由髓核与纤维环组成，其密度低于椎体，CT 值为 50~110Hu。脊柱病变 CT 表现常见的有椎间盘受压、椎管狭窄、脊柱外伤。

（1）椎间盘受压：根据椎间盘的改变，可分为椎间盘膨出和椎间盘脱出。椎间盘膨出表现为椎间盘边缘匀称而弥漫膨隆并超出椎体骨板，椎间盘内可含气体。椎间盘脱出最早表现为椎管和硬膜囊间的脂肪层消失；椎管内前方出现脱出椎间盘的块影，CT 值低于骨但高于硬膜囊；神经根被推压移位伴硬膜囊受压变形。

（2）椎管狭窄：多见于颈段和腰段。椎管狭窄可压迫脊髓、神经根和椎动脉，引起相应症状。CT 表现：①椎体后缘骨赘突入椎管内。②椎间盘退变膨出和上关节突肥大，是造成腰椎侧隐窝狭窄的主要原因。侧隐窝前后径在 2mm 以下可肯定为狭窄，2~4mm 为可疑狭窄。③黄韧带或后纵韧带肥厚、骨化。后纵韧带骨化多见于颈椎，可严重压迫脊髓。④椎体滑脱可引起椎管狭窄，CT 可发现椎板峡部裂或引起滑脱的椎间盘和韧带的退行性变。

（3）脊柱外伤：CT 可充分显示脊椎骨折、骨折类型、骨折片移位程度、椎管变形与狭窄以及椎管内骨碎片或椎管内血肿等，还可对脊髓外伤情况作出判断。对此，脊髓造影 CT 价值较大。

三、磁共振成像

磁共振成像（MRI）是利用原子核在磁场内共振所产生的信号经重建成像的一种成像技术，与 CT 一样，都可以显示某种物理量（如密度）在空间中的分布；但磁共振成像可以得到任何方向的断层图像，如三维图像，甚至四维图像。斯坦福大学的 Flelix Bloch 和哈佛大学的 Edward Purcell 于 1946 年报道了磁共振现象。1972 年，Paul Lauterbur 建立了可以重建出人体图像的磁共振信号的空间编码方法，使磁共振不仅用于物理学和化学，也应用于临床医学领域。

（一）MRI 基本原理

人体内广泛存在含单数质子的氢原子核，其质子有自旋运动，带正电，产生磁矩，其自旋轴的排列无一定规律。采用特定频率的射频脉冲进行激发，使旋轴按磁场磁力线的方向重新排列，便可发生磁共振现象。停止射频脉冲，被激发的氢原子核把所吸收的能逐步释放出来，其相位和能级都恢复到激发前的状态，这一恢复过程称为弛豫过程，而恢复到原来平衡状态所需的时间则称之为弛豫时间。弛豫时间分为两类，一类是自旋 – 晶格弛豫时间，又称纵向弛豫时间，反映自旋核把吸收的能传给周围晶格所需要的时间，也是 90°射频脉冲质子由纵向磁化转到横向磁化之后再恢复到纵向磁化激发前状态所需时间，称 T1；另一类是自旋 – 自旋弛豫时间，又称横向弛豫时间，反映横向磁化衰减、丧失的过程，也是横向磁化所维持的时间，称 T2。T2 衰减是由共振质子之间相互磁化作用所引起，可引起相位的变化。

人体不同器官的正常组织与病理组织的 T1 是相对固定的，而且它们之间有一定的差别，T2 也是如此。这种组织间弛豫时间上的差别，是 MRI 的成像基础。MRI 的成像方法也与 CT 相似，犹如把检查层面分成 Nx，Ny，Nz……一定数量的体素，用接收器收集信息，数字化后输入计算机处理，获得每个体素的 T1 值（或 T2 值），进行空间编码，用转换器将每个 T 值转为模拟灰度，而重建图像。

（二）MRI 设备

MRI 的成像系统包括 MR 信号产生和数据采集与处理及图像显示两部分。MR 信号的产生是来自大孔径，具有三维空间编码的 MR 波谱仪，而数据处理及图像显示部分与 CT 扫描装置相似。MRI 设备包括磁体、梯度线圈、供电部分、射频发射器及 MR 信号接收器，这些部分负责 MR 信号产生、探测与编码；模拟转换器、计算机、磁盘与磁带机等则负责数据处理、图像重建、显示与存储。

MRI 设备中的数据采集、处理和图像显示，除图像重建由 Fourier 变换代替了反投影以外，与 CT 设备非常相似。

（三）MRI 图像特点

具有一定 T1 差别的各种组织，包括正常与病变组织，转为模拟灰度的黑白影，则可使器官及其病变成像。MRI 的影像虽以不同灰度显示，但反映的是 MR 信号强度的不同或弛豫时间 T1 与 T2 的长短。MRI 的图像如主要反映组织间 T1 特征参数时，为 T1 加权像（T1WI），反映的是组织间 T1 的差别；如主要反映组织间 T2 特征参数时，则为 T2 加权像（T2WI）。因此，一个层面可有 T1WI 和 T2WI 两种扫描成像方法。分别获得 T1WI 与 T2WI 有助于显示正常组织与病变组织。正常组织，如脑神经各种软组织间 T1 差别明显，所以 T1WI 有利于观察解剖结构，而 T2WI 则对显示病变组织较好。在 T1WI 上，脂肪 T1 短，MR 信号强，影像白；脑与肌肉 T1 居中，影像灰；脑脊液 T1 长；骨与空气含氢量少，MR 信号弱，影像黑。在 T2WI 上，则与 T1WI 不同，如脑脊液 T2 长，MR 信号强而呈白影。

（四）MRI 诊断在骨科中应用

无创伤性的 MRI 扫描技术被广泛应用于骨关节诊断中，其无与伦比的优点，深受临床欢迎。

1. MRI 在肌肉骨骼中的应用原理　MRI 检查需根据受检部位选择不同的体线圈或表面线圈，以提高信噪比，使影像更为清晰。自旋回波是最基本的扫描序列。T1WI 可显示细致的解剖结构，用于观察骨髓及皮下脂肪内的病变。T2WI 用于显示病变累及软组织的范围。根据关节和疾病的不同而用冠状面、矢状面和横断面扫描。在磁场中对组织施以放射频率的脉冲，即可显示所需截面积的图像。它将无数的光子、中子与核素进行随机排列，并使之与磁场方向平行。放射频率的脉冲使粒子的核磁运动发生偏振，从而产生图像。主体线圈用于各大关节，较小的线圈用于其他部位。其中 T1 相偏重于脂肪，T2 相偏重于水分。由于组织在 T1 及 T2 相的影像不同，故水、脑脊液、急性出血、软组织肿瘤在 T1 相为低信号，T2 相为高信号，在其他组织则两相上的信号强度相同，骨皮质、流动液、纤维组织呈较暗的影像，肌肉及透明软骨为灰色，脂肪、流速较慢的血液、神经及骨髓的影像则光亮度较强。T1 相往往显示正常的解剖结构；T2 相则可以显示异常组织。

2. 正常 MRI 表现　皮下脂肪和骨髓在 T1WI、T2WI 和质子密度像上均呈高信号；骨皮质、空气、韧带、肌腱和纤维软骨呈低信号；肌肉和关节透明软骨呈中等偏低信号。液体，如关节内积液、炎症或水肿和肿瘤组织在 T1WI 上为低信号，T2WI 上为高信号。血肿则依出血时间的长短而呈现强度不同的信号。

3. 常见骨骼疾病　应用高分辨力表面线圈可提高四肢大关节的成像质量，良好地显示肌腱、神经、血管、骨和软骨结构，有效提高临床诊断率。由于 MRI 可以清楚显示骨髓及其周围软组织水肿情况，所以对于临床高度怀疑骨折而 X 线平片阴性者，可采用 MRI 检查。

（1）隐匿性骨折：MRI 表现为，在 T1 加权成像的冠状位扫描中的显示为低信号线，而移位性骨折则表现为水敏感序列的高信号影。通过增加短时反转恢复序列（STIR）的冠状位扫描可显示其他类型骨折、软组织损伤。

（2）应力性损伤：指在应力作用下，骨折前的状态到完全性骨折。X 线平片对应力性损伤的诊断漏诊率高达 50%，MRI 可以发现早期应力性的改变，从而早期治疗、预防骨折的发生。应力性骨折部位 MRI 表现为，在所有脉冲序列中都显示为低信号的不规则线，周围水肿的骨髓则在水敏感序列中显示为高信号。短时反转恢复序列（STIR）、高分辨率的脂抑制成像或 T2 加权成像最适合用于评估应力诱导的损伤。

4. 常见关节疾病　MRI 常用于膝关节的韧带、半月板损伤，股骨头坏死，关节各种炎症、肿瘤等疾病的诊断。

（1）膝关节韧带、半月板损伤：MRI主要用于检查外伤所致的半月板断裂和韧带撕裂。①半月板断裂：多发生在后角，以矢状面T1WI最为敏感，于断裂处信号增高，T2WI可显示关节内积液和出血。MRI诊断的准确率可超过90%，比关节造影和关节内镜敏感。②膝关节交叉韧带，侧副韧带撕裂：可在冠状面T1WI上表现为韧带中断或不见。十字韧带撕裂在矢状面T1WI上表现为外形不整断裂，在低信号的韧带内出现高信号。

（2）股骨头坏死：MRI主要用于早期股骨头缺血性坏死的诊断和疗效观察。其征象出现早于X线，且具有一定的特异性。在冠状面T1WI和T2WI上，股骨头内出现带状或半月状低信号区，其关节侧还可见强度不等的信号。

（3）化脓性骨髓炎：MRI能鉴别正常的黄骨髓与髓腔内炎性浸润，故能在骨质破坏前确定早期感染。①急性化脓性骨髓炎：骨质破坏在T1W1上呈低或等信号，骨髓脂肪为高信号。T2W1对脓肿确定有较大价值，病灶内的液体呈高信号，死骨为低信号，周围组织为高信号。骨膜反应表现为与骨皮质平行的线状高信号，外缘的骨膜骨化为低信号线样影，相邻软组织肿胀为高信号。脂肪抑制序列骨髓炎性病灶为高信号。增强扫描T1WI炎性病灶信号增强，液化坏死区不增强，脓肿壁强化、较厚、不规则。②慢性化脓性骨髓炎：在T1WI和T2WI上骨质增生、硬化，死骨增生均呈低信号，对炎症组织脓肿、窦道和瘘管有很好显示。

（4）化脓性关节炎：MRI对化脓性关节炎的滑膜炎与关节渗出均较敏感，可明确显示炎症在软组织中的范围和关节囊、肌腱、韧带及软骨的破坏情况。

（5）化脓性脊柱炎：能很好显示骨髓水肿，在T1WI上为低信号，在T2WI上为高信号，增强扫描为不均匀强化。

（6）骨关节结核：脊椎结核发病率最高，其次为关节结核，骨结核较少见。其中脊椎结核能早期发现锥体内的炎性水肿，故是诊断脊椎结核最为敏感的检查法。破坏的椎体和椎间盘在T1WI上呈低信号，T2WI上呈混杂性高信号；增强扫描多为不均匀强化。椎体终板附近有特征性的低信号的米粒状病变。在T1WI上冷脓肿呈低信号，少数为等信号；在T2WI上呈混杂性高信号，部分呈均均高信号；增强扫描可有均匀强化、不均匀强化和环状强化，脓肿壁薄而均匀。附件结核破坏灶在脂肪抑制序列上能清晰显示附件结构破坏，呈高信号。对于关节结核，MRI能显示关节腔积液，滑膜充血肿胀，关节周围冷脓肿。对于骨结核，MRI能早期发现骨膜反应、骨质的破坏等，有利于早期诊断。

（7）骨髓肿瘤：骨髓因含脂肪而能在MRI上成像，当骨髓内脂肪成分有改变或被病变组织取代，则信号强度将发生变化。成人正常骨髓在T1WI和T2WI上均呈高信号，和邻近皮下组织及盆腔脂肪相等或略低。当骨髓内脂肪成分改变或有取代脂肪的病变，在T1WI上信号减弱。T2WI上信号强度随组织成分而变化，如坏死组织、血肿和炎性碎屑其信号较肿瘤组织为高；纤维或硬化组织在T1WI和T2WI上均呈低信号。骨髓瘤、淋巴瘤和骨肉瘤在T1WI上均表现为低信号，并可确定其范围。骨髓纤维化，在T1WI和T2WI上均呈低信号。

（8）脊柱病：MRI能清楚显示脊椎、椎管和椎间盘，并能显示椎管内软组织，包括韧带、硬膜囊、脑脊液和脊髓等结构。由于三维成像和多参数成像并能显示硬膜囊和脊髓，所以，解剖结构和病变的显示以及了解病变与椎管内结构的关系优于CT。其中较常见的病变有椎间盘病变，在MRI的T2WI上表现为椎间盘变薄，呈低信号，可见不规则的斑点状高信号区。椎间盘膨出，在矢状面可见椎间盘向后隆起，横断面上则膨出的椎间盘匀称地超出椎体的边缘，在硬膜囊前方的高信号脂肪带出现光滑规整的压迹。椎间盘脱出于矢状面 T1WI 上，脱出的髓核为扁平形、圆形或不规则形块影，并与未脱出的部分相连，其信号比硬膜外脂肪信号低，而比脑脊液的信号高。其次为椎管狭窄，MRI 可清楚地显示椎管狭窄，包括椎体上下缘骨质增生程度，以及后纵韧带、黄韧带的改变；矢状位可见颈椎、腰椎椎管前后径，由此可精确判断滑脱和硬膜囊的受压程度。

在脊柱外伤，MRI 可用以观察椎体骨折、椎间盘脱出和韧带撕裂，同时还可观察脊髓挫裂伤和脊髓受压等，诊断价值较高。

四、正电子发射计算机断层显像

正电子发射计算机断层显像（PET-CT）是 PET 与 CT 结合的一种新型的检查设备，是反映病变的基因、分子、代谢及功能状态的显像设备。其他医学影像技术显示的是疾病引起的解剖和结构形态变化，而 PET 显示的则是人体的功能变化。因此，人体的解剖结构未发生改变时，传统的影像技术无法对疾病诊断提供帮助。由于疾病发生的生化过程功能改变，往往早于解剖结构的改变，甚至有些疾病并无明显结构形态的变化，如老年性痴呆、帕金森病等，致使传统的医学影像就无能为力。而 PET 具有显示功能性改变的特殊性能，因而对疾病不仅能早期发现，而且还能发现传统医学影像技术无法提供诊断依据的某些疾病。

正电子发射计算机断层显像技术由 CT 提供病灶的解剖精确位置，PET 提供病灶详细的代谢等分子信息等情况，故具有准确、灵敏和定位精确等优点。同时它能对全身部位一次性显示断层图像，以清晰了解全身整体状况。临床上对于脑肿瘤定性和定位、肺癌检查、脑血管疾病肿瘤、癫痫定位、痴呆早期诊断等均有重要诊断价值，故 PET-CT 被誉为"现代医学高科技之冠"。它的出现是医学影像学的一项伟大创举。

（一）基本原理

正电子发射计算机断层显像技术是将放射性同位素 ^{158}O 注入人体，^{158}O 在人体内衰变放出的正电子与人体内的负电子相遇而湮灭转化为一对 γ 光子，被探测器所探测，经计算机处理后产生清晰的图像。其主要工作由三方面组成。

1. PET 的显像　将发射正电子的放射性核素（如 F-18 等）标记到能够参与人体组织血流或代谢过程的化合物上，将此化合物注射到受检者体内，使受检者在 PET 的有效视野范围内进行 PET 显像。

2. CT 的显像　是指图像重建，与 CT 成像原理类同，根据人体各种组织（包括正常和异常组织）对 X 射线吸收不等这一特性，求出每一体素的 X 射线衰减值并进行图像重建，得到该层面不同密度组织的黑白图像。

3. PET-CT 的图像融合　在获得 PET 显像和 CT 显像的基础上，把这两个图像进行融合，由此获得既有精细解剖结构又有丰富的生理、生化功能信息的图像，从而为确定和查找肿瘤及其他病灶的精确位置、定量、定性等诊断方面提供依据。

（二）适应证

1. 肿瘤患者　目前 PET 检查的 85% 用于肿瘤的检查，因为绝大部分恶性肿瘤葡萄糖代谢高，FDG 作为与葡萄糖结构相似的化合物，静脉注射后会在恶性肿瘤细胞内积聚起来，所以 PET 能够鉴别恶性肿瘤与良性肿瘤及正常组织，同时也可对复发的肿瘤与周围坏死及瘢痕组织加以区分，对于肺癌、乳腺癌、大肠癌、卵巢癌、淋巴瘤、黑色素瘤等诊断准确率在90%以上。同时，检查对于恶性肿瘤是否发生了转移，以及转移的部位、诊断的分期、治疗方案等都能提供有益依据。PET 在肿瘤化疗、放疗后最早可在24小时发现肿瘤细胞的代谢变化。

2. 神经系统疾病和精神病患者　由于 PET-CT 具有反映人体功能变化的特点，所以可用于癫痫灶定位、老年性痴呆早期诊断与鉴别、帕金森病病情评价以及脑梗死后组织受损和存活情况的判断。

3. 心血管疾病患者　对冠心病心肌缺血的部位、范围，并对心肌活力准确评价，确定治疗方案。并通过对心肌血流量的分析，结合药物负荷，测定冠状动脉储备能力，评价冠心病的治疗效果。

（三）PET-CT 的优点

PET 是目前唯一可在活体上显示生物分子代谢、受体及神经介质活动的新型影像技术，现已广泛用于多种疾病的诊断与鉴别诊断、病情判断、疗效评价、脏器功能研究等。

1. 灵敏度高　PET 是一种反映分子代谢的显像，当疾病早期处于分子水平变化阶段，病变区的形态结构尚未呈现异常，MRI、CT 检查还不能明确诊断时，PET 检查即可发现病灶所在，并可获得三维影像，还能进行定量分析，达到早期诊断，这是目前其他影像检查所无法比拟的。

2. 特异性高　MRI、CT 检查肿瘤时，对良性和恶性很难作出判断，但 PET 检查可以根据恶性肿瘤高代谢的特点而作出诊断。

3. 全身显像　PET 一次性全身显像检查便可获得全身各个区域的图像。

4. 安全性好　PET 检查需要很少的具有一定放射性的核素，而且半衰期很短（短的在12分钟左右，长的在120分钟左右），经过物理衰减和生物代谢两方面作用，在受检者体内存留时间很短。一次 PET 全身检查的放射线照射剂量远远小于一个部位的常规 CT 检查，因而安全可靠。

PET-CT 具有早期、安全、快速、准确等优点，自应用临床以来，深受医者和患者的重视，并日趋增多。缺点主要是 X 线照射和同位素辐射，虽然用于临床的 X 线和同位素剂量都在安全范围内，但应用时还应按照对人体的利弊作正确选取。

（谢可永　彭宝淦）

第四节　电诊断学

电诊断学（术）是通过运用电生理学的电学技术研究人类神经生理学的研究方法，是测试肌肉和神经功能的常用技术，是西医学诊断学中必不可少的诊断手段。通过记录和分析神经和肌肉对电刺激的反应，可以获得关于运动神经元病变、外周神经损伤、肌肉损伤、肌肉病变部位和预后的信息。这些信息将有助于指导临床治疗。与影像学检查不同，平面甚至立体的影像学检查，如磁共振、断层扫描、超声检查等可提供静态的形态学变化信息；而电诊断提供的信息是动态功能性的。其结果会显示所测试的神经或肌肉是否在运作？运作状态如何？具体损伤部位在哪里？等等。施行电诊断检查的专业人员必须经过专业培训。除了部分神经传导速度可有专业培训过的技师参与检测外，诊断报告以及肌电图和诱导电位等的检测必须要有专业培训过的专科医生执行，其中包括康复科、神经科、麻醉科等的专科医生。电诊断学（术）包括神经传导速度（NCV）、肌电图（EMG）和诱发电位（EPs）等。

一、神经传导速度

神经传导速度（NCV）主要通过最大电刺激诱导的动作电位来计算外周神经的延迟（脉冲从刺激到记录所需的时间）反应时间、两点间的神经传导速度和电位幅度等来判断神经及其髓鞘的完整性。具体操作时使用电刺激器（图2-7-4-1）。

在某一神经节段上刺激后，在同一神经的肌肉或感觉神经末端接收脉冲的信息（图2-7-4-2，图2-7-4-3），并对接收到的各项信息进行分析并与正常对照值进行比较。该测试提示的反应时间和速率都是反映同一神经内最快的传导纤维的速率（以米/分的单位来表达）。神经传导速度（NCV）测试感觉神经功能的称为感觉神经动作电位（SNAP），而测试运动神经功能的称为复合运动动作电位（CMAP）。

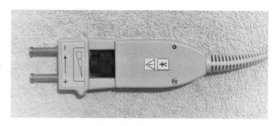

图2-7-4-1　电刺激器

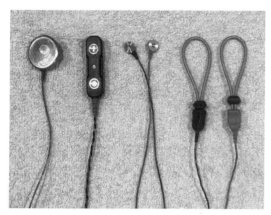

图2-7-4-2　各种接收电极，左1是接地电极器

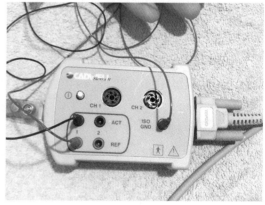

图2-7-4-3　电极与仪器连接

1. 感觉神经动作电位（SNAP）和感觉神经传导速度（SCV）　感觉神经动作电位是记录逆向诱发感觉神经或混合神经中的感觉支的传入纤维的动作电位。最高峰值感觉延迟时间（peak sensory latency）是测量电刺激开始至达到最高峰值时的时间。这是最常选用的传导速度指标。也可选用动作电位起始点延迟时间（onset sensory latency）。延迟时间越短说明传导速度越快，神经越健康。热可以缩短延迟时间，冷可以延长延迟时间。如果在正常皮温下的延迟时间延长说明从电刺激点到达接收电极之间的神经节段有病变。感觉峰值（sensory amplitude）的高度是指基线到最高峰的电位，以微伏（μV）为单位；也有用最高

峰到最低峰的电位来测量（maximum peak to peak voltage）。这个高度是由参与神经传导的神经纤维总量来决定的。高度越高说明参与传导的神经纤维越多越健康。然而，当在寒冷等情况下，由于原来传导快的神经纤维的速率受影响比传导慢的神经纤维更为明显，传导速度的差异缩小，也可以出现峰值增高。但在这种情况下，动作电位的持续时间（duration）也将随之缩短（图 2-7-4-4）。

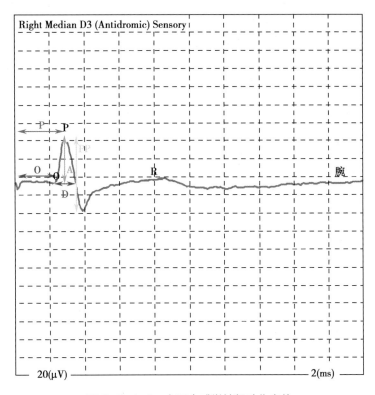

图 2-7-4-4　右正中感觉神经动作电位
P 是最高峰值感觉延迟时间（peak sensorylatency）；O 是动作电位起始点延迟时间（onset sensory latency）；A 是感觉峰值（sensory amplitude）；PP 是最高峰到最低峰的电位（maximum peak to peak voltage）；D 是动作电位的持续时间（duration）

　　具体操作时，刺激点在神经，接收处是该神经支配的皮肤区域。刺激电极的阴极端对向接收电极，而阳极端在其远端。从刺激点到接收电极之间的距离在测量不同的神经时是不同的。每个肌电图室都应该有自己的测量参数以及正常值。如正中感觉神经的测量，较为常见的定为 14cm 的距离。（图 2-7-4-5，图 2-7-4-6）

　　2. 复合运动动作电位（CMAP）和运动神经传导速度（MCV）：复合运动动作电位是记录诱发运动神经或混合神经中运动支的传出纤维的动作电位，又称 M 波（M-wave）。动作电位延迟时间（motor latency）是测量电刺激开始至动作电位开始的时间。延迟时间越短说明传导速度越快，神经越健康。同样，热可以缩短延迟时间，冷可以延长延迟时间。运动峰值（motor amplitude）高度是指基线到最高峰的电位，以微伏（μV）为单位。这个高度是由被激活的肌肉总量来决定的。高度越高说明该节段的肌肉和神经越健康。运动神经传导速度是指同一运动神经上两个刺激点之间的传导速度。越是近端的神经节段，传导速度越是相对快（图2-7-4-7）。

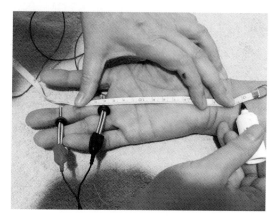

图2-7-4-5　正中感觉神经检测距离的标定

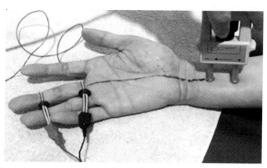

图2-7-4-6　正中感觉神经检测

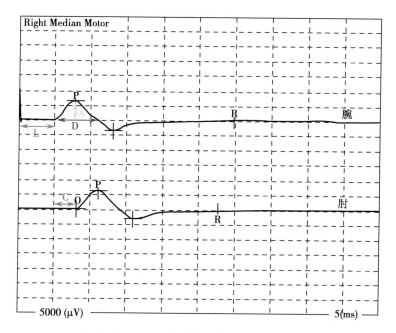

图2-7-4-7　右正中运动神经动作电位M波

L是动作电位延迟时间（motor latency）；A是运动峰值（motor amplitude）；
D是动作电位的持续时间（duration）；C是腕与肘刺激点之间的运动神经
传导速度（conduction velocity）。

　　具体操作时，刺激点在神经，刺激电极的阴极端对向接收电极，而阳极端在其远端。接收处是对正该神经支配的肌肉上的皮肤区域或用针型电极刺入该肌肉。大多数肌电图室会测量距离，也有不测量距离的。同样每个肌电图室都应该有自己的测量参数以及正常值。如正中运动神经的测量，较为常见的定为8cm的距离（图2-7-4-8，图2-7-4-9）。

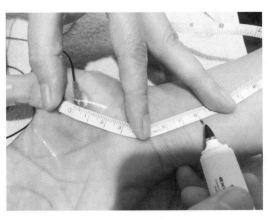

图 2-7-4-8 正中运动神经检测距离的标定

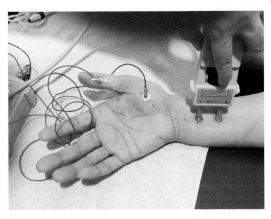

图 2-7-4-9 正中运动神经检测

运动神经传导速度的测量是在前一个刺激点测量的基础上，再朝同一神经的近端进一步测量。如正中运动神经在腕部测量后，再根据需要检查的节段，逐步增选肘关节下、肘关节上、腋下、Erb 点等测量，然后计算该节段的传导速度（图 2-7-4-10）。

复合运动动作电位（CMAP）还可以诱发后期反应（late response）动作电位，其中包括 F 波（F-wave）和 H 波（H-wave）。主要用于检查近端神经、神经根和脊髓反射等的完整性。因为诱发后期反应波的不一致性，所以要综合约 10 次以上的波来记录。

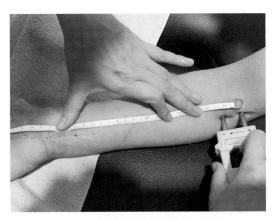

图 2-7-4-10 运动神经传导肘部检测

F 波（F-wave）的操作刺激方法与 M 波完全相同。然而刺激在正向传导到肌肉的同时，也逆向朝运动神经元胞体传导，到达胞体后再次正向传导到原来的接收肌肉诱导出动作电位，此时记录到的波即为 F 波。此波检查的是整个运动神经的完整性。

H 波（H-wave）的操作刺激方法与 M 波有所不同。将刺激电极翻转过来，将阴极端对向神经根的方向，而阳极端在其近端。目的是刺激 Ⅰa 传入纤维，通过脊髓后根传入脊髓，诱发脊髓反射，而出现效应接收肌肉的动作电位，此时记录到的波即为 H 波。此波检查的是该节段脊髓反射的完整性。

二、肌电图

肌电图（EMG）是通过将针插入检测肌肉，以直接接收和记录肌电活动的检测方法。这是最早研发并运用的电诊断方法。这种检查并不需要任何外加的刺激来进行。肌电图可以协助诊断和区别运动系统中各个环节的损害，包括上运动神经元（皮质和脊髓）、下运动神经元（前角细胞和神经轴索）、神经肌肉接头以及肌肉损伤或炎症等不同病变。

肌电图检查的是脊髓前角运动神经元所属的整个运动单位，所记录的动作电位被称为运动单位动作电位（MUAP）。肌肉在活动的不同阶段记录到的电信息是不同的。正常的静息状态下，没有肌电表现；随着肌肉活动的增加，肌电的表现逐渐加强。如果静息状态下插入或移动针体，可记录到一阵肌电波形称为插入电位（insertional activity）。该波形在正常情况下，随着停止移动针体而停止。如果插入电位过弱或延长都是不正常的表现。自发电活动（spontaneous activity）是指插入电位消退后静息状态下的各种肌电活动波。如肌肉去神经支配后出现的纤颤电位（fibrillation potential）和正尖波（positive sharp wave）。这两个波表明，只有支配该肌肉的神经损伤，而肌肉本身没有变性。肌纤维招聘模式（muscle fiber recruitment pattern）可见于随着肌肉由弱到强的收缩。肌纤维的募集不断增加。正常情况下肌肉募集可以从单一纤维开始，达到 15~20Hz 的阈值，开始招募第二根纤维，依此类推，直到募集到全部的肌肉。这时肌电图上表现为高幅度密集的干扰模式（interference pattern）。以此可以区分是神经病变（高幅度稀疏波形）还是肌肉病变（低幅度致密波形）。

肌电图用的针具不仅在长度和粗细上有不同的型号，而且在构造上也有不同。现在最常用的是单极针（monopolar needle），一次性使用的无菌包装，实心不锈钢针体，外涂有绝缘体，只是在针尖 0.5mm 处没有绝缘体，以接收肌电信号，针尾处有电线与电诊断仪相连。单极针的好处是价廉、针细、疼痛少；缺点是电信号不够稳定。同心针（concentric needle）和双极针（bipolar needle）的背景杂音较少，电信号较稳定；但是因为针体较粗，病人的耐受性则较差。

三、诱发电位

诱发电位（EPS）是神经系统回应于各种感觉刺激而产生的生物电活动。诱发电位应用于测试从感觉接收处到中枢神经系统的功能完整性。

根据感觉刺激的诱发部位可分为：

躯体感觉诱发电位（SSEP）：是使用最广泛的 EPS 测试。在肢端刺激，在头皮感觉皮质附近记录，沿途还可以有多个记录点。该技术可用于定位神经根、脊髓或脑的损伤部位、损伤程度和确定预后。SSEP 也可用于定位颈椎和腰椎神经根病变中的脱髓鞘疾病，如多发性硬化和根系损伤。此外，SSEP 可用于确定昏迷的水平并评估脑死亡，也可用于术中监测接受神经外科手术的患者。

视觉诱发电位（VEP）：常选用光电、棋盘图案闪光等来刺激视神经。在枕部视觉中心皮质做记录。从视神经到达视觉皮质的时间约为 100 毫秒，故称为 P100。视神经及其通路的损伤，包括脱髓鞘样变，将导致延迟和信号幅度的损失。超过 102 毫秒的 P100 被认为超出参考范围。可用于多发性硬化病、视神经肿瘤、疑似视觉障碍的婴儿等的辅助诊断。

脑干听觉诱发电位（BSAEP）：常用听觉点击来刺激耳蜗神经，然后在皮质上记录其反应。根据信号的起源可以记录至少五种基本波形——耳蜗神经、耳蜗核、上橄榄核、脑桥中部、脑桥上部等。BSAEP 可用于听力检查不能合作者，帮助评估脑死亡、脱髓鞘疾病和中脑肿瘤，尤其是诊断听觉神经瘤有极低的假阳性率，也可用于脑桥小脑术中监测患者的听力。

四、特殊电诊断检查

除上述常用的电诊断方法外，还有一些特殊诊断方法，如对神经肌肉接头处的功能检测可选用重复神经电刺激（RNS）和单纤维肌电图（SF-EMG）来测试，而眨眼反射（blink reflex）测试可用于评估三叉神经和面神经的功能。

（钱心如）

第五节　同位素骨扫描

全身骨显像是同位素骨扫描的常用法，能显示全身所有骨骼的变化，以此发现各种隐匿性骨病灶，为诊断和治疗提供影像学证据。

一、放射性核素骨显像原理

当骨骼受到创伤或转移瘤时，可引起骨质破坏，骨细胞活性增强，暴露出更多矿面，使示踪剂在病变部位浓聚，且其沉积的量还与骨骼的血供有关。同位素骨扫描的骨显影就时利用这一特点，以显示骨骼及其血供的情况，并以此判别其病变的部位、性质等。

二、骨显像的方法

静态骨显像：是指在静脉注射骨显像剂 2~3 小时后全身或局部的静态骨显像。此时未进入骨组织的显像剂大多已从肾脏排泄，血液内放射性已明显降低，使骨骼显像较为清晰。采用左、右两侧对称部位对照、比较，从而发现病变部位和病证性质等。

动态骨显像：是指在静脉注射骨显像剂后，于不同时间进行多次显像，分别在静脉注射后立即、2~4 分钟期间、2~4 小时内采集一系列影像。同样采用左、右两侧对称部位对照、比较，来显示软组织、骨骼的病变情况。

三、骨扫描作用

为了对不明性质的肿块进行定性，可采用同位素骨扫描，如发现有骨转移性者，表示此肿块为恶性。对癌症患者，通过同位素骨扫描，可对该癌症作临床分期，以判断癌症期限，决定治疗方法。对治疗中的癌症患者，可以通过有规律的重复骨扫描（每次间隔 3 个月~1 年）以观察有无骨转移及骨转移的程度、治疗的疗效和有无肿瘤复发。对于疼痛患者，骨扫描有助于判断疼痛是关节病变，或是关节旁骨病，或是内脏病。对某些特殊部位的细微骨折，如跖骨、肋骨等可作明确诊断。骨扫描还可观察移植骨的血液供应和存活情况等。可见，骨扫描是核医学科最主要的检查项目之一。

四、骨扫描临床应用

（一）原发性恶性骨肿瘤

恶性骨肿瘤摄取骨显像剂（放射性药物）比正常组织或良性骨肿瘤高，在骨三相显像中，动脉相可有早期充盈，血池相呈现局部充血，延迟相表现为局部放射性异常浓聚。恶性原发性骨肿瘤以成骨肉瘤、Ewing 肉瘤及软骨肉瘤的恶性程度最高。骨显像有较高的诊断价值。某些原发性骨肿瘤的骨外转移灶（通常是肺转移）也能浓聚骨显像剂，骨显像对于成骨肉瘤肺转移的诊断远较 X 线诊断敏感。以溶骨性改变为主的原发性骨肿瘤如多发性骨髓瘤，病变组织对显像剂的摄取无明显增加，故诊断灵敏不及 X 线检查。一般来说，骨显像显示病灶的范围比 X 线片所显示的要大，对已确诊的原发性骨肿瘤，骨显像能显示骨质代谢异常的范围，有助于手术方案的制订和合理安排放疗照射野的大小以及估计治疗后的效果。

（二）继发性骨肿瘤

骨显像对于转移性骨肿瘤的诊断具有很高的灵敏度。在肿瘤转移的早期就伴有局部骨组织代谢异常，因此骨显像发现恶性肿瘤骨转移灶可较 X 线摄片早 3~6 个月。成人骨转移多见于乳腺癌、肺癌、肝癌、前列腺癌等，骨显像应为此类病人的常规检查项目之一。恶性肿瘤者如主诉有固定的骨骼疼痛，但实验室各项检查及 X 线摄片等显示正常结果时，应做骨显像以早期发现转移病灶。

（三）骨折

大多数骨折的诊断依靠 X 线摄片并不需进行骨骼显像。但对于脊椎、趾骨、腕骨、跗骨、胸骨和肩胛骨等处的细小骨折，X 线有时难以发现，此时做骨显像有诊断价值。应力性骨折是一种多次超负荷运动引起的骨折，又称为行军性骨折或疲劳性骨折，类似细微骨折。由于细微骨折没有明显的骨断裂线，X 线摄片难以发现异常，而在骨延迟显像中可发现疼痛部位的卵圆形或梭形放射性异常浓聚，为确诊提供证据。

（四）无菌性坏死

骨折和错位能损伤骨的血供，引起无菌性坏死。股骨头是缺血性无菌性坏死最常见的部位，坏死初期表现为患侧股骨头区放射性减少，随着股骨头磨损髋臼，刺激血管重建，放射性核素摄取量增多，逐渐出现"炸面圈"样改变，即中心区放射性减少而周围放射性增强，后期由于髋臼磨损更加严重，放射性聚焦更加明显以至掩盖了股骨头坏死的放射性减少，但断层显像仍能见到"炸面圈"征象。一般认为骨三相显像较单纯延迟显像灵敏。在股骨头无菌性坏死的早期可见局部动脉灌注相减低和血池相静脉回流障碍。

（谢可永　彭宝淦）

第六节　关 节 内 镜

关节内镜是内镜中的一个类型，是一种观察关节内部结构直径 5mm 左右的棒状光学器械，主要用于诊治关节疾患。关节内镜于 20 世纪初起源于日本，70 年代后发展迅速，集现代高新科技与人体组织学、临床诊断学、手术学等于一体，对关节内疾病的诊断和治疗产生了革命性的影响。通过关节镜可以对关节内结构进行全面观察，许多关节内病变亦能在直视下判断分析后得到直接治疗。较传统手术，关节镜技术更为细致，且创伤小，目前已被广为接受，并与骨折内固定、人工关节置换被誉为 20 世纪骨科领域的三大重要进展。

一、关节镜的基本构造

关节镜是一个光学系统，由关节镜镜头、摄像头、主机、显示器和冷光源等组成。关节镜镜头长约 20cm，粗 4~5mm，内含一组光导纤维和一组透视。插入关节腔后，光导纤维将光线传入关节，透视则将关节内的影像传出至显示器上。操作时，仅需做 2 个或 3 个

3~5mm 的小孔，用于置入镜头和器械。通过光源、摄像系统和显示系统，把关节内的组织放大 10~30 倍，视野清楚，可以直接观察到关节内部的结构，完全在可视范围内进行操作。关节镜不仅用于疾病的诊断，而且已经广泛用于各关节疾病的治疗。

二、关节镜手术的优点

关节镜手术是一种微创手术，目前已广泛运用于膝关节、髋关节、肩关节、踝关节、肘关节及手指等各关节的诊断和治疗。临床用于膝关节的半月板、交叉韧带，退化性关节诊疗，强直肩周炎的松解，习惯性肩关节脱位关节囊紧缩术等。由于其创伤小，并发症相对较少，术后可避免长期卧床，早期活动，有利关节功能的恢复。

三、关节镜作用

（一）诊断作用

关节镜可清晰显示关节内的结构和病变部位，通过观察关节腔内各种病变组织结构的变化特征，作出正确诊断，如通过对膝关节侧副韧带、交叉韧带特征性的关节镜表现，作出部分或全层撕裂的诊断。对某些疾病，在关节镜下获取关节液或病变组织，以进一步行实验室检查和病理检查。

（二）治疗作用

随着关节镜的广泛应用，目前临床较多运用于骨关节炎、炎症性关节、色素绒毛结节性滑膜炎、感染性关节炎和创伤性关节炎等多种关节炎的诊断和治疗。如对于多种类型的滑膜炎可在关节镜下施行滑膜切除术，取出各种骨性游离体，对半月板、韧带的修补等，充分体现了创伤小、并发症少等优点，极大提高了临床疗效。

四、临床应用

（一）骨关节炎的治疗

骨关节炎是临床上常见疾病之一，采用关节镜治疗，是介于保守治疗和人工关节置换术之间的有效方法之一，目前运用非常普遍。通过关节镜清除骨软骨碎屑、游离体以及各种致炎因子，以减少膝关节的交锁；通过清洗关节，可稀释关节内的软骨降解酶类，清除胶原抗体，减缓自身免疫反应和减少滑膜炎症，消除滑膜水肿。同时冲洗液中的阳离子，能中和软骨表面的负电荷，补充钠（钾）离子，以调节软骨和滑膜的细胞生理功能，改善关节的功能。

（二）炎症性关节炎的治疗

滑膜切除术是治疗炎症性关节炎的有效治疗方法，应用关节镜的微创术，能以最小创伤，获得最佳疗效。临床常用于类风湿关节炎、色素沉着绒毛结节性滑膜炎、化脓性关节炎等。

1. 类风湿关节炎　关节镜下可见滑膜组织呈暗紫色团簇状增生，血管翳爬行。采用滑膜切除术，可有效控制滑膜炎的发展，是减少疼痛、延缓关节软骨破坏，最大限度保持关节功能的重要措施。滑膜切除术的适应证：①经 3~6 个月严格的保守治疗，关节的肿胀、渗出和疼痛未见减轻，X 线片显示骨质破坏不明显者；②保守治疗虽不足半年，但关节肿胀疼痛加重，检查发现滑膜明显增生、肥厚；③对病程超过 1 年，关节有不同程度软骨破坏，

X线片表现为明显骨质疏松或轻度关节间隙变窄，无明显骨质破坏和畸形者。滑膜切除术可阻止关节软骨的进一步破坏，减轻疼痛，推迟关节置换的时间。在施行滑膜切除的同时可施行关节清理。

2. 色素沉着绒毛结节性滑膜炎　病因不明，临床表现无特异性，必须依赖病理检查。对于色素沉着绒毛结节性滑膜炎应做到早诊断，早治疗。关节镜下可见典型的滑膜病变呈黄褐色，增生呈绒毛状或绒球状，弥漫性局限性增生。关节滑膜增生呈绒毛状，细胞内色素沉着，并见大量泡沫状细胞增生，浆细胞浸润。采用关节镜下，做整个关节内的病变滑膜切除，可降低关节僵硬的发生率，最大限度恢复关节功能。

3. 化脓性关节炎　大多数化脓性关节炎属严重的关节病。关节镜治疗包括关节镜关节穿刺吸脓术和关节镜关节切开清理术。

（1）关节镜关节穿刺吸脓术：该方法简单易行，对轻度关节感染具有一定的疗效，但吸脓和清除坏死组织不彻底，需反复穿刺，有混合感染的危险。

（2）关节镜关节切开清理术：治疗比较彻底，但是切口创伤大，对关节某些结构有所损伤，关节活动度易受影响。以后置管冲洗容易漏液，形成瘘管。

（谢可永　张霆　侯炜　王晨）

第八章

运动系统结构与功能

第一节 骨组织的结构与功能

一、骨组织的结构

骨是人体一种特殊的结缔组织，主要发挥对人体的支持和保护作用，并和软骨、韧带、关节连接起来，与所附着的骨骼肌一起构成了机体的运动系统。正常成人有206块大小不一的骨。按部位，骨可分为中轴骨（包括颅骨和躯干骨）以及四肢骨。按形态，骨可分为长骨、短骨、扁骨以及不规则骨。

（一）骨组织的基本组成

骨组织由细胞和细胞外基质组成。骨的基质包括有机物和沉积其中的无机物，其最大特点是细胞间质中有大量钙盐沉积。

1. 有机物 骨的有机物中，I型胶原占95%，另有5%为蛋白多糖、脂质（特别是磷脂类）和其他非胶原蛋白。胶原是一种结晶纤维蛋白原，被包埋在含有钙盐的基质中。

2. 无机物 骨基质中的无机物占骨骼干重的65%~75%，其中95%是钙和磷，其他5%包括镁、钠、钾和一些微量元素。无机物的主要成分是磷酸钙盐和碳酸钙盐，含少量的镁、钠和氟化物，多数以羟基磷灰石晶体的形式存在，这些结晶大都沉积在胶原纤维中。

（二）骨组织的形态结构

骨由骨质、骨膜和骨髓构成。如图2-8-1-1所示。

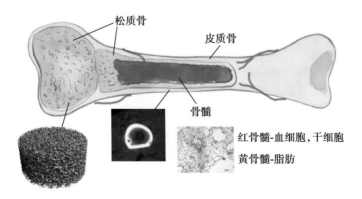

图 2-8-1-1　骨的基本结构

1. 骨质　骨质包括皮质骨和松质骨。前者又称密质骨，质地坚硬致密，分布于骨的表层；后者呈海绵状，由许多片状的骨小梁交织而成，分布于骨的内层。

骨皮质主要见于长骨的骨干和扁平骨的表层，骨松质主要构成长骨的干骺端和扁平骨的深层。在成年人，这两种骨都具有板层状结构，故称为板层骨。板层骨内的胶原纤维排列规则，如在骨皮质内，胶原纤维环绕血管间隙而呈同心圆排列；在骨松质内，胶原纤维与骨小梁的纵轴平行排列。

2. 骨膜　骨膜是由致密结缔组织所组成的纤维膜，包括外骨膜和内骨膜。前者包被在骨骼表面，后者衬附在骨髓腔面、骨小梁表面和中央管及穿通管的表面。

（1）外骨膜：外骨膜可分为纤维层和生发层。纤维层为外骨膜的外层，由一层薄的、致密的、排列不规则的结缔组织组成，包含成纤维细胞。生发层为外骨膜的内层，粗大的胶原纤维较少，但含有较多的弹力纤维，形成一薄层弹力纤维网，包含多功能的扁平梭形细胞。

（2）内骨膜：内骨膜是一薄层含细胞的结缔组织，包含的细胞是成骨细胞的前体细胞，成年后呈不活跃状态，但在骨损伤时可被激活分化为成骨细胞参与骨修复。

3. 骨髓　骨髓是提供人体血液的主要来源之一，同时也与骨的生长发育密切相关。骨髓内含有大量的造血干细胞和间充质干细胞，是破骨细胞和成骨细胞的前体细胞，在骨代谢中发挥着重要作用。脂肪细胞也是骨髓内的重要细胞成分，根据脂肪含量等的不同，骨髓可以分为红骨髓和黄骨髓两大类。前者含有 40% 的脂肪、20% 的蛋白质和 40% 的水，造血活跃；后者含有 80% 的脂肪、5% 的蛋白质和 15% 的水，造血不活跃。随着年龄的增长，骨髓内的脂肪比例逐渐增加，造血功能逐渐降低。

（三）骨组织的细胞成分

骨组织内一般有三种细胞成分：骨细胞、骨母细胞（即成骨细胞）和破骨细胞。

1. 骨细胞　骨细胞是骨组织中含量最丰富的细胞成分。骨细胞位于骨陷窝内，镶嵌在矿化的细胞外骨基质中。骨细胞的胞体呈扁卵圆形，周围有许多细长的突触。这些细长的突触伸进骨陷窝周围的骨小管内，使骨与血液之间便于离子交换和营养。骨细胞的胞核主要为卵圆形，着色略深。骨细胞的胞浆稍呈嗜碱性，内有线粒体和高尔基体，采用糖原染色和脂肪染色显示有糖原颗粒和脂滴。

2. 成骨细胞　成骨细胞即骨母细胞，是骨组织的重要细胞成分，也是参与骨形成的主要功能细胞。所有骨基质的有机成分均是由成骨细胞合成和分泌的。它在调节骨骼生长发育及维持骨量方面扮演着关键角色。它来源于具有多向分化潜能的间充质干细胞，经细胞增殖、细胞外基质合成、成熟及矿化后最终发展成为骨细胞，从而促进骨形成及维持骨量。成骨细胞常见于生长期的骨组织中，大都聚集在新生的骨质表面。成骨细胞形成一单层细胞，通过未矿化的骨样组织使其与矿化的骨基质分开。当成骨细胞形成骨基质时，被认为是"活跃"的。活跃的成骨细胞通常是圆形、锥形和立方形，胞浆呈嗜碱性。当成骨细胞的功能旺盛时，采用组织化学方法可在细胞浆中显示碱性磷酸酶（ALP）活性。

3. 破骨细胞　破骨细胞也是骨组织的重要细胞成分，是参与骨吸收的主要功能细胞。它的功能是吸收矿化的骨、牙本质和钙化的软骨。破骨细胞来源于 CD34 阳性的骨髓造血干细胞，这些细胞是骨髓中的单核/巨噬细胞系的前体细胞，由单核/巨噬细胞系最终形成成熟的破骨细胞。成熟的破骨细胞是一种大的多核细胞，胞体的直径可达 50μm 以上，核的数目可达 5 个以上，胞浆呈嗜酸性。当破骨细胞的功能旺盛时，采用组织化学方法可在细胞浆中显示抗酒石酸酸性磷酸酶（TRAP）活性。

二、骨组织的功能

骨组织具有保护、支持、运动和储存钙磷以及造血功能。

1. 保护功能　骨组织构成体腔的外壁，保护机体内部的重要器官。

2. 支持功能　骨组织构成人体形态的基本构架，如头、躯干、四肢骨骼，其中颅骨形成颅腔，胸骨、肋骨及脊柱形成胸腔和腹腔。

3. 运动功能　骨组织为骨骼肌提供附着点，在神经系统的作用下，骨骼肌收缩牵拉骨，骨以关节为枢纽产生运动。

4. 储存钙磷功能　骨组织是人体最大的钙库，与钙磷代谢密切相关。人体内大量的钙磷均储存在骨中，并随体内钙磷代谢的状况而储存或释放。

5. 造血功能　骨髓是存在于长骨骨髓腔以及扁平骨、不规则骨的松质骨间网眼中的一种海绵状的组织，能产生血细胞的骨髓略呈红色，称为红骨髓。成人的一些骨髓腔中的骨髓含有很多脂肪细胞，呈黄色，且不能产生血细胞，称为黄骨髓。人出生时，全身骨髓腔内充满红骨髓，随着年龄增长，骨髓中脂肪细胞增多，越来越多的红骨髓逐渐被黄骨髓取代，最后几乎只有扁平骨的松质骨中有红骨髓。当慢性失血过多时，部分黄骨髓可转变为红骨髓，重新恢复造血的能力。

三、调控骨生长发育的主要基因和信号通路

（一）骨的生长发育过程

大多数骨骼如四肢骨、脊椎骨、盆骨和部分颅骨等，其发生首先是由间充质干细胞聚集，形成透明软骨，称为软骨雏形（cartilagenous model），然后通过软骨内成骨的方式发生的。但是，还有一些骨骼如颅骨中的额骨、顶骨、枕骨、颞骨等，是通过膜内成骨的方式发生的，即间充质干细胞增殖密集，分化为骨原细胞，进而分化为成骨细胞，然后由成骨细胞形成类骨质，再钙化为骨组织。

人体骨发生从胚胎期开始，通过以上两种方式（即软骨内成骨和膜内成骨）不断产生新骨，同时受应力的作用，新骨还通过一系列改建活动，使其外部形态和内部结构不断变化，以适应机体功能和生理活动的需要。这个骨发育过程是漫长的，大部分人到大约 20 岁时基本停止。但骨发育完成之后还要在人的一生中不断进行更新和改建，这个过程称为骨重建（bone remodeling）。骨重建由骨吸收与骨形成两个过程组成，即破骨细胞骨吸收后，随之成骨细胞形成新骨，只有二者处于平衡状态，才能维持骨量的正常。

1. 软骨内成骨　以长骨为例描述软骨内成骨的过程，如图 2-8-1-2 所示。

（1）软骨雏形的形成：在将有长骨发生的部位间充质细胞密集、分化为骨祖细胞，但无血管形成，进而分化为软骨细胞，分泌软骨基质，形成透明软骨，即软骨雏形。

（2）软骨的退化：软骨雏形生长到一定程度时，其中段的软骨细胞体积增大，并分泌碱性磷酸酶，导致细胞周围的薄层软骨基质钙化，钙化的软骨基质阻断了弥散性营养供应，导致软骨细胞退化死亡，留下较大的软骨陷窝。

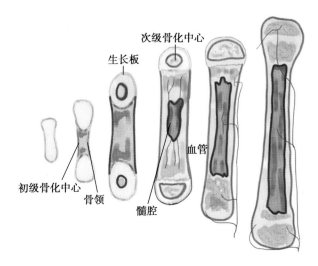

图 2-8-1-2　软骨内成骨示意图

（3）骨领的形成：在软骨雏形中段开始退化的同时，周围的血管长入软骨膜，其内层的骨原细胞分化为成骨细胞，以膜内成骨方式在软骨表面形成薄层原始骨松质，形如领圈围绕着软骨雏形中段，故名骨领。骨领形成后，其周围的软骨膜改称骨外膜。以后骨领逐渐改建为骨干的骨密质。

（4）初级骨化中心的形成：在软骨雏形的中央部位软骨细胞发生退化死亡、残留较大的软骨陷窝处，是最早的骨化区域，称为初级骨化中心。骨外膜血管连同间充质细胞、骨原细胞、破骨细胞等穿过骨领，进入正在退化的软骨区。破骨细胞溶解吸收钙化的软骨基质，形成许多隧道，称为初级骨髓腔。接着骨原细胞不断分化为成骨细胞，贴附于残留的钙化软骨基质表面成骨，形成以钙化软骨基质为中轴，表面包以骨组织的原始骨小梁。

（5）骨髓腔的形成：原始骨小梁的存在时间较为短暂，不久就被破骨细胞溶解吸收。原始的骨髓腔互相融合成较大的骨髓腔，腔内含有血管和骨髓组织。由于初级骨化中心两端的软骨不断生长，初级骨化中心的成骨过程也从骨干中段向两端推进，从而使长骨增长，骨髓腔也随之沿纵向扩展。

（6）次级骨化中心的出现和骺板形成：出生前后，在长骨两端软骨中央出现新的骨化中心，称为次级骨化中心或骺骨化中心，出现时间因骨而异。次级骨化中心的形成过程和初级骨化中心相似，但骨化方向是从中央向四周辐射进行，最后大部分软骨被初级骨松质取代，使骨干两端变成骨骺。骨骺表面不发生骨化，始终保留薄层透明软骨（关节软骨）。骨骺和骨干之间也保留一层软骨，称骺板或生长板。骺板处软骨细胞保持繁殖能力，在骨干两端继续进行软骨内成骨过程，使长骨继续增加长度。到17~20岁，软骨失去增生能力，骺板完全被骨组织代替，留有遗迹称骺线，长骨也即停止增长。

2. 膜内成骨　膜内成骨是由间充质先分化成胚性结缔组织膜，再在此膜内成骨。人体内只有少数骨骼如顶骨、额骨、下颌骨、锁骨等以此形式发生。在将要形成骨组织的部位，间充质细胞增殖、迁移，密集成膜状，同时血管增生。其中某处间充质细胞先分裂分化为骨原细胞，再进一步分化为成骨细胞，分泌类骨质，骨化后成为骨基质，形成最早的骨组织。该部位即为骨化中心，成骨过程由骨化中心向四周扩展。最初形成的初级骨小梁为针状，随后逐渐增粗并相互连接成网状，并向四周发展，形成骨松质。骨松质周围的间充质分化成骨膜。此后骨组织不断生长和改建。以顶骨为例，外表面以成骨为主，内表面以骨吸收为主，骨的曲度不断改变，使颅腔增大以适应大脑发育。顶骨内、外表面改建形成骨密质，即内板和外板，其间的骨松质形成板障。

（二）调控骨生长发育的主要基因和信号通路

1. BMP-Smads 信号通路　BMP-Smads 信号通路是调控骨形成最重要、也是最早发现和确认的一条通路。骨形态发生蛋白（BMP）是骨形态发生最早期的信号分子，对成骨细胞分化及骨形成具有特异性诱导作用。迄今为止，至少发现了 20 种 BMP，除 BMP-1 外，其他 BMP 均属于 TGF-β 超家族成员。它们可通过旁分泌和自分泌的形式诱导骨、软骨及与骨有关的结缔组织的形成，还能诱导骨源和非骨源性细胞的成骨分化。BMP 通过结合细胞膜上特异性受体——BMP 受体 I（BMP receptor I，BMPR-I）及 BMPR-II，使 BMPR-I 磷酸化，再与 BMP 特异作用的 Smads 蛋白（如 Smad1、5、8）结合并使其也发生磷酸化，然后进入细胞核，继而启动并激活成骨细胞特异性转录因子，从而诱导间充质干细胞（MSC）向成骨细胞分化及骨形成。在此过程中，BMP-Smads 信号通路受多种转录因子调控。调控 BMP 诱导成骨的相关转录因子可分为两类，包括正调控因子和负调控因子。

（1）正调控因子

1）核心结合因子 a1(Cbfa1)：Cbfa1 属于 Runt 结构域基因家族成员，又称 Runt 相关基因 2(Runx2)、多瘤病毒增强子连接蛋白 2aA(PEBP2aA)、急性髓系白血病因子 3(AML3) 和成骨细胞特异性因子 2(OSF2)。在 Cbfa1 的分子结构中含有一个 DNA 结合区，该结合区由 128 个氨基酸组成，并与果蝇属的分节基因 runt 同源，因此 Cbfa1 也被归为 Runt 基因家族。Cbfa1 基因包含从 -1 到 7 共 9 个外显子，根据 Cbfa1 基因 N 端起始序列的不同可分为三个亚型，分别称为 P56/ I 型、P57/ II 型和 P58/ III 型。3 种亚型在不同种系和细胞中的表达谱尚未被完全揭示。Cbfa1 能特异识别成骨细胞特异性顺式作用元件 2(OSE2) 中的序列 5'-(Pu/T)ACCPuCPu-3' 或 5'-PyGPyGGT(Py/A)-3'，并通过其 runt 结构域与 OSE2 样元件连接。在许多成骨细胞特异性基因的启动子区域都存在这种 OSE2 样元件，这些成骨细胞特异基因包括碱性磷酸酶（alkaline phosphatase）、骨桥蛋白（osteopontin）、I 型胶原（type I collagen）、骨钙素（osteocalcin）以及骨涎蛋白（bone sialoprotein）等。Cbfa1 通过其 runt 结构域与这些基因启动子的 OSE2 样元件结合，激活这些基因的转录过程。Cbfa1-/- 纯合突变的小鼠，胚胎在 18.5 天时体重较正常小鼠轻，四肢较短，只有腓骨、桡骨和椎骨部分区域有微弱钙化，颅骨、下颌骨无钙化。Cbfa1-/- 小鼠胚胎在成骨细胞分化早期就停止分化成熟，不表达骨钙素和骨桥蛋白，虽然软骨分化和形成正常，但软骨细胞肥大成熟受影响。Cbfa1+/- 杂合突变小鼠则表现为一种显性遗传性发育障碍，膜状骨和颅骨钙化延迟，囟门未闭，骨缝不愈合。为进一步研究 Cbfa1 在生长过程中的作用，Ducy 等建立了过表达骨钙素基因启动子 Cbfa1DNA 结合域 (ACbfa1) 转基因小鼠模型。ACbfa1 自身无转录活性，但较 Cbfa1 有与 DNA 结合更高的亲和力。由于骨钙素基因启动子仅存在于已分化成骨细胞并在出生后才具有活性，因此 Cbfa1 转基因小鼠出生时形态正常，有矿化的骨骼，骨组织形态学也未见异常，说明其成骨细胞分化正常。但出生后 2 周 ACbfa1 小鼠表现为身材短小，X 线片示长骨变短，骨皮质变薄。组织学检查 ACbfa1 小鼠的成骨细胞的数量与野生型小鼠相同，但其成骨能力降低，提示 ACbfa1 通过削弱 Cbfa1 的转录活性影响了已分化成骨细胞合成骨基质蛋白进而维持骨量的功能。Liu 等将 Cbfa1 过度表达于小鼠胶原蛋白 I 型的启动子，观察到该转基因小鼠肢体短小，有多发性骨折，未成熟成骨细胞数量较野生型小鼠多，成骨细胞矿化能力弱，皮质骨量明显减少。这些结果进一步表明 Cbfa1 不但影响成骨细胞分化，而且对维持成骨细胞功能有决定性作用。最近研究结果表明，Cbfa1 是与 BMP 信号转导的下游分子 Smad1 和 Smad5 相互作用，从而调节成骨细胞的分化。在 CCD 患者中发现 Runx2 蛋白的羧基端有 130 个氨基酸残基缺失，这一突变蛋白不能与 Smad1 和 Smad5 相互作用。而在正常情况下，将 Cbfa1 与 Smad1 和 Smad5 相互作用，可诱导 C2C12 前体细胞分化为成骨细胞。BMP-2 能诱导 C3H10T1/2 细胞表达 Cbfa1，继而表达成骨标志蛋白。Cbfa1 能抑制成肌细胞 C2C12 细胞表达肌原细胞特异蛋白 MyoD，并诱导其表达成骨细胞特异性的 I 型胶原蛋白和纤维结合蛋白 (fibronectin) 等骨基质蛋白。在没有 BMP-2 作用时，Cbfa1 单独表达虽然能抑制成肌细胞分化，但不能上调骨钙素的表达，而在 BMP-2 作用下，过表达 Cbfa1 诱导产生的骨钙素水平高于 BMP-2 的单独作用，说明 BMP-2 和 Cbfa1 具有协同作用。以上结果均表明 Cbfa1 在 BMP 激活成骨的 Smads 信号转导通路中起了非常重要的作用，在此信号转导通路中，Smad 泛素调节因子 1(Smuf1) 近来被证实参与 Smad 分子和 Cbfa1 的降解，从而抑制成骨细胞分化。最近发现一锌指蛋白 145(PLZF)，在成骨细胞分化过程中高表达，过表达 PLZF 上调 Cbfa1，而过表达 Cbfa1 对 PLZF 无影响，提示 PLZF 是 Cbfa1 上游的调节因子。

2）转录因子 Osterix(Osx)：Osterix 属于 Sp/XKLF 家族，人类 Osterix 同源物又称为 Sp7(specific protein 7)。Osx 首先在 BMP-2 诱导的成肌细胞 C2C12 中发现。Osterix 基因包含两个外显子，其分子结构内含有 428 个氨基酸，其羧基末端有三个 Cys2-His2 锌指结构，这种锌指结构可与富含 GC 的真核细胞启动子结合调控靶基因的转录。这种 G/C 含量丰富的碱基序列在许多成骨细胞特异性基因的启动子区域存在，包括骨桥蛋白、I 型胶原、骨钙素、骨黏素以及骨涎蛋白等。Osx 通过其 Cys2-His2 锌指结构与这些基因启动子结合，从而激活这些基因的转录过程。Osx 和 XKLF 家族中一些其他成员一样，含有脯氨酸和丝氨酸丰富的转录激活区。但是，Osx 结构中 DNA 结合区之外的氨基酸序列和其他人、鼠、果蝇的多肽没有重要的相似之处。Osx 杂合突变小鼠无异常表现，Osx 纯合突变小鼠在胚胎 16.5 天时，I 型胶原 mRNA 水平在间充质细胞密集的成骨部位、软骨膜及软骨中的表达均明显低于野生型小鼠。Osx 纯合突变小鼠 Cbfa1 表达是正常的，而 Cbfa1-/- 的小鼠 Osx 没有表达。与 Cbfa1 不同的是，Osx 单独作用即可抑制 C3H10T1／2、C2C12 细胞向原来方向分化，同时激活骨钙素和 I 型胶原的表达，促使细胞成骨分化。Osx 基因敲除小鼠的间质细胞、破骨细胞以及血管可侵入到矿化的软骨基质中，但这些间质细胞无法产生骨基质，同样，在膜内成骨的骨组织中，间质细胞也无法分化为成骨细胞，也就是说骨形成完全缺失。Osx 基因敲除小鼠的间质细胞表达 Cbfa1，但 Cbfa1 基因敲除的小鼠却不能表达 Osx，表明 Osx 是 Cbfa1 的下游基因。此外，Osx 基因敲除小鼠的前成骨细胞表达 II 型及 X 型胶原，表明 Osx 是特异性调节成骨细胞分化的转录因子，也是软骨细胞分化的抑制性调节因子。

3）转录因子 Dlx5：Dlx5 属于同源异型盒 (homeobox，Hox) 基因家族，首先表达于成骨细胞分化晚期，在发育的骨骼中均有表达。Dlx5 基因含有三个外显子和两个内含子，其羧基端具有 61 个氨基酸组成的连接 DNA 的高度保守的同源结构域。该同源结构域上有一特殊的螺旋 – 转 – 螺旋结构，可特异性地与某些碱基序列结合。Osx 通过其同源结构域与骨钙素、骨涎蛋白和 I 型胶原的启动子上的 cis 元件结合，从而激活这些基因的转录过程。Dlx5 突变的小鼠颅面部出现多种缺陷，如前庭器官畸形，下颌弓近端骨畸形，鼻囊发育不全，甚至脑部暴露。Dlx5-/- 小鼠无骨钙素表达，表现出类似人类的手裂足裂畸形 (SHFM)、缺指、鳌状指畸形等症状。BMP-2 可诱导成骨细胞、软骨细胞及非骨源性细胞表达 Dlx5，此外还发现 BMP-4 也可诱导成骨细胞表达 Dlx5。且研究发现，成骨细胞经 BMP-2 处理后，Dlx5 的表达要早于 Cbfa1。而使用蛋白抑制剂后发现，BMP-2 的刺激仍能诱导 Dlx5 的表达，说明 Dlx5 的表达不需从头合成。Cbfa1-/- 的细胞，Osx 不表达，但 Dlx5 表达。因为被迫表达反义 Dlx5 完全抑制了 BMP-2 对 Osx 的诱导，而单独过表达 Dlx5 能诱导 Cbfa1 的表达，却不能激活成肌细胞 C2C12 表达 Osx，这些均说明 Dlx 在 BMP-2 诱导 Osx 的表达中是必需的。在没有 BMP-2 作用时，过表达 Smad1、Smad5 均能诱导成肌细胞 C2C12 细胞表达 Dlx5，并提高其碱性磷酸酶活性，促使其向成骨方向分化，证明了 Dlx5 在 BMP-2 信号转导中发挥的作用。

（2）负调控因子

1）转录因子 CIZ：又称为 Nmp4(nuclear matrix protein4)，表达于间充质细胞（如成骨细胞）中。CIZ 基因含有 5~8 个锌指结构的核定位信号区，能特异性识别共有序列 (G/C)AAAAA，并与之结合。CIZ 能竞争性结合 Smad 的 MH2 结构域，从而抑制 Smad 介导的 BMP 信号转导。实验发现，在 BMP-2 的作用下，CIZmRNA 的表达处于一个相对稳定的水平，而去除 BMP-2 后，CIZ 蛋白表达下降。CIZ 的过表达阻止了 BMP-2 诱导表达骨钙素、I 型胶原蛋白，并抑制骨结节的形成。CIZ 单独过表达能增强 Cbfa1 的表达，与 BMP-2 共同作用却抑制 Cbfa1 的表达。Morinobu 等用骨组织形态计量学的方法发现，CIZ-/- 小鼠松质骨骨量明显增加，但骨吸收相关指标与野生型小鼠相比没有显著差异。将 CIZ-/- 小鼠骨髓进行培养，发现碱性磷酸酶活性显著增强，后期可见大量的钙化结节。以上结果均说明 CIZ 是一个抑制成骨的转录因子。

2）转录因子 AJ18：AJ18 属于 KRAB(kruppe1-associated box)/C2H2 锌指结构蛋白家族，最早在大鼠胚胎颅骨细胞中发现，具有抑制成骨的作用。AJ18 上的锌指结构能选择性识别 DNA 上 OSE 元件特异序列 5'-CCACA-3'，并与之相连接。BMP-7 能诱导 AJ18 的表达，过表达 AJ18 抑制了碱性磷酸酶的活性。实验研究发现，AJ18 可抑制细胞 Cbfa1 的表达，其机制可能是 AJ18 通过其 KRAB 结构域招募共抑制因子 TIF1β/KAP-1，或与 Cbfa1 共同竞争骨桥蛋白和骨钙素基因启动子上 OSE 元件，从而抑制 Cbfa1 的转录激活。

3）癌蛋白 c-Ski：c-Ski 蛋白首先发现在鸡胚细胞中表达，后来在小鼠的所有组织中均检测到 Ski 的表达，以神经和肌肉组织中表达最丰富。近年来研究发现，c-Ski 作为转录因子，可以通过结合 Smad2、Smad3 的 MH2 区域，竞争性结合 SBE(Smads 的 DNA 结合元件)，或募集共抑制因子 N-COR/HDAC1，阻碍 Smad2、Smad3 的转录，进而阻断 BMP 的信号转导和特异性 BMP 反应基因的表达，从而抑制细胞的成骨分化。

2. Wnt/β-Catenin 信号转导通路　Wnt 蛋白是一类在胚胎发育过程中起重要作用的分泌蛋白，如控制诱导中胚层的发生与决定细胞的去向和形态。Wnt 蛋白在细胞内通过几个蛋白的复合体激活其信号传导，其中经典通路是激活 β-Catenin 分子。β-Catenin 与胞内蛋白（dishevelled，DVL）、酪蛋白激酶 1（casein kinase 1，CK1）、糖原合成激酶 3β（glycogen synthase kinase 3β，GSK-3β）及骨架蛋白 (Axin1，Axin2) 等形成复合物。该复合物通过 GSK-3β 催化，使 β-Catenin 磷酸化，导致 β-Catenin 被泛素 - 蛋白酶体系统（UPP）识别、降解。

Wnt 信号存在时，Wnt 蛋白与 Frizzled 受体和低密度脂蛋白受体相关蛋白 5 或 6(LRP5/6) 结合，Wnt 蛋白和 Frizzled 受体形成复合体。Wnt 复合物形成后，LRP5/6 的羧基端与 Axin 结合，从蛋白复合体中释放 β-Catenin，使 GSK-3β 无法磷酸化 β-Catenin，进而激活 β-Catenin 信号通路。来自 Wnt 的信号可使 β-Catenin 从其结合蛋白 Axin 中释放，在胞浆中堆积，从而转入至细胞核。在细胞核，β-Catenin 与 T 细胞因子 / 淋巴增强因子（TCF 或 LEF）蛋白结合，激活靶基因 Axin2、Dkk1、ZNRF3/RNF43 等。ZNRF3 和 RNF43 可以转出至细胞膜，通过 DVL 识别 Frizzled 受体，促进 ZNRF3 和 RNF43 泛素化和降解，从而阻断 Wnt/β-Catenin 信号通路。该功能可以被 Wnt 受体激动剂 R-spondin（RSPO）抑制。通过与 LGR4/5 以及 ZNRF3 和 RNF43 结合，促进 ZNRF3 和 RNF43 泛素化和去泛素化。

3. OPG/RANK/RANKL 信号通路　骨保护素 (OPG) 又称破骨细胞生成抑制因子（OCIF），属于肿瘤坏死因子受体（TNFR）超家族成员之一，其结构中缺乏跨膜结构域，是一种分泌蛋白。OPG 只有两个已知配体——细胞核因子 -kB 受体活化因子配体（RANKL）和肿瘤坏死因子相关凋亡诱导配体 (TRAIL)。大量实验证据表明 OPG 是 RANKL 的胞浆受体而非信号传导受体，OPG 在调节骨重建方面起重要作用。虽然 OPG 也与 TRAIL 结合，但其意义尚不知晓。因为 TRAIL 基因敲除小鼠并无骨骼异常表现，故 TRAIL 和 OPG 的相互作用不大可能调节骨重建。OPG 在成骨细胞和间充质干细胞中均有表达，其对骨的作用已经在啮齿类动物中被明确证明。OPG 基因敲除小鼠自出生就表现出严重的骨质疏松症，这是由于破骨细胞形成的增多和其功能活性增强所致。组织学研究发现生长板被破坏、骨小梁缺失，组织形态计量分析表明在成年的基因敲除小鼠中，其长骨的骨吸收增加。这些结果表明在出生后骨生长中 OPG 是破骨细胞介导的骨吸收的生理性调节因子。

破骨细胞的分化信号是由成骨细胞或间充质干细胞传递的。各种刺激骨吸收的因子将诱导破骨细胞形成的信号传递给成骨细胞或间充质干细胞，诱导其膜上表达细胞核因子 -kB 受体活化因子配体（RANKL）。RANKL 可与破骨前体细胞膜上的破骨细胞分化和活化受体（ODAR）[又称细胞核因子 -kB 受体活化因子 (RANK)] 直接结合，活化 NF-kB，将信号传入破骨前体细胞核，启动下游 c-Fos 和 NFATC1 的表达，引起级联瀑布反应，使破骨细胞分化、成熟和激活。而 OPG 作为一个"诱饵"受体，能竞争性与 RANKL 结合，阻断 RANKL 与 RANK 的结合，从而抑制破骨细胞的形成和分化。

（唐德志）

第二节　软骨的结构与功能

一、软骨组织的结构

软骨由软骨组织及周围的软骨膜构成，软骨组织则由软骨细胞、基质及胶原纤维构成。

（一）软骨细胞

软骨细胞位于软骨基质内的软骨陷窝中。周围基质富含硫酸软骨素，叫做软骨囊。软骨细胞在软骨内的分布有一定规律，而软骨组织不同部位的软骨细胞形态各有特征。靠近软骨膜的外周软骨细胞单个分布，体积较小，呈扁圆形。软骨中部的软骨细胞接近圆形，成群分布，是由单个细胞分裂而成，每群有2~8个细胞不等。介于外周和中间部分的软骨细胞较成熟，呈圆形，胞质丰富。软骨细胞胞质内有丰富的粗面内质网和发达的高尔基复合体，可以合成细胞外基质和胶原纤维。

（二）基质

透明软骨基质呈凝胶状。其中水分占70%以上，渗透性好，因此软骨深层的软骨细胞仍能获得必需的营养。基质中还富含蛋白多糖成分，多糖分子包括透明质酸、硫酸软骨素和硫酸角质素；蛋白质包括核心蛋白和连接蛋白。这些蛋白质和多糖分子形成羽状分支的大分子，结合大量的水，构成分子筛，并和胶原原纤维结合在一起形成固态结构。

（三）纤维

根据软骨组织内所含纤维成分的不同，可将软骨分为透明软骨、弹性软骨和纤维软骨，其中以透明软骨的分布较广，结构也较典型。透明软骨中存在由Ⅱ型胶原组成的胶原原纤维，呈交织状分布，呈透明状，主要分布在喉、气管与支气管、关节软骨等处。弹性软骨含大量弹性纤维，主要分布在耳廓和会厌处。纤维软骨中含有大量成束胶原纤维，其中软骨细胞成行排列，主要分布在椎间盘、耻骨联合等处。

（四）软骨膜

软骨膜分为内外两层，其中内层含血管和细胞，具有营养和保护软骨组织的作用，同时也可以分化为软骨细胞；外层软骨膜主要由纤维构成。

二、软骨组织的功能

（一）缓冲功能

软骨基质中富含胶原纤维和蛋白多糖，组成松散的网络骨架，并在其中吸收了大量水分，具有非常好的缓冲、吸收震荡的作用，不仅能让关节活动更加灵活，同时也可以减少骨骼直接碰撞产生的不适感和对骨骼的机械损伤。

（二）关节内抗磨损和润滑作用

关节面较为光滑平整，再结合关节滑液，在关节活动的过程中，有效降低了摩擦阻力，大大提高了关节的灵活性。此外，关节软骨内的软骨细胞可以在一定程度上合成并分泌出胶原纤维和蛋白多糖，磨损的软骨可以维持一个动态的自我修复过程。

三、调控软骨发生发育的主要基因和信号通路

在哺乳动物中，大部分骨骼，包括四肢长骨和脊柱的骨骼，都是由软骨内成骨形成的。软骨形成由间充质细胞分化引起。间充质细胞则主要起源于三种细胞——神经外胚层的神经丛细胞（形成颅面部骨骼）、中胚近中轴的外膜细胞（即体节的组成，形成了脊柱）和外侧中胚叶盘的体壁层（形成了下肢骨骼）。未分化的间充质细胞可以成软骨分化或成肌分化，周围组织，尤其是上皮，则影响着间充质细胞的分化过程。在间充质细胞聚集并向软

骨细胞分化后，软骨细胞持续增殖，增殖软骨细胞在骺板中形成有序的平行列，其是以Ⅱ型、Ⅺ型和Ⅺ型胶原蛋白以及蛋白聚糖的表达为特征。随后软骨细胞肥大分化，然后矿化。当软骨细胞分化时，它们变得肥大，开始产生碱性磷酸酶和Ⅹ型胶原蛋白，最终分化的软骨细胞会发生细胞凋亡，软骨基质被矿化，并被骨骼所取代。

（一）间充质细胞聚集和成软骨分化

软骨形成发生于间质细胞的募集、迁移、增殖和凝集阶段，该过程受到间质与上皮细胞相互作用的调控。而向软骨前体细胞分化的间充质细胞迁移到前软骨基中，则是软骨形成的最早阶段。细胞－细胞、细胞－基质之间相互作用，产生了相应的信号。在聚集之前，成软骨的间质细胞生成富含透明质酸、Ⅰ型胶原和 α Ⅱ型胶原（含有非软骨胶原中存在的第2外显子编码的氨基前肽）的细胞外基质。聚集的发生则与透明质酸酶、神经细胞黏附分子、神经 caderin 家族（N-caderin）及神经细胞黏附分子（N-CAM）的活性增加相关。TGF-β 是成软骨聚集阶段最早的信号分子，它可以刺激纤维连接蛋白的合成，后者进而调控 N-CAM 的表达。多配体聚糖蛋白（syndecan）与纤维联合蛋白相结合并限制 N-CAM，从而确定聚集区域的分界线。细胞外基质分子，包含腱生蛋白（tenascin）、血小板反应蛋白（thrombospondin）和软骨低聚物基质蛋白（COMP）等，与细胞黏附分子相互作用以激活局部黏附性激酶、桩蛋白等细胞内信号通路，从而启动软骨前体细胞到软骨细胞的转化。在软骨细胞完成分化后，细胞中即不表达 N-caderin 和 N-CAM，二者仅在软骨膜细胞中表达。

目前已经发现了很多基因，参与调节间充质细胞的聚集和增殖以及后续肢体发育过程，这些调控因子在不同时间段发挥各自的作用。成纤维细胞生长因子（FGF）、Hedgehog 基因、骨形成蛋白（BMP）和 Wnt 通路共同调节肢体发育各个轴上的信号分子，以确保按照由前到后、由背到腹的顺序形成肢体。Wnt2a 和 Wnt2c 是最早出现的信号，它们可以诱导 FGF-10 和 FGF-8 等信号分子的生成。FGF-10 可以诱导 Wnt3a，后者通过 β-链蛋白（β-catenin）上调 FGF-8 的表达，而 FGF-8 可以维持 FGF-10 的表达水平，这样形成了正反馈调节。FGF 同时参与肢体发育的启动过程和肢芽形成过程。同时由 HoxA 和 HoxD 基因编码的 HOX 转录因子对于早期未分化间充质的定型以及对 FGF-8 和 Sonic hedgehog（Shh）的表达来说必不可少。Hoxd11 和 Hoxd13 的主要作用则是在细胞聚集后调控细胞增殖。Wnt7a 在四肢生发中心早期分化时表达，有维持生发中心部位 Shh 分泌的作用。Shh 信号在早期肢体定型时必不可少，但并不参与调节肢体形成。

BMP 起初被认为具有诱导异位成骨的作用，它可以启动软骨前体细胞定型和分化，也可以调节软骨细胞成熟和终末分化为肥大软骨细胞，从而促进骨形成。BMP-2、BMP-4 和 BMP-7 通过调节 BMP 受体和拮抗因子（如 noggin 和 chordin）时间和空间的表达，共同调节间充质原基内各种成分的分布。

（二）软骨细胞形成

软骨前体细胞向软骨细胞分化是进入成骨过程之前的重要环节，以软骨基质，包括胶原Ⅱ、胶原Ⅸ、胶原Ⅺ、蛋白聚糖（aggrecan）的沉积为特征。参与软骨形成的转录因子中，SOX9（SRY box gene-9）是最广泛的研究对象。SOX9 是 SRY（Y 染色体性别决定基因）基因盒家族的成员，是一个与严重骨骼畸形密切相关的基因。Sox9 是聚集细胞的早期标记物之一，可以促进 Col2α1 和其他软骨特异性基质蛋白的表达，包括 Col11α2 和 CD-

RAP 等先于软骨基质沉积发生的蛋白。小鼠模型也显示，SOX9 对于软骨形成是必不可少的。另外，两种 Sox 家族成员包括 L-Sox5 和 Sox6 在间充质聚集过程中不表达，而在软骨细胞分化过程中与 Sox9 共同出现，Sox5(L-Sox5) 和 Sox6 与 Sox9 合作，激活这些基因中的软骨细胞特异性增强子。激活的转录因子 (ATF)/ 环磷腺苷效应元件结合蛋白 (CREB) 家族和 AP1（核转录因子激活蛋白 -1）家族的成员 c-Fos 用以保持早期软骨细胞的增殖能力。因此，L-Sox5 和 Sox6 对于 Col9α1、蛋白聚糖、联合蛋白及 Col2α1 的表达必不可少。而 SOX 蛋白的表达主要依赖于 BMP 信号及其受体 BMPR1A 和 BMPR1B，两种受体在功能上具有冗余性，仅在软骨细胞集聚时被激活，而不在软骨膜内表达活性。BMP 通过形成 Ⅰ型、Ⅱ型受体异源二聚体复合物（具有丝苏氨酸激酶活性）转导信号。一旦与 BMP 结合，Ⅱ型受体 BPPMRⅡ磷酸化Ⅰ型受体 ALK-2、BMPRIA/ALK-3 和 BMPRIB/ALK-6，信号进一步由经典 SMAD 通路传导，该通路包括传导型受体蛋白 Smad1、Smad5、Smad8 和抑制的 Smad6 和 Smad7。其他 BMP 诱导的转导转录因子包括 JunB、JunD 和 ID，以及 DLX 家族成员。BMP 也可以通过激活 TGFβ 激活激酶 1（TKA）转导信号，TKA1 和 MEKK1 相互作用，激活 P38 和 JINK 级联反应。BMP 还可以激活 Ras/ERK1/3 或者 RhoA/ROCK。P38 通路参与启动成软骨细胞集聚，而 ERK1/2 的激活还可以与 BMP-2 诱导的信号共同正向调节软骨形成。BMP 诱导 R-SMADs 磷酸化后，它们与 Smad4 共同形成复合物并且转运到核内，在核内又与靶基因启动子的 SMAD 区域结合。同时它们也可以和其他可以与 DNA 结合的转录因子相互作用，共同激活 CBP/p300 或者其他抑制因子。

（三）软骨细胞增殖

在软骨形成的整个过程中，BMP 和 FGF 信号的平衡决定了细胞增殖的速度，进而决定了细胞分化的节奏。长骨中，在间充质聚集之后很久，BMP-2、BMP-3、BMP-4、BMP-5 和 BMP-7 首先在软骨膜内表达，只有 BMP-7 在增殖软骨细胞中分泌。BMP-6 与 BMP-2 在肥大软骨细胞中表达。目前已发现多达 22 种 FGF，但在软骨形成过程中激活 FGF 受体的 FGF 配体仍然难以确定。但是 FGF 信号的转导不仅仅依赖于配体在时间和空间上的精确定位，还依赖于受体的功能。FGFR2 早期在聚集的间充质表达，后期对于聚集则是受限的，之后在集聚区域周围与 FGFR1 一起出现，而 FGFR1 由周围疏松的间充质中表达。FGF3 存在聚集的间充质中心区域，与软骨细胞的增殖密切相关，FGFR3 的表达与 FGFR2 有所重叠。

在骺板部位，FGFR3 是主要的软骨细胞增殖的抑制因子，主要通过磷酸化 Stat 转录因子，促进细胞周期抑制因子 P21 的表达。FGF-18 是 FGFR3 的亲和性配体，因为 FGF18 基因敲除小鼠与 FGFR3 小鼠的骺板软骨细胞增殖区均显著增大，且 FGF18 可以抑制 IHH 的表达。FGF18 和 FGF19 在软骨膜和骨膜中表达，在骺板近端增殖区周围形成了功能性的浓度梯度，在这个区域 FGF18 通过 FGFR3 限制软骨细胞的增殖和之后的成熟。前肥大软骨细胞和肥大软骨细胞中的 FGF18 和 FGF19 都可以与 FGFR1 作用，它们可以通过诱导 VEGF 和 VEGFR1 共同调控血管的长入。随着骨骺端骺板的生长，前肥大软骨细胞和肥大软骨细胞中 FGFR3 逐渐消失，FGFR1 表达亢进，暗示 FGFR1 在软骨细胞生存、分化和死亡方面可能具有重要作用。

软骨细胞增殖区下半部分和前肥大区的软骨细胞增殖是由局部负反馈系统控制的，该环路由 PTHrP 和 Ihh 介导。Ihh 在前肥大软骨细胞中表达，PTHrP 受体在静息区软骨细胞中表达。相邻的软骨膜细胞表达定向 Hedgehoh 受体（ptc），该受体一旦与 Ihh 结合，就能激活 Smo 和诱导 Gli 转录因子的表达，li 转录因子反过来又能通过正向作用（Gli1 和 Gli2）或反向作用（Gli3）的方式调节 Ihh 靶基因的表达。早期的研究发现 Ihh 可以诱导软骨膜内 PTHrP 的表达，而 PTHrP 信号可以通过激活静息区软骨细胞中的受体促进细胞增殖。BMP 和 FGF 信号通路之间的平衡调节了上述信号分子的相互作用，进而调节了软骨细胞终末分化和增殖的节奏。FGF-18 或 FGFR3 信号可以抑制 Ihh 的表达，并且在不受 PTHrP 信号调节的细胞内，BMP 信号可以上调 Ihh 的表达水平。Ihh 还可以不通过 PTHrP，刺激增殖区的柱型软骨细胞分化，而 PTHrP 可以抑制成熟前的软骨细胞分化成为前肥大软骨细胞和肥大软骨细胞，进而抑制成熟前软骨细胞中 Ihh 的表达。这样一来的话，Ihh 和 PTHrP 就能通过诱导增殖因子和抑制分化因子，在时间和空间上平衡进入软骨内成骨和继续保留在软骨系的细胞数量了。

（四）软骨细胞终末分化

长干状骨在软骨基质上发生，该过程被称为软骨内成骨。软骨内成骨包括软骨细胞的终末分化，软骨基质钙化，血管侵入和骨化。当在基质中心区域的细胞开始肥大增生，几乎增加了细胞液体容积 20 倍的时候，软骨内成骨即开始了。

软骨细胞的肥大成熟需要有 Runt 结构域转录因子家族成员 Runx2，Runx2 在周围软骨膜及前肥大软骨细胞中表达，在终端肥大的软骨细胞中表达有所降低。Runx2 的表达与 Ihh、BMP-6 等重叠，可以直接激活基因 Ihh、Col10α1 和 Mmp13。最近研究还发现 Sox9 抑制了 Runx2 和 β-catenin 信号的表达，进而抑制了软骨细胞的肥大。软骨膜内的 Twist-1 是另一种 Runx2 的抑制因子，具有螺旋-环-螺旋的结构。其他的转录因子，如 MADS-box 转录因子 Mef2c 和 Mef2d、Msx2、AP1 家庭成员 Fra2 和 FoxA 家族转录因子，也促进了软骨细胞肥大。BMP 诱导的 Smads 激活以及 Smad1 和 Runx2/Cbfa 之间的相互作用对于软骨细胞肥大和成骨也是非常重要的。MMP-13 是 Runx2 的下游蛋白，主要在终末分化的软骨细胞中表达。MMP-13 缺乏导致基质胶原过度累积，骺板软骨内骨化延迟，肥大区增加。相反，Col10α1 敲除小鼠则出现骺板增殖区和肥大区缩短，矿化沉积改变。在 Col10α1 变异的侏儒症患者中也发现骺板肥大区细胞周围基质的表达异常。其他 ECM 蛋白包括骨钙素（osteocalcin）和骨桥蛋白（osteopotin），在软骨成骨中参与调节细胞与基质间的相互作用。伴随着软骨细胞终末分化，ECM 的成分变化也给其中的肥大软骨细胞带来了局部微环境压力的变化，导致细胞进入程序性凋亡。血管侵入软骨膜和肥大区是骨组织替代软骨组织的关键环节，敲除 VEGF 或 VEGF 受体，去除血管生成的刺激因素，导致骺板肥大区长度增加。MMP-9 小鼠也出现相似的表型。VEGF 的促血管浸润作用是通过在不同部位表达的受体实现的，Flk 在软骨膜和周围软组织中的内皮细胞中表达，神经纤毛蛋白 Npm1 在晚期肥大软骨细胞中表达，Npn2 仅在软骨膜内表达。VEGF 有 3 种不同的形式，基质结合型 VEGF188 对于干骺端血管浸润必不可少，可溶性 VEGF120（VEGFA）调节软骨细胞的生存以及骨骺软骨内血管生成，VEGF164 既能够与基质结合又可溶，可能通过 NPN-2 直接调控软骨细胞的生理活性。低氧诱导因子 -1α(hif-1α) 是哺乳动物缺氧反应的主要调节因子之一，对 VEGF 的基因调控和软骨细胞存活起着重要作用，能诱导血管浸润软骨。细胞外基质中的 VEGF 通过 MMP 的作用被释放出来，如 MMP-19 在被内皮细胞分泌后可以迁移至软骨组织肥大区的中间部分。MMP-13 与 MMP-9 共同作用，将初级和二级骨化中心终末肥大区未矿化的基质降解。软骨基质的改造塑形和血管侵入是成骨细胞和破骨细胞迁移和分化的前提条件，最终可以将矿化的软骨基质改造塑形成骨。

（舒冰）

第三节　骨骼肌的结构与功能

一、骨骼肌的结构

（一）骨骼肌的形态结构

骨骼肌是肌肉组织的组成部分，由具有收缩功能的肌纤维和肌纤维间少量的结缔组织、血管、淋巴管、神经组成。肌纤维的结构特点是肌质内含有大量与肌纤维长轴平行排列的肌丝，这是肌纤维舒缩功能的物质基础。

骨骼肌是随意肌，受人的意识支配，大多数借肌腱附着于骨骼上，分布于躯干和四肢。外面有致密结缔组织包裹，称为肌外膜，含有血管、神经。肌外膜的结缔组织伸入肌肉内，分隔包裹形成肌束。包裹肌束的结缔组织膜称肌束膜。包裹在每条肌纤维外面的少量结缔组织称肌内膜。如图 2-8-3-1 所示。

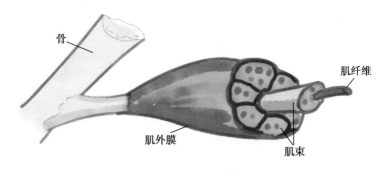

图 2-8-3-1　骨骼肌结构示意图

骨骼肌纤维呈细长圆柱形，直径为 10~100μm，长度不等。骨骼肌纤维是多核细胞，一条肌纤维内含有几十个甚至几百个细胞核，位于肌膜下方。核呈扁椭圆形，染色较浅。在肌浆中有沿肌纤维长轴平行排列的肌原纤维。每条肌原纤维上都有明暗相间的带，即周期性横纹，各条肌原纤维的明暗带都准确地重叠排列在同一平面上，因而构成了骨骼肌纤维明暗相间的周期性横纹。在偏振光显微镜下，明带呈单折光，又称 I 带；暗带呈双折光，又称 A 带。暗带中央有一条浅色窄带，称 H 带；H 带中央有一条横行的 M 线。明带中央有一条深色的 Z 线。相邻两条 Z 线之间的一段肌原纤维称为肌节。肌节是肌原纤维结构和功能的基本单位，是骨骼肌纤维收缩和舒张运动的结构基础。肌原纤维之间含有大量线粒体、糖原及少量脂滴。电镜下，可见肌原纤维由粗、细两种肌丝构成，沿肌原纤维的长袖排列。粗肌丝位于肌节中部，细肌丝位于肌节两侧。细肌丝由肌动蛋白、原肌球蛋白和肌钙蛋白组成；粗肌丝由肌球蛋白分子组成。骨骼肌纤维的收缩机制是肌丝之间的滑动。如图 2-8-3-2 所示。

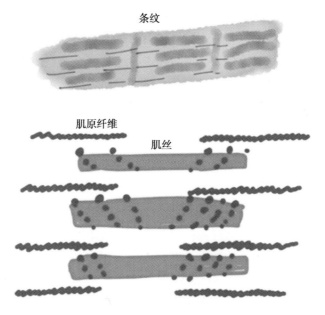

条纹

肌原纤维

肌丝

图 2-8-3-2　肌纤维结构示意图

骨骼肌纤维可分为红肌纤维、白肌纤维、中间型肌纤维三类。红肌纤维内富含肌红蛋白和线粒体，故呈暗红色。红肌纤维收缩缓慢而持久，故又称慢缩纤维。白肌纤维内肌红蛋白和线粒体较少，呈淡红色。白肌纤维收缩快，但持续时间短，故又称快缩纤维。中间型肌纤维结构和功能特点介于前两者之间。人的骨骼肌多由三种肌纤维混合组成，但每一块肌肉三型肌纤维构成比例不同。

（二）骨骼肌的细胞成分

无论来自生肌节的细胞或有同样潜能的间充质细胞，其组织发生是相同的。从原始的细胞分化为成熟的肌纤维，一般要经过 4 个时期：前成肌细胞期、成肌细胞期、肌管（细胞）期和肌纤维期。前成肌细胞进一步分化，细胞增大，胞质增加，含有较丰富的核糖体和散在的肌丝，即为成肌细胞。成肌细胞继续分裂增殖，并由核糖体不断合成肌丝，许多肌丝组成肌原纤维。部分成肌细胞由数个融合在一起，构成合胞细胞，呈管状，为肌管。此时，细胞失去了分裂能力，但散在的成肌细胞尚可继续加添到肌管内，使肌管的长度和宽度增加。以后，细胞质内肌原纤维越来越多，从周边逐渐向中央填充。肌原纤维在一定间隔出现规律的双折光暗带（A 带）和单折光明带（I 带），使肌细胞表现出明、暗交错的横纹。在明带出现的早期即可见不甚规则的 Z 线，不久在暗带中出现 H 带和 M 线。最后，每一肌管分化为一条长圆筒状的肌纤维。由于在发育过程中，细胞核多次分裂，细胞体不分裂，从而形成了多核的肌纤维。

骨骼肌一般包含两种类型的干细胞（多能成体干细胞群和卫星细胞）作为成肌前体细胞。成体干细胞存在于机体各种组织中，在移植后可表现出分化成多种不同类型细胞的能力。另外，骨骼肌中还含有一种被称做肌源性干细胞的成体干细胞群，可表现出分化成多种细胞类型的能力。而卫星细胞被认为在成年肌肉可以形成一个稳定的、自我更新的干细胞池，从而在组织中起到生长和修复的功能。

1. 肌源性干细胞（MDSC） 肌源性干细胞是存在于骨骼肌并可从中分离出来的后天干细胞，具有长期增殖、高度自我更新和多向分化的特点。与其他组织工程中的干细胞相比，MDSC 在体外培养具有良好的材料可用性，以及较强的增殖和分化能力等优点。在一定条件诱导下，纯化的肌源性干细胞能向成骨细胞谱系分化，发生矿化并可能形成骨组织。因此，除了骨祖细胞之外，肌肉组织有可能成为一种能提高骨折愈合的宝贵资源。

Lee 等通过体外运用腺病毒和逆转录病毒转染新鲜分离的人类肌源性干细胞的基因工程，使其表达人 BMP-2，种植于未愈合的严重骨缺损（颅骨缺损）并伴有免疫缺陷的小鼠中。4~8 周后通过组织学可清楚地观察到骨缺陷部位被重建的新骨完全覆盖，并经原位杂交分析，在新生成的骨中（通常是骨细胞存在的部位）发现了一小部分移植的人 MDSC。Li Xiang 等研究则发现与 BMP-2 相比，BMP-9 是更为有效的骨诱导生长因子，具有很强的诱导 MDSC 定向成骨分化的作用。而经转导后表达 BMP-4 的 MDSC，还可增强软骨分化和显著改善关节软骨的修复。

2. 卫星细胞 创伤后，骨骼肌有着显著的再生能力，由于成熟肌纤维是终末分化，而骨骼肌的再生，很大程度上依赖于少量的固有肌卫星细胞。肌卫星细胞介于基底膜和肌纤维的质膜之间，具有再生骨骼肌和自我更新的特征。在成年肌肉中通常是静息状态，但可被肌肉生长和创伤激活，从而调节肌肉的后天生长和再生。肌卫星细胞显示出多能间充质干细胞的活性，并可产生成骨细胞、脂肪细胞以及骨骼肌细胞。与原代成肌细胞相比，从肌纤维分离的卫星细胞更容易分化为成骨细胞和脂肪细胞，在不含强烈成骨和成脂诱导剂的条件下，仍可分化为成骨和成脂细胞；而成肌细胞在此条件下，只能分化为肌细胞。从肌纤维中新鲜分离的卫星细胞中未发现 MyoD 或 Myf5（成肌细胞的标志物），而在原代成肌细胞中高表达。因此笔者认为，卫星细胞很可能通过一个可塑性祖细胞，进行成骨与成脂分化，而不是经过一个稳定的肌细胞转分化。

3. 成肌细胞 成肌细胞是肌肉组织（主要分布于骨骼肌）的前体细胞，来源于中胚层干细胞，具有自我更新和促进肌纤维再生的能力。原代成肌细胞属于生肌细胞系，包括胚胎中的成肌细胞和成熟肌肉组织中的卫星细胞。在适宜条件刺激下可以向成骨细胞、软骨细胞、心肌细胞等多个方向分化，从而弥补骨髓间充质干细胞数量有限等缺陷。如在创伤后，成肌细胞若仅暴露于成骨细胞环境中，尚不能引起成肌细胞向成骨细胞的分化；但当成骨细胞损伤后，成肌细胞暴露于其裂解液中，则有可能向表达成骨相关因子和成骨细胞方向分化，开始异位成骨过程。C2C12 细胞系被认为是骨骼肌组织中分离出的肌卫星细胞，在一定条件下可向成肌细胞分化的一种细胞株，通常作为体外研究成肌细胞增殖和分化的首选模型，在不同的培养条件下表现出不同的分化潜能。BMP-2 有抑制 C2C12 生肌源性分化，促使 C2C12 细胞表达成骨相关因子的能力。在骨骼肌及结缔组织内有丰富的有成骨潜力的间充质细胞，因而在这些部位易发生诱导成骨。

其中，一种翼状螺旋/叉头转录因子 MFH-1，在软骨组织、肾和弓形动脉发育中表达，是小鼠轴向骨架和主动脉弓形成的正常发育时必不可少的。MFH-1 可通过应答 BMP-2 信号通路，来诱导成骨细胞的分化。经 MFH-1 拮抗的细胞中，内源性 MFH-1 水平降低，则 ALP 的活性显著降低和微量的骨钙素生成。而 BMP-2 处理后，可促进 C2C12 细胞中 MFH-1 水平的持续增高，并诱导 MFH-1 蛋白，调节 C2C12 细胞的成骨细胞分化和成骨细胞标志物的合成。

二、骨骼肌的功能

骨骼肌是人体最大的器官，占体重的 40%，具有很强的内分泌、免疫和再生能力，在保持机体稳态中起着重要作用。骨骼肌的功能单位（又称运动单位）是由一个运动神经元和它所支配的全部肌纤维构成。骨骼肌的主要功能是进行收缩，从而产生各种不同的运动。任何一个运动的产生，都不是一块骨骼肌收缩、舒张完成的，而是多组肌群在神经系统的调控下，骨、关节和肌肉的协调配合完成的。骨骼肌接收运动神经元传来的刺激，会收缩，牵引着它所附着的骨，绕着关节运动，从而产生各种动作。如屈肘时，肱二头肌收缩，肱三头肌舒张；伸肘时，肱三头肌收缩，肱二头肌舒张。

三、调控骨骼肌发生发育的主要基因和信号通路

人体内的骨骼肌大部分由胚胎时期的中胚层生肌节演变而来，少部分由鳃弓间充质和侧板的体壁中胚层演变而来。人体的各个组织、器官都是由共同的胚胎细胞，在不同或相同的信号通路调节机制下增殖、分化而来，因此，其中的信号通路会不同程度地重叠或串话。在一定条件下，可实现不同组织祖细胞通过相同的信号通路转化为相同的组织。

（一）Wnt 信号通路

Wnts 是分泌型蛋白，在骨骼肌成肌、肌纤维类型多样化、神经肌肉接头的形成和肌肉干细胞功能等方面起着重要的作用。

Wnt 家族成员中 Wnt2b、Wnt4、Wnt6、Wnt9a 和 Wnt10a，在 C2C12 细胞成肌分化后，水平都显著升高；其中 Wnt4、Wnt6、Wnt7a 和 Wnt9a，在 C2C12 细胞中的瞬时过表达可诱导成肌分化。而 Wnt3a、Wnt5a、Wnt10a 并不会影响肌钙蛋白 T 的表达。在骨骼肌发育和再生的不同阶段，参与的成员起着不同的作用，如 Wnt1 和 Wnt3a 可诱导发育中神经管背侧和内侧体节的肌分化；Wnt3a 的过表达则可显著降低肌细胞的终末分化和抑制软骨引起小鸡肢畸形。此外，Wnt3a 是维持成肌细胞的未分化状态以及由 Wnt4 信号诱导成肌分化所需要的。

不同于 P19 胚胎癌细胞（多能干细胞），通过聚集成肌调节因子（MRF）增强成肌分化约 30 倍，Wnt3a 可直接激活成肌调节因子（MRF），促进成肌分化。Wnt4 过表达可诱导肌卫星细胞标记物 MyoD 和 Pax7 的表达，并增加鸡胚骨骼肌质量；并通过 β-catenin/TCF 复合物介导来抑制经典 Wnt 信号并促进肌分化。Wnt4 可拮抗 Wnt3a 在成肌细胞分化中的作用，同时 Wnt4 又可强化 BMP-4 依赖性 Smad1/5 的磷酸化，而不是 Wnt3a。这表明非经典 Wnt4 信号通路与经典 Wnt/β-catenin 信号通路相配合参与肌分化。Wnt5a 可分别增加和减少快、慢肌纤维数量，而 Wnt11 对肌纤维类型有逆转作用。

在肌肉损伤后 2~5 天内，再生肌肉中许多单核细胞内的 Wnt 信号显著增加；同时，损伤后微环境中由肌卫星细胞释放的大量纤黏连蛋白，与卷曲蛋白 7（Frizzled-7）/蛋白多糖 4（Syndecan-4）配体结合，可促进 Wnt7a 调节肌卫星干细胞和肌卫星细胞在肌肉再生中的稳态水平，诱导肌卫星干细胞池的扩增。而通过诱导 BMP-4 信号，经典 Wnt 信号（Wnt1 和 Wnt3a）则可抑制成肌分化。Kuroda K 等发现经典 Wnt 信号通路独立于 β-catenin/TCF 途径提高 C2C12 细胞中 ALP 酶活性的表达；在 Wnt1 和 Wnt3a 过表达时，BMP-4 的

mRNA 表达也明显升高。另外，在调节肌纤维类型和维持中，Wnt 和 BMP 信号通路之间存在一种新型相互作用。如 Wnt1 和 Wnt3a 介导下游信号 BMP-4 的活性，抑制成肌细胞的总体增殖，而促进慢肌纤维的成肌分化。Wnt 蛋白除了具有促进成肌细胞分化的作用外，在一定条件下还有成纤维化的功能。有报道发现，外源性添加 Wnt3a 蛋白，在体外可促使年轻的祖细胞生肌化向纤维化的转变提高；在体内则可导致结缔组织聚集增多，表型类似于衰老的再生肌肉。因此，Wnt 信号活性增高可改变老龄化肌源性干细胞的命运，增加纤维化。通过 Wnt 抑制剂，又可逆转老年性再生肌肉的纤维化。

（二）β-catenin 信号通路

β-catenin 作为一种多功能蛋白质，广泛存在于各种类型的细胞，如内皮细胞、成纤维细胞、成骨细胞中，并通过相同的信号转导通路机制，不同上、下游作用因子来调节这些细胞代谢（增殖、分化和凋亡）和表型等方面。

经典 Wnt/β-catenin 信号转导通路在骨代谢中的机制研究已较成熟，通路中多种因子共同调节成骨细胞的分化和增殖，从而在骨代谢中发挥着重要作用。同时，Wnt/β-catenin 在肌细胞分化、增殖和肌肉生长、修复中，也发挥着重要的调控作用。Petropoulos H 通过缺乏骨骼肌发育背景的 P19 控制细胞群，首次发现了 β-catenin 足以诱导成肌。各种 Wnt 配体控制亚细胞 β-catenin 的定位，从而调节成肌细胞增殖和肌管形成。β-catenin/Tcf 复合物是 C2C12 细胞增殖必不可少的，并可通过 FH535 促进细胞凋亡，抑制该复合物的形成。在肌分化早期阶段可能需要 β-catenin 信号，而生肌决定后肌管形成则不必要或被抑制。因此，在 C2C12 细胞增殖和分化中，β-catenin 作用类似一个分子开关。从早期肌源性诱导到后期成肌细胞相互作用、融合的肌肉分化过程中，β-catenin 作为钙黏蛋白所介导的细胞黏附连接的主要成分，也可作为其发展过程中调节基因表达的信号转导分子，与钙黏蛋白共同发挥调节成肌分化的作用。一旦 β-catenin 和钙黏蛋白之间量的平衡被破坏，如在 β-连环蛋白过度表达的情况下，钙黏蛋白介导的细胞-细胞接触形成受损，将会导致成肌过程的抑制。

Wnt/β-catenin 信号的精密调控，是肌纤维生长和维护必不可少的。Tee JM 等研究发现持续、异位和过度活化的 Wnt/β-catenin 可造成体节损失，最终导致斑马鱼胚胎中肌祖细胞不定期增殖，以及快肌纤维的肥厚和退化。而 β-catenin 缺失又可降低成肌前体细胞的增殖。

在愈合过程中，Wnt 蛋白可能是调节成熟肌纤维中卫星细胞增殖率的关键因素，而 β-catenin 的胞内反应，又是经典 Wnt 信号通路到卫星细胞增殖活化过程的一个关键的下游转录辅助活化剂。在单纤维以及细胞核内表达的活化 β-连环蛋白，诱导的卫星细胞增殖和分化，可概括为体内慢肌、快肌纤维的再生。而分布于细胞核外，细胞则表现出无活性的有丝分裂。β-catenin 和 Wnt/β-catenin 信号活性的升高，还可缓解由 I-mfa（MyoD 家族抑制剂 a）介导的生肌调节因子（MRFS）的转录抑制机制。其中通过 Wnt1 和 Wnt3a 可增强 β-catenin 与 I-mfa 之间的相互作用，进而衰减了 I-mfa 对 MRFS 转录活性和胞浆封存的抑制作用，促进肌生成。

（三）Notch 信号通路

通过自我更新和分化的调节，Notch 信号可保持肌卫星细胞的沉默状态和肌肉干细胞的动态平衡，这是出生后肌肉正常发育的关键过程。功能性 Notch 信号是 BMP-4 介导抑制肌源性干细胞分化所需要的。通过抑制 Notch 信号可逆转 BMP-4 对卫星细胞和 C2C12 细胞分化的抑制作用。因此，Notch 信号在 BMP 介导细胞分化控制的某些方面，执行了至关重要的作用。在缺乏 Notch 信号情况下，可能会出现肌纤维不能产生足够的机械力，来局限/稳定肌纤维远端的纽蛋白－黏着斑。通过实验诱导斑马鱼胸鳍中肌纤维不能产生正常的机械力，可观察到内骨骼细胞中没有肌动蛋白应力纤维的形成。

随着年龄的增长，肌肉再生时卫星细胞增殖和产生必要成肌细胞的能力明显受损。Notch 信号会抑制受损的年轻肌肉再生，而 Notch 的强制激活却可修复衰老肌肉的再生潜能。因此，Notch 信号是随年龄增长而下降的肌肉再生潜能中一个关键决定因素，Notch 信号的下降可降低其再生潜能，通过 Notch 信号的活化可发生逆转。

而 Notch 信号通路并不是独立调节肌细胞的命运，在早期细胞增殖阶段，Notch 信号的抑制和 Wnt 信号的激活都表现出 GSK3-β 的灭活，因此，其活性状态又反映了两者信号级联之间存在着明显的串话关系。同时，Notch 和 Wnt 信号之间精确的平衡，控制着肌肉前体细胞沿着生肌谱系的进展。前者主要参与早期成肌细胞增殖阶段，而后者的活性主要表型在肌源性祖细胞谱系发展后期，诱导成肌细胞融合。

（唐德志　笪巍伟）

第四节　椎间盘的结构与功能

一、椎间盘的结构

椎间盘即椎间纤维软骨盘，是椎体之间的主要连结方式。整个脊柱共有 23 个椎间盘。正常成人椎间盘总厚度约为骶骨以上脊柱长度的 1/4。各部椎间盘厚度有所不同，以腰部最厚，颈部次之，中胸部最薄。这是与脊柱各段活动度及身体支撑作用不同相适应的。成人颈椎间盘总厚度为脊柱颈段长度的 20%~24%，而在胸段及腰段分别占 18%~24% 和 30%~36%。颈椎间盘前厚而后薄，反映出脊柱颈部的生理曲度；胸部椎间盘前、后厚度相似，因为胸段脊柱的生理弯曲主要是由椎体的形态造成的；腰部椎间盘亦为前厚后薄，特别是第 5 腰椎和第 1 骶椎间最为明显，脊柱腰段的生理弯曲主要由椎间盘形成。脊柱各段椎间盘厚度不同是与其各段活动度不一相适应的。

椎间盘主要由三部分构成——纤维环、髓核和软骨终板。纤维环由纤维组织构成，呈同心圆排列，位于相邻两椎骨的椎体之间，是椎间盘维持负重的最主要组织。纤维环前厚而后薄，髓核不在其中央而是稍偏后，这可能是髓核多向后突出的原因之一。纤维环的前、后分别有前纵韧带和后纵韧带加强。但后纵韧带在宽度和强度上都不如前纵韧带，这样就使得髓核的突出多向后外侧。

纤维环非常坚固，紧密地附着在软骨板上，连接相邻椎体，使脊柱在运动时成为一个整体，保持脊柱的稳定。纤维环主要由胶原纤维组成，也含有弹性纤维，这使得纤维环在受到压力变形后可迅速恢复组织大小及形状。同时，纤维环包绕髓核，使其维持一定的位置及形状，在压力下，因力量平均分散在纤维环，又具有吸收震荡的作用。髓核是位于纤维环中部的柔软的胶冻样物质。髓核是胚胎时期脊索的残留，由黏多糖和胶原纤维组成，水分含量较高。正常人髓核含水量高于80%。如图2-8-4-1所示。

颈椎间盘的髓核一般位于纤维环的中部偏前，颈椎脊柱运动轴线由此通过。纤维环后部较前部厚，椎间盘不伸展至相邻椎体的后外缘，这是因为此处是钩椎关节的内侧边界。

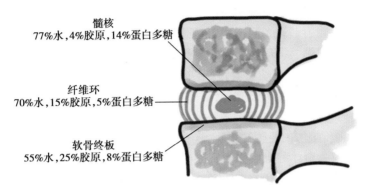

髓核
77%水，4%胶原，14%蛋白多糖

纤维环
70%水，15%胶原，5%蛋白多糖

软骨终板
55%水，25%胶原，8%蛋白多糖

图2-8-4-1 纤维环、髓核以及软骨终板的成分比较

在人的成年期，除了纤维环的周围部以外，椎间盘内并无血管。椎间盘的营养主要靠椎体内血管的血液经透明软骨终板弥散而来。因此椎间盘的营养及其弹力和张力，取决于透明软骨终板的通透性能和髓核的渗透能力。这种性能的改变直接影响着椎体间的稳定性。

纤维环将髓核固定，使整个椎间盘呈密封状态，髓核在其中滚动，将承受的压力均匀地传递到纤维环和软骨终板。

髓核由于含大量水分，所以是不能被压缩的。当它受到压力作用时，只是形态有所改变而非真正被压缩。压力作用下的髓核和纤维环各部所受压力不同；当脊柱向前弯曲时，椎间盘前部挤压变薄、后部增厚，伸直时恢复原状。椎间盘受压时，其水分通过软骨板外渗，含水量减少；当压力解除后，水分再次进入椎间盘使体积增大，弹性和张力增高。随着年龄的增长，髓核水分逐渐减少，其弹性和张力减退，因而容易受到损伤。

椎间盘不但使椎体牢固连接，而且通过椎间盘的弹性使脊柱有可能向各个方向活动，同时还有缓冲震荡的作用。

由于椎间盘的重要物理作用，是人体承受应力最大的地方，因此椎间盘受到的压力和损伤是最多的。椎间盘即使在不负重时也承受较大的压力，这是由于椎骨间韧带和纤维环及其周围的肌肉不自主收缩造成的。

当椎间盘发生退变时，首先是高度变小、变薄，从而导致相应的椎间关节和钩椎关节的关系发生紊乱、失稳，也就进一步导致相应关节边缘的骨质增生。同时椎间盘纤维环可能发生炎性反应、变性，导致纤维环完全或不完全破裂，髓核缺水，导致弹性和张力的减退，使髓核在承受压力时更多地把压力分散给纤维环，从而导致髓核的膨出、突出，甚至脱出，在不同程度和不同环境下，压迫神经根和脊髓导致相应症状。如图2-8-4-2所示。

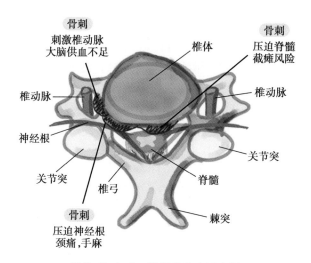

图 2-8-4-2　椎间盘突出示意图

二、椎间盘的功能

椎间盘在相邻椎体间起着缓冲垫的作用，在各种不同的载荷下产生相应的变形，吸收冲击，稳定脊柱。

（一）椎间盘受压的特性

椎间盘的纤维环由分层的纤维软骨构成，处于同一层内的胶原纤维平行排列，相邻两层间的纤维呈交叉排列，纤维的走行方向和椎体的上下平面约呈 30°角，因此相邻层的纤维呈 120°的夹角。这种结构特点使它可承受强大的弯曲和扭曲，并形成了位移极小的稳定连结结构。纤维环的外层纤维直接与椎体相连接，而内层纤维借软骨终板固定于椎骨的上、下面上。髓核呈透明凝胶状，被封闭在纤维环与软骨终板形成的腔隙中，其内产生的压力符合帕斯卡定律所描述的特点，能够均匀地分布到椎体的上、下面及周围纤维环上。正常情况下，由于体重、肌肉的收缩以及纤维环的限制作用等，髓核内就已有静水压产生的预应力，纤维环和脊柱的纵向韧带也有一定的张应力，在负重状态下，应力会进一步升高。

椎间盘的承载能力自上而下逐渐增加，颈椎为 320kg，上段胸椎为 450kg，下段胸椎为 1100kg，腰椎为 1500kg。但由于各椎间盘的截面积自上而下逐渐增加，如果按单位截面积计算则大致相等，约为 $1.1kg/mm^2$。可以认为，人的脊柱是一个等强度的结构，椎间盘一直处于由重力、肌肉张力及肌肉运动产生的压力之下。在脊柱承载负荷时，椎间盘的应力分布以髓核所承受的压应力最大，其单位面积的负荷约为外来负荷的 1.5 倍，而纤维环的单位面积负荷约为外来负荷的 50%，但纤维环还要受到外围的张力，腰椎间盘的纤维环张应力约为外来负荷的 4~5 倍。椎间盘严重退化时，纤维环的负荷将明显增大。

椎间盘与椎体的相对厚度在脊柱各段是不同的。椎间盘厚度与椎体厚度的比值以胸段最小，约为 20%，腰段为 33%，在颈部可达 40%。随着年龄的增加，椎间盘的相对厚度逐渐减小，变形能力逐渐减弱。在新生儿，椎间盘的总高度约占脊柱全长的 50%以上，成人只占 25%，老年人的脊柱长度可缩短 1/10，主要是由于椎间盘的厚度减小所造成的。椎间盘的相对厚度也存在性别差异，一般女性大于男性。

（二）椎间盘的黏弹性

椎间盘由黏弹性材料构成，具有蠕变、松弛、滞后等黏弹性性质。在生理载荷范围之内，随着时间的延长，脊柱的蠕变变形逐渐增加，载荷松弛不断衰减。椎间盘在载荷小于100kg时，是线性弹性的，以后就是非线性关系。随着载荷增加，椎间盘应变减少，使椎间盘在承受载荷达1500kg时将被破坏，此时的应变约为35%。在反复作用力下，椎间盘能够吸收震荡能量。椎间盘的滞后性与人的年龄有关，年轻人的椎间盘滞后特性较好。

椎间盘的弹性模量约为椎体骨质的1/100，即椎间盘只需要椎体1/100的压力就可发生压应变，当应力低于破坏骨质所需应力时，椎间盘发生的压应变比椎体大100倍。几乎所有的实际压缩位移都发生在椎间盘，只有椎间盘的形变达到最大应变后，骨质才开始破坏。一个运动节段承受低负荷或中负荷时，椎间盘因不如骨质硬，将首先发生变形，但在承受高负荷时，椎体骨质的强度则低于椎间盘。在轴向负荷作用下，如纤维环的弹性模数已超过限度而仍保持完整，软骨终板首先受到损害，发生裂缝，其次为椎体，可发生断裂或塌陷，而髓核及纤维环最后才受到损害。

（三）椎间盘的拉伸与弯曲特性

在脊柱负重或运动时，椎间盘所承受的力有压缩力、屈曲力和剪切力。椎间盘受到压应力时，纤维环可向外轻微膨出，横径相应增大。在脊柱的各种运动中，椎间盘可以发生变形，并且向外突出。当脊柱前屈时，椎间盘的前部变薄而后部变厚，同时髓核稍向后方移动。有研究团队利用非接触式位移传感器和计算机控制的数据采集系统，测定了 L_3-L_4 和 L_4-L_5 椎间盘在两侧椎体向前方相对弯曲9°，并连续给予轴向压缩载荷至2000N时，外层纤维环各点的横向位移量，发现椎间盘各点均向外突出，但各点位移量不同，凹侧的位移量要大于凸侧的位移量。分析认为，在脊柱弯曲合并压缩载荷条件下，凹侧纤维环由于直接受压引起比较明显的向外突出，而髓核是向凸侧运动的，但凸侧纤维环的紧张对髓核的运动具有阻碍作用，因此凸侧的位移量较小。

三、调控椎间盘退变的主要基因和信号通路

（一）MAPK 通路

1. ERK 信号通路与椎间盘退变　Ahn 等研究发现，椎间盘退变的髓核细胞可以分泌 TNF-α 等细胞因子。Seguin 等设计实验在体外对胎牛髓核细胞进行 TNF-α 干扰，发现 TNF-α 通过 ERK 通路使细胞短暂产生 Erg-1，Erg-1 与膜型基质金属蛋白酶 (MT1-MMP) 基因启动子的上游结合，促进 MT1-MMP 的表达，从而促进基质金属蛋白酶 -2(MMP-2) 的分泌，致使细胞外基质分解与代谢活动的失衡，导致椎间盘的退变。Seguind 等研究发现，由 TNF-α 诱导的牛髓核细胞在加入 ERK 特异性抑制剂后，多都被逆转，即相对于对照组，聚蛋白多糖酶分泌减少，导致培养基内聚蛋白多糖的分解片段也减少。Kim 等发现，在体外培养的牛髓核细胞中加入乳铁蛋白肽后，蛋白多糖和胶原蛋白的分泌量相对于不加组明显增加，其基质分解酶 (如 MMP、ADAMTS) 在转录和翻译水平都高于对照组，基质蛋白酶组织抑制因子 (TIMP) 也相对增加，另外，转录合成因子 SOX-9 的水平也增加，与氧化应激相关的 iNOS 减少，加入 ERK 抑制剂可以部分逆转乳铁蛋白肽 (LfcinB) 的上述作用。Greg Anderson 等研究发现，纤连蛋白片段 (Fn-f) 可以诱导产生兔椎间盘退变模型。Xia 和 Zhu 在体外用纤连蛋白片段 (Fn-f) 诱导人椎间盘细胞研究发现，Fn-f 使 ERK1/2 磷酸化是

依赖 PKC 的，激活后的 ERK1/2 使 MMP-9、MMP-13、整合蛋白 α5、整合蛋白 β1 转录翻译增加，而胶原蛋白 2 转录翻译水平相对于对照组则减少。生成的 MMP 可以分解 Fn 产生更多的 Fn-f，整合蛋白 α5、整合蛋白 β1 是 Fn-f 发挥作用的受体，所以，这一通路在椎间盘退变进程中形成恶性循环，加入 ERK、PKC 的抑制剂或使整合蛋白 α5、整合蛋白 β1 表达沉默都能逆转上述变化。

2. p38 MAPK 信号通路与椎间盘退变　在对由 IL-1 和 TNF-α 诱导的人类椎间盘细胞退变模型的体外研究中发现，用 p38 MAPK 抑制剂可以降低由 IL-1 和 TNF-α 诱导的 MMP-3、IL-6 和 PGE-2 的分泌。同样的结果也在兔椎间盘上得到验证，IL-1 使 COX-2(环氧化酶)、MMP-3、IL-1、IL-6 分泌增加，但可以被 p38 MAPK 抑制剂所逆转，另外，降低分泌胶原蛋白 1、胶原蛋白 2。蛋白多糖、胰岛素样生长因子的作用同样可以被逆转。IL-1同样可以少量增加金属蛋白酶组织因子 (TIMP-10) 释放，而 TGF-β 和多功能蛋白聚糖的分泌不受影响，加入抑制剂的对照组可以提高多功能蛋白聚糖的分泌，另外合成因子 (IGF-1、TGF) 也增加，但抑制剂对 TIMP-1、MMP-3、COX-2 的分泌无影响。Seguin 等在由 TNF-α 诱导的牛髓核细胞中发现，加入 p38 MAPK 的特异抑制剂可以逆转 MMP-1、MMP-3、MMP-13 的分泌增多。有学者研究发现，在加入了乳铁蛋白肽 (LfcinB) 的培养基内培养的牛髓核细胞比对照组细胞分泌蛋白多糖的量增多，原因是 LfcinB 抑制了 MMP 和 ADAMTS 等分解酶的分泌，增加了 SOX-9 等转录因子的分泌，同样 TIMP 也合成增加，加入 p38 MAPK 的特异抑制剂可以逆转 LfcinB 的上述作用。人退变椎间盘细胞在体外用高压氧处理后，发现 IL-1 的表达降低，蛋白多糖和 Ⅱ 型胶原的基因表达增加，p38 MAPK 磷酸化水平降低，一氧化氮、PGE-2 合成也减少，MMP-3/TIMP-1 降低。

3. JNK 信号通路与椎间盘退变　Seguin 等在由 TNF-α 诱导的牛髓核细胞中发现，加入 JNK 的特异抑制剂可以逆转 MMP-1、MMP-3、MMP-13 的分泌增多。有学者在鼠椎间盘细胞体外研究中发现，肿瘤坏死因子凋亡微弱诱导剂 (TWEAK) 和 TNF-α 及 IL-1 一样能形成退变模型，MMP-3 和单核细胞趋化蛋白 -1(MCP-1) 均分泌增加，加入特异的抑制剂后发现两者的增加均被逆转，且 MMP-3 的分泌是靠 JNK 信号通路介导的，而 MCP-1 是 NF-κB 介导的。在体外培养由 IL-1 诱导的人髓核细胞内加入白藜芦醇 (resveratrol)，发现 IL-6、IL-8 以及 MMP-1、MMP-3 和 MMP-13 的转录和翻译水平都降低，说明白藜芦醇有抗炎和抗分解代谢的作用，但具体通过阻抑哪一通路来实现还不太明确。雷公藤内酯 (TPL) 是从中草药雷公藤中提取而来，在 IL-1β 诱导的人髓核细胞退变模型中加入 TPL后，发现前炎症因子 IL-6、IL-8、TNF-α 分泌降低，MMP-1、MMP-3、MMP-13 分泌减少，蛋白多糖及胶原蛋白合成增加，上述变化是通过大力降低 p38 的磷酸化水平和轻微降低 ERK 的磷酸化水平来实现的，而 JNK 的磷酸化水平并无变化。

（二）NF-κB 信号通路

Li 等在牛髓核细胞的体外研究中发现，由 FGF2(纤维母细胞生长因子) 介导的蛋白多糖的减少是靠激活 MAPK 和 NF-κB 来实现的，该通路不但促进 MMP-13 的分泌，而且产生的头蛋白 (noggin) 可以抑制由骨形态蛋白 (BMP-7) 介导的蛋白多糖的合成代谢，NF-κB 的抑制剂可以部分逆转此种变化。Ellman 等研究发现，在体外培养的牛髓核细胞的培养液中加入非特异性蛋白激酶 C 激活剂聚丙烯酸甲酯 (PMA) 或白介素 -1(IL-1)，细胞合成蛋白多糖的量比不加组降低 35%，而加入咖马林 (Rottlerin) 即蛋白激酶 C(PKCδ) 抑制剂不仅可

以逆转蛋白多糖 (PG) 合成减少，而且可以增加由骨形态发生蛋白 -7(BMP-7) 介导的合成代谢。在 PKC 的下游调节通路中，NF-κB 对由 IF-1 诱导的基质分解酶的增加起到决定性作用。加入 NF-κB 的抑制剂可以减少基质分解酶分泌的研究中发现，金属蛋白酶 -3(MMP-3) 和聚蛋白多糖酶 (ADAMTS-5) 的分泌与上面的抑制实验相符，说明两者的分泌是通过非 IF-1 介导的 NF-κB 通路调节的。上面的结论在体外培养的牛椎间盘上也得到验证。另外，在对体外培养由 TNF-α 诱导的牛髓核细胞研究中，加入 NF-κB 抑制剂后发现相对于对照组，加入抑制剂组 MMP-13 和聚蛋白多糖酶分泌减少，组织内蛋白多糖含量增加，释放入培养基的蛋白多糖片段减少。体内 PKC 基因敲除的小鼠和正常小鼠在对其饮食习惯、行为、变胖的趋势等方面进行对比后发现，两组皆无统计学意义的差别，也无形态学和影像学的差别。然后，分别对其椎间盘注射 IL-1，发现基因敲除的小鼠椎间盘无退变，而对比组却发生了和针刺模型一样的椎间盘退变。另外，对 MMP-13 和 ADAMTS-5 的测量发现，基因敲除小鼠的酶量明显比正常小鼠下降。国际腰椎协会课题发现，在老化退变的椎间盘内，NF-κB 的活性相对正常椎间盘增强，敲除 NF-κB 亚基 P65 等位基因的椎间盘细胞内胞外蛋白多糖的量均较未退变的椎间盘细胞有所增加，加入 IKK 抑制剂后，发现同样具有逆转作用。

（三）Wnt 信号通路

目前的实验发现，Wnt/β-catenin 与椎间盘有着密切的联系。回顾和阐明椎间盘起源、形态形成、生长和退变与 Wnt 信号通路之间的关系，对椎间盘损害和退变，以及干细胞疗法治疗椎间盘病变的治疗策略选择提供一定的理论依据。

椎间盘组织来源于 E7.5~E8.5 胚胎期形成的腹侧（ventral）脊索祖细胞——Node+ 细胞。有研究证实，Wnt 通路和 Shh 通路通过相互竞争来确立和维持 D-V 轴（dorsal-ventral axis）的形成，进而促进腹侧 Node+ 细胞的分化和脊索的形成。Evans AL 等认为 Wnt 和 T、Foxa2 形成一个监管环，来调节脊索的形成和生长。Ukita K 等通过 Wnt 通路的标记物 β-gal、β-lacZ 和 TOPGAL 标记实验以及 Wnt 受体 ins-topgal 转基因实验，证实了在 E7.5~E8.5 胚胎期脊索祖细胞内 Wnt 信号转导通路活性持续存在，并在脊索快速生长期间 Wnt 通路活性进一步增高，且明显高于周围组织，同时验证了 Wnt 通路通过激活 β-catenin，调节其下游基因、Tead 家族转录因子和相关因子，调控着 Noto 和 Foxa2 基因协调合作，进而推动脊索延伸和生长。也有研究证实，Wnt3a 基因、Wnt 受体（LRP5 或 LRP6）和下游的转录因子（Lef1 或 Tcf1）突变体以及 β-catenin 基因删除的模型中均含有不完全或畸形的脊索组织，进而不能形成正常椎间盘组织，而通过 β-catenin 基因消融术实验还发现，胚胎呈现缺乏脊索的弯曲和缩短的尾巴，进而在腰部区域出现了一个截断的脊柱。更多研究发现，Wnt 信号转导通路调节 Sox5、Sox6、Sox9、c-Jun 和 Tead1、Tead2 靶基因，调节脊索细胞的增殖和凋亡程序，如 Sox9 基因的缺失会导致脊索的解体；c-Jun 缺失会导致脊索细胞的数量减少；Sox5、Sox6 和 Sox9 基因可以直接激活 COL2A1 和 Pro-teoglycans 基因，继而调节椎间盘细胞外基质的合成和稳定。脊索在 E13.5 胚胎期形成之后，开始在 A-P 轴上进行有区别的分化和隔离，呈现出膨胀的间叶原基和少量的浓缩节，间叶原基在压力诱导下缩合形成成熟的髓核组织，而浓缩节的部分细胞形成软骨终板和纤维环，这是椎间盘形成的早期信号。在缩合期，Wnt 通路处于低信号表达；当部分细胞分化为软骨和纤维环过程中，Wnt 通路明显上调。在 E15.5 胚胎期，脊索组织中出现早期的髓核组织特征性变化，包含大量髓核细胞和液泡细胞。而 Wnt 通路还可以调节 Brachyury（T），进而调节中胚层的脊索细胞进一步分化为成熟的椎间盘组织，但其具体机制还需更深入的研究。Kanako Ukita 等通过研究前期的髓核细胞内 Foxa2 基因，发现并证明 Wnt 信号通路还能调节髓核细胞靶基因的表达，进而促进髓核组织的形成。Choi KS 等和 Risbud MV 等通过多种动物模型进一步阐明了脊索进一步分化形成椎间盘组织，而纤维环和软骨终板均是浓缩节衍生的结构，并且在胚胎生长过程中其分子机制受到严格调控。

Wnt 信号通路与椎间盘的生长过程也紧密相关。在 E18.5 胚胎期，椎间盘已经成熟，但是各结构的区分还不明显。Naoki Kondo 等通过对胚胎期和出生后的椎间盘细胞内 Wnt/β-catenin 信号转导通路研究发现，胚胎期第 18.5 天左右时，Wnt/β-catenin 信号通路活性在纤维环（AF）和软骨细胞 EP 中处于很高水平，而在 NP 细胞中比较低；出生后 10 天，椎间盘组织的 AF 和 EP 中，Wnt 受体的活性明显降低，但 NP 细胞中其活性开始增加；生长 5 周后，在 AF 和 EP 中受体的活性进一步减弱，而在 NP 细胞中 Wnt 信号明显增强。这些说明了在椎间盘结构成熟化过程中，Wnt/β-catenin 信号通路的活性明显地发生了动态性变化。然而 Wnt 信号通路的不协调性表达会导致椎间盘生长畸形或不同程度的损伤。同时也有研究人员通过沉默或激活 β-catenin 基因进而影响 Wnt 信号通路转导的实验发现，抑制 Wnt 信号通路会导致软骨终板和类软骨细胞发生不同程度的生长性损伤；过度激活椎间盘组织中的 Wnt 通路会导致软骨终板的缩小骨化、纤维环过度增殖并出现结构混乱和髓核体积膨胀、蛋白多糖含量极剧降低等变化；同时在晚期的纤维环中明显检测到 Wnt 信号通路活性存在。这些说明了适宜的 Wnt 信号通路活性对维持椎间盘生长和结构完整起着不可或缺的作用。同时实验中有趣地发现，EP 细胞对过度活性的 Wnt/β-catenin 途径可能存在一定的抵抗性。这些提示了正确地控制 Wnt 通路对于建立椎间盘组织和促进椎间盘组织的生长有重要的意义。但目前，Wnt/β-catenin 信号通路调节椎间盘组织生长的交错信号还不明确，还需进一步研究。

有研究发现，退变椎间盘组织的髓核细胞及软骨终板中的软骨细胞中 Wnt 信号通路呈阳性表达，而正常的髓核细胞与软骨终板中的软骨细胞呈弱阳性或阴性表达。同时有研究通过异常激活椎间盘细胞 Wnt/β-catenin 的研究发现，软骨终板（GP）和 EP 生长抑制以及结构严重破坏、纤维环（AF）片层结构发生紊乱且细胞发生过度衰老，髓核（NP）蛋白多糖含量明显降低，椎间盘整体结构发生明显的退行性病变。Wnt 信号通路能调节椎间盘的代谢因素和合成代谢因素之间的平衡，来影响椎间盘的生长、转化和退变。椎间盘退变性疾病（IDD）的生化指标是椎间盘组织内蛋白多糖含量减少和胶原蛋白的数量显著增加，从而降低髓核组织的保水能力和改变 IVD 结构，进而损害脊柱的负重能力和运动性。在生长过程中，髓核组织作为椎间盘生长的一个局域性的信号中心控制椎间盘生长。有研究证明，Wnt 信号通路还可以通过诱导椎间盘细胞合成许多生长因子蛋白如 MMP、BMP、TGF-β、胰岛素生长因子等来诱导髓核组织内基质的合成和影响其他细胞的生物活性，进而加速退变进程。而 Hiyama A 等通过研究退变的椎间盘组织内信号转导机制发现，Wnt 信号通路和 Klotho 的髓核细胞形成一个负反馈回路共同调节髓核细胞蛋白多糖和 II 型胶原合成；同时调节椎间盘细胞的生长和增殖。也有研究人员认为，退变髓核的胶状体呈现稳定性失调或转化成纤维组织，而这归因于异常激活 Wnt/β-catenin 导致的脊索细胞或液泡细胞丢失和成人退变的椎间盘内类软骨细胞增多。有研究者认为，椎间盘退变的主要原因是椎间盘髓核内晚期脊索细胞的减少和活性降低，而 Wnt 通路调控的 Sox9 和 c-Jun 对晚期脊索细胞的生存是必需的。由此得知，Wnt/β-catenin 的信号转导通路的异常激活能引起或加速 IVD 结构退行性病变。

Wnt/β-catenin 信号通路与软骨的退变和修复可能也存在着密切的关联性。研究发现，在椎间盘细胞与关节软骨细胞中，细胞基质中的致病性因子如 COL2A1、ACAN、S R Y、SOX-9、TGF-β、TNF-α、IL-1 和 MMP-13 以及保护性因子 BMP-2 等都起到了相同的生物学作用，进而推断椎间盘细胞与关节软骨细胞在基因表达和功能方面具有高度同源性。Takahito Yuasa 等通过研究 Wnt/β-catenin 通路与类软骨细胞（包括软骨终板细胞）的关系发现，人类出生后，Wnt/β-catenin 信号通路在椎间盘细胞中保持着稳定的动态平衡状态。而外伤诱导的退变椎间盘纤维化的 Wnt 信号通路表达则明显增高。当在软骨组织修复过程初期，应激性的 Wnt/β-catenin 信号的刺激或基因的表达，促使软骨细胞基质金属蛋白酶和蛋白聚糖酶增加，促进快速细胞外基质的代谢和修复椎间盘组织。但当信号持续长时间激活会引发不可逆的退行性变化。由此得知，应激性的 Wnt/β-catenin 信号通路激活在损坏或退变椎间盘的修复过程中有着一定的生物学作用，但其分子机制还需进一步研究。

综上所述，Wnt 信号通路调控网络在椎间盘的形成、生长、退变和修复的过程中起着十分重要的作用，抑制或异常激活 Wnt 信号通路均能导致异常的椎间盘或椎间盘退变。在干细胞疗法治疗椎间盘疾病或退变中，适当调节 Wnt 信号通路对其治疗效果具有重要的辅助作用。但目前，干细胞疗法仍处于实验研究和向临床应用转变的阶段，并且 Wnt 信号通路和椎间盘发展关系的研究还有很多不足，还需要进一步研究。

（孙悦礼）

第五节　关节的结构与功能

一、关节的结构与功能

（一）关节软骨

关节软骨是可动关节表面形成的光滑、淡蓝色、有光泽的透明软骨。关节软骨由致密结缔组织胶原纤维构成基本框架，这种框架呈半环形，类似拱门，其下端紧紧附着在下面的骨质上，上端朝向关节面，这种结构使关节软骨与骨紧紧地结合在一起，而且当关节软骨受到压力的时候，还可以呈现少量变形，达到缓冲压力的作用。在这些纤维之间，散在分布着软骨细胞，软骨细胞由浅层向深层逐渐由扁平样至椭圆形或圆形的细胞组成，这些软骨细胞维持着关节软骨的正常代谢。关节软骨中没有神经、血管和淋巴管，其所需的营养成分只能从关节滑液中获得，而且其代谢产物也必须通过排到关节滑液中达到清除的作用。所以，关节软骨营养代谢依赖于关节运动过程中关节软骨受到的压力刺激，关节运动对于维持关节软骨的正常功能和结构起重要的作用。关节面的形态学特点可以减少关节软骨磨损，关节软骨厚度为 1~2mm，关节软骨的厚度与年龄相关，年轻人的关节软骨厚度可达 5~7mm，关节软骨与骨端形态非常一致，在关节的凸形骨面上，关节软骨周边薄中央最厚，在关节的凹形骨面上，与骨膜结合的部位关节软骨最厚，当通过关节的负荷增加时，相应关节面的接触面积增大，最大限度分布负荷，减小关节应力，从而发挥关节软骨的最佳功能并延长关节软骨的使用寿命。

关节软骨的功能：一是承受力学负荷，关节软骨能将作用力均匀分布，使承重面积扩大，可以最大限度地承受力学负荷，并且保护关节软骨不受损伤。二是润滑作用，关节软骨非常光滑，关节运动时不易磨损，并且灵活、自如。良好的润滑作用保证关节软骨能维持活动而不损伤。在剧烈运动之前先活动一下关节，使关节充分润滑，可以增加关节的灵活性，防止关节软骨损伤。三是吸收应力，关节软骨不但光滑，还有弹性，能够最大限度地吸收、缓冲应力作用。在剧烈运动过程中，关节软骨对应力的吸收作用保证关节不受损伤。关节软骨损伤后应力吸收作用降低，关节损伤、退变会进行性加重。

（二）关节内软骨

关节内软骨是关节腔内的纤维软骨，包括关节盘、关节唇两种形式。

关节盘是位于两关节面之间的纤维软骨板，其周缘附着于关节囊内面，将关节腔分为两部分。两个腔可以产生不同的运动，既可以增加运动的形式和范围，又可以增加关节的稳固性。关节盘多呈圆形，中央稍薄，周缘略厚。膝关节中的关节盘呈半月形，称为关节半月板。半月板存在于多个关节中，包括膝、腕、胸锁和颞颌等关节。半月板具有吸收震荡、减少冲击、负荷和润滑关节的作用。半月板外形可增进关节面之间的协调，使两关节面更为适合，并保持关节面上的薄层滑液。半月板由致密纤维软骨构成，沿外缘与关节纤维囊相连，大部分无血管分布。关节囊的血管穿入半月板供应半月板边缘部，半月板的其余部分无血管供给。半月板血管形成的比例随年龄增长。典型情况下，传入神经伴随关节囊的血管穿过关节囊一同进入半月板，仅半月板的周边部分有神经支配。半月板存在少量纤维细胞，纤维细胞随年龄的增长而减少。

关节唇是附着于关节窝周缘的纤维软骨环，作用是加深关节窝，增大关节面，增加关节的稳固性。例如，盂唇是存在于肩关节和髋关节的一种环形结构。盂唇附着于凹形关节面的周边部，呈现肩盂样或髋臼样。盂唇由纤维软骨构成，它加深了关节窝，从而增加了关节稳定性。盂唇结构增加了关节面的接触面积，增强了关节协调一致的作用。盂唇可以限制关节腔内滑液的蓄积，在关节面之间不受挤压。

（三）关节囊

关节囊跨过关节附于邻近骨，是由纤维结缔组织膜构成的独特膜性囊状结构，附着于关节的周围，并与骨膜相融合续连，包围关节，形成密闭的关节腔。关节囊可分为内、外两层。关节囊的外层是厚而坚韧的致密结缔组织纤维膜，由粗胶原束和弹性纤维组成，富含血管、淋巴管和神经。外层纤维膜可增厚而形成韧带，以加强关节囊的支撑作用，可增强骨与骨之间的连接，并防止关节的过度活动。纤维膜的厚薄和韧带的强弱与关节的运动和负重大小有关。关节负重大，则纤维膜厚而坚强；关节灵活性大，则纤维膜较薄而松弛。纤维膜主要起到限制关节过度活动，加强其稳定性和给予滑膜以结构支持的作用。关节囊的内层为滑膜层，薄而柔软，由血管丰富的疏松结缔组织构成，含有平行和交叉的致密纤维组织相贴，并移行于关节软骨的周缘，与骨外膜有坚固连接。滑膜形成皱褶，围绕关节软骨的边缘，但不覆盖软骨的关节面。滑膜层产生滑膜液，可以提供营养支持，也能起到润滑作用。

（四）滑膜

关节通常由肌肉、韧带、骨与软骨围成一个非常狭小的腔隙。在这个腔隙中存在一种非常柔软的固态组织——滑膜。滑膜是特殊的结缔组织，附衬在关节囊的内面，直接与滑液接触，具有清除关节中代谢产物和产生关节滑液中主要成分透明质酸的功能，对保持正常关节的稳定具有重要作用。滑膜分为两层，分别是外层（内膜下层）和内层（内膜）。外层主要由结缔组织（纤维、脂肪、疏松胶原）构成，内层则由一层比纸还薄的细胞组成。内层相互重叠 2~3 层，可以形成绒毛状结构，防止滑膜和关节之间粘连。滑膜产生的滑液，不但对于保持关节面之间低摩擦状态非常重要，而且也为关节软骨代谢提供了必要的营养物质。滑膜内膜下具有复杂的毛细血管和淋巴管系统，它们为滑膜细胞和关节软骨细胞带来需要的营养，并清除关节中产生的代谢产物和有害物质。滑膜细胞具有关节免疫功能，能对外来的异质分子产生反应。有髓和无髓两种神经存在于滑膜中，具有感受伤害性反馈和调控滑膜血流的作用。目前认为内膜滑膜细胞可以分为 A、B 和 C 三种类型，解剖学认为由这三种细胞构成的滑膜内膜由胶原纤维网来支撑。内膜下层由脂肪性组织、纤维性组织或网状疏松组织构成，在内膜下层含有多种大量细胞，包括未分化的间质细胞、柱状细胞、巨噬细胞、成纤维细胞和浆细胞等。内膜滑膜细胞的 A、B 和 C 三种类型是根据它们在内膜里的组织结构和功能来划分的。A 型滑膜细胞是巨噬细胞，约占所有细胞数量的1/3，线粒体是其比较明显的细胞器，具有吞噬作用。B 型滑膜细胞是成纤维细胞，约占所有细胞数量的 2/3，内质网是其比较明显的细胞器，具有分泌透明质酸、滑液中蛋白复合物的作用。C 型滑膜细胞是未分化细胞，具有 A 和 B 两种类型滑膜细胞的特点，可作为 A型和 B 型滑膜细胞的前体，占所有细胞总数的 1% 以下。从它们在滑膜内膜解剖学的分布观察，A 型滑膜细胞比较接近关节面，B 型滑膜细胞位于滑膜内膜的底部。在正常情况时，只有少数滑膜细胞进行分裂增殖。

（五）滑膜襞和滑膜囊

有些关节的滑膜表面积大于纤维层，以致滑膜重叠卷褶，并突向关节腔而形成滑膜襞，其内含脂肪和血管，即成为滑膜脂垫。在关节运动时，关节腔的形状、容积、压力发生改变，滑膜脂垫可起调节或充填作用，同时也扩大了滑膜的面积，有利于滑液的分泌和吸收。滑膜从纤维膜缺如处或薄弱处作囊状膨出，充填于肌腱与骨面之间，形成滑膜囊，可以减少肌肉活动时与骨面之间的摩擦。关节的形态结构与其生理功能相适应，关节的功能表现为运动灵活性与稳定性的对立统一，灵活与稳定的程度则因身体各部的功能不同而异。因此，与其相适应的各关节的形态结构也不相同。如上肢是劳动和工作的器官，其关节纤细灵巧；下肢是负重和移动的器官，其关节硕大稳固。决定关节灵活性与稳固性的因素主要有关节面的形状、关节面的面差、关节囊的厚薄和松紧、囊内外韧带的强弱、有无关节盘以及关节周围肌肉的强弱和收缩幅度等。例如，肩关节头大，盂浅，面差大，关节囊薄弱松弛，运动灵活，但关节周围肌肉的静力收缩又保持关节面相贴而防止脱位；相反，髋关节头大，臼深，面差小，韧带多，关节囊厚而紧张，关节周围虽有强大肌肉收缩，但运动幅度小，关节稳固。

（六）滑液

滑液是由关节滑膜的 B 型滑膜细胞分泌的，含有类似黏蛋白物质的透明清澈黏质润滑液。滑液产生于滑膜关的关节腔里，它的功能主要是润滑关节面，是保持关节面低摩擦性质的最重要因素；为软骨细胞输送营养是滑液的另外一个主要功能，所以滑液对关节软骨的正常代谢是非常重要的。滑液有液体和细胞两种成分，与血液的透析液一样，水分约占滑液组成的95%，而滑液里的溶质主要是蛋白和糖胺聚糖。滑液中还有蛋白酶和碱性磷酸酶，正常滑液每毫升含60~200个细胞，包括淋巴细胞、单核细胞和巨噬细胞。人的正常关节滑液容量约为0.2~0.3ml。滑液的产生决定于滑膜间质、滑液和血浆的有效渗透压，以及动脉流体静力学压力的交替变化，导致滑液容量发生改变。关节内的负压环境是促使滑液进入关节腔内的关键。滑膜基质的渗透压和关节运动的抽吸机制，促使滑膜的淋巴管和静脉管增加了对于间质蛋白的排空清除。关节运动（屈曲和伸展）可以增加关节内压，能够起到对抗毛细血管流体静力学压力的作用。滑膜内的弹力纤维可以增强滑膜血管和淋巴管的抽吸作用，能够增加滑液的更换速度。滑液和血清间溶质交换，随滑液容积变化而改变，滑液蛋白的更换时间约为1小时，滑液的透明质酸盐更新时间更长。关节滑液随年龄增大而减少。关节缺少滑液，就会因磨损而出现骨赘、关节腔隙变窄、关节软骨剥脱、软骨下骨囊性变、关节僵直、活动度下降、疼痛等病理情况。

（七）韧带

韧带是纤维样、可弯曲的，由弹性结缔组织和胶原纤维彼此交织成的不规则的致密结缔组织。韧带连接在骨与骨之间，可加强关节的稳固性，限制其活动范围以免损伤，若韧带超过其生理范围地被弯曲（如扭伤），可以导致韧带的延长或断裂。韧带含有丰富的感觉神经，损伤后极为疼痛。有的韧带位于关节囊外称为囊外韧带，有的与囊相贴，使关节囊的局部增厚，如髋关节的髂股韧带；有的韧带不与囊相贴，分离存在，如膝关节的腓侧副韧带等；有的位于关节囊内称为囊内韧带，被滑膜包裹，如膝关节内的前后交叉韧带等。

（八）滑囊

滑囊是由内皮细胞铺盖，内部含有少许滑液的封闭性囊；位于全身主要大关节附近的骨突与肌腱或肌肉及皮肤之间，起到关节运动的润滑和缓冲作用。在摩擦力或压力较大的地方都存在滑囊，比如膝关节。脂肪垫是由纤维组织膜包裹的一团致密的脂肪细胞，通常脂肪垫结构中含有毛细血管和神经末梢。关节内的脂肪垫最外层覆盖一层滑膜细胞，比如髌下脂肪垫、肘后脂肪垫。

（九）血管

关节的血供来自关节附近的动脉，这些动脉的关节支除在关节囊形成血管丛外，分支经关节囊附着部进到软骨下骨，成为骨端的动脉，形成一个围绕每个关节的环，血管在穿过关节囊后，在整个滑膜产生致密的毛细血管网。关节腔的滑膜毛细血管直径约$30\mu m$，滑膜毛细血管丛使血浆溶质弥散，如电解质和葡萄糖进入滑液。毛细血管壁上的孔隙，限制血管内巨大蛋白分子随着血清进入滑液。经滑膜毛细血管丛再吸收的巨大分子仅限于小于12kDa的分子。滑膜毛细血管内皮细胞上还存有黏附分子，包括细胞间黏附分子-1和血管细胞黏附分子-1。这些分子，促使白细胞黏附到血管壁上，渗漏到滑膜里。关节软骨和关节内软骨只是在周缘小部分才有血液供应，其余大部分均无血管，靠骨端的毛细血管和滑液来滋养。关节部位的静脉则汇入到附近的静脉中去。

（十）淋巴管

淋巴管主要存在于关节周围的软组织与深层软组织中，包括滑膜、脂肪垫、关节囊的纤维层、关节韧带等区域。滑液里的颗粒物和巨大分子等可以通过淋巴管排出，起到循环清除的作用。经滑膜清除的聚集分子越大，淋巴管阻力越大，清除速率也越慢。我们的研究发现，在关节炎病程中，促进淋巴管功能可以延缓关节炎的病理发展进程；抑制淋巴管功能可以加速关节炎的病理发展进程；炎症状态下，淋巴管内皮细胞会释放诱导型一氧化氮合酶，降低淋巴管平滑肌细胞功能，从而影响到关节淋巴管系统的循环功能。

（十一）神经

感觉传入神经和交感神经纤维遍及整个关节。关节内神经的主要功能是感受关节的本体感觉（位置和运动），也感受关节内的痛觉。另外，关节内血管周围的交感神经纤维可以控制局部的血流量。

二、调控关节发生发育的主要基因和信号通路

在脊椎动物发育过程中，形成了具有连接骨骼、传递应力功能的滑膜关节，使其具备了适应生存环境的能力。

在肢芽的早期形成过程中，软骨细胞开始分化，关节形成，WNT14 与 GDF5 在这一过程中发挥非常重要的作用，当这两个信号分子被干扰时，关节形成出现障碍。透明质酸（HA）是软骨细胞的主要组成成分。蛋白激酶 C（PKC）可以上调透明质酸合成酶的活性，在兔膝关节和体外培养的兔滑膜细胞中活化 PKC 可以促进透明质酸的释放，而当阻断 PKC 信号通路则会降低透明质酸的释放。另外，当同时活化 PKCα 和 PKCδ 时会刺激透明质酸的释放。MAPK 信号通路参与了透明质酸合成机制过程。研究发现钙通道活化因子通过调控钙离子内流磷酸化激活 PKCα 可以促进透明质酸释放。相反，钙离子合剂则可以引起透明质酸释放减少。MAPK 信号通路的下游信号分子 ERK1/2 在这个过程中非常重要。磷酸化的 ERK1/2 存在于关节腔形成的位置。钙离子合剂通过阻断 PKC 活性可以降低下游 ERK1/2 的磷酸化，并且减少透明质酸释放。综上所述，MAPK 信号通路对于传导刺激透明质酸释放非常重要。钙离子内流促进 PKC 磷酸化并活化 ERK1/2，ERK1/2 磷酸化使其入核并且调控蛋白表达，从而促进 HA 合成酶表达，增加透明质酸释放。

腱蛋白是主要的细胞外糖蛋白，在骨骼和软骨的发育过程中发挥着非常重要的作用。在关节的发育过程中，腱蛋白的表达水平可以改变细胞表型和关节相关组织细胞的分化阶段。免疫组织化学染色结果发现腱蛋白在发育的大鼠、小鼠、鸡的关节软骨、软骨膜、滑膜、生长板结合处和骨骺端都有表达。在发育过程中，腱蛋白的表达逐渐局限在浅层关节软骨的基质。但是这种表达并不是一直存在的，随着发育的进行，腱蛋白逐渐消逝，直到关节软骨完全成熟时，腱蛋白完全消失。腱蛋白在关节发育的整个过程中都非常重要。腱蛋白在软骨发育的早期出现，刺激软骨发生并建立软骨表型，使软骨细胞从纤维结构的细胞外基质中分离出来，聚集并圆化。研究发现，在缺失腱蛋白的情况下，鸟的肢芽细胞不能从纤维结构的细胞外基质中脱离出来。腱蛋白 C 具有抗黏附特性，在软骨形成的过程中其可以在骨质间建立起分离带。有研究表明，在骨关节炎和类风湿关节炎早期，关节内的腱蛋白表达增加，这种情况与关节软骨发育开始时的情况非常相似，可能是关节患病的一种表现。

血小板反应素是一个含有五个相关成员的黏附糖蛋白家族，在软骨发生和关节形成过程中发挥着重要作用。尽管每个成员，包括软骨寡聚基质蛋白，在软骨生成和关节形成的区域有表达，但是这些蛋白的功能机制目前并不清楚。血小板反应素 1、血小板反应素 2、

血小板反应素 3、血小板反应素 4 和软骨寡聚基质蛋白逐渐在发育过程中阶段性出现。血小板反应素 1 和血小板反应素 2 类似腱蛋白 C，在软骨生成的早期出现，然后逐渐消失；血小板反应素 3 和血小板反应素 4 在生长板的增殖软骨细胞发育后期出现；软骨寡聚基质蛋白出现在成熟的软骨细胞中，在成熟软骨细胞周围的基质表达非常多，并且增加了基质的承重性能。

　　Syndecan-3 是肝素硫酸盐跨膜糖蛋白家族成员之一，在肢体发生的过程中发挥着重要作用，目前认为它在新生关节分化早期开始表达。Syndecan-3 在成软骨细胞上有表达并且调控软骨生成。另外，Syndecan-3 也是细胞表面与生长因子和信号分子结合的受体。研究发现，Syndecan-3 可以调控 GDF5 等信号分子，从而在关节发生早期促进细胞的黏附和增殖。

　　纤连蛋白是在间充质软骨细胞早期表达的一种细胞外基质糖蛋白，虽然纤连蛋白对于前软骨细胞具有招募聚集作用，但是目前的研究认为它在软骨发生过程中发挥抑制作用；在软骨细胞成熟后，纤连蛋白依旧在成熟软骨细胞中表达。整合素在关节发生、成软骨细胞分化过程具有重要的作用，在小鼠发育过程中阻断整合素 α5β1 表达会出现肢芽关节异位成形的情况。异位成形的关节同样会诱导一些与关节生成相关的信号分子表达发生改变，如 GDF5 和 WNT14。异位形成的关节可以导致软骨细胞去分化，引起细胞外基质Ⅰ型胶原、Ⅱ型胶原和蛋白聚糖的成分改变，从而改变关节发育过程中细胞的命运。异位关节成形介于增殖软骨细胞与肥大软骨细胞之间，在这个区域内前肥大软骨细胞的分化受到抑制。整合素 α5β1 异常表达会导致前肥大软骨细胞分化并且引起关节融合。

　　BMPr1b 是 GDF5 的高亲和力受体，在关节形成过程中具有重要作用。BMPr1a 受体缺失会导致小鼠腕关节与踝关节关节融合。与野生型小鼠比较，基因敲除小鼠的关节从出生至死亡都存在非常明显的异常，而且关节软骨中的Ⅱ型胶原和蛋白聚糖表达明显减少，在 7 周龄时关节就表现出了骨关节炎的表型，在 9 月龄时即出现了膝关节软骨的大面积剥脱、软骨下骨硬化征。保持关节的完整性同样需要 TGF-β 等生长因子的不断刺激，否则关节软骨细胞增加表达Ⅹ型胶原，分化为终末软骨细胞，产生骨关节炎表征。重建或强化生长因子信号通路是目前比较常用的组织工程学技术，如 GDF5 因子用于促进韧带、肌腱和骨骼愈合；BMP-2、BMP-4、BMP-7 用于修复软骨与骨损伤。当然，以上基因疗法所涉及的信号通路激活必须慎重遵行信号级联，不合时宜地激活相关信号会导致关节炎症、骨赘生成、异位成骨等严重后果。

　　NOTCH 信号通路蛋白家族是高度保守的细胞表面信号分子，可以调控多种细胞的发育过程，比如可以诱导血管内皮细胞分化，抑制神经元细胞分化，其在关节软骨生理发育过程中也发挥着非常重要的作用。这个家族含有四种 NOTCH 受体——NOTCH1、NOTCH2、NOTCH3、NOTCH4；还有其他受体，如 Jagged1、Jagged2、Delta1、Delta2、Delta3、Delta4。通过一些转录因子的介导，配体激活受体。从胚胎期第 15 天到 3 月龄小鼠，Notch1 动态分布于发育过程中的关节软骨细胞表面，而 Notch2 和 Notch4、Delta1 和 Jagged2 在出生前分布在关节软骨全层，但是随着年龄增长，逐渐被限制在深层软骨组织。出生后 1 个月，Notch3 和 Jagged1 在关节软骨的深层表达。

（徐浩）

第六节　神经的结构与功能

一、神经系统的结构

神经系统是人体内最重要的调节系统。体内各系统和器官的功能活动都是在神经系统的直接或间接调控下完成的；通过神经调节，各系统和器官还能对内、外环境变化作出迅速而完善的适应性反应，调整其功能状态，满足当时生理活动的需要，以维持整个机体的正常生命活动。神经系统一般分为中枢神经系统和周围神经系统两大部分，前者是指脑和脊髓部分，后者则为脑和脊髓以外的部分。

神经系统内主要含神经细胞、神经纤维和神经胶质细胞。神经细胞又称神经元，是一种高度分化的细胞，通过突触联系形成复杂的神经网络，完成神经系统的各种功能性活动，因而是构成神经系统结构和功能的基本单位。神经胶质细胞简称胶质细胞，具有支持、保护和营养神经元的功能。

（一）神经元的结构

神经元是神经组织的基本单位。神经元的功能是接收某些形式的信号并对之作出反应、传导兴奋、处理并储存信息以及发生细胞之间的联结等。一个典型的神经元具有 4 个形态学上的区域——胞体、树突、轴突和突触前终端。

1. 胞体　指神经元含有细胞核的部分，表面有细胞膜，膜与核之间有细胞质。胞体是神经元代谢和营养的中心。高等动物神经元胞体的直径为 $4\sim100\mu m$。胞体内有一个大而圆的细胞核，大的神经元的胞体内含有较多的细胞质。神经元的细胞质内除含有一般细胞器如线粒体、高尔基体等外，尚含特有的结构——尼氏体和神经元纤维等。在电子显微镜下，可见尼氏体由粗面内质网和核糖体构成，它可能是合成结构性和分泌性的蛋白质以及在突触传递中的递质的主要部位。在光学显微镜下观察银染色的神经组织，可见神经元的胞质中有棕色的细丝，即神经元纤维。它在胞体中呈网络状，在突起中则与突起的长轴平行排列。胞体内的高尔基体位于细胞核附近，与神经的分泌有关。神经元跨越突触向另一神经元或效应器所释出的神经递质，便需先在高尔基体中浓缩"包装"在囊泡内，然后经轴突转送到纤维末梢。线粒体广泛地分布于神经元的各个部分，在轴突末梢特别丰富，是神经元的能量供应中心。

2. 树突　从胞体发出的多根且多分枝的突起称为树突。大多数神经元具有多根树突。粗树突的结构和胞体相似，含有粗面内质网、线粒体和平行排列的神经元纤维。有些神经元树突的分枝上有树突棘，后者也可与其他神经的末梢接触形成突触。树突的广大面积是神经元接收信息，并处理信息的主要区域。信息以电信号的形式在树突上扩布并被整合。

3. 轴突　由胞体发出的单根突起，除了接近末梢处之外，各段落之间的粗细无明显差别。它以直角方向发出侧支。轴突的末梢反复分枝而形成终末，终止于另一神经元或效应器，与它们形成突触。轴突被髓鞘和神经衣或单被神经衣包裹而形成神经纤维。轴突内的胞质叫轴浆，内含细长的线粒体、光面内质网及纵行排列的微管和神经丝。轴突的功能主要是传送快速的电信号，并在胞体与末梢之间输送物质。轴突的髓鞘是施万细胞膜螺旋式地围绕轴突形成的极层。在两个施万细胞之间有一小段无髓鞘的间隙（约 $1\mu m$），称做郎飞结。两结间的距离在不同的神经纤维和不同的动物之间有很大的差异，其变动范围在50~1500μm。这是神经冲动在轴突上快速跳跃传导的结构基础。

（二）神经胶质细胞的结构

分布在中枢神经系统中的神经胶质细胞分为两类：一类为大胶质细胞，是中枢神经系统中主要的胶质细胞，包括星形胶质细胞和少突胶质细胞；另一类包括小胶质细胞、室管膜细胞和脉络丛上皮细胞。而分布在周围神经系统中的胶质细胞主要有神经膜细胞（或称施万细胞）和卫星细胞。神经膜细胞可形成神经纤维髓鞘，卫星细胞则位于周围神经节中节细胞周围。

1. 星形胶质细胞　它是最大的神经胶质细胞，形态呈星形，胞体直径 3~5μm，核呈圆球形常位于中央，淡染。它有许多长突起，其中一个或几个伸向邻近的毛细血管，突起的末端膨大形成血管足突，围绕血管的内皮基膜形成一层胶质膜。某些星形细胞突起还附着在脑、脊髓软膜和室管膜的下膜上，把软膜、室管膜与神经元分隔开。星形细胞又分为原浆型和纤维型两种。原浆型星形细胞多见于灰质，突起较粗而多分枝，呈薄板状包围在神经元胞体及树突表面未被突触覆盖的部分，与神经元细胞之间有小的间隙。纤维型星形细胞突起长而光滑，分枝不太多，在胞体和突起的胞浆中有很多原纤维样的物质，集成大小不等的束。电镜观察表明，原浆型和纤维型星形细胞的核周围胞浆和大的突起内含有相同的细胞器，以及明显的糖原颗粒和胞浆原纤维等，说明两型可能同属一种胶质细胞。有人认为，异常状态下星形细胞可因损伤或刺激经有丝和无丝分裂而增殖，但小鼠大脑皮质损伤部的附近星形细胞，并不摄取 ^{3}H 标记的胸腺嘧啶核苷，所以还不能确证细胞增殖。

2. 少突胶质细胞　它比星形细胞小，直径 1~3μm，突起也比其他胶质细胞少而短，无血管足，胞浆中不生成纤维，但较星形细胞有更多的线粒体。少突胶质细胞在灰质和白质中都有，在灰质中紧靠神经元周围称为卫星细胞。人类中枢神经系统每个神经元辅有的少突胶质细胞数量最多。神经元的卫星细胞在对损伤起反应时数量增加，并能吞噬它们本身的髓鞘变性产物。在白质中少突胶质细胞在有髓鞘纤维之间成行出现。中枢神经组织的髓鞘是由少突胶质细胞突起形成的，因此，其功能与外周神经的施万细胞相同。一个少突胶质细胞可以其不同的突起，形成多极神经纤维结间部位的鞘膜（可多至 20 个）。少突胶质细胞核圆而小，有浓密的染色质，细胞质电子密度大，含线粒体、核糖体和微管，这些特点使它们在电镜图中可以鉴别出来。在组织培养中看到寡突细胞有周期性的强力运动。

3. 小胶质细胞　它体小致密呈长形，核中染色质甚浓，核随细胞体的长轴亦呈长形。小胶质细胞在苏木精 – 伊红染色切片中别具特征，突起短，密布大量小枝、形似棘刺。小胶质细胞的数量虽不多，但在灰、白质中都有，有些吞噬的小胶质细胞显然来自血细胞生成中的单核细胞干细胞，而不是神经起源的。中枢神经系统损伤后，病变部位会出现较多侵入的噬食细胞，其中部分为小胶质细胞，亦包括外周免疫系统中的巨噬细胞。

（三）神经纤维的结构

神经纤维是由神经元的长轴突外包胶质细胞所组成。包裹中枢神经纤维轴突的胶质细胞是少突胶质细胞，包裹周围神经纤维轴突的是施万细胞。根据包裹轴突的胶质细胞是否形成髓鞘，神经纤维可分有髓神经纤维和无髓神经纤维。

周围神经系统有髓神经纤维的轴突，除起始段和终末外均包有髓鞘。髓鞘分成许多节段，各节段间的缩窄部称郎氏结。轴突的侧支均自郎氏结处发出。相邻两个郎氏结之间的一段称结间体。轴突越粗，其髓鞘也越厚，结间体也越长。每一结间体的髓鞘是由一个施万细胞的胞膜融合，并呈同心圆状包卷轴突而形成的，电镜下呈明暗相间的同心状板层。髓鞘的化学成分主要是类脂和蛋白质，称髓磷脂。髓磷脂中类脂含量很高，约占 80%，故新鲜髓鞘呈闪亮的白色，但在常规染色标本上，因类脂被溶解，仅见残留的网状蛋白质。若标本用锇酸固定和染色，髓磷脂保存，髓鞘呈黑色，在其纵切面上常见一些漏斗形的斜裂，称施 – 兰切迹。

施万细胞（schwann cell, SC）的胞核呈长卵圆形，其长轴与轴突平行，核周有少量胞质。由于 SC 包在轴突的外面，故又称神经膜细胞，它的外面包有一层基膜。SC 最外面的一层胞膜与基膜一起往往又称神经膜，光镜下可见此膜。

在有髓神经纤维发生中，伴随轴突一起生长的施万细胞表面凹陷成一纵沟，轴突位于纵沟内，沟缘的胞膜相贴形成轴突系膜。轴突系膜不断伸长并反复包卷轴突，把胞质挤至细胞的内、外边缘及两端（靠近郎氏结处），从而形成许多同心圆的螺旋膜板层，即为髓鞘。故髓鞘乃成自 SC 的胞膜，属 SC 的一部分。SC 的胞质除见于细胞的外、内边缘和两端外，还见于髓鞘板层内的施 – 兰切迹。该切迹构成螺旋形的胞质通道，并与细胞外、内边缘的胞质相通。

有髓神经纤维的髓鞘，因含高浓度类脂而具嫌水性，它不容带离子的水溶液通过而起绝缘作用。有髓神经纤维轴突的轴膜，除轴突起始段和轴突终末外，只有在郎氏结处才暴露于细胞外环境。其余大部分的轴膜均被髓鞘包裹。由于髓鞘的电阻比轴膜高得多，而电容却很低，通过轴突的电流只能使郎氏结处的轴膜去极化而产生兴奋。所以，从轴突起始段产生的神经冲动（动作电位）的传导，是通过郎氏结处的轴膜进行的，即从一个郎氏结跳到下一个郎氏结，呈快速的跳跃式传导。故而，结间体越长，跳跃的距离也越大，传导速度也就越快。

周围神经系统的无髓神经纤维，由较细的轴突和包在它外面的 SC 组成。SC 沿着轴突一个接一个地连接成连续的鞘，但不形成髓鞘，故无郎氏结；而且一个 SC 可包裹许多条轴突。SC 外面亦有基膜。

二、神经系统的功能

1. 神经元细胞的功能　神经元细胞根据其功能主要分为感觉神经元、运动神经元和中间神经元三大类。

（1）感觉神经元：感觉神经元也称为传入神经元，其主要功能是传导感觉冲动。感觉神经元的胞体在脑、脊神经节内，多为假单极神经元。其突起构成周围神经的传入神经，神经纤维终末在皮肤和肌肉等部位形成伤害性感受性感受器。

（2）运动神经元：运动神经元也称为传出神经元，其主要功能是传导运动冲动。运动神经元多为多极神经元，其胞体位于中枢神经系统的灰质和自主神经节内，其突起构成传出神经纤维，神经纤维的终末主要分布在肌组织和腺体，形成效应器。

（3）中间神经元：中间神经元也称联合神经元，是在神经元之间起联络和整合作用的神经元。中间神经元多为多极神经元，是人类神经系统中数量最多的神经元。中间神经元的胞体位于中枢神经系统的灰质内，其突起一般也位于灰质，从而构成了中枢神经系统复杂的神经网络。

2. 神经胶质细胞的功能　神经胶质细胞在形态、化学特征和胚胎起源上都不同于普通结缔组织，其作用不仅是连接和支持各种神经成分，还起着分配营养物质的作用。神经元不能直接从微血管取得营养而要经过胶质细胞的转运。

（1）支持作用：神经胶质细胞与神经元紧密相邻，能将神经元胶合在一起，为神经元提供一定的支架。星形胶质细胞以其长突起在脑和脊髓内交织成网，或互相连接构成支架，支持神经元的胞体和纤维。

（2）隔离与绝缘作用：中枢神经系统有髓神经纤维的髓鞘是由少突胶质细胞形成，周围神经系统中的施万细胞包绕轴索形成髓鞘。髓鞘的绝缘作用，有助于防止神经冲动传导时的电流扩散，使神经元活动互不干扰。

（3）修复与再生作用：成年动物的神经胶质细胞依然保持生长和分裂的能力，尤其在脑和脊髓受伤时能大量增生。修复主要由纤维性星形胶质细胞完成。反应性星形胶质细胞能释放大量神经营养因子，刺激神经细胞及其突起的生长，有利于脑损伤的再生与修复。

（4）屏障作用：星形胶质细胞在脑 – 血屏障的形成中具有重要的诱导和调节作用。在电子显微镜的观察下，有 10%~30% 的星状胶质细胞的终足与毛细血管的内皮细胞、基膜紧密相连，其间无结缔组织纤维分开，构成脑 – 血屏障。

（5）参与神经免疫调节作用：星形胶质细胞可以产生细胞因子和补体等免疫分子，从而参与神经免疫调节。

（6）分泌神经递质，参与信息传递：星形胶质细胞反馈调节神经元活动常常是通过产生一些神经活性物质，参与信息传递，能影响神经元活动与突触传递，从而参与神经元网络功能的整合与调节。

（7）物质代谢和营养作用：星形胶质细胞还能产生神经营养因子，来维持神经元的生长、发育和生存，并保存其功能的完整性。此外，星形细胞还可合成并分泌 NGF、bFGF、层黏蛋白、纤黏蛋白、胰岛素样因子及其他细胞外基质成分，有营养和维持神经元生存并促进神经突起生长的作用。

3. 神经纤维的主要功能

（1）传导兴奋：神经纤维的主要功能是传导兴奋。在神经纤维上传导着的兴奋或动作电位称为神经冲动，简称冲动。冲动的传导速度受多种因素影响。神经纤维直径越粗，传导速度越快。这里的直径是指包括轴索和髓鞘的总直径。有髓鞘神经纤维以跳跃式传导的方式传导兴奋，因而其传导速度远比无髓鞘神经纤维快。有髓鞘神经纤维的髓鞘在一定范围内增厚，传导速度将随之增快；轴索直径与神经纤维直径之比为 0.6 时，传导速度最快。神经纤维传导兴奋具有以下特征：①完整性：神经纤维只有在其结构和功能上都完整时才能传导兴奋。②绝缘性：一根神经干内含有许多神经纤维，但神经纤维传导兴奋时基本上互不干扰，其主要原因是细胞外液对电流的短路作用，使局部电流主要在一条神经纤维上构成回路。③双向性：人为刺激神经纤维上任何一点，只要刺激强度足够大，引起的兴奋即可沿纤维向两端传播。但在整体活动中，神经冲动总是由胞体传向末梢，表现为传导的单向性，这是由突触的极性所决定的。④相对不疲劳性：连续电刺激神经数小时，神经纤维始终能保持其传导兴奋的能力，表现为不易发生疲劳。

（2）轴浆运输：轴突内的轴浆是经常流动的，轴浆的流动具有物质运输的作用，故称为轴浆运输，可分为顺向轴浆运输和逆向轴浆运输两种。如果结扎神经纤维，可见到结扎部位的两端都有物质堆积，且近胞体端的堆积大于远胞体端，表明轴浆运输有自胞体向轴突末梢方向的顺向运输和自末梢向胞体方向的逆向运输，以顺向运输为主。如果切断轴突，不仅轴突远端部分发生变性，而且近端部分甚至胞体也将发生变性。可见，轴浆运输对维持神经元的结构和功能的完整性具有重要意义。

根据轴浆运输的速度，顺向轴浆运输又可分为快速和慢速轴浆运输两类。顺向快速轴浆运输主要运输具有膜结构的细胞器，如线粒体、突触囊泡和分泌颗粒等；逆向轴浆运输可运输一些能被轴突末梢摄取的物质，如神经营养因子、狂犬病病毒、破伤风毒素等。这些物质入胞后可沿轴突被逆向运输到胞体，对神经元的活动和存活产生影响。逆向轴浆运输由动力蛋白完成。动力蛋白的结构和作用方式与驱动蛋白极为相似。辣根过氧化物酶(HRP)也可被逆向运输，因而在神经科学研究中可用做示踪剂。

三、调控神经发生发育的主要基因和信号通路

脊椎动物神经系统的发育始于背部外胚层中神经板的形成。神经板卷曲进而形成神经管和神经嵴。中枢神经系统中的神经元和神经胶质细胞由神经管的脑室区中的前体细胞分裂产生。神经嵴细胞则形成外周神经系统。神经系统的发育在诸多基因和信号通路的调控下，精密而有序地形成了完整的神经系统。

1. Wnt 信号通路　Wnt 信号通路是在通过对致癌逆转录病毒的研究中被发现的。1982年，Nusse 等发现并报道了 Wnt 基因属于原癌基因。Wnt 信号通路编码的蛋白为分泌型糖蛋白，这些糖蛋白在进化上保持高度保守，通过自分泌或旁分泌等分泌方式与细胞膜上的受体结合从而发挥作用。Wnt 信号通路可分为经典的 Wnt/β-catenin 通路和非经典的 Wnt/β-catenin 通路。其中，研究最为深入及广泛的是经典的 Wnt/β-catenin 通路，该通路对细胞的增殖、分化、迁移、极性化和凋亡过程具有重要调节作用。非经典的 Wnt/β-catenin 通路是由其他一些离子或蛋白参与的，而无 β-catenin 蛋白的参与，如为 Wnt/Ca^{2+} 通路和 Wnt/pcp 通路等。

Wnt 信号通路在胚胎期神经发生中的作用：Wnt 基因几乎参与了胚胎发育的全部过程，包括胚胎期的分化、发育的正常轴向、细胞极性，以及在生长发育中的信息传递等。研究显示，现经典的 Wnt 信号通路与胚胎时期哺乳动物的神经发生紧密联系，它参与了神经干细胞的增殖与分化、皮层模式建立、轴突形成等过程。此外，在胚胎发育过程中，哺乳动物皮质中神经发生的启动和海马中的细胞类型由 Wnt 信号通路的动态变化控制着。Wnt 信号通路对于成年动物的神经发生也至关重要。成年哺乳动物神经发生存在于海马齿状回的颗粒下层(SGZ)和脑室下区的侧脑室外侧壁(SVZ)，它在干细胞维持、神经元成熟、轴突重塑、成人组织稳态方面都有重要作用。研究表明，Wnt 信号的信号分子表达于成年齿状回，其表达是随神经发生的变化进行调节的，表明成年海马神经发生主要受Wnt 信号调节。

2. Notch 信号通路　Notch 信号通路是神经发育过程中的重要信号通路。Notch 基因由 Morgan 于 1917 年在果蝇体内首次发现。该信号通路广泛存在于脊椎动物和非脊椎动物中，是一种在进化过程中高度保守的细胞间信号通路，通过相邻细胞间相互作用调控细胞增殖、细胞分化等多个过程，对组织、器官的分化和发育具有重要作用。Notch 信号通路主要由 Notch 配体、Notch 受体以及下游效应分子等组成。Notch 信号通路活化有两条途径，

分别是 CBF-1/RBP-Jκ 依赖信号的经典途径和 CSL 非依赖信号途径的非经典途径。

在胚胎发育过程中，Notch 信号通路参与和调控中枢神经系统（CNS）发育，是神经发育过程中必不可少的信号通路之一。Notch 及相关蛋白在胚胎脑室管膜区和脊髓中都存在明显表达。Notch 信号通路中碱性螺旋 - 环 - 螺旋转录因子（bHLH）在神经发育过程中意义重大，可分促神经分化与抑神经分化两型，前者包括神经元素 -1(Ngn1)、神经元素 -2(Ngn2)，后者包括 Hes1、Hes3 和 Hes5 等。另外，在神经干细胞（NSC）的增殖和分化过程中，Notch 信号可维持 NSC 自我更新、稳定祖细胞群和防止干细胞分化为成熟细胞。除此之外，Notch 信号通路在成体神经发生中还与成体祖细胞群的维持以及这些祖细胞的分化和成熟密切相关。

3. Sonic Hedgehog 信号通路　Hedgehog（Hh）基因首先在果蝇中发现，是一种分节基因，编码过度保守的糖蛋白，因突变的果蝇胚胎成多毛团状，酷似受惊吓的刺猬而得名。在哺乳动物中，Hh 基因有三种同源基因——Sonic hedgehog(Shh)、Indian hedgehog(Ihh) 和 Desert hedgehog(Dhh)，分别编码 3 种相应的蛋白。其中，Shh 在 Hh 家族中具有最广泛的表达，在胚胎发育过程中对各器官的分化成形起重要调节作用，可调控多种生物行为，如神经干形成、干细胞的分化增殖等等。Shh 作为形态发生素，是一种促进有丝分裂的信号，诱导各种类型细胞的分化。在中枢神经系统发育的早期，神经管腹侧的脊索和底板分泌 Shh，以浓度梯度分布，诱导产生腹侧不同类型中间神经元前体细胞，同时又诱导背侧细胞分化形成运动神经元。如果阻断 Shh 的作用，这部分神经元就会停止分化。Shh 不同的浓度阈值导致不同的细胞命运，低浓度产生腹侧中间神经元，高浓度产生运动神经元，更高浓度导致底板细胞产生。研究发现，Shh 表达在皮质分化中晚期的背侧端脑，调控皮质结构的发育，并与出生以后至成年干细胞库的产生和维持密切相关。选择性基因敲除背侧端脑的 Shh 或 Shh 受体可以导致前体细胞数量减少，神经发生减少，细胞死亡增多，提示 Shh 信号通路在皮质的神经中具有重要的调控作用。另有研究发现，Shh 信号通路对于神经发生微环境的建立至关重要，Shh 通过调整微环境的变化，调整发育中大脑皮质细胞增殖与分化的内在平衡。

4. Hippo 信号通路　Hippo 信号通路最早在果蝇中通过遗传筛选被发现。随着进一步研究，人们发现其在哺乳动物中也发挥着重要的作用，参与细胞增殖、干细胞更新与分化、器官大小、肿瘤发生、机械力传导等多个生物学过程的调控。Hippo 信号通路的核心调控部分主要由 MST1/2 和 LATS1/2 构成。当 Hippo 信号通路被激活时，MST1/2 与 SAV1 共同磷酸化下游的 MOB 与 LATS1/2，导致 MOB1 和 LATS1/2 被激活，LATS1/2 又磷酸化下游的 YAP/TAZ，导致 YAP/TAZ 的降解；当 Hippo 信号通路受到抑制时，YAP/TAZ 不能被磷酸化而进入细胞核，从而与其他转录因子结合（如 TEAD），共同调控下游基因的表达。

在正常生理情况下，神经细胞数目、空间分布的精准调控对于生命个体至关重要。目前，关于神经系统的发育有了大量研究，但神经系统发育、再生及成年后神经细胞功能和结构的维持机制仍不甚明确。Hippo/YAP 信号通路在神经系统的研究为神经系统发育以及功能结构的稳定带来了新的突破。

研究显示，在果蝇神经上皮中，过度表达激活 yki（YAP 同源体）可以促进神经上皮的过度生长，抑制其分化；而突变 yki 则抑制神经上皮的生长，促进其凋亡。因此，yki 在保持神经上皮细胞增殖和处于未分化状态中发挥重要作用。

成年 NSC 在神经系统损伤修复中具有重要作用。成年非洲爪蟾（Xenopus）的视网膜中保持着一定数量的 NSC，以维持正常的视觉。研究表明，YAP 特异性表达于这些视网膜 NSC 中，沉默 YAP 表达可加速细胞周期 S 期并产生异常的 DNA 复制和损伤增加，最终导致 p53-p21 通路依赖的细胞死亡。此外，YAP 与转录因子 PKNOX1 结合，对基因组的稳定具有重要作用。因此，在成年视网膜干细胞中，YAP 等精准调控 DAN 复制起始点时间和维持 DNA 基因组的稳定性。

神经前体细胞（NPC）是一种由 NSC 分化而来，向神经元特定分化的前体细胞。NPC 的增殖、分化和迁移与胚胎发育和出生后神经元数量及精准分布密切相关。神行系统正常大小、组成和功能的形成依赖于 NPC 精准的自我更新及特异性分化。近年来研究显示，Hippo/YAP 信号通路在 NPC 的增殖、分化和凋亡中发挥着重要作用。在发育的脊椎动物神经管中，室管膜 NPC 表达 YAP。在神经管中过表达 YAP 或转录激活型 TEAD 能引起神经分化减少，NPC 数量明显增加。YAP 缺失则引起细胞死亡和促进神经元提前分化。这些效应主要与 YAP/TEADs 诱导 cyclinD1 表达上调和 NeuroM 表达下调有关。MST1/2 和 LATS1/2 缺失同样可引起 NPC 过度增殖。

外周运动和感觉神经元正常功能的发挥依赖于轴突的高度髓鞘化。外周神经的髓鞘化主要有施万细胞完成。多个研究显示，YAP/TAZ 信号通路在外周髓鞘的形成过程中具有重要的作用。有研究发现，在施万细胞中条件性敲除 YAP/TAZ，导致施万细胞不能包裹排列轴突，施万细胞增殖和层黏蛋白受体基因减少，引起轴突分选受损和后继的髓鞘化异常。中枢神经系统的髓鞘化主要由少突胶质细胞完成。最近的研究显示，YAP 调节少突胶质细胞的成熟。RNA 干扰沉默 YAP 后，少突胶质细胞突起减少，并引起少突胶质细胞和背根节神经元之间的联系减少。机械牵张刺激少突胶质细胞前体细胞引起 YAP 入核，抑制少突胶质细胞突起生长。这些结果表明，在外界机械刺激作用下 YAP 调控少突胶质细胞形态和成熟。

5. Eph/ephrin 信号通路　红细胞生成素生成的肝细胞（Eph）受体及其细胞表面配体 ephrin 统称为 Eph 家族蛋白。自 1987 年 Hirai 等发现第 1 种 Eph 受体 EphA1 和 1994 年 Bartley 等发现第 1 种 Eph 受体的配体 ephrinA 以来，迄今已知哺乳动物体内含有两大类 14 种 Ep 受体：EphA（EphA1~A8 和 EphA10），结合细胞表面蛋白 ephrinA（ephrinA1~A5）；EphB（EphB1~B4 和 EphB6），结合穿膜蛋白 ephrinB（ephrinB1~B3）。与其他蛋白受体酪氨酸激酶类似，Eph/ephrin 之间具有高度亲和力，能够形成多聚体复合物，促使受体/配体的四聚体形成，并且使环形化合物内两个 Eph 受体并列，随后它们的细胞浆域发生穿膜磷酸化，从而发挥生理功能。

Eph/ephrin 信号通路在突触的生长和延伸等突触可塑性中起到重要的调控作用，进而调节神经系统功能。研究表明，突触前膜的 EphB2 和突触后膜的 ephrinB3 的相互作用可以调节突触密度和树突棘的形成，这个调节依赖于 MAPK 信号的抑制，ephrinB3 可以作为受体传导反向信号通路来调节海马区突触形成的数量。神经发生后新生神经元会产生定向迁移，这不仅对机体的生长发育具有至关重要的作用，对于中枢神经系统的损伤修复也有重大的意义。近年来的研究发现，在哺乳动物胚胎发育过程或疾病状态下神经干细胞存在有序的定向迁移过程。胚胎期，神经上皮细胞不断向大脑皮质迁移并分化为神经元以形成大脑的基本神经构成；成年后，侧脑室外侧壁（SVZ）和海马齿状回产生新生的神经元会不断地迁移至目的区域。Eph/ephrin 信号通路可以通过调节细胞黏附和排斥来指导细胞迁移。有研究证明，在皮质中间神经元切向迁移时，端脑所表达的 ephrinA5 及其配体 EphA4 对来自内侧神经节隆起处的迁移神经元有排斥作用，从而使神经元从室管膜区向皮质迁移，其中 ephrinA5 是由 EphA4 受体下游通路 SFKs 激活来发挥作用。ephrinA3 具有 ephrinA5 类似的作用，通过受体 EphA4，阻止中间神经元迁移偏离，而有助于确定皮质中间神经元的迁移路线。

6. BMP 信号通路　转化生长因子 (TGF-β) 超家族包括近 30 种与生长和分化相关的分子成员，主要由骨形成蛋白 (BMP)、activins 和 TGF-βs 三个亚家族组成。BMP 最早被发现是与骨髓系统的发育形成过程密切相关，而越来越多的研究表明，BMP 信号通路在中枢神经系统发育的各不同阶段也起着关键的调控作用。

BMP 蛋白作为配体首先与具有丝氨酸/苏氨酸激酶活性的 II 型受体 (BMPR II 和 ActR II B) 结合，再招募 I 型受体 (ALK3/BMPRIA、ALK6/BMPRIB 和 ALK2/ActRI) 并使之磷酸化。磷酸化的 BMPRI 也具有丝氨酸/苏氨酸激酶活性，然后再招募效应分子 Smad1/5/8(R-Smads)，并使 R-SmadsC 末端磷酸化。磷酸化的 R-Smads 与 Smad4 结合并转运至核内，在其他转录因子的协同作用下，形成转录复合物结合至靶基因的调控区域，从而调控靶基因的表达以发挥生物学效应。

神经诱导产生的神经干细胞是一种具有维持自我更新能力的多潜能细胞，可以进一步分化为各种不同类型的神经细胞如神经元和神经胶质细胞，这一过程即为神经发生。在神经发生过程中，神经干细胞随着发育阶段的不同变换着它们的响应性和发育潜能。神经干细胞的增殖维持和后续的神经细胞分化是一个严谨有序的过程，研究表明 BMP 信号通路在各个阶段都发挥重要的调控作用，并且在不同的时期、在不同的部位所起的作用不尽相同，有时甚至是相反的。在中枢神经系统发育过程中，BMP 基因早期是在神经板的两侧高表达，从而发挥限定神经外胚层区域的功能，当神经板闭合形成神经管后，其主要在背侧中线即顶板部位高表达。研究表明，顶板对神经管的闭合、神经管中神经干细胞的增殖和分化的调控是十分重要的，顶板分泌的 BMP 蛋白在神经管中由背侧至腹侧形成由高到低的浓度梯度，从而在上述过程中发挥关键性的调控作用。通过转基因分析表明，如果利用 Nestin 的神经特异增强子在小鼠神经发生早期调控组成型激活 BMPRIA 的表达以增强 BMP 信号通路的激活，则导致神经干细胞增殖能力的加强以及数目的大幅增加。BMP 除了在神经发生早期促进神经干细胞的增殖外，在神经发生后期也影响神经前体细胞的最终分化命运。如对于从 E10~10.5 天小鼠胚胎中所分离的神经前体细胞，BMP 可以促进其凋亡；对于妊娠中期的神经前体细胞，BMP 促进其向神经元分化；对于妊娠后期以及成年神经前体细胞，BMP 促进其向胶质细胞分化。有研究提示，这可能是因为在不同时期由不同的 BMPRI 介导了 BMP 信号通路所致。

虽然已经有大量的工作揭示 BMP 信号通路在神经发生不同阶段的功能，并且对其作用的细胞内机制也有所研究，但是 BMP 信号在神经发生过程中的功能是相当复杂的。在神经发生的不同阶段，BMP 信号通路分别激活了哪些下游靶基因？哪些因素造成这种 BMP 信号响应的差异性？这些问题仍有待于进一步的研究。

（唐占英）

第七节　血管的结构与功能

血管系统大致属于中医学奇恒之府中"脉"的范畴，其主要的生理功能是行血、摄血，同时还通过行血功能调控人体的气、津液、水谷精微等正常物质的运行和分布。尤其是血管构成人体循环的脉道系统，人体卫气、营气分别运行于血管外和血管内，组成人体正常功能和活动的一部分，是人体生命活动的重要屏障。对于骨骼系统来说，血管的功能总结为"濡筋骨、利关节"，即为骨骼的生理结构提供物质基础，对骨骼系统的功能活动提供各种营养和物质保障。

一、血管系统的结构

现代研究认为，血管系统是人持续不断循环运行血液的通道，主要由心脏、血管构成。人体的血管按结构和功能分为 3 大类——动脉血管、静脉血管和毛细血管。三者之间通过有机组合，构成人体的循环系统。循环系统是由心脏、血管相互串连而构成的闭合管道系统，其结构相当复杂，功能强大，调节机制也十分精密。心脏是人体血管系统的枢纽：心脏的肌肉十分强大，每时每刻持续不断地有节律地收缩和舒张，把心室内经过氧化的血液射到动脉血管内，从而将血液输送到人体的各处组织和器官，通过组织间液和组织细胞完成物质交换，为生命活动提供营养和动力。另一方面，心室舒张时又能将静脉系统的血吸入心脏，再送到肺部进行氧化，补充生命活动需要的氧气，排出 CO_2 等代谢废物。血管系统在神经系统支配下，如此循环不休，维持人体正常的生理功能。

（一）动脉血管

动脉血管起源于心室内，凡是输送血液出心脏的血管都是动脉。动脉血管的功能主要是将心脏泵出的离心血送到全身各处。动脉血管的特点是管壁厚、有弹性，管腔空虚时管壁不会塌陷。动脉血管破裂时，血液呈喷射状喷出。动脉血管一般分为三层：外层为结缔组织包绕，称为外膜；内层由内皮细胞、薄层胶质纤维和弹性纤维构成，称为内膜；中层由平滑肌、弹性纤维和胶质纤维构成，称为中膜。

动脉血管中的血液为动脉血，其中富含生命活动所需要的氧气，因此颜色多呈红色。其中，连接心脏的血管叫主动脉，其中富含弹性纤维，直径达 2~3cm，然后类似于树枝状越分越细，最小的微动脉直径仅 30μm。就结构而言，大动脉的管腔大、壁厚、中层弹力组织厚、肌肉较少，这样有利于输送较多的血液，即使心脏处于舒张期，增厚的弹力层回缩仍能将血液继续向前推送。动脉血管的这种结构保证血液是连续性地流动。而小动脉管腔细、管壁弹性纤维少，肌肉组织增厚，形成的阻力增大，这样血液分布到组织细胞中需要有一定的时间，有利于血液的渗透。这种结构不至于把血流立刻分布，而是均匀、不间断地输给组织利用。对于骨骼系统而言，骨骼血管丰富，能够为骨骼重建提供必要的物质，同时也是骨细胞内各种细胞因子进行生命活动的基础。

（二）静脉血管

静脉系统是将组织内利用过的血液输送回心脏的血管。静脉血管一般分为三层——外膜、内膜、中膜。其特点是中膜较薄，其中弹性纤维不发达。而外膜较厚，静脉管壁薄，容易塌陷，与同名动脉相比，管腔结构较大，出血时不喷射。

静脉血液富含人体代谢之后的废物，因此其颜色比较暗。静脉血管有不同的分类，大静脉由众多的小静脉汇合而成，然后经上、下腔静脉回流到右心房。小静脉壁没有肌肉层；大静脉腔达到 3.0cm，肌肉层和纤维层增厚，使之能耐受一定的压力，不至于过度扩张而将血淤积于外周。就结构特点而言，静脉腔内有一种防止血液倒流的瓣膜，只有顺着血流方向才能开放，如果倒着血流方向就关闭，这种结构保证血液向上运行，不会轻易倒流。静脉血管的抗反流瓣膜加上心脏的舒张虹吸作用就能保证静脉血源源不断地回流到心脏。

（三）毛细血管

毛细血管是体内分布最多、最广的血管。毛细血管位于组织器官内部，连接于微动脉和微静脉之间，也是两者进行血液内物资交换的场地，管腔仅 8μm 左右。毛细血管结构上只有一层内皮细胞，并且内皮细胞的结构很不完整，这种结构十分有利于物质交换。人体中毛细血管的分布和数量是十分巨大的：据估算，人体内的全部毛细血管连接起来长度可以达到 10 万千米，绕地球赤道两圈半。毛细血管如此长度的最大生理学功能就是可以和组织进行充分的物质交换。在骨髓腔隙内的毛细血管，管腔大而不规则，因此能够容纳较多的血液。该结构特点为人体生命活动提供所需要的各种物质和营养因子。

（四）中医学对血管系统的认识

中医学将血管运行的道路称为脉道，但对血管的具体认识尚没有现代这样清楚和精确。但是现代研究认为，血管的结构与中医学经络系统的功能和结构存在部分共同之处，尤其是经络系统的功能，与血管的功能有很多相似之处。因此，血管系统的结构在中医学的认识上可以与经络系统的结构相互参考。因此，血管系统在中医学中的分类和功能，也与经络系统中的十二经脉、奇经八脉、十五络脉和十二经别、十二经筋、十二皮部及许多孙络、浮络等组成存在相互参考之处，尤其是在运行气血津液、水谷精气等方面。因此，在中医针灸临床，针刺相关穴位能够调整人体的气血，从而治疗相关疾病。

二、血管系统的功能

（一）血管系统的功能特点

主动脉和大动脉的管壁较厚，含有丰富的弹性纤维，具有可扩张性和弹性。左心室射血时，动脉内的压力升高，一方面推动动脉内的血液向前流动；另一方面使主动脉和大动脉被动扩张，容积增大。左心室不再射血，后主动脉瓣关闭，但扩张的主动脉和大动脉可以发生弹性回缩，把在射血期多容纳的那部分血液继续向外周方向推动，故主动脉和大动脉具有可扩张性和弹性作用，可以将左心室收缩时产生的能量暂时以势能的形式贮存，故它们被称为弹性贮器血管。随着动脉分支变细，管壁逐渐变薄，弹性纤维逐渐减少，而平滑肌的成分逐渐增多。小动脉和微动脉口径较小，且管壁又含有丰富的平滑肌，通过平滑肌的舒缩活动很容易使血管口径发生改变，从而改变血流的阻力。血液在血管系统中流动时所受到的总的阻力，大部分发生在小动脉，特别是微动脉，因此称它们为阻力血管。小动脉和微动脉收缩和舒张，可显著影响器官和组织中的血流量。正常血压的维持在一定程度上取决于外周血管小动脉和微动脉对血流产生的阻力，即外周阻力。又因它们位于毛细血管之前，所以又叫毛细血管前阻力血管。在各类血管中，毛细血管的口径最小，数量最多，总的横截面积最大，血流速度最慢，管壁最薄，仅由单层内皮细胞和基膜组成，通透性很好，有利于血液与组织进行物质交换，故毛细血管被称为交换血管。毛细血管汇合成微静脉，管壁又逐渐出现平滑肌。到小静脉，管壁已有完整平滑肌层。微静脉和小静脉的平滑肌舒缩，同样可以改变血管口径和血流阻力，故将它们称为毛细血管后阻力血管。静脉和相应的动脉相比，数量大，口径大，管壁薄，易扩张。通常安静时，静脉内容纳60%~70%的循环血量，故又叫容量血管。

（二）血液的组成

血管内的血液全血由液体成分（血浆）和有形成分（血细胞和血小板）构成。有形成分是血液正常生理功能的基础。

1. 红细胞　正常的红细胞无核，呈双面凹陷的圆盘状，内面布满网状支架，富含血红蛋白。红细胞的重要生理功能就是血红蛋白的功能，主要是运输氧气和 CO_2，上述功能下降或受到损害就会产生中毒，进而产生疾病。

2. 白细胞　白细胞是无色而有核的球形细胞，体积比红细胞要大，但是质量较轻。白细胞又分为中性粒细胞、嗜酸性粒细胞、嗜碱性粒细胞、单核细胞、淋巴细胞等。白细胞主要参与对病原体的吞噬作用。

3. 血小板　血小板是一种无色、圆形或卵圆形的小体，不具有完整的细胞结构。主要功能是止血和促进血液凝固。

4. 血浆　血浆是血液功能重要的承担者。血浆是血液中的液体成分，其中水分占到90%~92%，干物质也就是溶质占到 8%~10%。溶质中最大的是血浆蛋白，还有无机盐和非蛋白有机物。

（1）血浆蛋白：血浆蛋白是血浆溶质中含量最高的成分，包括白蛋白、球蛋白和纤维蛋白原。血浆蛋白的功能包括：①形成渗透压；②与其他物质包括脂肪酸、维生素、胆红素、类固醇激素、类固醇激素等结合，有利于这些物质的运输；③协助人体的酸碱平衡；④含有抗体，对疾病产生抵抗作用。

（2）血糖：血液中所含的葡萄糖称为血糖，是人体生命活动能量基础之一。

（3）血脂：血液中的脂肪多以中性脂肪酸的形式存在，部分以胆固醇、磷脂等形式存在。血脂为生命活动储存能量，维持人体体温等内环境稳定。

（4）无机盐：血液中的无机盐以离子状态存在，如钠、钾、钙、镁、氢氧根、碳酸根等离子。血浆中无机盐对维持血浆渗透压、酸碱平衡、神经肌肉兴奋等发挥重要作用。

（5）维生素、激素、酶等代谢物质：血液中维生素、激素、酶等物质是正常生命活动不可或缺的物质。除此之外，代谢产物尿素、尿酸、氨等需要通过血液运送到排泄器官排出体外，如果代谢出现紊乱就会产生一系列疾病。

（三）血液的主要功能

1. 运输功能　这是血液的主要功能，可以运输组织和细胞所需要的氧气和营养物质，并将代谢产生的废物运输出去，通过排泄器官排出机体，实现新陈代谢。同时还能够运送激素等物质，调控组织和细胞生命活动。

2. 调节作用　通过细胞内液、组织间液的不断物质交换和循环输送，维持内环境的稳定，包括体温、渗透压、酸碱度、pH、离子浓度等的相对稳定。

3. 防御和保护作用　血液中的白细胞可吞噬病原体；抗体可参与免疫反应；凝血因子和血小板参与血凝过程。

三、调控血管发生发育的主要基因和信号通路

血管新生是形成完整血管系统的重要过程，主要包括出芽式血管新生和套叠式血管新生两种方式。出芽式血管新生最为普遍，主要包括基底膜的降解、内皮细胞的迁移和增殖、管腔形成和血管的成熟与稳定四步。由于血管新生对胚胎发育以及许多生理过程均发挥重要作用，血管新生受到多条信号通路的精密调控。血管系统来源和发育的一个重要步骤是内皮细胞的产生，随后组织形成包含动脉、静脉和毛细血管的复杂网络结构。胚胎发育时期，血管系统形成主要包括两个过程——血管生成 (vasculogenesis) 和血管新生 (angiogenesis)。血管生成又称为血管形成，是指由中胚层细胞 (mesoderm cell) 分化产生的内皮细胞相互聚集并组织形成原始的毛细血管丛 (vascular plexus) 的过程。血管生成是血管从无到有的过程，主要发生在胚胎发育早期。血管新生是在原有血管的基础上，在血管新生因子刺激下由内皮细胞经增殖和迁移而形成新的血管。血管新生不仅在胚胎发育中发挥重要功能，而且在成熟个体生理或病理状态下（比如创伤修复、肿瘤、自身免疫性疾病、内分泌疾病、炎症等）扮演了极其关键的角色。

（一）血管内皮细胞的来源

血管新生首先发生在卵黄囊 (yolk sac) 和滋养层 (trophoblast)。这是因为在胚胎发育早期，营养供应是首先要解决的问题。起初，胚胎所需要的营养主要以自由扩散的方式获得，但这种方式只能扩散 $100\sim200\mu m$ 的距离。高度发达的脉管系统能够确保所有细胞都能够获得充足的营养供应。血管主要由内皮细胞 (endothelial cell) 和壁细胞 (mural cell) 组成，其中内皮细胞形成了血管内壁，构成血管的管腔结构；壁细胞附着在内皮细胞上，维持了血管的稳定。

在血管发育过程中，内皮细胞由中胚层细胞分化而来。绝大部分的壁细胞也来源于中胚层，还有少部分来源于神经嵴细胞。在原肠运动时期，尾部的外胚层细胞 (epiblast cell) 向原条迁移形成中胚层后，内皮细胞开始分化形成。中胚层细胞首先分化为成血血管细胞 (hemangioblasts)，成血血管细胞具有分化为造血干细胞 (hematopoeitic stem cell) 和成血管细胞 (angioblasts) 的能力。新产生的成血管细胞具有分化为内皮细胞的潜能，但许多内皮细胞的标记性蛋白尚未表达。成血管细胞有很强的迁移能力，当其迁移到达适当的位置后，成血管细胞停止迁移，同时开始表达 VE-cadherin 并相互连接。此时，成血管细胞转变为增殖内皮细胞 (proliferative endothelial cell)。经过进一步的成熟，增殖内皮细胞失去增殖能力形成成熟的内皮细胞。中胚层细胞特异性分化为内皮细胞的过程受到众多信号通路的调控，尤其是来自相邻内胚层细胞分泌的信号分子——成纤维细胞生长因子 (FGF)、印度刺猬因子 (IHH)、骨形态发生蛋白 -4(BMP-4)、血管内皮生长因子 (VEGF) 等。FGF 和 BMP-4 的缺失将导致中胚层发育缺陷，进而影响内皮细胞的产生。VEGF 和 IHH 信号通路虽然不影响中胚层的形成，但在中胚层的细胞分化和谱系定向中发挥了关键作用。

（二）血管新生的过程

1. 血管新生的类型　根据新血管产生的过程，可将血管新生分为出芽式血管新生 (sprouting angiogenesis) 和套叠式血管新生 (intussusceptive angiogenesis)。出芽式血管新生发现最早也研究得最为清楚，其特点是内皮细胞在成血管因子的刺激下以出芽的方式向外生长。这种方式能够使血管向没有血管的组织中生长，是最为普遍的一种血管新生方式。套

叠式血管新生由 Burri 等在 1990 年首次发现。套叠式血管新生主要由血管壁上相对的内皮细胞向管腔内生长，形成双层内皮细胞，随后双内皮细胞层及基底膜发生穿孔，血管平滑肌细胞和周皮细胞被招募，从而形成两个新的血管。这种方式主要发生在毛细血管新生中。目前文献中所指的血管新生主要是指出芽式血管新生。

2. 出芽式血管新生的过程

（1）血管基底膜的降解：出芽式血管新生是内皮细胞以出芽的方式向外生长。内皮细胞向外迁移生长首先需要突破基底膜。在血管新生刺激因子如 Ang2、bFGF、VEGF 和 IGF-1 等的刺激下，多种蛋白酶被释放以降解基质蛋白。这些蛋白酶主要包括纤溶酶原激活剂家族 (plasminogenactivator)、基质金属蛋白酶家族 (matrix metalloproteinase)、糜蛋白酶家族 (chymase) 和乙酰肝素酶家族 (heparanase)。在这些蛋白酶的作用下，内皮细胞之间和内皮细胞与周围组织之间的连接变得松散，这为内皮细胞的迁移提供了必要的环境条件。

（2）内皮细胞的迁移和增殖：在促血管新生因子如 VEGF 的刺激下，位于基底膜降解区域的内皮细胞开始伸出丝状伪足 (filopodia) 向外迁移，并通过动态地伸出伪足以确定迁移方向，这也确定了出芽式血管新生的方向。其他的内皮细胞在周围的血管新生相关信号因子作用下，进入细胞周期开始大量增殖。内皮细胞的迁移和增殖是出芽式血管新生的关键步骤。机体内存在许多血管新生诱导因子与抑制因子，这些调节因子之间的平衡调控着内皮细胞的迁移和增殖行为，保证了血管新生顺利完成。

（3）新生血管的管腔形成：血管腔 (vascular lumen) 的形成是一个动态过程。内皮细胞通过黏着连接 (adherens junction) 相互连接，形成索状结构 (endothelial cell cord)。随后，细胞连接发生重塑，产生紧密连接 (tight junction) 导致内皮细胞极化，并在索状结构中央形成一个小的缝隙，血流进入缝隙形成管腔。管腔的形成与细胞连接密切相关，敲除黏着连接的关键蛋白 VE-cadherin 和紧密连接的重要蛋白闭锁小带蛋白 -1(zonula occludens protein-1，ZO-1) 都会导致小鼠由于血管新生缺陷而胚胎致死。

（4）血管的成熟：内皮细胞组装成血管后会退出细胞周期，进入静息状态，而此时的血管是不成熟的。新产生的血管会通过招募壁细胞和产生胞外基质来维持其稳定。在内皮细胞分泌的 PDGFB(platelet-derived growth factor-B) 的诱导下，平滑肌细胞和周皮细胞等壁细胞会被招募到内皮细胞上。PDGF-B 敲除后，小鼠在胚胎发育过程中会因血管缺乏周皮细胞的招募而死亡。VEGF 通过促进 PDGF-B 的分泌或直接与 VEGF 受体结合，从而促使壁细胞被招募。TGF-β 信号也参与了血管的成熟，其主要作用包括抑制内皮细胞的迁移和增殖、促进平滑肌细胞的分化和刺激胞外基质的分泌。

（三）血管新生的调控

血管新生涉及多种细胞，是细胞与细胞、细胞与胞外基质的相互作用，因此血管新生受到严格调控。由于小鼠胚胎发育与人类高度相似，随着对小鼠基因操作技术包括敲除、敲入和突变等的成熟，小鼠已成为研究血管新生的良好动物模型。许多血管发育缺陷的突变小鼠品系的建立为详细研究和分析在血管新生中单基因的功能以及多基因之间的相互关系提供了有利的工具。目前的研究主要包括 VEGF 信号通路、Ang-Tie 信号通路、Notch 信号通路、TGF-β 信号通路、Ephrin-Eph 受体信号通路和 PDGF 信号通路等。

1. VEGF 信号通路　血管内皮生长因子（VEGF）在 1983 年发现能够强烈地调控血管通透性，而被称为血管通透因子 (vascular permeability factor，VPF)。随后的研究发现，

VEGF 能够特异性促进内皮细胞增殖。VEGF 家族主要包括 VEGF-A、VEGF-B、VEGF-C、VEGF-D、VEGF-E 和 PIGF(placental growth factor)。其中，VEGF-A 发现最早、研究得也最多，参与了血管生成和血管新生。VEGF 敲除小鼠由于严重的心血管发育缺陷而使胚胎致死，甚至杂合子胚胎也会由于背动脉缺陷在胚胎的 11.5 天致死。而过表达 VEGF 也会发生胚胎致死。VEGF 受体属于受体酪氨酸激酶家族，包括 VEGFR1(Flt1)、VEGFR2(Flk1) 和 VEGFR3(Flt4)。当 VEGF 配体与相对应的受体结合后，受体发生二聚化激活其激酶活性，使得受体发生自磷酸化从而激活下游信号通路。VEGFR2 是 VEGF 的主要受体，其在内皮细胞迁移、分化、增殖和存活等过程中均发挥了关键性作用。敲除 VEGFR2 的胚胎由于血管发育缺陷在胚胎 9.5 天死亡。VEGFR2 在血管发育过程中发挥多种生物学功能，主要是通过磷酸化 VEGFR2 受体胞内段的不同酪氨酸残基来实现的。磷酸化 Tyr1175 位点后，VEGFR2 会与 PLC-γ 结合从而激活 MAPK(mitogen-activated protein kinase) 信号通路，促进内皮细胞增殖。另外，PLC-γ 会诱导钙离子释放并激活 PKC 通路，促进 NFAT 和 EGR-1 等转录因子的功能，从而触发血管新生的一系列反应。PLC-γ/PKC 通路也会通过激活 PKD 而磷酸化 HDAC7(histone deacetylase 7)，从而促进内皮细胞的增殖和迁移。此外，PI3K 的接头蛋白 (adaptor protein)SHB 也会和 VEGFR2 的 Tyr1175 位点结合，从而激活 PI3K。PI3K 会进一步激活 Akt/PKB 通路，从而调控内皮细胞的迁移和存活以及血管的通透性。Tyr1214 位点磷酸化会激活 Cdc42 和 p38-MAPK 调控微丝骨架重塑，从而促进内皮细胞的迁移。

2. Ang-Tie 信号通路　Ang-Tie 信号通路主要在血管重塑、壁细胞招募和血管成熟等过程中发挥重要作用。20 世纪 90 年代早期，人们在寻找内皮细胞中表达的酪氨酸激酶时发现了两个受体酪氨酸激酶 Tie-1 和 Tie-2。随后人们发现了与 Tie-2 结合的配体血管生成素 (angiopoietin，Ang)，主要包括四个成员——Ang1、Ang2、Ang3 和 Ang4，其中 Ang1 和 Ang2 的功能研究得较为清楚。而到目前为止，Tie-1 的特异性配体尚未发现。Ang1 主要由血管平滑肌细胞、周皮细胞和成纤维细胞等血管周围细胞分泌。Ang1 能够形成多聚体，并与其受体 Tie-2 结合而激活其酪氨酸激酶活性。激活后，Tie-2 能够引发下游一系列的信号传导，包括激活 PI3K 通路而促进内皮细胞的存活，激活 Akt、eNOS、MAPK 和 Pak 等信号通路。除此之外，Tie-2 也会通过招募 ABIN-2(A20-binding inhibitor of NF-κB 2) 而抑制 NF-κB 通路，从而抑制内皮细胞的凋亡。基因敲除动物模型发现，Tie-2 和 Ang1 基因敲除后会使胚胎致死，且表型包括血管扩张、成熟的血管网络不能形成、血管缺乏平滑肌细胞和周皮细胞的支持。Ang2 主要由内皮细胞分泌并与 Tie-2 结合，然而 Ang2 与 Tie-2 结合后并不能够激活 Tie-2。随后的研究也表明，Ang2 可与 Ang1 竞争性结合 Tie-2 从而抑制 Tie-2 通路的激活。在胚胎中过表达 Ang2 导致的表型与 Tie-2 和 Ang1 基因敲除的表型一致，提示 Ang2 能够抑制 Tie-2 通路。近年来研究表明，Ang2 能够不依赖于 Tie-2 而直接作用于内皮细胞。Ang2 可以与内皮细胞上的一些整合素结合，然后诱导 FAK 的磷酸化，激活 Rac1 而发挥促进细胞迁移和血管新生的功能。

3. Notch 信号通路　目前已发现的 Notch 信号通路配体有五个——Jagged1、Jagged2、Dll1、Dll3 和 Dll4。与其他信号通路不同的是，Notch 的配体都是跨膜蛋白，Notch 受体有四个 (Notch1、Notch2、Notch3 和 Notch4)，其分子结构由胞外段 (notch extracellular domain，NEC)、跨膜段 (notch transmembrane fragment，NTM) 和胞内段 (notch intracellular cytoplasmic

domain，NICD/ICN) 三部分组成。Notch 信号的激活过程是：相邻细胞的 Notch 配体与受体相互作用，Notch 受体蛋白通过三次剪切，胞内段 (NICD) 被切断而释放到胞质，然后入核与特异性的转录因子 CSL 结合，形成 NICD/CSL 转录激活复合体，从而激活下游靶基因如 HES、HEY 等的表达。在血管系统中，Notch1 和 Notch4 在内皮细胞中表达，而 Notch3 主要在血管平滑肌中表达。在小鼠中敲除 Notch1 基因会导致严重的体节发育缺陷和心血管异常，纯合子在胚胎发育第 9.5 天致死。尽管敲除 Notch4 后小鼠没有任何异常，但 Notch1 和 Notch4 同时敲除后，小鼠会比仅敲除 Notch1 有更加严重的表型。此外，在内皮细胞中过表达激活型 Notch4 会导致血管缺陷并胚胎致死。敲除 Notch 的配体同样也会导致严重的血管发育缺陷。缺失 Jagged-1 后，胚胎血管重塑发生缺陷，卵黄囊上血管不能形成，胚胎在第 10.5 天死亡。Dll4 敲除的杂合子会由于单倍型剂量不足而导致严重的血管发育缺陷。人类遗传性疾病中也证实 Notch 信号通路参与血管的形成。伴皮质下梗死和白质脑病的常染色体显性遗传性脑动脉病 (cerebral autosomal dominant arteriopathy with subcortical infarcts and leukoencephalopathy，CADASIL) 主要是由于 Notch3 的突变从而导致动脉周围的平滑肌细胞退化引发的疾病，其主要症状包括中风、偏头痛和渐进性痴呆。Jagged-1 突变会导致 Alagille 综合征，这种综合征的主要表现为血管形成异常、动脉狭窄、心脏病以及肝脏和骨骼的病变。

4. TGF-β 信号通路　TGF-β 信号通路在胚胎发育早期就开始表达并发挥重要功能。通过基因敲除等方法，现已发现许多 TGF-β 信号通路的组分缺失会导致严重的心血管发育缺陷，因而其在血管新生中的功能备受关注。TGF-β 信号通路调控了内皮细胞和血管平滑肌细胞的迁移、增殖、存活、分化和胞外基质的分泌，同时还能够维持血管的稳态。TGF-β 蛋白家族主要包括 TGF-βs、BMPs(bone morphogenic proteins)、activins 和 inhibins。TGF-β 蛋白与细胞膜上的Ⅰ型和Ⅱ型丝/苏氨酸激酶受体结合，Ⅰ型受体被Ⅱ型受体磷酸化。磷酸化的Ⅰ型受体具有激酶活性，能够磷酸化 Smad 蛋白促进其进入细胞核发挥转录因子功能，激活下游靶基因的表达。在体外，用 TGF-β1 处理内皮细胞时发现，其既能促进又能抑制内皮细胞的增殖和迁移。通过基因敲除等方法发现，当 TGF-β 与Ⅰ型受体 ALK1 结合时，Smad1/5 被激活而促进了内皮细胞的迁移和增殖；然而当 TGF-β 与Ⅰ型受体 ALK5 结合后，Smad2/3 被激活反而抑制了内皮细胞的迁移和增殖。因此，虽然敲除 ALK1 和 ALK5 后都会导致胚胎血管新生缺陷，但它们的分子机制是完全不同的。TGF-β 的双重作用使得其在血管新生的不同时期均发挥了关键作用。在血管新生的初期，基底膜被降解，内皮细胞发生迁移和增殖，ALK1 通路被激活，通过激活 Id1 等靶基因的表达发挥促进血管新生的功能。此外，ALK1 通路也会促进内皮细胞分泌其他的促血管新生因子，通过间接的方式促进血管新生。在新生血管成熟时，ALK5 通路被激活，从而抑制内皮细胞的增殖和迁移，并促进细胞外基质的分泌，同时也会招募平滑肌细胞，实现促进血管成熟的功能。

5. Ephrin-Eph 受体信号通路　Ephrin-Eph 信号通路调控了许多生物学过程，包括胚胎模式的形成、神经元的定位、上皮细胞的分化和血管发育等。Eph 受体属于受体酪氨酸激酶家族，包含 14 个成员。Eph 配体 Ephrin 目前已发现了 8 种，与其他可溶性配体不同的是，Ephrin 是膜蛋白。由于 Ephrin 和 Eph 都是膜蛋白，这条信号通路的激活依赖于细胞与细胞之间的接触。正是由于这种特性，Ephrin-Eph 信号能够双向传导。以 Ephrin 为配体，激活 Eph 受体，继而激活下游的 Ras、Rac、Rho 和 FAK 等分子发挥生物学效应，此为正向信号传导。以 Eph 为配体激活 Ephrin 受体，通过 Ephrin 招募支架蛋白 Grb4 进而激活 JNK、WNT 和 FAK 等分子，此为反向信号传导，但其具体机制仍然不是十分清楚。基因敲除 EphrinB2 和 EphB4 都会导致胚胎在第 10.5 天由于血管重塑异常和动脉、静脉发育缺陷而致死。

6. PDGF 信号通路　PDGF 信号通路主要调控了血管的成熟。PDGF 家族与 VEGF 家族在蛋白结构上十分相似，但是其表达模式和功能明显不同。PDGF 及其酪氨酸激酶在成纤维细胞、平滑肌细胞、神经元和内皮细胞等多种类型的细胞中表达，并发挥了广泛的作用。PDGF 是由两条高度同源的 A 链和 B 链组成的同源或异源二聚体，包含 PDGF-AA、PDGF-BB 和 PDGFAB 三种形式。其受体属于受体酪氨酸激酶家族，同样也是由 α 和 β 两个亚单位构成的同源或异源二聚体。敲除 PDGF-B 基因后会导致毛细血管的周皮细胞和平滑肌细胞减少，血管变得十分脆弱并出血，随后将导致胚胎死亡。在小鼠中 PDGFR-β 敲除会导致血管平滑肌和周皮细胞的增殖受到抑制。

（四）结语

研究已经证明，血管生成和发育与细胞因子、组织缺氧、基因调控等多种因素有关，众多信号途径参与了上述过程。血管正常功能的维护受到众多信号通路的调节。因此，研究血管功能和结构能够帮助我们了解骨科疾病，如骨代谢疾病、糖尿病骨病、肿瘤骨转移等疾病。同时，血管系统和淋巴系统等一起构成人体的循环系统（中医的气血津液、水谷精微等运行的通道），上述系统构成了人体生命活动运行的体系，为包括骨骼在内的系统提供物质、能量和信息，从而维持人体的生命活动。

（赵东峰）

第八节　淋巴管的结构与功能

一、淋巴系统的结构

淋巴系统由淋巴管道、淋巴液、淋巴组织和淋巴器官组成。淋巴管道和淋巴结的淋巴窦内含有淋巴液，简称淋巴。密集的淋巴网络分布于皮肤和内脏的上皮组织，形成身体与外界环境之间的联系界面。从小肠绒毛中的中央乳糜池流到胸导管的淋巴因含乳糜微粒而呈白色，其他部位的淋巴无色透明。淋巴系统运输组织间质液，以及相关溶质、代谢物和大分子。血液流经毛细血管动脉端时，经毛细血管壁进入组织间隙，形成组织液。毛细淋巴管盲端是抗原提呈细胞和淋巴细胞的入口，经过毛细淋巴管网、成熟淋巴管、淋巴结、胸导管进入全身循环。淋巴系统不仅是心血管系统的辅助系统，还是免疫系统的重要组成部分。淋巴系统具有产生淋巴细胞、转运免疫细胞的功能，由此产生对病原体适应性免疫反应的启动。淋巴管网是一种低压系统，淋巴液运输要靠平滑肌细胞自主收缩和周围组织协助。淋巴管在各种病理条件下均能生长，如炎症、创面愈合、肿瘤发生、组织移植等。淋巴管在病理状态下具有通过增强清除累积的组织体液、免疫细胞、组织碎片、趋化因子、生长因子等，缓解组织水肿和炎症的作用。在癌症中，它可以促进肿瘤细胞扩散到淋巴结，并从那里扩散到全身循环，随后转移到远处器官。

（一）淋巴管

1. 毛细淋巴管　毛细淋巴管是淋巴管的起始部，位于组织间隙内，管径大小不一，一般较毛细血管大。毛细淋巴管以膨大的盲端起始，互相吻合成毛细淋巴管网，然后汇入淋巴管。毛细淋巴管由很薄的内皮细胞构成，内皮细胞之间的间隙较大。内皮细胞外面有纤维细丝牵拉，使毛细淋巴管处于扩张状态。因此，毛细淋巴管的通透性较大，蛋白质、细胞碎片、异物、细菌和肿瘤细胞等都可以较容易地进入毛细淋巴管。毛细淋巴管分布广泛，除毛发、上皮、角膜、晶状体、软骨、牙釉质、脑和脊髓实质等组织无毛细淋巴管外，几乎遍布全身各处。

2. 集合淋巴管　集合淋巴管由毛细淋巴管相互吻合而成。与静脉相比，集合淋巴管的管径细，管壁薄，瓣膜多，平滑肌细胞包绕不紧密。淋巴管内的瓣膜具有防止淋巴液逆流的功能。由于相邻两瓣膜之间的淋巴管扩张明显，淋巴管外观呈串珠状或藕结状。淋巴管分浅淋巴管和深淋巴管两类：浅淋巴管位于浅筋膜内，多与浅静脉伴行；深淋巴管位于深筋膜深面，多与血管神经伴行。实质性器官的浅淋巴管位于浆膜下，深淋巴管位于器官的实质内，浅、深淋巴管之间存在丰富的交通支。

3. 淋巴干　淋巴液从全身各部的浅、深淋巴管在向心回流过程中经过一系列局部淋巴结，其最后经过的淋巴结输出管汇合成比较粗大的淋巴管，称为淋巴干。淋巴干包括两条腰干、两条支气管纵隔干、两条锁骨下干、两条颈干和一条肠干，共九条。

4. 淋巴导管　九条淋巴干最终汇入两条淋巴导管，即胸导管和右淋巴导管，分别注入左、右静脉角。此外，少数淋巴管注入肾静脉、肾上腺静脉、下腔静脉和盆腔静脉。

（二）淋巴组织

淋巴组织分为弥散淋巴组织和淋巴小结两类，除淋巴器官外，消化系统、呼吸系统、泌尿系统和生殖管道系统，以及皮肤等所在器官含有丰富的淋巴组织，起到防御屏障、运输体液的作用。弥散淋巴组织主要位于消化道和呼吸道的黏膜固有层。淋巴小结包括小肠黏膜固有层内的孤立淋巴滤泡、集合淋巴滤泡以及阑尾壁内的淋巴小结等。

（三）淋巴器官

淋巴器官包括淋巴结、胸腺、脾和扁桃体。淋巴结是淋巴液向心行进过程中的必经器官，为大小不一的圆形或椭圆形灰红色小体，质软，大小不等，直径一般在5~20mm。淋巴结的一侧隆凸，另一侧凹陷，凹陷中央处为淋巴结门。与淋巴结凸侧相连的淋巴管称为输入淋巴管，数目较多。淋巴结门有神经和血管出入，出淋巴结门的淋巴管称为输出管，数目较少。一个淋巴结的输出淋巴管可以成为另一个淋巴结的输入淋巴管。淋巴结多成群分布，数目不固定，青年人约有淋巴结400~600个。淋巴结按位置不同，分为浅淋巴结和深淋巴结。浅淋巴结位于浅筋膜内，深淋巴结位于深筋膜深面。淋巴结多沿血管排列，位于关节屈侧和体腔的隐藏部位，如肘窝、腋窝、腹股沟、脏器门和体腔大血管附近。淋巴结的主要功能是过滤淋巴液，产生淋巴细胞和进行免疫应答。淋巴结内的淋巴窦是淋巴管道的一个组成部分，故淋巴结对于淋巴引流起着重要作用。引流某一器官或部位淋巴的第一级淋巴结称为局部淋巴结，临床通常称哨位淋巴结。当某器官或部位发生病变时，细菌、毒素、寄生虫或肿瘤细胞，可沿淋巴管进入相应的局部淋巴结。该淋巴结阻截和清除这些细菌、毒素、寄生虫或肿瘤细胞，从而阻止病变的扩散。此时，淋巴结发生细胞增殖等病理变化，导致淋巴结肿大。如果局部淋巴结不能阻止病变的扩散，病变可沿淋巴管道向远处蔓延，因此局部淋巴结肿大常反映其引流范围存在炎症或其他病变。了解淋巴结的位置、淋巴引流范围和淋巴引流途径，对于病变的诊断和治疗具有重要意义。因此，肿大的淋巴结可认为是人体疾病发生的警报器，是一个报警装置。甲状腺、食管和肝的部分淋巴管可不经过淋巴结，直接注入胸导管，这样的解剖结构可以引起肿瘤细胞更容易迅速向远处转移。

二、淋巴系统的功能

（一）淋巴管调节体液平衡

淋巴管在解剖结构上不同于血管。毛细淋巴管位于组织间隙内，以膨大的盲端起始，管壁由内皮细胞构成，内皮细胞间重叠形成"纽扣样"连接，管壁外有不连续的基底膜，无外周细胞，这些结构特征有助于毛细淋巴管吸收液体、运输大分子和免疫细胞等物质。集合淋巴管内皮细胞间形成"拉链样"连接，管腔内有瓣膜，管壁外有平滑肌细胞，以助淋巴液回流。淋巴管内皮细胞通过特定的"锚丝"附着于管壁周围的胞外基质，以保证淋巴管在组织液压增加时仍能保持开放状态。

血液流经组织中的毛细血管时，血浆中的液体及营养物质从动脉端毛细血管渗出进入组织间隙形成组织液，与细胞之间进行物质交换，部分组织液随后在静脉端毛细血管被重吸收进入血液，剩余部分的液体包括大分子物质与细胞通过毛细淋巴管吸收成为淋巴液。淋巴液经淋巴结过滤，最终经胸导管或淋巴导管汇入静脉血液。淋巴液回流的内在动力取决于淋巴管平滑肌细胞阶段性和紧张性收缩，从而驱动淋巴液的流动。外部动力主要依赖周围组织的收缩和扩张，包括心脏与血管动脉收缩、胃肠肌肉与骨骼肌收缩，以及呼吸运动等。淋巴管收缩泵功能对机械负荷的变化非常敏感，受淋巴液体剪切力的直接影响。淋巴管内皮细胞可通过释放一氧化氮来调控内在淋巴管的泵送功能。因此，淋巴管通过主动参与组织液的吸收与转运，在维持机体的体液平衡过程中起重要作用。

（二）淋巴管调节脂质吸收

肠绒毛中除了含有丰富的血管网外，还有中央淋巴管（又称乳糜管）。肠道内包括氨基酸与单糖等营养物质主要通过肠绒毛内的毛细血管吸收，而脂质及脂溶性维生素等营养物质则由肠黏膜上皮细胞吸收并被包装成乳糜微粒释放入组织间隙，与其他运输脂质的载体分子结合后经初始淋巴管内皮细胞间的"纽扣样"连接处进入肠绒毛淋巴管。另有研究发现，脂质也可以进行跨淋巴管内皮细胞的转运。淋巴液因含有大量脂溶性物质而呈"乳白色"，依赖于肠绒毛淋巴管周围的平滑肌细胞收缩而转运，并通过肠系膜的集合淋巴管汇入淋巴循环系统。淋巴管结构与功能异常可导致乳糜微粒等脂蛋白渗出进入腹腔及胸腔，形成乳糜性腹水、乳糜胸或局部性组织水肿等，并伴有水肿部位脂肪组织堆积。从淋巴管渗漏出来的淋巴液，可能具有促进脂肪细胞分化或脂质沉积的作用。

（三）淋巴管参与免疫监控

淋巴管通过运输免疫细胞及可溶性抗原参与免疫监控。淋巴管内皮细胞质膜膜泡关联蛋白参与调控淋巴细胞与抗原进入淋巴结，大分子的免疫原进入淋巴结后被淋巴囊内巨噬细胞及副皮质区的树突细胞吞噬，而小分子抗原可直接进入淋巴结 T 细胞及 B 细胞区域，在抗原提呈细胞到达前致敏淋巴结。淋巴管内皮细胞分泌很多趋化因子来调控免疫细胞的迁移，包括免疫细胞进入淋巴管及由被膜下淋巴窦向淋巴结髓质的迁移等。此外，免疫细胞跨越淋巴管迁移涉及多种细胞间连接黏附分子的作用，淋巴管内皮细胞所表达的黏附分子与免疫细胞跨越血管迁移所需要的黏附分子相同。细胞间黏附分子 -1(ICAM-1) 与血管细胞黏附分子 -1(VCAM-1) 在静息期的淋巴管内皮细胞中低表达，但是经过肿瘤坏死因子（TNF）处理后可显著上调其表达水平；ICAM-1 及 VCAM-1 抗体可以抑制树突状细胞黏附及跨越淋巴管迁移。促炎性因子也可快速上调 E- 选择素在淋巴管内皮细胞的表达，通过与 P- 选择素糖蛋白配体 1(PSGL-1) 的相互作用介导初始捕获过程中免疫细胞与内皮细胞间的可逆结合，并可转换为通过 VCAM-1 与 ICAM-1 相互作用介导的紧密黏附，以促进免疫细胞跨越淋巴管的迁移。另外，淋巴管内皮细胞也可以表达一些特殊受体 (如 CLEVER-1) 介导免疫细胞的迁移。皮肤淋巴管发育缺陷可以导致疫苗接种诱导的体液免疫应答减弱，脾的 T 细胞虽然有比较强的应答但是反应速度延迟。淋巴管内皮细胞可以通过表达主要组织相容性复合物 Ⅰ 及免疫调节因子 (如 PD-L1)，抑制 CD8⁺T 细胞激活，从而参与调节免疫耐受作用。

（四）淋巴管参与炎症反应过程

淋巴系统和免疫功能是紧密相连的。抗原呈递细胞包括树突状细胞 (DCs)、中性粒细胞和巨噬细胞进入淋巴管到达淋巴结并开始免疫反应。在关节炎症过程中，分布于淋巴管周围的表达一氧化氮合酶的 CD11b+Gr1+ 细胞降低了集合淋巴管收缩频率。而且，TNF 和 IL-1β 在小鼠体内实验中可以直接降低淋巴管收缩频率，毛细淋巴管和集合淋巴管都有固有的渗透性。然而在炎症过程中，淋巴管壁屏障的完整性被破坏，导致淋巴液进入间隙。在淋巴管中，淋巴液单向流动促进细胞和大分子进入淋巴回流。在急性炎症期间，毛细淋巴管渗透性增加，细胞和大分子处于细胞间隙中，难以回流到集合淋巴管。在体外实验中，也发现 TNF 和 IL-1β 可以增加单层淋巴管内皮细胞的通透性。因此，炎症反应过程中产生的代谢产物与细胞因子由于淋巴管回输功能减弱而蓄积在局部组织中，加重、加快炎症反应过程。

三、调控淋巴管发生发育的主要基因和信号通路

（一）淋巴管起源

哺乳类动物的淋巴管主要源于静脉，在胚胎发育过程中先形成淋巴囊状结构，并经发芽式生长与成熟重塑等过程形成淋巴管网络系统；在鸟类等动物中，淋巴管的发生有双重来源，包括静脉内皮细胞与间充质细胞。淋巴管内皮细胞的分化过程受到多种细胞因子协同调控，包括关键转录因子 PROX1、SOX18 以及 COUP-TF Ⅱ。在小鼠中敲除 Prox1 基因可以阻断静脉内皮细胞分化成淋巴管内皮细胞。PROX1 的表达受到 SOX18 基因与 COUP-TF Ⅱ 基因的调控，Sox18 基因敲除或小鼠胚胎发育早期缺失 COUP-TF Ⅱ 都可以导致淋巴管内皮细胞分化障碍。此外，视黄酸与 NOTCH1 也参与淋巴管的分化调控，在敲除编码视黄酸降解酶基因 Cyp26b1 的小鼠中，淋巴管内皮祖细胞在主静脉与淋巴囊异常增加。敲除 Notch1 基因也可以导致淋巴管内皮祖细胞增加，而激活 NOTCH1 信号通路则抑制淋巴管内皮细胞分化。淋巴管内皮细胞分化形成原始淋巴囊结构后必须与血管分离，源于巨核细胞的血小板在此过程中发挥重要作用。淋巴管表达的蛋白 (podoplanin，PDPN) 与血小板 CLEC2 是调节淋巴管 - 血管分离的重要信号途径。在 CLEC2 或 PDPN 基因敲除小鼠中，

血管和淋巴管存在非正常连接。淋巴循环系统与血液循环系统相对独立，对于维持循环系统的结构与功能至关重要。

（二）淋巴管的新生

淋巴管新生是通过发芽式生长形成淋巴管网的过程。在小鼠和斑马鱼中，淋巴管起源于从胚胎血管中萌发的淋巴管内皮细胞。在小鼠胚胎中，淋巴管内皮祖细胞出现在胚胎期 9.5 天 (E9.5)，表达 SOX18 基因，转录因子 PROX1 和 LYVE1 基因。SOX18 诱导下游 Prox1 的表达，这对淋巴管内皮细胞规范和后续的淋巴管网络形成至关重要。PROX1 通过直接诱导表达淋巴管特定基因，抑制血管内皮细胞 (BEC) 特异性基因，从而驱动淋巴管特性及其功能维持。血管内皮生长因子受体 3(VEGFR3) 介导信号通路在调控淋巴管新生过程中非常重要。VEGFR3 在小鼠胚胎发育早期表达在血管内皮细胞，妊娠中期后表达在淋巴管内皮细胞。VEGFR3 配体包括 VEGFC 和 VEGFD，表达在血管内皮、淋巴管内皮等多种细胞。VEGFR-3 腹腔注射导致小鼠下肢淋巴管结构破坏，淋巴液渗漏。VEGF-C 是目前唯一的淋巴管特异生长因子，对淋巴管生成至关重要。VEGFC 条件性缺失可以导致小鼠肠道乳糜泻和低泡性巩膜发育异常。其他的一些生长因子具有诱导淋巴管生成的作用，如 VEGF-D 过表达时可以诱导淋巴管生成，VEGF-D 缺失可以导致肺部淋巴管发育不全、皮肤中淋巴管孔径降低。体外实验中过度表达 VEGF-C 可以诱导淋巴管内皮细胞迁移和为淋巴管生成扩张提供方向。巨噬细胞可以在胚胎中形成淋巴管，而且对于与炎症相关的淋巴管生成至关重要。巨噬细胞会产生血管内皮生长因子，包括 VEGF-C 和 VEGF-D。CCBE1 通过促进 ADAMTS3 介导的 VEGF-C 成熟从而参与淋巴管的生长调节。小鼠缺失 ADAMTS3 同样导致淋巴管发育异常。可溶性 VEGFR-2(sVEGFR-2) 通过抑制 VEGF-C 从而阻断 VEGFR-3 介导的信号途径。SPREAD-1 和 SPREAD-2 可抑制 VEGFR-3 介导的 ERK 信号通路。RASA1 通过抑制由 VEGFR-3 诱导的 Ras 信号途径，对淋巴管内皮细胞的增殖起负调节作用。

（三）淋巴管成熟重塑

淋巴管成熟重塑过程包括集合淋巴管管腔形成、管壁平滑肌细胞招募，以及管腔内瓣膜发育。FOXC2 和 NFATc1 通过抑制 ANGPT2 和 PDGFBB 的表达参与了调控淋巴管平滑肌细胞的招募，敲除小鼠 Foxc2 基因可以导致淋巴管异常招募平滑肌细胞。在缺少 Ephrin-B2C 末端 PDZ 结合位点的基因突变小鼠中，发现毛细淋巴管可以异常招募平滑肌细胞。抑制 SEMA3A/NRP-1 信号途径同样也能增加淋巴管外周细胞的覆盖率，而敲除小鼠胞外基质蛋白 Reelin 导致集合淋巴管形成异常，原因是平滑肌细胞减少。淋巴管成熟重塑过程也伴有腔内瓣膜的发生。淋巴管瓣膜呈半月形结构，瓣膜小叶以细胞外基质为核心，两侧覆盖有淋巴管内皮细胞。敲除小鼠 Foxc2 基因或其下游靶基因 Cx37 可以导致小鼠淋巴管瓣膜发育异常。GATA2 是一种锌指转录因子，通过调节 PROX1、FOXC2 和 NFATc1 的表达，参与淋巴管瓣膜发育调控。敲除小鼠 Angpt2 或 Tie1 基因可以阻断集合淋巴管生成与瓣膜发育。SEMA3A/NRP-1 介导的信号缺失也影响瓣膜发育。另外，TGF/BMP 也参与淋巴管成熟调控。集合淋巴管生成、平滑肌细胞招募及瓣膜发育的缺陷在上述基因敲除小鼠模型中常常同时发生。

（徐浩）

第九章

骨伤生物力学

    骨伤生物力学是应用生物力学的原理对人体运动系统作力学方面研究的一个学科。早在 1892 年，德国医学博士 Wolff 便指出，骨功能的改变，都循数学法则，以一定方式改变其内部结构和外部形态的 Wolff 定律（骨转化定律），为采用力学原理研究运动系统的病证指明了方向。1938 年，Hill 建立了关于肌肉收缩的宏观唯象理论，奠定了生物力学研究的基础。20 世纪 50 年代，Huxley 从肌细胞的微细结构方面，提出了关于肌肉收缩机制的肌丝滑移学说，为研究肌肉运动提供了理论依据。1970 年，Lang 以超声波确定骨的弹性模量。1963 年，我国尚天裕等提出应用小夹板固定骨折，并对材质、规格、捆扎做了明确规定，推动了我国采用力学原理和方法研究骨伤学中的骨折、脱位、伤筋等病证的病因病理、辨证论治等，对我国骨伤生物学的发展具有重大意义。随着骨伤科生物力学的研究进展，各种符合生物力学原理的新治法、新材料和新器械层出不穷，极大繁荣了我国骨伤学的理论和方技，为人类的健康作出更大贡献。

第一节 骨骼生物力学

    随着科学理论的发展和科学技术的提高，特别是近 20 年来，关于骨力学性能的研究有了长足的进展，研究工作十分活跃。人们在研究工程结构材料力学基础上，对不同生物体（马、牛、猪、人等）的骨进行了强度、弹性模量、泊桑比等力学性能的试验和分析，获得了可观的资料和经验，取得了令人瞩目的成果，并运用于临床，为造福广大患者提供了更有效、更经济、更实用的各种治疗方法，因此深入研究骨伤生物力学，乃是骨伤学者的长期任务。

一、骨的力学性能

    骨组织的成分和结构，使其具有强大的抗压性和刚硬度；与时间相关的黏弹性质等，显示了骨组织经世世代代的进化和演变，以最少的材料，最轻重量获得最大承载能力，使其对载荷的反应具有特殊的生物特性。

    （一）骨的载荷

骨的载荷指施加于骨组织上的外力。

1. 骨载荷类型 根据载荷的状态，可分为静载荷和动载荷。

（1）静载荷：载荷由 0 开始，逐渐增加至某一值后，维持不变，物体未产生明显加速度。例如慢起倒立时，作用在手臂上的载荷。

（2）动载荷：受力物的整体或部分产生显著加速度的载荷。按作用方式可分为冲击载荷和交变载荷。①冲击载荷：在载荷的作用下，在极短时间内物体速度有很大变化。这类载荷称为冲击载荷。如网球、乒乓球拍击球等。②交变载荷：载荷随时间作周期改变，多次重复地作用于物体。这类载荷称为交变载荷。如马拉松跑时作用在运动员双腿骨骼上的载荷。

2. 载荷形式　不同方向力的作用，对骨可以产生各种形式的载荷。

（1）拉伸载荷：作用于骨两端的大小相等和方向相反的向外作用的载荷。

（2）压缩载荷：作用于骨两端的大小相等和方向相对的向内作用的载荷。

（3）弯曲载荷：作用于骨两端的大小相等和方向相同的载荷。

（4）剪切载荷：载荷方向与骨切面成平行，在其内部产生剪切应力和应变。

（5）扭转载荷：作用于骨两端大小相等，使骨沿轴线发生扭曲的载荷。

（6）复合载荷：两种或两种以上的负荷，作用在同一部位骨骼上。

3. 强度与刚度　强度是在载荷状态下，人体抵抗破坏的能力，用极限应力表示。刚度是在载荷状态下，人体抵抗变形的能力。

4. 弹性　分为完全弹性和部分弹性。把引起变形的外力除去后，物体能完全恢复原状，称为完全弹性体。把引起变形的外力除去后，物体不能完全恢复原状，称为部分弹性体。

5. 塑性　物体受外力作用后发生变形，当外力超过弹性限度时，撤除外力，但不能恢复原状而保持变形的性质，即发生永久变形，称为塑性。其特点为应力与应变呈非线性关系，外力作用下的外力功转变为弹性能。骨骼具有弹性和塑性。

（二）骨的基本变形

骨的变形与外力载荷相关，同样具有拉伸、压缩、剪切和扭转。在弹性变形内，当外力撤除后，变形完全消失。骨骼的这种特性，称为黏弹性（弹塑性）。黏弹性是弹性材料的力学性质和黏性材料力学性质相结合的一种力学性质。其中弹性材料的力学性质是应力与应变成正比，材料能保持固定形状，在外力作用时，外力功转换为弹性能。黏性材料一般为流体，无固定形状，在外力作用下，外力功能转换为分子热消耗了。人体的骨、软骨、肌肉、血管壁、皮肤等都具有黏弹性。其中，骨是矿物质和有机成分构成的二相（固相和液相）复合材料。骨的有机制中含有大量的胶原纤维，具有较强的变形能力，可传递流体压力，从而具有较强的黏弹性，具有松弛、蠕变和滞后三个重要的力学特性。

1. 松弛　当物体突然发生应变时，若应变保持一定，则相应的应力将随时间的增加而下降，称应力松弛，如肌肉的松弛。

2. 蠕变　当应力保持一定，物体的应变随时间的增加而增大，称蠕变。

3. 滞后　当加载时的应力－应变曲线与卸载时的应力－应变曲线不重合，称为滞后。

（三）骨的应变与应力

载负对骨的作用可产生两种效应，一是外部效应，即外力使被作用物体的运动状态发生改变；二是内部效应，即外力使其结构、形态发生改变。应变和应力是骨在不同载荷作用下所产生的基本现象。采用应力和应变可正确描述骨骼受力后的内部效应。骨组织的生长与变化是与应力和应变相联系的。应力与应变对骨的改建、生长和吸收起着重要的调节作用。

1. 应变 物体在受到外力作用下所产生单位长度的改变，或物体在某一点上的变形，称为应变。其本质是在外力作用下，物体任意两点间的距离和任意两直线或两平面的夹角发生改变。具体表现为物体的尺寸和几何形状的改变。

2. 应力 骨组织受外力作用而产生的内部阻抗力称为应力，其产生是外力作用于物体的结果。由于外力的作用使物体发生应变而最终使物体内部产生应力（内力），所以有应变才有应力。应力的大小等于单位骨面积所承受的外力。工程中单位为 kg/cm^2，国际单位 kg/mm^2，N/m^2（帕 Pa）。根据载荷的性质，应力可相应分为压缩应力、张应力和剪切应力。①压缩应力：当载荷作用于骨的轴向使其在轴向上发生长度的缩短时，产生的应力即为压缩应力；②张应力：若载荷作用于骨的轴向使其在轴向上发生长度的延伸时，则产生张应力；③剪切应力：当载荷作用使骨横截面间相互错动时，而产生剪切应力。剪切应力在截面上的分布规律很难确定，骨组织对剪切应力的抵抗能力较差。在实际中，上述三种应力常同时存在。

3. 应力－应变曲线 应力和应变是骨生物力学中最基本的概念。应力－应变曲线能表达应变过程中应力的变化过程，即应力随应变的改变而变化的情况，故可反映骨材料的强度与刚度的力学特性。骨的应力与应变的关系可分为两个阶段。

（1）弹性阶段：是指应力在骨的弹性区内，在此范围内，载荷与变形之间呈线性关系，应力－应变曲线为直线，应力－应变为正比例关系。在此范围内，骨组织保持弹性特征。此直线部分称为弹性区，在此范围内卸载、变形的骨组织能完全恢复到受力前的状态，不产生永久变形，其变形过程中所消耗的能量也可随之恢复。弹性区的末端称为屈服点，是骨组织只产生弹性形变的最大应力，即弹性极限。其特征为，弹性形变、应力－应变符合虎克定律。

（2）塑性阶段：是指屈服点之后的阶段，此时曲线呈非线性，骨组织已发生结构上的损坏而产生永久性变形，又称塑性变形。在此期内，按骨形变情况，可分为三个阶段：①屈服阶段：载荷作用下，形变继续增加而应力并不增加的阶段。特点是：时间较短，卸载后不再恢复原状，称为残余变形或塑性变形。②强化阶段：屈服阶段后继续加载，骨抗变形能力又有所恢复的阶段。特点是：加载时应力继续增加，卸载后形变仅能恢复到屈服阶段。③颈缩阶段：由于骨质的塑性特征，在强化阶段后，应力随变形的增加而下降，直至骨折，此时的应力称为骨的最大应力，或称极限强度。其特点是：当变形加大，应力减小，骨被破坏。此时的应力称为最大应力，也即骨的强度极限。如外加载荷超过极限强度时，材料即发生断裂，此特性称为脆性。屈服点后的应力－应变曲线反映了骨组织的延展性（脆性），屈服点与骨折点之间的曲线越短，表明骨的脆性就越高，反之，其延展性就越好。

（3）应力－应变曲线的力学参数：在应力－应变曲线上，可反映骨材料强度的三个力学参数。①结构断裂前所能承受的载荷：在曲线上，由载荷变形显示的强度，用极限断裂点表示。②断裂前所能承受的变形：由应力－应变曲线下的区域面积的大小，表示能量储存的强度，即导致骨折所需要的能量。③骨刚度：在弹性阶段的曲线斜率称为弹性模量。用字母 $\sum$ 表示弹性模量，则 $\sum$ ＝应力／应变（它的单位与应力相同，即为 psi 或 Pa）。弹性模量表示骨材料抵抗变形的能力（刚度）。弹性模量大，骨材料刚度大，质地坚强，形变困难。弹性模量小，骨材料刚度小，质地柔软，容易变形。一般钢材的弹性模量是 200GPa，湿的密质骨（人股骨）的弹性模量大约是 18Gpa。

二、骨生物力学特征

具有特殊结构和成分的骨组织，决定了其特殊的生物力学性能，包括弹性和刚性（坚固性）、各向异性、应力强度的方向性和最大应力均匀强度分布等生物力学特征，显示了骨力学性能具有较强的对结构和成分的依赖。

（一）弹性和刚性（坚固性）

弹性和刚性与骨组织的成分和结构密切相关。骨间质的主要成分包括有机质和无机质。其中，有机质主要由富有弹性的骨胶原纤维组成，使骨质柔韧；无机质主要由羟磷灰石结晶组成，属不溶性中性盐，使骨质坚硬。有机质和无机质的比例约为 2/3，两者紧密结合使骨十分坚硬，有良好的抗冲击力、很高的机械性能。在结构上，骨可分为松质骨和密质骨。其中呈网状结构的松质骨小梁按力学原理分布，以承受较大负荷；其疏松度为 30%~90%，强度低，应变能力好，变形可达 7% 左右。分布于骨表面的皮层密质骨，坚硬，抗压性强，疏松度为 5%~30%，强度高，变形能力差，变形超过 2% 会发生断裂。良好组织成分和科学结构形态组成的骨质，具有坚硬刚性和柔软韧性的特点，提高了抗载荷的能力。

（二）各向异性和应力强度的方向性

各向异性是指骨在不同方向上的力学性质不同。应力强度的方向性是指由于骨的各向异性使骨对应力的反应在不同方向上不相同。骨结构包括骨的几何形状，如形态各异的长骨、短骨、扁骨、不规则骨等，按需要分布于人体各相应部位。骨的不同形态决定了骨的各向异性和应力强度的方向性，表现为骨不同部位的差异和某一点上各个方向力学性能的差异。如不同部位的密度和强度不同；横向与纵向的压缩模量不同。从显微组织分析来看，针状的无机盐晶体和骨胶原纤维主要是沿纵向排列，其中较少的一部分沿周向排列。其主要作用是联系和约束纵向纤维，使纵向纤维在压缩和弯曲载荷的作用下不会失稳。

（三）骨的管形结构

人体管形长骨，如股骨、胫骨、肱骨等，以其合理的截面和外形而成为一个优良的承力结构。其圆柱外形可以承受来自任何一个方向的力的作用，因空心梁和同结构的实心梁具有同样的强度，故采用具有同样强度的空心结构，可比应用实心结构者节省约 1/4 的材料，达到用最少的材料而获得最大强度的质轻而强度大的效果。同时在弯曲载荷下，弯曲变形最大的部分往往在骨的中部。而较高强度的骨密质在长骨的中部最厚，在两端较薄，正好适应受力的需要，显示了人体长骨中段皮质厚实的管型结构，在抗弯曲载荷和扭转载荷中的结构最优化。

（四）应力均匀强度分布

在特定的加载条件下，材料的每一部分受到的最大应力相同。对骨骼受力的分析，发现骨组织以较大密度和较高强度的材料分布在高应力区，以承受较大的载荷，以较为柔韧骨小梁组织结构吸收运动的多余能量。如下肢长骨的骨干部分的皮质骨致密厚实，以抗压；两端骨小梁分布密集，其排列与应力分布方向相近，使其以较少的材料承受较大载荷，同时较柔软的骨小梁能吸收奔跑、跳跃等大幅度运动产生的多余能量，充分显示了骨不规则的外形和不均匀的内部材料，是人体骨强度的最优结构。

（五）耐冲击力和耐持续力差

实验研究结果显示，骨组织对冲击力的抵抗和持续受力能力较其他材料差，说明骨抗疲劳性能力较弱。如长时期的站立、行走可导致第 2 跖骨疲劳性骨折。

（六）骨再造的生物力学特性

骨组织的再造是骨组织具有生命器官的重要特性。它表现为骨的塑建与重建。在生物力学因素作用下，启动刺激骨的形成与吸收的信号分子，通过骨的塑建与重建不断更新骨组织，改变骨的形态结构以满足功能需要。在力学作用下，骨的塑建与重建保持了骨吸收与骨形成间的动态平衡，是维持骨组织代谢和力学功能的重要机制。骨的重建分为表面重建和内部重建，表面重建是骨材料的再吸收或沉积位于骨的表面；内部重建是通过吸收或重建改变骨组织内部的体积密度。可见骨的塑建和重建是维持骨的生物力学和代谢平衡的重要环节，有利于维持骨的负重能力，调节钙稳定造血功能和修复结构性损伤。

（七）骨的显微损伤

骨组织在显微镜下发现密质骨和松质骨的病理改变，表现为骨基质上出现的不同形态的裂纹。作为有生命代谢功能的骨组织的这些显微裂纹，常在发展为骨折之前就已经被修复。但当骨组织受到持续的交变应力，使骨的改建不足以防止裂纹时就会引发疲劳骨折。Frost 的研究认为，显微裂纹是骨改建的主要诱因，而且骨改建是按张力侧正电荷促进骨吸收、压力侧负电荷促进骨形成的原则进行，并由此提出交变应力产生显微裂纹与应力产生电位相结合的骨改建理论，对深入骨重建研究有一定指导意义。

三、运动对骨的力学性能的影响

适宜运动负荷及强度的骨应变能诱导骨量增加和骨的结构改善，但过大的应变可造成骨组织损伤和骨折，过小的应变可出现失用性骨质流失，因此最佳的合适应力对骨组织的再造具有重要意义。

（一）运动对促进骨组织的再造

研究已证实，适当的运动对儿童、少年可促进骨量的增加，对成年人可保持或增加骨量，对老年人可减缓骨量的丢失速度。对其机制研究显示，可能是通过力学信号激活骨细胞网络通路而成骨。尤其对峰值骨量之前，不仅增加骨密度，还能有效改善骨的形态结构，使骨密质部分皮质增厚，骨松质部分小梁密集，骨量增加，提高了骨骼抗弯曲、抗压缩和抗扭转等载荷的能力。

为证实运动对生长期的骨的影响，陈军将 24 周龄雌性 SD 大鼠随机分为 3 组（对照组、间断跑台运动组及不间断跑台运动组）。间断和不间断跑台运动组分别进行 7 周，每周 5 次，每次 6 分钟，间隔 10 分钟的跑台运动。实验后取大鼠后肢胫骨进行骨矿含量和三点弯曲实验，以及测定大鼠骨骼的生理生化指标。结果显示，与对照组相比，不间断跑台运动组大鼠的降血钙素、甲状旁腺激素、碱性磷酸酶、骨钙素比运动前明显降低，而脱氧吡啶啉、最大载荷、弹性载荷以及除骨灰度外的骨矿含量指标都显著增加；间断跑台运动组的弹性载荷显著高于对照组和不间断跑台运动组，而最大强度则显著低于不间断跑台运动组。表明不间断奔跑能够提高生长期大鼠骨骼胫骨的骨矿含量，增强大鼠骨骼的生物力学特性，提高骨骼的抗变形能力和抗断裂能力，增强大鼠骨骼的健壮性。王峰等观察了负重训练对老龄大鼠骨的影响，将 32 只 18 月龄健康雄性大鼠，随机分为安静对照组、30% 负荷组、

50% 负荷组和 70% 负荷运动组，各运动组大鼠进行为期 8 周的负重训练。采用骨生物力学测量仪，测定大鼠股骨最大载荷、弹性载荷、最大桡骨弹性、桡骨最大应力和弹性模量等指标。结果显示，负重训练对处于骨量丢失期的老龄大鼠骨骼具有显著的刺激作用，经过 8 周训练后，50% 负重组大鼠的骨骼湿重、最大载荷、弹性载荷和最大应力以及弹性模量相对于不运动的对照组均有显著提高，表明 50% 负重组大鼠股骨的生物力学性能显著提高，骨的抗压力、抗张力能力提高，骨强度增加；30% 负重组各项指标也有不同程度的提高，但是不具有显著性，提示对骨骼结构力学性能影响也具有一定的效果；而 70% 负重组大鼠的骨骼生物力学特性均呈下降趋势，提示运动强度可能是影响生物效应的一个重要因素，运动强度不足或过量均无法实现运动效果的最优化，此可能是导致不同组别大鼠骨骼生物力学性能具有差异的重要原因，说明选择适宜的负重训练对老龄鼠骨骼力学性能具有较大影响。魏兆松等观察不同运动方式对骨组织的作用，对两组去势大鼠进行跑步和游泳运动训练，3 个月后取材，进行股骨的 3 点弯曲实验和第 4 腰椎的压缩实验。结果发现，跑步组大鼠股骨的力学指标与模型组比较，差异有统计学意义，说明跑步对大鼠的下肢骨有积极的意义。游泳组大鼠腰椎骨力学指标与模型组比较，差异有统计学意义。从而证明，跑步运动对改善大鼠的股骨力学性能比游泳更有意义，而游泳运动能加强大鼠腰椎骨的力学性能，可使腰部生物力学性能产生适应性影响，是防治腰部骨质疏松和下腰部疼痛较好的锻炼方法之一。

（二）运动对促进骨组织的损伤

当作用于骨骼上的载荷超过骨所能承受的强度极限，就会引起骨损伤，出现骨折。常见的骨损伤可分为急性和慢性的两类。

1. 急性损伤　力和力矩从不同方向对骨的作用，可产生拉伸、压缩、弯曲、剪切、扭转和复合载荷等。

（1）拉伸：载荷沿骨的长轴方向，对骨的两端做方向相反的拉力。在骨内部产生拉应力和拉应变，使相应部位有延长和收窄的趋势。如人体股骨和肱骨的拉伸强度约为 $125 \times 10^6 N/m^2$。临床张力性骨折常见于松质骨比例较高的骨，如第 5 跖骨腓骨短肌腱附着点的骨折。

（2）压缩：载荷沿骨的长轴方向，对骨的两端做方向相反的压力。在骨内部产生相应的压应力和压应变，在相应部位有缩短和增宽的趋势。人体骨承受压缩负荷的能力最强，如股骨的最大压缩强度为 $170 \times 10^6 N/m^2$，比拉伸强度大 36%。临床常见于由高处下堕的脊柱压缩性骨折。

（3）弯曲：载荷在骨的两端做横向或侧向的压力或拉力时，使骨弯曲。骨在弯曲载荷作用下，其最外侧拉应力和压应力最大，向内逐渐减小，在应力为零的交界处，出现一个不受力作用的"中性轴"。因此长骨的中空结构，显示了人体骨结构省料、减重又不影响承受荷载的合理性。当骨作为杠杆应用时，出现的是弯曲载荷。骨承受弯曲载荷的能力较小，是造成骨伤和骨折的主要原因。临床常见于直臂撑地的跌倒，支撑面反作用力与胸大肌的拉力，对肱骨形成弯曲载荷而发生骨折。

（4）剪切：一对大小相等、方向相反，沿着与骨表面平行或垂直方向对骨作用的载负，称为剪切载负。如运动时小腿被制动，股骨髁在胫骨平台上的滑动，可产生剪切应力。骨承受剪切载荷的能力低于弯曲和拉伸载负。垂直于骨纤维方向的剪切强度明显大于顺纤维方向的剪切强度。临床常见于股骨髁和胫骨平台骨折。

（5）扭转：载负在骨两端做方向相反的扭转使骨沿其轴线产生扭曲。当与长轴成45°时最易发生螺旋形或斜形骨折。在扭转载荷下，最大的剪切应力分布在与骨中轴平行和垂直的平面上，最大的张应力和压应力分布于物体中轴的对角线平面上，故骨折发生首先因剪切力的作用。最初骨折裂纹与骨的中轴平行，接着的骨折沿最大张应力面分布。骨承受扭转载荷的能力最小。临床常见于投掷标枪时，肘关节过低，使三角肌前部的作用力导致肱骨近端发生逆时针方向扭转力矩，而标枪的阻力使肱骨远端产生顺时针方向的扭转力矩，从而发生肱骨扭转性骨折。

除了上述五种基本载荷外，在日常生活中，还有两种或两种以上复合载荷对骨的损伤。如正常行走时，足跟着地时为压应力，支撑阶段为拉应力，足离地时为压应力。在步态周期的后部分呈现较高的剪切应力，表示存在显著的扭转载荷，提示在支撑时相和足趾离地时相胫骨外旋。慢跑时在足趾着地时先是压应力，继而在离地时转为高拉应力，而剪切应力在整个支撑期间一直较小，表明扭转载荷很小。

2. 慢性损伤　长期持续的超强度劳损，肌肉出现疲劳，肌肉收缩力降低，从而改变了骨的应力分布，使高载荷出现，随着循环次数的增加，可导致骨微细结构的破坏。随着损伤的持续，又得不到及时改建修复，骨强度下降，导致疲劳骨折。骨疲劳极限为 $3.45kN/cm^2$。骨折可能出现在受拉侧，也可能出现在受压侧，或者两侧都出现。拉力侧骨折产生横向裂缝，可较快扩展为完全骨折；压力侧骨折发生比较缓慢，但骨重建过程也慢。

（三）骨折愈合生物力学

骨折愈合是机体结缔组织再生修复的过程，受众多因素影响，其中生物力学对骨折愈合有重要的作用。随着生物力学理论的迅猛发展，应用力学理论指导骨折的治疗，已得到广大骨伤学者的高度重视。应用力学的原理治疗骨折，对促进骨折的愈合取得了令人瞩目的进展。

1. 骨折愈合的过程　骨折的愈合，分为一期愈合和二期愈合。

一期愈合：也称直接愈合，是采用切开复位，使骨折的移位完全纠正，恢复骨的正常解剖关系，并采用坚固的内固定使骨折愈合的方法。其特点是断端承受的应力刺激较少，骨折断端紧密对合，骨折断端无明显外骨痂形成，骨折愈合依赖骨重建来完成骨性连接。

二期愈合：也称间接愈合。复位后在弹性固定下，断端间承受一定的应力刺激，通过不断的应力刺激，骨痂的不断积累实现骨折愈合。其特点是有明显的外骨痂形成，通过血肿形成、机化、骨痂形成直至骨重建，完成骨折愈合。二期愈合通过四个阶段达到骨折的愈合。第一阶段，肉芽组织修复期：约伤后2~3周。骨折部血肿机化，毛细血管侵入，血肿逐渐演变成肉芽组织，并逐渐向纤维结缔组织演变。临床症见骨折部位明显肿痛，X线片显示有少量膜内骨化影。第二阶段，骨痂形成期：约伤后6~10周。骨内、外膜增生，新生血管长入，成骨细胞大量增生。通过骨外膜的膜内骨化及骨内膜的膜内骨化过程，骨折两端骨化部分逐渐接近并会合，由肉芽组织形成的软骨也开始骨化。肿胀消退、无异常活动。X线片可显示梭形骨痂阴影，骨折线仍隐约可见，已达临床愈合。第三阶段，骨折愈合期：约伤后8~12周，骨痂范围与密度逐渐增加，新生骨小梁逐渐出现，排列趋于规则。骨折线几乎消失，髓腔被骨痂封闭。此期骨折愈合较牢固，患肢逐步正常活动。第四阶段，塑型期：约伤后1~2年。骨结构按力学原理重新改造，吸收多余骨痂，髓腔开放。骨折痕迹基本消失。

2. 应力在骨折愈合中的力学作用　应力对骨的形态、结构、密度等方面的影响，主要与应力的类型、方式、强度等有关联。其作用机制，主要通过应力对细胞骨架、激素和细胞因子等方面的调节。

（1）骨折愈合中的应力作用：对于应力的类型，研究显示，骨折愈合早期，纵向载荷产生的压应力能驱动成骨细胞及成纤维细胞向分化成骨方向发展，对骨愈合有利；而剪切和扭转载荷产生剪切应力，易造成骨断端动态摩擦，对形成的毛细血管和骨痂有很大伤害作用，并可驱动成纤维细胞增殖，产生纤维组织而不利于骨折愈合。但在骨折愈合中后期，各种应力对骨痂形成或改建均有一定促进作用。对于应力的强度，在不同阶段，应有适宜的应力。应力过大，超过组织承受能力，会损伤形成的骨痂，使骨组织坏死吸收，导致骨萎缩；应力不足以引起弹性变形，组织分化难于产生，可能导致骨迟缓愈合或骨不连。只有在骨断端应力水平与愈合区组织刚度互相平衡时，组织才能良好分化和愈合。如愈合早期，因愈合区组织刚度低，承受外力能力差，所需应力水平亦低；随着愈合区组织刚度增加，其承受负荷的能力加大，所需刺激的应力水平也随之增加。关于应力的方式，研究显示，间歇性应力刺激较连续性应力刺激更能激发骨组织细胞活性，葡糖 -6- 硫酸 – 胱氨酸（G6PD）的骨细胞数及活力均明显增加，对 3H- 尿嘧啶核苷酸的摄取量增强，并与应力刺激的强弱相关，提示骨组织对间歇性或循环性应力刺激有更敏感的感受特性。因此适宜的应力类型、强度、方式能促进骨折的愈合。对不同组织承受的形变量的研究显示，肉芽组织可以承受 100% 的形变量，软骨为 10%，而骨组织仅为 2%。因骨折片间隙小于 2mm 时，30% 应变的微动促进骨痂形成效果最明显，而间隙大于 2mm 时微动反而减少骨痂形成。

（2）应力促进骨折愈合机制：应力促进骨折愈合的机制是多方面的，包括对细胞架、激素、相关因子等的调节。①对骨细胞骨架的影响：Cherian 等发现，流体切应力可促进骨细胞和骨样细胞表面 Cx34 表达，激活应力作用下异常释放在骨重建中起作用的 PGE2 通道。由此显示，应力可促进细胞基质生成，引起细胞形态改变。细胞内的张力框架，通过与膜分子的直接联系将力学受体上的分子扭曲力在细胞内传递、分布，再通过效应分子的扭曲力，将力学信号最终表现在效应点上。由于骨细胞本身不能增殖，也不能合成新生骨基质，所以应力可能通过自身细胞骨架的改变传递外界刺激信号。骨细胞在应力作用下，可分泌旁分泌因子以激活成骨细胞，这些细胞因子对骨髓间充质干细胞向骨细胞分化也起作用，从而诱导新骨生成。②对激素和细胞因子的调节：Plotkin 等研究发现，在细胞外信号调节激酶作用下，雌激素可部分抑制骨细胞程序性死亡。Olesen 等发现，肌腱成纤维细胞合成胶原过程中，胰岛素样生长因子 (IGF)-1 发挥重要作用。IGF 结合蛋白 (IGFBP) 由纤维原细胞产生，共有 6 型，其中 IGFBP-4 和 IGFBP-5 可能影响 IGF-1 的作用。在应力负荷下，IGFBP-4 mRNA 增加几乎与Ⅲ型胶原 mRNA 增加同步，在应力作用后 2 天快速增加；IGFBP-5 mRNA 与Ⅰ型胶原 mRNA 增加几乎同步，在施加应力后 8 天显著增加。因此，IGF-1 可能与应力下胶原的产生有关。说明应力可使调节骨代谢的激素上调，通过信号传导激活各种细胞因子基因，有利于新骨形成。适当的应力刺激可促进成骨因子表达、成骨细胞增殖活性和合成代谢增强，有利于骨折愈合。③对骨组织信号传导途径的影响：在外力作用下，由于细胞结构的变化，出现细胞内外离子浓度发生改变，产生电信号；同时外力作用还激活第二信号并传导入细胞核。骨骼细胞感受应力后，成骨细胞和骨细胞产生一系列的第二信使分子，如 Ca^{2+}、由位于细胞膜上的腺苷酸环化酶 (AC) 催化的 cAMP、蛋白激酶 C(PKC) 和肌醇三磷酸 (IP3) 等。第二信使将信号传入细胞核，指导细胞因子合成，使 PG、IGF、一氧化氮 (NO)、BMP、转化生长因子 (TGF)–β3 合成增加。机械刺激可在 20 秒内增高 IP3 水平，并使 IP3 水平和 PKC 活性在 2 分钟内达到峰值。此外，应变可直接激活磷脂酶 (PL)A2，参与力的转导过程。可见 Ca^{2+}、cAMP、PKC 和 IP3 等第二信使系统可在应力作用下发生变化，促进成骨细胞增生。机械牵拉或剪切应力可使成骨细胞和血管内皮细胞等力敏感细胞细胞内的 Ca^{2+} 浓度迅速增高。Kamioka 等研究发现，流体剪切应力 1.2Pa 时有 5.5% 的骨细胞产生反应，32.4% 成骨细胞产生反应；2.4Pa 时成骨细胞的反应变得更加活跃，骨细胞反应不敏感，且单个骨细胞对流体剪切应力的敏感性不如单个成骨细胞；表明 Ca^{2+} 瞬流与黏附的差别有关，而 Ca^{2+} 又在信号传导中扮演重要的角色，推测流体剪切应力对骨细胞和成骨细胞的影响是通过调节信号分子起作用的。Tan 等研究发现，在应力导致骨小管流体运动异常时，骨细胞将此信号传递到成骨细胞和破骨细胞。通过相关因子的作用，可有效促进骨细胞新陈代谢，促进骨折愈合。这种由骨小管流体运动异常引起的信号传导，可发生在损伤早期，随后可能与上述经典信号传导通路交连，动员机体的应激反应，激活骨细胞生成，促进骨折愈合。

3. 内固定的生物力学　内固定是一种刚性固定法，切开复位的内固定方法不同，骨折愈合也随之不同。如采用螺丝钉将接骨板固定于骨折段的张力侧者，因普通接骨板强度低，仅能达到简单的固定作用，难以承受肢体功能活动，从而使间歇性应力刺激作用减弱或丧失。加压接骨板内固定，虽在早期可消除不利愈合的剪切应力等因素，但在愈合后期常因应力遮挡效应导致骨折延迟愈合或固定段骨质疏松而发生再骨折。

应力的遮蔽效应，对不同弹性模量成分并联承担载荷时，较高弹性模量的成分承担较多的载荷，即对低弹性模量成分起到应力、应变遮挡作用。当两种或两种以上材料组成一个机械系统时，弹性模量较大的材料承担更多的负荷。根据应力遮蔽效应原理，在选用外固定器治疗骨折时，应选用既能承担骨折后骨骼不能承受的过大应力，以帮助骨折愈合，又能避免应力过大，引起遮挡效应导致骨的延迟愈合、不愈合和骨质疏松的再骨折。但目前对外固定应分担多大的应力才是最合适的，尚不清楚。

对接骨板固定段骨的应力的分析，发现刚度不同的接骨板固定骨折时的应力刺激水平不同，骨折愈合也随之而异。由于固定段的应力大小与接骨板的刚度成反比，所以刚度较低的钛合金接骨板具有不锈钢板同样的固定强度，但其应力遮挡、骨折愈合强度更优。低刚度碳纤维复合材料接骨板所致的骨质疏松亦明显轻于不锈钢接骨板。采用高刚度接骨板固定者，因其高应力遮挡作用，导致骨质吸收快于骨成骨，所以易致骨折延迟愈合、骨质疏松及再骨折。在电镜观察下，发现坚硬固定状态下，骨哈佛管逐渐增大，管道内大量破骨细胞堆集，胶原纤维束趋向紊乱，接骨板下及对侧皮质骨变薄，骨钙含量减低，髓腔增大。当解除固定，去除了应力遮挡作用后，以正常应力刺激骨或骨断端，则骨密度和骨的强度将逐渐恢复正常。可见选择合适硬度和带有成骨诱导作用的固定材料，对于促进骨折的愈合有重要价值。

4. 外固定的生物力学　采用外固定器材或小夹板等做复位后的固定，有着其特殊的力学性能。由于其具有创伤小、愈合快、操作简单、费用低廉等优点，深受欢迎，是目前临床常用的方法。

（1）外固定器械的生物力学：外固定器械的主要优点是使骨折稳定，但不破坏局部血液循环，为骨愈合创造了有利条件。生物力学研究证实，外固定器械的稳定性主要由其刚硬的结构强度所决定，其中钢针数目及钢针直径、间距、杆数等都与外固定器械的刚度有关。

高刚度的外固定器可产生较强的应力遮挡作用，如同接骨板，早期可稳定骨折，但后期则阻碍骨折端应力的有效传导和刺激，干扰骨折的修复与重建。固定器刚度越大，其影响越明显，由于成骨活性的细胞未能获得有效的应力刺激而处于"功能性休眠"状态，破骨细胞则相对功能活跃，使骨组织成骨-吸收活动失于动态平衡，骨质不能有效地骨化，导致骨质疏松和骨折延迟愈合。因此，在骨折治疗时既要提高固定器刚度以增加固定的稳定性，又要降低其应力遮挡率，让更多的载荷传到骨断端。临床常于骨折愈合中后期减少固定器连接杆及钢针数以减少应力遮挡。也有采用加压固定方法，使骨折端接触加压，减少骨断端间的间隙，增加断面间静态摩擦而提高固定的稳定性，可显著降低固定器应力遮挡率，有利于应力刺激和传导。研究证实，加压固定时外固定器的应力遮挡率可降至3%左右。

（2）小夹板的生物力学：小夹板固定是一种弹性固定法。采用小夹板固定骨折，在中医骨伤学中具有悠久的历史，能对骨干纵向加压，保持均匀的压力作用于骨端面，不存在应力遮挡问题。

小夹板固定对生命体无大的破坏，且不影响肢体固有的功能运动，合乎骨折愈合的生理要求。这种固定能将骨折的整复、固定、功能锻炼结合在一起，做到整复时即有固定，固定后还可以继续整复，并进行肢体功能锻炼，避免关节僵直、肌肉萎缩、骨折延迟愈合和不愈合等并发症的发生。早在晋代，葛洪就在《肘后备急方》中创用竹板固定骨折，从而开拓了小夹板外固定治疗骨折的历史。唐代蔺道人的《仙授理伤续断秘方》首次介绍了杉木皮夹板固定治疗骨折的方法："凡夹缚，用杉木皮数片，周围紧夹缚，留开一缝，夹缚必三度，缚必要紧。"其后经历代医家充实提高，日趋完整。1963年我国尚天裕、黄庆森等提出应用小夹板固定骨折，并对材质、规格、捆扎等方面在科学研究基础上做了明确规定，对推动我国的骨伤生物力学发展具有重大意义。夹板作为固定器具，除了在形态上需符合人体的结构特征外，还应该有正确的扎带宽度和扎带的压力，为此我国广大学者运用现代医学理论和先进的仪器设备，对此做了大量的科学研究，为临床应用提供了可靠的理论依据。

对于小夹板捆绑带宽度，庞小建等把45只新西兰大白兔随机分为3组，建立胫骨干非负重骨折动物模型，应用不同宽度（3mm、6mm、9mm）捆绑带固定骨折，分别于术后2周、4周、6周行生物力学检查并进行比较。结果发现，术后第2周6mm的捆绑带组抗折弯、扭转、拉伸均强度居中，9mm组优于其他两组，3mm组最差，有明显统计学差异；术后4周、6周6mm组及3mm组抗扭转、折弯、拉伸强度均明显增强，而9mm组增强幅度不大。4周时6mm组抗拉伸力与其他两组无明显统计学差异，抗折弯力及扭转力与9mm组无统计学差异，3mm组仍低于9mm组，有统计学差异；6周时，6mm组抗扭转力均优于其他两组，存在统计学意义，3mm组明显优于9mm组，抗折弯力及抗拉伸力6mm组与3mm组无统计学差异，但均明显优于9mm组。综上可见，应用6mm宽度的捆绑带在骨折治疗的过程中均具有较好的力学性能，并且骨折愈合的力学结果较其他两组更满意，从整体观察趋势来看 6mm 与 3mm 组虽愈合方式不同，但观察到了积极的力学结果，观察结果随时间延续不断升高，但 3mm 组早期稳定性差，不利于早期肢体活动，且有固定失败风险，这在既往的实验中我们已观察到；而 9mm 组显然未能观察到良好的趋势，不利于骨折的力学性能恢复。所以应用 6mm 宽度捆绑带治疗优于其他两组，是值得推荐应用的扎带宽度。

对于小夹板捆绑带强度，徐卫国等观察了不同状态、不同部位的压力变化，整复固定后，测定在以 800g 力的拉力下布带能上下活动共 1cm 时约束力的强度，测 2~3 次，取其平均值，即正常所需的约束力的强度值。以后每晨依布带的不同松紧情况连续进行测定，观察不同时期约束力强度值的变化规律。应用电测法对布带约束力进行测定。肱骨干静息状态下布带拉力为 (750 ± 128)g，运动状态下布带拉力为 (998.5 ± 547.5)g；前臂两种状态下布带拉力分别为 (760 ± 180)g、(1600 ± 700)g；大腿分别为 (749 ± 310)g、(1128 ± 349)g；小腿分别为 (873 ± 234)g、(1255 ± 341)g。从测试结果可以发现，在同一状态下不同部位的布带拉力未见显著性差异；在静息和运动状态下的布带拉力其统计学上有显著性差异。说明在夹板固定时期，适当运动有助于消除肿胀。

第二节　关节生物力学

关节的基本功能是传递人体运动的力和保证身体各部分间的灵活运动。明确力在各种关节中的传递方式以及关节的运动特点是关节生物力学的主要目标。

一、关节软骨生物力学特征

关节软骨由于其特殊的组织成分和结构，使关节能在极小摩擦状态下运动，便于做多方向的活动，在关节结构的生物力学具有重要作用。

（一）关节软骨的结构

关节软骨属于透明软骨，呈淡蓝色，有光泽，表面光滑，由致密结缔组织的胶原纤维构成呈半环形基本框架，软骨细胞分布其间，自浅层至深层由扁平样至椭圆或圆形的软骨细胞组成。关节软骨不含神经和血管，其营养成分须从关节液中取得，其代谢废物也排至关节液中，以维持关节软骨的正常代谢。软骨上端面向关节面，底端紧附于下方的骨质，当软骨受到运动压力载荷时，刺激软骨进行新陈代谢，使软骨获得必要的营养成分和排出废物，以维持软骨的生理功能。

（二）软骨的力学特性

关节软骨组织的特殊性，使其具有减小关节活动时的阻力和关节面负载时压强的力学特征，使人体活动时，以有效缓冲，减轻震动，增加活动能力。

1. 软骨的形变　运动时，人体的压力载荷作用于软骨，在压应力作用下，软骨可有少许变形，能最大吸限度地吸收所受到的外力，起到缓冲减压的作用。

2. 软骨的润滑　关节软骨非常光滑，具有极小的摩擦系数，仅 0.002，比两个冰面间的摩擦力还要小得多。因此在关节运动中，由于阻力的减小，所出现的磨损度极小，使关节能抗磨耐用。同时滑利的表面能增加关节的灵活性，使关节能做更多方向的活动。

3. 软骨的抗压　软骨是由致密结缔组织形成的透明软骨，具有良好的弹性，当受到压力载荷时，能将作用力均匀分布，使承重面扩大。这样，不但能最大限度地承受力学负荷，还能保护关节软骨不易损伤。

4. 软骨的渗透性　软骨的渗透性是维持关节液恒定的重要条件。在恒定的压力作用下，软骨变形，在形变引起的压力梯度驱动下，关节液和水分子溶质从软骨的小孔流出，随着液体的流出，小孔的孔径越压越小。当压力减轻时，关节液回流至软骨。关节液的流出量与软骨形变相关联，受力初期大于受力末期，形变也是初期大于末期。关节软骨通过这样的力学反馈机制，调节关节液的进出，维持关节液的恒定。正常关节软骨的渗透性较小，在关节软骨损伤后的病理情况下，关节软骨的渗透性增大，会出现关节积水、疼痛等。

5. 黏弹性　关节软骨具有黏弹性，其性质与温度、压力等外部环境的关系密切相关。黏弹性物质具有三个基本特征：

（1）应力松弛：物体突然发生应变时，若保持一定应变，则相应的应力会随时间的增加而下降，称为应力松弛。

（2）蠕变：物体突然产生应力时，若应力保持一定，则相应的应变会随时间的增加而增大，称为蠕变。

（3）滞后：在加载载荷和卸载过程中，应力应变关系不相同，即受力和恢复的状态不同，这种现象称为滞后。

6. 时间-形变关系　具有黏弹性的关节软骨，对外部载荷作用的速度十分敏感。如关节软骨受到的挤压速度越快，液体流出小孔的阻力也就越大，关节液就越不容易流出；而关节软骨受到的挤压速度越慢，关节液越容易流出。研究表明，当外力作用的时间在1/100秒左右时，关节液是同时具有流动性和弹性的黏弹性体，像橡皮垫一样，缓冲关节面之间的碰撞；当作用时间大于1/100秒时，关节液像润滑液一样，使关节灵活运动。如果外力作用的时间很短，达到1/1000秒左右时，关节液不再表现为液体或弹性体，而是呈现出"固体"的特点，对碰撞时的冲力不再起缓冲作用。打球时手指的挫伤往往就是这样造成的。

7. 关节润滑机制　目前，对人体的关节润滑有两种常用的机制学说。

（1）界面润滑：是依靠吸附于关节面表面的关节液（润滑液）分子形成的界面层来作润滑。在关节面承受小负荷，做速度较低相对运动时，起到降低剪切应力的作用。

（2）压渗润滑：当关节在高负荷条件下快速运动时，关节软骨内的液体被挤压渗出到邻近接触点/面周围的关节间隙。此时关节面软骨表面之间的液膜由压渗出的组织液和原有的滑液组成。液体由接触面从运动方向的前缘挤出，在接触面的后缘由渗透压把压渗出的滑液再吸收回软骨内。这种机制能够有效地保存关节液及其位置，对抗外力，所以也称为流体动力润滑。

二、关节运动生物力学

（一）肩关节生物力学

1. 肩关节结构力学特征　肩关节由肱骨头与肩胛骨的关节盂构成，是典型的球窝关节。关节盂小而浅，只包裹约1/3的肱骨头直径，周围有纤维软骨组成的关节盂唇，以加深关节盂；关节囊薄而松弛，使肩关节有较大的活动范围。关节囊随肩部位置不同而调节松紧度，以稳固肩关节，如肩内收时，关节囊上部紧下部松；肩外展时，关节囊上部松下部紧；肩外旋时，关节囊前部紧；肩内旋时，关节囊后部紧；后侧的关节囊对于保持盂肱关节稳定有重要作用。肩部韧带是稳定肩关节的重要结构。其中盂肱韧带位于关节囊前壁内面，喙肱韧带自喙突根部的外缘斜向外下方，止于肱骨大结节前面，可限制肱骨向外侧旋转和防止肱骨头向上脱位。喙肩韧带在肩关节上方，与喙突和肩峰形成喙肩弓的韧带结构，加强其稳固性，以防肱骨头向上脱位，可见肩关节绝大部分均被肌腱袖所加强，唯有因关节囊下壁最薄弱、无肌腱和韧带，故易向前下方脱位。

2. 肩关节活动力学特征　正常肩关节能上举 180°、内收 45°、外展 90°、外旋 60°、前屈 90°、后伸 45°、内旋 90° 和做环转等运动，同时肩关节的活动是以胸锁关节为支点，以锁骨为杠杆，故肩关节的活动范围可因"肩胸关节"的活动而增加。因为肩关节的这些特点，当上肢外展外旋后伸着地跌倒，肱骨头可冲破关节囊前下方的薄弱区，移出到肩胛骨的前下方，造成临床常见的肩关节前脱位，表现为"方肩"畸形，弹性固定、局部肿痛等。

（二）肘关节生物力学

1. 肘关节结构特征　肘关节由肱骨的滑车和小头与尺骨鹰嘴和桡骨小头相关节而组成，上尺桡关节亦是肘关节的一个组成部分，包括关节囊和内外侧韧带。肘关节的正常活动，屈伸 0°~140°、旋前 70°~80°、旋后 80°~85°，其日常活动所需的伸屈范围为30°~130°，而旋前旋后各 50°。肘关节正常携带角（外翻角）男性平均 7°，女性平均13°，随着肘关节屈曲而消失。肘关节的稳定，有赖于其周围韧带，其中肘内侧的稳定有三个结构承担。第一为肘内侧的尺侧副韧带，最重要，可分为前斜韧带和后斜韧带。前斜韧带是肘内侧稳定的主要结构，在肘伸屈整个活动中保持紧张状态；后斜韧带只在屈肘时才紧张。第二个为肘关节面。第三个为关节囊前部。肘外侧稳定结构由桡骨头和桡侧副韧带构成。其他还包括肘部肌肉和关节囊。

2. 肘关节生物力学　肘关节屈曲度与上臂、手的功能密切相关。肘关节的屈曲，可使上臂、手活动范围减小。如当肘屈曲 20° 时，上臂功能将丧失 20%；肘关节屈曲过90°~100° 时，则日常生活功能如穿衣、吃饭、洗头、洗脸等将很难完成。当肘关节屈曲30° 时，手功能丧失 28%；当肘关节屈曲 45° 时，手功能丧失 39%；当肘关节屈曲 60° 时，手功能丧失 60%。可见，当肘关节屈曲至一定程度时，日常生活功能将很难完成，所以保持肘关节的活动度，对发挥上臂和手的功能十分重要。

肘屈伸和前臂旋转是肘关节的主要功能。肘关节不同形态的肌肉具有各自的功用，较小的附着在肘关节转动轴附近的近端肌肉如旋前圆肌、肘后肌等，其力臂较短，可以微小运动幅度获得上肢的快速运动。而较大的肌肉如肱二头肌、肱肌、肱桡肌、肱三头肌等用力才能产生较大的屈伸力，以完成提举或推动较重物体。

肘关节的不同位置与肌力相关，如肘关节屈曲到 90°~100° 时，能发挥的肌力最小。前臂旋前位时屈伸力弱于旋后位，旋后位时可获得最大屈肘力。当肘关节伸直或屈曲 30°时，可产生最大上举力，为人体重量的 1/3~1/2，此时肘部的尺肱关节所受到的合力大约是人体重的 3 倍。

通过桡骨头传递的力量在 0°~30° 屈肘时最大。肘关节屈肌群的等长收缩力量比伸肘时肌群的力量大 40%。肘关节在伸展位承受轴向负载时，如上举重物或倒立，肌肉力量向尺桡骨传递，肱尺关节负担 40%，肱桡关节负担 60%。肘关节在 60°~140° 时有较大伸展力。在肘屈开始阶段，肘关节产生的力最大。

（三）髋关节生物力学

髋关节是人体的最大关节，具有符合力学原理的特殊结构，以适应其强大的承重功能和各种活动。

1. 髋关节结构特征　髋主要由骨盆上的髋臼与股骨近端的股骨头、关节囊、圆韧带、软骨等组织构成。关节由凹状的髋臼与凸状的股骨头构成，属于球窝结构，其髋臼较深，股骨头大部分位于髋臼。关节囊厚而坚韧，上端附于髋臼的周缘和髋臼横韧带，下端前面附于转子间线，后面附于转子间嵴的内侧（距转子间嵴约 1cm 处），所以股骨颈的后面有一部分处于关节囊外，而颈的前面则完全包在囊内。髋关节周围的韧带，主要有前面的髂股韧带，长而坚韧，上方附于髂前下棘的下方，呈人字形，向下附于股骨转子间线。髂股韧带可限制大腿过度后伸，对维持直立姿势具有重要意义。关节囊下部有耻骨囊韧带，可限制大腿过度外展及旋外。关节囊后部有坐骨囊韧带增强，可限制大腿旋内的作用。关节囊内有股骨头韧带，其一端附于股骨头凹，一端连于髋臼横韧带，内含营养股骨头的血管。围绕股骨颈中部的轮匝带由关节囊深层的环形纤维所形成，能约束股骨头向外脱出。纵观髋关节的结构，唯其关节囊下壁较薄弱，股骨头易从此脱出。股骨头的血液供应主要依靠关节囊和圆韧带内的血管，当股骨颈骨折线发生在较高位置时，易破坏血液供应，导致股骨头缺血性坏死。髋关节最大幅度的活动在矢状面，前屈幅度为 $0°\sim140°$，后伸幅度为 $0°\sim15°$；在冠状面，外展幅度为 $0°\sim30°$，内收幅度为 $0°\sim25°$；在横断面，当髋关节屈曲时外旋 $0°\sim90°$，内旋 $0°\sim70°$。髋关节伸直时由于软组织的约束功能而使旋转角度较小，内外旋则分别为 $45°$。上楼梯时，髋关节活动范围较大，屈伸活动范围为 $67°$，内收外展及内外旋动作分别为 $28°$ 及 $26°$。而在跑步时，髋关节矢状面上的屈伸动作范围会增加。对于一般情况，髋关节的活动度，屈曲至少 $120°$、外展 $20°$、外旋 $20°$，才能满足基本的日常生活。髋关节的关节表面活动可以认为是股骨头在髋臼内的滑动。球与窝在三个平面内围绕股骨头旋转中央的转动产生关节表面的滑动。

2. 髋关节结构力学性能　正常髋关节的重力是通过头、臼软骨面相互接触传导，负重面为以负重中心为极点的股骨头上半球与半球形臼的重叠部分。关节软骨把应力分散到各作用点。正常股骨颈的应力分布为合力通过颈中心的偏下方，内侧有较高的压应力，外侧有较高的张应力。股骨颈上部头颈交界处所受张应力最大。所以髋关节在形态上有着特殊的力学结构，以适应这一特殊的力学要求。

（1）颈干角：股骨颈与股骨干之间的角度称为颈干角，成人约 $110°\sim141°$。此角度可以增加下肢的运动范围，并把躯干的重力传递至较宽的基底部，减轻相应部位的压力。当颈干角大于 $141°$ 时称为髋外翻，随外翻程度增加张应力逐渐减小以至消失。当颈干角小于 $110°$ 时称为髋内翻，其内侧压力、外侧张力均增大。因此当颈干角过大或过小时，均能改变髋关节相关的各种参数，导致髋关节的不稳定和局部受力不均匀，日久造成髋关节退化性关节炎等病证。

（2）前倾角：股骨颈长轴与股骨远端两髁横轴之间的夹角称为股骨颈前倾角，正常为 $12°\sim15°$。前倾角大于 $15°$ 可使部分股骨头失去髋臼的覆盖。

（3）股骨矩：位于股骨颈干连接部的内后方，在小转子的深部，由股骨干后内侧骨皮质延伸而成，为多层致密骨构成的骨板，具有较强大的承载能力，是股骨上段偏心受力的着力点，直立负重时最大压应力部位，同时增加了颈干连接部对应力的承受能力。

3. 不同姿态的力学性能　不同姿态使髋关节的受力情况也随之不同，如双足站立时，髋关节同时受体重和外展肌的拉力。单足站立和行走时，重力对关节产生扭矩作用，由外展肌产生反向力矩以维持平衡，股骨近段受到压应力、张应力、横向环行应力和剪切应力。当做各种运动时，髋部肌肉需承受体重和由运动引起的压力，因此关节受力远大于体重。在日常生活中，髋关节的负荷可随体位、活动的改变而不同，如从矮椅子站立时产生的负荷约相当于体重 8 倍。

（1）静立位：在静态双足对称直立位时，每侧髋部承受除去下肢重量之外体重的 1/2。当以一侧下肢负重时，人体为保持平衡，站立侧的外展肌需紧张以平衡人体。此时负重髋关节承受量为体重除去一侧下肢重量和加上外展肌肌力。在骨盆中立位时，单侧支撑时髋关节的反作用力是体重的 3 倍。其最大值随上肢位置的变化而不同。在负重髋关节股骨头上部一处形成类似平衡杠杆系统中的支点。若重心远离负重髋关节，则承重力增加；若重心移向负重髋关节，则承重力减少；若重心全部移到负重的髋关节上，则外展肌承重力为零，髋仅承受部分体重之压力，受力最轻。

（2）正常行走：髋关节缓慢行走（惯性力作用可不计，视与静力位相同）耗能最低。双髋轮流负重，重心左右来回移动约 4.0~4.5cm。在步态周期中，当足后跟着地及趾尖离地时为两个受力波峰。髋关节的反作用力在行走支撑阶段是体重的 3~6 倍，摆动期与体重大致相等。但在快速运动时，受加速和减速的作用，受力增加，其合力等于体重加惯性力。惯性力包括地面反冲力、重摆动阶段和支撑阶段的关节反作用力都随步速增加而增加。按速度不同，大致是体重的 3.9~6.0 倍。实验表明，在正常行走情况下，当髋关节承受 2000 次载荷时，软骨会遭到严峻的振动、形成溃疡，使软骨和骨发生不可逆性变形，造成骨的广泛损伤。统计显示，老年人髋关节的活动量 1 年约 100 万次，所以老年人髋关节退行性关节病在临床十分常见。为了减少对关节软骨的磨损，延缓退行性关节病的发展，应建议患者使用拐杖。Neumann 的研究证实，在受累关节对侧使用拐杖，能减少肌肉 42% 的肌肉活动，显示了使用拐杖能减少 1 倍体重的受力，即使用拐杖时受 2.2 倍体重的力，不使用拐杖为 3.4 倍，说明使用拐杖可有效减轻股骨头的压力。对于上肢缺乏足够肌力应用拐杖者，可建议应用支具以改变髋关节的受力。

综上所述，髋关节的受力，包括张应力、压应力、弯曲应力和剪切应力。为适应直立行走和劳动的需要，髋关节具有良好力学性能的组织成分和结构。在结构上，股骨近端形成多平面弯曲角（颈干角、前倾角）以减轻股骨的压力和维持关节稳定度。在股骨近端，骨小梁呈多层网格状，按力学原理，以最少的材料获得最大承载力的科学排列。股骨近端的骨小梁，按受力的性质分为主张力、主压力、次张力、次压力和大粗隆骨小梁。髋关节生物力学体系处于动态平衡状态，随时调整并保持身体重心的稳定。股骨干的力学轴线为自股骨头的旋转中心至股骨内外髁的中点，股骨近端承受的剪切应力最大，所以股骨颈多因剪切应力而骨折，大转子以下多因弯曲和旋转应力而骨折。

（四）膝关节生物力学

1. 膝关节结构力学性能　膝关节包括胫股关节、髌股关节等，每个关节都由符合力学原理的结构组成。

（1）胫股关节：由胫骨近端平台和股骨远端的平台组成，中间填有半月板和关节软骨。力学分析显示，如当膝关节完全伸直时，半月板向前移；当膝关节屈曲时，具有黏弹特性的半月板向后移。半月板随着关节活动的相对位移特性，使关节间的压强变化趋于缓和。同时膝关节在水平面旋转运动的重心点位于内侧髁，日久使得膝关节内侧间隙发生退变，故临床上膝骨关节炎病变以内侧间隙为重，甚则出现典型的骨关节炎和膝内翻畸形。

（2）髌股关节：由髌骨内面和股骨远端构成，并参与膝关节伸屈运动。髌骨传递股四头肌的拉力，承受髌韧带的张力、膝关节屈曲运动时的应力，以及关节面上的应力分布，在膝关节活动中具有特殊的意义。在正常生理情况下，膝关节由伸而屈至 90°的运动过程中，髌股接触压逐渐加大，而超过 90°后又逐渐减小。正常髌股关节的接触面随髌股接触压的增加而增大，因而作用于髌股关节面的应力得以分散，其压强的变化不大。髌骨中央嵴与滑车凹的最低点呈对应关系。当髌股对线出现异常，表示关节面应力分布不均，在关节面部分区域异常增加导致软骨面的磨损或减少使得软骨退变，并由此逐渐扩散至整个软骨，加速退行性骨关节炎的发生。所以髌骨关节面上的应力分布不均，是产生髌股关节面软骨退变的直接原因。此外，髌股对线异常，也是诊断髌骨半脱位的重要依据。

2. 膝关节生理功能力学性能　膝关节运动并非一个简单的屈伸，而是一个兼有伸、屈，内、外旋转和扣锁等多自由度的运动。

（1）伸屈运动：膝关节最大伸展运动为 0°，是膝关节最稳定的体位。膝关节主动活动为 0°~140°，被动活动可达 50°~160°。步行中，约需要屈 70°。在膝关节半屈曲时，胫腓侧副韧带、交叉韧带以及两侧的肌肉都处于较松弛状态，使膝关节失去稳定性，此时如做膝关节不协调的旋转运动，常易造成韧带、半月板及脂肪垫不同程度的损伤。当膝关节完全伸直时，胫骨髁间隆起与股骨髁间窝嵌锁，侧副韧带紧张，除屈伸运动外，股胫关节不能完成其他运动，半月板向前移。当膝关节屈曲时，股骨两侧髁后部进入关节窝，嵌锁因素解除，侧副韧带松弛，股胫关节才能绕垂直轴做轻度的旋转运动；同时在屈膝过程中，半月板向后移。小腿旋转时半月板随股骨髁位移，一侧滑向前，另一侧滑向后。由于组成膝关节的股骨和胫骨均为长形骨，膝关节位于两个最长的杠杆臂之间，所以在运动中，尤其在受到扭转暴力时，易发生斜形骨折，如股骨干骨折、胫腓骨双骨折等。

（2）旋转运动：是以股骨为基准的胫骨内、外旋转运动。膝关节做最大伸展活动时，胫骨不能做内、外旋转运动。胫骨做内、外旋转运动的角度随膝关节屈曲角度而变，如膝关节屈曲 90°时，胫骨主动内旋为 30°、外旋为 40°；胫骨被动活动时，内、外旋转运动的角度可增加 5°~10°。

（3）扣锁运动：发生在膝关节伸展至最后 20°，股骨发生内旋，每伸直 1°，约有 0.5°股骨内旋。当膝关节完全伸直时，这一旋转活动也最终完成。膝关节扣锁在最稳定的 0°体位。

3. 运动时膝关节的力学特性　膝关节的负荷随人体不同的运动而改变。在双足站立位的静态下，膝关节受力为体重的 0.43 倍，而行走时可达体重的 3.02 倍，上楼时可达到 4.25 倍。正常膝关节作用力的传递借助于半月板和关节软骨的蠕变使胫股之间的接触面增大，从而减少了单位面积的力负荷。当一足站立时，人体的重力和为维持身体平衡的阔筋膜张肌和臀大肌的张力之和通过胫骨内侧髁。这些力之和代表膝关节在此面上的总的支持力。有研究表明，膝关节在水平面的旋转运动是以内侧髁为中心，膝关节正常运动中，关节内侧受到应力比外侧多 50%。

4. 运动对膝关节作用的临床观察　适宜运动有利于提高关节功能，增强膝关节肌力，缓解膝关节疼痛等证候。金瑞静等观察 60~70 岁老年人有氧健身走运动对膝关节的作用，其运动强度用 Karvonen 公式确定，运动有效心率 =(最大心率 − 静息心率)×(60%~85%) + 静息心率，每周训练 4 次，每次运动时间控制在 30~60 分钟，持续 16 周，测定膝关节主动活动范围和肌力。结果发现，健走运动组者的前后下肢肌力平均差值要比非运动组有明显增高。实验后健走运动组主动屈曲伸展膝关节角度较对照组有显著增加；实验后组间主动屈膝角度差异显著，主动伸膝角度无显著差异。实验组上下楼梯、下蹲与起立均较前有显著改善。表明健身走运动通过提高老年人下肢肌力和关节活动度来提高膝关节的功能，说明健身走运动有利于缓解膝关节疼痛和修复膝关节功能，可能与健身走运动提高老年人下肢肌力和关节活动度有关。钟秀凤等观察了下肢骨折术后，采用连续被动运动对恢复膝关节功能的疗效。经 14 天运动后，结果发现，观察组恢复情况优良率为 95%，对照组恢复优良率为 75%，二者相比，差异明显，说明运动对于膝关节功能的恢复有重要价值。美国塔夫茨医疗中心的研究人员随机把 40 名 60 多岁的膝关节疼痛患者分为练太极拳组和常规拉伸练习组，进行 12 周的跟踪调查，太极拳组患者每周练太极拳 2 次，每次半小时；常规拉伸练习组患者进行等量常规拉伸练习。结果发现，与常规拉伸运动组相比，太极拳组的关节疼痛有了明显缓解。

5. 运动对膝关节作用的实验研究　大量实验证明系统的运动锻炼能增厚骨关节面骨密质，以承受更大的负荷，并增加关节的稳固性，增粗关节肌腱、韧带以加强力量。

（1）载荷量对膝关节软骨的影响：周月珠等研究不同载荷量对膝关节软骨的作用，发现经 8 周的跑台运动，其中低、中强度运动组胶原纤维排列及染色与对照组相比无明显差异；而高强度运动组和制动组关节软骨胶原排列不规则，细胞无序地嵌于纤维内，组织染色不均匀。说明 8 周低、中强度跑台运动对软骨形态和 II 型胶原含量等无明显影响，而 8 周高强度跑台运动和制动均可导致大鼠膝关节软骨退行性样改变及 II 型胶原含量显著下降。表明过低或过高载荷均可导致软骨退变样改变。进一步观察制动对膝关节软骨的影响，结果证实低、中强度运动有助于维持软骨细胞的正常结构和功能。软骨细胞对高强度运动的反应是软骨损伤与修复同时存在；而在制动过程中软骨细胞失去了维持软骨结构和功能的能力，软骨损伤占优势，软骨退化更为严重。吴毅等把新西兰 30 只成年兔随机分为 5 组（Ⅰ~Ⅴ组），每组各 6 只。30 只兔全部采用左后下肢屈曲位石膏固定，固定范围自腹股沟到趾头。膝关节屈曲 170°，踝背屈 60°，每 3 周更新 1 次石膏，以右后下肢为对照的 30 侧。其中Ⅰ组制动 4 周，Ⅱ组制动 9 周，Ⅲ组制动 9 周后自动活动 9 周，Ⅵ组制动 9 周后自行活动 14 周，Ⅴ组制动 9 周后给予被动屈伸运动 9 周。实验期满后观察结果，发现各组制动侧与对照侧内侧副韧带制动 4 周，韧带的横断面积无明显改变；制动 9 周，韧带的横断面积明显缩小。外侧副韧带内胶原纤维束制动 4 周，韧带内胶原纤维束无明显改变；制动 9 周，胶原纤维束直径明显变细；制动后自行活动 9 周，仍未完全恢复；自行活动 14 周和被动运动 9 周后，接近于正常。制动 4 周后，外侧副韧带胫骨和股骨附着端形态学显示，韧带的胫骨附着处连接松散，股骨附着处无明显异常。制动 9 周胫骨附着处的骨膜下破骨细胞增多，出现骨吸收现象，韧带附着处断裂，股骨附着处有轻度骨吸收，但未达到韧带附着处。去制动后，各组股骨附着处的骨吸收区重建，基本恢复正常。制动后自行活动 9 周，胫骨附着处仍有破骨细胞及骨吸收区，韧带附着处断裂。自行活动 14 周，胫骨附着处未见破骨细胞，骨吸收区重建，韧带附着处连接松散。被动运动 9 周，胫骨附着处未见破骨细胞，骨吸收区重建，韧带附着处连接较紧密。对制动下膝关节韧带抗张强度的观察结果表明，制动4周，制动侧内侧副韧带抗张强度下降，但与对照侧相比无显著差异；制动9周，制动侧内侧副韧带最大载荷、能量吸收均明显低于对照侧；制动后自行活动9周，制动侧内侧副韧带抗张强度有所恢复，但最大载荷仍明显低于对照侧；自行活动14周和被动运动9周，虽制动侧内侧副韧带最大载荷、能量吸收未达到对照侧水平，但两侧相比已无显著差异。对制动侧股骨－内侧副韧带－胫骨复合装置的断裂方式观察发现，除了第Ⅵ组一例为韧带断裂，第Ⅴ组一例为韧带的股骨附着处撕裂骨折外，其余各组各例均为韧带胫骨附着处的撕裂。上述结果提示，制动后早期被动运动对关节韧带抗张强度的恢复及韧带组织结构的恢复有一定促进作用，但制动后韧带附着骨端的恢复较慢，因此韧带抗张强度的恢复需较长时间。

（2）运动强度对膝关节的影响：梁军等把8周龄雄性SD大鼠40只，随机分为对照组、低强度运动组、中强度运动组、高强度运动组。对照组自由活动，实验组每天按照不同的运动强度进行跑步训练。8周后，通过透射电镜等观察不同强度的主动运动对关节软骨形态结构、细胞代谢的影响。结果显示，主动运动训练8周后，在大体标本上，对照组及低、中等强度运动组无明显关节积液及滑膜肿胀，关节软骨表面完整，未见裂痕及纤维化表现；高强度运动组轻微的关节积液，滑膜肿胀，关节软骨表面可见散在的裂痕及纤维化改变。在组织学上，低强度运动组，软骨表面完整，软骨细胞排列规则，巢线连续；中等强度运动组，软骨表面完整，软骨层明显增厚，软骨细胞排列规则，软骨细胞外基质分泌明显增多，巢线完整且连续；高强度运动组，软骨表面略粗糙、连续性部分中断，软骨细胞部分丢失、排列不规则，细胞外基质分泌减少，可见多重巢线。运动8周后各组大鼠膝关节软骨的厚度及Mankin评分与对照组比较，低中等运动强度的主动运动可以明显增加软骨的厚度，而高强度的主动运动可以明显减少软骨厚度；低强度组与中等强度组相比，中等强度的主动运动增加软骨厚度的作用更加明显。与对照组比较，低强度组Mankin评分无明显变化，中等强度和高强度组则分别明显降低和升高，提示中等强度的主动运动可以促进修复、延缓软骨退变，而高强度的主动运动可能促使软骨损伤、退变。透射电镜观察，发现对照组及低、中等强度运动组软骨表面可见明显的圆形突起，膜样胶原纤维连续，细胞增生活跃，线粒体增多；高强度运动组软骨表面圆形突起减少，部分表层胶原纤维暴露，局部细胞固缩，胞浆崩解。由此表明，不同强度的主动运动对大鼠膝关节软骨具有不同的作用。低、中度的主动运动可以增加软骨表面厚度、明显改善关节软骨的代谢，尤以中等强度的作用更明显；高强度的主动运动可能对关节软骨产生破坏效应。詹荔琼等作了类似试验，把18只大鼠随机分安静组、低强度运动组、高强度运动组。6周后观察结果，发现高强度运动组Mankin评分、血清及软骨中基质金属蛋白酶－3表达均显著高于安静组与低强度运动组，基质糖氨多糖及Ⅱ型胶原含量均显著低于安静组与低强度运动组；低强度运动组与安静组差异无显著性意义。证实高强度运动可造成大鼠膝关节软骨退行性变，且软骨运动性损伤可能与基质金属蛋白酶－3表达增强有关。张阳等对采用平板、上下20°坡运动的大鼠膝关节软骨进行观察，发现持续不同坡度跑步后，大鼠关节软骨基质存在不同程度的损伤，其中以上坡组损伤程度最重，其次为平板组，下坡组损伤相对较轻。李军勇等观察了过度运动大鼠膝关节软骨细胞凋亡的变化，发现在运动4周后，检测关节软骨发现细胞数目增多，凋亡细胞数增多，基质染色不均，淡染；与1~3周比较，差异有统计学意义。在运动 6 周后，结果显示，运动组随着运动时间的延长逐渐出现软骨细胞增生，中间层细胞数目增多，肥大细胞层细胞数目明显增多，基质淡染，表层细胞没有明显改变。在休息 2 周后，结果发现，细胞数目及凋亡细胞均有所减少，但仍大于正常对照组。可见过度运动可引起大鼠关节软骨的组织学改变和引起大鼠膝关节软骨细胞的凋亡。

（3）运动与关节软骨修复重塑的关系：宋锦旗等观察了跑台运动对大鼠膝关节软骨全层缺损修复重塑的影响，发现低、中、高强度运动均抑制大鼠髌股关节全层软骨缺损的早期修复，高强度运动进一步破坏软骨下骨。对运动在软骨缺损修复中作用的研究，发现在正确的时机进行中等强度的运动能够促进软骨缺损的修复，提高修复组织的质量，缩短修复时间；过早运动不但不能促进软骨缺损的修复，还会对软骨修复过程造成负面影响；而延迟进行运动则对软骨修复的作用有限。中等强度跑台运动能促进大鼠膝关节软骨全层缺损的修复重塑，低强度运动对大鼠膝关节软骨全层缺损修复重塑促进作用有限，高强度跑台运动则对大鼠膝关节软骨全层缺损修复具有破坏作用。李凯等观察大鼠膝关节软骨负重区与非负重区软骨组织形态结构和基质蛋白多糖成分，免疫组化检测 II 型胶原分布并测量软骨厚度，结果显示胫骨和股骨髁负重区较非负重区厚度增加，软骨各层结构特征更明显；非负重区与负重区比较，软骨透明质酸含量明显增加，硫酸软骨素和硫酸角质素含量明显减少，而 II 型胶原含量无差异。这说明不同的受力环境造成软骨基质成分差异。

第三节　骨骼肌生物力学

骨骼肌力学是骨伤生物力学中一个重要的领域。骨骼肌作为人体运动系统的动力器官，不仅能被动地承受载荷，而且还具有自主收缩的能力，可以能动地将化学能转化为机械能而做功。因此，采用力学的原理研究骨骼肌，对于更好地发挥其在人体活动中的作用，具有重要意义。近十几年来，广大学者作了深入而广泛的探索，取得了丰硕成果。

一、骨骼肌的生物力学特征

骨骼肌是人体运动的重要组成部分，是运动的动力源泉。骨骼肌特殊的组织结构和生物性质决定了其力学性能。1938 年，英国学者 A.V. 希尔以蛙缝匠肌为试样，保持长度为 L，加电刺激使其挛缩产生张力 T，然后将试样一端松开，肌纤维以速率 v 缩短，张力 T 也随之降低。根据测量，希尔建立了骨骼肌收缩时力 - 速度关系的著名方程：$(a+T)(v+b)=b(T+a)$。式中 a、b、T 为独立参数；T 强烈地依赖于 L，提出了张力越大，缩短速率越小；反之亦然。希尔方程的建立为肌肉力学研究奠定了基础。随着微结构研究的深入，1957 年 H.E. 赫克斯利提出肌肉收缩的纤维滑移假说，广大学者在此理论基础上，对肌肉力学性能作了广泛的研究。

（一）骨骼肌运动力学性能

骨骼肌有将化学信号转化为机械功的能力。力的传递通过连续的肌小节纵向传递至肌腱末端，产生运动，并能通过收缩和塑形调整自身的结构去适应和改变其力学功能。

1. 横桥循环的能量转换　肌肉的收缩蛋白在横桥循环过程中使单个肌小节滑移，导致肌小节缩短，从而产生肌肉收缩运动。其具体过程是，当肌肉收缩时，细胞膜去极化，细胞内 ATP 附着在肌球蛋白上，肌动蛋白从肌球蛋白 - 肌动蛋白复合体中分离。当 ATP 被分解，肌球蛋白的头部移动到一种"紧张"的位置，呈待发状。当钙离子与肌钙蛋白结合时，分子产生构变，肌动蛋白上的活性点暴露，使肌动蛋白与肌球蛋白结合。在动力行程中，肌动蛋白与肌球蛋白彼此间滑动，导致肌小节缩短。当 ADP 和 Pi 释放时，肌球蛋白脱离肌动蛋白，回到其初始位置。如果钙离子与 ATP 仍然存在于细胞内，ATP 将继续与肌球蛋白结合，供给能量使其再次移动到"紧张"位置，继续横桥循环，可见横桥循环能使细胞将化学能转变为机械能，形成运动。

2. 力的传递方向　力有纵向和横向的传递两种方法。纵向传递是肌小节内的收缩蛋白产生力，通过 Z 线向下一个肌小节纵向传递，一直传至肌腱。横向传递是在相邻肌原纤维之间的传递。Street 对青蛙肌肉肌束内力的横向传递进行了研究，证实单个肌纤维能将力横向传递到相邻肌纤维。

3. 肌肉被动拉伸的力学性能　肌肉在仅受到拉伸作用时，可产生被动张力。在最佳肌小节长度时，被动张力为 0；大于最佳长度时，张力增加。Magid 和 Hw 的研究显示，被动张力是由肌小节内的肌联蛋白所产生的。Wang 等定量分析了肌联蛋白在骨骼肌内对被动张力的承载作用，证实完整肌肉在生理长度内是由肌联蛋白产生被动刚度，肌联蛋白是被动张力的调节器。进一步对鼠骨骼肌的研究也证实，肌肉在无负荷情况下，肌联蛋白丢失，被动拉伸肌肉时，被动张力降低，被动张力的大小与无负荷肌肉内残留的肌联蛋白量有关。

4. 肌肉收缩和塑形的力学特性　肌肉主动收缩有等长收缩、向心收缩和离心收缩三种类型，是非常重要的刺激形式，既可以损伤肌肉，又可以使肌肉强壮。其中离心收缩会损伤肌细胞，导致肌肉疼痛、力量减低、收缩力延迟损失和肌原纤维形态学改变，包括 Z 线出现交错现象、细胞内纤维结合素沉积、炎症、线粒体肿胀和胚胎肌球蛋白表达。在离心收缩 15 分钟内，肌纤维免疫着色检查，可观察到肌丝蛋白减少。重塑功能力是维持活组织的必要条件，中间肌丝在肌肉重建过程中起到了一定作用。中间肌丝的格子能够适应刺激，并指导新的肌原纤维平行于原有肌纤维排列或使其自身排列能容纳肌原纤维生长，达到肌束自身的重塑，使肌肉收缩产生的生理横截面积增加等。例如骨骼肌的训练可以增加做功肌肉的直径，使肌肉既肥大，当停止锻炼后，缺少刺激，肌肉也可以萎缩。中间肌丝在肌肉重建过程中起到了一定作用。

（二）骨骼肌力学性能

骨骼肌特殊肌丝的排列结构决定了其长度与张力、力量与速度关系等特殊的力学性能。

1. 骨骼肌长度与张力关系　有学者通过对长度 – 张力曲线的研究，发现当肌小节长度小于 2.0~2.2μm 时，张力最大，为肌小节的最佳长度。当大于最佳长度时，张力开始下降，在肌小节长度超过 3.65μm 时，肌丝间不再有重叠部分，即无张力产生。当肌小节长度小为 2.0μm 时，细肌丝处于并排位置，再缩短细肌丝则处于彼此重叠位置，两者之间的相互干扰导致张力下降。在肌丝长度为 1.6μm 时，粗肌丝与 Z 线处于并排位置，再缩短时开始相互干扰，导致张力迅速下降。显示肌力是肌丝重叠的函数。

2. 骨骼肌力量与速度关系　Edman 的研究显示，在最大张力下，横桥的速度为 0，当负荷与最大肌张力相等时，横桥不收缩，处于静止状态。但当负荷降低时，横桥收缩，且收缩速度迅速增加，直到负荷为 0 时，速度达到最大。当肌肉负荷大于最大张力时，横桥受到刺激变长，称为离心收缩。当肌肉缩短时，力量与速度相互依赖，但当肌肉伸长时，两者的关系不再有依赖性。

3. 骨骼肌肌形态的力学性能　研究显示，骨骼肌大生理横截面积产生的张力大于小生理横截面积产生的张力。长肌纤维与短肌纤维最大张力相似，但长肌纤维收缩速度比短肌纤维快。

二、运动对骨骼肌力学性能的影响

（一）运动对骨骼肌形态结构的影响

在大体形态上，肌肉的体积明显增大，结实有力，重量的增加可达体重的 50% 左右。肌肉增大的部位与运动类型相关，如上肢运动较多，其上肢肌和胸、背肌肉发达；下肢运动较多，下肢肌肉发达。在组织结构上，由于运动使肌肉中毛细血管开放的数量增多，毛细血管具有明显的迂回行径及促进毛细血管分支吻合的增多，吻合处出现毛细血管的膨胀状，促使分支吻合管径也相应增大，增加相应肌肉的血流量，增加和改善了血液供给状况，从而提高了肌肉新陈代谢的水平和肌肉的工作能力。同时肌肉反复牵引，使肌腱和韧带中细胞增殖，增强了抗断能力。电镜下发现，肌纤维中线粒体的数量和体积都有增加，肌质网相应增多，肌脂肪减少。可见适当运动能有效增强骨骼肌的功能。

（二）运动对肌组织形态的影响

周婕等采用成年雄性 SD 大鼠 30 只，随机分为安静对照组、中等强度运动组和大强度运动组，测定骨骼肌线粒体中的 Ca^{2+} 含量，观察凋亡肌细胞核。结果发现，中等强度运动组比目鱼肌的细胞凋亡率明显高于其他组；电镜下观察到凋亡肌细胞核出现染色质凝集到核膜边缘，细胞核呈现不规则形态；中等强度力竭性运动后，比目鱼肌线粒体 Ca^{2+} 含量比对照组明显增加了 53%，其他组线粒体 Ca^{2+} 含量只有少量增加，与对照组相比差异不具有显著性意义。研究的结果似乎显示中等强度的运动比大强度运动更易诱导比目鱼肌细胞凋亡，作者认为这可能是由于不同强度运动过程中的运动单位募集顺序不同造成的。较低强度时，Ⅰ型肌纤维首先被募集，随着运动强度的增加，Ⅱ型肌纤维也逐渐动员参与收缩，而极限强度运动时，Ⅱ型肌纤维参与活动的程度明显高于Ⅰ型肌纤维。比目鱼肌中 87% 的肌纤维类型是Ⅰ型，因此在长时间中等强度运动中，比目鱼肌几乎完全参与了收缩活动，同时与大强度运动相比，中等强度运动的持续时间更长，运动量也更大。由于中等强度运动组的总跑距约为 4km，而大强度运动组的总跑距不到 2km，所以在长时间的运动，而且募集程度很高的情况下，比目鱼肌中的线粒体可能会产生更多的氧自由基，诱导细胞凋亡发生。由此可见，经过急性运动后，大鼠的比目鱼肌和胫骨前肌都不同程度地出现了细胞凋亡情况，其中以中等强度力竭运动导致比目鱼肌细胞凋亡的倾向最为显著。与此相应的是，比目鱼肌线粒体 Ca^{2+} 含量显著增加。这提示线粒体内 Ca^{2+} 的大量积聚可能激活了细胞凋亡的启动程序，这使得中等强度运动更易导致慢肌细胞凋亡。

张靓等分别观察运动促进的骨骼肌肥大时，比目鱼肌和腓肠肌肌肉生长抑制素表达的变化；把 16 周龄雄性 SD 大鼠随机分为对照组和运动组，每组 10 只，跑台训练持续 8 周，每周 5 次，每次 60 分钟，跑速 26m/min，测定两组大鼠肌重胫骨长的比值，观察骨骼肌纤维横截面积，测定比目鱼肌和腓肠肌 MSTNmRNA 和蛋白表达。结果：与对照组相比，8 周跑台运动后大鼠的比目鱼肌重 / 胫骨长和腓肠肌重 / 胫骨长均显著升高。HE 染色发现，与对照组相比，运动组大鼠比目鱼肌和腓肠肌纤维横截面积显著增大，提示骨骼肌出现肥大；与对照组相比，运动组大鼠腓肠肌 MSTN 的 mRNA 的表达水平和蛋白表达水平，均显著降低，但对比目鱼肌 MSTN 的 mRNA 表达，无显著性影响。实验结果表明，运动通过抑制腓肠肌 MSTN 的 mRNA 和蛋白表达，促进腓肠肌肥大的形成。对比目鱼肌肥大，而其 MSTN 表达未受影响，可能存在其他的调节机制。张大伟等观察了过度运动对肱二头肌长头腱组织形态学和生物力学的影响，结果发现，正常肱二头肌长头腱纵切面可见规则平行排列的胶原纤维和呈梭形的腱细胞，过度运动后在肱二头肌长头腱对应小结节的部位胶原纤维丧失了正常的排列结构，腱细胞的形态呈软骨样改变，形成纤维软骨样结构。肌腱的横截面积在过度运动 8 周后明显变小；过度运动后肌腱所能耐受的最大载荷和最大应力均有显著减低。免疫组织化学法检测发现，肱二头肌长头腱在过度运动前后腱鞘上神经末梢数量无明显改变，但 P 物质免疫反应阳性神经末梢数量明显增加，说明结节间沟的特殊形态结构，可对过度运动的肱二头肌长头腱产生影响。在肌腱和肱骨接触最多的部位产生纤维软骨样结构，同时该部位细胞外基质也发生改变，氨基己糖多糖含量明显增加，肌腱对抗张应力的能力下降，使肌腱更容易受损伤。以上这些研究说明过度运动增高了肱二头肌长头腱及其周围组织发生撕裂和炎症的风险，导致肩关节疼痛，是肩关节疾病的重要诱发因素。

（三）运动对骨骼肌力学的影响

舒彬等观察骨骼肌牵拉伤的力学变化，采用生物力学方法建立肌肉拉伤的实验模型，70 只兔的左胫前肌为实验肌，右胫前肌作为对照，以相当于 128% 动物体重的载荷牵拉兔胫前肌，建立实验模型，分别在拉伤后 0 天、1 天、2 天、3 天、7 天进行组织学、酶组织化学与生物力学研究。生物力学指标包括最大肌力、断裂载荷、断裂时伸长、能量吸收与肌肉硬度。结果发现，组织学观察肌肉拉伤后 1 天、2 天损伤部位存在剧烈炎症反应，3 天、7 天时有再生肌管呈现。拉伤后 0 天，细胞氧化酶活性下降，细胞氧化酶活性在伤后 1 天、2 天持续降低，3 天、7 天时，随着肌纤维再生，细胞氧化酶活性逐渐恢复增加，部分酶活性甚至完全恢复正常。糖酵解酶活性在伤后 1 天、2 天轻度升高，提示糖酵解代谢处于低水平活动状态，3 天、7 天时糖酵解酶活性随细胞氧化酶活性的增强而下降，并逐渐恢复正常。肌力在伤后 0 天、1 天下降，2 天时开始恢复，被动强度在拉伤后 0~2 天呈持续下降，伤后 3 天开始恢复增加，但伤后 7 天时仅恢复到对照肌的 77%。而同期肌力已恢复正常，被动强度与肌力恢复不同步，肌肉的被动强度比肌力恢复缓慢，提示拉伤肌肉易于再伤；损伤部位肌内膜纤维化和瘢痕组织形成，是肌肉拉伤后频繁复发的重要原因。

陈兆军等观察兔伤肢肌肉在电动刺激下被动收缩活动的生物力学，家兔 64 只，造成右胫骨横断骨折，随机分为两组，一组为实验组，于选模后第 3 天开始给予伤肢电动刺激使其肌肉被动进行收缩活动；另一组不予任何刺激作为对照，两组动物于骨折后 2 周、4 周、6 周、8 周进行 X 线片、生物力学、病理组织学对比观察。结果第 2 周时实验组骨折端灰度略高于软组织，内、外骨痂稍多于对照组；4 周时实验组骨折端灰度近似于髓腔的钙化，内、外骨痂显著多于对照组，大部已连接；6 周时实验组骨折端灰度近似于皮质骨的钙化，内、外骨痂多于对照组，并连接塑型较好；8 周时实验组、对照组骨折断端灰度均接近骨组织，且均已塑型较好。4 周、6 周、8 周时实验组动物伤肢抗折性能明显优于对照组。组织学检查显示，实验组血肿消失、机化较快，修复性纤维组织较早被骨软骨性骨痂取代，骨痂生长旺盛，断端骨痂愈合早且快，而且软骨性骨痂骨化、骨样小梁转化为编织骨、编织骨转化成板状骨均较对照组早，另外骨改建塑型亦较对照组好，提示兔伤肢肌肉收缩活动能够促进骨折愈合。

（四）运动对骨代谢的影响

骨骼肌卫星细胞在骨骼肌生长发育、损伤修复和骨骼肌重塑等生理病理过程中具有重要作用。为观察运动对骨骼肌卫星细胞的作用，Roth 等对不同年龄的男子和妇女进行了 9 周的单腿屈膝训练后发现，骨骼肌卫星细胞显著增多，在训练的早期达到峰值。在另一项进行 16 周的力量训练研究中发现，伴随着骨骼肌纤维肥大，卫星细胞数目在第 4 周、第 8 周、第 16 周分别增加 22%、40%、27%，肌肉活检发现卫星细胞 CyclinDlP21mRNA 表达上调，表明卫星细胞增殖增多。研究还发现，耐力训练同样可以使卫星细胞数目增多，在对 11 名男子进行 14 周的有氧训练后，最大摄氧量提高 25%，骨骼肌卫星细胞数目增加 29%。说明合理的运动对骨代谢有良好的增强作用。

陈婷等观察了不同运动量、运动方式和运动时的血清磷酸肌酸激酶（CK）活性的变化，发现大强度运动 1~2 小时后，体内 CK 的活性有小幅度提高，8 小时后活性的增长程度加大，16~24 小时后活性达到最高，48 小时后逐渐恢复到正常水平。此可能因短期内大强度运动，肌组织损失较大，细胞膜结构改变，通透性增加，血清肌酸激酶的活性也随之增加。对运动量（强度）的观察发现，运动时间短、运动强度小，其肌酸激酶的活性不发生变化。当运动强度较大时，肌酸激酶有明显增高，如运动强度较大时，肌酸激酶的活动可以达到 100~2000U/L，而在运动力竭后，活性可达到 5000~10000U/L。对抗阻力运动的观察，也显示随运动量增加，可以提高 CK 的活性，但当机体逐渐适应训练强度后，CK 的活性随之减少。对运动时间的观察，发现运动持续时间越长，血清 CK 活性越高。因长时间耐力运动，使肌细胞中能量耗竭、自由基生成，降低了肌细胞正常功能，增加细胞膜通透性，导致大量血清酶外漏，表现为血清 CK 活性增高。对耐力运动中不同性别的血清磷酸肌酸激酶变化进行观察，发现运动 2 小时后，女性体内的肌酸激酶浓度明显小于男性体内的浓度。如马拉松赛后，女性体内肌酸激酶活性比平时增加了 9 倍，男性增加了 22 倍。可能因男性肌肉群较发达，肌组织损伤较多，酶活性增加更明显，同时也可能和女性血液中的雌激素较多有关。对不同运动方式观察，发现向心收缩及等长收缩运动 24 小时后，血清 CK 出现峰值，延续时间也较短。大负荷离心收缩将最大程度增加运动后血清 CK 活性，运动后 48 小时血清 CK 出现峰值，延续时间可长达几天。对离心收缩运动进一步观察，还发现离心运动的 CK 峰值之后，可出现骨骼肌延迟性肌肉酸痛，同时在组织学上，发现肌纤维变性及单核细胞浸润现象。所以 CK 活性增加先于肌肉酸痛出现，有利于更早期地诊断肌肉损伤。

安江红等观察高温高湿环境中，有氧运动对体重、肌肉力量和血清磷酸肌酸激酶离子的影响。结果发现，在 30℃、33℃、36℃三个温度下，运动后的体重相对于运动前均有非常显著性降低；随着温度的升高，体重的降低幅度有增加的趋势，分别为 –1.23kg（–1.71%）、–1.24kg（–1.73%）和 –1.37kg（–1.89%），但各组间体重变化无显著性差异。各组完成 50 分钟有氧运动的能量消耗没有显著性差异，要产生这些能量约需消耗 51g 脂类或 115g 糖，因此体重的降低主要与脱水有关，能源物质消耗不是体重降低的主要原因。不同温度条件下各组实验前后肩关节屈肌群和伸肌群最大力量、速度力量、疲劳指数、反应时均未表现出显著性变化。各组运动后血清磷酸肌酸激酶（CK）均出现小幅升高。升高幅度为 30 ℃，9.11%；33 ℃，12.47%；36 ℃，8.39%，各组间无显著性差异。说明温度的升高，主要是因脱水所致的体重下降，对肌肉力量和血清磷酸肌酸激酶离子无明显影响。

三、制动对骨骼肌功能的影响

（一）对肌肉容积的影响

研究显示，健康人卧床休息 7 天，大腿肌肉容积即可降低 3%；1 个月肌纤维横断面积减少 10%~20%；2 个月可能减少至 50%。所以当关节固定 2 周以上均可造成不同程度的肌肉萎缩。如采取单下肢悬吊，另一下肢负重作为模型，制动 4~6 周，大腿中部肌肉横断面积减少 7%~14%。石膏固定 131 天之后下肢体积减少 12%，而肌纤维横断面积减少 42%。观察还有发现，17 周卧床肌容积降低为踝背屈肌 30%，股四头肌 16%~18%，背肌 9%，上肢肌无变化。另一组研究证明，35 天卧床休息使下肢跖屈肌横截面减少 12%，而背伸肌群则无明显变化。下肢悬吊 6 周的研究发现，伸膝肌的萎缩几乎是屈膝肌的 2 倍。而上肢固定 9 天造成的肌肉萎缩仅为 4%。在肌肉横断面积减少的同时，肌肉长期保持在缩短状态可导致肌节缩短，使肌纤维出现纵向挛缩。在制动后慢肌纤维减少 7.5%，而快肌纤维减少 14.7%。承担体重和步行的主要肌肉制动后萎缩最明显，伸肌萎缩超过屈肌。电镜检查发现，萎缩肌细胞水肿、纤维结构紊乱、细胞线粒体增大、钙激活蛋白酶增高等。等长或等张收缩运动可以减轻这种肌肉萎缩，可维持肌力，但不能消除。早期站立也有利于减少肌力下降。肌肉电刺激可以减轻制动导致的肌力下降。

（二）对骨代谢的影响

研究表明，卧床休息 30 天后腓肠肌和股外肌 β 羟酰基辅酶 A 脱氢酶和枸橼酸合成酶显著降低。卧床 42 天使肌肉线粒体密度减少 16.6%，氧化酶活性降低 11%，总毛细血管长度缩短 22.2%。制动后肌肉疲劳性提高，可能与 ATP、CP 和糖原储备降低，利用乳酸和脂肪酸的能力降低有关。卧床休息的胰岛素受体敏感性迅速降低，葡萄糖耐量异常，口服葡萄糖后诱发高胰岛素血症，可增加糖尿病的可能性。

（三）对肌力的影响

有研究显示，制动后的肌肉力量降低速率为每天下降 1%(0.7%~1.5%/ 天)，每周 10%~15%，3~5 周内肌力下降可达 20%~50%。石膏制动 6~7 周，肌力下降，屈肘肌降低 6.6%，屈肩肌降低 8.7%，踝背屈肌降低 13.7%，跖屈肌降低 20.8%。膝关节手术后 27~43 天股四头肌肌力降低 40%~80%，其中腓肠肌力下降最为明显 (20.8%)，其次为胫骨前肌 (13.3%)、肩带肌 (8.7%) 和肱二头肌 (6.6%)。肌力下降不仅与肌肉横截面减少有关，也与肌肉的神经支配有密切关系。

（四）对关节功能的影响

制动 30 天后，关节腔内可以有结缔组织的纤维脂肪性增生，关节滑膜萎缩和骨骼退变，关节软骨的承重面出现坏死和裂隙。在老年人的关节边缘出现骨赘，此可能与骨骼承重应力的改变有关，由于肌纤维纵向挛缩、滑膜萎缩、关节内粘连和关节囊挛缩，关节软骨面受压，软骨水分减少，关节随之发生退行性变性。制动后关节典型的改变是，髋关节和膝关节的屈曲挛缩畸形，踝关节跖屈畸形。上肢挛缩畸形较少见，有手指屈曲畸形、肘关节和腕关节屈曲畸形、肩关节内旋挛缩畸形。

第四节　脊柱生物力学

脊柱位于人体正中，其复杂的结构，所具有的静力和动力学的平衡，是保持脊柱稳定的重要力学基础。当各种原因引起静力和动力学的平衡失调，可导致脊柱的损害，形成临床上的脊柱病。因此，研究生物力学在脊柱静态、动态、生理、病理中的变化，对于防治脊柱相应病证有重要意义。

一、脊柱结构的生物力学特征

（一）椎骨生物力学结构

第 1 颈椎又称寰椎，无椎体、棘突、关节突，由前、后弓和侧块构成；前弓短，其后正中有齿突凹，为小的关节面，与第 2 颈椎（枢椎）的齿突相关节，可见第 1、2 颈椎形态较为特殊。其他各椎骨在形态上都包括椎体、关节突、棘突、横突等结构。

1. 椎体生物力学　椎体形如短柱状，上下两端平坦，主要由松质骨构成，其刚度较大，具有良好的负重功能，为躯干的支柱。研究显示，椎体的矿物质含量与骨的强度密切相关，并随年龄的增长而降低，当椎体的骨组织减少 25% 时，其强度可降低 50% 以上。近年的研究表明，骨的矿物质含量与骨的强度有着密切的关系。为了更详细了解椎体的力学变化，学者们对椎体的皮质骨和松质骨作了分别研究。

（1）椎体皮质骨：Rockff 等的实验表明，完整椎体的强度随着年龄的增加而减低。从 20~40 岁椎体强度明显降低，40 岁以后强度改变不大。在 40 岁以前，皮质骨承载 45% 而松质骨承载 55%。40 岁以后，皮质骨承载 65% 而松质骨承载 35%。可见随着年龄的增加，椎体的韧性在不断降低而脆性在不断提升，故老年人容易发生椎体压缩性骨折。

（2）椎体松质骨：载荷－形变曲线显示，椎体的松质骨有较强的承受压缩载荷，其断裂前形变率高达 9.5%，而相应皮质骨的形变率还不足 2%，说明椎体损伤首先发生在皮质骨而不是松质骨。

2. 椎弓与椎弓根生物力学　在椎体后方，是椎弓根与椎板融合构成的弧形结构。椎弓根是连在椎体上的狭窄部分。Rolander(1966)、Weiss(1975)、Lamy(1975) 进行的三种椎弓载荷方式研究结果表明，大部分断裂发生在椎弓根，椎弓根的强度与性别及椎间盘的退变无明显相关性，但会随着年龄的增长而减退。

3. 关节突生物力学　关节突为椎弓根与椎板融合处，分别伸向上方和下方的一对突起。关节突的主要功能是引导运动节段的活动。关节突的定向决定脊椎在任何水平位上可能发生的活动类型。研究表明，关节突大约承担 18% 的载荷。脊柱从后伸到前屈的过程中，关节突关节承担的载荷从 33% 降到 0。当极度前屈时，关节突不承担载荷，但关节囊韧带受到拉力。扭转时的椎间盘、前后纵韧带与关节突关节囊、韧带各承担 45% 的扭转载荷，余下的 10% 由椎间韧带承担。

有研究表示，不同体位能影响关节突的压力。如孙培栋研究发现，脊柱单节段的坚强固定对其邻近节段的生物力学影响主要与其所受生理载荷有关，在后伸运动中，邻近 L2/3 节段椎间盘压力增加的幅度随载荷的增加而减小，而椎弓根应力随着载荷的增加呈线性增加，故持久保持脊柱后伸状态可能是小关节退变的一个诱发因素。戴益科等建立正常人体 $L_3 \sim S_1$ 三维有限元模型及腰椎前凸角度增大 $20°$、$30°$、$40°$ 时的模型，在 L_3 椎体上表面施加 500N 压力模拟轴向压缩，施加 10m 的力矩模拟腰椎前屈、后伸、侧屈等各种生理载荷，分析关节突关节的应力变化。结果显示，胸腰段后凸畸形后的代偿性腰椎前凸增大时，下腰椎关节突关节的应力变化明显，应力会相应增加。这可能是关节突关节退行性改变及下腰痛的原因之一。说明关节突关节承受的负荷因脊柱活动方式而不同，前屈位减少，后伸位增加，旋转时对侧关节突关节应力增加。

（二）椎间盘生物力学

椎间盘由髓核、纤维环和软骨板三部分构成，位于两个椎体之间，为密闭性弹性垫，具有流体力学特性的结构。其中髓核呈半液态，由富亲水性的葡萄糖胺酸聚糖的胶状凝胶所组成。除了下腰椎的髓核位置偏后外，髓核均位于椎间盘的正中。椎间盘受压时，髓核承受 75% 的压力，其余 25% 的压力分布到纤维环。椎间盘总厚度约为脊柱全长的 25%，其中腰椎活动度较大，承重最多，整个腰椎间盘的厚度为 8~10mm。20 岁以后髓核对水分重储存能力减退。研究显示，正常和退变髓核细胞都表现为典型的黏弹性固体蠕变特征；退变髓核细胞黏弹性与正常髓核细胞相比没有明显变化，退变髓核细胞的变形能力比正常髓核细胞差。

纤维环为周围部分，包绕髓核，为多层致密的结缔组织交织而成，自边缘向中心分布，内含纤维软骨及丰富的胶原纤维。胶原纤维以髓核为中心，呈层状排列 20~25 层。外层由 Ⅰ 类胶原纤维构成，由外向内 Ⅱ 类胶原纤维逐渐增多，到达髓核处均为 Ⅱ 类胶原纤维，各层之间有黏合物质牢固结合。纤维环能吸收、缓冲载荷，起缓冲垫的作用，并使载荷均匀分布。在各种不同载荷下，它产生相应的变形，来吸收冲击、稳定脊柱。由于提重物和年龄增长产生的微损伤使纤维环纤维成分增加，而能复原的弹性成分相对减少，所以 30~50 岁的成年人纤维环易遭受损伤，随后髓核脱出而压迫神经根。

软骨板又称软骨终板，与上下椎体骨面相邻，为椎体与椎间盘组织液彼此渗透的通道。软骨板由水合蛋白聚糖分子附着于胶原纤维构成的网络而组成；中央较薄，周围增厚隆起，形成一环状骨突，其头侧是椎间盘，尾侧是椎体。正常人椎间盘邻近的终板阻止富含水的髓核突入邻近的椎体中，同时吸收了由于脊柱机械负荷产生的流体静力压。终板易受力学破坏的影响，这是椎间盘结构的薄弱环节。

有实验表明，终板表面的生物力学分布不均匀，不同部位的最大抗压强度不同。实验证明腰椎终板表面外周部的生物力学强度大于中央部，最大压缩力由前向后有逐渐增大的趋势，腰椎终板的最大抗压部位位于终板的后外侧部，最大抗压力与骨密度呈显著正相关，骨密度与终板生物力学分布无明显影响。在垂直压缩载荷下，较上位的椎间盘软骨终板的压力高于相对下位的椎间盘软骨终板的力。在 200~800N 的范围内，椎间盘软骨终板上的压力与载荷呈正相关，两者呈线性关系；在施加交变的垂直压缩载荷时，椎间盘软骨终板上的压力不但与载荷的振幅有关，而且随着载荷频率的增加而增加。不同载荷对椎间盘有不同影响，椎间盘以其特殊的力学性能承担压缩、拉伸、屈曲等各种形式的载荷。

1. 受压特性　在压缩试验中发现，首先发生破坏的是椎体而不是椎间盘，说明临床上的椎间盘突出不仅受压，更主要的原因是椎间盘内应力分布不均匀。

李建军等就 $C_{5\sim6}$、$T_{12}\sim L_1$、$L_{4\sim5}$ 椎间盘及相邻椎体的压缩力学特性进行了研究，结果表明应力为 5MPa 以内，椎间盘纤维环向外膨出明显，变形量较大，软骨板变形，压缩位移和应变增加较大；当应力达 7MPa 后，软骨板发生骨折，椎间盘在压应力作用下，变形不成线性关系而呈指数关系变化。有学者应用有限元分析能形象模拟腰椎活动节段各种载荷下的应力分析，发现不同运动条件下，腰椎运动生理节段的应力集中部位不同，当侧屈时屈侧椎体后部小关节及椎间盘部为应力集中，拉伸侧呈张应力，轴向旋转时后部小关节及椎间盘后部应力较高，屈曲加旋转时椎体及椎间盘前缘、后部小关节处出现应力集中。

2. 受拉特性　对椎间盘的强度测试表明，椎体前后部位的椎间盘强度比两侧的高，中间的髓核强度最低。椎间盘的纤维环在不同方向上也表现出不同的强度，沿纤维走行方向的强度是水平方向强度的 3 倍。这对于分析脊柱损伤的机制，确定合理的治疗方法是很有意义的。

3. 受弯特性　研究表明，脊柱在矢状面、额状面或其他垂直平面内弯曲 6°~8° 时并不发生椎间盘的损伤，但去除前后纵韧带后椎间盘易发生膨出，前屈时向前膨出，后伸时向后膨出。在脊柱侧弯时，椎间盘向凹侧面膨出。有人通过造影证实，在脊柱的屈伸活动中髓核并不改变其形状及位置。上述研究提示了平板床或轻度屈曲脊柱治疗、预防腰痛的机制。

4. 受扭特性　在脊柱运动节段轴向受扭转的实验中发现，扭矩和转角变形之间的关系曲线呈"S"形，明显地分为 3 个部分，其中 3°~12° 的扭转部分，扭矩与转角之间存在线性关系。

5. 受剪特性　椎间盘的水平剪切强度大约为 260N/mm²，说明纤维环的破裂不是单纯的剪切暴力造成，而是弯曲、扭转和拉伸的综合作用所致。

6. 松弛和蠕变　较大的载荷产生较大的变形及较快的蠕变率。一些实验证实了腰椎间盘具有生物力学拉伸蠕变特性，并且正常椎间盘随着拉伸荷载增加，其拉伸位移量比退变椎间盘大，正常椎间盘蠕变极限时间比退变椎间盘短。Chagnon 等发现在有效压力下，纤维环在初始阶段发生蠕变，随后才是髓核的蠕变，认为纤维环的强度、纤维环与髓核之间的渗透度影响了压力的分布。

7. 滞后特性　属黏弹性体的椎间盘的滞后特性是一种保护机制。滞后与施加的载荷、年龄及椎间盘所处位置有关。载荷越大滞后越大；年轻人的滞后大，中年以后的滞后小；下腰部椎间盘比胸腰段及上腰部椎间盘的滞后大。同一椎间盘在第 2 次加载后的滞后比第 1 次加载时下降，这表明反复的冲击载荷对椎间盘有损害。

8. 疲劳试验　施加一个很小的轴向持续载荷，向前翻复屈 5°，屈曲 200 次时，椎间盘出现破坏现象，屈曲 1000 次时完全破坏。

9. 椎间盘内压　椎间盘处于受压状态时，单位面积上所承受的压力大约是外力的 1.5 倍，因髓核只能轻微压缩，压力使得椎间盘向周围膨出，椎间盘纤维环后部所承受的拉伸应力是轴向负荷的四五倍。因不同节段的椎间盘几何形状不同，故所受压力也不同，如胸椎纤维环所承受的压力要远小于腰椎纤维环的压力。鲍春雨等研究发现，椎间盘内部应力前屈位大于后伸位，且由上至下呈逐渐增大的趋势。另一部分研究则显示，循环载荷条件下，坐位椎间盘内压均高于卧位，而且从直立位到侧卧位，正常人腰椎各椎间盘的相对位移大小因性别差异有很大不同。

10. 自动封闭现象　缺乏直接血液供应的椎间盘在损伤后需要通过特殊的"自动封闭"

法来修复。在椎间盘 3 种类型的轴向加载试验中观察到，单纯纤维环损伤标本第一次加载的载荷变形曲线与纤维环完整者不同，但加载 2~3 次后，其载荷变形曲线接近正常情况。

11. 椎间盘的退变　椎间盘退变是椎间盘内组织结构发生进行性丧失的一种异常表现，主要是因为黏多糖含量减少，使亲水性下降，导致其弹性、储存能量和传递负荷的能力降低，椎间盘脆性增加，承受应力的能力降低。夏冬冬等认为剪切应力将会导致椎间盘的退变，载荷与椎间盘退变之间有一定关系。Sauerland 等认为椎间盘的代谢更多地依赖于间断性的压力负荷，且与压力负荷的频率和强度相关。Hutton 等认为异常应力作用下，累积负荷的时间增加可加快椎间盘细胞的凋亡，使 4- 硫酸软骨素和蛋白多糖合成减少。Rannou 等的动物实验证明，施加过度载荷可诱导纤维环细胞凋亡，并导致鼠椎间盘退变。Ruberté 等研究发现，单一水平的椎间盘退变会增加与其邻近椎间盘损伤的风险。

有研究显示，营养物质的减少被认为是诸多因素导致椎间盘退变的最终途径。异常应力可影响椎间盘营养扩散，导致椎间盘退化。Arun 等研究发现，相当于体重一半的压力负荷持续作用后可减缓小分子物质进出椎间盘的速度，而压力去除后，受压椎间盘中小分子物质则加速扩散，2 小时后才能恢复与未受压椎间盘相同的状态。说明异常应力影响椎间盘营养扩散既与压力负荷的大小有关，又与其作用时间有关。可见椎间盘的退化与应力有一定关系。应航等的动物实验研究发现，在异常应力作用下，兔颈椎软骨终板结构明显破坏，软骨终板与椎体部分脱离，生长软骨出现明显裂隙，透明关节软骨消失。异常的应力可导致终板结构的改变，造成终板增厚、钙化，进而影响软骨终板的通透性及营养物质的弥散。软骨终板基质成分构成的变化可以影响其正常的弥散功能。因此，若软骨终板组织形态结构或成分发生改变，将会影响营养物质和代谢废物的渗入和渗出，进而影响椎间盘细胞代谢，促进椎间盘组织退变。

（三）脊柱韧带生物力学

脊柱的主要韧带有前纵韧带、后纵韧带、棘间韧带、棘上韧带和黄韧带等，其中除黄韧带主要为弹力纤维外，其他大多数韧带由延伸度较小的胶原纤维构成。韧带不仅具有固定相邻椎体、保证脊柱生理运动、保护脊髓等功能，还能作用于拉伸载荷在椎体间的传递，使脊柱在生理范围内以最小的阻力进行平稳运动。

1. 前纵韧带、后纵韧带　脊柱前方为前纵韧带，椎体后缘为后纵韧带，两韧带从枕骨到骶骨纵贯全长。尤其是前纵韧带，异常坚固，可有效防止脊柱过伸。从力学观点看，单纯的屈伸活动一般不能引起撕裂，尤其前纵韧带更为强大，可承受 15kg 的拉力不致断裂，其强度是后纵韧带的两倍，但其力学强度随着年龄的增长而降低。

2. 黄韧带　主要由弹性纤维构成，具有高弹性，在脊柱向后时收缩，前屈时拉长。在中立位由于其弹性本质也一直处于抗拉的恒定状态，在较大范围活动时，可防止脊髓损伤。

（四）脊柱周围肌肉的力学特性

附着在脊柱周围的肌肉很多，如头、颈和躯干肌在中线两侧成对排列，两侧肌收缩产生矢状面上的前屈和后伸运动。一侧肌收缩则在额状面或横断面产生侧屈或旋转运动。颈肌和躯干肌协同收缩稳定椎骨。这些肌肉是脊柱运动或保持稳定的动力装置，其活动类型可分为收缩型、舒张型。前者包括等长收缩、向心收缩和离心收缩，所需能量由 ATP 提供；后者则是通过肌纤维弹性和调节回复。脊柱周围众多肌肉的协同作用，维持了人体各种体位和运动。

1. 头和脊柱平衡　相关的肌肉包括：前：枕下肌、头长肌、颈长肌、斜角肌、胸锁乳突肌、腹直肌、腹内斜肌、腹外斜肌和腰大肌。后：枕下肌、横突棘肌和竖脊肌。外侧：斜角肌、胸锁乳突肌、腰方肌、腰大肌、腹内斜肌和肋间肌。放松坐位或直立位时，这些肌肉仅有与姿势摆动有关的小量周期性活动。头部或头、躯干、上肢的重心移动或推拉躯干可直接激活肌收缩使躯干恢复平衡。

2. 躯干运动和椎骨稳定　横突棘肌和竖脊肌的主要功能是脊柱后伸时协同稳定脊柱。闭链运动中腰大肌是主要动作肌和躯干固定肌。躯干肌的重要功能是固定胸廓、骨盆和脊柱，使肢体运动时可稳定颈部、肩部和髋部肌肉的起点。

3. 屈髋和伸膝　当人站立屈髋去触脚趾时，通过伸髋肌（主要是腘绳肌）和竖脊肌的离心收缩来控制屈髋和脊柱的向前弯曲。当这些肌肉做向心收缩时，可使躯干恢复直立位。当躯干前屈全程的 2/3 时，肌电图可见竖脊肌突然抑制现象，一直持续到躯干恢复直立位的 1/3，称为"临界点"，其平均值为屈躯干 81°。

（五）胸腰筋膜力学特性

胸腰筋膜覆于竖脊肌表面，向上续项筋膜，内侧附于胸椎棘突和棘上韧带，外侧附于肋角，向下至腰区增厚，有前、中、后三层。由于项、腰部活动度大，在剧烈活动中，由强健的结缔组织构成胸腰筋膜可防止腰背部的扭伤。

前层附于腰椎横突向外覆盖腰方肌，又称腰方肌筋膜，与髂肌筋膜组成髂腰筋膜，包被腰大肌和髂肌，向下续于股骨小转子处。其内侧附于腰椎横突尖，向下附于髂腰韧带和髂嵴后份，上部增厚形成内、外侧弓状韧带。

中层由强健的横行纤维组成，内侧附于腰椎横突尖和横突间韧带，外侧向上附于第 12 肋下缘和腹横肌，向下附于髂嵴。后层覆盖于背部，内侧附于棘突和棘上韧带，上方与夹肌的筋膜交织，下方附于骶骨，并与臀肌的筋膜交织，外侧附于肋和髂骨；在外侧中央成为腹内斜肌的起点。

后层可进一步分为深浅两层。浅层为背阔肌的腱膜，其纤维从背阔肌附着的外侧缝向内下到达棘突；深层与浅层融合，其纤维以相反方向与浅层交叉。这两层共同形成强健的三角形结构，同时包裹竖躯干肌和多裂肌，与肌肉和韧带系统共同参与胸腰活动的控制，对于稳定躯干起着重大作用。

二、脊柱运动生物力学

脊柱的运动是指脊柱的活动幅度和功能。脊柱的运动以神经讯息为调控，透过肌肉的收缩及运动脊椎来完成。与运动肌相对抗的是拮抗肌，它给起动肌以约束或控制，协调运动肌准确地完成各种动作。

（一）脊柱运动

脊柱有前屈、后伸、左右侧屈及左右旋转的三度空间运动功能。整个脊柱中以颈、腰段活动度为大，故较易受伤。胸椎因有肋骨、胸廓的支持保护，受伤机会相对较少，但在日常生活中，用双臂劳动，使肩胛区的软组织劳损相对较多。当老年颈、胸椎椎间盘退变而引起椎间失稳时，肩胛区软组织慢性劳损加剧。下颈、上胸段脊椎失稳而易发生脊椎关节微小移位，继而引起体内功能障碍。颈椎处于较重的头颅与活动较少的胸椎之间，活动度大且又要保持头部的平衡，故易劳损，尤以下位颈椎为多见。腰椎亦处于较稳固的胸廓与骨盆之间，为人体之中点，在运动中受应力最大，并在脊柱中处于基底部位，承受重力最大。研究还显示，腰椎做屈伸运动时，其运动范围约 75% 发生在第 5 椎间隙；20% 发生在第 4 椎间隙；只有 5% 发生在第 1~3 椎间隙。所以腰部损伤，以下腰部最为常见。综上所述，脊柱的运动总是几个运动节段的联合行动，并有骨盆参与。躯干肌肉为脊柱提供外稳定力，韧带和椎间盘提供内稳定力。身体的位置将影响腰椎的负荷。任何偏离直立位的位置，如前屈或扭转将在腰椎上产生较高应力。脊柱前屈时，椎间盘突向脊椎曲线的凹侧，前屈或扭转在椎间盘上产生的应力要比轴向挤压产生的负荷大。

（二）脊柱的运动力学

脊柱的运动力学包括静力学和动力学两部分，前者用来分析作用于平衡状态下的脊柱的载荷，如不同体位时脊柱的载荷；后者用来分析运动过程中作用于脊柱的载荷，其涉及运动过程中的加速度力等多种因素，测量和计算均较复杂。在脊椎调整过程中，运动是绝对的，静止是相对的，即使在人体平衡站立时身体也有轻微摆动。同时，对某一具体动作（如搬物）做力学分析时，既涉及静力学内容，又涉及动力学内容，但目前进行的研究主要限于前者。脊柱的载荷主要来自四部分——体重、肌肉活动、韧带提供的内在张力、外部载荷。研究显示，椎间盘内压与背部肌肉肌电活动之间有良好相关性。不同脊柱段的运动力学有各自特征。

1. 颈椎运动力学　Harms-Ringdahl 对颈椎载荷研究发现，枕骨和第 1 颈椎间的载荷在极度后伸位时最小，极度前屈位时最大，但从中立位向前屈位运动，载荷增加的幅度并不很大。第 7 颈椎和第 1 胸椎间的运动载荷在中立时较低，抬头收颌位时最低，极度后伸位时稍有增大，轻度前屈时明显增加，极度前屈时载荷最大，为中立位时的 3 倍。Harms-Ringdahl 的研究表明，第 4 颈椎和第 5 颈椎间的最大压力在前屈、扭转、侧弯时为 500~700Nm，后伸时达到 1100Nm，前后和侧向剪力分别为 260Nm 和 110Nm。由此提示，临床颈椎牵引应维持于颈前屈位，以加强牵引效果。应航等观察了长时间异常应力环境下兔颈椎间盘的组织形态和生物力学性能变化，选取 30 只家兔，随机分为对照组、模型组，造模家兔颈椎处于低头屈曲 45° 位异常应力环境下 5 小时 /（次·天），分别于 1 个月、2 个月、3 个月后观察颈椎间盘组织形态学变化和功能节段生物力学性能。组织学检查结果显示，纤维环多表现为胶原纤维肿胀，呈透明玻璃样变性，随之开始出现较小的裂隙，最后则在穿透软骨终板处断裂。髓核则表现为体积不断皱缩，并有沿纤维环微小裂隙有向后突出的趋势。软骨终板的退变，其形态学变化包括与连接椎体的分离、钙化、骨化、断裂等。生物力学性能测试表现为模型组家兔颈椎间盘抗压、抗扭强度均明显减少，而对照组家兔变化并不显著。这表明长期低头屈曲因素导致颈椎间盘抗压缩和抗扭转剪切性能减退，引起神经、血管或脊髓等周围组织直接受到压迫或刺激，后部关节突关节负荷增加，促进颈椎间盘退变的发生，产生一系列临床症状。

2. 腰椎运动力学　腰椎是脊柱的主要承重部位。放松直立位时，椎间盘压力来自于椎间盘内压、被测部位以上的体重和作用在该运动节段的肌肉应力。躯干屈曲和旋转时椎间盘的压应力和拉应力均增加。腰椎载荷在放松坐位高于放松直立位，有支撑坐位小于无支撑坐位。仰卧位时脊柱承载最小。仰卧位膝伸直时，腰肌对脊柱的拉力可以在腰椎上产生载荷。髋和膝关节有支撑屈曲时，由于腰肌放松使腰椎前凸变直，载荷减小；附加牵引时载荷可以进一步减小。患者仰卧、髋和膝关节支撑下屈曲、脊柱前凸变平，牵引力可更为均匀地分布到整个脊柱。携带重物时，物体重心与脊柱运动中心之间的距离越短，阻力臂越短，脊柱载荷越小。身体前屈位拿起重物时，除了物体重力外，上身重量也产生脊柱剪力，增加脊柱载荷。

3. 不同姿势的下腰段力学　所有运动都会增加腰椎载荷。竖脊肌和腹肌运动训练应在脊柱载荷适合的条件下进行。双腿直腿上抬时腰方肌的活动最大，并使脊柱前凸。屈髋、膝限制腰肌活动后再行仰卧起坐可以有效地训练腹肌，但也使腰椎间盘压力增加。若活动范围仅限于躯干屈曲，头和肩只抬高到肩胛带离开桌面的位置，以排除腰椎运动，使腰椎载荷减小。胸前抱膝运动使腹外斜肌和腹直肌活动。

（1）站力位：正常人在直立位时，脊柱所受到的压力并不只是人体本身的重量，还包括为了平衡重力的背部肌肉的收缩力。人体垂直站立时，由椎体和椎间盘承受了几乎全部的压力。当躯干前屈时，负荷将增加。脊椎的前倾使椎间盘在脊椎曲线的凹侧膨出，在凸侧回缩。当脊椎前屈时，椎间盘将向前膨出，椎间盘上的挤压应力和拉张应力均增加，再加上旋转运动和伴有的扭曲负荷将更增加椎间盘的应力。

（2）坐位：由于坐位时骨盆向后的倾斜度增加，脊柱腰曲减小或消失，使重力线向腹侧移动，力矩增大，此时腰部椎间盘的负荷要比直立位时大。在坐位时如果躯干向前弯曲，则力矩会进一步增大。如果在坐位时向后斜靠，则躯干重力可分为两部分，一部分是沿着躯干轴的作用分量，它使脊柱受到压缩应变；一部分是与躯干轴垂直的作用分量，该力可由靠背（如椅背）上的反作用力平衡。

（3）仰卧位：仰卧位时的脊柱像一个平放着的弹性曲梁，要受到头部和下肢传来的弯矩和剪力。两端的弯矩使脊柱的前面受拉而后面受压，腰肌的作用也可产生对腰椎的负荷。如果升高头部、下肢弯曲，则由头部传到颈椎、由下肢传到髋部的轴力增加，而使脊柱所受的弯矩减小；同时，髋关节和膝关节弯曲可使腰肌放松，以减弱对腰椎的牵拉，从而使腰部脊柱的受力得到部分改善。在床板较硬的情况下，在腰椎以下的部分床板会产生支援反力，只有该部分的躯干重量形成弯矩，此弯矩能减低两端弯矩的作用。如果床过于松软，则身体下陷后床的反力作用将于腰部脊柱集中，与头部传来的弯矩叠加，从而造成腰部脊柱承受较大应力。因此，软床虽然使身体表面的载荷分散，但增加了腰段脊柱的应力。

（4）侧卧位：侧卧位时由于重力作用，使脊柱的下胸段和上段腰椎向下弯曲，使该部脊柱上面受压而下面受拉，而颈段脊柱由于头部的重力作用使头端向下产生弯矩，头端的弯矩使颈部脊柱的上面受拉而下面受压。使用高度适宜的枕头可减轻头部脊柱受到的弯矩。人的身高在卧位时比立位时要高 2～3cm，这是由于立位时椎间盘被压扁、脊柱弯曲增大，而卧位时椎间盘由于自身的弹性而伸长、脊柱弯曲也因释重而减小。鞋的形状会影响腰部的应力。过高的鞋跟引起的腰部前倾，可使腰部脊柱的前凸增加，从而加大了腰部脊柱后部架构及椎间盘的应力。

（5）腰椎动态力学：几乎身体所有的活动均会增加腰椎的负荷。有些动作如漫步或一般摆动等负荷增加不大，但在操练时，会显著增加。正常行走，足尖离地时，负荷最大肌活动主要是躯干伸肌。前屈越大肌力越大，挤压负荷也会增加。在俯卧时，背部可翘起呈弓形，这种极度位的负荷，将对脊椎产生很大的应力。为避免这种过伸，初期位置应保持椎体较平行，然后再进行竖脊肌的强力操练。

（6）弯腰拾物：据测定此时第 5 腰椎及其骨相连接的椎间盘（L_5-S_1）相当于悬梁的根部，受力最大，容易受损伤。计算显示，一个体重为 60kg 的人弯腰使背部呈水平状态时，其骨所受的压力约为 180kg。如果要捡起一个重 20kg 的物体，则骨所受的压力为 250kg，如此大的力作用于肌肉和椎间盘上是很危险的。因此，在弯腰捡物时，既使所捡物品不重，也会在腰椎的椎间盘（尤其是下部椎间盘）上产生非常大的力，故应尽量避免这种姿势。如果使髋关节和膝关节弯曲而使背部保持垂直，则人体整个重量的重心直接位于骨上，对骨的力矩很小，作用于椎间盘上的力接近于需要支持的总重量。一个体重 60kg 的人，在无负荷时作用于椎间盘上的重量约为 39kg，举起一个重 20kg 的物体时，其作用力也不过59kg，这对椎间盘和背部肌肉来说是相对安全的。

（钱心如　谢可永　彭宝淦　郑军）

第十章

现代衰老学

衰老 (aging) 又称老化，通常指生物在其生长发育达到成熟期以后，随着年龄的增长，机体在形态、结构和生理功能方面逐步出现一系列全身性、多方面、不可能逆转的退行性变化。机体衰老可表现为增龄性衰弱症 (aging-related frailty)、失能 (disability) 与疾病 (disease)。随着年龄的增加，逐步出现头发花白、皮肤褶皱、激素分泌下降、花眼、听力减退、行动迟缓、记忆功能减退等特征。衰老是一种普遍性、不可避免的、内源性的、缓慢渐进、持续发展的过程，人体自身功能减退，内环境稳定能力与应激能力下降以至丧失，最终必然导致死亡。其存在于任何生命的任何时期，是所有生物进化过程中被动的副现象。不同物种，同一个体的不同组织和细胞，它们的衰老速度不尽相同。影响衰老的因素有很多，可认为衰老是遗传、环境、生活方式、精神状态等多种因素互相作用的结果，目前还没有一种理论能解释所有的衰老现象。个体的平均衰老可分为生理性"正常"衰老和病理性"异常"衰老两种。生理性衰老主要受遗传因素的影响，并且表现出渐进性复杂的形态结构与生理功能变化。而病理性衰老则是指由于疾病或其他异常因素所导致的衰老加速现象。有时两者难以截然分开，如衰老可导致骨关节炎，而骨关节炎又可加重衰老，其中既有生理性衰老的因素，亦有病理性衰老的因素。事实上很多疾病与增龄有关，这些疾病反过来又加重衰老过程，如骨关节炎、动脉粥样硬化、老年性痴呆。但从科学定义上来讲，衰老不是疾病，但与疾病的发生和进程密切相关。

第一节　骨　衰　老

在机体的整个生命过程中，肌肉骨骼系统经历生长、成熟和退化等阶段。与其他系统相比，骨骼是最坚固和耐用的器官。正常时，骨骼具有一定的抗损伤和自我修复能力。骨衰老的重要表现之一便是运动系统形态和功能的退行性改变。骨骼的衰老表现为骨质疏松，疼痛，易骨折；关节的衰老表现为关节的酸痛，甚至畸形，活动能力受限；骨骼肌的衰老则会出现肌力下降，肌肉萎缩。随着增龄，肌肉骨骼系统的强度逐年下降，其中最明显的是软骨的强度减弱，然后依次是肌肉、骨和肌腱。

一、骨骼与骨质疏松症

骨骼是人体内钙与其他无机物的储存库，是体内钙、磷代谢调节的重要器官。人体内

99% 的钙与磷酸和羟基结合成羟基磷灰石结晶，储存于骨骼和牙齿中。骨中的钙盐保持着骨骼结构的完整性、坚硬性，支撑着人体。骨骼随着年龄增长、身体生长、发育、最后衰老，呈现骨形成速度与骨吸收率之间的平衡逐渐失调的现象。从出生至 20 岁为骨骼发育增长期，骨骼生长发育，钙处于正平衡，骨形成持续增加，骨密度值持续增长。从 20 岁至 40 岁为骨骼平衡峰值期，骨骼生长处于相对平衡状态，钙代谢处于零平衡，骨形成等于骨吸收，骨量也处于一生的峰值期。这一时期又可分为峰值前、后两个时期。在峰值前期，骨量缓慢增长，最后男女分别在 33~35 岁和 32~33 岁达到峰值。从 40 岁开始为骨骼衰老下降期，骨骼逐渐衰老，骨吸收增加，骨量逐步下降。对女性来说，约从 50 岁起，骨量丢失迅速，绝经后的 5 年，骨量丢失达 10%~15%，是绝经后妇女发生骨质疏松症的主要原因。而男性的骨量丢失在 50~60 岁。在老年期 (70 岁以上)，老年人由于摄入钙减少及 7- 脱氢胆固醇 (7-dehydrocholesterol) 含量下降，皮肤合成维生素 D 能力下降，仅为青年人的 25%；随着增龄，肾功能生理性减退，导致 1α 羟化酶 (1α-Hydroxylase) 活性下降，由肾脏产生的 $1，25-(OH)_2D_3(1，25-dihydroxyvitamin D_3)$ 减少，致使肠钙吸收降低及肾小管对钙的回吸收下降，引起钙的负平衡，致使甲状旁腺激素分泌增加，加速破骨细胞的成熟，动用骨骼中的钙，使骨量减少，是发生老年性骨质疏松症的主要原因。

骨的生长和骨量的维持亦受到性激素的影响。雌激素可通过多种途径维持骨内微环境的稳态，刺激成骨细胞活动，加速成骨，抑制破骨细胞的溶解作用，维持成骨和破骨能力的动态平衡，还可影响骨髓间充质干细胞向成骨方向分化。绝经后妇女卵巢功能衰退，循环雌激素水平急剧下降，骨原细胞数量下降，蛋白合成能力减弱，从而诱发以高转换型为主的骨质疏松。此外，雌激素缺乏还与甲状旁腺素、生长激素、胰岛素样生长因子等的生物活性相关，从多种途径导致破骨水平大于成骨水平。男性雌激素水平与其骨密度呈正相关，其雌激素水平下降，可能是催化睾酮转化雌二醇的芳香酶不足，患者的黄体生成素（LH）和卵泡刺激素（FSH）水平增高。同样雄激素缺乏被认为是引起男性骨质疏松的重要原因。雄激素能刺激骨的生长，加速骨代谢。睾酮对成骨细胞的增殖起直接增强作用，能增加骨内胶原，促进蛋白合成，钙磷矿物质在类骨质上沉积。在人的成骨细胞上有雄激素 mRNA 的表达。

骨质疏松症是"以骨强度下降、骨折风险性增加为特征的骨骼系统疾病。骨强度主要反映骨密度和骨质量的完整性"。骨矿物质密度（BMD）值于青年人均值减去 2.5SD 以上即可诊断骨质疏松。常见的症状是疼痛和容易骨折。随着骨量丢失率增加，临床症状出现逐步加重。疼痛的原因是骨组织显微结构改变，刺激或压迫神经所致，长期卧床所引起的骨质疏松可出现全身疼痛。骨量丢失，骨质量的下降，使骨脆性增加，造成骨质疏松患者在活动时容易发生骨折。常见的骨折部位在髋部、踝部、腕部。骨质疏松症主要分为原发性骨质疏松症和继发性骨质疏松症。原发性骨质疏松症包括绝经后骨质疏松症（Ⅰ型）和老年性骨质疏松症（Ⅱ型），占骨质疏松发病总数的 85%~90%。老年性骨质疏松症又称退行性骨质疏松症，是生物衰老在骨骼方面的一种特殊表现，是随着年龄不断增长呈现一种全身骨代谢障碍的退行性疾病。补钙是防治骨质疏松的方法之一。但钙的吸收及沉淀又需要维生素 D_3，所以应同时适量补充维生素 D_3。绝经后的骨质疏松还应补充雌激素和孕激素。合理膳食、适度体育运动等锻炼可以明显增加人体的骨质密度，调节机体的骨代谢，使身体的骨质总量适度增加。

二、关节与骨关节炎

关节是骨与骨之间的连接结构，由于关节活动频繁较高，脊椎骨之间的椎间盘和膝关节有支撑着机体的重量。因此随年龄增长，老年人的关节面磨损较严重。关节软骨是负载压力的组织，软骨细胞对机械刺激的识别并作出反应的能力对维持关节稳态十分重要。衰老时发生的晚期糖基化终末产物 (AGEs) 聚集导致非酶胶原交联继而直接改变了软骨细胞外基质的机械特性，最终诱导了骨关节炎。关节软骨的进行性退化，关节软骨下及关节边缘形成骨刺，软骨碎片又引起骨关节面的损伤。软骨碎片的刺激可引起滑膜发炎、滑膜腔积液和关节囊纤维化。关节周围的肌肉痉挛引起关节强直，并在膝关节、髋关节、指间关节和椎间关节等部位产生疼痛。老年人关节滑膜组织的吸收和分泌之间的平衡失调，滑液成分改变，滑膜组织中的细胞数量减少，细胞膜的通透性改变，胞质的电子密度降低，细胞器减少，线粒体变异，具有吞噬功能的滑膜细胞内的溶酶体和粗面内质网增多，高尔基复合体和滑膜囊泡减少，酸性黏多质中胶原纤维数量增多，纤维变性，毛细血管数量减少，内皮细胞水肿，大量的淋巴细胞浸润。滑膜基质的变化是由于滑膜细胞的变性所造成。关节软骨由淡蓝色逐渐变成棕黄色。电镜观察早期的软骨改变，可见软骨表面不规则空泡状缺损，其缺损的深度和直径随年龄的增长而增加。

骨关节炎又称退变性关节炎，是一种以关节软骨变性破坏为主并伴有关节疼痛、肿胀、畸形及活动障碍的慢性退行性关节病，严重影响患者生活质量。中国40岁以上人群中，膝关节炎、指间关节炎、椎间关节炎的总患病率高达 46.3%。研究显示，骨关节不是由单纯的机械磨损所致，"炎性衰老"也是骨关节炎病理过程的一部分。随着年龄的增长与组织衰老的进展，血液中的 C- 反应蛋白 (CRP)、白细胞介素 (IL)、肿瘤坏死因子 – α (TNF- α) 含量增高，被认为与衰老相关的慢性全身性疾病 (如老年性痴呆、心血管疾病等) 的发展密切相关。实际上"炎性衰老"与骨关节炎的发生也存在密切联系，在骨关节炎患者的血清及关节液中有较高含量的炎性细胞因子表达。这些细胞因子不仅是促进骨关节炎发生发展的因素，也是引起关节疼痛和身体功能下降的原因之一。

骨关节炎的发生主要集中在关节软骨上，关节软骨由软骨细胞及其合成的胶原和蛋白多糖等细胞外基质组成。骨关节炎发生早期，通过合成代谢，软骨细胞试图修复损伤的细胞外基质；而由于各种基质金属蛋白酶和某些细胞因子等的作用，软骨基质被降解，合成被抑制，软骨破坏加剧，恶性循环最终造成软骨的退变。研究证实，骨关节炎的关节软骨细胞衰老有明确特征，包括衰老相关 β – 半乳糖苷酶的表达、不可逆的生长停滞、端粒长度缩短。且随着软骨退变程度逐渐加重，衰老软骨细胞阳性率逐渐增加，提示软骨细胞的衰老可能是骨关节炎的发生机制之一。因此，抗炎和保护软骨细胞是目前药物治疗骨关节炎的主要方法。

三、骨骼肌与肌少症

肌少症 (sarcopenia) 由 Rosenberg 于 1989 年首次提出，被定义为衰老伴随的进行性骨骼肌质量和强度减少的过程。临床诊断依据：骨骼肌质量减少、强度下降和身体性能减退 (步行速度减慢)。在疾病的不同阶段可出现肌少症性骨质疏松、肌少症性肥胖、骨质疏松肌少症性肥胖、肌萎缩等。75~80 岁老人较年轻成人肌肉质量减少一半，其中下肢尤为明显。骨骼肌强度减少比肌肉质量的减少更为明显，是老年人活动性功能限制的决定因素。肌肉质量减少表现为以Ⅱ型肌纤维萎缩为主、肌细胞间和细胞内脂肪浸润、胶原增加、神经肌肉终板改变和收缩功能下降，以致老年人基础代谢率和餐后的能量消耗显著减少，躯体活动强度和活动持续时间显著下降。同时，由于卫星细胞增殖和分化能力减少使肌肉再生能力下降。衰老导致下丘脑性腺轴变化，如老年男性，生物活性的雄激素睾酮及其前体硫酸脱氢表雄酮显著减少是肌少症发生的机制之一；增龄相关的下丘脑肾上腺轴变化，即糖皮质醇增加和硫酸脱氢表雄酮的减少，促进分解代谢，同样可以导致肌少症。其他增加肌少症风险的内分泌改变包括生长激素（GH）和 IGF-1 增龄减少和维生素 D 缺乏等。肌少症不但是衰老的常见原因，而且通过肌肉与其他器官的相互作用，增加衰老和老年病的风险，如认知功能障碍、脑萎缩、慢性心衰、癌症。反之，衰老和老年病也能加速肌少症发生。目前，Myostatin 是肌少症的重要药物干预靶点。Myostatin 主要在发育和成年骨骼肌表达，通过 Activin Ⅱ 受体 –Smad2/3 信号通路，减少 Akt/mTOR 调节的蛋白质合成，导致骨骼肌质量和强度下降。Myostatin 及其受体抑制在治疗先天性和获得性骨骼肌疾病的临床试验已取得进展。

第二节　中医对衰老的认识

中医学早在《黄帝内经》时期就有了关于人类衰老过程的记载。孙思邈在《千金翼方·养老大例》中对衰老的症状有更为详细的描述。虽然衰老的到来不可避免，但可以延缓。《灵枢·天年》说："人之寿，百岁而死。"说明人若尽其天年可活到百岁。深入探索人类衰老的机制，确立干预、延长寿命的治则和方法是国内外医学界共同关注的课题之一。

一、肾虚

《素问·上古天真论》中早有肾气盛衰直接影响人体生长发育的论述，继而形成了肾气虚致衰老的理论。从此古今医家大都认为肾虚是衰老的主要原因，并在中医衰老理论中占主导地位。

由于肾藏先天之精，主生殖，为人体生命的本原，故称肾为"先天之本"。肾中精气是生命机体的原始物质，是脏腑功能活动的原始动力。《素问·上古天真论》指出："……五八，肾气衰，发堕齿槁。六八，阳气衰竭于上，面焦，发鬓颁白。七八，肝气衰，筋不能动，天癸竭，精少，肾脏衰，形体皆极。八八，则齿发去。"详细精辟地阐明了肾气在人体生、长、壮、老、衰过程中的作用。后世医家在《医学正传·命门主寿夭》中载："肾气盛则延寿，肾气衰则寿夭。"进一步说明肾气盛衰决定人体强弱和寿命的长短。肾主骨生髓，髓通于脑，诸髓者，皆属于脑。肾精不足，不能充养骨髓，则步态不稳，骨质疏松，齿动牙脱；髓不能充养脑髓，则脑转耳鸣；精不能养发，则须发早白，甚则脱落。将肾虚衰老、肾藏精、肾为先天之本的理论与细胞基本生命活动之一的"细胞衰老"相结合研究发现，中医肾与内分泌、代谢、免疫特别是下丘脑 – 垂体 – 性腺 – 胸腺轴有密切的联系，进一步揭示了肾虚衰老理论的本质。因此，肾虚是导致人体衰老的重要因素。

二、脾虚

脾胃衰弱与衰老相关学说亦源于《素问·上古天真论》。《素问·上古天真论》云："五七，阳明脉衰，面始焦，发始堕。"说明衰老是从阳明开始的。阳明是多气多血之经，泛指脾胃。脾胃是后天之本，气血生化之源。脾胃虚弱，气血生化不足，元气失养，则机体脏腑组织失养，代谢失常，出现衰老之象。脾胃又是一身气机升降之枢纽，脾胃健运，能使心肺之阳下降，肝肾之阴上升，而使天地交泰。若脾胃升降失调，会产生一系列病变，从而影响健康长寿。李东垣创立的脾胃学说认为"内伤脾胃，百病由生"，"人以脾胃中元气为本"。这说明调养脾胃之气是延年益寿的一条重要原则。人之既生，由乎水谷之养。虽然肾为先天之本，但肾中的先天精气也依赖于脾胃化生的后天水谷精微的充养，才能充分发挥其作用。因此，调补脾胃、益气培本的药物中，记载养生延年的有 70 多种。

三、阴阳失调

"生之本，本于阴阳。"人的生命活动都有赖于阴阳二气的调和。阴阳两者相互依存，保持平衡，则机体保持健康无病，达到"阴平阳秘，精神乃治"的状态。进入老年阶段，由于阴阳平衡失调，机体出现了衰老征象。《黄帝内经》载："年四十，而阴气自半也，起居衰矣。"《备急千金要方》云："人五十以上，阳气日衰。损与日至，心力渐退，忘前失后，兴居怠惰。"可见阴阳失调，均可导致衰老的发生。若阳气虚弱可累及阴精不足，或阴精耗损也可累及阳气化生无源，久而阴阳俱损，则衰老早至。

四、精气神虚衰

中医学把"精、气、神"誉为"人之三宝"。精、气、神三者的状态标志着一个人的身体状况，而人体衰老的机制在于精、气、神随着增龄而不断虚衰。《素问·金匮真言论》曰："夫精者，身之本也。"《黄帝内经素问集注》云："神气血脉，皆生于精，故精乃生身之本，能藏其精，则血气内固，邪不外侵。"奠定了精气神三者，以精为主的思想。《圣济总录》提出："一气盈虚，与时消息，万物壮老，由气盛衰，人之有是形体也，因气而荣，因气而病。"可见人体衰老的发生和发展都取决于元气的盛衰。东汉《论衡》认为："夫人以精神为寿命，精神不伤则寿命长而不死。"《素问玄机原病式》曰："是以精中生气，气中生神，神能御其形也。由是精为神之本，形体之充固，则众邪难伤，衰则诸病易染……由是气化则物生，气变则物易，气甚即物壮，气弱即物衰……"精充、气盛、神全则阴平阳秘，脏腑协调，气血畅达，从而能够健康延年；若精亏、气虚、神委则是衰老的征象。

五、气虚血瘀

气血是构成人体的基本物质，与人体脏腑经络等组织器官的生理活动息息相关。《丹溪心法》提出"气血和，一疾不生""气血不和，百病乃变化而生"。气血的病理变化是导致疾病发生和衰老的内在机理。《素问·生气通天论》曰："气血以流……长有天命。"气血充盈和通畅是人体健康长寿的必要条件。张景岳认为人之气"盛则流畅，少则壅滞，故气血不虚不滞，虚则无有不滞者"。人到中年以后，年龄不断增长，呈现出虚和瘀胶着之象。首先是元气损耗，气血失调，血流不畅，瘀血内停，造成气血失衡；长期的瘀血得不到纠正，造成心、肺、脾等脏腑的虚衰，气虚行血无力，最终引起机体的衰老。这也与清代王清任《医林改错》所载"元气既虚，必不能达于血管，血管无气，必停留而瘀"的观点相吻合。血瘀是人体衰老的重要致病因素，由于瘀血阻滞的部位不同，可导致各脏腑经络四肢百骸的功能减退甚至丧失，引发一系列老年病产生。研究发现，老年常见病如动脉粥样硬化、高血压、冠心病、中风、老年性痴呆、前列腺增生、皮肤色素沉着、皮肤褐斑等都有瘀血现象，这些都是引起衰老的原因。临床治疗证实益气化瘀药物可逆转气血失衡，达到延年益寿的目的。

六、中医体质与衰老

体质是人体在先天禀赋和后天获得的基础上形成的形态结构、生理功能和心理状态的综合特性，一定程度上反映了机体气血盛衰及对疾病的易感性，与衰老密切相关。自《黄帝内经》便有记载，按个体的五行属性将体质分为金、木、水、火、土五种类型。明代张景岳将体质划分为阴脏、阳脏、平脏，根据体制的不同区分用药。经过历代医家的不断实践探索，2009 年颁布的《中医体质分类与判定》标准，统一和规范了中医体质分型的划分，为实施个体化诊疗提供理论论据。

人分九种，一种平和，八种偏颇（气虚质、阴虚质、阳虚质、血瘀质、痰湿质、湿热质、气郁质、特禀质）。平和质是"阴平阳秘"，五脏系统功能正常的状态，因此平和体质之人衰老速度比同龄人缓慢，其外貌比同龄人更显年轻。而偏颇体质之人本身存在阴阳气血津液失调，容易加速个体的衰老速度。此外，某些偏颇的体质对疾病有一定的易感性，影响疾病证候类型及转归。研究发现，老年髋部骨折患者气虚质、痰湿质、血瘀质、阴虚质、阳虚质占比依次递减；卵巢早衰的体质类型中，平和质最少，以气郁质、阴虚质、阳虚质位列前三；阴虚体质的人在疾病过程中，受到体质因素影响，疾病后期往往出现向阴虚证转归的趋势。体质虽形成于先天，但并非一成不变。生活在不同地域、不同气候、不同生活条件和饮食习惯的人群都存在一定的体质差异性，可见后天内外环境因素对体质的变化都有制约作用。在中医体质辨识的基础上，因人制宜，实施个体化的诊治和调理养老，发挥中医"治未病""治已病"的特色，使偏颇体质达到平和体质是延缓衰老的有效途径。

第三节　中医学延缓衰老的方法

一、饮食有节

《素问·脏气法时论》言："五谷为养，五果为助，五畜为益，五菜为充。气味合而服之，以补精益气。"为中医饮食营养学提供了较早的理论支持。合理的膳食是人体健康的基石。我国目前提倡的膳食金字塔也来源于《黄帝内经》。《黄帝内经》提出"食饮有节"才能"尽终其天年"，反对"以酒为浆"的恶习。饮食不但是后天生化之源，而且还具有补偏救弊的作用。"药以祛之，食以随之"，药食并举并用，把治病与养生结合起来，指导选择食物和药物，即辨证施膳施治。《神农本草经》中列为"上品"的中药多具"药食同源"之功，如山药、枸杞、桑椹、黄芪、人参等。"食借药之力，药助食之功"，重视饮食的科学性、合理性，则可排邪而安五脏六腑，抗病防衰老。

二、运动养生

适当运动和膳食是防治及处理老年人某些疾患的主要两种生活方式。《吕氏春秋·尽数》曰："流水不腐，户枢不蠹，动也。形气亦然。"《素问·宣明五气》载："久视伤血，久卧伤气，久坐伤肉，久立伤骨，久行伤筋。"运动对衰老的作用是双向的，运动不足则血液运行迟滞，脏腑功能衰退；运动太过则耗伤气血，损伤筋骨，内脏也可致病。适宜的运动对机体是一种良好的保护和修复方式，可引起机体产生适应性反应，长期坚持，则可以保持机体健康良好的功能状态。"动形养生"是一种简单朴素的运动观念，是我国古人长期生活实践形成的，通过导引行气的方式，达到调身、调息、调心。中国古代气功导引有着丰富的内容，得到了广泛的验证，养生疗效确切，且方法动作简单，便于老年人学习掌握，如太极拳、五禽戏、八段锦、易筋经等。通过运动，内练精神、脏腑、气血，外练筋骨、肌肉、四肢，促进健康。

三、调畅情志

《素问·上古天真论》记载："恬淡虚无，真气从之，精神内守，病安从来。"说明心情怡愉，神志安宁，良好的环境有益健康。唐代孙思邈主张："养老之要，耳无妄听，口无妄言，身无妄动，心无妄念，此皆有益于老人也。"养生重在养神，而养神则重在养心。心静以养神，神安则五脏六腑气机协调，自可延年。中医认为："喜怒不节则伤脏。"如《素问·阴阳应象大论》说"怒伤肝""喜伤心""思伤脾""忧伤肺""恐伤肾"。"七情"太过或急骤，大喜大悲，超出常度，无论哪一种情志伤及内脏，均可导致疾病的发生。如十二指肠溃疡、高血压、心绞痛、内分泌紊乱、糖尿病、自主神经功能紊乱、精神病等，都与精神调节失常有关。一定要重视心理调节，保持情志舒畅，对于防病抗衰也有着重要的作用。

四、药物调理

中国医药学在数千年发展过程中，积累了丰富的经验，总结了很多抗衰老的药物和方剂，具有很高的应用价值。现代医学的发展，从作用深处寻找中药抗衰老的靶点，更加明确了中药在抗衰老上发挥作用的机制。中药抗衰老作用归纳起来主要是：①调节神经－内分泌功能；②延缓细胞衰老；③抗脂质过氧化和清除自由基；④调节机体的糖代谢和脂质代谢；⑤调节免疫；⑥补充微量元素；⑦基因损伤的修复。

目前，单味抗衰老中药比较公认的有人参、刺五加、黄芪、红景天、枸杞子、银杏、灵芝、何首乌、蜂蜜等。现代学者做了大量的研究，发现能延缓衰老的中药活性成分主要有多糖类、多酚类、皂苷类、生物碱类、萘醌类、黄酮、木脂类等。人参皂苷 Rg1 能有效改善脑衰老大鼠空间学习和记忆能力；刺五加多糖可能是通过抗氧化途径、抑制细胞凋亡途径，减轻神经元损伤，从而抗衰老；枸杞子多糖改善血流速度和血液质量、降低血糖浓度，具有延缓衰老、抗氧化和抗疲劳作用；何首乌提取物二苯乙烯苷可降低自然衰老大鼠海马、心肌及血清中的 MDA 和 LPF 的含量，增加 SOD 活性以促进抗氧化能力，清除自由基，从而延缓衰老过程。

抗衰老的复方方剂有许多种。《医门法律》云："老衰久病，补益为先。"衰老常表现为脾肾不足、气血亏虚、络脉瘀阻，故抗衰老的方药多从健脾补肾、补益气血、活血通络等入手。主要的经典中药代表方有六味地黄丸、四君子汤、血府逐瘀汤等。现代研究也以这三类方剂居多。

六味地黄丸是滋补肾阴的经典名方，由熟地、山茱萸、山药、泽泻、牡丹皮、茯苓组成。临床上可改善腰膝酸痛、夜尿频繁、手足发凉、乏力等症状。六味地黄丸可通过抑制体内过氧化物生成，调节免疫，保护肾脏血管、改善肾组织炎症等病理变化，增强细胞吞噬活性，抗心律失常及动脉粥样硬化，改善学习记忆障碍，以达到延缓衰老的目的。

四君子汤出自《太平惠民和剂局方》，为补益脾气、资养后天的基础方，由人参、白术、茯苓、甘草组成。四君子汤通过调节激素水平，抗自由基损伤，促进骨髓造血、提高免疫来延缓衰老。

血府逐瘀汤出自《医林改错》，是活血通络的理血剂，由桃仁、红花、当归、生地、牛膝、川芎、桔梗、赤芍、枳壳、柴胡、甘草组成。血府逐瘀汤可改善血液流变状态，丰富人体需要的微量元素，提高抗氧化能力，从"血瘀"机制上延缓衰老。血府逐瘀汤不仅对老年人所患疾病有一定疗效，对心脑血管等疾病有积极的预防保健功能。

衰老是个复杂而缓慢的过程，抗衰老药物不可乱用，运用中药时应注意以下几点：①以预防为先，重视先后天；②要审因施补，辨证施补；③要"三因制宜"；④要补勿过偏，补泻结合；⑤树立正确的养生观，用药宜缓图。

（吴弨　高翔）

主要参考文献

1. 付义,陈冰. 神经 – 内分泌 – 免疫 (NEI) 网络研究促进中西医交融 [J]. 中华中医药学刊,2008,26(4):821–822.

2. 王剑,郑洪新,杨芳."肾藏精"藏象理论探析 [J]. 中国中医基础医学杂志,2011,17(2):119–121.

3. 李志勇,李彦文,张嫚,等. 神经免疫内分泌网络学说在中医研究中的应用 [J]. 中央民族大学学报 (自然科学版),2010,19(4):68–72.

4. 沈自尹,黄建华,陈瑜,等. 老年大鼠下丘脑 – 垂体 – 肾上腺 – 胸腺轴基因表达谱的研究 [J]. 中国老年学杂志,2004,24(2):125–127.

5. 肖丽娜,过建春,荀运浩,等. 阴虚体质与慢性无症状 HBV 携带者肝组织病理改变的联系 [J]. 中华中医药学刊,2012,30(9):2054–2056.

6. 韩淑辉,李康增,郑建明,等. 高血压病合并糖尿病患者中医体质分布研究 [J]. 中国中西医结合杂志,2013,33(2):199–204.

7. 陈厚坪,陈宗雄. 从中医体质类型论颈椎病的预防 [J]. 中医正骨,2017,29(6):39–41.

8. 黄杏. 老年骨质疏松性椎体压缩骨折患者骨密度与中医体质类型相关性研究 [J]. 中医临床研究,2017,9(12):86–89.

9. 陈桂林. 中医四诊在分诊急诊腰痛患者中的应用探讨 [J]. 中医临床研究,2013,5(24):53–54.

10. 黄俊卿. 论《仙授理伤续断秘方》的骨伤科成就 [J]. 中医文献杂志,2005(2):21–23.

11. 唐毅. 中医骨伤"辨位施法"的几点体会 [J]. 西南军医,2009,11(5):873–874.

12. 黄剑.《黄帝内经》骨伤病辨证论治探析 [J]. 中国中医急症,2011,20(2):280–281.

13. 樊粤光,王拥军. 中医骨伤科学基础 [M]. 北京:中国中医药出版社,2015.

14. 童舜华. 宋以后辨证论治为核心的病证结合论治模式的形成 [J]. 江西中医药,2004,35(256):12–14.

15. 葛冠,刘瑜. 伤科痛症之"经""络"辨治探析 [J]. 上海中医药杂志,2013,47(8):28–29.

16. 王付 . 论六经辨证 [J]. 河南中医，2006，26(3)：9-10.

17. 陈茂盛 . 病证结合理论及发展趋势探讨 [J]. 中医杂志，2007，48(10)：942-944.

18. 王阶，张兰凤，王永炎 . 病证结合理论源流及临床应用 [J]. 湖北中医学院学报，2003，5(4)：40-42.

19. 童舜华，童瑶，段逸山 .《黄帝内经》病证结合论治思想的萌芽 [J]. 辽宁中医学院学报，2003，2：14.

20. 郭蕾，张俊龙 . 关于证候定义的三点商榷 [J]. 医学与哲学，2005，1(26)：67-68.

21. Landau ME，Campbell WW.Clinical features and electrodiagnosis of ulnar neuropathies[J].Phys Med Rehabil Clin N Am，2013，24(1)：49-66.

22. Joyce NC，Carter GT.Electrodiagnosis in persons with amyotrophic lateral sclerosis[J].PM R，2013，5(5Suppl)：S89-S95.

23. Nguyen BN，Vingrys AJ，McKendrick AM.The effect of duration post-migraine on visual electrophysiology and visual field performance in people with migraine[J].Cephalalgia，2014，34(1)：42-57.

24. Murashima H，Sonoo M，Tsukamoto H，et al.Spread to the dorsal ulnar cutaneous branch：A pitfall during the routine antidromic sensory nerve conduction study of the ulnar nerve[J].Clin Neurophysiol，2012，123(5)：973-978.

25. Ross MA.Electrodiagnosis of peripheral neuropathy[J].Neurol Clin，2012，30(2)：529-549.

26. Pitzalis S，Spinelli D，Vallar G，et al.Transcutaneous electrical nerve stimulation effects on neglect：a visual-evoked potential study[J].Front Hum Neurosci，2013，7(12)：111.

27. Devic P，Petiot P，Mauguiere F.Diagnostic utility of somatosensory evoked potentials in chronic polyradiculopathy without electrodiagnostic signs of peripheral demyelination[J].Muscle Nerve，2016，53(1)：78-83.

28. Amantini A，Amadori A，Fossi S.Evoked potentials in the ICU[J].Eur J Anaesthesiol Suppl，2008，42：196-202.

29. Holder GE，Gale RP，Acheson JF，et al.Electrodiagnostic assessment in optic nerve disease[J].Curr Opin Neurol，2009，22(1)：3-10.

30. Lieberman JA，Lyon R，Feiner J，et al.The efficacy of motor evoked potentials in fixed sagittal imbalance deformity correction surgery[J].Spine(Phila Pa 1976)，2008，33(13)：E414-E424.

31. Cheh G，Lenke LG，Padberg AM，et al.Loss of spinal cord monitoring signals in children during thoracic kyphosis correction with spinal osteotomy：why does it occur and what should you do？[J].Spine(Phila Pa 1976)，2008，33(10)：1093-1099

32. Kim DH，Zaremski J，Kwon B，et al.Risk factors for false positive transcranial motor evoked potential monitoring alerts during surgical treatment of cervical myelopathy[J].Spine，2007，32(26)：3041-3046.

33. 胥少汀，葛宝丰，徐印坎，等 . 实用骨科学 [M]. 第 4 版 . 北京：人民军医出版社，2012.

34. 秦岭，汤亭亭，夏维波，等 . 骨内科学 [M]. 北京：人民卫生出版社，2013.

35. 王拥军，林燕萍，王海彬，等 . 实验骨伤科学 [M]. 北京：人民卫生出版社，2012.

36. 樊粤光，王拥军，王秀华，等 . 中医骨伤科学基础 [M]. 北京：中国中医药出版社，2015.

37. 徐练，孔清泉 . 调控成骨细胞分化及骨形成关键信号通路的研究进展 [J]. 中国修复重建外科杂志，2014，28(12)：1484-1489.

38. 唐德志，王拥军，施杞 . 调控骨形态发生蛋白诱导成骨的相关转录因子 [J]. 脊柱外科杂志，2005，4(6)：377-380.

39. Wang ZQ，Ovitt C，Grigoriadis AE，et al.Bone and haematopoietic defects in mice lacking c-fos[J].Nature，1992，360(6406)：741-745.

40. Deng C，Wynshaw-Boris A，Zhou F，et al.Fibroblast growth factor receptor 3 is a negative regulator of bone growth[J].Cell，1996，84(6)：911-921.

41. Liu Z，Xu J，Colvin JS，et al.Coordination of chondrogenesis and osteogenesis by fibroblast growth factor 18[J].Genes Dev，2002，16(7)：859-869.

42. Lin EA, Kong L, Bai XH, et al.miR-199a, a bone morphogenic protein 2-responsive MicroRNA, regulates chondrogenesis via direct targeting to Smad1[J].J Biol Chem, 2009, 284 (17):11326-11335.

43. Sun JS, Wu SY, Lin FH.The role of muscle-derived stem cells in bone tissue engineering[J].Biomaterials, 2005, 26(18):3953-3960.

44. Lee JY, Peng H, Usas A, et al.Enhancement of bone healing based on ex vivo gene therapy using human muscle-derived cells expressing bone morphogenetic protein 2[J].Hum Gene Ther, 2002, 13(10):1201-1211.

45. Xiang L, Liang C, Zhen K, et al.BMP9-induced osteogenetic differentiation and bone formation of muscle-derived stem cells[J].J Biomed Biotechnol, 2012, 2012:610952.

46. Liu CJ, Ding B, Wang H, et al.The MyoD-inducible p204 protein overcomes the inhibition of myoblast differentiation by Id proteins [J].Mol Cell Biol, 2002, 22(9):2893-2905.

47. Liu GZ, Ishihara H, Osada R, et al.Nitric oxide mediates the change of proteoglycan synthesis in the human lumbar intervertebral disc in response to hydrostatic pressure[J].Spine, 2001, 26(2):134-141.

48. Xia M, Zhu Y.Fibronectin fragment activation of ERK increasing integrin α and β subunit expression to degenerate nucleus pulposus cells[J].J Orthop Res, 2011, 29(4):556-561.

49. Li X, An HS, Ellman M, et al.Action of fibroblast growth factor-2 on the intervertebral disc[J].Arthritis Res Ther, 2008, 10(2):R48.

50. 柏树令, 应大君. 系统解剖学 [M]. 北京:人民卫生出版社, 2013.

51. Roland W.Moskowitz, Roy D.Altman.Osteoarthritis[M].New York:Lippincott Williams & Wilkins, 2006.

52. 张彬渝, 余永莉.Wnt 信号通路在神经发生中的作用 [J]. 海南医学, 2017, 28(5):791-794

53. 邹礼梁, 王奎, 满夏楠, 等.Notch 信号通路在中枢神经系统神经发生过程中作用的研究进展 [J]. 中国康复理论与实践, 2016, 22(11):1281-1284.

54. 景乃禾, 盛能印, 谢治慧.BMP 信号通路在中枢神经系统发育过程中的作用 [J]. 细胞生物学杂志, 2009, 31(1):2-8.

55. 王苏平, 吴晓君, 阎旭, 等.Sonic Hedgehog 信号通路在胚胎发育及神经修复中的现状与进展 [J]. 中国组织工程研究, 2015, 19(46):7523-7528.

56. Carmeliet P, Jain RK.Molecular mechanisms and clinical applications of angiogenesis[J].Nature, 2011, 473(7347):298-307.

57. Friedemann Kiefer, Stefan Schulte Merker.Developmental Aspects of the lymphatic vascular system[M].Berlin:Springer, 2013.

58. 刘雯雯, 侯建华, 王志, 等. 应力对骨折愈合的影响研究 [J]. 河南科技, 2014(7):59-60.

59. 袁凌伟, 夏亚一, 鲁茂森, 等. 骨折愈合应力机制研究进展 [J]. 国际骨科学杂志, 2007, 28(2):84-86.

60. 张晓刚, 秦大平, 宋敏, 等. 骨生物力学的应用与研究进展 [J]. 中国骨质疏松杂志, 2012, 18(9):850-853.

61. 周月珠. 不同载荷对大鼠膝关节软骨的影响及相关机制 [D]. 福州:福建医科大学, 2013.

62. 梁军. 关节镜手术与非手术方法治疗踝关节退行性骨关节病的疗效观察 [J]. 医学理论与实践, 2017, 30(2):237-238.

63. 詹荔琼. 跑台运动对大鼠膝关节软骨影响的实验研究 [D]. 福州:福建医科大学, 2011.

64. 宋锦旗. 跑台运动对大鼠膝关节软骨全层缺损修复重塑影响的实验研究 [D]. 广州:南方医科大学, 2014.

65. 金瑞静. 老年人有氧健身走运动对膝关节运动功能的影响 [J]. 中国老年学杂志, 2015, 35(6):1693-1694.

66. Michelle Plamisano, Richard L Lieber. 骨骼肌的生物力学 [J]. 中华骨科杂志, 2007, 27(7):551-553.

67. 张靓, 马谨, 陈雪飞, 等. 跑台运动对肥胖大鼠比目鱼肌毛细血管生成及 apelin 表达的影响 [J]. 中国运动医学杂志, 2017, 36(5):383-389.

68. 应航, 陈立, 詹红生, 等. 颈椎间盘退变的形态学观察和生物力学研究 [J]. 中国医学物理学杂志, 2005, 22(2):460-462.

69. 郑亚林,张志峰.运动状态下骨骼肌肉的生物力学特征[J].中国组织工程研究与临床康复,2008,12(28): 5503-5505.

70. 张红玉.骨力学理论在骨折诊治中的实际意义[J].北京针灸骨伤学院学报,1995(1):54-56.

71. 刘强,王飞,张军,等.关节突关节压力负荷的生物力学研究进展[J].中医正骨,2016,28(1):72-73.

72. 王鹏,伍骥,郑超,等.生物力学对椎间盘营养及其退变的影响[J].中国矫形外科杂志,2015,23(3):260-261.

73. 魏晓宁,王艳,裴飞,等.腰椎间盘结构、盘内压力及不同载荷的影响:生物力学研究进展[J].中国组织工程研究,2015,19(20):3242-3243.

74. 吴建贤,王斌,石淑霞,等.下腰痛生物力学特点的研究进展[J].中华临床医师杂志,2014,8(24):4449-4451.

75. 马永兴,俞卓伟.现代衰老学[M].北京:科学技术文献出版社,2008.

76. Roger B,McDonald.衰老生物学[M].北京:科学出版社,2016.

77. 俞卓伟,阮清伟.肌肉减症、衰老和老年病[J].老年医学与保健,2016,22(4):204-207.

78. 王海燕,陈涛,丁树哲.骨骼肌卫星细胞"衰老"的分子机制及运动对其影响[J].中国运动医学杂志,2013,32(8):732-736.

79. 王福龙,王甄真,陈雁.衰老的分子机制与干预研究的最新进展[J].中国细胞生物学学报,2012,34(8):739-748.

80. 张春霞,李娟,陈刚.中医延缓衰老方法探析[J].湖北中医药大学学报,2015,17(6):56-59.

81. Poloni A,Serrani F,Berardinelli E,et al.Telomere length,c-myc and mad-1 expression could represent prognosis markers of myelodysplasticsyndrome[J].Leuk Res,2013,37(11):1538-1544.

82. El-Haj M,Gurt I,Cohen-Kfir E,et al.Reduced Sirtuin1 expression at the femoral neck in women who sustained an osteoporotic hip fracture[J].Osteoporos Int,2016,27(7):2373-2378.

83. Lin TH,Gibon E,Loi F,et al.Decreased osteogenesis in mesenchymal stem cells derived from the aged mouse is associated with enhanced NF-Kb activity[J].J Orthop Res,2017,35(2):281-288.

84. Balakumaran A,Mishra PJ,Pawelczyk E,et al.Bone marrow skeletal stem/progenitor cell defects in dyskeratosiscongenita and telomere biology disorders[J].Blood,2015,125(5):793-802.

85. Castorina A,Szychlinska MA,Marzagalli R,et al.Mesenchymal stem cells-based therapy as a potential treatment in neurodegenerative disorders:is the escape from senescence an answer?[J].Neural Regen Res,2015,10(6):850-858.

86. Gharibi B,Farzadi S,Ghuman M,et al.Inhibition of Akt/mTOR attenuates age-related changes in mesenchymal stem cells[J].Stem Cells,2014,32(8):2256-2266.

87. Denu RA,Hematti P.Effects of oxidative stress on mesenchymal stem cell biology[J].Oxid Med Cell Longev,2016,2016:2989076.

第三篇 治法篇

第十一章

中药应用

第一节　概　论

　　中药在中医骨内科的应用上，具有重要的价值，对治疗效果常有决定性作用。成书于唐代的我国现存第一部中医骨伤学专著，由蔺道人著的《仙授理伤续断秘方》对骨伤病证从病因病理、治法方药等方面作了全面阐述，对骨折、脱位等除描绘手法复位外，还列出治伤方药，共列有 46 首方剂，用药 160 余味，详述了方剂的组成、药物使用的顺序等，同时列出汤、散、丸、丹、熨贴、外洗等众多剂型，给药物疗伤奠定了基础，其中不少处方疗效卓越，至今还应用于临床。同期还出现了本草、方剂之巨著。如当时政府组织编著的我国中药史上的第一部药典《新修本草》共 54 卷，载列药物 844 种，配以图谱和文字说明，对中药发展奠定了基础。孙思邈所著《备急千金要方》列举了用于骨伤科的内服方剂，促进了骨伤科用药的新发展。

　　金元时期，医家们提出各具特点的理法方药，对临床治疗发展产生深刻的指导作用。如张元素的《医学启源》总结了引经药在治疗骨伤病证中的应用；张从正在《儒门事亲》中提出采用攻下逐瘀法治疗伤后瘀滞证；脾胃派李东垣的《医学发明》对伤后气滞血瘀证提出治当疏肝理气、活血逐瘀，并创立为后世伤科运用至今的名方复元活血汤；张洁古在《活法机要》中提出骨伤的三焦辨证方法；养阴派朱丹溪的《丹溪心法》列出具有养阴之效的左金丸、大补阴丸。这些学术观点，对骨伤科的提高、发展产生了极为深远的影响。

　　明代，内服中药在筋骨损伤中的应用逐渐普及，并日趋完整。尤其薛己的《正体类要·序》提出"肢体损于外，则气血伤于内，荣卫有所不贯，脏腑由之不和，岂可纯任手法，而不求之脉理，审其虚实，以施补泻哉"的整体观念，认为伤科病证的治疗，应攻伐有度；其所列举"正体主治十九条"，皆强调宜早期扶正，纠正了当时重手法轻辨证的现象，使骨伤科的内治法有突破性进展。以手法整筋骨，以汤药调内脏的整体治疗观在治伤中得到广泛应用。著名中药学家李时珍的巨著《本草纲目》，对本草学作了历史性总结，使本草学进入一个新的阶段。全书共 52 卷，载药 1892 种，附药图 1109 幅，其中骨伤药物 170 余种，进一步扩展了骨伤科内外用药范围，推动了内服中药在骨伤病证中的广泛应用。

　　清代，骨伤科有了讯速发展，众多伤科专著对中药在伤科中的应用作了详细阐述。吴谦的《医宗金鉴·正骨心法要旨》集清以前伤科之大成，对伤科理论和治法作了全面论述，在内治杂证法之方法总论中对损伤一症的病机作了阐述,认为"今之正骨科,即古跌打损伤之证也。专从血论,须先辨或有瘀血停积,或为亡血过多,然后施以内治之法,庶不有误也。夫皮不破而内损者,多有瘀血;破肉伤腘,每致亡血过多。二者治法不同。有瘀血者,宜攻利之;亡血者,宜补而行之。但出血不多,亦无瘀血者,以外治之法治之,更察其所伤上下轻重浅深之异,经络气血多少之殊,必先逐去瘀血,和荣止痛,然后调养气血,自无不效"。明确指出损伤一证,其病理变化重在血证。治疗初期当以血为先,治疗上或活血祛瘀,或止血为先,之后当根据证情和营消肿,或给予补气血,充分体现急则治其标、缓则治其本的整体辨证观,至今仍为临床治伤所应用。钱秀昌所著《伤科补要》在治伤法论中指出:"夫跌打损伤,坠堕磕之证,专从血论。"认为损伤之证的病因病理主要归于气滞血瘀。对伤证内治原则提出:"是跌打损伤之证,恶血留内,则不分何经,皆以肝为主。盖肝主血也,败血必归于肝。"在具体立方用药上指出:"其痛多在胁肋小腹者,皆肝经之道路也。宜疏肝、调血、行经为主。"钱秀昌认为对外伤之证首先应辨明外伤所导致的内在气血、脏腑等病变。临证时,应仔细检查,"须察脉之虚实,审症轻重",在此基础上选用正确方药,"若瘀在上而吐血者,宜犀角地黄汤;在中者,桃仁承气汤;在下者抵当汤。虚人,宜佐以四物汤。若瘀散,复原通气散调之。或伤处青肿坚实,痛难转侧,脉涩而滞者,防其气瘀上冲,宜投参黄散逐瘀,又宜复元活血汤。或受伤日久才医者,败血坚凝,宜服紫金丹逐瘀;又祛伤散疏通为要,俟其色散淡,血和痛止为度"。对于重危病证,应根据患者证候,判定预后,采用相应措施——"凡视重伤,先解开衣服,遍观伤之重轻,穴之致命与否,察色闻声,脉探虚实。如六脉和缓者生,九候不调者死。阴囊内有肾子者,可治;如入小腹者,不治。如牙关闭,急用开牙散搽之,若能苏醒,再投黎洞丸,或可挽回。医者须细心审察,不可草率误人"。可见在对损伤病的理法方药上,血证仍为其重点。书后列出治伤的常用方剂,并附有便于记忆的汤头歌诀。胡廷光的《伤科汇纂》汇集历代伤科文献,按治伤手法、固定器具、伤科内证、各部骨伤、伤科方剂、医案等章节阐述,按所收资料分门别类,为临床医家查阅文献提供极大便利。正如胡廷光所述:"是书凡属有关跌闪损伤之论无不搜罗,而片言只字似无遗漏,设或专门口授手法,村妪野叟单方,若经试验,尽皆叙入。东坡曰:若已经效于世间,不必皆从于己出。惟法近怪异,药用胎骨之类,一概屏弃。卷尽十二,科专一门,学人珍之。"

这一时期,武术骨伤流派有了较大发展,出现了诸多武术骨伤流派的医书。这些专著在诊断上以辨生死重危为重点,用药上以药剂少而精为特点,在学术上独树一帜,颇具特色。其中较有代表性的有明代异远真人所著《跌损妙方》。《跌损妙方》认为,不同体表部位下具有不同脏器,因此不同部位的损伤常累及不同脏器损伤,故临床证候和预后也不相同,治疗方药也随之不同,由此提出按损伤部位用药治疗法,把"用药歌"和"血头行走穴道歌"作为用药总则,指导各部损伤,并列举精炼的方药分治之。赵定海在《救伤秘旨》中根据经络腧穴理论,在"三十六大穴图说"中提出按穴选方用药。江考卿在《江氏伤科方书》中按照病人损伤病证不同,采用所定主方为基础,然后按症加减选药,提出了"十三味加减汤"为主方,随症加减治疗这些别具一格的内服中药的应用,丰富了骨伤内服中药的内容。

近代,中医伤科的药物治疗有了更大进步,各具特色的各地伤科医家在当地颇享盛誉。如上海石氏伤科倡导"十三科一理贯之"的治伤整体观念,在"气血兼顾,不可偏废"的学术思想指导下，提出"以气为主，以血为先，筋骨并重，内合肝肾；调治兼邪，独重痰湿，勘审虚实，施以补泻"的内治原则；在治疗立法上注重随证施治，在方药应用上重视方随证变、药随病异。具体内服方药有自创的牛蒡子汤、调中保元汤、麒麟散等；外用的有三色敷药、消散膏等。武术伤科代表王子平以"十三味治伤总方"加减，治疗骨伤三期之证，突显其用药精练、疗效卓著的武术伤科用药特点。

综上所述，中药作为中医学的一个重要组成部分，蕴藏极为丰富的内容。采用现代分子生物学、生物力学、基因学说、生理病理学等理论，应用现代光镜、电镜、电脑多层 X 线扫描、磁共振等先进仪器观察和研究，在药物制剂上从汤丸散等剂型走向更多种制剂，从单味中药中提取其有效成分等方面，已有了巨大进展，取得了极大成果，并正在作更深入的研究，力求获得更科学、更完整的结论，并争取达到世界先进水平，使中医药在造福人类健康中作出更大贡献。

第二节　骨伤常用单味中药

单味中药是传统中药治病的基本单位，也是组成方剂的基本部分。中药在经历数千年，众多医家的不断补充下，其内容日趋丰富，品种繁多，发展至今已达12800余种，为中医骨内科的药物应用提供了丰富的药物资源。下面列举临床最为常用的骨伤单味药物。

一、理血剂

1. 三七

【性味归经】甘、微苦，温。归肝、胃经。

【用法用量】3~9g；研粉吞服，一次 1~3g。外用适量。

【功效主治】功效：散瘀止血，消肿定痛。主治：跌仆肿痛，外伤出血、咯血、吐血、衄血、便血、崩漏等疼痛、出血之证。

【临床应用】三七为损伤要药。《本草纲目》曰："止血散血定痛，金刃箭伤、跌扑杖疮、血出不止者，嚼烂涂，或为末掺之，其血即止。亦主吐血衄血，下血血痢，崩中经水不止，产后恶血不下，血运血痛，赤目痈肿，虎咬蛇伤诸病。"《本草纲目拾遗》曰："人参补气第一，三七补血第一，味同而功亦等，故称人参三七，为中药中之最珍贵者。"故历来深受骨伤医家重视，临床应用十分广泛。由于其活血化瘀作用较强，孕妇慎用。

2. 川芎

【性味归经】辛，温。归肝、胆经。

【用法用量】内服：煎汤，3~10g；研末，每次 1~1.5g。外用：适量，研末撒。

【功效主治】功效：行气活血，祛风燥湿。主治：①风湿痹痛：湿滞经络，化痰成瘀，痰瘀互结，经络不通，症见肢体、关节僵硬、活动不利；②风邪外袭：风性上行，善行数变，气上犯头目，症见头部胀痛、两目眩晕，甚者恶心呕吐，不思饮食；③月经不调：经闭不行，少腹胀痛。

【临床应用】川芎能上行头目，下行血海，故能治头痛，调冲任。对于诸风上攻，头目昏重，偏正头痛，鼻塞声重，伤风壮热，肢体烦疼，肌肉蠕动，膈热痰盛者，选《太平惠民和剂局方》之"川芎茶调散"："薄荷叶（不见火）八两，川芎、荆芥（去梗）各四两，香附子（炒）八两（别本作细辛去芦一两），防风（去芦）一两半，白芷、羌活、甘草（煨）各二两；上药为细末，每服一钱，食后茶清调下，常服头目清。"对妇人产后，恶露未净者，当选《傅青主男女科》之"生化汤"："当归八钱，川芎三钱，桃仁十四粒（去皮，尖，研），黑姜五分，炙草五分，用黄酒、童便各半煎服。"

3. 郁金

【性味归经】辛、苦，寒。归心、肺、肝经。

【用法用量】内服：煎汤，3~10g。

【功效主治】功效：活血止痛，行气解郁，清心凉血，疏肝利胆。主治：①气滞血瘀：外力所伤，血运不畅，瘀滞于内，经络不通，不通则通，症见肢体肿痛、肤色青紫、活动不利；②月经不调：乳房胀痛，经闭痛经，少腹胀痛，癥瘕结块；③热病神昏，癫狂惊痫，吐血衄血。

【临床应用】郁金与姜黄有良好的行气活血、祛瘀止痛功效，姜黄还能发散风寒，治疗外感风寒表证。郁金对肝气郁滞，瘀滞于胸导致的胸胁胀闷、胸腹刺痛者，可配柴胡、香附、白芍、丹参等以疏肝解郁、理气宽胸，治疗胸胁胀痛等症。对妇女痛经、经闭、癥瘕结块者，《本经逢原》提出"宜郁金末加姜汁、童便同服，其血自清"。对热病神昏、癫狂、惊痫者，可用白矾、郁金各等分，为末，皂角汁为丸，每次服3~6g，每天2次。本剂不宜与丁香同用。

4. 乳香

【性味归经】辛、苦，微温。归心、肝、脾经。

【用法用量】内服：煎汤，3~10g。外用：适量，研末调敷。

【功效主治】功效：活血行气，通经止痛，消肿生肌。主治：①跌打瘀痛：气血不行，经气不舒，不通则痛；②风湿痹痛：风湿入里，阻滞经脉，肢体失养，肿痛并见；③痈疽肿毒：外邪入侵，郁久化热，局部红肿热痛。

【临床应用】本剂常与没药配合而用，为治伤疗疾之常用对药。

5. 没药

【性味归经】苦，平。归肝经。

【用法用量】内服：煎汤，3~10g；外用：适量，研末调敷。

【功效主治】功效：活血止痛，消肿生肌。主治：①胸腹瘀痛：跌打损伤，气血瘀阻，肢体疼痛，活动不利；②痈肿疮疡：肠痈肿痛，疮疡久不愈合；③月经不调：痛经，经闭，癥瘕。

【临床应用】没药和乳香为骨伤科中常用对药，两者合用可加强活血祛瘀、消肿止痛之功。《本草汇言》曰："乳香、真没药各一钱五分，当归尾、红花、桃仁各三钱。水煎服。"以治疗跌仆折伤筋骨。

6. 丹参

【性味归经】苦，微温。归心、肝经。

【用法用量】内服：煎汤，4.5~9g；或入丸、散。外用：熬膏。

【功效主治】功效：祛瘀止痛，活血通经。主治：①瘀滞胸中：胸闷刺痛，面色青紫，冷汗淋漓之重症；②月经不调：经闭痛经，癥瘕积聚，少腹刺痛。

【临床应用】现代药理研究证实，丹参能扩张冠动脉，增加心肌血流量，抗血栓形成，提高纤溶酶活性；抑制血小板聚集，延长出、凝血时间；还能加强心肌收缩力、改善心脏功能，不增加心肌耗氧量。现被广泛运用于冠心病患者。由于其良好的活血化瘀作用，对外伤所致气滞血瘀者，也为首选之剂，在治疗胸腹损伤之气滞血瘀疼痛时，常配合砂仁、檀香等药同用。

7. 红花

【**性味归经**】辛，温。归心、肝经。

【**用法用量**】内服：煎汤，3~10g。外用：适量，煎水浸泡。

【**功效主治**】功效：活血通经，祛瘀止痛。主治：①跌打损伤：瘀血内停，肤色青紫，局部肿胀，关节疼痛；②月经不调：产后瘀阻，恶露不行，癥瘕痞块，经闭痛经。

【**临床应用**】红花具有较强的活血作用，其中尤以藏红花疗效更著。在诸多活血祛瘀名方中，均以其活血祛瘀之功选用之。如《医宗金鉴》中的"桃红四物汤"与桃仁、当归、川芎、生地黄、赤芍药等同用，以活血逐瘀，养血和血。《医林改错》中的"血府逐瘀汤"治疗胸中血瘀，血行不畅之胸痛；"通窍活血汤"治疗瘀阻头面的头痛头昏；"身痛逐瘀汤"治疗气血痹阻经络所致的肩痛、臂痛、腰痛等周身疼痛。临床对不同作用，选用剂量也随之不同，如养血和血宜少用、活血祛瘀宜多用。

8. 桃仁

【**性味归经**】苦、甘，平；无毒。归心、肝、大肠、肺、脾经。

【**用法用量**】内服：煎汤，5~10g；外用：捣敷。

【**功效主治**】功效：破血行瘀，润肠通便。主治：①跌打损伤：瘀血内停，经脉阻滞，肢体疼痛、肿胀；②月经不调：产后腹痛，经闭不行，五心烦热；③润肠通便：肠燥便秘。

【**临床应用**】桃仁与苏木均有活血止痛，调节月经之功。但桃仁破血祛瘀力强，临床应用极为普遍，其在外力损伤中，按不同部位的伤症，采用不同配伍之剂，如伤在心下，肝经受病，则选桃仁承气汤；伤在胁下，选鳖甲煎丸；伤在少腹，选抵当汤；伤在大肠，选大黄牡丹汤；伤在脐下，选下瘀血汤；伤在肌肤，选大黄䗪虫丸。对于不同证候的具体应用，《本草纲目》提出"桃仁行血，宜连皮尖生用；润燥活血，宜汤浸去皮尖炒黄用，或麦麸同炒，或烧存性，各随本方"。

9. 大蓟（小蓟）

【**性味归经**】甘、微苦，凉。归肝、脾经。

【**用法用量**】内服：煎汤，5~10g；外用：适量，捣汁敷用。

【**功效主治**】功效：凉血止血，祛瘀消肿。主治：各类创伤出血，以及尿血、便血、血崩等症。

【**临床应用**】现代药理研究显示，大蓟对凝血过程第一阶段（即凝血酶原激活物的生成）有促进作用，用于血热妄行所致各类出血，如吐血、衄血、崩漏、尿血等，都有良好止血作用。同时还证实大蓟具有一定的抗菌和降低血压作用，故在临床应用广泛。如对于妇女血崩、经漏者，可大、小蓟连根苗30g，水煎，一日2次服用。对高血压者，以大、小蓟3~15g，水煎代茶。对痈疮热毒，可用鲜大蓟，捣烂外敷以敛疮收口。

10. 茜草

【**性味归经**】苦，寒。归肝、心、肾、脾、胃、心包经。

【**用法用量**】内服：煎汤，10~15g；或入丸、散；或浸酒。

【功效主治】功效：凉血止血，活血化瘀。主治：①各种出血：吐血，咯血，衄血，尿血，便血；②跌打损伤：跌仆肿痛，外伤出血；③风湿痹痛：关节痹痛。

【临床应用】茜草和藕节均能凉血止血，但茜草作用更强，临床应用更广泛，缪希雍云："茜草，行血凉血之要药也。"张山雷云："茜根性寒，所主多血热失血之证。"可见茜草善于治疗血热妄行之出血。临床治跌打损伤，瘀积不化，日久化热，常配泽兰、赤芍、红花等活血祛瘀药同服。对热毒入内，迫血狂行之吐血、衄血，配生地、白及、侧柏叶等。对月经不调，崩漏，或是久漏成崩，流血量多势急之血热者，用茜草根（炒炭）配海螵蛸、荆芥炭、白术、续断等。如属血崩虚证，可选《医学衷中参西录》固冲汤（白术 30g，黄芪 18g，山萸肉 18g，生白芍 12g，煅龙骨 18g，煅牡蛎 18g，茜根炭 6g，陈棕炭 6g，海螵蛸 12g。煎汤，送服五倍子细末 3g）。

11. 赤芍

【性味归经】酸、苦，微寒。归肝经。

【用法用量】内服：煎汤，5~15g；或入丸、散。血虚者慎服。

【功效主治】功效：清泻肝火，散瘀活血，止痛。主治：①月经不调：瘀滞腹痛，经闭癥瘕；②跌打瘀肿：胸胁胀满，腰背疼痛，关节肿胀。

【临床应用】芍药以其根入药，有赤芍和白芍之分，虽白芍与赤芍同属毛茛科，几乎同种，但其作用不同。赤芍味苦，性凉，具有化瘀、止痛、凉血、消肿的功效，用于瘀血而引起的疼痛或烦热。赤芍配合桃仁、红花、归尾治疗血热瘀滞而致的小腹或腰背疼痛；对跌打瘀肿、疼痛者，配乳香、没药、桃仁、当归等。白芍性凉，多用于阴血虚之人，阴虚发热、自汗盗汗，主治头痛，头晕，胸腹胁肋疼痛，腓肠肌痉挛，月经不调之痛经等。同甘草配合，可缓解各种胸腹及四肢疼痛。

二、理气剂

1. 陈皮

【性味归经】苦、辛，温。归肺、脾经。

【用法用量】内服：煎汤 3~9g。

【功效主治】功效：理气健脾，燥湿化痰。主治：①脾胃气滞：脘腹胀满或疼痛，消化不良，大便溏薄，舌淡，脉沉；②湿阻中焦：胸闷腹胀，食少吐泻，纳呆便溏，舌腻，脉滑。

【临床应用】陈皮为临床常用理气之剂，与青皮相比，青皮破气力强，善疏肝郁气滞、理气止痛。陈皮能理气消食、燥湿化痰，尤其对中焦之气滞食积者，常与神曲、麦芽、山楂等配合应用；对气滞兼有寒湿内停者，则当与厚朴、苍术等燥湿剂同用，以理气健运。正如《本草纲目》所云："橘皮，苦能泻能燥，辛能散，温能和。其治百病，总是取其理气燥湿之功，同补药则补，同泻药则泻，同升药则升，同降药则降。脾乃元气之母，肺乃摄气之要，故橘皮为二经气分之药，但随所配而补泻升降也。"可见陈皮的应用极为广泛。

2. 枳实

【性味归经】苦、辛，寒。归脾、胃、肝、心经。

【用法用量】内服：水煎，3~10g；外用：取适量，研末调涂；或炒热熨。

【功效主治】功效：破气化痰，消积散痞。主治：①气郁于胸：胸腹胀满，胸痹痞满，情志抑郁，少言寡语，不思饮食，舌淡白，脉沉弦；②气滞不运：脾失健运，水湿不化，聚湿为痰，阻遏气机，气陷不升，症见胃下垂、子宫下垂、脱肛、食积、便秘、舌白腻、脉濡弦等。

【临床应用】枳实与枳壳性味、功效等大致相同，唯枳实破气力较强，能化痰消积、理气宽胸，为治疗胸痞之要药。《名医别录》谓枳实能"除胸胁痰癖，逐停水，破结实，消胀满、心下急痞痛，逆气、胁风痛，安胃气，止溏泄，明目"。《金匮要略》有枳实薤白桂枝汤 [枳实四枚，厚朴四两，薤白半升，桂枝一两，栝楼实一枚 (捣)。上五味，以水五升，先煮枳实、厚朴，取二升，去滓，纳诸药，煮数沸，分温三服]，治疗"胸痹心中痞气，气结在胸，胸满胁下逆抢心"。

3. 香附

【性味归经】辛，微寒；无毒。归肝、脾、三焦经。

【用法用量】内服：煎汤，5~10g。外用：适量，研末调敷。

【功效主治】功效：理气解郁，调经安胎。主治：①肝郁气滞：胁肋胀痛，脘腹痞满，消化不良，腹胀嗳气，吞酸呕恶；②月经不调：经行腹痛，崩漏带下，经闭痛经；③胎动不安。

【临床应用】现代药理研究显示，香附有良好的镇痛作用。其乙醇提液能显著提高实验动物（小白鼠）的痛阈。同时它还能抑制子宫收缩，使子宫肌肉弛缓，达到安胎之效。对于肝郁气滞，胁肋胀痛者，选用香附配逍遥散加减。对于月经不调，经期疼痛者，采用香附芎归汤以调经止痛。

4. 柴胡

【性味归经】苦、辛，微寒。归肝、胆经。

【用法用量】内服：煎汤，3~10g；外用：适量，研末调敷。

【功效主治】功效：和解表里，疏肝升阳。主治：寒热往来，胸满胁痛，口苦耳聋，头痛目眩，疟疾，下利脱肛，月经不调，子宫下垂。

【临床应用】上海伤科名医石筱山理伤，十分重视柴胡的应用，认为柴胡能升能降，得个和字，只要善于使用，不管病在上中下哪个部位都很适宜，是治伤之良药。柴胡为肝和胆两经的引经药，能随经气循行，通达上下，具有升清阳、降浊阴之功。其开郁之功能更胜香附，尤其对气滞血瘀实证者，更为适用。石筱山创立了以柴胡为君的多张有效方剂，如柴胡细辛汤、柴胡桔梗汤等。

柴胡与银柴胡均能退热，但银柴胡退虚热，常与秦艽、地骨皮等配合应用，以养阴退热；柴胡善治半表半里，用于寒热往来、胸胁苦满等少阳治证。

三、清热剂

1. 金银花

【性味归经】甘，寒。归肺、心、胃经，

【用法用量】内服：煎汤 10~30g；炒炭 10~15g。

【功效主治】功效：清热解毒，祛散风热。主治：①创伤感染：各种开放性损伤，创口日久未愈，或复感外邪，症见局部红肿热痛，疮面溃破；②痈疽疔疮：丹毒等各种皮肤感染；③风热内蕴：头昏头晕，口干作渴，多汗烦闷，咽喉肿痛等。

【临床应用】金银花善于清热解毒，善治各种热毒之证。现代研究显示，金银花对多种致病菌都有明显的抑制作用，具有良好的解热作用和抗渗出消炎症之效。临床对开放性损伤的伤口感染者，采用内服《医宗金鉴》的五味消毒饮（金银花 18g，野菊花、蒲公英、紫花地丁、紫背天葵子各 3.6g）以清热解毒，散结消肿。对痈疽发背初起者，采用《洞天奥旨》的归花汤（以金银花 250g，水十碗煎至二碗，入当归 100g，同煎至一碗，一气服之）。《医学心悟》的忍冬汤（金银花 200g，甘草 150g。水煎顿服，能饮者用酒煎服）则可治疗一切内外痈肿。对风热感冒者，选用《温病条辨》银翘散（连翘、金银花、苦桔梗、薄荷、牛蒡子、竹叶、荆芥穗、生甘草、淡豆豉）治之，以祛风散热，清热解毒。

2. 连翘

【性味归经】苦，微寒。归心、肝、胆经。

【用法用量】内服：煎汤，6~15g；或入丸、散。

【功用主治】功效：清热解毒，消肿散结。主治：①热毒内蕴：肌肤创伤，外邪入内，日久化热，局部红肿热痛，甚则兼有高热烦渴、神昏发斑等热证；②风热感冒：头身疼痛，咽痛口渴等。

【临床应用】连翘轻清上浮，可治上焦诸热，尤能解毒消痈而散结，故为疮家要药。对于肌肤损伤，疮面感染，经久不愈者，可配金银花、蒲公英、紫花地丁、赤芍等，则解毒消痈，促进疮面愈合。兼有阴虚失眠，五心烦热，心神失养，骨蒸潮热者，配以玄参、麦冬、青莲心、竹叶卷心等，则清心安神，养阴泄热。对风热外感，发热头痛，恶热汗出，咳嗽痰黄者，配以金银花、薄荷、荆芥、甘草，则散风解表，清热止咳。

3. 菊花

【性味归经】苦、辛，凉。归肺、肝经。

【用法用量】内服：煎汤，10~15g；外用：适量，捣敷。

【功效主治】功效：清热解毒，疏风平肝。主治：①疮面感染：肌肤破损，疮面脓液，腐肉不去，新肉不生；②风热感冒：发热头痛，眩晕目赤，咽喉肿痛，舌红，苔黄，脉浮数。

【临床应用】菊花与野菊花二者并非同一种植物，不可混同。菊花系栽培物，因产地不同可分为杭菊花、滁菊花、亳菊花等。野菊花为野生，多长于路边、丘陵、荒地、山坡等。两者功能和主治也有所不同。菊花功效是散风热，平肝阳，益肝肾，常用于风热感冒之头痛。野菊花，性味苦、辛、微寒，归肝、心经，其功效以清热解毒为主，擅长治疗各类热毒痈肿之疾；因其性苦寒，长期服用，易伤脾胃。古人有"真菊延龄，野菊泄人"之说。所以菊花与野菊花不能混淆，更不能相互替代。野菊花能治一切脓肿感染者，如《本草推陈》谓"野菊花一两六钱，蒲公英一两六钱，紫花地丁一两，连翘一两，石斛一两。水煎，一日三回分服"。《医学集成》曰："野菊花根、枣木，煎汤洗之。"以治湿疮。

4. 牡丹皮

【性味归经】苦，凉、微寒。归心、肝、肾经。

【用法用量】内服：煎汤，6~9g；或入丸、散。

【功效主治】功效：活血散瘀，清热凉血。主治：①跌仆伤痛，瘀血内积，局部肿痛，活动受限；②风湿热痹，肢体红肿，肤温灼热，局部肿胀；③热入血分，吐血衄血，夜热早凉，无汗骨蒸。

【临床应用】《本草汇言》曰："用牡丹皮，同当归、熟地则补血；同莪术、桃仁则破血；同生地、芩、连则凉血；同肉桂、炮姜则暖血；同川芎、白芍药则调血；同牛膝、红花则活血；同枸杞、阿胶则生血；同香附、牛膝、归、芎，又能调气而和血。"现代药理研究证实，牡丹皮有抗炎作用，有镇痛、镇静、抗惊厥、解热等中枢抑制作用，可见牡丹皮作用十分广泛。对于腕折瘀血，《备急千金要方》以虻虫二十枚，牡丹一两，上二味治下筛，酒服方寸匕；对于伤损瘀血，用牡丹皮二两、虻虫二十一个（熬过），同捣碎，每天早晨服一匙，温酒送下。

四、祛风湿

1. 独活

【性味归经】辛、苦，微温。归肾、膀胱经。

【用法用量】内服：煎水 3~10g。

【功效主治】功效：祛风除湿，通痹止痛。主治：风湿痹，肢体肿胀，活动不利等。

【临床应用】独活祛风胜湿，通痹止痛，凡风寒湿痹，关节疼痛，无论新久，均可应用，尤以下部之痹痛、腰膝酸痛、两足痿痹、屈伸不利等症为适宜，常与桑寄生、秦艽、牛膝等同用。用于风寒表证，兼有湿邪者，常与羌活同用。《本草汇言》云："独活，善行血分，祛风行湿散寒之药也。"《本草经疏》云："独活，其主风寒所击金疮止痛者，金疮为风寒之所袭击，则血气壅而不行，故其痛愈甚，独活之苦甘辛温，能辟风寒，邪散则肌表安和，气血流通，故其痛自止也。"所以在风寒湿所致的痹证中，应用极广泛。如《症因脉治》提出用独活苍术汤（独活、苍术、防风、细辛、川芎、甘草）治疗少阴寒湿腰痛。《世医得效方》用独活寄生汤 [独活二两半，桑寄生、杜仲（切，炒断丝）、北细辛、白芍药、桂心、芎䓖、防风（去芦）、甘草、人参、熟地黄（洗）、大当归各二两。上锉散，每四钱，水二盏煎] 治疗风伤肾经，腰痛如掣，久不治，流入脚膝，为偏枯冷痹缓弱之患，及新产后腰脚挛痛。《本草汇言》提出："真川独活五钱，木瓜、牛膝各一两。共为末，每服三钱，空心白汤调下。"治疗脚气肿胀疼痛。《活幼心书》采用独活汤 [川独活半两，当归（酒洗）、白术、黄芪（蜜水涂炙）、薄桂（去粗皮）、川牛膝（酒洗）各二钱半，甘草（炙）三钱。上件细切，每取二钱，水一盏，姜二片，薤白一根，煎七分，空心热服，或无时] 治疗惊瘫、鹤膝，风湿日久致腰背手足疼痛、昼轻夜重，以及四肢痿痹不仁症。独活性温，对阴虚血燥者慎服，气血虚而遍身痛及阴虚下体痿弱者禁用。

2. 威灵仙

【性味归经】辛、咸、微苦，温；小毒。归膀胱、肝经。

【用法用量】内服：煎汤，6~9g；浸酒或入丸、散。外用：捣敷。

【功效主治】功效：祛风除湿，通络止痛。主治：①风湿痹痛：肢体疼痛，筋脉拘挛，屈伸不利，脚气肿痛；②痰饮积聚：痰饮留滞经脉，肢体麻木，关节肿胀，活动不利；③鱼骨梗喉：软化鱼刺，消除鱼骨。

【临床应用】《本草衍义补遗》云："痛在上者（一作'上下者'）祛风除湿，身痛头疼，舒筋活络服之。"说明本品善治风邪之证，对全身游走性风湿痛尤为适宜。对痰饮阻于经脉，肢体麻木者，《普济方》采用威灵仙（炒）五两，生川乌头、五灵脂各四两，为末，醋糊丸，梧子大，每服七丸，用盐汤下，忌茶。对腰脚疼痛久不瘥，用威灵仙五两，捣细罗为散，每于食前以温酒调下一钱,逐日以微利为度(《太平圣惠方》威灵仙散)。威灵仙又可治鱼刺梗喉,如用威灵仙30g(加醋)煎汤缓咽。

3. 豨莶草

【性味归经】辛、苦,寒。归肝、肾经。

【用法用量】内服:煎汤,9~12g。

【功效主治】功效:祛风湿,利关节,解毒。主治:风湿痹痛,筋骨无力,腰膝酸软,四肢麻痹,半身不遂。

【临床应用】《本草述》云:"凡患四肢麻痹,骨间疼,腰膝无力,由于外因风湿者,生用,不宜熟;若内因属肝肾两虚,阴血不足者,九制用,不宜生。"《本草正义》曰:"凡风寒湿热诸痹,多服均获其效,洵是微贱药中之良品也。"临床用于风湿痹痛、筋骨不利等症,常与臭梧桐同用。本品性味苦寒,又有化湿热作用,故痹痛偏于湿热的病证尤为适宜。

4. 苍术

【性味归经】辛、苦,温。归脾、胃、肝经。

【用法用量】内服:煎汤,4.5~9g;熬膏或入丸、散。用量3~10g,水煎服。

【功效主治】功效:健脾燥湿,解郁辟秽。主治:①风湿痹证:关节疼痛,游走不定,肢体重着,局部肿胀,活动不利,舌淡苔腻,脉迟;②湿盛困脾:水湿内停,脾气受阻,倦怠嗜卧,脘痞腹胀,食欲不振,呕吐,泄泻,舌淡苔腻,脉濡。

【临床应用】苍术辛散苦燥,温以胜寒,为治风湿痹之要药,常与厚朴同用。用于寒湿痹证时,多配羌活、独活等祛风湿之品。用于湿热痹证,常配黄柏、薏苡仁等清除湿热之品。如《丹溪心法》的二妙散[黄柏(炒)、苍术(米泔浸炒)],治湿热筋骨疼痛者。对太阴脾经受湿,水泄注下,体重着,困弱无力,不欲饮食,水谷不化,方选《素问病机气宜保命集》苍术芍药汤(苍术二两,芍药一两,黄芩半两。上锉,每服一两,加淡味桂半钱,水一盏半,煎至一盏,温服)。

5. 桔梗

【性味归经】苦、辛,平。归肺、胃经。

【用法用量】内服:煎汤,3~10g;或入丸、散。外用:适量,烧灰研末敷。

【功效主治】功效:宣肺祛痰,利咽排脓。主治:咳嗽痰多,咽喉肿痛,肺痈吐脓,胸满胁痛,痢疾腹痛,小便癃闭。

【临床应用】上海石氏创立柴胡桔梗汤:柴胡、桔梗、延胡索、升麻、乳香、当归尾、地鳖虫、丹参、泽兰、小蓟炭、牛膝炭、梗通、血珀。方中以柴胡为君,桔梗专辅柴胡之升清,升麻助以散热,延胡索、乳香、没药等以止痛,小蓟炭、牛膝炭下行止血,当归尾、地鳖虫、泽兰、丹参合而化瘀,血珀、梗通利阴窍、散瘀治涩痛,治疗会阴损伤。

6. 茯苓

【性味归经】甘,平。归心、脾、肺经。

【用法用量】内服:煎汤,10~15g;或入丸散。宁心安神用朱砂拌。

【功用主治】功效:健脾利水,宁心安神。主治:①痰湿痹证:脾虚失运,水湿不去,聚湿成痰,阻滞经络,症见关节肿胀、局部酸痛、活动不利等;②心悸不安,失眠健忘,心神不安。

【临床应用】《本草正》云:"(茯苓)能利窍祛湿,利窍则开心益智,导浊生津;祛湿则逐水燥脾,补中健胃;祛惊痫,厚肠脏,治痰之本,助药之降。以其味有微甘,故曰补阳。但补少利多。"临床治疗痰湿入络、肩酸背痛,可配半夏、枳壳。对偏于寒湿者,可与桂枝、白术等配伍;偏于湿热者,可与猪苓、泽泻等配伍;属于脾气虚者,可与党参、黄芪、白术等配伍;属虚寒者,可配附子、白术等。用于心神不安、心悸、失眠等症,常与人参、远志、酸枣仁等配伍。猪苓,《医学启源》云:"猪苓淡渗,大燥亡津液,无湿证勿服。"《得配本草》也曰:"目昏、无湿而渴,二者禁用。"说明猪苓大燥,利水渗湿力强,临床不宜久用,以防伤肾。茯苓,《本草纲目》曰:"茯苓气味淡而渗,其性上行,生津液,开腠理,滋水源而下降,利小便,故张洁古谓其属阳,浮而升,言其性也;东垣谓其为阳中之阴,降而下,言其功也。"可见其作用温和,为临床所常用。

五、通经络

1. 海桐皮

【性味归经】辛、苦,平。归肝、胃、肾经。

【用效用量】内服:煎汤,9~15g。外用:捣敷。

【功效主治】功效:祛风除湿,利水和中。主治:①风湿痹证:关节肿胀,腰腿酸痛,行走不利;②跌打损伤:筋伤骨折,局部肿胀,肤色青紫。

【临床应用】海桐皮不但祛风除湿,还有利水之效,对风湿性关节肿胀者,配合牛膝、薏苡仁、五加皮等,能有效消肿止痛。对湿热痹证,配合萆薢、木通等药同用,以清热利湿,消肿止痛。《续传信方》载录:海桐皮二两,牛膝、芎劳、羌活、地骨皮、五加皮各一两,甘草半两,薏苡仁二两,生地黄十两。八物净洗,焙干,细锉,生地黄以芦刀子切,用绵一两,都包裹,入无灰酒二斗浸,冬二七日,夏一七日,候熟。空心饮一盏,每日早、午、晚各一次,长令醺醺。合时不用添减。禁毒食,治疗膝痛不可忍。

《小儿卫生总微论方》用"海桐皮散"治脚挛不能伸举:海桐皮、当归(去芦,洗净,焙干)、牡丹皮(去心)、熟干地黄、牛膝(去芦,酒浸,焙干)各一两,山茱萸、补骨脂各半两。上为细末。每服一钱,水八分,入葱白二寸,煎至五分,去滓,温服。《太平圣惠方》中的"海桐皮散"治损伤,肢体疼痛,其方药:海桐皮一两(锉),防风二两(去芦头),黑豆一两(炒熟),附子一两(炮裂,去皮、脐)。上药捣细,罗为散。每服,以温酒下二钱,日三四服。

2. 伸筋草

【性味归经】微苦、辛,温。归肝、脾、肾经。

【用法用量】内服:煎汤,9~15g;或浸酒。外用:适量,捣敷

【功效主治】功效:祛风除湿,舒筋通络。主治:风寒湿痹,筋脉挛缩,肢节僵硬,屈伸受限;或跌打损伤,关节肿胀,筋肉拘急,活动不利等。

【临床应用】伸筋草为临床治疗伤筋折骨的常用药。《岭南采药录》载有:宽筋藤,每用三钱至一两,煎服。治风痹筋骨不舒。《生草药性备要》提出:消肿,除风湿。浸酒饮,舒筋活络。其根治气结疼痛,损伤,金疮内伤,去痰止咳。

3. 川乌

【性味归经】辛、苦,热;有大毒。归心、肝、肾、脾经。

【用法用量】川乌有毒,一般炮制后用。生品内服宜慎,其用量多为15~30g,且应久

煎 2 个小时以上，可以有效降低毒性。与干姜、甘草同用，也能降低毒性。不宜与贝母类、半夏、白及、白蔹、天花粉、瓜蒌类同用。

【功效主治】功效：祛风除湿，温经止痛。主治：风寒湿痹，关节疼痛，遇寒痛甚，遇温痛减。

【临床应用】《长沙药解》云："乌头，温燥下行，其性疏利迅速，开通关腠，驱逐寒湿之力甚捷，凡历节、脚气、寒疝、冷积、心腹疼痛之类并有良功。"对于寒湿侵袭，历节疼痛，不可屈伸者，与麻黄、芍药、甘草等同用，以祛风寒，消肿痛，利关节。对于跌打损伤，筋伤骨折，瘀滞肿痛者，与自然铜、地龙、乌药等同用，以接骨续筋，促进愈合。

4. 桑枝

【性味归经】苦、甘，平。归肝、肾经。

【用法用量】内服：煎汤，10~15g；或浸酒；或捣汁服。外用：适量，捣烂外敷。

【功效主治】功效：祛风除湿，补益肝肾，通利关节。主治：风湿痹痛：肩臂、关节酸痛麻木，筋骨无力，肢体偏枯。

【临床应用】《本草撮要》云："桑枝，功专去风湿拘挛，得桂枝治肩臂痹痛；得槐枝、柳枝、桃枝洗遍身痒。"《本事方》提出："治臂痛：桑枝一小升。细切，炒香，以水三大升，煎取二升，一日服尽，无时。"桑枝也为上肢引经药，以增加所选药物的作用。

5. 续断

【性味归经】苦、辛，微温。归肝、肾经。

【用法用量】内服：煎汤，9~15g。

【功效主治】功效：补肝肾，续筋骨，调血脉。主治：①跌打损伤，筋伤骨折；②腰背酸痛，足膝无力。

【临床应用】续断甘温助阳，辛以散瘀，兼有补益肝肾，强健壮骨，通利血脉之功。正如《滇南本草》曰："补肝，强筋骨，走经络，止经中（筋骨）酸痛，安胎，治妇人白带，生新血，破瘀血，落死胎，止咳嗽咳血，治赤白便浊，腰膝酸痛，寒湿痹痛。"临床对于跌打损伤，瘀血肿痛，筋伤骨折，常与桃仁、红花、苏木等配伍；对于伤后气血亏损者，与当归、黄芪等同用；对于肝肾不足之腰膝酸痛者，可配萆薢、杜仲、牛膝等；对治肝肾不足兼寒湿痹痛者，配合防风、川乌等。《圣济总录》载录"沉香续断丸"，以补虚益气，主治骨髓伤败。其处方：沉香（锉）三分，续断三分，牛膝（炒）三分，石斛三分，茴香子（炒）三分，补骨脂（微炒）三分，荜澄茄三分，山茱萸三分，防风（去叉）三分，熟干地黄三分，白茯苓（去黑皮）三分，杜仲（去粗皮，炙）三分，肉苁蓉（酒浸，切，焙）三分，菟丝子（酒浸一宿，别捣）一两，肉桂（去粗皮）一两，鹿茸（去毛，酥炙）一两，附子（炮裂，去皮脐）一两，泽泻一两，石龙芮一两，巴戟天（去心）半两，桑螵蛸（炒）半两，芎䓖半两，五味子半两，覆盆子半两，木香半两。制法：上为末，酒糊为丸，如梧桐子大。用法：每服 30 丸，空心以温酒下或盐汤送下。《扶寿精方》提出"续断杜仲茶"，以补肝肾，祛风湿，治腰痛、腿脚酸软，风寒湿痹痛。其方：续断5g，杜仲3g，牛膝3g，木瓜3g，花茶5g。用前几味药的煎煮液泡茶饮用，冲饮至味淡。自然铜为接骨之要药，用于跌仆骨折，《张氏医通》的"自然铜散"治疗外伤骨折，以接骨续筋。其处方：自然铜（煅通红，醋淬七次，放湿土上月余用）、乳香、没药、当归身、羌活等分。为散，每服二钱，醇酒调，日再服。可见续断和自然铜在骨折筋伤治疗中，常相配同用，以筋骨同治。

六、泻下剂

1. 大黄

【性味归经】苦，寒。归胃、大肠、肝经。

【用法用量】内服：煎汤（用于泻下，不宜久煎），3~12g；或入丸、散。外用：研末，水或醋调敷。

【功用主治】功效：泻热毒，破积滞，行瘀血。主治：实热便秘，积滞腹痛，泻痢不爽，甚则谵语发狂。

【临床应用】外力损伤，气滞血瘀，郁而化热，津液亏损，尿赤便秘，患者烦躁不安，甚则神昏谵语，治当以大黄攻下逐瘀，通便泄热。《三因极一病证方论》提出"鸡鸣散"治之，其处方：大黄一两（酒蒸），杏仁三七粒（去皮、尖）。上研细，酒一碗，煎至六分，去滓，鸡鸣时服，次日取下瘀血即愈。若便觉气绝不能言，取药不及，急擘开口，以热小便灌之。用于高处坠下，或木石重压，瘀血凝积，烦躁疼痛等。

2. 郁李仁

【性味归经】辛、苦、甘，平。归脾、大肠、小肠经。

【用法用量】内服：3~9g，煎水服。

【功效主治】功效：润燥滑肠，下气利水。主治：津枯肠燥，食积气滞，腹胀疼痛，便秘水肿。

【临床应用】郁李仁用于肠燥便秘，常配合火麻仁、瓜蒌仁同用。对水肿腹满、二便不利者，常与生苡仁、冬瓜皮等同用。《圣济总录》的郁李仁散：郁李仁（去皮、尖，炒）、陈橘皮（去白，酒一盏煮干）、京三棱（炮制）各50g。上三味，捣罗为散。每服15g，空心煎熟水调下。治疗风热气秘。

郁李仁和火麻仁都能润肠通便，但火麻仁长于滋养润燥，通便作用缓和，适用于年老体虚及久病卧床的肠燥便秘；郁李仁的滑肠通便作用较强，对于体虚者当慎之。

七、温里剂

1. 附子

【性味归经】辛、甘，热；有毒。归心、脾、肾经。

【用法用量】内服宜制用，久煎：煎汤，3~9g（炮制品），回阳救逆可用18~30g；或入丸、散。外用多用生品：适量，研末外敷。

【功效主治】功效：回阳救逆，温里助阳。主治：亡阳欲脱，肢冷脉微，心腹冷痛，风寒湿痹，中风挛急等。

【临床应用】附子祛寒力强，有较强的回阳作用，对于寒湿痹证有较好祛寒止痛之效。《本草汇言》曰："附子，回阳气，散阴寒，逐冷痰，通关节之猛药也。"用于畏寒、肢冷、脉微欲绝之虚脱，常配伍人参、干姜、甘草。用于肾阳不足者，常配肉桂。《伤寒论》以甘草附子汤治风湿相搏，骨节疼烦掣痛，不得屈伸，近之则痛剧，汗出短气，小便不利，恶风不欲去衣，或身微肿者，处方为"甘草（炙）二两，附子（炮去皮，破）二枚，白术二两，桂枝（去皮）四两。上四味，以水六升，煮取三升，去滓温服一升，日三服"。故张元素谓："附子以白术为佐，乃除寒湿之圣药。"《本事方》以椒附散治肾气上攻，项背不能转侧：

"大附子一枚，六钱以上者，炮，去皮脐，末之。每末二大钱，好川椒二十粒，用白面填满，水一盏半，生姜七片，同煎至七分，去椒入盐，空心服。"对其应用，《本草纲目》云："附子生用则发散，熟用则峻补。"《名医别录》云："甘，大热，有大毒。"所以，临床熟用较多。朱震亨云："气虚热甚者，宜少用附子以行参、芪，肥人多湿，亦宜少加乌、附行经。"

附子与肉桂均为温热之品，能温中回阳，其中肉桂长于温煦中焦，用于虚寒性腹痛，以散寒止痛。附子对脉微细之肾阳虚弱，有较强回阳救逆之效。

2. 吴茱萸

【性味归经】辛、苦，热；小毒。归肝、胃经。

【用法用量】内服：煎汤，1.5~5g；或入丸、散。外用：适量，研末调敷，或煎水洗。

【功效主治】功效：散寒止痛，疏肝温中。主治：风寒湿痹，关节冷痛，局部肿胀，活动不利，得温痛减，遇寒痛甚。

【临床应用】《日华子本草》云：健脾通关节。《朱氏集验方》以吴茱萸（汤泡七次）、茯苓等分为末，炼蜜丸梧子大，每热水下五十丸，治痰饮头疼背寒。

吴茱萸和干姜都有温中祛寒作用，但吴茱萸能温热助阳，长于止痛止呕，为治寒疝之要药。干姜长于温中回阳，为脾阳衰微、吐利腹痛之要药，善治中焦虚寒。

八、安神剂

1. 酸枣仁

【性味归经】甘，平。归心、脾、肝、胆经。

【用法用量】内服：煎汤，6~15g；研末，每次3~5g；或入丸、散。

【功效主治】功效：养肝安神，宁心敛汗。主治：虚烦不眠，惊悸怔忡，烦渴，虚汗。

【临床应用】临床应用酸枣仁的养血安神之功，治疗虚烦不眠之证。如《校注妇人良方》采用天王补心丹（生地黄四两，人参五钱，丹参五钱，玄参五钱，白茯苓五钱，远志五钱，桔梗五钱，五味子一两，当归身一两，天门冬一两，麦门冬一两，柏子仁一两，酸枣仁一两。上药为末，炼蜜丸如梧桐子大，朱砂三五钱为衣，临卧竹叶煎汤下三钱，或圆眼汤佳）治疗阴亏内热，心神不宁之证。酸枣仁配生栀子，治心火过盛之烦躁、多梦、失眠，用于虚烦不眠，惊悸多梦，体虚多汗。

酸枣仁和柏子仁均属养心安神之剂，二者常配合应用。正如《药品化义》所云："柏子仁，香气透心，体润滋血。同茯神、枣仁、生地、麦冬，为浊中清品，主治心神虚怯，惊悸怔忡，颜色憔悴，肌肤燥痒，皆养心血之功也。又取气味俱浓，浊中归肾，同熟地、龟版、枸杞、牛膝，为封填骨髓，主治肾阴亏损，腰背重痛，足膝软弱，阴虚盗汗，皆滋肾燥之力也。味甘亦能缓肝，补肝胆之不足，极其稳当，但性平力缓，宜多用之为妙。"

2. 合欢皮

【性味归经】甘，平。归心、肝经。

【用法用量】内服：煎汤，10~15g；或入丸、散。外用：适量，研末调敷。

【功效主治】功效：安神解郁，利水消痈。主治：①跌打损伤；②心神不安，忧郁失眠。

【临床应用】《本草纲目》曰：合欢皮能"和血，消肿，止痛"。《续本事方》采用夜合树皮四两（炒干，末之），入麝香、乳香各一钱，每服三大钱，温酒调，不饥不饱时服，治打仆伤损筋骨。《百一选方》对治打仆伤损骨折，采用夜合树（去粗皮，取白皮，锉碎，炒令黄微黑色）四两，芥菜子（炒）一两，上为细末，酒调，临夜服；粗滓罨疮上，扎缚之。此药专按骨。

3. 石菖蒲

【性味归经】辛、苦，温。归心、胃经。

【用法用量】内服：煎汤，3~9g。

【功效主治】功效：化湿和胃，豁痰开窍。主治：脘痞不饥，噤口下痢，或神昏癫痫，健忘耳聋。或跌打损伤，风寒湿痹，痈疽肿毒。

【临床应用】《药性论》云："治风湿顽痹，耳鸣，头风，泪下，杀诸虫，治恶疮疥瘙。"《圣济总录》菖蒲散采用菖蒲（锉）、生地黄（去土，切）、枸杞根（去心）各四两，乌头（炮裂，去皮脐，锉）二两，生商陆根（去土，切）四两，生姜（切薄片）八两；上六味，以清酒三升渍一宿，暴干，复纳酒中，以酒尽为度，暴干，捣筛为细散；每服空心温酒调一钱匕，日再服；治疗风冷痹，身体俱痛。

九、补益剂

1. 人参

【性味归经】甘、微苦，温、平。归脾、肺、心经

【用法用量】内服：煎汤，5~15g，大剂 15~50g；亦可熬膏，或入丸、散。

【功用主治】补气，固脱，生津，安神，益智。主治一切气血津液不足之证。

【临床应用】《药性论》云："主五脏气不足，五劳七伤，虚损瘦弱，吐逆不下食，止霍乱烦闷呕哕，补五脏六腑，保中守神。"

《太平惠民和剂局方》四君子汤为补气代表方，主治脏腑怯弱，心腹胀满，全不思食，肠鸣泄泻，呕吐。四君子汤：人参（去芦）、白术、茯苓（去皮）、甘草（炙）各等分。上为细末，每服10g，水一盏，煎至七分，通口服，不拘时，入盐少许，白汤点亦得。常服温和脾胃，进益饮食，辟寒邪瘴雾气。

2. 党参

【性味归经】甘，平。归脾、肺经。

【用法用量】内服：煎汤，6~15g；生津、养血宜生用；补脾益肺宜炙用。

【功效主治】功效：健脾补肺、益气生津。主治：脾胃虚弱，食少便溏，四肢乏力，肺虚喘咳，气短自汗，气微两亏诸证。

【临床应用】《本草正义》云："党参力能补脾养胃，润肺生津，健运中气，本与人参不甚相远。其尤可贵者，则健脾运而不燥，滋胃阴而不湿，润肺而不犯寒凉，养血而不偏滋腻，鼓舞清阳，振动中气而无刚燥之弊。且较诸辽参之力量厚重，而少偏于阴柔，高丽参之气味雄壮，而微嫌于刚烈者，尤为得中和之正，宜乎五脏交受其养，而无往不宜也。特力量较为薄弱，不能持久，凡病后元虚，每服二三钱，止足振动其一日之神气，则信乎和平中正之规模，亦有不耐悠久者。然补助中州而润泽四隅，故凡古今成方之所用人参，无不可以潞党参当之，即凡百证治之应用人参者，亦无不可以潞党参投之。"故临床可以党参代替人参，同具补气之效。党参配当归以补血，配枣仁可补心，配白术以健脾，与陈皮同用，可防气滞。

太子参与党参同具补气功能，但太子参长于生津润肺阴，益气健脾，主治肺燥干咳，自汗口渴，脾虚食少，精神疲乏等。

3. 黄芪

【性味归经】甘，温。归肺、脾经。

【用法用量】内服：煎汤，9~15g，大量可用至 30~60g。

【功效主治】功效：补气固表，托疮生肌。主治：气虚自汗，神疲乏力、久泻脱肛、子宫脱垂、疮口久不愈合。

【临床应用】黄芪的药用迄今已有 2000 多年的历史，有显著增强机体免疫功能之效，临床应用十分广泛。如名方玉屏风散，由黄芪、白术、防风三味药物组成，用于体虚感冒，卓有疗效。对于脾气下陷引起的胃下垂、肾下垂、子宫脱垂、脱肛等，采用补中益气汤（黄芪、白术、陈皮、升麻、柴胡、人参、甘草、当归）以提升下垂之脏器。对脾失健运之脾虚证，采用由白扁豆、白术、茯苓、甘草、桔梗、莲子、人参、砂仁、山药、薏苡仁组成的参苓白术散，以健脾助运。

4. 白术

【性味归经】苦、甘，温。归脾、胃经。

【用法用量】内服：煎汤，3~15g；或熬膏；或入丸、散。

【功效主治】功效：益气健脾，燥湿利水，止汗安胎。主治：脾气虚弱，食少腹胀，自汗溏薄，胎动不安。

【临床应用】白术为健脾之常用药。王好古云："理中益脾，补肝风虚，主舌本强，食则呕，胃脘痛，身体重，心下急痛，心下水痞，冲脉为病，逆气里急，脐腹痛。"《长沙药解》云："味甘、微苦，入足阳明胃、足太阴脾经。补中燥湿，止渴生津，最益脾精，大养胃气，降浊阴而进饮食，善止呕吐，升清阳而消水谷，能医泄利。"对于脾气虚弱，气血两亏者，应用归脾汤（《济生方》）：白术、茯神（去木）、黄芪（去芦）、龙眼肉、酸枣仁（炒去壳）各 30g，人参、木香（不见火）各 15g，甘草（炙）7.5g，当归、远志各 3g。上咬咀，每用 12g，水 1.5 盏，生姜 5 片，枣 1 枚，煎至七分，去渣，温服，不拘时候。治疗思虑过度，劳伤心脾，惊悸健忘，夜眠盗汗，食少不眠，或妇人崩中漏下。对于呕吐酸水，结气筑心者，应用白术散（《外台秘要》）：白术、茯苓、厚朴各 2.4g，橘皮、人参各 1.8g，荜茇 1.2g，槟榔仁、大黄 3g，吴茱萸 1.2g。水煎，分两次服。方中白术配茯苓、人参治脾胃虚弱。对于腹中寒湿相搏，痞闷急痛，吐泻腹痛者，应用白术调中汤（《宣明论方》）：白术、茯苓、陈皮、泽泻各 15g，干姜、官桂、藿香各 0.3g，甘草 30g，缩砂仁 0.3g。上为末，白汤化蜜少许调下。方中白术配茯苓、泽泻以健脾祛湿。

白扁豆和白术均能健脾化湿，两药常相配应用。但白术健脾之力较著，白扁豆长于消暑化湿。

5. 当归

【性味归经】甘、辛、苦，温。归心、肝、脾经。

【用法用量】内服：煎汤，6~12g；或入丸、散；或浸酒；或敷膏。

【功效主治】补血活血，调经止痛，润燥滑肠。主治血虚萎黄，眩晕心悸，月经不调，风湿痹痛，功效：跌仆损伤。酒当归活血通经。主治：风湿痹痛，跌仆损伤。

【临床应用】当归味甘而重，能补血，其气轻而辛，又能行血，补中有动，行中有补，为血中之要药。它既补血，又活血，既通经，又活络，为补血第一药。补血名方四物汤由当归、川芎、白芍、熟地组成，最早记载于唐代蔺道人著的我国现存第一部骨伤专著《仙授理伤续断秘方》中，用于治疗外伤瘀血疼痛。《仙授理伤续断秘方》认为："凡伤重，肠内有瘀血者用此，白芍药、当归、熟地黄、川芎各等分，每服三钱，水一盏半。"并名之以"四物汤"。可见当归在外力损伤导致气滞血瘀中，有重要应用价值，在骨伤方剂中均可发现当归的运用。

6. 熟地黄

【性味归经】甘，微温。归肝、肾经。入血分，质柔润降。

【用法用量】内服：煎汤，6~12g。

【功效主治】功效：补血滋润，益精填髓。主治：头目昏花，血虚萎黄，眩晕心悸，月经不调，肝肾阴亏，潮热盗汗，腰膝酸软，耳鸣耳聋。

【临床应用】《本草正义》云："地黄，为补中补血良剂，古恒用其生而干者，故曰干地黄，即今之所谓原生地也。"熟地黄能补血滋阴而养肝益肾，对血虚阴亏，常与当归、白芍等同用，以养阴补血。对肝肾精亏者，常与山茱萸等同用，以补益肝肾。对心血不足者，配党参、酸枣仁、茯苓等，以养心安神。对月经不调，配阿胶、当归等，以调经。对阴虚火旺者，与龟甲、知母等同用，以补肾阴。《本草从新》云："滋肾水，封填骨髓，利血脉，补益真阴，聪耳明目，黑发乌须。"临床对肾精亏损，方选六味地黄丸（熟地黄、酒萸肉、牡丹皮、山药、茯苓、泽泻），以滋阴补肾，用于肾阴亏损，头晕耳鸣，腰膝酸软，骨蒸潮热，盗汗遗精等。地黄可分为生地黄和熟地黄两种。《本草纲目》载："地黄生则大寒，而凉血，血热者需用之；熟则微温，而补肾，血衰者需用之。男子多阴虚，宜用熟地黄；女子多血热，宜用生地黄。"尤其是熟地黄，能"填骨髓，长肌肉。生精血，补五脏，利耳目、黑须发、通血脉"，确系祛病延年之佳品。

7. 骨碎补

【性味归经】苦，温。归肝、肾经。

【用法用量】内服：煎汤，3~9g；鲜品6~15g。外用鲜品适量。

【功效主治】功效：补肾强骨，续伤止痛。主治：跌仆闪挫，筋骨折伤，肾虚腰痛，耳鸣耳聋等。

【临床应用】《开宝本草》云："主破血，止血，补伤折。"《本草述》云："治腰痛行痹，中风鹤膝风挛气证，泄泻，淋，遗精，脱肛。"对腰脚疼痛不止：骨碎补50g，桂心75g，牛膝1.5g(去苗)，槟榔100g，补骨脂150g(微炒)，安息香100g(入胡桃仁捣熟)。捣罗为末，炼蜜入安息香，和捣百余杵，丸如梧桐子大。每于食前，以温酒下二十丸(《太平圣惠方》)。对金疮，伤筋断骨，疼痛不可忍，可选《太平圣惠方》骨碎补散。

补骨脂和骨碎补均有补肾之效。其中补骨脂善补肾助阳，温脾止泻，主治脾肾两虚之下元虚冷、腰膝冷痛、大便久泻等。骨碎补长于补肾强骨，续伤止痛，用于跌仆闪挫、筋骨折伤等。

8. 杜仲

【性味归经】甘、微辛，温。归肝、肾经。

【用法用量】内服：煎汤，6~15g；或浸酒；或入丸、散。

【功效主治】功效：补肝肾，强筋骨。主治：腰脊酸疼，足膝痿弱，小便余沥，阴下湿痒，胎漏欲堕，胎动不安，高血压。

【临床应用】《药性论》云："治肾冷臀腰痛，腰病人虚而身强直，风也。腰不利加而用之。"临床按不同证候，配以相应药物，如肝肾不足之腰痛，配牛膝，补肝肾，强筋骨；对风湿腰痛，配五加皮，以补肝肾，祛风湿；对肾阳虚之腰痛，配补骨脂，以温肾阳，除腰痛。对肝肾风虚气弱，脚膝不可践地，腰脊疼痛，风毒流注下经，行止艰难，小便余沥者，采用杜仲150g，五加皮、防风、薏苡仁、羌活、续断、牛膝各90g，萆薢120g，生干地黄150g；上为末，好酒3升，化青盐90g，用木瓜250g，以盐酒煮成膏，和杵丸如梧子大，每服50丸，空心食前，温酒盐汤下（《本事方》），以祛风邪，强腰脊。

杜仲和何首乌都属补肾之品，其中杜仲长于强壮腰脊，何首乌还有养精血、乌须发之功。

9. 菟丝子

【性味归经】辛、甘，平。归肝、肾经。

【用法用量】内服：煎汤，6~15g；或入丸、散。外用：适量，炒研调敷。

【功效主治】功效：补肾益精，养肝明目。主治：肝肾亏虚，腰膝酸痛，两膝无力，目昏耳鸣，阳痿遗精，早泄不育等。

【临床应用】《名医别录》曰："养肌强阴，坚筋骨，主茎中寒，精自出，溺有余沥，口苦燥渴，寒血为积。"《百一选方》采用菟丝子（酒浸）、杜仲（去皮，炒断丝）等分，为细末，以山药糊丸如梧子大，每服五十丸，盐酒或盐汤下，治疗腰膝疼痛。《普济方》用菟丝子一斗，酒浸良久，沥出曝干，又漫，令酒干为度，捣细罗为末，每服二钱，以温酒调下，日三，服后吃三五匙水饭压之，至三七日，更加至三钱服之，治疗腰膝风冷，养肝明目。

菟丝子和女贞子同能补肾，强筋骨。菟丝子重在补肾精，女贞子重在补肾阴。正如《本草再新》所曰："养阴益肾，补气舒肝。治腰腿疼，通经和血。"

十、解表剂

1. 麻黄

【性味归经】辛、微苦，温。归肺、膀胱经。

【用法用量】内服：煎汤，2~9g。宜后下。解表生用，平喘炙用；捣绒缓和发汗，小儿、年老体弱者宜用麻黄绒或炙用。

【功效主治】功效：发汗解表，宣肺平喘，利水消肿。主治：风寒表实证，胸闷喘咳，风水浮肿，风湿痹痛。

【临床应用】《药性论》云："治身上毒风顽痹，皮肉不仁。"《现代实用中药》云："对关节疼痛有效。"临床对风痹荣卫不行，四肢疼痛者，采用麻黄五两（去根节了，秤），桂心二两，捣细罗为散，以酒二升，慢火煎如饧，每服不计时候，以热酒调下一茶匙，频服，以汗出为度（《太平圣惠方》）。对太阳病头痛发热，身疼腰痛，骨节疼痛，恶风无汗而喘者，采用麻黄三两（去节），桂枝二两（去皮），甘草一两（炙），杏仁七十个（去皮、尖），以水九升，先煮麻黄，减二升，去上沫，纳诸药，煮取二升半，去滓，温服八合，覆取微似汗，不须啜粥（《伤寒论》麻黄汤），均获显效。

2. 桂枝

【性味归经】辛、甘，温。归膀胱、心、肺经。

【用法用量】内服：煎汤 1.5~6g，大剂量，可用至 15~30g；或入丸、散。

【功效主治】功效：解肌发表；温通经脉。主治：①风寒表证：发热恶寒，口淡不渴，头胀咽痛，舌淡白，脉浮；②寒湿痹痛：关节痹痛，伸屈不利，局部肿胀。

【临床应用】桂枝辛温，善祛风寒，能治感冒风寒、发热恶寒，不论有汗、无汗都可应用。如风寒表证，身不出汗，配麻黄同用，有相须作用，可促使发汗；如风寒表证，身有汗出，配芍药等，有协调营卫的作用。桂枝能温通经脉，对寒湿性风湿痹痛，以《伤寒论》桂枝附子汤治之 [桂枝四两（去皮），附子三枚（炮，去皮，破），生姜三两（切），大枣十二枚（擘），甘草二两（炙）。上五味，以水六升，煮取二升，去滓，分温三服]，用于伤寒八九日，风湿相搏，身体疼烦，不能自转侧，不呕不渴，脉浮虚而涩者。对诸肢节疼痛，身体尪羸，脚肿如脱，头眩短气，温温欲吐者，采用《金匮要略》桂枝芍药知母汤治之 [桂枝四两，芍药三两，甘草二两，麻黄二两，生姜五两，白术五两，知母四两，防风四两，附子一枚（炮）。上九味，以水七升，煮取二升，温服七合，日三服]。

3. 荆芥

【性味归经】辛、微苦，微温。归肺、肝经。

【用法用量】内服：煎汤，3~10g；外用：适量，煎水熏洗；炒炭止血。

【功效主治】功效：祛风解表，透疹解毒，炒炭止血。主治：感冒发热，咽喉肿痛，头痛咳嗽；炒炭可止衄血，吐血，便血等出血症。

【临床应用】《滇南本草》云："治跌打损伤，并敷毒疮。治吐血。荆芥穗，上清头目诸风，止头痛，明目，解肺、肝、咽喉热痛，消肿，除诸毒，发散疮痛。治便血，止女子暴崩，消风热，通肺气鼻窍塞闭。"荆芥虽属辛温，但温而不燥，治疗外感风寒，或风热均可：用于外感风寒，配防风、生姜；外感风热者，配薄荷、柴胡等。方如荆防败毒散（《摄生众妙方》）：荆芥、防风、羌活、独活、柴胡、前胡、枳壳、茯苓、桔梗各 6g，川芎、甘草各 3g，水煎服。

荆芥与防风皆味辛而微温，都属辛温解表药，有祛风解表的作用，药性平和而不燥烈，为风药中之润剂；治疗外感风寒或风热证，常并用于方中。如《摄生众妙方》所载之荆防败毒散，适用于外感风寒风热之表证。荆芥轻透力强，并能宣透疹毒，以治麻疹不透；炒炭又能止血。防风辛散祛风力强，善祛风而胜湿止痛，为治风通用之品，炒用能止泻。

4. 葛根

【性味归经】甘、辛，凉。归肺、胃经。

【用法用量】内服：煎汤，9~15g。

【功效主治】功效：解肌退热，生津止渴，升阳透疹。主治：表证发热，项背强痛，麻疹不透。

【临床应用】《本草经疏》曰："葛根，解散阳明温病热邪主要药也，故主消渴，身大热，热壅胸膈作呕吐。发散而升，风药之性也，故主诸痹。"《伤寒论》载名方葛根汤：葛根四两，麻黄三两（去节），桂枝二两（去皮），生姜三两（切），甘草二两（炙），芍药二两，大枣十二枚（擘）。上七味，以水一斗，先煮麻黄、葛根，减二升，去白沫，纳诸药，煮取三升，去渣，温服一升，覆取微似汗。以葛根为君，解肌发表，治大阳病项背强几几，无汗恶风。

5. 牛蒡子

【性味归经】辛、苦，寒。归肺、胃经。

【用法用量】内服：煎汤，5~10g，入煎剂宜打碎，炒后寒性减；或入散剂。

【功效主治】功效：疏散风热，清热解毒，透疹利咽。主治：风热感冒，咽喉肿痛，肺热咳嗽、咯痰不畅，生用可润肠通便。

【临床应用】上海伤科名医石筱山创立的以牛蒡子为君的牛蒡子汤，药用牛蒡子、僵蚕、白蒺藜、独活、秦艽、白芷、牛膝、苍术、追地风，功能祛风散寒，除湿止痛，用于风寒湿入络之退行性关节炎，取得良好的临床疗效。实验研究证明，牛蒡子主要成分之一牛蒡子苷元可明显促进体外培养软骨细胞的增殖和Ⅱ型胶原的表达，较好地维持软骨细胞表型，从而初步表明牛蒡子汤治疗骨关节炎的作用机制。

第三节　常用药对

药对是选用 2 味或 3 味中药组成特定作用的配伍，作为功能单位应用于处方，以增强方剂的作用，减低副作用，达到提高疗效之目的。

1. 黄芪与当归　黄芪味甘，微温，归脾、肺经；具有健脾补中，升阳举陷，益卫固表，托毒生肌的功效。当归味甘、辛，温，归肝、心、脾经；具有补血调经，活血止痛的功效。"黄芪与当归，有相须之理。"黄芪大补肺脾之气，有固外之能；当归益血和营，是血家气药，以辛升运行为用，以温和辛润为功。二味合之，便能阳生阴长。《本经逢原》曰："当归补血汤曷不用地黄之属，仅用此三倍于归，其义何居？盖阴血之虚而发热，明系阳从阴亢，自必峻用阴中之阳药为君，兼当归引入血分，自然阳生阴长，阴邪退而亢热除矣。"故调治外伤内损伤科疾病，无论气虚血亏，有无发热，多用归、芪相配。其既能治瘀血所致"吸收热"，又能治气虚发热；既能合川芎、赤芍等活血之药调治颅脑内外伤、截瘫等外伤性疾病，也能合人参（党参）等补气之品，调治气不摄血之伤科杂病；既能合补中益气汤、肾气丸等调治骨质疏松症、急性骨萎缩症、股骨头无菌性坏死，促进骨折愈合，也能配血府逐瘀汤、地黄饮子等调治脊椎病痉证和痿证。

2. 黄连与肉桂　黄连味苦，寒，归心、脾、胃、胆、大肠经；具有清热燥湿，泻火解毒的功效。肉桂味辛、甘，大热，归肾、脾、心、肝经；具有补火助阳，散寒止痛，温经通脉的功效。黄连入心，肉桂入肾，寒热相反。黄连大苦大寒，味苦性燥，为泻实火、解热毒之要药。肉桂辛甘而热，补肾火，温脾胃，且可通经脉散寒止痛。二药合用可清心火，温肾阳，伤科杂病日久而见失寐、口舌生疮、腰膝畏冷等上盛下虚之证，系心肾失交、水火不济所致，予黄连、肉桂配伍调治，使水火既济，心肾相交，心火不亢，肾水不寒。《本草新编》曰："凡人日夜之间，必心肾两交，而后水火始得既济；水火两分，而心肾不交矣。心不交于肾，则日不能寐；肾不交于心，则夜不能寐矣。黄连与肉桂同用，则心肾交于顷刻，又何梦之不安乎！"临床上，施杞常以连、桂合阿胶用，补养肾阴，消烦清心，交通心肾，引火归原，故寐安神撒也。

3. 附子与肉桂　附子味辛、甘，大热，归心、肾、脾经；具有回阳救逆，补火助阳，散寒止痛的功效。肉桂味辛、甘，大热，归肾、脾、心、肝经；具有补火助阳，散寒止痛，温经通脉之效。二药均为辛温通里药，走而不守，为通行十二经的纯阳之品，彻内彻外，能升能降，回阳救逆。肉桂甘热浑厚降着，能走能守，偏暖下焦而温肾阳，更能引火归原。二药相合，附子善入气分而散寒止痛，肉桂善入血分而温通经脉，动静结合，相须为用，既具有强大的温肾助阳作用，又有良好的温经散寒止痛之功。以附子、肉桂配用，调治各类肾阳不足所致伤科杂病，日久未愈，久而失用，废痿失灵者，并合诸补气血阴阳之药，既能温通气血经脉，又能补益元阴真阳，使气血阴阳俱调，痿痹愈也。

4. 香附与郁金　香附味辛、微苦、微甘，平，归肝、脾、三焦经；具有疏肝解郁，调经止痛，理气畅中的功效。郁金味辛、苦，寒，归肝、胆、心经；具有活血止痛，行气解郁的作用。香附辛能散，苦能降，甘能缓，芳香性平，为理气良药，长于疏肝理气并有止痛之功。以香附配郁金治慢性筋骨病伴有胸痹者，郁金辛开苦降，芳香宣达，入气分以行气解郁，入血分以凉血破瘀，行气血之痛。两者相配，既取郁金利血中之气，也取香附行气中之血，两者合而疏肝宽胸、活血行气，是解胸痹之佳乘之侣。

5. 桂枝与葛根　桂枝味辛、甘，温，归心、肺、膀胱经；具有发汗解肌，温通经脉的功效。葛根味甘、辛，凉，归脾、胃经；具有解肌退热，透疹，生津止渴之功效。二药合用可加强舒筋通络之功效。桂枝辛散温通，能振奋气血，透达营卫，可外行于表解散肌腠风寒，横走四肢温通经脉寒滞，且能散寒止痛，活血通络。《本草备要》云："(桂枝) 温经通脉，发汗解肌。"葛根气质轻扬，具有升散之性，入脾胃二经，以阳明为主，又善鼓舞胃中清气上行以输津液，使肌解热退，清阳得升，津液得以上承，筋脉得以濡润。《伤寒论》有"项背强几几，葛根汤主之"的记载，故二药合用能缓解慢性筋骨病项背肌肉挛急之症，尤其对颈项活动不利效果显著。现代研究支持了中医传统理论对桂枝、葛根配伍作用的认识，这一药对的组合，可通过降低病变组织炎性介质的活性，减轻局部炎症反应而对以"项背强几几"为典型表现之颈椎病患者起到调和营卫，祛风通络，并进一步缓解颈项部拘挛不适的作用。

6. 羌活与独活　羌活味辛、苦，温，归膀胱、肾经；具有解表散寒，祛风胜湿，止痛的功效。独活味辛、苦，温，归肾、膀胱经；具有祛风湿，止痛，解表的功效。二药皆具辛温之性，具有解表止痛的功效。羌活气味雄烈，上升发表作用较强，长于表散肌表游风及寒湿之邪，走肾经又可通利关节，而止疼痛，作用在表在上，对于项背上肢痉挛疼痛效果显著；独活温行通痹，作用在里在下，善于祛除在下在里之风寒湿邪，为治风湿痹痛的主药，止痛效果明显。二药配对，发汗之力加强，独活得羌活之升，则善祛头面之寒，羌活助独活散肾经风寒而使之外达，常常用于风寒夹湿表证之头痛、头重、一身尽痛。二药相配具有散风寒、除湿邪、通痹止痛之功，用于慢性筋骨病夹有表证之一身疼痛，风寒湿邪所致之痹证无论新久者。故《本草求真》云："独活较之羌活性稍缓，羌有发表之功，独有助表之力。羌行上焦而上理，则游风头痛、风湿骨节疼痛可治；独行下焦而下理，则伏风头痛、两足湿痹可治。"羌活、独活散寒解表之外，更可以通经络，止痹痛。如《用药法象》云："(羌活) 治风寒湿痹，酸痛不仁，诸风掉眩，颈项难伸。"而《名医别录》云："(独活) 治诸风，百节痛风无(问) 久新者。"相对而言，羌活偏于走上，而独活偏于走下。因此，羌活、独活合用，可止一身之疼痛。

7. 附子与桂枝　附子味辛，大热，通行十二经脉，能散寒止痛，搜风除湿，通关节。

桂枝辛温，芬芳馥郁，轻扬升散，具有走经络、通血脉、散寒邪之功。施杞将二药相使配对，可增强温通经脉、散寒止痛的作用，常被作为温阳通脉的基础药对，用于慢性筋骨病寒湿痹痛不能转侧，骨节烦疼掣痛，关节不得屈伸，以及阳虚寒凝所致的多种病证。

8. 党参与丹参　党参味甘、平，归脾、肺经；具有补脾肺气，补血，生津的功效。丹参味苦，微寒，归心、心包、肝经；具有活血调经，祛瘀止痛的功效。党参甘平，善补中气，又益肺气，性质和平，不燥不腻，故为脾肺气虚常用药。气能生血，气旺津生，故又有养血生津之功。丹参苦能降泄，微寒清热，入心肝二经血分，具有凉血而不致留瘀，散瘀而不致血液妄行的特点。施杞认为人参可大补元气，生津止渴，补气力量大于党参；但党参具人参养气之功而较之性味平和，且价廉，适宜颈椎病病人长期服用。丹参味苦微寒，主要功能是活血化瘀，兼以养血凉血。丹参化瘀作用显著，现代研究发现能改善微循环血流速度，扩张血管，降低血液黏稠度，促进细胞有氧代谢及能量供应。《妇人明理论》中称"一味丹参，功同四物"，虽有过誉之虞，但也反映出其活血功能强劲。故二药合用，常常用于慢性筋骨病气虚血瘀者，具有补气活血之功，能加强活血祛瘀的作用，治病以求本。

9. 白术与苍术　白术味甘、苦，温，归脾、胃经；具有健脾益气的作用。苍术味辛、苦，温，归脾、胃、肝经；具有燥湿健脾，祛风散寒的功效。二者同为脾胃经之要药，均能燥湿健脾。白术健脾益气，燥湿固表。苍术健脾燥湿，祛风明目。然白术偏于补，守而不走，最善补脾；苍术偏于燥，走而不守，最善运脾。补脾则有益气之力，运脾则有燥湿之功。二者相配，一散一补，一胃一脾。白术得苍术，补脾之不足而泻湿浊之有余；苍术得白术，运脾湿之有余而益脾之不足，故燥湿与健脾互为促进。《本草崇原》云："凡欲补脾，则用白术；凡欲运脾，则用苍术；欲补运相兼，则相兼为用。"故二物相须为用，对于慢性筋骨病伴有脾胃虚弱，运化无力者，一运一补，既可燥湿化痰，又能健运脾胃。

10. 三棱与莪术　三棱味辛、苦，平，归肝、脾经；具有破血行气，消积止痛的功效。莪术味辛、苦，温，归肝、脾经；具有破血行气，消积止痛的功效。二者功效基本相同，常相须为用。但三棱长于破血中之气，破血之力大于破气；莪术善于破气中之血，破气之力大于破血。正如《医学衷中参西录》所云："三棱气味俱淡，微有辛意；莪术味微苦，亦微有辛意，性皆微温，为化瘀血之要药。若细核二药之区别，化血之力三棱优于莪术，理气之力莪术优于三棱。"二药伍用，气血双施，活血化瘀，行气止痛，化积消块之力彰。

11. 青风藤、海风藤、络石藤与鸡血藤　青风藤味苦、辛，平，归肝、脾经；具有祛风湿，通经络，利小便的功效。海风藤味辛、苦，微温，归肝经；具有祛风湿，通络止痛的功效。络石藤味苦，微寒，归心、肝、肾经；具有祛风通络，凉血消肿的功效。鸡血藤味苦、微甘，温，归肝、肾经；具有行血补血，调经，舒筋活络的功效。《本草纲目》云："藤类药物以其轻灵，易通利关节而达四肢。"青风藤善治风疾，温达肝脾，以风气通于肝、风胜湿，湿气又通于脾，能燥湿厚脾；海风藤通络利水，又能清热解毒；络石藤祛风通络，凉血消肿，对肿痛之证尤为适宜；鸡血藤有活血补血、舒筋活络的功效，既能行血散瘀，调经止痛，又能补血行血，守走兼备，舒筋活络，祛风止痛，对于血虚、血瘀所致的手足麻木、疼痛、腰膝酸痛等风湿痹痛有较好的效果。

青风藤、海风藤合用专治风寒湿痹，关节酸痛，筋脉不利，如血虚风湿入络，肩背酸痛，配鸡血藤同用有效。海风藤祛风湿，通经络；络石藤宣风通络，以风在络中，则络道闭塞，苦寒能清热凉血消肿。海风藤与络石藤为石氏伤科临床经验用药，均能祛风通络，常用于风湿所致的关节屈伸不利，筋脉拘挛及跌打损伤；两药合用能祛风通络止痛，故治风湿化热，关节肿痛，筋脉拘挛不能屈伸者最有效。

12. 夜交藤、合欢花、酸枣仁与远志　夜交藤味甘，平，入心、肝经；具有养血安神，祛风通络的功效。夜交藤既能养血而安神，又能祛风通络而止痛。酸枣仁甘、酸，平，入心、肝、胆经；具有养心益肝，安神，敛汗的功效。酸枣仁具有内补外敛之特点，既能内补营血而安神志，又能外敛营阴以止虚汗，故为养心安神、敛汗之要药。合欢花味甘，平，具有解郁安神、滋阴补阳、理气开胃、活络止痛的功效，常常用于忧郁失眠；治郁结胸闷，失眠，健忘，风火眼，能安五脏，和心志，悦颜色，是治疗神经衰弱的佳品。远志苦、辛，温，入心、肾、肺经；具有安神益智，祛痰开窍，消散痈肿的功效。远志既能宁心安神，治失眠、惊悸；又可豁痰开窍，化痰止咳；还能交通心肾，以苦温泄热振心阳，使心气下交于肾，以辛温化肾寒，令肾气上达于心。

慢性筋骨疾病常常病程较长，且由于疼痛、功能受限导致患者神情焦虑，夜寐不宁，故应心身同治，既要治病，更要注重情绪。慢性筋骨病者，常神情紧张，忧郁思虑，睡眠不佳。主方中用夜交藤、合欢花养血安神，宁心解郁。夜交藤、合欢花均为甘平之品，有宁心安神之功。夜交藤偏于养血宁心，能引阳入阴而收安神之效。合欢花偏于开郁解忧以除烦安神。二药相须为用，具有较好的养血解郁、宁心安神之功。酸枣仁与远志二药合用，可增强养心安神之功，达到阴平阳秘的状态。夜交藤与酸枣仁二药均为甘平之品，皆入心肝二经，肝为储血之脏，心为行血之脏，血脉通则精神可，二药合用可增强养血宁神之功效。

13. 厚朴与苍术　厚朴味苦、辛，温，入脾、胃、肺、大肠经；具有燥湿消痰，下气除满之效。苍术味辛、苦，温，入脾、胃、肝经；具有燥湿健脾，祛风散寒之效。苍术、厚朴同属芳香化湿类药物。苍术苦温，性燥主升，最善除湿运脾。厚朴苦温，性燥主降，功偏温中化湿，下气除满。二者合用，苍术燥湿为主，厚朴行气为辅，协同相助，化湿浊，健脾胃，功倍力加；升脾气，降胃气，相得益彰，合为化湿运脾、行气和胃之良剂。

14. 柴胡与细辛　柴胡味苦、辛，微寒，入肝、胆经；具有解表退热，疏肝解郁，升举阳气的功效。细辛味辛，温，有小毒，入肺、肾、心经；具有解表散寒，祛风止痛，通窍，温肺化饮的功效。柴胡气平微寒，其轻清上升，宣透疏达之性，长于疏散少阳半表半里之邪，为治邪在少阳，寒热往来的主药；善条达肝气，疏理气滞，举清阳之气上升，可清上和中利下三部同达。细辛辛温，其性升浮，能解表散寒，止痛，祛内寒而温脏腑，亦能上达巅顶，通利耳目，旁达百骸。此二药皆具升浮之性，合用可增强解表止痛之功效，常常用于颈椎病外感寒邪，头目疼痛，颈部酸楚僵滞之证。

15. 天麻与钩藤　天麻味甘，平，入肝经；具有息风止痉，平抑肝阳，祛风通络的功效。钩藤味甘，凉，入肝、心包经；具有清热平肝，息风定惊的功效。天麻、钩藤均有平肝息风之功。天麻甘平柔润，长于养液平肝息风，因息风止痉力较强，历来视为治晕要药，尤宜于虚风内动、风痰上扰所致的眩晕、四肢麻木、抽搐等。钩藤长于清肝热，息肝风，宜于肝热肝风而致的惊痫抽搐等。二药相须配对，平肝息风之力倍增，常常用于肝阳上亢所致椎动脉型颈椎病头晕呕吐，也可用于肝经不畅所致的筋脉拘挛。

16. 枸杞子与杭菊花　枸杞子味甘，平，入肝、肾经；具有滋补肝肾，益精明目的功效。杭菊花味辛、甘、苦，微寒，入肺、肝经；具有疏散风热，平肝明目，清热解毒的功效。枸杞子甘寒性润，色赤入走血分，善补肾益精，养肝明目；杭菊花体质轻轻主升，入金水阳分，为祛风清热、平肝明目之要品。二药伍用，滋肾养肝、清热明目之力增强，常常用于老年患者肾阴不足致眼目干涩不明，以及强直性脊柱炎患者目赤干涩红睛之证。

17. 藿香与佩兰　藿香辛，微温，归脾、胃、肺经；具有芳香化浊，和中止呕，发表解暑之效。佩兰味辛，平，入脾、胃、肺经；具有化湿解暑之功。藿香、佩兰二药是临床上常用的暑湿时令要药。藿香芳香而不嫌其燥烈，温煦而不偏于燥热，既能散表邪，又能化里湿而醒脾开胃。佩兰气香辛平，其醒脾化湿之功较强，并有一定的利水作用，被推为治脾瘅口甘之要药。二药相须为用，芳香馥郁化湿，清热祛暑，是暑湿时令解暑醒脾要药。暑湿时令颈椎病患者常有颈项不舒，头晕重胀，四肢沉重，转侧不利诸症状，当属暑湿之邪入侵，使用藿香、佩兰药对，以化湿解表，疏通经络；复与车前子、车前草、生熟苡仁、滑石、甘草等合用，则利水渗湿的作用更著。

18. 仙茅与淫羊藿　仙茅味辛，热，归肾、肝经；具有温肾壮阳，驱寒除湿之效；主阳痿精冷，小便失禁，脘腹冷痛，腰膝酸痛，筋骨软弱，下肢拘挛，围绝经期综合征。淫羊藿味辛、甘，温，归肾、肝经；具有补肾壮阳，祛风除湿之功。二药相伍，温肾阳，补肾精，泻相火，调冲任；常用于肾精不足、相火偏旺之证，以及女性绝经后引起的骨质疏松症，伴有围绝经期综合征者，既有调节内分泌免疫机制，又能抑制破骨细胞，促进成骨细胞成骨，增加骨量。

19. 牛蒡子与白僵蚕、白芥子　牛蒡子性凉，味辛苦，祛痰消肿，通行十二经络。《本草备要》曰其"散结除风……利腰膝凝滞之气"；《药品化义》曰其"能升能降，主治上部风痰"；《本事方》曰其"治风热成历节，攻手指作赤肿麻木，甚则攻肩背两膝……"僵蚕性平，味辛咸，祛风解痉，化痰散结。《本草求真》曰其为"祛风散寒，燥湿化痰，温利血脉之品"；《本草思辨录》曰其"治湿胜之风痰……劫痰湿，散肝风"。由此，牛蒡子、僵蚕配伍应用，可通行十二经脉，开破痰结，导其结滞，宣达气血，滑利关节。痰湿为患，随气升降无处不至，而遍于全身。若入于经络则麻痹疼痛，入于筋骨则头项胸背腰骶掣痛，手足牵掣隐痛，聚于局部则肿而成块。运用牛蒡子、僵蚕两药，化痰利湿，通络散结，为治痰散结之要药。症状较重者，可再加白芥子，其味辛、辣，具有温肺豁痰利气、散结通络止痛之效，善祛皮里膜外之痰，三药合用，其效更宏。

20. 淫羊藿与肥知母　淫羊藿味辛、甘，性温，入肝、肾经；具有补肾阳，强筋骨，祛风湿的功效；用于筋骨挛急，腰膝无力，风湿痹痛，四肢不仁等症。《神农本草经》谓淫羊藿"味辛寒，主阳痿，绝伤茎中痛，利小便，益气力，强志"。知母味苦、甘，寒，归肺、胃、肾经；具有清热泻火，生津润燥之功。张元素云："（知母）凉心去热，治阳明火热，泻膀胱肾经火，热厥头痛，下痢腰痛，喉中腥臭。"王好古云："（知母）泻肺火，滋肾水，治命门相火有余。"两药合用，功能补益肝肾，强筋壮骨，用于慢性筋骨疾病伴有肝肾亏虚之证，尤其对于骨质疏松症具有很好的防治作用。淫羊藿可改善骨损伤，促进成骨细胞，抑制破骨细胞，与知母合用能够改善骨重建，促进成骨，抑制破骨的表达。为加强其作用，经常加用骨碎补，其味苦性温，补肾强骨，活血止痛，常常用于骨质疏松所致腰酸背痛之证。

第四节 常用引经药和护胃药

一、常用引经药

引经药又称"引药",是指能引导诸药到达人体特定部位,而自身也具有直接或间接治疗作用的一类中药。引经药的作用,大致可有三方面——引导药物直入经络脏腑;引导气血运行;引导病邪出体外。早在《神农本草经》菌桂条就有"诸药之先聘报使"的记载,晋代陶弘景在《名医别录》中记载了肉桂"宣导百药"。北宋寇宗奭在《本草衍义》中说"张仲景八味丸用之者,亦不过引接桂、附等归就肾经,别无他意。"历代医家列举了各具特色的引经药,极大丰富了引经药的内容和应用范围。引经药有按经络、按部位或按气血等分类。

(一)按经络引经药

1. 太阳经(头后部)引药 羌活、蔓荆子、川芎等。

2. 少阳经(头两侧)引药 柴胡、川芎、黄芩等。

3. 阳明经(前额及眉棱骨)引药 升麻、白芷、葛根、知母等。

4. 厥阴经(巅顶)引药 吴茱萸、藁本、细辛等。

5. 督脉引经药 鹿角、鹿茸。

(二)按部位引经药

1. 头部引经药 柴胡、川芎。柴胡能升能降,适用于邪在上、中、下三部,为治内伤之良药。川芎为血中之气药,入肝胆经。两药用于头部损伤,能引全方药力随经气而达头部,达到行气散滞、行瘀止痛之效。

2. 颈项部引经药 羌活。颈项部受伤,或风寒湿入侵,证属太阳膀胱经、少阴肾经、督脉经络受阻,气血不通,不通则痛。羌活味辛、苦,入膀胱、肾经,散寒祛湿,滑利关节,故能引导诸药同达病所而获效。

3. 胸胁部引经药 柴胡、香附。此两药为血中之气药,有良好的行气活血之功。柴胡为厥少两经的引经药,可以随经气上下;香附入三焦经。胸胁内伤,总与肝经相关,所以此两药能引全方之药共达肝经,以开郁行滞,疏通上下,宽胸止痛。

4. 腰部引经药 狗脊。狗脊入肾、膀胱二经,补肾填精,充髓壮骨,补肝强膝,故能引领诸药到达病患之处,用于肝肾亏损、筋骨痿软之证。

5. 四肢引经药 桂枝、牛膝。桂枝味辛、微甘,宣通经络,化痰活血,其性上扬,善行上肢,故上肢疾患当选之为引经药。牛膝味甘、苦、酸,入肝、肾之经,补肝肾,强筋骨,通经络,利腰膝,其性下行,善走下肢,故下肢之患当选之为引经药,以领诸药共达病所。

二、常用固护胃气药

伤科用药以活血祛瘀,消肿止痛,补益肝肾药为多。此类药物或辛燥或滋腻,易有损伤脾胃气机之虞。脾胃为后天之本,气血生化之源。脾胃健运,消化吸收功能旺盛,气血生化有源,气血充盈,筋得濡养,骨得充实,促使病证康复。脾胃受损,消化吸收减退,气血生化乏源,气血不足,筋骨失于充养,不利于病证的康复。故在用药时,当时时注意保护脾胃之气，在处方中应加入适当顾护胃气的药物，以防脾胃之气受伤，影响消化吸收之功。

1. 脾胃气滞　脘腹胀满，纳呆，舌淡红，苔薄白，脉濡缓。宜行气和胃。常加陈皮、枳壳、厚朴等。

2. 肝气犯胃　精神抑郁，胸膈胀痛，口苦泛酸，食欲不振。宜疏肝和胃。常加柴胡、郁金、白芍等。

3. 痰浊中阻　咳嗽痰多，恶心呕吐，肢体困倦，苔白腻，脉濡缓。宜祛痰和胃。常加半夏、陈皮、白芥子等。

4. 食积不化　脘腹胀满，嗳腐吞酸，厌食，大便不爽，苔垢腻，脉滑。消食和胃。常加山楂、麦芽、谷芽、莱菔子、鸡内金等。

5. 湿滞脾胃　食欲不振，脘痞腹胀，呕恶便溏，头昏目眩，舌苔白腻。宜化湿和胃。常加苍术、白术、厚朴等。

6. 脾胃气虚　食少便溏，四肢倦怠，少气懒言，舌淡苔薄，脉弱。宜益气和胃。常加党参、白术、山药、甘草等。

7. 胃阴不足　口燥唇焦，胃脘疼痛，肠中燥涩，舌红少苔，脉细数。宜养阴和胃。常加麦冬、石斛、生地等。

8. 脾胃虚寒　腹中冷痛，喜温喜按，食欲不振，口不渴，舌淡苔白，脉迟或缓。宜温中和胃。常加附子、干姜、白术等。

第五节　单味中药研究

单味中药作为方剂中的基本单位，对于发挥方剂功效具有重要作用，因此研究每味药的作用和机制，对扩大其应用范围和走向世界，具有十分重的作用。近半个世纪以来，广大科学工作者，已做了大量研究，对许多中药取得显著成果。

1. 淫羊藿　李芳芳等实验表明，淫羊藿水提物及其总有效部位对去势及应用维 A 酸、肾上腺皮质激素及羟基脲造成的大鼠 OP 模型，均有一定的预防和治疗作用，其机制与改善骨代谢，调节体内酶和激素的水平，促进蛋白质合成、核酸代谢及增强下丘脑 – 垂体 – 性腺轴及肾上腺轴、胸腺轴等分泌系统的功能有关。殷晓雪等认为单体成分淫羊藿苷可以促进成骨细胞的分化以及矿化功能，并能促进骨髓基质细胞向成骨细胞分化，在基因水平上促进 BMP–2mRNA 的表达。蔡曼玲等认为淫羊藿次苷 I、淫羊藿次苷 II、淫羊藿定 B、淫羊藿定 C 也具有促进体外培养的成骨细胞增殖和矿化的作用。李晶晶等认为淫羊藿还能剂量依赖性地抑制骨髓细胞诱导分化形成破骨细胞样细胞，进而抑制骨吸收。

2. 骨碎补　现代药理研究显示，骨碎补具有促进骨折愈合的良好作用。宋渊等在实验中发现骨碎补含药血清能促进成骨细胞碱性磷酸酶（ALP）的分泌，提高 ALP 活性，还可以促进钙盐的沉积量、骨钙素分泌量，以及钙化结节的形成和成骨细胞的成骨分化。进一步研究还显示，骨碎补总黄酮在一定浓度下能促进成骨细胞的矿化，但过高剂量则有抑制作用。有人在建立大鼠股骨干骨缺损模型中，用骨碎补总黄酮（20g/kg）灌胃 21 天，观察到其能显著促进骨愈合，有效降低大鼠的血液黏稠度、红细胞聚集指数和血小板黏附性，抑制血小板的聚集，改善血液流变性。王华松等研究认为，骨碎补可能通过提高血清钙、磷沉积，增强机体内成骨细胞增殖活动，提高血清 ALP 的活性以及增加转化生长因子 (TGF-β_1) 在骨痂组织中的表达，达到促进骨折愈合的目的。宋钦兰等发现，骨碎补的水煎液具有体外增强小鼠成骨细胞 MC3T32E1 的增殖作用。由此可见，骨碎补所具有的活血、续筋、接骨功用可能与提高钙、磷的浓度，促进钙磷沉积、钙化结节的形成；提高骨折愈合中血清 ALP 的活性；增加骨痂中 TGF-β mRNA 的表达；降低血液黏稠度、红细胞聚集指数和血小板黏附性，抑制血小板的聚集，改善血液流变性等作用有关。高晓等研究发现，骨碎补总黄酮能显著促进骨小梁数量的增殖，减少骨小梁的分离度，促进骨的重建，抑制骨破坏，其对激素引起的骨质疏松症也有一定的防治作用。因此，骨碎补被广泛应用于防治临床骨质疏松症的复方制剂中，并取得良好疗效。

3. 丹参　崔燎等研究发现，丹参水提物能有效防治由泼尼松和糖皮质激素所造成的骨丢失，其机制可能与促进成骨细胞活性、促进骨基质形成和抑制破骨细胞性骨吸收功能有关。李隆敏的临床实验结果表明，丹参酮有效降低绝经期骨质疏松（OP）患者血中与骨吸收相关的生物指标，降低骨转换率，延缓或阻断绝经后快速骨丢失的作用。

4. 蛇床子　张巧艳等研究显示，蛇床子中含有的香豆素类成分被认为具有弱的雌激素样生物作用；系列研究结果表明，蛇床子总香豆素可以对使用糖皮质激素和切除卵巢造成的 OP 模型具有明显的治疗作用，这可能与其促进成骨细胞的增殖和分泌碱性磷酸酶，抑制成骨细胞分泌 NO、IL-1 和 IL-6 有关，其中蛇床子素（Osthole）又是其主要药理活性成分。胡彬等从分子水平上研究表明，蛇床子素可以增加大鼠成骨细胞骨保护素 (OPG) 的表达，同时轻微抑制 RANKL(核因子κB 受体激活因子配体，也称 ODF，破骨细胞分化因子)的表达。

5. 牛膝　高昌琨对牛膝的研究表明，牛膝醇提物可以增加骨小梁密度、面积、总体积及密质骨面积，减小骨髓腔面积，阻止维 A 酸造成的大鼠骨矿质的丢失。高晓燕等的研究结果表明，牛膝蜕皮甾酮和胡萝卜苷对体外培养的成骨样细胞 UMR106 有显著促增殖作用。王猛等认为牛膝促进骨形成是由于含有镁离子，它参与体内所有能量代谢，激活或催化 325 个酶系统，促进骨形成。

6. 补骨脂　张润荃的研究显示，补骨脂能抑制破骨细胞性骨吸收陷窝的形成与扩张，且抑制作用与补骨脂浓度有关，在较低浓度时影响不显著，在较高浓度时则能减少分离的破骨细胞在骨片上形成的吸收陷窝数以及陷窝的扩张。体外实验表明，补骨脂的乙醇粗提物、醋酸乙酯萃取部位及其中的单体黄酮补骨脂宁和补骨脂甲素均能促进成骨样细胞 UMR106 增殖和分化。柴丽娟等研究补骨脂单体成分异补骨脂素、异补骨脂查尔酮对体外培养破骨细胞抗酒石酸酸性磷酸酶 (TRACP) 及成熟破骨细胞形成数目，体外培养成骨细胞增殖与分化的影响，结果显示异补骨脂查尔酮在 0.05μmol/L 浓度下对成熟破骨细胞的形成有显著抑制作用，异补骨脂素在 0.1μmol/L 浓度下对成骨细胞增殖有显著促进作用，可见补骨脂单体成分异补骨脂素对成骨细胞有促进作用，异补骨脂查尔酮对破骨细胞有抑制作用，提示补骨脂可减少骨吸收和延缓骨质疏松发展。

7. 血竭　黄树莲等研究表明，血竭对正常家兔的全血黏度、血浆黏度、红细胞电泳时间和血细胞比容等血液流变学各项指标均无明显影响；对葡萄糖造成的"急性血瘀"症高黏滞状态的家兔模型血液中的全血黏度、血浆黏度和血细胞比容均有明显降低作用，红细胞电泳时间加快。向金莲等观察血竭原粉对小鼠体内血栓的作用，结果发现血竭在家兔的体内和体外对花生四烯酸（AA）诱导的血小板聚集有明显抑制作用；对胶原蛋白－肾上腺素诱导的小鼠体内血栓形成有明显保护作用；能明显缩短小鼠的出血时间和凝血时间。血竭还可明显增加血浆中 cAMP 的水平而降低血浆中的 cGMP 水平，证实血竭具有活血化瘀和止血收敛双向调节作用。曾雪瑜等发现血竭外擦能明显抑制巴豆引起的小鼠耳壳炎症、大鼠角叉菜胶性足肿胀，降低小鼠腹腔毛细血管通透性；减少小鼠扭体反应次数，表明血竭具有明显的抗炎、镇痛作用。陈林芳等研究表明，血竭对金黄色葡萄球菌、白色葡萄球菌、柠檬色葡萄球菌、奈氏球菌、白喉杆菌、福氏痢疾杆菌有一定的抑制作用。张汝学等观察发现，血竭对正常大鼠空腹血糖无明显降低作用，但对葡萄糖及肾上腺素所致高血糖大鼠的血糖水平有降低作用，能改善大鼠对葡萄糖的耐受能力，增加正常大鼠及糖尿病大鼠的胰岛素分泌。

8. 续断　现代药理显示，续断主要含三萜皂苷类、挥发油，龙胆碱、β－谷甾醇、胡萝卜苷、蔗糖、无机元素钛含量较高，具有抗维生素 E 缺乏症的作用；能升高外周血白细胞计数，对溃疡有排脓、止血、消炎镇痛促进组织再生的作用。实验显示，续断可促进去卵巢小鼠子宫的生长发育。续断常用于软组织损伤、骨质增生、颈椎病、慢性腰痛、坐骨神经痛、多发性神经炎等病证的治疗。

9. 羌活　现代药理研究表明，羌活挥发油灌胃或腹腔注射，能使致热性大鼠体温明显降低，羌活中的挥发油能使致痛模型小鼠扭体次数明显减少，有显著镇痛作用；对二甲苯耳水肿、角叉菜胶及右旋糖酐所致足肿胀有抑制作用。因此，羌活是骨伤科的风寒湿痹、项强筋急、骨节酸疼、风水浮肿等风湿痹证的常用药。

10. 柴胡　柴胡有良好的镇痛、镇静、解热、抗炎作用。实验显示，口服柴胡皂苷对小鼠尾基部加压致痛模型有显著镇痛作用。腹腔注射北柴胡总苷对电击致痛小鼠模型有明显镇痛作用；小鼠口服柴胡中提取的粗制柴胡皂苷及柴胡皂苷元 A 有明显镇静作用，并可延长环己巴比妥钠的催眠时间。柴胡根煎剂及茎叶水蒸气蒸馏液配制成的注射剂有较好的解热作用。柴胡皂苷对正常大鼠和肠伤寒、副伤寒混合菌苗致热大鼠，均有解热和降低体温的作用。在临床上柴胡主要用于弛张热型的发热症状；柴胡提取物柴胡皂苷 a 和柴胡皂苷 d 具有抗渗出和抗肉芽肿作用，柴胡皂苷的抗炎强度与泼尼松龙相似，其抗肉芽肿增生比抗渗出作用更强。单味柴胡或其复方都有相似的抗炎作用，其抗炎作用可能是通过刺激肾上腺，促进肾上腺皮质系统功能所致。此外，柴胡粗皂苷能明显抑制胃液分泌，使胃蛋白酶活性减低，并且有减少溃疡系数的倾向。柴胡中山奈苷的黄酮提出物对离体肠肌具有解痉作用。柴胡多糖能提高小鼠体液和细胞免疫功能，使免疫抑制状态有一定程度的恢复，同时还能明显提高刀豆素 A 活化的脾淋巴细胞转化率及天然杀伤细胞的活性。在骨伤科临床上，柴胡常用于骨伤脑震荡后遗症，肝气郁积之胁肋疼痛等。

中药在临床上的治疗，主要以方剂形式应用，而单味中药是组成方剂的重要基本单位，所以对于单味中药的研究，不仅要做临床上的疗效统计，还需应用现代医学的理论和设备，对中药药效物质进行精确的含量测定和所含各类化学成分进行分析，在此基础上，对其入血成分进行分析测定，确定可能的药效成分，及其在体内代谢过程和作用机制，并通过动物模型做药理指标上中药药效成分的分析，最终确定中药相关的有效成分，从而提高方剂的整体疗效。

第六节　内服方剂应用

一、外力损伤按阶段分治

根据损伤的不同时期，分为早、中、后三期分治方法。

（一）初期治法

初期是伤后 2 周以内。此时以气滞血瘀为主，故治疗当以攻法为主。常用治法有：

1. 攻下逐瘀　肢体损伤在外，血脉受阻于内，瘀血留滞，经脉壅阻，瘀血不去，经络不通，不通则痛。症见伤部疼痛，甚则刺痛拒按，局部瘀紫，活动不利，大便不通，腹胀，舌紫苔黄，脉数。方药：桃核承气汤加减（桃核、大黄、桂枝、当归、川芎、生地、甘草）。对年老体弱；或素体虚弱，气血亏虚；或失血过多，形体亏虚者，当慎用药味苦寒、峻猛攻下之剂。

2. 行气活血　气为血之帅，气机通畅，血运周身。气滞不行，血停成瘀。肢体外伤，气机不通，气滞则血瘀。症见局部疼痛胸胁闷胀，关节不利，伤部瘀斑或青紫，舌紫黯，苔黄，脉沉数。方药：复元活血汤加减（柴胡、瓜蒌、白术、茯苓、大黄、红花、桃仁、白芍、甘草）。若气滞证明显者，可加枳壳、延胡索以加强理气消肿之效。若血瘀证明显者，可加丹参、血竭以加强活血止痛作用。

3. 清热凉血　跌仆损伤，瘀滞于内，瘀久化热，热毒蕴结，迫血妄行；或创伤感染，邪毒入侵，热邪蕴结，聚热成毒。症见肢体红肿，局部瘀斑，皮肤热红，活动受限，舌红苔黄，脉沉数。方药：十灰散加减（大蓟、小蓟、荷叶、侧柏叶、白茅根、大黄、牡丹皮、生地、甘草）。若邪热毒盛者，加蒲公英、黄芩、黄柏等；若出血明显者，加槐花、荆芥穗等。

（二）中期治法

中期指伤后 3~4 周。此时瘀血未净，气血未和，筋骨未连，治当以和法为主。常用治法有：

1. 和营止痛　瘀滞未净，营卫不和，气血不畅。症见疼痛减轻，肿胀稍退，活动不利，舌红苔黄，脉沉。方药：和营止痛汤加减（当归、赤芍、苏木、桃仁、陈皮、乳香、没药、续断、乌药、甘草）。如兼有正气不足，加黄芪、白术；如气滞不行，加川楝子、延胡索等。

2. 接骨续筋　此期筋骨初顺，瘀血尚存，新血不足，骨连未坚，筋接未实。症见肢体酸痛，肿胀无力，关节活动不利，舌淡苔白，脉沉。方药：新伤续断汤加减（当归、乳香、没药、自然铜、苏木、桑枝、泽兰、桃仁、续断）。如腰膝酸软无力，加牛膝、桑寄生等。

3. 舒筋活络　肢体损伤，瘀血凝滞，筋骨不顺；或兼有风湿，筋络挛缩；或气血不畅，筋骨痹痛等。症见关节僵硬，腰背强直，屈伸不利，舌淡苔白，脉沉。方药：舒筋活血汤加减（羌活、防风、荆芥、独活、牛膝、五加皮、杜仲、红花、络石藤、夜交藤）。如关节僵硬明显，可加桂枝、海桐皮、白芍等；伴有关节无力者，加桑寄生、菟丝子、补骨脂等。

（三）后期治法

此期气血不足，肝肾亏损，筋骨失养，骨髓空虚。治当以补法为主。常用补益法有：

1. 补气养血　本法是使用补气养血药物，使气血旺盛而濡养筋骨的治疗方法。筋骨外伤，日久耗气伤血，气血不足，筋骨失养。症见面色苍白，神疲乏力，少气懒言，失眠多梦，舌淡苔白，脉沉细。方药：八珍汤加减（党参、白术、黄芪、茯苓、甘草、川芎、当归、熟地、白芍、大枣）。如伴有腰膝酸软者，加牛膝、杜仲、桑寄生等；伴夜眠不安者，加酸枣仁、夜交藤等。

2. 补养脾胃　损伤日久，正气亏耗，气虚血少，脏腑失养，筋骨失充；或卧床日久，活动减少，脾气虚弱，运化失司，生化乏源，气血两亏。症见面色萎黄，食欲不振，消化不良，吸收减弱，肢体无力，舌淡白，齿痕，苔白。方药：参苓白术散加减（党参、白术、白芍、茯苓、山药、薏苡仁、扁豆、大枣、桔梗、黄芪、当归）。食欲不振明显者，加山楂、麦芽等。

3. 补益肝肾　肝主筋藏血，伤后气血不足，肝无所藏，筋失濡养；肾藏精主骨，精气不足，肾精亏损，骨失所养，骨髓空虚，骨痿筋软。症见腰背疼痛，两膝酸楚，行走无力，活动受限，舌淡苔白，脉细弱。方药：六味地黄丸加减（熟地、山药、生地、山茱萸、牡丹皮、茯苓、甘草）。如腰酸痛甚者，加杜仲、狗脊、骨碎补等；两膝无力者，加牛膝、肉苁蓉等。

4. 温经通络　伤后感受风寒湿邪，寒湿留注经络，寒性收引，湿性重浊，气血凝滞，经络不通。症见畏寒肢冷，面色苍白，关节重浊，伸屈不利，遇冷痛重，得热痛减，舌淡白，苔白腻，脉沉缓滑。方药：麻桂温经汤加减（麻黄、桂枝、红花、白芷、桃仁、赤芍）。如关节僵硬明显者，加海风藤、络石藤、宽筋藤等。

二、按损伤程度分治

上海石氏伤科提出的治伤法，其特点是按症轻重，选用内服、外敷、手法等单独或合用之，在临床颇具疗效。

（一）不显著伤筋

劳倦过度所致。关节活动功能不利，局部酸痛麻木，无青紫肿胀。

治疗：①手法：以理筋手法活血舒筋，松解粘连，滑利关节，恢复功能。②药物：外敷伤损风湿膏于患部；内服汤药：黄芪、当归、白术、白芍、独活、秦艽、桂枝、川芎、红花、生地、姜黄、桑枝、甘草。

（二）不甚显著的伤筋

整扭或支撑所致。受伤肢体未见显著青肿，患肢旋转活动失常。

治疗：①手法：先以捺正手法，使错位之筋经归位，继以按摩手法舒筋活络，松弛痉挛。②药物治疗：外敷三色敷药于患部；内服汤药：当归、地鳖虫、乳香、丹参、泽兰、续断、生地、牛膝、赤芍、桑枝、落得打。

（三）显著的伤筋

强度支撑等所致。多见于膝关节前或肘关节后，局部青紫肿痛明显，伴有粗筋隆起，受累膝关节或肘关节屈伸不利。

治疗：①手法：用捺正拔伸手法以恢复屈伸活动，继以按摩手法松解粘连，恢复活动功能。②药物治疗：外用三色敷药于患部。内服汤药：桃仁、红花、川芎、当归、熟地、白芍、丹参、牡丹皮、乳香、没药、甘草等。

三、陈伤、劳伤

劳伤属虚证，常因持久劳累，正气受损，脏腑、筋骨失养，功能减退而成。正如清代叶桂在《临证指南医案》中所说："平昔操持，有劳无逸……阳气大泄。"《中藏经》曰："劳者，劳于神气也；伤者，伤于形容也。"如日久未愈，伤及阳气则为劳损。如叶桂在《临证指南医案》中曰："劳伤久不复元为损。"故劳伤与劳损皆因积劳日久，正气受损，脾气不运而致。脾为生化之源，后天之本，主四肢肌肉；肝肾为先天之本，肝藏血，养血主筋，肾藏精，生髓主骨，元气虚弱，精血亏损，筋失血养，骨失精充，筋短骨痿。症见肩背酸痛，四肢疲乏，动作迟缓，甚则腰膝疼痛，关节变形，食欲下降，吸收不良等。故劳伤与劳损两者皆属虚证，常被称为"脱力劳伤"。但两者虚损程度不同，劳伤为劳损之轻证，劳损为劳伤之重证。故治疗劳伤者当以先调脾胃，后补肝肾，补中调脾为主；劳损者以补益肝肾为主，辅以调脾胃，先后天同治，气与血兼顾；如兼有风湿等外邪，则属虚实夹杂之证，治疗当益精气，补肝肾，除痰湿，祛病邪。

　　陈伤与劳伤，前者为以前受伤所致，后者为劳累日积所致。两者病因虽不同，但其证候多有相同之处，如筋骨关节酸疼无力等。对于既有积劳，又有明确外伤者，则属于两病兼杂者，故在论治上，常以补益气血、脏腑阴阳之不足为主，方药可选补中益气汤加减。

第七节　常用方剂

　　方剂古称汤液，是将中医配方的多种药物加水浸泡后，煎煮一定时间，去渣取汁，制成液体的一种剂型；主要供内服，是临床最重要的剂型。汤剂具有吸收快、药效作用迅速、可随症情的改变而加减、针对性强等优点，故适用于急病、或病情不稳定之新病，以及病情较复杂等病证的治疗。骨伤科临床常用方剂大致可分为以下几类。

一、理血剂

（一）活血

1. 和营止痛汤（《伤科补要》）

【组成】赤芍9g，当归尾9g，川芎6g，苏木8g，陈皮6g，桃仁6g，续断12g，乌药9g，乳香8g，没药6g，木通6g，甘草6g。

【用法】水煎服。

【功效】活血止痛，祛瘀生新。

【主治】跌仆伤损，瘀滞疼痛，痛处固定，刺痛拒按，局部青紫，或瘀斑，舌质紫黯，脉细而涩。

【按语】本方适用于损伤之中期，瘀血未净，肿痛稍解。方中当归、川芎、赤芍、桃仁、苏木、乳香、没药活血祛瘀，通络止痛；乌药、陈皮理气行血；续断接骨续筋；木通利湿消肿；甘草调和诸药。全方功能行气活血，祛瘀血散积。若伤骨，可加骨碎补、补骨脂。

2. 复元活血汤（《医学发明》）

【组成】柴胡15g，瓜蒌根、当归各9g，红花、甘草、穿山甲（炮）各6g，大黄（酒浸）30g，桃仁（酒浸，去皮尖，研如泥）15g。

【用法】除桃仁外，锉如麻豆大，每服30g，水一盏半，酒半盏，同煎至七分，去滓，大温服之，食前。以利为度，得利痛减，不尽服。现代用法：共为粗末，每服30g，加黄酒30ml，水煎服。

【功效】活血祛瘀，疏肝通络。

【主治】跌打损伤，瘀血阻滞，胁肋瘀肿，转侧不利，痛不可忍，或小腹作痛，或痞闷及便毒初起肿痛。

【按语】本方适用于跌打损伤，气滞于胸，瘀留胁肋，故症见胁肋疼痛，转侧痛甚，治当疏肝行气，通络宽胸。方中重用酒制大黄，配以柴胡，以导瘀下行，荡涤凝瘀；柴胡又可疏肝行气，且引诸药入肝经，共为君药。桃仁、红花活血化瘀，消肿止痛；穿山甲破瘀通络，消肿散结，共为臣药。当归补血活血；瓜蒌根消瘀散结，清热润燥，共为佐药。甘草缓急止痛，调和诸药，为使药。全方功能理气疏肝，祛瘀止痛。临床常用于跌打损伤之胁肋疼痛症。对痛甚者，加乳香、没药、延胡索、郁金、青皮等增强行气活血、消肿止痛之功。本方孕妇忌服。

3. 血府逐瘀汤（《医林改错》）（附：通窍活血汤、膈下逐瘀汤、少腹逐瘀汤、身痛逐瘀汤）

【组成】当归9g，生地9g，白芍12g，桃仁9g，红花9g，川芎12g，柴胡9g，枳壳12g，桔梗12g，川牛膝12g。

【用法】水煎服

【功效】活血祛瘀，行气止痛。

【主治】本方主治胸中血瘀证。症见胸痛，头痛，痛如针刺而有定处，或呃逆日久不止，或饮水即呛，干呕，或内热瞀闷，或心悸怔忡，失眠多梦，急躁易怒，入暮潮热，唇黯或两目暗黑，舌质黯红，或舌有瘀斑、瘀点，脉涩或弦紧。

【按语】本方出自《医林改错》。王清任认为膈膜的低处，且如池，满腔存血，名曰"血府"。根据"血府"产生"血瘀"的理论，王清任创立血府逐瘀之剂，称之为"血府逐瘀汤"。本方由桃红四物汤（桃仁、红花、当归、川芎、生地、赤芍）合四逆散（柴胡、枳壳、甘草、赤芍）加桔梗、牛膝而成。方中以桃红四物汤活血化瘀而养血，防纯化瘀之伤正；四逆散疏理肝气，使气行则血行；加桔梗引药上行达于胸中（血府）；牛膝引瘀血下行而通利血脉。诸药相合，构成理气活血之剂。其以活血化瘀而不伤正、疏肝理气而不耗气为特点，达到运气活血、祛瘀止痛的功效。实验研究显示，该方有抑制血小板聚集，改善心功能，抗心律失常，改善血液流变性及微循环，抗缺氧，镇痛，抗炎，降血脂及增强免疫功能等作用。可用于脊髓型颈椎病痉证，症见项背强痛，肢僵难舒，躯体裹束感，腹胀便秘，尿闭肢肿，咽喉红肿，肌张力增高，腱反射亢进，病理反射阳性，阵挛出现，舌质黯紫，脉弦滑等。

由本方演化而成的附方较多，且为临床所常用。

【附方】

通窍活血汤：赤芍、川芎各3g，桃仁（研泥）、红花各9g，老葱（切碎）3根，鲜姜（切碎）9g，红枣（去核）7个，麝香（绢包）0.16g，黄酒250g。功效：活血通窍。主治瘀阻头面证。症见头痛昏晕，或耳聋，脱发，面色青紫，或酒渣鼻，或白癜风，以及妇女干血痨，小儿疳积见肌肉消瘦、腹大青筋、潮热等。

膈下逐瘀汤：五灵脂（炒）、川芎、丹皮、赤芍、乌药各6g，当归、桃仁（研泥）、红花、甘草各9g，延胡索3g，香附、枳壳各4.5g。功效：活血祛瘀，行气止痛。主治瘀血阻滞膈下证。症见膈下瘀血蓄积；或腹中胁下有痞块；或肚腹疼痛，痛处不移；或卧则腹坠似有物者。

少腹逐瘀汤：小茴香（炒）1.5g，干姜（炒）、官桂、延胡索各3g，没药、川芎、赤芍、五灵脂（炒）各6g，当归、蒲黄各9g。功效：活血祛瘀，温经止痛。主治寒凝血瘀证。症见少腹瘀血积块疼痛或不痛，或痛而无积块，或少腹胀满，或经期腰酸，少腹作胀，或月经一月见三五次，接连不断，断而又来，其色或紫或黑，或有瘀块，或崩漏兼少腹疼痛等症。

身痛逐瘀汤：秦艽、羌活、香附各3g，川芎、甘草、没药、五灵脂（炒）、地龙（去土）各6g，牛膝、桃仁、红花、当归各9g。功效：活血行气，祛风除湿，通痹止痛。主治瘀血痹阻经络证。症见肩痛，臂痛，腰痛，腿痛。或周身疼痛经久不愈。

4. 补阳还五汤（《医林改错》）

【组成】生黄芪30g，当归9g，赤芍12g，白芍12g，地龙9g，川芎12g，红花9g，桃仁9g，鸡血藤15g，海风藤15g，络石藤15g，蜈蚣3g。

【用法】水煎服。

【功效】补气活血，祛瘀通络。

【主治】中风之后，正气亏虚，运血无力，脉络瘀阻，症见半身不遂，口眼歪斜，语言謇涩，二便不利，舌苔白，脉缓。

【按语】补阳还五汤是王清任所创气虚血瘀的代表方剂，适用于正气亏虚，脉络瘀阻之证。方中生黄芪重用，大补脾胃之元气，使气旺血行，瘀去络通；四物汤（熟地黄、白芍、川芎、当归）养血补血，有化瘀而不伤血之妙，与黄芪共奏补气养血之功，气旺则血自生，血旺则气有所附；赤芍、川芎、桃仁、红花活血祛瘀；地龙通经活络。本方重用黄芪意在益气以行血，以补为通，以通为补，为通补兼施的益气活血之剂。对于初病者，半身不遂，可加防风3g，服四五剂后去之；如已病三两个月，为防寒凉药过多，可酌加附子12~15g。

（二）止血

1. 十灰散（《十药神书》）

【组方】大蓟、小蓟、荷叶、侧柏叶、白茅根、茜根、山栀、大黄、牡丹皮、棕榈皮各9g。

【用法】上药各烧灰存性，研极细末，用纸包，碗盖于地上一夕，出火毒，用时先将白藕捣汁或萝卜汁磨京墨半碗，调服五钱，食后服下。现代用法：各药烧炭存性，为末，藕汁或萝卜汁磨京墨适量，调服9~15g；亦可作汤剂，水煎服，用量按原方比例酌定。

【功效】凉血止血。

【主治】血热妄行之出血证，症见血色鲜红，来势急促，舌红，脉数，如呕血、吐血、咯血、嗽血、衄血等。

【按语】本方主要用于血热妄行，络脉受损的出血诸证。治当凉血止血。方中大蓟、小蓟性味甘凉，长于凉血止血而祛瘀，为君药。荷叶、侧柏叶、白茅根、茜根皆能配合君药，加强凉血止血止功效；棕榈皮收涩止血，与君药相配，以增强澄本清源之力和塞流止血之功，为臣药。栀子、大黄清热泻火，使邪热从二便而去，以降火止血，为佐药；配以丹皮以助大黄止血而不留瘀，亦为佐药。藕汁能清热凉血散瘀、萝卜汁降气清热以助止血、京墨有收涩止血之功，皆属佐药之用。诸药炒炭，加强收敛止血之力。全方以凉血止血为主，使血热清，气火降，则出血自止。本方为急救止血之首选剂。

2. 小蓟饮子（《济生方》）

【组方】生地黄 30g（洗），小蓟 15g，滑石 15g，木通 9g，蒲黄 9g（炒），藕节 9g，淡竹叶 9g，当归 6g（酒浸），山栀子 9g，炙甘草 6g。

【用法】上药㕮咀。每服 12g，用水 220ml，煎至 180ml，去滓，空腹时温服。现代用法：作汤剂，水煎服，用量据病证酌情增减。

【功效】凉血止血，利尿通淋。

【主治】热结下焦，血淋、尿血。尿中带血，小便频数，赤涩热痛，舌红，脉数。

【按语】下焦瘀热，热聚膀胱，损伤血络，血随尿出，膀胱气化失司，小便频数、赤涩热痛；舌红脉数，亦为热结之征。治宜凉血止血，利水通淋。方中小蓟甘凉入血分，擅清热凉血止血，又可利尿通淋，为君药。生地黄甘苦性寒，凉血止血，养阴清热；蒲黄、藕节助君药凉血止血，并能消瘀，共为臣药。君臣相配，使血止而不留瘀。滑石、竹叶、木通清下焦湿热，利水通淋；栀子清泄三焦之火，导热下出；当归养血和血，防诸药寒凉，合而为佐。甘草缓急止痛，和中调药，为使。诸药合用，共成凉血止血之剂。若尿道刺痛者，可加琥珀末 1.5g 吞服，以通淋止痛；若血淋、尿血日久气阴两伤者，可减木通、滑石等寒滑渗利之品，酌加太子参、黄芪、阿胶等以补气养阴。本方宜于实热证，对血淋、尿血日久兼寒或阴虚火动或气虚不摄者，不宜使用。

二、理气剂

（一）行气

1. 金铃子散（《太平圣惠方》）

【组成】川楝子 12g，延胡索 12g。

【用法】为细末，每服三钱，酒调下。现代用法：为末，每服 9g，酒或开水送下。亦常按原方用量比例酌定，单独或同其他方药煎服。

【功效】疏肝泄热，行气镇痛。

【主治】提取重物，或扭转损伤，气滞于胸，症见胁肋疼痛，转侧不利，咳嗽牵痛，胁满口苦，舌红苔黄，脉弦数。

【按语】本方为治疗肝气郁滞，日久化火所致诸痛证的代表方剂。在骨伤临床上，常用于胸腹胁肋疼痛，口苦，舌红，苔黄，脉弦。全方仅二味药，其中金铃子（即川楝子）味苦性寒，善入肝经，疏肝气，泻肝火，为君药；延胡索辛苦而温，行气活血，长于止痛，为臣药。两药相配，气行血畅，疼痛自止，专治气滞血瘀而致诸痛症。若胸胁胀满明显者，可加柴胡、郁金、香附等；伴脘腹疼痛，加木香、砂仁、陈皮等；伴少腹气滞疝痛者，可加橘核、荔枝核等以加强行气止痛之力。

2. 顺气活血汤（《伤科大成》）

【组成】苏梗 3g，厚朴 3g，枳壳 3g，砂仁 1.5g，归尾 6g，红花 1.5g，木香 1.2g，炒赤芍 3g，桃仁 9g，苏木末 6g，香附 3g。

【用法】水、酒各半，煎服。

【功效】行气活血，祛瘀止痛。

【主治】跌打损伤，气滞血瘀，症见胸腹胀满作痛，痛处走窜，局部伴青紫瘀斑或瘀血肿块，舌质黯红，脉弦而涩者。

【按语】本方主治胸腹挫伤，气滞血瘀，胀满作痛者。方中紫苏梗与枳壳配伍，一升一降，宣发肺气以宽胸；桃仁、红花、当归、赤芍、苏木辛润活血化瘀以止痛。全方以行气与活血药配伍，促进气血畅通，气行血化，血行瘀化，疼痛得除。对腑气不通者，可加虎杖或酒大黄；伴血胸者，加牛膝引药下行，茯苓、薏苡仁使水瘀并利；喘逆者，加法半夏、杏仁、紫苏降气化痰，止咳平喘；痛甚者，加延胡索、柴胡疏肝理气。

（二）疏肝

1. 逍遥散（《太平惠民和剂局方》）（附：加味逍遥散）

【组成】柴胡、当归、白芍、白术、茯苓、生姜各15g，薄荷、炙甘草各6g。

【用法】上为粗末，每服两钱，水一大盏，烧生姜一块切破，薄荷少许，同煎至七分，去渣热服，不拘时候。现代用法：共为粗末，每服6~9g，煨姜、薄荷少许，共煎汤温服，日三次。亦可作汤剂，水煎服，用量按原方比例酌减。亦有丸剂，每服6~9g，日服2次。

【功效】养血健脾，疏肝清热。

【主治】肝郁血虚，内有郁热证。潮热晡热，烦躁易怒，或自汗盗汗，或头痛目涩，或颊赤口干，或月经不调，少腹胀痛，或小便涩痛，舌红苔薄黄，脉弦虚数。

【按语】本方主治肝郁血虚之两胁作痛，头痛目眩，口燥咽干，神疲食少，脉弦而虚。治疗宜疏肝健脾，补养气血。肝失条达，气机不畅，肝脾不和，生化乏源，症见胁肋胀痛，头痛目眩，神疲乏力，食少便溏，舌淡，苔白，脉弦。方中柴胡疏肝解郁，调畅肝气，为君药；当归甘辛苦温、养血和血，白芍养血敛阴、柔肝缓急，为臣药；白术、茯苓健脾助运、利水去湿，炙甘草益气补中，与白芍相配，缓肝之急，为佐药。薄荷少许，以舒展肝郁之气，解肝经郁热；生姜温中和胃，共为使药。诸药合用，共奏疏肝健脾、养血平肝之功。

【附方】加味逍遥散：柴胡、当归、白芍、薄荷、茯苓、白术、煨姜、大枣、丹皮、栀子。功能疏肝健脾，和血调经。主治烦躁易怒，自汗盗汗，头晕目眩，津少咽干，舌红少苔，脉弦。

2. 柴胡疏肝散（《景岳全书》）

【组成】陈皮12g，柴胡6g，川芎6g，香附12g，枳壳12g，芍药12g，甘草6g。

【用法】水一盅半，煎八分，食前服。现代用法：水煎服。

【功效】疏肝理气，活血止痛。

【主治】肝气郁滞之胁肋疼痛，胸闷善太息，情志抑郁易怒，或嗳气，脘腹胀满，脉弦。

【按语】本方为疏肝止痛常用方，临床应用以胁肋胀痛、脉弦为辨证要点。其中柴胡功善疏肝解郁，以为君；香附理气疏肝，川芎活血行气，二药相合，能解肝经之郁滞，增行气活血止痛之效，共为臣药；陈皮、枳壳理气行滞，芍药、甘草养血柔肝、缓急止痛，均为佐药；甘草调和诸药，为使药。诸药相合，共奏疏肝理气、活血止痛之功。若胁肋痛甚者，酌加郁金、青皮、当归等以增强其行气活血之力；肝郁化火者，可酌加山栀、黄芩、川楝子以清热泻火。本方药味，多芳香辛燥，易耗气伤阴，不宜久服。

3. 小柴胡汤（《伤寒论》）（附：大柴胡汤）

【组成】柴胡12g，黄芩9g，制半夏6g，炙甘草6g，生姜3片，大枣3枚，党参6g。

【用法】上七味，以水一斗二升，煮取六升，去滓，再煎，取三升，温服一升，日三服。现代用法：水煎服。

【功效】和解少阳，舒利气机。

【主治】往来寒热，胸胁苦满，默默不欲饮食，心烦喜呕，口苦，咽干，目眩，舌苔薄白，脉弦。

【按语】本方为和解少阳的代表方剂。方中柴胡清透少阳半表之邪，从外而解；黄芩清泄少阳半里之热；人参、甘草益气扶正，半夏降逆和中，生姜助半夏和胃，大枣助参、草益气，姜、枣合用，又可调和营卫。《医法圆通》认为，本方可治两胁胀痛、头响两侧胀、两耳红肿痛甚等。《正体类要》谓："治因肝胆经火盛作痛，出血自汗，寒热往来，胁下作痛等一切扑伤等症。"《卫生宝鉴》载，瘥后复头重目眩、自热无汗、神气不清，可用此方。《古今医统大全》曰：可治头项强。《杂病源流犀烛》认为，伤后不论轻重、去血，但被扭按，又兼恚怒，气血被伤，血瘀归肝，多致胸胁肋胀痛，皆宜此方。《骨伤通论》提出，既跌或受伤之后，感冒经风，头身皆痛，可先用小柴胡汤治之，然后再服跌打之药。

临床若见胸中烦而不呕，去半夏、人参，加栝楼实清热理气宽胸；若渴，去半夏，加天花粉止渴生津；若腹中痛者，去黄芩，加芍药柔肝缓急止痛；若胁下痞硬，去大枣，加牡蛎软坚散结。

小柴胡汤在骨伤科中的广泛应用，体现了"少阳主骨"的临床价值。肾主骨，重在补脏填髓；少阳主骨，重在调气血阴阳。两者相辅相成，同为骨伤重要治则。少阳以枢为用，病在半表半里之间，但见一证，便可用本方，只要运用得当，内伤无论上、中、下之病位，初、中、末之病程，皆能获效。可合四物汤、独活寄生汤、越鞠丸，针对跌打损伤、关节病、颈椎病、妇儿骨病及诸多疾患有少阳证者，皆可适用，内调气血，外祛表邪，身心同治，堪为伤科内伤第一方。

【附方】大柴胡汤：柴胡12g，黄芩、芍药、半夏、枳实各9g，生姜15g，大枣4枚，大黄6g。功能和解少阳，清泻热结。主治往来寒热，胸胁苦满，心下痞硬，大便不解，舌苔黄，脉弦数有力。

三、清热药

（一）清热解毒

1. 清营汤（《温病条辨》）

【组方】犀角（用水牛角代）30g，生地黄15g，元参9g，竹叶心3g，麦冬9g，丹参6g，黄连5g，金银花9g，连翘6g。

【用法】上药，水八杯，煮取三杯，日三服。现代用法：作汤剂，水牛角镑片先煎，后下余药。

【功效】清营解毒，透热养阴。

【主治】热入营分证。身热夜甚，神烦少寐，神昏谵语，目开或闭，口渴或不渴，斑疹隐隐，脉细数，舌绛而干。

【按语】本方专清营分邪热。邪热入营，入夜阳气内归营阴，与热相结，故身热夜甚；营血热甚，上扰心神，症见神烦少寐，时有谵语；热入营血，阴液受损，故口渴不欲饮；若邪热灼伤血络，血溢脉外，肤见瘀斑。故本方重在清营解毒，透热养阴。方中水牛角清解营分之热毒，故为君药。生地黄凉血止血滋阴，麦冬清热养阴生津，玄参滋阴降火解毒，三药共用，既清热养阴，又助清营凉血解毒，共为臣药。温邪初入营分，金银花、连翘、竹叶心清营血之热毒、促营分之邪外达。黄连清心解毒醒神，丹参清热凉血、活血散瘀。以上五味药为佐药。全方功能透热养阴，使邪透外出。

2. 黄连解毒汤（《外台秘要》）

【组成】黄连 9g，黄芩 6g，黄柏 6g，栀子 9g。

【用法】水煎服，一日 2~3 次

【功效】泻火解毒。

【主治】三焦火毒，症见大热烦躁，口燥咽干，错语不眠，热甚发斑，吐血、衄血，小便黄赤，舌红苔黄，脉数有力。

【按语】本方重在清解三焦火毒之证。热毒外邪入内，热毒炽盛，上扰神明，故见烦热谵语；邪热入血，迫血亡行，血络破损，则吐血；血溢肌肤，则发斑；热盛伤津，口燥咽干；舌红少苔，脉数有力，均为热象。方中黄连清泻心火，兼清中焦之火，为君药；黄芩泻上焦之火，为臣药；黄柏泻下焦之火，栀子泻三焦之火，导热下行，引邪热从尿而出，共为佐药。全方功能泻火解毒，清解三焦之火。对便秘者，加大黄泻下焦实热；有吐血、衄血、发斑者，加玄参、生地、丹皮以清热凉血；疮疡肿毒者，加蒲公英、连翘以清热解毒。本方为大苦大寒之剂，不宜久服。

（二）清热燥湿

1. 龙胆泻肝汤（《太平惠民和剂局方》）（附：八正散）

【组成】龙胆 6g，黄芩 9g，山栀子 9g，泽泻 12g，木通 9g，车前子 9g，当归 8g，生地黄 20g，柴胡 10g，生甘草 6g。

【用法】水煎服，亦可制成丸剂，每服 6~9g，日两次，温开水送下。

【功效】泻肝胆实火，清肝经湿热。

【主治】肝经火郁之目赤肿痛，烦躁易怒，尿赤便秘，脉洪实。

【按语】本方为清下焦湿热常用方。其中龙胆泻肝胆之实火，清下焦之湿热为君；黄芩、栀子、柴胡苦寒泻火，车前子、木通、泽泻清利湿热，使湿热从小便而解，均为臣药；佐以生地、当归养血益阴，以防肝阴受损；甘草调和诸药为使。全方共奏泻肝胆实火，清肝经湿热之功。为顾护肝阴，本方不可久用。龙胆泻肝汤和八正散均为清热燥湿之剂。龙胆泻肝汤偏于下肝火，清湿热；八正散偏于清下焦湿热。

【附方】八正散：木通 9g，瞿麦 9g，萹蓄 9g，车前子 12g，滑石 15g，栀子 9g，大黄 9g，甘草梢 6g。加灯心 2g 水煎服，或上药为末，每服 6~9g，加灯心煎服。功能清利湿热。主治肢体外伤，卧床日久，下焦湿热，小腹胀满或痛，口燥咽干，尿频涩痛，淋沥不畅，舌红苔黄、脉数。

2. 四妙散（《成方便读》）（附：二妙丸、三妙丸）

【组成】苍术、黄柏、牛膝、薏苡仁各等分。

【用法】研为细末，面糊为丸，如梧桐子大，每服五七十丸。

【功效】清热解毒，活血止痛。

【主治】主治湿热下注之痿证。亦用于湿热下注之脚气、带下、湿疮等。

【按语】《丹溪心法》有二妙丸，主治湿热盛于下焦而成痿证者。此皆湿热不攘，蕴留经络。方中苍术辛苦而温，芳香而燥，直达中州，为燥湿强脾之主药。但病既传于下焦，又非治中可愈，故以黄柏苦寒下降之品，入肝肾直清下焦之湿热，标本并治，中下两宣，如邪气盛而正不虚者，即可用之。《医学正传》加牛膝，为三妙丸。以邪之所凑，其气必虚，若肝肾不虚，湿热决不流入筋骨。牛膝补肝肾，强筋骨，领苍术、黄柏入下焦而祛湿热也。《成方便读》再加薏苡仁，为四妙丸。《黄帝内经》有云："治痿独取阳明""阳明者……主润宗筋，宗筋主束筋骨而利机关也"。薏苡仁独入阳明，祛湿热而利筋络，故四味合而用之，为治痿之妙药也。后世多有发挥，可治一切风湿、筋骨痹痛、齿痛、瘫痪、疮疡肿痛。本方以小便短赤，舌苔黄腻为证治要点。临床骨伤科中，常用于湿热痹证。

【附方】

二妙丸：苍术（炒）500g，黄柏（炒）500g。以上二味，粉碎成细粉，过筛，混匀，用水泛丸。口服，一次 6~9g，一日 2 次。功能清热燥湿。主治湿热下注，足膝红肿热痛，下肢肿胀等。

三妙丸：黄柏 4 两（切片，酒拌，略炒），苍术 6 两（米泔浸 1~2 宿，细切，焙干），川牛膝（去芦）2 两。上药研为细末，面糊为丸，如梧桐子大。每服 50~70 丸，空腹时用姜、盐汤送下。功能补肝肾，清湿热。主治肝肾不足，湿热下注，腰腿疼痛麻木，腰膝关节酸痛，舌淡，苔黄腻。

（三）滋阴清热

1. 当归六黄汤（《兰室秘藏》）

【组成】当归、生地黄、熟地黄、黄芩、黄柏、黄连各 6g，黄芪 12g。

【用法】上药为粗末，每服 15g，水二盏，煎至一盏，食前服，小儿减半服之。现代用法：水煎服。

【功效】滋阴泻火，固表止汗。

【主治】阴虚火旺之发热盗汗，面赤心烦，口干唇燥，大便干结，小便黄赤，舌红苔黄，脉数。

【按语】本方治阴虚有火，盗汗发热之证。方中二地益阴补血，当归引药入心；三黄以泻阴中之伏火而宁邪，倍用黄芪以补虚固表。诸家尊本方为治盗汗之圣药。《景岳全书》谓："凡小儿无故常多盗汗，若肝脾火盛，内热熏蒸，血热而汗出者，脉必洪滑，证多烦热，宜当归六黄汤。"在骨伤临床中，本方常被用于绝经后骨质疏松症之阴虚发热，五心烦躁，夜眠不安，骨节疼痛等症。

2. 秦艽鳖甲散（《卫生宝鉴》）（附：黄芪鳖甲散）

【组成】柴胡、鳖甲（去裙襕，酥炙，用九肋者）、地骨皮各 30g，秦艽、当归、知母各 15g。

【用法】上药研为粗末。每次 15g，用水 200ml，加青蒿 5 叶，乌梅 1 个，煎至 140ml，去滓，临卧、空腹各一服。

【功效】养阴清热。

【主治】虚劳阴亏血虚，骨蒸壮热，肌肉消瘦，唇红颊赤，困倦盗汗。

【按语】方中鳖甲、知母、当归滋阴养血，秦艽、柴胡、地骨皮、青蒿清热除蒸，乌梅敛阴止汗。诸药合用，既能滋阴养血以治本，又能退热除蒸以治标。临床上常用于治疗结核病的潮热，温热病后期阴亏津伤，余热未尽，以及原因不明的长期反复低热属于阴虚型者。

秦艽鳖甲散和黄芪鳖甲散均能退虚热，但秦艽鳖甲散重在滋阴，黄芪鳖甲散重在益气，故两方主治各有其特点。

【附方】黄芪鳖甲散：功能益气养阴，清退虚热。主治五心烦热，神疲乏力，少气懒言，颧红咽干，咳嗽少痰，自汗食少，舌红。脉细数。

四、祛风湿

（一）祛风通络

1. 羌活胜湿汤（《脾胃论》）

【组成】羌活12g，独活12g，藁本12g，防风12g，甘草6g，川芎12g，蔓荆子12g。

【用法】上㕮咀，都作一服；水二盏，煎至一盏，去滓，食后温服。现代用法：作汤剂，水煎服。

【功效】解表祛湿。

【主治】风湿在表之痹证。肩背腰脊疼痛不可转侧，头痛身重，苔白，脉浮。

【按语】本方主治为风湿在表之痹证，为风湿之邪侵袭肌表所致。风湿在表，宜从汗解，故以祛风胜湿为法。方中羌活、独活共为君药，以祛风除湿、通利关节。其中羌活善祛上部风湿，独活善祛下部风湿，两药相合，能散一身上下之风湿，通利关节而止痹痛。防风、藁本祛风胜湿，止头痛，为臣药。川芎活血行气，祛风止痛为佐药；蔓荆子祛风止痛。甘草缓诸药辛散之性，调和诸药。骨伤临床常以此方加减治疗风湿痹，如类风湿关节炎、强直性脊柱炎等。若湿邪较重，肢体酸楚甚者，加苍术、细辛以助祛湿通络；郁久化热者，宜加黄芩、黄柏、知母等清里热。

2. 独活寄生汤（《内外伤辨惑论》）

【组成】独活9g，桑寄生、杜仲、牛膝、细辛、秦艽、茯苓、肉桂心、防风、川芎、人参、甘草、当归、芍药、干地黄各6g。

【用法】上㕮咀，以水一斗，煮取三升，分三服，温身勿冷也。现代用法：水煎服。

【功效】祛风湿，止痹痛，益肝肾，补气血。

【主治】痹证日久，肝肾两虚，气血不足证。腰膝疼痛、痿软，肢节屈伸不利，或麻木不仁，畏寒喜温，心悸气短，舌淡苔白，脉细弱。

【按语】本方为治疗久痹而肝肾两虚，气血不足之常用方。由于病程日久，累及肝肾，导致气血运行不畅，筋骨失养，症见腰膝疼痛，屈伸不利，或麻木不仁等虚实夹杂之证。故本方重在扶正与祛邪兼顾，既应祛散风寒湿邪，又当补益肝肾气血。方中重用独活为君，以祛下焦与筋骨间的风寒湿邪。细辛温经散寒，秦艽祛风湿、舒筋络而利关节，肉桂心温经散寒、通利血脉，防风祛一身之风而胜湿，四药合而为臣。君臣相伍，共祛风寒湿邪。桑寄生、杜仲、牛膝以补益肝肾而强壮筋骨，桑寄生兼祛风湿，牛膝能活血以通利肢节筋脉；当归、川芎、地黄、白芍养血和血，人参、茯苓、甘草健脾益气，诸药合用，补肝肾、益气血。白芍配甘草以柔肝缓急，舒展筋经。甘草调和诸药，兼作使药。可见全方以祛风寒湿邪为主，辅以补肝肾、益气血之品，以扶正祛邪，达到祛邪不伤正，扶正不留邪之功。对痹证疼痛剧烈者，酌加制川乌、制草乌等以增通络止痛之效；对寒邪偏盛者，酌加附子、干姜以温阳散寒；湿邪偏盛者，去地黄，酌加防己、薏苡仁以祛湿消肿；正虚不甚者，可减地黄、人参。

（二）除湿化痰

1. 藿香正气散（《太平惠民和剂局方》）

【组成】大腹皮、白芷、紫苏、茯苓（去皮）各30g，半夏曲、白术、陈皮（去白）、厚朴（去粗皮，姜汁炙）、苦桔梗各60g，藿香（去土）90g，甘草（炙）75g。

【用法】上为细末，每服二钱，水一盏，姜三片，枣一枚，同煎至七分，热服，如欲出汗，衣被盖，再煎并服。现代用法：散剂，每服9g，生姜、大枣煎汤送服；或作汤剂，加生姜、大枣，水煎服，用量按原方比例酌定。

【功效】解表化湿，理气和中。

【主治】外感风寒，内伤湿滞。恶寒发热，头痛，胸膈满闷，恶心呕吐，肠鸣泄泻，舌苔白腻等。

【按语】本方主治暑天之外感风寒、内伤湿滞证。恶寒发热、头痛等为外感风寒之症；胸膈满闷、恶心呕吐、肠鸣泄泻等为湿浊中阻，气机受阻，脾胃失和之症。方中藿香为君，解外表之风寒，辟内积之秽浊，和脾胃以止呕。半夏曲、陈皮、白术、茯苓理气健脾，和胃降逆，燥湿止呕；白术、茯苓健脾运湿止泻，为臣药。大腹皮、厚朴行气化湿，消积行滞；紫苏、白芷辛温发散，助藿香解表，白芷兼以燥湿化浊；桔梗宣肺利气，解表化湿；生姜、大枣调和营卫，为佐。使以甘草调和药性，并协姜、枣以和中为使。诸药合用，能外散风寒，内化湿浊，主治外感风寒、内伤湿滞证。临床若表邪偏重，寒热无汗者，可加香薷以助藿香解表；兼气滞脘腹胀痛者，可加木香、延胡索以行气止痛。

2. 半夏白术天麻汤（《脾胃论》）（附：二陈汤）

【组成】姜半夏9g，炒白术12g，明天麻12g，广陈皮6g，云茯苓12g，炙甘草6g。

【用法】生姜一片，大枣二枚，水煎服。现代用法：加生姜1片，大枣2枚，水煎服。

【功效】健脾燥湿，息风化痰。

【主治】风痰上扰证。头痛目眩，胸膈痞闷，恶心呕吐，舌苔白腻，脉弦滑。

【按语】本方主治头晕头痛缘于脾湿生痰，湿痰壅遏，引动肝风，风痰上扰清空所致。风痰上扰，蒙蔽清阳，故眩晕、头痛；痰阻气滞，升降失司，故胸膈痞闷、恶心呕吐；内有痰浊，则舌苔白腻；脉来弦滑，主风主痰。治当化痰息风，健脾祛湿。方中以半夏燥湿化痰，天麻息风止晕，合而为治风痰眩晕，收效颇好；白术、茯苓健脾祛湿，陈皮利气化痰（施杞临床常加入川芎、石菖蒲化湿开胃，活血行气，开窍豁痰，醒神益智），姜枣、甘草调和脾胃及诸药。主治脾胃虚弱，痰湿内阻，虚风上扰所致痰厥头痛。施杞常常用于椎动脉型颈椎病痰湿中阻而见眩晕恶心，泛泛欲呕，胸脘痞闷，头重如蒙，四肢乏力，胃纳不佳，严重者有昏厥猝倒病史，苔白腻厚，脉濡、滑脉。半夏白术天麻汤和二陈汤均为化痰剂，但半夏白术天麻汤重在健脾化痰，主治风痰上扰之头目眩晕；二陈汤重在和胃化痰，主治痰留中焦之恶心呕吐等。

【附方】二陈汤：半夏、橘红各10g，白茯苓9g，炙甘草5g。功能化痰和胃。主治咳嗽痰多，胸膈痞闷，恶心呕吐，舌苔白润，脉滑等痰饮内停之证。

3. 温胆汤（《三因极一病证方论》）

【组成】姜半夏9g，炒枳实6g，姜竹茹12g，广陈皮6g，云茯苓12g，炙甘草5g。

【用法】上锉为散。每服12g，水一盏半，加生姜五片，大枣一枚，煎七分，去滓，食前服。现代用法：加生姜 5 片，大枣 1 枚，水煎服，用量按原方比例酌减。

【功效】理气化痰，清胆和胃。

【按语】本方证多因素体胆气不足，复由情志不遂，胆失疏泄，气郁生痰，痰浊内扰，胆胃不和所致。胆为清净之府，性喜宁谧而恶烦扰。若胆为邪扰，失其宁谧，则胆怯易惊、心烦不眠、夜多异梦、惊悸不安；胆胃不和，胃失和降，则呕吐痰涎或呃逆、心悸；痰蒙清窍，则可发为眩晕，甚至癫痫。治宜理气化痰，和胃利胆。本方以半夏降逆和胃化痰；竹茹、枳实清胆胃之热，降其之逆；陈皮理气燥湿，茯苓健脾渗湿；姜枣、甘草调和诸药。施杞常常用于椎动脉型颈椎病湿热内扰而见虚烦不眠，眩晕心悸，痰多泛恶呃逆，颈项酸楚不舒，苔薄黄腻，脉细滑。在颈椎病手术后往往出现胆气因虚寒而不能正常升发，往往郁而不舒，胆的常温特点受到破坏，存在既寒又产生虚热。胆病及肝，则魂不安舍，表现出心烦、不眠、乏力，五内失和诸证，运用温胆汤如辨证得当，每起沉疴。

（三）利水消肿

1. 五苓散（《伤寒论》）

【组成】茯苓 9g，泽泻 12g，猪苓 12g，肉桂 9g，炒白术 12g。

【用法】口服，一次 1 袋，一日 3 次。

【功效】温阳化气，利湿行水。

【主治】阳不化气、水湿内停之水肿，症见小便不利、水肿腹胀、呕逆泄泻、渴不思饮。

【按语】太阳膀胱腑之下药也。茯苓、猪苓、泽泻利水渗湿，白术健脾运湿，借白术之燥以升精，更增强健脾去湿之用，肉桂温阳以助膀胱气化，气化则水自行，对水湿内停所致的各种水湿证均可治之。太阳之邪在表则汗而发之，在里则引而竭之。曾世荣用五苓散治小儿惊风泄泻，认为内有桂能抑肝风而扶脾土。猪苓、泽泻相须，借泽泻之咸以润下，茯苓、白术相须，脾精升则湿热散，而小便利，即东垣欲降先升之理也。是汤专治留着之水，渗于肌肉而为肿满。《未刻本叶氏医案》载本方疗肢痹。临证用于治疗伤科水肿、湿痹、关节肿痛等病患，为湿家通用之方。

2. 防己黄芪汤（《金匮要略》）

【组成】防己 12g，黄芪 15g，甘草（炒）6g，白术 9g。

【用法】上锉麻豆大，每服 15g，生姜四片，大枣一枚，水盏半，煎八分，去滓温服，良久再服，服后当如虫行皮中，以腰以下如冰，后坐被中，又以一被绕腰以下，温令微汗，瘥。现代用法：作汤剂，加生姜、大枣，水煎服，用量按原方比例酌定。

【功效】益气祛风，健脾利水。

【主治】表虚不固之风水或风湿证。汗出恶风，身重微肿，或肢节疼痛，小便不利，舌淡苔白，脉浮。

【按语】本方所治风水或风湿，因风湿伤于肌表，水湿郁于肌腠，表虚不固，营阴外泄则汗出，卫外不密故恶风；湿性重浊，郁于肌腠，则身体重着、浮肿；内湿留于肌肉、筋骨，则肢节疼痛。舌淡苔白，脉浮，为表虚之象。故治当益气祛风，健脾行水。方中以防己、黄芪为君药，防己祛风行水，黄芪益气固表，兼以利水，两者相合，祛风除湿而不伤正，益气固表而不恋邪，使风湿俱去，表虚得固。臣以白术补气健脾祛湿，既助防己祛湿行水之功，又增黄芪益气固表之力。佐入姜、枣调和营卫。甘草和中，调和诸药，是为佐使之用。诸药相伍，扶正祛邪兼顾，以健脾胃，祛风湿，诸症自除。患者若兼喘者，加麻黄、杏仁等以宣肺平喘；兼有肝脾不和之腹痛者，酌加芍药、甘草以柔肝理脾，缓急止痛；若水湿偏盛，腰膝肿者，酌加茯苓、薏苡仁等以利水退肿。

五、温里剂

（一）温中祛寒

1. 参附汤（《圣济总录》）

【组成】人参、附子（炮，去皮、脐）、青黛各 15g。

【用法】每服 6g，用水 150ml，加楮叶 1 片切，煎至 100ml，去滓温服，日二夜一。

【功效】益气回阳固脱。

【主治】阳气暴脱证。四肢厥冷，面色苍白，神昏谵语，二便失禁，舌淡苔薄，脉微欲绝。

【按语】参附汤为阳气暴脱之急救方，主治阳虚脱证。《证治汇补》治疗真头痛，外刺百会，内服参附。伤后失血失液，痉证属少阴者，可以本方调治。《杂病源流犀烛》《外科大成》等均提及，胸胁肚腹受伤，下之后，手足冷、昏聩多汗，指甲青紫，以大剂参附。故本方重在急救回阳。方中人参大补元气；附子大辛大热，温壮元阳。二药相配，共奏回阳救逆之功。正如《删补名医方论》说："补后天之气，无如人参；补先天之气，无如附子，此参附汤之所由立也……二药相须，用之得当，则能瞬息化气于乌有之乡，顷刻生阳于命门之内，方之最神捷者也。"

2. 理中丸（《伤寒论》）

【组成】人参、干姜、甘草（炙）、白术各 90g。

【用法】上四味，捣筛，蜜和为丸，如鸡子黄大。以沸汤数合，和 1 丸，研碎，温服，日 3~4 次，夜 2 次。服后腹中未热，可加至 3~4 丸，然不及汤。

【功效】温中祛寒，补气健脾。

【主治】治脾胃虚寒证。自利不渴，呕吐腹痛，腹满不食及中寒霍乱，阳虚失血，如吐血、便血或崩漏；胸痹虚证，胸痛彻背，倦怠少气，四肢不温。

【按语】本方为治疗脾胃虚寒之常用方。中阳不足，寒从内生，肢体失养，故畏寒肢冷、脘腹绵绵作痛、喜温喜按；脾胃虚寒，运化无权，食谷不消，水湿不化，故脘痞食少、呕吐、便溏；舌淡苔白润，口不渴，脉沉细或沉迟无力。治宜益气健脾，温中祛寒。方中干姜为君，辛热以温脾阳，祛寒邪。人参为臣，益气健脾。君臣相配，温中健脾。白术为佐，健脾燥湿。甘草与诸药等量，以助益气健脾，缓急止痛，调和药性，兼佐使药之用。纵观全方，温补并用，以温为主，益脾气，助运化。

（二）温经通络

1. 麻桂温经汤（《伤科补要》）

【组成】麻黄 9g，桂枝 12g，红花 9g，白芷 6g，细辛 6g，桃仁 9g，赤芍 12g，甘草 6g。

【用法】水煎服。

【功效】温经散寒，祛瘀止痛。

【主治】伤后感寒痛痹证。症见肢体关节剧痛，屈伸痛甚，痛有定处，骨节寒冷，得温则舒，遇寒湿则疼痛加剧，舌淡苔白腻，脉象弦紧。

【按语】《伤科补要》云：凡人跌仆斗殴，内伤其血。复轻生投水，外着于寒，血得寒而凝结，寒得血而入深，未有能生者也。治法先以麻桂温经汤祛其寒，继逐其瘀。主治损伤后复感寒邪，周身关节疼痛，或陈伤寒阻经脉，肢体关节痹痛等慢性筋骨病兼风寒湿者。

伤后残瘀未尽，风寒湿邪乘虚而入，寒瘀凝滞，痹阻经脉，气血运行不畅，则关节疼痛，屈伸不利，遇寒则痛剧；舌淡脉紧等均为寒湿瘀凝之故。治当温经散寒，祛瘀止痛之法。方中麻黄、桂枝、细辛、白芷温经散寒，通络止痛；红花、桃仁、赤芍活血祛瘀，散结止痛；甘草调和诸药。全方配伍，可使寒散瘀祛络通，则疼痛自除。

对寒盛者加附子、川乌以增温中祛寒之力。在骨伤临床中，常用于复感风寒外邪之慢性筋骨病者。本方与大红丸均属温经祛瘀之方，治疗筋骨关节疼痛之症。但大红丸功偏接骨续筋，用于骨折筋断治症；本方功偏活血祛瘀，用于伤后复感风寒之痛痹。

【附方】大红丸（《仙授理伤续断秘方》）：赤敛一斤（即何首乌，焙干），川乌一斤七两（火煨坼），天南星一斤（焙），芍药一斤（焙），土当归十两（焙），骨碎补一斤（姜制，焙），牛膝十两（酒浸，焙），细辛八两（去苗叶，焙），赤小豆二升（焙），自然铜四两（煅存性），青桑炭五斤（煅，醋淬。欠此一味亦可。其上俱要制焙后，方秤斤两）。上敛、星、芍、归、补、膝、辛七味，并用当土者，同余药罗为末，醋煮面糊为丸，如梧桐子大，朱砂为衣。每服三十丸，温酒送下；醋汤亦可。损在上，食后服；在下，空心服；伤重不拘时服。功能续筋接骨。主治扑损伤折，骨碎筋断，疼痛痹冷，内外俱损，瘀血留滞，外肿内痛，肢节痛倦。

2. 乌头汤（《金匮要略》）

【组成】麻黄、芍药、黄芪、甘草各9g（炙），川乌6g（咬咀，以蜜400ml，煎取200ml，即出乌头）。

【用法】上五味，咬咀四味。以水600ml，煮取200ml，去滓，纳蜜煎中，更煎之，服140ml，不知，尽服之。

【功效】温经散寒，除湿止痛。

【主治】寒湿痹证。症见关节剧痛，不可屈伸，畏寒喜热，舌苔薄白，脉沉弦者。

【按语】本方功专温经益气，用治伤后风寒湿邪乘虚而入之寒痹证。伤后体虚，风寒湿邪乘虚而入，留滞关节，经脉痹阻，气血不畅，则关节疼痛，不可屈伸，畏寒喜热。故治当温经散寒，通络除湿。方中麻黄发汗宣痹；乌头祛寒止痛；芍药、甘草缓急止痛；黄芪益气固表；白蜜甘缓，解乌头之毒。诸药配伍，祛寒除湿，邪出而痛止。

对寒湿盛者，加入苍术、厚朴；上肢疼痛，加桂枝；下肢疼痛，加牛膝。现代骨伤临床，常以此方治疗损伤后期风寒湿邪留于经络，或慢性伤筋骨病而复感寒湿者。本方与麻桂温经汤均为温经祛寒之方，主治伤后风寒湿之痹证。但乌头汤功偏益气，用于兼有气虚者；麻桂温经汤偏活血，适用于兼有血瘀者。

【附方】桂枝附子汤：桂枝45g（去皮），甘草30g（炙），生姜45g（切），大枣12枚（擘），附子15g（炮）。上药五味，以水1800ml，煮取600ml，去滓，分3次温服。功能祛风除湿，止痛消肿。主治风湿相搏，身体疼烦，脉浮虚而涩者。临床常用于风湿性关节炎、坐骨神经痛等属于风寒湿邪而成者。

六、安神剂

（一）滋养安神

1. 天王补心丹（《校注妇人良方》）

【组成】生地黄12g，人参、茯苓、玄参、丹参、桔梗、远志各6g，当归、五味子、麦门冬、天门冬、柏子仁、炒枣仁各9g。

【用法】上为末，炼蜜为丸，如梧桐子大，用朱砂为衣，每服二三十丸（6~9g），临卧，竹叶煎汤送下。现代用法：上药共为细末，炼蜜为小丸，用朱砂水飞9~15g为衣，每服6~9g，温开水送下，或用桂圆肉煎汤送服；亦可改为汤剂，用量按原方比例酌减。

【功效】滋阴养血，补心安神。

【主治】阴虚血少，神志不安证。心悸怔忡，虚烦失眠，神疲健忘，大便干结，舌红少苔，脉细数。

【按语】原书主治心经血虚。"宁心保神，益血固精，壮力强志，令人不忘。清三焦，化痰涎，祛烦热，除惊悸，疗咽干，育养心神。"《古今名医方论》云："补心丹用生地黄为君者，入少阴以滋水，水盛可以伏火。清气无如柏子仁，补血无如酸枣仁。参、苓之甘以补心气，五味之酸以收心气，二冬之寒以清气分之火，心气和而神自归矣；当归之甘以生心血，玄参之咸以补心血，丹参之寒以清血中之火，心血足而神自藏矣。更假桔梗为舟楫，远志为向导，和诸药入心而安神明。"现代人多思虑太过，暗耗营血，营卫不和，寤寐失常，复使阴虚血少，心肾两亏。天王补心丹用于心痹，主治健忘、怔忡、失眠、眩晕、头痛、舌上生疮、大便不利等心虚劳伤证；抑郁、癫狂等精神疾患，亦可调治。

2. 酸枣仁汤（《金匮要略》）（附：甘麦大枣汤）

【组成】酸枣仁（炒）15g，甘草3g，知母、茯苓、川芎各6g。

【用法】上五味，以水八升，煮酸枣仁得六升，内诸药，煮取三升，分温三服。现代用法：水煎，分3次温服。

【功效】养血安神，清热除烦。

【主治】虚烦失眠，心悸不安，头目眩晕，咽干口燥，舌红，脉弦细。

【按语】本方是治心肝血虚，虚烦失眠之常用方。肝血不足，心失所养，阴虚内热，虚热内扰，故虚烦失眠、心悸不安。血虚无以荣上，症见头目眩晕；津亏则咽干口燥。治宜养血安神，清热除烦。方中重用酸枣仁为君，以养血补肝，滋养心神；茯苓宁心安神，知母滋阴润燥、清热除烦，共为臣药，助君药安神除烦之功。佐以川芎，调肝血，疏肝气，与酸枣仁配伍，养血调肝；甘草和中缓急，调和诸药为使。诸药相伍，标本兼治，补中有行，共奏养血安神、清热除烦之效。对头目眩晕之血虚甚者，加当归、白芍、枸杞子增强养血补肝之功；咽干口燥之虚火重甚者，加麦冬、生地黄以养阴清热；若夜眠易惊，加龙齿、珍珠母镇惊安神；兼见盗汗，加五味子、牡蛎安神敛汗。

酸枣仁汤、甘麦大枣汤均属滋养安神剂，用于阴血不足之失眠不安。然酸枣仁汤重用酸枣仁以养血清热，除烦安神，适用于心肝血虚，虚热内扰，心失所养之虚烦失眠。甘麦大枣汤重用小麦以补心养肝，除烦安神，用于心阴不足，肝气失和之脏躁失眠。

【附方】甘麦大枣汤（《金匮要略》）：甘草、小麦、大枣。功能养心安神，和中缓急。用于脏躁之精神恍惚，情绪低落，心中烦乱，不能自主，睡眠不安，呵欠频作，舌淡红苔少，脉细略数。

（二）清化痰热

安宫牛黄丸（《温病条辨》）

【组成】牛黄30g，郁金30g，犀角（用水牛角代）30g，黄连30g，朱砂30g，龙脑7.5g，麝香7.5g，珍珠15g，山栀30g，雄黄30g，黄芩30g。

【用法】口服。一次1丸，一日1次；小儿3岁以内一次1/4丸，4~6岁一次1/2丸，一日1次；或遵医嘱。

【功效】清热解毒，豁痰开窍。

【主治】用于热入心包，高热惊厥，神昏谵语，咽干口渴，甚则抽搐，角弓反张，舌红干，脉沉数。

【按语】此方乃清热开窍代表方。方中牛黄、水牛角清心肝之热，豁痰开窍；麝香芳香通脉，开窍醒脑；黄连、黄芩和栀子配伍，清三焦火盛；郁金清热开窍；冰片清心宁神；朱砂、珍珠镇静安神。全方功能清化热痰，开窍醒脑。

（三）活血开窍

1. 黎洞丸（《医宗金鉴》）

【组成】三七、生大黄、阿魏、孩儿茶、天竺黄、血竭、乳香、没药各60g，雄黄30g，山羊血15g，冰片、麝香、牛黄各7.5g，藤黄60g。

【用法】上药各研细末，藤黄以秋荷叶露泡之，隔汤煮10余次，去浮沉，取中，将山羊血伴入，晒干。取秋露水化藤黄，伴药捣千余下，如干，加炼蜜少许，为丸，重3g，黄蜡封固。每用1丸，黄酒化服；外敷亦用黄酒磨涂此药。如在夏天修和，取天落水伴之为丸（现代用法：共为细末，将藤黄化来为丸，如芡实大，焙干，稍加白蜜，外用蜡皮固封。每次1丸，开水或酒送服。外用时，用茶卤磨涂）。

【功效】活血化瘀，豁痰开窍。

【主治】跌打损伤，瘀血内滞，症见疼痛如刀刺，烦躁不安，夜眠不安，恶心呕吐，甚则神昏谵语，舌红，有瘀点，脉弦涩。

【按语】本方适用于一切内外跌打损伤，气滞血瘀，疼痛剧烈者。本方开窍逐瘀之力较强，常用于跌打损伤，瘀血攻心之昏晕不省者。

跌打损伤，血脉受损，血溢脉外，积瘀留滞，瘀扰心神，神明失主，重症则神昏谵语，不省人事；轻症则血瘀经脉，疼痛剧烈。治当启闭开窍，先用苏合香丸，醒后改用黎洞丸逐瘀开窍。方中麝香开窍醒神，冰片、阿魏以助之；牛黄、天竺黄开窍豁痰，清心解毒；配以大黄、血竭、三七、山羊血、乳香、没药逐瘀止痛；儿茶、雄黄、藤黄清热解毒，止疼痛。诸药配伍成方，以开窍醒神、祛瘀止痛。

本方与苏合香丸均能开窍醒神，治跌打损伤神昏窍闭之证。但黎洞丸以活血泻火为长；苏合香丸以行气化浊为优，用治气闭昏厥者。

2. 夺命丹（《伤科补要》）

【组成】归尾三两（90g），桃仁一两（30g），血竭五钱（15g），地鳖虫一两五钱（45g），儿茶五钱（15g），乳香、没药各一两（30g），自然铜二两（60g），红花五钱（15g），大黄三两（90g），朱砂五钱（15g），骨碎补（去毛）一两（30g），麝香五分（1.5g）。

【用法】共为细末，用黄明胶熟化为丸，朱砂为衣。每用1丸，陈酒磨冲服。

【功效】祛瘀开窍。

【主治】跌打损伤，瘀血内滞。症见昏迷不省人事，烦躁不宁，神昏谵语，或作惊厥，舌红脉弦者。

【按语】本方功在活血开窍。适用于头部内伤昏迷、瘀血攻心等重伤险症、脏腑蓄瘀危急之候。跌打损伤，筋骨折断，血溢脉外，蓄积成瘀，上攻心窍，神明失养，则神昏谵语，烦躁不宁。治当活血祛瘀，醒神开窍。方中麝香行气活血，开窍醒神；大黄攻下逐瘀；归尾、桃仁、红花、乳香、没药活血祛瘀，通经止痛，助大黄、儿茶通经祛瘀之力更强；血竭、地鳖虫、自然铜、骨碎补接骨续筋；朱砂安神定志。诸药合用，活血开窍之力更著。

本方与三黄宝蜡丸均有活血开窍之功，以治跌仆损伤，瘀血攻心，神昏窍闭之症。但前者功偏祛瘀生新，接骨续筋，可治一切创伤重症及脏腑蓄瘀危急之候；后者功偏泻实镇潜，散结解毒，用治创伤重症及一切无名肿毒。

七、祛风剂

（一）平肝

1. 天麻钩藤饮（《杂病证治新义》）（附：大定风珠）

【组成】天麻9g，钩藤（后下）12g，生石决明（先煎）18g，山栀9g，黄芩9g，川牛膝12g，杜仲9g，益母草9g，桑寄生9g，夜交藤9g，朱茯神9g。

【用法】水煎，分2~3次服。

【功效】清热平肝，潜阳息风。

【主治】肝阳上亢之头痛眩晕，失眠多梦，口苦面红，舌红苔黄，脉弦或数。

【按语】本方主治肝阳上亢，化风扰神之证，治宜平肝潜阳、息风镇惊。头部外伤，瘀久化热，热耗阴血，阴不制阳，上亢化风，则头痛目赤，急躁易怒，烦躁不安，少寐多梦，纳呆口苦，寐少多梦。方中天麻、钩藤平肝息风，为君药。石决明咸寒质重，平肝潜阳，除热明目，配合君药，加强平肝息风之力；川牛膝引血下行，活血利水，共为臣药。杜仲、寄生补益肝肾；栀子、黄芩清肝降火，以折其亢阳；益母草合川牛膝活血利水，平降肝阳；夜交藤、朱茯神宁心安神，均为佐药。诸药合用，共成清热平肝，活血息风，补益肝肾之剂。对眩晕头痛剧者，可酌加龙骨、牡蛎等，以增强平肝潜阳息风之力；若肝火盛，口苦面赤，心烦易怒，加龙胆、夏枯草，以加强清肝泻火之功；脉弦而细者，宜加生地、枸杞子、何首乌以滋补肝肾。天麻钩藤饮和大定风珠均为息风剂，天麻钩藤饮以清肝热，潜肝阳而息风；大定风珠重在大补阴液，养筋而息风。

【附方】大定风珠：生白芍、干地黄各六钱，麦冬、连心各六钱，麻仁、五味子各二钱，生龟甲、生牡蛎、炙甘草、生鳖甲各四钱，阿胶三钱，生鸡子黄二枚。功能养阴息风。主治阴液亏血，血不养筋，虚风内动之肢体瘛疭，脉虚弱，舌绛苔少。

2. 镇肝熄风汤（《医学衷中参西录》）

【组成】怀牛膝、生赭石（轧细）各30g，生龙骨（捣碎）、生牡蛎（捣碎）、生龟甲（捣碎）、生杭芍、玄参、天冬各15g，川楝子（捣碎）、生麦芽、茵陈各6g，甘草4.5g。

【用法】水煎服。

【功效】镇肝息风，滋阴潜阳。

【主治】头目眩晕，头部热痛，面色如醉，心中烦热，或肢体渐觉不利，口眼渐斜；

甚或眩晕颠仆，昏不知人，脉弦长有力。

【按语】本方是治疗类中风之常用方。可用于中风之前、后各阶段。其临床证候有头目眩晕，脑部热痛，面色如醉，脉弦长有力等。

本证属肝肾阴虚，肝阳上亢，治疗当以镇肝息风为主，佐以滋养肝肾。方中重用怀牛膝以补益肝肾，引血下行，为君。代赭石镇肝降逆，合牛膝以引气血下行；龙骨、牡蛎、龟甲、白芍益阴潜阳，共为臣药。玄参、天冬滋阴清热，合龟甲、白芍滋水以涵木，滋阴以柔肝，茵陈、川楝子、生麦芽清泄肝热，疏肝理气，为佐药。甘草调和诸药，合生麦芽能和胃安中为使。对心中烦热甚者，加石膏、栀子以清热除烦；痰多者，加胆南星、竹沥水以清热化痰；对半身不遂、口眼㖞斜等不能复元者，可加桃仁、红花、丹参等活血通络。

（二）滋阴

地黄饮子（《圣济总录》）

【组成】熟干地黄（焙）、巴戟天（去心）、山茱萸（炒）、肉苁蓉（酒浸，切，焙）、附子（炮裂，去皮、脐）、石斛（去根）、五味子（炒）、官桂（去粗皮）、白茯苓（去黑皮）各一两（各30g），麦门冬（去心、焙）、远志（去心）、菖蒲各半两（各15g）。

【用法】上为细末，每服三钱（9~15g），水一盏，加生姜三片，大枣二枚（擘破），同煎七分，去滓，食前温服。现代用法：加姜枣水煎服，用量按原方比例酌减。

【功效】滋肾阴，补肾阳，化痰开窍。

【主治】舌强不能言，足废不能用，口干不欲饮，足冷面赤，脉沉细弱。

【按语】本方主治下元虚衰，阴阳两亏，虚阳上浮，痰浊上泛，窍道被堵之证。肾精亏损，下元虚衰，髓海空虚，筋骨失养，故筋骨痿软无力，甚则足废不能用；痰浊随虚阳上泛，故舌强而不能言；阴虚则口干不欲饮；阳虚则足冷；阴阳两虚则脉沉细弱。治宜补养下元。方中熟地黄、山茱萸补肾填精；肉苁蓉、巴戟天温壮肾阳，四药合用以补下元之虚，共为君药。附子、肉桂温养下元，石斛、麦冬滋阴益胃，五味子合山茱萸以固肾涩精，五药合用，助君药滋阴温阳之力，共为臣药。石菖蒲、远志、茯苓化痰开窍，为佐药。生姜、大枣调和诸药，兼佐使之用。诸药合用，标本兼顾，阴阳并补，诸症可愈。

八、泻下剂

（一）攻下剂

1. 大成汤（《仙授理伤续断秘方》）

【组成】大黄四两（12g），川芒硝、甘草、陈皮、红花、当归、苏木、木通各二两（6g），枳壳四两（12g），厚朴少许（6g）。

【用法】上件咬咀，每服二钱。水一盏半，煎至一盏，去粗（音渣，义同渣）温服。不拘时。（现代用法：水煎服，用量适当，药后得下即停药）

【功效】逐瘀攻下，活血行水。

【主治】跌打损伤，瘀血蓄血。症见肚腹胀满，腹中坚实，疼痛拒按，按之痛甚，二便不通，舌质红紫，苔黄厚腻，脉弦紧实；或瘀血上攻心腹，闷乱欲死者。

【按语】本方是治疗各种损伤后，瘀血内蓄中下焦，脘腹胀满作痛，二便不通重症的代表方剂。跌打损伤，血离经隧，瘀血内蓄，则肚腹胀满而痛；气滞不行，肠道失运，则腹胀便秘；瘀血攻心，则心神烦乱，昏睡欲死，气化不行，小便不利；瘀久化热，则舌红苔黄等。治当攻下逐瘀，活血行水。方中重用大黄，攻下逐瘀为君；配以红花、当归、苏木助大黄攻逐之力，配芒硝助大黄泻热之功，共为臣药；枳壳、厚朴、陈皮理气消积，共为佐药；甘草为使，调和诸药。全方功能逐瘀消胀。对小便不通者，加大腹皮破气行水；神昏不醒者，加安宫牛黄丸清热开窍。临床对于胸腹、脊柱、骨盆损伤，肢体挤压伤，腹部手术后以及轻度脑震荡而见腹满胀痛、二便不通者，均以此方加减应用。

2. 大承气汤（《伤寒论》）（附：增液承气汤）

【组成】生川军 12g，厚朴 18g，芒硝 6g，枳实 12g。

【用法】以水一斗，先煮二物，取五升，去渣，内大黄，更煮取二升，去渣，内芒硝，更上微火一两沸，分温再服。得下，余勿服。（现代煎煮方法：水煎，先煮厚朴、枳实，大黄后下，芒硝溶服）

【功效】峻下热结，通腑解痉。

【主治】阳明腑实证。大便不通，频转矢气，脘腹痞满，腹痛拒按，按之则硬，甚或潮热谵语，痉病，舌苔黄燥起刺，或焦黑燥裂，脉沉实。

【按语】本方为主治阳明腑实证、热结旁流、里热实证之热厥、痉病或发狂等的首选方。方中厚朴苦温以去痞，枳实苦寒泄满，芒硝咸寒润燥软坚，大黄苦寒以泄实去热；硝、黄配合，相须为用，泻下热结之功益峻。全方能消痞除满，肃降胃肠气机，以泻下通便，共奏峻下热结之功。在骨伤临床中，常用于颈项疼痛，筋脉强直，肢体僵硬，肌张力增高明显，大便秘结，肢体水肿，腹胀腹满，舌质紫，脉弦滑之脊髓型颈椎病腑浊内阻之痉证。患者若兼气虚者，宜加人参补气，防泻下气脱；兼阴津不足者，加玄参、生地以滋阴润燥。

大承气汤重在峻下通便，以攻下为主；增液承气汤重在养阴润肠，增液行舟，为攻补兼施。

【附方】增液承气汤：玄参 30g（一两），麦冬（连心）、细生地各 25g（各八钱），大黄 9g（三钱），芒硝 5g（一钱五分）。功能养阴通便。主治热结阴亏，大便秘结，热结阴亏，大便秘结。

（二）润下剂

麻子仁丸（《伤寒论》）

【组成】火麻仁 500g，芍药 250g，枳实 250g，大黄 500g，厚朴 250g，杏仁 250g。（以上为丸剂用量）

【用法】上六味，蜜和丸，如梧桐子大，饮服十丸，日三服，渐加，以知为度。现代用法：上药为末，炼蜜为丸，每次 9g，1~2 次，温开水送服。亦可按原方用量比例酌减，改汤剂煎服。

【功效】润肠泻热，行气通便。

【主治】肠胃燥热，大便干结，小便频数，苔微黄少津。

【按语】本方用于胃肠燥热，临床应用以大便秘结、小便频数、舌苔微黄少津为辨证要点。

本证属胃有燥热，津液不足，故治当润肠泻热，行气通便。方中麻子仁性味甘平，质润多脂，功能润肠通便，是为君药。杏仁上肃肺气，下润大肠；白芍养血敛阴，缓急止痛为臣。大黄、枳实、厚朴以轻下热结，除胃肠燥热为佐。蜂蜜甘缓，既助麻子仁润肠通便，又可缓和攻下之力，以为佐使。可见本方具有下不伤正、润而不腻、攻润相合的特点，而达润肠通便、去燥热，复阴液，大便自调。

九、补益剂

（一）补气血

1. 四君子汤（《太平惠民和剂局方》）（附：六君子汤、异功散）

【组成】人参 9g，白术 9g，茯苓 9g，炙甘草 9g。

【用法】每服二钱，水一盏，煎至七分，通口服，不拘时，入盐少许，白汤点亦得。

【功效】益气和胃，健脾助运。

【主治】脾胃气虚。症见神疲乏力，面色苍白，少气懒言，头晕目眩，语声低微，食少便溏，舌质淡白，脉沉细。

【按语】本方主治脾胃气虚，运化失司，治疗以益气健脾为主。脾胃为气血生化之源，脾胃气虚，水谷运化不利，气血生化乏源，故面色萎白，四肢乏力，语声低微，大便溏薄，舌淡苔白，脉虚弱。治当补益脾胃为主。方中人参为君，益气健脾；臣以白术，健脾燥湿，加强君药益气助运之力；佐以茯苓，健脾渗湿；使以炙甘草，益气和中，调和诸药。四药配伍，共奏益气健脾之功。方中人参可用党参代之。正如《本草正义》曰："党参力能补脾养胃，润肺生津，健运中气，本与人参不甚相远。其尤可贵者，则健脾运而不燥，滋胃阴而不湿，润肺而不犯寒凉，养血而不偏滋腻，鼓舞清阳，振动中气而无刚燥之弊。且较诸辽参之力量厚重，而少偏于阴柔，高丽参之气味雄壮，而微嫌于刚烈者，尤为得中和之正，宜乎五脏交受其养，而无往不宜也。特力量较为薄弱，不能持久，凡病后元虚，每服二三钱，止足振动其一日之神气，则信乎和平中正之规模，亦有不耐悠久者。然补助中州而润泽四隅，故凡古今成方之所用人参，无不可以潞党参当之，即凡百证治之应用人参者，亦无不可以潞党参投之。"如虚寒滞于上中二焦，兼有胸闷、呕吐、腹泻者，加陈皮三钱、生姜五片。如食欲不振、纳呆、胸闷、恶心者，加陈皮三钱、半夏三钱，以调和胃气。兼有嗳气、腹痛者，加香附二钱、砂仁二钱，以温胃疏气，和胃止痛。中气下陷之内脏下垂、脱肛者，加黄芪二钱、升麻三钱，以提升中气，并配合卧床休息。

【附方】

六君子汤：人参、白术、茯苓各 9g，甘草 6g，半夏 4.5g，陈皮 3g。功能益气健脾，燥湿化痰。主治食少便溏，胸脘痞闷，呕逆等。

异功散：人参、白术、茯苓各 9g，甘草、陈皮各 6g。功能益气健脾，行气化滞。主治饮食减少，大便溏薄，胸满痞闷不舒，或呕吐泄泻等。

2. 补中益气汤（《脾胃论》）

【组成】黄芪 15g，党参 15g，白术 10g，炙甘草 15g，当归 10g，陈皮 6g，升麻 6g，柴胡 12g，生姜 9 片、大枣 6 枚。

【用法】上药咬咀，都作一服。用水 300ml，煎至 150ml，去滓，空腹时稍热服。

【功效】补中益气，升阳举陷。

【主治】脾虚气陷证。饮食减少，体倦肢软，少气懒言，面色萎黄，大便稀溏，脱肛、子宫脱垂、久泻久痢，崩漏，舌淡，脉虚。

【按语】本方用于脾虚气陷证，临床应用以饮食减少、体倦肢软、脱肛、子宫脱垂等为辨证要点。治当补益中气，升提内脏为主。方中黄芪补中益气，升阳固表；党参、白术、甘草健脾补中益气，升麻、软柴胡提升阳气；白芍、川芎、全当归补血活血；陈皮理气醒脾。

全方功能益气升阳。骨伤科临床中，常用于慢性筋骨病伴有脾失健运、中气不足者，如颈椎病血虚精亏而见头晕、耳鸣、肢体麻木、手足皮温下降、畏寒、自汗。如精血不足表现明显的，更有耳底疼痛、失听等，且有视物模糊，重者近似于失明，血压偏低，神疲乏力，少言懒动，颈项疼痛，苔薄质红，脉细等。若兼腹中痛者，加白芍以柔肝止痛；头痛者，加蔓荆子、川芎、藁本、细辛以疏风止痛；咳嗽者，加五味子、麦冬以敛肺止咳；兼气滞者，加木香、枳壳以理气解郁。

3. 参苓白术散（《太平惠民和剂局方》）

【组成】莲子肉 500g，薏苡仁 500g，砂仁 500g，桔梗 500g，白扁豆 750g，白茯苓 1000g，人参 1000g，炙甘草 1000g，白术 1000g，山药 1000g。

【用法】口服。一次 6~9g，一日 2~3 次。

【功效】补脾胃，益肺气。

【主治】脘腹胀满，不思饮食，大便溏泻，四肢乏力，形体消瘦，面色萎黄，舌苔白腻，脉象细缓。

【按语】本方用于脾气虚弱，湿邪内生者。治当益气健脾，运化水湿。方中人参、白术、茯苓、甘草平补脾胃之气，为君药。白扁豆、薏苡仁、山药、莲子助白术健脾渗湿而止泻，为臣药。砂仁芳香醒脾，疏通上下气机，以止吐泻，为佐药。桔梗为太阴肺经的引经药，载药上行，以利肺气，通调水道。诸药合用，共奏益气健脾、渗湿止泻之功。本方药性平和，温而不燥，适应面广，是治疗脾虚湿盛泄泻之常用方。

（二）补血剂

1. 归脾汤（《正体类要》）

【组成】白术、当归、白茯苓、黄芪（炒）、龙眼肉、远志、酸枣仁（炒）、人参各 3g，木香 1.5g，甘草（炙）1g。

【用法】加生姜、大枣，水煎服。

【功效】益气补血，健脾养心。

【主治】跌仆闪挫，气血损伤，或思虑伤脾，耗血伤气，症见心悸怔忡，健忘失眠，盗汗，体倦食少，面色萎黄，舌淡；或因脾不统血，出现便血，皮下紫癜，妇女崩漏，苔薄白，脉细弱。

【按语】本方主治劳伤心脾气血证，治疗以益气补血、健脾养心为主。思虑过度，心脾气血暗耗，脾气亏虚则体倦食少；心血不足则见惊悸怔忡、不寐盗汗、面色萎黄、舌质淡，苔薄白，脉细缓等。方中以人参、黄芪、白术、甘草甘温之品补脾益气以生血，使气旺而血生；当归、龙眼肉甘温补血养心；茯苓（多用茯神）、酸枣仁、远志宁心安神；木香理气醒脾，以助益气健脾之剂，复中焦运化之功和防止补益剂滋腻碍胃，达到使补而不滞，滋而不腻；用姜、枣调和诸药，以资化源。全方心脾同治，重在补脾；气血双补，重在补气，复以木香理气醒脾，补而不滞，由此气旺血足，心脾同养，为治疗心脾两虚的临床常用方。

2. 生血补髓汤（《伤科补要》）

【组成】生地 12g，芍药 9g，川芎 6g，当归 9g，红花 5g，黄芪 9g，杜仲 9g，续断 9g，牛膝 9g，五加皮 9g。

【用法】原方未注明用量（现代用法：水煎服，日 1 剂）。

【功效】益气补血，补髓壮骨。

【主治】骨折中后期，筋骨软弱，肌肉萎缩，关节不利，行动无力，患处作痛，腰膝酸软，舌淡脉弱者。

【按语】本方主治损伤中后期，筋连骨接，但筋骨未坚，瘀血未净，气血两虚，故腰膝酸软，肌肉萎缩，关节僵硬，屈伸不利。治当补肝肾，益气血，强筋骨，利关节。方中黄芪、当归、芍药、生地、川芎补气养血；续断、杜仲、牛膝、五加皮强筋壮骨；红花合川芎、五加皮、当归、牛膝活血祛瘀，以促筋骨愈合。全方功能补气血，养筋骨。

3. 圣愈汤（《伤科汇纂》）

【组成】生地 20g，熟地 20g，白芍 15g，川芎 8g，人参（一般用潞党参）20g，当归 15g，黄芪 18g。

【用法】上药咬咀，都作一服。用水 600ml，煎至 300ml，去滓，稍热，不拘时服

【功效】养血补血，益气摄血。

【主治】四肢乏力，体倦神衰，心烦不安，烦渴燥热，夜卧不宁，纳谷不香，舌淡，苔薄润，脉细软。

【按语】本方主治体倦神衰、四肢乏力等气血虚弱之证，治当气血双补。方中人参、黄芪大补元气；当归、熟地、川芎补血滋阴，配合人参、黄芪，其补气养血之效更著。气旺则血自生，血旺则气有所附。正如喻嘉言所论："按失血过多，久疮溃脓不止，虽曰阴虚，实未有不兼阳虚者，合用人参、黄芪，允为良法。凡阴虚证大率宜仿此。"可见本方有着良好的养血补血之效，为临床常用的出血过多之血虚证的重要方剂。

（三）补肝肾

1. 右归丸（《景岳全书》）

【组成】熟地黄 240g，附子（炮附片）60~180g，肉桂 60~120g，山药 120g，山茱萸（酒炙）90g，菟丝子 120g，鹿角胶 120g，枸杞子 120g，当归 90g，杜仲（盐炒）120g。

【用法】上药蒸烂杵膏，加炼蜜丸，如弹子大，口服，小蜜丸一次 9g，大蜜丸一次 1 丸，一日 3 次。

【功效】温补肾阳，填精止遗。

【主治】腰膝酸冷，精神不振，怯寒畏冷，阳痿遗精，大便溏薄，尿频而清。

【按语】本方主治肾阳不足，命门火衰，治当补肾阳为主。方中附子、桂枝加鹿角胶温补肾阳，填精补髓；熟地黄、山药、菟丝子、山茱萸、枸杞子、杜仲滋阴益肾，养肝补脾；当归养血补血。诸药相合，共奏益精养血、温阳补肾之效。若阳虚便泄者，加补骨脂，以补肾止泻；若腹冷痛，喜温喜暖者，加干姜、吴茱萸，以温中；纳呆食少，消化不良者，加鸡内金，以消食助运；腰痛甚者，加胡桃肉，以健腰止痛。

2. 六味地黄丸（《小儿药证直诀》）（附：知柏地黄丸、杞菊地黄丸、麦味地黄丸、都气丸）

【组成】熟地 24g，山茱萸 12g，干山药 12g，泽泻 9g，茯苓 9g，丹皮 9g。

【用法】上药研末，炼蜜为丸，如梧桐子大小，空心温水化下三丸。

【功效】滋阴液，补肝肾。

【主治】头目眩晕，腰膝酸痛，耳鸣耳聋，骨蒸潮热，咽干口燥，舌红少苔，脉细数。

【按语】本方主治肝肾不足，治当补益肝肾为主。方中重用熟地黄，以填补肾精，生精益髓为君药。山萸肉补养肝肾，涩精敛汗；山药补益脾阴，助运生精，共为臣药。三药相配，共补肝脾肾，称为"三补"。其中熟地黄的用量是山萸肉与山药两味之和，故以补

肾阴为主。配伍泽泻利湿泄浊，防熟地黄之滋腻恋邪；牡丹皮清泄相火，制山萸肉之温涩；茯苓淡渗脾湿，助山药之健运。三药以泻助补，称为"三泻"，为佐药。三补三泻之六味药中，补药用量重于"泻药"，故补为主，但肝脾肾三阴并补中，尤以补肾阴为主。六味地黄丸的加减方极为丰富，常用的有知柏地黄丸（《医方考》又名六味地黄丸加黄柏知母方）、杞菊地黄丸（《麻疹全书》）、麦味地黄丸（原名八味地黄丸《医部全录》引《体仁汇编》）、都气丸（《症因脉治》），都是临床应用较广的方剂。

【附方】

知柏地黄丸：六味地黄丸加知母（盐炒）、黄柏（盐炒）各一钱（各6g）。上为细末，炼蜜为丸，如梧桐子大，每服二钱（6g），温开水送下。功能滋阴补肾，清热降火。主治阴虚火旺之头晕目眩，面红耳赤，耳鸣耳聋，五心烦热，骨蒸潮热，腰膝酸痛，舌质红，脉细数。

杞菊地黄丸：六味地黄丸加枸杞子、菊花各三钱（各9g）。上为细末，炼蜜为丸，如梧桐子大，每服三钱（9g），空腹服。功能补益肝肾，滋阴明目。主治肝肾阴虚之两目干涩，头目昏花，视物模糊等。

麦味地黄丸：六味地黄丸加麦冬五钱（15g）、五味子五钱（15g）。上为细末，炼蜜为丸，如梧桐子大，每服三钱（9g），空腹时用白汤送下。功能补养肺肾。主治肺肾阴虚之虚烦劳热，咳嗽频频，痰少带血，潮热盗汗，腰膝酸软等。

都气丸：六味地黄丸加五味子二钱（6g）。上为细末，炼蜜为丸，如梧桐子大，每服三钱（9g），空腹服。功能肾纳气。主治肺肾两虚治咳嗽呃逆，动则气喘，腰痛膝软等。

3. 左归丸（《景岳全书》）

【组成】大怀熟地240g，山药（炒）120g，枸杞120g，山茱萸120g，川牛膝（酒洗蒸熟）90g，鹿角胶（敲碎，炒珠）120g，龟甲胶（切碎，炒珠）120g，菟丝子（制）120g。

【用法】上先将熟地蒸烂，杵膏，炼蜜为丸，如梧桐子大。每食前用滚汤或淡盐汤送下百余丸（9g）。（现代用法：亦可水煎服，用量按原方比例酌减）

【功效】滋阴补肾。

【主治】头晕目眩，腰酸腿软，遗精滑泄，自汗盗汗，口燥舌干，舌红少苔，脉细。

【按语】本方主治真阴不足、精髓亏损证，治当补益肾阴为主。肾阴亏损，精髓不充，津液不足，阴虚阳亢，故头晕目眩、腰酸腿软、自汗盗汗、口燥舌干、舌红少苔、脉细。方中重用熟地滋补肾阴，以填精生髓，为君药；山茱萸、山药养肝健脾，滋阴固精；枸杞补肾益精，养肝明目；龟、鹿二胶，为血肉有情之品，龟甲胶补阴，鹿角胶补阳，阴阳双补，均为臣药。菟丝子、川牛膝益肝肾，强腰膝，健筋骨，为佐药。诸药合用，共奏滋阴补肾、填精益髓之效。

4. 大补阴丸（《丹溪心法》）

【组成】熟地18g，知母12g，黄柏12g，炙龟甲18g。

【用法】上药研末，猪脊髓蜜丸服七十丸，空心盐白汤下。

【功效】滋阴降火。

【主治】头晕目眩，面有颧红，心烦胸闷，咽痛耳聋，时有低热舌红，脉细数。

【按语】本方主治肾阴亏虚之骨蒸潮热、盗汗遗精、心烦易怒等阴虚火旺之证。治宜大补肝肾，滋阴降火。方中熟地益髓填精；龟甲为血肉有情之品，补益精血，潜阳降火，二药共用，以壮水制火，共为君药。黄柏、知母滋阴清热，助君药滋润之功，同为臣药。诸药合用，水充而亢阳有制，火降则阴液渐复，全方共奏大补肾阴之功。正如《删补名医方论》所曰："是方能骤补真阴，以制相火，较之六味功效尤捷。"全方共奏大补肾阴之功。大补阴丸和一贯煎均为补阴之剂，但大补阴丸补肾阴；一贯煎偏于补肝阴。

【附方】一贯煎：北沙参 9g，生地 18g，麦冬 9g，当归 9g，枸杞 9g，川楝子 6g。功能补肝肾，滋阴液。主治胸胁胀痛，嗳气反酸、咽干口燥，舌红少津等症。

5. 补筋丸（《医宗金鉴》）

【组成】五加皮、蛇床子、沉香、丁香、川牛膝、云苓、白莲蕊、肉苁蓉、菟丝子、当归（酒洗）、熟地黄、牡丹皮、木瓜各 30g，怀山药 24g，人参、木香各 9g。

【用法】共为细末，炼蜜为丸，如弹子大，每丸重 9g，用好无灰酒送下。

【功效】补肾壮筋，益气养血，活络止痛。

【主治】跌仆伤筋，血脉壅滞，青紫肿痛者。虚弱之人，跌仆伤筋，血脉壅滞，症见筋肉青紫肿痛，患处活动不便，形体虚弱，面色无华者。

【按语】本方主治跌仆伤筋，血脉壅滞之局部肿痛。跌仆损伤，气滞血瘀，患处青紫肿痛；气血不足，肝肾两虚，则形体虚弱，面色无华。治当祛瘀滞，补益气血，强壮筋骨。方中丁香、沉香、木香行气消滞；牡丹皮、当归、牛膝活血祛瘀；人参、熟地、茯苓、怀山药补益气血；肉苁蓉、菟丝子、蛇床子、五加皮温补肝肾，强壮筋骨；木瓜舒筋活络；白莲蕊清泄虚火。诸药合用，共奏平补筋骨之效。临床常用于各种软组织损伤、骨外伤、骨关节病等。

十、解表剂

（一）辛温解表

1. 麻黄汤（《伤寒论》）

【组成】麻黄（去节）9g，桂枝（去皮）6g，杏仁（去皮尖）6g，甘草（炙）3g。

【用法】上四味，以水九升，先煮麻黄，减二升，去上沫，内诸药，煮取二升半，去滓，温服八合。覆取微似汗，不须啜粥，余如桂枝法将息。现代用法：水煎服，温覆取微汗。

【功效】发汗解表，宣肺平喘。

【主治】恶寒发热，头身疼痛，无汗而喘，舌苔薄白，脉浮紧。

【按语】本方是治疗外感风寒表实证的基础方。临床应用以恶寒发热、无汗而喘、脉浮紧为辨证要点。治疗当发汗解表。风寒外袭肌表，卫阳被遏，腠理闭塞，营阴郁滞，经脉不通，故症见恶寒、发热、无汗、咳嗽、头身痛、舌苔薄白、脉浮紧。方中麻黄苦辛性温，善开腠发汗，宣肺平喘，用以为君药。桂枝为臣药，解肌发表，温通经脉，助麻黄解表，又调和营阴，缓解疼痛。杏仁降利肺气，与麻黄相伍，以恢复肺气之宣降，为佐药。炙甘草既能调和麻、杏之宣降，又能缓和麻、桂相合之峻烈，是使药而兼佐药之用。四药配伍，解表寒，通营卫，宣肺气，诸症可愈。若喘急胸闷、咳嗽痰多，去桂枝，加苏子、半夏，以化痰止咳平喘；若鼻塞流涕重者，加苍耳子、辛夷，以宣通鼻窍；若夹湿邪而兼见身重着、骨节酸痛，加苍术、薏苡仁，以祛风除湿。

本方为辛温发汗之峻剂，对"疮家""淋家""衄家""亡血家"，以及外感表虚自汗、血虚而脉兼"尺中迟"、误下而见"身重心悸"等，虽有表寒证，亦皆禁用。本方发汗力强，不可过服。

2. 桂枝汤（《伤寒论》）

【组成】桂枝（去皮）、芍药、生姜、大枣（切）各9g，甘草（炙）6g。

【用法】上五味，㕮咀，以水七升，微火煮取三升，去滓，适寒温，服一升。服已须臾，啜热稀粥一升余，以助药力。温覆令一时许，遍身漐漐微似有汗者益佳，不可令如水流漓，病者必不除。若一服汗出病瘥，停后服，不必尽剂；若不汗，更服依前法，又不汗，后服小促其间，半日许令三服尽。若病重者，一日一夜服，周时观之。服一剂尽，病证犹在者，更作服；若汗不出，乃服至二三剂。禁生冷、黏滑、肉面、五辛、酒酪、臭恶等物。现代用法：水煎服，温服取微汗。

【功效】解肌发表，调和营卫。

【主治】外感风寒表虚证。头痛发热，汗出恶风，鼻鸣干呕，苔白不渴，脉浮缓或浮弱者。

【按语】本方用于治疗外感风寒表虚证，故治疗以解肌发表、调和营卫为主。方中桂枝为君药，解肌发表，散外感风寒；芍药为臣，益阴敛营；桂、芍相合，调和营卫。生姜辛温，桂枝解肌，暖胃止呕。大枣甘平，益气补中。姜、枣相合，调和营卫，并为佐药。炙甘草为使药，调和诸药。本方临床应用极为广泛。正如柯琴在《伤寒论附翼》中谓："为仲景群方之魁，乃滋阴和阳，调和营卫，解肌发汗之总方也。"对恶风寒较甚者，宜加防风、荆芥疏散风寒；体质素虚者，可加黄芪益气；兼见咳喘者，宜加杏仁、桔梗宣肺止咳平喘。

3. 九味羌活汤（《医方类聚》）

【组成】羌活、防风、苍术各9g，细辛3g，川芎、白芷、生地、黄芩、甘草各6g。

【用法】上九味，㕮咀，水煎服。若急汗热服，以羹粥投之；若缓汗温服，而不用汤投之。

【功效】发汗祛湿，兼清里热。

【主治】外感风寒湿邪，内有蕴热证。恶寒发热，无汗，头痛项强，肢体酸楚疼痛，口苦微渴，舌苔白或微黄，脉浮。

【按语】本方用于治疗外感风寒湿邪、内有蕴热证，治疗以发汗祛湿兼清里热为主。方中羌活为治太阳风寒湿邪在表之要药，能发散表寒，祛风除湿，止痛利关节，故为君药。防风辛甘性温，为风药中之润剂，祛风散寒，除湿止痛；苍术辛苦而温，可发汗祛湿，两药相合，协助君药祛风散寒，除湿止痛，是为臣药。细辛善治少阴头痛，白芷擅解阳明头痛，川芎长于止少阳厥阴头痛，三味配伍，散寒止痛。生地、黄芩清泄里热，并防辛温燥烈之品伤津，俱为佐药。甘草调和诸药为使。九味配伍，共成发汗祛湿、兼清里热之剂。若肢体酸楚不甚者，可去苍术、细辛，以减温燥之性；如肢体关节痛剧者，加独活、威灵仙、姜黄等，以加强宣痹止痛之力；胸满者，可去滋腻之生地黄，加枳壳、厚朴行气化湿宽胸；里热甚而烦渴者，可配加石膏、知母，清热除烦止渴。

（二）辛凉解表

1. 柴葛解肌汤（《伤寒论》）

【组成】柴胡6g，干葛9g，甘草3g，黄芩6g，羌活3g，白芷3g，芍药6g，桔梗3g。

【用法】水二盅，加生姜三片，大枣二枚，槌法加石膏末3g，煎之热服。现代用法：

加生姜 3 片，大枣 2 枚，石膏 12g，水煎温服。

【功效】解肌清热。

【主治】外感风寒，郁而化热证。恶寒渐轻，身热增盛，无汗头痛，目疼鼻干，心烦不眠，咽干耳聋，眼眶痛，舌苔薄黄，脉浮微洪。

【按语】本方主治太阳风寒未解，而又化热入里之证，治疗以解肌清热为主。方中葛根、柴胡为君。葛根味辛性凉，外透肌热，内清郁热；柴胡为"解肌要药"，疏畅气机，助葛根外透郁热。羌活、白芷助君药发表，止诸痛；黄芩、石膏清泄里热，四药俱为臣药。桔梗宣畅肺气以利解表；白芍、大枣养血敛阴；生姜发散风寒，均为佐药。甘草调和诸药而为使药。诸药相配，辛凉解肌，清解里热。对无汗而恶寒甚者，可去黄芩，加麻黄增强发散表寒之力；热邪伤津口渴者，加天花粉、知母以清热生津；里热较甚者，可重用石膏以加强清热之功。

2. 人参败毒散（《小儿药证直诀》）

【组成】茯苓、独活、柴胡、前胡、川芎、枳壳、羌活、桔梗、人参各 30g，甘草15g。

【用法】上药研末，每服 6g。入生姜、薄荷煎。

【功效】发汗解表，疏风祛湿。

【主治】外感风寒湿邪。憎寒壮热，头痛无汗，肢体酸痛，咳嗽有痰，舌苔白腻，脉浮或浮数者。

【按语】本方用于虚人感受风寒湿邪，治当祛寒解表。方中独活、羌活为君，发散风寒，祛湿解表；川芎活血祛风，柴胡解肌发表，共为臣药，以助君药之力；枳壳、桔梗理气宽胸，化痰止咳，前胡、茯苓降气化痰，利水渗湿，共为佐药；甘草为使，调和诸药；生姜、薄荷祛风寒，小量人参以补气，祛邪外出。全方功能解表祛湿。若正气未虚，可去人参，加荆芥、防风以祛风散寒；气虚明显者，可加黄芪以益气补虚；肢体酸楚疼痛甚者，可酌加桑枝、秦艽、防己等，祛风除湿，通络止痛；咳嗽明显者，加半夏、杏仁、白前化痰止咳。

（三）扶正解表

1. 葱白七味饮（《外台秘要》）

【组成】葱白 9g，干葛 9g，新豉 6g，生姜 6g，生麦门冬 9g，干地黄 9g，劳水八升。

【用法】水煎温服。

【功效】养血解表。

【主治】损伤日久，阴血亏虚，复感风寒，头痛身热，微寒无汗。

【按语】本方用于体虚复感风寒止头身疼痛，治疗应养血解表。方中葱白、新豉、生姜、葛根发汗解表；麦门冬、干地黄滋阴养血；劳水功能养脾胃，生气血，汗出不伤阴。全方功专滋养阴血，发寒解表。若恶寒较重，加荆芥、苏叶等；身热较盛，加金银花、连翘；有出血者，加白及、白茅根等。

2. 玉屏风散（《究原方》）

【组成】防风 30g，黄芪 60g，白术 60g。

【用法】每服 9g，用水一盏半，加大枣一枚，煎至七分，去滓，食后热服。现代用法：研末，每日 2 次，每次 6~9g，大枣煎汤送服；亦可作汤剂，水煎服，用量按原方比例酌减。

【功效】益气固表，收敛止汗。

【主治】表虚自汗。汗出恶风，面色㿠白，舌淡苔薄白，脉浮虚。

【按语】本方用于表虚自汗证，治当益气固表。方中白术补脾建中为君，脾胃健运，卫表自固；黄芪补剂中之风药，固表卫，无汗能发，有汗能止，能固表卫；防风上清头面诸窍，下除骨节疼痹、四肢挛急，与黄芪同用，其功益彰。临床常用于慢性筋骨病，日久耗损元气，卫表不固之证。

十一、施杞临证治痹十三方

1. 筋痹方

【药物组成】生黄芪 15g，当归 9g，生白芍 15g，川芎 12g，生地 9g，柴胡 9g，乳香 9g，羌活 12g，秦艽 12g，制香附 12g，川牛膝 12g，广地龙 9g，炙甘草 6g。

【功效法则】活血祛瘀，祛风除湿，通络止痛。

2. 咽痹方

【药物组成】生黄芪 15g，赤芍 12g，桃仁 6g，生地 9g，川芎 9g，柴胡 9g，桔梗 12g，玄参 12g，板蓝根 15g，秦艽 12g，羌活 12g，生草 6g。

【功效法则】和营活血，清咽通痹。

3. 颈痹方

【药物组成】生黄芪 15g，川芎 12g，柴胡 9g，桂枝 12g，生白芍 15g，粉葛根 15g，生地 9g，大枣 9g，生姜 6g，炙甘草 6g。

【功效法则】解肌发表，舒筋通络

4. 脉痹方

【药物组成】炙黄芪 12g，川芎 12g，柴胡 9g，天麻 12g，钩藤 12g 后下，石决明 30g，山栀 9g，黄芩 9g，益母草 15g，夜交藤 18g，川牛膝 12g，秦艽 12g，羌活 12g。

【功效法则】益气活血，平肝息风，舒筋通脉。

5. 痉痹方

【药物组成】生黄芪 15g，当归 9g，白芍 15g，川芎 12g，生地 12g，制川军 12g，柴胡 9g，红花 9g，桃仁 9g，天花粉 12g，地鳖虫 9g，炙甘草 6g。

【功效法则】破瘀通络，疏肝解痉。

6. 痿痹方

【药物组成】炙黄芪 15g，党参 12g，当归 9g，白术 12g，川芎 12g，柴胡 9g，熟地 12g，山茱萸 12g，巴戟天 12g，肉苁蓉 12g，附子 9g，鹿茸 6g，五味子 9g，麦冬 12g，石菖蒲 12g，茯苓 15g，鸡血藤 15g。

【功效法则】补养肝脾，温肾通督。

7. 调心通痹方

【药物组成】炙黄芪 15g，党参 12g，当归 9g，川芎 12g，柴胡 9g，茯神 15g，远志 9g，酸枣仁 12g，木香 9g，苍术 9g，制香附 12g，山栀 9g，神曲 12g，炙甘草 6g。

【功效法则】健脾养心，解郁通痹。

8. 调身通痹方

【药物组成】炙黄芪 15g，党参 12g，当归 9g，白芍 12g，川芎 12g，熟地 12g，柴胡

9g，独活 12g，桑寄生 12g，秦艽 12g，防风 12g，桂枝 12g，茯苓 12g，杜仲 12g，川牛膝 12g，炙甘草 6g。

【功效法则】补气血，益肝肾，祛风湿，止痹痛。

9. 热痹方

【药物组成】黄芪 15g，柴胡 9g，当归 9g，苦参 9g，党参 12g，苍术 9g，防风 12g，羌活 12g，知母 9g，茵陈 12g，黄芩 9g，秦艽 9g，露蜂房 9g，大枣 12g，炙甘草 6g。

【功效法则】清热利湿疏风，祛痹止痛。

10. 寒痹方

【药物组成】生黄芪 15g，党参 12g，当归 9g，白芍 12g，川芎 12g，柴胡 9g，熟地 30g，鹿角片 9g，肉桂 3g，炮姜 6g，生麻黄 6g，白芥子 9g，砂仁 3g，炙甘草 6g，牛蒡子 9g，白僵蚕 6g。

【功效法则】温阳散寒，祛痰通痹。

11. 胸痹方

【药物组成】炙黄芪 12g，党参 12g，当归 9g，白芍 12g，川芎 12g，生地 12g，柴胡 9g，生大黄 6g，元明粉 9g，甘遂 3g，全瓜蒌 12g。

【功效法则】和营通络，泄腑宽胸。

12. 温肾通痹方

【药物组成】炙黄芪 12g，党参 12g，当归 9g，白芍 12g，川芎 12g，熟地 12g，柴胡 9g，山萸肉 12g，怀山药 18g，甘杞子 12g，鹿角片 9g，菟丝子 12g，熟附片 9g，肉桂 6g，杜仲 12g。

【功效法则】益气化瘀，祛风通络，舒筋止痛。

13. 益肾通痹方

【药物组成】炙黄芪 12g，党参 12g，当归 9g，白芍 12g，川芎 12g，熟地 12g，柴胡 9g，山萸肉 12g，怀山药 18g，甘杞子 12g，川牛膝 12g，炙龟甲 9g，鹿角片 12g，菟丝子 12g。

【功效法则】滋阴补肾，填精益髓。

第八节　内服方剂临床和实验研究

内服方剂作为中医治疗的一个有效方法，数千年来为人类健康作出极大贡献，深受医家和患者的欢迎。为了更好地发挥其作用，广大学者通过详细的临床和实验的观察和研究，发现益气活血、祛风除湿、补肾健脾等方剂在治疗相关疾病中疗效显著，同时实验研究也从作用机制上证实了其疗效。

一、理气活血、益气化瘀类方剂

在损伤疾病中，由于外力所伤，气滞血瘀，或血脉破损，血溢脉外，瘀滞于内，此时当以理气活血为主，以消炎止痛。在临床应用上，张加雄等将急性软组织损伤 624 例分为瘀痛灵胶囊和龙血竭胶囊组，各 312 例。瘀痛灵胶囊由血竭、三七、当归等五味中药组成。疗效评定标准：疼痛：不痛，0 分；疼痛，但不严重，不影响生活和工作，2 分；疼痛尚可忍受，对生活和工作稍有影响，4 分；疼痛剧烈，很难忍受，影响生活和工作，6 分。压痛：

无压痛，0分；有压痛，尚可忍受，2分；压痛明显，皱眉称痛，4分；稍压即痛，拒绝触摸，6分。肿胀：无肿胀，0分；轻度肿胀，不超过该部位或邻近骨突起，1分；肿胀，与该部位或邻近骨突起相平，2分；明显肿胀，超过该部位或邻近骨突起，3分。功能障碍：无功能障碍，0分；轻度：即与健侧比幅度减少不超过30%，1分；中度：即与健侧比幅度减少31%~50%，2分；重度：即与健侧比幅度减少超过50%，3分。疗效判断标准：临床愈合：症状全部消失，功能活动恢复正常，积分为0；显效：症状明显缓解，功能活动基本恢复，能参加正常工作，积分下降≥6分；有效：症状有缓解，功能活动有改善，能做轻度工作，积分下降3~5分；无效：和治疗前相比，症状体征改善不明显，积分下降＜3分。结果治疗后两组在压痛、肿胀及功能障碍等方面有明显差异（$P < 0.05$），在疼痛方面无显著差异。提示治疗组消肿及改善功能作用优于对照组，而止痛作用两组无显著差异。

在实验研究上，李光民等观察三七乳香合剂的镇痛抗炎作用。将 Wistar 大鼠、雌雄兼有 50 只，昆明小鼠、雌雄兼有 180 只，热板法镇痛实验选取雌性小鼠 80 只，分为空白对照组、阳性对照药组、三七乳香合剂低剂量组、三七乳香合剂中剂量组和三七乳香合剂高剂量组，观察痛阈值。扭体法镇痛实验，选择小鼠 50 只，雌性各半，分组同热板法镇痛实验，观察各组潜伏期、扭体次数和镇痛百分率。镇痛给药法：①空白对照组：灌胃 0.9% 氯化钠溶液；②阳性对照药组，灌胃跌打丸，给药量为 1.0g/kg，相当于人临床拟用量的 10 倍（人按 60kg）；③三七乳香合剂低剂量组，灌胃三七乳香合剂，给药量为 50mg/kg，相当于含生药量 0.5g/kg，相当于人临床拟用量的 5 倍；④三七乳香合剂中剂量组，灌胃三七乳香合剂，给药量为 100mg/kg，相当于含生药量 1.0g/kg，相当于人临床拟用量的 10 倍；⑤三七乳香合剂高剂量组，灌胃三七乳香合剂，给药量为 200mg/kg，相当于含生药量 2.0g/kg，相当于人临床拟用量的 20 倍。每组 10 只小鼠。采用以上给药途径和给药剂量分别给药 2 次，间隔 2 小时，于末次给药后 30 分钟、60 分钟、90 分钟、120 分钟，同前法各再测定一次痛阈值。二甲苯致小鼠耳肿胀抗炎实验，选择小鼠 50 只，雌雄兼有，分组同热板法镇痛实验，观察小鼠耳肿胀度、肿胀抑制率。角叉菜致大鼠足肿胀抗炎实验，选取大鼠 50 只，分组同热板法镇痛实验，观察大鼠足掌肿胀度和肿胀抑制率。结果三七乳香合剂可以显著提高实验小鼠的热痛阈，明显降低小鼠扭体反应次数和扭体反应动物数。对角叉菜胶所致大鼠足肿胀和二甲苯所致小鼠耳肿胀均有显著抑制作用。证实三七乳香合剂具有很好的镇痛抗炎作用。

二、祛风散寒、除湿化痰类方剂

上海石氏伤科的牛蒡子汤对各种慢性痹证有良好的疗效（牛蒡子汤：牛蒡子、白僵蚕、白蒺藜、独活、秦艽、半夏、白芷、桑枝）。郭天旻等对 211 例颈椎病患者予石氏牛蒡子汤为主方分型治疗，其中风寒闭阻型 27 例、痰湿阻络型 105 例、痰瘀交阻型 79 例，观察临床症状的变化情况及临床疗效。结果三型颈椎病患者治疗前后的中医证候总积分变化值、主要症状积分变化值、次要症状积分变化值，经方差分析，差异均有统计学意义。可见三型颈椎病患者的症状，包括主要症状、次要症状，经治疗后均有改善。经症状评分法测定，211 例颈椎病患者的总体有效率为 94.3%。其中风寒痹阻型 27 例，痊愈 1 例，占 3.7%；显效 4 例，占 14.81%；有效 22 例，占 81.48%；无效 0 例，占 0%；总有效率为

100％。痰湿阻络型 105 例，痊愈 6 例，占 5.71％；显效 24 例，占 22.86％；有效 73 例，占 69.52％；无效 2 例，占 1.9％；总有效率为 98.1％。痰瘀交阻型 79 例，痊愈 1 例，占 1.27％；显效 12 例，占 15.19％；有效 56 例，占 70.89％；无效 10 例，占 12.66％；总有效率为 87.4％。可见对颈椎病常见的风寒痹阻型、痰湿阻络型、痰瘀交阻型三型着重从痰来论治，取得较好疗效。

石琤等观察牛蒡子汤加减治疗腰椎间盘突出症。将 60 例符合要求的腰椎间盘突出症患者随机分为中药组和中药加针刺组，每组 30 例。共治疗 4 周。其中中药组的患者中有 2 例患者无明显改善外，其余 28 例患者虽未见痊愈患者，但自觉症状均有改善；中药加针刺组中 1 例患者痊愈，其余症状均有好转。并分别于治疗前后从活动痛、静息痛、腰酸膝软及活动受限 4 个方面对患者进行疗效评定，同时比较 2 组患者治疗期间并发症的发生情况。结果发现治疗前 2 组患者的活动痛、静息痛、腰酸膝软及活动受限比较，组间差异均无统计学意义治疗 4 周后，综合组在这 4 个指标方面的疗效均优于中药组。治疗期间，2 组均无并发症发生。结果提示，口服石氏牛蒡子汤作用安全，同时可明显减轻腰椎间盘突出症患者的临床症状，若配合针刺近期效果和预后可能更为理想。对牛蒡子汤中牛蒡子的实验研究，分为空白组、牛蒡子苷元低浓度组（低浓度组，1μmol/L）和牛蒡子苷元高浓度组（高浓度组，10μmol/L）。其中空白组仅加入培养液；低浓度组加入牛蒡子苷元，调整终浓度为 1μmol/L；高浓度组加入牛蒡子苷元，调整终浓度为 10μmol/L。结果显示低浓度组和高浓度组与空白组比较，在软骨细胞数量和阳性染色强度上均有所增加，且高浓度组优于低浓度组；低浓度组和高浓度组与空白组比较，软骨细胞 OD 值及Ⅱ型胶原含量均有统计学意义的明显提高，且高浓度组优于低浓度组。说明牛蒡子苷元可明显促进体外培养关节软骨细胞的增殖和Ⅱ型胶原的表达，较好地维持软骨细胞表型，从而可有效用于骨关节炎的治疗。牛蒡子汤中牛蒡子、白僵蚕为君药，功能宣肺利气、豁痰消肿；秦艽、独活为臣，能活血舒筋、通达周身；佐以半夏、白芷以活血破瘀，燥湿化痰，消痞散肿；复以白蒺藜疏肝行气，桑枝养筋、祛风湿、利关节。全方功能宣畅气血、破痰除湿，用于治疗周身四肢、颈肩麻木酸痛、关节不利。显示祛风散寒、除湿化痰类方剂在慢性筋骨病中的有效价值。

三、补肾填精、强筋壮骨类方剂

传统中医方剂治疗骨质疏松症的防治经临床和实验观察，已显示其有改善临床证候和减少骨质的丢失，延缓骨质疏松症发展之效，突显中医药在防治骨质疏松症方面的具大潜力与优势。谢可永等对 451 例诊断明确的绝经后骨质疏松症者随机分为 2 组，治疗组采用口服由骨碎补、女贞子、肉苁蓉等组成的补肾填精冲剂，每日 1 剂，连服 5 天，停 2 天，第 2 周重复；对照组采用间歇性补钙或镇痛剂。6 个月后对肾虚证候积分、腰椎骨皮质指数、跟骨小梁级数等方面作治疗前后的比较。结果显示，治疗组各肾虚症状均有明显改善，且改善率均明显高于仅用间歇性补钙或镇痛剂作对症治疗的对照组，其中尤以腰背疼痛改善最为显著。腰背疼痛完全消失者 70％，明显改善者 10％，轻度改善者 6.7％。对照组各肾虚症状均无明显改变。说明补肾中药具有良好的改善肾虚症状的作用。采用 Branett 第三腰椎骨皮质指数测定法作治疗前后的比较，治疗组骨皮质指数无进一步下降，对照组与治疗前相比有明显下降，治疗组明显高于对照组。采用 Jhamaria 跟骨小梁评定法，结果显示，治疗组治疗前的跟骨小梁级数与治疗后相比无明显变化，且明显高于对照组；对照组的跟骨小梁级数在治疗后明显下降，说明补肾中药有减少骨质丢失，延缓骨质疏松症发展之效。血雌二醇（E_2）、甲状旁腺素（PTH）、降钙素（CT）、骨钙素（BGP）的测定，显示治疗组在治疗后雌二醇较治疗前有明显提高，对照组有轻度下降，两者差异明显；甲状旁腺素和骨钙素有不同程度下降，降钙素有明显增高。对照组甲状旁腺素、骨钙素、降钙素有轻度改变，但与治疗组有显著不同。说明补肾中药可能通过调节体内下丘脑－垂体－性腺轴功能，改善体内性激素的内环境，延缓骨质丢失。

为探索补肾中药治疗骨质疏松症的机制，选取同月龄雌性大鼠分设三组，A组为去势后大鼠用补肾中药治疗，B组为去势后的大鼠未治疗，C组为未去势正常大鼠作为对照，做生物力学、形态学等多方面的观察。①股骨中段的抗外力和骨矿含量：结果A组的股骨抗外力强度明显高于B组，与C组比较无明显差别。对股骨中段的单光子骨密度测定，发现A组的骨矿含量较B组明显增高，与C组无明显差别。说明补肾中药具有增加骨量之效。②胫骨皮质厚度、骨细胞数和骨陷窝：发现A组和C组在平均骨皮质厚度、单位体积矿化骨内细胞数无明显差别，但均明显高于B组。骨陷窝长度、宽度测定发现，A组和C组无明显差异，但均明显小于B组。骨质疏松症者在骨组织形态上表现为松质骨的骨小梁变细、减少。密质骨的骨皮质变薄、髓腔扩大、骨细胞、成骨细胞、破骨细胞等改变。密质骨的丢失一般晚于松质骨，所以从骨皮质厚度改变可反映松质骨骨质的丢失程度。成骨细胞可向其周围产生胶原纤维及基质，在未钙化时称为类骨质。当类骨质的微纤维间彼此融合，骨盐结晶慢慢沉积时，类骨质完全骨质化。成骨细胞在分泌类骨质的过程中，逐步被埋于其中并转化为骨细胞。可见骨细胞和成骨细胞有密切关系，表示骨细胞的数量能在一定程度上反映出成骨细胞的数量。骨陷窝的大小与骨组织活性有关。骨细胞位于骨陷窝内，幼稚骨细胞具有活跃的合成胶原蛋白作用，老化的骨细胞体积小、骨陷窝大，故骨陷窝的大小也可反映骨细胞活性状况。结果表明，补肾中药有增加骨细胞数量和活性之效，延缓骨质的丢失。③胫骨超微结构的变化：采用透射电镜观察发现，C组成骨细胞不仅数量多，而且靠近骨皮质。细胞形态上表现为其细胞内异染色质少，线粒体清晰可见，细胞核浓缩，溶酶体减少，细胞周围有钙化灶，表明成骨细胞功能活跃。破骨细胞不仅数量少，且远离骨皮质，细胞内有较丰富的溶酶体，并可见到伪足，说明破骨细胞有一定的骨重吸收能力。进一步观察发现，纤维较细、整齐且有钙化点，显示破骨细胞的数量和活性均有所抑制。A组成骨细胞的数量和活性均明显高于B组，成骨细胞表现为异染色质明显减少，有丰富的内质网、高尔基复合体、线粒体。破骨细胞数量和活性都下降，表现为细胞核浓缩，溶酶体减少，胶原纤维细致，排列整齐。C组成骨细胞很少，破骨细胞大量增加，成骨细胞内异染色质浓缩为巨大颗粒堆聚物，胞浆活性明显下降，成骨功能减弱。破骨细胞内有大量溶酶体和丰富的内质网，其骨基质中胶原纤维粗大且排列紊乱，骨质较少。表明破骨细胞活性较高，致使骨吸收增强。A和B两组比较，证明补肾中药能增加骨形成，抑制骨吸收。机制可能是通过对成骨细胞和破骨细胞活性和数量的调节，达到延缓骨质丢失的作用。显示了补肾填精、强筋壮骨类方剂对骨质疏松症等代谢性疾病，具有改善骨结构和缓解症状之效。

第九节　膏　方

膏滋药是中医常用的剂型之一，在唐代称其为"煎"，明清后称为"膏滋"，现代都称膏方。它是根据人体寒热虚实的情况结合临床表现而确立的大型复方汤剂，经特殊的煎煮浓缩等加工后制成的一种稠厚状半流质剂型。膏方的应用具有悠久的历史。《素问·四气调神大论》指出："冬三月，此谓闭藏，水冰地坼，无扰乎阳，早卧晚起，必待日光，使志若伏若匿，若有私意，若已有得，去寒就温，无泄皮肤，使气亟夺，此冬气之应，养藏之道也。逆之则伤肾，春为痿厥，奉生者少。"充分说明了冬天气候环境适于养藏。冬季是一年四季中进补的最好季节。这种天人合一的整体观，在膏方应用中得到充分体现。早在东汉时期，作为我国第一部药学专著，《神农本草经》已有"煎膏"的论述，首次记载了阿胶（驴皮胶）、白胶（鹿角胶）这两个重要膏剂的制作方法，为后世膏剂制作奠定了基础。对于膏剂的应用，东汉张仲景所著《伤寒杂病论》中记载了汤剂、丸剂、散剂、膏剂、酒剂等 10 多种剂型，可见汉代已经有了膏剂的制作。唐代孙思邈《千金翼方》载有："生地黄五十斤，捣之，以水三升，绞取汁澄去滓，微火上煎减半，即内好白蜜五升，枣脂一升，搅令相得即止，每服鸡子大一枚，日三服，令人肥白美色。"表明膏方作为养颜抗衰老已应用于临床。正如他在《备急千金要方》中提出的"药能恬神养性，以资四气"理论，开创了服用药物以延缓衰老之先河。宋金元时期，随着《圣济总录》《太平圣惠方》等大型方书的问世，以地黄、枸杞、狗脊等补益药物为主的益气健脾、养精补肾的补虚养生方大量出现，使膏方学也随之迅速发展。如南宋《洪氏集验方》载录的琼玉膏，沿用至今。同时在膏方中开始了应用动物类药。明清膏方日趋完善，作为滋补类方剂，对膏方的命名、制作也更规范。明代李时珍在《本草纲目》中载有抗衰老延年作用的药物 253 种，并选录延寿方剂 89 首。清代膏方有了长足进步。洪基《摄生总要》"龟鹿二仙膏"，龚廷贤《寿世保元》中的"茯苓膏"，至今享有盛誉。在《清宫秘方大全》中，膏方的记载占有重要地位。近现代，膏方有了更大发展。它是由几十味药物组成的大复方，经煎煮后，去药渣，反复浓缩药液，再加胶性药物、糖和蜂蜜熬成调厚的半流体状膏滋药。由于膏方疗效卓著，服用简单，携带方便，深受患者欢迎，目前被临床广泛应用。

一、膏方学术思想

膏方立法处方周全，配伍得当，选药精湛，用药全面，能攻补兼施，祛邪调摄并重，以达到和顺脏腑、平衡阴阳的功效，充分体现了益气养血、调补脏腑、筋骨并重、扶正祛邪的学术思想。

（一）证病结合，主兼相参

骨伤科膏方门诊患者以中、老年为多见，除筋骨病外，常合并有心血管、内分泌、神经系统等多系统疾病。立论处方应以四诊八纲为辨证依据，全面掌握患者虚实状态。辨证结合辨病，传统辨证法与现代诊察手段相结合，对疾病作出正确判断，在主病和主证的基础上，确定主方，在主方的基础上，随兼症（证）加减，从而确立完整的膏滋方剂。

（二）气血为纲，筋骨兼顾

气血是维持人体正常生命活动的重要物质。气血失调是各种疾病发生的病理基础。《素问·调经论》云："人之所有者，血与气耳"，"血气不和，百病乃变化而生"。慢性筋骨病，易耗气伤血，导致气虚血瘀，外邪乘虚而入，聚湿成痰，瘀痰互结，经脉闭阻，脏腑失和。证属正虚邪实之虚实夹杂、本虚标实之证。处方当以扶正祛邪为大法，采用调和气血，兼治筋骨之治则，达到标本兼顾之效。

（三）整体调摄，重在肝脾肾

人体是一个有机整体，各组织器官在功能上相互协调，结构上相互为用，病理上相互影响。其中尤以肝脾肾关系最为密切，其中肾为先天之本，主骨生髓；脾为后天之本，气血生化之源，主肌肉；肝藏血，主筋利关节。可见慢性筋骨病之调摄，当重在肝、脾、肾，以补肾、健脾、养肝为立方之法。

（四）心身同治，精气神共养

慢性筋骨病证，因日久不愈的疼痛麻木、关节肿胀、肢体酸软、活动不利等诸症，极易影响患者情绪，出现神情疲惫、食欲不振、夜寐不宁、失眠多梦等。因此，膏方用药，当兼顾之。辅以疏肝解郁、行气散结、养血安神、交通心肾之剂，以达到心身同治，精气神共养，体健神旺。

二、膏剂分类和作用

（一）膏剂分类

按不同标准有不同分类法。

1. 按是否加入蜂蜜将膏方分为蜜膏和清膏　中药煎煮浓缩后，收膏时加入蜂蜜，称为蜜膏，又称"膏滋"。中药煎煮浓缩后直接收膏，称为清膏。

2. 按照膏方中是否含有动物胶可分为素膏和荤膏　素膏指处方中无任何动物类药剂制成的膏滋药。荤膏指处方中有动物类药剂制成的膏滋药。

3. 根据膏方用药的不同可分为温补膏、清补膏和平补膏　选用熟地黄、阿胶、鳖甲、鹿角胶等药性滋腻、温补之品为主制成的膏方，称为温补膏，常见如十全大补膏、洞天长春膏等。选用西洋参、沙参、麦冬、石斛等具有补益、清热功效的中药为主制成的膏方，称为清补膏。选用人参、黄芪、莲子、芡实等药性平和的补益之品为主制成的膏方，称为平补膏。所以在选取膏方时，应当根据各人的体质、病证的不同而分别择取。

（二）膏剂作用

膏滋药是具有治疗、预防和营养作用的高级之剂。它是根据不同体质和临床表现确立的大型复方处方，经特殊工艺制成的一种稠厚状的冲饮之剂。由于其配方全面，制作精良，故具有多种功效。

1. 益气补血　气血是人体生命活动最基本的物质基础。补益气血，则可使精力旺盛，增强体质，调节内分泌功能，稳定内环境，提高机体的防御机制，避免外邪入侵。

2. 调和阴阳　阴阳的平衡对人体极为重要。膏方的丰富药物能补其不足，损其有余，纠正阴阳之偏胜偏衰，达到"阴平阳秘，精神乃治"的目的。

3. 扶正祛邪　中医认为"邪之所凑，其气必虚"，凡素体虚弱，气血不足，五脏亏损，或因手术创伤等导致正气亏损，易为外邪所侵，应用膏方可有效激发机体的免疫功能，增强对病邪的抵抗力，预防感染性疾病的发生，达到"正气存内，邪不可干"的目的。

4. 调补脏腑　《素问·五脏别论》曰："所谓五脏者，藏精气而不泻也，故满而不能实。

六腑者，传化物而不藏，故实而不能满也。"五脏六腑在体内既各司其职，又相互协调以保持人体正常的生理功能，故气血盈，脏腑调，则体强肢健。脏腑不和，气血不调，百病丛生。膏方能益气补血，理气行血，调补五脏六腑，使脏腑关系协调，功能保持平衡。

5. 延年益寿　对于年老体弱，脾胃气虚，肝肾不足者，膏方能健脾助运，改善胃纳，增加气血生化之源，补益肝肾，强筋壮骨，聪耳明目，抗老防衰，达到延年益寿的目的。

三、膏剂制作和应用

（一）膏剂用药

膏方包括确定处方、选用高质量的药物和合适的开路方等。

1. 配料　这是膏方重要的第一步，需通过医者详细的望问闻切四诊合参，作出正确的辨证论治，以一定的配伍原则，选取药材，组成膏滋药处方。

2. 配伍原则　膏方的处方，来源于正确辨证，合理选择药材。对于涉及面小，证情简单者，可选用药简功专的单味中药，以突显其针对性强的作用，如清代宫廷常用的由单味菊花制成的菊花膏就是典型的代表膏方。对于证情较为复杂者，一般选用由多味中药组成复方之剂，以照顾各方面的需求，这是目前最常用的方法，其配伍以证情需要和用药法度为基本原则。

3. 用药剂量　处方用药在 30~50 味，剂量是一般处方的 10~20 倍，以形成有效的膏方药材剂量，另酌量加冰糖、收膏用的阿胶等。其熬出膏滋约 1500g，可供一个病人服用一个半月。

（二）膏剂制作

膏滋药作为特殊的"药"，配方用料当选道地药材。其制作要求十分严格，制作时应严格按照处方要求，不得随意改动。每步工序，必须按要求规范进行。其制作步骤需经浸泡、煎煮、浓缩、炼蜜、收膏、存放等工序。

1. 浸泡　把膏方药材先分为胶类药和草类药，然后加高出药面 10cm 左右适量的清水充分浸泡 1 天，以去除杂质。

2. 煎煮　浸泡后的药料，先武火煮沸，再以沸为度，用文火煮 3~4 小时左右，在药汁渐浓时，以纱布滤出头道药汁；重复上述步骤，把原药渣作二煎，也可如此作第三煎。把前二煎或三煎的药汁混合一处，静置去渣。

3. 浓缩　把上述药汁浓缩，先大火煎熬，随时撇去浮沫，待药汁渐稠厚时，用小火作浓缩。为了防止烧焦，应不断搅拌，直至药汁滴在纸上不散为度。

4. 炼蜜　选用优质蜂蜜作原料，置于锅内加热，待完全溶化沸腾时去除上面浮沫，待蜂蜜呈深红色时，加约 10% 的冷水，继续加热至沸，去其杂质，即可。

5. 收膏　把已烊化的胶类药与冰糖或蜂蜜，倒入浓缩的药液中，慢慢煎熬，持续搅拌，同时根据需要，选取鹿茸粉、人参粉、胡桃肉、桂圆肉等加入，直至能滴水成珠即可。

6. 存放　收膏冷却后，装入干燥、清洁的瓷质容器内，待膏药完全冷却加盖后，放入阴凉处。

（三）膏剂保存

膏方服用时间较长，应放在冰箱冷藏较好。为防止膏滋药发霉变质，每次服用膏方时，应用干燥、清洁汤匙或固定汤匙，切不可将水分带入膏中，以避免膏滋药变质。一旦膏滋药发霉变质，切不可再食用。

（四）膏剂应用

冬季是膏滋药的传统食用季节，所以服用膏方常由冬至起直至九九结束。但也不绝对，有人也提出只要证情需要，条件许可，四季均可进补。

1. 开路方　在使用膏滋方之前，须经过望闻问切辨证分析后，根据各人原有的体质情况，给予调整，使之适应膏方的服用，这些先膏方而行的方药称为开路方。这是充分消化吸收膏方，获得良好疗效的关键。所以对脾胃运化失司，症见食欲不振、胸胁痞闷、食滞纳呆、舌淡苔厚腻等，以及脾胃气虚，运化乏力，湿邪内停者，先当健脾化湿，运化脾胃，为膏方的消化吸收创造有利条件。另外，开路方可以通过试探性的调补，通过观察服药后的反应，为确定最后调补膏方做好准备。

2. 服用方法

（1）冲服：取适量膏滋药，放在杯中，将沸水冲入搅拌溶化，即可食用。如膏药黏稠度较高，难以用沸水溶化者，则可采用炖烊方法，待其完全溶化后再服。也可用温热的黄酒冲入服用。

（2）调服：可将阿胶、龟甲胶等研细末，加适当黄酒或汤药等，隔水炖热，待完全溶化调和均匀后服用。

（3）含化：对一些特殊的膏药制剂，如青果膏等治疗咽喉部病证的膏药，可含在口中慢慢让其溶化，延长其在患部的作用时间，以充分发挥药效。

3. 膏剂服用时间　根据体质和证情的不同，可采用不同服用方法。

（1）空腹服：可使药物迅速被胃肠道吸收，及时发挥药物作用。《神农本草经》曰："病在四肢血脉者宜空腹而在旦。"当然对胃肠虚弱者，空腹服用，胃部有不适感时，则不应空腹服用，宜改为饭后服用。

（2）饭前服：可在饭前 30~60 分钟时服药。对于下焦病证，为使药力迅速下达，可选饭前服。但不能影响胃肠功能。

（3）饭后服：这是较为常用的一种服法，在饭后 15~30 分钟时服药，可以减少对胃肠的不良刺激。

（4）睡前服：用于安心养神、促进睡眠的服用方法，常在睡前 30 分钟左右服用。

4. 服用剂量　一般每次取一常用汤匙（约合 15~20ml）。对体质特别虚弱的老年人或有其他特别病证者，可适当减少剂量。

5. 注意事项

（1）外感疾病期间慎用：在外感疾病期间，不宜应用补膏，以防外邪留滞为患。或祛邪与补药同用，以攻补兼施，扶正不留邪。

（2）极度虚弱时慎用：体质极度虚弱者，当以缓补之剂调养，切不可峻补，以防虚不受补之弊。

（3）适当忌口：对膏方中含有人参等，宜忌萝卜；对滋补性膏滋药者宜少饮浓茶；服滋阴膏方者，宜少食辛热之品；服温阳膏方者，忌用寒性之品。

四、骨伤常用膏方

（一）脑气振伤

脑部外伤，日久气血两亏，髓海空虚，脑失所养，脑失所聪。症见头晕目眩，面色无华，胃纳不振，夜眠不安，舌淡苔白，脉细弱。治当补气养血，充养脑髓。

方药：党参150g，黄芪200g，白术150g，白芍150g，茯苓150g，当归150g，熟地150g，生地150g，川芎150g，天麻150g，酸枣仁150g，山药150g，大枣150g，柴胡100g，龙眼肉100g，枸杞子100g，郁金150g，陈皮100g，甘草100g，合欢皮100g，远志100g，黄精150g，丹参150g，石菖蒲150g，阿胶200g。

（二）骨质疏松症

年老体衰，肝肾亏虚，骨髓空虚，肝血不足，筋失濡养。症见腰部疼痛，两膝无力，行走不利，舌淡苔白，脉沉细。治当补益肝肾，强筋壮骨。

方药：黄芪200g，当归150g，白术150g，白芍150g，补骨脂150g，骨碎补150g，女贞子150g，菟丝子150g，牡蛎200g，牛膝150g，枸杞子100g，山药150g，茯苓150g，菊花150g，龟甲150g，山茱萸150g，杜仲150g，狗脊150g，丹参150g，胡桃肉200g，鸡血藤150g，桃仁120g，陈皮120g，甘草120g，阿胶200g。

（三）慢性腰痛

损伤日久，肝血不足，肾精亏虚，腰失所养。症见腰部酸痛，遇劳痛甚，两膝无力，舌淡齿痕苔白，脉弱无力。治当补益肾精，强健腰膝。

方药：党参150g，熟地150g，白芍150g，山药150g，菟丝子150g，枸杞子150g，杜仲150g，桑寄生150g，川芎150g，牛膝150g，千年健150g，山茱萸150g，当归150g，续断150g，肉苁蓉150g，女贞子150g，威灵仙150g，延胡索150g，陈皮100g，阿胶200g。

（四）关节痹证

肝肾不足，风寒瘀湿留注经络，痰瘀交阻。症见周身骨节疼痛，关节肿胀，活动不利，舌淡，紫黯苔白滑，脉沉迟。治当祛风湿，散瘀血，消肿胀，利关节。

方药：桃仁100g，红花100g，川芎100g，威灵仙150g，桑寄生150g，荆芥150g，防风150g，薏苡仁150g，白蒺藜150g，秦艽150g，独活150g，豨莶草150g，鸡血藤150g，络石藤150g，夜交藤150g，牛膝150g，续断150g，骨碎补150g，白芥子100g，杜仲150g，山药150g，胡桃肉150g，陈皮100g，阿胶200g。

（五）慢性跟痛症

肝肾不足，筋骨失濡，或瘀滞于内，经络阻滞。症见足跟疼痛日久，着地痛甚，难以行走，局部肿胀，舌淡，苔薄白。治当补益肝肾，行气活血，消肿止痛。

方药：党参150g，黄芪150g，白术150g，熟地150g，龟甲150g，女贞子150g，菟丝子150g，山药150g，川芎150g，丹参150g，桃仁150g，红花100g，牡丹皮160g，延胡索150g，络石藤150g，鸡血藤150g，牛膝150g，当归150g，桑寄生150g，胡桃肉150g，甘草100g，阿胶200g。

（六）施杞膏方选例

1. 颈椎病　不同证型的颈椎病，其病理变化各有特点，治疗当分证论治。

（1）神经根型颈椎病：主要症状是痛和麻，而在膏方治疗阶段一般属于缓解期。该病主要病机是气血亏虚，痰瘀闭阻，经脉不通，属本虚标实之证。病程较短，偏实者治以活血祛瘀、祛风除湿、通痹止痛，方用益元舒筋煎（由圣愈汤合身痛逐瘀汤化裁）加减；病程较长者，偏虚多见，治以祛风湿、止痹痛、益肝肾、补气血，方用益元养身煎（由圣愈汤合独活寄生汤化裁）加减，疼痛麻木症状较重者可加用通络煎祛瘀通络。

（2）脊髓型颈椎病：当从"痉""痿"论治，重点应观察患者肌张力的高低和肌力的强弱。肌张力增高、肌力降低，从"痉"论治，此乃恶血留于肝经，气机受阻，肝气不舒所致，治以活血祛瘀、疏肝通络，方用益元解痉煎（由圣愈汤合复元活血汤化裁）加减；肌张力降低、肌力降低，当从"痿"论治，主要病机为气阴两亏，经脉失养，治以益肾阴、补肾阳、化痰通络，方用益元养痿煎（由圣愈汤合地黄饮子化裁）加减。

（3）椎动脉型颈椎病：主要症状为眩晕，常见于头项旋转时，治以平肝息风、养阴清热、补益肝肾，方用益元通脉煎（由圣愈汤合天麻钩藤饮化裁）加减。伴有头痛，颈项肩部四肢麻木、刺痛等痰瘀互结证者，可合用血府逐瘀汤，活血行气、逐瘀化痰；伴有头胀、头重如蒙，恶心欲呕，胸脘痞闷等痰湿中阻证者，可合用半夏白术天麻汤，健脾燥湿、息风化痰；伴有口苦胁痛虚烦不眠、眩晕心悸、痰多泛恶呃逆、颈项酸楚不舒等湿热内扰证者，可合用温胆汤，清胆化痰、理气和胃；伴有头晕乏力、倦怠神疲等气血亏虚证者，可合用益气聪明汤，益气养血、提升清阳。

2. 腰椎间盘突出症　本病属本虚标实之证。偏实者，症见腰背疼痛、下肢麻木较重，治疗重在祛瘀通络、益气活血，方用益元舒筋煎合止痉散、乌头汤加减。偏虚者，治以祛风湿、止痹痛、益肝肾、补气血，方用益元养身煎加减。偏肾阴虚者，宜滋阴补肾、柔肝益精，可合用左归丸，或用益元滋肾煎（由圣愈汤合左归丸化裁）加减。偏肾阳虚者，宜温补肝肾、充养精髓，可合用右归丸，或用益元温肾煎（由圣愈汤合右归丸化裁）加减。患者后期麻木迁延不愈者，可加用三藤饮（鸡血藤、青风藤、络石藤）、生薏苡仁、三七粉、蟾蜍皮；症状较重、经济盈余者，可加用珍珠粉、人工牛黄、人工麝香。

3. 腰椎管狭窄症　主要症状为间歇性跛行，腰部后伸受限及疼痛。多为继发性病变，可由椎间盘突出的慢性期、轻度腰椎滑脱、椎管粘连及蛛网膜炎所致，主要引起椎管内脂肪堆积，微循环障碍。治疗基本同腰椎间盘突出症。对于骨质疏松压缩骨折所致者，可加促进成骨细胞（淫羊藿、蛇床子、骨碎补、自然铜、地鳖虫等）、抑制破骨细胞（知母、黄柏）之品；对于雌激素水平较低者，可加二仙汤、首乌、知母；对于症状较重者，可加化痰利水药（泽兰、泽泻、泽漆、葶苈子、防己等）。

4. 腰肌劳损　该病多见于中老年人，以腰部隐痛反复发作，伴有酸楚乏力，劳累后加重，休息后缓解为主要表现，属本虚标实之证，治以祛风湿、止痹痛、益肝肾、补气血，方用益元养身煎加减。偏肾阴虚者，宜滋阴补肾，可合用左归丸，或用益元滋肾煎加减；偏肾阳虚者，宜温补肾阳，可合用右归丸，或用益元温肾煎加减；腰背酸楚怕冷较甚者，治以温阳补血、散寒通痹，加用阳和汤、麻桂温经汤。

5. 强直性脊柱炎　主要出现腰椎活动受限，胸腰部和腰骶部疼痛、僵硬等症状。此病之始乃因先天禀赋不足或后天摄养失调，风、寒、湿、热、痰、瘀、毒之邪乘虚袭入，以致气血不通、筋脉闭阻、肝肾亏虚、督脉失荣，属本虚标实之证。以瘀血阻络为主者，治以益气化瘀、通痹止痛，方用益元舒筋煎；湿热阻络者，治以清热利湿、祛风通络为主，兼以益气化瘀、健脾疏肝，方用益元祛痹煎（由圣愈汤合当归拈痛汤组成）加减；寒湿痹阻者，治以散寒通滞、温阳补肾为主，兼以益气疏肝，方用益元温经煎（由圣愈汤合阳和汤组成）加减。患者症状较重，可加用通络之品，如通络煎（粉葛根、青风藤、威灵仙、老鹳草、豨莶草、络石藤）或露蜂房、全蝎、蜈蚣；痰湿较重者，加僵蚕、白芥子、制南星等。

6. **骨质疏松症**　骨质疏松症的本体症状以腰背酸痛为主，常伴有身高缩短、驼背，严重者引起脊柱的应力降低，甚则发生骨折。治疗应壮筋健骨，益脾强肌为主。原发性骨质疏松症多与冲任失调有关，常伴有痰、瘀、寒、湿等外邪犯病，用益元养身煎加减。偏肾阴虚者，宜滋阴补肾，可合用左归丸，或用益元滋肾煎加减；偏肾阳虚者，宜温补肾阳，可合用右归丸，或用益元温肾煎加减。

7. **膝骨关节炎**　主要临床表现为肿胀、疼痛、酸楚，应注重三期辨证。早期肿胀疼痛、关节不舒，滑膜炎病变为主，治疗宜活血利水通络，方用益元舒筋煎合防己黄芪汤、三妙丸加减；中期以关节酸痛为主，疼痛肿胀减轻，平地行走正常，上下楼梯疼痛，此期乃关节软骨及韧带、半月板劳损所致；后期以关节乏力、行走酸软为主，主要由骨质增生和骨质疏松病变所致。对于中后期，多以气血辨证为基础，结合脏腑阴阳理论，在调和气血的基础上注重滋阴补阳，偏肾阴虚者，宜滋阴补肾，可用益元滋肾煎加减；偏肾阳虚者，宜温补肝肾，可用益元温肾煎加减。另外，症状较重者，可加用通络煎祛瘀通络，三妙丸、三泽（泽兰、泽泻、泽漆）等化湿利水。

8. **股骨头缺血性坏死**　以髋部疼痛、关节功能障碍为主要临床表现，常由创伤、脱位、皮质类固醇的应用及酗酒引起，导致气滞血瘀、痰湿蕴结、肝肾亏虚而发病。施杞认为，本病的治疗应气血并重、筋骨同治、痰瘀兼祛、补益肝肾。早期以气滞血瘀为主者，应益气化瘀通络，方用益元舒筋煎加减；中期以痰湿蕴结为主者，治以化痰利水通络，圣愈汤合防己黄芪汤加白芥子、制南星、生薏苡仁、炙僵蚕等；后期以肝肾亏虚为主者，治以补养肝肾、化瘀通络，方用益元养身煎加减，加用促进骨形成、抑制骨丢失的补肾药。

第十节　外　用　药

中药外治法在我国有着悠久的历史，它是作用于体表的皮肤等组织，通过气血、经络等吸收，运循于肌肉、筋骨、脏腑而达到防病治病的一种传统中医疗法。

一、概论

外治法的应用，早在《黄帝内经》中已有论及。如《灵枢·经筋》云："治之以马膏，膏其急者，以白酒和桂，以涂其缓者。"《灵枢·痈疽》中已有"疏砭之，涂以豕膏"的记载。可见在远古时代，人们已开始应用油脂、白酒和桂涂于皮肤以治病。1972 年11 月在甘肃武威旱滩坡发掘的汉墓中，出土我国东汉时期有关医学的简牍，其中已有用膏药治病的记载。1973 年在湖南长沙马王堆 3 号汉墓出土了一批帛书和竹、木简，其中有《五十二病方》《养生方》《杂疗方》《杂禁方》等方书，尤其成书于战国晚期的《五十二病方》不仅内容丰富，而且保存也好，堪称现存最古老的方书。全书共有医方283 个，用药达 242 种，涉及临床各科病证；方药的用法，既有内服，也有外用；内服有丸、汤、饮。散等剂型；外用剂型有敷、浴、蒸、熨等。东汉著名医学家张仲景在《伤寒杂病论》中也提出"四肢才觉重滞，即导引吐纳针灸膏摩，勿令九窍闭塞"，包括了以外用膏药治病的方法。晋代葛洪在《抱朴子内篇》中载有大量的制膏内容，出现了黑膏药的临床应用。

唐代，外用药物进一步发展，现存最早的伤科专著蔺道人的《仙授理伤续断秘方》就已介绍了洗、贴、掺、揩外用法和方药。孙思邈的《千金翼方》、王焘的《外台秘要》中都记录了许多外治软膏方剂。《千金翼方》还详细阐述制膏方法："内油铜器中，微火煎之，至明旦看油减一分，下黄丹，消尽，下蜡令沫消，膏成。"其提出的制膏步骤对膏药的发展起着重要的作用。宋代，大型医著层出，最具代表性的就是由官府编著的《太平圣惠方》，其对痈疽、金创、损折等都专列篇章，对其病因病机、辨证论治作详尽论述，在治疗方法上除了大量的内服方剂，还载录了软膏、硬膏等各种外用方剂，如通神膏等，同时还介绍了制作方法。尤其值得重视的是，提出以"滴在水中药不散""滴于水中如珠"判断膏药成熟与否，对后世的制膏技术发展有重要的指导价值。此外，在外用药的选药组方上，也比以前更为丰富，如太乙膏等用药达十多味，远多于以前外用方剂，使外用药的治疗范围更为广泛。

明代，李时珍的《本草纲目》、陈实功的《外科正宗》都记载了大量外用药方如"加味太乙膏""琥珀膏"等。汪机在《外科理例》中也提出："……如不消，即以琥珀膏贴之"，"肺痈已破，入风者不治，或用太乙膏"。

清代，外用药物有了更大发展，应用更为广泛。吴谦在《医宗金鉴》中列举了许多外用方，至今为临床所应用。此外，还出现了外用药专著，如吴尚先的《理瀹骈文》提出"外治之理即内治之理，外治之药即内治之药"，明确说明中医外治法与内治法在病因、病机、辨证用药上是相同的，只是给药方法、吸收途径不同而已，并创造出了白膏药、松香膏药等膏剂类型。对膏药的作用机理，吴尚先认为："凡病所集聚之处，拔之则病自出，无深入内陷之患；病所经由之处，截之则邪自断，无妄行传变之虞。"徐灵胎说："今所用之膏药，古人谓之薄贴，其用大端有二：一以治表，一以治里。治表者，如呼脓祛腐，止痛生肌并遮风护肉之类，其膏宜轻薄日换。治里者，或驱风寒，或和气血，或消痰痞，或壮筋骨，其方甚灵，药亦随病加减，其膏宜重厚久贴。"从而阐明了外治法的理论基础及作用原理，为外治法的发展奠定了理论基础。中医外治法经过长期实践而逐渐建立发展起来具有特色的医疗方法之一，在数千年的医疗实践中，发挥了巨大的医疗作用，并经历代医家不断更新、补充下日趋丰富，至今已成为中医骨伤科的重要理伤治法之一。

随着现代科学的进步，对膏药的制作、药理、疗效、作用等方面作了深入研究。张建宝等研究显示，川乌药炸至100℃（药材不变色）及200℃（外表棕黄内部不变色）时，药油中均不能检出生物碱，当炸料至300℃时（外枯内焦黄）及350℃（内外枯黑）时，药油中能明显检出生物碱，说明药材熬炼至"外枯内焦黄"有其科学性。在熬炼药材植物油的选择上，陈馥馨等研究认为熬炼药材的植物油当首选芝麻油，其膏质量最好，其次为花生、葵花子等，而芥子、棉籽、油菜籽等熬膏不甚理想。在基质的选择上，王凯良等作了大量研究，采用高分子原料聚氯己烯加增塑剂做成类似橡胶的弹性体，再加黏性剂、软化剂、填料等制成新基质以代替传统含铅离子的黑膏药基质，为制膏基质的进步作出重要贡献。赵洪武等对如意金黄散黑膏药的制作，采用低温醇渗漉法提取药料和复方高分子基质及促渗透剂氮酮，经两者比较，发现其性能，经皮吸收和临床疗效的比较，均明显优于原制作法的黑膏药。费炳红等改进了黑膏药的去火毒法，结果显示，新方法的产品质地柔韧适宜，疗效良好，对皮肤也无不良刺激。对其作用机制进行研究，认为贴于体表的膏药可以刺激神经末梢，扩张血管，促进局部血液循环，改善周围组织营养，达到消肿、消炎和镇痛的目的。同时，因药物直接贴于损伤患处，其药力可通过皮肤渗透患处，使病变局部内的药物浓度显著高于血药浓度，药物发挥作用充分，奏效迅捷，同时在外给药还可避免因口服给药导致药物在体内沿途受到化学物质或酶的分解破坏之弊，同时药物穿通皮肤后，经过血管或淋巴管进入体循环，也可对全身产生药物作用。还有对机体毒副作用小、制剂成本相对较低、使用方便等优点，是值得推广的一种治法。

二、外用药物分类应用

临床外用药物大致可分为敷贴药、搽擦药、熏洗湿敷药与热熨药。

（一）敷贴药

把药物敷贴在损伤局部，使药力直接作用在所需部位，从而达到最佳疗伤之效。对于不同病因，当选用不同作用的药膏。如对于损伤日久之劳伤、陈伤者，当选接骨续筋膏等以补肾壮骨，养肝濡筋；对风寒湿邪入侵者，当选用温经通络膏等以温经散寒，除湿祛风；对于损伤日久，关节活动不利者，当选舒筋活络药膏等以舒筋活络，通利关节。可分为膏药、药膏。

1. 膏药　膏药又称薄贴，将药物直接施于患者体表穴位或患处，系中医丸、散、膏、汤、丹五大剂型之一，在中医治疗上有着悠久历史，属于中医传统治疗方法之一，是外治法最常见、效果最好的一种治法。清代徐大椿曰："汤药不足尽病，用膏药贴之，闭塞其气，使药性从毛孔而入其腠理，通经活络，或提而出之，或攻而散之，较服药尤为有力。"膏药不仅起效快，疗效确切，还具有保质期长、便于携带、毒副作用小、使用安全等特点，尤其适用于慢性风湿痹痛者，所以是骨伤科中较为常用的一种剂型。

（1）制作：先加热植物油至微热，投入所选择的药材，需完全浸没于植物油中，加热并搅拌，熬炼至药材呈内部焦黄、外部深褐色为度，去渣存油，继续加热至滴水成珠状，离火下丹，同方向搅拌成黏稠膏体，其膏质应老嫩适度，即适当加温后，易粘贴于患处皮肤之上，揭之易落者为佳。制膏成型后，放其入冷水中7天，每天换水。最后取膏药团块，置适宜容器中，在水浴上融化，用竹签蘸取规定量的膏药，摊涂于纸或布等材料上，折合包装，置阴凉处贮藏备用。

（2）功用：中医认为膏药具有活血化瘀，祛风散寒，舒经通络，强筋壮骨等作用。现代研究认为，膏药能扩张血管，促进局部血液循环，改善周围组织营养，达到消炎止痛、利水消肿的作用。每类膏药都有其独特的药理作用以适应不同的病证。

1）跌仆闪挫，筋骨损伤所致的局部肿胀，疼痛剧烈，关节活动不利者，可用接骨膏类，以活血化瘀，消肿止痛。

2）伤后骨接未坚，疼痛未净者，可外用坚骨壮筋膏等，以接骨续筋，消肿止痛。

3）伤后瘀留于内，瘀痰化热，或邪毒入侵所引起的红肿疼痛，可用太乙膏类，以清热解毒，拔毒消肿。

4）伤后复感外毒，热毒日久，腐肉成脓致局部红肿热痛，肿痛难忍者，可用橡皮膏等，以清热拔毒，去腐生新。

5）风寒入侵，留注经络之腰痛隐隐，两膝酸软，遇寒痛甚，遇热痛减，可用伤湿宝珍膏，以散寒除湿，祛风止痛。

6）劳累日积，气血不畅之慢性腰痛，遇劳痛甚，休息痛减，可用狗皮膏药或追风膏，以行气活血，通络止痛。

（3）应用：应用方法包括揭膏药、贴膏药和换膏药。

1）揭膏药：一手按住皮肤，一手持膏药边缘慢慢往下方揭脱。如皮肤上残留少许膏药，可用热水清洗即可。

2）贴膏药：先在损伤局部部位，用75%乙醇溶液消毒，再将折合的膏药摊开，放在小火上烘软，如有需要加用散药者，可把其均匀撒在烘软的膏药表面后，再反复折合，使药粉完全混入其间，待其温度和皮肤温度相同时，敷贴于患处。

3）换膏药：一般布质膏药可反复使用3~5天，纸质膏药可用1~2天

（4）注意：若贴药处皮肤有红肿、明显瘙痒，可能为皮肤过敏，应停止应用膏药；孕妇要慎用，因膏药中的芳香走窜之剂，有强烈的活血作用，故尤其忌贴在脐、腰、腹部；在贴膏药期间，应忌食生冷食物；不用的膏药可贮放在阴凉干燥处。

（5）常用膏药举例

1）太乙膏

【药物组成】玄参、白芷、归身、肉桂、赤芍、大黄、生地、土木鳖、阿魏、轻粉、柳槐枝、血余炭。

【功用主治】清热解毒，排脓消肿，生肌敛疮。主治疮疡破溃，或肿疡初起者。

2）化坚膏

【药物组成】昆布、海藻、桃仁、红花、半夏、乳香、黄连、大黄、没药、黄柏、知母、寸香、瓦茎（煅）各等分，活脚鱼（不拘大小）1个，苋菜1把。

【功用主治】散结消肿，祛风除湿。主治行走作痛，心胸胀闷，气胀吼喘。

3）伤湿宝珍膏

【药物组成】大黄、细辛、高良姜、白芷、肉桂、独活、干姜、辛夷、青皮、桂枝、丹皮、丁香、乳香、没药、檀香、荆芥、芸香、山奈。

【功用主治】祛风除湿，温经通络。用于跌打损伤，或风寒湿之关节疼痛、肩背酸痛、腰膝酸软等。

4）金不换膏

【药物组成】川芎、大黄、天麻、地黄、栀子、生川乌、熟地黄、薄荷、生草乌、白芷、木通、威灵仙、当归、玄参、香加皮、白术、杜仲、青风藤、五味子、陈皮、山药、穿山甲、香附、远志、枳壳、乌药、猪苓、甘草、生半夏、青皮、前胡、麻黄、细辛、藁本、连翘、知母、牛膝、苍术、防风、续断、赤石脂、浙贝母、何首乌、泽泻、羌活、黄芩、独活、黄连、金银花、黄柏、僵蚕、楮实子、川楝子（打碎）、桑枝、荆芥、蒺藜、苦参、地榆、大枫子（打碎）、赤芍、桃枝、榆树枝、槐枝、桔梗、苦杏仁、苍耳子、柳枝、桃仁、茵陈、白蔹、蜈蚣、乳香、（制）没药、（制）血竭、轻粉、樟脑。

【功用主治】祛风散寒，活血止痛。主治跌打损伤，闪腰岔气，引起的肢体麻木，腰腿疼痛，肢体麻木等。

5）定痛膏

【药物组成】芙蓉叶、紫金皮、独活、南星（生）、白芷。

【功用主治】祛风除湿，消肿止痛。主治跌打损伤，局部疼痛，关节酸楚，活动不利等。

6）万应膏

【药物组成】薄荷脑、薄荷油、桉叶油、樟脑、白樟油、橄榄油、冬青油等30多种中草药组成。

【功用主治】止痛消炎，舒筋活络。主治跌打伤痛，或风湿内留之肌肉疲劳，筋骨酸痛等。

7）万灵膏

【药物组成】白芷、赤芍药、大黄、人参、黄连、白芍药、草乌、桔梗、苦参、川芎、生地黄、川椒、胎发、穿山甲、熟地黄、槐子、杏仁、当归、蓖麻（去皮）、巴豆（去皮）、黄柏（去皮）、木鳖（去皮）、橘皮、生川乌。

【功用主治】祛风湿，消肿痛。主治打仆伤损，肩背，腰腿疼痛，中风左瘫右痪，口眼㖞斜，语言不正等。

8）损伤风湿膏

【药物组成】生川乌、生草乌、生南星、生半夏、细辛、当归、黄金子、紫荆皮、生地、红花、丹皮、落得打、白芥子、苏木、桃仁、桂枝、僵蚕、青皮、甘松、木瓜、山奈、地龙、乳香、没药、羌活、独活、川芎、白芷、木鳖子、山甲片、川断、山栀、地鳖虫、骨碎补、赤石脂、苍术。

【功用主治】祛风湿，通经络，强筋骨，利关节。主治风寒湿痹之周身酸痛、关节不利、行动无力等。

9）狗皮膏

【药物组成】生川乌、生草乌、羌活、独活、青风藤、五加皮、防风、威灵仙、苍术、蛇床子、麻黄、高良姜、小茴香、官桂、当归、赤芍、木瓜、苏木、大黄、油松节、续断、川芎、白芷、乳香、没药、冰片、樟脑、丁香、肉桂。

【功用主治】祛散风寒，活血止痛。主治风寒湿邪、气血瘀滞所致的痹证，四肢麻木、腰腿疼痛、筋脉拘挛；或跌打损伤，闪腰岔气、腰部肿痛、转动不利等。

2. 药膏　又称软膏，是指将研成细粉状的药物加入凡士林、蜂蜡、动物油、植物油等基质中，制成容易涂布于皮肤或创面而对皮肤等无刺激的半流体状外用制剂。

（1）制作：软膏制作根据其处方内的药物不同，制法也随之不同，一般有三种制法：

1）研合法：用于处方中主药不宜加热者。先把处方药物研磨成细粉，再选择在常温下稠度适中的基质加入其中，与药物均匀混合，调匀至糊状即可

2）溶合法：用于主药可溶于基质者；或软膏中含有的各基质具有不同熔点；或处方药物需用基质加热提取有效成分者。先加热溶化所需的软膏基质，对于熔点不同的基质，应加入熔点较高的基质，如蜂蜡、石蜡等，随后加入熔点较低的基质如凡士林、羊毛脂等熔融。再分次加入药物细粉到已加热的基质中，为防有些药材的不溶性，沉淀于底部，造成软膏的药物分布不均匀，所以应不断搅拌，直至冷凝即可。

3）乳化法：用于处方药物中含有水溶性和油溶性两类药物。先把油溶性药物加热至约80℃炼熔，再把水溶性物质置于水中，加热至约80℃炼熔，再把两者混合，并不断搅拌至冷凝即可。

（2）功用：功能活血化瘀、消肿止痛、通络舒筋、接骨续筋、温通经脉、清热解毒等。由于其适应证广、疗效确实、制作简单、应用方便、价格低廉等优点，故深受医家重视和病家欢迎。对于不同证候，当选用相应的敷药。

1）损伤初期，气滞血瘀，经脉受阻，疼痛难忍、瘀青肿胀、活动受限者，可选三色敷药，以行气活血，消肿止痛。

2）跌仆挫伤，骨损筋伤、肿胀明显、动则痛甚，可选接骨续筋膏，以活血消肿，接骨续筋。

3）伤后气血未畅，筋脉未舒、疼痛稍减、瘀肿未净、活动不利者，可选消瘀止痛膏，以活血止痛，化瘀消肿。

4）伤后日久，固定不动、关节活动受限，可选舒筋活络药膏，以活血舒筋，通利关节。

5）瘀血内滞，郁久化热，局部红热肿痛、活动不利，可选金黄膏外敷以清热解毒，化瘀消肿。

6）损伤日久，复感寒湿之邪，肢体沉重、遇寒痛甚、遇热痛减，可选温经膏，以温通经络，通利关节。

（3）应用：临床应用主要包括以下几方面。

1）清洁损伤部位，并待皮肤干燥后，敷贴药膏。

2）在桑皮纸上，按损伤部位摊涂药物，其范围应全部覆盖损伤部位，并且药面平整，厚度适中，在药面上覆盖一张薄而通透性强的棉纸，这样既能减少药物对皮肤的刺激，又方便取下。

3）一般 2~3 天换药。

（4）注意：临床注意事项主要包括以下几方面。

1）敷药前，清洁皮肤，保持皮肤干燥。

2）敷药后，有皮肤红肿、灼痛等皮肤过敏者，当停止应用。

3）一般 2~3 天更换，夏天可 1~2 天更换。

（5）常用药膏举例

1）消瘀膏

【药物组成】大黄1份，栀子2份，木瓜4份，蒲公英4份，姜黄4份，黄柏6份，蜜糖适量。

【功用主治】活血祛瘀，消肿止痛。主治外伤初起，局部肿痛、转侧不利、动辄痛甚等。

2）三色敷药

【药物组成】黄荆子、紫荆皮、全当归、五加皮、木瓜、丹参、羌活、赤芍、白芷、片姜黄、独活、甘草、秦艽、天花粉、怀牛膝、川芎、连翘、威灵仙、木防己、防风、马钱子。

【功用主治】活血消肿，接骨续筋，通利关节。主治损伤初起，疼痛显著、肿胀明显、局部瘀斑、青紫、活动不利等。

3）舒筋活络

【药物组成】赤芍、红花、南星、生蒲黄、旋覆花、苏木、生草乌、生川乌、羌活、独活、生半夏、生栀子、生大黄、生木瓜、路路通。

【功用主治】活血止痛，通络止痛。主治：跌打损伤，局部肿痛、筋骨酸楚、关节肿痛等。

4）活血散

【药物组成】水蛭、䗪虫、延胡索、鸡内金、黄芪、白及、柴胡、丁香、黄连。

【功用主治】疏肝理气，活血化瘀。主治跌打损伤、肿痛明显、局部瘀斑青紫、关节活动受限等。

5）接骨续筋药膏

【药物组成】自然铜、荆芥、防风、五加皮、皂角、茜草、川断、羌活、独活、乳香、没药、桂枝、白及、血竭、硼砂、螃蟹末、骨碎补、接骨木、红花、赤芍、活地鳖虫。

【功用主治】续骨接筋。主治骨折筋伤之中期，症见肿痛渐消、关节僵硬、活动不利等。

6）清营膏

【药物组成】生大黄、生川柏、黄芩、东丹、天花粉、滑石、芙蓉叶。

【功用主治】清热凉血，消肿止痛。损伤之后，瘀久化热；或外感热毒，症见局部红肿热痛、遇凉痛减、遇热痛甚、肢体伸屈不利等。

7）双柏膏

【药物组成】侧柏叶、黄柏、大黄、薄荷、泽兰。

【功用主治】清热解毒，活血止痛。主治伤后早期，局部红肿热痛，皮肤未破溃者。

8）四黄散

【药物组成】黄连、黄芩、黄柏、大黄。

【功用主治】清热解毒，消肿止痛。主治伤后初起。热毒内蕴、局部红肿热痛、肢体活动受限等。

9）金黄散

【药物组成】姜黄、大黄、黄柏、苍术、厚朴、陈皮、甘草、生天南星、白芷、天花粉。

【功用主治】清热解毒，消肿止痛。主治跌打损伤，复感热毒，瘀滞肌肤，症见肌肤红肿热痛、肢体活动不利等。

10）温经通络膏

【药物组成】乳香、没药、麻黄、马钱子。

【功用主治】温经散寒，通络止痛。主治风寒湿痹之关节酸痛、行动不利、喜温喜暖、遇寒痛甚等。

（二）药散

药散又称掺药。把处方药物研成极细粉末，存放于干燥容器中，需要时均匀掺于伤口、或敷药、或膏药上应用。

1. 制作 按处方要求选取药物，洗净后烘干，然后研磨成极细粉末状，存放于干净容器中备用。

2. 功用 功能拔毒祛脓，生肌长肉，活血止痛，收口止血，温经散寒。它可以单独使用，也常与膏药、敷药结合使用，临床应用十分广泛。对于伤口被邪毒所侵，肉腐化脓者，根据腐肉程度分别选取不同比例的掺药，如创口初起，腐肉较多则选七三丹以加强祛腐之力；腐肉稍减，则用八二丹加速排脓；腐肉渐净则选九一丹排脓生肌；腐肉已净，创口未愈者，选用生肌散以促进创口愈合。

3. 应用 临床应用主要包括以下方面。

（1）单独使用时，应均匀掺在伤口上。

（2）与敷药合用时，可均匀掺在敷药表面，然后贴于患处。

（3）与药膏合用时，先把膏药加温软化，把药粉掺于膏药上，再反复折叠，务使药粉完全混合于膏药中，趁热把它贴于患处。

4. 注意　药物剂量要适中，如直接掺在伤口上，以基本覆盖损伤部位为宜；如调在膏药上应用，则必须与膏药充分拌均匀。

5. 常用药散举例

（1）七三丹

【药物组成】熟石膏7份，升丹3份。

【功用主治】祛腐排脓，提脓去毒。主治伤口感染，流脓未净，腐肉未清。

（2）九二丹

【药物组成】熟石膏9份，升丹1份。

【功用主治】祛腐排脓，去毒生新。主治伤口感染，脓液已少，腐肉已减。

（3）丁桂散

【药物组成】丁香、肉桂各等份。

【功用主治】温通经络，祛风散寒。主治风寒入络，局部肿痛，遇寒更甚，得温痛减等。

（4）四生散

【药物组成】生南星、生川乌、生白附子、生半夏。

【功用主治】祛风散寒，化痰解毒。主治跌打损伤，复感寒湿之周身酸痛，关节肿痛、肢体沉重等。

（5）生肌八宝散

【药物组成】煅石膏、赤石脂、东丹、龙骨、血竭、东丹、乳香、没药。

【功用主治】敛疮生肌。主治伤口脓液已清，疮口未敛之证。

（6）生肌散

【药物组成】制炉甘石、滴乳石、滑石、琥珀、朱砂、冰片。

【功用主治】祛腐生新，收敛疮口。主治脓已清，疮口未愈。

（7）玉真散

【药物组成】生南星、防风、白芷、羌活、天麻、白附子。

【功用主治】祛风解痉，息风镇痉。主治风邪内侵、四肢抽搐、角弓反张等。

（8）桂麝散

【药物组成】麻黄、细辛、肉桂、半夏、丁香、牙皂、生南星、冰片、麝香。

【功用主治】温化痰湿，消肿止痛，主治跌打损伤，寒湿入络，局部肿痛、关节沉重等。

（9）桃花散

【药物组成】白石灰、大黄。

【功用主治】凉血止血。主治外伤所致出血之证。

（10）如圣金刀散

【药物组成】松香、生矾、枯矾。

【功用主治】祛风燥湿，止血收口。主治疮面未愈、脓液未净、渗血不止等。

（三）熏洗湿敷药

熏洗湿敷是中医骨伤科治疗的一大特色，在骨伤科领域中运用十分广泛。损伤早期的病机以经脉受伤，气血不畅，气血瘀滞为主，治则为行气通络、活血祛瘀，方药以理气活血、化瘀止痛等剂为主。中期气血未畅，瘀滞未净，肿胀未消，治当调气和营、活血通络，方药以和营舒筋药物为主。后期因损伤日久，必伤气耗血，肝肾两亏，骨痿筋软，治当补气养血、补益肝肾，方药以强筋壮骨药物为主。临床应用包括热敷熏洗和湿敷洗涤两种方法

1. 熏洗　熏洗有着悠久的历史，是中医外治法的重要组成部分。根据不同病证，运用中医的整体观、辨证论治治则，选取适当的中药，煮沸之后所产生的蒸气熏蒸患者全身或局部，利用皮肤的生理特点，使中药药性随蒸汽的作用，通过皮肤表层吸收进入血液循环而发挥药理效应来达到防治病证的目的。它集中医药疗、热疗、汽疗、中药离子渗透治疗等多种功能，融热度、湿度、药物浓度于一体，对证施治。实践证明，中药熏蒸疗法作用直接，疗效确切，适应证广，无毒副作用，可有效治疗多种骨伤疾病。常用于颈椎病、肩周炎、腰椎间盘突出症、膝骨关节炎、强直性脊柱炎、风寒湿性关节痛等。但对严重高血压、心脏病、各种肿瘤、骨结核、高龄者等，不宜应用

（1）制作：将药物置于锅或盆中加水煮沸后熏洗患处。

（2）功用：舒松关节筋络，疏导腠理，流通气血，活血止痛。适用于强直拘挛，酸痛麻木或损伤兼夹风湿者，多用于四肢关节的损伤，对腰背部可视具体情况而酌用。

1）对刚煮沸的药液，先用熏蒸的方法。

2）待药液温度降至与体温相同时，则采用洗涤的方法。

（3）注意：要注意药液温度，切忌烫伤皮肤。

（4）常用熏洗方举例

1）散瘀和伤汤

【药物组成】红花、生半夏、甘草、骨碎补、木鳖。

【功用主治】活血祛瘀，消炎止痛。主治各类损伤，瘀滞疼痛、肤有瘀斑青紫、肢体肿胀等。

2）海桐皮汤

【药物组成】海桐皮、透骨草、乳香、没药、当归、川椒、红花、川芎、甘草、威灵仙、防风、白芷。

【功用主治】行气活血，通络止痛。主治跌打损伤，瘀滞肿胀、局部疼痛、关节活动不利。

3）上肢洗方

【药物组成】伸筋草、透骨草、荆芥、防风、红花、千年健、刘寄奴、桂枝、川芎、威灵仙、苏木。

【功用主治】活血止痛，舒筋通络。主治伤后日久，关节僵硬、局部疼痛、行动不利等。

4）下肢洗方

【药物组成】伸筋草、透骨草、三棱、海桐皮、秦艽、苏木、红花、木瓜、牛膝。

【功用主治】行气活血止痛，舒筋止痛。主治跌仆损伤，固定日久，关节僵硬、局部疼痛、活动受限等。

5）八仙逍遥汤

【药物组成】荆芥、防风、川芎、甘草、当归、苍术、丹皮、川椒、黄柏、苦参。

【功用主治】活血祛瘀，祛风通络。主治损伤之后，复感风寒，湿留经络、周身酸痛、活动不利等。

2. 湿敷洗涤法　湿敷，也称溻渍。采用选定药物制成溶液，用于肢体的各种开放性损伤，以洗涤伤口，防止感染。正如《外科精义》所曰："其在四肢者溻渍之，其在腰背者淋射之，其在下部浴渍之。"

（1）制作：取所需药物，按处方用量配给，以清水盖过药面，煮沸后以中火维持15~20分钟，待冷却后，取药液储存备用。

（2）功用：清热解毒，清洁创面，祛腐生新。常用于开放性伤口，或感染伤口洗涤，以促进创面愈合。

（3）应用：多用于创伤，使用方法是以净帛或新棉蘸药水渍其患处。临床上把药物制成水溶液，洗涤创面。

（4）注意：每次需更换药液。

（5）常用湿敷洗涤举例：黄柏、或蒲公英、或野菊花等煎水。功能清热解毒，排脓敛疮。主治伤口化脓，排脓不净，疮口不敛。

（四）搽擦类药

《素问·血气形志》云："经络不通，病生于不仁，治之以按摩醪药。"醪药就是用来配合按摩而涂擦的药酒。搽擦类药可直接涂擦于伤处或在施行理筋手法时配合外用。常用的有活血酒、舒筋止痛水等。酒有活血止痛、舒筋活络、追风祛寒的作用。搽擦类药可分为酒剂搽擦药和油膏或油剂搽擦药。

1. 酒剂搽擦药

（1）制作：用酒、醋浸泡所选药物，酒醋比例为8：2，或单独用酒，或单用醋均可。浸泡时间为2~4周，取液储存备用。

（2）功用：活血化瘀，通络止痛，祛风散寒。主治风寒湿痹，或跌仆损伤之局部疼痛，关节酸楚，肢体沉重等。

（3）应用：可将药液直接涂擦于损伤部位，直至皮肤泛红，有发热感。

（4）注意：皮肤破损者禁用。使用后，如有丘疹、皮肤燥痒等过敏现象，应立即停用，并及时洗干净皮肤。

（5）酒剂搽擦药常用方举例

1）活血酒

【药物组成】乳香、没药、血竭、贝母、羌活、木香、厚朴、制川乌、制草乌、白芷、生香附、紫荆皮、自然铜、独活、续断、川芎、木瓜、肉桂、当归、白酒。

【功用主治】行气活血，消肿止痛。主治损伤早、中期，肢体瘀肿、疼痛、活动受限等。

2）舒筋止痛水

【药物组成】三七、三棱、红花、生草乌、生川乌、当归、五加皮、木瓜、牛膝、樟脑。

【功用主治】活血通络，舒筋利关节。主治跌打扭伤，肢体肿痛、活动不利等。

3）伤筋药水

【药物组成】生草乌、生川乌、羌活、独活、生半夏、栀子、大黄、木瓜、路路通、蒲黄、樟脑、苏木、赤芍、南星、白酒。

【功用主治】活血止痛，舒筋通络。主治损伤致筋脉短缩、肢体拘急、关节僵硬、伸屈不利等。

4）旧伤洗剂

【药物组成】生草乌、生川乌、羌活、独活、三棱、泽兰、肉桂、当归、桃仁、红花、乌药、牛膝。

【功用主治】活血化瘀，祛风止痛。主治陈伤劳伤，肢体拘急、局部酸痛、活动不利等。

5）四肢损伤洗方

【药物组成】桑枝、桂枝、伸筋草、透骨草、木瓜、牛膝、乳香、没药、红花、羌活、独活、落得打、补骨脂、淫羊藿。

【功用主治】温通经络，祛风活血。主治四肢伤后，拘急、伸屈不利、局部疼痛、肿胀等。

2. 油膏或油剂搽擦药

（1）制作：选所需药物放入香油中熬煎，待冷却后，去渣存油，即为油剂，如再加黄蜡收膏，则成油膏。

（2）功用：温经通络，散瘀消肿。用于风寒湿邪所致风湿痹痛，关节拘急挛缩、伸屈受限，肢体重着等。

（3）应用：取油剂或油膏，直接置于受累部位，涂摩至肤色红、温热。

（4）注意：皮肤破溃者慎用。

（5）油类搽擦药常用方举例

1）活络油膏

【药物组成】红花、没药、白芷、当归、白附子、钩藤、紫草、栀子、黄药子、甘草、刘寄奴、丹皮、梅片、生地、乳香、露蜂房、大黄、白药子。

【功用主治】活血、通络、止痛。主治损伤日久，筋脉失养、拘急挛缩、伸屈不利等。

2）跌打膏

【药物组成】乳香、没药、血竭、三七、冰片、樟脑、香油、东丹。

【功用主治】活血祛瘀，止痛消肿。主治跌打损伤，肢体肿痛、活动不利等。

3）伤油膏

【药物组成】血竭、红花、乳香、没药、儿茶、琥珀、冰片、香油、黄蜡。

【功用主治】行气活血，通络止痛。主治周身酸楚、肢体沉重、两膝酸软等。

4）红花酒精

【药物组成】当归、红花、赤芍、紫草。

【功用主治】舒筋活络，通经止痛。主治周身疼痛、关节酸楚、行动不利等。

5）红花油

【药物组成】丁香罗勒油、水杨酸甲酯、姜樟油、肉桂油、桂皮醛、柠檬醛、冰片。

【功用主治】祛风寒，除湿痹。主治风湿入络，周身骨痛，或跌打扭伤，肢体疼痛、活动不利等。

（五）热熨药

热熨亦称熨法，是选用温经祛寒、行气活血、消肿止痛的药物，加热后用布包裹，热熨患处，借助其热力作用于局部，适用于不易外洗的腰脊躯体部位。热熨简便有效，临床用于各种风寒湿型筋骨痹痛、肩背酸痛、肢体沉重等症状。常用的有熨药、坎离砂等。

1. 熨药　也称腾药。选取所需药物放入布袋中，采用蒸气方法加热后置于患部，注意温度适宜，不使皮肤烫伤。常用于风寒湿痹之关节沉重、活动受限者。如熨风散：羌活、白芷、当归、细辛、白芍、芫花、肉桂、吴茱萸。

2. 坎离砂　也称风寒砂。选用需要的药物用醋煎熬后，去渣存液，再采用铁砂加热后，两者混合而成。常用于陈伤、劳损，复感风寒湿邪之周身骨节疼痛、关节僵硬、活动不利者。常用药物有麻黄、桂枝、当归、附子、红花、干姜、透骨草、牛膝、白芷、荆芥、防风、木瓜、羌活、独活、艾绒。

3. 其他　可选用吴茱萸、粗盐等炒热后放入布袋，置于患处。常用于风寒湿痹之周身酸楚。

三、外用药物研究

中药敷贴法、搽擦法、熏洗湿敷法、热熨法等外治法对骨折、急慢性软组织损伤、强直性脊柱炎、颈椎病、膝骨关节炎、肩周炎、类风湿关节炎等风湿痹证，以及股骨头无菌性坏死、腰椎间盘突出症、骨关节损伤、纤维肌痛症等疗效确切，相关临床和实验研究有较大进展。此外，中药超声透入治疗等近年发展起来的新方法，各有特色，均取得满意疗效。以上方法所选药物大多为疏通经络、活血化瘀、消肿止痛、接骨续损之品。运用中药外治法治疗骨折，药物不经肝门系统，可避免肝脏首过效应，用药量少，生物利用度高；避免了胃肠蠕动及胃肠酸碱的减效作用；可使药物有效成分迅速通过毛孔、皮肤吸收进入人体内，改善骨折部位的血液循环，促进血肿吸收，增加骨折局部血供，促进骨痂生成，达到治疗目的，而且使用方便，易被医生和患者接受。但中药外治的不足之处是，药物不能充分吸收，浪费较大，有待于进一步借助现代科学技术——电、磁、光、声的能量，促进药物由外而内，或者借助先进的纳米技术，改变药物剂型，提高药物的生物利用度；同时还可使用透皮促进剂，提高皮肤的渗透吸收速率，使药物发挥并保持最大的治疗作用，从而弘扬中药外治法，造福于患者。

（一）敷药的临床和实验研究

敷药和膏药是临床外用药中应用最广泛的外用剂型，应用方便，疗效卓著，深受患者欢迎。

范竞等将总计100例踝关节急性软组织损伤患者入选，随机分为两组，每组各50例。治疗方案为第1组每天换药＋三色敷药层联合三黄油膏层；第2组每天换药＋单用三黄油膏层。治疗观察时间均为6天。评价主要疗效指标：局部疼痛、肿胀、皮肤温度、功能障碍；次要疗效指标：失眠、筋脉拘急及舌苔脉象。全部病例治疗观察结束后进行统计分析。结果显示，两组治疗后均较治疗前疗效积分有显著改善($P < 0.01$)，但第1组疗效积分最优，与第2组比较有显著差异（$P < 0.01$)。结论：第1组方案（每天换药＋三色敷药层联合三黄油膏层）治疗急性软组织损伤疗效明显优于第2组，显示三色敷药合用三黄膏对软组织有良好消肿止痛功效。吴惠明等用芙蓉叶、紫荆皮、防己、泽兰、生山栀、大黄、黄柏、落得打、乳香、没药、生蒲黄、姜黄、三七、樟脑、冰片、生川乌、生草乌、白芷、蟾酥等制成的速效消肿止痛膏治疗急性闭合性软组织损伤100例，对照组（即扶他林乳膏组)87例，观察比较2组疗效及起效时间；结果治疗组总有效率98%，对照组89%，2组差异有统计学意义；2组止痛起效时间比较，差异有统计学意义，治疗组疗效明显优于对照组。

在实验研究上，侯筱魁等对三色膏、三黄膏以及二者合剂三色三黄膏观察研究。模型制备：选择家兔前肢上臂后外侧肱三头肌腹处为打击点，肢体下垫以楔形木块。避开肱骨，放置弹射器，弹射棒前端涂以甲紫溶液。按上法打击，皮肤上印有紫色为打击部位的标志。打击后，即刻局部肿胀、皮肤苍白，皮温下降。证实无骨折后供敷药用。实验分对照组，仅用敷药纸包扎，肢体选用42只兔子的一侧前肢。三色膏组用三色膏包扎，肢体选用上述42只兔子的另一侧前肢。三色膏用宽布环形固定，为避免动物咬去，用方形纸板颈枷，限止头部活动。每4天更换一次外敷药。三黄膏组用三黄膏包扎。肢体选用另42只兔子的一侧前肢。敷贴方法同上。三色三黄膏组用三色三黄膏包扎，肢体选用三黄膏组42只兔子的另一侧前肢。敷贴方法同上。三色膏组成：紫荆皮(炒黑)、黄金子(去衣、炒黑)各400g，全当归、赤芍、丹参、牛膝、姜黄、五加皮、木瓜、羌活、独活、白芷、威灵仙、防风、防己、天花粉各10g，川芎、秦艽各50，连翘25g，生甘草30g，番木鳖10g。将上药研细末和匀，用饴糖适量，拌成厚糊状备用。三黄膏组成：大黄50g，黄芩50g，黄柏50g，东丹50g，滑石粉20g。上药和匀，研细末，加凡士林50g，调成软膏状备用。结果发现，各组家兔上臂被打击后，造成局部皮肤、肌肉损伤，在病理上都发生了不同程度的炎症反应。早期以渗出、变质为主，真皮层毛细血管数目增多，血管扩张、充血，组织水肿，出现以中性粒细胞为主的细胞浸润。皮肤附件未受损伤。浅层肌肉不同程度变性坏死。后期以增生为主，中性粒细胞浸润数和肌肉坏死比例逐渐下降，组织细胞、淋巴细胞数量相对增多，肌膜细胞增生，见到纤维脂肪结缔组织增生。各组真皮层内中性粒细胞渗出均数的变化为，对照组中性粒细胞数渐趋上升，14天才达最高值；三色膏组在第2天即达最高值，10天后下降；三黄膏组10天内始终处于低水平状态，14天达最高值；三色三黄膏组第4天为最高值，第7天开始下降，处于低水平值。各组肌肉坏死比例均在第4天达到本组最高值，以对照组最明显，在损伤后21天仍有10%。三色三黄膏坏死比例最低。各组纤维脂肪结缔组织增生在肌肉组织中所占比例的变化为，对照组和三黄膏组增生性变化出现较迟，对照组在第21天增生瘢痕组织仍有8%；三色膏组和三色三黄膏组早在第4天即出现增生，尤其三色三黄膏组第7天开始比例下降，至21天增生瘢痕组织仅2%。实验证实，三色膏和三色三黄膏均可加速炎症过程，提早出现炎症高潮。而三色三黄膏在炎症高潮后，随即产生明显抑制过程。三黄膏则在损伤后10天内炎症过程被抑制，但在14天出现高潮，意味着延迟炎症的结束。三色三黄膏能将软组织损伤后肌肉坏死比例的最高值下降13%，具有较明显的抑制炎症反应的特点。三色三黄膏和三色膏均为较理想的外敷药物，尤其前者，在21天时增生组织比例下降至最低水平，为对照组的1/4。综上可见，3种外敷药对软组织挫伤后的炎症反应和修复过程有不同的作用。三黄膏以抑制早期炎症反应为主要作用；三色膏能提早出现并局限炎症反应，只有轻度抑制炎症作用；三色三黄膏则能缩短炎症反应进程，随之明显抑制炎症反应，减少瘢痕结缔组织的形成，有利于损伤组织的修复。所以三色膏和三黄膏的联合使用最为合理，有利于活血化瘀、消肿止痛和清营凉血。

（二）膏药

程英武等采用家兔急性软组织损伤模型观察膏摩对急性软组织损伤的组织变化，光镜下发现，损伤后2天可见大量白细胞浸润，以中性粒细胞浸润为主，同时见少量单核细胞浸润，损伤区域可见严重出血，肌纤维肿胀、断裂，创伤病灶内和血肿边缘可见成纤维细胞增生；损伤后3天，白细胞浸润较2天时有明显减轻，中性粒细胞密度继续降低，以单核细胞浸润为主，肌纤维肿胀有所减轻，损伤区域出血和血肿部分吸收，成纤维细胞大量增生，部分坏死肌纤维组织被纤维结缔组织代替；损伤后6天，损伤区域中性粒细胞基本消失，坏死肌纤维组织被纤维结缔组织代替，同时出现玻璃样变性。冬青膏摩法、擦法组以及摩膏摩法、擦法组在损伤后 2 天及 3 天时中性粒细胞密度较对照组有明显减轻，肌纤维肿胀程度也较轻，6 天时纤维结缔组织形成较少。以上变化以摩膏擦法组最为明显，同时冬青膏擦法组和摩膏擦法组肌纤维排列较其他各组整齐。电镜观察发现，在摩膏摩法和摩膏擦法组 3 天和 6 天可见肌细胞内滑面内质网扩张以及线粒体肿胀变形，但其程度较对照组轻，其中摩膏擦法组中肌丝的排列也较其他各组整齐。李杰等用生川乌、大黄、当归、三七、桃仁、红花、炮甲珠、冰片、麝香、麻油、黄丹等制成的伤科黑膏药治疗软组织损伤 125 例，结果伤科黑膏药治疗组总有效率为 96.9%，狗皮膏对照组总有效率为 86.4%，治疗组明显优于对照组。

（三）洗剂的临床疗效和实验观察

苏培基等应用洗方治疗软组织损伤 120 例。洗方由薄荷、大黄、半枫荷、三角草、没药、伸筋草、透骨草、豆豉姜、海桐皮、乳香、防风、黄柏、羌活、红花等组成。120 例被随机均分为 6 组，其中 4 个实验组（A 组：熏洗时间 30 分钟 + 酒 + 浓缩剂；B 组：熏洗时间 30 分钟 + 醋 + 散剂；C 组：熏洗时间 60 分钟 + 酒 + 散剂；D 组：熏洗时间 60 分钟 + 醋 + 浓缩剂）、1 个空白对照组（E 组：0.9% 氯化钠注射液）和 1 个最佳熏洗组合组（F 组：由实验组得出）。实验组采用 3 因素 2 水平正交设计，分别进行熏洗治疗，每日 1 次，每连续 7 天为 1 个疗程，治疗后分别观察症状和体征、6- 酮 - 前列腺素 F_{1a} 和血栓素 B_2 的变化。结果：最佳熏洗组合为熏洗时间 60 分钟 + 酒 + 浓缩剂，浓缩剂优于散剂。显示伤科洗方治疗软组织损伤有临床效果。陈迎春等用舒筋方熏洗（乳香、没药、红花、苏木、土鳖虫、五加皮、海桐皮、白芷、麻黄、威灵仙、伸筋草、青风藤），用水煎煮 30 分钟后连同药渣一起，先熏洗患处，亦可待药稍凉后，用药渣敷搽患处。结果：治疗组总有效率 93.3%，对照组总有效率 83.3%，经统计学处理，两组差异有统计学意义（$P < 0.05$）。李新华采用中药（羌活、独活、透骨草、乳香、没药、莪术、三棱、海桐皮、宽筋藤、艾叶、花椒、桂枝）熏洗疗法治疗踝关节软组织损伤 73 例，经 1~3 个疗程治疗，痊愈 28 例，显效 37 例，有效 6 例，无效 2 例，总有效率 89.04%。程春生等报道中药熏洗法对急性软组织损伤的疗效，结果显示，贴敷组 5 天、11 天、18 天表现基本相同，较空白组尚存有正常红染肌纤维和较多轻度变性紫红染色区；熏洗组 5 天有较多正常红染肌纤维散在于变性蓝染肌纤维中，大多数肌纤维变性轻，呈紫红染色，11 天时基本上与 5 天时表现一致，18 天时恢复较明显广泛的红染肌纤维，其余则呈紫红染色，无蓝染肌纤维。

（四）擦剂临床和实验观察

擦剂应用：赵修准用伤痛灵搽剂（当归、丹参、苏木、川芎、红花、草乌、冰片、元胡、三七、大黄等粉碎成粗粉，80% 酒剂 10000ml 浸泡）治疗软组织损伤 360 例，总有效率 99.17%；对照组 87 例，用万花油（市售药）外搽，总有效率 95.39%；两组总有效率比较差异有统计学意义。李楚云等将 346 例各种跌打损伤患者随机分为治疗组 266 例和对照组 80 例。治疗组以复方仙断跌打搽剂（威灵仙、续断、大黄、莪术、高良姜、当归尾、粉防己、红花、桂枝、三七、芍药、冰片、薄荷脑，60% 乙醇适量，共制成 1000ml）；对照组以正骨水（市售药）外用，两组进行治疗观察。结果显示，复方仙断跌打搽剂临床疗效好，总有效率达 97.74%，明显优于对照组。吕丽萍等进行的血肿实验为在无菌操作下取大鼠自体心脏血 0.15ml 立即注入已消毒的足跖底部造成血肿，15 分钟后分组给予伤痛宁康合剂及灵仙跌打片。大鼠足跖注射自体全血后，血肿部位立刻出现炎症反应，局部皮肤红肿，皮温升高，2小时左右反应达峰值。足跖注射处瘀斑逐渐向外消散并扩展至趾蹼部，以后逐渐消退，各给药组肿胀度与模型组比较明显降低，并且足跖残留瘀斑消散时间也明显缩短。进一步动物实验观察，取昆明种小鼠40只，雌雄各半，随机分为模型组、伤痛宁康合剂组及紫丹活血片组，分别按组给药2次后尾静脉注射1∶1000盐酸肾上腺素0.1ml/kg造成微循环障碍模型。10分钟后在落射光源下，用10×10倍显微镜观察到模型组小鼠出现急性微循环障碍，呈粒状，甚至断流或滞状，渗出明显，给药组以上表现明显减轻。

（五）散剂和热熨药的临床应用

胡安静选择病例100例，随机分为治疗组48例与对照组52例。治疗组用黄柏1份、泽兰1份、侧柏叶2份、大黄2份、薄荷1份混匀，烘干，研细末与冷水调匀，调成糊状摊于纱布上，每日更换1次；对照组口服芬必得0.3g，3次／天。两组疗程均为10天。结果100例患者全部治愈，平均治愈时间治疗组为8天，对照组为10天。治疗组治愈时间短于对照组（$P < 0.01$）。龙炳新等使用双柏散（黄柏、泽兰、侧柏叶、大黄、薄荷）加蜂蜜外敷治疗急性软组织损伤83例，总有效率98.79%。富胜利等用甘草、乳香、没药、当归、木瓜、五加皮、续断、红花、姜黄、大黄、赤芍、元胡、蒲公英、金银花、透骨草等煎液，中药湿敷热熨，治疗骨伤科各种病证230例，总有效率99%。

（谢可永　李晓锋　马勇　叶洁）

第十二章
手法治疗

手法是中医骨伤治病特色之一，运用恰当，常能起到立竿见影之效，故深受历代医家重视和患者欢迎。

第一节　手法概论

中医骨伤手法起源于远古，人类在长期的劳动中因受伤而采取压迫止血，损伤部位的疼痛运用按摩等活动以减轻伤痛，经过长时间实践和不断总结，这种最初的本能行为逐渐发展成具有医疗作用的行为，成为推拿按摩疗法的雏形。有关手法的文字记载，在春秋战国时期的著作《五十二病方》中，已有了按、摩、抚、搔等10余种手法。成书于秦汉时的《黄帝内经》对中医脏腑学说、气血经络、辨证论治的确立，为骨伤手法发展奠定了理论基础。同时首先提出"按摩"一词，列举穴位按摩和经络按摩法。《素问·血气形志》曰："……经络不通，病生于不仁，治之以按摩醪药……"把按摩与药酒等并列为独立的治疗方法。《灵枢·病传》中载有用足踩踏的治疗手段。在具体的手法上创立了推法、切法、捏法等10多种手法；在治疗病谱上，提出对痿证、痹证等多种疾病的治疗，并探讨了手法治疗机制。东汉临床学家张仲景在《伤寒杂病论》中，首先提出"膏摩"疗法，把配制好的膏药涂抹在患者体表，然后在患处施以按摩手法，在手法与药用双重作用下，使药力直达体内，提高疗效。晋代葛洪在《肘后备急方》中首次介绍颞下颌关节口内整复方法，还对膏摩的药方、制作方法、辨证治疗等作系统介绍和总结。陶弘景在《养性延命录》中提出："常每旦啄齿三十六通，能至三百弥佳，令人齿坚不痛……摩手令热，以摩面从上至下，去邪气，令人面上有光彩。又法，摩手令热，雷摩身体，从上至下，名曰干浴，令人胜风寒，时气热，头痛，百病皆除。夜欲卧时，常以两手，揩摩身体，名曰干浴，辟风邪。"在具体手法上介绍了啄齿、熨眼、按目、牵耳、梳头、摩面、擦身等按摩动作，成为后世自我手法疗疾之先驱。隋代巢元方在《诸病源候论》中，提出采用"补养宣导"法治病，即是利用导引和推拿手法治疗疾病，并详细列出推拿的具体手法有栉头、摩面、摩腹、摩足等法。史书《隋书·百官志》记载世界上最早的医学学府"隋朝太医院"，院内设有按摩博士一人、按摩师四人，其任务是"掌教导引之法以除疾，损伤折跌者正之"，说明在隋代"太医院"中的按摩专科，同时还兼任骨伤科专业，主理按摩教学和治疗，使按摩基础理论有了进一步提高，诊断技术和治疗疾病等方面也更为成熟。按摩当时已成为一个独立的学科，并广泛应用于骨伤、内科等领域的疾病治疗，显示手法治疗在当时已被广泛应用于临床多种病证，当时的按摩人员也有较高的社会地位。

唐代蔺道人所著《仙授理伤续断秘方》是我国现存第一部中医骨伤科专著，并首次提出骨折者当先用手法复位和固定："治跌扑伤损，筋骨碎断，差爻出臼。先煎葱汤或药汁淋洗。拔伸整擦，令骨相续平正后，却，约如指大片疏排令周匝，将小绳三度缚之要紧，三日一次。再如前淋洗、换药、贴裹。不可去夹。须护毋令摇动。候骨生牢稳方去夹，则复如故。"并系统介绍了"揣摸、拈捺、拔伸、捺正"等中医骨伤科的正骨手法。"凡拔伸，且要像度左右骨如何出，有正拔伸者，有斜拔伸者；凡捺正，要时时转动使活"，说明当时治伤手法中已包含诊断和治疗两大类手法。可见正骨按摩手法在晋隋唐时期已初具规模，对后世手法的发展产生很大影响。

宋元时期，由宋代政府编著的大型医学方书《圣济总录》按摩篇是现存最早、最完整的按摩专论，其中对手法作用的分析具有划时代的意义。该篇首先把按摩和导引予以区分，作了详尽而有说服力的解释；其次对按摩手法理论进行系统阐述，并详细解释按摩操作、应用方面的区别，认为"可按可摩，时兼而用，通谓之按摩。按之弗摩，摩之弗按，按止以手，摩之或兼以药，日按日摩，适所用也"。清楚地表明了以手法为主的为"按"和以药物为主的为"摩"，以此区别两者。在具体临床应用时按与摩应灵活配合运用，两者应有机结合，切不可机械分开，以防出现"痛不知所，按之不应，乍来乍已"之弊。同时提出"按摩复还枢纽"，把还纳脱臼手法归于"按摩手法"中，这些都极大丰富和深化了手法的内容。南宋名医，张杲对"按摩"作进一步解释，认为"按而留之，摩以去之。急摩为泻，缓摩为补"，开创了应用手法以达补泻的目的。金元时期，著名医家都提出应用按摩手法治疗疾病的观点，刘完素认为，对于破伤风引起的肌痉挛抽搐症，可用按摩手法治疗；张从正对伤寒表证的治疗，提出采用按摩手法作为汗法之一；朱震亨对老人肾亏腰痛，采用手法结合自己创制的摩腰膏治疗。《太平圣惠方》虽为宋代政府编著的大型方书，但其提出"按摩排正筋骨"，把整复骨折的手法隶属于"按摩手法"中，对骨折的治疗明确指出，整复手法为治疗骨折首要之举。这一观点对后世治疗骨折有重大影响，至今仍为医家所遵循。元代危亦林在《世医得效方》中提出对于骨折患者，应通过比摸的诊断法，以确定骨折有无移位，以及移位的方向、类型、程度等；在治疗上主张应在麻醉下施行整复手法，并列举了肩关节、肘关节、髋关节、膝关节、踝关节的复位手法，对于脊柱骨折者，提出悬吊脊柱牵引疗法，对治疗脊柱骨折作出创举。

明代，随着社会经济的快速发展，骨伤手法有更大进步。由朱橚、藤硕、刘醇等编著的大型方书《普济方》，首先提出"推拿"一词——"出臼蹉跌，须用推拿掇转还原"。明代医家周于藩谓："推拿者，按摩之俗称也。""因为推拿（拉）和按摩（抓、揪、拧等）是手法的总称，推拿者即按摩之异名也。"由按摩改称为推拿，这一手法名称的改变，标志着中医手法学进入一个新的发展时期。这个时期骨伤科手法有了更丰富的内容，增加了许多行之有效的新手法，如点穴手法、一指禅手法、内功推拿法、膏摩手法等都取得了很大成就。同时在《普济方》中，还明确提出用手法治疗骨折、脱位，并详尽描述了骨折、脱位所采用的各种手法。在《普济方·折伤门·接骨手法》中对颞下颌关节脱位提出："下颏骨脱落法，令人低坐。用一手帕裹两手大拇指，插于病患口里，内外捏定大斗根，往左右上下摇动。"对肩部脱位者采用："肩胛骨脱落法，令患人服乌头散麻之，仰卧地上。左肩脱落者，用左脚登定；右肩落者，右脚登。用软绢如用臂膊骨伤折法，令患人正坐，用手拿患人胳膊伸舒，揣捏平正，用消毒散数贴，外用薄板片纸裹。绢带子缚胳膊骨伤折法，令患人正坐，用手按捏骨正，根据前法用药扎缚。"对肋骨骨折者提出："肋肢骨折损法，令患人服乌头散麻之，次用手按捏骨平正。"

清代，中医骨伤科有了更进一步的发展，出现了各具特色的伤科流派，骨伤科的手法也随之有长足进步。其中吴谦在《医宗金鉴·正骨心法要旨》手法总论的卷首提出手法的重要性："夫手法者，谓以两手安置所伤之筋骨，使仍复于旧也。但伤有重轻，而手法各有所宜。其痊可之迟速，及遗留生理残障与否，皆关乎手法之所施得宜，或失其宜，或未尽其法也。"接着又列出手法操作要求："盖一身之骨体，既非一致，而十二经筋之罗列序属，又各不同，故必素知其体相，识其部位，一旦临证，机触于外，巧生于内，手随心转，法从手出。"在操作要求上提出："拽之离而复合，或推之就而复位，或正其斜，或完其阙，则骨之截断、碎断、斜断，筋之弛、纵、卷、挛、翻、转、离、合，虽在肉里，以手扪之，自悉其情，法之所施，使患者不知其苦，方称为手法也。"同时在总结前人骨伤手法的基础上，提出影响深远的"摸、接、端、提、按、摩、推、拿"正骨八法，并详细作了解释："摸法摸者，用手细细摸其所伤之处"，以判定筋骨"或骨断、骨碎、骨歪、骨整、骨软、骨硬、筋强、筋柔、筋歪、筋正、筋断、筋走、筋粗、筋翻、筋寒、筋热"的具体情况，为采取有效的治法，提供证情依据。其他手法，皆为治伤之法，或正骨，或理筋。如"接法接者，谓使已断之骨，合拢一处，复归于旧也。凡骨之跌伤错落，或断而两分、或折而陷下、或碎而散乱、或歧而旁突，相其情势，徐徐接之，使断者复续、陷者复起、碎者复完、突者复平。或用手法，或用器具，或手法、器具分先后而兼用之，是在医者之通达也"。即把断端连接在一起，采用合适器具固定之，使其在一稳定状态下愈合。端法是采用"两手或一手擒定应端之处，酌其重轻，或从下往上端，或从外向内托，或直端、斜端也。盖骨离其位，必以手法端之，则不待旷日迟久，而骨缝即合，仍须不偏不倚，庶愈后无长短不齐之患"。把断端的骨折端恢复其原来的形态，避免出现形态和长度上的畸形。提法"谓陷下之骨，提出如旧也。其法非一，有用两手提者，有用绳帛系高处提者，有提后用器具辅之不致仍陷者，必量所伤之轻重浅深，然后施治。倘重者轻提，则病莫能愈；轻者重提，则旧患虽去，而又增新患矣"。把下陷的骨折端，提起到另一端处，使其处于同一平面，不能过高或过低。所以用力宜适当，切忌用力过大或过小。按摩手法为治疗软组织损伤之肿痛者。"按者，谓以手往下抑之也。摩者，谓徐徐揉摩之也。"以消散壅滞，活血通络。所谓推拿，是"手推之，使还旧处也。拿者，或两手一手捏定患处"。主要用于筋急挛缩，活动受限者，以通经络，利气血。这八大手法为骨伤手法的发展奠定基础，至今仍指导着临床治疗。清代胡廷光编著的《伤科汇纂》汇集了以前各医家的骨伤文献，并给予评说，有继承，也有创新，实乃重要文献之一，如"接骨歌"，不仅内容全面，而且也便于记忆。赵濂在其《伤科大成》中，根据骨折的不同移位、方向、程度，对手法也作了详细论述。晚清，随着西学东渐，中医骨伤科在解剖生理学的影响下有了长足进步，其时伤科立说专著甚多，出现了以手法治伤为主的武术伤科学派。其中武术伤科学家赵廷海在《救伤秘旨》中，专门列出整骨接骨夹缚手法，详细阐述了各类骨折、脱位的手法复位法，如对肩部脱位者，提出"夫肩胛骨脱出腕外者……伸脚踏患人胁下，然后抬肩带肘，徐徐用力拔伸患骨，用手按正其肩腕，务要折转，又试其手，上到脑后，下过胸前，反手于臂，方是归原"的足蹬拔伸复位法，并指出上肢能上举过头，下降至胸，即复位成功。这一复位法，至今仍为临床所应用。

近代，中医骨伤手法有了令人瞩目的进展，在继承中医基本理论与传统手法的基础上不断创新，并积累了丰富的临床经验，为数众多的各具特色的手法，层出不穷，呈现百花齐放的局面。

上海伤科八大家中的石氏伤科在手法上，强调手法是医者用双手诊断和治疗损伤的一种方法。以比摸患处手法用以了解伤情作为诊断之用。在诊断明确的基础上，采用"拔伸捺正，拽搦端提，按揉摇抖"十二法为用的理伤手法。其中以拔、伸、捺、正用于正骨，以拽、搦、端、提用于上髎，以按、揉、摇、抖用于理筋。在具体操作时应"稳而有劲，柔而灵活，细而为用"，达到巧劲正骨上髎。

上海著名武术骨伤科学家王子平先生，博采众长，兼收并蓄，在手法上熔擒拿、点穴手法与正骨理筋手法于一炉，在《仙授理伤续断秘方》基础上加工、整理出一套比较完整、具体的"新正骨八法"，即拔伸牵引、旋转屈伸、端提挤按、摇摆叩击、挤捏分骨、触顶合骨、折顶回旋、按摩推拿。在具体操作上强调以穴位为点，以经络为线，以疼痛部位为面，点线面相结合，达到止痛疗疾之效，提倡手法与练功的有机结合，充分显示了武术伤科手法治伤的特点。

沪上名医魏指薪先生在诊断手法上提出望、比、摸三法，其中望全身姿态和局部形态，患侧和健侧的比较，摸损伤部位的改变，如此三方面结合参照，就可以对病证作出正确诊断。在治伤手法上，提出16种单式手法（摸、推、拿、按、摩、揉、点、挤、提、拉、摇、抖、扣、背、捻、搓）和18种复式手法（叩击、叠挤、分臂、扩胸、提阳、对拉、提拉、和腰、转腰、双侧拉肩、压掌掏肩、压掌推背、双手抱肩、悬足压膝、直膝屈腰、屈膝分腿、挤压胯线和提腿点按揉法）。魏氏伤科认为对骨折的整复、脱位的上髎和伤筋的理筋在手法上既有区别，又有联系，临床上的应根据不同损伤选用重点手法和辅助手法。同时在临床上由于骨折常与伤筋并存，脱位也常与伤筋或骨折并存，因此对于骨折者，当以整复手法为主，辅以理筋手法；脱位者，当以上髎手法为主，辅以理筋手法。所以其在手法的选用上强调，必须根据病证选择主要手法和辅助手法，使之有机结合在一起，不能截然分开，而是互相配合应用，切不可孤立地使用某一法。在具体操作上认为，手法作用在于能触摸其外而感知其内，对于急性损伤者，应一次手法成功，在操作时要轻快有力，恰到好处，力求稳、准、妥，不因手法而引起其他损伤；对于慢性损伤则可多次手法，操作时要求部位准确，手法由轻渐重，由表及里，轻重适度。

北京刘寿山先生在继承前人经验的基础上，提出骨伤科接骨八法（"推、拿、续、整、接、掐、把、托)和上髎八法（"提、端、挪、正、屈、挺、叩、掐），以及"戳、拔、捻、搏、归、合、顺、散"的治筋八法和"提、拿、点、推、揉、打、劈、叩、抖"的舒筋八法。在辨证中，注重脏腑与其相关筋骨、气血的相互关系，认为在外可伤筋骨肌肉，对内可影响肝肾脾胃，导致伤气、伤血，并根据骨折伤筋后的证情变化，将治疗分为三期——活血化瘀为主的初期，接骨续筋、舒筋通络为主的中期和补肝肾、强筋骨、通经络为主的后期。

福建林如高先生擅用正骨手法进行骨折和脱臼的复位，其正骨手法可分为 10 种。其中用触摸法了解骨折断端的移位方向和程度、脱位类型和肌腱等软组织的损伤情况；用拔伸法拉开重叠的骨折断端；用持牵法维持已拉开的骨位；用按压法纠正突出的骨端；用提托法纠正陷下的骨端；用推挤法使骨端复位；用摇挤法分离粘连的组织；用捏分法使靠拢的骨折端分开；用反折法纠正严重重叠移位的骨端；用理筋法治疗软组织紊乱。这些手法适当联合应用，常能获得满意效果。

四川杜自明先生，把损伤分为硬伤与软伤两类。常用的治硬伤手法有，用于纠正骨断端重叠的牵法，用于平复断端的卡法，用于骨折断端严密吻合的挤法，用于防止因活动而移位的靠法。治疗软伤的手法，则有用于梳理打通经络，摩散结肿的理筋、分筋、点穴、按摩等；用于活动各个关节的擦摇法；用于促进血流循环的弹筋法、拨络法、镇定法和捏按法等。

20 世纪 60 年代，由天津尚天裕等在总结历代中医"摸、接、端、提、推、拿、按、摩"正骨八法的基础上，运用解剖、生理、病理、生物力学等现代科学知识进行分析、研究，总结出一套"手摸心会、拔伸牵引、旋转回绕、屈伸收展、端挤提按、摇摆触碰、成角折顶、夹挤分骨、对扣捏合、推拿按摩"的正骨十法，并以小夹板固定，早期进行功能锻炼的治疗骨折的方法，使传统中医骨伤科手法进入了一个崭新时期。

当代著名上海骨伤学家施杞在继承石氏伤科手法基础上，在复位手法的理论上提出要"明辨机理，巧用手法"，就必须完全了解损伤部位的解剖结构，损伤的性质、程度、特点，以及患者体质等，然后选用正确的复位手法，以此才能达到手法之自然巧妙，作到"法之所施，患者不知其苦"，"法使骤然人不觉，患如知也骨已拢"。在具体手法上，提出骨折复位四法。①摸法：手摸心会。此为整骨前的重要诊断手法，以此了解骨折的部位、性质、程度，并确立相应复位手法。②整法：整复移位。使断开的骨端恢复其原来的位置，以利骨端的愈合。③稳法：当复位成功后，应予以适当固定，既防止骨端的再移位，也有利于骨端的接触愈合。④运法：骨端连接后的练功疗法。早期练功对肢体功能恢复和促进骨端愈合极为重要。运法有全身运法和局部运法，全身练功有利于整体气血循行，增强机体的素质；局部练功有利于损伤肢体的功能恢复。对于脱位的复位手法提出复位三法。①清法：明确脱位的类型、方向、程度以及有无血管、神经等并发性损伤，在此基础上，选用适当手法。②巧法：在复位过程中，要使用巧劲，切忌粗暴，要因势利导，以防损伤其他组织。③稳法：手法复位后的固定，十分重要，良好的固定既能完全修复损伤的关节囊、肌腱、韧带等软组织，也能预防关节再脱位，避免发生习惯性脱位。在实践应用上提出独具一格的复位手法，如对桡骨远端伸直型骨折，应善用折顶牵抖手法，术者双手握于患者腕部，两拇指置于骨折部背侧，与助手做相反方向牵引，至两骨断端重叠消失，两端刚接触时，做快速的折顶手法，复位完成后，予以夹板固定。对颞下颌关节脱位的口腔外复位法，以拇指按于最后臼齿之处，余指夹住下颌骨，以拇指按揉至局部酸楚感，并渐渐推进之，在患者尚无痛楚时，即已复位。对难度较高的髋关节后脱位的手法复位，施杞改进了《伤科补要》的手法，提出俯卧推按法，使这一难治性手法复位有了新的突破。对于筋伤之证，当以理筋手法治之，以松解粘连，消除痉挛，舒筋通络，滑利关节。施杞创立了施氏三步九法，分为理筋、正骨、通络三步，配以揉、拿、搓、提、松、扳、摩、抖、捏九法，故称"三步九法"；能调和气血，祛痰化瘀，疏风通络，解痉止痛，摄养脏腑，缓解、纠正脊柱的动静力平衡失调和关节力学失衡，对颈椎病、腰椎间盘突出症、骨关节炎等具有良好疗效；具体应用上包括"整脊三步九法"（"整颈三步九法""整腰三步九法"），"整骨三步九法"（包括"整肩三步九法""整肘三步九法""整腕三步九法""整髋三步九法""整膝三步九法""整踝三步九法"）等。

各地中医骨伤科流派传承者，博采众长，推陈出新，以传统的手法为基础，结合自身的长期实践经验，总结了各具特色、行之有效的手法，使中医骨伤科流派的手法获得了系统继承和整理。如上海石筱山的《从医史中认识祖国伤科的成果》，王子平的《祛病延年二十势》，魏指薪的《关节复位法》，北京刘寿山的《刘寿山正骨经验》，吉林刘柏龄的《刘柏龄治疗脊柱病经验撷要》，河南郭维淮的《平乐正骨》，福建林如高的《林如高正骨经验》，四川杜自明的《中医正骨经验概述》等伤科手法专著相继出版，为手法的进一步发展奠定了理论基础，从而极大推动了中医伤科手法的研究和发展。

第二节　常用治伤手法

具有数千年历史的骨伤科手法是中医骨伤科中最具特色的部分，是伤科四大治疗方法（手法、固定、药物、练功）之一。《医宗金鉴·正骨心法旨要》说："夫手法者，谓以两手安置所伤之筋骨，使仍复于旧也。"良好的手法对疗效常有决定性的作用。在长期发展过程中，它以中医基本理论为基础，重视人体整体观念，同时结合现代解剖学、生理学、病理学、影像学、生物力学等相关学科的精华，使其在触摸探病、治疗康复等方面具有丰富内涵。

早在《仙授理伤续断秘方》中就已经提出了"揣摸、拈捺、拔伸、捺正"等手法。清代，在手法上有了更大发展并日趋完善。《伤科补要》说："夫接骨入骱者，所赖其手法也。"对脱位者指出必须予以手法复位。《医宗金鉴·正骨心法要旨》对骨折手法复位的重要性有了更明确阐述，指出"手法者诚正骨之首务哉"，并系统提出正骨八法，至今仍有重要应用价值。通过历代医家的不断改进提高，现今已总结出一套临床完整的手法，按功能分为诊断手法、正骨手法、上骱手法和理筋手法。

一、诊断手法

诊断手法是术者通过其手掌或指腹的压力、冷热等感觉系统，对患者损伤肢体做全面的触摸。触摸力度应"轻摸皮，重摸骨，不轻不重摸筋肌"，并由轻逐渐加重，由浅及深，从远到近，并与健侧进行比较，用心体会。把获得的感性材料，通过特有系统传至大脑，在这些原始信息分析的基础上，对患者证情作出相应判断，以此鉴别骨折、脱位和筋伤。根据疼痛的部位、范围和性质，肿胀程度和性质，肢体的长度和肿胀，关节的活动和外形等，以决定合适的治法。正如《医宗金鉴·正骨心法要旨》所说"以手摸之，悉知其情"的手摸心会法。同时结合 CT、MRI 等影像学检查资料和全身情况综合辨证，方可施行手法治疗。此手摸心会手法是手法治疗的基础，故列为首要之法。

二、正骨手法

正骨手法主要用于骨折。历代医家在长期实践中积累了丰富的经验，从对骨折类型的判断、临床表现、正骨的具体操作手法等方面都有详细的论述。

（一）接骨歌诀

清代胡廷光在《伤科汇纂》中编著的《接骨歌诀》是代表作之一，对接骨的步骤、手法、固定、复位标准等都作了描述。

接骨由来法不同，编歌依次说全功。若能洞达其中意，妙法都归掌握中。
骨折大凡手足多，或短或长或脱臼，或凹或凸或歪侧，务将手足慎抚摩。
长者脱下短缩上，突凹歪斜宜度量，身上骨若断而分，须用三指摩的当。
内如脉动一般呵，骨折断碎无别何，整骨先服保命丹，酒下骨软方动他。
手足断须扯捻好，足断而长添一劳，先须足底牢垫实，断伤骨下微碑高。
足跟之下更高碑，病痊无患自证验，如不垫实骨尚长，以后愈长愈可厌。
此为缩法之手功，手长难疗成废躬，歪从患骨下托起，扯直无歪归于同。
合奠不实还原样，凹者捻妥无别尚，试手必以两手齐，试足须将脚并放。
复臼膏药白急需，光细布摊称体肤，长短阔狭随患处，膏宜摊厚糁多铺。
将膏紧裹包贴定，夹非杉皮力不胜，浸软渐刮去粗皮，板长患处短方称。
还当排得紧重重，夹上布缠缠莫松，缠布阔宜二寸许，从上至下尽力封。
布上再扎三条带，中间上下护要害，先缚中间后两头，宽紧得宜始安泰。
如缚手足斜折断，中间紧而两头宽，骨断若如截竹样，中宽聚气紧两端。
气血断处来聚着，手用带儿复掌络，脚要米袋两边挨，挨定不动胜妙药。
对症汤丸日日施，药洗换膏三日期，三七之时骨接牢，房事油腥犯不宜。
紫金丹作收功例，骨仍坚固无流弊，我今编此手法歌，传与后人须仔细。

（二）正骨手法

近代医家在继承历代医家经验基础上，运用现代解剖、生理、生物力学等理论，创立了符合时代特征的正骨手法。实践证明，该手法疗效确切，损伤面小，操作容易，受到临床欢迎。具体手法有拔伸牵引、旋转屈伸、提按端挤、摇摆叩击、挤捏分骨、折顶回旋等。

1. 拔伸牵引　拔伸牵引手法是整复骨折重叠移位的起始手法，一般由两位术者分别持握骨折远端和近端，沿肢体纵轴方向对抗牵引（图3-12-2-1）。通过持续牵引，克服肌肉收缩力所造成的患肢重叠畸形，以纠正肢体的缩短，恢复肢体长度，并为其他正骨手法的实施创造条件。牵引力应根据不同部位、年龄、体质、骨折部位的肌群强弱，采用相应的拉力。如对儿童、老人、女性、体弱，骨折部位肌群薄弱者，应特别注意牵引力的控制；对青壮年男性患者，肌力强壮者，骨折部位肌群丰厚者，应适当加大牵引力。总之，以骨折两断端重叠得以纠正，而又能密切接触为标准。牵引力过小不能纠正重叠畸形，过大又易造成骨折断端的分离，导致骨不愈合。所以采用正确的牵引力乃是成败之关键。

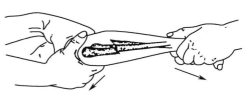

图 3-12-2-1　拔伸牵引

2. 旋转屈伸　操作时，术者手握骨折远端，在拔伸状态下，另一术者做骨折远端围绕肢体纵轴向左或向右旋转（图 3-12-2-2）。以远端迎合近端，达到恢复肢体的正常生理轴线，主要用于旋转畸形的骨折。屈伸操作时，术者一手固定关节的近段，另一手握住关节的远段，沿关节的冠状轴方向活动肢体（图 3-12-2-3）。以整复骨折脱位，也可两位术者配合操作。

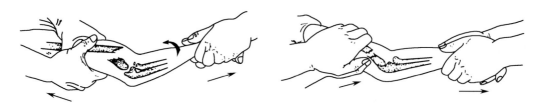

图 3-12-2-2　旋转

3. 提按端挤　提按端挤主要用于侧方移位之骨折。操作时，在牵引状态下，一术者的掌、指分别置于骨折断端的前后方或左右侧，用力夹挤，迫使侧方移位的骨端复位。侧方移位可分为前后侧移位和内外侧移位。对前后侧移位者，用提按法纠正，操作时，医者两手拇指按突出的骨折一端向下，两手四指提下陷的骨折另一端向上（图 3-12-2-4）。对内外侧移位采用端挤手法矫正，操作时，术者一手固定骨折近端，另一手握住骨折远端，用四指向医者方向用力即端法，用拇指反向用力即挤法，把突向外侧骨折端向内挤压（图 3-12-2-5）。经过提按端挤手法，使骨折侧方移位即得矫正。操作时要注意着力的部位和方向，并且力宜渗达骨折端，避免应用浮力。

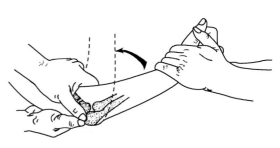

图 3-12-2-3　屈伸

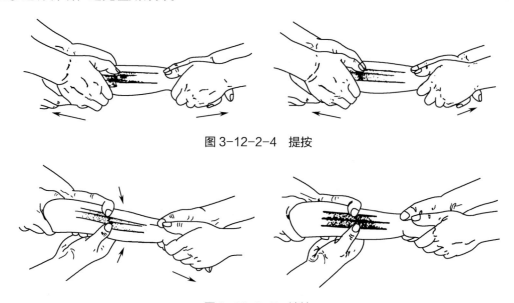

图 3-12-2-4　提按

图 3-12-2-5　端挤

4. 摇摆叩击　主要用于横断型、锯齿型骨折。对于横断或锯齿型骨折其断端间常有间隙。此法可使骨折端能紧密接触，增加稳定性。操作时，术者以两手固定骨折部位，助手在持续牵引下，轻轻左右或前后方向摆动骨折远端（图3-12-2-6）。当由此产生的骨擦音逐渐变小或消失时，表明骨折断端已紧密吻合。

叩击主要用于须使骨折部紧密嵌插者。此法可使骨折端紧密嵌插，操作时，当骨折复位并夹板固定后，术者以一手固定骨折部夹板，另一手轻轻叩击骨折远端（图3-12-2-7），达到骨折断端紧密嵌插，复位更加稳定。

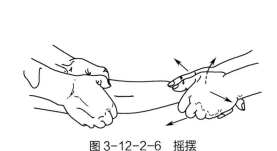

图3-12-2-6　摇摆　　　　　　　　　　　图3-12-2-7　叩击

5. 挤捏分骨　挤捏分骨法主要用于因受骨间膜或骨间肌的牵拉而呈相互靠拢的侧方移位骨折，如尺桡骨双骨折、胫腓骨双骨折等两骨并列的骨折。因受骨间膜或骨间肌的牵拉而呈相互靠拢的侧方移位。操作时，以两手拇指及食、中、无名三指由骨折部掌背侧对向夹挤两骨间隙，使骨间膜紧张，靠拢的两骨折端分开（图3-12-2-8），达到远近骨折端相对稳定，使并列的双骨折像单骨折一样同时复位。

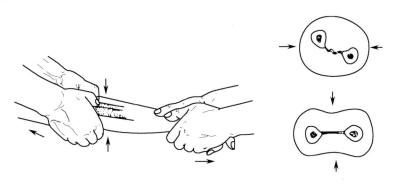

图3-12-2-8　挤捏分骨

6. 折顶回旋　主要用于肌肉丰厚部位的横断或锯齿型骨折。由于患部肌力较为强壮，而单靠牵引力量不能完全矫正重叠移位时，采用此法。操作时，术者两手拇指并抵于远端突出的骨折一端，其他四指重叠环抱于下陷的骨折另一端，在持续牵引下，两拇指用力下压突出的骨折端，加大其成角至30°~50°，当感觉到骨折远端和近端骨皮质接近时，即快速做反折活动。同时环抱于骨折另一端的四指将下陷的骨折端迅速向上提起，此时拇指仍然用力将突出的骨折端继续下压，以此达到矫正重叠移位之畸形（图3-12-2-9）。其用力依原来重叠移位程度而定。用力的方向，对单纯前后移位者，用正位折顶法；对有侧方移位者，用斜向折顶法。以此达到纠正重叠移位或侧方移位。回旋法主要用于矫正背向移位的斜型、螺旋型或有软组织嵌入的骨折。操作时，术者分别握远近骨折段，按原来骨折移位方向做逆向回转，使骨折两断端相对。对有软组织嵌入的横断骨折，牵引力宜适当增加，先使两骨折断端分离，以释出嵌入骨折断端的软组织，而后减少牵引力，术者分别握远、近骨折端，并做与原来骨折移位方向逆向回转手法，使断端相对接触（图3-12-2-10）。对背向移位的斜面骨折者，则应仔细分析背向移位的途径，以骨折移位的相反方向做回旋手法。操作时，应使两骨折断端相互紧贴，避免损伤软组织，达到既使骨折复位，又不损伤其他组织。

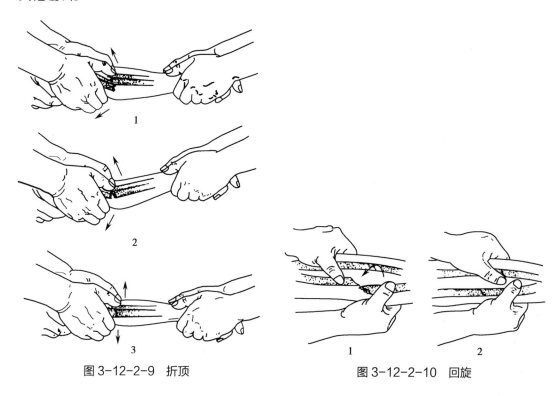

图3-12-2-9　折顶　　　　　　　　图3-12-2-10　回旋

7. 按摩和推拿　本法在骨折整复后，用于调理骨折周围受损的肌腱、韧带等软组织，使紊乱受损的组织恢复其正常的排列和生理功能，起到协助骨折愈合的目的。①按法：是术者用单侧或双侧手掌或掌根在患部向下压迫，其力度由轻逐渐加重，以有酸胀为度，切忌过度。其功能增加血液循环，促进炎症吸收，消除疼痛。正如《素问·举痛论》曰："按之则热气至，热气至则痛止矣。"②摩法：是术者用单侧或双侧指腹或手掌在患部做来回旋转动作，其快速为泻法，慢速为补法，根据证情需要选用之。摩法常与按法联合应用，是软组织损伤的常用手法。③推法：是术者用单侧或双侧拇指、掌根、大鱼际或小鱼际在患部做上下、左右的推移活动，按术者手掌方向不同，分为平推（用手掌平放于患部，其力度较轻）、侧推（用手掌于患部成一定角度推之，其力度较重）、顺推（推动的方向顺着经络的走向，此为补法）和倒推（推动方向逆着经络的走向，此为泻法）。术者应根据证情选择用之。④拿法：是术者用拇指和其他四指对患部做相对捏起动作，其力度由轻渐重，由表及里。此法为泻法，属于较强刺激的一种理筋手法，具有行气活血、祛除风寒之效。

三、上骱手法

上骱手法即整复关节脱位的手法，主要用于脱位者，具有损伤小、关节功能恢复快等优点。上骱手法用于脱骱。在长期的实践中，各流派创立了各具特色的上骱手法。耀山云："骨者，两骨相交活动之处也。如杵之臼，如户之枢，又如桔槔之有机。以筋之，故能转运而不碍。若脱者，筋必受伤，是以上必先理其筋也。前接骨歌，系陈氏秘，法赅而备，惟原稿韵脚未妥，稍为润色之，脱稿之后，复撰上歌诀十首，未敢言工，聊便诵记而已。接骨之字，音料，乃尻骨上有八孔，谓之八。"《叶氏医案》云："接骨上骱，骱音戛，小骨也，或有用作窍，用作，均未切当。薛氏《正体类要》有骨接而复脱之句，今仍借用之。"

（一）《上骱歌》

清代胡廷光在《伤科汇纂》中提出的《上骱歌》，详细介绍了各关节脱位的上骱手法。

1. 上骱歌诀　上骱不与接骨同，全凭手法及身功。宜轻宜重为高手，兼吓兼骗是上工。法使骤然人不觉，患如知也骨已拢。兹将手法为歌诀，一法能通万法通。

2. 托下巴歌诀　头骨圆圆曰髑髅，下把骨脱两般求。单边为错双边落，上似弯环下似钩。两指口中齐重捺，各腮颊外共轻揉。下巴往里徐徐托，托上还须用带兜。

3. 提颈骨歌诀　人登高处忽逢惊，首必先坠颈骨顷。面仰难垂惟伸续，头低不起则端擎。腔中插入须提拔，骨上歪斜要整平。再看有无他磕碰，临时斟酌度其情。

4. 整背腰骨歌诀　脊背腰梁节节生，原无脱髎亦无倾。腰因挫闪身难动，背或伛偻骨不平。大抵脊筋离出位，至于骨缝裂开嘣。将筋按捺归原处，筋若宽舒病体轻。

5. 上肩髎歌诀　损伤肩膊手筋挛，骨髎犹如杵臼然。若是肘尖弯在后，定当臑骨耸于前。常医或使两人拉，捷法只须独自揎。倘遇妇人难动手，骗中带吓秘家传。

6. 托肘尖歌诀　臂膊之中曰肘尖，凸凹上下骨镶黏。直而不曲筋之病，屈若难伸骨有嫌。骨裂缝开翻托好，筋横纵急搦安恬。仍当养息悬于项，屈曲时时疾不添。

7. 挼手腕歌诀　腕似农车水骨联，仰翻俯覆曲如旃。行车竭蹶应防覆，走马驰驱或致颠。手必先迎筋反错，掌如后贴骨开偏，轻轻搦骨归原处，骨若还原筋已痊。

8. 上大腿髎歌诀　环跳穴居跨骨前，中分杵臼似机旋。筋翻肿结脚跟趄，骨错斜行腿足蹁。宜用手掎并脚牮，或施布缚发绳悬。女人隐处手难动，吊住身躯隔壁牵。

9. 推膝盖骨歌诀　膝骨形圆盖膝间，原系活动各筋扳。盖移腿上腰胯痛，骨走臁中步履艰。若出外边筋肿大，如离内侧腘难弯。推筋捺骨归原位，抱膝相安何足患。

10. 拽脚踝拐歌诀　足趾足跟踝相并，伤筋动骨致难行。脚尖向后应知挫，踝骨偏斜定是拧。骨突骨坳宜摸悉，筋翻筋结要分清。筋须揉拨又须拽，筋若调匀骨亦平。

（二）上骱八法

近代名医曹锡珍在其所著《中医按摩疗法》中，提出"提、端、挪、正、屈、挺、扣、捏"上骱八法。

（三）上骱十法

北京刘寿山提出"拔、摘、扣、捏、提、端、屈、挺、捺、正"上骱十法。

（四）上海石氏上骱法

上海石氏提出"拽、搦、端、提"上骱法。

（五）临床常见关节脱骱的上骱手法

1. 颞下颌关节脱位　常因打哈欠、咬大块硬食物等，造成开口过大，翼外肌持续性收缩，将下颌骨的髁状突拉过关节以外，不能自行复位，导致一侧或双侧的颞下颌关节脱位。有两种常用的复位方法。

（1）口内手法复位：按摩双侧嚼肌，放松肌肉。复位时，患者取坐位，头稍后仰，术者位于患者前方，双手拇指缠以纱布。伸入患者口内，两拇指放于下颌磨牙咬合面上，四指托住下颌骨下缘。以双拇指下压颌骨，其余四指将下颌颏部往上托，使位于关节结节前方的髁状突移到关节结节水平以下时，向后上方推送，将髁状突送入关节凹内，即可复位。若为双侧关节脱位，可先复位一侧，然后再复位另一侧。

（2）口外复位法：以单颞下颌关节脱位为例。患者取仰卧，术者位于患者头顶侧。术者以两拇指指腹置于患双侧颞下颌关节处，做顺时针方向按摩，以放松患者面部肌肉，待面部颞下颌关节处肌肉松弛时，术者以一只手拇指置于颌部皮肤，食、中指置于颏下，向床面垂直方向使力，另一拇指置于患侧下颌体上缘与下颌支前缘交界处，向足部方向由轻而重按压，当指下感到弹响滑动声时，说明复位成功。

2. 肩肱关节前脱位　跌倒时，上肢呈外展外旋，手掌或肘部着地，肱骨头自肩胛下肌和大圆肌之间薄弱部撕脱关节囊，向前下脱出，形成最常见前脱位。常用复位手法有：

（1）足蹬拔伸法：患者仰卧，术者位于患侧，术者双手握住患肢腕部，足跟置于患侧腋窝，紧密接触，术者两手做稳定持续的力量牵引，待牵离后，足跟向外推挤肱骨头，同时旋转，内收上臂，听到入臼响声即表示已复位。

（2）牵引推拿法：患者仰卧，一助手用布单套住胸廓向健侧牵拉，第二助手用布单通过腋下套住患肢向外上方牵拉，第三助手握住患肢手腕向下牵引并外旋内收，三者同时徐徐持续牵引。术者用手在腋下将肱骨头向外推送，听到入臼声，即复位成功。

3. 肘关节后脱位　手掌着地，肘关节完全伸展位，前臂旋后位跌倒，导致其肘关节过伸，尺骨鹰嘴顶端冲击肱骨远端的鹰嘴窝，引起肱前肌和肘关节囊前侧部分撕裂，则造成尺骨鹰嘴向后移位，肱骨远端向前移位的常见肘关节后脱位。其常用复位手法有：

（1）拔伸屈肘法：患者坐位，助手立于患者背侧，用双手握患肢上臂，术者站在患者前面，一手握住患肢腕部，另一手握持肘关节，持续牵拉，同时在肘关节前方的拇指，扣住肱骨远端，向后上方用力推按，在肘后鹰嘴突部的四指，向前下方用力端托，并缓慢屈曲肘关方，当有入臼声，说明复位成功。

（2）推肘尖法：患者仰卧位，两助手分别在上臂与腕部进行对抗牵引，术者双手拇指在肘后向前下推挤尺骨鹰嘴，其余各指从肘前向后按压肱骨远端，并逐渐屈肘，听到入臼声，表示已复位。

4. 桡骨头半脱位　当肘关节伸直，前臂旋前位时，忽然受到纵向牵拉时，环状韧带下部产生横行撕裂，肱桡关节间隙变大，关节囊及环状韧带上部由于关节腔的负压作用，嵌顿于桡骨关节间隙，阻止了桡骨头复位，造成桡骨头半脱位。即易发生桡骨头半脱位。其复位手法：

以右肘为例：术者位于患肢外侧，术者左手拇指置于患肘桡骨头部，余指对握肘内侧；右手拇指置于患腕背侧，余指对握掌侧。当右手持患臂做牵引，旋后动作时，左手拇指下压桡骨头，听到入臼声，表示已复位。做 2~3 次肘关节伸屈即可。

5. 髋关节后脱位　稳定的髋关节，只有在遭受强大暴力冲击，才使股骨头从髂股韧带与坐股韧带之间的薄弱区穿出，造成后关节囊及圆韧带撕裂，导致临床多见的髋关节后脱位。其复位法有：

（1）仰卧复位法：一助手将患者骨盆固定，术者骑跨在腿上用双手抱起胫骨上端使膝髋各屈曲 90°，牵引、外旋伸直下肢。在牵引外旋过程中可听到清脆的响声，说明股骨头复位，患肢畸形消失，髋关节可做各向活动。

（2）膝牵引法：患者仰卧，助手稳住患者骨盆，患膝髋各屈曲 90°，用一宽套在患肢腘窝下，转成 8 字形，其下圈位于患肢腘窝部，术者呈单跪状（右髋关节脱位时术者用右膝，左髋关节脱位时术者用左膝），术者颈部置于 8 字形上圈中。并以一手握住患踝关节之上前方（右髋关节脱位时术者用右手，左髋关节脱位时术者用左手），另一手置于患膝部。然后术者伸直躯干部，利用布带圈向上牵引患肢，同时以紧握踝部的手向下施加压力，牵引力应缓慢而有力，不可使用冲击性力量。牵引时将患肢膝部做不同方向旋转可帮助复位。当闻及入臼声，即已成功复位。

四、理筋手法

软组织损伤是临床最为常见的病证。由于伤筋的类型众多，各部位伤筋都有其特殊的病理变化，所以用于各类伤筋的理筋手法种类极为丰富。根据操作程序，分为准备手法、治疗手法、整理手法三部分。

（一）准备手法

此类手法能放松局部软组织，消除其痉挛，主要用于理筋手法前的准备。其常用手法有：

1. 指按摩法　用单侧指腹在患部做直线或圆形的轻度摩擦动作（图 3-12-2-11）。适用于各个部位。

2. 掌按摩法　用单侧或双侧掌根，或全掌在患部做较为有力的推摩动作（图 3-12-2-12）。力度应能渗透至深部的组织，其动作频率、速度应按不同的年龄、体质、证情而决定。

（二）治疗手法

此类手法种类繁多，应用时，术者应根据不同的证情，选用适宜的手法，或单独，或联合应用之。常用的手法有：

1. 擦法　用指腹、手掌、掌根或大鱼际、小鱼际在患部做摩擦动作（图 3-12-2-13）。操作时应具有较大的渗透力，连续不断地做来回运动，直至皮肤色红，以达到增加血液循环、活血祛瘀、行气止痛之效。

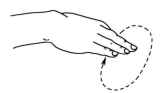　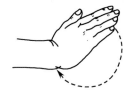　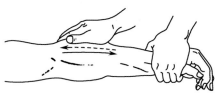

图 3-12-2-11　指按摩法　　　图 3-12-2-12　掌按摩法　　　图 3-12-2-13　擦法

2. 揉法　用手掌根部在患部做温和的、不脱离体表的连续性揉动（图 3-12-2-14）。以达到行气活血的功效。

3. 点穴法　用指腹在所选择的经络穴位上做按压动作（图 3-12-2-15）。按压力度，应根据患者的证情、年龄等因素而定。其功能疏通经络，激发经气，通络止痛。

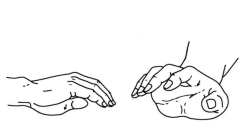　　　　　　　　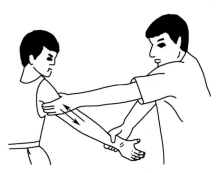

图 3-12-2-14　揉法　　　　　　　　图 3-12-2-15　点穴法

4. 抚顺（推）法　用手掌或掌根部在患部做摩擦动作（图 3-12-2-16）。其方向由肢体近端推向远端为抚顺法，如由远端推向近端称为推法。其速度、力度按证情需要而定。

5. 一指禅法　用拇指指腹在患部做快速摆动（图 3-12-2-17）。着力点以患部压痛部位为中心，推动局部痉挛组织，达到消肿止痛的功效。

6. 拿捏法　用拇指和其他四指做相对的松紧压捏动作（图 3-12-2-18）。以放松局部组织，行气活血。

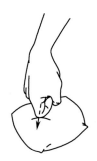

图 3-12-2-16　抚顺（推）法

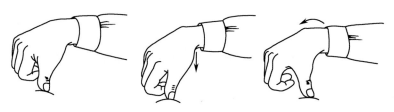

图 3-12-2-17　一指禅法

7. 擦法　用手背第 4、5 掌指关节与患部约成 45° 角，做来回摆动（图 3-12-2-19）。操作时宜紧密与体表组织结合，力度以能渗入组织为宜，切忌浮于体表上，以达到松解粘连、疏通经气之效。

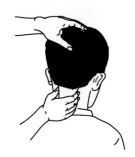
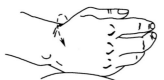
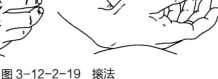

图 3-12-2-18　拿捏法　　　　　　　　图 3-12-2-19　擦法

8. 屈伸法　术者以一手置于肢体关节远端，另一手置于关节近端，做关节持续而缓慢的伸屈活动（图 3-12-2-20）。其活动幅度由小到大，慢慢增加，切忌速度太快，或幅度过大，以防关节损伤。从而松解关节粘连，恢复关节正常活动。

9. 掌按压法　用单侧或双侧掌心或掌根，在患部向下按压（图 3-12-2-21）。力度以证情轻重和患者体质强弱而定。此法能有效松解粘连，活血止痛。

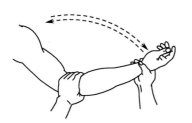
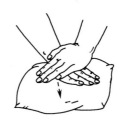

图 3-12-2-20　屈伸法　　　　　　　　图 3-12-2-21　掌按压

10. 旋转法　术者用一手握于肢体近端，另一手握于肢体远端，做关节运动范围内的来回旋转活动（图 3-12-2-22）。活动速度宜慢，幅度逐渐增加，切忌过快、过大的动作。此法可增加关节活动范围。

11. 背伸法　术者和患者均作立位，术者骶部紧贴于患者腰部，互相反扣双手，术者背起患者，使患者双足离开地面，做轻柔的抖动（图 3-12-2-23）。此法能松弛肌肉紧张，纠正紊乱的小关节。

12. 扳腿法　卧位背伸：术者立位，患者俯卧位，术者一手按于患者腰部，另一手托起患者大腿部，使腰部处于过伸位，并做快速的上抬活动（图 3-12-2-24）。此法通过过伸腰部活动，达到纠正小关节紊乱的功效。此法常用于骶髂关节疼痛者，以此纠正骶髂关节错缝。

13. 斜扳法　术者一手置于患者肩部，另一手置于患者髋部，术者两手做相反方向运动，待患者放松时，术者两手做快速的相反方向运动（图 3-12-2-25）。此手法常用于腰椎间盘突出症，能有效改变突出物和神经的相对位置，减轻突出物对神经的压迫，获得缓解症状之效。

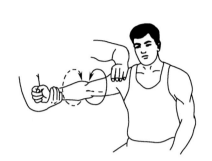

图 3-12-2-22　旋转法

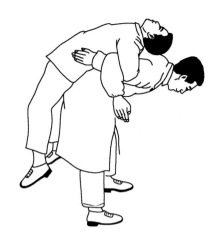

图 3-12-2-23　背伸法

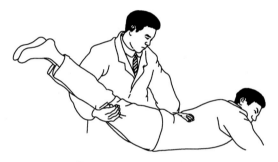

图 3-12-2-24　扳腿法

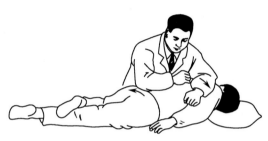

图 3-12-2-25　斜扳法

（三）整理手法

用于理筋手法结束，以放松治疗部分的组织，达到巩固疗效之目的。常用的有：

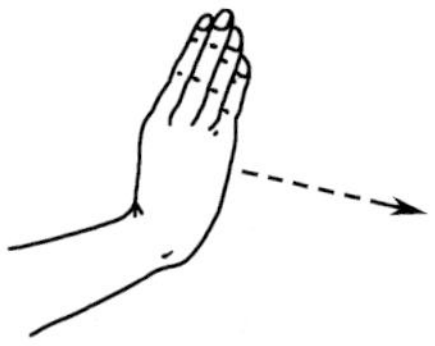

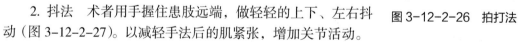

1. 拍打法　用虚掌击拍患部（图 3-12-2-26）。以促进血液循环，松弛组织。

图 3-12-2-26　拍打法

2. 抖法　术者用手握住患肢远端，做轻轻的上下、左右抖动（图 3-12-2-27）。以减轻手法后的肌紧张，增加关节活动。

3. 搓法　术者用两手置于患者相对侧，做快速、反复的上下、左右搓动（图 3-12-2-28）。以行气活血，松弛组织。

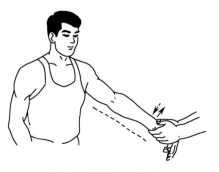

图 3-12-2-27　抖法

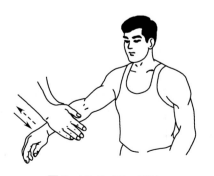

图 3-12-2-28　搓法

第三节　施氏三步九法

施杞以"痹证学说"和"经筋失衡学说"为基础，创立了三步九法，包括理筋、正骨、通络三步，配以揉、拿、搓、提、松、扳、摩、抖、捏九法，故称"三步九法"。其功能调和气血，祛痰化瘀，疏风通络，解痉止痛，摄养脏腑，缓解、纠正脊柱动静力平衡失调和关节力学失衡，是治疗颈椎病、腰椎间盘突出症、骨关节炎等筋骨病证的有效方法。在具体应用中，按不同部位分为"整脊三步九法"（"整颈三步九法""整腰三步九法"），"整骨三步九法"（"整肩三步九法""整肘三步九法""整腕三步九法""整髋三步九法""整膝三步九法""整踝三步九法"）等。

一、整颈三步九法

颈椎病发病部位在"经筋"，早期多表现为"动力性平衡失调"，中后期在此基础上，又出现"静力性平衡失调"。因此，"经筋失衡"是颈椎病发生与发展的基础。"经筋"一词首见于《灵枢》。《灵枢·经筋》云："手太阳之筋……其病小指支肘内锐骨后廉痛，循臂阴入腋下，腋下痛，腋后廉痛，绕肩胛引颈而痛，应耳中鸣痛，引颔目瞑，良久乃得视。"这是颈项部经筋损伤导致颈椎病的最生动确切的描述。明代张介宾指出："十二经脉之外而复有经筋者，何也？盖经脉营行表里，故出入脏腑，以次相传；经筋联缀百骸，故维络周身，各有定位。虽经筋所盈之处，则唯四肢溪谷之间为最，以筋会于节也。"可见经筋是古人运用当时解剖知识，以十二条运行力线为纲，对人体韧带学、肌学及其附属组织生理和病理规律的概括和总结。

颈椎病病程往往较长，早期风寒湿邪久留经筋，并流注经络、血脉，导致"荣血泣，卫气去"，临床表现为"不通则痛"；该病中后期，往往正不胜邪，缠绵不愈，所谓"积劳受损，经脉之气不及贯串"，"血气不和，百病乃变化而生"，引起气虚血瘀。气虚推动无力，血瘀滞留不行，不仅引起"不荣则痛"，而且加重"不通则痛"。本法通过行气活血，调摄脏腑，筋骨同练，达到身心同治、内外兼治之效，是颈椎病治疗和预防的有效之法。具体操作如下：

（一）理筋手法

蠲痹祛邪，疏经活血，恢复动力平衡。

理筋手法的主要作用就是恢复颈部的动力系统平衡。理筋平衡法包括揉法、拿法和搓法三种手法。

1. 揉法　以拇指指腹在颈项部揉按，要求着力稍重，吸定一定部位并带动（渗透到）皮下组织做环旋的轻缓揉动，在按揉一处片刻后，再缓缓移动到下一处，并在施行揉法的过程中可结合按法或弹拨。具体操作时，医者先在项正中线（督脉）按揉各棘突至大椎穴，重复三遍；然后按揉颈夹脊，相当于各椎小关节处，以同样方法按揉三遍；接着揉按外侧线，相当于各椎横突外缘、胸锁乳突肌后缘，亦重复按揉三遍，时间稍长；最后按揉上背部正中线（督脉）的陶道（第 1 胸椎棘突下）至命门（第 2 腰椎棘突下）和足太阳膀胱经的第一侧线至肾俞（第 2 腰椎棘突下，旁开 1.5 寸）和第二侧线至志室（第 2 腰椎棘突下，旁开 3 寸），反复三遍。同时，可重点对以下 6 个穴位进行揉按：

（1）天柱：位于斜方肌外缘之后发际凹陷中，归足太阳膀胱经。天柱穴下方分布有斜方肌（副神经支配）、头夹肌、头半棘肌及头后大直肌（均由枕下神经皮支支配）；皮肤由枕下神经皮支支配。斜方肌上部深面有枕动、静脉经过，头后大直肌深层，在寰枢椎侧突与第2颈椎横突之间有椎动脉经过。揉法通过松解斜方肌、头夹肌等的痉挛，改善对椎动脉的压迫，可以减轻上颈椎失稳的各种症状。刺激此穴，可以起到强筋骨、安神志、清头目的作用。

（2）百劳：位于项部，当大椎穴直上2寸，后正中线旁开1寸处，为经脉奇穴。其深层有斜方肌（副神经支配）、头颈夹肌（颈神经后支的外侧支支配）、头半棘肌。皮肤有第4、5颈神经后支分布。刺激此穴，主要起到滋阴补肺、舒筋通络的作用。

（3）天鼎：归手阳明大肠经。其在颈侧面，喉结旁开3寸，当胸锁乳突肌胸骨头与锁骨头之间扶突穴直下1寸，于胸锁乳突肌后缘处取穴。深层有臂丛神经根融合和分支干、股部。刺激此穴，主要能起到清咽、散结、理气、化痰的作用，是治疗颈椎病、偏头痛的要穴。

（4）肩中俞：位于第7颈椎棘突下旁开2寸（肩胛骨上角内侧取穴），归手太阳小肠经。其深层有斜方肌（副神经支配）、肩胛提肌、小菱形肌（肩胛背神经支配）。皮肤有第8颈神经和第1、2胸神经后支的外侧支分布。刺激此穴，能起到宣肺解表、活络止痛的作用。

（5）天宗：位于肩胛部，当冈下窝中央凹陷处，与第4胸椎相平，归手太阳小肠经。其深层有斜方肌（副神经支配）、冈下肌（臂丛的肩胛上神经支配）。此穴主要有通经活络、理气消肿的作用。

（6）肩贞：位于肩关节后下方，臂内收时，腋后纹头上1寸，归手太阳经。深层有三角肌后部（腋神经支配）、肱三头肌长头（桡神经肌支支配）、大圆肌（肩胛下神经支配）、背阔肌（胸背神经支配）。皮肤有腋神经的下支臂上外侧皮神经分布。此穴具有清热止痛、通络聪耳的作用。

2. 拿法　用拇指和其余手指相对用力，提捏或揉捏肌肤称为拿法。可分为三指拿法和五指拿法。我们常常依次拿颈项、肩井、手三阴经和手三阳经。在拿颈项时，术者站于其侧后方。一手轻扶其前额部，另一手拇指和食指、中指螺纹面分按于左右两侧风池、完骨、翳风穴上，反复按揉5~7遍；然后沿颈椎两侧提拿并自上而下按揉颈伸肌群至大杼穴止，反复操作5~7遍；拿肩井时，术者站于其后方。以拇指在肩后，四指在前，于肩井穴处，双手着力提而拿之，或同时提拿，或交替提拿，反复提拿5~7遍；拿手三阴、手三阳经时，术者一手握患侧腕部或手部，另手自肩循手三阴、手三阳经依次揉拿至腕部，使得阴阳调和，反复操作3~5遍。并配合按揉肩前、肩髃、臂臑、曲池、青灵、小海、手三里、内关、外关、合谷；并弹拨极泉穴。

3. 擦法　用手背近小指侧部或小指、无名指、中指的掌指关节部分附着于体表一定部位或穴位上，以肘关节为支点，前臂做主动摆动，通过腕关节屈伸、外旋的连续活动，使产生的力持续作用于治疗部位上，称为擦法。具体操作时，自脊柱左、右膀胱经的第一、二侧线始端，向下至肾俞（有益肾强腰、壮阳利水、明目聪耳之功效）和志室穴（有补肾益精、调经止带、利湿通淋、强壮腰膝之功）止。自上而下及自下而上往返滚动5~7遍，左右交替。然后，自肩峰处沿肩胛冈上缘（冈上肌、斜方肌）擦向大椎，往返5~7遍，左右交替。最后，一手固定患侧肩部，另一手自肩中俞穴始沿肩胛脊柱缘，经膏肓穴（第4

胸椎棘突下，旁开 3 寸）擦至肩胛下角，往返 5~7 遍，左右交替。

（二）整骨平衡法

舒筋正骨，理气散结，恢复静力平衡。

整骨手法的主要作用就是恢复颈部的静力系统平衡。整骨平衡法包括牵法、扳法和拔伸法三种手法。

1. 提颈　亦称"牵引法"。具体操作时，医者左手掌托下颌，右手掌托后枕部，向上提颈 9 秒后，放松 3 秒，重复三次。间歇提颈有利于缓解肌肉痉挛，扩大椎间孔，改善椎动脉灌注。

2. 松颈　是在提颈的基础上通过颈部的转动，达到颈部肌肉放松的方法。操作时，在拔伸牵引下，轻轻摇晃头部数次，使颈部肌肉放松；再嘱患者配合，使患者头部前屈 45°，后伸 45°，重复三次；再左转 45°，右转 45°，重复三次；左侧弯 45°，右侧弯 45°，重复三次。此方法在提颈的基础上通过颈部的活动，调整小关节，以利于颈部肌肉进一步放松。用于寰椎关节，有舒筋活络、滑利关节、松解粘连等作用。

3. 扳颈　依据检查和 X 线表现，将颈椎病变位置分为上段、中段和下段。根据病变部位的不同，将颈椎置于不同位置。若上段病变，将头颈屈曲 15°；若中段病变，将颈椎置于中立位即 0°；而若为下段病变，则将颈椎屈曲 30°~45°。在此位置上嘱患者自行旋转 40° 左右，稍用力牵引，同时使患者的头部转向右侧，旋转至极限角度（约 80°），达到有固定感，略低头，迅速准确地做向斜上方扳动，操作成功可以听到一声或多声弹响。一般响声清脆者效果为佳。该手法有滑利关节、松解粘连、矫正小关节紊乱的作用。在操作前应仔细询问病史、体检和查看 X 线片、CT、MRI 等，注重进一步鉴别诊断。对于脊髓型颈椎病患者使用正骨手法应慎重。

（三）通络平衡法

通络平衡法可理气和血，内调脏腑，恢复脊柱关节平衡。通络平衡法包括摩法、抖法和捏耳三法。

1. 摩法　以手的掌面或指面及肘臂部贴附在体表，做直线或环旋移动的一类手法，使之摩擦生热，以透热为度。即应以操作者感觉手下所产生的热已进入受术者的体内，并与其体内之"热"相呼应为尺度。本法有升提阳气、调和气血、解痉止痛、通经活络等功效，一般急性发作用泻法（逆摩为泻），慢性患者用补法（顺摩为补）。具本操作时，医者立于其背后，一手扶持患者前额部，用另一手掌心先以百会穴为中心，环形摩擦头顶部；再以脑户、大椎为中心各摩擦约 30 秒。然后，自脊柱左或右膀胱经的第一、二侧线，向下用掌根螺旋形移动至肾俞和志室穴止，不带动深层组织。自上而下及自下而上往返 5~7 遍，左右交替。操作时术者动作轻柔，用力和缓，由浅入深。清代张振望《厘正按摩要术·运法》有云："运则行之，谓四面旋绕而运动之也。宜轻不宜重，宜缓不宜急。使血脉流动，经络宣通，则气机有冲和之致。"同时，可重点对以下三个穴位进行摩擦。

（1）百会：于头部中线与两耳尖连线的交点处取穴，归督脉。头为诸阳之会，该穴为手足三阳、督脉、足厥阴交会之处，百病皆治，故名百会。此穴具有升阳固脱、开窍宁神的作用，但在操作时对于高血压等肝阳上亢患者忌用。

（2）脑户：于后正中线，当枕外隆凸上缘凹陷处，归督脉，本穴内应脑髓，主治疾，可以起到清头明目、镇静安神的作用。

（3）大椎：位于第 7 颈椎棘突下凹陷处，归督脉，为三阳、督脉交会穴。其下深层有棘上韧带、棘间韧带、弓间韧带、椎管。皮肤有第 7、8 颈神经和第 1 胸神经后支的内侧支重叠分布。《灵枢·癫狂》云："筋癫疾者，身倦挛急脉大，刺项大经之大杼。""项大经"为督脉，"大杼"指大椎穴，因大椎亦名杼骨，大椎穴之别名亦为大杼，位于柱骨、脊骨与两肩杼骨之交接处，为人身骨骼之中心，且督脉连于肾，肾主气，大椎穴与肾气相通，所以大椎亦名骨会。故肩胛颈项腰脊痛均可取大椎。刺激此穴，能够起到解表散寒、镇惊安神、肃肺调气、清热解毒的作用。且临床上对诸阳经病变取大椎穴，配以不同穴位可收桴鼓之效。

2. 抖法　用双手握住患者肢体远端，而后轻微用力做连续小幅度上下抖动。操作时，术者用手握住患者上肢远端轻轻地用力做连续的小幅度上下快速抖动，抖动幅度要小，频率要快，要求患者肌肉充分放松配合。重复三次。该法能松弛肢体肌肉关节，缓解外伤后所引起的关节功能障碍，并减轻施行重手法后的反应，以增加舒适感。

3. 捏耳　用食指及拇指指腹按压、牵拉对耳轮的上、中、下三部，可适当进行捻按，每次按压 30 秒，以压致病人感觉疼痛但能忍受，且耳轮出现胀热感为宜。该法可疏通经气，缓解颈部疼痛，改善颈项活动功能。

"整颈三步九法"通过舒筋解结来疏通经络的阻滞，使其运行流通，气机畅流，营卫和调，脏腑居安，最后达到"舒经理筋、调和气血、恢复平衡"的目的。该手法是改善颈部肌肉力学失衡状态，恢复颈椎动力平衡，从而进入良性循环，重建颈椎力学系统的功能平衡，达到预防和治疗的目的。而理筋平衡法是整套手法的重点，其主要作用就是通过刺激位于颈部肌肉、肌腱和关节内的本体感受器，消除颈部肌肉系统的异常应力，纠正颈部的动力平衡失调；整骨平衡法则通过提、松、扳手法纠正颈部小关节紊乱，从而纠正颈部静力平衡失调；而通络平衡法是三步九法手法的最后一步，其临床主要作用是促进神经体液物质分泌，改善局部微循环，提高机体免疫力等。关于通络手法中的提耳法，耳穴是耳廓与脉络、脏腑相通之地，是脉气所发和密集之处。现代研究表明，当刺激耳穴时，使机体增加了制造内啡肽的能力，从而作用于脑啡肽受体而达到镇痛的目的；可调动体液的抗痛因素，提高痛阈；耳穴的刺激冲动传至相应中枢神经部位后，与疼痛部位传来的冲动相互作用，抵消或减弱了疼痛。最后，采用摩法按摩督脉诸穴以鼓舞正气，温阳通督，活血通络，从而达到扶正祛邪之功效。

二、整肩三步九法

肩周炎即粘连性关节炎，又名冻结肩，是指肩关节囊及其周围韧带肌腱和滑膜囊的慢性非特异性炎症。临床上患者多为 50 岁左右，故又称为五十肩，是一种常见病。有资料显示其发病率约占肩部疾病的 42%，占骨科疾病的 8%。

（一）理筋手法

1. 揉法　患者取端坐位，将患者上肢轻度内旋，术者由外侧三阳经自远端向近端行弹拨法操作 2~3 遍；再将患者上肢轻度外旋，术者用拇指由下肢内侧三阴经自近端至远端弹拨。在弹揉法过程中，在六条经脉中选取重点穴位，阳明经：合谷、曲池、肩髃；太阳经：后溪、小海、肩贞、天宗；少阳经：外关、天井、肩髎；太阴经：云门、尺泽、太渊；少阴经：神门、少海、极泉；厥阴经：内关、曲泽、天泉。在肩部重点揉按肩外俞、肩井、

肩前、肩髃、肩髎，行回旋揉按，每穴操作 6 遍。（可根据患者情况加减量及增加阿是穴）

2. 拿法　以拿法于斜方肌、冈上肌、三角肌筋经操作 3 遍。

3. 滚法　以滚法施于肩关节后侧、外侧、前方肌肉。

（二）整骨平衡法

1. 牵法　将患肩在外展位置上做拔伸，幅度由小到大；过牵：将患肢屈肘后上举过头拔伸；旋牵：将患肩在内收位、外展后的内外旋位和患肢反挽至后背位上做拔伸。注意拔伸的幅度以患者能忍受为限，每个方向手法操作 6 遍。

2. 扳法　可分为上举扳法和外展扳法

（1）上举扳法：术者立于受术者前方，患肩上肢伸直搭于术者肩部，施术者双手交叉扶住其肩关节，缓缓上举，至病人难以耐受时，稍用力向上扳动。内收扳法：施术者立于患者背后，患者患侧手掌搭于健侧肩部，呈"搭肩式"。施术者用患肩同侧手掌扶住其肩关节，另手扶于患者肘部向内及内后扳动。

（2）外展扳法：患者坐位，术者一手按住患肩部，另一手握住其肘部向外牵拉扳动，同时做旋内及旋外动作。也可在上肢外展位，医者站于患者侧方，同上举扳法进行外展扳动。后伸扳法：施术者立于患侧，一手扶住患肩，一手握住患肢手腕徐徐向后扳动，然后屈肘，使手背贴于腰背部，将患肢沿脊柱缓缓向上拉动。

3. 拔伸法　患者取坐位，医生站在患者患侧前方，双手握住患者腕部（患者手掌朝里），逐渐向上拔伸患肢。拔伸过程中，也可瞬间加大拔伸力量。

（三）通络平衡法

1. 摩肩　用双手掌合抱患肩揉摩。

2. 摇肩　用手腕扣住患者腕部在外展位上旋转患肩；握手摇肩法：患者取端坐位，术者位于患者侧后方，一手扶住患者肩部，另一手与患者握手，做顺时针或逆时针方向小幅度环旋摇动。如同划桨样，因此又称划桨式摇法。拖肘摇肩法：患者取端坐位，医者位于患者侧方，一手扶住患者肩部，另一手托住肘关节，做顺时针或逆时针方向环旋摇动。大幅度摇肩法：患者端坐位，上肢放松，自然下垂，术者立于其外侧，双手握住患肢腕部上举，然后一手反握虎口向下抓腕部做大幅度摇转肩关节，在摇动时配合弓步与横裆步的运用。如同太极推手摇法。

3. 抖肩　用双手握住患肢腕部，用提抖法抖动患肩。术毕嘱咐患者回家后加强针对性功能锻炼。

"整肩三步九法"手法原理：理筋可以松解粘连、缓解筋脉拘急，整骨手法可以调筋理骨、恢复筋骨动静力平衡，并进一步松解粘连的肌肉，通络手法可以舒筋活络、调和血脉，配合九法（揉、拿、滚、提、松、扳、摩、抖、捏），整体调理。根据中医"不通则痛，痛则不通"的理论，肩周炎的疼痛主要是"不通则痛"，所以通过循经按穴疏通筋脉可以缓解肩周炎带来的疼痛。

三、整腰三步九法

腰椎间盘突出症又称腰椎纤维环破裂症或腰椎髓核脱出症。它是腰椎间盘发生退行性改变以后，在外力的作用下，纤维环破裂、髓核突出刺激或压迫神经根、血管或脊髓等组织所引起的腰痛，并且伴有坐骨神经放射性疼痛等症状为特征的一种病变。中医称之为

"腰腿痛"或"腰痛连膝"等。据报道,腰椎间盘突出症的发病率约占门诊腰腿痛患者的15%。本病好发于20~50岁的青壮年,男多于女,其发病部位以腰4-5为最多见,腰5-骶1次之,腰3-4较少见。其病因复杂多样,有风邪、寒邪、湿邪、湿热、痰浊、体虚、肾虚、闪挫、跌仆、劳伤等。风寒湿邪是引起腰腿痛的一个重要原因。闪挫坠堕导致血脉凝涩、经络壅滞,令人卒痛不能转侧,而经络阻塞,气血凝结是其主要病机。劳损及大病可致肾气亏损,也可发为腰腿痛。

（一）理筋手法

1. 揉法　患者取俯卧位,腰部放松,以掌根沿患者脊中线、两侧膀胱经自近端至远端按揉、弹拨3分钟;并用掌根按揉患侧腰臀部2~3分钟;在弹揉法过程中,在六条经脉中选取重点督脉及两侧膀胱经。

2. 点法　在腰段双侧骶棘肌及肾俞、气海穴,患侧臀部及下肢的环跳、委中、阳陵泉、承山、解溪、太溪等穴施以点压法,每穴1分钟,以局部酸胀或温热感为度。

3. 擦法　在患者腰背部沿督脉、两侧膀胱经及痛点施擦法3分钟。

（二）整骨平衡法

1. 牵法　患者取俯卧位,全身放松,双手紧握床沿,一助手立于患者头部,双手掌托住患者双腋下,向前拉拽,以固定患者上半身;另一助手立于患者足部;双手分别握住双侧足踝部,向后拉拽。两位助手同时对抗牵拉,持续牵引数分钟。

2. 扳法　患者呈患侧在上的侧卧位,施以腰椎侧位改良斜扳法:上位下肢屈曲髋膝而下位下肢自然伸直,医者面对患者而立,一手置于患者肩前部,而另一手屈肘以肘内侧置于患者臀髂部而手指可置于病变节段;先同一方向轻缓小幅度摇动腰部并逐渐过渡到两手相反方向转动腰部;当腰旋转到最大而病变节段处于扳动的支点位（≤30°）时,只需较轻的3°~5°手臂常规推冲力而扳动支点位病变节段。左右斜扳腰椎各2~3次。

3. 拔伸法　患者俯卧,助手用双手握住踝部向后上方牵,同时上下抖动,术者轻快而有弹性地按压患者腰部。

（三）通络平衡法

1. 捏耳　用食指及拇指指腹按压、牵拉对耳轮（自屏轮切迹至对耳轮上下脚分叉处分为五等份,下1/5为颈椎,中2/5为胸椎,上2/5为腰骶椎）的上、中、下三部,可适当进行捻按,每次按压30秒,以压致病人感觉疼痛但能忍受,且耳轮出现胀热感为宜。

2. 摩腰　用手掌或掌根部对腰臀部进行摩法,以透热为度。

3. 抖腰　双手握住患者双踝,轻微用力做小幅度、高频率的上下抖动1~2分钟。

"整腰三步九法"可改善局部组织血液循环,提高局部组织痛阈,放松紧张和痉挛的肌肉,促进损伤组织修复和血肿、水肿吸收,消除创伤性无菌炎症而松解粘连,所以手法能直接放松肌肉而解除肌肉紧张、痉挛,以达到舒筋活血、化瘀通络的作用。此外,纠正解剖位置异常（关节错位）,脊柱手法能调整椎体同一节段的前后、左右、轴向位移和不同节段的成角位移;脊柱手法可使椎管内外结构产生位移效应,从而减轻或消除神经、血管的机械性压迫,扩大椎管容量,改善椎管内环境。

四、整膝三步九法

膝关节骨关节炎在中医属"痹证"范畴,认为其病机是本虚标实即外受风寒湿之邪,内有肝脾肾之虚。膝关节骨关节炎根据美国风湿病协会（ACR）分类，可分为原发性骨关节炎和继发性骨关节炎。原发性骨关节炎原因尚不明确；继发性骨关节炎继发于某些疾病，如膝内外翻畸形、半月板破裂、髌股关节紊乱、感染、系统代谢性疾病和内分泌疾患相关。现代临床认为，原发性骨关节炎发病多由于负荷过度引起软骨磨损，使软骨发生变性、龟裂、剥脱，软骨层变薄或消失，使软骨下骨暴露，暴露的骨组织受到刺激发生出血、机化、增生，骨组织硬化、囊性变，而其代谢物可刺激滑膜、关节囊，出现渗出、增生、肥厚、粘连等病理变化。

现代研究认为，骨关节炎是机械和生物因素共同作用导致的，关节软骨细胞、基质和软骨下骨合成和分解代谢异常的关节疾病。研究膝骨关节炎患者相关的超微结构变化、血流变学变化、骨内压变化、分子物变化等相继有报道。随之相应的，通过现代实验证明推拿手法具有改善膝骨关节炎患者相应变化的研究也陆续报道，如减轻骨内高压、减缓超微结构变化、降低膝骨关节炎关节液中细胞因子 IL-1β 和 TNF-α 的含量，抑或是其相应自由基的改变等。

（一）理筋平衡法

1. 弹揉法　将患者下肢轻度内旋，术者由外侧三阳经自远端向近端行弹拨法操作 2~3 遍；再将患者下肢轻度外旋，术者用拇指由下肢内侧三阴经自近端至远端弹拨。在弹揉法过程中，在六条经脉中选取重点穴位，阳明经：梁丘、犊鼻（膝眼）、足三里；太阳经：浮郄、委中、承山；少阳经：风市、阳陵泉；太阴经：血海、阴陵泉；少阴经：阴谷；厥阴经：三阴交。在膝部重点揉按血海、梁丘、内侧膝眼、外侧膝眼、阳陵泉、阴陵泉、委中穴、膝阳关，行回旋揉按，每穴操作 6 遍（可根据患者情况加减量及增加阿是穴）。

2. 拿法　稍抬高患者小腿，以拿法于小腿后方自足跟部向上拿小腿筋经 3 遍；拿按髌骨 3 遍；放低患者小腿，再于大腿前方自髌骨向上拿捏大腿筋经 3 遍。

3. 擦法　以擦法对大腿前内外侧及小腿后侧进行手法操作。

（二）整骨平衡法

1. 提膝　可固定住患侧足部于床面，保持患肢屈膝 45°，术者双手环抱胫骨近端向前牵拉胫骨近端 6 次。

2. 运膝　术者一手扶按患者髌骨处，另一手握住患者踝关节，适度用力将患侧屈髋屈膝顺时针 6 次，逆时针 6 次，再使患膝关节内外翻各 3 次；术者维持以上两手动作，扶按在髌骨上的手固定住大腿，握住患者踝关节的手，以另一手为止点带动小腿顺时针逆时针各旋转 6 次。

3. 扳膝　术者维持以上两手动作，使患肢屈髋屈膝至最大耐受程度后，使患肢伸直，按在髌骨上的手顺势轻度下压 6 次。

（三）通络平衡法

1. 捏耳　术者用食指远节指间关节及拇指指尖捻压对耳轮下脚上缘同水平的对耳轮上脚起始部。按压并揉捏 30 秒，以受试者感觉疼痛但能忍受为度。捏耳的同时应让患者配合行主动伸屈膝动作。

2. 摩推　操作者将受试膝部快速屈伸 3 次后，以推法于大腿前方自近端向远端平推 3 次，至髌骨处使用摩法逆时针顺时针 3 次。

3. 抖法　保持前一体位，维持握持患者踝关节，以腘窝处的手进行快速松抖动作 3 次。

中医认为膝骨关节炎属于"痹证"范畴。张景岳在《外科钤·鹤膝风》中就提出此病为"本虚标实"，虚为肝脾肾之虚，实为气滞血瘀痰凝加外邪之实。

肝脾肾之虚：《素问》曰"肾主骨""其充在肾""肾生骨髓"。《黄帝内经》有"肾衰，形体皆极"的描述，说明肾虚所致的生理性衰退，可导致筋骨不健，骨髓化源不足，关节软骨及软骨下骨得不到滋养，引起关节软骨的退变，进而导致本病的发生。《素问·脉要精微论》曰："膝者筋之府，屈伸不能，行则偻附，筋将惫矣。骨者髓之府，不能久立，行则振掉，骨将惫矣。"中医理论认为肝主筋，后世医家在此基础上发展了相关理论。《张氏医通》云："膝为筋之府……膝痛无不因肝肾虚者，虚则风寒湿气袭之。"脾胃为后天之本，脾主肉，主四肢。脾胃运化功能减退，造成水湿内停，久则聚而成痰。脾为气血生化之源，气为血帅，脾虚则气虚，气虚则血行无力而导致血瘀的产生。痰湿和瘀血互为因果。

气滞血瘀痰凝之实：气为血之帅，血为气之母；气滞可致血瘀，而血瘀加重气滞。《素问·阴阳应象大论》曰："气伤痛，形伤肿。"由于膝关节的扭、闪、挫伤致膝关节内外组织损伤，脉络受损，血溢于外，阻塞经络，致气滞血瘀，经络受阻。或由于肝脾肾亏虚，气血运行不畅、痰凝经络，膝关节及周围组织失养，从而引起关节软骨的退变，导致膝骨关节炎的发生与发展。此外，风寒湿外邪侵袭、闭阻经络是膝骨关节炎发病的重要因素。《黄帝内经》云："风寒湿三气杂至，合而为痹。"痹者闭也，指的是经络的闭阻。《灵枢》云："经脉者，所以行血气而营阴阳，濡筋骨，利关节者也。"经络受阻则筋骨不养，关节不利。《三因极一病证方论》曰："三气侵入经络"，"在骨则重而不举，在脉则血凝不流，在筋则屈而不伸，在肉则不仁"。

第四节 手 法 应 用

手法是中医骨内科的重要技法之一，取效迅速，深受患者欢迎，但在具体应用时，必须具有熟练的手法并掌握各种手法的适应证、禁忌证，才能获得满意之效。

一、手法作用

伤科手法能复位其骨，理顺其筋，使筋骨归于原状，从而恢复其正常的生理功能。正如《医宗金鉴·正骨心法要旨》所曰："一推一拿，视其虚实酌而用之，则有宣通补泻之法，所以患者无不愈也。"其具体功效如下。

（一）整骨复位

跌仆闪挫，或骨骼受损，或关节脱臼，症见局部畸形，瘀紫肿痛，肢体失其活动。整骨手法可使移位之骨复其位，再以合适的器材予以固定，以利断骨连接。或以上髎手法复其位，以恢复关节正常形态和功能。

（二）梳理筋腱

外伤一症，肌腱、韧带损伤最为常见，而关节的活动有赖于肌腱、韧带的柔韧，当其伤断，则症见关节肿胀、疼痛、活动受限。理筋手法可使移位之筋经归于原位，受伤之筋腱得以濡养，以恢复筋腱韧性之功能。

（三）松解粘连

肢体外伤，损伤日久，局部组织炎性渗出，易导致相应组织粘连，出现受累部分组织、关节疼痛、活动不利。按摩、屈伸等理筋手法可松解粘连组织，增加局部血液循环，从而加速炎症渗出液的吸收，消除粘连。

（四）消除痉挛

肢体受损，相应组织出现水肿，导致相应部位软组织痉挛，出现肌肉紧张，局部肿胀，压痛明显。擦揉、拿捏等理筋手法可放松软组织，消除痉挛。

（五）行气活血

肢体外伤，必累及体内之气血运行，气滞则血瘀，瘀留于内，经脉被阻，气血运行不畅，筋脉失于濡养，症见局部疼痛、肿胀，肤见青紫瘀斑，肢体活动不利，甚则僵硬，日久肌肉萎缩，肢体无力，活动受限。手法以松弛痉挛之筋腱，调和瘀滞之气血，使气血运行，活血化瘀，肢体得以濡养，从而恢复肢体功能。

（六）舒经通络

跌仆损伤，经气受阻，经络闭塞，不通则痛，故症见局部疼痛，关节僵硬，活动受限。合适的手法可行气活血，引血归经，激发经气，疏通经络，气血流畅，有利于肢体功能康复。

（七）补虚泻实

肢体外伤，血脉受损，血溢脉外，气随血脱，或损伤日久，耗气伤血，致气血两虚；或素体虚弱，复受外伤而成本虚标实证。故在手法的选择上，也当按证候的虚实，采用"实则泻之""虚则补之"的原则。手法的虚实，在手法类型上，《素问·八正神明论》曰"泻必用方""补必用圆"，故属于补法的摩法、擦法、推法、搓法、抹法等用于虚证，属于泻法的按、点、压、拿、提、挤、捻等用于实证。在手法力度上，用于松解粘连，增加活动的重手法，多属泻法；用于舒经活络，温通经脉的轻手法，多属补法。在手法施行方向上，顺经络走向的手法为补法，逆经络走向的手法为泻法。在手法频率上，慢速率的手法为补，快速率的手法为泻。在手法穴位选择上，如选用具有提升、振奋阳气的百会、膻中、气海等穴，或具有补益气血的足三里、肾俞等穴，则有补益之功；对选用具有行气疏通功能的居髎、环跳、阳陵泉等穴，则有泻下之效。在部位选择上，手法位于压痛点上，为泻法；位于压痛点附近，或经络的远端，则属补法。所以，对于虚实的不同证候，应选择相应的手法，以获事半功倍之效。

二、手法部位

正确选择手法施行部位，是获取良好疗效的基础。常用手法部位的选择方法有三类。

（一）按解剖部位

由于现代科学技术和医学理论的发展，在对疾病诊断和病变具体器官方面有更明确的描述，因此对于这类病变部位诊断明确的病证，可采用按解剖部位进行治疗，使手法直接作用于病灶，以获得更好、更快速的疗效。如对于肩部病证，经 MRI 检查后，确认为肩部某一肌腱的慢性炎症所致，手法治疗时，就可以有针对性地予以手法治疗。这样有明确目标的治疗，常能达到事半功倍之效。

（二）按经络理论

人体具有十二正经、奇经八脉和众多的别络、孙络等共同组成纵横交叉的经络网。它连接四肢百骸，使人体成为一个有机整体。当肢体外伤，累及内在气血运行，经气受阻，经络不通，不通则痛，据此，根据经络运行路线和其所属脏腑，不难确定所累及的经脉。如慢性腰痛者，根据腰为肾之府，其相应的肾经和膀胱经必受其累，故治疗可选肾俞、委中等相应穴位，做点穴、按摩等补益手法治之，常获良好疗效。这种以中医经络理论为基础的治疗法，显示了中医治伤的独特特点。

（三）解剖结合经络法

运用现代医学理论和传统的中医经络理论相结合的方法，常更具疗效。如对风寒型颈椎病，既有风寒之外邪又具颈椎压迫神经之症，故治疗当按解剖部位选取颈部，再按经络理论，选取列缺、风池、肩井、曲池等穴位，应用点穴、弹筋、按揉等手法。实践证明，中西医结合疗法，常有立竿见影之效。

三、手法练习

要熟练应用这些手法，反复训练，实践必不可少。只有经过艰苦的基本功训练，才能达到"心明手巧"，"动作娴熟，以手摸之，自悉其情，法之所施，使患者不知其苦"。

（一）体格锻炼

良好的体质是胜任手法的基本保证，所以练功是获得健壮体格的方法，常用的功法有"八段锦""易筋经"等全身练功法。

（二）手劲练习

手劲的应用，在手法施行中具有重要的意义。有力的指力，是应用点穴、一指禅等手法的基础。指力深厚，才能使力直达深部组织，而不是虚浮在体表。具体练习时，可利用沙袋，两手握空拳状，拇指伸直，四指端屈向掌心，腕关节呈屈曲状，拇指端置于沙袋上，以端平为度，沉肘内收，来回摆动，练习时，应轻重适宜，刚柔相济，以此增加指力。

（三）手法练习

要有良好的治疗效果，手法熟练十分重要，因此必须多加训练，尤其是手指的灵活度，需要较长时间的体会、锻炼，才能达到。具体锻炼，可在沙袋上，根据各种手法的操作要领，予以练习，其力度要均匀，要做到重而不滞，轻而不浮，刚中有柔，柔中带刚，刚柔相济，同时操作时，呼吸宜均匀，并配合手法以运气。在正确的基础上，由慢到快，逐步达到熟练。

（四）摸法训练

摸法是诊断的重要手法，解剖知识是其基础，只有对身体各部外形、质地的充分了解，并熟记于心，才能临诊作出正确诊断。

四、手法选择

选用合适的手法是良好疗效的保证。术者用力要恰当，切忌粗暴，以防手法过重伤及机体，如此才能避免错误。熟练的手法是良好疗效的保证，术者必须"心明手巧"，动作娴熟，用力恰当。

（一）明确诊断

手法之前，医者对病情要有充分了解，根据病史、受伤机制和X线检查对病情有明确诊断，同时根据不同的骨折、脱位、伤筋类型，选择有效的整复和理筋手法。

（二）治疗时机

对严重的多发性骨折，大量出血者或严重的颅脑损伤者，应暂缓整复，先予以急救，或先予临时固定或持续牵引等，待证情稳定后，再予整复。对严重伤筋者，应先判别有无肌腱断裂及其程度、类型，从而决定治疗方案。如对有些肌腱完全断裂，导致肢体畸形者，如伸指肌腱断裂所致的锤状指，则当选用手术疗法。对全身情况尚好，局部疼痛、肿胀较轻，整复当尽可能及时进行。对急性伤筋患者，应以冰敷为主；对肿胀明显者，手法不宜过重，必要时，先应给予固定，待肿胀稍退时，再行理筋手法。

（三）整复标准

对于骨折的复位应根据不同部位、不同年龄等作具体分析，以选择解剖复位或功能复位。

1. 解剖复位　骨折的畸形和移位完全纠正，恢复骨的正常解剖关系，对位和对线完全良好者，称为解剖复位。其中对位是指两骨折端的接触面。对线是指两骨折段在纵轴上的关系。

对老年患者，重点在于关节的活动度能满足日常的生活需要。儿童骨折治疗时应不能遗留明显旋转及成角畸形。

2. 功能复位　其要求包括对线、对位、长度三个方面。

（1）对线：骨折部的旋转移位完全纠正。成角移位，成人小于 10°，儿童小于 15°。

（2）对位：长骨干骨折，对位需 1/3 以上；干骺骨折，对位 3/4 以上。

（3）长度：儿童下肢缩短小于 2cm，成人下肢缩短小于 1cm。

（四）选择治法

根据不同的疾病类型，选用合适的整复手法，以防发生意外。如对椎动脉型颈椎病应慎用旋转法，对肱骨中上段骨折不宜使用折顶正骨法等。对肌腱、韧带有部分断裂者，手法应柔和，切忌手法过重，关节活动过大，防止增加新的损伤。如拔伸牵引时须缓慢用力，手法着力点要准确，其力度、方向应视病情而定。

（五）治疗要求

对于骨折、脱位者，尽可能一次复位成功，避免反复整复，以防增加局部软组织损伤，肿胀加重，严重者能导致骨折迟缓愈合或关节僵硬等。

（六）保护措施

对骨折、脱位整复时，尽量避免在 X 线直视下进行，以防 X 线对术者和患者的伤害。在整复后常规拍摄正侧位 X 线片复查，以了解复位效果。

（七）掌握禁忌

手法适应证较为广泛，但也有其禁忌证，如对骨肿瘤、骨结核、严重皮肤病等，则不适宜手法治疗。

第五节　手法研究

为了取得更好的疗效，广大临床学者对手法做了广泛的临床和实验研究。

一、临床研究

手法治伤是骨伤治疗学中重要组成部分。在中医骨内科临床中，颈肩背腰疼痛是最为常见症，理筋手法对此常有即刻疗效。如高冠华等对 120 例颈性眩晕症者，随机分为两组，治疗组用通督推拿手法；对照组用一般放松手法。结果发现，治疗组 60 例，痊愈 27 例、显效 27 例、有效 5 例、无效 1 例，愈显率 90.0%；对照组 60 例，痊愈 21 例、显效 22 例、有效 15 例、无效 2 例，愈显率 71.7%。治疗组疗效明显优于对照组。朱彦平等应用旋转手法治疗椎动脉型颈椎病 40 例，使颈部肌肉放松，颈椎前后位松动，手法复位，每日 1 次，10 次为 1 个疗程，对比康复前、后的 TCD 检查结果，观察到治疗后椎动脉血流速度加快，椎动脉血液供应明显改善。李飞跃等采用魏氏伤科手法配合中药，临床总有效率为 88.5%，其手法以正骨理筋、疏通经络为主，使上下气血贯通，改善局部循环以缓解症状。对于常见腰椎间盘突出症，手法治疗颇具疗效。谷树贵等用直腰旋转平推法治疗腰椎间盘突出症并进行效果分析。患者正坐位，尽量使身体保持直腰平视体位。术者坐于患者体后，一手拇指，置于突出椎间盘稍外侧平行位置，另一手扶于健侧髋部固定体位。助手两人，分别站位于患者左右侧，双手固定患者，一人旋前，一人推后，协调动作。朝突出方向对侧旋转达到 45° 时，术者拇指，与助手同时发力，使患者再旋转 5°，同时拇指平推挤压椎间盘。以听到拇指推挤时发出明显的弹响声为手法成功的标志。此手法较坐位定点旋转手法安全，且便于发力。吕立江等运用杠杆定位手法治疗腰椎间盘突出症 93 例，治愈 62 例，显效 17 例，有效 11 例，无效 3 例，总有效率达到 96.77%。治疗方法先放松腰背肌，再应用定位杠杆原理使腰椎向后伸至"扳机点"时发力向上快速提拉患者踝关节，并用右手肘部鹰嘴用力下压患椎，同时配合患者呼吸。此手法能促使椎间盘内形成负压，而将突出髓核吸回椎间盘内；或产生外部张力形成向内的推力迫使髓核向椎间隙内还纳；或产生椎压力促使突出的间盘改变了原来的形态位置，即位移或形变，而不再产生对神经根的压迫；或改变突出物和神经根的关系，起到撕开粘连的作用。

二、实验研究

为探讨手法作用机制，广大学者从解剖学、生理学、病理学、生物化学、生物分子学、生物力学、影像学等多方面对其作了深入研究，取得了巨大成果。

（一）手法对椎间盘的作用

马达等观察旋转手法对腰椎间盘突出症的作用，发现旋转复位法可使髓核内压增大，当髓核内压超出一定程度时，髓核可向椎管内或滑膜破裂，破裂髓核可能被吸收，从而解除对神经根的受压迫。王拥军等用手法治疗腰椎间盘突出症，并运用 MRI 观察，结果发现，手法治疗后髓核突出到后纵韧带后方的部分消失，破裂型椎间盘出现消失或明显缩小，未破裂型椎间盘变化不大，并且突出物的吸收与症状改善呈平行关系。侯筱魁等实验研究指出，正确的手法可调整神经根管容积，松动上、下关节突，使神经根管内容和小关节的粘连获得松解，改善局部循环，有利于症状缓解。张勇等发现旋转手法下神经根与相邻椎间盘之间有 1~2mm 的位置移动，从而证明了腰椎旋转手法确实具有改变神经根与突出物之间位置关系的作用。

冯天有等认为腰椎旋转手法可使突出髓核还纳或部分还纳，或者改变髓核与神经根的关系，同时与纠正椎体位移减轻了鞘膜囊的形变和张力有关。

（二）手法对致痛物质的影响

陈玺等认为推拿按摩可减少谷胱甘肽及其过氧化物酶的外流，提高机体清除由基的能力，使自由基减少，并促进钾离子向细胞内流动，从而减轻组织损伤，使疼痛得到缓解。龚金德等观察对颈肩疼痛者做推拿手法后血清内啡肽含量的变化，发现手法推拿后血清内啡肽含量明显升高，说明推拿手法可以增加具有镇痛作用的内源性内啡肽含量，达到止痛之效。刘志诚等观察 33 例腰椎间盘突出症者，在应用推拿手法后，血浆 5- 羟色胺（5-HT）、5- 羟吲哚乙酸、色氨酸含量有明显下降，进一步观察尿 5- 羟吲哚乙酸含量明显增高，作为体内致痛物质 5- 羟色胺的分解产物 5- 羟吲哚乙酸的排出增加，说明手法推拿加速损伤过程中所生成致痛物质 5- 羟色胺的破坏，产生镇痛效应。此外，该研究还观察了推拿手法对损伤家兔全血乙酰胆碱酯酶活性的变化，发现损伤严重家兔全血乙酰胆碱酯酶活力明显下降，推拿手法可加速其回升过程，从而缩短全血乙酰胆碱酯酶恢复正常水平的时间，达到迅速止痛之效。费季翔等发现推拿后尿中去甲肾上腺素和多巴胺明显升高，表明其血浆中去甲肾上腺素和多巴胺的含量有下降。可见推拿手法可促进多种活性物质运转和降解，使血中镇痛物质增加，致痛物质减少，而产生镇痛效应。张志平等认为，推拿手法通过机械力作用于体表，可以促进多种活性物质的运转和降解，使血液中镇痛物质增加，致痛物质减少，并由此产生镇痛效应；同时能改善病变及远隔部位的血液，淋巴循环及微循环障碍，促进病变部位水肿，血肿和各种代谢产物的吸收，改善组织缺血、缺氧状态，从而修复损伤组织。姜宏等认为内啡肽、5- 羟色胺、乙酰胆碱、儿茶酚胺、组胺在推拿前后均有显著变化，表明推拿能使神经系统、组织器官释放出具有生物活性的化学物质，并可由此改善血液循环，加速致炎及致痛物质、酸性代谢产物的清除，产生镇痛效应。通过实验证实推拿手法可促进关节内血肿吸收及淋巴液循环，减少关节粘连及软骨变性等一系列病理变化的发生，以及对软组织损伤有明显修复作用，促进肌肉疲劳的恢复，预防肌肉劳损发生。

（三）手法力度的选择

李义凯等通过对不同手法力度的测定，发现：①轻度手法：用力很轻，具有放松，柔软，舒适感；②较轻手法：用力较轻，可达皮下，具有行气活血之效，并能产生酸、麻、胀等感觉；③中度手法：用力适中，可达肌肉组织，具有清除代谢产物、解痉镇痛之效，有可忍受的酸胀沉重感；④重度手法：用力较大，达深层组织、筋骨，能刺激神经，松解粘连，具有明显酸麻胀痛和电击感；⑤特重手法：用力较大，促使骨关节位置发生改变，具有理筋整复、纠正错位的功效。

（四）手法时间的选择

林彩霞等为探讨急性软组织损伤的手法治疗时机，观察急性软组织损伤的反应过程，选用 36 只大耳白兔，随机分出 6 只作为正常组，其余 30 只制备成软组织损伤模型，并随机分为模型组、局部组、远端组。局部组采用局部指揉法，远端组亦采用指揉法作用于筋会、阳陵泉穴，频率 120 次 / 分，每天 1 次，每次 5 分钟，连续治疗 7 天。结果发现：①局部组与模型组、远端组与模型组比较，β- 内啡肽（β-EP）含量升高，5-HT 含量下降，但无显著差异；说明干预措施具有良性调节作用。②局部组与远端组比较，β-EP 含量升高，5-HT 含量下降明显，说明局部治疗优于远端治疗。③局部组与正常组、远端组与正常组比较，β-EP 含量无显著差异，而局部组 5-HT 含量下降明显并接近正常水平，远端组虽有下降，但无显著差异，说明局部与远端治疗均有效，但局部治疗优于远端治疗。④模型组与正常组两组比较，β-EP 和 5-HT 含量都有显著差异，说明经 7 天自行恢复均未恢复到正常水平。⑤软组织损伤 7 天后观察，远端组肌束间少量炎性细胞浸润，间质疏松水肿较轻，未见明显出血灶，与正常对照组比较，已基本恢复正常；局部组肌细胞增生明显，炎性细胞浸润，间质疏松水肿，纤维母细胞增生，与正常组比较也有明显减轻；而模型组大面积淋巴细胞、浆细胞、嗜酸性粒细胞浸润，且有部分肌束出血坏死，与正常组相比恢复最差。说明对急性软组织损伤者，施行手法"宜轻宜柔"，若肿胀疼痛严重者则不宜手法治疗，否则易加重局部组织损伤。

综上可见，手法治疗的作用机制，涉及生理生化、生物力学、血液循环等多方面改变，它促使人体内在的神经 - 体液、肌肉、骨骼、关节韧带等生理功能向正常方向转变。对手法机制的研究，尽管已取得了许多成果，但由于手法作用机制研究的复杂性，所以尚需要做更多、更深入的观察和研究。

（谢可永　叶秀兰）

第十三章
夹缚固定

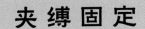

夹缚固定疗法是中医骨伤治疗学的组成部分之一，有着极为丰富的内容。其对骨折愈合有重要的价值。清代吴谦在《正骨心法要旨·器具总论》中已有十分明确的论述，指出："跌扑损伤，虽用手法调治，恐未尽其宜，以致有治如同未治之苦，则未可云医理之周详也，爰因自体上下、正侧之象，制器以正之，用辅手法之所不逮，以冀分者复合，欹者复正，高者就其平，陷者升其位，则危证可转于安，重伤可就于轻，再施以药饵之功，更示意调养之善，则正骨之道全也。"充分体现了夹缚固定在筋骨损伤中的重要地位。随着历代医家的实践、充实和提高，使之日趋完整。

第一节　夹缚固定器具

中医固定器具从最原始的材料和简单的包扎固定，至今逐步发展成为形式多样的能适应人体各部位形态的器具，在材料上不断改进，使之既能有确实的固定作用，对皮肤有较好的相容性，其间经过了漫长的历史时期。最早关于固定器具的文字记载，见于1973年湖南长沙马王堆三号汉墓出土的西汉医学方书《五十二病方》中的"布带包扎固定"。晋代葛洪在《肘后备急方》中明确提出了用竹片夹板固定骨折，谓"以片竹夹裹之，令遍上下，急缚勿令转动"。唐代蔺道人在《仙授理伤续断秘方》中对肩关节脱位复位后采用"凡肩甲骨出……又着曲着手腕绢片缚之"固定法，以防再次脱位。对夹缚材料提出可应用苎麻绳："有数处如指骨断，止用苎麻夹缚。腿上用苎麻绳夹缚，绳如钱绳许大。"对固定材料，认为杉木皮可作为固定材料，"未破用黑龙散贴，须用杉木皮夹缚之"。对杉木皮夹板的具体应用指出："凡用杉皮，浸约如指大片，疏排令周匝用小绳三度紧缚，三日一次。"宋代政府编著的《太平圣惠方》记载："用米沙木篦子，绵绳夹缚，夏月柳枝为条夹缚。"元代，继承宋、唐的外固定技术，除了竹片、杉木皮外，还采用了柳枝等其他材料作为固定。危亦林在《世医得效方》中，载有选用杉木皮竹片和大块桑白皮作脊椎外固定夹板，并保持脊椎伸直位的固定法治疗脊椎骨折。

明、清时期，随着西医解剖、生理学的传入，骨折的外固定治疗无论在理论或实践上都有了长足进步，众多医家在理论上对复位后外固定的重要性有了更深刻的认识，在具体实践上创制了形式多样的、行之有效的固定器具，使外固定器具和方法都有很大发展。明代朱橚著的《普济方》记载了抱膝圈固定治疗髌骨骨折，提出"如靠用铜膝曲盖损破骨法，令病患正坐，用一竹篾圈比膝盖大小，上用软纸缠圈，如皮破者，用玉真散敷贴破处"；对股骨干骨折，采用副夹板，两旁加砖头固定法；对锁骨骨折复位后，提出"以软绢掩如拳大，兜于腋下，上用一薄板子，长寸宽过半，软纸包裹按定，止用膺爪长带子栓缚定"，这一固定方法，与现代的十字架固定法类同。

清代吴谦在总结了历代夹缚固定器具的基础上，在《正骨心法要旨·器具总论》中对10种固定器具形态结构作了详尽描述。

1. 裹帘　裹帘者，以白布为之。因患处不宜他器，只宜布缠，始为得法，故名裹帘。其长短阔狭，量病势用之。

2. 振挺　振挺者，即木棒也，长尺半，圆如钱大，或面杖亦可。盖受伤之处，气血凝结，疼痛肿硬，用此挺微微振击其上下四旁，使气血流通，得以四散，则疼痛渐减，肿硬渐消也。

3. 披肩　披肩者，用熟牛皮一块，长五寸，宽三寸，两头各开二孔，夹于伤处，以棉绳穿之，紧紧缚定，较之木板稍觉柔活。

4. 攀索　攀索者，以绳挂于高处，用两手攀之也。

5. 叠砖　叠砖者，以砖六块，分左右各叠置三块，两足踏于其上也。

6. 通木　用杉木宽三寸，浓二寸，其长自腰起上过肩一寸许，外面平整，向脊背之内面刻凹形，务与脊骨膂肉吻合，约以五分（分去声）度之，第一分自左侧面斜钻二孔，右侧面斜钻二孔；越第二分至第三分、四分、五分，俱自左右侧面各斜钻一孔，用宽带一条，自第一分上左孔穿入，上越右肩，下胸前，斜向左腋下绕背后，穿于第一分右次孔内；再用一带自第一分上右孔穿入，上越左肩，下胸前，斜向右腋下绕背后，穿入第一分左次孔内，两带头俱折转紧扎木上；第三分、四分亦以带穿之，自软肋横绕腹前，复向后穿入原孔内，紧扎木上；第五分以带穿入孔内，平绕前腹，复向后紧扎木上，切勿游移活动，始于患处有益。凡用此木，先以绵絮软帛贴身垫之，免致疼痛。

7. 腰柱　腰柱者，以杉木四根，制如扁担形，宽一寸，厚五分，长短以患处为度，俱自侧面钻孔以绳联贯之。

8. 竹帘　竹帘者，即夏月凉帘也，量患处之大小长短裁取之。

9. 杉篱　杉篱者，复逼之器也。量患处之长短阔狭、曲直凸凹之形，以杉木为之。酌其根数，记清次序，不得紊乱，然后于每根两头各钻一孔，以绳联贯之。有似于篱，故名焉。但排列稀疏，不似竹帘之密耳。

10. 抱膝　抱膝者，有四足之竹圈也。以竹片作圈，较膝盖稍大些须，再用竹片四根，以麻线紧缚圈上，作四足之形，将白布条通缠于竹圈及四足之上。用于膝盖，虽拘制不致痛苦矣。

清代钱秀昌在《伤科补要》"器具总论"中，提出复位、固定的重要性，并列举6种外固定器械，予以说明。

1. 攀索　攀索者，以绳挂于高处，用手攀之也。

2. 叠砖　叠砖者，以砖六块分左右，各叠置三块，两足踏于其上也。

3. 腰柱　腰柱者，以杉木四根，制如扁担形，宽一寸厚五分，长短以患处为度，俱自侧面钻孔，以绳联贯之。用法释义：凡腰间闪挫结气者，以常法治之。若腰节骨被伤错笋，膂肉破裂，筋斜佝偻者，用醋调定痛散，敷于腰柱上。视患处，将柱排列于脊柱两旁，务令端正。再用蕲艾做成薄褥，覆于柱上，以御风寒。用宽长布带绕向腹前，紧紧扎裹。内服药饵调治，自愈。

4. 木板　木板者，用极薄之杉木板。如有糕匣木板者，更妙。用法，先以白布条缠于伤处，至二三重后，将板四围覆上，又将布缠之，外再用杉篱裹于外也。

5. 杉篱　杉篱者，复逼之器也。量患处之长短阔狭、曲直凸凹之形，以杉木为之。酌其根数，记清次序，不得紊乱。然后于每根两头各钻一孔，以绳联贯之，有似于篱，故名焉。裹于杉板之外，取其坚劲，不致断骨之走动耳。

6. 抱膝　抱膝者，用丝弦藤作圈，较膝盖骨稍大一些，以布条缠于圈上，作四足之形，扎于膝上。

在这一时期，出现了以手法复位、外加固定为特色的武术伤科学派，其代表者之一赵廷海在《救伤秘旨》中十分重视复位后的固定。对不同部位骨折，列举了各种的固定器具，如对"两手背骨折断而碎者"，复位后，采用"杉木皮一大阔片，可托掌背过骨，其长短从臂骨中间起，至掌背拳尖骨为则，杉木皮中间对腕骨处剧一横孔，令可屈伸。又用杉木皮数小片，如指面大，其长从臂骨起至掌边止。又两小片夹臂侧边者，略长半寸，各用纸束定。用左绑绳五部编之，将两部缚其托掌背大甲，并两臂侧小甲梢，其中一部，缚于大拇指根。掌两边弦上，其骨按得牢，外四部皆要宽舒，用带悬于项下三日后，亦要折转，屈伸活动，服药取效"，详细描述了手部骨折固定器具的结构和使用方法。对"两手掌骨碎肉烂"的开放性手部骨折，复位后固定，应用"四围纸裹，用杉木皮一大片，按于掌上，又将纸裹软竹箬一大片，盖于掌背，用手巾绑缚如法，不必服药可也"，认为应用此固定法，能有效使骨折愈合。对"两踝骨及掌，斡脱而若蹒跚者"，应用"杉木皮二大片，其长从小腿肚下起，至脚底为则，中间对踝骨处剧一圆孔，要箍得踝骨过。又用杉木皮一大片，要托得脚掌过，从趾下起，至静后转折直上夹住后静，要留两旁边弦。又用杉木皮三四片，如指面大，编作栅栏子甲，夹住筋骨面前，大小杉木皮皆纸包油透如法，用左绑绳编"。综上可见，对于不同部位的骨折，应采用不同的固定法，既保证了骨折的愈合，又避免了功能障碍，显示了当时对夹缚固定已具备了相当水平。

第二节　夹缚固定方法

对夹缚固定的重要价值，在中医骨伤领域中历来受到广大医家重视。早在唐代，蔺道人在《仙授理伤续断秘方》对骨折的治疗明确提出："一、煎水洗，二、相度损处，三、拔伸，四、或用力收入骨，五、捺正，六、用黑龙散通，七、用风流散填疮，八、夹缚，九、服药，十、再洗，十一、再用黑龙散通，十二、或再用风流散填疮口，十三、再夹缚，十四、仍用前服药治之。"在整个治疗过程的复位和换药后，两次提出"夹缚"。对夹缚固定期间的换药，认为"凡夹缚，夏三两日，冬五三日解开。夹缚处用热药水泡洗去旧药。洗时切不可惊动损处了。仍用黑龙散敷，夹缚，盖伤重者方如此"。充分显示对固定的重视。对不同部位骨折，提出相应固定法，如肋骨骨折运用绢布包扎固定法："凡金井骨，在胁之下，有伤损不可夹缚。只是捺平令安贴平正，用黑龙散贴，绢片缚。"对关节处的固定提出："凡曲缚，如手腕脚凹手指之类，要转动，用药贴，将绢片包之。后时时运动，盖曲则得伸，得伸则不得屈，或屈或伸，时时为之方可。"显示了骨折固定中的动静结合治疗观。

明、清时期，对夹缚固定重要性有了更深刻的认识，并结合各种固定器具作用从其疗效上作了说明，在理论上，显示了骨折、脱位复位后固定的重要性。明代朱橚在《普济方·折伤门》中提出桡骨远端骨折的固定方法："再用央夹：向背一片长，托在手背后，向面一片短下，在掌按处；向小指一片长下，在指屈处；向大指一片短下，在高骨处。"这是对桡骨远端骨折通过限制腕关节背伸、尺偏活动的固定法，与现代对桡骨远端伸直型骨折的固定法，十分类同，表明当时骨折固定法已具有相当的科学性。

清代吴谦所著的《正骨心法要旨·器具总论》对各种固定器具的作用作了详细阐述。如认为头部损伤可采用"振挺"治疗，提出"凡头被伤，而骨未碎筋未断，虽瘀聚肿痛者，皆为可治。先以手法端提颈、项、筋骨，再用布缠头二三层令紧，再以振挺轻轻拍击足心，令五脏之气上下宣通，瘀血开散，则不奔心，亦不呕呃，而心神安矣"。对肩部损伤，采用"披肩"固定，认为"凡两肩扑坠闪伤，其骨或断碎，或旁突，或斜努，或骨缝开错筋翻。法当令病患仰卧凳上，安合骨缝，揉按筋结，先以棉花贴身垫好，复以披肩夹住肩之前后，缚紧，再用白布在外缠裹毕，更用扶手板，长二尺余，宽三四寸，两头穿绳悬空挂起，令病患俯伏于上，不使其肩骨下垂。过七日后，开视之，如俱痊，可撤板不用；如尚未愈，则仍用之。若不根据此治法，后必遗残患芦节"。对脊柱损伤，攀索叠砖可固定之。因"凡胸、腹、腑、胁、跌、打、蹦、撞、垫、努，以致胸陷而不直者"，在操作时，"先令病患以两手攀绳，足踏砖上，将后腰拿住，各抽去砖一个，令病患直身挺胸；少顷，又各去砖一个，仍令直身挺胸。如此者三，其足着地，使气舒瘀散，则陷者能起，曲者可直也。再将其胸以竹帘围裹，用宽带八条紧紧缚之，勿令窒碍"，并进一步提出，在固定姿态上，应处于伸直位，不可屈曲"但宜仰睡，不可俯卧侧眠，腰下以枕垫之，勿令左右移动"，以此避免脊髓损伤的严重并发症。对上背段骨折，可用通木固定之，因为"凡脊背跌打损伤，脊骨开裂高起者，其人必伛偻难仰。法当令病者俯卧，再着一人以两足踏其两肩，医者相彼开裂高起之处，宜轻宜重，或端或拿，或按或揉，令其缝合，然后用木根据前法逼之"，以使损伤腰部能在正常姿态下愈合，以防发生畸形愈合。对下腰段损伤，可用腰柱固定，因"凡腰间闪挫岔气者，以常法治之。若腰节骨被伤错笋，脊肉破裂，筋斜伛偻者，用醋调定痛散，敷于腰柱上，视患处将柱排列于脊骨两旁，务令端正；再用蕲艾，做薄褥覆于柱上，以御风寒，用宽长布带，绕向腹前，紧紧扎裹，内服药饵，调治自愈"，以保持腰段在正常姿态下愈合，防止各种并发症。对长骨骨干骨折，可用竹帘结合杉篱固定之。其中竹帘置于内，杉篱裹于外。"杉篱用以围裹于竹帘之外，将所穿之绳结住，再于篱上加绳以缠之，取其坚劲挺直，使骨缝无离绽脱走之患也。盖骨节转动之处，以骨节甚长之所，易于摇动，若仅用竹帘，恐挺劲之力不足，故必加此以环抱之，则骨缝吻合坚牢矣。"对髌骨骨折者，采用抱膝之器以固之，此因"膝盖骨覆于楗、骱二骨之端，本活动物也。若有所伤，非骨体破碎，即离位而突出于左右，虽用手法推入原位，但步履行止，必牵动于彼，故用抱膝之器以固之，庶免复离原位，而遗跛足之患也。其法将抱膝四足，插于膝盖两旁，以竹圈辖住膝盖，令其稳妥，不得移动，再用白布宽带紧紧缚之"。晚清赵廷海在《救伤秘旨续刻》中，对固定方法提出许多独特见解，对不同部位骨折列举了各种固定法，如对于颈椎骨折脱位损伤者，以"绢兜牵引复位固定"法治疗；肋骨骨折，主张"两胁胁骨折断者，不必夹，用冷花枲（一种稀疏麻布）折三四层盖在膏药上，用裹脚布横缠之，又用布带缚之"，这一固定方法相当于现在的绷带固定治疗肋骨骨折法。对于足踝关节骨折整复后的固定，则明确使用了超关节固定法，"用布兜掌前，系于膝下，令脚不直伸下，仍令脚掌时时屈伸"。这种方法特别有利于伤者早期的功能活动，有利于骨折愈合，充分显示了这一时期对外固定必要性和重要性的重视。

赵竹泉在《伤科大成》中，对扎带的使用提出了明确要求："痛散，铺盖艾绒，绑以杉木板，加布条扎好，取其紧直，使骨缝无绽离走脱之患。过四五日放绑复看，如其走脱，仍根据前法扎紧。百日内换绑二十余次，内服接骨药。"说明扎带应缚紧为妥，并应随时观察，一旦松弛，应及时调整。对腕骨骨折，提出"如骨断者先贴损伤膏，加布扎紧。将阔板一片，撑住患里；再以木板四片，长三寸，加布扎紧，俟愈方去板。煎桂枝汤和吉利散"。这个固定法与现代腕部骨折固定十分类似。

随着时代发展，夹缚固定法有了长足前进。20世纪60年代起，我国骨伤专家们在传统夹缚固定基础上，应用现代解剖学及生物力学理论，在"动静结合"治疗原则指导下，创立一种对骨折做弹性固定的技术。这是一种在骨折愈合过程中，允许骨折端之间有促进骨折愈合作用的有限轻微活动和关节能做适当活动的固定法，从而达到有利于骨折愈合和保持关节功能的目的，创立了以新型夹板固定为特点的一整套完整的夹板固定操作法，成为临床应用之常规疗法，使其在中医骨伤科原有骨折治疗基础上得到了提高。临床实践证明，夹板固定治疗骨折具有无可替代的优越性，能提供骨折端相对固定的力学环境，在保证骨折部稳定接触基础上，允许骨折端有促进骨折愈合作用的轻微活动；同时加快血肿吸收，加强血液循环，有利血管再生、钙化加速和骨痂生长，促进骨折愈合。同时因夹板具有合理的构型和力学优势，能保持骨折的相对稳定性，贯彻了功能活动的原则，在促进骨痂形成期间，能有良好的骨痂塑形。此外，夹板固定，未做关节固定，故不影响关节活动，由于早期功能锻炼，不仅保持骨折断端复位后的位置，纠正了残存的成角和侧方移位，而且促进了血液循环增加代谢，促进骨折愈合。同时早期活动还有效防止关节粘连，保持了肢体功能。由此开创了"动静结合"治疗骨折的新法则。它的科学性、可用性、实用性，被广大中西医从业者所认同，并广泛应用于临床，从而使肢体功能恢复与骨折愈合过程基本达到同步。此疗法还具有愈合率高、并发症少、患者痛苦少、医疗费用低等优点，由此可见，小夹板固定治疗骨折的理念符合先进的医学理论，其技术的科学内涵极为丰富，符合骨折愈合的基本规律，值得推广应用。

第三节　夹缚固定原理

自远古起，夹缚固定在长期的临床实践中积累了丰富的经验，创造了许多行之有效的固定方法和固定器具，为夹缚固定的发展奠定了良好基础。尤其自明末清初起，西方医学东渐，随着解剖学、生理学等传入和中医骨伤科对骨骼以及人体形态、结构认识的客观性，使之较易认同和接受相关知识，特别在解剖学方面，更为广大骨伤学者所吸取。合信氏所翻译的西方医学专著《全体新论》，图文并茂，知识新型，刚出版即受到中医骨伤医师的重视，其中尤其是关于肌肉、韧带等知识的介绍，更为一些骨伤医师所吸收，并认为只有广泛吸取新的知识，结合传统理论和实践经验，才能使中医骨伤学有所提高和发展。在这种认识指导下，中医骨伤科的发展提高到新的阶段。如广州的何竹林在目睹西医知识的长处时，不顾门户之见，较系统地学习西医解剖、生理、力学等相关知识，并应用于治伤手法和夹缚固定中。对于治疗儿童前臂青枝骨折，断端一侧骨膜及其附近的软组织已断裂，而另一侧尚保持完整，一般在复位后，若采用平均加压的外固定，由于两侧张力不平衡，易出现新的成角畸形，于是他根据力学原理，采用三点加压的夹板固定法，有效解决了这一难题。

20 世纪 60 年代，以尚天裕等为代表的中西医骨科工作者运用生理病理、生物化学、生物力学等现代医学理论和设备，对外固定器做了广泛、深入的临床和实验观察和研究，发现在夹板固定后，远侧断端肢体的重量被固定物支持，有效减少骨折造成的骨膜撕裂，相应软组织损伤，远侧断端肢体的重量和肌肉牵拉，促使骨折断端再移位的因素。同时夹板固定后，通过握拳、伸指等活动，通过肌群的生理性收缩，纠正残留移位，使断端紧密连接，促进骨痂生长，有利于骨折愈合。同时还可促进血肿吸收、水肿消退和有利于肢体关节功能恢复，使与骨干长轴一致的肌肉收缩和舒张，以对骨折端纵向加压。而且在肌肉收缩时，肌肉的体积膨大，对压垫、夹板有挤压作用，被扎带捆缚的夹板和压垫又反过来以同样大小的力作用于肢体，挤压局部，促使断端紧密接触，避免骨折端成角、旋转、分离等再移位的活动，增加骨折端的稳定，甚至可矫正残余移位。

小夹板固定骨折既有良好的促进骨折愈合的作用，又可避免"广泛固定""完全休息"所造成的关节僵硬、肢体活动障碍等。小夹板固定既不完全固定关节，又能有效控制骨折端不利于骨折愈合的应力活动，极大提高了中医骨伤科在骨折治疗领域中的成就，并由此创立了整套夹板固定骨折的标准疗法。采用小夹板治疗骨折的临证技术和良好诊疗效果，引起了西医的兴趣和关注，这种互动性沟通，为中西医结合在骨伤科领域所取得的更丰硕成果奠定了基础。

第四节　常用固定法

临床常用固定法主要有夹板固定、石膏固定及外固定支架三类。

一、夹板固定

（一）夹板固定器材

需要的主要器材包括夹板、压垫和扎带。

1. 夹板　夹板材料一般选用具有良好牢度、弹性和可塑性的柳木、杉树皮、竹片、塑料板、三合板、马粪纸等。按骨折部位不同，夹板分为用于关节附近或关节内骨折的超关节和骨干中段骨折的不超关节夹板两种。其中超关节夹板长度以超过骨折线处关节为准。不超关节夹板长度以不超过骨折线上、下两个关节为准。夹板宽度按肢体形状分为相等的四块或两宽两窄的四块。其形状是按照人体各部位的形态，采用特殊工艺，以适应患者做固定之用。夹板两端和边缘要呈圆角钝边，内侧面衬以毛毡，整个夹板用棉织套包裹。包扎时夹板之间应留有 0.5~1cm 的空隙。

2. 压垫　压垫的材料应质地柔软、能吸潮、透气、维持一定形态、对皮肤无刺激性，如棉花、毡垫等。压垫按需要制成各种形状，如平垫、梯形垫、塔形垫、空心垫、合骨垫、分骨垫等。使用时，压垫应安置于夹板内，以增加局部固定力，维持复位后骨折端的位置，防止骨折断端再移位。

3. 扎带　常用 1cm 左右宽的纱带、绷带等，长度以能在夹板外环绕两周并打结为度。

（二）夹板固定应用

经历代医家改进，夹板固定现已发展成适用于各种四肢长管骨闭合性骨折，包括肱骨骨折、尺桡骨骨折、桡骨远端骨折、股骨骨折、胫腓骨骨折和踝部骨折等。随着科学技术的发展和材料应用上的进步，夹板的材料也有了改进，除了传统的柳木板、杉皮板及竹板之外，还有具有良好弹韧性、吸水性强的优质材料，从而设计和制造出适应肢体外形的固定器具，使之在应用上更舒适，固定更确实。在具体固定上，根据生物力学原理，采用动静结合的原则，既保持骨折部位的固定，有利于骨折断端的接触愈合，又能使骨折两端关节适当活动，防止因固定日久引起的关节僵硬。把骨折整复、固定、功能活动三个步骤有机结合，充分体现了中医学整体观念在骨折固定中的应用。

目前常用的夹板类型，可用于上肢和下肢各类型骨折。具体操作时，首先要选择合适的压力垫和夹板，并准确地放在肢体适当部位，如肱骨干短斜形骨折，伴有成角移位，复位后按移位方向放置压力垫纠正移位；尺桡骨骨折复位后，压力垫应放在骨折部位的掌、背两侧骨间筋膜处，使其张开并保持紧张，以防骨折端再靠拢移位。夹板固定后的前臂，应处于旋前旋后中间位。桡骨远端骨折复位后，如为伸直型骨折，其压力垫置于骨折远端背侧、近端掌侧；如为屈曲型骨折，其压力垫置于骨折远端掌侧和近端背侧，夹板固定后，前臂放于旋前旋后中立位。胫腓骨骨折移位整复后，用压力垫和小夹板固定，维持骨折复位后的对位状态。踝关节外翻性双踝骨折伴有移位时，以压力垫维持骨折端的对位状，然后按骨折的具体要求，依次放好夹板，捆绑布带（共捆四道。先捆中间两道，后捆近、远两端。各捆两周，打活结固定。捆绑时两手用力要均匀。扎带松紧度当以上下移动 1cm 为度）。固定后需要：①通过观察指甲的颜色、感觉、肿胀等，了解固定后肢体的血液循环，以防固定过紧，造成缺血性肢体坏死；②抬高患肢，以增加血液、淋巴液的向心性回流，减轻水肿；③夹缚固定，应随时注意肢体变化，并对扎带做相应调整，防止扎带过松或过紧；④检查小夹板的位置，如有无移动、影响关节活动等，应及时进行必要的调整；⑤定期进行骨折 X 线检查，以了解有无断端移位、骨痂生长情况等；⑥早期进行功能锻炼，以防关节僵硬，促进肢体康复。

（三）夹板固定研究

为了探讨夹板固定骨折愈合的作用机制，广大医务工作者做了大量临床和实验研究，取得了令人瞩目的成就。

1. 临床研究　临床疗效是决定夹板治疗骨折成功与否的重要指标，为此董福慧等对 1048 例前臂骨干骨折患者经闭合复位，小夹板局部外固定及患者主动功能锻炼治疗进行临床疗效评定，功能优者 735 例，占 70.1%；良 147 例，占 14.1%；尚可 79 例，占 7.5%；差 87 例，占 8.3%。结果发现骨折相对外固定法疗效优于绝对固定法。此因夹板的相对的、弹性的外固定法，可使患肢做有益于骨折愈合的适当活动，限制不利活动。这种活动以肢体功能恢复为目的，以不影响断端稳定为标准，以达到加快骨连接和促进关节功能活动之效。对 80 名桡骨远端骨折患者，随机分成实验组和对照组，每组 40 名。对照组患者采用钢板内固定手术治疗，治疗组患者应用小夹板外固定方法治疗。结果显示，治疗组骨折愈合时间与住院时间均少于对照组，治疗组骨折复位优良率达 92.5%，对照组优良率为

77.5%，治疗组复位效果明显好于对照组。

2. 实验研究　董福慧等通过动物实验，对扎带约束力、夹板夹压力、肢体血运等方面做了仔细观察。

（1）扎带约束力：①静息状态与练功状态下扎带拉力差别有显著不同；②同一状态下，不同部位的扎带拉力无明显不同。

（2）扎带约束力对前臂夹板压力的影响：①不同部位夹板所受的影响不同；②不同扎带拉力对夹板压力的影响也不尽相同。

（3）扎带约束力对肢体血运的影响：①同一扎带拉力下，不同手指血流下降的百分比无显著性差异；②不同扎带拉力下，同一手指血流下降的百分比有显著差异。夹板的压力测定显示，不同部位夹板在静息和运动状态下的压力是不同的，以此可作为夹板材料的选择和结构设计的参考。

（4）压垫对夹板的影响：①不同厚度纸压垫对夹板总压力的影响无显著差异；②在同一厚度纸压垫下，不同部位的夹板压力有显著差异。可见夹板固定是在扎带约束力、夹板杠杆力及纸压垫相应压力三者共同作用下，纠正骨折引起的移位和防止骨折端的再移位，同时通过正常生理性肌肉的轻微收缩活动，使骨折断端产生相应的纵向压力，以此保持骨折断端紧密接触，保持其相应解剖位置，从而起到有利于骨折愈合的作用。

（5）夹板生物力学研究：为了进一步探讨相对固定治疗骨折的生物力学效应，董福慧等对家兔采用夹板固定骨干骨折的骨痂作了观察，结果35只家兔中29只均达到解剖或近解剖位置愈合；其抗弯强度，健侧和患侧比较，无明显差异；骨痂电镜观察显示，坚强愈合的内外骨痂沿骨干长轴呈规则排列。在未受到损伤的桥梁骨痂部位，可见到显微骨折。在不愈合的断端表面，未见骨小梁结构，仅有紊乱的胶原纤维，深部显微骨折呈脆性断裂。对不同结构特点的能谱分析显示，由内外骨痂修复的骨折，骨样组织的排列方向与断端的主应力方向一致，内外骨痂能谱含量一致，接近正常骨质。在愈合的骨折中，骨样组织虽不及前者，但能谱组分及含量与正常骨相近。在断端存在异常活动，无骨性连接的骨折中，未见骨样组织，能谱含量及组分远不及正常骨。由此表明，绝对坚强的固定法，常出现由于"应力遮挡"等生物力学不相容性，导致钢板下骨质疏松和骨折的并发症等。夹板固定对骨折端无应力遮挡作用，同时对肢体外形无损伤，对血运也无破坏，有利于骨折自然愈合，且不影响肢体固有的功能运动，合乎骨折愈合的生理要求；能将骨折的整复、固定、功能锻炼结合在一起，达到固定后还可以继续整复，早期即能进行肢体功能锻炼，避免关节僵硬、肌肉萎缩等并发症的发生。此外，这个适宜的肌收缩，还能改善血液循环，促进水肿吸收，加快血肿消散，有利于功能恢复。

现代实验研究也证实了夹板的科学性。其原理是通过夹板对组织的约束限制了骨折断端的移动，防止骨端再移位，同时适当有限度的活动可通过肌肉收缩产生内在动力使骨折造成的内部不平衡得到纠正，以此让骨折端对位、对线更合乎解剖要求。谢可永等对夹板固定骨折的压力做了科学测定，并确定了合理的压力，确认了扎带松紧度当以上下移动1cm为宜，过紧易造成组织伤害，过松则骨折再度移位。为进一步探讨动静结合在骨折愈合中的作用，葛京化等观察了循环应力对骨折愈合的作用，用自制弹簧外固定支架及骨折循环应力治疗仪对家兔桡骨骨折进行实验研究。实验组在骨折端用弹簧外固定支架加50N恒压，并用循环应力治疗仪施以频率1Hz、峰值6.7N的循环应力，每天1小时；对照组单纯用弹簧外固定支架。通过对骨折愈合早期（5~18天）、骨痂的生物力学测定及组织学观察，结果发现，循环应力能刺激骨痂大量生成，促进骨痂成熟，从而提高骨的材料特性和结构特性，达到加速骨折愈合的作用，缩短骨折病人治疗时间，最大限度恢复伤肢功能和减少并发症。由此表明，夹板作为一种弹性固定，既对骨折断端部位有确实的固定作用，又能对骨干纵向加压，保持均匀的压力作用于骨端面，使其能有效控制骨折断端的稳定，不再移位。同时夹板对关节部位相对限制较少，当骨折部位的上下关节活动时，使相应肌群能做生理性收缩，沿着骨干纵轴的肌肉出现相应收缩和舒张，在断端产生对向挤压力，起到纠正残留旋转或成角畸形的作用，同时这个周期性收缩和舒张力可产生生理性电效应，促使骨痂形成。夹板的这种动静结合原则，充分显示了"动过则损，静过则废"的中医整体观。相对的固定和有限的活动，为骨折愈合提供了一个稳定的向骨折断端提供丰富血液供应、物质与能量代谢良好的内环境和微环境，有利于骨折正常愈合。而且适当活动也有利于整个肢体的血液供应和静脉回流，防止血栓形成、肌肉萎缩以及肌腱、韧带等软组织粘连和骨质疏松的发生。

综上所述，夹板固定骨折主要是通过扎带对夹板的约束力、夹板的弹性固定和压垫应力的共同作用固定断端、防止再移位，并通过适宜的有限活动以矫正骨折端成角和侧方移位，以及早期功能锻炼，防止关节僵硬、肌肉萎缩等并发症，所以是值得推广的骨折固定法。

二、石膏固定

采用石膏绷带对复位后骨折或脱位的相关部位做固定的方法，称为石膏固定。其中，石膏绷带是由无水碳酸钙粉末撒在特制的稀孔绷带上制成的。吸水后，石膏绷带能在短时间内按其所在肢体部位塑型，逐渐结晶、变硬，达到固定作用。

（一）石膏固定操作

在需固定的躯体相应移位处、骨突等部位放置衬垫、压垫等，以防引起组织压伤。一般而言，石膏覆盖的部位都应覆以衬垫，在骨隆突处和软组织稀少处尤应加厚；按需固定肢体长度，选取相应石膏绷带长度和宽度，折叠石膏绷带，放入温水中浸泡，待排出气泡后，轻挤，抚平；放置石膏条或缠绕石膏绷带于固定部位。固定原则是将患部上、下两个邻近的关节一起固定。按肢体形状，均匀施压塑性，切去多余部分，修整边缘，露出肢端，等待干燥。最后，在石膏外标记固定包拆日期。

（二）常用石膏固定类型

1. 石膏托　按需选取一定长度的石膏绷带折叠成石膏条，浸泡，待排出气泡后置于伤肢背侧（或后侧），用绷带卷包缠，干燥定型后，可达到固定目的。上肢一般10~12层，下肢一般12~15层，其宽度以包围肢体周径的2/3为度。

2. 石膏夹板　按石膏托的方法制作两条石膏带，浸泡，排出气泡后分别置贴于被固定肢体的伸侧及屈侧，用绷带包缠，干燥定型即可。多用于骨关节损伤后肢体肿胀，便于调整松紧，以防影响肢体血运。

3. 石膏管型　是将石膏条带置于伤肢屈伸两侧，再用石膏绷带浸泡，排出气泡后，包缠固定肢体。防止肢体肿胀导致血液循环障碍，也可在石膏管型塑性后尚未干硬时，于肢体前方纵行剖开，称石膏管型的剖缝。

4. 躯干石膏   是采用石膏条带与石膏绷带相结合形成一个整体包缠固定躯干的方法。如头颈胸石膏、石膏背心、髋人字石膏等。

（三）注意事项

石膏绷带固定有良好的肢体塑型，固定作用确实可靠。其缺点是无弹性，不能随时调整松紧度，也不适于使用固定垫，因此必须随时观察固定肢体的情况，以防各种并发症的出现。临床常见的并发症包括：

1. 缺血性肌挛缩   石膏过紧可能引起静脉血与淋巴回流受阻，使肢体瘀血、肿胀，而导致血液循环障碍不断加剧。肢体可出现剧痛、麻木、血运障碍，导致缺血性肌挛缩，多见于肱骨髁上骨折。对此应及时将石膏绷带纵行剖开，及时解除压迫，以防缺血性肢体坏死。

2. 压迫性溃疡   石膏塑性不好，因此在骨隆起部位如踝、足跟、髂前上棘、骶骨部等处必须加以软垫，如衬垫不当可在上述相应部位出现压迫性溃疡。

3. 神经损伤   石膏固定时，在骨突处，如腓骨头、颈部与肘后及后上方等，应加软垫，防止重要神经受压损伤，较常见的有腓总神经、尺神经、桡神经损伤。

4. 过敏性皮炎   少数病人皮肤较为敏感，石膏固定后出现皮肤红痒、水疱等或过敏性皮炎的证候，对此可考虑改用其他固定法。

三、外固定器

用于固定骨折的体外固定器，经 100 余年发展，在固定器械和技术上已日趋成熟，现已广泛应用于临床。骨外固定器由固定针、固定针握持夹和体外连接杆三个基本部分组成。随着科学技术的发展，目前骨外固定器已具备了固定确实，能在早期功能锻炼的同时确保骨折断端牢固连接，使用简单，拆卸和组装方便。材料学的进展，使钢针等相关部件具有良好生物相容性与高刚度，因此临床应用较为广泛，尤其对较为复杂的骨折固定，更具优势。

（一）外固定器的作用

骨外固定是指钢针在骨折近、远两端适当部位经皮穿入，在露出的两端与所选择的外固定支架相连接，以达到稳妥固定骨折的治法。其基本作用就是利用力学的平衡原理，由钢针发生变形而产生的力，作用于骨折断面上，使骨折端产生纵向压力和遮挡作用，从而达到稳定骨折断端，确保血液供应，从力学和生物学上为骨折愈合创造了有利条件

（二）外固定器的分类

1. 按功能不同可分为 4 型

（1）单纯固定的外固定器：固定前先整复骨折，然后再安装外固定器。如单平面单侧 Hoffmann 外固定器。

（2）整复和固定的外固定器：在固定后，再进行复位和调整，以纠正各种移位。如半环槽式外固定器，这种外固定器的灵巧性较差。

（3）骨延长外固定器：具有较灵活的外固定杆，可以在轴线上延长或缩短骨质。

（4）预防、矫正畸形的外固定器：主要用于矫正畸形，如松解关节处瘢痕挛缩，或有效防治需长时间外固定肢体的关节僵硬或挛缩畸形。

2. 按结构特点可分为 6 型

（1）单边式（亦称半针或钳夹式）：在肢体一侧用连接杆将裸露于皮外的钉端连接固定。单边式是最简单的构型，如 Hoffmann、Judet 与 Wagner 外固定器。

（2）双边式（亦称全针或框架式）：钉贯穿骨与对侧软组织及皮肤，在肢体两侧各用1根连接固定。如 Anderson 外固定器。

（3）三角式（亦称三边式）：可提供2个或3个方向的穿针，采用全针与半针相结合的形式实现多向性固定。

（4）四边式（亦称四边型框架式）：肢体两侧各有两根伸缩滑动的连接杆，每侧两杆直接有连接结构，必要时再用横杆连接两侧的连接杆，其有坚牢的稳定性，但体积庞大，灵活性较差。如 Vidal-Adrey 外固定器。

（5）半环式：其特点是可供多向性穿针；半环上安放钢针固定夹，Fisher 外固定器的钢针夹主要是安装在螺杆上。它有可靠的稳定性，适用于严重开放性骨折和各种骨不连及肢体延长。如 Fisher 外固定器。

（6）全环式：可实施多向性穿针固定，但不及半环式简便。固定的稳定性和使用的钉与连接杆数目有关。

3. 按力学结构的稳定性可分为3型

（1）单平面半针固定型：是依靠半针的钳夹式把持力保持骨断端的固定。用于不稳定型骨折时，骨折端易发生再错位。但其结构简单，使用方便。

（2）单平面全针固定型：钢针穿过骨与对侧软组织，肢体两侧有连接杆将两针固定，和单平面单侧固定比较，稳定性有所加强，抗前后弯曲力与扭力的能力仍差，而且钢针穿过肌肉影响邻近关节的活动，灵活性也不及单平面单侧固定。

（3）多平面固定型：可提供多向穿针固定，每对针相互交叉成固定角度，构成多平面固定型，具有良好稳定性。缺点是外观复杂，面积庞大，较笨重，患者易产生恐惧感。

（三）外固定器的应用价值

外固定器适用范围较广。随着科学技术和生物力学的发展，各种新一代骨外固定器具不断改进，适应证不断扩大，目前较多运用于伴严重软组织损伤的四肢开放性或闭合性骨折，特别是有广泛软组织开放伤的小腿骨折。AO学派规定Ⅲ度开放性骨折和伤后超过6~8小时的Ⅱ度开放性骨折，均是骨外固定的适应证。或骨折需用牵伸固定保持肢体长度者，以及多发性创伤或多发骨折等，也是骨外固定的适应证。此外，对某些骨盆骨折与脱位、骨关节端粉碎性骨折及骨与关节畸形的截骨矫形等，也推荐骨外固定。

外固定器作为骨折后的固定器具，能提供良好的固定作用，其创伤小、失血少，减少了手术可能性；便于处理伤口创面而不干扰骨折复位固定；可根据需要随时对骨折断端间施加积压力、牵伸力和中和力，以进行必要的复位调整；改善局部微循环和减轻肌肉肿胀，促进骨折愈合；同时还易于卸除，无需手术。其不足之处在于，钢针需经皮穿放，有时可发生针道感染，故需做皮肤与针道护理。固定器械与石膏、小夹板相比，其体积大而笨重，不便穿脱衣裤等。

（谢可永　谢兴文）

第十四章
针灸疗法

第一节　针灸学概论

针灸学是以中医四诊八纲、辨证论治、经络腧穴为基本理论，运用针刺、艾灸等方法，调整人体气血、经络、脏腑的功能，达到防病疗疾的一门临床学科。

针灸萌芽于我国远古时代，当时的人类捕鱼打猎，居处阴暗潮湿，加上与野兽搏斗，多患风湿伤痛之证，在长期的实践中，逐步发现以楔状石块叩击身体某部位，可获缓解。故早在《山海经》中载有："高氏之山，有石如玉，可以为箴。"《素问·异法方宜论》记载："东方之域，天地之所始生也，鱼盐之地，海滨傍水，其民食鱼而嗜咸……其病皆为痈疡，其治宜砭石，故砭石者，亦从东方来。"显示了"砭石"是针具的雏形，以砭石治病为原始针刺的起源。自秦汉时期起，随着社会科技的不断发展，针石已由石针、骨针、竹针逐渐发展成为金属针。针具的改革，扩大了针刺治疗范围，提高了治疗效果，促进了针灸术的发展。

艾灸起源于人类用火以后。上古时期，寒湿侵袭人体，发生病痛时，应用火的烘烤而缓解，经过长期实践，发现了易燃且具有温通经脉作用的艾草，它气味芬芳，资源丰富，从而成为重要的灸治原料，由此逐步发展成艾灸。正如《素问·异法方宜论》所曰："北方者，天地所闭藏之域也，其地高陵居，风寒冰冽，其民乐野处而乳食，脏寒生满病，其治宜灸焫。故灸焫者，亦从北方来。"说明灸法的出现与寒冷气候密切相关。

春秋战国时期出现了关于针灸的文字记载。1973 年在湖南长沙马王堆三号汉墓出土的《足臂十一脉灸经》《阴阳十一脉灸经》中，已载有 11 条脉的循行分布、病理表现和灸法治疗等内容。这是现存最早的针灸学文献。同时由于经济的发展，生产科技的进步，针刺工具由砭石、骨针逐步发展到金属针具，特别是九针的出现，更扩大了针灸应用范围，促进了针灸学术理论的发展，针灸理论也不断得以升华。成书于秦汉时期的《黄帝内经》从整体观念上，详细阐述了气血、脏腑、阴阳、五行、经络的基本理论，及其在人体生理病理、辨证论治中的应用。特别是《灵枢》，对经络腧穴理论、刺灸方法和临床治疗等，作了比较系统的总结，为针灸学的发展奠定了理论基础。秦、汉、三国时期，随着经济、文化的进一步发展，成书于汉代的《难经》在《黄帝内经》基础上，提出了八会穴，对奇经八脉、原气、五输穴等理论作了详细的补充解释。同期诸多临床医家对针灸的发展作出了贡献，如华佗创立了"华佗夹脊穴"。东汉名医张仲景在《伤寒论》中，把针灸和中药相结合，仅《伤寒论·辨太阳病脉证并治》涉及针灸内容的就有 20 多条，有效提高了临床疗效。

魏晋时代，针灸学有了进一步发展。著名针灸学家皇甫谧，在总结《素问》《灵枢》和《明堂孔穴针灸治要》三部著作的基础上，编著了现存最早的针灸学专著《针灸甲乙经》，其中共收录 349 个腧穴名称、定位和刺灸法，并论述和总结了针灸对各科病证的作用，对后世针灸发展有极大贡献。葛洪在《肘后备急方》中，载录针灸医方 109 条，其中 99 条为灸法，同时在灸法的应用形式上，也提出了隔葱灸、隔盐灸、隔椒灸等疗法，使艾灸疗法得以有更广泛的临床应用。唐代初期，针灸已成为专门学科，设有"针师""灸师"等专业称号。唐高祖武德九年（626），在国家医疗和教学机构"太医署"中设有针博士、针助教、针师等职，专门从事针灸教学和医疗工作，使针灸学有了长足进步。当时医学大家孙思邈在《备急千金要方》中载："有阿是之法，人言有病痛，即令捏其上，若里当其法，不问孔穴即得便快，或痛处，即云阿是，灸刺皆验。"肯定了阿是穴的作用，一直沿用至今。《备急千金要方》还以不同颜色绘制了经脉图，"其十二经脉，五色作之；奇经八脉，以绿色为之"，用五种颜色绘制了人体正面、侧面及背面的十二经脉，用绿色标出奇经八脉，成为历史上最早的彩色经络腧穴图（已佚）。另外，王焘的《外台秘要》和崔知悌的《骨蒸病灸方》收录了大量灸治经验，可以看出两晋和唐代，已开始盛行灸法。

宋代针灸专著逐渐增多，如针灸学家王惟一对 354 个明堂孔穴进行了重新考订，于 1026 年著成《铜人腧穴针灸图经》，经由政府颁布；次年，他制成世界上最早的立体针灸铜人模型两具，在外刻有经络腧穴，在内设置脏腑，供教学和考试应用，开创了经穴模型直观教学的先河。此外，善于灸术的王执中所著《针灸资生经》论述了因证配穴、针灸宜忌、灸法的应用等，在推广灸法治疗中也起到积极作用。金代杰出的针灸学家窦汉卿《针灸指南》中的《标幽赋》，以歌赋形式对经络、取穴、标本论治、子午流注、补泻、治疗、针灸禁忌等有关针灸学中的重要问题，均有论述；其内容、文字别具一格，被誉为针灸歌赋中的名篇，曾先后被《针灸大全》《普济方》《杨敬斋针灸全书》《针灸聚英》《针灸大成》《针方六集》等转载。金代何若愚继承了《黄帝内经》气血流注周而复始、五十而复大会的学说，把气血盛衰与气候、节气、时辰等相结合，在其所著《流注指微论》和《流注指微针赋》中创立了子午流注按时取穴法，其独树一帜的子午流注纳甲法理论，开创了时间针灸治疗学之先河，丰富了针灸治疗学的内容，为后世形成子午流注针灸学派奠定了基础，对针灸学的发展作出了较大的贡献。元代滑伯仁在《十四经发挥》中，首次把任、督二脉和十二经脉并称为"十四经"，并对经脉的循行和相关腧穴作了考订，对经络发展起到积极作用。

明代，针灸界名医辈出，针灸流派已趋形成，学术争鸣活跃，针灸理论专著推陈出新。其中颇具影响的代表著作有陈会的《神应经》一卷。其序文曰："良药虽众，至于劫病，莫若一针之捷。"全文载有百穴法歌、折量法、补泻手法、穴法图以及各部证候选穴等。徐凤的《针灸大全》，全书共六卷。卷一载列了历代名家针灸歌赋，如周身穴赋、十二经脉歌、十二经本一脉歌、经穴起止歌、十五络脉歌、经脉气血多少歌、禁针穴歌、禁灸穴歌、血忌歌、逐日人神歌、九宫尻神歌、尻子太乙人神歌、孙思邈先生针十三鬼穴歌、长桑君天星秘诀歌、马丹阳天星十二并治杂病歌、四总穴歌、千金十一歌、治病十一证歌、流注指微赋、通玄指要赋、灵光赋、席弘赋等。卷二列有《标幽赋》加注，使之更为明了。卷三分部经穴歌，对周身各穴位以周身寸为度，作详细定位。卷四《八法流注》列有窦文真公八法流注、论经脉有奇经八脉交会歌、八脉交会八脉歌、八脉配八卦歌、八穴相配合歌、八法逐日干支歌、八法临时干支歌、飞腾八法歌、八法交会八脉、八法主治病症等。卷五，《金针赋》及《论子午流之法》。卷六，针灸杂论，包括点穴论、论艾炷大小、论壮数多少、论点艾火、论避忌、论治灸疮、论忌食、论保养、择吉日、定取四花六穴之穴、《千金方》、取肾俞法、取骑竹马灸穴法、灸心气穴法、论一穴有二名、论一穴有三名、论一穴有四名、论一穴有五名、论一穴有六名、论一名有两穴论，其中尤对灸法有特别详尽的论述。全书各家针灸资料颇多，并附插图，对后世总结有较大参考价值。高武的《针灸聚英发挥》汇集前代针灸治疗经验的文献，系统地对针灸腧穴文献做了全面整理，为后世针灸学中腧穴理论的发展作出了重大贡献。书中还收录多首脍炙人口的针灸歌诀，如玉龙赋、肘后歌、百症赋、补泻雪心歌等。著名针灸大家杨继洲博采众长，所著《针灸大成》共10卷，内容丰富，总结了明代以前文献中有关针灸理论和操作的手法，以全身图和局部图，对穴位的名称和位置重新作了考定，还选取大量针灸歌赋，在此基础上，提出在治则上应针法和灸法并重、针灸和药物并重的观点，认为药物、针法和灸法各有所长，不可偏废。正如《胜玉歌》所曰："胜玉歌兮不虚言，此是杨家真秘传，或针或灸依法语，补泻迎随随手捻。"在治疗上应穴法和手法并重，认为取穴时应重视经络，应循经取穴，提出了"宁失其穴，勿失其经"，在具体取穴上，对一种病证常提出两组处方，认为"前穴未效，复刺后穴"。在手法上，创立了杨氏补泻"十二字次第手法"以及"下手八法"。《针灸大成·三衢杨氏补泻》云："针法玄机口诀多，手法虽多亦不过；切穴持针温口内，进针循摄退针搓；指捻泻气针留豆，摇令穴大拔如梭。"并总结了12种针法的基本操作步骤（爪切、指持、口温、进针、指循、爪摄、针退、指搓、指留、针摇、指拔）和8种进针操作法（揣、爪、搓、弹、摇、扪、循、捻）。在针刺补泻手法上，全面介绍了烧山火、透天凉、阳中隐阴、阴中隐阳、留气法、运气法、提气法、中气法（纳气法）、苍龙摆尾（即青龙摆尾）、赤凤摇头、龙虎交战、龙虎升降、五脏交经、通关交经、膈角交经、子午捣臼、子午补泻、子午倾针、进火、进水法。这些针灸药并重的理论，丰富的针刺手法，循经取穴的论述，给针灸学的发展提供了极为重要的材料，成为针灸发展史上重要的文献。汪机的《针灸问对》共3卷，是其在博览《灵枢》《素问》《难经》及诸家针灸书的基础上对针灸学术领域的主要内容以84条问答形式作了全面系统的分析总结，编撰而成。其中既有对历代医著的论述，也有作者的见解。上、中两卷，主要论述气血津液、五脏六腑、经络腧穴等内容。下卷，主要论述经络腧穴和灸法适应证，以及书末载列禁针禁灸穴歌、十二经见证歌、十二经井荥俞经合歌、经穴起止歌、天心十一穴歌、经脉交会八穴歌等针灸歌赋，便于记忆。在学术上，汪机认为首先要运用四诊辨证，指出"用针必先诊脉"，强调"切脉、观色，医之大要"，针前应"先定五脏之脉，备循九候之诊，而有太过不及者，然后乃存意于用针之法"，反对"医者不究病因、不察传变，惟守某穴主某病之说"。在治则上，遵《黄帝内经》中"阳（形）不足者，温之以气；阴（精）不足者，补之以味"之理论，继承了朱丹溪"针法浑是泻而无补"之说，认为虚证者，宜甘药调之，不能用针补之。提出："病邪大甚，元气已伤，决非针元所能济矣。假如痿瘵阴虚火动，法当滋阴降火，针能滋阴否乎？痿证肺热叶焦，法当清金补水，针能补水否乎？经曰：'阴阳形气俱不足，勿取以针，调以甘药是也。'知此则病之可针、不可针每可以类通矣。奈何世之专针科者，既不识脉，又不察形，但问何病，便针何穴，以致误针成痼疾者有矣。"在具体治法上提倡据证立法，法随证变："病变无穷，灸刺之法亦无穷。或在上下取之，或在下上取之，或正取之，或直取之。审经与络，分血与气。病随经所在，穴随经而取，庶得随机应变之理。"吴崑的《针方六集》共六集，每集之首均有小序，介绍该节大致内容，第一集"神照集"，阐述脏腑经络、腧穴、骨度分寸等，附图 30 余幅；第二集"开蒙集"，论述五门八法，注释窦太师《标幽赋》，十二经为病补母泻子法等；第三集"尊经集"，摘录《灵枢》《素问》《难经》等书中的针灸论述 148 条，并释经义；第四集"旁通集"，阐述针药及针刺手法等，其中把《金针赋》的要义化裁为 34 条，鲜明地表达了作者的观点；第五集"纷署集"，共收录腧穴 641 个（包括双穴在内），按头面、肩背、胸腹、腰骶、四肢等各部排列，叙述腧穴的主治作用；第六集"兼罗集"，收辑了针灸歌赋，如《玉龙歌》《天元太乙歌》等，以及崔氏的骨蒸劳热定取患门四花六穴法等。吴崑不但采集众家之长，还提出"针不难泻实而难补虚"，表达了针刺偏于泻实，甘药善能补虚的学术观点，在针药联合运用方面创造了不少新的方法，为研究针药兼治、针药结合的应用作出了有益贡献。可见吴崑在《针方六集》中，在总结前贤针灸理论的同时，提出自己独特的临证经验和见解，触类旁通，通过药效来阐明针效，达到"以药明针"之效，在针灸学发展史上有着重要的学术价值。张介宾的《类经图翼》为《类经》续本，用图解方式以补充《类经》注文之不足，主要由卷一至卷二的运气部分和卷三至卷十一的针灸部分所组成。运气部分阐述五运六气学说，卷一有太极图论、阴阳体象、二十四气七十二候、二十八宿说等论述，卷二列有五天五运图解、五运主运图解、主气图解等各类图解 80 余篇；其中对《黄帝内经》运气学说的论述最为详彻。自卷三起，对周身经络作了详细叙述，如十二经纳甲歌、周身骨部名目、骨度、同身寸说、井荥经合解、禁诊穴歌、禁灸穴歌、诸部经络发明、各经络走向、十四针灸要穴歌、诸证灸法要穴等。张介宾作为明代温补派的代表，尤其推崇灸法，列有"诸证灸法要穴"一节，专论灸法，认为"凡诸病之作，皆由血气壅滞，不得宣通，针以开导之，灸以温暖之"，"凡用灸者，所以散寒邪、除阴毒、开郁破滞、助气回阳，火力若到，功非浅鲜"。如对阴寒腹痛欲死者，应"急用大附子为末，唾和作饼如大钱厚，置脐上，以大艾炷灸之"（《诸证灸法要穴》）；凡卒中风者，灸神阙最佳，盖因灸神阙"不惟逐散风邪、宣通血脉，其于回阳益气之功，真有莫能尽述者"；如对"痛疽为患，无非血气壅滞，留结不行之所致，凡大结大滞者，最不易散，必欲散之，非藉火力不能速也"；又曰"凡蛇蝎蜈蚣咬伤，痛极势危者，急用艾火于伤处灸之，拔散毒气即安"（《诸证灸法要穴》）。在具体灸法上，列举隔蒜灸、神阙灸、隔药饼灸、附子饼灸、隔蟾灸等灸法，如"神阙之灸，须填细盐，然后灸之，以多为良"；"在神阙行隔盐灸，若灸至三五百壮，不唯愈疾，亦且延年"；"用麦面捣烂，如患大小捻作三分厚饼，安患上，灸三七壮"；"附子为末，用唾和作饼，灸之亦可"等。在灸治壮数上提出了新的看法，如"灸者必令火气直达毒处，不可拘定壮数"。对于应用灸法补泻，指出"用火补者，勿吹其火，必待其从容彻底自灭，灸毕即可用膏贴之，以养火气"；"用火泻者，可吹其火，传其艾，宜于迅速，须待灸疮溃发，然复贴膏"。对灸法增强体质上，认为灸足三里有良好保健作用，指出"凡人年三十以上，若灸头不灸三里，令人气上眼暗；以三里穴能下气也。凡一切病，皆灸三里三壮，每日常灸，气下乃止"。强调常灸足三里穴，但仅适合于 30 岁以上成人，小儿不可常灸此穴。对患者在灸法中出现的证情变化，提出其对病情的判断法，即"务要痛者灸至不痛，不痛者灸至知痛。盖痛者为良肉，不痛者为毒气。先不痛而后觉痛者，其毒轻浅；先痛而后不痛者，其毒深重"。对于灸法禁忌，认为热证者，不应用灸法，对"有脉数躁烦，口干咽痛，面赤火盛，阴虚内热等证，俱不宜灸，反以助火"。这些疗法的运用对后世灸法发展有着重大影响。

清代，尤其晚清，在西医东渐的影响下，针灸学进步缓慢。在这一阶段，针灸著作主要有吴谦的《医宗金鉴》。该书重视经脉、孔穴；在刺灸法方面，首先从头、胸腹、背及手足等不同体位论述了145个针灸要穴，其次论述了18种病证的22个取穴，最后论述了常用22个主要穴位的针灸主治。同时对内、妇、外等科危急证、疑难证及传染病提出了应用灸疗的方法。全文不仅继承了历代前贤针灸要旨，并且加以发扬光大，通篇图文并茂，是体现清代针灸发展特色的代表性著作。自乾隆十四年（1749）以后，《医宗金鉴》定为清太医院医学生必修内容，对针灸知识的教育和普及起到了积极的推动作用。廖润鸿的《针灸集成》又名《勉学堂针灸集成》，共四卷。关于本书，廖润鸿于其序中曰："医用针灸，由来久矣。尝见痼疾沉疴，药力所不能愈者，得针灸而奏效独奇。自穴道难明，业医者惮于穷究，遂藉口泄气，极力诋诃，俾患者视为畏途，致令《内经素问》心法，终于就湮，可慨也。今岁夏，偶遇明师以《针灸集成》相示，因取而读之，渐觉豁然有得。窃以为下手用功处在熟穴法，熟极则巧自生。而余性健忘，深虑旋得旋失，因将原书考正穴法，韵以五言，用当记诵。并遵御纂《医宗金鉴》参互考究，正其讹舛。且近取诸身，时尝寻按至忘寝食，更觉胸有把握，益信古人救世深心，金针度尽，特患不甚研求耳。余自维留京五载，年已四十，文章无灵，终不能进蓬瀛一步。虽平日于天文、算学、地学以及卜巫、壬遁、星命诸学，时深探讨，究无补于斯世，独得此一端，可以卫生，并可以济人。殆所谓思之思之，鬼神通之者耶。歌既成，将铜人图按法缩绘小幅，以便案头搜讨。坊友饶君松圃，谓是可益初学，乐为梓行，附诸《针灸集成》之后。因记其爱起如此。"在内容上，卷一为论针灸法、禁针灸穴、别穴、要穴、奇穴、针灸禁忌时日等，概述针灸基本知识；卷二介绍人体各部穴位定位及内、外、妇、儿各科疾病的针灸疗法，论骨度法及诸病针灸法；卷三、卷四为十四经经穴及经外奇穴，并对某些穴位作了考证。本书引用了大量针灸文献，对于后世研究针灸学术有重要价值。李学川的《针灸逢源》共6卷。卷一为《灵枢》的《九针十二原》《本输》《邪气脏腑病形》《根结》《寿夭刚柔》《官针》《终始》《经脉》《经水》《脉度》《四时气》《五邪》等58篇经文选录和注释；卷二为《素问》中《生气通天论》《金匮真言论》《阴阳应象大论》《阴阳别论》《灵兰秘典论》《六节藏象论》《五脏生成》《五脏别论》《异法方宜论》《诊要经终论》等54篇中经文选录和注释；卷三为"群书汇粹"，辑录了"标本阴阳、人肖天地、井荥阴阳配合五行刚柔十二原解、论子午流注法、八脉交汇八穴、十二井病、井荥经合补泻、子母补泻迎随、泻南方补北方论、奇经八脉总论"等72篇历代医书中有关针灸的论述与歌赋；卷四为"经穴考证"，包括骨度、头背胸腹部折法、中指同身寸法、同身寸说及十四经脉经穴考等；卷五为各病证针灸取穴，如中风门、痉病、痫病、癫狂等以及徐氏八法证治、八脉交会穴歌、八穴主客证治歌等；卷六为论治补遗，记载各科病候及药物处方等内容。全书汇集历代针灸文献，完整地列出了361个经穴，强调辨证取穴、针药并重之观点，仍为现今针灸学家所用。

近代，针灸学有了长足发展，各地以家传师承为主，有深厚文化功底和家学渊源的名医辈出，形成了各具特色的针灸流派，给针灸学增添了丰富内容，使针灸学术在原有基础上有更大发展。据现存资料考证，目前沪上针灸流派有：著名的陆氏针灸流派，重要代表为陆瘦燕，其父李培卿，熟读《黄帝内经》之说，深研窦太师、杨继洲之术。陆瘦燕少年时随父李培卿习医，深得真传；18岁即在上海悬壶济世，疗疾针刺；在学术上注重整体辨证，处方选穴，灵活适当，习用毫针，施以补泻，倡用温针、伏针、伏灸；其以针灸疗疾，屡起沉疴，闻名于沪，成为一代名医。方慎盦（1893—1962）师从清代针灸大师黄石屏，深得其真传，为上海"方氏"针灸流派之代表者，其熟读经典，博采众长，不泥古法，融会贯通，认为"……治病无定穴也。大凡邪中于人，与正周流上下，或在气分，或在血分，无有定止。故喻用针，正如用兵，彼动则此应，或出以奇，或守以正，无有定制。如医者不究其因，不察传变，惟守其穴主某病之说，执中无权，按谱施治，譬之狂潦泛滥，欲塞下流而获安者，亦偶然耳。夫病变无穷，针法亦无穷，病或在上而从下取之，病或在下而从上取之，或近取，或直取，审经与络，分气与血，病随经而在，穴随经而取，庶得随机应变之理"，故其临证疗疾，重视辨证，腧穴精少，应用手法，补泻分明，著称于沪。黄鸿舫师从苏州针灸名家虞觉海，1903 年悬壶于沪，学术上重视补泻手法，以徐疾为其基本大法，谓"用针之要，在于调气，调气之道，全赖补泻，补泻之用，要知迟速、徐疾之法，当分左右"。黄鸿舫主张对实证者，刺之宜急，攻邪当疾入疾出而徐按，使郁滞得通，邪气易出；对于虚证，刺之宜缓，补正当徐入徐出而疾按，使经脉无伤，真气不泄。黄鸿舫治学多宗经旨，辨证审因，法宗东垣，治从香岩，辨证取穴、行针手法不拘一格，临床治疗等方面均有独到之处，为沪上"黄氏"针灸流派重要代表者。杨永璇师从近代针灸名家王诵愚，尽得王氏真传。杨永璇在理论上推崇《黄帝内经》的经络学说，提出针灸治病必先辨明病在何脏何经，采取循经取穴、邻近取穴或随症取穴等方法，选取适当经穴而施治；在治疗上重视针感传导方向，认为针刺感应的传导放散，是由经络循行及穴位性能来决定的；在取穴上提倡循经远道取穴；对于经筋之病，常用"以痛为输"的方法来治疗；对于全身性疾病和急重病症，认为针灸中药，虽有外治、内治之分，但针药同源，治亦同理，故多以针药并用。杨永璇由于渊博学识，高超的医术，全心全意为病家的高尚医德，深受医学界好评。正如他所说："平生无他好，以治病为己任。"

现代，针灸学出现了更加繁荣的景象。1979 年成立了中国针灸学会。对内外妇儿等科 100 多种病证总结，针灸治疗病种也不断扩大。临床实践表明，针灸对内、外、妇、儿、五官、骨伤等科 300 多种病证有一定的治疗效果，对其中 100 种左右的病证有较好疗效。不少学者对针刺手法也开展了研究，取得了可喜的成绩，促进了针刺手法的发展。1958 年针刺麻醉开始使用于临床，为麻醉方法增加了新内容，推动了针灸医学的深入研究。20 世纪 70 年代以来，应用声、光、电、磁等先进的现代科学技术手段，从应用解剖学、神经生理学、组织化学、生物化学、免疫学、分子生物学等多方面，对针灸学的经络现象、经络实质等进行了深入研究，表明在循经感传现象上，对经络现象的客观性取得共识。对腧穴的组织形态、物理特性与经穴–脏腑相关等研究中，证明腧穴具有相对特异性。对针灸治病机制和镇痛原理的研究表明，针灸的作用是通过调整神经系统、神经–体液系统、神经–内分泌–免疫系统等三大平衡系统实现的，其中尤以神经机制在调整过程中居主导地位，研究涉及外周神经、脊髓、脑干与间脑的主要核团乃至大脑皮质，出现内源性阿片类神经递质的变化，并从细胞水平深入到细胞核内基因表达调节的水平。20 世纪 80 年代初期，各中医院校先后建立了针灸系，建立和使用了全国统一的针灸学教材，逐渐开展了针灸学硕士、博士研究生的培养，形成了针灸学教学、医疗、科研的完整体系。近 20 年来，针灸理论研究获得了长足进步，逐渐深化，涌现出具有一定影响的学术著作。如《中国针灸学术史大纲》，由引论、经络部、脑穴部、刺灸法部、治疗部组成，是研究中国针灸学术发展史的专著，全面阐述了中国针灸学术发展的历史进程，系统考辨了针灸发展史中的重要学术问题。《针灸经典理论阐释》对《黄帝内经》《难经》等中医针灸经典理论，从其形成演变过程、理论体系、思维方式和文字考证等方面作了详尽阐述，分析其相关理论和方法的原本含义、内容特点、相互关系、学术和临床价值，以及对后世针灸理论发展的影响。《实验针灸表面解剖学——针灸学与表面解剖学、影像学的结合》提出了穴位表面解剖学的概念，为经穴定位的国际标准提供依据。这些专著的出现，为针灸理论发展提供了丰富的材料。随着对针灸理论上的提高，在针灸实践中，针灸治疗方法在继承的基础上不断创新，在以毫针为主的传统针刺疗法和以艾灸为主的传统灸疗法的最基本治法上，有了进一步改进和发展，出现了与现代物理疗法相结合的电针疗法、电热针疗法、磁极针疗法；与药物注射技术相结合的小剂量药物穴位注射疗法、穴位封闭疗法；与骨伤科松解术相结合的针刀疗法；多种多样的微针疗法，包括耳针、头皮针、面针、眼针、鼻针、舌针、口腔针、脊针、胸针、腕踝针、手针、足针等；还有无创性的腧穴疗法，包括腧穴电疗、腧穴磁疗、腧穴激光照射、腧穴红外线辐射、腧穴微波辐射、腧穴超声波输入、腧穴低频声波输入、腧穴药物离子导入、腧穴药物贴敷等。中国针灸的发展和取得的丰硕成果，也引起世界各国关注。1984 年，世界卫生组织官员中岛宏宣布："针灸医学已成为世界通行的一门新的医学学科。"并在北京、上海、南京等地成立了国际针灸培训中心。世界针灸学会联合会筹备委员会于 1984 年 8 月在北京成立，1987 年月 11 月，第一届世界针灸学会联合会在北京成立，是第一个总部设在中国的国际民间学术团体。世界卫生组织（WHO）也正式向世界各国建议对 43 种病证采用针灸治疗，制订经络穴位名称国际标准、针灸临床研究规范等。传统的针灸疗法已经逐渐走向世界，正在为世界人民造福，为人类的卫生事业作出新的更大贡献。

第二节　经络腧穴学说

经络是经脉和络脉的总称，能通行气血，濡养各组织，抵御外邪入侵，维持人体正常生理功能。当脏腑发生病变时，经络又能及时反应到体表，故经络在疾病的诊断、治疗中具有重要的临床应用价值。十二经脉和奇经八脉的循行如下。

一、经络

经络纵横交错，遍布全身，连接脏腑器官、四肢百骸，沟通上下内外，使人体成为一个有机的整体。十二经脉和奇经八脉均有一定的循行路线。

（一）十二经脉运行

1. 手太阴肺经　起于中焦，下络大肠，还循胃口，上膈属肺，从肺系横出腋下，下循臑内，行少阴心主之前，下肘中，循臂内上骨下廉，入寸口，上鱼，循鱼际，出大指之端；其支者，从腕后直出次指内廉，出其端。

2. 手阳明大肠经　起于大指次指之端，循指上廉，出合谷两骨之间，上入两筋之中，循臂上廉，入肘外廉，上臑外前廉，上肩，出髃骨之前廉，上出于柱骨之会上，下入缺盆络肺，下膈属大肠；其支者，从缺盆上颈贯颊，入下齿中，还出挟口，交人中，左之右，右之左，上挟鼻孔。

3. 足阳明胃经　起于鼻之交頞中，旁纳太阳之脉，下循鼻外，入上齿中，还出挟口环唇，下交承浆，却循颐后下廉，出大迎，循颊车，上耳前，过客主人，循发际，至额颅；其支者，从大迎前下人迎，循喉咙，入缺盆，下膈属胃络脾；其直者，从缺盆下乳内廉，下挟脐，入气街中；其支者，起于胃口，下循腹里，下至气街中而合，以下髀关，抵伏兔，下膝膑中，下循胫外廉，下足跗，入中指内间；其支者，下廉三寸而别，下入中指外间；其支者，别附上，入大指间，出其端。

4. 足太脾阴经　起于大指之端，循指内侧白肉际，过核骨后，上内踝前廉，上踹内，循胫骨后，交出厥阴之前，上膝股内前廉，入腹属脾络胃，上膈，挟咽，连舌本，散舌下；其支者，复从胃，别上膈，注心中。

5. 手少阴心经　起于心中，出属心系，下膈络小肠；其支者，从心系上挟咽，系目系；其直者，复从心系却上肺，下出腋下，下循臑内后廉，行手太阴心主之后，下肘内，循臂内后廉，抵掌后锐骨之端，入掌内后廉，循小指之内出其端。

6. 手太阳小肠经　起于小指之端，循手外侧上腕，出踝中，直上循臂骨下廉，出肘内侧两筋之间，上循臑外后廉，出肩解，绕肩胛，交肩上，入缺盆络心，循咽下膈，抵胃属小肠；其支者，从缺盆循颈上颊，至目锐眦，却入耳中；其支者，别颊上𩑔抵鼻，至目内眦，斜络于颧。

7. 足太阳膀胱经　起于目内眦，上额交巅；其支者，从巅至耳上角；其直者，从巅入络脑，还出别下项，循肩髆内，挟脊抵腰中，入循膂，络肾属膀胱；其支者，从腰中下挟脊贯臀，入腘中；其支者，从髆内左右，别下贯胛，挟脊内，过髀枢，循髀外从后廉下合腘中，以下贯踹内，出外踝之后，循京骨，至小指外侧。

8. 足少阴肾经　起于小指之下，邪走足心，出于然谷之下，循内踝之后，别入跟中，以上踹内，出腘内廉，上股内后廉，贯脊属肾络膀胱；其直者，从肾上贯肝膈，入肺中，循喉咙，挟舌本；其支者，从肺出络心，注胸中。

9. 手厥阴心包经　起于胸中，出属心包络，下膈，历络三焦；其支者，循胸出胁，下腋三寸，上抵腋，下循臑内，行太阴少阴之间，入肘中，下臂行两筋之间，入掌中，循中指出其端；其支者，别掌中，循小指次指出其端。

10. 手少阳三焦经　起于小指次指之端，上出两指之间，循手表腕，出臂外两骨之间，上贯肘，循臑外上肩，而交出足少阳之后，入缺盆，布膻中，散络心包，下膈，循属三焦；其支者，从膻中上出缺盆，上项，系耳后直上，出耳上角，以屈下颊至𩑔；其支者，从耳后入耳中，出走耳前，过客主人前，交颊，至目锐眦。

11. 足少阳胆经　起于目锐眦，上抵头角，下耳后，循颈行手少阳之前，至肩上，却交出手少阳之后，入缺盆；其支者，从耳后入耳中，出走耳前，至目锐眦后；其支者，别锐眦，下大迎，合于手少阳，抵于𩑔，下加颊车，下颈合缺盆以下胸中，贯膈络肝属胆，循胁里，出气街，绕毛际，横入髀厌中；其直者，从缺盆下腋，循胸过季胁，下合髀厌中，以下循髀阳，出膝外廉，下外辅骨之前，直下抵绝骨之端，下出外踝之前，循足跗上，入小指次指之间；其支者，别跗上，入大指之间，循大指歧骨内出其端，还贯爪甲，出三毛。

12. 足厥阴肝经　起于大指丛毛之际，上循足跗上廉，去内踝一寸，上踝八寸，交出太阴之后，上腘内廉，循股阴入毛中，过阴器，抵小腹，挟胃属肝络胆，上贯膈，布胁肋，循喉咙之后，上入颃颡，连目系，上出额，与督脉会于巅；其支者，从目系下颊里，环唇内；

其支者，复从肝别贯膈，上注肺。

（二）奇经八脉

1. 督脉　起于小腹内，下出于会阴部，向后行于脊柱内部，上达项后风府，进入脑内，上行巅顶，沿前额下行至鼻柱。

2. 任脉　起于小腹内，下出会阴部，向上行于阴毛部，沿着腹内，向上经过关元等穴，到达咽喉部，再上行环绕口唇，经过面部，进入目眶下（承泣穴属足阳明胃经）。

3. 冲脉　起于小腹内，下出于会阴部；其外行者经气冲与足少阴经交会，沿着腹部两侧；上达咽喉；环绕口唇。

4. 带脉　起于季胁部下面，斜向下行到带脉，向上行于脊柱内；五枢、维道穴，横行绕身一周。

5. 阴维脉　起于小腿内侧，沿大腿内侧上行到腹部，与足太阴经相合，过胸部，与任脉会于颈部。

6. 阳维脉　起于足跟外侧，向上经过外踝，沿足少阳经上行髋关节部，经胁肋后侧，从腋后上肩，至前额，再到项后，合于督脉。

7. 阴跷脉　起于足舟骨后方，上行内踝上面直上沿大腿内侧，经过阴部，沿胸部内侧，进入锁骨上窝，进入目内眦，与足太阳经和阳跷脉相会合。上经人迎前面，过颧部，到目内眦，再沿足太阳经上额，与足少阳经合于风池。与足太阳经和阳跷脉相会合。

8. 阳跷脉　起于足跟外侧，经外踝上行腓骨后缘，没股部外侧和胁后上肩，过颈部上挟口角，到目内眦，与阴跷脉会合。

二、腧穴

腧穴是人体脏腑、经络、气血输注出入体表上的特殊部位，是针灸治疗疾病的刺激点与反应点。腧穴分为经穴、经外奇穴和阿是穴、耳穴四类。人体共有经穴 362 个。随着针灸学的国际化，中国自 2006 年 9 月 18 日颁布《腧穴名称与定位》（GB/T 12346-2006），并于 2006 年 12 月 1 日开始实施，经 10 余年实践，显示其在规范针灸操作，发挥针灸特色优势，推动针灸学术发展中，起到了积极的作用。

（一）腧穴定位

腧穴位置的确定，是以体表骨节为主要标志，设定尺寸方法。常用的骨度分寸是根据《灵枢·骨度》的记载，经修改而成。

1. 头面部

前发际正中至后发际正中：12 直寸，用于确定头部经穴的纵向距离。

眉间（印堂）至前发际正中：3 直寸。

第 7 颈椎棘突下（大椎）至后发际正中：3 直寸，用于确定前或后发际及其头部经穴的纵向距离。

眉间（印堂）至后发际正中第 7 颈椎棘突下（大椎）：18 直寸。

前额两发角（头维）之间：9 横寸，用于确定头前部经穴的横向距离。

耳后两乳突（完骨）之间：9 横寸，用于确定头后部经穴的横向距离。

2. 胸腹胁肋部

胸骨上窝（天突）至胸剑联合中点（歧骨）：9 直寸，用于确定胸部任脉经穴的纵向距离。

胸剑联合中点（歧骨）至脐中：8 直寸，用于确定上腹部经穴的纵向距离。

脐中至耻骨联合上缘（曲骨）：5 直寸，用于确定下腹部经穴的纵向距离。

两乳头之间：8 横寸，用于确定胸腹部经穴的横向距离。

腋窝顶点至第 11 肋游离端（章门）：12 直寸，用于确定胁肋部经穴的纵向距离。

3. 背腰部

肩胛骨内缘（近脊柱侧点）至后正中线：3 横寸，用于确定背腰部经穴的横向距离。

肩峰缘至后正中线：8 横寸，用于确定肩背部经穴横距离。

4. 上肢部

腋前、后纹头至肘横纹（平肘尖）：9 直寸，用于确定上臂部经穴的纵向距离。

肘横纹（平肘尖）至腕掌（背）侧横纹：12 直寸，用于确定前臂部经穴的纵向距离。

5. 下肢部

耻骨联合上缘至股骨内上髁上缘：18 直寸，用于确定下肢内侧足三阴经穴的纵向距离。

胫骨内侧髁下方至内踝尖：13 直寸。

股骨大转子至腘横纹：19 直寸，用于确定下肢外后侧足三阳经穴的纵向距离（臀沟至腘横纹相当于 16 直寸，用于确定下肢外后侧足三阳经穴的纵向距离）。

在实践应用时，可采用同身指寸定位法：是用手指或手指某一节段作为比例的定位法。用中指中节两端横纹头之间距离（屈指时）作为 1 寸，称中指同身寸法。如用拇指指节横纹两端之间距离作 1 寸，称拇指同身寸法。用食、中、环、小四指相并作为 3 寸的称一夫法。

（二）腧穴的作用

腧穴既是气血出入之处，又是经脉与脏腑之气相通之点。所以脏腑经络气血功能的正常生理功能，有赖于腧穴的调节，其病理变化也常通过体表相应腧穴出现各种相应反应。因此，针灸刺激腧穴时，通过经络传导到相应脏腑，发挥针灸补泻或调整作用而产生治疗效果。腧穴主要作用有：

1. 辨别病证　当发生疾病时，相应经络上的腧穴可出现压痛、酸楚、麻木、肿胀等各种反应。医者通过望、触、叩、听等检查方法，就能对病证所在部位作出判断。

2. 治病疗疾作用　通过针灸对腧穴的适当刺激，可起到疏通经络，激发经气，调整气血运行，达到扶正祛邪的目的。对腧穴刺激不仅能治疗腧穴附近的病证，而且还能通过所在经络的作用治疗该经络循行路线上的疾病和其所属脏腑、器官等的病证。

第三节　针　　刺

一、概述

随着冶炼技术的发展、金属针具的出现，针刺的方法也随之提高。《黄帝内经》对刺法作了精辟而全面的阐述，提出了九刺、十二刺和五刺等刺法；在补泻手法上，提出徐疾补泻、呼吸补泻、捻转补泻、迎随补泻、提插补泻和开阖补泻等。《难经》在此基础上有进一步论述，强调了针刺时的双手协作，对后世刺法的提高和发展影响颇大。金代阎明广在《子午流注针经》中载录了金代何若愚《流注指微针赋》，提出了子午流注按时取穴的时间针刺学说。窦汉卿在《针经指南》中，提出手法补泻："补法：左手揣穴，右手置针于穴上，令病患咳嗽一声，针入透于腠理，令病患吹气一口，随吹针至分寸，待针头沉紧时，转针头以手循扪，觉气至，却回针头向下，觉针头沉紧，令病患吹气一口，随吸出针乃闭其穴（谓一手急然孔是也）。虚羸气弱痒麻者补之。泻法：左手揣穴，右手置针于穴上，令病患咳嗽一声，针入腠理，复令病患吸气一口，随吸气至分寸，觉针沉紧，转针头向病所，觉气至病退，便转针头向下，以手循扪，觉针沉闷，令病患吹气一口，随吹气一口，徐出其针不闭其穴，命之曰泻。丰肥坚硬疼痛者泻之。"并对按季节、呼吸、寒热等补泻法也作了详细论述。

明初，陈会在《神应经》中专列"补泻手法"，详细阐述"催气手法"："泻诀直说：臣瑾曰：宏纲先生授曰：取穴即正，左手大指揣其穴，右手置针于穴上，令患人咳嗽一随咳纳针至分寸。候数穴针毕，停少时用右手大指及食指持针，细细动摇进退、搓捻其针如手颤之状，谓之催气。约行五六次，觉针下气紧。却用泻法，如针左边，用右手大指食指持针，以大指向前、食指向后，以针头轻提往左转。如有数针，候根据此法俱转毕。仍用右手大指食指持针，却用食指连搓三下，谓之飞。仍轻提往左转，略退针半分许，谓之三飞一退。根据此法行至五六次，觉针下沉紧，是气至极矣，再轻提往左转一二次。如针右边，以左手大指食指持针，以针右边泻法。欲出针时，令病人咳嗽一声，随咳出针，此之谓泻法也。和补诀直说：臣瑾曰：昔宏纲先生授曰：凡人有疾，皆邪气所凑，虽病患瘦弱，不可专行补法。《经》曰：邪之所凑，其气必虚。如患赤目等疾，明见其为邪热所致，可专行泻法。其余诸疾，只宜平补平泻。须先泻后补，谓之先泻其邪，后补真气。此乃先生不传之秘诀也。如人有疾，根据前法针，用手法催气、取气，泻之既毕，却行补法。令病患吸气一口，随吸转针，如针左边，捻针头转向右边，以我之右手大指食指持针，以食指向前、大指向后，仍捻针深入一二分，使真气深入肌肉之分。如针右边，捻针头转向左边，以我之左手大指食指持针，以食指向前、大指向后，仍捻针深入一二分。如有数穴，根据此法行之即毕，停少时，却用手指于针头上轻弹三下，如此三次。仍用我之左手大指食指持针，以大指连搓三下（谓之飞），将针深进一二分，以针头转向左边，谓之一进三飞。依此法行五六次，觉针下沉紧，或针下气热，是气至足矣。令病患吸气一口，随吸出针，急以手按其穴，此谓之补法也。"现仍有其临床应用价值。徐凤在《针灸大全》中载列了泉石老人所著《金针赋》全篇2000余字，分九段，提出了治病八法——烧山火、透天凉、阳中隐阴、阴中隐阳、子午捣臼、进气之诀、留气之诀和抽添之诀；又详述了"爪而切之，下针之法；摇而退之，出针之法；动而进之，催气之法；循而摄之，行气之法"之针法；并对"白虎摇头""青龙摆尾""苍龟探穴""赤凤迎源"等通经接气手法也作了具体阐述。其后，高武的《针灸聚英》、汪机的《针灸问对》在《金针赋》的基础上对针刺手法都有诸多发挥。杨继洲的《针灸大成》中，有着丰富的针刺手法内容，创立了抓切、持针、口温、进针、指循、爪摄、退针、搓针、捻针、留针、摇针及拔针等十二字分次第手法，用便于记忆的歌诀形式说明其要点与作用，并提出"揣、搓、弹、摇、扪、捻、立、为"的"下手八法"。对补、泻法的程度认为："有平补平泻，谓其阴阳不平而后平也，但得内外之气调则已。有大补大泻，惟其阴阳俱有盛衰，必使经气内外相通，上下相接，盛气乃衰。"至今对临床应用仍具有指导意义。

近代，传统针刺手法受到更多重视，各学者对其作了多方面研究，取得了临床和实验的部分突破性进展，使针灸手法有了很大发展。

二、针具选择

针具选择应根据病人的证情而选用不同的刺针。不锈钢毫针为目前临床中最常用的针具，近年来更多选用一次性无菌针，以减少感染风险。毫针适用于多种病证，但对有些特殊病证还应选择特别形式的刺针，如需刺血者，应选三棱针；对痈节肿胀者，可用员利针等。对中风患者肌肉萎缩，应结合电刺激；对风寒湿痹者，可应用温针等。总之，对于不同的病证，采用不同的器具，常能获得事半功倍之效。

三、针刺体位

针刺时的正确体位，与腧穴定位、针刺施术、适当留针以及防止晕针、滞针、弯针、断针等密切相关。下列为常用体位。

仰卧位：适宜于取头面、胸腹部腧穴和上下肢部分腧穴。

侧卧位：适宜于取身体侧面少阳经的部分腧穴。

伏卧位：适宜于取头项、脊背、腰尻部腧穴和下肢背侧及上肢部分腧穴。

仰靠坐位：适宜于取前头颜面和颈前等部位的腧穴。

俯伏坐位：适宜于取头项、背部的腧穴。

侧伏坐位：适宜于取头部的一侧、面颊及耳前后部位的腧穴。

总之在选位时应根据患者的证情、体质、舒适等方面综合考虑。

四、针刺法

（一）进针法

《灵枢·邪客》云："持针之道……左手执骨，右手循之。"这是论述进针的方法。一般采用双手协同操作进针法。按进针时手法不同，进针法可分为：

1. 持笔进针法　左手指切按压所刺部位，右手以拇、食、中三指夹持针柄，其状如持笔，进针时，运指力于针尖刺入皮肤；行针时做左右捻转、上下提插或弹震刮搓以及出针。

2. 夹持进针法　左手拇、食二指持捏消毒干棉球，夹住针身下端，针尖固定在所刺腧穴的皮肤表面位置；右手捻动针柄，针刺入腧穴。用于长针的进针。

3. 舒张进针法　左手拇、食二指撑开，以绷紧所刺腧穴部位的皮肤，右手持针，使针从左手拇、食二指中间刺入。此法主要用于皮肤松弛部位的腧穴。

4. 提捏进针法　左手拇、食二指将针刺腧穴部位的皮肤捏起，右手持针，从捏起的上端将针刺入。主要用于皮肉浅薄部位。

（二）进针角度

1. 直刺　针身与皮肤表面呈90°垂直刺入腧穴。适用于针刺大部分腧穴，尤其是肌肉丰厚部位。

2. 斜刺　即针身与皮肤表面呈45°斜刺入腧穴。适用于针刺皮肉较为浅薄处，或内有重要脏器，或关节部位。

3. 平刺　又称横刺、沿皮刺。即针身与皮肤表面呈15°横向刺入腧穴。适用于皮薄肉少处，如头、胸骨部。

（三）针刺手法

1. 透穴刺法 可有 3 种手法。

（1）直透法：用于病证在肢体表里、阴阳两经的病证。

（2）斜透法：用于病证在相邻经脉穴位的透刺。

（3）横透法：用于病证在头面、胸背、四肢皮肉浅薄处，以及邻近有血管、深层有重要脏器的部位。

2. 多针刺法 在病变局部或腧穴处，用多支毫针刺入的方法，以加强针感和刺激量，有利于提高临床疗效。根据形式不同，可有：

（1）傍针刺法：在病变局部或腧穴上，先直刺 1 针，再在其旁边斜刺 1 针。

（2）齐刺法：在病变局部中心直刺 1 针，左右（或上下）各斜刺 1 针。

（3）扬刺法：在病变局部中心直刺 1 针，再在其上下左右各刺 1 针。

（4）围刺法：在病变中心处直刺 1 针，4 支以上毫针从患部边缘处斜向病变中心刺入。

3. 留针法 把针留置穴内，称为留针。将针刺入腧穴后，常需要留针，其目的是加强针刺的作用和便于继续行针施术，一般可留针 20~30 分钟左右。《灵枢·逆顺肥瘦》《灵枢·邪气脏腑病形》《素问·血气形志》等篇中，明确指出，应根据患者的体质、年龄、脏腑经络、脉象、天时季节等而定，如急性腹痛，寒性、顽固性疼痛或痉挛性病证，即可适当延长留针时间，以便在留针过程中做间歇性行针，以增强、巩固疗效。

4. 出针法 当行针施术完成后，即可出针。以左手拇、食指按住针孔周围皮肤，右手持针柄，做轻微捻转，慢慢将针提至皮下，然后将针起出，用消毒干棉球揉按针孔，以防出血。

5. 行针手法 又名运针手法，在针刺入腧穴后，为了使之得气，调节针感和进行补泻而实施的各种针刺手法。行针手法是毫针刺法的基本技术，包括针感（得气）手法和补泻手法。

（1）针感手法：又称"得气"手法。得气与否以及气至的迟速，不仅关系到针刺的治疗效果，而且可以借此判断疾病的预后。《灵枢·九针十二原》云："刺之要，气至而有效。"充分说明得气的重要意义。为了使患者产生针刺后的酸、胀、麻等感应，或使针感向某一方扩散、传导，毫针刺入腧穴后，常用手法有：

1）提插手法：采用上提下插法，使针由浅层向下刺入深层为插，由深层向上引退浅层为提。提插幅度以 3~5 分为宜，频率每分钟 60 次左右。

2）捻转手法：用针在腧穴内反复前后来回旋转，捻转角度一般为 180° 左右，双向捻转，否则会引起滞针。手法的时间、频率、角度或幅度等都应根据患者的体质、病情、腧穴部位及针刺目的等具体情况而定。对于需要加强针感者，可采用增强针感的辅助手法，包括：①爪法：用指甲掐切腧穴以行气活血，减轻进针之疼痛；②循法：用指腹循经按压，以激发经气，促使气血往来的方法。

3）按法：左手指按压所刺腧穴上方，右手捻针则可使针感向下；反之，想使针感上行，则按压所刺腧穴下方。

4）飞法：用拇食两指在针柄处搓捻，一搓一放，一合一张，连续数次，以催气行气。

5）颤法：进针后使针在穴内小幅度上下颤动，功能催气。

6）盘法：刺入腹部腧穴后，按倒针柄，手持针尾将针向一个方向盘转，用于腹部肌肉松弛处。

7）弩法：右手食指或中指在针体上如扣弩机之状，使针身弯曲，使针尖向前或向后，功能行气。

8）搜法：将针退到皮下，改变针刺方向，再行进针，用于针已进到所定深度，但仍未得气者。

（2）补泻手法：实则泻之，虚则补之。对于虚实之证，应采用补泻针法治之。当针刺得气后，就可以施以补泻手法。常用的主要补泻手法有两种——提插补泻和捻转补泻。早在《黄帝内经》中，已有了这两种补泻手法的记载。《灵枢·官能》云："泻必用圆，切而转之，其气乃行，疾而徐出，邪气乃出，伸而迎之，遥大其穴，气出乃疾"；"补必用方，外引其皮，令当其门，左引其枢，右推其肤，微旋而徐推之，必端以正……"常用的手法有：

1）提插法：针刺入腧穴一定深度后，进行上提下插。在针刺得气后，先浅后深、重插轻提、提插幅度小、频率慢、操作时间短、下插用力为主者，为补法；反之，先深后浅、重提轻插、提插幅度大、频率快、操作时间长、上提用力为主者，为泻法。

2）捻转法：针刺入腧穴一定深度后，施以向前向后来回旋转捻动。在针刺得气后，捻针左转（拇指向前、食指向后用力），捻转角度小、用力轻、频率慢、操作时间短者，为补法；捻针右转（拇指向后、食指向前用力），捻转角度大、用力重、频率快、操作时间长者，为泻法。

除了上述提插和捻转补泻法，《素问·针解》云："徐而疾则实者，徐出针而疾按之；疾而徐则虚者，疾出针而徐按之。"《素问·离合真邪论》云："吸则内针，无令气忤，静以久留，无令邪布，吸则转针，以得气为故，候呼引针，呼尽乃去，大气皆出，故命曰泻……呼尽内针，静以久留，以气至为故……候吸引针，气不得出，各在其处，推阖其门，令神气存，大气留止，故命曰补。"《灵枢·九针十二原》云："逆（迎）而夺之，恶得无虚？追（随）而济之，恶得无实？迎之随之，以意和之，针道毕矣。"可见还有疾徐补泻：徐进针，少捻转，疾出针为补；疾进针，多捻转，徐出针为泻；迎随补泻：随着经脉循行去的方向刺入为补，迎着经脉循来的方向刺入为泻；呼吸补泻：呼气时进针，吸气时出针为补；吸气时进针，呼气时出针为泻；开阖补泻：出针后迅速按压针孔为补法，出针时摇大针孔而不按压为泻法等等。杨继洲的《针灸大成》总结了前人的补泻手法，在卷四中列出了"《内经》补泻、《难经》补泻、《神应经》补泻、南丰李氏补泻、四明高氏补泻、三衢杨氏补泻"等，对补泻手法作了全面总结，为研究针刺补泻留下了宝贵资料，有些至今对临床有重要参考价值。

6. 其他针刺法

（1）芒针：形状细长如麦芒，故名芒针。进针时，在进针局部皮肤消毒。一手执针，使针尖抵触穴位，另一手配合，利用指力、腕力，压捻结合，迅速刺过表皮而入。出针时，刺针缓缓退向皮肤表面，轻轻抽出。如有出血，以干棉球按压出血处，直到出血停止。

（2）三棱针：针柄呈圆柱状，针身至针尖呈三角锥形，刀尖锋利。对不同部位的病证当选用不同针法。

1）点刺法：右手持针，拇食二指夹持针柄，中指紧贴针体下端，裸露针尖，对准所选部位迅速刺入 1~2 分后，迅速退出，待其自然出血后，用消毒棉球按压针孔。此法多用于指、趾末端穴位。

2）散刺法：从病变部位外缘环形向中心点刺。针刺深度按局部肌肉厚薄、血管深浅而定，可刺多达 10 针以上。用于病变部位较大者。

3）挑刺法：先用左手按压施术部位两侧，固定其皮肤，右手持针，挑破局部表皮，深入皮肉，针身倾斜并稍提高，以挑断部分纤维组织，然后局部消毒，覆盖敷料。用于软组织粘连者。

（3）梅花针：是多支短针浅刺人体一定部位和穴位的一种针刺方法，属于丛针浅刺法。进针采用叩刺法，按不同手法分为：

1）压击法：适合硬柄针，拇指和中指、无名指持住针柄，针柄末端靠在手掌后部，食指压在针柄上。压击时手腕活动，食指加压。由食指的压力控制强度。

2）敲击法：适合弹性针柄，拇指和食指捏住针柄末端，上下颤动针头，利用针柄的弹性敲击皮肤，通过颤动的力量控制其强度。每叩刺一针之间的距离约在 0.3~1.0cm。用于神经性皮炎、痹证等。

（4）火针：古称焠刺，针具用火烧红以后刺入一定的部位，以治疗疾病的方法。按刺入程度分：

1）深刺：右手持针，左手固定穴位，针在酒精灯上烧红，对准穴位，迅速刺入，稍停随即退出，然后用消毒棉球按揉针孔。用于寒湿痹证。

2）浅刺：用具有木柄的多针针具，在酒精灯上烧红后，轻叩刺皮肤表面。用于治疗面积较大的顽固性皮肤病。

（5）锃针：九针之一，针头钝圆，不刺入皮肤，通过对经络穴位皮肤表面按压的一种治法。按压力轻重分为：

1）弱刺激：将针轻压在穴位上，待局部皮肤发生红晕或症状缓解时，缓慢起针，局部稍加揉按。

2）强刺激：较重压力在穴位上，动作宜快，待病人感觉疼痛或酸胀感向上下扩散时，迅速起针。本法用于各种寒证及虚证。对局部皮肤感染或有瘢痕者，不宜应用此法。

（6）针刀：外形分手持柄、针身、针刀三部分。长度约 10~15cm，直径约 0.4~1.2mm。宽度约与针体直径相等，刃口锋利。操作时，局部消毒，麻醉后，针刀进入组织，行剥离手法，以松解粘连软组织，消除压迫，缓解症状。常用于局部软组织炎症，粘连之疼痛者。

五、注意事项

具有 2000 多年历史的针刺疗法，经长期临床实践，已被证明对许多病证行之有效。1979 年，世界卫生组织（WHO）提出并建议在全世界推广应用针刺治疗 43 种病证。2002 年又将这 43 种针刺治疗适应证更新为 4 类 107 种病证。近年来，中国学者对针刺病谱作了广泛的调查和研究，表明针刺对 16 类 461 种病证均有治疗作用。在骨伤科领域内，其良好的消炎止痛作用，已为临床所证实，如对类风湿关节炎、风湿性关节炎、颈椎病、肩关节周围炎、腰椎间盘突出症、退行性骨关节炎、急性腰扭伤等病证具有良好疗效，深受患者和医家欢迎。对有些病证不宜针灸，如患者在过度饥饿、暴饮暴食、醉酒后及精神过度紧张时，禁止针刺；孕妇的少腹部、腰骶部、会阴部及身体其他部位具有通气行血功效，针刺后会产生较强针感的穴位（如合谷、足三里、风池、环跳、三阴交、血海等），禁止针刺。

月经期禁止针刺；患有严重过敏性感染性皮肤病者，以及患有出血性疾病（如血小板减少性紫癜、血友病等），禁止针刺；小儿囟门未闭时，头顶部禁止针刺；重要脏器所在处，如胁肋部、背部、肾区、肝区，不宜直刺、深刺；大血管走行处及皮下静脉部位的腧穴如需针刺时，则应避开血管，使针刺斜刺入穴位；对于儿童破伤风、癫痫发作期、躁狂型精神分裂症发作期等，针刺时不宜留针。对针刺过程中，如出现异常情况，必须及时妥善处理。

（一）滞针

当针刺入皮肤后，在捻转、提插时，出现所持针重滞，甚或不能将针退出者，称为滞针。此大多因患者紧张而引起肌肉痉挛，或捻转幅度太大，导致肌纤维缠绕针身所致。对于精神紧张者应可予以解释，加轻柔按摩，以解除其顾虑，放松肌肉即可。若因肌纤维缠绕针身，可做反向捻转，待松动后出针。

（二）晕针

常因初次针灸，或精神过于紧张，或体质虚弱，或疲劳、空腹，或针刺手法过强等所致。表现为头晕目眩，面色苍白，心悸多汗，肢冷无力等。此时，应立即全部出针，患者平卧，放低头部，可给予少量凉开水，休息片刻，大多可恢复。对出现呼吸困难、胸闷发绀、心跳加速、血压下降等严重证候者，可能为刺伤心、肺、肾等重要脏器，应立即送医院抢救。

（三）断针

可因针身锈损剥蚀，或捻转手法太强，或滞针、弯针后处理不当等各种原因，使针身断裂，残断留在体内。此时先不要移动体位，如断端露于皮外的，可用手或镊子拔出；如断针深不可见，应立即去急诊手术取出。

（四）弯针

进针时用力过猛，或强烈刺激手法，使针刺部位的肌肉急剧收缩，或留针时变动体位，均可使针身弯曲。此时应顺势把针拔出。

第四节　艾　灸

一、灸疗渊源

灸疗起源于人类用火。远古时期，人类在用火过程中发现，受火热熏烤，有利于身体上某些病痛的缓解，从而逐渐积累了用火熏烤体表疗疾的经验。同时随着人类对温灸应用的广泛，逐渐找到了气味芳香、性温易燃、火力缓和的艾叶，这一最好灸法材料的发现，促进了灸疗法的发展。可见灸疗法是随着火的应用而萌芽，艾叶的发现而产生，所以常称之为艾灸。1973年在湖南长沙马王堆汉墓中发现的《足臂十一经脉灸经》帛书，是目前《黄帝内经》以前最早的针灸文献，其中仅载有灸法治疗记录，表明灸法应用的悠久历史渊源。其后我国最著名的医学专著《黄帝内经》中的《素问·异法方宜论》说："北方者，天地所闭藏之域也，其地高陵居，风寒冰冽，其民乐野处而乳食，脏寒生满病，其治宜灸焫。故灸焫者，亦从北方来。"随着医疗实践的深入，艾灸疗法也随之发展，历代诸多医学文献对它有了更多论述。如现存于伦敦不列颠博物馆，撰写于唐代的《灸法图残卷》是目前所知最古老的灸疗图谱写绘本，成书于宋代的画卷《李唐艾灸图》是现存最早的灸疗写真，是灸疗研究的珍贵历史文献。晋代葛洪在《肘后备急方》中，载有病证 73 类，其中应用灸疗法者多达 30 多类；唐代孙思邈在《备急千金要方》中力倡针灸并用，其中针灸处方达 40 多条，涉及 10 余种病。王焘的《外台秘要》更是弃针而言灸，指出"故汤药攻其内，以灸攻其外，则病无所逃，知火艾之功，过半于汤药矣"，主张治病用灸法而不用针法。说明灸疗在晋唐时期曾十分盛行。宋代《太平圣惠方》指出："灸炷虽然数足，得疮发脓坏，所患即差；如不得疮发脓坏，其疾不愈。"元代医家窦桂芳在《黄帝明堂灸经》中阐述灸疗常用要穴和所治疾痛，对灸疗姿态指出"凡点灸时，须得身体平直，四肢无令拳缩，坐点无令俯仰，立点无令倾侧"，对点灸应"凡下火点灸，欲令艾炷根下赤辉广三分，若不三分，孔穴不中，不合得经络。缘荣卫经脉，气血通流，各有所主，灸穴不中，即火气不能远达，而病未能愈矣"，对用灸数量认为"凡灸头与四肢，皆不令多灸。缘人身有三百六十五络，皆归于头，头者，诸阳之会也。若灸多，令人头旋目眩，远视不明。缘头与四肢肌肉薄，若并灸，则气血滞绝于炷下，宜歇火气少时，令气血遂通，再使火气流行，候炷数足，自然除病，宜详察之"。此外，《黄帝明堂灸经》还对用火、天色、定位等灸疗诸多方面作了论述，并附 40 余幅腧穴图，对灸学发展有其价值。元代胡元庆的《痈疽神秘灸经》是痈疽灸疗学的专著，收载了不见于其他专著的若干灸疮秘穴，亦附有插图，发展了灸疗在外科病中的应用。明代杨继洲的《针灸大成》对灸法理论用了较大篇幅记述，如卷三有"头不多灸策"，认为"至于首为诸阳之会，百脉之宗，人之受病固多，而吾之施灸宜别，若不察其机而多灸之，其能免夫头目旋眩、还视不明之咎乎？不审其地而并灸之，其能免夫气血滞绝、肌肉单薄之忌乎？是百脉之皆归于头，而头之不可多灸，尤按经取穴者之所当究心也"。在《针灸大成》卷四中载有禁灸穴歌："哑门风府天柱擎，承光临泣头维平；丝竹攒竹睛明穴，素髎禾髎迎香程。颧髎下关人迎去，天牖天府到周荣；渊液乳中鸠尾下，腹哀臂后寻肩贞。阳池中冲少商穴，鱼际经渠一顺行；地五阳关脊中主，隐白漏谷通阴陵。条口犊鼻上阴市，伏兔髀关申脉迎；委中殷门承扶上，白环心俞同一经。灸而勿针针勿灸，针经为此尝叮咛；庸医针灸一齐用，徒施患者炮烙刑。"《针灸大成》卷九对灸疗补泻、艾炷大小、点火法等方面作了全面论述。清代吴谦在《医宗金鉴·刺灸心法要诀》中说："凡灸诸病，火必足气到，始能求愈。"廖润鸿在《针灸集成》卷一中，分别对制艾法、做艾炷法、取火法、下火灸时法、壮数多少法等作了专节论述。《太乙神针》则对艾灸的操作、禁忌、注意等各方面作了阐述。吴亦鼎在《神灸经纶》卷一中，论述灸疗的方法、禁忌、灸后调养等，尤其在灸法理论方面更提出自己的见解，并在《附医愿》一文中，提出"针之手法未可以言传，灸之穴法尚可以度识"的看法。《医学入门·针灸》载："药之不及，针之不到，必须灸之。"说明灸法有其独特的疗效。

20 世纪以来，灸法有了长足发展，在灸疗的材料形式上，出现风格各显的艾条，适应各类患者的需要；在器具上，出现了不同形状的温灸器；在方法上，出现了隔物灸，如姜片、蒜片、食盐、豉饼、附子饼等。这些形式、内容的多样化，极大提高了临床疗效，为人类健康作出了伟大贡献。

二、灸疗法应用

（一）灸疗方法

施灸在其顺序和手法上也有一定规范，根据辨证不同，采用手法也随之而变。

1. 灸疗顺序　临床上一般情况下，先灸上部，后灸下部；先灸阳部，后灸阴部；先是壮数少，后是多；先是艾炷大，后是小。当然，特殊证情时，则当按证情选之。如脱肛时，即可先灸在下位的长强以收肛，后灸在上位的百会以举陷。正如元代医家窦桂芳在《黄帝明堂灸经》中指出："先灸上，后灸下，先灸少，后灸多，皆宜审之。"《针灸资生经》曰："凡灸当先阳后阴，言从头向左而渐下，次从头向右而渐下，先上后下。"

2. 灸疗的补泻　虚者补之，实者泻之，中医的这个经典治则，同样适用于灸疗中。早在《灵枢·背腧》中已提出艾灸的补泻："以火补者，毋吹其火，须自灭也。以火泻者，疾吹其火，传其艾，须其火灭也。"明代杨继洲在《针灸大成》中曰："气盛则泻之，虚则补之。针所不为，灸之所宜。阴阳皆虚，火自当之。经陷下者，火则当之。经络坚紧，火所治之。陷下则灸之。络满经虚，灸阴刺阳。经满络虚，刺阴灸阳。以火补者，毋吹其火，须待自灭，即按其穴。以火泻者，速吹其火，开其穴也。"在临床上可根据患者的具体情况，结合腧穴性能，酌情运用。

3. 辨证定壮数　艾灸壮数多少，取决于年龄长幼、证情轻重、病程长短等方面，医者当仔细辨证，根据情况予以决定。《备急千金要方》曰："凡言壮数者，若丁壮病根深笃，可倍于方数，老少羸弱可减半。扁鹊灸法，有至三五百壮、千壮，此亦太过。曹氏灸法，有百壮，有五十壮。《小品》诸方亦然。惟《明堂本经》云：针入六分，灸三壮，更无余论。故后人不准，惟以病之轻重而增损之。"可见，对证情重笃者当予以多灸，证情轻微或年幼体弱者应适当减量，临床当随证应变。故杨继洲在《针灸大成》中提出："凡灸头项，止于七壮，积至七七壮止。""《铜人》治风，灸上星、前顶、百会，至二百壮，腹背灸五百壮。若鸠尾、巨阙，亦不宜多灸，灸多则四肢细而无力。《千金方》于足三里穴，乃云多至三百壮。心俞禁灸。若中风则急灸至百壮。皆视其病之轻重而用之，不可泥一说，而不通其变也。"

4. 灸疗体位　灸疗时选取合适体位有利于施灸。《备急千金要方》云："凡灸法，坐点穴，则坐灸；卧点穴，则卧灸；立点穴，则立灸，须四体平直，毋令倾侧。若倾侧穴不正，徒破好肉耳。"《明堂》云："须得身体平直，毋令蜷缩，坐点毋令俯仰，立点毋令倾侧。"

5. 点艾材料　应选择适当的点艾火材料。《明堂下经》曰："古来灸病，忌松、柏、枳、橘、榆、枣、桑、竹八木火，切宜避之。有火珠耀日，以艾承之，得火为上。次有火镜耀日，亦以艾引得火，此火皆良。诸番部用镔铁击阶石得火，以艾引之，凡仓卒难备，则不如无木火，清麻油点灯上，烧艾茎点灸，兼滋润灸疮至愈不痛，用蜡烛更佳。"明确指出，有些材料应避免使用，可见古人在点灸的材料上也是极为重视的。

（二）灸疗类型

常用的有直接灸、间接灸、悬灸，此外还有较为特殊的激光灸和温针灸仪灸。

1. 直接灸　艾炷直接放在皮肤上施灸的方法，又分瘢痕灸和无瘢痕两类。

（1）瘢痕灸：又名化脓灸。由于艾绒直接烧灼皮肤，期间皮肤会产生剧痛，以后可产生瘢痕，因此，施灸前必须征求患者同意后，方可使用本法。具体操作：先在所灸部位，涂以少量大蒜汁，然后把艾炷置于所灸部位上，用火点燃后，待每壮艾炷燃尽，易炷再灸，按规定壮数灸完为止。期间皮肤产生剧痛，可用手在施灸周围轻轻拍打，以缓解疼痛。一般情况下，灸后1周左右，施灸部位化脓形成灸疮，5~6周左右，灸疮可痊愈，结痂脱落后留下瘢痕。

（2）无瘢痕灸：先在所灸部位涂以少量凡士林，以便于艾炷黏附，然后将艾炷置于所选部位施灸，当艾炷燃剩 2/5 或 1/4 而患者感到微痛时，即易炷再灸，待将规定壮数灸完为止。灸至局部皮肤出现红晕而不起疱为度。因其皮肤无灼伤，故灸后不化脓，不留瘢痕。

2. 间接灸　用药物或其他材料把艾炷与施灸部位的皮肤隔开施灸的方法，故又称隔物灸。

（1）隔药物灸

1）隔姜灸：把鲜姜切成直径大约 2~3cm、厚约 0.2~0.3cm 的薄片，中间以针刺数孔，置姜片于所灸部位，艾炷置于姜片上点燃施灸。当艾炷燃尽，再易炷施灸。灸完所规定的壮数，以皮肤红润而不起疱为度。其功能温经祛寒，常用于寒湿痹证之疼痛。

2）隔蒜灸：把鲜大蒜头，切成厚约 0.2~0.3cm 的薄片，中间以针刺数孔，置于应灸部位，把艾炷放在蒜片上，点燃施灸。待艾炷燃尽，易炷再灸，直至灸完规定壮数。其功能清热解毒，常用于初起的肿疡等症。

3）隔附子饼灸：附子研成粉末，用酒调和做成直径约 3cm、厚约 0.8cm 的附子饼，中间以针刺数孔，放在所灸部位，艾炷置于其上施灸，直至灸完所规定壮数为止。其功能温中回阳，常用于寒湿痹证之疼痛、肿胀等。

4）实按灸：将点燃的艾条隔布或隔绵纸数层后的点燃端，按在穴位上，待火灭热减后，重复点火灸的灸法。此法可使热力直接透入皮肤内，有较强的渗透作用，适用于局部寒湿重证者。

（2）温灸器灸：本法是用一特制的施灸金属器具，分为两层，内层是一带孔的小筒，放置艾绒等；外层是一带有均匀小孔的圆柱状筒。施灸时，点燃小筒内的艾绒，扣紧温灸器之盖，置于应灸部位，进行熨灸，以皮肤红润为度。其功能行气活血、温中散寒，常用于施灸范围较大者。

（3）悬灸法：将艾条悬放在距离穴位一定高度上进行熏烤，艾条点燃端不直接与皮肤接触的灸疗法。根据操作手法不同分为：

1）温和灸：将灸条的一端点燃，对着距皮肤 2~3cm 处的应灸部位，固定不动，每处熏烤约 5~10 分钟，以皮肤出现红晕、有温热感而无灼痛为度。常用于慢性病。

2）雀啄灸：置艾条点燃的一端与施灸部位的皮肤相聚 3~5cm，做上下运动并不与皮肤接触。每处熏烤约 5~10 分钟，以皮肤出现红晕、有温热感而无灼痛为度。常用于急性病。

3）回旋灸：置艾条点燃的一端与施灸部位的皮肤相距 3~5cm，做左右运动并不与皮肤接触。每处熏烤约 5~10 分钟，以皮肤出现红晕、有温热感而无灼痛为度。常用于急性病。

4）针灸结合法：在针刺入腧穴得气并施以适当补泻手法后留针时，把艾绒捏在针尾上，或用 2cm 左右艾条，插在针柄上。待艾绒或艾条烧完后除去灰烬，将针取出。这是针刺与艾灸相结合的一种针灸法，常用于既需要留针又适宜艾灸的寒湿内滞病证。

（4）激光灸：是由扩束后的激光辐照穴位的一种新颖灸疗仪。激光是人们对原子物理、光学、光谱学、微波技术和量子力学等多种学科综合研究而研制成功的一种新光源，具有单色性好、相干性强、方向性优等特点。目前用于医疗的激光器较多的有氦 – 氖激光器。氦 – 氖激光器的功率一般为 1~3mA，照射穴射距离约 20~30mm 时，穿透组织深度为

10~15mm。治疗每天照射1次，每次取2~4穴，每穴2~5分钟，10次为1个疗程。激光灸具有疏通经络、消炎止痛等作用，临床适应证较广泛。

（5）温针灸仪灸：温针灸仪是根据艾灸具有温热刺激的作用制作而成，常用的有远红外线温灸器、电热丝温针灸器、微波温针灸器等，可在一定程度上起到艾灸的温热作用。

三、灸疗法的作用和注意

（一）艾灸作用

灸法属于温热疗法，故对风寒湿痹之寒实证，或阳虚内寒之虚寒证，或气虚血瘀之虚实夹杂证，均有其独特之功。

1. 温经通络，祛寒除湿　《素问·异法方宜论》记载："北方者，天地所闭藏之域也，其地高陵居，风寒冰冽……脏寒生满病，其治宜灸焫。"可见灸法能温通经脉，祛除风寒湿。适用于风寒入侵，痰湿内滞所引起的关节疼痛，遇寒痛甚，得热痛减，局部肿胀，活动不利，舌淡白，苔滑腻，脉沉迟等风寒湿痹证。

2. 温通脉络，消肿止痛　寒性收引，血遇寒则滞。正如《素问·调经论》所云："血气者，喜温而恶寒，寒则泣不能流，温则消而去之。"寒邪客于血脉，则经脉拘急挛缩，血凝滞不畅，积滞成瘀。灸疗有温煦散寒之功。《灵枢·刺节真邪》记载："脉中之血，凝而留止，弗之火调，弗能取之。"气为血帅，血随气行，气得温则行，气行则血亦行。灸疗能使气机通畅，营卫调和，故瘀结自散。血遇热则行，血运则瘀自消。故灸疗能消除关节肿胀，疼痛拘急，肤色青紫，活动受限，舌紫黯，脉涩等瘀血内停之证。

3. 温阳暖中，摄精固脱　温灸功能回阳固脱。《扁鹊心书》记载："真气虚则人病，真气脱则人死，保命之法，灼艾第一。"可见阳气虚弱，中气下陷者，皆可用灸疗之法，以扶助补中益气，提升下陷之气。临床上多用于治疗遗尿、痰饮等中气不足、阳气下陷之证。

4. 补虚强身，疗疾防病　灸疗的强身疗疾之效，古人早有认识。唐代《备急千金要方》指出："凡入吴蜀地游宦，体上常须两三处灸之，勿令疮暂差，则瘴疠温疟毒气不能着人也"。明代《针灸大成》指出："一论中风，但未中风时，一两月前，或三四个月前，不时足胫上发酸重麻，良久方解，此将中风之候也，便宜急灸三里、绝骨四处，各三壮。"《扁鹊心书·须识扶阳》说："人于无病时，常灸关元、气海、命门、中脘，虽未得长生，亦可保百年寿也。"《医说·针灸》也说："若要安，三里莫要干。"说明艾灸足三里有防病保健作用，今人称之为"保健灸"，能激发人体正气，使精力充沛，增强抗病能力，无疾长寿。

（二）艾灸注意事项

1. 预防灼伤　灸疗时患者不要任意移动肢体，以防艾火脱落灼伤皮肤。为防意外，可预先用硬纸剪成圆形纸片，中心剪一小缺口，置于针下穴区上。

2. 体位合适　患者体位既要自然、舒适，又要便于寻找穴位，以确保治疗效果。

3. 注意保暖　在冬季对暴露体表部位注意保暖，以防受凉。

4. 防止感染　对做化脓灸者，应加强观察；对局部烫伤，发现皮肤破损者，及时咨询医生。

5. 施灸顺序　对于施灸的部位多且分散，应按先背部后胸腹、先头身后四肢的顺序进行。

6. 施灸时间　为增强艾灸疗效，对有些病证应在特定时间内施灸，如失眠症应在睡前施灸等。

7. 循序渐进　初次使用灸法者，剂量、时间、壮数等方面应由小量逐步增加，不可急于就成。

8. 防止晕灸　对于体弱、易紧张者，应循序渐进，切忌冒进，以防晕灸。

9. 注意感觉　对于小孩，或皮肤感觉迟钝者，应特别注意灸疗时的温度，可以自己的食指和中指置于施灸部位两侧，以感知施灸部位的温度，随时给予调节，达到既不烫伤皮肤，又获得良好疗效。

（三）灸后处理

施灸后，局部皮肤可能出现微红灼热，一般无需处理。如局部出现小水疱，不必刺破，可任其自然吸收。如水疱较大，可用消毒的毫针刺破水疱，放出水液，或用注射针抽出水液，再涂以甲紫溶液，并以纱布包敷。如用化脓灸者，在灸疮化脓期间，要适当休息，局部保持清洁，可用敷料保护灸疮，以防污染，待其自然愈合。如发生灸疮脓液，呈黄绿色或有渗血等感染现象者，则及时去医院处理。

（四）灸疗的适应证与禁忌证

1. 灸疗法一般适用于寒实证之风寒湿痹，或阳气虚弱之虚寒证。

2. 有糖尿病等易感染者，应用灸疗时，当防止皮肤破损，并避免使用瘢痕灸。

3. 对实热证，阴虚发热者，一般均不适宜灸疗。

4. 对颜面、五官和有大血管的部位以及关节活动部位，应避免灸法。

5. 对孕妇的腹部和腰骶部不宜施灸。

第五节　针 灸 研 究

随着科学理论和技术的发展，对针灸领域中针灸治疗机制和经络、腧穴的研究也更为深入。以临床疗效为基础的机制研究，在神经系统（包括外周神经、脊髓、脑干与间脑的主要核团乃至大脑皮质）、神经-体液系统、神经-内分泌-免疫系统三方面有了突破性进展。对针灸过程中神经递质的变化，尤其是内源性阿片肽的变化，研究已从细胞水平深入到细胞核内基因表达调节的水平。对于经络和腧穴的研究，通过对循经感传现象的观察，在经络客观研究方面已经有了很大进展；对腧穴认识上，通过对腧穴的组织形态、物理特性和经穴-脏腑相关等方面的大量研究，在腧穴相对特异性方面取得了共识。由于针灸的良好镇痛和改善功能作用，所以在中医骨内科学中以颈腰关节疼痛应用较为广泛。

一、针灸临床观察

（一）颈腰部疾病

颈腰部疼痛在临床极为常见，其中尤以颈椎病和腰椎间盘突出症为主，针刺能较好缓解症状，故应用十分广泛。赵惠馨等以针刺风池、百会、颈椎夹脊穴治疗椎-基底动脉供血不足所致的眩晕等病证，经过 120 例观察统计，总有效率为 88.7%。肖伟等采用针刺合刺五加静脉滴注治疗，针刺组取颈部夹脊、肾俞、脾俞为主；肝肾不足加肝俞、三阴交、太溪；气血不足加心俞、膈俞、足三里；痰湿阻络加胃俞、足三里、丰隆。另以 5% 葡萄糖注射液 500ml 加刺五加注射液 20ml 静脉滴注，每日 1 次，与针刺同日进行。结果针刺组有效率为 66.7%，针药并用组为 89.58%。

刘夕明等将腰椎间盘突出症患者分为对照组 40 例、治疗组 43 例，两组均取阿是穴和循经取穴，对照组采用毫针，治疗组采用铍针治疗。两组均取阿是穴和循经取穴在 B 超下观察治疗前后臀部阳性反应物（筋结）的变化情况，结果治疗组有效率 97.7%，对照组有效率 70.0%，两者差异明显，说明铍针治疗对筋结有较好疗效。张作鹏等选取痛性结节点行超微针刀结合拔罐治疗腰椎间盘突出症患者 30 例，治疗组有效率 86.6%，优于对照组 66.6%。韩为华等将 100 例诊断为腰椎间盘突出症的患者，随机分治疗组与对照组，治疗组 50 例给予断面九针穴治疗以直达病所的局部，配合平衡针灸疗法以整体调节，对照组 50 例给予常规针灸治疗，治疗 3 个月，治疗组有效率 90.00%，对照组有效率 82.00%。李峰彬等采用针刺病变节段的夹脊穴，配合循经取穴治疗腰椎间盘突出症患者 72 例，其中 38 例作为治疗组配合艾条以针尾做温针治疗，对照组 34 例无温针，结果显示治疗组有效率 89.5%，优于对照组 64.7%，对腰椎间盘突出症效果明显。代朴丁等采用圆利针施苍龟探穴针法对 100 例腰椎间盘突出症患者进行针刺，主穴选取肾俞、腰阳关、关元俞、大肠俞、阿是穴；配穴根据疼痛部位取穴，沿足太阳经疼痛者加秩边、环跳、承扶、委中、承山、昆仑，沿足少阳经部位疼痛者加环跳、阳陵泉、悬钟，两经部位均痛者酌加以上配穴，总有效率达 91%。彭力亚等运用腕踝针结合埋线疗法治疗腰椎间盘突出症 213 例，结果显示治疗组高于对照组单纯针刺治疗，临床疗效显著，值得推广应用。蒋湘萍等采用电针腰五龙穴（双侧肾俞穴、双侧大肠俞穴、下极）治疗腰椎间盘突出症 132 例，治愈 98 例、好转 27 例、无效 7 例，有效率 94.70%。章新玲等用傍刺法治疗腰椎间盘突出症，选择临床 78 例患者分为治疗组和对照组，治疗组 38 例采用循经辨证取穴加以腰臀部穴位傍针刺法，有效率 97%，优于对照组 88%。

（二）类风湿关节炎

众多临床医家采用针刺治疗类风湿关节炎，都取得了令人满意的效果。

唐韬等对类风湿关节炎患者取关元、气海、足三里、肝俞、肾俞、脾俞为主穴，配合关节病变的局部选穴及循经取穴进行治疗。上肢配肩髃、臂臑、天井、合谷、外关、阳池、阳溪、腕骨；下肢配犊鼻、委中、申脉、昆仑、丘墟、阳陵泉、梁丘、解溪；背部配华佗夹脊穴、身柱、秩边、腰阳关、次髎等。进针得气后，主穴提插补法，配穴平补平泻。将约 2cm 长的艾条段点燃后插于针柄上施灸，3 壮 / 穴，以局部温热为度，1 次 / 天，每周连续治疗 5 次，休息 2 日。连续治疗 1 个月为 1 个疗程，共 3 个疗程，总有效率 96.55%。刘喜德等把诊断明确的类风湿关节炎患者，随机分为对照组和治疗组。治疗组 50 例采用蜂针疗法，多用肾俞、志室、外关、足三里、膝眼、血海等，或前臂手外侧皮肤，或痛点。每次 1~2 个穴。掌指部：八邪、大骨空、小骨空、中魁等；腕部：外关、阳池、阳溪、阳谷、腕骨等；踝部：解溪、申脉、照海、昆仑、丘墟等；膝部：膝眼、足三里、血海、梁丘、阳陵泉等；股部：伏兔、殷门、承扶、风市等；髋部：环跳、居髎、秩边等；脊部：大椎、身柱、命门等督脉穴，大杼、肺俞、肾俞等膀胱经穴，夹脊穴等。蜂针治疗，每次选取每组穴位中 1~2 个穴位，交替使用。关节病以局部取穴加阿是穴为主，辅以循经取穴。对照组 50 例口服甲氨蝶呤、柳氮磺吡啶、美洛昔康。连续治疗 3 个月，关节疼痛度、肿胀度、压痛度、活动度、握力、晨僵等方面的改善情况，治疗组明显优于对照组。陈启波等为观察中西医与针灸治疗类风湿膝关节炎的临床效果，将 78 例类风湿膝关节炎患者，根据治疗方式不同分为 A、B、C 组。A 组仅给予西医治疗，B 组给予中西医结合治疗，C 组在中西医结合基础上加用针灸治疗。结果显示，C 组的总有效率明显高于 A、B 组，但 A 与 B 组比较则无差异。结论：对于类风湿膝关节炎，采用中西医与针灸联合治疗的方式，能够有效缓解患者的疼痛症状，疗效显著。谭立明等把诊断明确的类风湿关节炎患者，随机分为两组。治疗组 45 例采用火针治疗。小关节选细火针；中、大关节选中火针；取穴：火针点刺局部阿是穴及夹脊穴，上肢关节痛加颈夹脊（C_1~C_7），下肢关节痛加腰夹脊（L_1~L_5），上下肢均有关节痛则颈腰夹脊穴均施针；操作时，先在针刺部位定标记，针刺部位常规安尔碘消毒；术者右手以拇、食、中三指持笔式持针，左手以针身倾斜 45° 置于火焰外焰上，烧至针身白亮，迅速刺入所选部位，然后迅速出针；出针后，立即以消毒干棉签按压针孔。隔 1 日针 1 次，5 次 1 个疗程。对照组 39 例西药治疗。结果显示，总有效率治疗组 91.11%，明显优于对照组 71.79%。阮崇洁等报道穴位埋线治疗类风湿关节炎（RA）对血清 TNF-a、IL-6 的影响，随机将患者分为观察组和对照组，每组各 30 例。对照组口服来氟米特片每天 20mg，疗程 3 个月；观察组在口服药物的基础上加用足三里、肾俞穴位埋线，每 15 日埋线 1 次，共治疗 6 次，总疗程 3 个月。3 个月后结果发现，观察组治疗前后血清 TNF-a、IL-6 水平显著降低；两组治疗后比较，观察组血清 TNF-a、IL-6 水平明显低于对照组。说明穴位埋线治疗类风湿关节炎能够明显降低血清 TNF-a、IL-6 水平，表明穴位埋线治疗类风湿关节炎的机制可能是通过抑制血清 TNF-a、IL-6 生成来实现的。黄永杰等报道针刺治疗强直性脊柱炎的疗效，随机将 86 例患者分为两组。对照组 43 例给予口服柳氮磺吡啶，每次 0.25~0.50g，4 次 / 天，维持量每次 0.25g，2 次 / 天；沙利度胺每次 25~50mg，4 次 / 天。治疗组 43 例给予针刺（患侧肩髃、曲池、手三里、外关、合谷、委中及三阴交）治疗，上肢屈肌侧穴位用弱刺激手法，伸肌侧穴位用强刺激手法；下肢内侧穴位用弱刺激手法，外侧穴位用强刺激手法，留针 30 分钟，1 分钟行针 1 次，1 次 / 天，治疗 3 次休息 1 天。连续治疗 5 周为 1 个疗程。按临床症状、活动性指数（BASDAI）、功能性指数（BASFI）、血沉（ESR）、C- 反应蛋白（CRP）、不良反应等指标进行评定。结果，治疗组显效 26 例，有效 14 例，无效 3 例，总有效率 93.02%；对照组显效 15 例，有效 20 例，无效 8 例，总有效率 81.40%，治疗组疗效明显优于对照组。BASDAI、BASFI、ESR 及 CRP 治疗组改善明显优于对照组。说明针刺治疗强直性脊柱炎，疗效良好，且无不良反应。

二、针灸机制研究

（一）穴位选用

穴位是针灸疗法取得疗效的作用基础，大量研究证实，针灸穴位的临床疗效优于非经非穴。赵宁侠等发现肺俞穴可提高健康人的用力肺活量（FVC），而针刺非经非穴点则无此作用。倪丽伟等证实，针刺能有效改善脑梗死急性期神经功能缺损，改善预后，醒脑开窍组针刺效应明显优于非经非穴组。吴焕淦等证明将穴区与非穴区，以及不同穴区进行比较，发现穴区组织形态结构，声、光、电、热、离子浓度、深层组织氧分压等生物、物理、化学特性存在差异，这些差异可能是穴位特异性的物质基础，穴位的功能状态与人体的功能状态密切相关。刘玉祁、喻晓春等发现，体表腧穴功能强弱、血流变化、面积大小并不是一成不变的静态状态，而是一个"活"的、动态变化的过程，即腧穴功能强弱及其面积大小会随着昼夜节律、机体状态、年龄，尤其是内脏功能状态的不同而发生改变。高骏等认为，同一腧穴，在不同时间、不同生理病理状态、不同证型下，会产生不同的气血变化。以内关穴为例，李磊等研究发现，内关穴为手厥阴心包经络穴，八脉交会穴之一，通阴维脉，常被用做治疗冠心病等心血管疾病的首选穴位，但是正常人生理状态下，内关穴的相对特异性并不明显；沈雪勇等发现，病理状态下，内关穴可产生相应特异性变化，如内关穴区的能量代谢和气血功能活动低下，红外辐射光谱中存在特异性病理信息。黄泳等应用SPECT脑功能成像研究表明，针刺外关穴（右）、非穴（右侧外关穴水平，手少阳三焦经和手太阳小肠经之间的 1/2 处）对于脑区局部血流状态的影响存在着一定的差异，与针刺非穴（右）比较，针刺外关穴（右）存在着相对集中于左侧额上回、中央前回、左侧枕中回、颞中回、梭状回、小脑扁桃体等区域的负激活。李学智等针刺少阳经风池、外关、阳陵泉等穴位后，患者的脑干、脑岛等疼痛矩阵脑区的兴奋区消失，脑功能减低区以右侧颞叶为主转变为双侧颞叶对称区域；脑桥、脑岛额叶前部等脑区可能是针刺少阳经对慢性偏头痛镇痛作用的靶点，针刺后引起双侧颞区脑代谢减低的转变可能是针刺足少阳经穴治疗偏头痛的机制之一。

（二）参数研究

大量实践显示，选择适当的针刺频率、强度、方向等参数对针刺具有重要作用。石学敏通过对穴位刺激量的研究，认为捻转补泻针刺手法量学包括针刺作用力方向、针刺作用力大小、施术时间、两次针刺间隔时间四大要素，即作用力的方向是决定补和泻的重要因素之一，捻转补泻与作用力的大小有直接关系。卞金玲等发现，施行捻转补泻手法所持续时间的最佳参数为每个穴位操作 1~3 分钟，两次施术间隔时间的最佳参数为 3~6 小时。韩济生的研究表明，在电针的各种刺激参数中刺激频率至关重要，穴位电针频率的变化可以影响针刺麻醉、针刺镇痛的疗效，如穴位电针 2Hz 可提高机体脑啡肽和内啡肽的含量，电针 100Hz 可提高机体强啡肽含量，2Hz 和 100Hz 交替使用可同时促进机体内啡肽和强啡肽的释放。多数情况 2Hz 的治疗效果大于 100Hz，但也有相反的报道，脊髓损伤引起肌痉挛时，100Hz 的疗效优于 2Hz。

（三）神经、内分泌作用

杨宗保等认为，针灸对神经、内分泌和免疫系统均具有良性调节作用。针灸刺激穴位后，产生的生物信号从外周传入后，作用于以神经 – 内分泌 – 免疫系统为主的相应器官组织，通过生物活性物质（激素或细胞因子等）作用于靶细胞后诱导细胞信息传导，从而引发相应的生物效应或基因表达，最终使针灸效应得以发挥。吴巧凤等通过针刺对正常男性血液、尿液的代谢组学研究显示，针刺阳明经穴足三里、梁门、巨髎对机体血液、尿液代谢物的影响基本一致，具有一定的共性，均可以升高尿液中马尿酸和氧化三甲胺的含量，降低甘氨酸含量；升高血浆中糖类物质浓度，降低乳酸浓度。针刺阳明经穴与针刺阳陵泉、委中对血浆代谢物的影响区别明显。针刺阳明经穴位主要影响血浆中的小分子代谢物，与能量代谢通路密切相关；针刺阳陵泉主要影响血浆代谢物中的大分子物质与脂代谢。

（四）艾灸作用机制

研究认为，艾灸作用机制与"循经感传"特性有关。李绮芳对 856 例患者进行艾条灸感传观察，结果感传阳性者 727 例，感传的自觉征象以温度上升和痛域提高为主，感传的路径除足阳明经、足厥阴经在膝以下混淆难分，足少阴经未见其绕内踝而行外，其余都是界限清楚，大体与古说相符，但当行过肘膝以上时，每即互相汇合而难以分清。凡病理体征愈明显，感传作用亦随之明显，随着病情的好转与消退，感传作用也随之减弱与消失。陈克勤以 249 例患者为对象，应用不同的艾灸方法，观察了 1211 穴次的循经感传现象，结果出现循经感传现象者占 75.5%（其中敏感者 0.787%，较敏感者 74.27%）。灸法感传的方向，很多呈双向性，占 48%，而单向传导时，其向心者占 36%，离心者占 16%，艾炷灸循经感传的出现平均壮数需 19.6 壮，灸法的感传性质以温热感传为多、占 60.4%，其次为沉重、麻木、灼痛、抽痛、痒、胀、酸困、蚁行等；其感传速度阳陵泉平均 14mm/s，三阴交平均 12mm/s，阳池平均 13mm/s，内关 14mm/s，感传气至病所者 19%。

第六节 穴位贴敷法

一、穴位贴敷法渊源

穴位贴敷法是在中医经络理论指导下，通过相应药物贴敷于所选穴位，在药物和穴位共同作用下，治疗病证的外治法。它是中医传统医学外治法的重要组成部分，广泛应用于临床各科。贴敷疗法起源于远古，在长期的生活、劳动中人们发现某些草药具有镇痛止血之效，并能加速伤口愈合，由此形成了外用贴药的萌芽。早殷商时期的甲骨文中，已有了穴位贴敷的相关描述，在其后历代文献中有了更详细描述。如《周礼·天官》载有："疡医……掌肿疡、溃疡、金疡、折疡之祝药劀杀之齐，凡疗疡以五毒攻之……"其中"祝药"即敷药，显示了在当时已采用外敷药物治疗疮疡之证。《五十二病方》是现存最早的医学文献，其中也提出疮口外敷的用"傅""涂""封安"之法，并有"蚖……以蓟印其中颠"的记载，即用芥子泥贴敷于百会穴，以治疗毒蛇咬伤。成书于春秋战国时期的《灵枢·经筋》中，已有"足阳明之筋……颊筋有寒，则急引颊移口；有热则筋弛纵缓，不胜收故僻。治之以马膏，膏其急者，以白酒和桂，以涂其缓者……"的记载。秦汉时期，贴敷疗法的治疗已经形成，如东汉名医华佗在《神医秘传》中治脱疽"用极大甘草，研成细末，麻油调敷极厚，逐日更换，十日而愈"；东汉医家张仲景在《伤寒杂病论》中列举了烙、熨、外敷、药浴等多种外治之法和各种贴敷方，如治劳损的五养膏、玉泉膏。晋代葛洪在《肘后备急方》中提出"治疟疾寒多热少，或但寒不热，临发时，以醋和附子末涂背上"，用生地黄或瓜蒌根捣烂外敷治伤，并载录了大量外用贴敷方和详细的制作法。

唐代孙思邈在《孙真人海上方》中写道："小儿夜哭最堪怜，彻夜无眠苦通煎；朱甲末儿脐上贴，悄悄清清自然安。"并提出"无病之时"用青摩囟（囱）上及足。动以避"寒心"开拓了贴敷疗法在预防疾病领域中的应用。宋代，贴敷疗法被更多医家所接受，并在各大型医著中被载录，如《太平圣惠方》中有"治疗腰腿脚风痹冷痛有风，川乌头三个去皮脐，为散，涂帛贴，须臾即止"，在《圣济总录》中载有"膏取其膏润，以祛邪毒，凡皮肤蕴蓄之气，膏能消之，又能摩之也"。明代，随着贴敷药的运用日益广泛，逐步形成了经络腧穴理论与敷药相结合的穴位敷药法，由此极大提高了疗效。如李时珍在《本草纲目》中记载："治大腹水肿，以赤根捣烂，入元寸，贴于脐心，以帛束定，得小便利，则肿消。"列举的穴位敷药法，被广泛应用于临床。

清代，程鹏程历经数十年，于 1803 年刊行了外治法专著《急救广生集》。全书 10 卷，载录了嘉庆之前的外治方 1500 余首，分门别类，列举治疗各种病证的方法。在卷三的附录中，阐述了药用引节要、用药戒、制剂法等，实为后世研究、发展外治法的重要文献。之后，著名外治大家吴尚先在总结历代医家外治经验和收集民间外治法的基础上，参以己见，历时 20 余年，数易其稿，于 1870 年完成了集外治法之大成的《理瀹骈文》，其卷首以外治法为总论，正文分别论述了伤寒、中风、痹证等各科多种病证的外治法，并列举大量行之有效的外治方，把贴敷等外治疗法的范围推及内、外、妇、儿、皮肤等科，并提出外治法可以"统治百病"的论断，对外治法作了系统性理论和实践的总结，为外治法的发展作出了巨大贡献。近代，随着社会的发展和科学的进步，外治法也有长足进步，尤其近几十年来，由于对中药通过体表皮肤、黏膜吸收技术的提高，物理因子声、光、电、磁等配合中药治疗方法的应用和新的外用剂型的涌现，极大提高了贴敷疗法在临床应用上的范围和实用价值。

二、贴敷方法

（一）方药的选择

根据不同证情，选用相应药物，能达到事半功倍之效。

1. 应选用通经活络、芳香走窜之品以舒经气，引药归经。常用药物有肉桂、丁香、冰片、细辛、白芥子、姜、葱、蒜等。

2. 对风湿痹痛者，应选用生猛力强之品以祛风除湿，散寒止痛。如川乌、草乌、南星、半夏、附子、大戟等。

3. 对体质虚弱者，可选用血肉有情之品以补气血，益肝肾。如羊肉、鳖甲等。

4. 选用适当溶剂作为药物调和之剂，常用溶剂有水、醋、酒、姜汁、蜂蜜、凡士林等。不同的溶剂各有其特点。如用醋调和药物，能增强解毒、化瘀、敛疮等作用，同时可缓解药性过猛；用酒调之，能增强行气通络、消肿止痛等作用，同时可激其药性；用水调之则专取药物之性能；用油调之，可有润肤生肌之效。

（二）穴位的选择

穴位选择是以脏腑经络学说为基础，通过辨证或近端取穴，或循经远端取穴，并力求少而精。常用选穴法有：选择离病变器官、组织最近的穴位，如阿是穴等；选用实践证明有效的经验穴位，如吴茱萸贴足心治疗口舌生疮，黄连末调敷脚心治疗小儿赤眼。

（三）贴敷方法

敷贴方法常与疗效密切相关，必须正确运用。

1. 取适当体位，使贴敷部位能充分暴露。

2. 用温水或乙醇棉球将贴敷局部洗净，以使药物敷贴稳妥。

3. 定准穴位或所选部位。

4. 贴敷后应给予确切固定，以防贴敷药物脱落。

5. 刺激性小的药物，1~3 天换药 1 次；刺激性大的药物，应视患者的反应而定。

6. 每次换药，均需把原贴药用清水或石蜡等擦洗干净后再敷上新的贴药。

7. 对久病体虚或各种严重慢性病患者，药量不宜过大，贴敷时间不宜过久，并密切观察患者反应，以便及时调整。

8. 对于孕妇、幼儿应避免选用刺激性强、毒性大的贴药。

9. 注意观察患者是否对所用药物有过敏反应，若发现过敏现象，应立即停止贴敷。

10. 药物调制后，不宜久存，以防变质，故每次不应调制过多。

（四）适应证

穴位贴敷法适应于各种体表和内脏的病证，其范围较为广泛。常用的病证主要有跌打损伤、关节肿痛、头痛、胁痛、胸痛、乳痈、乳核、疮疡肿毒、感冒、咳嗽、哮喘、自汗盗汗等。

三、贴敷疗法机制

贴敷疗法的治疗效应，既有药物对穴位的刺激作用，又有药物本身的作用，是融合经络穴位和药物的双重综合作用。它通过激发经气，发挥经脉调五脏、行气血、和阴阳功能，根据所用药物和选经取穴的不同，达到扶持正气，祛邪外出，提高人体抗病能力的作用。正如清代名医徐灵胎所曰："用膏药贴之，闭塞其气，使药性从毛孔而入其腠理，通经贯络，或提而出之，或攻而散之，较之服药尤有力，此至妙之法。"

（一）药效作用

贴敷属于外用之法。药物贴敷于体表穴位，由体表皮毛腠理进入体内，使局部药物浓度明显增高，进入体内之药物随经气运行而直达脏腑，以发挥其强大药效作用。正如吴尚先在《理瀹骈文》中所云："切于皮肤，彻于肉里，摄入吸气，融入渗液"，"……皮肤隔而毛窍通，不见脏腑恰直达脏腑"。从而达到调升降，通气机，安脏腑，平阴阳，与内治之法有殊途同归之效。现代研究证明，贴敷方中的芳香类药物，多含挥发性物质，有较强的穿透性和走窜性，可以从皮肤吸收，达到内病外治的作用。同时穴位贴敷疗法不经胃肠，对脾胃无损伤之虞，减少了某些口服药对胃肠的不良刺激作用。

（二）穴位作用

穴位贴敷是以经络学说为依据，是一种集经络、穴位、药物为一体的复合性治疗方法。经络具有沟通表里、贯穿上下、外络肢节、内属脏腑的作用，是人体气血营卫循环运行的重要通道。穴位为经络之气汇集之处，与脏腑密切相关，是反映脏腑生理、病理功能和治疗五脏六腑病证的有效刺激点。药物贴敷穴位，其药物的温热刺激作用既调整了穴位局部气血运行，又增加了外敷药物的功效，从而有利于改善经络气血的运行，纠正脏腑阴阳的偏盛或偏衰，平衡五脏六腑的生理功能。通过药物对穴位的刺激，激发了经气，调动了经脉的功能，使之更好地发挥了行气血、调阴阳的整体作用，达到平衡人体气血、强壮脏腑功能、驱邪外出、扶正强身的目的。

第七节　拔　罐　疗　法

一、拔罐疗法渊源

拔罐疗法是中医外治法中的一个重要组成部分，在我国已有 2000 余年的历史，起初以兽角为拔罐工具，故有"角法"之称。最早的文字记载见于马王堆汉墓出土的《五十二病方》中以角治疗痔："牡痔居窍旁，大者如枣，小者如核者，方以小角角之，如孰（熟）

二斗米顷，而张角。"据考证，《五十二病方》是我国现存最古的医书，成书于春秋战国时期，表明早在公元前6—前2世纪，拔罐疗法已应用于临床。此后在晋代医家葛洪的《肘后备急方》中也载有"角法"的论述，较为明确列出其禁忌证，强调"痈疽、瘤、石痈、结筋、瘰疬，皆不可就针角。针角者，少有不及祸者也"。葛洪对针角疗法提出的这些禁忌证，至今也为临床所重视。

隋唐时期，拔罐疗法的工具有了更新，出现竹罐治病，并在操作上也有了进一步发展。唐代王焘在《外台秘要》卷四十中详细描述竹罐吸拔法："遂依角法，以意用竹做作小角，留一节长三四寸，孔经四五分。若指上，可取细竹作之。才冷搭得螯处，指用大角角之，气漏不嘬，故角不厌大，大即朔急差。速作五四枚，铛内熟煮，取之角螯处，冷即换。"明确指出不同的部位应采用相应大小的竹罐。而当时所用的吸拔方法，即为当今还在沿用的煮罐法，或称煮拔筒法。值得指出的是，在竹罐吸拔方法上，《外台秘要》也予以详细介绍，提出先在拔罐部位上，"以墨点上记之。取三指大青竹筒，长寸半，一头留节，无节头削令薄似剑。煮此筒数沸，及热出筒，笼墨点处按之"。这些拔罐工具和吸拔方法的改进，实为水罐法的雏形，为后世药物煮罐的发展产生了重要影响。由于竹罐质地轻巧，吸拔力强，有利于提高疗效。同时竹罐取材广泛，制作简单，取材容易，轻巧不易跌碎，价格低廉，从而促进了这一疗法推广，理所当然地逐步取代了兽角的应用。对于疾病的治疗，王焘在《外台秘要》中列举用竹筒火罐来治病："患腕碟（结核之类）等病……即以墨点上记之……取三指大青竹筒，长寸半，一头留节，无节头削令薄似剑，煮此筒子数沸，及热出筒，笼墨点处按之，良久，以刀弹破所角处，又煮筒子重角之，当出黄白赤水，次有脓出，亦有虫出者，数数如此角之，令恶物出尽，乃即除，当目明身轻也。"唐代"太医署"把"角法"列为单独一科，学制三年，从理论、操作和临床等方面对拔罐疗法作了较全面的论述，对拔罐疗法的认识、发展起到重要作用，为其形成完整的一门方技奠定了基础。唐太医署设有医、针、按摩、咒禁四科。医科中又分为体疗（内科）、疮肿（外科）、少小（儿科）、耳目口齿（五官科）、角法（拔罐疗法）五科。把"角法"列为单独一科，可见角法在当时已具有较为完整的理论系统、操作技能和临床诊治等学术特点而被设为独立专科。宋金元时期，拔罐疗法称为"吸筒法"，替换了原用的"角法"。竹罐也已完全代替了兽角。操作上，由单纯用水煮拔筒法发展为采用所选药物制成的药汁煮筒法。乘热拔在穴位上，以发挥吸拔和药物外治的双重作用。元代医家萨谦斋在《瑞竹堂经验方》中有明确记述："吸筒，以慈竹为之削去青。五倍子（多用）、白矾（少用些子），二味和筒煮了收起。用时，再于沸汤煮令热，以筋箕（箍）筒，乘热安于患处。"对治疗疾病的范围也逐步得到扩大。如《苏沈良方》中载有用火筒方治疗久咳。

宋代唐慎微在《证类本草》中记载："治发背，头未成疮及诸热肿痛，以竹筒角之。"王怀隐等在《太平圣惠方》中创立了"内消"和"托里"的方法："凡疮疖生于外，皆由内热所致，当要服药以下之，终须外疗以求差也。服药所以助疗法也。夫疗痈疽，须以汤液疏其内，针灸疏其外"，"凡痈疽发背，肿高坚硬，脓稠焮盛色赤者，宜水角；陷下肉色不变，软慢稀者，不宜水角"，"疽之萌生而水角，则内热之毒畏冷，逼之却入腠理，皮肉坚厚，毒气内坚，内变为脓，以致内溃，深可哀也"。并对"角法"的适应证和禁忌证也作了较为详细的论述。

明代，拔罐法已经成为外科中重要的外治法之一，主要用于吸拔脓血，治疗痈肿。当时一些主要外科著作几乎都列有此法。在吸拔方法上有所改进，用得较多的是将竹罐直接在多味中药煎熬后的汁液中煮沸直接吸拔，称为药筒。明代外科大家陈实功在《外科正宗·痈疽门》中有详尽论述：煮拔筒方："羌活、独活、紫苏、艾叶、鲜菖蒲、甘草、白芷各五钱，连须葱二两。预用径一寸二三分新鲜嫩竹一段，长七寸，一头留节，用力划去外青，留内白一半，约厚一分许，靠节钻一小孔，以栅木条塞紧。将前药放入筒内，筒口用葱塞之。将筒横放锅内以物压，勿得浮起。用清水十大碗筒煮数滚，约内药浓熟为度候用。再用鈹针于疮顶上一寸内品字放开三孔，深入浅寸，约筒圈内，将药筒连汤用大磁钵盛贮患者榻前，将筒药倒出，急用筒口乘热对疮合上，以手捺紧其筒，自然吸住。约待片时，药筒已温，拔去塞孔木条，其筒自脱。"对竹筒吸毒法提出："半月之后脓亦少，须将药筒对顶拔提，有脓血之交粘，必腐肉之易脱。如疮半月后仍不腐溃，不作脓者，毒必内陷，急用鈹针品字样当原顶寸许点开三孔，随疮之深浅一寸、二寸皆可入之，入针不痛，再深入不妨，随将药筒预先煮热，对空窍合之良久，候温取下，如拔出之物，血要红而微紫，脓要黄而带鲜，此为血气营运活疮，其人必多活；谓脓血交粘，用药可全，色鲜红活，腐肉易脱。如拔出瘀血紫黑，色败气秽，稀水无脓者，此为气血内败死疮。所谓气败血衰，神仙叹哉！此等之疮难久，候其人必在月终之。"医家申斗垣在《外科启玄》中关于竹筒拔脓提出："疮脓已溃已破，因脓塞阻之不通……如此当用竹筒吸法，自吸其脓，乃泄其毒也。"可见运用辨证论治原则，选取对证之中药煮竹筒的"煮竹筒法"把辨证用药与拔罐疗法结合在一起，明显提高了疗效，在很大程度上丰富和发展了拔罐疗法。申斗垣《外科启玄》中对"吸法""煮竹筒法"将中药煮竹筒用于临床，认为"古之良医有好生之德，用口吸脓，不令至痛，用此苦竹筒子五七个，长一寸，一头留节，削去青皮，令如纸，随看疮疡大小用之。药煮热竹筒一个，安在疮口内，血脓水满了，竹筒子自然落下，再将别个热竹筒子仍前按上，如此五七个吸过，使用膏药贴之。如脓多未尽，再煮一二遍，竹筒更换吸，脓尽为度"；"疮脓已溃已破，因脓塞阻之不通，富贵骄矜及女体不便皆不能挤其脓，故阻而肿掀，如此当用竹筒吸法，自吸去其脓，乃泄其毒也。白及、牙茶、艾叶、甘草、苍术、厚朴、草乌、白蒺藜、乌桕皮各等分，咀片用水三五碗，同竹筒子一齐煮十数，则取竹筒子用，如疮疽大、脓多，亦多煮竹筒子，亦不必拘数，此活法也"。说明当时医家对作为外治法的拔罐疗法十分重视。

清代，在拔罐工具上出现了陶土烧制成的陶罐，并提出"火罐"之名。清代赵学敏在《本草纲目拾遗》中对火罐形状、治疗病证、操作方法等都作了细致论述："火罐：江右及闽中皆有之，系窑户烧售，小如人指大，腹大两头微狭，使促口以受火气，凡患一切风寒，皆用此罐。"表明陶罐在当时已广为流行了。在拔罐方法上，也有改进并采用投火燃气拔罐法，即"以小纸烧见焰，投入罐中，即将罐合于患处，或头痛则合在太阳、脑户或巅顶；腹痛，合在脐上。罐得火气合于肉，即牢不可脱，须待其自落。患者自觉有一股暖气从毛孔透入，少顷火力尽则自落。肉上起红晕，罐中有气水出，风寒尽，不必服药。治风寒头痛及眩晕、风痹、腹痛等症"。此法一直沿用至今。在治疗范围上，也扩大到多种病证，突破了以吸拔脓血疮毒为主的界限。正如《本草纲目拾遗》所曰："拔罐可治风寒头痛及眩晕、风痹、腹痛等症"，可使"风寒尽出，不必服药"。吴谦在《医宗金鉴·刺灸心法要诀》中介绍被疯狗咬伤的特殊拔罐之法，即在咬伤处"急用大嘴砂酒壶一个，内盛于热酒，烫极热，去酒以酒壶嘴向咬处，如拔火罐样，吸尽恶血为度，击破自落"。吴尚先在《理瀹骈文》中记载"有若罐拔，如黄疸取黄用药罐，及风痛用火罐之类；有若瓶吸，如风寒用热烧酒空瓶覆脐上吸，取汗。亦吸瘰病，破伤瘀血"等风邪头痛、破伤瘀血、黄疸等内科病的拔罐治法。可见当时拔罐已从外科范围发展到内科病证的治疗，有了较为广泛的临床应用。

近代，拔罐疗法在继承的基础上，不断改进和完善，广泛应用于临床。在学术上，拔罐疗法的理论研究和临床疗效的观察、总结，使其学术水平有了大幅度提高，其内容已被载入《中医外科学》《中医儿科学》《针灸学》《中国医学非药物疗法》《中国中医独特疗法大全》《中国传统康复医学》等中医教材和学术专著中。在临床应用上，从外科单一的吸毒排脓发展到治疗内、外、妇、儿、骨伤、皮肤、五官等科病证。罐具品种呈多样化，如牛角罐、竹罐、玻璃罐、金属罐、抽气罐、多功能拔罐器、真空拔罐器等数十种。在操作方法上，包括煮水排气、燃烧排气、抽气真空、电动排气等种类繁多的方法，使之更加安全方便。在操作方面包括拔罐、留罐、走罐、闪罐、针罐、磁罐、电温罐、热敷拔罐等。在辨证拔罐方面，药罐的应用日趋广泛，通过辨证，采用相应处方，制成药罐，起到药、罐的双重作用，达到事半功倍之效。拔罐疗法经数千年的不断完善，至今已发展为中医辨证，循经选穴配方的有效治疗方法，并在临床治疗中发挥着更大作用。

二、拔罐的作用和种类

（一）拔罐的作用

拔罐以罐为工具，通过燃烧或抽吸等方法排出罐内气体，造成罐负压状态，吸附于人的体表部位，达到防病治病之目的。它的主要作用如下：

1. 平衡阴阳　《素问·生气通天论》曰："阴平阳秘，精神乃治。"因此，阴阳调和，则身体健康。在大椎穴上拔罐能够治疗阳盛发热证，在关元穴部拔罐可治疗阴盛内寒证，从而达到平衡阴阳之目的。

2. 增强脏腑　拔罐疗法通过对局部产生负压吸引作用，使局部组织产生充血、促进血液流动，加速脏腑的新陈代谢，改善脏腑的营养吸收，达到增强脏腑的功能。

3. 疏通经络　拔罐疗法通过负压机械吸引作用，刺激体表的穴位及经筋皮部，促进经络气血的循环，疏通经络，激发经气，调和营卫，达到濡养脏腑器官、通利四肢关节的功效。

4. 祛病强身　拔罐疗法能通行气血，散寒除湿，祛风通络，鼓舞正气，从而达到强身祛病、延年益寿之效。

5. 缓解疼痛　拔罐疗法对局部组织的负压作用，有利于血液循环的加快，促进代谢产物的排出以减轻对组织的不良刺激，松弛局部痉挛组织，故具有明显的缓解疼痛作用。

（二）罐的种类

1. 竹罐　用坚固的细毛竹，截成长约 6~9cm 的竹管，一端留节为底、一端为罐口，口径分为 3cm、4.5cm、6cm 不等。去除竹管的青皮和内膜，管壁厚度约 2~3 分，罐口应打磨平正光滑。竹罐轻巧，价廉，不易破碎，吸力强，能吸收药液制成药罐，且取材容易，制作简便，材料来源丰富，价格低廉，广泛应用于临床。

2. 陶瓷罐　由陶土烧制面成，罐的中间彭大，两端较小，形同腰鼓。口径的大小不一，较小口径的罐身较短，较大口径的罐身较长。特点是吸力大，但较重，且落地易碎，应用较为局限。

3. 玻璃罐　用耐热硬质的透明玻璃制成，形状如笆斗，肚大口小，口边微厚而略向处翻。玻璃罐分大、中、小三种。优点是质地透明，使用时可以直观见到罐内皮肤的瘀血程度，便于撑握时间。缺点是自身较重，且容易破碎，现应用广泛。

4. 金属罐　用铜或铁皮制成，状如竹罐状，口径大小不一。优点是不易破碎，缺点是传热太快，容易烫伤患者皮肤，目前已较少应用。

5. 抽气罐　用抽气器连接罐具而成。抽气器只在抽气时连接罐具，罐具拔住之后，可以随时取下排气阀，并可装在其他罐具上继续应用。罐具为有机材料制成，轻巧，使用方便，经久耐用，深受医家和患者欢迎，目前广泛应用于临床。

三、拔罐操作和注意

（一）拔罐法

1. 火罐法　利用燃烧时火焰的热力，排去空气，使罐内形成负压，将罐吸着在皮肤上。有下列几种方法：

（1）投火法：将薄纸卷成纸卷，或裁成薄纸条，燃着到 1/3 时，投入罐里，将火罐迅速扣在选定部位上。使用纸卷和纸条，须高出罐口一寸多，待燃烧一寸左右时，纸卷和纸条都能斜立罐内一边，火焰不会烧着皮肤。

（2）闪火法：用镊子或止血钳夹住棉球，稍蘸酒精，点燃棉球，往罐底一闪，迅速撤出，马上将火罐扣在应拔的部位上，此时罐内已成负压即可吸住。其优点是：当吸罐时，酒精棉球的火焰已离开火罐，罐内无火，可避免烫伤，为较常用的火罐法。

（3）滴酒法：向罐子内壁中部，滴 1~2 滴酒精，沿罐内壁摇匀，使酒精均匀地附着于罐口以下的内壁上，点燃后立即将罐口扣在选定的部位上。

（4）贴棉法：选用大约 0.5cm × 0.5cm 的酒精棉一块，贴在罐内壁大约下 1/3 处，用火点燃后，立即将罐口扣在应拔部位上。

2. 水罐法　根据采用液体性质不同，分为：

（1）水罐：常用竹罐。将罐子放在锅内加清水煮沸，使用时用镊子将罐子取出，并倾倒出罐内水液，用折叠的毛巾紧扣罐口，乘热扣在所选部位皮肤上。

（2）药罐：按照药罐制法不同分为：①煮药罐：将配制好的药物放在布袋内，扎紧袋口，放进清水煮成所需的浓度，把竹罐投入药液内煮 15 分钟左右，用镊子取出竹罐，倒出罐内药液，用凉毛巾紧扣罐口，立即将罐扣在选取部位皮肤上。本法具有拔罐和药物的双重作用，疗效更佳，常用于各种风湿痹痛。常选药物有威灵仙、羌活、独活、防风、秦艽、海风藤、络石藤、木瓜、伸筋草、刘寄奴、乳香、没药等。②贮药罐：在抽气罐内事先盛贮选定的药液，约为罐子的 1/2~2/3。抽去空气，使其吸在所选部位的皮肤上。常用药物有桑寄生、牛膝、丹参、羌活、独活、防风、秦艽、络石藤、伸筋草、刘寄奴等。

3. 抽气法　在传统罐具的基础上改进的一种方法，利用机械抽气使罐体内形成负压，把罐体吸附至选定部位，以刺激体表皮部、经筋、经络穴位，达到行气活血、疏通经络、促进新陈代谢、调节脏腑功能的目的。由于气罐采用透明罐体，便于观察罐内皮肤充血程度，便于及时掌握拔罐时间。同时较之传统意义上的火罐，其操作更为简单、安全，故被临床广泛采用。使用时，选取适当与患部相适应的罐具，拔松顶部上活塞，以保证通气，将抽气枪口套在罐具顶部活塞中，垂直提拉杆数次，至拔罐内皮肤隆起，以病人可耐受为度。罐具吸附于体表后，取下抽气枪。观察罐内皮肤情况，结束取罐时，提拉一下活塞即可取下。

（二）留罐

拔罐后，留罐的时间一般为 5~15 分钟。对吸拔力较强者应适当减少留罐时间，同时应密切注意罐内皮肤的变化，以防吸力或留罐时间过长，导致皮肤起水泡。

（三）起罐

适当留罐后，当予起罐，此时左手扶住罐身，右手按压罐口的皮肤，使空气进入罐内，罐即可松脱。切忌硬拉或旋动，而伤及皮肤。

（四）特殊罐法

根据病情需要，拔罐还有以下特殊用法：

1. 走罐　亦称推罐，用于面积较大、肌肉丰富的部位。应选择口径较大、罐口平滑的罐子，先在所选部位皮肤上涂一层凡士林或润滑油，将罐吸住后，术者用右手握住罐底，在施术部位缓慢向上下或左右往返推动，至局部皮肤充血潮红为度。

2. 闪罐　将罐拔住后，立即起罐，如此反复多次，以皮肤潮红或充血为度。

3. 刺络拔罐　施术部位消毒后，用三棱针、粗毫针、皮肤针等点刺出血，再行拔罐，以加强活血祛瘀、消肿止痛作用。适用于各种急慢性软组织损伤、神经性皮炎、神经衰弱等。

4. 针罐　在所选部位先行针刺，待达到一定刺激量后，留于原处，以针刺处为中心，拔上火罐。也可采用药罐拔之，即为"针药罐"，多用于风湿病。

（五）注意事项

1. 拔罐前首先仔细检查罐口是否光滑，罐体有无裂痕，以免损伤皮肤，或漏气。并根据拔罐部位，选择适宜规格的火罐。

2. 患者应保持舒适位置，拔罐部位须选平整、肌肉较丰满处。拔罐时，动作需稳、准、快，点燃之棉球不应烧烤罐口，以免烫伤皮肤。

3. 留罐期间，患者应注意保暖。同时密切观察罐内皮肤色泽的变化，防止拔罐时间过长、吸力过大而发生水疱。

4. 拔罐后不能立即沐浴　拔罐后的皮肤处于被伤害的状态下，比较脆弱，如以热水冲洗，容易导致皮肤破损、发炎。如以冷水冲洗，此时皮肤毛孔处于张开状态，容易受凉感冒等。所以应在 4~5 小时以后沐浴为妥。

5. 拔罐前后不宜喝酒　由于酒精进入血液后，会麻痹血管运动中枢、呼吸中枢及周围血管，形成高铁血红蛋白，导致血压一定程度下降，此时拔罐易发生头晕等意外情况。

6. 拔罐后不宜立即剧烈运动　拔罐具有良好的行气活血作用，可加速身体局部的血液循环，体表毛细血管处于开放状态，此时剧烈运动，风邪易入侵机体，发生感冒等病证。一般可在 1~2 小时后运动。

7. 水疱的处理　拔罐时间过长，易出现水疱，应在常规碘酒和酒精消毒后，用注射器在水疱边缘刺入将水抽出来，然后涂以甲紫溶液即可，不必包扎。如出现感染，则应去医院处理。

（六）适应证与禁忌证

1. 适应证　适用于风寒湿痹、肩背软组织损伤、腰腿疼痛等。

2. 禁忌证　凡高热抽搐、癫狂、皮肤过敏、皮肤溃烂处、水肿及大血管处、孕妇腹部、自发性出血、腰骶部，均不宜拔罐。

第八节　小针刀疗法

一、概述

小针刀是在古代九针中的镵针、锋针等基础上，结合现代医学外科用手术刀而发展形成的医疗器具。运用小针刀治疗疾病的方法称为小针刀疗法。小针刀疗法是以中医经络理论为指导，结合现代解剖学为基础，借鉴外科手术原理，形成的闭合性手术新疗法。

自 20 世纪 70 年代来，小针刀疗法在治疗各种软组织损伤中取得了令人瞩目的成绩。其治疗特点是把针刺疗法的"针"和手术疗法的"刀"结合起来，使其具有刀、针的双重作用。当人体软组织局部因损伤、劳损等发生无菌性炎症时，导致局部血液循环障碍，组织因炎性渗出发生粘连，进一步发展可使结缔组织发生聚集，形成硬结、瘢痕等。使用针刀疗法，可直接进入深部到病变处，通过刀的切割，彻底把骨面肌腱、韧带等相互粘连的肌肉组织和病灶软组织剥离，解除粘连组织，减少瘢痕的形成。通过解除粘连的瘢痕组织，对感觉神经末梢的机械性牵拉和压迫，使受压的神经血管得到松解，恢复神经正常的传导功能，改善血液回流，排除大量致痛物质和代谢产物，增加组织细胞的营养，从而有效缓解局部疼痛，促进受损组织修复，恢复关节活动功能。通过闭合性松解粘连组织，软化局部瘢痕组织，阻断疼痛和肌紧张之间的恶性循环，起到良好的镇痛解痉作用。同时，小针刀对病变组织的刺激，可以毁损触发点和组织炎症压痛点，使慢性无菌性炎性病灶变成新鲜病损而痊愈。此外，针刀疗法通过打开的"酶通路"注入了生物酶物质，通过细胞的生物"应激反应"产生免疫功能，激发人体自身免疫及修复能力，消除炎症，松解粘连，缓和痉挛，达到缓解疼痛、恢复功能之效。在生物电和电学作用下，针刀刺激所产生的机械能转化为热能，可使毛细血管扩张，血流加快，增加组织营养供应，促进炎性物质吸收和损伤的修复。通过针的刺激作用，能疏通经络，激发经气，活血通络，平衡阴阳，达到通则不痛之效。动物实验进一步证实，小针刀疗法可以促进实验兔后肢损伤部位的肉芽组织转化，松解损伤组织间的粘连，减轻肌纤维间结缔组织增生，增加肌肉的强度和最大伸长量，促进受损肌肉的恢复。实验室检测证实，针刀干预能有效抑制实验兔血清炎症因子 IL-1β、IL-6 和 TNF-α 的水平，使血浆血栓素 B_2 及 6-酮-前列腺素水平比值呈良性改变，从而改善局部微循环，促进炎症吸收，增强了组织修复再生能力。对第三腰椎横突综合征模型大鼠采用小针刀松解法后，发现能提高模型大鼠痛阈，并可良性调节中枢神经系统内脑啡肽（ENK）、β-内啡肽（β-EP）的合成和释放；对模型大鼠中枢 SP、CCK-8 的合成释放具有良性调节作用。对骨关节炎兔模型，采用小针刀治疗后，发现针刀疗法能抑制膝骨关节炎兔关节软骨细胞的凋亡，促进关节软骨形态恢复。这个既具有现代医学的优点，又有传统医学特色的疗法，成为临床治疗疼痛的常用治法之一，深受医家和病患欢迎。

由于小针刀疗法的切口小，操作简单，手术创伤小，不用缝合，治疗时间短，术后无需休息，且不易引起感染，无不良反应，病人也无明显痛苦和恐惧感，易被接受。适应证主要是软组织损伤性病变和骨关节病变，特别适用于各种软组织损伤，如肌筋膜疼痛综合征、肌筋膜炎、网球肘、腱鞘炎、腱鞘囊肿、第三腰椎横突综合征、梨状肌综合征等，同时对颈椎病、腰椎间盘突出症、股骨头坏死、各类骨关节炎等也有良好疗效。

二、操作方法

（一）准备针具

小针刀由针体和针柄两部分组成，在针体远端有刀刃，刀刃和针柄处于同一平面。由于材料的特殊性，使小针刀具有弹性、韧性、耐磨损的特点。根据临床用途不同，小针刀可分为Ⅰ型、Ⅱ型、Ⅲ型3种型号。Ⅰ型比较细，常在疼痛科使用；由于针体长度的不同，又可分为Ⅰ-1型、Ⅰ-2型、Ⅰ-3型、Ⅰ-4型4种型号。Ⅰ-1型最长约15cm，Ⅰ-4型最短约5cm。Ⅰ型的刀口宽度为0.8mm，刀柄长20mm，主要用于浅表软组织病变。Ⅱ型、Ⅲ型针体较粗，常在骨科使用。在使用前应清洗干净，检查弹性及韧性，用纱布包裹进行高压消毒，置于干燥处保存。放置时间超过1周时，应重新消毒。

（二）操作步骤

1. 体位选择　以医生操作时方便、患者舒适为主。常用的有坐位和卧位。

2. 局部无菌消毒　铺消毒巾，局部麻醉（2%利多卡因溶液5ml左右/每个进针点）。

3. 手术剥离　剥离动作视病情有无粘连而采纳，注意各种剥离动作切不可幅度过大，以免划伤重要组织如血管、神经等。常用剥离方式：①顺肌纤维或肌腱分布方向做铲剥，即针刀尖端紧贴着欲剥的组织做进退推进动作（不是上下提插），使横向粘连的组织纤维断离、松解；②做横向或扇形的针刀尖端的摆动动作，使纵向粘连的组织纤维断离、松解；③做斜向或不定向的针刀尖端划摆动作，使无一定规律的粘连组织纤维断离松解；④每次每穴切割剥离2~5次即可出针，一般治疗1~5次即可治愈，两次相隔时间可视情况5~7天不等。

4. 注意事项

（1）无菌操作：无菌操作对膝、髋、肘、颈等部位特别重要。一旦感染，将会引起非常严重的后果。必要时，在局部盖无菌洞巾，或在无菌手术室内进行。

（2）操作准确：由于小针刀疗法是在非直视下进行操作治疗，因此需要对局部解剖十分熟悉，不然容易损伤正常组织。

（3）选位准确：必须找到正确的疼痛点，进针时保持垂直，不然易错离病变部位，损伤正常组织。

（4）进针迅速：正确的选位，熟练的手法，迅速进针，不仅能获得良好临床疗效，而且可以减轻进针带来的疼痛。

（5）重视随访：术后应定期随访，为改进、提高临床疗效获得可靠资料。

三、临床应用

（一）项韧带劳损

项韧带劳损大多数为长期颈项部不良姿势所致。临床症见颈项部软组织痉挛，局部压痛明显，韧带分布区或附着点处有压痛点，可有条索感、硬块等触及，活动受限；前屈、后伸时均可引起颈项部疼痛加剧。X线片可显示为正常颈椎平片，或项韧带钙化，或有骨质增生等。小针刀治疗：患者取坐位，颈部前屈，寻找敏感压痛点，铺巾，局部麻醉。针刀刃与棘突的连线平行，垂直颈部皮肤快速进入，达到靶目标时，做纵行剥离，再横行剥离数刀。有项韧带钙化可切碎。如病变部位在枕骨隆凸下缘，进针须使针体与枕骨下缘骨平面垂直，以避免刺入枕骨大孔。由于颈部血管、神经较多，所以应仔细操作，预防意外损伤。

（二）肩周炎

肩周炎主要是由于肩部软组织退行性变，或肩关节周围软组织的慢性炎症，导致组织粘连所致，出现肩关节周围疼痛、活动受限，尤以后伸限制更为显著。小针刀治疗：患者坐位，上肢自然下垂，确定痛点。常规消毒，铺巾，局麻。于痛点进入，做剥离手术，松解粘连，切碎条索物等。在大小结节、结节间沟处，进入时针刀刃须平行于肌腱；冈上肌附近治疗，须防损伤肩胛上神经及臂丛神经；在四边孔治疗时，要避免损伤腋神经和臂丛神经；当进针较深时更应避免损伤胸膜等。

（三）肱骨外上髁炎

肱骨外上髁炎因长期从事手和腕部的旋展活动所致。症见肱骨外上髁处疼痛和压痛明显，压痛可向前臂或肩部放射；握拳或旋转前臂时，疼痛加重。小针刀治疗：患者取坐位，肘关节屈曲90°，平放于治疗桌面上，前臂置于中立位，常规消毒后，铺巾，局麻。小针刀刃线平行于肌纤维进入痛点，先做纵行剥离，再行剥离法数次，当发现刀下粘连组织有疏松感即可出针。

（四）屈指肌腱腱鞘炎

屈指肌腱腱鞘炎因手指频繁屈伸，肌腱和腱鞘反复摩擦发病，特别常见。小针刀治疗：患者患侧手掌心向上平放于治疗台上，在索状、结节或压痛点进针。进针点处针体和掌面成90°角，刀口线与屈指肌腱平行刺入，深达骨面。做切开剥离，再做纵行或横行剥离。若有硬结或条索可将其切开。手指的血管、神经均位于指骨两侧，故进针点应位于掌指关节的掌面横纹处，刀刃可移动到指骨两边缘，不可刺入手指两边的软组织中，以防损伤其他组织。

（五）腰椎间盘脱出症

腰椎间盘脱出症大多由于外力损伤，椎间盘在外力作用下破裂，髓核突出，压迫神经，出现腰腿疼痛、下肢放射痛、麻木、无力等症。小针刀治疗：常规准备，局麻。在痛点中心进针刀，刀尖到达椎间小关节韧带周围组织时进行剥离3~4次，出针刀。控制进针深度和方向，以防损伤腰神经。

（六）第三腰椎横突综合征

本病由于第3腰椎横突过长，活动幅度大引起。故常引起局部软组织损伤，出现腰局部疼痛，弯腰疼痛加重。严重者，腰部疼痛可扩散至臀部、大腿内侧甚至小腿。小针刀治疗：患者取俯卧位，腹下垫薄枕，常规准备，局麻。在第3腰椎横突尖部的压痛点，刀刃线和人体纵轴线平行刺入，达骨面时，行剥离法。当发现肌肉和骨尖之间有松动感时就出针。注意小针刀刃不能离开骨面，以免误入。

（七）股骨头无菌性坏死

由于创伤感染、酗酒、长期应用糖皮质激素等因素，导致股骨头血液循环不足，而发生缺血性坏死。症见髋部疼痛，活动不利，行走困难等。小针刀治疗：

1. 髋关节腔减压　患者取仰卧位，在腹股沟韧带中点下、外各2cm（股神经外侧）处，常规消毒，铺巾，局麻。一手定位，另一手持小针刀，刀刃平行于神经血管，垂直刺入，直达髋关节腔，在关节腔后壁切 2~3 刀，一般每周 1 次。

2. 骨髓腔减压　患者取仰卧位，常规消毒，铺巾，局麻。取大转子下 1cm 处垂直进针，直达骨面，稍退后向股骨头方向刺入，小针刀穿透骨皮质达骨髓腔，根据病情改换位置后可刺入骨髓腔 2~3 针。治疗结束后，避免下肢负重，以防引起骨折。

（八）足跟痛（足跟骨刺）

由于长期持续性的牵拉，在跖腱膜的跟骨结节附着处发生慢性损伤，导致足跟痛，休息后可缓解，再次行走时疼痛加重，或行走后疼痛可减轻。X 线片示跟骨结节处可有增生骨刺。小针刀治疗：患者仰卧位，常规准备，从压痛最明显处进针，刀口线与足纵轴垂直，针体和足跟底的平面大约呈 60° 角，进针达骨刺尖部，做横行剥离，3~4 次后出针，可将骨刺尖部的顶部磨平，但不可将骨刺铲掉，以免损伤韧带、血管、神经等，隔 5~7 天后可做第 2 次。

（谢可永　笪巍伟　王腾腾　许骏）

第十五章

导引练功疗法

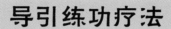

　　练功疗法古称导引，是通过按摩、拍打等肢体活动，配合呼吸吐纳等一系列肢体动作，以调动和激发人体经气，达到防病祛疾、强身延年的一种疗法。其最早文字记载见于《庄子·刻意》篇："吹呴呼吸，吐故纳新，熊经鸟申，为寿而已矣；此道引之士，养形之人，彭祖寿考者之所好也。"说明呼吸运动（吐纳）和肢体运动（引舞）是组成练功（导引）疗法的基本内容。因此，练功疗法包括了单纯的呼吸运动（吐纳）和单纯的肢体运动（引舞）以及两者结合的运动。

第一节　导引发展史

一、导引起源和形成（远古至汉唐时期）

　　导引术起源于远古时期，当时由于寒流洪水自然灾害的出现，寒湿之气过盛，侵袭机体，民众肌肤重着、关节僵硬，于是通过跳舞等肢体活动以行气活血，祛除寒湿之邪，强筋壮骨，滑利关节。同时人们在劳累之后，也需要良好的休息过程，以恢复体力。在此过程中发现，采用对身体适当敲击，配合呼吸，对腰背酸痛、肌肉紧张，有较好的放松肌肉、缓解疼痛之效。在长期实践过程中，使这一疗法逐步发展和完善，形成了导引术的雏形。

　　汉唐时期，随着经济发展，文化繁荣，导引也随之流行，由于其有效的祛病养生功能，逐渐为当时医家所重视。1974 年湖南长沙马王堆三号汉墓出土的西汉早期作品《导引图》（公元前 168 年）是现存最早的一卷导引彩色帛画谱，并配有详尽的文字说明。《导引图》共有 44 幅小型全身导引图。其导引术特点是，呼吸运动和肢体运动相结合，在形式方面包含徒手运动和器械运动，在应用上分为健身导引和治病导引。据考证，1984 年湖北江陵张家山出土的汉简《引书》（公元前 186 年），为现存最早的导引专著，对导引术作了系统论述，其内容由三部分组成，第一部分论述四季养生之道，篇首指出"春产（生）、夏长、秋收、冬臧（藏），此彭祖之道也"；第二部分论述导引术式及其作用，列有 60 余种导引术式的具体操作方法，40 多种涉及内、外、眼、耳等科病证，共计 110 种，除去重复者尚余 101 种，具体内容包括按摩、徒手、器械、双人等各种导引法，内容十分广泛，为后世导引术发展奠定了基础；第三部分讨论了致病因素、防治方法以及养生理论等。成书于春秋战国时期的医学巨著《黄帝内经》中记载："中央者，其地平以湿，天地所以生万物也众，

434

其民食杂而不劳，故其病多痿厥寒热，其治宜导引按跷，故导引按跷者，亦从中央出也。"已明确提出导引治病。战国时期的《吕氏春秋》中，记载了呼吸导引法。《庄子·刻意》说："吹呴呼吸，吐故纳新，熊经鸟申，为寿而已矣。"可认为是"六字诀"的起源。

东汉张仲景在《金匮要略》中认为，导引吐纳能使人气血流畅、九窍通利，可防病疗疾。华佗创立著名的"虎的勇猛、熊的匍匐、鹿的伸展、猿的纵跳、鸟的展翅"五禽戏，使导引术前进了一大步，并成为导引之代表作。《中藏经》中对导引的适应证和禁忌证作了说明："宜按摩而不按摩，则使人淫随肌肉，久留不消"，"不当按摩而按摩，则使人肌肉胀，筋骨舒张"。晋代葛洪在《肘后备急方》《抱朴子》等医著中认为，导引可"疗未患之疾，通不和之气"，以祛病延寿；同时还详细列举各种治病导引法，在五禽戏基础上提出了内容更丰富的龙虎导引术，使导引有更大发展，实为导引之大成。晋代葛洪的《抱朴子》中导引内容极为丰富，并明确指出"知屈伸之法者，则曰唯导引难老矣"。

南北朝的陶弘景在《养性延命录》中提出"其偶有疲倦不安，便导引闭气以攻所患，便可自消矣"，认为导引可治百病，并具体阐述了"六字诀"的应用（"纳气有一，吐气有六。纳气一者谓吸也，吐气六者谓吹、呼、嘻、呵、嘘、呬，皆为长息吐气之法。时寒可吹，时温可呼，委曲治病，吹以去风，呼以去热，嘻以去烦，呵以下气，嘘以散滞，呬以解极"），同时汇集了之前各类导引术的资料，如载列了华佗的"五禽戏"（"一曰虎，二曰鹿，三曰熊，四曰猿，五曰鸟。虎戏者，四肢距地，前三掷，却二掷，长引腰，乍却仰天，即返距行，前、却各七过也。鹿戏者，四肢距地，引项反顾，左三右二，左右伸脚，伸缩亦三亦二也。熊戏者，正仰，以两手抱膝下，举头，左僻地七，右亦七，蹲地，以手左右托地。猿戏者，攀物自悬，伸缩身体，上下一七，以脚拘物自悬，左右七，手钩却立，按头各七。鸟戏者，双立手，翘一足，伸两臂，扬眉鼓力，右二七，坐伸脚，手挽足距各七，缩伸二臂各七也。夫五禽戏法，任力为之，以汗出为度，有汗以粉涂身，消谷食益，除百病，能存行之者，必得延年"），为后世导引研究留下了可贵的文献。

隋唐时期，巢元方等在《诸病源候论》中对720余种病证列举了大量导引法，实为导引疗疾之大成。此时，导引术作为医疗应用得到更充分的重视。《新唐书·百官志》太医署内设有"按摩博士一人，按摩师四人，从九品下，掌教导引之法以除疾"科，有推拿、导引、骨科等，显示导引术在医疗中的地位更为明确。隋代巢元方《诸病源候论》集隋以前导引术之大成，对所列大部分病证除方药外，其后均附有相应数种导引治疗术供选择，认为《养生方导引法》云：脾主土，土暖如人肉，始得发汗，去风冷邪气。若腹内有气胀，先须暖足，摩脐上下并气海，不限遍数，多为佳。如得左回右转三七……心气放散，送至涌泉，一一不失气之行度，用之有益，不解用者，疑如气乱。"全书共载有287式导引术，去除重复者，尚存214式，用于107种证候。在具体导引术方法上，《诸病源候论》把导引术分为静势、动势和动静结合势三类，分别用于不同病证。其中动势包含单纯功、配合呼吸运动功及配合意念功。静势包含单纯静态功、配合呼吸功、配合意念功，以及配合呼吸、意念功。动静结合势包含单纯动静结合功、配合呼吸功及配合意念功。在导引术的应用上，《诸病源候论》提出"发汗退热法，止消渴法，止寒疝法"等辨证施术的观点，使导引治病更具实用价值。唐代孙思邈，按五行相生之顺序，配合四时之季节，编写了卫生歌。歌云："春嘘明目夏呵心，秋呬冬吹肺肾宁。四季常呼脾化食，三焦嘻出热难停。发宜常梳气宜敛，齿宜数叩津宜咽。子欲不死修昆仑，双手摩擦常在面。"通过"嘘（xu）、咳（ke 或 he）、呼（hu）、呬（si）、吹（chui）、嘻（xi）"这六音通过不同声音进行呼吸锻炼，以调整不同的脏腑。如呼调脾，咳调心，嘘调肝胆，呬调肾，嘻调三焦，体现了中医五行独特的理论，奠定了六字诀治病之基础。在《备急千金要方》中专列"按摩法""调气法"二篇，提出胎息、内视、闭息、吐气四法。除录引《诸病源候论》外，还记载了以"调气""闭气法"为主的静功及"调心"为主的"禅观"法静功；动功有"天竺按摩法""老子按摩法"等，将较高的"胎息"境界修持称为"和神导气道"，并做了详细说明。在《备急千金要方》中对导引之吐纳中的闭气法作了阐述："和神导气之道，当得密室，闭户安床暖席，枕高二寸半，正身偃卧，瞑目，闭气于胸膈中，以鸿毛着鼻上而不动，经三百息，耳无所闻，目无所见，心无所思，则寒暑不能侵，蜂虿不能毒，寿三百六十岁，此邻于真人者也。"在具体练习方法上，应是"引气从鼻入腹，足则停止，有力更取，久住气闷，从口细细吐出尽。还以鼻细细引入，出气一此前法"。

二、导引练功的发展（宋金元时期）

宋代，导引在原来的基础上有了长足进步。由官府主编的《云笈七签》（1025—1029）收集了宋代以前的绝大部分导引资料，为后世留下了宝贵的文献。《圣济总录》对导引的理论和机制作了阐述，并载录了神仙导引、神仙服气、神仙炼丹等。这一时期的导引术著作还有如《圣济经》《鸡鸣普济方》《医说》等，也具有相当丰富的导引内容。金元名医张子和在《儒门事亲》中把导引列为汗法之一。刘完素在《素问玄机原病式》中提出以呼吸运动为主的六字诀治病法。朱丹溪在《丹溪心法》中曰："气滞痿厥寒热者，治以导引。"可见，在当时，导引术的功能已从单纯养生逐步走向治病疗疾，实为导引术的重大发展。这一时期出现的导引术中，尤以小劳术和八段锦等导引术，对后世导引术的发展具有深远影响。

小劳术由宋代蒲虔贯在《保生要录·调肢体门》中提出："养生者，形要小劳，无至大疲。故水流则清，滞则污。养生之人，欲血脉常行，如水之流，坐不欲至倦，行不欲至劳。顿行不已，然后稍缓，是小劳之术也。"认为人体适当运动，有利于气血流畅，消除疲劳。具体功法："故手足欲时其曲伸，两臂欲左挽右挽如挽弓法，或两手支拓如拓石法，或双拳筑空，或手臂左右前后轻摆，或头顶左右顾，或腰胯左右转、时俯时仰，或两手相捉细细揉如洗手法，或两手掌相摩令热、掩目摩面。事闲随意为之，各十数过而已。每日频行，必身轻目明，筋节血脉调畅，饮食席消，无所壅滞。体中小不佳快，为之即解。旧导引术太烦，崇贵之人不易为也。今此术不择时节，亦无度数，乘闲便作，而见效且速。"

八段锦是颇具影响的古代功法之一，为中国古代动静相结合导引术的典范，在我国导引发展史上占有重要地位。八段锦最早见于北宋洪迈的《夷坚志》。其文曰："政和七年（1117），李似矩为起居郎……似矩素于声色简薄，多独止于外舍，仿方士熊经鸟伸之术，得之甚喜……尝以夜半时起坐，嘘吸按摩，行所谓八段锦者。"但文中并无具体之法。南宋著名道教学者曾慥（字端伯）在《修真十书·杂著捷径》卷二十三《临江仙》词附注中谓之："钟离先生八段锦，吕公手书石壁上，因传于世。其后又有窦银青八段锦，与小崔先生临江仙词，添六字气一其中，恨其词未尽，予因择诸家之善，作临江仙一阕，简而备，且易行。普劝遵修，同证道果。绍兴辛未（1151）仲春，至游居士曾慥记。"可见宋代，有八段锦之名的功法共有四家——由宋代窦银青在"钟离先生八段锦"基础上改编的"窦银青八段锦"（今已佚）；由小崔先生以六字诀法揉于"钟离先生八段锦"中，形成了"小崔先生八段锦"（今已佚）；由吕公手书于石壁上得以流传的"钟离八段锦"和由曾诛在上述三家等八段锦基础上融入六字诀法，创作《临江仙》一阕的"曾诛八段锦"。

《修真十书·杂著捷径》卷十九载有"钟离八段锦"原文："闭目冥心坐（冥心盘趺而坐），握固静思神。叩齿三十六，两手抑昆仑（叉两手向项后，数九息，勿令耳闻。自此以后，出入息皆不可使耳闻）。左右鸣天鼓，二十四度闻（移两手心掩两耳，先以第二指压中指，弹击脑后，左右各二十四次）。微摆撼天柱（摇头左右顾，肩膊随动二十四，先须握固），赤龙搅水浑（赤龙者，舌也，以舌搅口齿并左右颊，待津液生而咽）。漱津三十六（一云鼓漱），神水满口匀。一口分三咽（所漱津液分作三口作汩汩声而咽之），龙行虎自奔（液为龙，气为虎）。闭气搓手热（以鼻引清气闭之，少顷，搓手令热极，鼻中徐徐乃放气出），背摩后精门（精门者，腰后外肾也。合手心摩毕收手握固）。尽此一口气（再闭气也），想火烧脐轮（闭口鼻之气，想用心火下烧丹田，觉热极即用后法）。左右辘轳转（俯首摆撼两肩三十六，想火自丹田透双关，入脑户，鼻引清气，闭少顷间），两脚放舒伸（放直两脚）。叉手双虚托（叉手相交，向上托空三次或九次），低头攀脚频（以两手向前，攀脚心十二次，乃收足端坐）。以候逆水上（候口中津液生，如未生，再用急搅取水，同前法），再漱再吞津。如此三度毕，神水九次吞（谓再漱三十六，如前一口分三咽，乃为九也）。咽下汩汩响，百脉自调匀。河车搬运讫（摆肩并身二十四次，再转辘轳二十四次），发火遍烧身（想丹田火自下而上，遍烧身体，想时口及鼻皆闭气少顷）。邪魔不敢近，梦寐不能昏。寒暑不能入，灾病不能箓。子后午前后，造化合乾坤。循环次第转，八卦是良因。

诀曰：其法于甲子日，夜半子时起首，行时口中不得出气，唯鼻中微放清气。每日子后午前各行一次，或昼夜共行三次。久而自知，蠲除疾疫，渐觉身轻。若能勤苦不息，则仙道不远矣。"

《修真十书·杂著捷径》卷二十三《临江仙》所载"八段锦"为："子后寅前东向坐，冥心琢齿（三十六）鸣鼍（鸣天鼓三十通），托天（三次，每次行嘻字气）回顾（握固按腿，左右各三。先右次左，左行嘘字气，右行稻字气也）眼光摩（挫挪手，摩眼七次，闭目转睛七次，以中指节捻太阳三十六），张弓（左右二三十挽，每次行呵字气）仍踏弩（左右各三次，每次三挽七踏，行呵字气），升降辘轳多（左右运转辘轳三十六，行吹字气）。

三度朝元（三次，每次按腿、闭目、咽气，名为朝元。每次行吹字）九度转（想气自丹田转九交），背摩（盘足，闭气，搓手热，摩擦肾俞上下，行吹字气）双摆（按腿，冥目闭气，左右摇摆身，不限数，名鳌鱼摆尾，行呵字气）扳（舒脚，以手低头扳脚，行呵字气）拿（跪膝反手，左右拿脚跟三次，每次行呼字气），虎龙交际咽元和（以舌搅取津满口，漱三十六，一气分三回，想至丹田中，如此三遍，行吹字气），浴身（鼻引清气，闭住，搓按两手极热，遍身擦令微汗出）挑甲罢（左右臂举手齐发，遍挑十指甲，不限数），便可蹑烟萝（凡行吹肾、呵心、嘘肝、嘻三焦、稻肺、呼脾六字，不可令耳闻声，出气欲细而长。凡行持皆闭气，行持罢，方吐气出，呼所行字）。"（见《道藏》，文物出版社等1988年影印本第四册《修真十书·杂著捷径》卷二十三《临江仙》）

由曾慥所撰《道枢》卷三十五《众妙篇》（中央编译出版社，2016年）辑录了以文字描述的八段锦动作："仰掌上举，以治三焦者也。左肝右肺，如射雕焉。东西独托，所以安其脾胃矣；返复而顾，所以理其伤劳矣；大小朝天，所以通其五脏矣；咽津补气，左右挑其手，摆鳍之尾，所以祛心之疾矣；左右手以攀其足，所以治其腰矣。"（《道枢》卷三十五《众妙篇》，宋代曾慥，中央编译出版社，2016 年）。

在此基础上，南宋后期陈元靓所编《事林广记·修真秘旨》在《吕真人安乐法》中将其文歌诀化："昂首仰托顺三焦，左肝右肺如射雕；东脾单托兼西胃，五劳回顾七伤调。鳝鱼摆尾通心气，两手搬脚定于腰；大小朝天安五脏，漱津咽纳指双挑。"使之更便于记忆和操作。此后，宋元净明道士编撰的《灵剑子引导子午记》中记有《导引诀》："仰托一度理三焦，左肝右肺如射雕。东肝单托西通肾，五劳回顾七伤调。游鱼摆尾通心脏，手盘双足理于腰。次鸣天鼓三十六，两手掩耳后头敲。"可见，这些功法虽未冠名八段锦，但内容上与后世的站式八段锦较为接近，可以认为站式八段锦起源于宋代。

三、导引练功的成熟（明清时期）

元末明初，冷谦在《修龄要指》中提出了十六段锦功法："先闭目握固，冥心端坐，叩齿三十六通。即以两手抱项，左右宛转二十四，以去两胁积聚风邪；复以两手相叉，虚空托天，按顶二十四，以除胸膈间邪气；复以两手掩两耳，却以第二指压第三指，弹击脑后二十四，以除风池邪气；复以两手相提，按左膝左捩身，按右膝右捩身二十四，以去肝家风邪；复以两手一向前一向后，如挽五石弓状，以去臂腋积邪；复大坐，展两手扭项，左右反顾，肩膊随转二十四，以去脾家积邪；复两手握固，并拄两胁，摆撼两肩二十四，以去腰肋间风邪；复以两手交捶臂及膊上连腰股各二十四，以去四肢胸臆之邪；复大坐，斜身偏倚，两手齐向上如排天状二十四，以去肺间积邪；复大坐，伸脚，以两手向前低头扳脚十二次，却钩所伸脚，屈在膝上，按摩二十四，以去心胞络邪气；复以两手据地，缩身曲脊向上十三举，以去心肝中积邪；复起立踞床，扳身向背后，视左右二十四，以去肾间风邪；复起立齐行，两手握固，左足前踏，左手摆向前，右手摆向后；右足前踏，右手摆向前，左手摆向后二十四，去两肩之邪；复以手向背上相捉，低身徐徐宛转二十四，以去两胁之邪；复以足相扭而行前数十步，复高坐伸腿，将两足扭向内，复扭向外各二十四，以去两足及两腿间风邪；复端坐，闭目，握固，冥心，以舌抵上腭，搅取津液满口，漱三十六次，作谷谷声咽之，复闭息，想丹田火自下而上，遍烧身体内外，热蒸乃止。能日行一二遍，久久身轻体健，百病皆除，走及奔马，不复疲乏矣。"

明代朱权（臞仙）编著《活人心法》，在上卷《导引法》中载录了著名的"八段锦导引法"，其歌诀和小字注释同《修真十书·杂著捷径》的钟离八段锦法，并配有八幅具有图名的坐功图，为图文并茂的"八段锦"重要文献。正如《保生心鉴·序》所曰："惟《活人心法》所刊导引八图，悉上古遗法，而为好修者宝之。"

清代徐文弼所著《寿世传真》，在八段锦基础上，提出十二段锦。其歌诀："闭目冥心坐，握固静思神；叩齿三十六，两手抱昆仑。左右鸣天鼓，二十四度闻；微摆撼天柱，赤龙搅水津。鼓漱三十六，神水满口匀；一口分三咽，龙行虎自奔。闭气搓手热，背摩后精门；尽此一口气，想火烧脐轮。左右辘轳转，两脚放舒伸；叉手双虚托，低头攀足频。以候神水至，再漱再吞津；如此三度毕，神水九次吞。咽下汩汩响，百脉自调匀；河车搬运毕，想发火烧身。旧名八段锦，子后午前行；勤行无间断，万病化为尘。以上系通身合总行之，要根据次序，不可缺，不可乱。先要记熟此歌，再详看后图及每图详注各诀，自无差错。"

冯曦的《颐养诠要》在陈元靓的"吕真人安乐法"基础上改为"吕真人安乐歌"，谓之："双开一度理三焦，左肝右肺如射雕。东脾西胃须单托，五劳七伤四顾摇。鳐鱼摆尾驱心病，手摩脚腿理肾腰。大小朝天安五脏，咽津纳气指双挑。一日若能四五作，自然法火遍身烧。十二时中频频作，管教延年百病消。"其后娄杰的《八段锦坐立功法图诀》、莱真人的《八段锦图说》等导引著作中，都刊有此功法。1890年（清光绪十六年）上海同文书局出版的《幼学操身》和1898年（清光绪二十四年）出版的《新出保身图说·八段锦图》明确列出了站式八段锦的歌诀："两手托天理三焦，左右开弓如射雕。调理脾胃须单举，五劳七伤往后瞧。摇头摆尾去心火，两手攀足固肾腰。攒拳怒目增气力，背后七颠百病消。"由此在姿态上确定了站式和坐式之分；至清末民国初期，在动作上分为站式、动作柔和的南派和采用马步、以刚为主的北派之别；在内容上有单纯导引术、六字气诀合导引术或吐纳兼导引等形式。

明清时期，经众多医家、养生家的努力更新，使导引术在理论上更系统化，内容上更丰富。明代胡文焕的《养生导引法》在首篇中详细而全面地阐述导引治疗术，其中包括动功、静功和动静结合功；在体位上列出了"倚壁""踞坐""仰卧""立身"等；在吐纳方式上，列出了"不息"法、"纳气"法、"引气"法等；对导引行气方法、注意事项、行气要领等做了全面论述；同时还列举了用导引治疗中风、风痹、心腹痛、霍乱、呕吐、气门、痰饮、痨瘵、胁痛、腰痛、香港脚、积聚、脾胃、补益、消渴、胀满、眼目、喉舌、口齿、鼻门、耳门、遗泄、淋门、二便不通、疝气、诸痔、老人等各类病证的具体操作法。

成书于1506年、署名陈希夷所著的《陈希夷先生二十四气坐功导引治病图》有别于其他导引术，它以中医五运六气学说、经络理论和天人合一的整体观作为理论基础，按十二个月、二十四节气分述功法和主治病证，运用导引之法防治各种病证，并配以24幅图像。该文1525年被胡文焕的《寿养丛书》收录，1591年又被高濂的《遵生八笺》收录，清代被收入《四库全书》。该文图文并茂，简明易学，深受民间欢迎，广泛流传至今。

明代正德年间（1506—1521）罗洪先所撰《仙传四十九方》指出"凡人身体不安，作此禽兽之戏，汗出，疾即愈矣"，并载录了相应详尽的华佗"五禽图"。李梴在《医学入门》中提出静养精神、动养形体的辩证关系，认为"精神极欲静，气血极欲动"，列有《摩腹运气图考》（又名《延年九转法》），指出"天地本乎阴阳，阴阳主乎动静，人身一阴阳也，阴阳一动静也。动静合宜，气血和畅，百病不生，乃得尽其天年"，提出人体之阴需要静，人体之阳需要动，以静养阴，以动养阳的主张。过动或过静都会造成阴阳偏盛，导致疾病丛生，所以动静必须适宜，以保持"阴平阳秘""精神乃治"的健康状态。

清代，尤乘在《寿世青编》中收集了多种导引却病法，如四时摄生篇、静功六字口诀歌、四季却病六字诀等功法。《寿世青编》中以十二段动功法为代表："叩齿一：齿为筋骨之余，常宜叩击，使筋骨活动，心神清爽。每次叩击三十六数。咽津二：将舌舐上，久则津生满口，盒饭咽之，咽下然有声，使灌溉五脏，降火甚捷。咽数以多为妙。浴面三：将两手自相摩热，覆面擦之，如浴面之状，则须发不白，即升冠鬓不斑之法，颜如童矣。鸣天鼓四：将两手掌掩两耳窍，先以第二指压中指，弹脑后骨上，左右各二十四次，去头脑疾。运膏肓，此穴在背上第四椎下，脊两旁各三寸。药力所不到，将两肩扭转二七次。治一身诸疾。托天六：以两手握拳，以鼻收气运至泥丸，即向天托起，随放左右膝上，每行三次。去胸腹中邪气。左右开弓七：此法要闭气，将左手伸直，右手作攀弓状，以两目看右手，左右各三次。泻三焦火，可以去臂腋风邪积气。摩丹田八：法将左手托肾囊，右手摩丹田，三十六次；

然后左手转换如前法，暖肾补精。擦内肾穴九：此法要闭气，将两手搓热，向背后擦肾堂及近脊命门穴，左右各三十六次。擦涌泉穴十：法用左手把住左脚，以右手擦左脚心，左右交换，各三十六次。摩夹脊穴十一：此穴在背脊之下，大便之上，统会一身之气血，运之大有益，并可疗痔。洒腿十二：足不运则气血不和，行走不能爽快，须将左足立定，右足提起，洒七次，左右交换如前。"沈金鳌在《杂病源流犀烛》中提出："导引运动本养生家修炼要诀，但欲长生必先却病，其所导所运，皆却病之法，病者遵而行之，是可佐参药力所不逮。""百病之生，皆由气之滞涩，药物之外，更加调养，则病可却而生可延。"在《杂病源流犀烛》卷首《脉象统类》之末的附录中，转载了明代曹士珩所著《保生秘要》中的可防治咳嗽、哮喘、伤食、呕吐、噎膈、臌胀等40余种病证的"南北规中引"功法，共两式七法，其中归元、周天二法为气行腹面经络的南旋式，艮背、行庭、通关、绦法、涤秽五法为气行背面的北旋式。此外，《杂病源流犀烛》还列出了练功时的12个重要注意事项——运规十二则："身若安和气不必运，宜当守静定息，节饮除欲，则百病不生。若身稍有丝毫不快，宜速行运动，免气久滞，积成大病。故设调养之功，用之须得其宜。然运法如风车样，不疾不徐，皮里膜外，挨次运去，可大可小，任意收而放，放而复收，男左女右，阴阳之分，一动一静，天之行也。行功之时，目视顶门，微露一线，迎天地之光，返照内景，勿全下视，免致昏沉驰念。却病坐功，不比真修磨炼，每按时坐香后，欲睡即睡，睡则病者精神完足。若心血少不寐，科定意想归元，或依法运转，神自安而寐也。开关之说，学者不必用意，候到自然通透。盖静中运用，无念自是水升，不然则为火矣。或腹中响声，或两肾微动，或背后眉端隐隐如蚁行，手足似一线冷风，皆现真镜也。亦有阳火冲病根，肠内有声，即有真意逐响运旋，撤而散之。凡行气过峡处或昆顶，须多旋绕数十匝，令气浸灌为妙。闲时如不守前后二窍，悬心于空虚地，四大皆空，无人无我，极为养火之法。又名休息以养其气。若运法无时度，则神敝疲，譬如伐兵劳顿，而又遇劲敌，岂不危乎。观灯玩月，目向外射则伤神，返照于我，多益于我，其他自可以类推。却病工夫，须立课程，逐日检点，勿失其时，日日如是，提醒缜密，自不间断而效。运气当由后而前，以取西北方水而灌东南方火，不可逆此。或有传法，各关节处，不必打圈，直行亦可，行后定要收归元位，退欲火法，注念气海，记数斡旋，或记运尾闾升降之火，邪火自散，大固元阳。入定看书，易于通悟，坐下止念为先，定神元海，不以目睹，而以心视，不以心视，而以内观，盖神有所敛，不至散于外，受益自无穷尽矣。嘻笑场中，最易耗神，令人疲倦，得以内敛音声，言语少减，或气穴中发，神气亦不觉其耗。上丹田穴，最可养性，亦可注念，为藏神之府。运法，旋至鼻柱七窍之宗，斡行入内些些，则耳目口三宝，皆有灵矣。想涌泉穴，最能健步行动，略得运法，血脉自可以渐渐流通，而不伤筋，省气。"养生家曹庭栋的《老老恒言》共五卷，卷一为安寝、晨兴、盥洗、饮食、食物、散步、昼卧、夜坐；卷二为燕居、省心、见客、出门、防疾、慎药、消遣、导引；卷三为书室、书几、坐榻杖、衣、帽、带、袜、鞋、杂器；卷四为卧房、床、帐、枕、席、被、褥、便器；卷五为粥谱说、择米第一、择水第二、火候第三、食候第四、上品三十六、中品二十七、下品三十七。《老老恒言》在《黄帝内经》的养生思想指导下，提出了颇具特点的动静结合养生风格。在《老老恒言·导引》篇中指出"导引一法甚多，如八段锦、华佗五禽戏、婆罗门十二法、天竺按摩诀之类，不过宣畅气血，展舒筋骸，有益无损"，虽"养静为摄生首务"，但必要的肢体活动对养生也不可缺少，静动的有机结合对保健却病有重要作用，并创"卧功、坐功、立功三项"以供锻炼之用。《老老恒言》载有散步专论，对散步的作用和要求等作了较为全面的论述，提出闲暇"散步所以养神"，睡前"绕室行千步，始就枕"，"是以动求静"，有利于睡眠，强调了动静结合养生的重要性。刊印于清代的《敬慎山房导引图》是一部具有自成体系导引图谱，共有手绘彩色导引图 24 幅，人物逼真，形象飘逸，栩栩如生，图案十分精美，同时每幅图下均配有相应的文字说明，其中 16 幅导引术，通过理气解郁、行气活血、健脾助运、益精补肾，主治咳嗽、湿肿、气滞、纳呆、寒热等，以达到却病强身治效；8 幅强身导引术能调摄精神、清心寡欲，使血气刚强、元精真固，达到延年益寿的目的。综观全集功法，作者熔气功、导引、按摩于一炉，具有"内炼精气神，外练筋骨皮"之效，对于补虚养身、防治疾病有较高的实用价值。

清末，出现了图文并茂的导引功法集，如王祖源的《内功图说》，又名《卫生要术》，据其自述：咸丰四年（1854），王祖源结识了临潼力士周斌，并时常请教武技；稍后两人又同往河南嵩山少林，在寺内住了 3 个多月，得到了少林的"内功图"和枪棒谱而归。光绪六年（1880），吴县潘尚书将其本家潘中丞（霨）先前精美刻印的一册《卫生要术》寄给了他，披阅其内容，就是祖源昔年习练过的"内功图说"。"回首前游，如梦如昨"，故而他"重摹一帙，以示后学"，并将《卫生要术》之名回复为《内功图说》。其内容有"十二段锦""分行外功诀""内功图"和"五脏病因""神仙起居法""易筋经十二图势""却病延年法"等。目前存有的清末周述官编撰的《增演易筋洗髓内功图说》是记载易筋经功法较为详尽的版本，全书共 17 卷，分为三部分，第一部分为《易筋经》《洗髓经》两篇原文和一些相关论述，亦是易筋经的功法理论；第二部分为练功图式，详细列出各种功法并有相应配图，完整介绍了易筋经功法练习，其中"易筋经十二图势"，习练者众多，流传甚广，影响较大；第三部分为易筋经的辅助功法、辅助器具以及各种外功和药物等。

易筋经功法因其具有独特的作用和功效，被广泛应用。后世在此基础上不断改进、补充，出现了许多相应的功法。如 1962 年人民体育出版社出版的《易筋经》收录了 3 种古本易筋经，包括十二式易筋经即韦陀十二式（本衙藏版）；十二式"易筋经图说"，又名"文易筋经"即十二大劲图式（光绪初年梁世昌跋）；以及二十二式《全图易筋经》（为宣统三年版，梁士贤序）。还有今人编创的"熊氏易筋经"两套。此外，还有各种流派的"易筋经"。这些各具特点的流派，至今已形成一个流派体系，具有深远影响。刊印于 1920 年，由席裕康编辑，王知慧绘图的《内外功图说辑要》是在《内功图说》《遵生八笺》《万寿仙书》等基础上增补绘制而成。全书辑录陈希夷二十四气坐功导引治病图说、五禽舞行功法图说、男女入手功夫秘诀图识、诸仙导引图说、四季调摄录、八段锦内功图说、易筋经外功图说，附录有新编奇经八脉考等，分为 28 门 124 图。全书图片资料丰富，内容广泛，图文并茂，堪称导引之大全。

四、导引练功的繁荣（近现代）

近代上海著名武术伤科学家王子平先生对练功极为重视。他在总结"五禽戏""八段锦""易筋经""太极拳"的基础上，创立了"祛病延年二十势"。此功法有着良好的保健祛病功效。现代科学研究发现，王子平先生所创的"祛病延年二十势"练功疗法对心率、血压都有明显改善，并能增强颈、肩、腰部的肌力，达到减轻压力、缓解疼痛之效。四川著名伤科学家杜自明先生认为，自古以来，练功在伤科中一直具有十分重要的地位，如著名的五禽戏、洗髓易筋经、八段锦、太极拳都深受人们欢迎，尤其洗髓易筋经具有内外兼修之长，以洗髓为内养，易筋为外壮，外动而内静，静而收心纳意、动而强壮筋骨，使意、气、体三者紧密结合，达到练精化气生神、祛病延年之效。他提出打躬势、躬尾势、大运转、荡腿、起落自降、阴阳磨势、大圆手、旱地拔葱一指鞭法、九鬼拔马刀势、翘掌、豹掌、青龙摆尾、荡臂、跟子腿、风拳、转膝、金龙戏水势、阴阳反掌、白马分鬃势、万字车轮功、原地踏步、白鹤展翅等功法，至今仍广泛应用于临床。北京伤科名家刘寿山先生，自幼酷爱武术，尤其对内家拳颇具心得，并在长期临诊实践中，创立了完整而实用的练功术势，提出不同部位当采用不同的练功法，如对躯体部的练功当采用"风摆荷叶势、两手攀足势、浪里荡舟势、摇头摆尾势、鲤鱼打挺势等"，对上肢部应采用"顺水推舟势、仙人推碑势、单手托天势、野马分鬃势、车轮环转势、蝎子爬墙势、抓空增力势、仙人摇扇势等"，对下肢部应采用"蹬空增力势、堕举千斤势、白鹤摇膝势、倒拽九牛势等"。实践证明，这些术势对促进损伤的康复和预防复发具有良好疗效。随着医学理论的发展，科学技术的进步，越来越多的医家和病患认识到练功疗法的重要作用，而且随着对练功疗法研究的深入，对其作用机制也有了更完整、更全面的认识，从而促进了练功疗法的发展，至今已成为疾病康复中一个不可缺少的重要组成部分。

当代骨伤名医，上海中医药大学终身教授施杞，在继承传统导引术的基础上，积数十年临床经验和科研心得，创编了"施氏十二字养生功"（详见第五节练功疗法选用）。

施氏十二字养生功以内调气血脏腑、外强筋骨、扶正祛邪进行整体调治，恢复脊柱的动静力平衡，从而达到养生保健的目的。全套功法设计科学合理，针对性强，易学易练，防治效果明显。

施氏十二字养生功的准备动作要求"腹式呼吸"6次。"腹式呼吸"很受古代养生家重视，各流派也创造了许多"腹式呼吸"的名称和方法，如"凝神入气穴""凝神入脐""意守丹田""意守肚脐""胎息""息息归根"等。明代养生家冷谦所著《修龄要旨》中载有"一吸便提，气气归脐；一提便咽，水火相见"，其中"气气归脐"就属于"腹式呼吸"。"腹式呼吸"是一种很好的内脏按摩方式。研究表明，呼吸的变化也可以影响呼吸中枢，并能调节自主神经系统中交感神经和副交感神经的状况，使人体达到内在运行最佳的"内环境稳定"状态。也有人认为，这种呼吸法可以使腹肌充分收缩与松弛，使腹腔内部尤其是肠间膜的血液和津液得以顺利循环，使机体内瘀积得散、结邪得通、涩道得遂、壅脉得畅、气血得调、病自得除。腹式呼吸不仅能促进胃肠蠕动、增进饮食、防止便秘、预防胃肠疾病，而且对五脏六腑能产生疗效，使心率和缓从容、呼吸均匀、肺活量增进、感冒减少、肝气条达、腰肾强壮。

第二节　导引练功的作用

一、保健作用

练功疗法的理论基础是气血、经络、脏腑学说。传统的练功能通经络、调气血、强脏腑，起到保健养生之效，如易筋经、八段锦、六字诀等都具有防疾病、益寿年之效。

1. 疏通经络　练功能疏通经络，运行气血，联络周身四肢百骸，恢复人体经脉通畅，调养脏腑气血，保持人体各器官的正常，提高五脏六腑之功能，维持人体的正常生理活动，提高人体自身的抗病能力和修复能力。

2. 行气活血　五脏六腑四肢百骸都有赖气的温煦、血的濡养、津的滋润、液的滑利，才能维持其正常的生理活动。人体气血津液的运行畅通，有利于其供给各器官的营养，促进损伤组织的康复，达到康复人体损伤的作用。

3. 增强脏腑　人体是个有机整体，人体各个部分是以五脏六腑为中心有机联系在一起的。气血充盈，脏腑得以濡养，各器官随之功能强健，从而提高整体协调性和适应性，有利于人体抗病能力和恢复能力的增强。

4. 调畅情志　良好的情绪、心态是健康的重要内因之一；反之，不良的情绪则是致病之内因，如气不顺则情不和，情不和则气逆乱，气乱则诸病丛生。如肝气不舒则怒，心气不顺则烦。导引对情绪有良好的调节作用，它可以消解各种不良情绪，改良人的性格和维持性情的稳定性。研究显示，骨骼肌在20~35岁是鼎盛时期，35~50岁逐渐衰退，50~60岁健康人骨骼肌数量减少10%，60~70岁的健康人骨骼肌数量以每年15%的速度递减，70岁以后每年递减30%。由此引起肌力减退、关节痛、骨质疏松症、骨关节炎等疾病。同时造成老年人行走、登高、坐立、举物等技能困难，逐步发展到难以起站、下床困难、步履蹒跚、平衡障碍和极易摔倒，增加了残疾危险，甚至丧失生活自理能力，使老人的心理状态失常。岳阳医院运用易筋经或结合手法进行干预后，患者的肌力、平衡能力、生活质量和情绪得到全面提高。

二、治疗作用

1. 缓解症状　肢体损伤，气滞不行，瘀血留内，气血不通，不通则痛。练功能疏通经气，活血祛瘀，达到消肿止痛之效。

2. 增强肌力　损伤后期，气虚血亏，筋失所养，筋肉酸楚，骨失所养，骨痿无力。练功能行气血，通经络，健脾胃，益气血，强筋骨，利关节。

3. 滑利关节　固定日久，关节粘连，活动受限。练功能舒筋通络，松解粘连组织，有利于关节活动，预防骨质疏松。

4. 促进愈合　对骨折患者，在固定下适当练功，既可防止肌肉萎缩、关节僵硬，又能矫正残留的轻微移位，有利于骨折对位对线的愈合。

5. 扶正祛邪　肢体外伤，气血内损，风寒外邪易于入侵。练功有利于气血运行，调和脏腑，增强机体抗病能力，防止外邪所侵，以达扶正祛邪的目的。

第三节　导引练功应用

练功疗法是呼吸运动和肢体运动有机结合的一种却病健生法。它不同于以技击为目标的训练法，也不同于以竞技比赛为目的的操练法，这是一种以康复疾病、恢复机体正常功能为目的的疗法，所以在具体应用时必须遵照严格的规则。

一、导引练功疗法分类

按照练功部位不同，可分为两大类。

（一）全身练功法

全身练功法通过呼吸和肢体的运动，有行气活血之功，可促进血液循环，强壮体质，提高整体的抗病力和恢复能力，增加整体体力，且有利于局部损伤的康复。正如《杂病源流犀烛》所说："导引运动本养生家修炼要诀，但欲长生必先却病，其所导所运，皆却病之法，病者遵而行之，是可佐参药力所不逮。"可见整体素质的提高对于却病疗疾有重要作用。按照有无应用器材可分为：

1. 徒手练功法　应用简单，不受材料、场地等限制，所以是常用的一种练功法，如八段锦、易筋经等。

2. 器械练功法　通过器械的辅助，可增强脾胃运化功能，使气血生化有源，髓海充盈，达到筋强骨坚之效。如棍棒操等。

（二）局部练功

对于伤肢局部做相应的练功，重点在于增加患肢肌力和关节活动，恢复损伤肢体的关节活动功能和正常的负重功能。常采用的有徒手练功法和器械练功法。

1. 徒手练功法　常应用于损伤早期。适当的关节活动，既可防止局部软组织粘连，又可防止肌肉萎缩，有利于今后康复。如肩部损伤，可选用耸肩、前屈、后伸、外展、旋展等动作；对肘关节可做伸屈锻炼，腕关节应做伸屈、尺偏、桡偏、旋展等活动。对下肢髋关节可选伸屈、内收、外展活动。对膝关节重在伸屈，对踝关节应做伸屈、内外旋转等动作，以最大程度恢复活动度。

2. 器械练功法　常应用于损伤后期的患者，需要提高各肌群的肌力，以恢复关节的负重能力。选用的器械有棍棒、球类、弹簧、蹬车等。

二、导引练功的运用和注意点

（一）制订计划

明确病情，按不同证情制订每阶段的动作类型、强度等，以确保不损伤人体的部位。尤其对骨折部位，应根据骨折类型、部位、时间等采用相应正确的功法。

（二）明确目的

对于不同的病证，应明确练功目的，如对上肢骨折，应恢复各关节功能，重点在于恢复手的掌指关节、指间关节的灵活性；对下肢骨折，重点在于恢复其负重和行走功能，以增加下肢肌力和保持其长度为主要目标。因此下肢练功的重点在于保持两侧相应长度的基础上恢复臀大肌、股四头肌、小腿三头肌的正常肌力以维持正常行走功能。

（三）正确练功

根据不同损伤部位，采用相应的功法。如对上肢骨折初期，以主动手指活动为主，既能舒筋活络、行气活血、消肿止痛，又能防止关节僵硬和肌肉萎缩，也有利于移位的进一步纠正。

（四）练功强度

严格掌握循序渐进的原则，损伤初期，应以主动练功为主，次数由少到多，幅度由小到大，时间由短到长，锻炼强度以患部不痛或稍有疼痛为度。对下肢骨折，开始可做下肢肌力的收缩锻炼，以后用拐杖支撑，从不负重到逐步增加负重的行走锻炼，其负重以不产生明显疼痛为度。切忌过快、过重的活动，以防因练功过度，产生新的损伤，尤其在骨折患者的练功中，更应注意活动幅度、负重等。

（五）必要保护

练功时，必须思想集中，注意动作的速度不宜过快，幅度不宜过大，负重不宜过重，同时要采取适当的保护措施，尤其是下肢骨折的练功，在初期应在有专人保护的情况下进行，或有专用的保护器材，以防练功时的意外发生。

（六）场地选择

选择避开风邪的场地。《素问·上古天真论》曰："虚邪贼风，避之有时。"风为百病之长，居六淫之首。凡寒、湿、燥、热诸邪均可依附于风而侵入人体，故风邪常为外邪致病之先导。说明导引练功时，必须注意避开风邪。因练功时体内气血运行较快，皮肤毛孔开放，热量散发快，此时风邪易侵袭，由表及里，影响脏腑气血。

（七）意识训练

练功疗法是以中医理论为基础，进行自我操作，或自主运动的一种康复疗法。在锻炼中应配合意识锻炼。这是指意守身体某一部位或意识沿某条经脉路线循行感知的一种方法。如《导引养生法》对中风者提出"以背靠墙正立，两脚趾展开，平心静气，以意引气，从头向下行，至两脚十趾及足掌心，反复二十一次，待脚步有气感为止……"达到"上引泥丸，下达涌泉"，认为以此可康复半身不遂之证。现代康复医学研究也显示，在脑卒中患者的康复治疗中，让患者采取意想法，有助于提高疗效。

（八）顺应时间

中医认为练功的疗效与四季的变化密切相关，不同节气采用相应的功法有利于提高功法的作用。《黄帝内经》曰："春三月……夜卧早起，广步于庭，被发缓形……夏三月……夜卧早起……使气得泄……秋三月，早卧早起，与鸡俱兴，使志安宁……冬三月，早卧晚起，必待日光……逆之则灾害生，从之则苛疾不起。"说明生活和运动如能适应四季变化，就能健康长寿，反之则疾病缠身。陈希夷《二十四气坐功却病图》就是根据二十四节气，采取不同的运动法，达到强健身心的目的。说明选取适合节气的功法，对增加练功疗效十分重要，这一观点也充分体现了中医天人合一的整体观。

（九）呼吸运用

古代称吐纳，可分为自然呼吸法、腹式呼吸法、胎息法等。要求呼吸深长匀细，且自然和平，同时配合肢体相应动作，是中医特色传统疗法之一，常能获得事半功倍之效。调匀呼吸是导引练功中的重要部分，尤其在治疗内伤病证中，更应予以重视，以防加重疾病。历代医著对此有详细阐述。如《庄子·刻意》曰："吹呴呼吸，吐故纳新，熊经鸟申，为寿而已矣。"《养性延命录》具体提出"吹、呵、嘘、呵、唏、呼、吐"等运气法。坐式八段锦的"叩齿集神式"中提出："叉两手，向项后，数九息，勿令耳闻，自此以后，出入息皆不可使耳闻。"说明导引练功时呼吸的配合动作极为重要。比较常用的呼吸法有：

1. 自然呼吸法　呼吸顺其自然，柔和均匀，可随练功量而加深加快，常用于运动量较大的练功运动中。

2. 腹式顺呼吸法　吸气时膈肌下降，腹部外凸，呼气时膈肌上升，腹部内收，膈肌上下移动，腹肌前后运动。腹式呼吸可使呼吸完全，肺残气量减少，肺底部肺泡中的氧气和二氧化碳交换量增加，改善肺的通气功能，增加了肺活量。

3. 腹式逆呼吸法　与腹式顺呼吸法相反，吸气时腹部内收，呼气时腹部外凸。

4. 停闭呼吸法　在呼与吸间，稍停片刻，然后再呼和吸。能增加肺功能，常用于快速运动。

5. 鼻吸口呼法　主要用于呼吸道疾病，内腔狭窄，呼吸不畅者。

6. 气通任督脉法　采用逆呼吸法，用鼻吸气，以意领气，气沉丹田至会阴，呼气时由会阴循脊椎至百会，经鼻呼出。

7. 潜呼吸法　是顺呼吸法和逆呼吸法自然出现的一种呼吸法。吸气绵绵，呼气微微，息息均匀，以手试鼻，无明显感觉。

8. 真息法　外表呼吸似乎停止，实际是在用肚脐呼吸，腹中"旋转跳动"所以息停，因心定息微，神凝气结，是一种较高深的呼吸法。

（十）注意禁忌

对于患有其他特殊病证者，如严重心血管疾患、各种急性病证、精神障碍患者等，应暂缓练功，或咨询相关专科医生后再决定。

第四节　导引练功研究

导引练功历经数千年，实践证实对人体各方面都有良好作用，具有祛病健身之效。

一、颈、肩、腰的作用

在颈部练功方面，宁飞鹏等运用颈后肌群等长收缩锻炼，治疗颈型颈椎病，发现治疗后颈后肌群等长收缩锻炼可显著改善患者的疼痛，减少颈痛复发，增强颈部的肌力，改善颈部活动功能，且安全可靠，操作简便。徐俐等将颈部按摩操应用于中青年椎动脉型颈椎病患者77例，随机分为实验组40例和对照组37例。对照组采取保守治疗和常规健康教育；实验组在对照组基础上应用颈部按摩操，即急性期症状缓解后，在对照组基础上教会患者颈部按摩操进行康复锻炼。此康复操依据中医经络分布和生理功能（有益气醒脑、提神镇痛、通经活络、调和气血的作用）而编制，每日锻炼2~3次。具体方法：①按摩百会，用中指或食指按于头顶最高处正中的百会穴，由轻到重按揉20~30次。②按压风府（头微前倾，后正中线上，入后发际上1寸）、大椎（后正中线上，第7颈椎棘突下凹陷中），以左（右）手中指指腹进行按压；按压肩井，以左（右）手中指指腹按于对侧肩井穴（在大椎与肩峰连线中点，肩部筋肉处），两侧交替进行。按压顺序先风府，再大椎、肩井，各穴由轻到重各按压10~20次。③拿捏颈肌，将左（右）手上举置于颈后，拇指放置于同侧颈外侧，其余四指放在颈肌对侧，双手用力对合，将颈肌向上提起后放松，沿风池穴向下拿捏至大椎穴20~30次。④虎口互击：双手虎口交叉互击36次。两组患者出院时进行康复疗效比较，跟踪随访至出院后半年。结果两组患者疼痛评分和椎动脉供血比较，差异有统计学意义（$P < 0.05$）。所以颈部按摩操在促进中青年椎动脉型颈椎病患者功能康复中效果显著，可作为颈椎病的系统保健练功操。在肩部运动方面，李程秀等将72例肩周炎患者随机分为治疗组和对照组，每组36例。治疗组练功导引联合推拿治疗；对照组则仅做推拿治疗。结果练功组的有效率为98.1%，复发率仅为6.7%；对照组有效率和复发率分别为80.1%和30.5%，两组有明显差异，具有统计学意义。冯德荣等对20例腰椎间盘突出症患者康复锻炼治疗前后以及18例正常人血小板 α‐颗粒膜蛋白140（GMP‐

140）含量进行比较观察，发现腰椎间盘突出症患者的 GMP-140 含量明显高于正常人，经过康复锻炼之后，患者血中的 GMP-140 含量较治疗前显著降低，但仍高于正常人水平，认为康复锻炼可以抑制或降低血小板的活化从而改善局部血液循环促进炎症的消除。观察血液中的超氧化物歧化酶（SOD）和一氧化氮（NO）的变化，发现康复锻炼可以明显降低患者血浆中 NO 的水平以及提高 SOD 的活性，治疗前后差异有统计学意义。结果说明这可能是康复锻炼治疗腰椎间盘突出症的机制之一。王胜利等实验证明，随着直腿抬高的角度不同，神经根在椎间孔内的相对位移也随之变化：当直腿抬高在 30° 以下时，神经根在椎间孔内不发生移动，当超过 30°，可引起神经根朝着椎间孔的下方移动。不同节段的神经根移动的幅度也有区别，其中移动幅度最小的是 L_4 神经根，最大的则是 L_5 神经根，神经根移动的最长距离在 2~5mm，这个距离可松解神经根周围的粘连，以减轻压迫，缓解症状。

二、肌肉、骨骼等作用

导引对骨骼肌肉有较好的强筋壮骨之效。于宁等以 16 名经验丰富的太极拳练习者为受试者，发现不同太极动作的肌肉振幅各不相同，肌肉收缩强度和持续时间也明显不同，即太极拳练习有助于提高肌肉的协调性、肌肉力量和肌肉控制能力。沈茂荣等探讨华佗五禽戏锻炼对老年性骨质疏松患者腰椎骨密度的影响，将 200 名老年人（＞60 岁）随机分成试验组和对照组，试验组予以华佗五禽戏锻炼，对照组予以芬必得、钙片（钙尔奇），于试验前以及试验后 1 个月、2 个月、6 个月对两组患者骨密度值、腰背痛评分统计；结果发现，6 个月后试验组腰椎骨密度和腰背痛评分明显高于对照组，证明华佗五禽戏锻炼可以有效提高老年性骨质疏松患者的腰椎骨密度和改善腰背痛，值得推广应用。张庆武等观察经 16 个月华佗五禽戏锻炼，对大学生左股骨颈、Ward 三角、股骨大转子和腰椎（L_2~L_4）骨密度、骨矿含量及投影面积的影响，发现锻炼组腰椎（L_2~L_4）和左股骨颈骨密度、股骨大转子的投影面积等均显著高于对照组，表明长期华佗五禽戏锻炼能够有效提高人体骨密度水平。谢可永等应用自制的云纹仪对上海中、小学生作了脊柱侧弯的普查，在分析其生理、病理学的基础上，设计了相关练功疗法对轻度脊柱侧弯者进行治疗，获良好疗效。

三、神经及本体感觉影响

导引运动对神经系统有良好调节作用。王国谱等以从事太极拳教学和工作 29 年的人为研究对象，发现与自然姿势相比，身体控制为放松姿势时肌肉张力明显减少，静止伸张性收缩姿势时肌肉张力显著增加，同时，都表现出 Pz 和 Oz 部位脑波 α_1 节律的含量比自然姿势时明显减少，α_2 节律的含量则明显增加。武冬以 18 名受试者（优秀太极拳手、一般运动员、专家）为研究对象，通过脑电图进行功率谱分析，发现在太极拳练习中，受试者用意时主要是 B 波主峰频率变化，集中表现在脑的 2、3、4 区变化，反映出用意的一些本质。Li L 等让 25 位男、女受试者进行 24 周的太极拳练习，练习 6 周后发现受试者 6 分钟行走成绩、起立加行走成绩和腿部力量成绩都明显提高；练习 24 周后，发现受试者起立加行走成绩被继续改善，脚底感觉也明显改善，即太极拳练习可以改善外周神经病患者的身体活动能力。

第五节　导引练功术选用

练功疗法之功法在历经数千年充实、提高、发展后，具有极为丰富的内容，其中不乏经长期实践证实有良好祛病强生之效的功法。

一、十二段锦

本功法在八段锦基础上发展而成。八段锦是古代流传下来的一种动功功法，共由八节组成，因其势态动作古朴高雅，故名八段锦，自宋代问世至清末定型，至今已800余年，后经历代充实、提高在形式和内容上都有较大变化，现已发展成为具有多种形式的、各具风格特色的流派功法。八段锦有坐势和站势两种。坐势法特点为恬静、运动量小，适用于体弱、病后初愈之强生。站势法运动量大，适用于各种年龄体强者之却病延年，强筋壮骨。

下列十二段锦，见于清末《内功图说》（又名《卫生要术》，清代潘霨辑）。本插图引自人民卫生出版社出版的《颐身集　内功图说》。

十二段锦的操作如图 3-15-5-1~ 图 3-15-5-12 所示。

十二段锦总诀：

闭目冥心坐，握固静思神；叩齿三十六，两手抱昆仑；

左右鸣天鼓，二十四度闻；微摆撼天柱，赤龙搅水津；

鼓漱三十六，神水满口匀；一口分三咽，龙行虎自奔；

闭气搓手热，背摩后精门；尽此一口气，想火烧脐轮；

左右辘轳转，两脚放舒伸；叉手双虚托，低头攀足频；

以候神水至，再漱再吞津；如此三度毕，神水九次吞；

咽下汩汩响，百脉自调匀；河车搬运毕，想发火烧身；

旧名八段锦，子后午前行；勤行无间断，万疾化为尘。

盘腿而坐，紧闭两目，冥亡心中杂念。凡坐要竖起脊梁，腰部可软弱，身部可倚靠。握手牢固，可以闭关却邪也；静思者，静息思虑而存神也。如图 3-15-5-1 所示。

上下牙齿，相叩作响，宜三十六声，叩齿以集身内之神使不散也。昆仑即头，以两手十指相叉，抱住后颈，即用两手掌紧掩耳门，暗记鼻息九次，微微呼吸，不宜有声。如图 3-15-5-2 所示。

记算鼻息出入各九次毕，即放所叉治手，移两手掌擦耳。以第二指叠在中指上，作力放下第二指，重弹脑后，要如击鼓之声。左右各二十四度，两手同弹，共四十八声，乃放手握固。如图 3-15-5-3 所示。

天柱即后颈，低头扭颈向左右侧视，肩亦随之左右招摆，各二十四次。如图 3-15-5-4 所示。

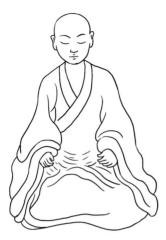

图 3-15-5-1　第一图

闭目冥心坐，握固静思神

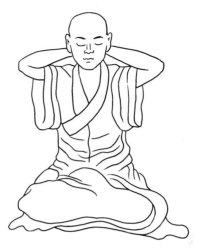

图 3-15-5-2　第二图

叩齿三十六，两手抱昆仑

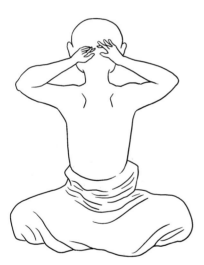

图 3-15-5-3　第三图

左右鸣天鼓，二十四度闻

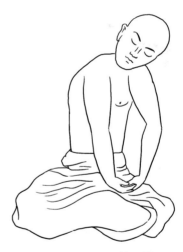

图 3-15-5-4　第四图

微摆撼天柱

　　赤龙即舌，以舌顶上腭，又搅口内上下两旁，使水津自生，鼓漱口中三十六次。神水即津液，分作三次，要汩汩有声吞下。心暗想，目暗看，所吞津液，直送至脐下丹田。龙即津，虎即气，津下去，气自随之。如图 3-15-5-5 所示。

　　以鼻吸气闭之，用两掌相搓擦极热，急分两手磨后腰上两边，一面徐徐放气从鼻出。精门即后腰两边软处，以两手磨二十六遍，仍收手握固。如图 3-15-5-6 所示。

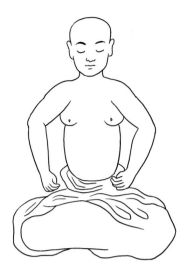

图 3-15-5-5　第五图

赤龙搅水津；鼓漱三十六，神水满
口匀；一口分三咽，龙行虎自奔

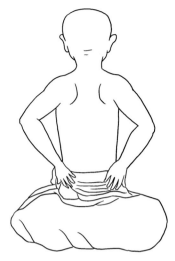

图 3-15-5-6　第六图

闭气搓手热，背摩后精门

　　闭口鼻之气，以心暗想，运心头之火，下烧丹田，觉似有热，仍放气从鼻出。脐轮即脐丹田。如图 3-15-5-7 所示。

　　曲弯两手，先以左手连肩，圆转三十六次，如绞车一般。右手亦如之。此单转辘轳法。如图 3-15-5-8 所示。

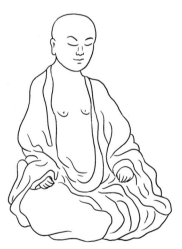

图 3-15-5-7　第七图

尽此一口气，想火烧脐轮

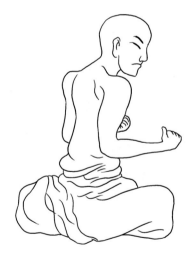

图 3-15-5-8　第八图

左右辘轳转

　　放所盘两脚，平伸向前，两手指相叉，反掌向上，先按所叉之手于头顶，作力上托，要如重石在手，托上腰身，惧著力上耸。手托上一次，又放下安手头顶，又托上。共九次。如图 3-15-5-9 所示。

　　以两手向所伸两脚底作力板之，头低如礼拜状。十二次，仍收足盘坐，收手握固。如图 3-15-5-10 所示。

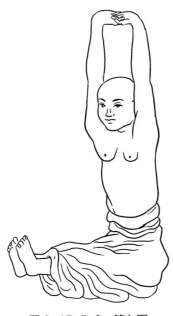

图 3-15-5-9　第九图
两脚放舒伸，叉手双虚托

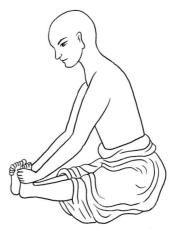

图 3-15-5-10　第十图
低头攀足频

　　再用舌搅口内，以候神水满口，再鼓漱三十六。连前一度，此再两度，共三度毕，前一度作三次吞，此两度作六次吞，共九次，吞如前。咽下要汩汩响声，咽津三度，百脉自周遍调匀。如图 3-15-5-11 所示。

　　心想脐下丹田，似有热气如火，闭气如忍大便状，将热气运至谷道，即大便处，升上腰间，背脊后颈，脑后头顶止。又闭气，从额上两太阳，耳根前，两面颊，降至喉下，心窝肚脐下丹田止。想是发火烧，通身皆热。如图 3-15-5-12 所示。

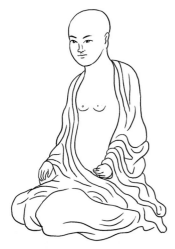

图 3-15-5-11　第十一图
以候神水至，再漱再吞津；如此三度毕，
神水九次吞；咽下汩汩响，百脉自调匀

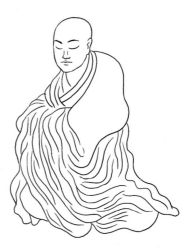

图 3-15-5-12　第十二图
河车搬运毕，想发火烧身；旧名八段锦，子后
午前行；勤行无间断，万疾化为尘

二、易筋经

易筋经是我国颇负盛名的传统古代功法之一，最初见于明天启年间的同名书《易筋经》。《内功图说》全书分三部分，第一部分为《易筋经》《洗髓经》两篇原文和一些相关论述。在《易筋经》篇章中包含"总论""膜论""内壮论"等。第二部分为练功图式，总称十二图式，各种姿势的导引行气功法，其中最常见的就是流传甚广的"韦陀劲十二式图"。第三部分为易筋经的辅助功法、辅助器具以及各种外功和药物等。易筋经的祛病强身作用，包含外强及内壮两个方面，如《易筋经》"内壮论"篇所述："内壮言坚，外强言勇。坚而能勇，是真勇也；勇而能坚，是真坚也。"说明内调心神，外强体魄为易筋经之特点。随着时代的发展，后人在原来"易筋经"基础上，作了不断充实和改进，出现了各具特点的"易筋经"，为发展"易筋经"作出了有益贡献。本功法见于清末《内功图说》（又名《卫生要术》，清代潘霨辑）。本插图引自人民卫生出版社出版的《颐身集 内功图说》。

易筋经的具体操作如图 3-15-5-13~ 图 3-15-5-24 所示。

立身期正直，环拱手当胸；气定神皆敛，心澄貌亦恭。如图 3-15-5-13 所示。

足指柱地，两手平开；心平气静，目瞪口呆。如图 3-15-5-14 所示。

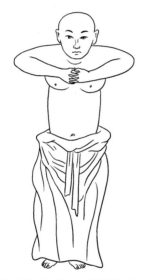
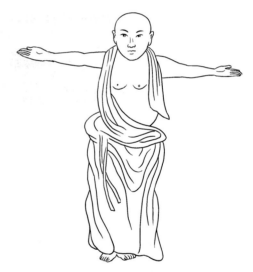

图 3-15-5-13　韦驮献杵第一势　　　　　图 3-15-5-14　韦驮献杵第二势

掌托天门目上视，足尖着地立身端；力周骽胁浑如植，咬紧牙关不放宽。舌可生津将腭抵，鼻能调息觉心安；两拳缓缓收回处，用力还将挟重看。如图 3-15-5-15 所示。

只手擎天掌覆头，更从掌内注双眸；鼻端吸气频调息，用力收回左右侔。如图 3-15-5-16 所示。

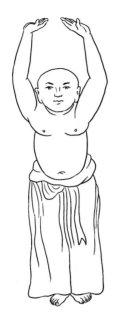

图 3-15-5-15　韦驮献杵第三势

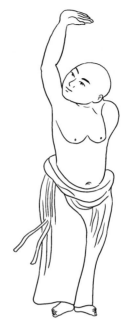

图 3-15-5-16　摘星换斗势

两骻后伸前屈，小腹运气空松；用力在于两膀，观拳须注双瞳。如图 3-15-5-17 所示。
挺身兼怒目，推手向当前；用力收回处，功须七次全。如图 3-15-5-18 所示。

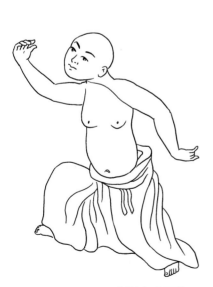

图 3-15-5-17　倒拽九牛尾势

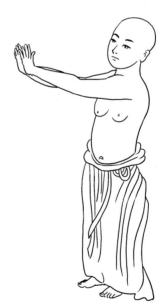

图 3-15-5-18　出爪亮翅势

侧首弯肱，抱顶及颈；自头收回，弗嫌力猛；左右相轮，身直气静。如图 3-15-5-19
所示。

上腭坚抵撑，张眸意注牙；足开蹲似踞，手按猛如挚。两掌翻齐起，千斤重有加；瞪睛兼闭口，起立足无斜。如图 3-15-5-20 所示。

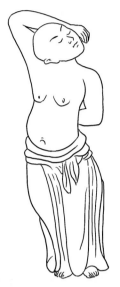

图 3-15-5-19　九鬼拔马刀势

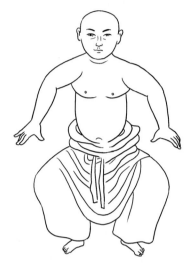

图 3-15-5-20　三盘落地势

青龙探爪，左从右出；修士效之，掌平气实。力周肩背，围收过膝；两目注平，息调心谧。如图 3-15-5-21 所示。

两足分蹲身似倾，屈伸左右腿相更；昂头胸作撑前势，偃背舌尖还砥平。鼻息调无均出入，指尖着地赖支撑；降龙伏虎神仙事，学得真行也卫生。如图 3-15-5-22 所示。

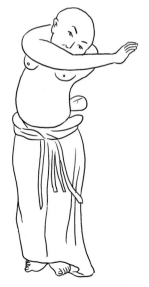

图 3-15-5-21　青龙探爪势

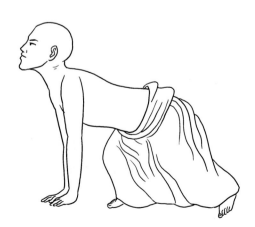

图 3-15-5-22　卧虎扑食势

两手齐持脑，垂腰至膝前；头惟探胯下，口更齿牙关。掩耳聪教塞，调元气自闭；舌尖还抵腭，力在肘双弯。如图 3-15-5-23 所示。

膝直膀伸，推手自地；瞪目昂头，凝神壹志。起而顿足，二十一次；左右伸肱，以七为志。更作坐功，盘膝垂眦；口注于心，息调于鼻。定静乃起，厥功维备。如图 3-15-5-24 所示。

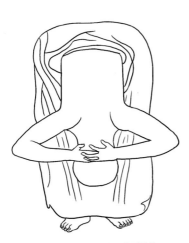
图 3-15-5-23　打躬势

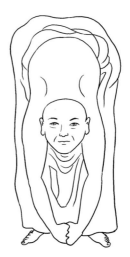
图 3-15-5-24　掉尾势

总考其法，图成十二。谁实贻诸，五代之季；达摩西来，传少林寺。有宋岳候，更为鉴识；却病延年，功无与类。

三、延年九转法

延年九转法载于清代方开所撰《颐身集》。此功法共计 9 节，以转摩腹脘为特色。其功效正如《全图说》所曰："摩腹之法，以动化静，以静运动，合乎阴阳，顺乎五行，发其生机，神其变化。故能通和上下，分理阴阳，去旧生新，充实五脏，驱外感之诸邪，清内生之百证，补不足，泻有余，消食之道，妙应无穷，何须借药烧丹，自有却病延年实效耳。"此功法较为温和，尤其适用于年老体弱者，对脾胃虚弱者可健脾助运，增加气血生化之源，在日常生活中被广泛应用。本功法见于清末《内功图说》（又名《卫生要术》，清代潘霨辑）。本插图引自人民卫生出版社出版的《颐身集　内功图说》。

延年九转法的具体操作如图 3-15-5-25~ 图 3-15-5-33 所示。

以两手中三指按心窝，由左顺摩圆转二十一次。如图 3-15-5-25 所示。

以两手中三指，由心窝顺揉而下，且揉且走，揉至脐下高骨为度。如图 3-15-5-26 所示。

以两手中三指，由高骨处向两边分揉而上，且摩且走，揉至心窝两手交接为度。如图 3-15-5-27 所示。

以两手中三指，由心窝向下，直推至高骨，二十一次。如图 3-15-5-28 所示。

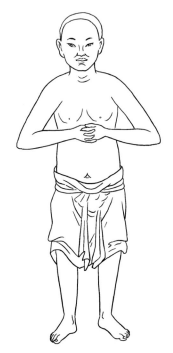

图 3-15-5-25　第一图

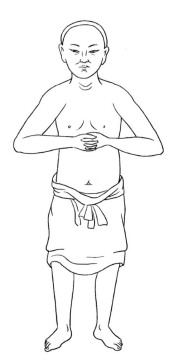

图 3-15-5-26　第二图

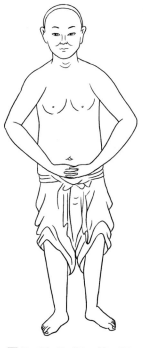

图 3-15-5-27　第三图

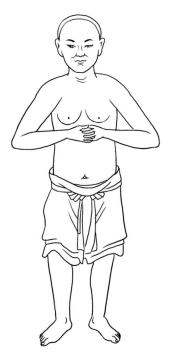

图 3-15-5-28　第四图

以右手由左绕摩脐腹二十一次。如图 3-15-5-29 所示。

以左手由右绕摩脐腹二十一次。如图 3-15-5-30 所示。

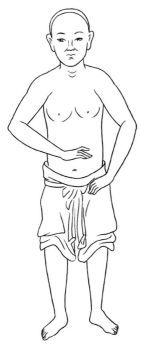

图 3-15-5-29　第五图

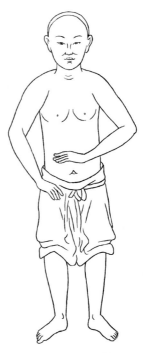

图 3-15-5-30　第六图

以左手将左边软胁下腰肾处，大指向前，四指托后，轻捏定。用右手中三指，自左乳下直推至腿夹二十一次。如图 3-15-5-31 所示。

以右手将右边软胁下腰肾处，大指向前，四指托后，轻捏定。用左手中三指，自右乳下直推至腿夹二十一次。如图 3-15-5-32 所示。

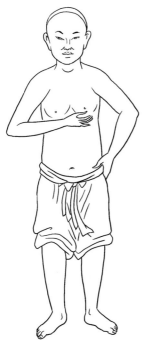

图 3-15-5-31　第七图

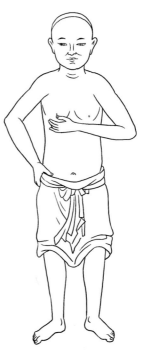

图 3-15-5-32　第八图

推毕遂趺坐，以两手大指押子纹，四指拳屈，分按两膝上。两足十指亦稍钩曲，将胸自左转前，由右归后，摇转二十一次。毕。又照前自右摇转二十一次。

前法，如摇身向左，即将胸肩摇出左膝，向前即摇伏膝上，向右即摇出右膝。向前即弓腰后撤，总以摇转满足为妙。不可急摇，休使著力。如图3-15-5-33所示。

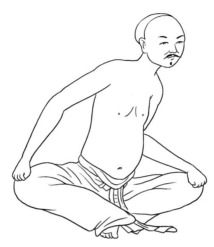

图3-15-5-33　第九图

四、施氏十二字养生功

（一）"施氏十二字养生功"动作分解

1."施氏十二字养生功"之"洗"字　"洗"是"干洗"之意，是我国古代养生的自我按摩手法之一，就是以手摩面，又称浴面、干洗脸。古人很早就开始重视"干洗脸"的养生作用，比如古人把干搓全身叫做"干沐浴"。《导引经》称，以手摩面"令人面上有光泽，似为神仙色彩"。冷谦《修龄要指》也提到："搓涂自美颜，寡欲心虚气血盈，自然五脏得和平；衰颜仗此增光泽，不羡人间一等荣。"南北朝陶弘景《养性延命录·导引按摩篇》云："摩手令热以摩面，从上至下，去邪气，令人面上有光彩。又法：摩手令热，雷摩身体，从上至下，名曰干浴。令人胜风寒时气，寒热头痛，百病自除。"

2."施氏十二字养生功"之"梳"字　"梳"要求练功者双手指并拢略弯曲，用指尖由前向后梳头。分别从中线、旁线、边线循经梳理。中医学认为"头为诸阳之会，百脉相通"，故梳头可以养生。许多古医籍中也有梳头养生的记载。如《养生论》云："春三月，每朝梳头一二百下，寿自高。"《圣济总录·神仙导引》云："梳欲得多，多则去风，血液不滞，发根常坚。"《延寿书》认为，发多梳能明目祛风。宋代大文学家苏东坡也曾云："梳头百余下，散发卧，熟寝至天明。"明代养生学家冷谦，一生注重养生，提出"十六宜"，其中第一就是"发宜常梳"。

3."施氏十二字养生功"之"揉"字　"揉"是"揉耳"，揉按牵拉对耳轮的上部、中部、下部，根据全息理论它们分别对应人体的腰骶椎、胸椎、颈椎，所以该法可以起到保健调节脊柱功能的作用。中医理论认为"肾气通于耳"，"肾开窍于耳"，肾与人的生长衰老和寿命有关。现存最早的针灸专著《灵枢》云："耳者，宗脉之所聚也。"清代《杂病源流犀烛》云："一身之气贯于耳。"明确指出了耳与全身气血运行的关系。清代长寿皇帝乾隆也很喜欢用"耳常弹"的方法来保健养生。

4."施氏十二字养生功"之"搓"字 "搓"是"搓项"，用手分别搓枕部、项部、大椎部。这些动作可以祛风散寒，舒经理筋，改善局部血液循环，增加大脑血液供应，对头晕、头胀、颈部僵硬具有较好效果。

5."施氏十二字养生功"之"松"字 "松"是指"松颈"，世界现存最早的"导引图"中的"项"（颈椎）、"坐引八维"，就是坐势引"项"（颈椎）向东、南、西、北、东北、东南、西北、西南等八个方向转动，而且与"长寿术"中"人法地灵功"做法相同，只是名称有异而已。"施氏十二字养生功"之"松颈"与"导引图"和"长寿术"的做法可谓不谋而合，具有异曲同工之妙。"松颈"的另一养生理论是，在第7颈椎棘突下有一个穴位称"大椎"，它是诸阳经会合之地；旁开0.5寸各有一个"定喘"穴，在颈部还有哑门、肩井等穴位，所以"松颈"可以活动刺激这些穴位，从而达到养生的目的。同时由于转头时颈椎附近肌肉、韧带得到充分活动，促进了局部血液循环，使颈部营养充分，对防治骨质增生等颈椎病也有一定的疗效。

6."施氏十二字养生功"之"按"字 "按"是指"按腰"。中医学认为"腰为肾之府"，肾有两枚。《类证治裁》卷之首提到"肾两枚，附脊第十四椎"，书中所说的"附脊第十四椎"就是指腰部。中医学还认为"肾主骨生髓"，古书中都有记载。如《素问·痿论》云："肾主身之骨髓。"《素问·逆调论》云："肾不生，则髓不能满。"所以通过按腰可以疏通筋脉，补腰强肾，从而可以使筋骨强健。经常按腰也可以减缓脊柱退行性病变。同时按腰可以放松腰部肌肉，故对腰肌劳损也有较好的防治作用。在《敬慎山房导引图》中记载："或问：欲理腰疾如何？曰：宜平立，以两手摩肾经命门百下，复停一节在于腰间，运其气则痛愈……"《素问·举痛论》云："寒气客于背俞之脉则脉泣，脉泣则血虚，血虚则痛……按之则热气至，热气至则痛止矣。"《素问·调经论》云："虚者聂辟气不足，按之则气足以温之，故快然而不痛。"上述的"按之则热气至"，"按之则气足以温之"，说明按摩腰部可使患者局部产生温热感，起到温阳益气、散寒止痛的作用。

7."施氏十二字养生功"之"转"字 "转"是"转腰"，可以放松腰部，滑利腰椎关节，松解粘连，恢复腰脊平衡。适用于急慢性腰痛的患者。

8."施氏十二字养生功"之"磨"字 "磨"是"磨膝"，其作用可滑利膝关节，增强膝关节的稳定性，对膝部酸软、活动不利有较好疗效。

9."施氏十二字养生功"之"蹲"字 "蹲"是"蹲髋"，可以加强髋关节的屈伸功能，增强腰大肌、髂肌、股四头肌的力量，增加脊柱的稳定性和平衡能力，对髋关节酸痛、下肢乏力有较好的防治作用。

10."施氏十二字养生功"之"摩"字 "摩"是"摩三焦"。在《敬慎山房导引图》中记载："或问：腹痛如何？曰：宜平立以两手按腹摩三焦而运气……"根据中医学理论，"摩三焦"具有宽胸理气、健脾和胃、调补肝肾的作用，对改善心肺功能，调理消化系统和泌尿生殖系统等具有较好效果。古人也认为"腹宜常摩，可却百病"。

11."施氏十二字养生功"之"吐"字 "吐"是"吐故纳新"，具有调理全身生理功能的作用。《赤凤髓》之《六气歌诀》云："呵属心王主其舌，口中干涩身烦热；量疾深浅以呵之，焦聊疾病自消灭。"《去病延年六字法》又云："心神烦躁急须呵，此法灵通更莫过；喉病口疮并热痛，行之渐觉体安和。"

12. "施氏十二字养生功"之"调"字 "调"是"调理四肢"，包括"拍臂""甩肩""宽胸""健步"。"拍臂"属于自身按摩，即通过拍击的锻炼方法达到疏通经络、调和气血、增进健康的目的。通过适度的拍打可以促进血液循环，使经络互通，百脉皆通，而气血充盈，在医疗、保健方面有着重要作用。同时"拍臂"可以放松上肢肌肉，舒筋通络，对颈椎病上肢胀痛、肩周炎、网球肘等有防治作用。"甩肩"即加强肩关节和腰部活动度，对肩部酸痛、急慢性腰痛等具有较好防治作用。"宽胸"即通过加强胸椎的活动达到调节颈腰椎生理曲度等目的，对于颈腰部酸痛具有较好效果。"健步"，俗话说"饭后百步走，活到九十九"，说明步行对养生有很大作用。孙思邈在《备急千金要方》卷二十七中云："食毕，当行步踌躇，计使中数里来……""健步"有助于疏通筋脉，有助于下肢肌群的协调，可以改善下肢酸胀麻木、步履沉重，使步态矫健有力。

（二）"施氏十二字养生功"功效

"施氏十二字养生功"主要适用于各型颈椎病，同时也适用于颈性眩晕、颈椎小关节紊乱、落枕、颈腰综合征、颈肩综合征、慢性腰背痛、腰椎间盘突出症、腰椎管狭窄、骨关节炎、肩周炎、骨质疏松症等疾病。

1. 改善颈椎病的病理状况 椎间盘营养供应降低是导致椎间盘早期退变的因素之一。椎间盘炎症介质释放，破坏整个椎间盘胶原的代谢，使椎间盘胶原结构框架出现变性、损坏、松散紊乱，蛋白多糖分解，椎间盘脱水，失去其固有功能。"施氏十二字养生功"的"洗脸""梳头""揉耳""搓项"可扩张头、面及颈部的血管，改善血供，运走炎性因子，从而减轻颈部的病理因素。

2. 减轻颈椎病的临床症状 颈椎病症状的产生有两方面的病理基础，一方面是颈椎局部神经、脊髓、血管受压或刺激；另一方面是颈椎局部组织充血水肿的炎性改变。"施氏十二字养生功"头颈部各方向的活动锻炼，一则扩大椎管及神经根管的空间容积，使压迫状况得到一定程度的改善；二则使血液循环加快，促进炎性因子的消散。随着压迫和炎性因子的刺激减轻，局部症状也随之改善。

3. 调整动静力系统平衡 从生物力学角度来说，正常情况下人体靠肌肉的收缩和舒张来维持脊柱的静态和动态平衡。任一环节出现问题，都会导致颈椎平衡失稳而发病。施杞通过建立颈椎动静力失衡动物模型，验证了"动力失衡为先，静力失衡为主"的颈椎病发病机制。有研究表明，颈屈位时颈椎受到的负荷明显增加，颈肌的收缩力成倍增长，长时间低头会使肌肉长期处于紧张状态，进而导致伸屈肌之间动力平衡失调，引起颈椎病的发生。颈椎的支持结构是椎体、韧带、椎间盘和周围肌肉，维持这些支持结构形态和功能的正常，有利于颈椎病的康复。

"施氏十二字养生功"对颈椎的调节，首先可以影响和改善颈椎动力系统，主要是对颈部肌肉等组织结构功能的调整，然后通过动力系统影响静力系统，进一步干预由动静力失衡导致的病理生理改变，从而达到防治目的。

4. 减轻颈椎负荷 从生物力学角度看，颈椎可以在冠状轴、纵轴和矢状轴3个方向上运动，还包括耦合运动（又称共轭运动，指相同运动轴下，同时发生平移和旋转运动，或一个方向轴的运动同时伴有另一个方向轴的运动）。导引能够治疗颈椎病，可能与各种活动下颈椎椎管直径以及椎管内容积的变化有关。在松弛站立和坐位放松时，颈椎的负荷会保持于较低的水平，在旋转和侧弯时，颈椎的负荷会有中度增加，而在极度前屈和后伸时，负荷就会明显增加。"施氏十二字养生功"的松颈可以使颈椎处于放松状态，以减轻其不良姿势下的负荷。

5. 心理调节　大量医学研究和临床实践证明，运动不仅能健身还可以调心。参加运动对于增进人的身心健康的作用是多方面的，也是非常有效的。运动可以排除来自精神方面的各种不良因素，不仅磨炼人的意志，增强人的自信心，还可以缓解精神紧张，减轻心理压力。经常运动者由于体内内啡肽增加，常保持一种精神放松和心情愉快的状态。

"施氏十二字养生功"在涵盖运动本身之外，还存在调意，还要求锻炼者情感状态适中，不急不躁，在缓慢、柔和、圆润的动作中体会，以意带气，以气带体，形神兼备。所以该功法在具有运动的好处之外，在情感、精力和社会功能等诸多方面亦有一般运动所达不到的增益效果。从心理学角度探讨锻炼的益处，身体锻炼与焦虑、抑郁、应激反应、心境状态、自尊和认知功能等相关，导引养生功对于中老年身心状况也具有很好的促进作用。

此外，"施氏十二字养生功"除颈部动作外，还有"按腰""转腰""磨膝""蹲髋""摩三焦""吐故纳新""调理四肢"等连带全身的动作，通过全身运动，可提高机体神经系统的调节能力，调整体液因素和代谢状况，改善心肺功能，增强胃肠系统的蠕动及消化能力，调整患者的情绪，从而促进身心健康。

施氏十二字
养生功二维
码视频

"施氏十二字养生功"作为中医传统导引方法不仅在颈椎病的防治方面发挥积极的作用，有很好的保健及辅助治疗作用，在肩周炎、腰椎病、骨质疏松症的防治方面同样颇有裨益。因此，推广"施氏十二字养生功"，在防治慢性筋骨病中不失为一剂良药。

（四）"施氏十二字养生功"（立位版）

"施氏十二字养生功"立位练功步骤为洗脸、梳头、揉耳、搓项、松颈、按腰、转腰、磨膝、蹲髋、摩三焦、吐故纳新、调理四肢十二势。建议每天练习2次，若能晚上练习1次，效果更佳，以30天为1个疗程。建议长期练习且每势练习12次。要领：动作起始时吸气，还原时呼气。具体如下：

1. 准备动作　站位，双脚自然分开，与肩同宽，双手叠放于下腹部，左手覆于右手上（图3-15-5-34），全身尽量放松，腹式呼吸6~12次。呼吸时，要气沉丹田，缓慢、深长。

2. 洗脸　先在胸前搓双手6~12次，再双手掌面贴于面部，由下向上，推至眉弓，左右分开外行，拇指顺势滑向耳后，并向下，环绕按摩整个脸部6~12次（图3-15-5-35）。

要领：上行时吸气，同时中指稍用力按压鼻翼两侧，下行时呼气，同时拇指稍用力，按压耳前后及颌下。

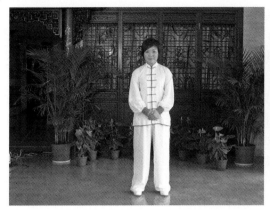

图3-15-5-34 "施氏十二字养生功"（立位版）
准备动作

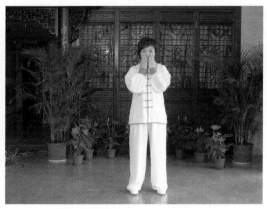

图3-15-5-35 "施氏十二字
养生功"（立位版）洗脸

3. 梳头　手指并拢略弯曲，用指尖由前向后梳头。分别从中线、旁线、边线循经梳理或叩击9下（即叩头），各3~6次（图3-15-5-36）。

要领：中线：由额前发际正中向后梳到大椎部。旁线：由额角发际向后至颈项部。边线：由耳廓上方向后到颈项部。梳头时指尖稍用力。

4. 揉耳　用双手拇指指腹与食指远节指间关节的桡侧方，揉按牵拉对耳轮的上、中、下部各3~6遍（图3-15-5-37）。

要领：每揉按3次后牵拉1次为一遍。（注：对耳轮的上部对应人体的腰骶椎，中部对应人体的胸椎，下部对应人体的颈椎）

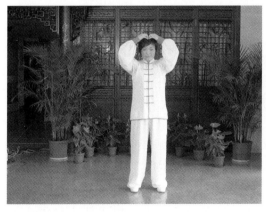

图3-15-5-36 "施氏十二字养生功"（立
位版）梳头

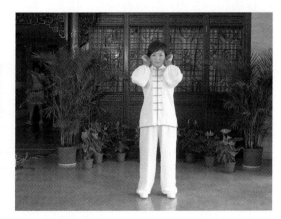

图3-15-5-37 "施氏十二字养生功"（立
位版）揉耳

5. 搓项　先右手背抵于腰骶部，左手放松并拢贴于头枕部，中指置于枕骨粗隆部，来回搓头枕部6~12次，左右手交换，再6~12次；然后再用左手搓颈项部6~12次，换手搓6~12次；最后用左手食指、中指、无名指搓大椎穴6~12次，换右手搓6~12次（图

3-15-5-38）。

要领：搓项时动作要舒展，整个手掌贴于体表，手指放松，稍用力搓，枕部范围要达到左右耳根，项部范围要达到左右颈侧。

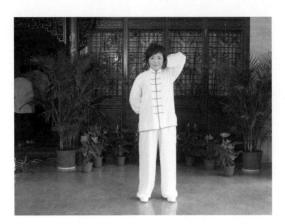

图3-15-5-38　"施氏十二字养生功"（立位版）
搓项

6. 松颈　双手托腰，拇指在前，余指在后，按以下顺序活动颈项部，注意活动时配合呼吸。低头（吸气）—还原（呼气）—抬头（吸气）—还原（呼气）；左转（吸气）—还原（呼气）—右转（吸气）—还原（呼气）；左前下方（吸气）—还原（呼气）—右后上方（吸气）—还原（呼气）；右前下方（吸气）—还原（呼气）—左后上方（吸气）—还原（呼气）。整个松颈动作就如同用头颈部写一个"米"字。要注意的是：当头向前下方运动时，下颌要尽量前伸，如前伸探海，当头向后上方运动时，眼神要望向后上方，如同回头望月。本套动作共做3~6次。（图3-15-5-39）

要领：练习时要凝心静气，呼吸自然，动作速度与幅度都要顺其自然，并不强求一定要达到某个角度，讲究动静结合，逐渐到位。

7. 按腰　双手掌面贴于腰部，先由上向下按至臀部再从内向外，然后从下向上环绕按摩6~12次；再由外侧从上向下按至臀部再从外向内，然后从下向上环绕按摩6~12次。要领：按摩时，双手稍用力。双手掌循足太阳膀胱经诸穴（脾俞、胃俞、三焦俞、肾俞、气海俞、大肠俞、关元俞）及环跳穴反复按摩，同时诸指（食、中、无名指）反复按督脉诸穴（脊中、命门、腰阳关）（图3-15-5-40）。

8. 转腰　双手托腰，拇指在前，余指在后，顺时针方向（按左、前、右、后方向的顺序）转动腰部6~12次，再逆时针方向（按左、后、右、前方向的顺序）转腰部6~12次（图3-15-5-41）。

要领：转动时，应以腰部为轴，带动背、髋、膝一起转动，动作要圆润柔和，如风摆荷叶。

9. 磨膝　双腿并拢，略弯曲，以耐受为度，弯腰，先双手掌放于双膝部环绕按摩6~12次，令膝部有放松微热感，再双手扶膝，先顺时针方向转动膝关节6~12次，再逆时针方向转动膝关节 6~12 次（图 3-15-5-42）。

　　要领：动作要轻柔和缓，下蹲幅度和转圈大小量力而行。

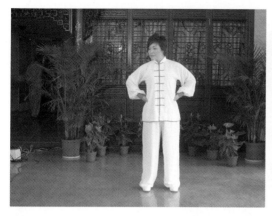

图 3-15-5-39　"施氏十二字养生功"（立位版）松颈

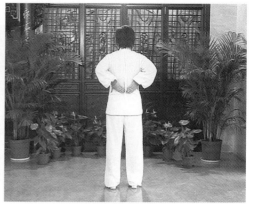

图 3-15-5-40　"施氏十二字养生功"（立位版）按腰

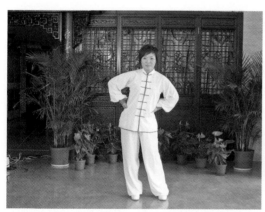

图 3-15-5-41　"施氏十二字养生功"（立位版）转腰

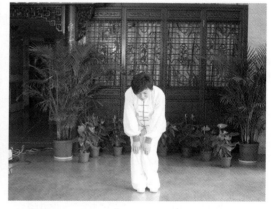

图 3-15-5-42　"施氏十二字养生功"（立位版）磨膝

　　10. 蹲髋　两脚自然分开，膝关节稍屈曲，双手指交叉相扣，手臂环抱成圆形平举，意念中两手心有气感，缓慢蹲下起立共做 6~12 次（图 3-15-5-43）。

　　要领：下蹲时，吸气，膝关节屈曲至约 90° 时，开始起立同时呼气。起立下蹲要缓慢，手臂环抱胸前如有抱球样。

　　11. 摩三焦　三焦分为上焦、中焦和下焦，双手叠放，左手掌心放于右手背上，顺时针方向按摩上焦（胸部）、中焦（上腹部）、下焦（下腹部）各 6~12 次（图 3-15-5-44）。

　　要领：按摩时，双手稍用力。

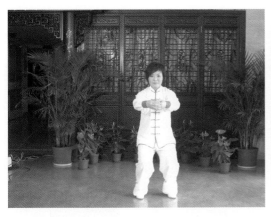

图 3-15-5-43 "施氏十二字养生功"
（立位版）蹲髋

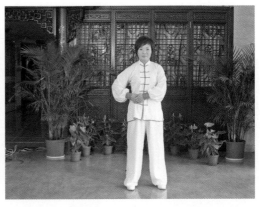

图 3-15-5-44 "施氏十二字养生功"（立
位版）摩三焦

12. 吐故纳新　吸气，掌心向下缓慢抬起双臂，到略高于肩部时，再内收沉肘近胸前，双手成立掌，呼气时双手配合用力缓慢前推，推至 1/3 处时，气随手出，猛然大吼一声迸发出"哈"气声，重复 3~6 次（图 3-15-5-45）。

要领：用顺腹式呼吸，吸气时腹部鼓起，呼气时腹部内收。意念固守丹田。

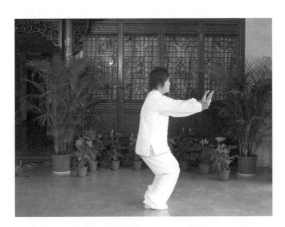

图 3-15-5-45 "施氏十二字养生功"（立位版）
吐故纳新

13. 调理四肢

（1）拍臂：左臂稍抬起，掌心向上，右手以手腕带动手掌，虚掌，自上而下拍击左臂手三阴经，肩关节、上臂、肘关节、前臂近端、前臂远端、腕关节，拍击 3~6 遍；左掌心向下，再拍击手三阳经，拍 3~6 遍；然后左右交换，拍击右臂（图 3-15-5-46）。

要领：伸展的手臂需自然伸展；拍击手须手腕带动手掌，虚掌拍击。

（2）甩肩：身体向左转动，右手掌拍左肩，同时左手背拍右腰部，头顺势向左后转；身体向右转动，左手掌拍右肩，同时右手背拍左腰部，头顺势向右后转。做 12 次（图

3-15-5-47)。

要领：双上肢自然甩动拍击，动作不宜过猛。

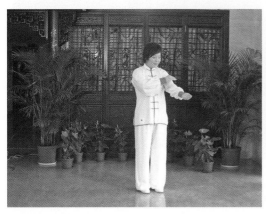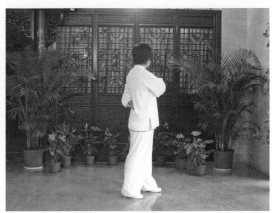

图 3-15-5-46 "施氏十二字养生功"（立位版）拍臂 　　图 3-15-5-47 "施氏十二字养生功"（立位版）甩肩

（3）宽胸：双臂自然伸展，体前交叉，左手在上。先双手上举过头顶，同时身体后仰，然后双臂向左右两侧分开外展，下降到近水平位时，顺势弯腰并抱臂在胸前，再直腰，上举双手，重复动作6~12次（图 3-15-5-48）。

要领：扩胸时吸气，抱胸时呼气，扩胸时身体尽量向上攀升并稍后仰。

（4）踏步：双腿并拢，原地踏步，屈髋屈膝，平和呼吸，上肢顺势前后协调摆动，一左一右为1次，共12次（图 3-15-5-49）。

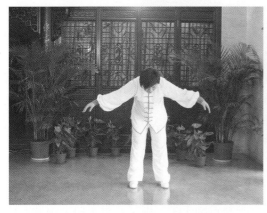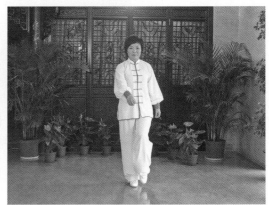

图 3-15-5-48 "施氏十二字养生功"（立位版）宽胸 　　图 3-15-5-49 "施氏十二字养生功"（立位版）踏步

（五）"施氏十二字养生功"（坐位版）

"施氏十二字养生功"坐位练功步骤为洗脸、叩头、揉耳、搓项、松颈、摩三焦、扩胸挺腰、按腰、拍臂、抬腿、分腿、抹腿十二势。建议每天练习 2 次，以 30 天为 1 个疗程，长期坚持练习且每势练习 12 次则效果更佳。要领：动作起始时吸气，还原时呼气。

准备动作：坐位，两手相叠，男士左手在上，女士右手在上，叠放于下腹部（丹田），口微闭，舌抵上腭，全身放松，腹式呼吸 6~12 次。吸气 – 呼气；吸气时要气沉丹田，呼气时要缓慢悠长（图 3-15-5-50）。

1. 第 1 势　洗脸　在胸前搓双手 6~12 次，双手贴于面部，由下向上推至眉弓，两手分开外行，拇指顺势滑向耳后并向下，环绕按摩整个脸部 6~12 次（图 3-15-5-51）。

要领：上行时吸气，同时中指稍用力按压鼻两侧，下行时呼气，同时拇指稍用力按压耳后及颌下。

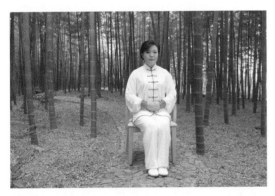

图 3-15-5-50　"施氏十二字养生功"（坐位版）准备动作

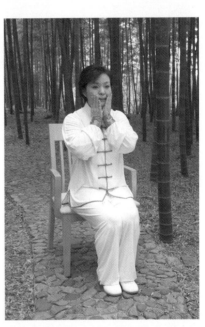

图 3-15-5-51　"施氏十二字养生功"（坐位版）洗脸

2. 第 2 势　叩头　双手指并拢略弯曲，指尖稍用力叩头。先叩击头的中线 9 下，共 3~6 次，然后依次叩击旁线和边线（图 3-15-5-52）。

要领：指尖稍用力由前向后叩击 9 下。

部位：中线：由额前发际正中向后到大椎部。旁线：由额角发际向后至颈项部。边线：由耳廓上方向后到颈项部。

3. 第 3 势　揉耳　用双手拇指指腹与食指第一指间关节的桡侧方揉按并牵拉对耳轮的上部、中部和下部，各 6~12 次（图 3-15-5-53）。

要领：每揉按 3 下提耳 1 下为 1 次。注：对耳轮的上部对应于人体的腰骶椎，中部对应于人体的胸椎，下部对应于人体的颈椎。

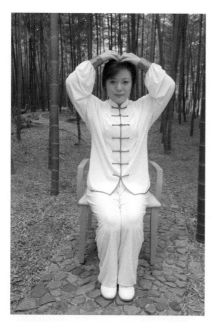

图 3-15-5-52 "施氏十二字养生
功"（坐位版）叩头

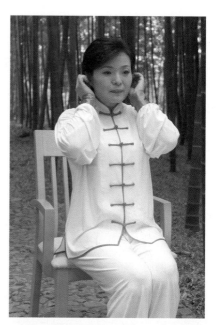

图 3-15-5-53 "施氏十二字养生
功"（坐位版）揉耳

4. 第 4 势 搓项 先右手背抵于腰骶部，左手贴于枕部，中指置于枕骨隆突部，搓头枕部6~12次，左右手交换，再搓6~12次。然后再用左手搓颈项部6~12次，换右手搓6~12次。最后用左手食指、中指、无名指搓大椎部6~12次，换右手搓6~12次（图3-15-5-54）。

要领：搓项时动作要舒展，整个手掌贴于体表，手指放松，稍用力搓。枕部范围要达到左右耳根，项部范围要达到左右颈侧。

5. 第 5 势 松颈 两手相叠，男士左手在上，女士右手在上：低头（吸气）—还原（呼气）—抬头（吸气）—还原（呼气）；左转（吸气）—还原（呼气）—右转（吸气）—还原（呼气）；左前下方（吸气）—还原（呼气）—右后上方（吸气）—还原（呼气）；右前下方（吸气）—还原（呼气）—左后上方（吸气）—还原（呼气）（图3-15-5-55）。

6. 第 6 势 摩三焦 三焦分为上焦、中焦和下焦，分别指胸部、上腹部和下腹部。

双手相叠，男士左手在上，女士右手在上，顺时针方向按摩上焦6~12次，再顺时针按摩中焦6~12次，最后顺时针按摩下焦6~12次（图3-15-5-56）。

要领：按摩时双手稍用力。

7. 第 7 势 扩胸挺腰 两手抓握扶手，在挺腰的同时，两肩配合向后展，共做6~12次（图3-15-5-57）。

要领：扩胸时吸气，还原时呼气。动作要舒展，扩胸幅度要大；在挺腰的同时，两肩配合向后伸展，两肩胛骨内收，以达到扩胸目的。

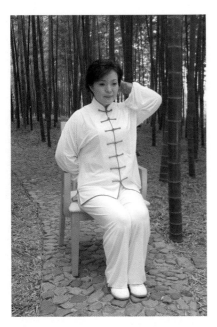

图 3-15-5-54　"施氏十二字养生
功"（坐位版）搓项

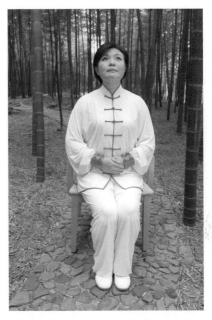

图 3-15-5-55　"施氏十二字养生
功"（坐位版）松颈

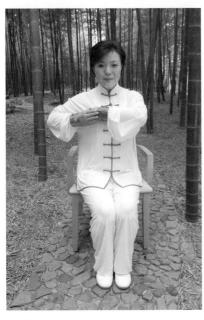

图 3-15-5-56　"施氏十二字养
生功"（坐位版）摩三焦

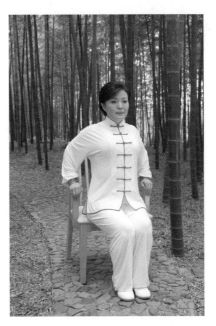

图 3-15-5-57　"施氏十二字养生
功"（坐位版）扩胸挺腰

8. 第 8 势　按腰　双手掌贴于腰部，由上向下按摩至臀部，按摩 6~12 次（图 3-15-5-58）。

要领：按摩时，双手稍用力，指尖相对。

9. 第 9 势　拍臂　左臂稍抬起，掌心向上，右手以手腕带动手掌，虚掌拍击左臂手三阴经，左肩上、肩部、肘部、腕部、手心各 3 下，重复 3~6 次；左手心向下，拍击手三阳经，手背、腕部、肘部、肩部、肩上各 3 下，重复 3~6 次。换左手拍右臂，重复上述动作（图 3-15-5-59）。

要领：伸展的手臂需自然伸展；拍击手须手腕带动手掌，虚掌拍击。

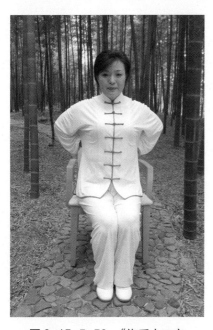 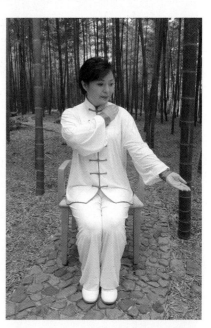

图 3-15-5-58　"施氏十二字养生功"（坐位版）按腰　　　　图 3-15-5-59　"施氏十二字养生功"（坐位版）拍臂

10. 第 10 势　抬腿

（1）抬腿伸足：两手抓握扶手，先左膝屈曲抬起，然后缓缓伸膝，重复 6~12 次，再换右腿（图 3-15-5-60）。

要领：抬腿时注意尽量抬高，伸腿时膝盖脚尖尽量伸直。有小腿抽痛的患者，要循序渐进，避免小腿抽筋，加重疼痛。

（2）脚跟脚尖：双腿并拢，先脚跟抬起离地，然后落地，再脚尖抬起，放下，重复 6~12 次（图 3-15-5-61）。

要领：脚跟抬起时尽量跖屈，脚尖抬起时尽量背屈，注意循序渐进。

11. 第 11 势　分腿　左腿横开半步，足跟离地，做膝关节分开合拢 6~12 次，还原，然后换右腿做 6~12 次（图 3-15-5-62）。

要领：足跟离地的高度可因人而异，分开合拢动作需舒展和缓。

12. 第 12 势　抹腿

（1）脱鞋：左腿屈曲放于右膝上，左手扶按于左膝关节，以右手由上向下抹按左小腿的内侧面、前面和外侧面各 6~12 次；

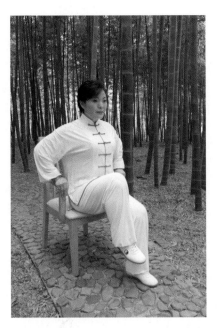

图 3-15-5-60 "施氏十二字养
生功"（坐位版）抬腿伸足

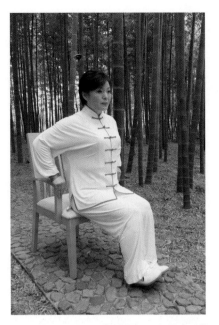

图 3-15-5-61 "施氏十二字养生功"
（坐位版）脚跟脚尖

（2）右手掌心放于左脚内踝处，向前抹按至外踝，来回 6~12 次；

（3）再以右手掌心劳宫穴对左足涌泉穴，顺时针方向摩按 6~12 次。

然后换右腿，做 6~12 次（图 3-15-5-63）。

要领：抹按时手掌稍用力。

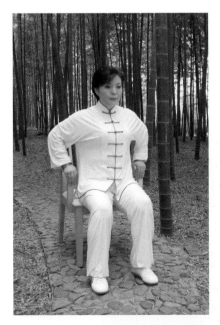

图 3-15-5-62 "施氏十二字养生
功"（坐位版）分腿

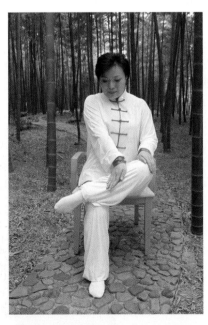

图 3-15-5-63 "施氏十二字养生
功"（坐位版）抹腿

（六）"施氏十二字养生功"（卧位版）

"施氏十二字养生功"卧位练功步骤为洗脸、梳头、揉耳、搓项、摩三焦、搓腹股沟、抬腿、蹬腿、分腿、挺胸腹、仰卧起坐、固齿十二势。建议每天练习2次，若能晨起练习1次，则效果更佳。以30天为1个疗程，建议长期坚持练习，且每势练习12次。

准备动作：仰卧，两手相叠，男士左手在上，女士右手在上，叠放于下腹部，舌轻抵上腭，周身放松，腹式呼吸6~12次（图3-15-5-64）。

要领：动作起始时吸气，还原时呼气，以达到气沉丹田。

1. 第1势　洗脸　在胸前搓双手6~12次，使双手有微热感。双手贴于面部，由下向上，推至眉弓，两手分开外行，拇指顺势滑向耳后并向下，环绕按摩整个脸部。上行时吸气，同时中指稍用力按压鼻两侧；下行时呼气，同时拇指稍用力按压耳后及颌下，共6~12次（图3-15-5-65）。

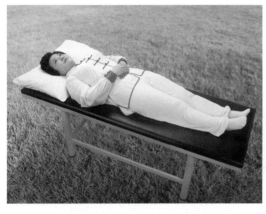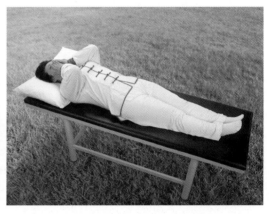

图3-15-5-64　"施氏十二字养生功"　　　　图3-15-5-65　"施氏十二字养生功"
（卧位版）准备动作　　　　　　　　　（卧位版）洗脸

2. 第2势　梳头　头转向左侧，以右手指尖梳头，由中线（额前发际正中到大椎部）、旁线（头角发际到颈项部）、边线（耳廓上方到颈项部）各梳头6次；头转向右侧，重复以上步骤（图3-15-5-66）。

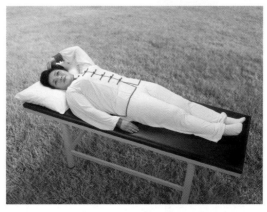

图3-15-5-66　"施氏十二字养生功"（卧位版）梳头

要领：梳头时手指要并拢略弯曲，指尖稍用力，由前向后依次梳理。

3. 第3势　揉耳　用双手拇指指腹与食指第一指间关节的桡侧，对按牵拉对耳轮的上部、中部、下部，各6~12次。每揉按3次，提耳1次（图3-15-5-67）。

要领：对耳轮的上部对应于人体的腰骶椎，中部对应于人体的胸椎，下部对应于人体的颈椎。

4. 第4势　搓项

（1）头转向左侧，左手经胸前由前向后搓颈右侧6~12次，换右手，经右耳后由前向后搓颈项部6~12次。

（2）头转向右侧，右手经胸前由前向后搓颈左侧6~12次，换左手，经左耳后由前向后搓颈项部6~12次（图3-15-5-68）。

要领：搓颈时动作要舒展，整个手掌贴于体表，手指放松，稍用力搓；范围要尽可能达到颈的3/4周，使颈项部达到自然放松状态。

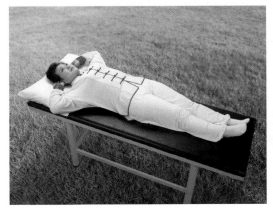 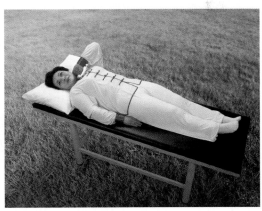

图3-15-5-67　"施氏十二字养生功"（卧位版）揉耳　　图3-15-5-68　"施氏十二字养生功"（卧位版）搓项

5. 第5势　摩三焦　双手相叠，男士左手在上，女士右手在上。置于上焦（胸部），顺时针方向按摩6~12次；然后顺时针方向按摩中焦（上腹部）6~12次；最后顺时针按摩下焦（下腹部）6~12次（图3-15-5-69）。

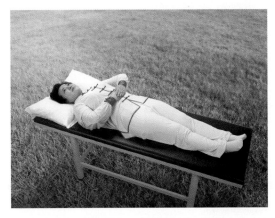

图3-15-5-69　"施氏十二字养生功"（卧位版）摩三焦

要领：按摩时双手要稍用力。

6. 第 6 势　搓腹股沟　先将左下肢自然屈曲外展，显露腹股沟，以左手由前外侧向内下方搓腹股沟 6~12 次，然后左腿伸直；再右下肢自然屈曲外展，显露腹股沟，以右手由前外侧向内下方搓腹股沟 6~12 次，然后右腿伸直（图 3-15-5-70）。

7. 第 7 势　抬腿　左腿伸直抬高 6~12 次，换右腿伸直抬高 6~12 次（图 3-15-5-71）。

要领：循序渐进，量力而行。

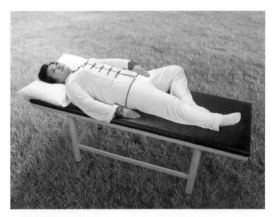 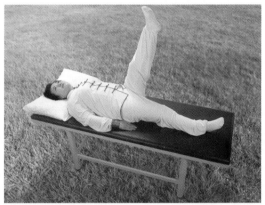

图 3-15-5-70　"施氏十二字养生功"（卧位版）搓腹股沟　　图 3-15-5-71　"施氏十二字养生功"（卧位版）抬腿

8. 第 8 势　蹬腿　左腿屈髋屈膝后，向脚跟方向蹬直 6~12 次；换右腿做 6~12 次（图 3-15-5-72）。

要领：蹬出时要注意踝关节尽量背屈，注意循序渐进。

9. 第 9 势　分腿　双腿并拢，屈髋屈膝，脚踏床面，双膝向两侧尽量分开，然后并拢，做 6~12 次（图 3-15-5-73）。

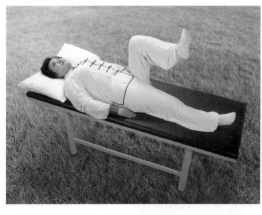 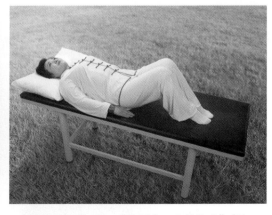

图 3-15-5-72　"施氏十二字养生功"（卧位版）蹬腿　　图 3-15-5-73　"施氏十二字养生功"（卧位版）分腿

10. 第 10 势　挺胸腹　仰卧，双腿并拢，屈髋屈膝，脚踏床面，抬臀挺胸腹，然后还原，做 6~12 次（图 3-15-5-74）。

要领：挺举腹部带动胸部时，呼吸要轻松平和，不宜屏气。

11. **第 11 势　仰卧起坐**　以双上肢屈曲，以腕掌关节支撑床面，轻轻撑起上身并顺势坐起，上身前屈，用双手触摸脚尖或小腿前缘，然后还原，重复 6~12 次（图 3-15-5-75）。

要领：动作要和缓，并注意呼吸节奏，不宜屏气，保持深呼吸。

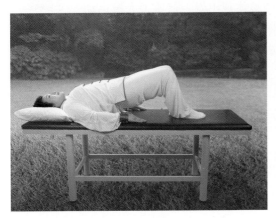 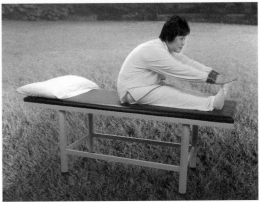

图 3-15-5-74　"施氏十二字养生功"
（卧位版）挺胸腹

图 3-15-5-75　"施氏十二字养生功"（卧
位版）仰卧起坐

12. **第 12 势　固齿**　固齿分两部分——舔齿和叩齿。

（1）舔齿：口微闭，以舌尖在唇齿间按顺时针方向舐摩牙齿及牙龈 3~6 遍，吞津 1 次，再逆时针方向舐摩牙齿及牙龈 3~6 遍，吞津 1 次，做 6~12 组。

（2）叩齿：口微闭，舌尖轻抵上腭，轻轻叩齿 12 次后吞津 1 次，重复 6~12 遍。

作用：健脾补肾，健齿益脑，聪耳明目（图 3-15-5-76）。

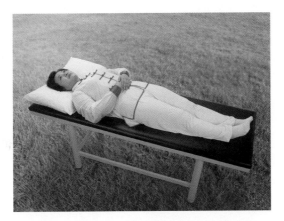

图 3-15-5-76　"施氏十二字养生功"（卧
位版）固齿

五、筋骨平衡操

1. **"筋骨平衡操"功效**　"筋骨平衡操"由上海中医药大学王拥军教授和施杞教授带领

的骨伤科团队总结多年的临床、科研成果，针对"慢性筋骨病"患者康复和大众保健养生需求专门编制。"慢性筋骨病"包括颈腰椎病、肩膝关节炎、骨质疏松症等。其外因是经络痹阻、筋骨失衡，表现为慢性反复的肢体麻木、疼痛僵硬、关节肿胀、变形；其内因是气血不和、脏腑失养，表现为疲劳乏力、失眠眩晕、腰膝酸软等。王拥军教授和施杞教授从中医的整体观出发，借鉴了太极运动的原理，设计了一套动静结合、开合有序、刚柔相济的肢体动作，调节人体的脊柱平衡、筋骨平衡，达到了气血平衡、脏腑平衡的目的。请在专业医师指导下练习"筋骨平衡操"。

筋骨平衡操
二维码视频

2."筋骨平衡操"练功口诀

先下肢后上肢，先拉伸后用力。

先远端后中间，先正面后反面。

拉开时要吸气，回位时轻呼气。

用力时稍憋气，鼻吸气口呼气。

3."筋骨平衡操"分解动作

（1）下肢动作

1）推墙蹬足

动作说明：慢性筋伤始于足下，因此本功法的起始动作从足部开始。

面墙双手掌推墙，单膝伸另一膝屈，伸膝足用力蹬地，屈膝足辅助用力，自然呼吸10次；蹬出足，小腿与大腿呈一直线，维持10次自然呼吸后，回复至起始状态。另一侧重复动作，如此循环往复2次（图3-15-5-77）。

动作要点：动作缓慢、均匀，保持均匀呼吸，手掌推力，足部蹬力同时发力，并注意配合呼吸。

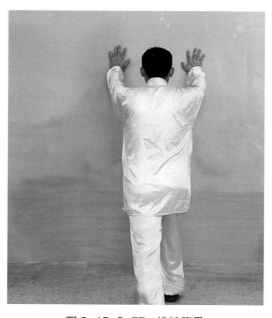

图 3-15-5-77 推墙蹬足

2）倚墙蹬膝

动作说明：两脚分开，与肩同宽，双脚跟尽量贴于墙面，保持头后部、肩、臀、小腿贴于墙面，保持稳定后，双手自然下垂。呼吸 2 次。

手握空拳，前臂抬起，垂直上臂，同时提起右腿至大腿垂直于墙面，小腿蹬出，与大腿呈一直线，维持呼吸 2 次后换腿，如此循环往复（图 3-15-5-78）。

动作要点：动作缓慢、均匀，保持均匀呼吸，头后部、肩、上臂、臀及支撑小腿贴墙。

3）背墙蹲膝

动作说明：背部紧靠墙壁，双足分开，与肩同宽，逐渐向前伸，双膝缓慢弯曲，直至大腿平行于地面，使身体呈现下蹲的姿势，小腿与地面垂直，大腿与小腿垂直，双手撑膝。保持头后部、肩、臀、贴于墙面，配合呼吸 5 次；缓慢起立恢复初始动作，如此循环往复 2 次（图 3-15-5-79）。

动作要点：动作缓慢、均匀，自然呼吸，整个过程中保持头后部，肩、臀贴墙，双手撑膝调整重心于足跟。

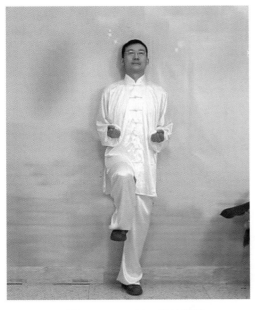

图 3-15-5-78　倚墙蹬膝

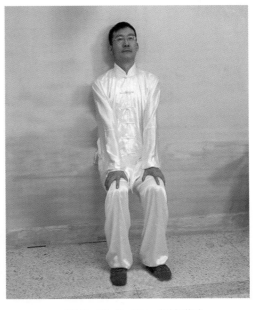

图 3-15-5-79　背墙蹲膝

（2）上肢动作

1）翻掌托天

动作说明：两脚分开，与肩同宽，两脚尖抬起，使得脚跟呈斜板状贴于墙面，保持稳定后，掌心向外，保持头后部、肩、臀、小腿贴于墙面，呼吸 2 次；两臂缓慢抬起至最高点，十指相扣，翻掌向上，静止，维持呼吸 2 次；保持头后部、肩、双臂尺及手掌尺侧、臀、小腿贴墙，腰部缓慢、均匀向右侧弯曲，至最大程度后，维持 2 次呼吸，然后缓慢直立；直立后，维持自然呼吸 2 次后向对侧运动，如此循环往复（图 3-15-5-80）。

动作要点：动作缓慢、均匀，配合呼吸，整个过程中保持头后部、肩、双臂尺及手掌尺侧、臀、小腿、贴墙，头与肩部相对位置保持不变，以腰部带动肢体运动，脚跟尽量抬起。

2）米字松颈

动作说明：同上肢动作1），下颌微收，自然呼吸2次；缓慢向右侧转动头部，至最大程度后，保持2次呼吸；缓慢恢复至中立位置，维持2次呼吸；向对侧运动，如此循环往复（图3-15-5-81）。

动作要点：下颌微收，动作缓慢、均匀，保持自然呼吸，整个过程中保持头后部，肩、上臂、臀、小腿贴墙，脚跟尽量抬起。

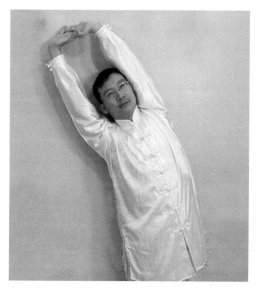

图 3-15-5-80　翻掌托天

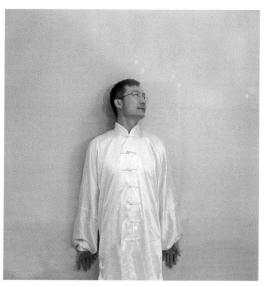

图 3-15-5-81　米字松颈

3）古鹤耸肩

动作说明：同上肢动作1），掌心向外，呼吸2次；双手叉腰，双肩向上耸起，至最大程度后，下颌微抬，呼吸2次（图3-15-5-82）。

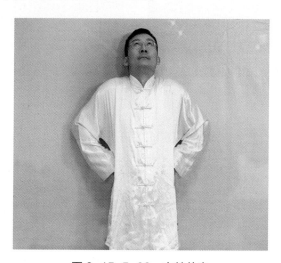

图 3-15-5-82　古鹤耸肩

　　动作要点：动作缓慢、均匀，保持自然呼吸，整个过程中保持头后部，肩、上臂、臀、小腿贴墙，脚跟尽量抬起。

　　（3）腰部动作

　　1）撞墙挺腰

　　动作说明：通过撞击震动可以刺激背部督脉和膀胱经，达到调理胸腔脏器、脊柱气血经络运行的功效。背墙而立，双脚肩宽，离开墙一只鞋的距离，吸气后倒往墙上，触墙刹那让吸入的气被墙撞击而挤出，并发出轻微自然的声音；每次练习重复10次。撞墙的时尽量让整个后背平整的撞向墙壁，同时挺腰离开墙面，并发出一个声音（图3-15-5-83）。

　　动作要点：动作缓慢、撞墙的刹那要吐气，如同气球被突然一击，胸中之气突然向所有该出的地方挤出，排除胸中浊气。

　　2）攀足固肾

　　动作说明：背墙站立，双脚分开，与肩同宽，下颌微收，双手叉腰，拇指向前；缓慢向前弯腰，至最大程度后，双手抓住同侧脚踝，腰背挺直；呼吸2次后，缓慢起身，双手叉腰。如此循环往复（图3-15-5-84）。

　　动作要点：动作缓慢、均匀，保持均匀呼吸，腰背挺直，膝关节挺直，不弯曲。

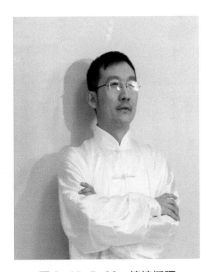

图 3-15-5-83　撞墙挺腰

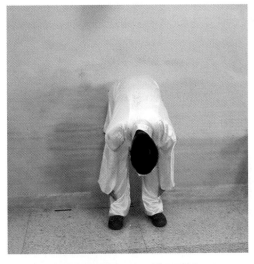

图 3-15-5-84　攀足固肾

　　3）转腰推碑

　　动作说明：面墙站立，与墙壁呈一上肢长度距离，双脚分开，与肩同宽，下颌微收，双臂伸直，掌心贴于墙面，呼吸2次；右手保持不变，用力推墙，左手缓慢握拳，收回，同时身体向外旋转至最大程度后，保持2次呼吸。缓慢回复，交替另一手，如此循环往复进行（图3-15-5-85）。

　　动作要点：动作缓慢、均匀，保持均匀呼吸，腰背挺直。

　　4）面墙下蹲

　　动作说明：面墙站立，双脚分开，与肩同宽，脚尖尽量靠近墙面，下巴、胸、膝贴墙，双手自然下垂，呼吸2次。

　　双手自两侧缓慢向上抬起，手掌向外，至与地面平行，其间，双膝弯曲，缓慢下蹲，至大腿与地面平行后，静止，维持呼吸 1 次。

　　缓慢起身，至初始动作。如此循环往复 2 次（图 3-15-5-86）。

　　动作要点：动作缓慢、均匀，保持均匀呼吸，整个过程中保持下颌、膝盖、上肢、手背贴墙。熟练者，可将脚尖贴于墙面，以增加动作难度。

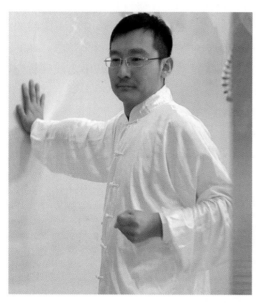

图 3-15-5-85　转腰推碑

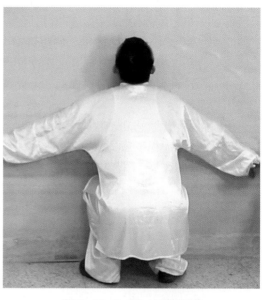

图 3-15-5-86　面墙下蹲

　　5）扶墙下腰

　　动作说明：面墙站立，与墙壁呈一臂长度距离，双脚分开，与肩同宽，下颌微收，双臂伸直，掌心贴于墙面；双手保持不变，用力扶墙，同时弯腰向下至最大程度后，保持呼吸 2 次。缓慢回复至动作 1），如此循环往复进行 2 次（图 3-15-5-87）。

　　动作要点：动作缓慢、均匀，保持均匀呼吸，双手扶墙下腰的深度逐渐加大。

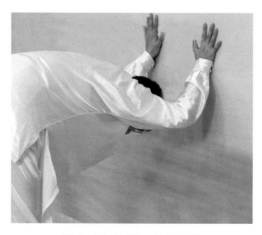

图 3-15-5-87　扶墙下腰

6）扶墙伸展

动作说明：面墙站立，脚尖离墙面约一足，举起双臂，掌心向外，至与身体呈一直线；身体前倾，使手掌、前臂、下颌、胸、腹部贴墙，维持呼吸5次。缓慢直起上身，至起始位置，如此循环往复（图3-15-5-88）。

动作要点：动作缓慢、均匀，保持均匀呼吸，上臂举至身体能耐受最大程度，贴墙过程中，保持手掌、前臂、下颌、胸、腹部贴墙，整个过程配合呼吸。

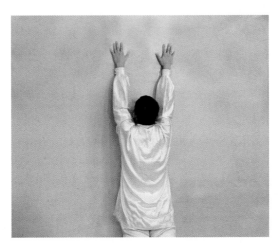

图 3-15-5-88　扶墙伸展

（叶秀兰　谢可永　胡军　李晨光）

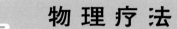

第十六章

物 理 疗 法

第一节　物理疗法概述

物理治疗学是通过应用电、光、声、磁、冷、热、水、力等人工或自然的物理因子作用于人体，并通过神经、体液、内分泌和免疫等生理调节机制，引起体内一系列生物学效应以预防和治疗疾病，改善和恢复躯体功能，达到提高人体健康水平的一个专门学科。

一、物理疗法沿革

我国应用自然物理因子疗疾除痛具有悠久的历史，是世界上最早应用自然物理因子、体育锻炼等疗疾强身的国家之一，具有丰富而宝贵的实践经验。早在远古时期，人类在长期的劳动中，造成软组织损伤，本能地用手抚摸、按摩，形成原始的按摩法。先秦时期名医扁鹊（秦越人）在给虢太子治尸厥时，让其弟子子阳厉针砥石，以取外三阳五会而使太子复苏，又令弟子子豹药熨两胁下，而见太子坐起……可见，先秦时期热熨等已广泛用于各种疾病的治疗。热熨，属热疗法之一，温和无刺激，使人腠理开泄，便于药物通过皮肤渗透入里，达到有效的治疗目的。以中药之酒剂，或浸剂搽擦于患部的治法，称为擦法，文字记载见于《素问·血气形志》。《素问·血气形志》云：“经络不通，病生于不仁，治之以按摩醪药。”其中的醪药就是用于配合按摩而涂的药酒。《外科精要》提出：“其在四肢者渐渍之，其在腰背者淋射之，其在下部者浴渍之。”其中的浴渍即为洗法。取中药煮沸液剂之蒸气，熏于患部的方法，称为熏法，又称淋拓、淋渫，首见于唐代蔺道人所著现存第一部中医骨伤专著《仙授理伤续断秘方·医治整理补接次第口诀》。其中多次提出淋洗之法：“一、煎水洗，二、相度损处，三、拔伸，四、或用力收入骨，五、捺正，六、用黑龙散通，七、用风流散填疮，八、夹缚，九、服药，十、再洗，十一、再用黑龙散通，十二、或再用风流散填疮口，十三、再夹缚，十四、仍用前服药治之。”“凡肿是血作，用热药水泡洗，却用黑龙散敷贴。”“凡伤重，必用药水泡洗，然后涂药。如伤轻，不必洗便涂药。”“洗药凡伤重者，用此方煎汤洗之，然后敷药。生葱（切断，一本用生姜）、荆芥（锉）、土当归，上三味煎汤，温热淋洗。”显示了熏洗在临床应用中的重要地位。综上所述，不同的病证，其外治之熨、洗、淋等法也应随之而变。正如《普济方·折伤门》所云：“凡伤折者，有轻重浅深久新之异，治法亦有服食淋熨贴熁之殊。”《黄帝内经》有“行水渍之”“摩之浴之”，提出了水疗和温泉能舒筋通络，按摩能松弛肌肉，运动能强筋壮骨，可作为祛病保健的一个有效方法。在运用自然因子治病疗疾的漫长历史发展过程中，经历代医家不断充实，使其在内容和形式更为丰富。至清代，由著名医家吴师机（字尚先）在继承和总结前人的基础上，编著了我国最早的运用自然因子治病保健的外治法专著《理瀹骈文》，提出"外治之理，即内治之理；外治之药，亦即内治之药。所异者，法耳"，以及外治法"虽在外，无殊治在内也"等新见解。全书以常见病、多发病为主，在治法中列举了膏药、熨法、洗法、擦法、熏法、照法、拭法、浴法、溻法、吸入法、取嚏法、灌导法、火罐法、割治法等种类繁多的外治法。除了水疗熏敷类法，早春秋末期、战国初期墨子的《墨经》中已有利用太阳光健身治病的记载。唐代，著名医家孙思邈提出用日光照射治疗佝偻病。东汉的《神农本草经》中记载：磁治"周痹风湿、肢节肿痛"，"除大热烦满耳聋"。唐代医学家孙思邈的《备急千金要方》中，载有用磁治眼疾。这些表明我国是世界上发现和应用磁疗最早的国家。体育运动锻炼是我国人民防病治病的重要手段，在我国医疗保健中具有丰富的内容和重要的临床应用价值。早在先秦时代，已出现导引术和吐纳术，其后汉代名医华佗创立"虎的勇猛、熊的匍匐、鹿的伸展、猿的纵跳、鸟的展翅"的五禽戏。宋代八段锦、明代太极拳、清代易筋经等功法，在民间流传甚广，至今仍为被广泛应用，对广大人民的健康起到了积极作用。

4世纪，西方医学之父希波克拉底倡导应用矿泉、日光、海水及"体育"治病以来，被认为是最早的物理治疗先行者。17世纪起，随着物理电子学成功应用于医学领域，医学有了高速发展，并由此从单纯自然物理因子治病，进入人工和自然物理因子治病的新阶段，扩大了临床治疗范围。如美国科学家富兰克林（Franklin）应用来顿瓶放电治疗瘫痪患者；1791年意大利物理医学家伽伐尼（Galvavi）做了蛙的肌肉实验，为直流电在医学中的应用作出了贡献；1803年俄国学者安德列·保罗托夫出版《关于电学和电机治病能力的经验概述》专著。自18世纪末提出直流电导入药物离子治病的设想，至19世纪中期已试用于临床，并为20世纪的广泛应用奠定了基础。随着电疗法日趋成熟，人工光疗法开始产生和发展，其中具有划时代意义的是1960年由美国物理学家麦曼（Maiman）研制成第一代红宝石激光器，1966年匈牙利Mester提出了低强度激光具有生物刺激作用，同时发现其具有高亮度、方向性、单色性和相干性好等特点，使激光技术走进了医学领域，很快被用于临床的诊断和治疗，至今已成为临床中不可缺少的重要医疗器械。其后，通过各国医学科学家们的不懈努力，使物理治疗学逐步得到提高和完善，并成为康复医学中的一个重要治疗手段，19世纪中叶，人工物理因子越来越多地应用于治病疗疾中，同时科学技术的发展，各种新型医疗设备技术层出不穷，如超声波、微波、激光等也逐步应用于临床医学，丰富了理疗学的内容。

随着时代进步，现代物理医学的发展，新的理论技术不断充实到物理治疗学科中，极大地增加了物理治疗学的内容。20世纪50年代，我国建立了物理治疗专业，开始了物理疗法的全面发展。随着现代科学技术的发展，现代科学理论技术为中医发展提供了取之不竭、用之不尽的丰富营养知识、新的科学理论，医疗仪器、应用设备也随之快速发展。中医骨伤科在继承传统疗法的基础上，结合现代科学研究，通过吸收消化现代科学技术，使原有的治法在内容上有了提高，在形式上得到更新，逐步发展到与现代其他学科具有同等先进水平的阶段。科学技术的推陈出新，新器材的研制，尤其是物理医学的产生和发展，给中医骨伤科的治疗提供了新的思路、新的技术和新的治疗方法。利用热、冷、电、光、声、温度、机械力等物理因子结合中医传统的气血、筋骨、脏腑、经络等理论，使中医骨伤科的治疗增加了新的内容，形成了颇具特色的中西医结合物理疗法，从而为临床提供更多选择。在传统中医外治法同现代科学技术相结合的过程中，传统疗法必然有所更新，同时派生出许多新疗法，为提高临床疗效作出了贡献。

二、物理治疗目的

对于不同的群体，有着不同的治疗目的，一般可分为三类。

（一）预防性教育

对普通市民，无病证或仅有病证趋向的人士，做预防性教育，纠正其错误的生活模式，增强抵抗力，防止疼痛等各种病证的发生。

（二）治疗和矫正

对已病患者的疼痛、功能障碍等证候，通过适当的物理治疗，对相应细胞、组织、器官等产生消炎镇痛、软化瘢痕、松解粘连、解除痉挛等作用，达到缓解症状、调节脏腑功能、平衡内环境、恢复肢体各关节正常活动度、恢复正常肌力、恢复正常步态、恢复机体正常功能和预防复发等治疗目的。

（三）教育和再训练

对于已伤残人士，采用各种治疗措施，尽可能发挥患者剩余功能，在适当辅助器具协助下，完成日常生活，并鼓励患者重返社会。

三、物理治疗作用

各种自然和人工因子作用于机体后，在引起充血、消炎、镇痛等共同效应的同时，还能随不同物理因子对不同细胞、组织、器官的相对选择性，引起特异性效应。研究表明，理疗的特异性作用效应只有在小剂量条件下，可出现最明显效应，而大剂量时，因分子布朗运动，可掩盖其特异性作用效应。其有效治疗作用有：

1. 消炎止痛　应用温热疗法、直流电导入法、电疗法等，增加血液循环，消除酸性代谢产物，达到消炎止痛的功效。

2. 缓解痉挛　应用超短波和微波疗法作用于深部组织，以及石蜡疗法、红外疗法等作用于浅部组织所产生的热量能降低肌梭中 γ 传出神经纤维的兴奋性，使牵张反射减弱和肌张力下降，缓解组织痉挛。

3. 软化瘢痕，消散粘连　石蜡疗法、超声波疗法等可以改变结缔组织弹性，增加其延展性，软化瘢痕和消散粘连。对于术后瘢痕和组织粘连有良好治疗作用。

4. 调节免疫机制　实验证明，紫外线、红外线、磁场等物理因子均有调节神经 – 内分泌信息控制系统功能，加强单核 – 吞噬细胞系统功能等，达到增强和调节机体免疫的作用。

5. 增强肌力　低中频电刺激，可兴奋神经肌肉，对于周围性神经麻痹、肌肉萎缩的改善或增强肌力具有较好辅助作用。

四、注意事项

（一）合理应用

根据患者具体证候，可分别采用 1 种或 2 种以上理疗方法。对应用 2 种以上疗法者，可选用：①联合疗法：先后连续应用 2 种以上的理疗方法；②交替联合疗法：间隔应用 2 种不同疗法，即是交替应用。

（二）适当剂量

开始治疗时，从小剂量开始，根据患者反应而增减。

（三）适应证和禁忌证

1. 适应证　理疗的适用范围包括各种炎症。

（1）骨伤科疾病：关节炎（包括退行性关节炎及类风湿关节炎）、强直性脊柱炎、软组织损伤、骨折、截肢、颈肩腰腿痛、脊柱侧弯和运动伤害等。

（2）神经系统疾病：如中风、脑病变、帕金森综合征等，脑创伤、脊髓病变、脊髓损伤、周围神经疾病或损伤等引起的肢体功能障碍。

（3）心肺功能障碍疾病：胸、腹腔和心脏手术前后的治疗和训练，呼吸系统疾病的治疗，如慢性阻塞性肺疾病、慢性支气管炎、哮喘、肺气肿、胸膜炎、肺炎和支气管扩张等。

（4）其他：先天或后天发育障碍，如脑性麻痹、发展迟缓等所引起的运动功能障碍等。

2. 禁忌证　严重的心脏病、动脉硬化、有出血倾向、恶病质及可刺激肿瘤细胞生长的物理因素，均属禁用范围。

第二节　水　疗　法

一、概论

应用各种不同成分、温度、压力的水，采用不同的形式作用于人体以达到机械及化学刺激作用来防治疾病的方法，称为水疗法。

早在 2000 多年前的《黄帝内经》中，已有相关记载（"其有邪者，渍形以为汗"，"除其邪则乱气不生"），认为采用热水可疗疾。其后各医家在此基础上，有了更多创新应用。如东汉名医张仲景在《金匮要略》中提出用苦参汤治疗狐惑病；葛洪在《肘后备急方》中用黄柏、黄芩煎汤治疗疡痈；孙思邈在《备急千金要方》中，应用黄芪、防风煎汤熏洗中风不语症。大型方书《太平圣惠方》中载有熏洗方 160 余首，说明早在宋代，水药疗法已广泛应用于临床。其后，水药疗法日趋成熟，并产生形式多样、疗效卓越的水药疗法，成为中医外治法中的重要组成部分。

西方以水疗作为正式医疗用途是由德国 Sebastian Kneipp 等于 18—19 世纪提出，其治疗机制主要是通过水所具有的热、冷、浮力、压力等理化特性作用于人体所引起的多方面反应，如在冷热效应刺激下，使人体产生性质完全不同的反应，对寒冷刺激的反应迅速、激烈，而对温热刺激的反应则较为缓慢、不强烈。水温与体温之间差距愈大则反应愈强，温度刺激范围愈广、面积愈大则刺激愈强。持续时间在一定时间范围内与反应程度成正比，如寒冷刺激在短时间引起兴奋，提高肌肉的应激能力，增加肌力，减少疲劳；长时间的冷刺激可引起组织内温度降低，肌肉发生僵直，造成活动困难，甚则出现麻痹。温热可使血管扩张，血氧增加和代谢过速以解除肌肉痉挛，有利于肌肉疲劳的消除，提高肌肉工作能力。温热刺激重复应用则反应减弱，因此在水疗时应逐渐增加刺激强度，以维持足够的反应。由压力效应产生机械刺激出现的静水压力可达 40~60g/cm，人们需用力呼吸以抵抗水压对胸、腹部的压迫，由此调节了气体的代谢。静水压力对体表的压迫可加速血液循环和淋巴管回流，引起体内体液再分配。在浮力作用下，人体在水中受到向上的人体所排除同体积水重量的浮力，使在水中失去的重量约等于体重的9/10，在此环境下，人们在水中活动较为省力，尤其对膝关节病患者，在水中进行关节活动，由于在水的浮力作用下明显减轻体重对膝关节的压力，使关节能在免负重的情况下做各种需要的运动。皮肤具有丰富的毛细血管，在其扩张时可以容纳全身血液的1/3。皮肤上还含有大量脊神经和自主神经的神经末梢。由于水流对人体所产生的冲击作用，刺激了血管和末梢神经，能显著扩张血管，兴奋神经，达到消炎镇痛的目的，进而影响中枢神经和内脏器官的功能。在水流冲击下，还可降低肌肉韧带紧张度，缓解痉挛，促进血液循环，加快新陈代谢，达到调节和改善神经系统功能等作用。同时水中含有的矿物质对机体的化学刺激，也常能对人体产生特殊作用。在临床上，水疗法对多发性神经炎、肌痉挛、肌萎缩具有良好疗效。水疗法常用于治疗各种关节炎、关节强直僵硬、神经炎、肌肉韧带等痉挛、各种软组织损伤等病证。对于严重心功能不全、出血性疾病、温度感觉障碍、体质极度虚弱等患者，应予禁用。

二、水疗分类和应用

（一）水疗分类

按水的温度、水的成分、水的形态、作用部位等，有不同分类法。

1. 按水的温度分　冰水浴：0~4℃；冷水浴：5~25℃；低温水浴：26~32℃；不感温水浴：33~35℃；温水浴：36~38℃；热水浴：39~42℃；高热水浴：>43℃。

2. 按水的形态分　冰水浴、水浴、气浴。

3. 按作用部位分　全身浴、局部浴。

4. 按作用方式分　擦浴、冲洗浴、浸浴、淋浴、湿包裹等。

5. 按水的压力分　低压浴，1个大气压；中压浴，1~2个大气压；高压浴，2~4个大气压。

6. 按水的成分分　海水浴、淡水浴、温泉浴、矿泉浴、药浴、汽水浴。

（二）水疗应用

按照水中所含成分不同，可分为海水浴、温泉浴和药浴。

1. 海水浴　利用天然海水冲洗或浸泡身体，以健身防病的一种水疗法。由于海水含有丰富的氯化钠、氯化镁、溴化钾、硫化镁等无机盐和微量元素，能消炎止痛。同时海水的浮力和静水压力具有扩张血管和促进血液循环的作用。因此，海水浴常作为日光性皮炎、神经性皮炎、牛皮癣、湿疹的治疗方法。

2. 温泉浴　采用略高于体温的温泉水浸泡身体，以健身防病的一种水疗法。温泉能促进血液循环，舒活筋骨，松弛肌肉，对于各类慢性关节炎如退行性关节炎等，能有效促进血液循环，增加组织营养，消除酸性代谢产物，增加关节灵活性，减少关节炎患者的关节紧张感，有利于缓解证情。

3. 药浴　按水中所含物质不同，分为下列5种。

（1）盐水浴：淡水浴中加粗制食盐，配成1%~2%浓度，具有提高代谢和强壮作用，适用于风湿性关节炎和类风湿关节炎。35%高浓度盐水浴对银屑病有较好疗效。

（2）松脂浴：亦称芳香浴，在淡水浴中加入松脂粉剂，浴水呈淡绿色，有芳香气味，多用于温水浴。具有镇静作用，常用于高血压初期、兴奋过程占优势的神经症、多发性神经炎、肌痛等。

（3）碱水浴：在淡水中加入非精制的重碳酸钠，则称苏打浴。又可同时加入氧化钙、氧化镁。具有软化皮肤角层和脱脂作用，用于多种皮肤病，对红皮病（剥脱性皮炎）、毛发红糠疹有一定疗效。

（4）中药浴：根据中医辨证施治的方剂制成煎剂加入淡水浴中而成。

（5）汽水浴：是在淡水中溶一定浓度的气体而成，常用的有下列3种。

1）二氧化碳浴：设备简单，可在家庭中进行。浴时皮肤明显充血发红，血液循环改善，心率变慢，呼吸变慢加深，肺换气功能增强，心脏负担减轻。二氧化碳浴适用于轻度心脏功能不全、早期高血压、低血压、血管痉挛、雷诺病等。对于动脉硬化、心绞痛、心力衰竭、动脉瘤、肺结核等患者则禁用。

2）硫化氢浴：硫化氢可通过无损的皮肤进入人体，能破坏实质细胞产生组胺等活性物质，可提高单核吞噬细胞系统功能，增加组织渗透性，减弱血脑障蔽功能，对重金属如铝、汞、铋等中毒具有解毒作用。硫化氢浴适用于代偿期的心血管系统疾病、慢性铝中毒、闭塞性脉管炎、银屑病、干性湿疹、慢性复发性疖病、慢性溃疡等。对患有肝肾疾病伴功能不全者禁用。硫化氢剧毒，有臭味，故浴时室内通风设备要良好，并严格用药。

3）氡浴：氡是镭蜕变的直接产物，可溶于水，具有放射性，放射出 α、β、γ 射线。半衰期为92小时，故制备的浓缩氡气应当时使用。氡气浴适用于风湿性、感染性或代谢性关节炎，以及痛风、神经根炎、神经症、慢性血栓性静脉炎、盆腔炎、胃溃疡、十二指肠溃疡、慢性湿疹等。对于活动性肺结核、重症动脉硬化、恶性肿瘤等禁用。

三、水疗操作

不同的水疗法，其操作方法也有区别。

（一）浸浴法

根据不同方式的浸浴，其操作方法如下：

1. 全身浸浴法　首先更换浴衣，拖鞋准备工作。入浴后水面高度不宜超过胸乳腺以上。如采用卧位式，应使头颈及前胸部露出水面，以减少水对人体的机械压迫。应用热水浴时，头部应予以冷敷。记录起始时间，期间应密切观察水疗中患者反应，如出现头晕、心慌、面色苍白、全身无力等症状时，应立即扶持患者出水池。结束后冲洗干净，用干毛巾擦身，休息20~30分钟后离场。此法常用于各种慢性肌肉损伤、关节损伤、周围神经卡压综合征、椎管狭窄症等。对于高血压、心功能不全、出血倾向者禁用。

2. 半身浸浴法　患者坐于浴盆中，施以冲洗和摩擦，且逐渐降低水温，是一种较为柔和的治疗方法。包括兴奋性半身浸浴法、强壮性半身浸浴法、镇静性半身浸浴法、退热性半身浸浴法等。操作时，患者去除衣服，淋湿头部，取坐位，水面至脐部。用小瓢取浴盆中水，以均匀水流速度冲洗背部及胸部，同时摩擦背部、肩部、腹部，以舒适为度。最后用水冲洗患者胸、背部，出浴后用毛巾擦干全身。一般水温在35~30℃，如采用兴奋性半身浸浴，水温应在30~20℃，逐渐降至20℃以下；强壮性半身浸浴法，开始时水温35~36℃，逐渐降至30℃，期间用低于水浴温度1~2℃的水冲洗；镇静性半身浸浴法，开始水温37~36℃，逐渐降至34~33℃，并进行极轻按摩，浴终时不冲洗；退热性半身浸浴法，水温为 19℃，并进行强力按摩。治疗时间不超过 5 分钟，治疗后休息 20 分钟，每日或隔日 1 次。如治疗过程中出现寒战等情况，应立即停止。

3. 局部浸浴法 人体某一部分浸浴在水中，通过冷热水的刺激，调整局部或全身功能，达到治疗疾病的方法。

（1）手、足盆浴: 将浴盆放在盆架上，倒入 40~50℃温水。暴露所浴部位并浸泡于盆内。每次治疗时间为 10 分钟，可加热水以保持水温，也可以应用冷热交替法进行，冷水为 20℃以下，热水为 40~45℃，先热水 0.5~1 分钟，再冷水 10~15 分钟，交替进行。对于手浴的冷水浴适用于急性炎症、肌肉扭伤、血肿等；热水浴适用于肌肉、关节痉挛；冷热交替浴适用于血管运动神经功能紊乱者、多汗症等。足浴中的冷水浴适用于足部多汗症、足部急性炎症等。坐浴、渐加温浴适用于高血压、支气管哮喘、心肌疾患、肺硬化、痛风体质、失眠。电水浴法的适应证有运动系统疾患如多发性关节炎、大骨节病及痛风性关节炎；周围血液循环障碍疾患如雷诺病、肢体慢性淋巴循环障碍、静脉曲张及早期血栓闭塞性脉管炎；周围神经系统疾患如多发性神经炎、坐骨神经痛、臂丛神经及胫腓神经损伤后状态；其他如自主神经功能障碍、肢端感觉异常、早期高血压及全身动脉粥样硬化；禁忌证有严重心脏病、恶性肿瘤、出血素质、发热及局部皮肤损伤、渗出及化脓性病变。

（2）坐浴：将坐浴盆放于架上，加入 40~45℃温水，将骨盆及会阴部浸入水中。盆内热水不超过坐浴盆深度的 1/2，期间应加热水或更换温水以保持温度。也可以进行冷水坐浴，温度 10~20℃，时间 3~10 分钟。

（3）渐加温浴：将手和足部放在相应水浴槽中，起始水温 36~37℃，7~10 分钟内水温上升到 44~45℃，持续 10~15 分钟，出浴，擦干皮肤，卧床休息 30 分钟。坐浴、渐加温浴适用于高血压、支气管哮喘、失眠等。

（二）擦浴法

擦浴法是采用含有温热水分的毛巾摩擦皮肤，通过温热和机械对人体的刺激以治疗病证的方法。本法禁用于动脉硬化、血压过高者。

1. 局部擦法 患者平卧位，暴露治疗部位。用温热湿毛巾摩擦皮肤，每部位 3~5 分钟，以皮肤潮红而有温热感为度。摩擦顺序：依胸部—背部—上肢—下肢顺序进行。

2. 全身擦法 患者除去衣服，用温热湿毛巾摩擦皮肤，时间为 10~15 分钟。以皮肤潮红而有温热感为度。依后颈—躯干—四肢顺序进行。擦浴后，患者休息 30 分钟。

（三）冲洗法

冲洗法是对身体某一部位用温热水进行冲洗以达到机械刺激作用的一种治疗方法。

1. 全身冲洗法 准备相差 1℃的 2 桶水，先用温度高的一桶，再用温度低的一桶，以缓慢的水流向颈、肩部冲洗，使水均匀经过整个身体表面。冲洗后，患者披上干被单，并在干被单上进行摩擦，以患者产生温热的舒适感为度。治疗时间为 2~3 分钟，水温为 30~20℃。

2. 局部冲洗法 仅对机体局部体表冲洗的方法，操作同全身冲洗法。

（四）淋浴法

淋浴法是应用具有一定压力的水流喷射于人体的治疗方法。其常规操作为：首先按医嘱调好水温及水压。患者应戴防水帽，距操纵台 2.5~3m 处，禁止直射头部、前胸及会阴部。

期间密切观察患者反应，当出现头昏心慌、面色苍白、全身无力等症状时，应立即停止治疗。结束后出浴，用毛巾擦干皮肤，休息 20~30 分钟，离开场地。根据喷淋方式可分为：

1. 直喷浴　患者除去衣服，头戴防水帽，立于操纵台前 2.5~3m 处，背向操纵台。操纵人员以密集水流直接喷射患者。喷射顺序：背—肩，背—足部。水柱均匀喷射，再进行两侧面喷射。患者面向操纵人员，操作人员用散开的水流喷射胸腹部，到下肢时再用密集水流。水温 35~28~25℃，水压 1~1.5~2~2.5 个大气压。结束后，以干毛巾摩擦皮肤，以有温热感为度。

2. 扇形淋浴　患者除去衣服，头戴防水帽，站在操纵台前 2.5~3m 处。操纵者用右手拇指按压喷水口，使水流呈扇形射向患者，自足到头 2~3 次。患者转动顺序：背侧—前侧，每侧 2~3 次。时间 2 分钟，水温 33~28℃，水压 1.5~3 个大气压。治疗结束用干毛巾摩擦。直喷浴和扇形淋浴均适用于肥胖症、神经症、功能不全性麻痹、低张力等。

3. 冷热交替法　热水温度 40~45℃、15~30 分钟，冷水温度 20℃、10~20 分钟，先热后冷，重复 2~3 次，治疗结束后，皮肤有明显充血反应，时间为 3~5 分钟；治疗结束后，擦干皮肤，休息 20~30 分钟。适用于慢性多发性神经根炎等。禁用于心功能不全、动脉硬化、动脉瘤、高血压。

4. 雨样淋浴　为下行淋浴，主要为温度作用。

5. 针状浴　用 2~3 个大气压进行治疗，刺激性大。雨样淋浴和针状浴均适用于身经衰弱者、神经症、肌痛等。

6. 周围淋浴　患者四周和上部水流喷射，水温 36~33℃，压力 2~2.5 个大气压，时间 3~5 分钟。适用于神经衰弱、自主神经功能障碍、疲劳症候群等。

第三节　冷热疗法

一、概述

通过冷或热作用于人体局部或全身达到治疗目的的方法称为冷热疗法。由于过大用力引起肌肉、肌腱、韧带、软骨、骨、骨膜、神经组织的急性损伤，或过度使用引起这些结构的慢性损伤。选用适当的冷热疗法，应用于损伤的不同类型、不同阶段，有助于损伤组织的修复和功能活动的康复。对于急性损伤，一般常采用冷敷疗法。冷敷可使局部血管收缩，血流减慢，血液黏稠度增加，有利于血液凝固而控制出血，减轻局部充血或出血。冷敷也可使局部血流减少，降低细胞的新陈代谢和细菌活力，限制炎症扩散。急性损伤者，因血管破裂，受伤组织炎性渗出，局部肿痛明显，冷敷降低组织细胞的活动和神经末梢的敏感性，缓解疼痛。同时冷敷使血管收缩，降低血管壁的通透性，使渗出减少，有利于肿胀消退。冷敷直接与皮肤接触，通过其物理蒸发作用，可降低体温，常用于高热、中暑患者。

对于损伤中后期，或慢性劳损者，热疗为常用的方法。热疗可使血管扩张，血液循环速度加快，促进组织代谢产物的排出；同时因血流量增加，白细胞数量增加，吞噬能力增强，促进炎性渗出物的吸收，解除对神经末梢的刺激，缓解疼痛。热疗促使局部组织充血，使肌肉组织松弛，结缔组织伸展性增加，减轻了肌肉痉挛，增加关节活动度，改善关节强直僵硬程度。由于热疗使局部皮肤血管扩张，皮肤血流量增加，减轻了深部组织的充血与肿胀。

冷热疗法对人体组织有着不同的生理效应，冷疗减少细胞代谢和需氧量及毛细血管通透性，减慢血液、淋巴液的流动和结缔组织伸展性及神经传导，收缩血管；热疗增加细胞代谢和需氧量及毛细血管通透性，增快淋巴流动和神经传导及血液流动，扩张血管，使体温上升，降低血液黏稠度。

二、冷热疗法应用

（一）冷疗应用

冷疗是通过局部降温的方法，使血管收缩，降低毛细血管通透性和局部代谢，以制止淋巴液、血液渗出，达到消炎退肿目的。一般用于闭合性软组织损伤在 24~48 小时内的急性阶段。应用方法有：

1. 冰按摩　用装有冰柱的按摩器在所需部位做循环摩擦 5~10 分钟，以患者适应为度；或用装有碎冰块的塑料袋敷在损伤部位 15~20 分钟。

2. 冰袋、冰囊　把毛巾包裹的冰袋或冰囊置于损伤部位 15~20 分钟。

3. 冰帽　戴上冰帽，病人后颈部和接触冰块的部位垫以海绵垫，戴上冰帽。冰帽的引水管置于水桶中。一般时间为 15~20 分钟。期间密切观察患者反应，随时调整。常用于头部外伤或高热患者。

4. 冷湿敷　把敷布浸入冰水盆中，敷布拧干后，以折叠方式敷于患处。每 2~3 分钟更换 1 次敷布。一般冷湿敷时间为 15~20 分钟。

5. 浸泡法　将受伤部位放到自来水或冰水中约 5~10 分钟，其温度以患者舒适度为准而调整。

6. 冷喷雾　运用易蒸发、吸热快、能迅速降低体表温度的喷雾制剂，直接喷洒在患部。常用的有氯乙烷、冷冻去雾剂等。喷洒时应垂直损伤部位，距离约 30~40cm，每次喷 8~10ml，以皮肤出现一层白霜为宜。

（二）热疗法应用

热疗可扩张局部血管，加快血液流动，使局部温度升高、代谢活跃，促进炎症物质的吸收，改善组织营养，促进炎症消除及组织愈合，同时提高感觉神经兴奋性，有利于解痉止痛，消除肿胀。对软组织损伤 48 小时后的中后期患者均可运用。应用方法有：

1. 热水袋　准备 1000~1500ml 容量的热水袋，冲入 1/2~2/3 水温为 60~70℃的热水，时间 15~20 分钟。需随时观察患者变化，以便调整。亦可用热沙袋、热盐袋等敷于患部。

2. 红外线疗法　暴露需照射部位，用红外线灯照射，灯距 30~50cm，每次治疗 15~30 分钟，每日 1~2 次，15 次为 1 个疗程。

3. 热敷法　用湿热毛巾或中草药处理的湿热毛巾贴敷于伤部，3~5 分钟更换 1 次，以保持温热感。每次 20~30 分钟。

4. 温水浸泡　盆内盛 43~46℃热水，时间 15~30 分钟。如为疮面可用镊子夹取纱布，反复清擦疮面。浸泡完毕，用纱布擦干，有伤口者，再行换药。

5. 热坐浴　盆内盛 38~41℃热水，将臀部全部浸入水中，时间 15~20 分钟，浴毕擦干皮肤。

6. 熏蒸法　用配好的药物加水煮沸，将需要治疗部位直接置于蒸气上熏蒸。每次治疗 20~30 分钟。蒸气温度以患者舒适为宜，切勿过高，以防烫伤。

（三）冷热交替疗法应用

采用冷热水交替洗浴、浸泡身体的治疗方法，称为冷热交替疗法。本法具有冷热水效应在人体脏腑器官生理上的作用，有较强的治疗、保健之效。冷热水交替浴是一种简单而古老的"血管操"，通过适当冷热水交替刺激机体，使血管在一张一缩运动中，增加血管弹性，增强机体对冷热刺激的耐受力，改善机体血液循环和营养状态，促使代谢产物、致痛因子、炎症介质及易沉积于血管壁和内膜上形成粥样硬化斑块等不良成分的及时排出。

具体操作：准备 10~0℃的冷水和 40~50℃的热水。活动身体之后，先置身体于热水桶中浸泡数分钟，再置身于冷水桶中浸泡数分钟，轮流交替进行若干次后，最后于热水桶中结束，浴巾擦干身体。也可用冷热水交替淋浴取代。

三、注意事项

（一）间隔时间

由于机体具有免受冷热损伤组织而产生继发效应的防御作用，因此，患者在应用热或用冷 30 分钟后应停止，给予 1 小时的间隔，再按规定反复应用。

（二）环境温度

注意影响冷热疗法的因素，如环境温度高于或等于身体温度时，散热效果减低；应用冷疗、热疗的面积大，机体反应就较强，反之则弱；皮下冷感受器比热感受器多，故浅层皮肤对冷较敏感。另外，皮肤薄或经常暴露的部位对冷热有明显反应；应用湿冷、湿热比干冷、干热疗法的效果好；各人对冷或热的耐受性不同，反应也不同等。

（三）治疗时间

冻伤是冷疗对组织的损伤，可导致暂时或永久性神经功能障碍。期间应严格注意治疗过程中的冷感、灼热感、痛感或麻木 4 个阶段。因此，一旦出现麻木应立即终止治疗。

（四）冷疗禁忌

冷疗可使血管收缩，加重血液循环障碍、局部组织缺血缺氧等，故对周围血管病、神经病等局部血液循环不良的病症，应禁用。对机体某些特殊部位，如易引起冻伤的阴囊部位，易引起反射性心率减慢、心律不齐的心前区域等，不易采用冷疗。对冷疗易诱发的病证如红斑、风湿性关节、雷诺病等，也不宜采用冷疗法。

（五）注意烫伤

组织烫伤是热疗中较为常见的并发症，所以掌握适当温度十分重要。同时随着热疗时间增长，组织温度在一定时间内也随之增高，所以在治疗期间，应密切观察，以随时调整。

（六）热疗禁忌

由于热疗能扩张血管，加速血液循环，提高血管通透性，可使急性损伤局部组织疼痛加重、肿胀增加，所以对于损伤早期、肿痛明显者，应避免应用热疗。对细菌性炎症、原因不明腹痛、出血性疾病、感觉障碍等患者也不宜应用热疗。

（七）冷热交替注意事项

对应用冷热交替疗法者，必须注意水温的选择。对年老体弱者，冷水温度应应适当调高，同时密切观察患者变化，以便及时调整。

四、冷热疗法研究

（一）对腰痛的疗效

冷热疗法在临床有较为广泛的应用，并取得满意疗效。卢建亮等将 24 名慢性腰肌劳损患者随机分为红外线组、低温差冷热交替组（低温差组）和高温差冷热交替组（高温差组），每组 8 人。红外线组采用远红外灯治疗仪治疗，持续照射 30 分钟；冷热交替组采用 0℃的冰按摩 5 分钟和热敷 5 分钟交替 5 次，共 30 分钟，低温差组接受 42℃的热敷，高温差组接受 75℃的热敷；每天 1 次，连续治疗 30 天。结果发现：①红外线组、低温差组和高温差组的平均 VAS 评分值分别下降了 11.87、15.63 和 20.38，降幅分别为 19.58%、26.05%和 28.80%；压痛评定值平均降幅分别为 28.00%、43.08%和 53.00%，各组的 VAS 评分值和压痛评定值治疗前后差异均非常显著。高温差组的 VAS 评分值和压痛评定值下降程度大于其他两组，与红外线组相比差异显著。②红外线组、低温差组和高温差组的腰肌平均耐力时间分别增加了 7.13 秒、13.13 秒和 20.88 秒，增幅分别为 12.79%、23.19%和 37.70%；相对背肌力平均增幅分别为 5.56%、10.37%和 16.67%；ADL 评定值平均增幅分别为 22.60%、30.46%和 39.66%，各组腰肌耐力时间，相对背肌力和 ADL 评定值治疗前后差异非常显著。与其他两组相比，高温差组的腰肌耐力时间、相对背肌力和 ADL 评定值增加更多，差异非常显著；与红外线组相比，低温差组腰肌耐力时间增加更多，差异非常显著。与红外线组相比，低温差组相对背肌力增加更多，差异显著。③红外线组、低温差组和高温差组前屈平均活动度分别增加了 1.88°、2.13°和 2.88°，增幅分别为 5.94%、6.38%和 8.76%；低温差组和高温差组前屈活动度治疗前后差异显著。后伸、左侧屈和右侧屈治疗前后没有明显变化。④红外线组、低温差组和高温差组 FER 左侧分别平均下降了 0.06、0.09 和 0.10，降幅分别为 7.89%、12.00%和 13.16%；右侧分别平均下降了 0.02、0.09 和 0.12，降幅分别为 2.78%、11.84%和 16.00%。除红外线组右侧外，各组各侧的 FER 治疗前后差异显著。高温差组两侧的 FER 值下降程度均大于其他两组，与红外线组的差异具有显著性。⑤红外线组、低温差组和高温差组 RMS 左侧分别平均下降了 14.04、16.40 和 24.70，降幅分别为 6.74%、7.97%和 11.99%；右侧分别平均下降了 14.49、16.52 和 24.20，降幅分别为 6.97%、8.05%和 11.80%；各组各侧治疗前后差异非常显著。高温差组两侧 RMS 减少的程度均大于其他两组，差异非常显著。⑥红外线组、低温差组和高温差组的 MF 左侧平均增幅分别为 12.08%、18.79%和 23.29%，右侧分别为 12.44%、21.01%和 26.87%；MPF 左侧平均增幅分别为 1.27%、2.23%和 4.67%，右侧分别为 1.29%、2.39%和 4.87%；各组各侧治疗前后差异非常显著。高温差组各侧 MF 增加的程度明显大于其他两组，与红外线组差异显著。高温差组各侧 MPF 增加的程度明显大于其他两组，差异非常显著。⑦红外线组、低温差组和高温差组的 MFS 左侧增幅分别为 6.76%、12.33%和 14.93%，右侧分别为 7.25%、11.27%和 14.08%；MPFS 左侧增幅分别为 14.08%、22.86%和 31.43%，右侧分别为 14.49%、23.19%和 31.43%；各组各侧治疗前后差异非常显著。高温差组各侧 MFS 和 MPFS 增加的程度明显大于其他两组，与红外线组差异显著。⑧治疗后 2 个月随访与治疗结束时相比，各组患者 VAS 评分有所减少，压痛评分有所增加，但差异均不显著；腰肌耐力、相对背肌力、腰部运动幅度、日常生活能力以及腰肌表面肌电指标均无明显变化。上述结果表明，冷热交替疗法能明显改善慢性腰肌劳损患者的腰部疼痛、腰部活动功能和提高患者的日常生活能力，显著优于红外线疗法，且疗效较为持久。同时冷热交替治疗后，高温差组的腰肌耐力、相对背肌力、ADL、RMS、MPF 改善程度显著优于低温差组，表明冷热交替疗法在慢性腰肌劳损的疗效上与冷热疗的温度差有关。此外，冷热交替治疗后，患者 MF、MPF、MFS 和 MPFS 显著增加，说明其能明显改善患者的疲劳症状。MF 和 MPFS 的增幅大于 MPF 和 MFS 的增幅，说明在反映患者腰肌疲劳程度时，MF 和 MPFS 是较好的指标。

（二）对关节损伤的疗效

殷继超等选取 50 例髌骨骨折术后膝关节功能障碍患者，随机分为治疗组与对照组各 25 例，治疗组采用热疗（中药塌渍）+ 联合康复治疗 + 冷疗（中药冷膏）；对照组采用热疗（中药塌渍）+ 联合康复治疗。结果两组患者治疗 8 周后，治疗组患者的膝关节疼痛、功能、活动度、日常生活活动能力评定等各项指标均明显优于对照组，表明冷热交替协同联合康复治疗能明显改善髌骨骨折术后膝关节功能障碍。王世继等将闭合性踝关节骨折早期软组织肿胀患者 100 例，随机分为熏洗组和冷热序贯组，结果显示，冷热组的治疗效果明显优于熏洗组；冷热治疗组患肢疼痛评分、患肢和健肢周径差值改善显著优于熏洗组，表明冷热疗法治疗早期闭合性踝关节骨折软组织肿胀有显著临床效果。王东来等采用冷热疗法配合理筋手法及中药外敷和固定治疗踝关节扭伤 245 例，结果总有效率 98.4%，说明冷热疗法对踝关节扭伤有良好临床疗效。

第四节　电　疗　法

一、概述

利用不同类型电流和电磁场预防和治疗疾病的方法称为电疗法，是骨伤科各种疼痛、肿胀、肢体功能障碍等康复中的常用治法之一。人体组织含有大量水分和能导电的电解质和非导电的电介质，所以人体是既有电阻又有电容性质的复杂导体，是人体具备电疗的物质基础。通过电能的作用，在人体可引起体内一系列物理、化学变化，通过神经 - 体液作用，刺激内外感受器，引起机体物质代谢和免疫功能等方面的一系列改变，影响组织和器官的功能，达到调节脏腑、器官功能，提高新陈代谢率，增强机体免疫功能，促进病变组织修复和再生，缓解证候，治疗疾病之目的。

早在公元前 450 年的古希腊时代，已有使用"电鱼"刺激人体以镇定止痛的记载。1786 年伽伐尼在著名的青蛙实验中发现了生物肌电现象，1795 年法国人让·阿莱在治疗面部神经麻痹症时，采用电刺激疗法取得了成功。其后加马根迪、法拉第和杜布瓦·雷蒙等科学家在电疗的理论和实践上都做了大量研究，发现了电刺激神经的规律，极大促进了电疗法和电诊断的发展。1952 年美国查达克和克里特巴赫研制出一种由晶体管和电池组成的心脏刺激器（起搏器），成为 20 世纪在电刺激疗法上取得的一个伟大成就。随着科学技术的进步，电疗法在医学上已被广泛应用。

不同性质的电流对机体治疗机制各有特点，表现的反应也不同。临床应用较多的有直流电离子导入疗法，以及低频脉冲、中频脉冲和高频电疗法等交流电疗法。

二、直流电离子导入疗法

直流电离子导入疗法是通过直流电将药物离子通过皮肤、黏膜等组织，导入体内，达到治疗疾病的方法。其原理是利用电荷同性相斥、异性相吸的理论，通过皮肤汗腺把药物离子或荷电微粒导入体内，具有直流电和药物的双重治疗作用。药物导入量与电量大小、药物浓度、电极面积和通电时间等因素密切相关。尤其通电时间不宜过长，以防局部组织内离子堆积而产生极化现象，使药物导入量明显减少。临床上一般通电 20~30 分钟。导入药物不但在局部组织含有较高的药浓度，有利于局部组织的治疗，而且还通过体液循环把药物传送到远端组织和器官而起治疗作用。导入药物的选择，因病而异，如风湿性疾病常用水杨酸类药物等。

（一）治疗作用

直流电离子导入疗法具有直流电荷药物的双重作用。直流电作用于机体时，在适宜直流电作用下，其电场中的组织内两电极区域出现电解化学反应，促使正负离子定向移动，在带电胶粒电泳和水分子电渗的影响下，引起组织兴奋，导致细胞膜结构与通透性增高或降低，以及酸碱度变化和组织含水量的改变，从而影响各组织器官的功能活动，尤其对神经系统的功能影响更为明显，如调整中枢神经功能，改变周围神经的兴奋性，促进神经纤维再生和消除炎症，扩张电极周围较高药浓度组织血管和加速血液循环。在直流电作用下，药物离子根据同性电荷相斥、异性电荷相吸的原理，在同性电极的推斥下，经皮肤汗腺导管开口进入机体；进入机体内的药物离子在局部皮肤浅层形成离子堆，使药物保持较高浓度和存留较长时间，并以不间断的方式向组织释放药物离子而发挥药物治疗作用。导入药物离子的数量与药物的解离性质、药物的浓度和通电时间等密切相关。对于导电性能愈好的离子化药物，其通过电流作用导入皮肤的效果也愈强。在相同浓度下，一价离子较多价离子在电场中迁移更快，有较好的渗透效率。临床常用的药物浓度一般为 1%~10%。具体选用还应注意药物的特性，如毒性较大、酸碱性较强、刺激性较大的药物，浓度不宜太高，以防药物导入过量所致严重副作用或皮肤损伤；贵重药物的浓度应适宜，以防浪费。适宜的通电时间十分重要，导入的药量并不随时间的增长而增多。通电时间过长，皮肤在电流作用下易产生极化效应，使导入的药物相对减少，一般应 30 分钟左右。同时直流脉冲电流刺激机体后，产生电力按摩，能促进血液循环，改善组织的适应性和耐受能力，从而使组织得以修复，机体生理平衡得以恢复。导入体内的具有治疗作用的高浓度药物成分直接位于较表浅组织病灶内，其在体内蓄积时间长，疗效持久。在直流电和药物的综合作用下，取效更著，尤其通过对神经末梢感受器的特殊刺激，调整神经系统和内脏功能，提高肌张力，达到消炎止痛、促进神经再生和骨折愈合的目的。直流电药物离子导入疗法除直流电作用外，同时透入药物的药理特性也各具其效，如各种抗生素有利于加速炎症消除，透明质酸有利于软化瘢痕组织和松解粘连，丹参、桃仁、三七等活血化瘀药有利于缓解疼痛，使肿胀消退。

（二）操作方法

直流电离子导入疗法操作方法较多，临床常用的有衬垫法和穴位离子透入法。

1. 衬垫法　将药液浸湿的药物衬垫直接置于治疗部位的皮肤上，在药垫上再放置以水浸湿的布衬垫、金属电极板等。放置药垫的电极称为主电极，另一极为辅电极。主电极经导线与治疗机的一个输出端联接，其极性必须与拟导入药物离子的极性相同；辅电极与治疗机的另一输出端相接。亦可将与阳极和阴极相联的衬垫都用药液浸湿，同时分别导入不同极性的药物离子。

2. 穴位离子透入法　将装有直径1~2cm铅板的衬垫浸湿药液，放置在所选定的穴位上，另一极放在颈、腰或其他部位，通上直流电。

3. 适应证　主要适应证有神经根炎、神经损伤、神经痛、淋巴管炎、软组织特异性感染、自主神经功能紊乱等。

4. 禁忌证　禁用于带有心脏起搏器、急性湿疹、对直流电过敏、心力衰竭、出血倾向疾病等患者。

三、交流电疗法

在治疗中，按其频率的高低，分为低频脉冲电疗法、中频脉冲电疗法和高频脉冲电疗法等。

（一）低频脉冲电疗法

低频电流可改变神经和肌肉细胞的膜电位，使之兴奋而产生收缩。临床采用频率在1kHz以下的低频脉冲电流。这种电流在人体内可引起离子和荷电微粒迅速移动，因而对感觉神经和运动神经有明显的刺激作用。低频脉冲电流因波形不同，可分为方波、梯形波、指数曲线形波、三角波和正弦波等。根据临床治疗需要，可调整脉冲周期、脉冲宽度和升、降波时间。有时以更低频率的脉冲波去调制上述低频脉冲，这种波称低频调制波。具体包括感应电疗法、电兴奋疗法、电睡眠疗法、超强电刺激疗法、经皮电刺激疗法、间动电疗法等。

1. 治疗作用　一般剂量的低频脉冲对神经肌肉刺激，可引起肌肉收缩，能促进动脉供血，改善血液循环，增加局部营养代谢，促进静脉和淋巴回流，消退水肿，提高肌肉张力，保持肌肉弹性，防止肌肉萎缩；在脉冲电有规则刺激神经肌肉时，可使肌肉呈节律性收缩，以防损伤或炎症所造成的肌纤维和肌膜间、肌束之间的粘连，防止挛缩。同时脉冲电刺激还有促进病损神经纤维再生的功效。采用两组低频脉冲电流，交替刺激痉挛肌及其拮抗肌，治疗上运动神经元疾患所引起的痉挛性瘫，通过交互抑制的反应使痉挛组织缓解。超出一般剂量的低频脉冲和经皮电刺激神经疗法（TENS），其低频脉冲电阻可抑止痛觉神经向中枢传递冲动，促进局部血液循环，改善组织代谢功能，有利于局部的致痛物质排出，从而达到有效的止痛效果。临床常用于软组织损伤疼痛、肌肉萎缩、功能障碍、各类关节炎、周围神经疾病、各种肌肉萎缩等。

2. 常用低频脉冲电疗法

（1）感应电疗法：感应电流是用电磁感应原理产生的一种频率为60~80Hz、双相、不对称的低频脉冲电流，或频率为50~100Hz、脉冲宽度为1毫秒、单向尖波脉冲的新感应电流。它能兴奋运动神经与肌肉，引起横纹肌完全强直性收缩。当采用间断的感应电流时，可引起节律性强直收缩，由于肌肉组织的强烈收缩，可有效促进肢体的静脉与淋巴回流，同时通过肌肉活动，增加了组织间相对运动，使轻度粘连组织得以松散，病理产物排出。临床常用于各种软组织粘连、血液循环不良、失用性肌肉萎缩等。

（2）间动电疗法：是将50Hz正弦交流电整流以后叠加在直流电上而构成的一种脉冲

电流。常用的波形有 6 种。①疏波（MF）：频率 50Hz 的正弦波，间隔 10 毫秒，幅度恒定；②密波（DF）：频率 100Hz，周期 10 毫秒，具有短时止痛作用；③疏密波（CP）：MF 和 DF 交替出现，各持续 1 秒，具有较长时间止痛和促进渗出物吸收作用，用阴极的密波（DF）作用于交感神经节，疏波（MF）作用于局部，能降低交感神经的兴奋性，改善外周血液循环；④间断波（LP）：又称慢交替疏密波，其中 MF 持续 4 秒，DF 持续 8 秒，且密波中一组电压保持稳定，另一组电压缓慢起伏，具有较长时间止痛作用；⑤断续波（RS）：MF 断续出现，通断各 1 秒；⑥起伏波（MM）：MF 断续出现，通断时间各 4 秒，且 MF 的出现和消失是缓慢的。断续波（RS）及起伏波（MM）能增强骨骼肌，常用于治疗网球肘、狭窄性腱鞘炎、颞下颌关节功能紊乱、枕大神经痛、三叉神经痛等。

（3）功能性电刺激（FES）疗法：应用频率为 1~100Hz，脉冲在 100~1000 之间，一般使用 200~300，占空比大多数为 1：1~1：3，波升波降通常取 1~2 秒。使用表面电极时，其电流强度在 0~100mA；使用肌肉内电极时，其电流强度在 0~20mA。低频脉冲电流，按需编定程序，以一定强度输给人体，或通过信号 – 电流转换放大后送入人体，以刺激感觉和运动神经（含肌肉），使之产生有效功能活动。功能性电刺激临床较多应用于神经肌肉系统功能障碍。由于下运动神经元的结构完整，电刺激信息中心传入中枢神经系统和适宜的无数重复的运动模式信息，刺激本体感受机制，有助于皮质中兴奋痕迹的建立，从而对瘫痪肢体的步态、姿势和改善运动的随意控制等方面产生持续性影响。所以，神经肌肉功能性刺激的持久效应是由于在脊髓节段和脊髓以上水平多级神经元之间的联结网进行功能性组织与长期学习过程，对于皮质下兴奋与抑制机制、对大脑和小脑控制运动功能均有一定的影响。

（4）经皮神经电刺激（TENS）疗法：是一种通过皮肤将特定低频脉冲电流输入人体，缓解疼痛的治疗方法。由于具有较好的止痛效果，自 20 世纪 70 年代起广泛应用于临床。它主要是通过刺激感觉纤维而达到止痛作用，治疗要求频率低限 0.5~10~25Hz，高限 90~120~500Hz，波形为单向方波，单向方波调制中频电，对称或不对称双向方波，波宽 10~500 微秒。临床主要用于治疗软组织急慢性疼痛、各种关节痛、神经痛、术后疼痛、头痛、癌性痛等。对带有心脏起搏器的患者禁用此疗法，以防 TENS 电流干扰起搏器的步调。

3. 低频脉冲电疗法的禁忌证　严重心脏病、出血性疾病、急性化脓性炎症、高热等均不适合做低频脉冲电疗。

（二）中频脉冲电疗法

中频脉冲电疗法是采用频率为 1~100kHz 的中频正弦电流治疗疾病的方法。临床上常用频率为 2~5kHz，其特点为频率高，组织阻抗小，能达到较大作用深度。适宜的中频电流对皮肤感觉神经刺激引起的是一种舒适的振动感（高强度时，可出现不适的束缚感），不引起痛觉纤维的兴奋。研究显示，低频电流只能兴奋正常的神经肌肉，而中频交流电，尤其频率为 6000~8000Hz 者，能兴奋变性的神经肌肉，使肌肉发生强烈收缩，而不引起电极下的烧灼刺痛感。这个肌肉收缩阈与痛阈分离现象，有利于使用较大电流量，易被患者所接受。各种不同波形有其各自作用，如连调波具有止痛和调整神经功能作用，适用于刺激自主神经节；间调波适用于刺激神经肌肉；交调与变调波有显著的止痛、促进血液循环和炎症吸收的作用。常用治法有干扰电疗法、等幅正弦中频电疗法（音频）、调制正弦中频电疗法 3 种。调制波频率为 10~200Hz，可采用全波或半波，连续调制或间断调制，还可采用等幅波和调制波交替出现，或频率交变的调制波。由于调制中频电流兼有低、中频电流的特点，故在促进血液循环、缓解疼痛方面的作用优于单独应用低、中频电流；由于对皮肤刺痛较轻，可应用较大电刺激量，以获得良好的刺激肌肉收缩作用。干扰电是利用两组频率相差 0~100Hz 的等幅中频正弦电流（临床多用 5kHz ± 0.1kHz）交叉输入人体同一部位，在交叉部形成干扰电场，于体内按正弦电波的差拍原理产生 0~100Hz 的低频调制中频电流。临床上利用 3 组等幅中频正弦电流，从三维空间交叉输入人体，形成立体干扰电场，其效果优于一般干扰电场。经改进后，采用 3 组强度交替改变的正弦电流，使局部的刺激作用更易为患者忍受，进一步提高治疗效果，此方法称为动态立体干扰电疗法。中频电疗法包括等幅中频正弦电疗法、调制中频正弦电疗法、干扰电疗法等。

1. 治疗作用　50~100Hz 的低频调制中频电流能有效提高皮肤痛阈，具有明显的即时止痛及后续止痛作用。由于周围感觉神经中的粗纤维传入非痛性冲动，细纤维传入痛性冲动，两种纤维进入脊髓后角后，一方面通过突触向中枢投射，另一方面二者传入后角中的胶质细胞，正常时两者处于平衡状态，无疼痛感。当粗纤维兴奋时，兴奋后角中的胶质细胞，抑制传入道路，细纤维传导的痛冲动无法传入。当细纤维兴奋时，抑制后角中的胶质细胞，开放了传入道路，细纤维的传入增加，出现痛冲动。由于中频电流能引起明显振颤感和肌肉颤动感，兴奋了粗纤维，引起传入通道"闸门"的关闭，阻止了细纤维的痛觉传入，出现镇痛作用。同时电刺激冲动与痛冲动同时传入皮质感觉区，在中枢电刺激冲动干扰痛冲动，从而减弱或掩盖了疼痛感觉。实验显示，中频电流可激活脑内内源性吗啡样多肽能神经原，引起内源性吗啡样多肽释放，达到镇痛效果。内源性吗啡样多肽物质是由脑、垂体、肠中分离出来的一种多肽，具有吗啡样活性，而无吗啡的副作用物质，是体内具有镇痛作用的一种自然神经递质，包括即时镇痛的脑啡肽（即时止痛达 3~4 分钟）和持续镇痛作用的内啡肽（镇痛持续 3~4 小时），其镇痛效果较吗啡强 3~4 倍。临床在应用中频电流镇痛时，常采用 100Hz 全波连调波；持续时间 2.5 秒；3 秒的全波交调波（调幅波频率 100Hz）及 90~120Hz 全波变调波有较好效果。对疼痛较剧时，采用调幅度用 25%~50%，疼痛减轻后用 75%~100%。

中频电流刺激皮肤感受器，冲动传入神经元，经同一轴突的另一分支逆行到小动脉壁，明显扩张局部小动脉和毛细血管，增加毛细血管开放的数量，促进局部血液循环、淋巴和静脉回流，有利于 K^+、激肽、ATP 等致痛化学物质的排出，改善营养代谢，减轻组织间和神经纤维间水肿和缺血所引起的酸中毒，缓解肌肉等组织痉挛和松解粘连，可见中频电流刺激能改善组织的血液循环。临床常用频率 100Hz，调幅度 100%，通断比 1 秒：2 秒的间调波治疗动脉阻塞性周围血管疾病，作用于局部及相应节段，有较好改善局部血液循环、较好地促进淋巴回流的作用。

低频调制的中频电流可兴奋感觉神经的粗纤维，抑制细纤维冲动的传入，因此镇痛作用较强，且无电解作用，对皮肤感觉神经末梢的刺激小，故人体对其有较高的耐受性，能有效兴奋骨骼肌，增加肌肉收缩。对不同肌萎缩，可选用不同治法，如失用性肌萎缩用通断比 1 秒：1 秒、50Hz、调幅度 100% 的间调波；部分失神经肌肉用通断比 1 秒：1 秒、20~50Hz、调幅度 100% 的间调波；完全失神经肌肉用通断比 1 秒：（3~5）秒、10Hz、调幅度 100% 的间调波。由于低频调制的中频电流能降低组织电阻，增加作用深度，故对深部病变组织也具有较好的治疗效果，且无电解作用，有利于长期治疗。实践观察发现，等幅中频电流（音频电）有软化瘢痕和松解粘连的作用。临床上常用于软组织损伤、各类关节炎、周围神经损伤、神经炎、肢体循环障碍等。对于安装起搏器者，以及血栓性静脉炎、急性化脓性炎症、孕妇等患者禁用。

2. 常用中频脉冲电疗法

（1）干扰电疗法：同时使用两组频率相差 0~100Hz 的中频正弦电流，交叉输入人体，在交叉处形成干扰场，在深部组织产生低频调制的脉冲中频电流，以此治疗疾病的一种方法。该疗法特点为，输入采用两组中频电流，一路频率固定 4000Hz，另一路为（4000±100）Hz 交叉输入人体，在机体深部产生 0~100Hz 的差频电流。"内生"低频调制中频电兼有低频和中频的优点，在外以中频电流通过皮肤高电阻，在内深部组织中又能获得低、中频电流效用。干扰电疗法不同差频对机体作用也有所不同，如差频为 100Hz，具有抑制交感神经、止痛等作用；差频为 50~100Hz，具有止痛、促进局部血液循环作用；差频为 50Hz，具有促进局部血液循环作用；差频为 25~50Hz，能引起正常肌肉强直收缩；差频为 20~40Hz，能兴奋迷走神经，扩张局部动脉；1~10Hz（1~2Hz），能兴奋交感神经，使平滑肌收缩，使失神经肌肉收缩。

此外，还有立体干扰电疗法，即采用 3 组电流按照三度空间同时输入人体形成立体干扰场；动态干扰电疗法，即输入两组相反位或相同位中频电流幅度，电流幅度在一定范围内自动变化，电流幅度变化以相反位或相同位形成动态干扰场。临床常用于治疗各种软组织损伤、肩周炎、关节痛、肌肉痛、神经痛、局部血液循环障碍性疾病、失用性肌萎缩等。

干扰电疗的电流强度一般在 0~50mA，具体应根据患者的感觉、肌肉收缩等情况确定。治疗中可选用 1 种或 2 种以上的差频，每种差频作用时间 5~10 分钟，总治疗时间 20~30 分钟。每日或隔日治疗 1 次，5~20 次为 1 个疗程。应用时，注意皮肤刺激反应，以防皮肤灼伤。按电极放置方法的不同，常用的有：①固定法：干扰电疗法多使用普通电极，有铅板、铜片电极和硅胶电极。治疗时电极的位置固定不动。对于表浅病灶者，4 个电极可用并置法，对深部病灶则用对置法。两组电极必须交叉放置，并尽量使两路电流交叉于病灶处。②运动法：治疗时移动电极的位置，或改变电极与皮肤接触面的大小，或改变电极对局部的压力。术者双手分别插入两个特殊的手套电极中，双手下压，使整个电极与患者皮肤充分接触，并在治疗区内移动。电流刺激强度通过改变双手对组织压力和电极与患者皮肤的接触面积来调节。痛点治疗时，术者以手套电极的指端压放在痛点两侧，相距 2~3cm。用差频 50Hz，电流强度以引起疼痛为度，持续 30~60 秒。可在几分钟后重复刺激 1 次或 2 次。③抽吸法：把吸附电极置于治疗部位的皮肤上，使病灶处于 4 个电极的中心。先开负压，调节负压强度和抽吸频率，使电极吸附在皮肤上；然后再开通干扰电流。此法具有负压按摩和干扰电流的双重作用。

（2）等幅中频电疗法（音频）：应用频率为 1000~5000Hz 的等幅正弦电流治疗疾病的方法。目前常用频率为 2000Hz。其主要治疗作用为软化瘢痕和松解粘连，术后早期应用有预防瘢痕增生的作用。因瘢痕而引起的痒痛于治疗数次或数十次后可减轻或消失。肥厚增生的瘢痕经数十次治疗可变软、变薄、缩小。因此，临床上常用于各类瘢痕、肠粘连、声带小结等的治疗。

（3）调制中频电疗法：幅度恒定的中频电流虽有其优点，但它由于幅度无变化易为人体所适应。应用频率为 10~150Hz 的低频电流，调制频率为 2000~5000Hz 中频电流，使中频电流的幅度随低频电流的频率发生变化。调制中频电流具有低、中频两种频率，与单一频率电波相比，在治疗上更具特色。其调制低频波形有正弦波、方形波、指数曲线波。载波中频波形有正弦波与梯形波。输出波形有：①调制波连续出现的连续调制波（连调）：具有止痛和调整神经功能作用，适用于刺激自主神经节；②调制波间断出现的间断调制波（间调）：适用于刺激神经肌肉；③调制波和未调制波交替出现的连续调制波（交调）：改善血液循环，消炎止痛；④两种频率不同的调制波交替出现的变频调制波（变调）：有显著止痛、促进血液循环和炎症吸收的作用。这四种波形均可以全波或整流半波的形式（正半波或负半波）出现。应用不同波形和频率交替出现，在治疗时兼有低频、中频两种电疗的效果，避免机体对电流的适应性，同时按需要调制可随意改变深度以获得不同刺激的强度（0~100%）；使用通断调波可调制电流时间，在治疗失神经肌肉时，可让肌肉得到不同时间的休息，有利于提高疗效。正弦调制中频电药物离子导入的应用，更扩大了适用范围。

3. 禁忌证 对安装心脏起搏器、治疗部位有较大金属异物、急性化脓性炎症、孕妇下腹等禁用。

（三）高频脉冲电疗法

用频率为 100kHz 以上的高频正弦电流，作用于机体，人体组织在高频电场作用下，组织内电解质离子随着高频电场极性交变做快速振动，在运动中克服周围阻力而生热。热量大小与组织所受电磁场强度有关。组织受热后可以促进局部血液循环，改善组织营养代谢，刺激组织再生，消退炎症，还可降低周围神经兴奋性而止痛，并可通过神经反射作用，调节中枢神经功能和免疫系统功能。高频电流临床应用很广，多用于各种软组织急性损伤、风湿性关节炎、类风湿关节炎、关节周围炎、神经痛、慢性非化脓性炎症。禁忌证主要有安有心脏起搏器者，以及心力衰竭、活动性肺结核、出血性病证等。在临床上常用的高频电疗法有短波疗法、超短波疗法、微波疗法。

1. 治疗作用 当高频电流通过人体时，一方面机体中离子和带电胶体颗粒在电场中沿电力线方向快速振动，以传导电流形式通过组织，引起机体内的欧姆耗损中产生热效应；另一方面机体中的电介质分子在高频电场中，无极分子产生电子位移极化，有极分子产生取向极化，产生以电位移电流形式通过组织，引起机体内的介质耗损中产生热效应。随着频率增高，传导电流所占比重逐渐减少而位移电流所占比重逐渐增加。热效应的产生，加速了组织血液循环，增强了脏腑等组织功能活动。与此同时，由高频电流促使离子、带电胶体、偶极子发生振动和转动而产生电磁场振荡效应，以改变组织的生物物理学特性，通过上述热效应和非热效应作用促进组织变化，成为临床应用高频电疗的理论基础。

2. 常用高频脉冲电疗法

（1）短波疗法：应用波长为 100~10m 的高频交流电作用于机体产生磁场或电场，达到治疗疾病的方法。短波疗法是通过电缆线圈电极，利用高频交变电磁场通过导体组织时产生涡流，而引起组织产热，达到治疗目的，故又称感应透热疗法。短波疗法产生涡电流属传导电流，具有扩张小动脉及微血管，促进肾上腺皮质、糖皮质激素分泌，缓解胃肠平滑肌痉挛等作用；较适用于肌肉、肝及肾等电阻小的组织，对脂肪及骨组织作用相对较小。临床主要用于外伤性血肿、功能性和器质性血液循环障碍、亚急性及慢性炎症等。

（2）超短波疗法：亦称超高频电场疗法，应用波长 10~1m 的超高频交流电作用于人体，以达到治疗疾病的方法。主要生物学效应是热效应及非热效应。它的热效应与短波不完全相同，因在超高频电场作用下，以位移电流所致介质损耗产热为主。高强度超短波则具有明显的热效应，低强度超短波有明显的生物学效应。如短时间无热量超短波对急性炎症的消退作用，比采用长时间温热疗法的效果更明显。超短波对机体的作用是多方面的。①消炎作用：小剂量超短波能改善血液和淋巴循环，使病灶 pH 向碱性移行，有脱水作用，增强巨噬细胞和白细胞的吞噬能力，增加凝集素和补体。临床观察和实验研究证明，超短波对炎症，特别是急性化脓性炎症有良好作用；在治疗急性炎症时，小剂量有明显的消炎止痛作用，大剂量有时反可使病情恶化。②消退水肿：有降低血管张力，使小动脉毛细血管扩张，组织细胞营养改善。③促进创面愈合：增强结缔组织再生，促进肉芽组织生长，有利于创面愈合。④控制症状性高血压：可降低神经系统兴奋性，小剂量超短波作用于颈交感神经节可使高血压患者血压下降。⑤改善肾功能：能扩张肾血管，解除肾血管痉挛，增加尿量，降低尿蛋白。临床上常用于各类神经痛、肌肉韧带等软组织疼痛、急性或亚急性化脓性炎症、各种创口溃疡等。

（3）微波疗法：应用波长为 1m~1mm 的特高频电磁波作用于人体以治疗疾病的方法。它是一种定向电磁波辐射疗法，根据波长不同可将微波分为分米波（波长 100~10cm）、厘米波（波长 10~1cm）。医用微波波长多为 12.5cm（频率 2450Hz）。微波的波长介于长波红外线与超短波之间，某些物理性质类似光波，如呈波束状传播，具有弥漫性能，遇不同介质可引起反射、折射、绕射、吸收、聚集等。微波辐射人体时，一部分能量被吸收，另一部分能量则为皮肤及各层组织所反射，其中含有丰富水分的组织吸收微波能量较多，而脂肪及骨组织反射较多。因此，微波的热效应以富含水分的组织及界面多的器官（眼睛、盆腔）产热大。生殖系统如睾丸对微波特别敏感，加之睾丸血液循环差、散热慢，当局部温度高于 35℃时精子产生受抑制、曲细精管萎缩、局灶性坏死，因此在实际工作中要注意加强对眼睛及生殖系统的防护，对血液循环和富含水分的组织应避免过量引起病情恶化。微波具有良好的镇痛、消炎、脱敏和改善组织和营养作用，常用于治疗肩周炎、肌腱周围炎、腱鞘炎、腱鞘炎、肌肉劳损等。

3. 禁忌证　对出血性疾病、活动性结核病、孕妇下腹部、恶性肿瘤（大剂量治疗例外）、植有心脏起搏器等患者禁用。

第五节　光　疗　法

利用自然界日光或红外线、激光等人工光线照射在人体表面，产生温热效应，达到防治疾病的方法，称为光疗法。日光法属于疗养学范畴。红外线、紫外线、激光等疗法属于理疗学范畴。

一、红外线疗法

（一）概论

光是一种辐射能，在真空中以 3×10^{10} m/s 直线传播，既是一种电磁波又是一种粒子流。光的产生是由于物质吸收大量能量，使原子和分子由处在能量最低的基态过渡到能量较高的激发态。由于激发态的原子或分子极不稳定，自发地过渡到下能级或跳回基态，其多余的能量以电磁波的光子形式向四周发散出，由此形成波长为 380~740nm 的可见光。按波长由长到短的排列顺序分为无线电、微波、红外线、可见光。波长越短、频率越高、能量越大的波穿透达到的范围越大；波长越长、频率越低、能量越小的波穿透达到的范围越小。

1800 年英国科学家赫歇尔用三棱镜分解太阳光，在各种不同颜色的色带位置上放置了温度计，测量各种颜色光的加热效应。结果发现，位于红光外侧的那支温度计升温最快。由此认识到太阳光谱中，红光的外侧必定存在看不见的光线，这就是红外线。其波长是介于微波与可见光之间的电磁波，波长在 760nm 至 1mm。比红光长的非可见光是太阳光线中所包含的许多不可见光线的一种。红外线可分为三部分，即近红外线，波长为（0.75~1）~（2.5~3）μm（0.7~2μm）；中红外线，波长为（2.5~3）~（25~40）μm（3~5μm）；远红外线，波长为（25~40）~1500μm（8~14μm）。在这种光源照射下，可对有机体产生放射、穿透、吸收、共振的效果。由于红外线波长较长，不能穿透到受照物原子、分子的内部，只能穿透到受照物原子、分子的间隙，使原子、分子的振动加快，间距拉大，增加热运动能量，产生热效应。所以，从宏观上看，物质在融化、在沸腾、在汽化，但物质的本质（原子、分子本身）并没有发生改变，故广泛应用于临床。

红外线照射体表，其反射与皮肤色素沉者有关，如用 0.9μm 波长的红外线照射，无色素沉着的皮肤反射其能量约 60%，而有色素沉着的皮肤反射其能量约 40%。红外线波长与其穿透组织的深度相关，如 1.5μm 以上长波红外线照射，绝大部分被反射和为浅层皮肤组织吸收，穿透皮肤的深度仅达 0.05~2mm，只能作用到皮肤表层组织；波长 1.5μm 以内短波红外线和红色光的近红外线部分透入组织最深，可达 10mm，能直接作用到皮肤的血管、淋巴管、神经末梢及其他皮下组织。皮肤在足够强度的红外线照射下，可出现红外线红斑，当停止照射不久红斑即可消失。由于红外线的热效应，当采用大剂量红外线多次照射皮肤时，可产生褐色大理石样色素沉着，此因热作用加强了血管壁基底细胞层中黑色素细胞的色素形成。

红外线温热效应是对人体产生治疗作用的基础。由于红外线的穿透作用和透温热效应，机体在红外线照射下，被皮肤所吸收的能量转化为热能，引起皮温升高，刺激皮肤内热感受器，通过丘脑反射，使血管平滑肌松弛，血管扩张，血液循环加强。同时深入人体皮下组织，使皮下深层皮肤温度上升，扩张微血管，促进血液循环，复活酶素，强化血液及细胞组织代谢；提高巨噬细胞的吞噬功能，调节人体细胞免疫和体液免疫功能；增加细胞活力，调节神经体液机制，加强新陈代谢，使体内物质交换处于动态平衡。同时，随着毛细血管扩张，血流加快，加速血液循环，促使炎症产物排出，有利于慢性炎症消除。由于改善了组织营养，活跃了组织物质代谢，提高了细胞供氧量，改善了病灶区的供血供氧状态，加强了组织细胞活力及再生细胞能力，控制了炎症发展并使其局部化，减少创面渗出，消除肉芽水肿，促进肉芽生长，加速了病灶修复，加快伤口愈合。红外线的深透力可达肌肉关节深处，使关节周围的肌腱、韧带、关节囊放松，带动微血管网的氧气交换。随着微循环改善，侧支循环建立，增强了细胞膜的稳定性，调节了离子浓度，改善了渗透压，加快了有毒代谢产物的排出，加速了渗出物的吸收，导致炎症水肿消退，有效缓和各种跌打损伤、扭挫伤、慢性劳损等疼痛、肿胀症状。红外线可行气活血，除湿消肿，促进组织肿胀和血肿消退，缓解关节痉缩，以及软化瘢痕等。通过调节自主神经达到调节内脏功能，使之保持在最佳状态，解除头痛、目眩、失眠乏力、四肢冰冷等症状；降低神经系统的兴奋性，解除横纹肌和平滑肌痉挛，具有良好镇痛作用。此外，红外线还对人体的循环系统、眼球、皮肤等多个系统有良好作用。

（二）临床应用

红外线在临床应用上分为近红外线波长 0.76~1.5μm，穿入人体较深，约 5~10mm，如白炽灯；远红外线波长 1.5~400μm，多被表层皮肤吸收，穿透组织深度小于 2mm，如红外线灯。具体操作如下：

1. 操作方法　患者取适当体位，裸露照射部位；将灯移至照射部位的上方或侧方，离开人体照射部位距离：功率 500W 以上，灯距应在 50~60cm 以上；功率 250~300W，灯距在 30~40cm；功率 200W 以下，灯距在 20cm 左右；每次照射 15~30 分钟。治疗结束，患者应在室内休息 10~15 分钟后离开。治疗每日 1~2 次，15~20 次为 1 个疗程。

2. 照射方式

（1）局部照射：绝大多数都采用局部照射，如需热作用较深，则优先选用白炽灯（即太阳灯）。

（2）全身照射：仅对有特别需要者采用，如小儿全身紫外线照射时也可配合应用红外线做全身照射。

3. 照射剂量　照射剂量的大小应根据病变的特点、部位，患者年龄及机体的功能状态等决定。红外线照射，应以患者有舒适的温热感为度，皮肤可出现淡红色均匀红斑，如出现大理石状红斑则为过热表现。皮肤温度以不超过 45℃为准，否则可致烫伤。如红外线照射双膝关节，采用灯距 40cm，30 分钟，每日 1 次，7 次为 1 个疗程。适用于慢性风湿性关节炎。白炽灯（太阳灯）照射腰骶部：灯距 40cm，20~30 分钟，每日 1 次，6 次为 1 个疗程。适用于腰骶神经根炎。

4. 注意事项　治疗时患者不得移动体位，以防止烫伤；照射接近眼睛部位时，应用纱布遮盖双眼；对较明显的毛细血管或血管扩张部位一般不用红外线照射；照射过程中密切观察患者，如有感觉过热、心慌、头晕等反应，需立即调整。

5. 适应证　各种软组织损伤、风湿性关节炎、神经根炎、神经炎、多发性末梢神经炎、周围神经外伤、软组织外伤、慢性创面、注射后硬结、术后粘连、瘢痕挛缩等。

6. 禁忌证　出血倾向、高热、活动性肺结核、重度动脉硬化、闭塞性脉管炎等均不采用红外线照射法。

7. 红外线光源

（1）红外线辐射器：将电阻丝缠在瓷棒上，通电后电阻丝产热，使罩在电阻丝外的碳棒温度升高（一般不超过 500℃），发射长波红外线为主。

（2）红外线辐射治疗仪：有立地式和手提式两种。立地式红外线辐射器功率可达600~1000W 或更大。

（3）白炽灯：灯泡内的钨丝通电后，温度可达 2000~2500℃。各种不同功率的白炽灯泡作为红外线光源，广泛应用于医疗中，其形式有：①立地式白炽灯：也称太阳灯，功率为250~1000W 的白炽灯泡，在反射罩间装一金属网，以作防护；②手提式白炽灯：用较小功率（多为 200W 以下）的白炽灯泡，安在一个小的反射罩内，反射罩固定在小的支架上。

（4）远红外辐射器：用高硅氧为元件，制成远红外辐射器，供医用。

（三）观察和研究

红外线疗法广泛应用于临床，经长期观察，其对软组织损伤具有良好疗效。

1. 颈椎病　付国华等采用中药外敷加红外线照射治疗颈椎病 58 例，治疗方法：在颈后骨质增生部位，外敷用陈醋、黄酒浸泡的糊状中药后，用远红外线治疗灯局部照射，照距以有温热舒适感为度。一般为 70cm 左右，一天 1 次，每次 30 分钟，24 次为 1 个疗程。中药配方：骨碎补、威灵仙、木防己、川芎、白胡椒、当归、姜黄、乳香各等量，磨碎后用陈醋、黄酒各半浸泡 1 周后备用。疗效标准：显效：症状、体征基本或完全消失，颈部活动及上肢功能恢复正常，但 X 线片无明显改变。好转：症状、体征较疗前减轻，颈部活动及患肢功能改善。无效：治疗 1 个疗程后病情没有任何变化。治疗结果，显效 42 人（72%），好转 15 人（26%），无效 1 人（0.2%），有效率为 98%，说明本法能有效改善症状。

2. 肩周炎　陈丽英等采用针刺与红外线结合治疗肩周炎 60 例，治疗方法：针刺加红外线照射局部痛点，留针 20 分钟，每日 1 次。疗效标准：临床治愈：临床症状全部消失，肩关节功能完全恢复正常者。好转：临床症状缓解而尚未完全消失，肩关节功能部分改善而仍未完全恢复正常者。无效：治疗 1 个疗程，症状未见缓解者。结果显示，60 例中获得临床治愈者 50 例，好转 8 例，无效 2 例。针刺加红外线治疗肩周炎，其疗效明显优于单纯针刺疗法。

3. 腰椎间盘突出症　徐萍等采用腰部点式近红外线照射治疗腰椎间盘突出症 50 例。方法：采用近红外线治疗仪，功率 1500W，焦距 7mm 照射穴位或痛点，取穴原则为循经取穴或邻近取穴，3~5 个穴位 / 次，每个穴位照射 8~10 分钟 / 次。照射后患者卧位 15~30 分钟 / 次，1 次 / 天，5 次为 1 个疗程。结果：按视觉模拟评分法（VAS）及直腿抬高试验评分评估。随访 3~12 个月，优：腰腿疼痛症状消失，行走自如，能胜任原工作，直腿抬高试验阴性，31 例。良：腰腿疼痛明显减轻，可坚持正常工作，直腿抬高试验可达 75°，11 例。差：腰腿疼痛缓解，难以坚持正常工作，直腿抬高试验小于 75°，6 例。无效：腰腿疼痛缓解 25% 以下，难以坚持正常工作，直腿抬高试验阳性，2 例。治疗前 VAS 为 8.1 分，治疗后为 1.6 分，VAS 下降 82%。

二、激光疗法

（一）概述

应用由受激辐射的光放大而产生的激光治疗疾病的方法，称为激光疗法。激光疗法是专门用激光新技术去研究、诊断和治疗疾病的一门新兴边缘医学科学。激光由美国物理学家朗斯（Lyons）在 1949 年首先发现氨分子在振动过程中释放出频率为 24000MHz 的电磁波，波长为 1.25cm，位于微波波段。1953 年美国物理学家汤斯（Towns）发现，把处于高能级的氨分子分离出来，用相应能量的微波光子激励，采用射入很少的几个微波光子，射出了被放大许多倍的大批同样光子的现象。1960 年美国物理学家梅曼（Maiman）应用这个原理制成了第一台红宝石激光器。同年伊朗籍物理学家贾范（Javan）相继制成了氦－氖激光器，受到医学界高度重视，并很快用于临床。1961 年扎雷特（Zaret）等应用激光技术于视网膜剥离器等。1962 年，Bessis 小组报道了他们用红宝石激光照射细胞器的研究成果。美国的 Townes、Campbell、Zeret 等发表了用脉冲红宝石激光研究生物效应的报道。1966 年出现了 McGuff 的《激光在外科的应用》，Goldman 的《激光癌肿研究》和 Леонов 的《医学激光》专著。我国自 20 世纪 70 年代起对医学激光开展了研究，如 1971 年，上海第六人民医院发表红宝石激光凝固视网膜的临床应用报道，是我国第一篇激光临床应用报道。

1973 年，上海医科大学附属耳鼻喉科医院使用国产二氧化碳激光手术刀施行外科手术成功报道，广东中山医科大学使用该校激光医学研究室研制的二氧化碳激光治疗机开展了激光在外科、皮肤科、五官科、妇科、理疗科、针灸科和肿瘤科等领域的治疗，取得了良好效果。1977 年 6 月，由国家科技情报所主持在武汉市召开了我国第一届全国激光医学学术交流会。目前，激光医学已经比较成熟地用于研究、诊断和治疗疾病，并且已经形成了一支庞大的专业化队伍，在此基础上医用激光迅速发展，随之出现了激光分子生物学、激光细胞学、激光人体生理学、分子生物激光工程学、激光诊断学、激光治疗学等基础和临床专门学科，由此促使激光技术在临床上更广泛的应用。如应用激光治疗骨伤科各类软组织损伤、骨关节炎、血管栓塞、神经炎、血管栓塞和内科、皮肤科等各类病证。

激光作为一种特殊的光线，具有自身物理特点。

1. 高亮度　光源在单位面积上向某一方向的单位立体角内发射的功率，就称为光源在该方向上的亮度。由于激光具有发射角极小，相干光叠加效应的特点，导致激光的高亮度性，达到太阳表面亮高 1010 倍，可以产生强烈的热效应，其焦点范围内的温度可达数千度或数万度，能熔化甚至气化对激光有吸收能力的生物组织或非生物材料。激光功率密度单位为 mw/cm^2 或 w/cm^2，能量密度为 J/cm。

2. 高单色性　激光是物质中原子或分子、离子受激辐射产生的光子流，使光能在光谱上高度集中起来。在激光的发光形式中，可以得到单一能级间所产生的辐射能，因此，这种光是同波长或同频率的单色光。光谱高度集中时，其纯度甚至接近单一波长的光线，例如氦 – 氖激光就是 $6328Å$（$1Å = 10^{-10}m$）的单色红光。

3. 高度定向性　激光的散射角非常小，几乎是平等准直的光束，在其传播进程中有高度定向性。由于激光的单色性和方向性好，通过透镜可以把光束集中（聚焦）到非常小的面积上，其能量密度可达到很高的程度，故在临床上可作为外科和细胞外科的光刀。

（二）激光生物作用

激光生物作用表现为：

1. 光效应　不同的组织对于不同波长的激光的透过系数（T）和吸收系数是（A）不同的，这两者乘积愈大，此种激光对该组织的光效应也愈大，即光效应最佳，并由此产生光化学反应、光电效应等。光化学反应在光效应中有重要作用。由于机体组织的色系组织（特别是黑色）对激光有强烈吸收作用，很少反射和传热，可引起较大破坏作用，临床利用这一效应，在需破坏的组织上先进行组织染色，然后再进行组织照射，即可获得较佳效果。

2. 热效应　激光作为电磁波，若其传播频率与组织分子等的振动频率相等或相近，增强其振动而产热，在一定条件下作用于组织的激光能量多转变为热能，在几毫秒或更短时间内可使生物组织的局部温度迅速升高达 200~300℃，而且维持在 40~50℃左右的温度可持续 1 分钟左右，其热效应可使生物组织的蛋白质变性凝固，甚至组织炭化或气化，故热效应是激光对组织作用的重要因素。

3. 压力效应　激光能对组织产生较大压力。当激光束照射活组织时，单位面积上的压力很大。若激光聚焦到 0.2mm 以下光点时，其单位面积压力可达 $200g/cm^2$。当活体组织表面压力传入到组织内部，即组织上辐射的部分激光能量变为机械压缩波，出现压力梯度，同时由于热效应引起的组织热膨胀将产生冲击波，因而光压和由冲击波所构成的总压力，可使产生热效应的生物组织被破坏。

4. 电磁场效应　当激光强度极大时，可出现较明显的电磁场效应。此效应可引起或改变生物组织分子及原子的量子化运动，对生化反应有催化作用，生成自由基，破坏细胞，改变电磁场效应。激光是一种电磁波，因此激光产生磁场。激光光功率密度为 5×10^{14} w/cm^2 时，产生的电场强度可达 4×10^8 v/cm，由此在电磁场强度作用下，生物组织必然产生电离，使该处组织细胞受到破坏。激光通过以上几种效应对生物组织发生作用。

（三）低能量激光生物刺激作用

小剂量的氦－氖激光，其波长 6328Å，量子能量 1.9eV，比较接近人体的能量参数。当照射机体时，在传导带里发生量子移动，随着机体能量平衡的改变，能促使因各种原因所致人体病理现象恢复正常生理状态。早在 1923 年就有学者发现，细胞丝状分裂期所辐射的极微弱的紫外线，可以刺激其他细胞分裂。20 世纪 70 年代，有学者提出：由于生物结构带有半导体的特性，特别是细胞内的膜，故机体是一个巨大的晶体，在膜传导带里的代谢过程，保持着确定的自由电荷密度；在各种不利的内、外环境因素影响下，生物等离子体的内环境失平衡，引起一系列病理过程的发生。当采用接近机体能量参数的激光照射时，通过共振作用使传导带里发生量子移动，随着机体能量平衡的改变，促使恢复人体正常生理状态。小剂量激光作用于机体，目前临床常用的小功率氦－氖激光照射器主要通过光的生物化学反应，对人体各系统起到调节平衡作用。

1. 对神经运动系统　小功率的氦－氖激光照射可使成纤维细胞的数目增加，促进胶原形成，加快血管新生和新生细胞的繁殖过程，加快再植皮瓣生长，有利于伤口愈合，促进断离神经再生，加速管状骨骨折愈合等。

2. 改善内环境　小功率的氦－氖激光照射可影响甲状腺、肾上腺等内分泌腺的功能，调节整个体内代谢过程；加强白细胞吞噬功能，使吞噬细胞增加或增强巨噬细胞的活性，可使 γ－球蛋白及补体滴度增加。

3. 促进组织生长　小功率的氦－氖激光照射能影响细胞膜的通透性，影响组织中一些酶的活性，如激化过氧化氢酶，进而可调节或增强代谢，可加强组织细胞中核糖核酸的合成和活性，加强蛋白质合成；可使被照射部位中的糖原含量增加；可使肝细胞线粒体合成三磷酸腺苷（ATP）的功能增强。达到促进肉芽生长，加速伤口、溃疡、烧伤愈合等作用。

4. 增强体质　调节一些系统和器官的功能。用小功率的氦－氖激光照射咽峡黏膜或皮肤溃疡面、神经节段部位、交感神经节、穴位等不同部位，与某些局部症状改善的同时，可出现全身症状的改善，如精神好转、全身乏力减轻、食欲增加、原血沉加快者于照后血沉减慢等。据报道，高血压患者经氦－氖激光照射治疗后，不仅可使血压降低，1 个疗程照射后还可使血液凝固性降低，使血清中总蛋白含量升高，血浆及红细胞内钾的含量升高。此外，据动物实验，用 1.5mw 的氦－氖激光照射兔或狗的皮肤，对全身代谢有刺激作用；用 1~1.5mw 的氦－氖激光照射兔眼，可引起全身性的血液动力学变化。

（四）临床应用

1. 常用激光仪

（1）氦－氖激光：波长 6328Å，单色红光，连续输出，输出功率从 1mW 到数十毫瓦。下列一些病证可应用小功率或中功率氦－氖激光照射治疗，如软组织挫伤、肱骨外上髁炎、腱鞘炎、滑囊炎、神经性头痛、神经根炎、脑震荡后遗症、风湿等各类关节炎、三叉神经痛等。

操作方法：①接通电源，启动激光管，调整电压电流，使发光稳定，一般需 3~5 分钟；②患者取舒适体位，暴露治疗部位，如为穴位照射则确定穴位，如为伤口照射则清除创面分泌物和坏死组织；③激光器输出光斑对准治疗部位，照射距离约为 30~50cm；④每个穴位照射 3~5 分钟，一般病患区每点照射 5~10 分钟，每次总共治疗 20~30 分钟；⑤治疗完毕，移开激光管、光导纤维。

（2）二氧化碳激光：波长 10600Å，单色红外线激光，连续或脉冲输出，功率为十数瓦至 100W 以上。因二氧化碳激光属于不可见红外线，当用脉冲照射时，可借助氦 - 氖激光瞄准。可用于治疗感染伤口、慢性溃疡、肌纤维组织炎、肩周炎、腱鞘炎、滑囊炎、肱骨外上髁炎、扭伤、慢性风湿性关节炎、神经性皮炎、面神经炎、颞下颌关节功能紊乱等。

操作方法：①检查治疗仪各开关，确定输出在零位。接通电源与水冷系统，待水冷循环正常运行时再开机，依次开启低压和高压开关，并调至最佳状态。②患者取舒适体位，暴露治疗部位。③调整激光器，采用散焦照射，激光照射于治疗部位，照射距离 50~100cm，照射局部有舒适温热感，不宜过热，以免烧伤。④一般每次治疗 15~20 分钟，治疗完毕，移开激光管。⑤治疗结束时逆开始治疗的顺序关闭各旋钮，15 分钟后关闭水冷系统。⑥治疗 1 次 /1~2 天，10~15 次为 1 个疗程。

（3）氮分子激光：波长 3371Å，单色长波紫外光，脉冲输出，功率 0.1~2.0mJ。可用于治疗较表浅的局限的化脓性炎症、感染创面、神经性皮炎、皮肤皲裂等。

（4）氩离子激光：波长 4880Å、5140Å 与 5145Å，蓝青 - 绿光，连续输出，应用功率 1~2W。可治疗外伤性截瘫、脑炎后遗症、蛛网膜炎、小儿麻痹后遗症、神经衰弱等。

临床观察表明，小功率的氦 - 氖激光多次照射的生物学作用和治疗作用具有抛物线和累积效应特性，在照射剂量不变的条件下，机体的反应常自第 3~4 天起逐渐增强，至第 10~17 天达到最大限度，此后，作用效果逐渐减弱，若继续照射下去，到一定次数后可出现抑制作用。根据上述基本规律，小功率氦 - 氖激光照射同一部位的次数，以 12~15 次为宜，2 个疗程应间隔 2 周左右。临床适应证：低强度激光疗法适用于疖、蜂窝织炎、手部感染等软组织炎症吸收期、伤口延迟愈合、慢性溃疡、窦道、烧伤、肌纤维织炎、关节炎、口腔溃疡、过敏性鼻炎、脱发、带状疱疹、神经痛、支气管炎、支气管哮喘等。禁忌证：恶性肿瘤、皮肤结核、高热、出血倾向。

2. 小功率氦 - 氖激光穴位照射

（1）概论：激光穴位照射法又称激光针，是通过低功率激光束直接照射腧穴表面而达到治疗疾病的方法。激光由于具有良好的相干性、高方向性、高单色性及高亮度性，因此对人体组织产生热效应、压力效应、光效应及电磁场效应，出现小剂量激光引起兴奋作用，大剂量激光起到抑制作用。根据这些特性，经过广大学者的努力，穴位激光疗法在临床取得了极大进展。激光照射穿透性实验表明，功率为 25mW 的氦 - 氖激光治疗仪的激光束可透过 25mm 的活体双层皮肤、皮下组织和肌肉层；微细的激光束确能透过皮肤、皮下组织，达到普通针刺的深度，发挥刺激经气、舒经通络、行气活血、调整脏腑、平衡阴阳的作用。KoB、Mester 等学者的激光升温实验研究发现，当氦 - 氖（He-Ne）激光照射人体局部以后，由于激光热效应，可对穴位组织产生温热作用以加速血液循环，扩张血管，促使代谢致痛物质的排出，提高机体痛阈，达到消炎止痛效果。有关激光镇痛机制的研究显示，激光照射某些穴位后，能引起机体吗啡样物质释放和5-羟色胺含量下降等多种生物效应，调节机体生理状态，激活体内抗痛功能，对内源性吗啡样物质的激活等使激光照射能达到有效的镇痛效果。此外，激光作为一种强电磁波，当作用于穴位时，可提高致痛物质分解酶的活性，加速致痛物质的分解，消除细纤维的冲动，也有利于镇痛效应。进一步研究显示，小剂量激光多次照射和大剂量一次照射有相同的生物累积效应，且随着刺激强度增加，具有抛物线特征，有一峰值的反应强度。同时低能量激光促使ATP形成和激活酶系统，兴奋能量代谢，恢复细胞-器官-机体的正常功能，从而对临床治疗具有重要指导意义。目前，临床较为常用的穴位激光照射仪是小功率氦-氖激光治疗仪。它主要由放电管、光学谐振腔、激励源三部分组成。功率一般为1~25mW，波长为632.8nm（1nm=10Å），穿透组织的深度为10~15mm。临床常用于治疗骨伤科中各种软组织损伤、关节炎、骨折、各种神经痛等。其他还用于偏头痛、头痛、鼻炎、支气管炎和皮肤病等。治疗期间，应密切观察患者情况，以便及时给予调整。

（2）临床使用：治疗前，先检查仪器，各开关处于正确位置，患者选择合适体位，充分暴露需照射部位，调节仪器光束对准所选穴位。打开电源开关，在指示灯闪亮时，可见到氦-氖激光仪发出橘红色光束，调整输出电钮，使电源表读数达到额定值范围，照射距离一般为20~30mm，最远可到100mm，光斑应控制在3mm以内。如用光导纤维照射，需用手握住光导纤维对准穴位。每穴照射2~5分钟，每次选2~4穴。照射10次为1个疗程，疗程间隔时间为7~14天。

（五）临床疗效

激光在骨伤科应用很广泛，尤其是低功率激光能改善组织血液循环，促进炎症消散，加快水肿消退，激活细胞，增加骨痂生长，促进骨折愈合。临床上常用于治疗各种软组织损伤、纤维组织炎、关节炎、骨折、神经损伤、神经炎等病证。景福权等将120例神经根型颈椎病（CSR）患者随机分为3组，分别为治疗Ⅰ组（氦-氖激光照射组+针刺常规组）、治疗Ⅱ组（单纯针刺组）和对照组（单纯激光组）。治疗结束后，对3组CSR患者分别在治疗前和治疗后进行20分CSR评分量表评分和CSR简化McGill疼痛询问量表评分。其中CSR简化McGill疼痛询问量表又分为疼痛分级指数（PRI）、目测类比疼痛评分法（VAS）和现有疼痛强度（PPI）3项内容。结果：①经过不同的治疗，3组之间治疗前和治疗后对改善CSR简化McGill疼痛询问量表评分之间的比较均有统计学意义，提示3种不同治法，其中治疗Ⅰ组对减小CSR简化McGill疼痛询问量表评分帮助明显优于其他两组；3组之间治疗前和治疗后20分CSR评分量表评分经比较，3种不同治疗方法对改善20分CSR评分量表评分有差异，其中治疗Ⅰ组统计学检验差值最高，为15.14±0.39，说明治疗Ⅰ组对提高20分CSR评分量表评分帮助最大。可见氦-氖激光照射结合针刺对减小CSR简化McGill疼痛询问量表评分及增大20分CSR评分量表评分均较其他两种方法好。②3组总有效率存在差异，其中治疗Ⅰ组总有效率为97.5%，明显高于其他组，说明治疗Ⅰ组的临床疗效最显著。结果显示3种治疗方法均可改善CSR患者的疼痛以及生活质量，且3种治疗措施的临床疗效均有差异，其中治疗Ⅰ组的临床疗效最显著。结果表明氦-氖激光照射结合针刺对改善CSR患者的疼痛以及生活质量有良好临床疗效。谢可永等应用小功率的He-Ne激光针治疗78例网球肘患者，并与67例用类固醇激素局部封闭疗法者相比较，结果发现激光针治疗组总有效率为 89.7%，激素封闭组总有效率为 91%。两者经统计学证明无明显差别，但激光针适用范围广，无不良反应，无严格禁忌证，且疗效良好，使用方便，操作简单，具有实际应用价值。

第六节　超声波疗法

一、概述

将频率在 2kHz 以上，不能引起正常人听觉反应的机械振动波作用于人体病患部位以达到治疗疾病的方法，称为超声波疗法。超声波由 18 世纪意大利传教士兼生物学家斯帕兰扎尼在研究蝙蝠夜间活动时所发现，用于医学上治疗开始于 20 世纪 20—30 年代。1915年法国科学家 Langevin 发现了强烈超声对鱼类等水中小动物可产生致死作用，由此引起医学界对它的重视。1922 年德国首先获得了超声治疗的发明专利，1933 年 Pohlman 将其用于治疗神经疾病。20 世纪 70 年代后，随着科技的飞速发展，超声治疗技术也随之有更广泛的应用，在若干方面取得一系列突破，并在骨科、外科等各专科中得到有效推广，充分显示出它特有的优越性。超声热疗由于疗效良好，操作简便，安全可控，尤其对肌腱、韧带、关节囊等软组织损伤有良好的消炎镇痛作用，深受医者和患者欢迎。目前，超声波疗法已成为骨伤康复领域中常用的治疗方法。

二、物理特性

（一）频率和波长

具有治疗作用的超声频率为 500~2500kHz。在理疗中常用频率为 800~1000kHz。800kHz 频率的超声波在人体软组织传播的波长约为 2mm。

（二）超声波的产生和工作原理

超声波的产生有多种方法，如磁制伸缩式、电磁式和压电晶体式等。在医疗中，常采用的方法是压电晶体式；其工作是以交流电通过石英、钛酸钡等晶体，产生连续的交互变化，使晶体形态改变而引起晶体振动，产生符合人体治疗要求的高频机械振动波。

（三）超声波的传播

超声波的传播具有其特点。

1. 传导速度　以 m/s 单位表示。由于超声波在真空中无法传播，必须借助一定媒介才能传播到四周，可见其传播速度与频率无关，而与媒介的弹性、密度和温度有关。所以在不同媒介中，传播速度也随之改变，如在空气中的传播速度为 340m/s，但当气温升高 1℃，声速增加 0.6m/s；在人体软组织中的传播速度为 1540m/s。

2. 传播形式　超声波以疏密波形向周围介质传播，传播时以连续的压缩层和稀疏层交替形成一种弹性纵波。因其波长短，故呈束状直线播散。

3. 吸收与穿透　超声波的频率和媒介性质与其穿透、吸收密切相关。频率过高或过低均会影响其对组织的穿透性。同时不同频率被组织吸收也不同，频率越高，被吸收越多，穿透能力愈低。目前，医用超声波频率在 800~1000kHz，穿透深度 5cm，适用于脂肪、肌肉和韧带组织的治疗；2000~3000kHz 适用于皮肤及表浅病灶。

4. 折射和反射　由于超声波在两种不同介质的传播速度不同，因而当由一种介质传播至另一种介质时，其传播方向有偏转，也称折射；同时在两个不同介质的界面处将有一部分超声波会反射回第一种介质，其余透过界面进入第二种介质。声波在界面被反射的程度取决于两种介质的声阻差，声阻差越大，反射程度也越大（介质密度和声速的乘积为介质声阻）。如当声波通过空气传向液体或固体时，几乎全部被界面反射，很难通过空气进入液体和固体，此因空气与液体和固体的声阻很大所致。所以治疗时应使声头与人体之间用耦合剂紧密接触，减少反射。

5. 散射和束射　声波在传播过程中，向四周发射称为散射。其强度随传播的距离增加而减弱。如果声源为点状，则在均匀媒介中的声强与距离平方成反比。当声源的直径大于波长时，声波即呈直线传播。声波频率越高，声波越集中而成束射。由于医用超声波的声头直径较大，一般为波长的 6 倍以上，故声头中心的声波呈束状，且强度最强。

三、作用机制

（一）机械作用

超声波在介质中传播时介质质点交替压缩与伸张形成交变声压，使介质质点受到交变压力，获得巨大加速度而剧烈运动，相互摩擦，同时使组织细胞产生容积和运动的变化，引起较强的细胞浆运动，促进细胞内容物的移动，改变其中空间的相对位置，呈现了超声波对组织内物质和微小细胞结构的一种"微细按摩"作用。这种"微细按摩"作用可改善局部血液和淋巴循环，加强组织营养和物质代谢，以治疗某些局部循环障碍性疾病，如营养不良性溃疡；机械效应可使细胞内部结构发生变化，导致细胞一系列功能改变，如神经生物电活性降低，致使脊髓反射幅度降低，从而起到镇痛作用。在机械作用下，可使坚硬的结缔组织延长、变软，由此治疗瘢痕、挛缩、硬皮病等。

（二）温热作用

机体在超声波作用下可产生温热效应，故超声波疗法又称超声透热法。其产热特点如下：

1. 组织吸收声能产热，但不同组织对声能吸收不同，故产热也不同，其中以骨和结缔组织最为显著，脂肪与血液为最少。如在超声波 $5w/cm^2$、1.5 分钟作用时，温度在骨质可上升 $5.9℃$，在肌肉仅为 $1.1℃$。

2. 在不同组织界面上超声能量产热较多，尤其在骨膜上可产生局部高热，故临床上对关节、韧带的治疗有较好疗效。

3. 由超声波产生的热，其中 79%~82% 由血液循环带走，18%~21% 由邻近组织的热传导散布，因此当超声波作用于眼的角膜、晶体、玻璃体、睾丸等较少血液循环的组织时，应防止产生过热，而损害组织。

（三）理化作用

在具有物理学特性的超声机械振动和在此基础上产生的温热作用下，必然引起物理化学等变化，如超声波可改变氢离子浓度，使 pH 向碱性方面变化，缓解炎症局部酸中毒现象，有利于炎症的修复；能使复杂的蛋白质解聚为普通的有机分子，影响酶的活性，使关节内还原酶和水解酶活性增加，起到软化肌肉、肌腱及结缔组织，以治疗与组织缺水有关的病证，如类风湿关节炎、肌腱韧带退行性病变等。实验观察发现，细胞内线粒体对超声波的作用极为敏感，低强度超声波可增加细胞内胸腺核酸含量，影响蛋白合成，刺激细胞生长；高强度超声波对组织的作用可形成许多高活性自由基如 HO、OH、H_2O_2、O 等，能加速组织内氧化还原过程，有利于生长过程；其空化作用能使气泡振动或破裂，使细胞功能发生改变，细胞内钙含量增加，成纤维细胞被激活，增加蛋白质合成和血管通透性，加速血管形成。

（四）对机体组织器官的作用

1. 对骨骼的作用　小剂量超声波（连续式 0.1~0.4w/cm²、脉冲式 0.4~1w/cm²）有促进骨骼生长、骨痂形成的作用；中等剂量（3w/cm² 以下、5 分钟）可见骨髓充血，温度上升，对骨质无破坏作用，可用于骨关节创伤；大剂量超声波对未骨化的骨骼，可造成骨发育不全，因此对儿童骨骺处禁用超声。超过 3.25w/cm² 移动波被认为是危险剂量。

2. 对结缔组织的作用　超声波有刺激结缔组织增长的作用，故对结缔组织损伤的伤口有刺激结缔组织增长的作用。而当结缔组织增长过度时，超声波对瘢痕化结缔组织能"分离纤维"，使"凝胶变为溶胶"，起到软化消散的作用。故在临床上可见超声波对瘢痕有较明显的软化散结之效。

3. 对神经系统的作用　小剂量超声波能降低周围神经兴奋性，减慢其传导速度，具有显著的镇痛作用，常用于神经炎等。大剂量超声波对周围末梢神经可引起血管麻痹，组织细胞缺氧、坏死。超声波对中枢神经有较高的敏感作用，曾有人指出，用 0.1w/cm² 的强度直接作用于脑组织，可导致脑组织不可逆损伤，故认为"超声波应禁用于脑部"。近年来有实验研究和临床实践显示，使用强度为 1.5w/cm² 以下（0.6~1.2w/cm²）的脉冲式超声波移动波作用于头部，由于大部分超声波能量被头皮及颅骨吸收和反射，只有 2.5%~20% 透入颅内，对脑实质无损害，用于治疗脑血管意外偏瘫及其他某些神经系统疾病有一定疗效。

4. 对循环系统的作用　由于房室束对超声波的作用较敏感，故可影响心脏活动能力和节律。大剂量超声波可使心律减慢，诱发心绞痛、心律不齐等，严重者可导致心跳停止；小剂量（1w/cm² 以下）超声波使心脏毛细血管充血，对冠心病患者有扩张动脉管腔及解除血管痉挛的作用。

5. 其他　大剂量超声波可引起结膜充血、角膜水肿、眼底改变，如对晶体可导致热性白内障、交感性眼炎等。小剂量脉冲式 0.4~0.6w/cm²、3~6 分钟以下强度，有利改善循环、促进吸收等作用。对生殖系统的影响：动物实验显示，超声波可致流产，故对孕妇下腹部禁用；实验还证明，适量超声波可以减少人和动物精子的产生。

四、治疗特点

（一）优点

深层组织可发生显著温度改变以达到良好消炎作用；在机械效应和热效应共同作用下，能有效分离胶原纤维，增加结缔组织延展性，以治疗关节囊、韧带、肌腱的粘连和软化瘢痕；仅为局部治疗，应用时间较短。

（二）缺点

治疗时患者感觉较少，有时使治疗剂量不易控制；采用直接接触法治疗时，有时会出现激惹触痛。

五、治疗方法

（一）常规超声治疗

常规超声疗法可分为直接接触法与间接接触法。直接接触法分为固定法与移动法，间接接触法分为水下法与辅助器治疗法。

1. 直接接触法　声头与体表之间通过耦合剂直接与皮肤紧密接触。按声头与体表直接接触的方式不同，分为移动法和固定法。

（1）移动法：首先调超声仪各旋钮处在"0"位，接通电源，选择连续或脉冲输出，调节所需输出剂量，确定治疗时间。由于脉冲超声波治疗时间有间歇期，所以脉冲超声波的治疗强度可大于连续超声波。此外，脉冲超声波治疗的时间可较连续超声波治疗的时间稍长些。向患者说明治疗中应有的感觉，如酸胀、温热等。患者取舒适体位，充分暴露治疗部位，在治疗部位皮肤上涂以适量耦合剂，将声头置于治疗部位，并缓慢做往返或圆圈移动，声头移动速度以 2~3cm/s 为宜，超声强度不得大于 $1.5W/cm^2$。每次时间 5~10 分钟，每日或隔日 1 次，10~15 次为 1 个疗程。此法为临床最常用。

（2）固定法：声头通过支架以适当压力固定于治疗部位。超声强度不得大于 $0.5w/cm^2$，每次时间 3~5 分钟，每日或隔日 1 次，10~15 次为 1 个疗程。常用于痛点、穴位、神经根和病变较小的部位。治疗中应随时询问患者感觉，随时调整。尤其应用固定法时，如发现局部过热或疼痛，应及时移动声头或降低强度，以免灼伤组织。治疗结束后，输出调回"0"位，关闭电源，取下声头，洗净患者皮肤上的耦合剂。

2. 间接接触法　通过水或其他辅助器作为介质的治疗法。①水下法：按上述直接法操作步骤开机，在槽内放入温度适宜的清水，治疗部位和声头同时浸没于水中，声头对准治疗部位，距离皮肤 1~5cm，固定或做小范围缓慢移动，每次 5~12 分钟，每日或隔日 1 次，10~15 次为 1 个疗程。常用于表面凹凸不平的手足关节部位。此法常用于手指、足趾等表面高低不平的关节。治疗结束后，关机并清洁超声仪。②水袋法：将不含气体的水袋置于体表不平的治疗部位，水袋与皮肤及声头之间均涂耦合剂，将声头压在水袋上，一般按直接接触的固定法进行治疗。对于声头不易直接投射的部位，可采用反射器，以改变声束的投射方向。

3. 不同部位治疗法

（1）四肢及脊柱病证：在病变相应节段的脊椎旁进行，采用连续式或 1:5 脉冲式超声波。四肢大关节可采用直接接触移动法，声头做圆圈式移动；小关节可用水下法。对急性关节炎一般不进行超声波治疗。亚急性者，可用连续式超声波，强度 0.5~0.8w/cm^2，3~5 分钟；慢性病例，强度 0.6~1.5w/cm^2，5~10 分钟。

（2）软组织损伤与炎症：对急性捩、挫伤，在病变部采用直接接触移动法，强度 0.2~0.8w/cm^2，每次 3~5 分钟，每日或隔日 1 次；对伴有血肿者，声头应避开血肿中心，强度宜适当减小，以防再次出血。对于瘢痕组织，在瘢痕组织局部，则采用直接接触移动法，强度 1~1.5w/cm^2，每次 5~10 分钟；在肢端关节等表面不平处的瘢痕可用水下法，强度 0.25w/cm^2，每分钟移动 1cm，每隔 4 天 1 次。

4. 适应证与禁忌证

（1）适应证：骨伤科各类软组织损伤、劳损，瘢痕组织，骨关节病等，神经系统的三又神经痛、肋间神经痛等。其他如颞下颌关节功能紊乱症等。

（2）禁忌证：持续性高热，各种化脓性炎症，血栓性静脉炎出血倾向，恶性肿瘤（超声治癌技术除外），严重心脏病心区和交感神经节及迷走神经部位，安装心脏起搏器和血管支架的患者，孕妇腹部和腰骶部，小儿骨骺，椎板切除术后的切除部位，急性关节炎等。

（二）超声药物透入疗法

超声药物透入疗法又称声透疗法或超声波经皮给药法，是将药物制成可用于超声导入的剂型，加入耦合剂中，利用超声波对媒质的弥散作用和改变细胞膜的通透性把包含在载药基质中的药物经皮肤或黏膜渗透进入机体的治疗方法。其优点是有利于药物完全透入细胞内，使药物浓度不受电离、电解作用的限制和不存在影响作用强度和时间的极化问题。同时可以避免药物在肝脏的首过效应；可持续控制给药速度，避免峰谷现象，减少药物毒副作用；药物靶向性较好；可随时中断给药等独特优点，而且超声波药物透入疗法还使超声波治疗和经皮给药有机结合，达到物理和药物双重治疗效果。同时在利用超声药物透入法治疗软组织损伤时，可将具有消肿止痛、活血化瘀等功效的中草药制成经皮给药制剂，利用超声波的促渗作用将其导入体内，起到物理和药物双重效果，特别是在肌肉骨骼运动系统损伤康复领域中，有利于提高疗效和缩短治疗疗程。

1. 作用机制　超声药物透入疗法的机制主要与超声的机械、致热和空化等理化性质以及超声波的频率、强度、时间等多种因子有关。在机械作用方面，超声振动波能改变分散相表面的分子结构，使细胞高速振荡，改变细胞膜静息电位，破坏细胞膜，使细胞间隙增宽、细胞膜通透性增高，因而对增加药物的渗透性具有一定作用。药物透入细胞内，使细胞内产生微声流，细胞结构发生变化，出现新的酶中心，使催化过程的趋向性发生改变，提高了细胞对药物的敏感性。同时超声波的机械和热效应，使大分子药物解聚，有利于大分子药物进入体内，如超声波将氢化可的松透入体内。在致热作用方面，研究表明，皮肤温度升高 5℃，能改变细胞膜的渗透性，而肤温的升高与超声波的频率、强度和作用时间密切相关。高频率、较长时间导入和较大强度超声波能升高肤温，增加皮肤渗透性，有利于药物导入。在空化作用方面，由于空化作用能改变皮肤角质层类脂质的有序排列，使药物透入无序化的脂质区域形成通道，从而增加了药物的透入，达到超声波药物透入法高于药物被动扩散渗透的效率。在一定条件下，空化作用的大小与超声强度成正比，与超声频率成反比。超声理化作用与其频率、强度和作用时间密切相关。1996 年，Mitragotri 等对比了超声频率为 1MHz 和 20kHz 对 4 种不同药物经皮渗透系数的提高率，发现 20kHz 的提高率是 1MHz 的 1000 倍。由于低频超声有效破坏角质层脂质双分子层结构，使皮肤通透性提高，便于药物经皮吸收。但是较低频率超声波的物理治疗作用大为减弱。近年来，李新平等应用超声频率为 800kHz 和 1MHz，超声强度为 $0.75w/cm^2$，对盐酸青藤碱和氢溴酸高乌甲素体外经皮渗透量进行研究，结果发现，800kHz 作用 10 分钟比被动扩散分别提高了 2.15 倍和 10 倍；1MHz 作用 10 分钟比被动扩散分别提高了 8.9 倍和 20 倍。

2. 超声强度和时间　每个超声频率都存在一个超声强度阈值，只有在超声强度高于这个阈值时，才能明显观察到药物的渗透效应。在相邻两个超声阈值之间，超声增透效应随超声强度的增加而增大。超声强度通过空化作用影响药物的经皮渗透。低强度超声波有助于骨折早期愈合。有研究表明，超声药物透入的最佳超声频率为 500~1500kHz，时间为 10 分钟，临床最佳强度为 $1.5~2w/cm^2$，过高的强度可能会引起疼痛，甚至是烫伤。另外，超声导入时间亦与药物经皮吸收有一定比例关系。在一定时间范围内，药物经皮渗透量随着超声作用时间的延长而增加。李新平等对超声导入时间对药物经皮渗透量的影响进行了实验研究，结果发现在超声强度不变的情况下，800kHz超声频率导入10分钟时透皮吸收参数是超声导入5分钟时的3倍左右。

3. 应用注意　选择不影响超声波输出强度和有利于药物透入体内的耦合剂，根据药物特性加入不同耦合剂，如脂溶性药物应加入羊毛脂中制成油膏或霜剂，水溶性药物加入水中。同时应在超声波的安全剂量范围内，同时掌握药物剂量。

六、临床应用

随着超声波治疗技术的提高和发展，其在临床应用也更为广泛，尤其在骨伤领域内，对各种软组织损伤、退行性关节炎等疼痛的缓解具有卓越疗效，深受医者和病家欢迎。临床大量报道证实了超声波有着确切的消炎止痛功效。

（一）颈椎病

刘延春等对35例颈椎病患者，采用川乌、草乌、赤芍、白芷、羌活、独活、当归、干姜、川芎、红花各30g泡制后与耦合剂调配成15%乳剂，均匀涂于患区，以连续式超声波，接触移动法，剂量0.8~1.0w/cm^2，8~10分钟，每日1次，12次为1个疗程，对其中10例患者做颅脑超声多普勒检测，其探头频率为2.0MHz，经特定头颅声窗测试颅内基底动脉（BA）、双侧大脑前动脉（ACA）、双侧大脑中动脉（MCA）、双侧大脑后动脉（PCA）在治疗前后即刻及疗程后不同时间的血流速度，以观察治疗对颅内动脉血液动力学变化的影响（显效：症状及体征明显减轻或大部分消失；有效：症状减轻，体征部分好转；无效：症状体征无变化）。疗效判定均在治疗12次后。35例患者平均治疗12.26次，出现疗效平均在第6.75次，显效29例、有效5例、无效1例，其显效率82.8%、有效率97.1%。本治疗组与往年同期采用直流电醋离子导入加感应电治疗的35例颈椎病患者比较，疗效满意。两种疗法的疗效差异有显著性。治疗组显效率明显高于对照组；治疗前后颅内主要动脉流变学结果，除LPCA（左右脑后动脉）外，4项指标不同时间的变化均无显著差异。LPCA治疗后即刻与治疗前、疗程后与治疗前两两比较，差异均有显著性意义。

（二）肩周炎

陈海洋等把50例诊断明确的肩周炎患者随机分为A组（超声波治疗加功能锻炼）27例，采用超声波治疗，频率为800kHz，连续输出波形，移动法（以痛点为中心做圆周移动），输出功率为0.8~1.5w/cm^2，每日1次，每次8~10分钟，12次为1个疗程。再辅以功能锻炼。①爬墙操：患者直靠近墙面，患肢前举外展，手指触及墙面，以墙面作为支撑，缓慢向上爬行，尽量达到肩关节最大前举或外展度，再缓慢回到始位。②滑轮操：双手握住悬挂于头顶上方滑轮上的绳子两端，做往复拉绳运动，以健侧带动患侧肩关节，使之活动到最大前举、外展或后伸活动度。③棍棒操：患者取直立位，做前举运动（双手握住棍棒前举）、外展运动（双手握棍棒两端，来回向左、向右做外展运动）、后伸动作（双手在身体后握住棍棒做上下来回运动）、旋转运动（肘部90°屈曲，肘关节固定，掌心向上握住棍棒，做内旋、外旋运动）。锻炼时每一动作8次为1组，每次做3组，每日2次，12次为1个疗程。共2个疗程，疗程间隔为1周。B组（单纯功能锻炼）23例，功能锻炼仅做上述功能锻炼。结果：A组5例（18.5%）（肩关节活动功能正常或基本正常，且疼痛消失）痊愈，13例（48.1%）

（肩关节活动有明显改善，前屈、外展 > 90°，后伸 > 10°，外旋 > 10°。劳累或肩部活动时，肩部仍有轻度疼痛）显效，9 例（35.4% 的患肩活动范围较前有所改善，局部疼痛减轻）有效。B 组中 1 例（占 43%）痊愈，9 例（占 39.1%）显效，10 例（占 43.5%）有效，3 例（占 13.1%）无效。表明，超声波治疗可较好缓解疼痛。

（三）腰痛

杨英昕等将 120 例急性腰椎间盘突出症患者随机分为两组，观察组 60 例予悬钟、阳陵泉、阿是穴超声波治疗，同时配合抗炎脱水治疗；对照组 60 例仅予抗炎脱水治疗。结果：两组组内，治疗 2 天分别与治疗前比较，治疗 4 天分别与治疗 2 天比较，目测类比评分法（VAS）评分均差异下降；治疗 7 天分别与治疗 4 天比较，治疗 14 天分别与治疗 7 天比较，对照组 VAS 评分均无明显下降。观察组 VAS 评分仍持续下降，差异有非常显著性。两组治疗 7 天、治疗 14 天 VAS 评分均下降明显。两组显效率、总有效率比较，差异均有显著性意义。可见悬钟、阳陵泉、阿是穴超声波联合抗炎脱水治疗急性腰椎间盘突出症，能迅速缓解疼痛，效果优于单纯抗炎脱水治疗。超声波治疗能提高组织血流温度和通透性，减轻疼痛，对大多数软组织疼痛疾病疗效显著。超声波机械效应使细胞内部结构发生变化，神经生物电活性降低，起到明显镇痛作用。

第七节　蜡　疗　法

一、概述

蜡疗是将医用蜡置于专用设备中，在适当温度下进行加热，使其成为液化状态涂抹贴敷于体表以治疗疾病的方法。蜡疗早在《本草纲目·虫部》中已有记载："脚上冻疮，浓煎黄蜡涂搽。汤火伤疮，红肿成脓，用麻油四两、当归一两，煎焦去渣，加黄蜡一两搅化，放冷后摊布上贴好，极效""……用蜡二斤，于悉罗中熔，捏作一兜鍪，势可合脑大小，搭头致额，其病立止也。于破伤风湿、暴风身冷、脚上冻疮……均有奇效"。蜡具有可塑性、黏稠性、延展性，适合于人体各个部位，尤其是关节部位。蜡常温时为固体，有较大蓄热性，且导热系数小，散热慢，治疗时间持久。故蜡疗具有温中散寒、消肿定痛、改善运动功能、促进组织愈合之功效。此法操作易行，设备简单，取材容易，效果明显，是一种常用的温热疗法。

二、蜡疗作用

石蜡热容量大、导热性小，没有热的对流特性。加热后呈液状的医用石蜡有良好温热作用，可扩张局部血管，改善周围组织营养，促使代谢产物排出，有利于消除炎症，加快损伤组织愈合。同时温热的石蜡还具有行气活血、温经通络、除湿散寒之功，能促进血液循环。医用蜡贴敷于人体体表或某些穴位上，产生刺激作用或温热作用，尤其对风寒湿痹，能起到温散寒湿、祛风通络、消肿止痛之效。随着石蜡热量的散发，冷却后的石蜡随着温度下降，体积随之缩小从而对局部组织产生有效的机械压迫作用，既能促进渗出液的吸收，又能防止组织内的淋巴液和血液渗出，有利于消除肢体肿胀。蜡疗法的种类包括石蜡疗法、黄蜡疗法、地蜡疗法等。最为常用的是石蜡疗法。石蜡疗法的作用因素如下：

（一）温热作用

石蜡的热容量大、导热性小，没有热的对流特性，又不含水分，冷却时放出大量热能（熔解热或凝固热），因此能使人的机体组织耐受到较高温度（55~70℃）而具有持久热作用，这就比其他热疗优越。一般认为石蜡敷于人体后，局部温度很快升高 8~12℃。经过一段时间后逐渐下降，但温度下降得很慢，在 60 分钟内还保持一定的温度。

（二）压缩作用

石蜡的固有特性是有良好的可塑性和黏滞性。在冷却过程中，石蜡的体积逐渐缩小，治疗时与皮肤又紧密接触，产生对组织压缩和轻微挤压，因而促进温度向深部组织传递，呈现一种机械压迫作用。

三、适应证与禁忌证

（一）适应证

肩周炎、网球肘、腱鞘炎、关节炎、风湿病关节纤维性强直挛缩、循环不良，外伤或术后浸润粘连等各种损伤及劳损。

（二）禁忌证

感觉障碍、有出血倾向、化脓性感染、伤面渗出未停止、湿疹、疥疮及婴幼儿等。

四、蜡疗分类

（一）黄蜡疗法

①炭蜡法：暴露患处，用白面和水揉成面泥，搓成直径 1cm 左右的细条状，围放在患部四周，面圈内撒上黄蜡末或贴敷黄蜡饼约 1cm 厚，面圈外皮肤以物覆盖，以防灼伤健康皮肤。然后用铜勺盛炭火，置蜡上烘烤，随化随添蜡末，直至蜡与所围面圈高度平满为止，蜡冷后去掉，隔日 1 次。②艾蜡法：操作方法基本同"炭蜡法"。只是在熔化黄蜡时，蜡末上铺撒艾绒，让点燃的艾绒使蜡熔化。

（二）地蜡疗法

地蜡的熔点为 52~55℃，性质和作用与石蜡相似，使用方法与石蜡大致相同。

（三）石蜡疗法

石蜡疗法是临床较为常用的方法。

1. 石蜡的理化特性

（1）石蜡的结构式为 C_nH_{2n+2}，是含有 16~35 个碳原子的正烷烃，有少量异构烷烃和环烷烃。石蜡由高分子碳氢化合物构成，为白色或黄色、无味、半透明、无水的固体，不易对酸和碱起反应，不溶于水，微溶于乙醇，能被乙醚、汽油、苯、煤油、氯仿等所溶解。

（2）石蜡是石油的蒸馏产物。医用的高纯度石蜡，熔点为 50~54℃，含油量 0.8%~0.9%。

（3）石蜡为良好的带热体，热容量大，导热性小（导热系数为 0.00059），比热为 0.5~0.78cal/（g·℃）（1cal ≈ 4.185J）。石蜡不含水分及其他液体物质，气体与水分不能透过，几乎不呈对流现象，故有很大的蓄热性能，对机体有较持久的保温作用。

（4）加热后的石蜡，在冷却时能释放出大量热能。熔解石蜡的温度愈高，其冷却为固体的过程愈慢，保温时间也愈长。

（5）石蜡随着热能的放散和冷却，体积可缩小 10%~20%。凝固后的石蜡在 70~90 分钟内能保持 40~48℃，并缓慢向人体传递热量。据测定，蜡疗时其下面的皮肤温度一般升高到 40~45℃，且在整个治疗期间都保持较高温度。同时石蜡具有很大可塑性，能随人体不同部位的形态而改变，故特别适用于各关节的治疗。

（6）涂于皮肤上的石蜡，在迅速冷却时，可形成坚固的蜡膜，能保护皮肤不受随后较热的石蜡作用，因此在临床应用时，对肢体一个部位可做多次浸涂。

2. 操作方法

（1）石蜡的加热：医用石蜡的熔点在 52~55℃，一般可加温至 60~65℃。不宜过高，如超过 100℃，石蜡会被氧化变质，影响其可塑性与黏滞性，同时使皮肤产生刺激性皮炎。有专门可调节和自动保温的设备对石蜡加温，可选择合适的设备使用。

（2）操作技术：治疗前应清洁局部皮肤，毛发较多时可剃去，依据不同病证的性质、程度、部位和治疗目的，采用相应的治疗方法。常用的有下列 6 种。

1）蜡盘法：将已熔化的石蜡倒入预先准备的盘中，厚 2~4cm，待其冷却至 50℃ 左右成饼状时，即用刀分离石蜡与盘，将柔软的石蜡（45~55℃）取出放于油布上，按治疗部位面积，取出蜡块包好后，把其放于治疗部位，外部用棉垫毛毯包好以保温。此法蜡温恒定，适用于较大面积部位的治疗。每次治疗 30 分钟，10~15 次为 1 个疗程。

2）蜡袋法：将已熔化的石蜡倒入预先准备的厚 0.3~0.5mm 透明聚乙烯薄膜袋中，装入石蜡约占塑料容积的 1/3，排除空气，封口备用。需应用时，将蜡袋放入热水中加热，使蜡吸热至 60℃ 熔解时（一般水温不超过 80~99℃）取出，放于治疗部位。每次治疗 30 分钟，10~15 次为 1 个疗程。

3）刷蜡法：在石蜡熔至 60~65℃ 时，用平毛刷将蜡涂于治疗部位，第一层要尽量做到厚薄均匀，面积大些，以形成保护膜。此后各层可涂抹温度稍高的石蜡液，但不致烫伤皮肤，各层尽快涂抹至厚度达 1cm 为止，最后以保温物品（如棉垫）包裹。每次治疗 30 分钟，10~15 次为 1 个疗程。

4）蜡浴法：将熔化至 60~65℃ 的石蜡，先用刷蜡法在需治疗部位涂敷一层薄蜡，然后浸入盛有 55~60℃ 石蜡的浴槽中，并立即取出，反复数次，形成厚度达 1.0cm 的蜡套，再浸入特制蜡槽中治疗。每次治疗 30 分钟，10~15 次为 1 个疗程。

5）蜡垫法：先用纱布垫浸入熔解的蜡液中，制成石蜡纱布垫，待其冷却到皮肤能耐受的温度时，将其置于治疗部位上，再用另一块较小的、温度在 60~65℃ 的热蜡布，盖在第 1 块蜡布上，然后用棉被、大毛巾等物品覆盖保温。每日或隔日 1 次，每次治疗 30 分钟，15 次为 1 个疗程。

6）蜡液浸泡法：将医用石蜡熔化后，放入保温器皿中，温度控制在 55~57℃ 为宜，将患部浸入蜡液之中（形成较厚蜡层时开始计算浸入蜡液的时间），15 分钟后抽出。脱去蜡层，或将患部浸入蜡液之中 1 分钟，待其稍干，即再浸入蜡液中 1 分钟左右，反复 10~15 次后，用大毛巾等物品覆盖保温。每日 1~2 次，15 次为 1 个疗程。本法以四肢疾患为宜。

（3）石蜡的清洁和重复使用：石蜡反复使用后，皮屑、尘埃等杂物混入蜡中，可降低蜡的热容量、导热性和可塑性等性能，故应定期清洁。常用方法有：

1）沉淀法：将石蜡加热熔化后，放置沉淀，然后取出上层的清洁石蜡。

2）水煎清洁法：加等量水于石蜡内，煮沸 30 分钟以上，使蜡中杂物溶于水中沉淀于蜡底层，待冷却后取出上层清洁石蜡。

　　3）清洗过滤法：每次石蜡取下后，即用清洁流水冲洗干净。

　　4）石蜡使用日久，脆性增加，影响蜡疗的压缩作用，故应适时加入15%~25%新石蜡后，再继续使用。

　　除了上述蜡疗外，有人通过多年探索、研究发现，采用紫草、红花、威灵仙、羌活、川芎、白芷等活血止痛和防止烫伤的中药与加热后的石蜡混合于一体，制成新式石蜡，贴敷于患部皮肤能耐受较高的度（60~70℃）而不会烫伤皮肤，同时也不呈对流现象，有较好的保温作用，起到了温热和药物的双重治疗作用，对风湿类关节疾病在临床上取得良好疗效。

五、注意事项

　　1. 蜡疗过程中出现过敏现象要停止蜡疗。

　　2. 操作加热医用蜡时，要采用隔水加热法，以防烧焦或燃烧。

　　3. 用过的蜡，其性能（可塑性及黏滞性）降低，重复使用时，每次要加入15%~25%的新蜡。

　　4. 用于创面或体腔部位的蜡，不能再做蜡疗。

　　5. 蜡疗的温度，要因人因病而异，既防温度过低而影响疗效，又防温度过高而烫伤皮肤。

六、蜡疗的临床应用

　　石蜡疗法是临床上应用较为广泛的一种治疗方法。临床观察显示，石蜡的温热作用可扩张局部皮肤毛细血管，增加血液循环，活跃局部组织的新陈代谢，有利于对营养物质的吸收，增强血管通透性，加快排除组织代谢产物。同时在冷却过程中石蜡体积逐渐缩小所产生的机械性压迫，能防止组织内淋巴液和血液的渗出和使其原有的温热作用深入到深部组织，以松弛痉挛的关节韧带、肌肉、肌腱等软组织，促进炎症吸收，减轻组织水肿，有利于关节功能恢复，达到消肿止痛目的。曹信桃等应用蜡疗对887例骨伤患者治疗，其中软组织损伤307例，瘢痕粘连270例，尾骨骨折75例，腰椎间盘突出176例，关节炎9例。结果显示，软组织损伤组疼痛消失者，有效率为100%；瘢痕粘连功能恢复者，有效率为95%；尾骨骨折疼痛消失者，有效率为92%；腰椎间盘突出疼痛消失者，有效率为80%；关节炎疼痛消失者，有效率为90%。表明蜡疗使局部肌肉松解，血液循环和淋巴回流增加，肿胀减轻，使软组织损伤疼痛消失。蜡疗可影响上皮组织生长，促进再生过程，并保持皮肤弹性和柔软，对瘢痕有软化作用，有利于瘢痕所致关节功能的恢复。蜡疗可防止组织内淋巴液和血液渗出，对骨折愈合有促进作用，能使患者疼痛很快减轻，骨折早日愈合。蜡疗的温热作用，使局部毛细血管扩张，新陈代谢加快，局部充血、水肿获得改善，进而减轻椎间盘对腰神经根的压迫和刺激。同时石蜡的热容量大、导热性小，具有很大的可塑性，保温时间长，通过扩张局部毛细血管，增加其通透性，促进局部渗出的吸收，达到消除关节炎症的目的。姚舜等把60例膝关节损伤固定后所致膝功能障碍的患者（其中髌骨骨折18例，半月板损伤16例，交叉韧带损伤15例，侧副韧带损伤15例）随机分为观察组和对照组，每组各30例；两组均在膝关节制动后4周左右开始康复治疗。对照组治疗：

①髂腰肌、股四头肌、腘绳肌、小腿三头肌、胫骨肌群的肌力训练；②膝关节做屈曲、伸展、内旋、外旋等被动活动，从受限角度起，逐渐增加膝关节活动度，以患者有轻微疼痛、能够耐受为准，治疗 20 分钟 / 次，2 次 / 天；③患肢做牵伸训练，每次牵伸持续 10~15 秒，重复 4~5 次，以改善膝关节周围软组织的伸展性，增加膝关节活动范围。观察组在对照组常规治疗基础上应用关节松动术结合蜡疗。关节松动术包括髌骨分离牵引、髌骨侧方滑动、髌骨上下滑动、股胫关节长轴牵引、股胫关节后前向滑动、股胫关节前后向滑动、胫股关节侧方滑动，每组各 10 次，2 组 / 天。同时在手法治疗前给予膝关节蜡疗，用蜡板包绕全膝关节，使其充分接触膝关节以促进局部组织血液循环，软化局部组织，便于手法操作；30 分钟 / 次，2 次 / 天，10 天为 1 个疗程。在治疗前和治疗 4 周后进行关节活动度及相关功能评定。结果显示，治疗前两组关节活动范围、膝关节功能无显著性差异。治疗 4 周后，观察组的关节活动度及相关功能评分明显高于对照组。由此表明，关节松动术与蜡疗相结合，能明显改善膝关节固定所致的关节功能障碍；手法结合蜡疗可使局部组织血管扩张，血流加快，代谢加速，从而起到抗炎、消肿止痛、修复组织、缓解痉挛、增加组织弹性、软化瘢痕的功效，增加关节松动手法的疗效，改善膝关节功能。

上述观察表明，蜡疗作为骨伤科中的常用疗法，具有确实疗效，对其作用机制的实验研究表明，可能因其活化了 Golgi 腱器，使传入冲动增加；通过 b 类纤维抑制牵张反射增加了软组织及关节的黏弹性；缓解痉挛状态，同时温热刺激对慢性炎症则有明显治疗作用。此外，石蜡疗法操作简单，效果好，作为外敷法，治疗无痛苦及副作用，患者易于接受，故临床应用较广。

第八节 牵引疗法

一、概述

应用外力牵拉人体相应组织或关节，使被拉伸部位发生一定分离，达到防治疾病的方法，称为牵引疗法。牵引疗法早在唐代蔺道人所著的《仙授理伤续断秘方》中就有记载，提出骨折者当先用拔伸复位手法的徒手牵引法。元代危亦林在刊印的《世医得效方》中提出对于脊柱骨折利用自身体重的悬吊脊柱牵引疗法，开创了运用自身体重的牵引法治疗脊柱骨折。其后，牵引疗法有了更多发展，按照治疗部位可分为颈椎牵引、腰椎牵引、四肢关节牵引；按牵引时患者体位不同，分为坐位牵引、卧位牵引；根据牵引力来源不同，分为用患者自身重量牵引、手法牵引、电动牵引、滑车 – 重锤牵引；根据牵引持续时间不同，分为持续牵引与间歇牵引。研究显示，适当的牵引可放松肌肉，解除肌肉痉挛，松解软组织粘连，牵伸挛缩的关节囊和韧带，调整脊柱后关节的微细异常改变，使脊柱后关节嵌顿的滑膜或关节突关节的错位得到复位；加大椎间隙、椎间孔和增加椎管容积，减轻椎间盘内压力，解除神经根的刺激和压迫，增加关节活动范围，改善或恢复脊柱的正常生理弯曲；从而达到改善局部血液循环，修复损伤软组织，促进炎症消退和水肿吸收，缓解疼痛，康复病证的目的。在具体应用牵引时，应根据患者年龄、体质、证情等情况，选用适当的方法和体位、重量，不可滥用。如在牵引前，应充分询问病史，了解全面情况，尤其要详细询问患者过去病史，问清有无心脑血管疾病、腰椎结核、肿瘤、高血压、低血糖等；对初诊患者，使用的牵引力应从小逐渐增加，以免损伤肌肉韧带。牵引过程中，应密切观察患者情况，随时注意调整，避免发生意外。因此，必须严格掌握牵引的适应证和禁忌证。常用的临床牵引包括颈椎牵引、腰椎牵引和四肢牵引，各有其不同要求和特点。

二、颈椎牵引

颈椎病是临床常见病证，分为神经根型、椎动脉型、交感神经型、脊髓型、混合型，其中最常见的是神经根型及椎动脉型。神经根型的表现主要是颈肩疼痛、上肢疼痛麻木无力，这是由于增生的骨赘突入椎间孔，挤压神经根或骨赘对周围组织的刺激引起炎性改变，浸润神经根所引起。椎动脉型的主要症状是头晕、头痛，这是由于椎体排列不整，序列欠佳，椎间孔不在一条弧线上，椎动脉被扭曲或增生骨赘占据椎间孔，压迫椎动脉，动脉管腔变小，血流不畅，颅脑灌注不足而引起。交感神经型主要是突出物压迫和刺激交感神经，出现头晕、心慌、出汗、面红等症状。脊髓型主要因脊髓被压迫，这是较为严重的类型，其主要表现为肌力减退，在临床尤其要重视，对进行性肌力减退者应及时手术。

颈椎牵引可增大椎间隙，扩大变窄的椎间孔，使神经根和椎动脉有足够的活动空间，椎动脉免受挤压而保持畅通，改善供血；神经根免受压迫与推挤，由压迫粘连造成的炎症也会随之吸收，从而使得不论是压迫引起的麻木，还是粘连炎症引起的疼痛都逐渐得到缓解。根据牵引时体位的不同，分为坐位和仰卧位两种，但其在牵引的角度、重量、疗程等方面均相同。

（一）牵引体位

临床常用的体位有坐位牵引法和仰卧位牵引法。如采用坐位，应取稳当的靠坐位，使颈部自躯干纵轴向前倾约 10°~30°。患者宜充分放松颈部、肩部及整个躯体肌肉。牵引体位应使患者感觉舒适，如有不适即应酌情调整。如坐位牵引疗效不著，或患者症状较重或体弱不耐久坐时，可采用仰卧位牵引。用枕垫保持适当体位。病证在下颈段，牵引角度应稍前倾，可在 10°~20°，避免过伸。在上颈段或寰枢关节，则前倾角度应减小或垂直牵引，对椎动脉型患者前倾角宜较小，脊髓型颈椎病患者宜取几近垂直体位，不宜前屈牵引。

（二）牵引重量

间歇牵引的重量可以其自身体重的 10%~15% 确定，持续牵引则应适当减轻。以初始重量较轻，以后逐渐增加为好。

（三）牵引时间

牵引时间以连续牵引 20 分钟，间歇牵引 20~30 分钟为宜，每天 1 次，10~15 天为 1 个疗程。

（四）牵引方式

可采用连续牵引或间歇牵引，临床常采用间歇牵引。

（五）牵引结束

缓慢御下牵引重量，取下固定物，休息 10~15 分钟，离开牵引床。

（六）牵引注意事项

颈椎牵引的主要受力部位在颈椎，是小肌肉群集的部位，周围韧带较薄弱，力量不当会造成新的损伤，一般不超过 10~12kg 为宜。对年老体弱、心脑血管患者，以及椎动脉型、脊髓型颈椎病患者应慎重，牵引时应密切观察，适宜减轻重量，如有变化，及时调整。牵引时，要注意颈椎角度。正常颈椎具有生理弯曲度，牵引力方向应有 $10°~20°$ 前屈。若垂直向上牵拉，由于各椎间隙受力不均，弧顶处受力过大，导致患者不适感，出现颈项部疼痛、肩部不适、手麻加重、头晕、呕吐等症。颈颌牵引带位置应避开颈动脉，如造成颈动脉压迫可引起晕厥等症。此外，由于个体耐受性差异，或患者精神过于紧张、敏感度较高，或生理结构特殊等原因引起椎动脉明显受压等，出现各种不适应症状，此时应立即停止牵引，并给予适当处理。

（七）适应证

颈椎病、颈椎间盘突出症、颈椎生理曲度改变、颈椎骨质增生等。

（八）禁忌证

颈椎骨折、椎体滑脱、椎动脉明显狭窄、颈椎结核、肿瘤、颈椎病伴严重心脑血管病、年龄低于 18 岁等。

（九）颈椎牵引参数研究

颈椎牵引是通过机械手段给颈椎施加应力，使其发生相对伸长，以增加椎间隙和椎间孔容积，减轻对神经根的压迫。选择适合患者牵引重量、时间、体位、方式等参数的最佳组合，对牵引的疗效有着决定性作用，为此广大科技、医务工作者已做了广泛研究，并取得了有益共识。

1. 牵引体位　颈椎牵引常用方法有卧位牵引和坐位牵引。对不同的患者和证情应选择合理体位以提高疗效和减少副作用。吴绍娴等将 166 例颈椎病患者随机分为卧式颈椎牵引组 84 例，其中颈型 8 例、神经根型 42 例、交感型 5 例、椎动脉型 14 例、脊髓型 15 例。治疗采用卧位持续牵引法。牵引重量按体重（kg）的 10% 计算，持续牵引 20 分钟，每天 1 次。对照组坐式颈椎牵引组 82 例，其中颈型 9 例、神经根型 49 例、交感型 5 例、椎动脉型 14 例、脊髓型 5 例。治疗采用坐位，将牵引带固定在患者前方下颌及枕后方，牵引时患者颈部微屈，持续牵引 20 分钟，每天 1 次，重量以患者体重（kg）10% 计算，每天 1 次，15 天后评定疗效。治愈：临床症状全部消失；显效：症状明显改善；好转：症状有好转；无效：症状无改善。结果，卧位牵引组治愈 62 例、显效 10 例、有效 8 例、无效 4 例，总有效率达 95.24%，与坐位牵引组总有效率 65.85% 相比，具有显著性差异。由于坐位牵引需要患者坐位姿势的配合，如下腹完全放松和屈曲，小腿伸展，双臂下垂，身体两侧最大限度放松状态，对老年体弱患者而言，长时间端坐难以保持必需的姿态而影响疗效。另外，在治疗停止牵引时，有些患者会出现头晕等症状。卧位牵引的姿势容易保持，颈部肌肉等软组织较为放松，有良好的舒适感。牵引完毕，患者可在床上做少许休息，避免突然牵引力的消失，导致颈部肌腱回复造成的不适。所以卧位牵引既能达到坐位牵引效果，又减少某些副作用，受到临床医生的欢迎。邸保林等也认为，仰卧位可使颈椎在原有生理弧度下牵引，颈部肌肉等软组织处于放松状态，张力降低，对本体感受器和椎动脉颈交感神经刺激减小，同时还减轻了头部重量对颈段的负荷，降低椎间盘和椎间关节压力，避免坐位牵引出现的颈部酸痛不适等不良反应。赵志勇等把诊断明确的椎动脉型颈椎病患者 40 例，随机分为治疗组 20 例（采用卧位颈椎牵引）和对照组 20 例（采用传统坐位颈椎牵引），持续牵引 20 分钟，每日 1 次，10 天为 1 个疗程，2 个疗程后，以经颅多普勒（TCD）所检测的数据为指标，观察卧位颈椎牵引对椎动脉型颈椎病椎 – 基底动脉系统供血的影响。结果，治疗组：观测血管总数（例）189，异常血管数量（条）21，正常血管数量（条）168。

对照组：观测血管总数（例）194，异常血管数量（条）56，正常血管数量（条）138。其中治疗组椎动脉（VA）、基底动脉（BA）异常情况，治疗前 9 条，治疗后 10 条；对照组VA、BA 异常情况，治疗前为 24 条，治疗后为 7 条。表明卧位颈椎牵引治疗后，异常血管数量明显减少，与坐位颈椎牵引相比差异具有统计学意义，显示卧位牵引法与坐位法相比较，能更加显著改善 CSA 患者异常的椎 – 基底动脉系统供血，缓解临床症状，减轻患者病情。关哲等通过上颈椎（$C_1\sim C_3$）的三维有限元模型，对寰椎进行初步的生物力学分析证实，模拟头颅位于中立、前屈、后伸位时，寰椎前弓受力最大，其次是后弓及侧块。单独应用寰椎模型，直接在寰椎上关节面加载力，模拟头颅在中立、前屈、后伸位时寰椎最大应力集中于前弓，次级应力集中区域为侧块及后弓与侧块的交界处；直接在后弓加载力模拟头部过度后伸时，最大应力集中于后弓与侧块交界处。所以卧位牵引不破坏颈椎的生理曲度，避免在治疗过程中出现副作用或加重原有病情。

2. 牵引角度　牵引角度可分为前屈位、中立位、后伸位。不同角度决定颈椎的最大应力位置。牵引角度对于治疗效果有重要影响，广大学者对此做了大量临床和实验研究，取得了较为成熟的看法。李勇等以 9kg 牵引力，分别观察在颈部中立、前屈 10°、后伸 10° 体位时的椎体总体位移，结果发现在前屈 10° 位椎体前缘距离变窄，较中立位有 0.4~0.8mm 差距，牵引前后椎体前缘距离变化不大，约 0.07~0.27mm。而椎体后缘轴向距离变化较明显（0.46~0.56mm），椎体间角度变化不大（0.2°~1.3°），后伸 10° 位牵引椎体主要向后移位，小关节之间有较明显移动，前、后缘之间的轴向位移距离不大，前缘0.05~0.15mm，后缘 0.14~0.19mm；中立位牵引，椎体前后缘之间的轴向距离移动距离最大，前缘达到 0.19~0.9mm，后缘达到 0.15~0.33mm，中立位时椎间盘容积扩大最多。认为中立位、前屈位牵引，轴向力量集中作用于椎间盘及椎间盘后缘，可有效缓解椎间盘对周围组织的挤压；而后伸位牵引力量主要作用于后侧小关节，可调整小关节紊乱，解除关节滑膜嵌顿，获得理想的治疗效果。临床应随患者具体情况选择相应牵拉角度。刘遵南等将160 例颈椎病患者随机分为两组，治疗组根据颈椎曲度采用不同的角度牵引治疗，正常颈椎曲度 [（12±5）mm] 的牵引角度为前屈 5°~15°，颈曲变直 [（0~6.9）mm] 的牵引角度为 5°~5°，颈椎反曲（0 以下）时的牵引角度为 15°~5°。仰卧间歇式牵引，每次 20 分钟，牵引重量为体重的 10%~20%，每日 1 次，15 次为 1 个疗程，共 1~3 个疗程。对照组采用常规颌枕带牵引治疗，牵引重量、时间、疗程与治疗组相同。疗效评定，治愈：原有各型病症消失，肌力正常，颈肢体功能恢复正常，能参加正常劳动和工作；好转：原有各型病症减轻，颈肩背疼痛减轻，颈肢体功能改善；未愈：症状无明改善。结果显示，治疗组总有效率为 92.5%，对照组总有效率为 82.5%，两组差异明显。说明根据不同的颈椎曲度选择不同的牵引角度，是目前治疗颈椎病的有效方法之一。梁英等将 100 例颈椎病患者随机分为间歇牵引组 51 例与持续牵引组 49 例。间歇牵引组根据不同病变部位采用不同角度牵引，持续牵引组均采用中立位牵引，牵引重量均不超过自身体质量的 15%~20%，时间20~25 分钟。结果发现，仰伸位 5°~15° 牵引对矫正颈椎曲度的改变好于中立位牵引，在牵引重量为自身体重量的 15%~20% 时，牵引力越大，生理曲度恢复越好；两种牵引方式对颈椎曲度的矫正经统计学分析差异无显著性意义。表明牵引是矫正颈椎曲度改变的一种有效方法，但需选择合理的角度和牵引重量。麻国尧等对颈椎曲度变直患者，采用中立、前屈和后伸位各角度进行模拟牵引。结果当牵引角度为前屈 0°~15° 时，椎间孔、椎间隙、后关节突之间的间距加大，椎间盘拉应力适宜，压应力较小；后伸位牵引，随着角度的增大，相邻椎间孔间距变小，其中 C_{5-6}、C_{6-7} 最明显；椎间盘前端间距变大，后端间距变小，髓核前移之势明显；角度小于 $10°$ 时，各个椎间盘基质和髓核的最大压应力都很小，不出现应力集中。钩锥关节间距在 $0°$ 牵引时最大，随前屈、后伸角度变大间距变小。提示对于神经根型颈椎病患者应采用不超过 $15°$ 的前屈位牵引，钩锥关节增生明显者宜采用 $0°$ 的牵引，单纯椎间盘膨出的早期患者可以采用小于 $10°$ 的后伸位牵引，有利于椎间盘的回纳，缓解肌肉紧张和恢复异常。刘智斌等采用前屈、中立、后伸 3 种体位，观察不同角度牵引对家兔神经根型颈椎病模型 CRP 值的影响。结果发现，不同角度牵引各组家兔 β–EP 值和 CRP 值与模型组比较均有显著性差异，角度牵引组前屈 $15°$ 位与后伸 $15°$ 位和中立位相比较有显著性差异，中立位与后伸 $15°$ 位无明显差异。角度牵引组内前屈位对于 β–EP 值的升高较中立位、后伸位更快，具有显著性差异。角度牵引组内前屈位对于 CRP 值的降低较中立位、后伸位更快，具有显著性差异。表明前屈 $15°$ 位角度牵引对颈椎病家兔模型血清 β–EP、CRP 含量的改善最为显著，是临床治疗下颈段神经根型颈椎病的最佳角度。伍忠东根据患者颈椎生理弧度选择不同牵引角度：正常颈椎生理弧度在前屈 $5°\sim15°$ 下牵引；颈椎生理弧度变直时在 $5°\sim15°$ 下牵引；颈椎生理弧度反弓时在 $15°\sim5°$ 下牵引，结果治愈 42 例、占 21%，好转 106 例、占 53%，未愈 52 例、占 26%，总有效率为 74%。可见选择不同角度牵引可提高颈椎病临床疗效。总之，在调整牵引的角度时，不仅要考虑应力等，还应考虑到患者的自身感受，要让患者在较为舒适的状态下牵引，避免牵引所带来的不适，以更有效地达到治疗目的。

3. 牵引重量　适当的牵引重量是获得良好疗效的又一重要因素，因此寻找一个适当牵引力十分重要。1977 年，Deets 等提出大约体重 7% 的拉力，即可使颈椎间隙分离。姜瑛等研究认为，牵引力为体重的 15%~20% 时，90% 的患者颈椎拉伸长度能达到最大长度的 70%~100%；当牵引力为体重的 25% 以上时，颈椎拉伸长度不再随牵引力的增加而增加，由此提示，牵引重量不应过度，不然有可能损伤周围软组织。徐军研究认为，坐位牵引时 9.08~13.62kg 的牵引力，可达到增大椎间隙的作用；寰枕关节和寰枢关节分离的牵引力仅需 3.73kg 左右；对于放松颈部肌肉，需要牵引力为 4.5~6.75kg。纪岳军等将 328 例颈椎间盘突出症患者随机分为治疗组 164 例（采用颈椎大重量牵引，头部前倾 $15°$，逐渐将拉力加大到 20kg，每日牵引 1 次，10 次为 1 个疗程，休息 2 天，继续下一疗程）和对照组 164 例（行常规坐位颈椎牵引，头部前倾 $15°$，对颈部给予 5~10kg 的牵引力，每次牵引 30~60 分钟，10 次为 1 个疗程）。2 个疗程，疗程中间休息 2 天再行下一疗程治疗。疗效标准：治愈：原有病症消失，肌力正常，颈肢体功能恢复正常，能参加正常劳动和工作。显效：原有各型症状明显减轻，颈肩背疼痛减轻，颈肢体功能改善。无效：临床症状和体征无明显变化。结果治疗组治愈 89 例，显效 55 例，无效 20 例，总有效率 87.8%；对照组 49 例，显效 57 例，无效 58 例，总有效率 64.6%。治疗组与对照组临床痊愈率、总有效率比较，有显著差异。说明大重量快速牵引治疗颈椎间盘突出症是行之有效的疗法。杨利学等选择 90 例神经根型颈椎病患者，随机分小重量组、中重量组、大重量组。治疗方法：采用坐位牵引，采用不同角度行牵引治疗。若病变在 C_{2-4} 取后伸 $5°\sim20°$ 牵引；病变在 C_{4-5} 为 $0°$ 牵引；若病变在 C_{5-6}、C_{6-7} 时，如颈椎曲度变化不大应选择前屈 $10°\sim20°$ 牵引，若颈椎曲度稍直应选择前屈 $5°\sim10°$ 牵引，若颈椎曲度消失应选择前屈 $0°\sim5°$ 牵引，有颈椎反屈者当行垂直位牵引。牵引重量：小重量组牵引重量为体重的 5%~10%，时间 50~60 分钟。中重量组为体重的 15%~20%，时间 3 分钟。大重量组为体重的 30%，时间 10~15 分钟。7 天为 1 个疗程，2 个疗程后进行统计学分析。评价标准：治愈：临床症状、体征消失，功能恢复正常，改善率大于 90%；显效：临床症状消失或明显减轻，体征明显好转，功能基本恢复正常，改善率大于 70%、小于 90%；有效：临床症状、体征减轻，但仍遗留部分症状，体征功能障碍，改善率大于 30%、小于 70%；无效：治疗前后症状、体征无变化或加重，改善率小于 30%。结果显示，大重量组与中、小重量组总有效率及治疗后疼痛积分比较，均有显著性差异；中重量组与小重量组总有效率及治疗后疼痛积分比较，无显著性差异；大重量组优于中、小重量组。所以角度牵引下，大重量、短时间牵引更符合生物力学原理。上述研究表明，较小的牵引力，不能有效拉开椎体间隙，无法扩大椎间孔，神经根的受压不能被解除，影响疗效。但过大的牵引力则可导致机体保护性肌紧张。一般认为，牵引重量约体重的 10%~20% 是安全的，避免采用超过 30% 体重的较大牵引力，尤其对年老体弱，或患有心血管病者，易引起不良反应。所以，在临床应从较低牵引力开始，按患者具体情况逐步增加。对采用卧位牵引者，由于患者颈部肌群较坐位时更放松，故牵引重量可适当减轻。

4. 牵引时间　颈椎牵引的时间也是一个值得研究的重要因素。牵引时间和牵引力二者常互相影响，与疗效密切相关。王宗满等将 207 例非脊髓型颈椎病患者随机分为两组。研究组 110 例均采用低重量、长时间、卧位、小角度颈椎牵引；对照组 97 例采用传统短时间、高重量、坐位颈椎牵引。治疗组采用重量 3~5kg 平卧位，牵引力方向与水平呈 10°~30° 角，病变在下位椎体角度大，上位椎体角度小，牵引时间 60~90 分钟；对照组采用坐位垂直牵引，重量 6~8kg，牵引时间 30 分钟。每天均牵引 2 次，10 天为 1 个疗程，休息 3 天进行第 2 个疗程。治疗后上述症状消失者为痊愈，明显减轻者为有效，无明显减轻者为无效。2 个疗程后评定，结果治疗组总有效率 91.8%，副作用发生率 1.8%；对照组总有效率 64.9%，副作用发生 21.6%。治疗组明显优于对照组，证明低重量、长时间、卧位、小角度颈椎牵引具有疗效好、副作用小等优点，是一种良好的颈椎牵引方法。

姜瑛等观察了按不同牵引力及不同牵引角度和时间分别对 57 例患者进行牵引治疗，结果在牵引力按体重 5%、10%、15%、20% 时，颈椎平均分别拉伸了 0.21cm、0.33cm、0.44cm、0.56cm，当牵引力按体重 25%、30%、40% 时，其拉伸长度皆为 0.56cm，不再增加；并且颈椎的最大应力点也随牵引角度的改变而改变；颈椎牵引的耐受时间亦不超过 20 分钟。表明颈椎病最佳牵引力为体重的 15%~20%，牵引角度随病变部位而定，牵引时间不超过 20 分钟，符合颈椎生物力学原理。李晶等研究发现，在最初的 10~20 分钟，应变随时间上升较快，而后逐渐减慢，最后达到饱和，以后即使时间再增加很多，应变也不随之增加。临床观察发现，当采用 2.5~5.0kg 小重量、牵引时间为 50~60 分钟时，虽有一定疗效，但患者治疗后易出现头部麻木、颞下颌关节疼痛，甚者出现心慌、恶心、呕吐现象。采用 5~10kg 重量、牵引时间 30 分钟，在某些患者，尤其是老年患者易出现腰酸背痛、颈部不适和疲劳的症状。采用起始 6kg，以后逐步增加，时间缩短至 10~15 分钟，临床效果满意，且极少出现上述不适症状。结果显示了临床观察和生物力学实验结果的一致性，证明 10~30 分钟的牵引时间能取得良好临床疗效。倪国新等通过研究正常人颈椎应变与牵引时间之间的关系，发现牵引开始阶段 0~5 分钟，应变增加迅速，此后逐渐减慢并保持稳定，大约 18 分钟后，应变表现出下降趋势，超过 20 分钟后，30% 的患者拉伸长度反而有缩短，提示牵拉时间不宜过长。李晶从生物力学观点探讨颈椎牵引时间，用 Klevin 黏弹性模型理论拟合脊柱等蠕变实验数据，用所得蠕变曲线确定颈椎牵引时间，结果表明，颈牵时间以 10~30 分钟比较合适。经临床验证，重量从 6kg 开始，以后逐次缓慢增加（即每次增加 1~1.5kg），并将牵引时间缩短为 10~15 分钟，临床效果比较满意，极少出现不适症状。

5. 牵引方式　根据牵引时间的连续性又可分为持续牵引和间歇牵引。陈建华等对 268 例颈椎病患者随机分为间歇牵引组 138 例（其中神经根型 94 例、椎动脉型 20 例、颈型 14 例、混合型 10 例。采用间歇牵引法，牵引时间 15 秒，间歇时间 10 秒，牵引角度 10°~15°，重量 5~8kg。根据病情及患者耐受逐渐增加重量，最大重量可达 15kg，1 次 / 天，每次 30 分钟，10 天为 1 个疗程）和常规颈椎持续牵引组 130 例（其中神经根型 60 例、椎动脉型 36 例、颈型 12 例、混合型 22 例。采用持续牵引法，牵引角度、重量、时间、疗程均与间歇牵引组相同），结果发现，持续牵引总有效率 95.65%，略高于持续牵引组的 93.85%，但无统计学差别。但间歇牵引的大部分患者治疗后感觉颈部舒服，头脑清醒。这可能因间歇牵引，除有牵引作用外，还能使颈部肌肉有节律地交替出现紧张和舒展活动，产生局部按摩作用，有利于解除颈部肌肉痉挛和改善血液循环所致。

徐军认为，对于严重的颈臂痛患者且疼痛侧颈部侧屈，旋转运动受限，急性颈椎小关节紊乱，对松动术无效的上颈段疾患可采用持续性牵引；对于退行性疾患，且颈部运动显著受限，有明确神经根受损体征，但无刺激性疼痛的患者，采用间歇性牵引；对于伴有老年骨质疏松的退行性颈部疾患，则采用柔和的间歇牵引。牵引治疗颈椎病广泛运用于临床，相关牵引的各项参数经广大科技、医务工作者临床和实验研究的结果虽然不完全一致，但归纳起来，以颈椎前屈 15°~20°、牵引物 3~12kg、牵引时间 10~20 分钟最为常见。

（十）颈椎牵引的临床疗效观察

颈椎机械牵引是通过机械手段给颈椎施加应力，使其发生相对伸长，从而分离关节面、牵伸周围软组织和改变骨结构之间的角度，缓解症状。在临床上，颈椎牵引一直被认为是颈椎病尤其针对神经根或椎动脉受压等症状的主要治疗方法之一。1929 年，Taylor 率先应用控制性颈椎牵引装置对损伤颈椎进行制动以减轻病情的加重。1968 年，Maitland 发明的由枕颌连接皮带、枕延长带、颌延长带三部分组成的颈椎牵引带，已成为目前常用的颈椎牵引基础，并取得令人满意的临床效果。

于丽华等采用中药垫热敷法及牵引治疗神经根型颈椎病 89 例，牵引采用 DYJ-3 微电脑多功能颈椎牵引机，枕颌带电脑间歇牵引法，患者取坐位，枕颌布带固定，头前屈 15°~30°，重量从 5kg 开始逐渐加至 15kg，每次 20 分钟，1 次 / 天。以患者感觉舒适，可耐受为宜。外敷中药垫用川芎、当归、桑寄生、秦艽、防风、川断、牛膝、红花等多种中药混合研制成末装入纱布袋内，用白酒浸泡后封闭备用，在治疗时将纱布袋再用白酒浸泡后敷于颈部，再用红外线灯为热源加热，距离 20cm，每次 20 分钟，1~2 次 / 天，15 天为 1 个疗程。疗效判定标准：治愈：原有症状消失，肌力及肢体功能恢复正常，观察 3 个月未见复发。显效：原有颈肩臂疼痛症状明显减轻，但在某些诱因下发作，颈肢体功能改善。好转：原有症状、体征程度较前有所减轻。无效：原有症状和体征无改善。经 2~3 个疗程治疗后，治愈 37 例、占 41.57%，有效 50 例、占 56.18%，未愈 2 例、占 2.25%，总有效率为 97.75%。

三、腰椎牵引

腰椎牵引是通过两个方向相反的牵拉力作用于腰椎，以增大腰椎间隙、紧张后纵韧带，有利于突出髓核部分还纳或改变其与神经根的关系，恢复椎间孔外形，达到解除对神经根的挤压，消除症状。常用牵引方法有：

（一）骨盆牵引

骨盆牵引是临床常用的方法，包括骨盆的重锤牵引和动力牵引，前者利用重锤作为牵拉力，后者通过电动牵引马达作为牵拉力，是目前临床最常采用的。

1. 体位　患者仰卧于牵引床，腰部微前屈，牵引力较接近于椎体后缘，有利于腰椎间隙后缘分离，同时后纵韧带紧张有利于髓核回纳，以达到更好的治疗效果。上、下侧皮带分别固定胸部和骨盆，相反方向的外力同时作用于胸部和骨盆，使腰椎受到牵伸，增加椎间隙宽度，减轻突出物对神经的压迫和刺激，缓解临床症状。

2. 重量　牵引起始重量为体重的25%，以后逐步增加，一般可达体重的75%。对年老体弱者应适当减轻，对年轻体壮者可酌情增加。

3. 时间　牵引时间20~30分钟，每天1次或隔日1次，10~15次为1个疗程。

4. 方式　持续牵引：整个牵引过程中，无间断；间歇牵引：在牵引过程中，牵拉3~5分钟，松弛1~2分钟。目前电脑控制的牵引器，大多为间歇性牵引，更有利于症状缓解。

5. 骨盆牵引带的应用　骨盆牵引带与牵引床之间的角度与腰椎屈曲度相关。如骨盆牵引带从髋部两侧予以牵拉，则可保持较大腰椎前凸曲度；而骨盆牵引带从臀下牵拉，则可使骨盆发生倾斜而减小腰椎前凸曲度。在俯卧位牵引时，牵引带可稍偏于臀部，有利于腰椎充分伸展。但俯卧位牵引时要注意患者是否能耐受，对高龄患者，较长时间俯卧位可能影响其呼吸、血压等。

（二）自体牵引

自体牵引也称重力牵引，是利用患者自身重量进行牵引的方法。该疗法不同于平卧牵引，它是通过调节床面倾斜度，改变牵引重量。一般开始牵引时，床面与水平面夹角约为30°，以后每天增加5°，牵引时间每次1小时，在牵引8~10天时，倾角可达70°~90°，但主要应以患者的耐受为度。有研究观察了自体牵引对正常人椎间隙的影响，床板与水平面夹角60°和90°，牵引时间20分钟，经测定各椎间隙宽度，两种角度牵引后与牵引前比较，各腰椎间隙宽度有明显增加，差异均有统计学意义。但60°牵引后与90°牵引后之间比较，各腰椎间隙宽度的增加无统计学意义。结果显示，牵引时床板的水平夹角不需太大。期间密切观察患者情况，如出现头晕、心慌等情况，应立即停止牵引，并给予必要处理。对年老体弱、高血压、心脏病的患者，不应选用此法。由于患者在牵引过程中易出现不适症较多，所以本法现已较少应用。

（三）手法牵引

手法牵引是利用人力做相反方向牵拉的方法。患者俯卧或仰卧，助手固定患者肩部，术者双手握住患者踝部，往后牵拉2~3分钟，然后放松2~3分钟，重复5~10次。对滑膜嵌顿患者，可取俯卧位，在牵拉的同时做脊柱后伸，同时加以有节律的快速按抖，以松弛小关节，有利于缓解症状。

（四）多方位快速牵引法

该类牵引所用的特制牵引床由控制部分和床体两部分组成。操作者可通过由微机组成的控制部分选择所需参数。对水平牵引，腰椎屈曲和旋转可分别由胸腰板和臀腿板的运动完成，3种动作可任意组合或单独应用。操作方法：患者俯卧于牵引床，腰部、胸部和臀部分别固定于牵引床的胸腰板和臀腿板上。患者椎间隙与床的胸腰板和臀腿板间隙相对应。根据患者情况，选择合适的治疗参数，牵引后患者平卧于硬板床上，腰部腰围制动，卧床5~7天。一般只需一次牵引治疗。若有需要再牵引者，应间隔1周再进行。参数的选择范围：牵引距离45~60mm，屈曲度数1°~16°，旋转左右各0°~18°，若选用背伸则度数为0°~4°，不设旋转度数。此外，还有患者在坐位状态下牵引的坐位牵引法，其支撑部为双侧腰部，用骨盆的重量使腰椎受到牵引。临床对此法应用较少，一般不作为常规应用。

（五）适应证和禁忌证

1. 适应证　腰椎间盘突出症、腰扭伤、腰椎小关节功能紊乱、腰椎退行性变、强直性脊柱炎早期腰部僵硬等。

2. 禁忌证　腰椎结核、腰椎肿瘤、骶髂关节结核、马尾肿瘤、急性化脓性脊柱炎、重度骨质疏松症、孕妇、严重高血压、心脏病等。

（六）牵引参数研究

适当的牵引可使肌肉出现反射性松弛，解除颈腰部肌肉痉挛，缓解疼痛，改善颈腰断生理弧度，有利于增加颈腰部的活动。王丽萍等把402例腰椎间盘突出症患者随机分为观察组206例（对腰椎生理曲度变小呈平直、反弓状态时采用仰卧位，对腰椎生理曲度变大时采用俯卧位）和对照组196例（按常规取仰卧位，牵引时患者无法忍受或牵引后疼痛加剧则改为俯卧位）。牵引重量为患者体重的1/3~1/2，牵引时间30分钟，1次/天，2周为1个疗程。治疗1个疗程后评定疗效。评定标准，治愈：患者腰腿痛消失，直腿抬高试验>70°，能恢复原工作；好转：腰腿痛减轻，腰部活动功能改善；无效：症状、体征无明显改善。采取视觉模拟评分法，于牵引前及牵引后即刻、1小时、2小时、4小时分别评估两组患者疼痛情况，分数越高表示疼痛程度越重。结果：对照组196例中，治愈23例（11.7%），好转125例（63.8%），有效48例（24.5%），总有效148例（75.5%）；观察组206例中，治愈55例（26.7%），好转135例（65.5%），有效16例（7.8%），总有效190例（92.2%）。观察组总有效率明显优于对照组。两组牵引前与治疗后即刻、1小时、2小时、4小时的疼痛评分，对照组分别为5.0、1.3、1.5、1.6、1.3，观察组分别为5.0、1.2、1.0、1.3、2.0。统计学显示，观察组在1小时、2小时、4小时各时间点上的疼痛积分明显低于对照组，说明治疗组在总有效率和止痛方面明显优于对照组，提示根据患者腰椎生理曲度改变情况选择合适的牵引体位，使腰椎牵引技术更有效。华陈裕光等测量了腰椎间盘突出症患者在牵引下的31例椎间距及47例间盘内压的变化，结果突出椎间距平均增加1.34mm，正常椎间距平均增加0.87mm；突出间盘内压为负压的29个，10个为零，8个为正压，总平均值为-1.30kPa。牵引下压力下降30个，不变8个，升高9个，总平均值为-3.20kPa。牵引下突出间盘的椎间距不变者，其间盘内压亦不变；间距增宽者，则大多数间盘内压下降。椎间隙增宽可使关节囊受到牵伸，可松动小关节，纠正腰椎间盘突出症继发的小关节功能紊乱。椎间隙增大，使椎间盘内压减小，后纵韧带张应力明显加大，突出物受到向腹侧的压力，有利于部分突出物回纳。随着椎间隙增宽，关节突关节的拉开，使椎间孔恢复正常外形，从而解除对神经根的挤压。同时，牵拉使侧隐窝变大，神经通道变宽，减少了对神经根挤压。牵引还可使腰椎得到充分休息，减少运动刺激，有利于改善组织血液循环和水肿的吸收、消退，缓解肌肉痉挛，减轻椎间压力，从而缓解或减轻神经根受压引起的一系列刺激性症状如疼痛、麻木、沉困、酸胀等，达到治疗目的。

（1）牵引方式：腰椎牵引按牵引力和作用时间分为：①快速对抗牵引：是最早的牵引方法，在限制牵引距离的前提下进行。其特点为大牵引重量，患者体重的 1.5~2 倍；短的作用时间，仅 0.5~2.0 秒。②慢速对抗：由于持续力的牵引可慢慢使腰部肌肉松弛，使椎间隙相对扩大，有助于髓核还纳，患者证候得以缓解。慢速对抗牵引是目前最常用的方法。③轻重量持续对抗牵引：一般在病床上进行，重量多在 30kg 以下，实行 24 小时持续牵引。适用于腰椎间盘膨出、坐骨神经根压迫症状明显及腰椎间盘突出症坐骨神经根压迫症状明显又不便起床的患者，使用得当可起到意想不到的效果。戚翠媛采用改良式牵引治疗腰椎间盘突出症的远期疗效观察，治疗组采用自制自动复合式脊柱治疗仪、微机牵引及药物治疗。牵引前将自动复合式脊柱治疗仪置于患者腰部下方，调节充气高度，调好温度挡位。牵引采用 SS-168 型微机控制牵引机，患者仰卧位，根据患者个体情况、临床表现及 CT 检查结果确定牵引方式、牵引力（一般为持续牵引，重量 400~600N，时间 20 分钟，每日 1 次）。牵引后卧床休息 10~20 分钟，取出自动复合式脊柱治疗仪，用腰围束腰后下床活动。卧床休息时、出院后嘱患者继续使用自动复合式脊柱治疗仪，每次 30 分钟，每日 2~3 次。药物治疗：β–七叶皂苷钠 15~25mg 加入 5% 葡萄糖注射液 250ml 静脉滴注，每日 1 次；弥可保 500μg，3 次 / 日；维生素 $B_1$100mg，3 次 / 日。对照组采用平卧式微机牵引及药物治疗，方法同治疗组。结果显示，治疗半年后，治疗组疗效与对照组比较无显著差异；治疗 1 年治疗组有效率优于对照组，有显著差异。治疗组随访 1 年发现 4 例分别于治疗后 6 个月、8 个月、11 个月、12 个月出现典型的腰椎间盘突出症状；对照组 36 例治愈，好转患者有 10 例且分别于治疗后 5 个月、6 个月、8 个月、9 个月、10 个月、12 个月复发，两组间复发率差异有显著性。自制治疗仪的充气作用可使腰椎在牵引时及牵引后保持后伸位，椎间盘压力减低，髓核向前滑动，纤维环后部放松，前部拉紧，腰椎后关节紧靠，减轻神经根压迫，腰背肌肉处于放松状态，故疗效较为恒定。

（2）牵引体位：患者体位可直接影响腰椎牵引的效果。目前临床对腰椎牵引较多采用的是仰卧位，但也有学者认为应辨病而选用体位，因俯卧位牵引时，脊柱处于伸展位，牵引力量直接作用于椎间盘后部的后纵韧带，有利于突出椎间盘向腹侧移位，故对于腰椎间盘突出症患者在俯卧位伴略微保持生理前凸的条件下牵引时效果较好。当腰椎处于伸展和髋关节屈曲位时，可使椎间隙后部的分离程度逐渐增大，尤以 L_{4-5}、L_5-S_1 最为明显，同时双髋关节屈曲位可使腰大肌处于放松状，故对小关节功能紊乱和椎间盘退行性变的患者，可能更合适。郭勇等将 112 名腰椎间盘突出症患者随机分为治疗组和对照组，每组 56 例，治疗组采用后伸牵引床结合手法治疗，对照组采用普通牵引床和常规手法治疗。结果：治疗组有效率为 96.4%，对照组有效率为 82.1%，两组疗效评分有显著差异。经过治疗，症状评分中 3 项主要症状［腰痛、臀及下肢痛和（或）麻木、步行能力］、3 项体征（直腿抬高试验、感觉障碍、肌力）、6 项日常生活活动（睡觉翻身、站立、洗刷、弯腰、坐 1 小时、提物或举物），治疗组疗效均明显优于对照组。所以说，后伸牵引床结合手法是一种安全有效的治疗腰椎间盘突出症的方法。

（3）牵引重量：正确的牵引重量是腰椎牵引效果的重要因素之一，牵引力必须大于克服软组织被牵伸后产生的内在张力和身体与床面间的摩擦力，才能有效牵拉椎体，增加椎间隙宽度和椎间孔容积。王维等将 38 例腰椎间盘突出症患者随机分为 A 组 19 例（牵引重量 40kg，牵引时间 20 分钟，每日 1 次，20 次为 1 个疗程）和 B 组 19 例（牵引重量 60kg，牵引时间 20 分钟，每日 1 次，10 次为 1 个疗程）。两组治疗时间均为 20 分钟。结果表明，A 组 19 例中，疼痛减轻 15 例，基本痊愈 4 例，无效 0 例；B 组 19 例中，疼痛减轻 11 例，基本痊愈 1 例，无效 7 例。两组有非常明显差别。可见以 40kg 重量牵引时，各韧带受到的牵拉适宜，脊柱能保持相对的稳定和平衡，故疗效较佳。吕振先提出，牵引力与体重相等或超体重 10kg，可使椎间隙数值增加到最大，若超过体重 20kg，椎间隙不仅不增大，反而出现反射性肌痉挛，对抗牵引。吕裕生等认为，第 3 腰椎以下部位的重量大约为整个体重的 49%，需克服人体下半身表面阻力的重量为整个身体重量的 26%，所以相当于体重 25% 的牵引力仅能克服牵引时的摩擦力，要引起腰椎结构的改变必须给予更大牵引力。王驰等将 60 例腰椎间盘突出症患者分为大力量间歇牵引组（A 组）和小力量持续牵引组（B 组），每组患者 180 例。A 组采用大力量间歇牵引，初始牵引力为患者体重的 60%，并视其反应逐步增加，最大牵引力可达患者体重，每牵引 90 秒则休息 10 秒。B 组采用小力持续牵引，初始牵引力为患者体重的 20%，最多超过 40%。两组患者每次牵引时间均为 30 分钟，每日 1 次，10 天为 1 个疗程，每疗程间休息 2 天。两组患者分别经 3 个月治疗后，评定疗效。A、B 两组患者疗效间差异无统计学意义，但 B 组患者疗效有优于 A 组的趋势，如 B 组显效率 85.56% 和缓解率 11.1% 均高于 A 组（A 组显效率为 83.89%，缓解率为 10.56%），同时 B 组无效率 3.3%，也低于 A 组 5.56%。A 组约有 90% 以上的患者经大力间歇牵引后，感觉腰背疼痛、无力，需休息 5~10 分钟后才能缓慢起身行走；而 B 组除极少数病情较重患者，经小力量持续牵引后出现症状加重外，其他均能感觉轻松。说明小力量持续牵引作用柔和，疗效确切，不但有利于急性期病情较重患者的症状改善及疼痛缓解，而且对老年腰椎间盘突出症患者更加安全。

（4）牵引角度：刘治华等研究显示，腰椎间盘 L_5-S_1、L_4-L_5、L_3-L_4、L_2-L_3、L_1-L_2 对应的最优牵引角度分别为斜向上 10°、15°、20°、23° 和 25°。该方法不仅可以指导腰椎间盘突出症的治疗，而且可以为脊柱牵引治疗系统的开发提供依据。林俊山等研究结果显示，随着牵引角度加大和牵引重量增加，腰椎间盘各部拉应力逐渐加大，当角度大于 30° 时，前屈位 L_5-S_1 椎间盘前部变为压应力作用，后伸位时椎间盘后部变为压应力；角度大于 25° 时，前屈位 L_{3-4}、L_{4-5} 椎间盘前部变为压应力作用，后伸位时椎间盘后部变为压应力。结果说明对 L_5-S_1、L_{4-5}、L_{3-4} 椎间盘产生最佳效果牵引角度应是前屈位的 30°、25°、25°。

（5）牵引时间：快速牵引重量大，作用时间为 1~3 秒，大多数患者一次牵引即可。慢速牵引重量相对较小，牵引时间以 20~40 分钟为宜。Harris 研究表明，间歇牵引和持续牵引在一开始均可导致肌电活动增加，但 7 分钟后，肌电活动可恢复至近乎休息水平。可见 20~25 分钟的牵引时间对肌肉放松是必要的。

综上所述，选择合适的牵引体位、重量、角度、时间、方式等对牵引效果有重要影响，采用不适的牵引参数常易导致各种副作用出现。①腰背酸胀：临床统计显示，当采用大重量、快速牵引时，约有 10%~30% 的患者可发生类似急性腰扭伤的证候，此可能因快速、过大重量引起腰背肌拉伤所致。②胸壁疼痛：由于牵引时绷带固定过紧或牵引床臀腿板的成角度数太大，加上快速的大重量牵拉，导致胸壁挫伤，严重可致肋骨骨折。③腰腿疼痛：屈曲度数、旋转角度过大和牵引重量过大，或牵引次数过频等情况下，导致椎间盘裂口扩大，髓核突出增加，压迫和刺激神经根，可引起腰腿疼痛加重。④马尾损伤：快速牵引，尤其对巨大椎间盘突出造成的严重椎管狭窄患者，可对马尾产生瞬间撞击，使马尾神经缺血和水肿，影响脑脊液循环。马尾损伤，轻者可有感觉运动功能部分丧失；重者可使括约肌能完全丧失，出现鞍区麻木、小腿肌肉瘫痪等。同时长期过度牵引，使脊柱两侧骶棘肌、棘间韧带、棘上韧带松弛无力，影响腰椎稳定性，出现腰椎脱节感，负重能力降低；而且肌肉长期牵拉，肌梭变长，肌肉易疲劳，出现腰部酸痛、疲劳等。所以临床应用牵引疗法，必须予以重视，采用合适参数，以获得良好疗效和避免不必要的副作用。

（七）腰椎牵引的临床疗效观察

腰椎牵引是利用外力沿脊柱轴向施以相反方向作用力，牵拉腰椎，使椎间隙增宽、侧隐窝变大，减轻对神经根的压迫，达到消炎止痛的目的。

王国宝等将40例腰椎间盘突出症患者随机分成2组各20例，均给予腰椎牵引、手法推拿、理疗及相应药物综合治疗。治疗组给予腰椎牵引同时加以拔伸牵拉。10天为1个疗程。2个疗程后进行疗效评定。结果显示，2组疗程及有效率均有显著性差异，治疗组优于对照组，可见拔伸牵拉牵引综合治疗腰椎间盘突出症效果满意，值得推广。张磊等将240例腰椎间盘突出症患者随机分为研究组和对照组，每组各120例。对照组患者单纯采用牵引进行治疗，研究组在对照组的基础上加用正骨推拿进行治疗。观察和比较两组患者的临床疗效，经治疗后研究组总有效率为96.67%，明显高于对照组（总有效率80.83%），差异均有统计学意义，可见对腰椎间盘突出症患者采用牵引配合正骨推拿进行治疗具有良好的临床疗效。

（谢可永　胡志俊　唐占英）

第十七章

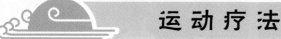

运 动 疗 法

第一节　运动疗法概述

一、运动疗法发展史

运动疗法是根据不同病证，为最大程度改善机体症状和功能，而采用适当的运动量和运动方式，对相应病证做针对性治疗和训练的方法。运动疗法是物理治疗中的主要部分，在恢复和重建功能中起着极其重要的作用。运动疗法的基本目的是改善神经、肌肉、骨骼、韧带等组织的血液循环，促进神经、肌肉、关节等功能的恢复，提高心肺功能和肢体平衡功能，以促进身心功能健康，防治疾病。

运动疗法在我国具有悠久历史，其起源可追溯至远古时期，当时由于寒流洪水自然灾害的出现，寒湿之气过盛，侵袭机体，民众肌肤重着、关节僵硬，通过跳舞等肢体活动以行气活血，祛除寒湿之邪，强筋壮骨，滑利关节，形成了运动疗法的雏形。成书于春秋战国时期的医学巨著《黄帝内经》中已有了关于运动治病的记载："中央者，其地平以湿，天地所以生万物也众，其民食杂而不劳，故其病多痿厥寒热，其治宜导引按跷，故导引按跷者，亦从中央出也。"1974年，湖南长沙马王堆三号汉墓出土的西汉早期作品《导引图》是现存最早的一卷导引彩色帛画谱，并配有详尽的文字说明。《导引图》共有44幅图，形态逼真，运动形式多样，包含徒手运动和器械运动。其后华佗创立著名的"五禽戏"，推动了运动疗法的发展。隋代巢元方的《诸病源候论》中所列大部分病证除方药治疗外，其后均附有相应数种运动疗法供选择；全书共载有功法200余式，表明了我国运动疗法从保健延年走向治病疗疾，已成为临床治疗学的重要组成部分。宋元时期出现的"小劳术""八段锦"等丰富了运动医学内容。明清时期的运动疗法有更大发展，"太极拳"就是其中代表。太极拳是在中医阴阳、八卦理论指导下，以呼吸和躯体活动相结合的运动功法。太极拳动作平衡缓和，松弛流畅，运动量适中，刚柔相济，可加强气血流通，舒筋活络，调畅气机，改善循环，放松情绪，平衡阴阳，达到内调脏腑、外强筋骨的功效。宋桦等对腰椎间盘突出症患者的观察证明，打太极拳有利于腰部肌肉放松，缓解肌肉张力，增强肌肉力量，改善外周神经传导功能，从而有效缓解腰部疼痛。苏清君等认为，太极拳缓解腰痛的机制，可能与其中旋腰转脊的"倒卷肱"等运动方式有关。有研究还显示，太极拳能明显增加膝踝部伸肌、屈肌肌力和改善其柔韧性和活动力。于宁等观察发现，太极拳练习有助于提高肌肉的协调性、肌肉力量和肌肉控制能力，显示太极拳这一传统的运动疗法对于慢性腰痛等病证具有一定的康复作用。可见运动疗法是传统中医疗法的重要组成部分，有深厚的理论基础和丰富的临床内容。

西方著名的古希腊医学家希波克拉底（Hippocrates）认为，肢体制动可引起相应肌肉萎缩，导致运动障碍，提出把运动作为治疗的方法之一，强调运动对防治肌肉失用性萎缩的重要性和运动在衰老过程的价值，并逐步把运动疗法应用于各类病证中，如外科术后的早期运动锻炼，关节炎发作期采用被动活动，缓解期加强肌力训练，加强偏瘫和其他瘫痪的运动疗法等。18世纪起，运动疗法相关的观念有更大发展，如以运动提升活动度、肌力及灵敏度，并逐步认识到肌肉主动收缩运动有助于血管收缩，能有效改善血液黏滞度，肌肉运动对循环系统有着不可忽视的作用。Nicolas强调"在休息的借口下放弃运动是最大的失误。滥用休息比滥用运动更加危险"。外科手术后锻炼和残疾人锻炼开始得到发展。Tissot等强调瘫痪患者的运动锻炼有助于恢复患者的感觉和运动功能，骨折后的运动锻炼能减轻疼痛、防止肌肉萎缩，以恢复关节功能。19世纪起，对运动生物力学有了更深入的认识，提倡向心性收缩和离心性收缩运动、脊柱矫形运动。1854年，WilliamStokes和Schott兄弟设计了系列心脏康复锻炼程序。神经学家对偏瘫患者的治疗分为3个阶段——休息、被动关节运动和肌肉再教育的训练；其后又提出了行走的运动锻炼法。1853年，法国波奈特（Bonnet A）提出，休息对关节炎患者应是暂时的，急性期过后应给予功能性运动锻炼。随着时代的发展，对运动疗法的重要性也有更深入的认识。1943年，迪洛曼（DeLormeT）发现膝关节手术之后股四头肌无力的现象，由此提供渐进式的阻力运动方式，以训练和增强大腿肌力。1967年提出等速运动的观念，运动中以速度来配合运动治疗的方法。由此，出现了阻力训练运动法、等速肌力运动法等治疗观念。运动疗法在各领域中，尤其是骨伤范围内有更多重视和应用。

20世纪80年代以来，脊柱运动理论兴起，出现了威廉式脊柱运动、麦肯式脊柱运动和脊柱稳定运动的概念。随着运动疗法在临床实践中的迅速发展，广大学者通过分子生物学、运动生化和生理学、运动组织的再生和再造等方法，对运动疗法做了多方面研究，在理论和实践上都取得了重大进展。

二、运动疗法作用

运动疗法通过生物力学、神经反射、体液等作用途径，对多个脏腑、器官产生有益的生理刺激，提高神经系统的调节和代谢能力，使人体局部和全身功能产生相应变化，以调整和改善原来失调的机体状态。

（一）对骨骼肌肉运动系统的影响

因运动不足常可发生失用性肌萎缩，随着肌力减退，其弹性也随之降低，致使骨关节平衡力失调，日久形成骨质增生，由此出现一系列骨关节炎症状。同时由于运动减少，对骨骼的牵拉作用减弱，使骨皮质变薄，骨小梁变细、变少，骨量丢失，造成失用性骨质疏松，增加了骨折的风险程度。由于软骨的营养主要靠运动对软骨挤压，使关节液进入软骨而营养软骨，当关节运动减少时，关节囊挛缩，关节液中的透明质酸和硫酸软骨素分子裂解，使软骨营养下降，同时运动挤压的减少，使软骨变薄，由此导致关节病变。可见运动对保持正常形态的软骨具有重要意义。如长期坐位低头工作，可导致颈椎骨质增生型关节炎，当其刺激到颈神经根时，即可出现肩臂疼痛、手指麻木等神经压迫症；如有血管受压，则可出现头晕、头痛等。适当运动可在一定程度上改善肌力，恢复正常的力平衡，以消除临床证候。

（二）对神经系统的影响

任何运动均可向中枢神经提供感觉、运动和反射性传入。大脑皮质可随运动复杂性的增加，使神经活动的兴奋灵活性和反应性都得以提高。运动对中枢神经系统有着兴奋和抑制的双向调节作用，并能加强兴奋和抑制的互相转化，使中枢神经保持在一个动态的平衡状态，从而能很好地调节人体各器官、各系统的协调状态，发挥其正常功能。如长期卧床患者，除在运动中出现动作僵硬、容易疲劳、肢体不协调等，还常伴有食欲不振、头晕目眩、便秘等。通过适当的运动锻炼后，这些证候随之消失，可见运动对中枢神经的调节作用十分重要。实验研究也表明，运动疗法可激活大鼠大脑梗死灶周围和对侧相应皮质神经元功能，促进运动功能恢复；Matteis 等应用经颅多普勒超声的研究发现，患侧上肢的关节分别进行被动活动与主动运动时，对侧大脑中动脉平均血流速度的增加值是相同的，提示脑卒中早期进行肢体被动活动可以促进脑功能的恢复，可见运动疗法在中枢神经系统疾病中起着重要作用。临床观察证实，运动疗法对缺血性脑梗死患者，有改善感觉、运动和行为能力等方面的疗效。

（三）对心血管的影响

研究显示，长期的运动锻炼，有利于增强心肌力量，延缓心肌纤维退化，增加心每搏输出量。有报道，经常锻炼的 60 岁男子的排血量相当于 40 岁男子的排血量，是同年龄者的 2~3 倍。运动对心脏冠状动脉也有良好的扩张作用，其血流量的增加，使心脏得到充分营养，对预防冠心病有积极意义。同时，运动还可使体内大量毛细血管开放，有利于人体组织获得充裕的营养物质和代谢产物的排出。

（四）对肺功能的影响

肌肉运动时，呼吸频率会有所增加，肺通气量随着运动负荷的加大而加大，吸氧量也增加。在一定量的负荷运动下，初时摄氧量增高较快，到稳定状态时即维持在相当水平，运动停止后，缓慢下降至安静水平。通过运动疗法如呼吸肌训练和全身有氧训练，可有助于改善高位脊髓损伤患者的运动障碍。Silva 等研究了 12 例脊髓损伤患者和 12 例正常人双上肢进行有氧训练时对通气肌耐力的影响，结果发现训练后，患者通气功能和通气肌耐力明显增加，与正常组水平接近。另一研究报告发现，高位脊髓损伤患者经过 8 周的呼吸肌肌力训练，肺活量提高 $8\% \pm 4.36\%$，功能性残气量增高 $15\% \pm 5.96\%$，同时呼吸困难程度减轻了 $43\% \pm 21.30\%$。

三、适应证和禁忌证

（一）适应证

中枢神经和周围神经损伤等病症；各类关节炎、退化性疾病、软组织损伤、脊柱骨折等，人工关节置换术后，骨与关节手术后等；心肺和腹腔术后、冠心病、慢性支气管炎、肺气肿等；糖尿病、肥胖、高脂血症等代谢疾病。

（二）禁忌证

疾病的急性期和某些疾病的亚急性期、神志不清或明显不合作者、有大出血倾向者、运动中可能会产生严重合并症、严重体质虚弱者和脏器功能严重失代偿等。

四、运动疗法分类

根据损伤组织不同，运动疗法可分为基础运动疗法和神经生理学疗法两大类。

（一）基础运动疗法

用于骨骼、肌肉等运动系统的损伤，包括增强肌力、耐力的运动疗法，增加关节活动度的运动疗法，加强平衡能力的运动疗法，矫正步态的运动疗法等。根据患者情况，采用主动运动（active movement）或被动运动（passive movement）方式。其中主动运动是患者以自身肌肉做主动收缩，无外力帮助，独立完成的运动；适用于肌力Ⅲ级以上的患者，用于单关节或多关节、单方向或多方向的运动。被动运动是借助外力作用，如牵引、按摩、关节松动手法、肢体牵拉等帮助肌肉和关节做被动运动，以保持肌肉的生理长度、张力和恢复关节的正常活动。根据力的来源可分为，在治疗师帮助下完成关节正常活动范围内的运动和借助关节牵引器、持续性被动运动等设备的帮助下完成关节正常范围活动内的运动。通过被动运动可增强瘫痪肢体本体感觉，刺激屈伸反射，放松痉挛肌肉，促发主动运动；同时被动牵张挛缩或粘连的肌腱和韧带，以维持或恢复关节活动范围，为主动运动做准备。所以对于肌肉瘫痪或肌肉无力者，如截瘫、偏瘫等，应在不引起病情加重的情况下尽早进行身体各个关节的被动活动。被动运动应在无疼痛范围内进行，动作要缓慢，患肢关节活动度应由小到大，尽可能接近正常活动范围，切忌暴力动作。应固定关节的近端，被动活动其远端；向各方向做缓慢而均匀的活动；在完成各个关节活动后，再对跨越两个关节的肌群做牵张运动；对于内收、屈曲位的关节，或关节僵硬者，应对该关节先做被动牵拉运动，再活动关节，以减轻关节面之间的摩擦力，能防止关节面挤压，保护关节。

（二）神经生理学疗法

神经生理学疗法也称神经发育学疗法，临床应用较广的有 Rood 法、Bobath 法、Brunnstrom 法及本体促进法（PNF）。

第二节 基础运动疗法

基础运动疗法主要为增强肌力和增加关节活动度，以达到最大限度恢复正常生理功能，包括肌肉力量的增强和关节活动范围的增加。

一、增强肌肉力量

为增强肌肉力量，主要有以下几种常用的训练法。

（一）等长运动

等长运动又称静力性肌肉收缩，即机体在保持某一姿态时的锻炼法。其特征为，肌肉收缩时，肌纤维长度不变，肌肉起止点之间的距离无变化，关节角度不变，仅肌张力增加。一般常用于关节被固定时，进行肌肉收缩活动，作为肌力训练。如膝部骨折，膝关节被固定时，可做股四头肌静力性肌肉收缩。这类锻炼既不会引起骨折断端移位，又能防止肌肉萎缩。具体操作以股四头肌为例，患者仰卧位，以最大张力收缩，持续 5~10 秒，重复 5~10 次，每天 3~5 次。

（二）等张运动

等张运动又称动力性肌肉收缩，即在有阻力情况下做的肌肉收缩。其特征为，肌肉收缩过程中，肌张力基本保持不变，但肌长度缩短或延长，关节角度有改变。常用于偏瘫、截瘫和周围神经损伤后丧失功能的肌肉。它分为向心性收缩和离心性收缩 2 种类型。

1. 向心性收缩　肌肉收缩时肌纤维长度缩短。特征为收缩速度相对较快，神经控制环路比较简单。目的是产生肢体运动，如屈肘关节时肱二头肌收缩。

2. 离心性收缩　肌肉收缩时肌纤维长度延长。特征为收缩速度相对较慢，神经控制比较复杂，涉及各种反馈抑制。目的是控制肢体运动。如膝关节屈曲时股四头肌收缩。

（三）等速运动

等速运动是 James Perrine 于 20 世纪 60 年代后期提出的一种锻炼法，在运动中速度和力矩恒定，肌肉在运动中的任何一点都能达到最大收缩力的活动，故具有等长和等张运动的双重特性。该运动方式需要有专门设备，目前常用的有单一锻炼器和带有电脑控制的专用设备。根据运动过程的肌力大小变化可调节外加阻力，使关节依照预先设定的速度完成运动。与等长运动和等张运动相比，等速运动的最大特点是肌肉能得到充分锻炼而又不易受到损伤，所以广泛应用于临床。

二、增加关节活动范围

这是恢复肢体功能的重要方面，根据患者关节僵硬、活动受限和疼痛程度，常采用由治疗师操作的关节松动手法和患者关节活动的被动或主动运动，以达到缓解疼痛、松弛关节、增加活动范围、恢复生理功能之目的。

（一）关节松动术

关节松动术是治疗师在关节正常活动范围内完成的一种操作技术，属于被动运动的形式之一，常用于关节疼痛、僵硬和活动受限等；具有针对性强、疗效快、易于操作等优点，是现代康复治疗技术中常用的基本技能之一。具体应用时，常选择关节的生理运动和附属运动作为治疗手段。关节在生理范围内完成的运动，可以主动或被动完成。各关节的生理运动有：肩关节的前屈、后伸、内收、外展、旋转；肘关节的屈、伸、旋前、旋后；腕关节的屈腕、伸腕、外展、内收、旋转；手部关节的屈、伸、内收、外展、拇指对掌；髋关节的屈、伸、内收、外展、内旋、外旋；膝关节的屈、伸、内旋、外旋；踝关节的跖屈、背伸、内翻、外翻；颈椎的前屈、后伸、侧屈、旋转；胸椎的屈、伸、侧屈、旋转；腰椎的屈、伸、侧屈、旋转。关节的附属运动是关节在自身及其周围组织允许范围内完成的运动，是维持关节正常活动不可缺少的一种运动，一般不能主动完成。各关节的附属运动有：肩关节的分离、长轴牵引、挤压、前后向滑动；肘关节的分离牵引、长轴牵引、前后向滑动、后前向滑动、侧方滑动；腕关节的分离牵引、前后向滑动、后前向滑动、侧方滑动；手部关节屈、伸、内收、外展、拇指对掌；髋关节的分离牵引、长轴牵引、前后向滑动、后前向滑动以及旋转；膝关节的长轴牵引、前后向滑动、后前向滑动、侧方滑动；踝关节的长轴牵引、前后向滑动、后前向滑动、上下滑动；颈椎牵引、棘突滑动、横突滑动、椎间关节松动；胸椎垂直按压棘突、侧方推棘突、垂直按压横突、旋转摆动；腰椎垂直按压棘突、侧方推棘突、垂直按压横突、旋转摆动。正常情况下，任何关节都具有生理运动和附属运动，但当关节因疼痛、僵硬等原因导致活动限制时，其生理及附属运动也受到限制。当生理运动恢复后，关节如果仍有疼痛或僵硬，则可能是附属运动尚未完全恢复。通常在改善生理运动之前，应先改善附属运动。附属运动的改善，可以促进生理运动的改善。

1. 关节松动术的治疗作用

（1）缓解疼痛：关节松动术有利于关节液的流动，从而增加关节液对关节软骨和软骨盘无血管区的营养。当关节肿胀或疼痛，使其活动受限时，关节松动有缓解疼痛，防止因活动减少引起的关节退变和周围软组织粘连。同时，关节松动术还可以抑制脊髓和脑干致痛物质的释放，提高痛阈，减轻疼痛。

（2）改善关节活动度：关节松动术特别是Ⅲ级、Ⅳ级手法，由于直接牵拉了关节周围的软组织，有利于改善关节的活动范围。

（3）增加本体反馈：关节松动术可以提高关节本体感受器的敏感度，提高关节的静止位置、运动速度、运动方向和肌肉张力等变化。

2. 基本手法　关节松动术中的手法种类繁多，临床常用的有：

（1）摆动：在关节屈、伸、内收、外展、外旋等正常生理活动范围内的骨杠杆运动称为摆动。关节摆动包括屈、伸、内收、外展、外旋。摆动的应用，关节活动范围必须达到正常的60%。摆动时要固定关节近端，远端才能摆动。

（2）滚动：为成角运动，滚动时两块骨的表面接触点同时变化。关节功能正常时，滚动发生，常伴随关节滑动和旋转。

（3）滑动：滑动特征为，一侧骨表面的同一个点接触对侧骨表面的不同点。运动时关节面的形状越接近，产生滑动就越多，反之则滚动越多。滑动可缓解疼痛，加以牵拉可以松解关节囊，改善关节活动范围。

（4）旋转：移动骨在静止骨表面绕旋转轴转动，常与滑动同时发生。

（5）分离和牵拉：统称为牵引，当外力作用使构成关节两骨表面呈直角相互分开时，称分离或关节内牵引；当外力作用于骨长轴使关节远端移位时，称牵引或长轴牵引。

3. 手法分级　澳大利亚麦特兰德（Maitland）根据关节的可动范围和操作时术者应用手法的幅度大小，对治疗师应用手法分为四级，具有一定的客观性，故广泛应用于疗效的记录和交流的语言。

Ⅰ级：术者在患者关节活动的起始端，小范围、节律性地来回松动关节。

Ⅱ级：术者在患者关节活动允许范围内，大幅度、节律性地来回松动关节，但不接触关节活动的起始和终末端。Ⅰ、Ⅱ级手法用于因疼痛引起的关节活动受限。

Ⅲ级：术者在患者关节活动允许的范围内大幅度、节律性地来回松动关节，每次均接触到关节活动的终末端，并能感觉到关节周围软组织的紧张。用于关节疼痛并伴有僵硬。

Ⅳ级：术者在患者关节活动的终末端，小范围、节律性地来回松动关节，每次均接触到关节活动的终末端，并能感觉到关节周围软组织的紧张。用于关节因周围软组织粘连、挛缩引起的关节活动受限。

对于附属运动的训练，可采用上述Ⅰ~Ⅳ级手法；对于生理运动训练，关节活动范围须达到正常幅度的60%才可以应用，多选用Ⅲ、Ⅳ级手法，极少用Ⅰ级手法。

4. 手法应用

（1）患者体位：采用舒适、放松、无疼痛的卧位或坐位，尽可能暴露治疗的关节部位并使其放松。

（2）术者位置：术者靠近治疗的关节，一手固定关节一端，一手松动关节另一端。

（3）治疗前评估：操作前，对需治疗的关节进行评估，以确定需治疗的关节及其存在问题，并选择适当手法。

（4）手法注意：手法操作的运动方向：①手法运用的方向，可以平行或垂直于治疗平面。手法操作的程度：手法操作应达到关节活动受限处。②小范围、快速手法可抑制疼痛，大范围、慢速度手法可缓解疼痛。③手法治疗后，轻微疼痛为正常的治疗反应，若治疗后24小时疼痛不减轻，甚至加重，可能为治疗强度过大或治疗时间过长，应适当减低治疗强度或缩短治疗时间。

（5）适应证：适用于任何因力学因素引起的关节功能障碍，包括关节疼痛、肌肉紧张及痉挛、关节活动降低、关节活动受限、功能性关节制动等。

（6）禁忌证：关节活动过度、骨质疏松、感染性关节炎、不稳定关节、未愈合骨折、人工关节置换术、过度疼痛、关节液渗出等。

5. 各部位手法应用

（1）颈椎关节：生理运动包括前屈、后伸、侧屈、旋转运动。活动比较大的节段是 $C_{4\sim5}$、$C_{5\sim6}$、$C_{6\sim7}$，其屈曲程度大于伸直；在 $C_6\sim T_1$，伸直幅度稍大于屈曲。应用手法：

1）分离牵引：患者去枕仰卧位，头部伸出治疗床外，枕在治疗者手掌上，颈部中立位。治疗师面向患者床头站立，一手托住患者头后部，一手放在下颌，双手将头部沿长轴纵向牵拉，持续约15秒，放松还原。重复3次，力量依次为全力的1/3、2/3、3/3。颈椎上段病变在颈部中立位牵引；中下段病变，头前屈10°～15°体位牵引。功能松动关节，缓解疼痛。

2）旋转摆动：患者去枕仰卧位，头部伸出治疗床外，枕在治疗者手掌上，颈部中立位。治疗师面向患者床头站立，患者颈部向左旋转时，治疗师右手放在枕骨托住头部，左手放在下颌，双手同时使头部向左转动。向右旋转时则相反，能增加颈椎活动范围。

3）侧屈摆动：患者去枕仰卧位，头部伸出治疗床外，枕在治疗师手掌上，颈部中立位。治疗师面向患者床头站立，患者右侧屈时，治疗师右手放在枕后部，食指和中指放在拟发生侧屈运动的相邻椎体横突上，左手托住下颌，上身左转，使颈椎向右侧屈，右手食指和中指感觉相应椎体横突间隙的变化。向左侧屈时则相反，能增加颈椎侧屈的活动范围。

4）后伸摆动：患者去枕仰卧位，头部伸出治疗床外，枕在治疗者手掌上，颈部中立位。治疗师坐位，大腿支撑患者头后部。双手放在颈部两侧向上提，使颈椎被动后伸。本手法能增加颈椎屈、伸的活动范围。

5）垂直按压棘突：患者去枕俯卧位，双手五指交叉，掌心向上放在前额，下颌稍内敛。治疗师双手拇指并排放在同一椎体棘突上，将棘突向腹侧垂直推动。松动上段颈椎时指背相对，松动下段颈椎时指尖相接触。C_2 棘突在体表比较容易摸到，操作时以 C_2 为准，向枕骨方向移动则为 C_1 棘突，向胸部方向移动则为 C_3 棘突。如果颈部症状单侧分布或一侧症状为重，操作时一手固定，一手推动棘突；如果症状偏向于头侧或足侧，松动手法可以相应偏向头侧或足侧。本手法能增加颈椎屈、伸的活动范围。

6）垂直按压横突：患者去枕俯卧位，双手五指交叉，掌心向上放在前额，下颌稍内敛。治疗师坐位，大腿支撑患者头后部。双手拇指放在同一椎体的一侧横突上，拇指指背相接触。内侧手拇指固定，外侧手将横突垂直向腹侧推动。如果疼痛明显，外侧手的拇指靠近横突尖；如果关节僵硬明显，外侧手的拇指靠近横突根部。本手法能增加颈椎旋转的活动。

7）垂直松动椎间关节：患者去枕俯卧位，双手五指交叉，掌心向上放在前额，下颌稍内敛，头部向患侧转动约30°。治疗师坐位，大腿支撑患者头后部，双手拇指放在横突与棘突之间，向腹侧推动。如果在此体位上一时不能确定位置，可先让患者头部处于中立位，术者一手拇指放在棘突上，一手拇指放在同一椎体的横突上，然后让患者头向患侧转动约30°。术者双手拇指同时向中间靠拢，此即相当于椎间关节处。如果症状偏向棘突，外侧手固定，内侧手用力方向稍偏向棘突；如果症状偏向横突，内侧手固定，外侧手用力方向稍偏向横突。本手法能增加颈椎侧屈和旋转活动范围。

（2）肩关节：生理运动包括前屈、后伸、内收、外展、旋转等；附属运动包括分离、长轴牵引、挤压、前后向滑动等。应用手法有：

1）分离牵引：患者仰卧位，上肢处于休息位，肩外展约50°并内旋，前臂中立位。治疗师站在患者躯干及外展上肢之间，外侧手托住上臂远端及肘部，内侧手四指放在腋窝下肱骨头内侧，拇指放在腋前；以内侧手向外侧持续推肱骨约10秒，然后放松，重复3~5次。操作中要保持分离牵引与关节盂的治疗平面垂直。本手法能缓解疼痛。

2）长轴牵引：患者仰卧位，上肢稍外展。治疗师站在患者躯干及外展上肢之间，外侧手握住肱骨远端，内侧手放在腋窝，拇指在腋前；以外侧手向足的方向持续牵拉肱骨约10秒，使肱骨在关节盂内滑动，然后放松，重复3~5次。操作中要保持引力与肱骨长轴平行。本手法能缓解疼痛。

3）向头侧滑动：患者仰卧位，上肢稍外展。治疗师站在躯干一侧，双手分别握住肱骨近端内、外侧；以内侧手稍向外做分离牵引，同时外侧手将肱骨头向头的方向上下推动。本手法能松动和缓解疼痛。

4）前屈向足侧滑动：患者仰卧位，上肢前屈90°，屈肘，前臂自然下垂。治疗师站在躯干一侧，双手分别从内侧和外侧握住肱骨近端，双手五指交叉；以双手同时向足的方向牵拉肱骨。本手法能增加肩前屈活动范围。

5）外展向足侧滑动：患者仰卧位，上肢外展90°，屈肘约70°，前臂旋前放在治疗师前臂内侧。治疗师站在患者体侧，外侧手握住肘关节内侧，内侧手虎口放在肱骨近端外侧，四指向下；以外侧手稍向外牵引，内侧手向足的方向推动肱骨。本手法能增加肩外展活动范围。

6）前后向滑动：患者仰卧位，上肢休息位。治疗师站在患肩外侧，上方手放在肱骨头上，下方手放在肱骨远端内侧，将肱骨托起。如果关节疼痛明显，也可以双手拇指放在肱骨头上操作，以下方手固定，下手将肱骨向后推动。本手法能增加肩前屈和内旋活动范围。

7）后前向滑动：患者仰卧位，上肢放在体侧，屈肘，前臂旋前放在胸前。治疗师站在患肩外侧，双手拇指放在肱骨头后方，其余四指放在肩部及肱骨前方；以双手拇指同时将肱骨头向前推。本手法能增加肩后伸和外旋活动范围。

（3）肘部关节：生理运动包括屈、伸；桡尺近端关节与桡尺远端关节共同作用，可以旋转。附属运动包括分离牵引、长轴牵引、前后向滑动、后前向滑动及侧方滑动等。应用手法有：

1）分离牵引：患者仰卧位，屈肘90°，前臂旋后位。治疗师站在患侧，上方手放在肘窝，手掌接触前臂近端，掌根靠近尺侧，下方手握住前臂远端和腕部背面尺侧；以下方手固定，上方手向足侧推动尺骨。本手法能增加屈肘活动范围。

2）长轴牵引：患者仰卧位，肩外展，屈肘90°，前臂旋前。治疗师站在患侧，内侧手握住肱骨远端内侧，外侧手握住前臂远端尺侧；以内侧手固定，外侧手沿着长轴牵引尺骨。本手法能增加屈肘活动范围。

3）侧方滑动：患者仰卧位，肩外展，伸肘，前臂旋后。治疗师站在患侧，上方手放在肱骨远端外侧，下方手握住前臂远端尺侧；以上方手固定，下方手向桡侧推动尺骨。本手法能增加肱尺关节侧方活动。

4）屈肘摆动：患者仰卧位，肩外展，屈肘，前臂旋前。治疗师站在患侧，上方手放在肘窝，下方手握住前臂远端；以上方手固定，下方手将前臂稍做长轴牵引再屈曲肘关节。本手法能增加屈肘的活动范围。

5）伸肘摆动：患者仰卧位，肩外展，前臂旋后。治疗师站在患侧，上方手放在腋窝，下方手握住前臂远端尺侧；以上方手固定，下方手在伸肘活动受限的终点摆动。本手法能增加伸肘活动范围。

（4）腕部关节：生理运动包括屈腕掌屈、腕背伸、桡侧偏斜、尺侧偏斜以及旋转等。附属运动有分离牵引、前后向滑动、后前向滑动、侧方滑动等。应用手法有：

1）前后向滑动：治疗师面向患者，双手分别握住桡骨和尺骨远端，拇指在掌侧，其余四指在背侧；以尺侧手固定，桡侧手拇指将桡骨远端向背侧推动。如果关节僵硬比较明显，可以改拇指为鱼际推动桡骨。本手法能增加前臂旋前活动范围。

2）后前向滑动：患者仰卧位或坐位，前臂旋前。治疗师双手分别握住桡骨和尺骨远端，拇指在背侧，其余四指在掌侧；以桡侧手固定，尺侧手拇指将尺骨远端向掌侧推动。如果关节僵硬明显，可以把拇指改为用鱼际推动尺骨。本手法能增加前臂旋后活动范围。

3）分离牵引：患者坐位，前臂旋前放在治疗床上，腕关节中立位伸出床沿，前臂下可垫一毛巾卷。治疗师一手握住前臂远端固定，一手握住腕关节近腕骨处，向远端牵拉腕骨。本手法能缓解疼痛。

4）尺侧滑动：患者坐位或仰卧位，伸肘，前臂和腕关节中立位伸出治疗床。治疗师一手固定前臂远端，一手握住近腕骨桡侧，并向尺侧推动。本手法能增加腕桡侧偏斜的活动范围。

（5）手部关节：生理运动包括屈、伸、内收、外展、拇指对掌等。附属运动包括分离牵引、长轴牵引及各方向滑动。

1）长轴牵引：患者坐位，前臂旋前放在治疗床上，腕部伸出床沿，中立位。治疗师一手固定远排腕骨，一手握住相对应掌骨，向远端牵拉。本手法能缓解疼痛。

2）前后向或后前向滑动：患者坐位。前后向滑动时前臂旋后，后前向滑动时前臂旋前。治疗师面向患者，双手拇指放在相邻掌骨远端，前后向滑动时，拇指在掌侧，四指在背侧，后前向滑动则相反，拇指在背侧，四指在掌侧。松动时，一手固定，一手将相邻掌骨由掌侧向背侧（前后向），或由背侧向掌侧（后前向）推动。本手法能增加相邻掌骨间的活动。

3）分离牵引：患者坐位，前臂旋前放在治疗床上，腕中立位，手指放松。治疗师一手捏住掌骨远端固定，一手握住指骨近端，将指骨沿长轴向远端牵拉。本手法能增加掌指关节屈曲的活动范围。

4）侧方滑动：患者坐位，前臂旋前或中立位放在治疗床上，腕中立位，手指放松。治疗师一手握住患者掌骨远端固定，一手握住指骨近端内外侧，将指骨向桡侧或尺侧来回推动。本手法能增加掌指关节内收、外展的活动范围。

5）旋转摆动：患者坐位，前臂旋前放在治疗床上，手指放松。治疗师一手握住掌骨远端固定，一手握住指骨近端，将指骨稍做长轴牵引后再向掌侧转动，或向背侧转动。本手法能增加掌指关节活动范围。

（6）髋关节：生理运动包括屈、伸、内收、外展、内旋和外旋。附属运动包括分离牵引、长轴牵引、前后向滑动、后前向滑动以及旋转摆动。

1）长轴牵引：患者仰卧位，下肢中立位，双手抓住床头，以固定身体。治疗师面向患者站立，双手握住大腿远端，将小腿夹在内侧上肢和躯干之间，以双手同时用力，身体向后倾，将股骨沿长轴向足部牵引。本手法能缓解疼痛。

2）分离牵引：患者仰卧位，患侧屈髋90°，屈膝并将小腿放在治疗者肩上，对侧下肢伸直，双手五指交叉抱住大腿近端。以上身后倾，双手同时用力将股骨向足部方向牵拉。本手法能缓解疼痛。

3）前后向滑动：患者健侧卧位，患侧在上，下肢屈髋、屈膝，两膝之间可放一枕头，使上方下肢保持水平。治疗师面向患者站立，双手拇指放在大腿内侧面股骨近端，其余四指自然分开。以身体稍向前倾，双手同时用力将股骨向背侧推动。本手法能增加屈髋和外旋髋活动范围。

4）后前向滑动：患者健侧卧位，患侧在上，下肢屈髋、屈膝，两膝之间放一枕头，使上方下肢保持水平。治疗师站在患者身后，双手拇指放在大腿近端后外侧相当于股骨大转子处，其余四指放在大腿前面。以上身前倾，双手固定，上肢同时用力将股骨向腹侧推动。本手法能增加髋后伸及内旋活动范围。

5）旋转摆动：患者仰卧位，患侧上方手放在髌骨上，下方手握住足跟。内旋时，上方手向内摆动大腿，下方手向外摆动小腿；外旋时，上方手向外摆动大腿，下方手向内摆动小腿。本手法能增加髋的内旋或外旋活动范围。

（7）膝关节：生理运动包括屈和伸、屈膝位的小腿内旋和外旋。附属运动包括长轴牵引、前后向滑动、后前向滑动、侧方滑动。

1）长轴牵引：患者坐在治疗床上，患肢屈膝垂于床沿，腘窝下可垫一毛巾卷，身体稍后倾，双手在床上支撑。治疗师面向患者半蹲，双手握住小腿远端。以双手固定，身体下蹲，将小腿向足端牵拉。本手法能松动关节，缓解疼痛。

2）前后向滑动：患者坐位，患肢屈膝，腘窝下垫一毛巾卷。治疗师面向患者，上方手放在小腿近端前面，下方手握住小腿远端。以下方手将小腿稍向上抬，上身前倾，上方手不动，借助上身及上肢力量将胫骨近端向背侧推动。本手法能增加膝关节伸的活动范围。

3）后前向滑动：患者患侧下肢屈髋、屈膝，足平放床上，健侧下肢伸直。治疗师坐在治疗床一侧，大腿压住患者足部，双手握住小腿近端，拇指放在髌骨下缘，四指放在腘窝后方。以双手固定，身体后倾，借助上肢力量将胫骨向前推动。本手法能增加膝关节伸的活动范围。

4）侧方滑动：患者仰卧位，下肢伸直。治疗师面向患者，双手将下肢托起，内侧手放在小腿近端内侧，外侧手放在大腿远端外侧，将小腿夹在内侧前臂与躯干之间。以外侧手固定，内侧手将胫骨向外侧推动。本手法能增加膝关节伸的活动范围。

5）伸膝摆动：患者仰卧位，患侧下肢稍外展，屈膝。治疗师面向患者，将患侧下肢置于上方上肢与躯干之间，双手握住小腿远端。以双手稍将小腿向下牵引，并同时将小腿向上摆动。本手法能增加膝关节伸的活动范围。

（8）踝部关节：生理运动包括跖屈、背伸、内翻、外翻等。附属运动包括长轴牵引、前后向滑动、后前向滑动、上下滑动等。

1）前后向或后前向滑动：患者俯卧位，患侧下肢屈膝90°，踝关节放松。治疗师站在患侧。前后向滑动时，上方手掌根部放在内踝后面，下方手掌根部放在外踝前面；后前向滑动时，上方手将根部放在外踝后面，下方手掌根部放在内踝前面。以前后向滑动，上方手固定，下方手将外踝向后推动；后前向滑动时，下方手固定，上方手将外踝向前推动。本手法能增加踝关节活动范围。

2）分离牵引：患者俯卧位，患侧下肢屈膝90°，踝关节放松。治疗师面向患者站在患侧，双手握住内外踝远端，相当于距骨位置。也可用一侧下肢屈膝压住患者大腿后侧固定。松动手法：双手同时向上用力牵引。本手法能缓解疼痛。

3）前后向滑动：患者俯卧位，患侧下肢屈膝90°，踝关节稍跖屈。治疗师面向患者，下方手放在距骨前面，上方手放在内、外踝后方。以上方手固定腿，下方手将距骨向后推动。本手法能增加踝关节背伸的活动范围。

4）向内侧滑动：患者俯卧位，下肢伸直，踝关节伸出治疗床外，小腿前面垫一毛巾卷。治疗师面向患者站在患足外侧，上方手握住内、外踝后面，下方手握住跟骨及距骨。以上方手固定小腿，上身前倾，下方手借助上肢力量将跟骨及距骨向内侧推动。本手法能增加踝关节外翻活动范围。

5）向外侧滑动：患者患侧卧位，患肢置于下方并伸直，踝关节伸出治疗床外，上方健侧下肢屈髋、屈膝。治疗师面向患者站立，上方手握住内、外踝后面，下方手握住跟骨及距骨。以上方手固定小腿，上身前倾，下方手借助上肢力量将跟骨及距骨向外侧推动。本手法能增加踝关节内翻活动范围。

（二）关节活动度训练

关节活动范围是指关节活动时所通过的运动弧。关节活动度的减少，可分为骨性强直性活动障碍和因各种原因导致关节固定日久，周围纤维组织挛缩与粘连所致的关节活动范围障碍。一般认为，正常关节固定4周即可出现关节活动度下降，损伤关节固定2周即可发生关节活度减少。固定3周所致的关节活动障碍大多可自行恢复。固定6周者，其恢复较慢。固定8周以上者常难以自行恢复。对于骨性强直者，须用手术治疗。对于因关节韧带、关节囊、关节周围肌腱挛缩等粘连的纤维性挛缩，可采用关节活动度训练等多种康复方法，以增加或维持关节活动范围，提高肢体运动能力。常用的运动法有：

1. 关节活动范围运动要点　关节活动度训练的原则是对已粘连和挛缩的韧带、肌腱、关节囊等纤维组织采用持续、反复的牵张方法，逐步松解粘连，恢复纤维组织弹性，以达到正常的关节运动。训练要点是每天多次做主动或被动关节正常范围内的运动。运动应是逐步、缓慢地牵伸粘连挛缩的软组织，切忌粗暴撕裂，以避免组织再次受伤。为了有效地最大程度上改善关节活动度，在运动前可以先给予适当热敷，以增加血液循环，松弛肌肉，减轻疼痛。在每个活动达到运动终点时，应保持 3~5 秒后再还原，以求得对粘连组织的良好松解效果。对于经适当物理治疗后仍未达到此要求者，可能需要手术介入。

2. 关节活动范围运动方法　按照患者肌力情况，对于肌力Ⅲ级或以上者可采用主动运动方式，对于Ⅲ级以下者应采用被动运动方式。

（1）主动运动：既不需要助力帮助，也不需要克服外来阻力，通过患者主动用力收缩完成的有针对性的动作训练。适用于肌力在Ⅲ级以上者，目的是改善与恢复肌肉功能、关节功能和神经协调功能等。常用的是各种徒手体操。根据患者关节活动受限的方向和程度，做有针对性的动作。主动运动能通过温和的牵拉作用，促进血液循环，松解粘连组织，牵拉挛缩组织，达到保持和增加关节活动范围的作用。运动操作时，首先选择合适体位，如卧位、坐位、跪位、站位和悬挂位等。根据患者情况进行单关节或多关节、单方向或多方向运动，然后在治疗师指导下，由患者独立自行依次完成所需关节各方向活动。在主动运动时，各动作应平稳缓慢，尽可能达到最大幅度，以引起轻度疼痛为最大限度。每天活动 2~3 次，每一动作重复 10~30 次。

（2）被动运动：关节活动范围的被动运动，由治疗师根据运动学原理，帮助患者完成关节各方向运动。通过适当的被动运动，可保持肌肉的生理长度和张力，保持关节活动范围。被动运动对恢复关节正常活动范围有较大帮助，是维持关节正常形态和功能不可缺少的方法之一，特别是对轻度关节粘连或肌痉挛的患者，给予关节被动活动训练非常有利。对于肌肉瘫痪的患者，在神经功能恢复前应尽早进行关节被动运动，可以达到维持关节正常活动范围的目的。

（3）主动 – 辅助关节活动度训练：是兼有主动运动和被动运动特点的训练。在外力辅助下，患者主动收缩肌肉来完成运动。助力可通过治疗师、患者健肢、器械等不同形式提供。它常是由被动运动向主动运动过渡的形式，主要用于肌力Ⅰ～Ⅱ级的患者。目的是逐步增强肌力，建立协调动作模式。训练时，尽可能要求患者完成所需关节活动，必要时治疗师给予适当外力帮助，使患者能完成所需要的运动。操作时，根据患者情况，采用各种相应治法，如由治疗师提供适当助力帮助患者活动，或由患者健侧肢体通过徒手或棍棒、绳索和滑轮等装置帮助患肢主动运动。训练时，在运动开始和终末时，治疗师提供适当助力提供平滑运动，并尽可能随病情好转逐渐减少助力帮助。同时训练中尽量给予最小助力，鼓励患者做最大努力主动用力，切忌助力替代主动用力。每一动作重复 10~30 次，每日 2 次或 3 次。随着证情改善，可采用器械锻炼法，用轮滑和绳索等用具，利用杠杆原理，用器械作为助力，带动受限关节进行训练活动。或利用绳索（可调长短）、搭扣或"S"钩和吊带组合起来，将患肢悬吊起来，使其在除去肢体重力的前提下主动进行钟摆运动训练活动。以训练肘关节屈伸，肩关节内收、外展，髋关节内收、外展或前屈、后伸等动作。如肌力有提高，也可采用自我辅助方法，即以健侧肢体帮助患侧肢体活动的训练方法，一般用于因疼痛引起关节活动受限的患者。

（三）关节运动

1. 颈部运动

准备姿态：患者站立位或坐位，动作缓慢，每个运动 5~10 次，每天 1~2 次。

〔主动运动〕

（1）前屈后伸：双腿分开，与肩同宽，上身不动，头颈部缓慢做最大限度向前屈曲，保持 3~5 秒后还原，再最大限度缓慢向后仰伸，保持 3~5 秒后缓慢还原。

（2）左右侧屈：两手叉腰，头先缓慢向左侧屈至最大限度，保持 3~5 秒后缓慢还原，再缓慢向右侧屈至最大限度，保持 3~5 秒后缓慢还原。

（3）左右旋转：立位，双手叉腰，先将头部缓慢转向左侧，达到最大幅度时，保持 3~5 秒，再缓慢转向右侧，让左边颈部伸直后，保持 3~5 秒，缓慢还原。

［抗阻力运动］

（4）等长性左右侧屈：双腿分开，与肩同宽，上身不动，用右手食中二指端以轻柔力度抵于右侧耳上部，头部缓慢向右侧屈，保持 3~5 秒后缓慢还原。用左手食中二指端以轻柔力度抵于左侧耳上部，头部缓慢向左侧屈，保持 3~5 秒后缓慢还原。

（5）抗阻力左右旋转：双腿分开，与肩同宽，上身不动，用右手食中二指端以轻柔力度抵于右侧颞部 / 前额，头部缓慢向右旋转，保持 3~5 秒后缓慢还原。用左手食中二指端以轻柔力度抵于左侧颞部 / 前额，头部缓慢向左旋转，保持 3~5 秒后缓慢还原。

2. 肩部运动

准备姿态：患者站立位或卧位，动作缓慢，每个运动 10~20 次，每天 1~2 次。

［主动运动］

（1）肩关节摆动：立位，躯体稍前屈，上肢下垂，放松肩关节周围软组织，做肩关节前后摆动练习，幅度可逐渐加大，前后摆动运动。

（2）肩画圈运动：患者弯腰垂臂，以肩为中心，做由里向外，或由外向里的画圈运动，幅度由小到大。

（3）爬墙运动：患者侧向墙壁站立，用患侧手指沿墙缓缓向上爬动，到最大限度，保持 5~10 秒，然后再徐徐向下回原处，反复进行，逐渐增加高度。

（4）站立位肩外展：立位，双腿分开，与肩同宽，两上肢掌心朝前，缓慢由下外展上举至两拇指相遇，保持 3~5 秒，缓慢回原位。

（5）站立位肩前屈：立位，双腿分开，与肩同宽，两上肢掌心相对，缓慢由下前屈上举，两掌心相对保持 3~5 秒。

［主动 - 辅助关节运动］

（6）抗阻力上举：双腿分开，与肩同宽，根据练习者具体情况，两手握适量重的哑铃，可由较轻的 250g 哑铃开始，逐步增加重量，两上肢缓慢由前屈至上举，保持 3~5 秒，缓慢回原位。

（7）抗阻力后伸：双腿分开，与肩同宽，根据练习者具体情况，两手握适量重的哑铃，可由较轻的 250g 哑铃开始，逐步增加重量，两上肢做最大后伸动作，保持 3~5 秒，缓慢回原位。

（8）抗阻力肩前屈上举：仰卧位，手持适量重物，上肢做前屈上举超过头部的运动，至最大限度时停 3~5 秒，缓慢还原。

（9）抗阻力肩外旋：侧卧位，上侧上肢握适量重物，肩关节做外旋运动，至最大限度时停 3~5 秒，缓慢还原。

（10）抗阻力肩前屈：站立位，双腿分开，与肩同宽，一手牵拉橡皮筋（橡皮筋另一端固定于墙上），上肢做前屈运动，至最大限度时停 3~5 秒，缓慢还原。

（11）抗阻力肩外展：站立位，双腿分开，与肩同宽，一手牵拉橡皮筋（橡皮筋另一端固定于墙上），上肢做外展运动，至最大限度时停 3~5 秒，缓慢还原。

（12）抗阻力肩内收：站立位，双腿分开，与肩同宽，一手牵拉橡皮筋（橡皮筋另一端固定于墙上），上肢做内收运动，至最大限度时停 3~5 秒，缓慢还原。

（13）抗阻力肩后伸：站立位，双腿分开，与肩同宽，一手牵拉橡皮筋（橡皮筋另一端固定于墙上），上肢做后伸运动，至最大限度时停 3~5 秒，缓慢还原。

［被动运动］

（14）协助肩外展：站立位，两手握棒两端，与肩等宽，健侧内收向上，帮助患侧上肢外上举，至最大限度时停 3~5 秒，缓慢还原。

（15）协助肩前屈：站立位，两手握棒两端，与肩等宽，由健侧带动患侧上肢做前屈上举运动，至最大限度时停 3~5 秒，缓慢还原。

（16）协助肩内外旋转：站立位，两手握棒两端，与肩等宽，由健侧带动患侧上肢做前屈上举运动，至最大限度时停 3~5 秒，缓慢还原。

3. 肘部运动

准备姿态：患者站坐位或卧位，动作缓慢，每个运动 10~20 次，每天 1~2 次。

［主动运动］

（1）肘关节屈伸：取坐位，上肢放置于桌上，肘关节做屈伸运动，在最大限度时停 3~5 秒，缓慢还原。

（2）肘关节内、外旋转：站立位，两肘关节屈曲 90°，两侧交替做内、外旋转运动，在最大限度时停 3~5 秒，缓慢还原。

［被动运动］

（3）被动肘关节屈伸：取坐位，治疗师两手分别置于患肢肘、腕部，做肘关节屈伸运动，在最大限度时停 3~5 秒，缓慢还原。

（4）被动肘关节内、外旋：取仰卧位，治疗师两手分别置于患肢肘、腕部，做肘关节内、外旋转运动，在最大限度时停 3~5 秒，缓慢还原。

（5）被动肘关节旋转：取仰卧位，治疗师两手分别置于患肢肘、腕部，做肘关节旋转运动，在最大限度时停 3~5 秒，缓慢还原。

4. 腕部运动

准备姿态：患者站坐位或卧位，动作缓慢，每个运动 10~20 次，每天 1~2 次。

［主动运动］

（1）腕关节背伸：双手背伸（手掌向外，手背对着面部），五指并拢，腕关节背屈到所能达到的最大角度，持续 5~15 秒。双手掌屈（手掌向内，手背向外），五指并拢，腕关节腕屈到所能达到的最大角度，持续 5~15 秒。

［主动 – 辅助关节运动］

（2）等长性腕关节背伸：患者取坐位，屈肘关节并支撑于台面，治疗师用一手固定患肢前臂近腕关节处，另一手用适当力度置于患者手背部，令患者做腕关节背伸运动至最大角度，持续 5~15 秒。

（3）等长性腕关节掌屈：患者取坐位，屈肘关节并支撑于台面，治疗师用一手固定患肢前臂近腕关节处，另一手用适当力度置于患者手掌部，令患者做腕关节掌屈运动至最大角度，持续 5~15 秒。

［被动运动］

（4）被动腕关节活动：患者取坐位，屈肘关节并支撑于台面，治疗师用一手固定患肢前臂近腕关节处，另一手握住手掌背侧，牵张患者腕关节做屈伸、尺桡侧偏及旋转等运动。

5. 手部运动

准备姿态：患者站坐位或卧位，动作缓慢，每个运动 10~20 次，每天 1~2 次。

［主动运动］

（1）远端、近端指间关节活动：患者坐位，用健肢手固定患侧手背，然后进行远端、近端指间关节正常范围内的功能训练，每次保持 5~15 秒。

（2）手指屈伸：患者坐位，手指做握拳运动，缓慢握紧后保持 5~15 秒后放松。

（3）拇指屈伸：患者坐位，拇指做屈伸运动，在最大限度时，保持 5~15 秒。

（4）拇指外展、内收：患者坐位，拇指做外展、内收，在最大限度时，保持 5~15 秒。

（5）对指活动：患者坐位，拇指掌端分别与各四指掌端面逐个多次接触，速度由慢逐步加快，以改善其协调运动。

（6）手指屈曲：患者坐位，两手指屈曲，互相交错，以一手指由轻逐步加大牵拉力，以增加手指力量，在最大力度时保持 5~10 秒。

［主动 – 辅助关节运动］

（7）抗阻力手指伸直运动：患者坐位，两手指屈曲，一手叠于另一手上，上方手指保持一定压力，下方手指用力伸直，在最大限度时保持 5~10 秒。

（8）抗阻力手指伸直、拇指外展运动：患者坐位，以橡皮筋圈于手指部，然后手指做伸展运动，在最大限度时保持 5~10 秒。

（9）抗阻力拇指伸展：患者坐位，以橡皮筋圈于手指部，然后拇指和手指做伸展运动，在最大限度时保持 5~10 秒。

（10）抗阻力拇指外展：患者坐位，以橡皮筋圈于手指部，然后拇指和手指做外展运动，在最大限度时保持 5~10 秒。

（11）抗阻力拇指屈曲：患者坐位，以橡皮筋圈于手指部，然后拇指和手指做屈曲运动，在最大限度时保持 5~10 秒。

［被动运动］

（12）被动掌指和指间关节活动：患者坐位，治疗师用手对患肢远端和近端指间关节和各掌指关节做正常范围内的功能训练，保持 5~15 秒。

6. 髋部运动

准备姿态：卧位，动作缓慢，每个运动 10~20 次，每天 1~2 次。

［主动运动］

（1）髋关节外展：取侧卧位，髋关节做外展运动，达到最大限度时，保持 3~5 秒，然后缓慢还原。

（2）髋关节内收、外展：仰卧位，髋关节做内收、外展，可以双侧同时进行，也单侧练习，达到最大限度时，保持 3~5 秒，然后缓慢还原。

（3）直腿抬高：仰卧位，一侧下肢伸直位，另一侧下肢做直腿抬高 50°~70°，在最高点时，保持 3~5 秒，然后缓慢还原。

［主动－辅助关节运动］

（4）抗阻力髋关节外旋：坐位，橡皮筋一端固定在桌上，另一端固定于踝上部，髋关节做外旋运动，达到最大限度时，保持 3~5 秒，然后缓慢还原。

7. 膝部运动

准备姿态：坐位、立位或卧位，动作缓慢，每个运动 10~20 次，每天 1~2 次。

［主动运动］

（1）膝关节屈曲：俯卧位，膝关节做屈曲、伸展运动，在最大限度时保持 5~10 秒。

（2）膝屈伸活动：取坐位，躯体与髋部成直角，以健侧下肢置于患侧下肢之下，患肢尽力做屈膝运动，到达最大幅度时保持 5~10 秒，缓慢回原位。

（3）膝伸展活动：取俯卧位，以健侧下肢置于患侧下肢之下，患肢尽力伸膝，在到达最大幅度时保持 5~10 秒，缓慢回原位。

［主动－辅助关节运动］

（4）抗阻力膝关节伸屈：坐位，橡皮筋一端固定在桌上，另一端固定于踝上部，膝关节做伸屈运动，达到最大限度时，保持 3~5 秒，然后缓慢还原。

（5）加压膝关节屈曲：膝关节屈曲，其中垫有毛巾卷，双手抱于胫骨中下端，逐步加压，至最大限度时保持 5~10 秒，以恢复膝关节屈曲障碍者。

（6）股四头肌牵拉：取站立位，以一下肢屈曲，以同侧手握于足部，尽可能做膝关节屈曲运动，在到达最大幅度时保持 5~10 秒，缓慢回原位。

［被动运动］

（7）髌股关节活动：坐位，双手置于髌骨边缘，推动髌骨向内、外、上、下各方向活动，以松弛膝关节。

8. 踝足部运动

准备姿态：坐位、立位或卧位，动作缓慢，每个运动 10~20 次，每天 1~2 次。

［主动运动］

（1）踝关节画圈：患者坐位，踝关节做转圈运动，重复 10~20 次。

（2）屈膝踝关节伸屈：患者仰卧，两小腿置于凳上，凳高度为膝关节呈直角，一侧踝关节做背伸、跖屈运动，两下肢交替进行，每个活动达到最大限度时保持 5~10 秒，缓慢回原位。

（3）伸膝踝关节伸屈：患者仰卧，两膝伸直位，一侧踝关节做背伸、跖屈运动，两下肢交替进行，每个活动达到最大限度时保持 5~10 秒，缓慢回原位。

［主动－辅助关节运动］

（4）等长性踝跖屈：取仰卧位，床一端靠墙，足底与墙之间放置枕头 1 个，足尽力做跖屈运动，达到最大限度时保持 5~10 秒，缓慢回原位，两侧下肢交替运动，每侧重复 10~20 次。

（5）等长性踝外翻：取仰卧位，床一端靠墙，足外侧边缘与墙之间放置枕头 1 个，尽力做外翻运动，达到最大限度时保持 5~10 秒，缓慢回原位，两侧下肢交替运动。

（6）等长性踝内收：取仰卧位，两足内侧缘之间放置枕头 1 个，足尽力做内收运动，达到最大限度时保持 5~10 秒，缓慢回原位，两侧下肢交替运动。

（7）等长性踝背屈：取仰卧位，两足背、足底之间放置枕头 1 个，下侧足尽力做背屈运动，上侧足尽力做跖屈运动压于枕面，达到最大限度时保持5~10秒，缓慢回原位，两侧下肢交替运动。

（8）抗阻力踝关节背屈运动：取坐位，固定适当重物于足背，常从250g较轻重量开始，逐步加大重量，踝关节做背屈运动，达到最大限度时保持5~10秒，缓慢回原位，两下肢交替运动。

（9）抗阻力踝内翻：取卧位，固定适当重物于足背，常从250g较轻重量开始，逐步加大重量，踝关节做内翻运动，达到最大限度时保持5~10秒，缓慢回原位，两侧下肢交替运动。

（10）抗阻力踝外翻：取卧位，固定适当重物于足背，常从250g较轻重量开始，逐步加大重量，踝关节做外翻运动，达到最大限度时保持5~10秒，缓慢回原位，两侧下肢交替运动。

（11）跟腱锻炼：患者站在台阶边缘，以足趾部支撑体重，提足跟保持垂直站立姿势，然后慢慢降低足跟至台阶以下，再快速提足跟到最高点时，保持5~10秒后，按慢下快上的动作练习。

9. 腰部运动

准备姿态：跪位、坐位、站位，或卧位，运动速度应缓慢，幅度由小到大。避免突然用力过猛，以防扭伤腰部。

［主动运动］

（1）腰前屈后伸：两腿开立，与肩同宽，双手叉腰，腰部缓慢，充分做前屈和后伸运动，在最大幅度时，保持3~5秒后缓慢复原。

（2）腰部转动：取坐位，腰部缓慢向左或右转动，在最大限度时，保持3~5秒后缓慢回原位。

（3）转腰回旋：两腿开立，稍宽于肩，双手叉腰。以腰为中轴，先按顺时针方向做水平旋转运动，然后再按逆时针方向做同样的旋转，旋转幅度由小到大，在最大幅度时，保持3~5秒后缓慢复原。

（4）坐位腰前屈：取坐位，双手抱颈腰部做缓慢前屈运动，在最大限度时，保持3~5秒后缓慢回原位。

（5）腰部旋转：取侧卧位，躯体上半部做旋转运动，在最大限度时，保持3~5秒后缓慢回原位。

（6）腰肌运动：取仰卧位，右侧下肢屈髋屈膝的同时伸肘，左侧上肢伸肘肩上举，在最大限度时，保持3~5秒后缓慢回原位。

（7）五点支撑法：患者仰卧，双下肢屈曲，两脚、两肘及头部着地，尽力挺胸在最高位上保持3~5秒后，缓慢还原。

（8）伸腰直腿抬高：取仰卧位，一下肢屈髋屈膝，另一下肢伸膝屈髋抬高下肢50°~70°，同时伸腰抬高躯体，保持3~5秒后，缓慢还原。

（9）俯卧屈膝：取俯卧位，一下肢伸直，另一下肢屈膝，在最大限度时，保持3~5秒后，缓慢还原。

（10）俯卧伸髋：取俯卧位，一下肢伸直，另一下肢伸膝伸髋上抬，在最大限度时，保持3~5秒后，缓慢还原。

（11）俯卧屈膝：取俯卧位，一下肢伸直，另一下肢伸膝伸髋上抬，在最大限度时，保持3~5秒后，缓慢还原。

（12）上下肢伸展：取跪位，左侧上肢和右侧下肢同时做伸展运动，在最大限度时，保持3~5秒后，缓慢还原。

［主动－辅助关节运动］

（13）抗阻力腰肌运动：取仰卧位，两膝屈曲，一下肢屈髋上抬，同侧手掌置于膝部，力度由小渐大，两侧交替，在最大限度时，保持3~5秒后缓慢回原位。

（14）两侧抗阻力腰肌运动：取仰卧位，两膝屈曲，屈髋，同时两手掌置于膝部，力度由小渐大，两侧交替，在最大限度时，保持3~5秒后缓慢回原位。

（15）五点支撑法：患者仰卧，双下肢屈曲，两脚、两肘及头部着地，尽力挺胸在最高位上保持3~5秒后，缓慢还原。

（16）直腿抬高：取仰卧位，一下肢屈髋屈膝，另一下肢伸膝屈髋抬高下肢50°~70°，保持3~5秒后，缓慢还原。

10.放松运动　肌张力与意识密切相关，对于因肌张力增高所致的关节运动障碍，采用放松练习，对肌肉放松，缓解痉挛，减轻疼痛，增加关节活动度，降低身体和心理应激，调节自主神经，改善睡眠等，常能得到良好效果。常用的放松练习法有：

（1）对比放松法：为了熟悉掌握肌肉收缩和松弛控制法，患者应进行反复肌肉收缩和松弛的练习。训练常从远端肌群到近端肌群，从一侧肢体开始，再至对侧。在此基础上，选择安静舒适的环境作为训练地点。练习者取坐或卧位，闭眼宁静3~4分钟。训练时用力握拳，放松；用力屈或伸肘，放松；用力外展或外旋肩关节，放松；整个上肢一起用力，再放松。同时配合深呼吸，即用力时吸气，放松时呼气。下肢和躯干也同此。对高血压患者应用力时呼气，放松时吸气。

（2）自由摆动法：上肢或下肢置于下垂位，在肢体远端可施加0.5~1kg重物以增强重力，利用重力进行放松摆动的训练。本法适用于肩关节和膝关节的放松。

（3）暗示放松法：通过心理暗示的方式，使患者身心得到放松的训练。训练宜在温度适宜、光线柔和、安静舒适的环境中，治疗者以温柔、催眠的语调，让患者思想逐步集中于身体某一部位，并重复数次，待患者某一部位有松弛感觉时，如令患者抬起该肢体，患者似乎无法移动它，好像有漂浮感觉，即为放松状态。

（4）生物反馈法：采用现代生物反馈仪将身体生理活动转变成声、光或数字信号，患者可以直观地看到自身变化，以此逐渐学会控制自己的生理反应。目前较为常用的放松性生物反馈方式是肌电反馈。应用时患者坐位，在肌紧张部位放置表面电极，患者通过肌电声音的变化，学习和逐步掌握肌肉松弛的方法。

（5）气功疗法：传统气功疗法具有悠久的历史，含有极为丰富的养生内容，尤其对于放松有独特作用。练功时，练习者取卧位或坐位，调整身心，使其自然放松，调整呼吸，使其均匀通畅，调整心神，使其平静无欲，达到入静状态。意念轮流集中于身体的某一部分，从头、颈、肩、臂、手、胸、腹、背、腰、大腿、小腿至足。同时，相应放松该部肌肉，反复多次。吸气时意念静，呼气时放松相应部位肌肉。以意守丹田穴或膻中穴、命门穴、涌泉穴等收功。

（四）四肢关节功能牵引法

固定挛缩关节的近端肢体，对远端肢体做持续重力牵引，以松解粘连组织，扩大关节活动范围。适用于因各种原因造成关节及关节周围组织挛缩或粘连所致的关节活动度障碍者。具体操作时，首先选用合适的各关节专用支架或特制牵引器。固定所需牵引关节近端的肢体于专用支架或特制牵引器上，施加牵引重力于关节远端肢体上，牵引力作用点应准确落在被牵拉组织张力的最大点上，牵引力从小开始，逐渐增加，直至局部肌肉有一定紧张或轻度疼痛，且稳定而柔和，不引起肌痉挛，持续牵引 10~20 分钟，每日 2 次或 3 次，以充分牵伸挛缩的软组织和受限关节。

（五）牵张训练

通过治疗师被动牵张患者肌肉和肌腱，或患者通过自身姿势改变进行主动牵张训练，以降低肌张力，松解粘连，恢复肌腱和韧带长度，达到增加关节运动度的训练法，即为牵张训练。适用于各种原因的肌肉、肌腱等软组织挛缩，导致关节活动度受限。对于局部组织有血肿或急性炎症、神经术后 1 个月内、骨关节活动障碍、严重骨质疏松症等，则不宜牵张训练。

1. 牵张训练评估　为了选择合适的训练方式，必须先对患者情况进行详细评估，然后将患肢放于舒适体位。牵张力量应轻柔、缓慢、持续，并在可能范围内逐步增加牵张力，持续一定时间，逐渐放松牵张力，休息后可再重复。在获得进展的活动范围内，逐步进行主动训练和加强肌肉之间的平衡能力，以增加肌肉功能。

2. 牵张训练方式

（1）被动牵张：患者肢体在治疗师被动牵引下的一种牵张方法。牵张训练前，先做一些低强度放松运动，使关节组织有一个适应和准备的过程；牵张时治疗师的动作应缓慢、轻柔，循序渐进，同时患者的关节应尽量放松；每次牵张持续时间 10~20 秒，休息 10 秒，再牵张 10~20 秒，反复牵张数次。每日 2 次或 3 次；牵张时避免使用暴力或冲击力，以免损伤组织。

（2）自我牵张：患者依靠自身重量为牵拉力来被动牵张其挛缩组织。如肩关节牵张训练：面向墙面，身体尽量向前靠拢，患侧上肢前屈靠墙，手指尽力向上爬墙，即可牵张患侧肩关节外展肌。每次持续时间 5~10 秒，重复 10~20 次，每日 2 次或 3 次；开始训练时肩牵张角度应小，时间应短，以后逐渐缩短身体与墙的距离，增加牵张角度与时间。髂胫束牵张训练：患侧侧身向墙，离墙站立，一手撑墙，一手叉腰，做侧向推墙动作，使患侧髋部尽量接触墙壁，即可牵张患侧髂胫束；每次持续 5~10 秒，重复 10~20 次，每日 2 次或 3 次；训练时两脚应平放于地面而不应离地，离墙壁距离可逐渐增加。股内收肌群牵张训练：两足分开站立，两手叉腰，重心移向健侧，同时稍屈健膝，患侧股内收肌群即被牵张；每次持续 5~10 秒，重复 10~20 次，每日 2 次或 3 次；如两侧均需牵张，即可左右训练，两足分开站立，距离可根据需要增加或缩小。

（六）连续被动运动

连续被动运动是 Salter 等于 20 世纪 70 年代提出的一种关节运动法，尤其到了 80 年代后，膝关节置换术以来，有了更广泛的应用。此项运动可改善局部血液循环、淋巴回流、消除肿胀，缓解疼痛，有效促进关节软骨和韧带的修复。目前，连续被动运动广泛应用于因骨折、人工关节置换术后、各类关节手术后等原因造成的肩、肘、髋、膝、踝等各关节挛缩性功能障碍。

1. 作用机制 临床研究证明，连续被动运动具有温和而持续的对关节周围韧带、肌腱、关节囊等软组织的牵拉作用，能有效防止纤维挛缩所导致的关节僵硬，保持关节活动度。Salter 等研究发现，连续被动运动能促进较小的关节软骨全层缺损得以修复，其机制可能由于连续被动运动在关节内产生周期性压力变化，使营养物质、液体通过滑膜孔在关节内交换，从而刺激软骨细胞代谢，促进移植物蛋白多糖合成，达到加速软骨缺损修复的作用，避免软骨退行性改变。同时关节面受到持续关节被动运动加压，使修复组织中的未分化细胞向软骨细胞转化，受损关节面逐渐被软骨覆盖，使受损关节面有较好塑形，而逐步修复，减少了骨关节炎的发生。实验证明，关节韧带修复后，做连续被动运动可减轻韧带萎缩，提高肌腱和韧带恢复后的拉伸强度。而且连续被动运动还可使关节本体感受器发放向心冲动，以阻断疼痛信号传递，从而减轻疼痛。同时连续被动运动作用时间长，动作缓慢，速度稳定，与主动运动相比，不易引起肌肉疲劳，可较长时间持续进行，且对关节面压力较小，可用于关节受损或手术的早期。

2. 运动操作

（1）早期：可在术后 1~3 天即开始训练。

（2）准备：选用适当器具，放肢体于训练器械的托架上，予以固定。

（3）运动：根据各关节的正常生理活动，选择合适的活动范围、速度和时间。一般常从 10°~30° 开始的短弧范围内开始训练，以后根据患者的耐受程度逐渐增加，直至最大关节活动范围；开始时运动速度为每 1~2 分钟为一个运动周期；每次训练时间约为 1~2 小时，每日 1~3 次。

（4）注意：训练中随时观察患者反应和训练器械的运转情况，并予以调整。

3. 应用举例 以膝关节人工置换术后膝关节连续被动运动训练为例。

（1）术后第 1~3 日开始进行连续被动运动训练。患者平卧位，患侧下肢膝关节置于连续被动运动训练器上，固定。

（2）膝关节于屈曲位，开始关节活动范围调节在 30° 左右；运动速度以 1~2 分钟为一个周期；每次运动持续 1~2 小时，每日 1~2 次。

（3）根据患者情况，每日增加关节活动角度 10°~20°，1~2 周内尽量达到 90°，以后使膝关节活动度达到全关节活动范围。

4. 注意事项 对手术切口与肢体长轴垂直时，连续被动运动训练应延缓，以免影响伤口愈合；对使用抗凝剂者，应减少训练时间，注意观察出血情况；按患者证情，随时调整训练。对有引流管的患者，要注意运动时引流管的保护；按患者证情，随时调整训练。

三、协调训练

利用感觉系统以及视觉、听觉和触觉的残存部分，来促进和恢复随意运动控制能力的训练方法，称为协调训练。一般用于深部感觉障碍，以及小脑性、前庭迷路性和大脑性运动失调，震颤性麻痹等引起不随意运动所致的一系列协调运动障碍。

（一）训练原则

患者均应从卧位训练开始，待熟练后再取坐位、站立位、步行等状态进行训练；从简单的单侧动作开始，逐步过渡到比较复杂的动作，先做容易完成的大范围快速动作，熟练后再做小范围、缓慢动作的训练；先睁眼训练，后闭眼训练。两侧轻重不等的患者，先从轻侧开始；两侧病证程度相同者，一般先从右侧开始。

（二）训练方法

1. 上、下肢协调训练　开始在单侧上肢、下肢和头部单一轴心方向做简单运动，然后逐渐过渡到多轴心方向；在掌握了单侧简单肢体运动后，进入复杂双侧上肢（或下肢）同时动作、上下肢同时动作、上下肢交替动作和两侧肢体做互不相关的动作等。

2. 上肢和手协调训练　上肢和手训练应从动作的正确性、反应速度快慢、动作节律性等方面进行；下肢协调训练重点在于下肢各方向的运动和各种正确的行走步态训练。

（三）注意事项

1. 训练完成后要用与训练相等的时间进行休息。

2. 所有训练须在可动范围内进行，并予以确切保护，防止训练意外的发生。

四、平衡能力运动

通过训练在各种体位状态下的静态、动态平衡能力，从而使患者达到能自动调整所需维持姿势的目的。训练应由易到难，从最稳定体位开始，逐步过渡到最不稳定体位，从静态平衡过渡到动态平衡，从睁眼训练提高到闭眼训练。常用于中枢性瘫痪或外周神经损伤或下肢骨折、软组织损伤手术后等所致运动、感觉功能受损者。

（一）训练方法

平衡训练的方式，根据患者具体证情，采用不同体位。

1. 坐位平衡训练　按患者情况采用相应体位。

（1）横向式：患者坐位，躯体和髋关节尽量保持90°，治疗师坐于患者一侧，诱导其躯干向一侧倾斜。

（2）纵向式：患者坐位，治疗师坐于患者前方，诱导患者的重心逐步做前后移动。主要提高头和躯干的平衡控制能力。

2. 膝手位平衡训练　治疗师位于患者一侧保护，让患者一侧手抬起来，再慢慢放下来，也可以抬一侧腿，再慢慢放下来，把膝手位的4点支撑变成3点支撑，逐渐减少支撑面积。

3. 跪位平衡训练　患者双膝跪位，治疗师站于其后侧，双手置于骨盆两侧，训练患者做后伸或左右的横向运动，以增加躯干与骨盆的平衡控制能力。

4. 立位平衡训练　患者双足于站立位，治疗师在保护状态下，训练患者身体重心横向或纵向转移，或患者站于平衡板上或平衡训练测试仪上，做身体重心向各个方向转移的训练。

5. 单足立位平衡训练　当患者已完成双足立位平衡训练后，做单足立位平衡训练，治疗师位于患者患侧，患者向前伸出一下肢放到床上，然后放下，再迈另一下肢，做上述运动，两下肢交替进行。

（二）注意事项

1. 通过镜子，以不断矫正患者姿势。

2. 治疗师要勤于发口令，在运动中随时矫正患者的不正确姿势。

3. 采用合理的动作以刺激诱发患者的姿势反射。

4. 善于应用合适的辅助器具,如杠内平衡等以协助患者运动。

(三)运动系统常用平衡训练

1. 躯干平衡训练 主要用于腰痛等脊柱疾患,治疗以本体感觉训练为主要内容。患者取坐位,上肢在矢状面做各类运动以稳定其屈、伸肌力量,改变运动至对角线方向增加水平面上的稳定性。在完成此项运动基础上,为增加训练难度,患者坐于治疗球上,患者在上、下肢运动前,应更多地采用躯干活动方法控制平衡;以后采取站立于半柱泡沫筒或全柱泡沫筒上(双足或单足),患者做躯干直立位下髋部运动完成侧向接物运动,并做脊柱(胸椎)旋转运动。

2. 髋部平衡训练 主要预防老年人失衡跌倒所导致的髋部骨折。训练不采用跨步和抓握法以预防跌倒为主的训练内容。具体训练为:

(1)单腿站立平衡:单腿站立同时头部旋转;单腿站立,上肢做矢状面、额状面和水平面的各项运动。

(2)单腿站立,上肢、头部和眼同时做各项运动。

(3)单腿站立,躯干向对侧屈曲和旋转(同侧手可触及同侧内踝)。

(4)单腿站立,躯干向同侧伸展和旋转(同侧手向前、侧方及头后部接物)等。训练逐步从稳定支持面渐进至不稳定支持面,以增加训练难度。

3. 踝部平衡训练 主要用于踝关节扭伤。训练以恢复本体感觉为主要内容。具体训练方法如下。

(1)睁眼,患侧下肢单独在平地站立。

(2)闭眼,患侧下肢单独在平地站立。

(3)睁眼,患侧下肢单独在枕头上站立。

(4)闭眼,患侧下肢单独在枕头上站立。如患者情况良好,可采用患侧下肢单独站立,健侧下肢做屈伸、伸展、后外展、内收等运动,并逐渐增加晃动速度和幅度。

(四)协调跨步训练

在患者具有充分髋、踝关节活动度和力量的基础上,进行协调跨步训练。首先,患者进行小范围向前、向后、向侧方的摆动运动,期间不屈髋、屈膝,保持身体直立。若患者稳定性差,可在平行杠内等安全性条件下进行。若患者平衡功能有所增强,可通过双髋或双肩小范围进一步促进髋、踝协调髋平衡;为加大训练难度,可站立于窄条上,做足跟、足趾站立或单腿站立等各种平衡训练。在此基础上,进行协调跨步训练:治疗师一手扶握患者足趾部,另一手置于对侧髋部,抬起患者足趾,使患者身体重量转移到对侧,然后快速将重心移至非承重侧;进一步可徒手将其足抬起,然后放下,以训练其跨步活动。通过此项训练,使患者达到行走跨步需要瞬间单腿承受体重而避免跌倒的能力。

五、步行训练

步行是一个由全身各个部位协调的运动,需要全身肌肉和各关节的参与,包括人体重心移位、骨盆倾斜旋转等,使人体位移的一种复杂随意运动。

通过有步骤的训练使其逐步达到由失去平衡到重获平衡的结果。

(一)平行杠内的步行训练

利用平行杠进行站立训练,然后练习重心转移,逐渐过渡到进行杠内步行训练。开始练习时，需要有人陪同和监护，速度要由慢到快，步幅要小，注意安全，防止患者跌倒，慢慢过渡到完全独立步行。训练时上身要保持端正，肩要平，重心放在两腿之间。杠内步行训练分为：

1. 三点步行　以左侧瘫为例，患者右手扶持平衡杠，向前扶杠，患肢迈出，健侧跟上，扶杠，患肢迈出，健侧腿跟上。

2. 两点步行　在患者通过三点步行训练并取得了一定效果后，可开始两点步行。患者扶着平行杠，健手和患腿同时向前迈出，健腿跟上。当患者在平行杠内已完成拖步训练、摆至步、摆过步等所需训练后，可进入拐杖辅助步行训练。

（二）拐杖辅助步行训练

在经过平行杠内基本动作训练后，并具有较好的平衡能力和上肢支撑能力时，可应用拐杖辅助步行训练。常用的拐杖有腋拐、肘拐、手杖（四脚手杖、三脚手杖）等。常见的拐杖辅助步行训练有：

1. 手杖三点步行　当患者在平衡杠内步行已较为熟练时，可尽快过渡到手杖步行。以左侧瘫为例，右侧挂杖，拐杖向前，患腿向前，健腿跟上；拐杖向前，患腿向前，健腿跟上。

2. 手杖两点步行　当患者手杖三点步行练习已较熟练后，可以过渡到手杖两点步行。两点步行比三点步行的速度要快。操作为，拐杖和患肢同时向前跨出，健腿跟上；拐杖和患肢同时跨出，健腿跟上。注意重心放在两条腿之间，拐杖放置距离宜适当，不能置于太远，要放在便于用力支持的位置。

（三）独立步行

独立步行开始时，要有人照看，步幅要小，动作缓慢，注意安全。

（四）上下阶梯训练

1. 借助扶手上下阶梯　以右侧瘫为主，左侧扶持扶手，扶手向上扶，健腿向上迈，患腿跟上；扶手向上扶，健腿向上迈，患腿跟上。

2. 使用手杖上下台阶　以右侧瘫为例，手杖先放到上一个台阶上，健腿上迈，患腿跟上。手杖放到下一个台阶上，患腿迈下，健腿跟上。手杖放下一个台阶，患腿迈下，健腿跟上。这是使用手杖下台阶的方法。

六、增强体力运动法（有氧运动法）

增强体力运动法是由全身大肌群参加的中等强度耐力性运动。其特点为肌肉做较低强度的反复收缩，故能量消耗靠糖原及脂肪酸的氧化分解提供，运动中乳酸形成较少。系统的耐力训练可引起肌肉功能适应，表现为线粒体量和氧化酶活性增加，红肌增加，肌血液循环改善，肌耐力和有氧能力增加。

（一）全身耐力训练（有氧训练）

全身耐力训练是采用中等强度、大肌群、动力性、周期性运动，持续一定时间，以提高机体氧化代谢运动能力或全身耐力的锻炼方式。常用于健身强体和心肺疾病、代谢疾病和老年人的康复锻炼。

1. 运动量　运动量指运动过程中所做的功或消耗的能量，由强度、时间和频度决定。

（1）运动强度：单位时间的运动量，可以用运动负荷 / 时间（分钟）表示，例如速度 5km/h；也可以用吸氧量（VO_2）%、代谢当量（METs）%、心率 % 等其他相关指标。训练时首先建立靶强度，即基本训练目标强度。常选择 50%~80%VO$_{2max}$ 的强度作为靶强度。METs 与 VO$_2$ 密切相关，为运动强度的相对指标，既无个体差异，也不受血管活性药物的影响，还可以通过从相关表格进行活动强度计算。心率和运动强度之间存在线性关系，靶心率一般为 70%~85%。

（2）运动时间：靶强度的运动时间为 15~40 分钟。运动时间与运动强度成反比。运动强度越大，所需时间越短。为提高训练安全性，可采用小的运动强度和长的时间的方法。

（3）运动频度：每天或隔天 1 次（3~5 次 / 周）。每周运动总量应在 700~2000cal（约相当于步行或慢跑 10~32km）。运动量小于 700cal 时，仅维持身体活动目的，而不能提高运动能力。当运动量超过 2000cal 时，训练效果并不随之增加。热卡与 METs 的换算公式为：热卡 = 代谢当量（METs）× 3.5 × 体重（kg）/ 200。

2. 训练程序　一次训练可分为三部分。

（1）准备活动：准备活动是训练运动之前进行的活动，使肌肉、肌腱和心肺组织等以适应即将进行的较大强度运动，时间 5~10 分钟，包括医疗体操、关节活动、肌肉牵张、呼吸练习等运动。

（2）训练运动：达到靶强度训练耐力运动的核心部分。一般为 15~40 分钟。期间可按需要采用持续训练、间断训练和循环训练法。

（3）整理运动：在靶强度运动训练后的较低强度训练，使机体从剧烈运动逐步回到正常状态。其强度、方法和时间同准备活动。

3. 常用运动方式

（1）步行：对体弱或心肺功能减退者，进行缓慢步行可有良好效果。快速行走可达到相当高的训练强度，步行速度超过 7~8km/h 的能量消耗可超过跑步。步行中增加坡度有助于增加训练强度。

（2）健身跑：这是以提高身体健康为主要目标的跑步活动，属于高强度运动（8~16METs）。其运动强度较大，训练耗时较短，适用于体质较好的患者。但对下肢关节（特别是膝、踝关节）和相关肌肉及韧带的负荷明显增大，对关节损伤也较大，故不适应中老年人作为长期的训练运动。

（3）骑车：根据不同的环境和形式可分为：

1）室内骑车：可以正确监测心电和血压，容易掌握和控制运动负荷，安全性好。

2）室外骑车：兴趣性较好，但不易准确控制和调整负荷强度，发生训练损伤或意外的概率相对于室内骑车较高，而且室外骑车常需增加负重，以增加运动强度。下肢功能障碍者，可采用手臂功率车的方式进行上肢耐力性锻炼。训练每周 3~4 次，每次 40~60 分钟。

（4）游泳：是一项较为常用的运动。由于水的浮力作用，使关节和脊柱没有任何负重力，对骨关节疾病和脊柱病有良好锻炼作用，运动损伤相对较少。水对胸腔的压力，还有助于增强心肺功能。同时水对皮肤、肌肉和关节有很好的安抚作用，有利于促进血液循环。如水温低于体温，运动时体温散发较高，可使肥胖患者的热量有更多消耗。如水温高于体温，对痉挛肢体有良好解痉之效。由于游泳运动强度变异较大，所以运动前应在陆上有充分的准备活动，并且运动时要特别注意观察患者反应。训练每周 3~4 次，每次 30~60 分钟。

（5）有氧舞蹈：中、快节奏的舞蹈，其活动强度可以达到 3~5METs，优点是兴趣性好，同时情绪也常随之高涨，故对心血管患者必须加强监护。

4. 注意事项

（1）根据患者具体情况，选择适当的运动方式，如对中、老年者应选用步行运动，其速度按各人证情而调整。如对肢体痉挛者，可选用温水池中的运动。对于心血管病患者，则应采用有监护设备的专业场所，做适当运动。

（2）注意心血管反应：对于 40 岁以上者，应进行心电运动试验等检查，以了解自身心血管情况，选择合适的运动方式，以保证运动时不超过心血管系统的承受能力。

（3）准备和结束活动：运动前充分的准备活动和运动结束的整理活动必须认真完成，以防止运动损伤和心血管意外。

（4）心血管药物与运动的关系：对于应用心血管药物的患者，需充分了解药物对运动或运动对药物的影响，并应密切观察运动反应。

（5）过度训练：运动期间，如因气喘而不能自由交谈，运动后无力或恶心等不能完成运动；慢性疲劳，失眠；关节酸痛；运动次日清晨安静心率突然出现明显改变者等，显示可能是运动过度。

（二）肌肉耐力训练

采用小负荷、多次重复、持续较长时间的运动，以提高肌肉收缩耐力的运动方式，称为肌肉耐力训练。常用小负荷训练法。

1. 小负荷训练器械　采用哑铃、拉力器等器械，做最大收缩力的负荷训练，反复收缩 25~50 次，每日 1~3 次。

2. 小负荷训练姿势　采用半蹲或站桩的方式，做持续等长收缩练习，持续保持肌肉静力性收缩，直至疲劳。

3. 小负荷训练注意　对于糖尿病患者，为防止酸中毒发生，应避免运动所致肌肉酸痛。对心血管疾病患者，运动中应随时注意心血管反应，防止发生意外。

第三节　神经生理学疗法

神经生理学疗法又称神经发育学疗法，或易化技术。按照神经系统正常生理功能及发育过程，即由头到脚、由近端至远端的发育过程，运用诱导或抑制的方法，使患者逐步恢复其正常运动和完成日常生活。一般用于脑损伤所致的肢体运动功能障碍者。常用的技术有 Rood 疗法、Bobath 疗法、Brunnstrom 疗法、PNF 疗法等。

一、Rood 疗法

Rood 疗法又称多种感觉刺激疗法或皮肤感觉输入促通技术，由美国物理治疗师和作业治疗师 Margaret Rood 在 20 世纪 50 年代提出。此技术的主要特征是在特定皮肤区域内应用正确的感觉刺激（机械或表面温度刺激），按正常人体发育过程来刺激相应感觉感受器，可加速诱发运动反应或引起运动兴奋，在反复感觉刺激下，诱导出正确的运动模式。其治疗包括皮肤刺激、负重、运动，按人体发育顺序诱导出运动的控制。此疗法常用于脑瘫、成人偏瘫及其他运动控制障碍的脑损伤患者。Rood 认为，各肌肉在不同任务中，有不同职能。任何一个活动即使是最简单的活动，需要主动肌、拮抗肌、固定肌和协同肌等多组肌肉通过交互支配、共同收缩、重负荷性工作、技巧性活动等相互配合才能完成。

（一）治疗原则

1. 由颈部开始，尾部结束。

2. 由近端开始向远端进行。

3. 由反射运动开始过渡到随意运动。

4. 先利用外感受器，后利用本体感受器。

5. 先进行两侧运动，后做一侧运动。

6. 颈部和躯干先进行难度较高的运动，后进行难度较低的运动。四肢先进行难度较低的运动，后做难度较高的运动。

7. 两侧运动之后进行旋转运动。

（二）方法和技术

正常的肢体运动需要肌肉兴奋和抑制的共同作用才能完成，所以临床上的刺激手法包括对肌肉的促进、肌肉的抑制。

1. 应用皮肤、本体等刺激来诱发肌肉反应　适用于弛缓性瘫痪、收缩力减弱等。

（1）触觉刺激：包括快速刷擦和轻触摸。

1）快速刷擦：用软毛刷在治疗部位皮肤上做 3~5 秒连续的来回刷动，或在相应肌群脊髓节段皮区刺激；如 30 秒后无反应，可以重复 3~5 次，亦可在相应节段皮肤上刺激 5 秒。该法兴奋高阈的 C 感觉纤维，促进 γ 运动神经元。效应在刺激后 30~40 分钟出现高峰。

2）轻触摸：轻触摸受刺激肌表面的皮肤，可促进梭外肌反应；用轻手法触摸手指或足趾间的背侧皮肤、手掌或足底部，以引出受刺激肢体的回缩反应，对这些部位的反复刺激则可引起交叉性反射性伸肌反应。此法兴奋了低阈值的 A 纤维。

（2）温度刺激：用冰（温度 12°~17°）刺激，5 次 /3~5 秒，然后用毛巾轻轻沾干，以防止冰化成水，不可用毛巾擦皮肤，直到皮肤变红，一般 30~40 分钟疗效达到高峰，可兴奋 C 纤维，促进肌收缩，但冰刺激后的 30 秒左右常可出现由兴奋转为抑制的反跳现象。

（3）轻叩：轻叩肌腱或肌腹可以产生与快速牵拉相同的肌肉收缩效应。轻叩皮肤可刺激低阈值的 A 纤维，引起回缩反应，重复刺激这些部位还可引起交叉性伸肌反应。

（4）牵拉：快速、轻微地牵拉肌肉，可即刻引起肌肉收缩。

（5）挤压：挤压肌腹可引起与牵拉肌梭相同的牵张反应；用力挤压关节，使关节间隙变窄，可刺激高阈值感受器，引起关节周围的肌肉收缩。对骨突处加压具有促进与抑制的双向作用，如在跟骨内侧加压，可促进小腿三头肌收缩，产生足跖屈动作；相反，在跟骨外侧加压，可促进足背屈肌收缩，抑制小腿三头肌收缩，产生足背屈动作。

（6）特殊感觉刺激：不同的听觉和视觉刺激，可促进或抑制中枢神经系统。光线明亮、色彩鲜艳的环境可以产生促进效应；光线暗淡、色彩单调的环境则起抑制作用；节奏性强的音乐具有异化作用，轻音乐或催眠曲则具有抑制作用；治疗师说话的音调和语气也可影响患者的动作、行为。

2. 利用感觉刺激来抑制肌肉反应　适用于痉挛或其他肌张力高的病证。

（1）轻压关节以缓解痉挛：用于偏瘫患者痉挛性肩痛，治疗时托起患者肘部，使其上肢外展，把上臂向肩胛盂方向轻轻推动，使肱骨头进入盂肱关节，保持片刻，可使肌肉放松，缓解疼痛。

（2）在肌腱附着点加压：在痉挛的肌肉肌腱附着点，持续加压可放松该肌肉。

（3）脊柱部按压：用于全背部肌痉挛者。治疗时从头部开始沿脊柱直到骶尾部做按压，对后背脊神经支配区域的反复刺激，可反射性抑制全身肌紧张，达到全身放松之效。

（4）持续牵拉：用于肢体肌痉挛者。治疗时可做短时间，或用夹板或石膏托固定做长时间的持续性牵拉，使肌腱保持拉长状态。

（5）缓慢地将患者从仰卧位或俯卧位翻到侧卧位，可缓解痉挛。

（6）温热刺激：中温刺激、不感温局部浴、热湿敷等使痉挛肌松弛。

（7）远端固定、近端活动：如让患者采取手、手部和膝部位置不动，躯干做前、后、左、右和对角线式的活动。如痉挛范围较局限，可慢慢抚摸或擦拭肌肉表面的皮肤，达到放松状态。适用于手足徐动症等情况

3. 常见证候的治疗　用该技术时，应根据患者的不同情况采取不同的治疗方式和不同的刺激方法。应由简单到复杂，由低级向高级，循序渐进。

（1）痉挛性瘫痪：常采用下列方法。

1）缓慢牵拉：缓慢而持续的牵拉以降低肌张力，特别是降低颈和腰部伸肌、股四头肌等的张力。

2）轻刷擦：轻刷擦痉挛肌群的拮抗肌部分来诱发相关肌肉反应，以抵抗痉挛肌的状态。

3）体位作用：由于肢体负重位是缓解痉挛的较理想体位，所以通过负重对关节的挤压和加压刺激以增强姿势的稳定性。

4）反复运动：利用肌肉的非抗阻性重复收缩缓解肌肉痉挛，如坐位时双手支撑床面，做肩部或臀部上下反复运动可缓解肩部和髋部肌群的痉挛。

5）抵抗痉挛模式的运动：选择适合的运动模式，如屈肌张力高时不要采取屈曲运动模式，伸肌张力增高应避免使用伸展的运动模式。

（2）迟缓性瘫痪：常用以下治法。

1）整体运动：通过正常肌群的运动带动肢体的整体运动，以促进瘫痪肌肉部位的运动；当一侧肢体完全瘫痪时，可用健侧肢体运动带动患侧肢体，达到整体运动的目的。

2）快速刷擦：通过快速、较强的刷擦主缩肌群或关键肌肉的皮肤区域，以刺激其肌肉收缩。

3）远端固定、近端加压：诱发肌肉收缩，提高肌肉的活动能力。

4）刺激骨端，加强肌肉收缩：用叩击、快速冰刺激和振动等刺激骨端，引起肌肉收缩。

（3）吞咽和发音障碍：治疗是诱发或增强其肌肉活动，采用方法有：

1）刷擦法：用毛刷轻刷上唇、面部、软腭和咽后壁，避免刺激下腭、口腔下部。

2）冰刺激：用冰刺激嘴唇、面部、软腭和咽后壁，用冰擦下颌部的前面。

3）抗阻吮吸：做吮吸动作时适当增加阻力，加强口周围肌肉的活动。

（4）呼吸浅促、膈肌运动减弱者：治疗是吸气模式的诱发，具体诱发方法如下：

1）刷擦法：可采用连续刷擦胸锁乳突肌使胸上部获得稳定性；或连续刷擦腹外斜肌、腹内斜肌、腹横肌。但要注意避免刺激腹直肌，因腹直肌收缩后可以引起胸廓下降，而限制其扩张；或由锁骨中线向背部连续刷擦肋间肌；或连续刷擦脊髓神经后侧第一支支配区域，使躯干获得稳定性。

2）冰刺激法：可采用一次冰刺激方法；或在腹直肌以外部位连续冰刺激。

3）压迫法：压迫两侧胸锁乳突肌起始部；或把手指放在肋间，在吸气之前压迫肋间肌。腹卧位时手指持续压在背部各肋间，在吸气之前抬起；或沿胸廓下缘伸张压迫诱发腹外斜肌；沿髂骨边缘伸张压迫诱发腹内斜肌收缩；腹卧位手指从第12肋缘向下持续压迫，吸气前抬手诱发腹横肌收缩。

4）叩击法：叩击第1、2腰椎内缘诱发膈肌收缩；或患者膝关节伸展用足跟沿下肢长轴方向叩击，可诱发肩胛提肌、胸锁乳突肌锁骨支等脊柱附近肌肉的收缩。

二、Bobath 疗法

Bobath 疗法是由英国物理治疗师 Berta Bobath 和其丈夫 Karel Bobath 共同创立。从 20世纪 40 年代起，Berta Bobath 对偏瘫患者应用此法进行治疗，取得了较好效果。20 世纪 70 年代以来，Bobath 疗法广泛应用于临床偏瘫患者的康复，成为偏瘫运动功能康复中最普及的治疗技术之一。

（一）治疗原则

脑卒中患者由于大脑高级中枢失去对低级中枢的控制，低级中枢的原始反射失去抑制，在张力、姿势、协调、运动等方面表现为痉挛性模式。上肢为屈曲、内收、内旋，下肢为伸展、外展、外旋，可见脑卒中患者的病变主要不在于肌力，而在于运动控制障碍。所以治疗的重点是改变患者的异常姿势和异常运动模式。对此，Bobath 认为，减轻痉挛和在其功能活动中引入具有分离性的自主性或随意性运动模式，应是有效治法。

1. 学习运动的感觉　通过对运动反复学习、训练，使患者重新获得正常运动的感觉。

2. 学习基本姿势和运动模式　诱导患者逐步学会正常运动模式，诱发出高级神经系统反应，如翻正反应、平衡反应及其他保护性反应，使患者克服异常动作和姿势，逐渐体验和实现正常的运动感觉和活动。

3. 制订训练计划　正常运动发育是按照从头到脚、由近及远的顺序进行的。具体运动发育顺序一般是仰卧位→翻身→侧卧位→肘支撑卧位→坐→手膝跪位→双膝跪位→立位等。在治疗中，首先应注意的是头颈运动，然后是躯干，最后是四肢。所以肢体功能恢复的顺序也是按照由近端向远端。可见只有改善了头、颈、躯干的运动之后，才能改善四肢功能；只有控制了肩胛带的稳定性之后，才可能恢复上肢的精细动作。所以，患者的训练计划制订必须与上述发育顺序相对应，使其沿着发育顺序进行治疗。

4. 整体治疗　要将患者作为一个整体进行训练。不仅由治疗师给予患者肢体运动功能的治疗，还应鼓励患者积极参与治疗。如训练偏瘫患者下肢时，要注意抑制上肢痉挛出现。总之，治疗时要把患者作为一个整体来制订训练方案。

（二）治疗技术

Bobath 疗法是治疗偏瘫患者和脑瘫患儿的一种训练方法。通过诱导患者逐步学会正常运动感觉和动作模式，控制姿势，维持平衡，训练翻正反应、平衡反应等保护性反应。抑制训练中出现的病理反射和运动模式，治疗程序首先为头、躯干的控制能力，其次对与躯干相连的近端关节（如肩关节、髋关节）进行训练，当近端关节有了一定运动和控制能力之后，接着为远端关节（如肘、腕、踝等关节）的训练。训练中尽量应用患侧，避免健侧代偿；对痉挛采取抑制，对弛缓采取促进。其主要技术如下：

1. 控制的关键点　关键点可影响身体其他部位的肌张力。治疗师通过在关键点的手法操作来抑制异常姿势反射和肢体肌张力。如胸骨柄中下段，可控制躯干的张力；近端控制点即头部、骨盆、肩部等，分别控制全身、骨盆和肩胛带部位的张力；远端控制点即手指、足，分别控制上肢、手部、下肢及足等部位的张力。

2. 反射抑制性抗痉挛模式　不同部位有不同的锻炼方法。

（1）手：Bobath 式握手。患者双手掌心相对，十指交叉握手，患侧拇指在健侧拇指的上方。其作用是防止患臂旋前，使患指在掌指关节处伸展，使患侧拇指有较大外展，从而对抗腕、指的屈曲，促进腕、指的伸展。

（2）上肢：患者上肢处于外展、外旋、伸肘、前臂旋后、伸腕外展拇指的位置，以对抗上肢的异常屈曲痉挛模式。肩部：肩部向前、向上方伸展，以达到缓解肩胛周围肌肉痉挛的目的。

（3）下肢：微屈髋、膝，内收、内旋下肢，背屈踝、趾，以对抗下肢的伸肌痉挛模式。躯干：健侧卧位，治疗师一手扶其肩前推，一手扶其髋后拉，使患侧的肩和髋做反向运动，在最大牵拉范围内停留数秒，可缓解患侧躯干肌痉挛。

（4）利用反射性机制改善异常肌张力：可利用非对称性紧张性颈反射、对称性紧张性颈反射、紧张性迷路反射、阳性支持反射、交互性伸肌反射等方法，以改善异常肌张力。

3. 促进正常运动姿势技术　通过平衡、翻正或伸展防护反应引出运动；通过牵引促进屈肌，压缩促进伸肌；通过轻扳、轻叩等触觉刺激，促进弛缓肌收缩。

4. 推－拉技巧　对患侧肢体进行轻微的推、拉来促进肢体的伸展和屈曲。

（1）压迫性轻推：对关节进行轻微挤压，激活关节周围伸肌肌肉，有利于关节伸展，促进关节稳定性与姿势的反应。常用于躯干的反射性伸展。

（2）轻微牵拉关节，可增大关节间的间隙，使关节面分离，激活关节感受器，刺激关节周围的屈肌肌肉收缩。

5. 拍打　拍打痉挛肌的拮抗肌，可使拮抗肌肌肉收缩，缓解痉挛肌的张力。如当患侧下肢站立负重时，可拍打患侧臀中肌，促使其收缩，可缓解髋内收肌痉挛；当肱二头肌痉挛时，可拍打其拮抗的肱三头肌，促使其收缩，达到缓解上肢屈曲痉挛的目的。

6. 运动控制和定位放置训练

（1）控制训练：将肢体末端被动移到空间关节活动范围内的某一点上，然后释放，让患者练习将肢体控制在该位置上不动。

（2）定位放置训练：在控制成功的基础上，患者主动将肢体定位在关节活动范围（ROM）的各点上，然后由此向上和向下活动，最后再返回原处。

7. 患侧肢体的负重　上肢负重：患者坐位，患侧上肢外旋、外展，肘伸展，前臂旋后，伸腕，手指伸展，拇指外展等，平放在身体一侧进行负重，同时在患者肩部沿上肢长轴向下施加压力，以加强肢体负重力，待患者能主动进行控制后，患者在上肢负重的情况下轻微屈曲，伸展肘关节。下肢训练类似上肢。

8. 辅助器具　早期不强调使用四点拐、偏瘫步行器和踝关节矫形鞋。对患侧下肢肌张力较高时，将患者踝关节背屈和外翻，以及适当的踝关节跖屈、内翻以缓解下肢较强的伸肌痉挛。当远端关键点不能有效控制肢体肌张力时，可用踝关节矫形器进行矫正。

（三）临床应用

Bobath 将偏瘫患者恢复阶段划分为 3 个不同时期，采用不同治法。

1. 弛缓期　加强高级姿势反应和患侧肢体的负重训练来刺激运动功能的恢复。不使用任何阻力，避免增强肌肉张力，以缓解肌痉挛作为治疗的主要目的。其治疗包括良好肢位的保持，床上体位转移训练，关节被动运动，患侧肢体主动运动等。

2. 痉挛期　尽可能应用反射抑制性抗痉挛模式来缓解肢体肌张力。治疗有关节被动运动，肌肉持续牵拉训练，肢体负重训练，躯干控制训练，矫正异常姿势等。

3. 恢复期　以促进肢体的分离运动，如手指的分离运动等作为训练目的。治疗为双侧肢体协调训练，运动协调训练，提高运动速度训练，精细运动训练，步行训练等。

三、Brunnstrom 疗法

瑞典物理治疗师 Signe Brunnstrom 对脑卒中偏瘫患者，提出了脑损伤后恢复的 6 个阶段，并创立了一套治疗脑损伤后运动功能障碍的方法。Brunnstrom 认为，脑损伤后中枢神经系统失去了对正常运动的控制能力，重新出现了如肢体的共同运动、姿势反射以及联合反应，并出现一些原始反射和病理反射，如紧张性颈反射、紧张性迷路反射，而深反射等正常反射则被强化等发育初期具有的运动模式。所以偏瘫运动障碍主要由知觉障碍所致的知觉运动障碍，而并非单纯的运动功能障碍。偏瘫患者的运动功能恢复，一般首先从完全性瘫痪（Brunnstrom Ⅰ级）开始，然后出现运动模式异常（Brunnstrom Ⅱ级），继之异常运动模式达到顶点（Brunnstrom Ⅲ级），之后异常运动模式减弱，开始出现分离运动（Brunnstrom Ⅳ、Ⅴ级），最后几乎恢复正常（Brunnstrom Ⅵ级）。但有些患者并不能按这个过程恢复到最后，可能会停止在某一阶段。Brunnstrom 疗法的基本点是在脑损伤后恢复的整个过程中，使用可利用的运动模式来诱发运动反应，让患者能观察到瘫痪肢体仍然可以运动，刺激患者主动参与治疗的欲望，强调在整个恢复过程中逐渐向正常、复杂的运动模式发展，从而达到中枢神经系统的重新组合。而肢体的共同运动和其他异常的运动模式是患者在恢复正常自主运动之前必须的一个过程。因此，主张在恢复早期，利用这些异常模式来帮助患者控制肢体的共同运动，达到最终能自己进行独立运动的目的。

（一）偏瘫的评价方法

1. 偏瘫的 6 期评定方法　Brunnstrom 把患侧上肢、手、下肢功能各分为 1~6 期。

（1）上肢

Ⅰ期：无随意运动。

Ⅱ期：开始出现轻微屈曲共同运动（肩伸展过度、肘屈曲、肩外展、肩外旋、前臂旋后）。

Ⅲ期：能充分进行上两项运动，能进行伸展共同运动（肩内收、内旋时伸展，前臂旋前）。

Ⅳ期：肘屈曲前臂能部分旋前、旋后；肘伸展位，肩能前屈 90°；将手向腰后旋转。

Ⅴ期：肘伸展位肩能外展 90°（前臂旋前位）；肘伸展位肩能前屈 180°；肘伸展位前臂能旋前、旋后。

Ⅵ期：正常动作或稍欠灵巧，快速动作不灵活。

（2）手指

Ⅰ期：无随意运动。

Ⅱ期：稍出现指的联合屈曲。

Ⅲ期：指能充分联合屈曲，但不能联合伸展。

Ⅳ期：全部手指稍能伸，总的伸展达不到全关节活动范围；拇指能侧方捏握。

Ⅴ期：总的伸展可达全范围，能抓圆柱状物体、球形物，完成第3指对指；指伸展位外展；手掌抓握。

Ⅵ期：指屈曲位外展，能投球、系纽扣，稍欠灵巧，大体上正常。

（3）下肢

Ⅰ期：无随意运动。

Ⅱ期：下肢的轻微随意运动。

Ⅲ期：坐位、立位时有髋、膝、足的屈曲。

Ⅳ期：坐位，膝屈曲90°时可将脚向后滑行；坐位，足跟接地，足能背屈。

Ⅴ期：立位，髋伸展位能屈膝；立位，膝伸展位，脚稍向前踏出，足能背屈。

Ⅵ期：立位，髋能外展并能超过骨盆上提范围；立位，小腿能内旋、外旋，伴有足内翻及外翻。

2. 偏瘫恢复的6期评定法　Brunnstrom把脑损伤后恢复过程分为6期。

Ⅰ期：急性期患肢处于持续弛缓状态，无任何运动。

Ⅱ期：随着恢复的开始，患肢出现联合反应、共同运动，最小的随意运动反应，痉挛出现。

Ⅲ期：共同运动随意出现，有关节运动，痉挛进一步加重，达到高峰。

Ⅳ期：共同运动模式逐渐减弱，分离运动出现，多种运动组合变得容易，痉挛减少。

Ⅴ期：脱离共同运动模式，可较好完成独立运动及难度更大的运动组合，痉挛继续减少。

Ⅵ期：痉挛消失，可完成每个关节运动，协调性接近正常。

3. 感觉障碍的粗略检查　分别对下列部位检查。

（1）肩、肘、前臂、腕的被动运动感觉：当患者健、患侧的肩、肘、腕的屈、伸，肩的内收、外展、内旋、外旋，前臂的旋前、旋后等活动时，观察其疼痛、痉挛的变化，以及本体感觉情况。

（2）手指被动运动感觉：当患者做手指活动时，了解其本体感觉。

（3）指尖感觉：对各指尖腹面，用橡皮尖做不规则轻触，了解患者感觉情况。

（4）下肢被动运动感觉：了解患者对下肢位置的感觉情况。

（5）足底感觉：了解接触物体的感觉和识别能力。

（二）临床治疗

1. 治疗原则　在早期充分利用一切方法引出肢体的运动反应，并利用正常或异常的各种运动模式，如共同运动、联合反应等，再从异常模式中引导、分离出正常运动成分。然后使其脱离异常运动模式，逐渐走向正常功能性模式。

2. 治疗方法

（1）经常重视运动感觉。

（2）早期患者在床上肢体摆放位置。

（3）利用共同运动模式。

（4）促进分离运动。

（5）达到随意完成各种运动。

具体运用时，Brunnstrom 将脑损伤后的异常模式分为屈曲型和伸展型，并把运动功能恢复过程分为Ⅵ期，对各部位分别采用相应训练法，以期达到恢复正常运动模式。

四、PNF 疗法

PNF 疗法（本体感觉神经促进疗法）由美国神经生理学家和内科医师 Herman Kabat 博士于 20 世纪 40 年代创立，并在脊髓灰质炎患者的康复治疗中使用。在 1951 年，他正式提出可供临床选用的"最大阻力、节律稳定、快速逆转、收缩 – 放松，维持和牵张，缓慢逆转、缓慢逆转 – 维持和维持 – 放松 – 主动运动"等 9 种技术。半个世纪以来，PNF 得到不断发展和完善，已成为物理治疗中的基本治疗手段之一。

（一）理论基础

PNF 疗法以发育和神经生理学原理为理论基础，强调整体运动而不是单一肌肉活动，其特征是躯干和肢体的螺旋和对角线助动、主动和抗阻运动，提出通过言语和视觉刺激等技术引导运动模式，促进神经肌肉反应。其遵循理论基础有：

1. 每个人都有发育和再发育的潜力，故治疗时可利用患者较有力的运动模式以增强其较弱的运动模式。

2. 正常的运动是由头向足或由近端向远端发展的，治疗时也当按此程序，先发展头和颈的运动，接着是躯干，最后为四肢。在四肢，从近端逐渐发展到远端运动。

3. 早期运动由反射活动控制，成熟运动由姿势反射增强或维持，在成人维持活动时主要是反射活动。

4. 发育具有周期性倾向，屈肌优势和伸肌优势可相互变换，二者之间可相互影响。

5. 功能活动由一些方向相反的运动组成，当缺乏反向运动时，其功能就会受到限制，故治疗须注意反向运动锻炼。

6. 运动取决于主动肌和拮抗肌间的协同作用，良好的姿势需要二者之间的平衡，不然，运动质量会下降。因此，取得主动肌与拮抗肌的平衡是 PNF 的主要目标之一。

7. 正常运动功能的发育有一定顺序，但并非每一个过程都必须经过，可以跳跃或重叠。由此可见，患者能维持的姿势常常是治疗的开始姿势或位置。同时，治疗期间，对于开始学习另一种更高级的运动功能，并非取决于前一种运动技能的熟练与否，而与患者正常的整体运动模式是否允许有关。

8. 在整体运动模式发育过程中，上肢或下肢运动也是以规则的顺序发育的，先是双侧对称性功能，然后是双侧非对称性功能、双侧交叉性功能，最后是单侧运动模式的发育。

9. 运动功能的改善取决于运动的学习，故应多种刺激有利于促进患者运动的学习和掌握。

10. 不断刺激和重复活动可促进运动学习和巩固所学技能。当患者可以自由使用这一动作，并能根据需要加以调整时，运动学习就已实现。

11. 应用 PNF 疗法可以促进自理活动和行走功能的学习。如对有屈肌痉挛的患者进行手抓训练，牵拉手指伸肌来促进手的放松；对平衡失调的患者，通过挤压肩关节和骨盆提供稳定，

（二）促进技术

1. 基本手法　PNF 疗法的基本操作是易化技术的基本方法之一，它能帮助患者获得

有效运动功能，其治疗效果并不依赖于患者自觉的合作。基本操作与手法包括阻力、扩散和增强、徒手接触、体位、言语、视觉刺激、牵拉推挤、牵张、节律及运动模式等。临床应用时，应根据患者具体证情选用之。

（1）阻力：治疗师根据患者具体情况施加给患者适当的力量以帮助其获得运动意识和增加对运动的控制力。

（2）扩散和增强：扩散是指四肢反应的传播，可在协同肌和运动模式中的肌肉收缩或放松效应得到证实。增强是指通过添加力量，使原来的力量变得更强。

（3）徒手接触：用治疗师的手接触患者身体有关部位，刺激皮肤感受器和其他压力感受器。其力的方向与患者肢体的运动方向相反。通过压力的方向来引导动作进行。

（4）言语（口令）：治疗师对患者发布语言命令，以让患者和治疗师之间能有较好配合，协同作用。

（5）视觉刺激：治疗师通过眼神与患者接触，帮助患者控制、校正体位和运动，是治疗师和患者的另一条信息交流途径，以加强彼此间的协调。

（6）牵拉和推挤：牵拉可对关节部位的感受器产生刺激，达到促进运动、缓解疼痛的目的。

（7）牵张：当肌肉被拉长时产生牵张刺激，以促进肌肉收缩功能的恢复。

（8）节律：是运动的顺序。正常节律的运动顺序是从远端到近端，而运动控制和协调能力的进化是从近端到远端。所以对运动功能障碍患者治疗的重要目标之一，是恢复运动的正常节律。

（9）运动模式：促进模式也属于PNF疗法的基本操作之一。

2. 特殊手法　利用肌肉的离心性收缩、向心性收缩和等长收缩，结合适宜的阻力和恰当的操作来满足患者需要的手法，具有对肌群促进、抑制、增强或放松等效应，以改善功能性活动。常用的有节律启动、等张组合、拮抗肌逆转、重复牵张、收缩－放松、维持－放松等。

（1）节律启动：先以被动运动开始，逐渐过渡到主动抗阻运动，以改善启动运动的能力。常用于启动运动困难；动作太快或太慢；运动不协调或节律紊乱；广泛性紧张。

（2）等张组合：主动肌群在不放松的情况下，连续做向心性、离心性和稳定性收缩，以达到增加肌力和改善关节活动度等目的。用于离心性收缩时控制能力下降；运动缺乏协调性；主动关节活动度下降；缺乏主动运动。

（3）拮抗肌逆转：包括动态逆转：患者不停地主动朝着一个方向做抗阻力运动，接着再朝着相反方向运动，以增加主动关节活动度，增加力量和发展协调能力。主要用于主动肌无力。增加稳定逆转：患者做方向相反的抗阻力运动，以增加肌力、稳定和平衡功能。用于肌无力和运动不稳定等。

（4）节律稳定：主动肌和拮抗肌交替做抗阻力等张收缩，以增加主动和被动关节活动度，用于关节活动受限。其能增加主动关节活动度和肌力，用于肌无力、疼痛、运动感觉下降。

（5）收缩－放松：受限肌肉做充分等张抗阻收缩之后放松，然后再沿原来的方向运动，可增加关节活动度。用于关节活动度下降者。

（6）维持－放松：患者做等长抗阻收缩维持至少5秒之后放松，可有效增加关节活动度。

用于关节活动度下降者。

（三）临床应用

治疗师可以根据治疗目的和病情需要选择不同的技术进行治疗。

1. 对于启动　采用节律启动；起始端重复牵张。

2. 学习运动　采用节律启动；等张组合；起始端重复牵张；全范围重复牵张。

3. 对运动速度　选用节律启动；动态逆转；起始端重复牵张；全范围重复牵张。

4. 对增加肌力者　应用等张组合；动态逆转；节律稳定；稳定逆转；起始端重复牵张；全范围重复牵张。

5. 对稳定性　应用等张组合；稳定逆转；节律稳定。

6. 对协调和控制能力　采用节律启动；等张组合；动态逆转；稳定逆转；节律稳定；起始端重复牵张。

7. 为增加耐力　采用动态逆转；节律稳定；起始端重复牵张；全范围重复牵张。

8. 对提高关节活动度　采用动态逆转；节律稳定；起始端重复牵张；收缩－放松；维持－放松。

9. 对于放松　采用节律启动；节律稳定；维持－放松。

10. 为减轻疼痛　采用节律稳定；稳定逆转；维持－放松。

第四节　运 动 处 方

对于不同对象、不同目的，有不同运动处方，如有健美形体的、有强壮机体的、有康复病证等多种不同内容和要求的运动处方。对此，早在 20 世纪 50 年代，美国生理学家卡波维奇（Karpovish，1954）即已提出运动处方（exercise preseription）这个概念。随着康复医学的发展，1969 年世界卫生组织（WHO）开始使用运动处方术语，从而在国际上得到认可。关于运动处方的概念，各学者各有其不同表述法。如 1983 年日本学者加贺谷熙彦醇提出，运动处方是以个人期望的体力为目标，并以适应其体力现状规定运动的质和量。中国《体育词典》认为运动处方是针对人的健康状况或某些疾病，来确定体育锻炼的项目内容、强度、负荷、次数、时间和锻炼的注意事项等。由邓树勋（1999）主编的《运动生理学》中提出，运动处方是根据健身活动参加者的体质和健康情况以处方的形式确定运动的种类、时间、强度、频率及注意事项。王瑞元（2003）主编的《运动生理学》提出，运动处方是针对个人的身体状况而制订的一种科学的、定量化的周期性锻炼计划，即根据对体育锻炼者的测试数据，按其健康状况、体力情况及运动目的，以处方的形式制订运动的类型、强度、时间及频率，使体育锻炼者进行有计划的周期性运动的指导性方案。综上可见，运动处方是由康复医师按医学检查资料，包括按患者的健康、体力以及相应的心、肺、血管等器官的功能，对采用医疗运动治疗的患者，用处方的形式规定患者运动时应选用的运动种类、强度、时间、频率以及注意事项等，达到康复之目的。因此，运动处方是指导人们有目的、有计划和科学运动的方法。运动处方与普通的体育锻炼不同，具有明确的康复目的，对人体各器官有良好促进的生理功能作用。如对心血管系统，处方中的有氧运动可减慢心率，平稳血压，明显增强氧输出能力，加速清除代谢产物，调节运动肌肉摄氧能力，从而增强代偿能力；对呼吸系统，可增强通气量，摄氧能力，改善呼吸系统的功能状态；

对运动系统，可增强肌肉力量、耐力、协调性及恢复关节活动幅度，同时运动能促进血液和淋巴循环，有利于消除肿胀和缓解疼痛等，而骨骼在运动牵拉下，可促使其生长，刺激本体感受器，保持运动条件反射，有利于自主运动的恢复；对神经系统，可提高中枢神经系统兴奋、抑制能力及对各器官、系统的功能调节，改善大脑皮质和神经－体液的调节功能。此外，对运动应采用循序渐进、随时调整、仔细观察、劳逸结合的原则，以期获得机体功能的恢复。

一、运动内容

（一）耐力性（有氧）运动

耐力性（有氧）运动是运动康复中的基本和主要运动手段，能改善和提高心血管、呼吸、内分泌等系统的功能，对相关病证具有良好的康复和预防作用。常用项目有步行、自行车、跑台、跳绳、划船、游泳等。

（二）力量性运动

力量性运动适用于运动系统、神经系统等病证所致肌肉萎缩无力、关节功能障碍者，具有恢复、增强肌肉力量，调整肌力平衡，改善肢体活动的功能。常用治法有电刺激疗法、被动运动、助力运动、免负荷运动（即在减除肢体重力负荷的情况下进行主动运动，如在水中运动）、主动运动、抗阻力运动等。抗阻力运动包括等张练习、等长练习等。

（三）恢复功能性运动

恢复功能性运动主要应用于某些因病伤残患者的功能恢复。

（四）放松性运动

放松性运动常用于精神紧张、肌肉痉挛者，以放松情绪，松弛肌肉，消除肌肉与精神疲劳等。常用的有太极拳、气功、医疗体操、矫正体操等。

二、运动量

运动量是指在一次训练中肌肉的总负荷量。

（一）耐力性运动的运动量

1. 最大心率百分数　在运动处方中常用最大心率百分数来表示运动强度，通常认为提高有氧适能的运动强度宜采用 $70\%\sim85\%HR_{max}$，这一运动强度的范围通常是 $55\%\sim70\%VO_{2max}$。

2. 代谢当量　代谢当量指运动时代谢率对安静时代谢率的倍数。1MET 是指每千克（kg）从事 1 分钟活动消耗 3.5ml 的氧，其活动强度称为 1MET［$MET=3.5ml/（kg\cdot min）$］，相当于健康成人坐位安静代谢的水平。活动时，通过其吸氧量，可计算出 MWN 数，以表示其运动强度，由此可在处方中列出适宜的活动项目。

3. 心率　在去除各种其他因素影响后，心率与运动强度具有线性关系。

（1）最大心率：达到最大运动强度时的心率，通过运动负荷试验可获得。

（2）靶心率：也称运动中的适宜心率，即达到最大功能 60%~70% 时的心率，以此控制运动强度。具体推算方法可用公式推算法：靶心率 =（220 – 年龄）×65%（或85%），其中 65% 为运动下限，85% 为运动上限；年龄 50 岁以上，有慢性病史者，用公式：靶心率 =170 – 年龄 ×65%（或85%）；经常参加体育锻炼的人用公式：靶心率 =180– 年龄×65%（或 85%）。也可用耗氧量推算法：高强度运动时相当于最大吸氧量的 70%~80%（即70%~80%VO$_{2max}$）

（二）力量性运动的运动强度和运动量

力量性运动的运动量与参加运动的肌群大小、运动的用力程度、运动的重复次数、运动节奏、运动姿势、运动位置等因素密切相关。力量性运动强度不以心率等指标为准，是以局部肌肉反应为准。在等张练习或等速练习中，运动量与抗阻力的大小和次数有关。在等长练习中，运动量由所抗阻力和持续时间来决定。为增强肌肉力量，应采用大负荷、少重复次数的练习法，即逐步增加阻力而不是增加次数或持续时间；为增强肌肉耐力，应采用中等负荷、多次重复的练习法，即逐步增加运动次数或持续时间。

（三）恢复功能和放松运动强度和运动

1. 恢复功能运动量　根据不同部位可分为：

（1）小运动量：用于四肢小关节的简单运动，或轻松的腹背肌运动等，运动间隙时间较多。

（2）中等运动量：用于数个关节或肢体的联合运动。

（3）大运动量：主要用于四肢及躯干大肌肉群的联合运动，负荷较大者，可适当予以增加间歇时间。

2. 放松运动量　相对比较小，如太极拳的运动强度一般在 4~5MET 或相当于40%~50% 的最大吸氧量。增加运动量可通过增加重复次数或动作幅度等。

三、运动处方的持续时间

运动处方的持续时间是指每次持续运动的时间。

（一）耐力性运动的运动时间

一般为 20~60 分钟，须持续 20~40 分钟；其中达到适宜心率的时间应在 15 分钟以上。间歇运动的运动密度应视体力而定，运动量由运动强度和运动时间共同决定（运动量 = 运动强度 × 运动时间）。在总运动量确定时，对于老年体力弱者，应采用时间较长、强度较小，并以较低运动强度开始的方式；对于年轻及体力较好者，可采用时间较短、强度较高，并以较强运动开始的方式。

（二）每个动作的力量性运动时间

力量性运动时间是指每个练习动作的持续时间。如等长练习中肌肉收缩的维持时间一般认为 6 秒以上较好。最强练习是负重伸膝后再维持 5~10 秒。

（三）成套功法力量性运动的运动时间

成套功法运动时间较为固定，不成套运动功法运动时间有较大差异。如二十四式太极拳和易筋经的运动所需时间就有很大差异。

四、运动频率

（一）耐力性运动的运动频率

运动频率常用每周的锻炼次数来表示。运动频率与运动强度和运动持续时间密切相关。较高的运动频率为每周锻炼 3~4 次，最低的运动频率为每周锻炼 1~2 次，小运动量的耐力运动可每天进行。

（二）力量性运动的运动频率

其频率为每日或隔日练习 1 次。

（三）功能运动和放松运动频率

其频率为每日 1 次或每日 2 次。

五、运动进度

经过大概 6~10 周的运动练习后，在心肺等功能改善的基础上，可适当增加运动强度和时间。其进展可分为 3 个阶段：

（一）初级阶段

刚开始实行处方运动时。此时不宜做长时间、多次数和运动大的运动，应采取低强度、短时间和少次数的运动。如步行等活动，每次运动时间不少于 15 分钟。

（二）进展阶段

运动 6~10 周后，心肺等功能已有改善。此时运动强度都可以达到最大摄氧量的 40%~85%，运动时间亦可适当延长。该阶段一般需要 4~5 个月。

（三）保持阶段

大约 6 个月之后。在锻炼者心肺等功能达到满意的状态下，仅需保持原有训练，以巩固体质。

（谢可永　彭宝淦　胡志俊）

主要参考文献

1. 施杞工作室 . 施杞学术经验撷英 [M]. 上海：上海中医药大学出版社,2010.
2. 王拥军,吴弢 . 石氏伤科施杞临证经验集萃 [M]. 北京：科学出版社,2010.
3. 陈秀梅,高颜华 . 浅谈中药现代化研究的进展 [J]. 中国中医现代远程教育,2011,9（24）:128-129.
4. 石玲,蔡奇文,郭天旻,等 . 石氏牛蒡子汤治疗腰椎间盘突出症的临床经验 [J]. 中成药,2015,37（6）: 1390-1391.
5. 王拥军 . 实验骨伤科学 [M]. 北京：人民卫生出版社,2012.
6. 樊粤光 . 中医骨伤科学基础 [M]. 北京：中国中医药出版社,2015.
7. 罗美,马淑然 .《古今名医方论》白话解 [M]. 北京：人民军医出版社,2007.
8. 太医院 .《太医院秘藏膏丹丸散方剂》(中医经典文库) [M]. 北京：中国中医药出版社,2008.
9. 谭春雨 .《中藏经》理论传承及成书时间探考 [J]. 中医文献杂志,2009,27（1）:33-35.
10. 陈秀梅,高颜华 . 浅谈中药现代化研究的进展 [J]. 中国中医现代远程教育,2011,9（24）:128-129.
11. 张加雄,谭祖春,冯斌,等 . 瘀痛灵胶囊治疗急性软组织损伤的临床疗效观察 [J]. 西南国防医药,2010, 20（12）:1333-1334.
12. 孙燕,廖怀章,刘绪银,等 . 活血化瘀利水方对急性软组织损伤模型大鼠 IL-1β 和 PGE-2 影响的实验研究 [J]. 中国中医骨伤科杂志,2015,23（12）:6-8.
13. 李光民,储金秀,韩淑英,等 . 三七乳香合剂镇痛抗炎作用的实验研究 [J]. 河北医药,2015,37（10）: 1458-1460.
14. 陈世宣,冯伟,周一心,等 . 牛蒡子苷元对关节软骨细胞增殖及 Ⅱ 型胶原表达的影响 [J]. 上海中医药杂志,2015,49（7）:69-70.
15. 郭天旻,王拥军,李浩钢,等 . 石氏牛蒡子汤加减治疗颈椎病 211 例 [J]. 中国中医药现代远程教育, 2013,11（13）:20-22.

16. 范竞,王培民,马勇."易层"贴敷疗法治疗踝关节急性软组织损伤临床观察[J].浙江中西医结合杂志,2009,19(9):541-543.

17. 侯筱魁,石关桐,赵敏辉,等.石氏伤科外敷药作用机理的实验研究[C]//跨世纪骨伤杰出人才科技成果荟萃.北京:中国人才研究会骨伤人才分会,2004.

18. 程英武,詹红生,林勋,等.膏摩治疗家兔急性软组织损伤的实验研究[J].北京中医药大学学报,2007,30(5):326-328.

19. 吴惠明,张帆,王家员.速效消肿止痛膏治疗急性闭合性软组织损伤[J].现代中西医结合杂志,2004,13(13):1713-1714.

20. 李杰,唐鹏飞.伤科黑膏药的制备及治疗软组织损伤的临床疗效观察[J].中医药导报,2008,8(14):121-122.

21. 苏培基,梁必如,伍中庆,等.伤科洗方熏洗治疗软组织损伤的临床研究[J].中国中医骨伤科杂志,2003,11(5):25-28.

22. 陈迎春,高绍方.舒筋方熏洗治疗急性软组织损伤60例[J].河北中医药学报,2009,24(1):23-24.

23. 李新华.中药熏洗治疗踝关节软组织损伤的疗效观察[J].中外健康文摘:医药月刊,2006(10):23-24.

24. 程春生,张耘,李春游,等.中药熏洗法治疗急性软组织损伤的实验研究[J].中医正骨,2005,17(11):12-13.

25. 李楚云,陈美玲,李文斌.复方仙断跌打搽剂的制备及临床应用[J].中药材,2008,10(31):1599-1601.

26. 吕丽萍,赵秋云,陈艳华.伤痛宁康合剂的药效学实验研究[J].时珍国医国药,2007,18(1):132-133.

27. 富胜利,张丽霞,冯连川.中药湿敷热熨在骨伤科中的应用[J].中医药学报,1998(3):3.

28. 龙炳新,林关聪,陈少莲.双柏蜜外敷治疗急性软组织损伤83例[J].中医外治杂志,2004,13(6):3.

29. 高晓燕,王大为,李发美.牛膝中脱皮甾酮的含量测定及促成骨样细胞增殖活性[J].药学学报,2000,35(11):868-870.

30. 王猛,张新,孙艳涛.浅谈牛膝的化学成分与功效关系[J].山东医药工业,2003,22(2):44.

31. 蔡曼玲,李晖,刘悦,等.五种淫羊藿黄酮类成分对体外培养成骨细胞的影响[J].中国天然药物,2004,21(3):235-238.

32. 李晶晶,于世凤,李铁军,等.淫羊藿对口腔各矿化组织破骨细胞性骨吸收的体外实验研究[J].中华口腔医学杂志,2002,37(5):391-394.

33. 殷晓雪,陈仲强,党耕町,等.淫羊藿苷对人成骨细胞增殖与分化的影响[J].中国中药杂志,2005,30(4):289-291.

34. 侯晓峰,李朝旭,刘景生.鹿茸对实验型骨折愈合中BMP-2表达的影响[J].辽宁中医杂志,2005,32(4):374-376.

35. 段寅慧,吴敏.三七总皂苷药理研究及临床应用进展[J].中医药信息,2014,14(2):108-110.

36. 崔燎,邹丽宜,刘钰瑜,等.丹参水提物和丹参素促进成骨细胞活性和防治泼尼松所致大鼠骨质疏松[J].中国药理学通报,2004,20(3):286-290.

37. 袁媛,康廷国.牛蒡子的临床研究述要[J].中医中药,2009,16(6):73-74.

38. 郑洪新,任艳玲,杜松,等.活性鹿茸与热炸茸对去势大鼠OP防治作用比较研究[J].中医药学刊,2004,22(4):616-619.

39. 周秋丽,王丽娟,郭颖洁,等.鹿茸多肽药理作用研究[J].天然产物研究与开发,1997,10(3):57-61.

40. 张润荃,史凤芹,庞淑珍,等.补骨脂对分离破骨细胞作用的研究[J].现代口腔医学杂志,1995,9(3):136-138.

41. 宋渊,李盛华,何志军.骨碎补含药血清对成骨细胞增殖、成骨的影响[J].中国骨质疏松杂志,2014,20(2):125-129.

42. 高晓,解骏,肖涟波,等.骨碎补总黄酮对胶原诱导大鼠类风湿关节炎骨破坏治疗作用的实验研究[J].

实用临床医药杂志,2013,17(5):13-17.

43. 刘宇波,金连峰.膝骨关节炎关节滑膜炎性改变实验研究[J].辽宁中医药大学学报,2014,16(4):23-26.

44. 段寅慧,吴敏.三七总皂苷药理研究及临床应用进展[J].中医药信息,2014,14(2):108-110.

45. 赵修准.伤痛灵擦剂治疗软组织损伤360例疗效观察[J].中医外治杂志,2003,12(5):22-23.

46. 高冠华.正脊通督手法推拿治疗椎动脉型颈椎病60例[J].中国民间疗法,2013,21(7):23-24.

47. 郑良佐.小角度复位和点穴治疗脊髓型颈椎病38例疗效观察[J].齐齐哈尔医学院报,2010,31(15):2390-2391.

48. 金家华,张婉兰,周德宜.捏脊点穴手法治疗脊髓型颈椎病的疗效[J].中国骨伤,2010,23(2):137-138.

49. 赵树军,董福慧,赵文海,等.整骨理筋调曲法治疗脊髓型颈椎病疗效分析[J].北京中医药,2010,29(12):925-926.

50. 朱彦平,郭非,王马魁.手法治疗对椎动脉型颈椎病椎基底动脉血流速度的影响[J].中国临床康复,2004,8(8):1510-1511.

51. 李飞跃,张弘,王晓达,等.魏氏伤科手法配合中药治疗椎动脉型颈椎病临床疗效及超声观察[J].中医正骨,2001,13(12):13-14.

52. 李义凯,王国林,郑军,等.三种前屈角度下坐位旋转手法对腰椎间盘作用的有限元分析[J].中国疗养医学,2008,17(2):65-67.

53. 林彩霞,孙阿娟,赵艳玲.推拿对软组织损伤兔β-EP、5-TH含量及组织形态学的影响[J].中国中医骨伤科杂志,2009,17(1):20-22.

54. 张志平,田松,张玉生.中医伤科手法治疗作用机理现代研究进展[J].中医正骨,1991,3(3):29-30.

55. 谷树贵,王涛,胡文杰,等.直腰旋转平推法治疗腰椎间盘突出症效果分析[J].光明中医,2008,23(8):1104-1105.

56. 李振华,张智勇,张立明.脊柱旋转复位法治疗腰椎间盘突出症的临床体验[J].长春大学学报,2002,12(4):20-22.

57. 吕立江,袁元辉,胡丰亚,等.杠杆定位手法治疗腰椎间盘突出症的疗效评价及表面肌电神经反馈分析[J].浙江中医杂志,2015,50(11):794-795.

58. 王胜利,戴书忠,何伟.直腿抬高手法治疗腰椎间盘突出症的机理[J].中国中医骨伤科杂志,1998,6(5):40-42.

59. 张志高,赵涛,吴淑萍,等.站桩导引整脊功防治腰椎间盘突出症临床研究[J].中医学报,2012,7(27):908-909.

60. 陈永锋,屈少彬,陈诗雅.推拿联合"飞燕式"练功治疗腰椎间盘突出症的疗效观察[J].中医临床研究,2013,5(2):54-55.

61. 董福慧,尚天裕.小夹板固定治疗骨折生物力学研究[J].中华中医药杂志,1988(3):19-23.

62. 李瑛,邹季,熊勇.小夹板外固定与钢板内固定材料置入对骨折断端成骨活性的影响[J].中国组织工程研究,2008,12(13):2576-2578.

63. 谢延华.塑形夹板、弹力带外固定治疗肱骨干骨折疗效分析[J].赣南医学院学报,2005,25(1):18-19.

64. 严宁.可塑性磁性夹板对照治疗柯力氏骨折的临床研究[D].南京:南京中医药大学,2004.

65. 周正新,刘安平,王峰,等.竹塑夹板治疗伸直型桡骨远端骨折的临床研究[J].中医正骨,2008,20(11):5.

66. 陈锐.塑性弹力夹板治疗桡骨远端伸直型骨折技术[J].中国社区医师,2014(14):36.

67. 熊学华,张玉亮,王克刚,等.中药小夹板外固定治疗Colles骨折的临床研究[J].海南医学,2009,20(2):46-48.

68. 蔡建平,胡钢.塑性铅丝纸质夹板治疗桡骨远端骨折[J].解放军医学院学报,2010,31(11):1102-1103.

69. 张盼.智能气囊小夹板治疗桡骨远端不稳定性骨折的临床研究[D].南京:南京中医药大学,2014.

70. 万培培,成玲.智能医用夹板的开发与应用[J].纺织导报,2015(8):86-88.

71. 刘夕明,张志伟. 铍针治疗腰椎间盘突出所致臀部疼痛的临床研究[J]. 陕西中医,2015,36(2):218-219.

72. 韩为华. 断面九针穴配合平衡针灸疗法治疗腰椎间盘突出症疗效观察[J]. 中国中医急症,2014,23(4):749-750.

73. 李峰彬,郑世江. 温针灸治疗腰椎间盘突出症疗效观察[J]. 山西中医,2013,29(3):31-32.

74. 代朴丁. 圆利针治疗腰椎间盘突出症100例疗效观察[J]. 黑龙江中医药,2012,41(1):32-33.

75. 蒋湘萍. 电针腰五龙穴治疗腰椎间盘突出症132例临床观察[J]. 中国中医急症,2012,21(1):145.

76. 唐韬,赵敏奇,刘春城. 温针治疗类风湿关节炎58例[J]. 上海针灸杂志,2005,24(1):13-14.

77. 刘喜德,张金禄,郑汉光,等. 蜂针疗法治疗类风湿关节炎的临床随机对照研究[J]. 针刺研究,2008,33(3):197-200.

78. 谭立明. 火针治疗类风湿关节炎45例[J]. 中医药导报,2010,16(4):68-69.

79. 关学明. 腰椎间盘突出症治疗中应用针灸理疗联合康复护理的临床观察[J]. 中国继续医学教育,2014,6(7):170-171.

80. 石学敏. "醒脑开窍"针刺法治疗中风病9005例临床研究[J]. 中医药导报,2005,11(1):3-5.

81. 韩济生. 针刺镇痛:共识与质疑[J]. 中国疼痛医学杂志,2011,17(1):9-14.

82. 黄泳,李赣龙,唐纯志,等. 针刺外关穴和非穴SPECT脑功能成像的比较研究[J]. 中国医学影像学杂志,2010,31(6):3-7.

83. 吴巧凤,徐世珍,颜贤忠,等. 足阳明经穴特异性的代谢组学模式识别研究[J]. 上海针灸杂志,2010,29(9):552-555.

84. 李绮芳. 艾灸感觉传导现象的观察与体会[J]. 北京医学,1981(2):108.

85. 王耀光,刘连军,寇正杰,等. 健身气功八段锦锻炼辅助治疗2型糖尿病疗效观察[J]. 中国运动医学杂志,2007,26(2):208-210.

86. 苗福盛,刘祥燕,李野,等. 健身气功八段锦对高脂血症患者血脂和脂蛋白代谢的影响[J]. 山东体育学院学报,2009(10):46-48.

87. 陈克勤,郝少杰,成新艳,等. 灸法循经感传规律的初步研究[J]. 陕西中医,1988(5):218-220.

88. 孙革,潮芳,王安利. 新编健身气功·八段锦对老年男性血脂及生理机能影响[J]. 中国体育科技,2008,44(2):81-84.

89. 孙革. 健身气功·八段锦对男性老年人智能生理年龄和某些生理指标的影响[D]. 北京:北京体育大学,2004.

90. 李程秀,贺生飞,吴博,等. 八段锦锻炼对中老年肩周炎患者的康复影响[J]. 辽宁体育科技,2010,32(5):43-44.

91. 赵刚,虞定海,张素珍. 中老年女性练习五禽戏时的实时心率变化[J]. 中国康复理论与实践,2005,11(8):672-673.

92. 李爽,罗毅文,刘庆思,等. 运动对Ⅰ型原发性骨质疏松症形成的干预[J]. 中国康复,2004,19(5):262-263.

93. 沈茂荣,冯彦江,王甜,等. 华佗五禽戏锻炼对绝经女性腰椎骨密度的影响[J]. 现代中西医结合杂志,2013,22(8):804-805.

94. 陈明坤. 健身气功五禽戏锻炼对中老年骨质疏松患者骨密度、骨代谢的影响[J]. 消费导刊,2009(20):223,252.

95. 张林. 不同强度运动对骨质疏松大鼠骨生物力学性能的影响[J]. 体育科学,2000,20(5):72-76.

96. 崔玮. 华佗"五禽戏"的历史渊源与思想内涵[J]. 兰台世界,2010(3):74-75.

97. 崔屹. 五禽戏在腰椎间盘突出症保守治疗病人中的应用[J]. 护理研究,2012,26(19):1763-1764.

98. 周勇,周元超,李程秀,等. 易筋经锻炼对中老年腰间盘突出症患者的康复影响[J]. 福建体育科技,2012,31(1):25-27.

99. 唐辉,殷晓东,殷晓艳.益气壮骨汤并五禽戏治疗原发性骨质疏松症[J].现代康复,2000,4(12):109-110

100. 王薇,李旗,马树祥,等.推拿功法"易筋经"对大学生失眠症的影响[J].中医药信息,2011,28(5):91-93.

101. 王玉昕,方港.长期坚持太极拳锻炼对老年男性跟骨超声参数及雄性激素的影响[J].首都体育学院学报,2007,19(3):53-55.

102. 王国谱,松本清,佐久间春夫.太极拳促进中枢神经与外周本体感觉的心理生理学效果[J].武汉体育学院学报,2007,41(2):40-43.

103. Li L,Manor B.Long term Tai Chi exercise improves physical performance among people with peripheral neuropathy [J].Am J Chin M ed,2010,38(3):449-459.

104. 丁小清,常亚,潘淑兰.红外线治疗颈椎病及肩周炎80例[J].中国社区医师:医学专业,2010,12(34):141-142.

105. 史军锋.推拿手法配合超声波治疗肩周炎临床疗效观察[J].湖北中医杂志,2014(10):66-67.

106. 梁虎.超声波治疗缓解腰椎间盘突出症患者急性腰腿疼痛的临床研究[J].山西医药杂志,2015,44(7):798-799.

107. 洪雁,吴会新.超声波并电脑中频治疗损伤性下腰痛[J].中国组织工程研究,2003,7(20):2815.

108. 杨英昕,张维斌,张敬中,等.悬钟阳陵泉超声波治疗急性腰椎间盘突出症疗效观察[J].新中医,2011(7):112-114.

109. 徐萍,刘雁.腰部点式近红外线照射治疗腰椎间盘突出症[J].中国组织工程研究,2003,7(11):1728.

110. 邢章民,李铮,孙国剑.推拿配合超声波治疗椎动脉型颈椎病195例[J].山东医药,2002(33):15.

111. 刘延春,李文英,王秋华,等.超声波中药透入治疗颈椎病对颅内动脉血液动力学变化的影响[J].中国超声医学杂志,1994(1):70-72.

112. 陈海洋,胡静.超声波加功能锻炼治疗肩周炎[J].东南国防医药,1999(5):43.

113. 罗庆禄.关节松动术合超声波治疗30例肩周炎疗效观察[J].康复学报,2013,23(1):52-53.

114. 柳霞.针灸结合牵引治疗颈椎病的临床疗效分析[J].中国民族民间医药,2013,22(7):84.

115. 庄焕国,胡朝辉,田有粮,等.蜡疗对骨性关节炎的疗效观察[J].中国疗养医学,2003,12(1):11-12.

116. 姚舜,郝玉鹏,王洪宇,等.关节松动术配合蜡疗治疗膝关节制动后功能障碍的疗效观察[J].黑龙江医学,2014(11):1265-1266.

117. 曹信桃.蜡疗在骨科康复病人中的应用[J].医学理论与实践,2005,18(1):56-57.

118. 王国宝,余宏风.拔伸牵拉下牵引综合治疗腰椎间盘突出症临床观察[J].中医药临床杂志,2010,22(4):325-326.

119. 王丽萍,刘燕,方萍.腰椎间盘突出症患者牵引体位的探讨[J].护理学杂志,2006,21(10):10-11.

120. 王维,赵文智,贾江武,等.牵引重量对腰椎间盘突出症疗效的影响[J].中华物理医学与康复杂志,2000,22(4):242.

121. 王驰,岳翔,赵强.大力量间歇牵引与小力量持续牵引治疗腰椎间盘突出症的疗效观察[J].中华物理医学与康复杂志,2006,28(6):418-419.

122. 李若松,曾红.屈曲旋转慢速牵引治疗腰椎间盘突出症172例[J].现代中西医结合杂志,2009,18(33):4119-4120.

123. 戚翠媛,邢荣威,李颖.改良式牵引治疗腰椎间盘突出症的远期疗效[J].颈腰痛杂志,2008,29(4):391-392.

124. 吴绍娴,许荻,王德冰.两种不同牵引方法对颈椎病的疗效比较[J].航空航天医学杂志,2010,21(7):1191-1192.

125. 邸保林,杨举,董国顺,等.仰卧位持续颈椎牵引治疗重度颈源性眩晕75例[J].中国中医药现代远程教育,2013,11(3):41-42.

126. 姜瑛,于子娟.颈椎牵引 X 线研究及临床应用[J].颈腰痛杂志,2000,21(4):274-277.

127. 李勇,李振宇,鲁尧,等.不同角度牵引治疗颈椎病的力学效果分析研究[J].中国中医骨伤科杂志,2008(9):41-42.

128. 刘遵南.颈椎病治疗的两种不同牵引方法疗效观察[C]//第一届全国脊髓损伤治疗与康复研讨会暨中国康复医学会脊柱脊髓损伤专业委员会脊髓损伤与康复学组成立会论文汇编.北京:中国康复医学会,2009.

129. 纪岳军,王雷.大重量快速牵引结合手法、针刺治疗颈椎间盘突出症[J].中国民间疗法,2010,18(8):29-30.

130. 杨利学,酒涛,刘智斌,等.角度牵引下不同牵引时间与重量对神经根型颈椎病疗效影响的临床观察[C]//第三届中西医结合脊柱及相关疾病学术年会论文集.北京:中国中西医结合学会,2009.

131. 王宗满.低重量长时间卧位小角度颈椎牵引治疗颈椎病(非脊髓型)的研究[J].当代医学,2008(15):99-100.

132. 倪国新.颈椎牵引技术研究进展(综述)[J].中国康复,2000,15(1):48-49.

133. 李晶,郑春开.从生物力学观点探讨颈椎牵引时间[J].中华理疗杂志,1995(2):99-101.

134. 陈建华,尤建华.不同牵引方法治疗 268 例颈椎病疗效观察[J].中国伤残医学,2006,14(5):44-45.

135. 徐军.颈椎牵引技术的应用与进展[J].中华理疗杂志,2000,23(5):315-317.

136. 伍忠东,张雄,李水英.根据颈曲选择不同角度牵引治疗颈椎病 200 例[J].浙江中医药大学学报,2007,31(1):90.

137. 赵志勇,王春林,胡鸢,等.卧位颈椎牵引对椎动脉型颈椎病供血影响的研究[J].云南中医中药杂志,2010,31(4):10-13.

138. 宁飞鹏.颈后肌群等长收缩锻炼治疗颈型颈椎病的临床研究[D].广州:广州中医药大学,2008.

139. 黄玉山.运动处方理论与应用[M].南宁:广西师范大学出版社,2005.

140. 任建生.体育科学学科发展现状与未来[M].北京:北京体育大学出版社,2002.

141. 吕彦.外国养生保健[M].北京:人民体育出版社,2002.

142. 任建生.常见病康复体育运动处方[M].武汉:武汉出版社,2000.

143. 张洪斌.关节软骨的损伤与修复[J].中国组织工程研究,2004,8(2):314-315.

144. 李旭红,张长杰.持续被动运动的临床应用[J].中国组织工程研究,2002,6(10):1392-1393.

第四篇
临证篇

第十八章
症 状 辨 证

　　症状辨证是中医辨证论治的方法学基础，中医骨内科学的辨证治疗同样基于内科中医辨证的症状辨证，因此有着类似的分型及病机转变。但是，由于中医骨伤疾病起病的特殊性，即便与内科疾病表现类似，但其病因及病机转变却有所不同。内科疾病多由外感六淫循经传变之外因，或是七情内伤暗损气血之内因，或是饮食不洁脾胃得伤，进而引起各类脏腑疾病之不内外因，除痹病以外，多不影响肢体关节功能。而中医骨内科学中所涉及的各类疾病致病原因，除上述之外，更有损伤的特点，肢体暴力外伤所导致局部气血逆乱、影响经络气血进而损及脏腑，是骨伤疾病所特有的外因；不内外因除饮食不洁等，又有持续慢性劳损等五劳所伤，暗耗气血使筋骨失养，长期影响肢体关节功能，其临床主要症状表现以肢体疼痛功能受限为主。因此，中医骨内科学中所涉及的疾病，一般都是以肢体疼痛或功能障碍为主症，而咳嗽、胸闷、汗、淋等均为兼症，是以辨证治疗当以主症为重，其治则治法必与中医内科学相异。

第一节 疼 痛

　　疼痛是中医骨内科学各类症状中最为常见也是患者要求解除的首要症状。疼痛的发生有各种不同的原因及类型，但其基本病机不外乎气血失调，或虚或实，均可导致疼痛。实者，多因气滞、血瘀、痰阻、湿热等所致，其疼痛多有定处，疼痛多拒按，按之疼痛加剧；虚者，多因气虚、血虚经脉肢体失养等所致，其疼痛多隐隐发作，喜按，按之疼痛可解，局部热敷可以缓解疼痛。临证实践中虚实夹杂之证较为多见，或以虚为主，或以实为主，当辨证结合用药。

　　（一）实证疼痛

　　1. 气滞疼痛　　肢体损伤或七情郁结，导致经络气机痹阻，不通则痛。此类疼痛往往无定处，闷胀不舒，时作时息，或者病患难以自行指出疼痛部位等，其脉多弦，舌质可无明显变化。临床多用柴胡疏肝散或加味逍遥丸治疗。

　　2. 血瘀疼痛　　此类多为肢体损伤，血溢脉外局部成瘀，或继发于气滞之证，血脉运行受遏，气滞血瘀并见。此类疼痛多有定处，持续发作，按之疼痛加重，血溢脉外者，可见局部瘀紫肿胀饱满，其脉多弦涩，舌质黯。临床多用王清任的逐瘀汤诸方，头部瘀血疼痛用通窍活血汤；胸中瘀血用血府逐瘀汤；膈下逐瘀汤、少腹逐瘀汤等均各有所主。

3. 血瘀化热疼痛　此类多为肢体损伤后局部成瘀，日久不化，腐熟化热，或邪毒外侵，热毒化脓。故局部疼痛肿胀之外，可见焮红灼热，触痛明显，肿胀严重者可有跳痛、胀痛，多见舌红苔干腻，脉数。当热毒内蕴未成脓时，当予仙方活命饮内服外敷；当局部红热波动，则表明有脓液形成，则需行切开排脓，并用托里消毒散内服。

4. 痰瘀疼痛　此多为瘀阻气血失和，水湿运化失司，闭塞经络，炼而成痰，痰瘀交阻而作疼痛。此类多见疼痛固定伴随肿胀日久难祛，疼痛不甚严重但迁延日久，多见舌黯苔腻，脉涩或濡，治拟活血通瘀、祛痰止痛，常用牛蒡子汤为治。

（二）虚证疼痛

1. 气血两亏　此型常见于患者久病体虚气血亏损，或外伤失血气随血脱，抑或年老体弱外受伤害，也可见于积劳成疾气血暗耗者，均可表现为气血两亏之象。临床常见患者神疲乏力，面色萎黄，短气无力，头汗眩晕等，其脉多细沉、舌淡边有齿痕，常用八珍汤、十全大补汤等气血双补。

2. 阴虚疼痛　此型常见于热病之邪刚祛，营阴灼伤未复者；或是长期处于热处，汗出淋漓而未补充体液者。若败瘀归于肝，损耗肝阴，则可见阴虚火旺之象，症见腰背酸楚，骨节隐隐作痛，易见劳累，筋骨隐隐作痛，筋脉拘挛或僵滞不舒，口干咽燥，尿少盗汗，舌红苔少，脉细数等，临床常用一贯煎、左归丸等加减治疗。

一、头痛

（一）定义

以头部前额、颞部向上向后至枕部的疼痛，均称为头痛。头痛病名始出于《黄帝内经》，又名脑风、首风。其头痛剧烈且痛感满头部，甚为急重者，《灵枢》称之为"真头痛"；若痛感自脑后上延至巅顶及眉间，《灵枢》称之为冲头风；若头痛偏于一侧者，《兰室秘藏》称之为偏头风；若头痛急骤发生伴随脑中鸣响，头部包块等应属《素问》所描述的雷头风；若头痛隐隐，持续反复发作，迁延不愈者，应属《丹溪心法》之久头痛。

（二）病因病机

中医骨内科学的头痛病因在中医内科学的外感、内伤的病因基础上有所补充，可分为外感、内伤以及外伤。外感有风寒湿邪最为常见，三邪可独立致病，而更多为合而为病，尤以风邪为长；内伤则多有七情过极、气血虚弱或痰浊致病；外伤早期多气滞血瘀不通作痛，而后期多因经脉不通、气虚血瘀或是痰瘀互结致痛。故从病机虚实来看，邪犯、血瘀或痰浊均为实证，气血亏虚为虚证，虚实亦常夹杂。

1. 外伤头痛　局部外伤导致头部疼痛，是中医骨伤常见损伤性疾病，可因不同程度的损伤导致气滞、血瘀、痰瘀等不同程度的病机转变，轻者头痛数日即解而无其他表现，重者头痛迁延数年或是伴随肢体功能障碍，更甚者可神志昏迷、二便失禁等。

2. 气滞头痛　此类头痛多由头部受到轻度的外力损伤，受伤处局部经络气血运行受遏，但未损伤血脉，故仅见局部皮肤泛红、浮肿、疼痛剧烈者可伴随眩晕阵阵、泛泛欲呕等，但多能在短时间内消散，一般疼痛不会超过48小时，多无肢体功能异常、言语障碍等表现，损伤较重者可有长期反复隐隐局部疼痛，时作时止，发无定时，其舌脉可无明显异常，疼痛迁延者可见脉细弦。

3. 血瘀头痛　此类头痛所受外伤暴力较重，局部血络受损，血瘀脉外故多见受伤部位肿胀疼痛剧烈，局部瘀斑瘀紫明显，可见血肿高起不能触碰，多见头晕头痛并见，其严重者可见昏迷或神志不清，谵言妄语，手足功能偏废，很多病患会有长期的头痛发作，其疼痛多有定处，疼痛持续存在难以消散，其舌多质黯，脉多细涩。

4. 痰瘀头痛　诸多严重外伤后血瘀内聚的头痛患者，其外伤虽经治得愈，但因颅脑内血循特点，其瘀血难以化去，久阻血络，痰浊内生，痰瘀互结，头痛持久迁延，且疼痛固定不变，因痰瘀阻络，故患者多存在肢体功能障碍或言语功能障碍，其舌多质黯苔腻，脉细沉。

（三）辨证论治

1. 外感头痛　此类头痛患者多因起居不慎，坐卧当风、或感受寒湿等六淫之邪，上犯巅顶，阻其清阳之气畅行故作头痛。此类患者多头痛快速发作，可伴有恶风、鼻塞流涕等表证之象，脉多见浮，舌苔薄腻。六淫之邪极少单独致病，常常兼夹致病，故临床辨证还需从临床表现上判别主邪、兼邪，予以针对性治疗。

（1）风重头痛：风为六淫之长，风为阳邪，上先受之；风邪善变且易兼夹他邪致病。风邪所致头痛，多来势急骤，疼痛迅猛，畏风发热，可伴见颜面部牵掣疼痛，疼痛可游走变化，苔薄白，脉浮。治宜宣散风邪，方用川芎茶调散加减。方中荆芥、防风、羌活、白芷、细辛等辛温解表，疏风止痛；川芎、薄荷活血散风，并带药上行头目，故为风邪头痛要药。

（2）湿重头痛：湿邪重着黏滞，单单致病难以首犯巅顶，故多被风邪挟而上行，方能致头痛病。湿邪所致头部困重，如有湿布外裹，患者多精神疲乏，疼痛绵绵，迁延难祛，肢体困重，口干少饮。其舌苔多黏腻，脉象细濡或滑。治宜疏风化湿，方用羌活胜湿汤加减。方中羌活、防风疏风止痛，苍术、白芷健脾燥湿，细辛、藁本散寒，川芎引药入巅顶以达功效。方中亦可加入紫苏、陈皮化湿解表。

（3）寒重头痛：寒邪凝滞，所致头痛多迁延难解，多以畏冷作痛，头部硬冷紧痛，纠结难去，头痛可涉及眼目，头痛得温可解，然旋又加重，病情反复，其舌苔多白腻，舌质黯青，脉象紧。治宜疏风散寒，方选桂枝羌活汤等加减。方中桂枝辛温上行解表散寒，配合白芷、细辛、羌活、防风等疏风散寒，并以蔓荆子为引上之药。寒邪重者，加麻黄为宜。

（4）暑热头痛：暑热之邪易上犯头目，多见于夏秋季节，患者多冒酷暑曝晒，突发头痛头晕，疼痛以额部脑后胀痛及巅顶疼痛为主，伴见目赤口干，眼目昏糊，甚者可有昏厥肢体抽搐等，其舌多质红少津，脉数或洪。治宜疏风清热，方用芎菊上清丸加减。方中黄芩、栀子、连翘、黄连泄热清火，荆芥、防风疏风解表，菊花、薄荷、川芎解表清热以止头痛。

2. 内伤头痛

（1）气血亏虚头痛：此类病患多体弱，脏腑功能虚弱，脾胃虚弱气血无法生化，难以上养清空；或是重病虚劳，气血不济；或因产后气血耗伤，均导致气血不能上养清空，病患多面色㿠白或萎黄，神疲乏力，形瘦，头痛绵绵，久而难愈。治宜益气补血，方选归脾汤加减。

（2）气虚血瘀头痛：本类型头痛与外伤血瘀头痛不同，多由慢性疾病或是先天气血不足、脾胃虚弱化生无力，其气血亏虚运血无力，血凝脉中而成瘀，阻其经气，不通作痛，其头痛隐隐，常常痛有定处，多伴见劳累萎靡，身体虚弱，其舌质淡黯，苔薄，脉细。治宜益气活血，方选补阳还五汤等加减。

（3）痰湿头痛：痰湿浊邪多因肝脾气机失调，水湿精微物质运化失司，聚而成痰湿之邪。患者多因痰湿内困，发病较缓，头重如有湿布裹束，常有眩晕，胸脘满闷，呕吐痰涎，舌质淡，苔多白腻，脉常滑。治宜健脾化湿、化痰畅中，以半夏白术天麻汤为主，若脾阳亏虚胃寒畏寒等，应配以干姜、附子辛温之品。痰湿更重，痰气厥逆者，头痛多胀满欲裂，或伴有眩晕，心烦不安，言语不清，胸闷恶心，痰涎上泛，脉滑弦，舌苔薄腻，体胖。治宜化痰宣导，方选半夏白术天麻汤或芎辛导痰汤。

（4）痰火头痛：此类多为痰浊内聚，郁而化火，痰火胶结而上炎；或是素体痰盛，外受火热之邪，痰火勾结而为病。症见头痛耳鸣，心烦易怒，面红目赤，甚者可有谵妄狂乱之象，舌苔多质红苔腻干黄，脉多洪滑。治宜化痰泻火之法，方选礞石滚痰丸加减。

（5）痰瘀头痛：此类痰瘀互结亦与外伤无关，可因体内痰浊郁久影响气血运行，导致血瘀内阻，进而痰瘀交阻；或是体内血瘀日久，阻气机畅行，水湿代谢障碍，痰湿内生，均可见痰瘀交阻。其头痛持久迁延，且疼痛固定不变，因痰瘀阻络，因无外伤之因，患者一般不存在肢体功能障碍或言语功能障碍，其舌多质黯苔腻，脉细沉。治疗当予活血化瘀祛痰止痛，升清降浊治疗，予柴胡细辛汤加味治疗。

（6）七情过极头痛：情志过极属火气上扰，肝气上逆，上冲巅顶，浊气不降，上扰清空，或是上逆之气郁而化火，火气上炎，病患多见目赤面红，易怒，头痛如裂，胀痛难忍，妇女经前乳胀，其舌多红少津，脉弦数。治拟解郁清火，方药选用丹栀逍遥散化裁。

二、胸胁痛

（一）定义

胸胁痛是指胸廓前部疼痛，以双肩至膈上、双腋下前部区域为主的疼痛。

（二）病因病机

胸内藏心、肺两脏，故胸痛症状多由心肺疾病所致，但因足少阳胆经、足阳明胃经循行经过胸胁部，故胸痛多与心、肺、肝、胃有关；亦可因胸部撞击损伤、或因咳嗽、过度用力屏气等内在损伤诱发胸胁部疼痛。从解剖部位来说，胁部疼痛也属于胸痛，但因其导致循经发病的特殊性，中医辨证施治常将其独立对待。外伤、炎症、肿瘤及某些理化因素所致组织损伤刺激肋间神经、膈神经、脊神经后根和迷走神经分布在食管、支气管、肺脏、胸膜、心脏及主动脉的神经末梢，均可引起胸痛或胁痛。

现代医学中胸痛主要与以下疾病有关：①局部组织炎症：肌皮炎、肋软骨炎、带状疱疹、胸膜炎、心包炎、纵隔炎、食管炎等；②心肺组织缺血：心绞痛、心肌梗死、肺梗塞等；③肿瘤组织的压迫或浸润：肺癌、纵隔肿瘤、骨髓瘤、白血病等；④心脏神经症；⑤其他原因：自发性气胸、胸主动脉瘤、夹层动脉瘤、过度换气综合征、外伤等。

（三）辨证论治

1. 肝郁气滞　肝主疏泄，如若情志抑郁、恼怒或情志不舒时可导致肝气郁滞，肝失条达，肝经络脉气机不利，从而发为胸胁胀痛不舒、走窜不定等症状。可表现为胁肋胀痛，胸闷不舒，善太息，嗳气，每遇情志不畅时加重，舌苔薄白，脉弦。治拟疏肝解郁。选方：柴胡疏肝散或逍遥散加减。临床常见病患气滞日久，心中郁闷烦满，多为气滞兼有瘀血内阻，故前方基础上宜加血府逐瘀汤活血疏肝；若瘀滞日久，化热生火，故常见烦满易怒、夜卧不安等，宜合丹栀逍遥散或越鞠丸治之。

2. 瘀血阻络　当感受外邪或跌打损伤，导致瘀血内停，气血运行不畅，导致经气不利，不通而痛，经脉循行之处便可出现疼痛。可见胸肋刺痛，疼痛部位固定，或伴有面色晦暗。舌黯，或有瘀斑，脉弦或涩。治拟活血祛瘀，通络止痛。选方：血府逐瘀汤或复原活血汤加减。

3. 湿热内蕴　湿热蕴结于肝，肝络失和，疏泄失常，则会导致胸肋闷痛，可牵及后背，伴有脘腹痞满不舒，厌油腻，可伴见黄疸、口干口苦等症。舌红，苔黄厚腻，脉弦滑数。治拟清热利湿。选方：龙胆泻肝汤加减。

4. 营血不足　肝脏体阴而用阳，若气机郁滞久而化火，灼伤阴液，导致肝经失养；或精血亏虚，血虚不能濡养脉络，可导致胸胁隐痛，伴口干渴、胸中烦热，或头晕目眩。舌红，少苔，脉细或细数。治拟养阴补血柔肝。选方：一贯煎加减。

三、腹痛

（一）定义

腹痛是指胃脘以下、耻骨毛际以上部位发生疼痛为主要表现的一种病证。多种原因导致脏腑气机不利，经脉气血阻滞，脏腑经络失养，皆可引起腹痛。以往文献有关"脐腹痛""小腹痛""少腹痛""环脐而痛""绕脐痛"等记载，均可属本病范畴。

（二）病因病机

腹痛是临床常见症状，多由腹内组织或器官受到某种强烈刺激或损伤所致，也可由胸部疾病及全身性疾病导致。腹痛也是一种主观感觉，其性质和强度，不仅受病变情况和刺激程度影响，而且受神经和心理等因素的影响。可见于西医学的许多疾病当中，如急慢性胰腺炎、胃肠痉挛、不完全性肠梗阻、结核性腹膜炎、腹型过敏性紫癜、肠易激综合征、消化不良性腹痛等，当这些疾病以腹痛为主要表现并能排除外科、妇科疾病时，均可按照腹痛进行辨证论治。腹痛的病因病机，不外乎寒、热、虚、实、气滞、血瘀等方面，但其间常常相互联系，相互影响，相因为病，或相兼为病，病变复杂。如寒邪客久，郁而化热，可致热邪内结腹痛，或气滞日久，可成血瘀腹痛等。因此，其治疗尤其重视辨证。

（三）辨证论治

腹痛的治疗以"通"为大法，进行辨证论治：实则泻之，虚则补之，热者寒之，寒者热之，滞者通之，瘀者散之。在辨明寒热虚实而辨证用药的基础上适当辅以理气、活血、通阳等疏导之法，标本兼治。如《医学真传·腹痛》谓："夫通则不痛，理也。但通之之法，各有不同，调气以和血，调血以和气通也；下逆者使之上行，中结者使之旁达，亦通也；虚者助之使通，寒者温之使通，无非通之之法也。若必以下泄为通，则妄矣。"

1. 寒邪内阻　腹痛急起，剧烈拘急，得温痛减，遇寒尤甚，恶寒身蜷，手足不温，口淡不渴，小便清长，大便自可，苔薄白，脉沉紧。治拟温里散寒，理气止痛。方药：良附丸合正气天香散。若腹中雷鸣切痛，胸胁逆满，呕吐，为寒气上逆者，用附子粳米汤温中降逆；若腹中冷痛，周身疼痛，内外皆寒者，用乌头桂枝汤温里散寒；若少腹拘急冷痛，寒滞肝脉者，用暖肝煎暖肝散寒；若腹痛拘急，大便不通，寒实积聚者，用大黄附子汤以泻寒积；若脐中痛不可忍，喜温喜按者，为肾阳不足，寒邪内侵，用通脉四逆汤温通肾阳。

2. 湿热积滞　腹部胀痛，痞满拒按，得热痛增，遇冷则减，胸闷不舒，烦渴喜冷饮，大便秘结，或溏滞不爽，身热自汗，小便短赤，苔黄燥或黄腻，脉滑数。治拟：通腑泄热，行气导滞。方药：大承气汤。若燥结不甚，大便溏滞不爽，苔黄腻，湿象较显者，可去芒硝，加栀子、黄芩、黄柏苦寒清热燥湿；若少阳阳明合病，两胁胀痛，大便秘结者，可用大柴胡汤；若兼食积者，可加莱菔子、山楂以消食导滞；病程迁延者，可加桃仁、赤芍以活血化瘀。

3. 饮食停滞　脘腹胀痛，疼痛拒按，嗳腐吞酸，厌食，痛而欲泻，泻后痛减，粪便奇臭，或大便秘结，舌苔厚腻，脉滑。多有伤食史。治拟：消食导滞。方药：枳实导滞丸。尚可加木香、莱菔子、槟榔以助消食理气之力。若食滞较轻，脘腹胀闷者，可用保和丸消食化滞。若食积较重，也可用枳实导滞丸合保和丸化裁。

4. 气机郁滞　脘腹疼痛，胀满不舒，痛引两胁，时聚时散，攻窜不定，得嗳气、矢气则舒，遇忧思恼怒则剧，苔薄白，脉弦。治拟：疏肝解郁，理气止痛。方药：柴胡疏肝散。若气滞较重，胁肋胀痛者，加川楝子、郁金以助疏肝理气止痛之功；若痛引少腹睾丸者，加橘核、川楝子以理气散结止痛；若腹痛肠鸣，气滞腹泻者，可用痛泻要方以疏肝调脾，理气止痛；若少腹绞痛，阴囊寒疝者，可用天台乌药散以暖肝温经，理气止痛；肠胃气滞，腹胀肠鸣较著，矢气即减者，可用四逆散合五磨饮子疏肝理气降气，调中止痛。

5. 瘀血阻滞　腹痛如锥如刺，痛势较剧，腹内或有结块，痛处固定而拒按，经久不愈，舌质紫黯或有瘀斑，脉细涩。治拟：活血化瘀，理气止痛。方药：少腹逐瘀汤。若瘀热互结者，可去肉桂、干姜，加丹参、赤芍、丹皮等化瘀清热；若腹痛气滞明显者，加香附、柴胡以行气解郁；若腹部术后作痛，可加泽兰、红花、三棱、莪术，并合用四逆散以增破气化瘀之力；若跌仆损伤作痛，可加丹参、王不留行，或吞服三七粉、云南白药以活血化瘀；若少腹胀满刺痛，大便色黑，属下焦蓄血者，可用桃核承气汤活血化瘀，通腑泄热。

6. 中虚脏寒　腹痛绵绵，时作时止，痛时喜按，喜热恶冷，得温则舒，饥饿劳累后加重，得食或休息后减轻，神疲乏力，气短懒言，形寒肢冷，胃纳不佳，大便溏薄，面色不华，舌质淡，苔薄白，脉沉细。治拟温中补虚，缓急止痛。方药：小建中汤。可加黄芪、茯苓、人参、白术等助益气健脾之力，加吴茱萸、干姜、川椒、乌药等助散寒理气之功；若产后或失血后，证见血虚者，可加当归养血止痛；食少，饭后腹胀者，可加谷麦芽、鸡内金健胃消食；大便溏薄者，可加芡实、山药健脾止泻；若寒偏重，症见形寒肢冷，肠鸣便稀，手足不温者，则用附子理中汤温中散寒止痛；腰酸膝软，夜尿增多者，加补骨脂、肉桂温补肾阳；若腹中大寒痛，呕吐肢冷者可用大建中汤温中散寒。本证配合温熨敷脐疗法效果较好。以食盐炒热，纱布包裹温熨痛处，冷则炒热再熨，每日4次左右；或以坎离砂温熨患处。

四、腰痛

（一）定义

腰痛是指腰部一侧或两侧疼痛为主要症状的病证。

（二）病因病机

腰痛一病，古代文献早有论述。《素问·刺腰痛》认为腰痛主要属于足六经之病，并分别阐述了足三阳、足三阴及奇经八脉经络病变时发生腰痛的特征和相应针灸治疗。《黄帝内经》在其他篇章还提出病因以虚、寒、湿为主。《金匮要略》已开始对腰痛进行辨证论治，创肾虚腰痛用肾气丸、寒湿腰痛用干姜苓术汤治疗，两方一直为后世所重视。隋代《诸病源候论》在病因学上充实了"坠堕伤腰""劳损于肾"等病因，分类上分为卒腰痛与久腰痛。金元时期，《丹溪心法·腰痛》指出腰痛病因有"湿热、肾虚、瘀血、挫闪、痰积"，并强调肾虚的重要作用。《证治汇补·腰痛》指出："唯补肾为先，而后随邪之所见者以施治，标急则治标，本急则治本，初痛宜疏邪滞，理经隧，久痛宜补真元，养血气。"这种分清标本先后缓急的治疗原则，对临床很有意义。

1. 外邪侵袭　多由居处潮湿，或汗出当风，或冒雨着凉，或长夏之季，劳作于湿热交蒸之处，寒湿、湿热、暑热等六淫邪毒乘劳作之虚，侵袭腰府，造成腰部经脉受阻，气血不畅而发生腰痛。若寒邪为病，寒伤阳，主收引，腰府阳气既虚，络脉又壅遏拘急故生腰痛。若湿邪为病，湿性重着、黏滞、下趋，滞碍气机，可使腰府经气郁而不行，血络瘀而不畅，以致肌肉筋脉拘急而发腰痛。感受湿热之邪，热伤阴，湿伤阳，且湿热黏滞，壅遏经脉，气血郁而不行而腰痛。

2. 气滞血瘀　腰部持续用力，劳作太过，或长期体位不正，或腰部用力不当，摒气闪挫，跌仆外伤，劳损腰府筋脉气血，或久病入络，气血运行不畅，均可使腰部气机壅滞，血络瘀阻而生腰痛。

3. 肾亏体虚　先天禀赋不足，加之劳累太过，或久病体虚，或年老体衰，或房室不节，以致肾精亏损，无以濡养腰府筋脉而发生腰痛。历代医家都重视肾亏体虚是腰痛的重要病机。如《灵枢·五癃津液别》说："虚，故腰背痛而胫酸。"《景岳全书·腰痛》也认为："腰痛之虚证十居八九。"

（三）辨证论治

腰痛一病，外感内伤均可发生，病机为风寒湿热、气滞血瘀壅滞于经络，或肾精亏损、筋脉失养所致。因腰为肾府，但以肾虚为本，风寒湿热、气滞血瘀为标，虚者补肾壮腰为治，实者祛邪活络为法，临证分清标本缓急，分别选用散寒、除湿、清热、理气、化瘀、益精、补肾等法，若虚实夹杂，又当攻中兼补，或补中兼攻，权衡施治。配合膏贴、针灸、按摩、理疗等法可收到较好效果。注意劳逸结合，保护肾精，注重劳动卫生，避免外伤、感受外邪等，有助于预防腰痛的发生。

腰痛分虚实论治，虚者以补肾壮腰为主，兼调养气血；实者祛邪活络为要，针对病因，施之以活血化瘀、散寒除湿、清泻湿热等法。虚实兼夹者，分清主次，标本兼顾治疗。

1. 寒湿腰痛　腰部冷痛重着，转侧不利，逐渐加重，每遇阴雨天或腰部感寒后加剧，痛处喜温，得热则减，苔白腻而润，脉沉紧或沉迟。治拟：散寒除湿，温经通络。方药：渗湿汤。寒甚痛剧，拘急不适，肢冷面白者，加附子、肉桂、白芷以温阳散寒。湿盛阳微，腰身重滞，加独活、五加皮除湿通络。兼有风象，痛走不定者，加防风、羌活疏风散邪。病久不愈，累伤正气者，改用独活寄生汤扶正祛邪。寒湿之邪，易伤阳气，若年高体弱或久病不愈，势必伤及肾阳，兼见腰膝酸软、脉沉无力等症，治当散寒除湿为主，兼补肾阳，酌加菟丝子、补骨脂、金毛狗脊，以助温阳散寒。本证配合温熨疗法效果较好。以食盐炒热，纱布包裹温熨痛处；或以坎离砂温熨患处。

2. 湿热腰痛　腰髋弛痛，牵掣拘急，痛处伴有热感，每于夏季或腰部着热后痛剧，遇冷痛减，口渴不欲饮，尿色黄赤，或午后身热，微汗出，舌红苔黄腻，脉濡数或弦数。治拟：清热利湿，舒筋活络。方药：加味二妙散。多加土茯苓、木瓜以渗湿舒筋，加强药效。热重烦痛，口渴尿赤者，加栀子、生石膏、银花藤、滑石以清热除烦。湿偏重，伴身重痛、纳呆者，加防己、萆薢、蚕砂、木通等除湿通络。兼有风象而见咽喉肿痛，脉浮数者，加柴胡、黄芩、僵蚕发散风邪。湿热日久兼有伤阴之象者，加二至丸以滋阴补肾。

3. 瘀血腰痛　痛处固定，或胀痛不适，或痛如锥刺，日轻夜重，或持续不解，活动不利，甚则不能转侧，痛处拒按，面晦唇黯，舌质隐青或有瘀斑，脉多弦涩或细数。病程迁延，常有外伤、劳损史。治拟：活血化瘀，理气止痛。方药：身痛逐瘀汤。若疼痛剧烈，日轻夜重，瘀血痼结者，可酌加䗪虫、地鳖虫、山甲珠协同方中地龙起虫类搜剔、通络祛瘀作用。由于闪挫扭伤，或体位不正而引起者，加乳香配方中之没药以活血止痛，加青皮配方中香附以行气通络之力，若为新伤也可配服七厘散。有肾虚之象而出现腰膝酸软者，加杜仲、川续断、桑寄生以强壮腰肾。

4. 肾虚腰痛　腰痛以酸软为主，喜按喜揉，腿膝无力，遇劳则甚，卧则减轻，常反复发作。偏阳虚者，则少腹拘急，面色㿠白，手足不温，少气乏力，舌淡脉沉细；偏阴虚者，则心烦失眠，口燥咽干，面色潮红，手足心热，舌红少苔，脉弦细数。治法：偏阳虚者，宜温补肾阳；偏阴虚者，宜滋补肾阴。方药：偏阳虚者以右归丸为主方温养命门之火；偏阴虚者以左归丸为主方以滋补肾阴；若虚火甚者，可酌加大补阴丸送服。如腰痛日久不愈，无明显的阴阳偏虚者，可服用青娥丸补肾以治腰痛。

第二节　眩　　晕

一、定义

眩晕是由于情志、饮食内伤、体虚久病、失血劳倦及外伤、手术等病因，引起风、火、痰、瘀上扰清空或精亏血少，清窍失养为基本病机，以头晕、眼花为主要临床表现的一类病证。眩即眼花，晕是头晕，两者常同时并见，故统称为"眩晕"，其轻者闭目可止，重者如坐车船，旋转不定，不能站立，或伴有恶心、呕吐、汗出、面色苍白等症状。眩晕为临床常见病证，多见于中老年人，亦可发于青年人。本病可反复发作，妨碍正常工作及生活，严重者可发展为中风、厥证或脱证而危及生命。

二、病因病机

眩晕病证，历代医籍记载颇多。《黄帝内经》对其涉及脏腑、病性归属方面均有记述。如《素问·至真要大论》认为："诸风掉眩，皆属于肝。"指出眩晕与肝关系密切。《灵枢·口问》曰："上气不足，脑为之不满，耳为之苦鸣，头为之苦倾，目为之眩。"《灵枢·海论》认为"脑为髓海"，而"髓海不足，则脑转耳鸣"，从而提出"上虚则眩"之病机。汉代张仲景认为痰饮是眩晕发病的原因之一，为后世"无痰不作眩"的论述提供了理论基础，并且用泽泻汤及小半夏加茯苓汤治疗眩晕。严用和《重订严氏济生方·眩晕门》中指出："所谓眩晕者，眼花屋转，起则眩倒是也，由此观之，六淫外感，七情内伤，皆能导致。"第一次提出外感六淫和七情内伤致眩说，补前人之未备，但外感风、寒、暑、湿致眩晕，实为外感病的一个症状，而非主要证候。元代朱丹溪倡导痰火致眩学说。《丹溪心法·头眩》说："头眩，痰挟气虚并火，治痰为主，挟补气药及降火药。无痰不作眩，痰因火动，又有湿痰者，有火痰者。"明代张景岳在《黄帝内经》"上虚则眩"的理论基础上，对下虚致眩作了详尽论述。他在《景岳全书·眩晕》中说："头眩虽属上虚，然不能无涉于下。盖上虚者，阳中之阳虚也；下虚者，阴中之阳虚也……然伐下者必枯其上，滋苗者必灌其根。所以凡治上虚者，犹当以兼补气血为最，如大补元煎、十全大补汤诸补阴补阳等剂，俱当酌宜用之。"张景岳从阴阳互根及人体是一有机整体的观点，认识与治疗眩晕，实是难能可贵，并认为眩晕的病因病机"虚者居其八九，而兼火兼痰者，不过十中一二耳"，详细论述了劳倦过度、饥饱失宜、呕吐伤上、泄泻伤下、大汗亡阳、眴目惊心、焦思不释、被殴被辱气夺等皆伤阳中之阳，吐血、衄血、便血、纵欲、崩淋等皆伤阴中之阳而致眩晕。秦景明在《症因脉治，眩晕总论》中认为阳气虚是本病发病的主要病理环节。徐春甫《古今医统大全·眩晕宜审三虚》认为："肥人眩运，气虚有痰；瘦人眩运，血虚有火；伤寒吐下后，必是阳虚。"龚廷贤《寿世保元·眩晕》集前贤之大成，对眩晕的病因、脉象都有详细论述，并分证论治眩晕，如半夏白术汤证（痰涎致眩）、补中益气汤证（劳役致眩）、清离滋饮汤证（虚火致眩）、十全大补汤证（气血两虚致眩）等，至今仍值得临床借鉴。至清代对本病的认识更加全面，直到形成了一套完整的理论体系。

（一）情志内伤

素体阳盛，加之恼怒过度，肝阳上亢，阳升风动，发为眩晕；或因长期忧郁恼怒，气郁化火，使肝阴暗耗，肝阳上亢，阳升风动，上扰清空，发为眩晕。

（二）饮食不节

脾胃虚弱，气血生化无源，清窍失养而作眩晕；或嗜酒肥甘，饥饱劳倦，伤于脾胃，健运失司，以致水谷不化精微，聚湿生痰，痰湿中阻，浊阴不降，引起眩晕。

（三）外伤

外伤、手术头部外伤或手术后，气滞血瘀，痹阻清窍，发为眩晕。

（四）体虚

体虚、久病、失血、劳倦过度肾为先天之本，藏精生髓，若先天不足，肾精不充，或者年老肾亏，或久病伤肾，或房劳过度，导致肾精亏虚，不能生髓，而脑为髓之海，髓海不足，上下俱虚，而发生眩晕。或肾阴素亏，肝失所养，以致肝阴不足，阴不制阳，肝阳上亢，发为眩晕。大病久病或失血之后，虚而不复，或劳倦过度，气血衰少，气血两虚，气虚则清阳不展，血虚则脑失所养，皆能发生眩晕。

本病病位在清窍，由气血亏虚、肾精不足致脑髓空虚，清窍失养，或肝阳上亢、痰火上逆、瘀血阻窍而扰动清窍发生眩晕，与肝、脾、肾三脏关系密切。眩晕的病性以虚者居多，故张景岳谓"虚者居其八九"，如肝肾阴虚、肝风内动，气血亏虚、清窍失养，肾精亏虚、脑髓失充。眩晕实证多由痰浊阻遏，升降失常，痰火气逆，上犯清窍，瘀血停着，痹阻清窍而成。眩晕的发病过程中，各种病因病机，可以相互影响，相互转化，形成虚实夹杂；或阴损及阳，阴阳两虚。肝风、痰火上扰清窍，进一步发展可上蒙清窍，阻滞经络，而形成中风；或突发气机逆乱，清窍暂闭或失养，而引起晕厥。

582

三、辨证论治

眩晕的治疗原则主要是补虚而泻实，调整阴阳。虚证以肾精亏虚、气血衰少居多，精虚者填精生髓，滋补肝肾；气血虚者宜益气养血，调补脾肾。实证则以潜阳、泻火、化痰、逐瘀为主要治法。

（一）肝阳上亢

眩晕耳鸣，头痛且胀，遇劳、恼怒加重，肢麻震颤，失眠多梦，急躁易怒，舌红苔黄，脉弦。治拟：平肝潜阳，滋养肝肾。方药：天麻钩藤饮。若见阴虚较盛，舌红少苔，脉弦细数较为明显者，可选生地、麦冬、玄参、何首乌、生白芍等滋补肝肾之阴。若肝阳化火，肝火亢盛，表现为眩晕、头痛较甚，耳鸣、耳聋暴作，目赤，口苦，舌红苔黄燥，脉弦数，可选用龙胆、丹皮、菊花、夏枯草等清肝泻火。便秘者可选加大黄、芒硝或当归龙荟丸以通腑泄热。眩晕剧烈，呕恶，手足麻木或肌肉瞤动者，有肝阳化风之势，尤其对中年以上者要注意是否有引发中风病的可能，应及时治疗，可加珍珠母、生龙骨、生牡蛎等镇肝息风，必要时可加羚羊角以增强清热息风之力。

（二）肝火上炎

头晕且痛，其势较剧，目赤口苦，胸胁胀痛，烦躁易怒，寐少多梦，小便黄，大便干结，舌红苔黄，脉弦数。治拟：清肝泻火，清利湿热。方药：龙胆泻肝汤。若肝火扰动心神，失眠、烦躁者，加磁石、龙齿、珍珠母、琥珀，清肝热且安神。肝火化风，肝风内动，肢体麻木、颤震，欲发中风病者，加全蝎、蜈蚣、地龙、僵蚕，平肝息风，清热止痉。

（三）痰浊上蒙

眩晕，头重如蒙，视物旋转，胸闷作恶，呕吐痰涎，食少多寐，苔白腻，脉弦滑。治拟：燥湿祛痰，健脾和胃。方药：半夏白术天麻汤。头晕头胀，多寐，苔腻者，加藿香、佩兰、石菖蒲等醒脾化湿开窍；呕吐频繁，加代赭石、竹茹和胃降逆止呕；脘闷、纳呆、腹胀者，加厚朴、白蔻仁、砂仁等理气化湿健脾；耳鸣、重听者，加葱白、郁金、石菖蒲等通阳开窍。痰浊郁而化热，痰火上犯清窍，表现为眩晕，头目胀痛，心烦口苦，渴不欲饮，苔黄腻，脉弦滑，用黄连温胆汤清化痰热。若素体阳虚，痰从寒化，痰饮内停，上犯清窍者，用苓桂术甘汤合泽泻汤温化痰饮。

（四）瘀血阻窍

眩晕头痛，兼见健忘，失眠，心悸，精神不振，耳鸣耳聋，面唇紫黯，舌瘀点或瘀斑，脉弦涩或细涩。治拟：活血化瘀，通窍活络。方药：通窍活血汤。若见神疲乏力，少气自汗等气虚证者，重用黄芪，以补气固表，益气行血；若兼有畏寒肢冷，感寒加重者，加附子、桂枝温经活血；若天气变化加重，或当风而发，可重用川芎，加防风、白芷、荆芥穗、天麻等理气祛风之品。

（五）气血亏虚

头晕目眩，动则加剧，遇劳则发，面色㿠白，爪甲不荣，神疲乏力，心悸少寐，纳差食少，便溏，舌淡苔薄白，脉细弱。治拟：补养气血，健运脾胃。方药：归脾汤。若气虚卫阳不固，自汗时出，易于感冒，重用黄芪，加防风、浮小麦益气固表敛汗；脾虚湿盛，泄泻或便溏者，加薏苡仁、泽泻、炒扁豆，当归炒用健脾利水；气损及阳，兼见畏寒肢冷，腹中冷痛等阳虚症状，加桂枝、干姜温中散寒；血虚较甚，面色㿠白无华，加熟地、阿胶、紫河车粉（冲服）等养血补血，并重用参芪以补气生血。若中气不足，清阳不升，表现时时眩晕，气短乏力，纳差神疲，便溏下坠，脉象无力者，用补中益气汤补中益气，升清降浊。

（六）肝肾阴虚

眩晕久发不已，视力减退，两目干涩，少寐健忘，心烦口干，耳鸣，神疲乏力，腰酸膝软，遗精，舌红苔薄，脉弦细。治拟：滋养肝肾，养阴填精。方药：左归丸。若阴虚生内热，表现咽干口燥，五心烦热，潮热盗汗，舌红，脉弦细数者，可加炙鳖甲、知母、青蒿等滋阴清热；心肾不交，失眠、多梦、健忘者，加阿胶、鸡子黄、酸枣仁、柏子仁等交通心肾，养心安神；若水不涵木，肝阳上亢者，可加清肝、平肝、镇肝之品，如龙胆、柴胡、天麻等。

第三节　内 伤 发 热

一、定义

内伤发热是指以内伤为病因，脏腑功能失调、气血水湿郁遏或气血阴阳亏虚为基本病机，以发热为主要临床表现的病证。一般起病较缓，病程较长。凡是不因感受外邪所导致的发热，均属内伤发热范畴。

二、病因病机

早在《黄帝内经》中即有关于内伤发热的记载，其中对阴虚发热的论述较详。《金匮要略·血痹虚劳病脉证并治》以小建中汤治疗手足烦热，可谓是后世甘温除热治法的创始。《小儿药证直诀》在《黄帝内经》五脏热病学说的基础上，提出了五脏热证的用方，钱乙并将肾气丸化裁为六味地黄丸，为阴虚内热的治疗提供了一个重要方剂。李东垣对气虚发热的辨证及治疗作出了重要的贡献，以其所拟定的补中益气汤作为治疗的主要方剂，使甘温除热的治法具体化。《景岳全书·寒热》对内伤发热的病因作了比较详细论述。张景岳对阳虚发热的论述，足以补前人之所未及，其以右归饮、理中汤、大补元煎、六味回阳饮等作为治疗阳虚发热的主要方剂，值得参考。《症因脉治·内伤发热》最先明确提出"内伤发热"这一病证名称，新拟定的气虚柴胡汤及血虚柴胡汤，可供治疗气虚发热及血虚发热。《证治汇补·发热》将外感发热以外的发热分为郁火发热、阳郁发热、骨蒸发热、内伤发热（主要指气虚发热）、阳虚发热、阴虚发热、血虚发热、痰证发热、伤食发热、瘀血发热、疮毒发热共 11 种，对发热类型进行了详细归纳。

（一）肝经郁热

情志抑郁，肝气不能条达，气郁化火而发热；或因恼怒过度，肝火内盛，以致发热。其发病机理正如《丹溪心法·火》所概括的"凡气有余便是火"。因此，这种发热与情志密切相关，故亦称"五志之火"。

（二）瘀血阻滞

由于情志、劳倦、外伤等原因导致瘀血阻滞经络，气血运行不畅，壅遏不通，因而引起发热，此为瘀血发热的主要病机。此外，瘀血发热也与血虚失养有关。如《医门法律·虚劳门》说："血痹则新血不生，并素有之血，亦瘀积不行，血瘀则荣虚，荣虚则发热。"

（三）内湿停聚

由于饮食失调、忧思气结等使脾胃受损、运化失职，以致湿邪内生，郁而化热，进而引起内伤发热。

（四）中气不足

由于劳倦过度，饮食失调，或久病失于调理，以致中气不足、阴火内生而引起发热，亦即现今所称的气虚发热。

（五）血虚失养

由于久病心肝血虚，或脾虚不能生血，或长期慢性失血，以致血虚失于濡养。血本属阴，阴血不足，无以敛阳而引起发热。如《证治汇补·发热》说："血虚发热，一切吐衄便血，产后崩漏，血虚不能配阳，阳亢发热者，治宜养血。"

（六）阴精亏虚

由于素体阴虚，或热病日久，耗伤阴液，或误用、过用温燥药物等，导致阴精亏虚，阴衰则阳盛，水不制火，阳气偏盛而引起发热。

（七）阳气虚衰

由于寒证日久，或久病气虚，气损及阳，或脾肾阳气亏虚，以致火不归原，盛阳外浮而引起发热。如《证治汇补·发热》说："阳虚发热，有肾虚水冷，火不归经，游行于外而发热。"

上述 7 种内伤发热，大体可归纳为虚、实两类。由肝经郁热、瘀血阻滞及内湿停聚所致者属实，其基本病机为气、血、水等郁结壅遏化热而引起发热。由中气不足、血虚失养、阴精亏虚及阳气虚衰所致者属虚，因气属阳的范畴，血属阴的范畴，此类发热均由阴阳失衡所导致。或为阴血不足，阴不配阳，水不济火，阳气亢盛而发热；或因阳气虚衰，阴火内生，阳气外浮而发热。

本病病机比较复杂，可由一种也可由多种病因同时引起发热，如气郁血瘀、气阴两虚、气血两虚等。久病往往由实转虚，由轻转重，其中以瘀血病久，损及气、血、阴、阳，分别兼见气虚、血虚、阴虚或阳虚，而成为虚实兼夹之证的情况较为多见。其他如气郁发热日久，若热伤阴津，则转化为气郁阴虚之发热；气虚发热日久，病损及阳，阳气盛衰，则发展为阳虚发热。

三、辨证论治

实火宜清，虚火宜补。对虚实夹杂者，则宜兼顾之。正如《景岳全书·火证》所说："实火宜泻，虚火宜补，固其法也。然虚中有实者，治宜以补为主，而不得不兼乎清……若实中有虚者，治宜以清为主而酌兼乎补。"

（一）实证发热

1. 气郁发热　发热多为低热或潮热，热势常随情绪波动而起伏，精神抑郁，胁肋胀满，烦躁易怒，口干而苦，纳食减少，舌红，苔黄，脉弦数。治拟：疏肝理气，解郁泻热。方药：丹栀逍遥散。气郁较甚，可加郁金、香附、青皮理气解郁；热象较甚，舌红口干便秘者，可去白术，加龙胆、黄芩清肝泻火；妇女若兼月经不调，可加泽兰、益母草活血调经。

2. 血瘀发热　午后或夜晚发热，或自觉身体某些部位发热，口燥咽下，但不多饮，肢体或躯干有固定痛处或肿块，面色萎黄或晦暗，舌质青紫或有瘀点、瘀斑，脉弦或涩。

治拟：活血化瘀。方药：血府逐瘀汤。发热较甚者，可加秦艽、白薇、丹皮清热凉血；肢体肿痛者，可加丹参、郁金、延胡索活血散肿定痛。

3. 湿郁发热　低热，午后热甚，胸闷脘痞，全身重着，不思饮食，渴不欲饮，呕恶，大便稀薄或黏滞不爽，舌苔白腻或黄腻，脉濡数。治拟：利湿清热。方药：三仁汤。呕恶加竹茹、藿香、陈皮和胃降逆；胸闷、苔腻加郁金、佩兰芳化湿邪；湿热阻滞少阳枢机，症见寒热如疟，寒轻热重，口苦呕逆者，加青蒿、黄芩清解少阳。

（二）虚证发热

1. 气虚发热　热势或低或高，常在劳累后发作或加剧，倦怠乏力，气短懒言，自汗，易于感冒，食少便溏，舌质淡，苔白薄，脉细弱。治拟：益气健脾，甘温除热。方药：补中益气汤。自汗较多者，加牡蛎、浮小麦、糯稻根固表敛汗；时冷时热，汗出恶风者，加桂枝、芍药调和营卫；脾虚夹湿，而见胸闷脘痞，舌苔白腻者，加苍术、茯苓、厚朴健脾燥湿。

2. 血虚发热　热势多为低热，头晕眼花，身倦乏力，心悸不宁，面白少华，唇甲色淡，舌质淡，脉细弱。治拟：益气养血。方药：归脾汤。血虚较甚者，加熟地、枸杞子、制首乌补益精血；发热较甚者，可加银柴胡、白薇清退虚热；由慢性失血所致血虚，若仍有少许出血者，可酌加三七粉、仙鹤草、茜草、棕榈皮等止血。

3. 阴虚发热　午后潮热，或夜间发热，不欲近衣，手足心热，烦躁，少寐多梦，盗汗，口干咽燥，舌质红，或有裂纹，苔少甚至无苔，脉细数。治拟：滋阴清热。方药：清骨散。盗汗较甚者，可去青蒿，加牡蛎、浮小麦、糯稻根固表敛汗；阴虚较甚者，加玄参、生地、制首乌滋养阴精；失眠者，加酸枣仁、柏子仁、夜交藤养心安神；兼有气虚而见头晕气短、体倦乏力者，加北沙参、麦冬、五味子益气养阴。

4. 阳虚发热　发热而欲近衣，形寒怯冷，四肢不温，少气懒言，头晕嗜卧，腰膝酸软，纳少便溏，面色㿠白，舌质淡胖，或有齿痕，苔白润，脉沉细无力。治拟：温补阳气，引火归原。方药：金匮肾气丸。短气甚者，加人参补益元气；便溏腹泻者，加白术、炮干姜温运中焦。

第四节　失　眠

一、定义

失眠是由于情志、饮食内伤，病后及年迈，禀赋不足，心虚胆怯等病因，引起心神失养或心神不安，从而导致经常不能获得正常睡眠为特征的一类病证。主要表现为睡眠时间、深度的不足以及不能消除疲劳、恢复体力与精力，轻者入睡困难，或寐而不酣，时寐时醒，或醒后不能再寐，重则彻夜不寐。

二、病因病机

失眠在《黄帝内经》中称"目不瞑""不得眠""不得卧"，并认为失眠原因主要有两种，一是其他病证影响，如咳嗽、呕吐、腹满等，使人不得安卧；二是气血阴阳失和，使人不能入寐。如《素问·病能论》曰："人有卧而有所不安者，何也？……脏有所伤，及精有所寄则安,故人不能悬其病也。"《素问·逆调论》还记载有"胃不和则卧不安",是指"阳明逆不得从其道""逆气不得卧而息有音者",后世医家延伸为凡脾胃不和,痰湿、食滞内扰,以致寐寝不安者均属于此。《难经》最早提出"不寐"这一病名。《难经·四十六难》认为老人不寐的病机为"血气衰,肌肉不滑,荣卫之道涩,故昼日不能精,夜不得寐也"。汉代张仲景在《伤寒论》及《金匮要略》中记载了用黄连阿胶汤及酸枣仁汤治疗失眠,至今临床仍有应用价值。张景岳《景岳全书·不寐》较全面地归纳和总结了不寐的病因病机及其辨证施治方法,"寐本乎阴,神其主也,神安则寐,神不安则不寐。其所以不安者,一由邪气之扰,一由营气之不足耳",还认为"饮浓茶则不寐,心有事亦不寐者,以心气之被伐也"。《景岳全书·不寐》中指出:"无邪而不寐者……宜以养营气为主治……即有微痰微火皆不必顾,只宜培养气血,血气复则诸症自退,若兼顾而杂治之,则十曝一寒,病必难愈,渐至元神俱竭而不可救者有矣";"有邪而不寐者,去其邪而神自安也"。《医宗必读·不得卧》将失眠原因概括为"一曰气盛,一曰阴虚,一曰痰滞,一曰水停,一曰胃不和"五个方面。《医效秘传·不得眠》将病后失眠病机分析为:"夜以阴为主,阴气盛则目闭而安卧,若阴虚为阳所胜,则终夜烦扰而不眠也。心藏神,大汗后则阳气虚,故不眠。心主血,大下后则阴气弱,故不眠。热病邪热盛,神不精,故不眠。新瘥后,阴气未复,故不眠。若汗出鼻干而不得眠者,又为邪入表也。"

（一）情志所伤

情志不遂,肝气郁结,肝郁化火,邪火扰动心神,心神不安而不寐。或由五志过极,心火内炽,心神扰动而不寐。或由思虑太过,损伤心脾,心血暗耗,神不守舍,脾虚生化乏源,营血亏虚,不能奉养心神。即《类证治裁·不寐》曰:"思虑伤脾,脾血亏损,经年不寐。"

（二）饮食不节

脾胃受损,宿食停滞,壅遏于中,胃气失和,阳气浮越于外而卧寐不安。如《张氏医通·不得卧》云:"脉滑数有力不得卧者,中有宿滞痰火,此为胃不和则卧不安也。"或由过食肥甘厚味,酿生痰热,扰动心神而不眠。或由饮食不节,脾胃受伤,脾失健运,气血生化不足,心血不足,心失所养而失眠。

（三）体恤久耗

久病血虚,产后失血,年迈血少等,引起心血不足,心失所养,心神不安而不寐。正如《景岳全书·不寐》所说:"无邪而不寐者,必营气之不足也,营主血,血虚则无以养心,心虚则神不守舍。"

（四）禀赋不足

素体阴盛,兼因房劳过度,肾阴耗伤,不能上奉于心,水火不济,心火独亢;或肝肾阴虚,肝阳偏亢,火盛神动,心肾失交而神志不宁。如《景岳全书·不寐》所说:"真阴精血不足,阴阳不交,而神有不安其室耳。"亦有因心虚胆怯,暴受惊恐,神魂不安,以致夜不能寐或寐而不酣。如《杂病源流犀烛·不寐多寐源流》所说:"有心胆惧怯,触事易惊,梦多不祥,虚烦不寐者。"

综上所述,失眠的病因虽多,但以情志、饮食或气血亏虚等内伤病因居多,由这些病因引起心、肝、胆、脾、胃、肾的气血失和,阴阳失调,其基本病机以心血虚、胆虚、脾虚、肾阴亏虚进而导致心失所养及由心火偏亢、肝郁、痰热、胃失和降进而导致心神不安两方面为主。其病位在心，但与肝、胆、脾、胃、肾关系密切。失眠虚证多由心脾两虚，心虚胆怯，阴虚火旺，引起心神失养所致。失眠实证则多由心火炽盛，肝郁化火，痰热内扰，引起心神不安所致。但失眠久病可表现为虚实兼夹，或为瘀血所致，故清代王清任用血府逐瘀汤治疗。

三、辨证论治

在补虚泻实，调整脏腑气血阴阳的基础上辅以安神定志是本病的基本治疗方法。实证宜泻其有余，如疏肝解郁，降火涤痰，消导和中。虚证宜补其不足，如益气养血、健脾、补肝、益肾。实证日久，气血耗伤，亦可转为虚证，虚实夹杂者，治宜攻补兼施。安神定志法的使用要结合临床，分别选用养血安神、镇惊安神、清心安神等具体治法，并注意配合精神治疗，以消除紧张焦虑，保持精神舒畅。

（一）实证

1. 心火偏亢　心烦不寐，躁扰不宁，怔忡，口干舌燥，小便短赤，口舌生疮，舌尖红，苔薄黄，脉细数。治拟：清心泻火，宁心安神。方药：朱砂安神丸。可加黄芩、山栀、连翘，加强本方清心泻火之功。本方宜改丸为汤，朱砂用少量冲服。若胸中懊憹，胸闷泛恶，加豆豉、竹茹，宜通胸中郁火；若便秘溲赤，加大黄、淡竹叶、琥珀，引火下行，以安心神。

2. 肝郁化火　急躁易怒，不寐多梦，甚至彻夜不眠，伴有头晕头胀，目赤耳鸣，口干而苦，便秘溲赤，舌红苔黄，脉弦而数。治拟：清肝泻火，镇心安神。方药：龙胆泻肝汤。可加朱茯神、生龙骨、生牡蛎镇心安神。若胸闷胁胀，善太息者，加香附、郁金以疏肝解郁。

3. 痰热内扰　不寐，胸闷心烦，泛恶，嗳气，伴有头重目眩，口苦，舌红苔黄腻，脉滑数。治拟：清化痰热，和中安神。方药：黄连温胆汤。若心悸动甚，惊惕不安，加珍珠母、朱砂以镇惊安神定志。若实热顽痰内扰，经久不寐，或彻夜不寐，大便秘结者，可用礞石滚痰丸降火泻热，逐痰安神。

4. 胃气失和　不寐，脘腹胀满，胸闷嗳气，嗳腐吞酸，或见恶心呕吐，大便不爽，舌苔腻，脉滑。治拟：和胃化滞，宁心安神。方药：保和丸。可加远志、柏子仁、夜交藤以宁心安神。

（二）虚证

1. 阴虚火旺　心烦不寐，心悸不安，腰酸足软，伴头晕，耳鸣，健忘，遗精，口干津少，五心烦热，舌红少苔，脉细而数。治拟：滋阴降火，清心安神。方药：六味地黄丸合黄连阿胶汤。心烦心悸，梦遗失精，可加肉桂引火归原，与黄连共用即为交泰丸以交通心肾，则心神可安。

2. 心脾两虚　多梦易醒，心悸健忘，神疲食少，头晕目眩，伴有四肢倦怠，面色少华，舌淡苔薄，脉细无力。治拟：补益心脾，养心安神。方药：归脾汤。若心血不足，加熟地、芍药、阿胶以养心血；失眠较重，加五味子、柏子仁有助养心宁神，或加夜交藤、合欢皮、龙骨、牡蛎以镇静安神。若脘闷、纳呆、苔腻，加半夏、陈皮、茯苓、厚朴以健脾理气化痰。若产后虚烦不寐，形体消瘦，面色㿠白，易疲劳，舌淡，脉细弱，或老人夜寐早醒而无虚烦之证，多属气血不足，治宜养血安神，亦可用归脾汤合酸枣仁汤。

3. 心胆气虚　心烦不寐，多梦易醒，胆怯心悸，触事易惊，伴有气短自汗，倦怠乏力，舌淡，脉弦细。治拟：益气镇惊，安神定志。方药：安神定志丸合酸枣仁汤。若心悸甚，惊惕不安者，加生龙骨、生牡蛎、朱砂。

第五节　水　　肿

一、定义

水肿是指因感受外邪，饮食失调，或劳倦过度等，使肺失宣降通调，脾失健运，肾失开合，膀胱气化失常，导致体内水液潴留，泛滥肌肤，以头面、眼睑、四肢、腹背，甚至全身浮肿为临床特征的一类病证。

二、病因病机

本病在《黄帝内经》中称为"水"，并根据不同症状分为风水、石水、涌水。《灵枢，水胀》对其症状作了详细描述，如"水始起也，目窠上微肿，如新卧起之状，其颈脉动，时咳，阴股间寒，足胫肿，腹乃大，其水已成矣。以手按其腹，随手而起，如裹水之状，此其候也"。《素问·水热穴论》指出水肿的原因："故其本在肾，其末在肺。"《素问·至真要大论》又指出："诸湿肿满，皆属于脾。"可见在《黄帝内经》时代，对水肿病已有了较明确的认识。《金匮要略》称本病为"水气"，按病因、病证分为风水、皮水、正水、石水、黄汗五类；又根据五脏证候分为心水、肺水、肝水、脾水、肾水。至元代《丹溪心法·水肿》才将水肿分为阴水和阳水两大类，指出"若遍身肿，烦渴，小便赤涩，大便闭，此属阳水；若遍身肿，不烦渴，大便溏，小便少，不涩赤，此属阴水"。这一分类方法至今对指导临床辨证仍有重要意义。清代《证治汇补·水肿》归纳总结了前贤关于水肿的治法，认为治水肿之大法，"宜调中健脾，脾气实，自能升降运行，则水湿自除，此治其本也"；同时又列举了水肿的分治六法——治分阴阳、治分汗渗、湿热宜清、寒湿宜温、阴虚宜补、邪实当攻。

（一）风邪外袭，肺失通调

风邪外袭，内舍于肺，肺失宣降通调，上则津液不能宣发外达以营养肌肤，下则不能通调水道而将津液的代谢废物变化为尿，以致风遏水阻，风水相搏，水液潴留体内，泛滥肌肤，发为水肿。

（二）湿毒浸淫，内归肺脾

肺主皮毛，脾主肌肉。痈疡疮毒生于肌肤，未能清解而内归肺脾，脾伤不能升津，肺伤失于宣降，以致水液潴留体内，泛滥肌肤，发为水肿。《济生方·水肿》谓："又有年少，血热生疮，变为肿满，烦渴，小便少，此为热肿。"

（三）水湿浸渍，脾气受困

脾喜燥而恶湿。久居湿地，或冒雨涉水，水湿之气内侵；或平素饮食不节，过食生冷，均可使脾为湿困，而失其运化之职，致水湿停聚不行，潴留体内，泛滥肌肤，发为水肿。

（四）湿热内盛，三焦壅滞

"三焦者，决渎之官，水道出焉。"湿热内侵，久羁不化；或湿郁化热，湿热内盛，使中焦脾胃失其升清降浊之能，三焦为之壅滞，水道不通，以致水液潴留体内，泛滥肌肤，发为水肿。

（五）饮食劳倦，伤及脾胃

饮食失调，或劳倦过度，或久病伤脾，脾气受损，运化失司，水液代谢失常，引起水液潴留体内，泛滥肌肤，而成水肿。

（六）肾气虚衰，气化失常

"肾者水脏，主津液。"生育不节，房劳过度，或久病伤肾，以致肾气虚衰，不能化气行水，遂使膀胱气化失常，开合不利，引起水液潴留体内，泛滥肌肤，而成水肿。

（七）湿热内盛，三焦壅滞

湿热久羁，或湿郁化热，中焦脾胃失其升清降浊之能，三焦为之壅滞，水道不通，而成水肿，顽固难愈。

三、辨证论治

水肿的治疗，《素问·汤液醪醴论》提出"去宛陈莝""开鬼门""洁净府"3 条基本原则。张仲景宗《黄帝内经》之意，在《金匮要略·水气病脉证并治》中提出："诸有水者，腰以下肿，当利小便；腰以上肿，当发汗乃愈。"辨证地运用了发汗、利小便的两大治法。根据上述所论，水肿的治疗原则应分阴阳而治，阳水主要治以发汗、利小便、宣肺健脾，水势壅盛则可酌情暂行攻逐，总以祛邪为主；阴水则主要治以温阳益气、健脾、益肾、补心，兼利小便，酌情化瘀，总以扶正助气化为治。虚实并见者，则攻补兼施。

（一）阳水

1. 风水泛滥　浮肿起于眼睑，继则四肢及全身皆肿，甚者眼睑浮肿，眼合不能开，来势迅速，多有恶寒发热，肢节酸痛，小便短少等症。偏于风热者，伴咽喉红肿疼痛，口渴，舌质红，脉浮滑数。偏风寒者，兼恶寒无汗，头痛鼻塞，咳喘，舌苔薄白，脉浮滑或浮紧。如浮肿较甚，此型亦可见沉脉。治拟：疏风清热，宣肺行水。方药：越婢加术汤。可酌加浮萍、茯苓、泽泻，以助宣肺利小便消肿之功。若属风热偏盛，可加连翘、桔梗、板蓝根、鲜白茅根以清热利咽，解毒散结，凉血止血；若风寒偏盛，去石膏，加苏叶、桂枝、防风，以助麻黄辛温解表之力；若咳喘较甚，可加杏仁、前胡，以降气定喘；若见汗出恶风，为卫气已虚，则用防己黄芪汤加减，以助卫解表；若表证渐解，身重而水肿不退者，可按水湿浸渍型论治。

2. 湿毒浸淫　身发疮痍，甚则溃烂，或咽喉红肿，或乳蛾肿大疼痛，继则眼睑浮肿，延及全身，小便不利，恶风发热，舌质红，苔薄黄，脉浮数或滑数。治拟：宣肺解毒，利尿消肿。方药：麻黄连翘赤小豆汤合五味消毒饮。若脓毒甚者，当重用蒲公英、紫花地丁；若湿盛糜烂而分泌物多者，加苦参、土茯苓、黄柏；若风盛而瘙痒者，加白鲜皮、地肤子；若血热而红肿，加丹皮、赤芍；若大便不通，加大黄、芒硝。

3. 水湿浸渍　全身水肿，按之没指，小便短少，身体困重，胸闷腹胀，纳呆，泛恶，苔白腻，脉沉缓，起病较缓，病程较长。治拟：健脾化湿，通阳利水。方药：胃苓汤合五皮饮。若上半身肿甚而喘，可加麻黄、杏仁、葶苈子宣肺泻水而平喘。

4. 湿热壅盛　遍体浮肿，皮肤绷急光亮，胸脘痞闷，烦热口渴，或口苦口黏，小便短赤，或大便干结，舌红，苔黄腻，脉滑数或沉数。治拟：分利湿热。方药：疏凿饮子。若腹满不减，大便不通者，可合己椒苈黄丸，以助攻泻之力，使水从大便而泄；若症见尿痛、尿血，乃湿热之邪下注膀胱，伤及血络，可酌加凉血止血之品，如大小蓟、白茅根等；若肿势严重，兼见气粗喘满，倚息不得平卧，脉弦有力，系胸中有水，可用葶苈大枣泻肺汤合五苓散加杏仁、防己、木通，以泻肺行水，上下分消；若湿热久羁，化燥伤阴，症见口燥咽干、大便干结，可用猪苓汤以滋阴利水。

（二）阴水

1. 脾阳虚衰　身肿，腰以下为甚，按之凹陷不易恢复，脘腹胀闷，纳减便溏，食少，面色不华，神倦肢冷，小便短少，舌质淡，苔白腻或白滑，脉沉缓或沉弱。治拟：温阳健脾，化气利水。方药：实脾饮。水湿过盛，腹胀大，小便短少，可加苍术、桂枝、猪苓、泽泻，以增化气利水之力。若症见身倦气短，气虚甚者，可加生黄芪、人参以健脾益气。

2. 肾阳衰微　面浮身肿，腰以下为甚，按之凹陷不起，心悸，气促，腰部冷痛酸重，尿量减少，四肢厥冷，怯寒神疲，面色㿠白或灰滞，舌质淡胖，苔白，脉沉细或沉迟无力。治拟：温肾助阳，化气行水。方药：济生肾气丸合真武汤。若心悸，唇绀，脉虚或结或代，乃水邪上犯，心阳被遏，瘀血内阻，宜重用附子再加桂枝、炙甘草、丹参、泽兰，以温阳化瘀；若先见心悸，气短神疲，形寒肢冷，自汗，舌紫黯，脉虚数或结或代等心阳虚衰证候，后见水肿诸症，则应以真武汤为主，加人参、桂枝、丹参、泽兰等，以温补心肾之阳，化瘀利水。若见喘促，呼多吸少，汗出，脉虚浮而数，是水邪凌肺，肾不纳气，宜重用人参、蛤蚧、五味子、山茱萸、牡蛎、龙骨，以防喘脱之变。

若病至后期，因肾阳久衰，阳损及阴，可导致肾阴亏虚，症见水肿反复发作，精神疲惫，腰酸遗精，口燥咽干，五心烦热，舌红少苔，脉细数，治宜滋补肾阴为主，兼利水湿，但滋阴不宜过于凉腻，以防匡助水邪，伤害阳气，可用左归丸加泽泻、茯苓等治疗。

若肾阴久亏，水不涵木，肝肾阴虚，肝阳上亢，上盛下虚，症见面色潮红，头晕头痛，心悸失眠，腰酸遗精，步履飘浮无力，或肢体微颤等，治宜育阴潜阳，用左归丸加介类重镇潜阳之品珍珠母、牡蛎、龙骨、鳖甲等治疗。

脾阳虚衰证与肾阳虚衰证往往同时出现，而表现为脾肾阳虚，水湿泛滥，因此健脾与温肾两法常同时并进，但需区别脾肾虚的轻重主次，施治当有所侧重。

水肿日久，瘀血阻滞，其治疗常配合活血化瘀法，取血行水亦行之意，近代临床上常用益母草、泽兰、桃仁、红花等，实践证明可加强利尿效果。

第六节　血　　证

一、定义

凡由多种原因引起火热熏灼或气虚不摄，致使血液不循常道，或上溢于口鼻诸窍，或下泄于前后二阴，或渗出于肌肤所形成的疾患，统称为血证。简而言之，非生理性的出血性疾患，称为血证。

二、病因病机

早在《黄帝内经》中即记载了血溢、血泄、衄血、咳血、呕血、溺血、溲血、便血等病证，并对引起出血的原因及部分血证的预后有所论述。《金匮要略》最早记载了泻心汤、柏叶汤、黄土汤等治疗吐血、便血的方剂，沿用至今。《备急千金要方》收载了一些较好的治疗血证的方剂，至今仍广泛应用的犀角地黄汤即首载于该书。《济生方·失血论治》认为失血可由多种原因导致，"所致之由，因大虚损，或饮酒过度，或强食过饱，或饮啖辛热，或忧思恚怒"，而对血证的病机，则强调因于热者多。《医学正传·血证》率先将各种出血病证归纳在一起，并以"血证"之名概之。《先醒斋医学广笔记·吐血》提出了著名的治吐血三要法，强调了行血、补肝、降气在治疗吐血中的重要作用。《景岳全书·血证》对血证的内容作了比较系统的归纳，将引起出血的病机提纲挈领地概括为"火盛"及"气虚"两个方面。《血证论》是论述血证的专书，对各种血证的病因病机、辨证论治均有许多精辟论述，该书所提出的止血、消瘀、宁血、补血的治血四法，确实是通治血证之大纲。

血证的范围相当广泛，凡以出血为主要临床表现的内科病证，均属本证范畴。本节讨论常见的鼻衄、齿衄、咳血、吐血、便血、尿血、紫斑等血证。

（一）感受外邪

外邪侵袭、损伤脉络而引起出血，其中以感受热邪所致者为多。如风、热、燥邪损伤上部脉络，则引起衄血、咳血、吐血；热邪或湿热损伤下部脉络，则引起尿血、便血。

（二）情志过极

忧思恼怒过度，肝气郁结化火，肝火上逆犯肺则引起衄血、咳血；肝火横逆犯胃则引起吐血。

（三）饮食过度

饮酒过多以及过食辛辣厚味，或滋生湿热，热伤脉络，引起衄血、吐血、便血；或损伤脾胃，脾胃虚衰，血失统摄，而引起吐血、便血。

（四）劳倦过度

心主神明，神劳伤心；脾主肌肉，体劳伤脾；肾主藏精，房劳伤肾。劳倦过度会导致心、脾、肾气阴的损伤。若损伤于气，则气虚不能摄血，以致血液外溢而形成衄血、吐血、便血、紫斑；若损伤于阴，则阴盛火旺，迫血妄行而致衄血、尿血、紫斑。

（五）久病或热病之后体虚

久病或热病导致血证的机理主要有3个方面：久病或热病使阴精伤耗，以致阴虚火旺，迫血妄行而致出血；久病或热病使正气亏损，气虚不摄，血溢脉外而致出血；久病入络，使血脉瘀阻，血行不畅，血不循经而致出血。

当各种原因导致脉络损伤或血液妄行时，就会引起血液溢出脉外而形成血证。正如《三因极一病证方论·失血叙论》说："夫血犹水也，水由地中行，百川皆理，则无壅决之虞。血之周流于人身荣、经、府、俞，外不为四气所伤，内不为七情所郁，自然顺适。万一微爽节宣，必致壅闭，故血不得循经流注，荣养百脉，或泣或散，或下而亡反，或逆而上溢，乃有吐、衄、便、利、汗、痰诸证生焉。"

上述各种原因之所以导致出血，其共同的病机可以归结为火热熏灼、迫血妄行及气虚不摄、血溢脉外两类。正如《景岳全书·血证》说："血本阴精，不宜动也，而动则为病。血主荣气，不宜损也，而损则为病。盖动者多由于火，火盛则逼血妄行；损者多由于气，气伤则血无以存。"在火热之中，又有实火及虚火之分，外感风热燥火，湿热内蕴，肝郁化火等，均属实火；而阴虚火旺之火，则属虚火。气虚之中，又有仅见气虚和气损及阳、阳气亦虚之别。

从证候的虚实来说，由火热亢盛所致者属于实证；由阴虚火旺及气虚不摄所致者，则属于虚证。实证和虚证虽各有其不同的病因病机，但在疾病发展变化过程中，又常发生实证向虚证的转化，如开始为火盛气逆，迫血妄行，但在反复出血之后，则会导致阴血亏损，虚火内生；或因出血过多，血去气伤，以致气虚阳衰，不能摄血。因此，在某些情况下，阴虚火旺及气虚不摄，既是引起出血的病理因素，又是出血所导致的结果。此外，出血之后，已离经脉而未排出体外的血液，留积体内，蓄结而为瘀血，瘀血又会妨碍新血的生长及气血的正常运行。

三、辨证论治

治疗血证，应针对各种血证的病因病机及损伤脏腑的不同，结合证候虚实及病情轻重而辨证论治。《景岳全书·血证》说："凡治血证，须知其要，而血动之由，惟火惟气耳。故察火者但察其有火无火，察气者但察其气虚气实。知此四者而得其所以，则治血之法无余义矣。"

以下分别叙述鼻衄、齿衄、咳血、吐血、便血、尿血、紫斑等的辨证论治。

（一）鼻衄

鼻腔出血，称为鼻衄。它是血证中最常见的一种。鼻衄多由火热迫血妄行所致，其中肺热、胃热、肝火为常见。另有少数病人，可由正气亏虚，血失统摄引起。

鼻衄可因鼻腔局部疾病及全身疾病而引起。内科范围的鼻衄主要见于某些传染病、发热性疾病、血液病、风湿热、高血压、维生素缺乏症、化学药品及药物中毒等引起的鼻出血。

至于鼻腔局部病变引起的鼻衄，一般属于五官科范畴。

1. 实证

（1）热邪犯肺：鼻燥衄血，口干咽燥，或兼有身热、咳嗽痰少等症，舌质红，苔薄，脉数。治拟：清泄肺热，凉血止血。方药：桑菊饮。可加牡丹皮、白茅根、墨旱莲、侧柏叶凉血止血。肺热盛而无表证者，去薄荷、桔梗，加黄芩、栀子清泄肺热；阴伤较甚，口、鼻、咽干燥显著者，加玄参、麦冬、生地养阴润肺。

（2）胃热炽盛：鼻衄，或兼齿衄，血色鲜红，口渴欲饮，鼻干，口干臭秽，烦躁，便秘，舌红，苔黄，脉数。治拟：清胃泻火，凉血止血。方药：玉女煎。可加大蓟、小蓟、白茅根、藕节等凉血止血。热势甚者，加山栀、丹皮、黄芩清热泻火；大便秘结者，加生大黄通腑泻热；阴伤较甚，口渴、舌红苔少、脉细数者，加天花粉、石斛、玉竹养胃生津。

（3）肝火上炎：鼻衄，头痛，目眩，耳鸣，烦躁易怒，面目红赤，口苦，舌红，脉弦数。治拟：清肝胃火，凉血止血。方药：龙胆泻肝汤。可酌加白茅根、蒲黄、大蓟、小蓟、藕节等凉血止血。若阴液亏耗，口鼻干燥，舌红少津，脉细数者，可去车前子、泽泻、当归，酌加玄参、麦冬、女贞子、墨旱莲养阴清热。

2. 虚证

气血亏虚：鼻衄，或兼齿衄、肌衄，神疲乏力，面色苍白，头晕，耳鸣，心悸，夜寐不宁，舌质淡，脉细无力。治拟：补气摄血。方药：归脾汤。可加仙鹤草、阿胶、茜草等加强其止血作用。

对以上各种证候的鼻衄，除内服汤药治疗外，鼻衄当时，应结合局部用药治疗，以期及时止血。可选用：①局部用云南白药止血；②用棉球蘸青黛粉塞入鼻腔止血；③用湿棉条蘸塞鼻散（百草霜15g，龙骨15g，枯矾60g，共研极细末）塞鼻等。

（二）齿衄

齿龈出血称为齿衄，又称为牙衄、牙宣。阳明经脉入于齿龈，齿为骨之余，故齿衄主要与胃肠及肾的病变有关。

齿衄可由齿龈局部病变或全身疾病所引起。内科范围的齿衄，多由血液病、维生素缺乏症及肝硬化等疾病所引起。至于齿龈局部病变引起的齿衄，一般属于口腔科范围。

1. 实证

胃火炽盛：齿衄血色鲜，齿龈红肿疼痛，头痛，口臭，舌红，苔黄，脉洪数。治拟：清胃泻火，凉血止血。方药：加味清胃散合泻心汤。可酌加白茅根、大蓟、小蓟、藕节等凉血止血。烦热口渴者，加石膏、知母清热除烦。

2. 虚证

阴虚火旺：齿衄，血色淡红，起病较缓，常因受热及烦劳而诱发，齿摇不坚，舌质红，苔少，脉细数。治拟：滋阴降火，凉血止血。方药：六味地黄丸合茜根散。可酌加白茅根、仙鹤草、藕节以凉血止血。虚火较甚而见低热、手足心热者，加地骨皮、白薇、知母清退虚热。

（三）咳血

血由肺及气管外溢，经口而咳出，表现为痰中带血，或痰血相兼，或纯血鲜红，间夹泡沫，均称为咳血，亦称为嗽血或咯血。

多种杂病及温热病都会引起咳血。内科范围的咳血，主要见于呼吸系统疾病，如支气管扩张症，急性气管－支气管炎、慢性支气管炎、肺炎、肺结核、肺癌等。

1. 实证

（1）燥热伤肺：喉痒咳嗽，痰中带血，口干鼻燥，或有身热，舌质红，少津，苔薄黄，脉数。治拟：清热润肺，宁络止血。方药：桑杏汤。可加白茅根、茜草、藕节、侧柏叶凉血止血。出血较多者，可再加用云南白药或三七粉冲服。兼见发热，头痛，咳嗽，咽痛等症，为风热犯肺，加金银花、连翘、牛蒡子以辛凉解表，清热利咽；津伤较甚，而见干咳无痰，或痰黏不易咯出，苔少舌红乏津者，可加麦冬、玄参、天冬、天花粉等养阴润燥。痰热壅肺，肺络受损，症见发热，面红，咳嗽，咳血，咯痰黄稠，舌红，苔黄，脉数者，可改用清金化痰汤去桔梗，加大蓟、小蓟、茜草等，以清肺化痰，凉血止血；热势较甚，咳血较多者，加金银花、连翘、黄芩、芦根，以及冲服三七粉。

（2）肝火犯肺：咳嗽阵作，痰中带血或纯血鲜红，胸胁胀痛，烦躁易怒，口苦，舌质红，苔薄黄，脉弦数。治拟：清肝泻火，凉血止血。方药：泻白散合黛蛤散。可酌加生地、墨旱莲、白茅根、大小蓟等凉血止血。肝火较甚，头晕目赤，心烦易怒者，加丹皮、栀子、黄芩清肝泻火；若咳血量较多，纯血鲜红，可用犀角地黄汤加三七粉冲服，以清热泻火，凉血止血。

2. 虚证

阴虚肺热：咳嗽痰少，痰中带血或反复咳血，血色鲜红，口干咽燥，颧红，潮热盗汗，舌质红，脉细数。治拟：滋阴润肺，宁络止血。方药：百合固金汤。可加白及、藕节、白茅根、茜草等止血，或合十灰散凉血止血。反复咳血及咳血量多者，加阿胶、三七养血止血；

潮热、颧红者，加青蒿、鳖甲、地骨皮、白薇等清退虚热；盗汗加糯稻根、浮小麦、五味子、牡蛎等收敛固涩。

（四）吐血

血由胃来，经呕吐而出，血色红或紫黯，常夹有食物残渣，称为吐血，亦称为呕血。

古代曾将吐血之有声者称为呕血，无声者称为吐血。但从临床实际情况看，两者不易严格区别，且在治疗上亦无区分的必要。正如《医碥·吐血》说："吐血即呕血。旧分无声曰吐，有声曰呕。"

吐血主要见于上消化道出血，其中以消化性溃疡出血及肝硬化所致的食管、胃底静脉曲张破裂最多见。其次见于食管炎、急慢性胃炎、胃黏膜脱垂症等，以及某些全身性疾病（如血液病、尿毒症、应激性溃疡）引起的出血。

1. 实证

（1）胃热壅盛：脘腹胀闷，甚则作痛，吐血色红或紫黯，常夹有食物残渣，口臭，便秘，大便色黑，舌质红，苔黄腻，脉滑数。治拟：清胃泻火，化瘀止血。方药：泻心汤合十灰散。胃气上逆而见恶心呕吐者，可加代赭石、竹茹、旋覆花和胃降逆；热伤胃阴而表现口渴、舌红而干、脉象细数者，加麦冬、石斛、天花粉养胃生津。

（2）肝火犯胃：吐血色红或紫黯，口苦胁痛，心烦易怒，寐少梦多，舌质红绛，脉弦数。治拟：泻肝清胃，凉血止血。方药：龙胆泻肝汤。或合用十灰散，以加强凉血止血的作用。胁痛甚者，加郁金、制香附理气活络定痛。

2. 虚证

气虚血溢：吐血缠绵不止，时轻时重，血色暗淡，神疲乏力，心悸气短，面色苍白，舌质淡，脉细弱。治拟：健脾养心，益气摄血。方药：归脾汤。可酌加仙鹤草、白及、乌贼骨、炮姜炭等以温经固涩止血。若气损及阳，脾胃虚寒，症见肤冷、畏寒、便溏者，治宜温经摄血，可改用柏叶汤。方中以侧柏叶凉血止血，艾叶、炮姜炭温经止血，童便化瘀止血，共奏温经止血之效。

上述3种证候的吐血，若出血过多，导致气随血脱，表现面色苍白、四肢厥冷、汗出、脉微等症者，亟当益气固脱，可用独参汤等积极救治。

（五）便血

便血系胃肠脉络受损，出现血液随大便而下，或大便显柏油样为主要临床表现的病证。

便血均由胃肠之脉络受损所致。内科杂病的便血主要见于胃肠道的炎症、溃疡、肿瘤、息肉、憩室炎等。

1. 实证

肠道湿热：便血色红，大便不畅或稀溏，或有腹痛，口苦，舌质红，苔黄腻，脉濡数。治拟：清化湿热，凉血止血。方药：地榆散合槐角丸。若便血日久，湿热未尽而营阴已亏，应清热除湿与补益阴血双管齐下，以虚实兼顾，扶正祛邪。可选用清脏汤或脏连丸。清脏汤中，以黄连、黄芩、栀子、黄柏清热燥湿，当归、川芎、地黄、芍药养血和血，地榆、槐角、阿胶、侧柏叶养血凉血止血。脏连丸中，以黄连、黄芩清热燥湿，当归、地黄、赤芍、猪大肠养血补脏，槐花、槐角、地榆凉血止血，荆芥、阿胶养血止血。两方比较，清脏汤的清热燥湿作用较强，而脏连丸的止血作用较强，可酌情选用。

2. 虚证

（1）气虚不摄：便血色红或紫黯，食少，体倦，面色萎黄，心悸，少寐，舌质淡，脉细。治拟益气摄血。方药：归脾汤。可酌加槐花、地榆、白及、仙鹤草，以增强止血作用。

（2）脾胃虚寒：便血紫黯，甚则黑色，腹部隐痛，喜热饮，面色不华，神倦懒言，便溏，舌质淡，脉细。治拟健脾温中，养血止血。方药：黄土汤。可加白及、乌贼骨收敛止血，三七、花蕊石活血止血。阳虚较甚，畏寒肢冷者，可加鹿角霜、炮姜、艾叶等温阳止血。

轻症便血应注意休息，重症者则应卧床。可根据病情进食流质、半流质或无渣饮食。应注意观察便血的颜色、性状及次数。若出现头昏、心慌、烦躁不安、面色苍白、脉细数等症状，常为大出血征象，应积极救治。

（六）尿血

小便中混有血液，甚或伴有血块的病证，称为尿血。随出血量多少的不同，而使小便呈淡红色、鲜红色，或茶褐色。

以往所谓尿血，一般均指肉眼血尿而言。但随着检测手段的进步，出血量微小，用肉眼不易观察到而仅在显微镜下才能发现红细胞的"镜下血尿"，现在也应包括在尿血之中。

1. 实证

下焦湿热：小便黄赤灼热，尿血鲜红，心烦口渴，面赤口疮，夜寐不安，舌质红，脉数。治拟：清热泻火，凉血止血。方药：小蓟饮子。热盛而心烦口渴者，加黄芩、天花粉清热生津；尿血较甚者，加槐花、白茅根凉血止血；尿中夹有血块者，加桃仁、红花、牛膝活血化瘀。

2. 虚证

（1）肾虚火旺：小便短赤带血，头晕耳鸣，神疲，颧红潮热，腰膝酸饮，舌质红，脉细数。治拟：滋阴降火，凉血止血。方药：知柏地黄丸。可酌加墨旱莲、大蓟、小蓟、藕节、蒲黄等凉血止血。颧红潮热者，加地骨皮、白薇清退虚热。

（2）脾不统血：久病尿血，甚或兼见齿衄、肌衄，食少，体倦乏力，气短声低，面色不华，舌质淡，脉细弱。治拟：补脾摄血。方药：归脾汤。可加熟地、阿胶、仙鹤草、槐花等养血止血；气虚下陷而且少腹坠胀者，可加升麻、柴胡，配合原方中的党参、黄芪、白术，以起到益气升阳的作用。

（3）肾气不固：久病尿血，血色淡红，头晕耳鸣，精神困惫，腰脊酸痛，舌质淡，脉沉弱。治拟：补益肾气，固摄止血。方药：无比山药丸。可加仙鹤草、蒲黄、槐花、紫珠草等止血。必要时再酌加牡蛎、金樱子、补骨脂等固涩止血。腰脊酸痛、畏寒神怯者，加鹿角片、狗脊温补督脉。

（七）紫斑

血液溢出于肌肤之间，皮肤表现青紫斑点或斑块的病证，称为紫斑，亦有称为肌衄及葡萄疫者。如《医宗金鉴·失血总括》说："皮肤出血曰肌衄。"《医学入门·斑疹》说："内伤发斑，轻如蚊迹疹子者，多在手足，初起无头痛身热，乃胃虚火游于外。"《外科正宗·葡萄疫》说："感受四时不正之气，郁于皮肤不散，结成大小青紫斑点，色若葡萄，发在遍体头面……邪毒传胃，牙根出血，久则虚人，斑渐方退。"

1. 实证

血热妄行：皮肤出现青紫斑点或斑块，或伴有鼻衄、齿衄、便血、尿血，或有发热，口渴，便秘，舌红，苔黄，脉弦数。治拟：清热解毒，凉血止血。方药：十灰散。热毒炽盛，发热，出血广泛者，加生石膏、龙胆、紫草，冲服紫雪丹；热壅胃肠，气血郁滞，症见腹痛、便血者，加白芍、甘草、地榆、槐花，缓急止痛，凉血止血；邪热阻滞经络，兼见关节肿痛者，酌加秦艽、木瓜、桑枝等舒筋通络。

2. 虚证

（1）阴虚火旺：皮肤出现青紫斑点或斑块，时发时止，常伴鼻衄、齿衄或月经过多，颧红、心烦、口渴、手足心热，或有潮热、盗汗，舌质红，苔少，脉细数。治拟：滋阴降火，宁络止血。方药：茜根散。阴虚较甚者，可加玄参、龟甲、女贞子、墨旱莲养阴清热止血。潮热可加地骨皮、白薇、秦艽清退虚热。若表现肾阴亏虚而火热不甚，症见腰膝酸软、头晕乏力、手足心热、舌红少苔、脉细数者，可改用六味地黄丸滋阴补肾，酌加茜草根、大蓟、槐花、紫草等凉血止血，化瘀消斑。

（2）气不摄血：反复发生肌衄，久病不愈，神疲乏力，头晕目眩，面色苍白或萎黄，食欲不振，舌质淡，脉细弱。治拟：补气摄血。方药：归脾汤。可酌情选加仙鹤草、棕榈炭、地榆、蒲黄、茜草根、紫草等，以增强止血及化斑消瘀的作用。若兼肾气不足而见腰膝酸软者，可加山茱萸、菟丝子、续断补益肾气。

第七节　便　　秘

一、定义

便秘是指由于大肠传导功能失常导致的以大便排出困难，排便时间或排便间隔时间延长为临床特征的一种大肠病证。

二、病因病机

《黄帝内经》中已经认识到便秘与脾胃受寒、肠中有热和肾病有关。如《素问·厥论》曰："太阴之厥，则腹满䐜胀，后不利。"《素问·举痛论》曰："热气留于小肠，肠中痛，瘅热焦渴，则坚干不得出，故痛而闭不通矣。"《灵枢·邪气脏腑病形》曰："肾脉……微急为……不得前后。"仲景对便秘已有了较全面认识，提出了寒、热、虚、实不同的发病机制，设立了承气汤的苦寒泻下、麻子仁丸的养阴润下、厚朴三物汤的理气通下，以及蜜煎导诸法，为后世医家认识和治疗本病确立了基本原则。李东垣强调饮食劳逸与便秘的关系，并指出治疗便秘不可妄用泻药，如《兰室秘藏·大便结燥门》谓："若饥饱失节，劳役过度，损伤胃气，及食辛热厚味之物，而助火邪，伏于血中，耗散真阴，津液亏少，故大便燥结。""大抵治病，不可一概用巴豆、牵牛之类下之，损其津液，燥结愈甚，复下复结，极则以至引导于下而不通，遂成不救。"程钟龄的《医学心悟·大便不通》将便秘分为"实秘、虚秘、热秘、冷秘"四种类型，并分别列出各类症状、治法及方药，对临床有一定参考价值。

便秘的病因是多方面的，其中主要有外感寒热之邪、内伤饮食情志、病后体虚、阴阳气血不足等。本病病位在大肠，并与脾胃肺肝肾密切相关。脾虚传送无力，糟粕内停，致大肠传导功能失常，而成便秘；胃与肠相连，胃热炽盛，下传大肠，燔灼津液，大肠热盛，燥屎内结，可成便秘；肺与大肠相表里，肺之燥热下移大肠，则大肠传导功能失常，而成便秘；肝主疏泄气机，若肝气郁滞，则气滞不行，腑气不能畅通；肾主五液而司二便，若肾阴不足则肠道失润，若肾阳不足则大肠失于温煦而传送无力，大便不通，均可导致便秘。其病因病机归纳起来，大致可分如下几个方面：

（一）肠胃积热

素体阳盛，或热病之后，余热留恋，或肺热肺燥，下移大肠，或过食醇酒厚味，或过食辛辣，或过服热药，均可致肠胃积热，耗伤津液，肠道干涩失润，粪质干燥，难于排出，形成所谓"热秘"。如《景岳全书·秘结》曰："阳结证，必因邪火有余，以致津液干燥。"

（二）气机郁滞

忧愁思虑，脾伤气结；或抑郁恼怒，肝郁气滞；或久坐少动，气机不利，均可导致腑气郁滞，通降失常，传导失职，糟粕内停，不得下行，或欲便不出，或出而不畅，或大便干结而成气秘。如《金匮翼·便秘》曰："气秘者，气内滞而物不行也。"

（三）阴寒积滞

恣食生冷，凝滞胃肠；或外感寒邪，直中肠胃；或过服寒凉，阴寒内结，均可导致阴寒内盛，凝滞胃肠，传导失常，糟粕不行，而成冷秘。如《金匮翼·便秘》曰："冷秘者，寒冷之气，横于肠胃，凝阴固结，阳气不行，津液不通。"

（四）气虚阳衰

饮食劳倦，脾胃受损；或素体虚弱，阳气不足；或年老体弱，气虚阳衰；或久病产后，正气未复；或过食生冷，损伤阳气；或苦寒攻伐，伤阳耗气，均可导致气虚阳衰，气虚则大肠传导无力，阳虚则肠道失于温煦，阴寒内结，便下无力，使排便时间延长，形成便秘。如《景岳全书·秘结》曰："凡下焦阳虚，则阳气不行，阳气不行则不能传送，而阴凝于下，此阳虚而阴结也。"

（五）阴亏血少

素体阴虚，津亏血少；或病后产后，阴血虚少；或失血夺汗，伤津亡血；或年高体弱，阴血亏虚；或过食辛香燥热，损耗阴血，均可导致阴亏血少，血虚则大肠不荣，阴亏则大肠干涩，肠道失润，大便干结，便下困难，而成便秘。如《医宗必读·大便不通》说："更有老年津液干枯，妇人产后亡血，及发汗利小便，病后血气未复，皆能秘结。"

上述各种病因病机之间常常相兼为病，或互相转化，如肠胃积热与气机郁滞可以并见，阴寒积滞与阳气虚衰可以相兼；气机郁滞日久化热，可导致热结；热结日久，耗伤阴津，又可转化成阴虚等等。然而，便秘总以虚实为纲，冷秘、热秘、气秘属实，阴阳气血不足所致虚秘则属虚。虚实之间可以转化，可由虚转实，可因虚致实，而虚实并见。归纳起来，形成便秘的基本病机是邪滞大肠，腑气闭塞不通或肠失温润，推动无力，导致大肠传导功能失常。

三、辨证论治

根据便秘实证邪滞大肠、腑气闭塞不通，虚证肠失温润、推动无力，导致大肠传导功能失常的基本病机，其治疗当分虚实而治，原则是实证以祛邪为主，据热秘、冷秘、气秘之不同，分别施以泻热、温散、理气之法，辅以导滞之品，标本兼治，邪去便通；虚证以养正为先，依阴阳气血亏虚的不同，主用滋阴养血、益气温阳之法，酌用甘温润肠之药，标本兼治，正盛便通。六腑以通为用，大便干结，解便困难，可用下法，但应在辨证论治基础上以润下为基础，个别证型虽可暂用攻下之药，也以缓下为宜，以大便软为度，不得一见便秘，便用大黄、芒硝、巴豆、牵牛之属。

（一）实证

1. 肠胃积热　大便干结，腹胀腹痛，面红身热，口干口臭，心烦不安，小便短赤，舌红苔黄燥，脉滑数。治拟：泻热导滞，润肠通便。方药：麻子仁丸。若津液已伤，可加生地、玄参、麦冬以养阴生津；若兼郁怒伤肝，易怒目赤者，加服更衣丸以清肝通便；若燥热不甚，或药后通而不爽者，可用青麟丸以通腑缓下，以免再秘。

本型可用番泻叶 3~9g 开水泡服，代茶随意饮用。

2. 气机郁滞　大便干结，或不甚干结，欲便不得出，或便而不畅，肠鸣矢气，腹中胀痛，胸胁满闷，嗳气频作，饮食减少，舌苔薄腻，脉弦。治拟：顺气导滞。方药：六磨汤。可加厚朴、香附、柴胡、莱菔子、炙枇杷叶以助理气之功。若气郁日久，郁而化火，可加黄芩、栀子、龙胆清肝泻火；若气逆呕吐者，可加半夏、旋覆花、代赭石；若七情郁结，忧郁寡言者，加白芍、柴胡、合欢皮疏肝解郁；若跌仆损伤，腹部术后，便秘不通，属气滞血瘀者，可加桃仁、红花、赤芍之类活血化瘀。

3. 阴寒积滞　大便艰涩，腹痛拘急，胀满拒按，胁下偏痛，手足不温，呃逆呕吐，舌苔白腻，脉弦紧。治拟：温里散寒，通便导滞。方药：大黄附子汤。可加枳实、厚朴、木香助泻下之力，加干姜、小茴香以增散寒之功。

（二）虚证

1. 气虚　粪质并不干硬，也有便意，但临厕排便困难，需努挣方出，挣得汗出短气，便后乏力，体质虚弱，面白神疲，肢倦懒言，舌淡苔白，脉弱。治拟：补气润肠，健脾升阳。方药：黄芪汤。若气虚较甚，可加人参、白术，气虚甚者，可选用红参；若气虚下陷脱肛者，则用补中益气汤；若肺气不足者，可加用生脉散；若日久肾气不足，可用大补元煎。

2. 血虚　大便干结，排出困难，面色无华，心悸气短，健忘，口唇色淡，脉细。治拟：养血润肠。方药：润肠丸。可加玄参、何首乌、枸杞子养血润肠。若兼气虚，可加白术、党参、黄芪益气生血，若血虚已复，大便仍干燥者，可用五仁丸润滑肠道。

3. 阴虚　大便干结，如羊屎状，形体消瘦，头晕耳鸣，心烦失眠，潮热盗汗，腰酸膝软，舌红少苔，脉细数。治拟：滋阴润肠通便。方药：增液汤。若胃阴不足，口干口渴者，可用益胃汤；若肾阴不足，腰酸膝软者，可用六味地黄丸。

4. 阳虚　大便或干或不干，皆排出困难，小便清长，面色㿠白，四肢不温，腹中冷痛，得热痛减，腰膝冷痛，舌淡苔白，脉沉迟。治拟：温阳润肠。方药：济川煎。可加肉桂以增温阳之力。若老人虚冷便秘，可用半硫丸；若脾阳不足，中焦虚寒，可用理中汤加当归、芍药；若肾阳不足，尚可选用金匮肾气丸或右归丸。

第八节　淋　证

一、定义

淋证是指因饮食劳倦、湿热侵袭而致的以肾虚，膀胱湿热，气化失司为主要病机，以小便频急，滴沥不尽，尿道涩痛，小腹拘急，痛引腰腹为主要临床表现的一类病证。

二、病因病机

淋之名称，始见于《黄帝内经》，如《素问·六元正纪大论》称为"淋闭"，并有"甚则淋""其病淋"等记载。《金匮要略·五脏风寒积聚病脉证并治》称"淋秘"，并指出淋秘为"热在下焦"。《金匮要略·消渴小便不利淋病脉证并治》描述了淋证的症状："淋之为病，小便如粟状，小腹弦急，痛引脐中。"隋代《诸病源候论·淋病诸候》对本病病机作了详细论述，并将本病病位及发病机制作了高度明确的概括："诸淋者，由肾虚而膀胱热故也。"这种以肾虚为本，以膀胱热为标的病机理论，已为后世所宗。金元时期《丹溪心法·淋》强调淋证主要由热邪所致："淋有五，皆属乎热。"明代《景岳全书·淋浊》在认同"淋之初病，则无不由乎热剧"的同时，提出"久服寒凉"，"淋久不止"有"中气下陷和命门不固之证"，并提出治疗时"凡热者宜清，涩者宜利，下陷者宜升提，虚者宜补，阳气不固者温补命门"，对淋证病因病机的认识更为全面，治疗方法也较为完善。历代医家对淋证的分类进行了探索，《中藏经》首先将淋证分为冷、热、气、劳、膏、砂、虚、实8种，为淋证临床分类的雏形。《诸病源候论·淋病诸候》把淋证分为石、劳、气、血、膏、寒、热7种，而以"诸淋"统之。《备急千金要方·淋闭》提出"五淋"之名。《外台秘要·淋并大小便难病》具体指出五淋的内容："《集验》论五淋者，石淋、气淋、膏淋、劳淋、热淋也。"现代临床仍沿用五淋之名，但有以气淋、血淋、膏淋、石淋、劳淋为五淋者，亦有以热淋、石淋、血淋、膏淋、劳淋为五淋者。

（一）膀胱湿热

多食辛热肥甘之品，或嗜酒过度，酿成湿热，下注膀胱，或下阴不洁，湿热秽浊毒邪侵入膀胱，酿成湿热，或肝胆湿热下注皆可使湿热蕴结下焦，膀胱气化不利，发为热淋；若灼伤脉络，迫血妄行，血随尿出，则发为血淋；若湿热久蕴，煎熬尿液，日积月累，结成砂石，则发为石淋；若湿热蕴结，膀胱气化不利，不能分清别浊，脂液随小便而出，则发为膏淋。

（二）肝郁气滞

恼怒伤肝，肝失疏泄，或气滞不会，郁于下焦，致肝气郁结，膀胱气化不利，发为气淋。

（三）脾肾亏虚

久淋不愈，湿热耗伤正气，或劳累过度，房室不节，或年老、久病、体弱，皆可致脾肾亏虚。脾虚而中气不足，气虚下陷，则发为气淋；若肾虚而下元不固，肾失固摄，不能制约脂液，脂液下注，随尿而出，则发为膏淋；若肾虚而阴虚火旺，火热灼伤脉络，血随尿出，则发为血淋；病久伤正，遇劳即发者，则为劳淋。

三、辨证论治

"诸淋者，由肾虚而膀胱热故也。"淋证的病位在肾与膀胱，且与肝脾有关。其病机主要是肾虚，膀胱湿热，气化失司。肾与膀胱相表里，肾气的盛衰，直接影响膀胱的气化与开合。淋证日久不愈，热伤阴，湿伤阳，易致肾虚；肾虚日久，湿热秽浊邪毒容易侵入膀胱，引起淋证的反复发作。因此，肾虚与膀胱湿热在淋证的发生、发展及病机转化中具有重要意义。淋证有虚有实，初病多实，久病多虚，初病体弱及久病患者，亦可虚实并见。

实证多在膀胱和肝，虚证多在肾和脾。

实则清利，虚则补益，是治疗淋证的基本原则。实证有膀胱湿热者，治宜清热利湿；有热邪灼伤血络者，治宜凉血止血；有砂石结聚者，治宜通淋排石；有气滞不利者，治宜利气疏导。虚证以脾虚为主者，治宜健脾益气；以肾虚为主者，治宜补虚益肾。所以徐灵胎评《临证指南医案·淋浊》时指出："治淋之法，有通有塞，要当分别，有瘀血积塞住溺管者宜先通，无瘀积而虚滑者宜峻补。"

（一）热淋

小便频急短涩，尿道灼热刺痛，尿色黄赤，少腹拘急胀痛，或有寒热，口苦，呕恶，或腰痛拒按，或有大便秘结，苔黄腻，脉滑数。治拟：清热解毒，利湿通淋。方药：八正散。若大便秘结，腹胀者，可重用生大黄，并加枳实以通腑泄热；若腹满便溏，则去大黄；若伴见寒热，口苦，呕恶者，可合用小柴胡汤以和解少阳；若湿热伤阴者，去大黄，加生地、牛膝、白茅根以养阴清热；若小腹胀满，加乌药、川楝子行气止痛；若热毒弥漫三焦，入营入血，又当急则治标，用黄连解毒汤合五味消毒饮，以清热泻火解毒；若头身疼痛，恶寒发热，鼻塞流涕，有表证者，加柴胡、金银花、连翘等宣透热邪。

（二）石淋

尿中时夹砂石，小便艰涩，或排尿时突然中断，尿道窘迫疼痛，少腹拘急，或腰腹绞痛难忍，痛引少腹，连及外阴，尿中带血，舌红，苔薄黄。若病久砂石不去，可伴见面色少华，精神委顿，少气乏力，舌淡边有齿印，脉细而弱；或腰腹隐痛，手足心热，舌红少苔，脉细带数。治拟：清热利尿，通淋排石。方药：石韦散。可加金钱草、海金沙、鸡内金等以加强排石消坚的作用。若腰腹绞痛者，可加芍药、甘草以缓急止痛；若见尿中带血，可加小蓟、生地、藕节以凉血止血；尿中有血条血块者，加川牛膝、赤芍、血竭以活血祛瘀；若兼有发热，可加蒲公英、黄柏、大黄以清热泻火。石淋日久，虚实并见，当标本兼治，气血亏虚者，宜二神散合八珍汤；阴液耗伤者，宜六味地黄丸合石韦散；肾阳不足者，宜金匮肾气丸合石韦散。

（三）气淋

实证表现为小便涩痛，淋沥不尽，小腹胀满疼痛，苔薄白，脉多沉弦。虚证表现为尿时涩滞，小腹坠胀，尿有余沥，面白不华，舌质淡，脉虚细无力。治拟：实证宜利气疏导，虚证宜补中益气。方药：实证用沉香散，虚证用补中益气汤。沉香散中沉香、橘皮利气，当归、白芍柔肝，甘草清热，石韦、冬葵子、滑石、王不留行利尿通淋。胸闷胁胀者，可加青皮、乌药、小茴香以疏肝理气；日久气滞血瘀者，可加红花、赤芍、川牛膝以活血化瘀。补中益气汤补中益气，以治中气不足、气虚下陷之气淋。若小便涩痛，服补益药后，反增小腹胀满，为兼湿热，可加车前草、白茅根、滑石以清热利湿；若兼血虚肾亏者，可用八珍汤倍茯苓加杜仲、枸杞、怀牛膝，以益气养血，脾肾双补。

（四）血淋

实证表现为小便热涩刺痛，尿色深红，或夹有血块，疼痛满急加剧，或见心烦，舌苔黄，脉滑数。虚证表现为尿色淡红，尿痛涩滞不明显，腰酸膝软，神疲乏力，舌淡红，脉细数。治拟：实证宜清热通淋，凉血止血；虚证宜滋阴清热，补虚止血。方药：实证用小蓟饮子，虚证用知柏地黄丸。小蓟饮子方中小蓟、生地、蒲黄、藕节清热凉血止血，小蓟可重用至30g，生地以生者为宜；木通、淡竹叶通淋利小便，降心火；栀子清三焦之湿热；

滑石利尿通淋；当归引血归经；生甘草梢泻火而能达茎中以止痛。若热重出血多者，可加黄芩、白茅根，重用生地；若血多痛甚者，可另服参三七、琥珀粉，以化瘀通淋止血。知柏地黄丸滋阴清热以治血淋虚证，亦可加墨旱莲、阿胶、小蓟、地榆等以补虚止血。

（五）膏淋

实证表现为小便混浊如米泔水，置之沉淀如絮状，上有浮油如脂，或夹有凝块，或混有血液，尿道热涩疼痛，舌红，苔黄腻，脉濡数。虚证表现为病久不已，反复发作，淋出如脂，小便涩痛反见减轻，但形体日渐消瘦，头昏无力，腰酸膝软，舌淡，苔腻，脉细弱无力。治拟：实证宜清热利湿，分清泄浊；虚证宜补虚固涩。方药：实证用程氏萆薢分清饮，虚证用膏淋汤。可加土茯苓、荠菜以加强清热利湿，分清泄浊之力；若小腹胀，尿涩不畅者，加乌药、青皮；小便夹血者，加小蓟、蒲黄、藕节、白茅根。膏淋汤中党参、山药补脾，地黄、芡实滋肾，白芍养阴，龙骨、牡蛎固摄脂液。若脾肾两虚，中气下陷，肾失固涩者，可用补中益气汤合七味都气丸益气升陷，滋肾固涩。

（六）劳淋

小便不甚赤涩，但淋沥不已，时作时止，遇劳即发，腰酸膝软，神疲乏力，舌质淡，脉细弱。治拟：健脾益肾。方药：无比山药丸。若脾虚气陷，症见小腹坠胀，小便点滴而出者，可与补中益气汤同用，以益气升陷；若肾阴亏虚，症见面色潮红，五心烦热，舌红少苔，脉细数者，可与知柏地黄丸同用，以滋阴降火；若肾阳虚衰，症见面色少华，畏寒怯冷，四肢欠温，舌淡，苔薄白，脉沉细者，可合右归丸以温补肾阳。

第九节　癃　闭

一、定义

癃闭是由于肾和膀胱气化失司导致的以排尿困难，全日总尿量明显减少，小便点滴而出，甚则闭塞不通为临床特征的一种病证。其中以小便不利，点滴而短少，病势较缓者称为"癃"；以小便闭塞，点滴全无，病势较急者称为"闭"。癃和闭虽有区别，但都是指排尿困难，只是轻重程度上的不同，因此多合称为癃闭。

二、病因病机

癃闭之名，首见于《黄帝内经》，且书中对癃闭的病位、病机作了概要的论述。如《素问·宣明五气》谓："膀胱不利为癃，不约为遗溺。"《素问·标本病传论》谓："膀胱病，小便闭。"《灵枢·本输》云："三焦者……实则闭癃，虚则遗溺，遗溺则补之，闭癃则泻之。"明代以后，始将淋、癃分开，而各成为独立的疾病。在病因病机证治方面，《诸病源候论·便病诸候》提出："小便不通，由膀胱与肾俱有热故也。""小便难者，此是肾与膀胱热故也。"认为二者系因热的程度不同所致，"热气大盛"则令"小便不通"；"热势极微"，故"但小便难也"。《备急千金要方·膀胱腑》已有了导尿术的记载。《丹溪心法·小便不通》认为该病有"气虚、血虚、有痰、风闭、实热"等类型，并根据辨证论治的精神，运用探吐法治疗小便不通。《景岳全书·癃闭》将癃闭的病因归纳为四个方面：有因火邪结聚小肠、膀胱者，此以水泉干涸而气门热闭不通；有因热居肝肾者，则或以败精，或以槁血，阻塞水道而不通；有因真阳下竭，元海无根，气虚而闭者；有因肝强气逆，妨碍膀胱，气实而闭者。并详细阐述了气虚而闭的病理机转。

（一）湿热蕴结

过食辛辣肥腻，酿湿生热，湿热不解，下注膀胱，或湿热素盛，肾热下移膀胱，或下阴不洁，湿热侵袭，膀胱湿热阻滞，气化不利，小便不通，或尿量极少，而为癃闭。

（二）肺热气壅

肺为水之上源。热邪袭肺，肺热气壅，肺气不能肃降，津液输布失常，水道通调不利，不能下输膀胱；又因热气过盛，下移膀胱，以致上下焦均为热气闭阻，气化不利，而成癃闭。

（三）脾气不升

劳倦伤脾，饮食不节，或久病体弱，致脾虚清气不能上升，则浊气难以下降，小便因而不通，而成癃闭。故《灵枢·口问》曰："中气不足，溲便为之变。"

（四）肾元亏虚

年老体弱或久病体虚，肾阳不足，命门火衰，气不化水，是以"无阳则阴无以化"，而致尿不得出；或因下焦炽热，日久不愈，耗损津液，以致肾阴亏虚，水府枯竭，而成癃闭。

（五）肝郁气滞

七情所伤，引起肝气郁结，疏泄不及，从而影响三焦水液的运行和气化功能，致使水道通调受阻，形成癃闭。且肝经经脉绕阴器，抵少腹，这也是肝经有病，可导致癃闭的原因。所以《灵枢·经脉》提出："肝足厥阴之脉………是主肝所生病者……遗溺、闭癃。"

（六）尿路阻塞

瘀血败精，或肿块结石，阻塞尿道，小便难以排出，因而形成癃闭。即《景岳全书·癃闭》所说："或以败精，或以槁血，阻塞水道而不通也。"

水液的吸收、运行、排泄，还有赖于三焦的气化和肺脾肾的通调、转输、蒸化，故癃闭的病位还与三焦、肺脾肾密切相关。上焦之气不化，当责之于肺，肺失其职，则不能通调水道，下输膀胱；中焦之气不化，当责之于脾，脾气虚弱，则不能升清降浊；下焦之气不化，当责之于肾，肾阳亏虚，气不化水，肾阴不足，水府枯竭，均可导致癃闭。肝郁气滞，使三焦气化不利，也会发生癃闭。此外，各种原因引起的尿路阻塞，均可引起癃闭。基本病机可归纳为三焦气化不利，或尿路阻塞，导致肾和膀胱气化失司。

三、辨证论治

癃闭的治疗应根据"六腑以通为用"的原则，着眼于通，即通利小便。但通之之法，有直接、间接之分，因证候虚实而异。实证治宜清湿热，散瘀结，利气机而通利水道；虚证治宜补脾肾，助气化，使气化得行，小便自通。同时，还要根据病因病机，病变在肺在脾在肾的不同，进行辨证论治，不可滥用通利小便之品。此外，尚可根据"上窍开则下窍自通"的理论，用开提肺气法，开上以通下，即所谓"提壶揭盖"之法治疗。

（一）实证

1. 膀胱湿热　小便点滴不通，或量少而短赤灼热，小腹胀满，口苦口黏，或口渴不欲饮，或大便不畅，苔根黄腻，舌质红，脉数。治拟：清热利湿，通利小便。方药：八正散。若舌苔厚腻者，可加苍术、黄柏，以加强其清化湿热的作用；若兼心烦，口舌生疮糜烂者，可合导赤散，以清心火，利湿热；若湿热久恋下焦，又可导致肾阴灼伤而出现口干咽燥，潮热盗汗，手足心热，舌光红，可改用滋肾通关丸加生地、车前子、川牛膝等，以滋肾阴，清湿热而助气化；若因湿热蕴结日久，三焦气化不利，症现小便量极少或无尿，面色晦滞，舌质黯红有瘀点、瘀斑，胸闷烦躁，小腹胀满，恶心泛呕，口中尿臭，甚则神昏等，系尿毒入血，上攻于心脑，治宜降浊和胃，清热化湿，通闭开窍，佐以活血化瘀，方用黄连温胆汤加大黄、丹参、生蒲黄、泽兰、白茅根、木通，以及清开灵注射液等。

2. **肺热壅盛** 全日总尿量极少或点滴不通，咽干，烦渴欲饮，呼吸急促或咳嗽，苔薄黄，脉数。治拟：清肺热，利水道。方药：清肺饮。可加金银花、连翘、虎杖、鱼腥草等以增清肺解毒之力。若症见心烦，舌尖红，口舌生疮等，乃为心火旺盛之征象，可加黄连、竹叶等以清泻心火；若大便不通，可加杏仁、大黄以宣肺通便，通腑泄热；若口渴引饮，神疲气短，为气阴两伤之象，可合大剂生脉散，以益气养阴；若兼表证而见头痛，鼻塞，脉浮者，可加薄荷、桔梗以解表宣肺。

3. **肝郁气滞** 小便不通，或通而不爽，胁腹胀满，情志抑郁，或多烦易怒，舌红，苔薄黄，脉弦。治拟：疏利气机，通利小便。方药：沉香散。若肝郁气滞症状重，可合六磨汤加减，以增强其疏肝理气的作用；若气郁化火，而见舌红，苔薄黄者，可加丹皮、山栀等以清肝泻火。

4. **尿道阻塞** 小便点滴而下，或尿细如线，甚则阻塞不通，小腹胀满疼痛，舌质紫黯或有瘀点，脉细涩。治拟：行瘀散结，通利水道。方药：代抵当丸。若瘀血现象较重，可加红花、川牛膝、三棱、莪术以增强其活血化瘀的作用；若病久血虚，面色不华，治宜养血行瘀，可加黄芪、丹参、赤芍；若一时性小便不通，胀闭难忍，可加麝香0.09~0.15g置胶囊内吞服，以急通小便，此药芳香走窜，能通行十二经，传遍三焦，药力较猛，切不可多用，以免伤人正气，孕妇忌服；若由于尿路结石而致尿道阻塞，小便不通，可加用金钱草、鸡内金、冬葵子、萹蓄、瞿麦以通淋利尿排石。

（二）虚证

1. **脾气不升** 时欲小便而不得出，或量少而不爽利，气短，语声低微，小腹坠胀，精神疲乏，食欲不振，舌质淡，脉弱。治拟：益气健脾，升清降浊，化气利尿。方药：补中益气汤合春泽汤。若气虚及阴，脾阴不足，清气不升，气阴两虚，症见舌质红，可改用补阴益气煎；若脾虚及肾，而见肾虚证候者，可加用济生肾气丸，以温补脾肾，化气利尿。小便涩滞者，可合滋肾通关丸。

2. **肾阳衰惫** 小便不通或点滴不爽，排出无力，面色㿠白，神气怯弱，畏寒怕冷，腰膝冷而酸软无力，舌淡，苔薄白，脉沉细而弱。治拟：温补肾阳，化气利尿。方药：济生肾气丸。若兼有脾虚证候者，可合补中益气汤或春泽汤，以补中益气，化气行水；若老人精血俱亏，病及督脉，而见形神委顿，腰脊酸痛，治宜香茸丸，以补养精血、助阳通窍；若因肾阳衰惫，命火式微，致三焦气化无权，浊阴不化，症见小便量少，甚至无尿，头晕头痛，恶心呕吐，烦躁，神昏者，治宜千金温脾汤合吴茱萸汤温补脾肾，和胃降逆。

第十节 震 颤

一、定义

颤震是指由内伤积损或其他慢性病证致筋脉失荣失控，以头身肢体不自主地摇动、颤抖为主要临床表现的一种病证。古代亦称"颤振"或"振掉"。

二、病因病机

《黄帝内经》称本病为"掉""振掉"。如《素问·五常政大论》描述了其临床表现，如"其病动摇""掉眩巅疾""掉振鼓栗"；《素问·至真要大论》"诸风掉眩，皆属于肝"（掉即颤振之谓），指出病变在肝；《素问·脉要精微论》"骨者髓之府，不能久立，行则振掉，骨将惫矣"，明确了病变与"髓"有关。《黄帝内经》的论述为后世阐述本病奠定了基础。至明代，对本病的认识进一步深化，许多医家对病名、病因病机、辨证论治等方面均有较系统的论述。《证治准绳·杂病·颤振》说："颤，摇也；振，动也。筋脉约束不住而莫能任持，风之象也……亦有头动而手足不动者……手足动而头不动者，皆木气太过而兼火之化也。"不仅指出了本病的临床特征，而且概括了本病的病机为"筋脉约束不住"，并与肝木风火有关。《医学纲目·颤振》说："颤，摇也；振，动也。风火相乘，动摇之象，比之瘛疭，其势为缓。"这里指出与瘛疭的区别，还与诸禁鼓栗有别，曰："诸禁鼓栗，如丧神守，皆属于热。鼓栗亦动摇之意也。"还指出病因："此症多由风相合，亦有风寒所中者，亦有风挟湿痰者。"《赤水玄珠·颤振》认为颤震的病因病机是"木火上盛，肾阴不充，下虚上实，实为痰火，虚则肾亏"，属本虚标实、虚实夹杂之病，治疗应"清上补下"，体现扶正祛邪、标本兼顾的治疗原则。清代《医宗己任编·颤振》强调气血亏虚是本病的重要原因，并创造大补气血法治疗颤震。《张氏医通·颤振》较系统地总结了本病的病因病机，并列举出 13 个证候和主治方药，还以脉象判断预后，丰富了本病的理论和临床经验。

本病的病因较多，以内伤为主，尤以年老体衰多见。正如《证治准绳·杂病·颤振》所说："壮年鲜有，中年以后乃有之，老年尤多。"劳欲太过、醇酒厚味、药物所伤、情志郁怒等为颤震的重要病因，但也有外感成为病因者。如《医学纲目·颤振》所说："此症多由风相合，亦有风寒所中者，亦有风挟湿痰者。"

（一）风阳内动

中年以后，肾精渐亏，若加之劳欲太过，或药物所伤，致使肾气不足，肾精亏耗，肾水不能滋养肝木，筋脉失濡，木燥而生风，肾水不能上济心火，心神失主则筋不能自收持而生颤震。也有因情志郁怒伤肝，气机不畅，阳气内郁化热生风而成。

（二）髓海不足

久病或年迈肾亏精少，或年少禀赋不足，或七情内伤，凡应事太烦则伤神。精生气，气生神，神伤则精损气耗，脑髓不足，神机失养，筋脉肢体失主而成。

（三）气血亏虚

或饮酒无度，嗜食生冷肥甘，或思虑伤脾，或药物所伤，致脾胃受损，中焦失于运化，水谷不能化生气血，则气虚血少，阳弱阴亏。头为诸阳之会，脑为髓海，今阳弱阴亏，阳气不能上煦于头，阴精不能充养于脑，神机受累，筋脉肢体失司失控而生颤震。

（四）痰热动风

多因脾肾亏虚，水津运化失常而生痰，痰湿郁久而化热生风；也有因外感风湿热毒，邪留于心，伤及肺脾，心不主五脏，肺失通调，脾失转输，痰饮内生，积久生热，热极生风。风火痰热流窜于经络，困扰于神机，筋脉失司失控而成。

或有痰湿之体，积年累月，阻滞气机，气不行血而瘀滞，痰瘀阻痹经脉，气血不运，肌肉筋脉失养而不能自主者为颤震。

综上所述，本病为脑髓及肝、脾、肾等脏腑受损，而引起筋脉肌肉失养和（或）失控而发生的病证，这是本病的主要病位和根本病机所在。因脑为元神之府，与心并主神机，神机出入控制四肢百骸的协调运动；肾主骨生髓，充养脑海，伎巧出焉，即肢体的精细、协调运动由肾精充养髓海而成；脾主肌肉、四肢，为气血阴阳化生之源，肾精的充养，肝筋的滋润，肌肉的温煦，均靠脾之健运，化生之气血阴阳的供养；肝主筋，筋系于肉，支配肌肉肢体的伸缩收持。故脑髓、肝脾肾等脏腑的共同生理，保证了头身肢体的协调运动，若病及其中的任一脏腑或多个脏腑，筋脉肌肉失养和（或）失控，则发生头身肢体不协调、不自主地运动而为颤震病。病理性质，虚多实少。病理因素为虚、风、痰、火、瘀。虚，以阴精亏虚为主，也有气虚、血虚甚至阳虚者；虚则不能充养脏腑，润养筋脉。风，以阴虚生风为主，也有阳亢风动或痰热化风者；风性善动，使筋脉肌肉变动不拘。痰，以禀赋痰湿之体为主，或因肺脾肾虚不能运化水湿而成；痰之为病，或阻滞肌肉筋脉，或化热而生风。火，以阴虚生内热为主，或有五志过极化火，或外感热毒所致；火热则耗灼阴津，肝肾失养，或热极风动而筋脉不宁。瘀，多因久病气血不运而继发，常痰瘀并病，阻滞经脉运行气血，筋脉肌肉失养而病。

三、辨证论治

扶正补虚、标本兼顾是本病的治疗原则。根据标本虚实，以填精补髓、益肾调肝、健脾益气养血以扶正治本，清化痰热、息风止痉、活血化瘀以祛邪治标为其治疗大法。

（一）实证

1. 风阳内动　眩晕头胀，面红，口干舌燥，易怒，腰膝酸软，睡有鼾声，渐见头摇肢颤，不能自主，舌红，苔薄黄。治拟：滋阴潜阳。方药：滋生青阳汤。本证亦可选用滋荣养液膏，药用女贞子、陈皮、干桑叶、熟地、白芍、黑芝麻、墨旱莲、枸杞子、当归身、鲜菊花、黑穞豆、南竹叶、玉竹、白茯苓、沙蒺藜、炙甘草治之。本方长于养阴，尤适于虚风内动者。

2. 痰热动风　头晕目眩，头摇，肢体震颤，手不能持物，甚至四肢不知痛痒，胸闷泛恶，甚则呕吐痰涎，咳嗽，痰涎如缕如丝，吹拂不断，舌体胖大有齿痕，舌质红，苔厚腻或白或黄，脉沉滑或沉濡。治拟：豁痰息风。方药：导痰汤。再加皂荚宣壅去垢、导滞以通窍，硼砂除热痰散结，生白芍、生石决明滋养阴血、平肝潜阳，则可增豁痰息风之效。肝阳亢者，加天麻、羚羊角粉、珍珠粉以平肝潜阳。肝火甚者，加夏枯草、龙胆清肝泻火。大便秘结者，加大黄通腑泻热。

本证亦可用化痰透脑丸，药用九制南星、天竺黄、麝香、琥珀、郁金、半夏、蛇胆、陈皮、远志肉、珍珠、沉香、石花菜、海胆，共为细面，制大蜜丸，每服1丸，1日3次，白开水送服。本方有理气解郁、豁痰开窍之功效。

（二）虚证

1. 髓海不足　头晕目眩，耳鸣，记忆力差或善忘，头摇肢颤，溲便不利，寤寐颠倒，重则神呆，啼笑反常，言语失序，舌质淡红体胖大，苔薄白，脉多沉弦无力或弦细而紧。治拟：填精益髓。方药：龟鹿二仙丹。方中尚可加熟地、鳖甲、丹参、赤芍以滋阴活血。有热象者，加知母、黄柏清相火。畏寒肢冷者，加淫羊藿、肉苁蓉温养肾阳。

本证亦可用益脑强神丸：鹿角胶、麝香、海马、龟甲胶、燕菜、西红花、玳瑁、枸杞子、石菖蒲、山茱肉、桃仁、何首乌、熟地、黄精、豨莶草、生槐米、五味子，共为细面，制大蜜丸，每服 1 丸，日 3 次，淡盐水送服。本方具益气养血，滋阴潜阳，活血化瘀，通络开窍之功。

2. 气血亏虚　眩晕，心悸而烦，动则气短懒言，头摇肢颤，纳呆，乏力，畏寒肢冷，汗出，溲便失常，舌体胖大，苔薄白滑，脉沉濡无力或沉细。治拟：补中益气。方药：补中益气汤或四君子汤送服天王补心丹。临证时，可加枸杞、鸡血藤、丹参、天麻、钩藤以增强其养血息风之效。夹痰者，加半夏、贝母、瓜蒌、橘络祛痰通络。本证亦可用心脾双补丸，药用人参、玄参、五味子、远志肉、麦冬、神曲、酸枣仁、柏子仁、白术、川贝母、生甘草、丹参、苦桔梗、生地、川黄连、香附、朱砂，共为细末，以桂圆肉熬膏代蜜，捣丸如弹子大，每晨嚼服 1 丸，开水送服。

第十一节　麻　木

一、定义

"麻"为肌肤感觉异常，指肌肤蚁走感或触电感或微针乱刺感；"木"指肌肤感觉的缺失。麻木可以发生于躯体各处，本节讨论的主要是四肢麻木，是人体躯体感觉减退，或有蚁行等异常感觉，有时静止时稍重，或在活动时加剧，严重时活动受限，严重者可伴见肢体废用不遂。此病多与肝、肾、心、脾有密切关系，多因六淫外邪闭阻经络，影响气血运行。

二、病因病机

"麻木"作为医学术语首见于晋代《针灸甲乙经》。晋代以前多以"不仁"来表述"麻木"相关症状。与"麻木"相似的术语较多，如"肉苛""麻痹""顽麻""顽痹""顽厚""不知痛痒"等均表述同类症状。王清任在《医林改错》中记载的中风先兆症状，亦有肢体麻木。特别是风痰阻络与肝阳化风的麻木，尤易发生中风。因此对中年以上，尤其是肥胖体型的患者，如见食指、中指或舌根麻木，应积极采取措施治疗四肢麻木，以预防中风的发生。

麻木的病因病机较复杂，有属虚（气血虚弱、阳虚、阴虚）、属实（六淫侵袭、情志不遂、痰饮留滞、瘀血阻络、邪热壅遏）以及虚实夹杂（内虚风中、肾虚邪中、阳虚寒湿）3 个方面。病机关键为不荣或不通以致气血无法正常运达肌表，肌肤失其煦濡。四肢麻木，临证四肢俱见麻木者不多，而以双上肢或双下肢或单侧肢体麻木者多见。临证鉴别要分清虚实之证，虚证麻木患肢软弱无力，实证麻木患肢疼痛胀麻。

三、辨证论治

治疗上遵循"虚者补之，实者泻之"治则，补治宜补气血、建中焦为主，实证用祛风、散寒、化痰、活血、行气、息风等治法。至于虚实夹杂证，则当辨别孰轻孰重，权衡缓急，辨证施治。口舌麻木多属痰火，可用止麻消痰饮。方中半夏、茯苓、陈皮、细辛化痰行气，瓜蒌、黄芩、黄连清化热痰，桔梗、枳壳调理气机升降，天麻平肝息风。气虚酌加人参，血虚加当归、白芍。颜面麻木多属风痰阻络，常用牵正散加白芷、防风、钩藤、蜈蚣。兼血瘀者合桃红四物汤，兼用川芎、防风、薄荷、羌活煎汤，用布巾蒙头熏之，一日二三次。麻木遇阴天雨湿而加剧者，应注意保暖防潮，局部可用艾条温灸，或在医生指导下采用热熨、熏洗等药物外治法。

西医的多种疾病均可出现肢体麻木症状，如多发性结缔组织疾病（如类风湿关节炎、结节性多动脉炎，硬皮病等）、营养障碍疾病（如脚气病等）、代谢及内分泌障碍疾病（如糖尿病、甲状腺功能减退症、肢端肥大症等）以及其他疾病（如急慢性感染、肿瘤），在疾病过程中所发生的多发性神经炎之周围神经损害。麻木也是周围血管病变之一，如多发性大动脉炎、血栓闭塞性脉管炎等。高血压引起的脑血管病变，也常以麻木作为主症或兼症。因此，在辨证治疗中应予以鉴别。

（一）实证

1. 风湿痹阻　长期渐进性肢体关节肌肉疼痛，麻木重着，遇阴天雨湿而加剧，或呈发作性剧痛，局部多喜暖恶寒。其病久入深者，往往表现为关节不利，麻木不仁，而疼痛反不剧烈，甚至不痛。舌淡，苔薄白或白腻，脉沉迟。风寒湿邪郁久化热或湿热入络而局部肿胀、灼热、疼痛、麻木者，舌质多红，舌苔黄腻，脉细数或滑数。治拟：祛风通络。方选蠲痹汤加减。羌活、独活、桂枝、秦艽祛风，当归、川芎、木香、乳香活血通络，甘草和中。风胜者，加防风祛风；偏寒者，加制川乌散寒；偏湿者，加防己、薏苡仁、苍术化湿。郁久化热者，去乳香、木香，加知母、丹皮清热凉血；湿热入络者，加木防己、黄柏、薏苡仁、滑石清利湿热。病在上肢，加海风藤、桑枝、姜黄、威灵仙；病在下肢，加牛膝、续断、五加皮、木瓜。兼见气血不足者，可用三痹汤加减，药用黄芪、续断、独活、防风、杜仲、细辛、党参、茯苓、当归、芍药、牛膝、秦艽、川芎、桂枝、甘草、生姜等，益气养血，祛风通络。肝肾虚者，可用独活寄生汤加减，补益肝肾，祛风通络，药用独活、桑寄生、杜仲、牛膝、细辛、秦艽、茯苓、肉桂、防风、川芎、党参、甘草、当归、芍药、地黄等。

2. 血瘀络痹　四肢麻木，兼有疼痛，皮色发黯，舌质黯红或有瘀点、瘀斑，脉沉涩。治拟：活血化瘀。方选桃红四物汤加减。桃仁、红花活血化瘀，生地黄、川芎、白芍、赤芍养血和血，细辛通络散寒。气虚者加黄芪益气通络，疼痛者加地龙、姜黄通络止痛。上肢麻木加海风藤、桑枝、威灵仙，下肢麻木加牛膝、木瓜。可用身痛逐瘀汤或补阳还五汤加减，前方活血化瘀，后方益气通络。

3. 风痰阻络　四肢麻木，时有震颤，头眩多痰，咳嗽胸闷，舌苔白润，脉弦滑。治拟：化痰通络。方剂：导痰汤加减。南星、防风祛风化痰，半夏、橘红和胃化痰，枳实理气，丝瓜络通络，茯苓、甘草和中。气虚者加黄芪、白术益气健脾。如兼见颜面麻木者可用牵正散合导痰汤加减，以加强其搜风化痰通络作用。

4. 湿热蕴阻　下肢麻木沉重无力，两足热感，小便短黄，舌红苔黄腻，脉滑数。治拟：清热燥湿。方选四妙丸加减。薏苡仁、苍术化湿，牛膝引药下行，知母、黄柏清热，木瓜、桑枝通络舒筋。兼见痰湿者加法半夏、制南星、茯苓、橘红化痰湿，兼见血瘀者加桃仁、红花、川芎、赤芍活血化瘀。湿甚者，可用薏仁竹叶散合宣痹汤加减，药用薏苡仁、竹叶、滑石、通草、防己、蚕砂、连翘、赤小豆等，利湿为主。

5. 肝阳化风　四肢麻木，伴有震颤，头痛头晕，胸闷，烦躁易怒，舌红少苔，脉弦。治拟：息风通络。方选天麻钩藤饮加减。天麻、钩藤、石决明平肝息风，桑寄生、牛膝补益肝肾，黄芩清热，桑枝祛风，丝瓜络通络，地龙息风，木瓜舒筋，益母草活血。肝肾不足者加杜仲、川断。如见肝热者，可用羚角钩藤汤加减，药用羚羊角、钩藤、桑叶、菊花、生地、白芍等，凉肝息风。

（二）虚证

营卫不和：四肢肌肤麻木不仁，气短乏力。舌质淡红，苔薄白，脉微涩而紧。治拟：调和营卫，和血通络。方选黄芪桂枝五物汤加减。黄芪益气通络，芍药、桂枝调和营卫，威灵仙、丝瓜络祛风通络，生姜、大枣和胃。血虚者加当归、制首乌养血，上肢麻木加海风藤、桑枝、姜黄、威灵仙，下肢麻木加牛膝、续断、五加皮、木瓜。四肢麻木，手足厥冷甚或兼见疼痛，舌淡苔白，脉沉细者，可用当归四逆汤加减，散寒通络，药如当归、桂枝、芍药、细辛、甘草、通草、大枣、木瓜、牛膝、威灵仙等。

第十二节　痉　　证

一、定义

痉证指由于筋脉失养所引起的以项背强急，四肢抽搐，甚至角弓反张为主要特征的临床常见病。痉病古代亦称瘛疭、抽搦、抽风、反折。

二、病因病机

最早文献认为痉病的病因是外邪所致，认为系风寒湿邪，壅阻经络而成。如《素问·至真要大论》说："诸痉项强，皆属于湿"；"诸暴强直，皆属于风"。《灵枢·经筋》云："寒则反折筋急。"《灵枢·热病》说："热而痉者死。"《金匮要略》在继承《黄帝内经》理论基础上，不仅以表实无汗和表虚有汗分为刚痉、柔痉，并在此基础上提出了误治致痉的理论，即表证过汗、风病误下、疮家误汗以及产后血虚、汗出中风等，致使外邪侵袭，津液受伤，筋脉失养而引发本病。《金匮要略》有关伤津致痉的认识，不仅对《黄帝内经》理论有所发挥，同时也为后世医家提出内伤致痉的理论奠定了基础。宋代《三因极一病证方论·痉叙论》明确痉病的病位在筋，病机是"筋无所营"。明代《景岳全书·痉证》说："凡属阴虚血少之辈，不能养营筋脉，以致搐挛僵仆者，皆是此证。如中风之有此者，必以年力衰残，阴之败也；产妇之有此者，必以去血过多，冲任竭也；疮家之有此者，必以血随脓出，营气涸也……凡此之类，总属阴虚之证。"而温病学说的发展和成熟，更进一步丰富了痉病的病因病机理论，其热盛伤津，肝风内动，引发本病的论述，使痉病的病因学说渐臻完备。如《温热经纬·薛生白湿热病》说："木旺由于水亏，故得引火生风，反焚其木，以致痉厥。"同时，在外邪致痉中也补充了"湿热侵入经络脉隧中"的认识。

（一）邪壅经络

"六气皆能致痉"（《温病条辨·痉因质疑》），若感受外邪，留滞壅塞于经络，气血不能运行，筋肉失养而拘急发痉。如《金匮要略方论本义·痉病总论》所说："脉者人之正气正血所行之道路也，杂错乎邪风、邪湿、邪寒，则脉行之道路必阻塞壅滞，而拘急蜷挛之证见矣。"

（二）热甚发痉

或外感火热之邪，或情志过激，内生肝火等，若火热炽盛，必耗灼阴津，筋脉失濡而挛急发痉。如《温热经纬·薛生白湿热病》说："火动则风生而筋挛脉急。"亦即"木火同气，热盛生风。"

（三）阴血亏损

多由误治或他病所致。误治者，即汗、吐、下太过，阴精耗散；他病所致者，即产后失血或汗证、血证、呕吐、泄泻、久病体虚等，伤精损液，导致津伤液脱，亡血失精，筋脉失养而成。如《景岳全书·痉证》说："凡属阴虚血少之辈，不能养营筋脉，以致搐挛僵仆者。"《温病条辨·湿痉或问》说："以久病致痉而论，其强直背反瘛疭之状，皆肝风内动之为也。"此即阴虚生风、血虚生风之谓。

（四）瘀血内阻

多因病久入络，络血不畅而瘀，或外伤瘀血内阻，新血不生，进而闭阻脉络，血不养筋而病痉。

（五）阳衰寒化

即阳衰不能化精生血，筋脉失荣，渐生痉病。

综上所述，痉病为筋脉之病，"筋脉拘急所以反张"（《景岳全书·痉证》）。肝主筋，脾土可营肝木，肾水可滋养肝木，且《素问·骨空论》说"督脉为病，脊强反折"，因督脉其络"合少阴……贯脊属肾"，故本病与肝、脾（胃）、肾及督脉密切相关。引起筋脉拘急之由，有外邪壅塞经络，气血不畅；有火热炽盛，耗灼阴津；有久病或误治，肝精肾血亏损；或饮食劳倦，脾土虚衰，气血阴阳生化不足；或久病入络，或外伤瘀血内阻，血脉不畅。总之，或虚或实，筋脉失养而挛急，为基本病机之所在。

三、辨证论治

痉病属急症范围，因此，急则舒筋解痉以治其标，缓则扶正益损以治其本。故祛邪扶正是其治疗大法。具体治疗时，治实宜祛风、散寒、除湿、清热；治虚当滋阴养血。虚实错杂者，当标本并治，用泄热存阴、益气化瘀等法治疗。

（一）实证

1. 邪壅经络　头痛，项背强直，恶寒发热，无汗或有汗，肢体酸重，甚至口噤不语，四肢抽搐，舌苔白，脉浮紧。治拟：祛风散寒，燥湿和营。方药：羌活胜湿汤。肢体拘急，加白芍柔筋缓急。口噤不语，加石菖蒲、远志开窍。若寒甚无汗，宜解肌发汗，用葛根汤治之。方中葛根味甘，生津滋养筋脉，以解项背肌肉之强急；麻黄、桂枝解表散寒；芍药、甘草酸甘化阴，助葛根缓急止痉；姜、枣调和营卫。若风邪甚，发热不恶寒，汗出，头痛者，治宜和营养津，方用瓜蒌桂枝汤。以桂枝汤调和营卫，解表散邪；瓜蒌根清热生津，和络柔筋。若身热，筋脉拘急，胸脘痞闷，渴不欲饮，溲短赤，苔黄腻，脉滑数，此湿热入络，宜清热化湿，通络和营，方用三仁汤清热化湿，再加地龙、丝瓜络、威灵仙以增强活络通经之力。

2. 邪热发痉　发热胸闷，心烦，急躁，口噤，龂齿，项背强急，甚则角弓反张，手足挛急，腹胀便秘，苔黄腻，脉弦数。治拟：泄热存阴，增液舒筋。方药：增液承气汤。若腹胀便秘者，加厚朴、枳实理气导滞。若热伤津而无腑实证者，可用白虎加人参汤，以清热救津。若抽搐甚者，酌加地龙、全蝎、菊花、钩藤等息风止痉。急躁心烦者，加栀子、淡竹叶以清心除烦。

3. 温热致痉　壮热头痛，呕吐，自汗，口噤，抽搐，角弓反张，甚则神昏，谵语，口渴喜饮，舌质红绛，苔黄燥，脉弦数或洪数。治拟：清热透络，镇痉止抽。方药：羚麻白虎汤。角弓反张，抽搐甚者，可加全蝎、蜈蚣息风止痉。热势盛者，加生地、玄参养阴清热。呕吐者，加竹茹、枇杷叶、代赭石降逆止吐。神昏谵语者，送服成药安宫牛黄丸或局方至宝丹，清心开窍，醒神镇痉。

4. 瘀血内阻　头痛如刺，项背强直，形瘦神疲，四肢抽搐，舌质紫黯，边有瘀斑，脉沉细而涩。治拟：益气化瘀，活络止痉。方药：通窍活血汤。若胸膈血瘀甚者，用血府逐瘀汤加味。两方都可加全蝎、蜈蚣、僵蚕、钩藤通络息风止痉。若苔腻脉弦者，加半夏、白芥子、天麻化痰通络止痉。

（二）虚证

1. 气血亏虚　素体虚弱，或失血，或汗下太过，症见项背强急，四肢抽搐，头晕目眩，自汗，神疲，气短，舌淡红，苔薄而少津，脉沉细。治拟：益气补血，缓急止痉。方药：圣愈汤加天麻、钩藤、葛根缓急平肝而止痉。若吐泻后而抽搐者，可重用白芍，加乌梅、木瓜、甘草，酸甘化阴，柔筋缓痉。

2. 热后伤阴　往往见于高热之后，热势见退，或热尚未退，患者出现手足蠕动者，眩晕乏力，神疲，舌红，脉细数。治拟：养阴清热，潜阳解痉。方药可用大定风珠、三甲复脉汤。

第十三节　痿　　证

一、定义

痿者萎也，枯萎之义，即指肢体肌肉萎缩或是功能失用。痿证指肢体弛缓、软弱无力，甚至日久不用，引起肌肉萎缩或瘫痪的一种病证，多由外感或内伤，使精血受损，肌肉筋脉失养所致。因本病多发生在下肢，故又有"痿躄"之称。

二、病因病机

痿病的病因很广泛，外感、内伤均可导致。正如《证治准绳·痿》所说："五劳、五志、六淫尽得成五脏之热以为痿也。"

（一）肺热津伤

上焦感受温热毒邪，高热持续，或热病后余热燔灼，伤津耗气，不能布送津液以润泽五脏，遂成四肢肌肉筋脉失养，痿弱不用。此即《素问·痿论》"五脏因肺热叶焦，发为痿躄"。

（二）湿热浸淫

外感湿热，或久居湿地，冒受雨露，感受寒湿之邪郁而化热，或饮食不节，生冷肥甘太过，损伤脾胃，脾不能运化水湿而内生湿热，若湿热未及清除，浸淫经脉，气血不运，肌肉筋脉失养而发为痿。此即《素问·生气通天论》所谓"湿热不攘，大筋短，小筋弛长，短为拘，弛长为痿"。

（三）脾胃受损

脾胃为后天之本，气血生化之源，五脏六腑、四肢百骸赖以温煦滋养。若素体虚弱，久病成虚，或饮食不节，脾胃受损，脾胃既不能运化水谷以化生气血而精血不足，也不能转输精微，五脏失其润养，筋脉失其滋煦，故发为痿。正如《医宗必读·痿》所云："阳明者胃也，主纳水谷，化精微以滋养表里，故为五脏六腑之海，而下润宗筋……主束骨而利机关"；"阳明虚则血气少，不能润养宗筋，故弛纵，宗筋纵则带脉不能收引，故足痿不用"。

（四）肝肾亏损

素体肝肾亏虚；或因房室太过，精损难复；或因劳役太过而致肝肾亏损；或五志失调，耗灼精血，均可致肝肾亏损之象。肝血不足，肾精亏虚，肝不主筋，肾不主骨，髓枯筋痿，肌肉也随之不用，发为痿病。《脾胃论》云："夫痿者，湿热乘肾肝也，当急去之，不然则下焦元气竭尽而成软瘫"。

三、辨证论治

痿病的病因有外感、内伤。病位虽在肌筋，但关乎五脏，尤以肝肾肺胃最为密切，因肝藏血主筋，肾藏精生髓，津生于胃，肺通调布散津液，故《临证指南医案·痿》强调本病为"肝肾肺胃四经之病"。其病机则为热伤肺津，津液不布；湿热浸淫经络，气血不运；脾胃受损，气血精微生化不足；肝肾亏损，髓枯筋痿。而且这些病机常可互相传变，如肺热叶焦，津失敷布，则五脏失濡，内热互起；肾水不亏，水不制火，则火灼肺金，导致肺热津伤；脾虚与湿热更是互为因果，湿热亦能下注于肝肾，伤及肝肾之阴。归根结底，痿病是由五脏内伤，精血受损，肌肉筋脉失于滋养所致。故其病理性质有虚有实，一般是热证、虚证居多，虚实夹杂者亦不少见。热证以虚热为多，湿热为患则属实；虚证为精血亏虚，亦有气虚者；因虚不运，痰湿、死血、湿热、湿邪、积滞等，都可兼夹发生。故《证治汇补》说："内热成痿，此论病之本也，若有感发，必因所挟而致。"

（一）实证

1. 肺热津伤　病起发热之时，或热退后突然肢体软弱无力，皮肤枯燥，心烦口渴，咽干咳呛少痰，小便短少，大便秘结，舌红苔黄，脉细数。治拟：清热润肺，濡养筋脉。方药：清燥救肺汤。若壮热，口渴，汗多，则重用生石膏，还可加金银花、连翘以清热解毒，养阴生津。若咳呛少痰，加炙瓜蒌、桑白皮、川贝、知母润肺止咳化痰。咽干不利者，加天花粉、玉竹、百合养阴生津。若身热退净，食欲减退，口燥咽干较甚者，证属肺胃阴伤，宜用益胃汤加薏苡仁、山药、生谷芽之类，益胃生津。

本证肺热而津已伤，勿滥用苦寒、香燥、辛温之品重亡津液，可佐养胃清火之药，如沙参、玉竹、山药之类，胃火清则肺金肃，也是"治痿独取阳明"之法。

2. 湿热浸淫　四肢痿软，肢体困重，或微肿麻木，尤多见于下肢，或足胫热蒸，或发热，胸脘痞闷，小便赤涩；舌红苔黄腻，脉细数而濡。治拟：清热燥湿，通利筋脉。方药：加味二妙散。若湿盛，伴胸脘痞闷，肢重且肿者，可加厚朴、薏苡仁、茯苓、泽泻理气化湿。若长夏雨季，酌加藿香、佩兰芳香化浊。若形体消瘦，自觉足胫热气上腾，心烦，舌红或苔中剥，脉细数，为热甚伤阴，上方去苍术加生地、麦冬以养阴清热。如肢体麻木，关节运动不利，舌质紫，脉细涩，为夹瘀之证，加赤芍、丹参、红花活血通络。

本证重在清热燥湿，不可急于填补，以免助湿恋邪，或热已伤阴，则应清养，仍需注意养阴而不得碍湿。

（二）虚证

1. 脾胃亏虚　肢体痿软无力日重，食少纳呆，腹胀便溏，面浮不华，神疲乏力，舌淡，舌体胖大，苔薄白，脉沉细或沉弱。治拟：健脾益气。方药：参苓白术散。若肥人多痰，可用六君子汤补脾化痰。中气不足，可用补中益气汤。心悸气短者，加黄芪、当归益气生血。如肌肉麻木不仁，苔白腻者，加橘络、白芥子化痰通络；消瘦，舌质紫黯者，可用圣愈汤益气养血，再加桃仁、红花、牛膝活血化瘀。

2. 肝肾亏损　起病缓慢，四肢痿弱无力，腰脊酸软，不能久立，或伴眩晕、耳鸣、遗精早泄，或月经不调，甚至步履全废，腿胫大肉渐脱，舌红少苔，脉沉细数。治拟：补益肝肾，滋阴清热。方药：虎潜丸。热甚者去锁阳、干姜，或用六味地黄丸加牛骨髓、猪骨髓、鹿角胶、枸杞子、砂仁治之。若兼见面色萎黄不华，心悸，舌淡红，脉细弱者，加黄芪、党参、当归、鸡血藤以补养气血。若久病阴损及阳，症见怕冷、阳痿、小便清长、舌淡、脉沉细无力者，不可用凉药以伐生气，虎潜丸去黄柏、知母，酌加鹿角片、补骨脂、肉桂、附子等补肾壮阳。此外，也可加紫河车粉，或用牛骨髓、猪骨髓煮熟，捣烂和入米粉，再用白糖或红糖调服。

本证以阴虚夹热者为多，但应分清有热无热，虚火当滋肾，无火当填精，若阳虚者则又当温煦为治。

各证都可结合针灸、推拿、气功等综合治疗，有助于提高痿病的治疗效果。

第十四节　虚　劳

一、定义

虚劳又称虚损，是由于禀赋薄弱、后天失养及外感内伤等多种原因引起的，以脏腑功能衰退，气血阴阳亏损，日久不复为主要病机，以五脏虚证为主要临床表现的多种慢性虚弱证候的总称。虚劳涉及内容很广，可以说是中医内科中范围最广的一个病证。凡禀赋不足，后天失养，病久体虚，积劳内伤，久虚不复等所致的多种以脏腑气血阴阳亏损为主要表现的病证，均属本病证的范围。

二、病因病机

《素问·通评虚实论》所说的"精气夺则虚"可视为虚证的提纲。而《素问·调经论》

所谓"阳虚则外寒，阴虚则内热"，进一步说明虚证有阴虚、阳虚的区别，并指明阴虚、阳虚的主要特点。《金匮要略·血痹虚劳病脉证并治》首先提出了虚劳的病名。

多种原因均可导致虚劳。《理虚元鉴·虚症有六因》所说的"有先天之因，有后天之因，有痘疹及病后之因，有外感之因，有境遇之因，有医药之因"，对引起虚劳的原因作了比较全面的归纳。多种病因作用于人体，引起脏腑气血阴阳的亏虚，日久不复而成为虚劳。结合临床所见，引起虚劳的病因病机主要有以下五个方面：

（一）禀赋薄弱，因虚致病

多种虚劳证候的形成，都与禀赋薄弱，体质不强密切相关。或因父母体弱多病，年老体衰，或胎中失养，孕育不足，或生后喂养失当，水谷精气不充，均可导致禀赋薄弱。先天不足、禀赋薄弱之体，易于罹患疾病，并在病后易形成久病不复的状态，使脏腑气血阴阳亏虚日甚，而成为虚劳。

（二）烦劳过度，损伤五脏

适当劳作，包括脑力及体力劳动，为人的正常生活以及保持健康所必需。但烦劳过度则有损健康，因劳致虚，日久而成虚劳。在烦劳过度中，以劳神过度及恣情纵欲较为多见。忧郁思虑，积思不解，所欲未遂等劳神过度，易使心失所养，脾失健运，心脾损伤，气血亏虚，久则形成虚劳。而早婚多育，房事不节，频犯手淫等，易使肾精亏虚，肾气不足，久则形成虚劳。

（三）饮食不节，损伤脾胃

暴饮暴食，饥饱不调，嗜食偏食，营养不良，饮酒过度等原因，均会导致脾胃损伤，不能化生水谷精微，气血来源不充，脏腑经络失于濡养，日久形成虚劳。

（四）大病久病，失于调理

大病之后，邪气过盛，脏气损伤，正气短时难以恢复，日久而成虚劳。久病而成虚劳者，随疾病性质的不同，损耗人体的气血阴阳各有侧重。如热病日久，则耗伤阴血；寒病日久，则伤气损阳；瘀血日久，则新血不生；或病后失于调理，正气难复，均可演变为虚劳。

（五）误治失治，损耗精气

由于辨证诊断有误，或选用药物不当，以致精气损伤。若多次失误，既延误疾病的治疗，又使阴精或阳气受损难复，从而导致虚劳。在现今临床实践中，也有过用某些化学药物或接触有害物质（如放射线）过多，使阴精及气血受损，而形成虚劳者。

以上各种病因，或因虚致病，因病成劳，或因病致虚，久虚不复成劳，而其病性，主要为气、血、阴、阳的虚损。病损部位主要在五脏，尤以脾肾两脏更为重要。

三、辨证论治

对于虚劳的治疗，以补益为基本原则。正如《素问·三部九候论》说："虚则补之。"在进行补益的时候，一是必须根据病理属性的不同，分别采取益气、养血、滋阴、温阳的治疗方药；二是要密切结合五脏病位的不同而选方用药，以加强治疗的针对性。

（一）气虚

1. 肺气虚　短气自汗，声音低怯，时寒时热，平素易于感冒，面白，舌质淡，脉弱。治拟：补益肺气。方药：补肺汤。无咳嗽者，可去桑白皮、紫菀。自汗较多者，加牡蛎、麻黄根固表敛汗。若气阴两虚而兼见潮热、盗汗者，加鳖甲、地骨皮、秦艽等养阴清热。

2. 心气虚　心悸，气短，劳则尤甚，神疲体倦，自汗，舌质淡，脉弱。治拟：益气养心。方药：七福饮。自汗多者，可加黄芪、五味子益气固摄；饮食少思，加砂仁、茯苓开胃健脾。

3. 脾气虚　饮食减少，食后胃脘不舒，倦怠乏力，大便溏薄，面色萎黄，舌淡苔薄，脉弱。治拟：健脾益气。方药：加味四君子汤。胃失和降而兼见胃脘胀满，嗳气呕吐者，加陈皮、半夏和胃理气降逆。食积停滞而见脘闷腹胀，嗳气酸腐，苔腻者，加神曲、麦芽、山楂、鸡内金消食健胃。气虚及阳，脾阳渐虚而兼见腹痛即泻、手足欠温者，加肉桂、炮姜温中散寒。

4. 肾气虚　神疲乏力，腰膝酸软，小便频数而清，白带清稀，舌质淡，脉弱。治拟：益气补肾。方药：大补元煎。神疲乏力甚者，加黄芪益气。尿频较甚及小便失禁者，加菟丝子、五味子、益智仁补肾固摄。脾失健运而兼见大便溏薄者，去熟地、当归，加肉豆蔻、补骨脂温补固涩。

在气、血、阴、阳的亏虚中，气虚是临床最常见的一类，其中尤以肺、脾气虚为多见，而心、肾气虚亦不少。肝病而出现神疲乏力，食少便溏，舌质淡，脉弱等气虚症状时，多在原肝病辨治的基础上结合脾气亏虚论治。

（二）血虚

1. 心血虚　心悸怔忡，健忘，失眠，多梦，面色不华，舌质淡，脉细或结代。治拟：养血宁心。方药：养心汤。失眠、多梦较甚，可加合欢花、夜交藤养心安神。

2. 脾血虚　体倦乏力，纳差食少，心悸气短，健忘，失眠，面色萎黄，舌质淡，苔白薄，脉细缓。治拟：补脾养血。方药：归脾汤。

3. 肝血虚　头晕，目眩，胁痛，肢体麻木，筋脉拘急，或筋惕肉瞤，妇女月经不调甚则闭经，面色不华，舌质淡，脉弦细或细涩。治拟：补血养肝。方药：四物汤。血虚甚者，加制首乌、枸杞子、鸡血藤增强补血养肝的作用。胁痛，加丝瓜络、郁金、香附理气通络。目失所养，视物模糊，加楮实子、枸杞子、决明子养肝明目。

（三）阴虚

1. 肺阴虚　干咳，咽燥，甚或失音，咯血，潮热，盗汗，面色潮红，舌红少津，脉细数。治拟：养阴润肺。方药：沙参麦冬汤。咳嗽甚者，加百部、款冬花肃肺止咳。咯血，加白及、仙鹤草、小蓟凉血止血。潮热，加地骨皮、银柴胡、秦艽、鳖甲养阴清热。盗汗，加牡蛎、浮小麦固表敛汗。

2. 心阴虚　心悸，失眠，烦躁，潮热，盗汗，或口舌生疮，面色潮红，舌红少津，脉细数。治拟：滋阴养心。方药：天王补心丹。火热偏盛而见烦躁不安，口舌生疮者，去当归、远志之辛温，加黄连、木通、淡竹叶清心泻火，导热下行。潮热，加地骨皮、银柴胡、秦艽清退虚热。盗汗，加牡蛎、浮小麦固表敛汗。

3. 脾胃阴虚　口干唇燥，不思饮食，大便燥结，甚则干呕，呃逆，面色潮红，舌干，苔少或无苔，脉细数。治拟：养阴和胃。方药：益胃汤。口干唇燥甚者，为津亏较甚，加石斛、天花粉滋养胃阴。不思饮食甚者，加麦芽、扁豆、山药益胃健脾。呃逆，加刀豆、柿蒂、竹茹扶养胃气，降逆止呃。大便干结，将原方之冰糖改用蜂蜜，以收润肠通便之效。

4. 肝阴虚　头痛，眩晕，耳鸣，目干畏光，视物不明，急躁易怒，或肢体麻木，筋惕肉瞤，面潮红，舌干红，脉弦细数。治拟：滋养肝阴。方药：补肝汤。头痛、眩晕、耳鸣较甚，或筋惕肉瞤，为风阳内盛，加石决明、菊花、钩藤、刺蒺藜平肝息风潜阳。目干涩畏光，或视物不明者，加枸杞子、女贞子、草决明养肝明目。急躁易怒，尿赤便秘，舌红脉数者，为肝火亢盛，加龙胆、黄芩、栀子清肝泻火。

5. 肾阴虚　腰酸，遗精，两足痿弱，眩晕，耳鸣，甚则耳聋，口干，咽痛，颧红，舌红，少津，脉沉细。治拟：滋补肾阴。方药：左归丸。遗精，加牡蛎、金樱子、芡实、莲须固肾涩精。潮热、口干、咽痛、脉数为阴虚而火旺，去鹿角胶、山茱萸，加知母、黄柏、地骨皮滋阴泻火。

（四）阳虚

1. 心阳虚　心悸，自汗，神倦嗜卧，心胸憋闷疼痛，形寒肢冷，面色苍白，舌质淡或紫黯，脉细弱或沉迟。治拟：益气温阳。方药：保元汤。心胸疼痛者，酌加郁金、川芎、丹参、三七活血定痛。形寒肢冷，为阳虚较甚，酌加附子、巴戟天、仙茅、淫羊藿、鹿茸温补阳气。

2. 脾阳虚　面色萎黄，食少，形寒，神倦乏力，少气懒言，大便溏薄，肠鸣腹痛，每因受寒或饮食不慎而加剧，舌质淡，苔白，脉弱。治拟：温中健脾。方药：附子理中汤。腹中冷痛较甚，为寒凝气滞，可加高良姜、香附或丁香、吴茱萸温中散寒，理气止痛。食后腹胀及呕逆者，为胃寒气逆，加砂仁、半夏、陈皮温中和胃降逆。腹泻较甚者，为阳虚湿甚，加肉豆蔻、补骨脂、苡仁温补脾肾，涩肠除湿止泻。

3. 肾阳虚　腰背酸痛，遗精，阳痿，多尿或不禁，面色苍白，畏寒肢冷，下利清谷或五更腹泻，舌质淡胖，有齿痕，苔白，脉沉迟。治拟：温补肾阳。方药：右归丸。遗精，加金樱子、桑螵蛸、莲须，或金锁固精丸以收涩固精。脾虚以致下利清谷者，减去熟地、当归等滋腻滑润之品，加党参、白术、薏苡仁益气健脾，渗湿止泻。命门火衰以致五更泄泻者，合四神丸温脾暖肾，固肠止泻。阳虚水泛以致浮肿、尿少者，加茯苓、泽泻、车前子，或合五苓散利水消肿。肾不纳气而见喘促、短气，动则更甚者，加补骨脂、五味子、蛤蚧补肾纳气。

阳虚常由气虚进一步发展而成，阳虚则生寒，症状比气虚重，并出现里寒的症状。阳虚之中，以心、脾、肾的阳虚为多见。由于肾阳为人身之元阳，所以心、脾之阳虚日久，亦必病及于肾，而出现心肾阳虚或脾肾阳虚的病变。

（施杞　张霆）

第十九章

内 伤 学

第一节 概 论

内伤又称内损，是人体在直接或间接暴力作用下，导致气血、经络、脏腑损伤的总称。其中直接外力包括跌打、坠堕、碰撞、用力举重、旋转闪挫等。间接原因为七情不畅、饮食饥饱、房事过度等。内伤一词最早出现在《素问·疏五过论》："虽不中邪，精神内伤，身必败亡。"其意为七情精神异常导致内部损害。《素问·缪刺论》谓："人有所堕坠，恶血留内，腹中满胀，不得前后，先饮利药。"指出内伤的病因在于"堕坠"等外力损伤，导致"恶血留内"瘀血留滞的主要病理变化，从而出现"腹中满胀，不得前后"等临床证候；在治疗上，应给予"利药"。把内伤的病因、病机、病证和治疗原则作了纲领性概括，为内伤诊治奠定了理论基础。魏晋南北朝以后，随着内伤治疗的深入，对内伤概念也逐渐明确。《刘涓子鬼遗方》提出"内伤"一词，书中录有"金疮内伤蛇衔散方"。《诸病源候论》记载了"压迮坠堕内损候"，有"伤五内"的不同临床表现，把内伤称之为"内损"。《外台秘要》中载有"许仁则疗吐血及坠损方"，指出损伤有二，"一者外损，一者内伤"。

金元时期李东垣创立的脾胃学说，虽然属于内科学范畴，但对伤科内伤证候的诊断和治疗，在理论和实践上都有积极影响。在东垣学说启示下，明代薛己将李东垣内伤学说与伤科内伤证治紧密结合而加以发挥，对内伤的研究更为深入，认为内伤的治疗，既要重视跌仆坠堕后脏腑受损，气血失和，又要注意慢性积劳损伤；提出在治疗上，不能专从血论，妄加攻伐，而应重视虚损的调节，注意补养脾胃以化生气血，促进损伤修复。《正体类要》陆序云："肢体损于外，则气血伤于内，营卫有所不贯，脏腑由之不和，岂可纯任手法，而不求之脉理，审其虚实，而施补泻哉。"薛己治伤重于补益脾肾，反对一意攻下，过用寒凉。他对内伤诊治的立论为后世所推崇。清代对内伤的病因病机有更深刻认识。王肯堂在《疡医准绳》中曰："打扑金刃损伤……乃血肉筋骨受损，非六淫七情为病。有在气在血之分，盖打扑挫，皮不破而为肉损着，必有瘀血；伤金刃，皮出血，或致亡血过多。"可见伤科之外力所致内伤不同于内科七情、饮食之内伤。清代沈金鳌在《杂病源流犀烛》中对内伤治义明确指出："故跌扑闪挫，方书谓之伤科。俗称内伤，其言内而不言外者，明乎伤在外，而病必及内。"说明内伤乃是外伤于肢体，累及体内的脏腑、气血、经络所致。

对于内伤病机，沈金鳌在《杂病源流犀烛》中作了详细阐述："跌扑闪挫，卒然身受，由外及内，气血俱伤病也"，"忽然闪挫，必气为之震，震则激，激则壅，壅则气之周流一身者，忽因所壅而凝聚一处……气凝在何处，则血凝在何处矣"。认为气血失调、脏腑受损为根本。因气血循环全身，营养五脏六腑、四肢百骸。气血受累，脏腑失养，百病丛生。正如《难经·二十二难》云："气留而不行者，为气先病也；血壅而不濡者，为血后病也。"所以气血不和，乃是内伤重要的病理变化。常见气伤者有气闭、气滞、气脱、气虚之分。伤损初期多实证，气病重者多表现为气闭不宣，轻者常为气滞不疏，如伴有失血过多，往往出现气随血脱，呈气脱危象。若患者素体虚羸，或伤后治不当法，或失于调治，则伤损后期多气虚；伤血者有血瘀、亡血、血热、血虚等不同。伤损初期，气机不畅，经隧不通乃成瘀血。失血于体表，便为亡血。瘀阻络道，或外邪入侵，营卫不和，或郁而化热，则为血热。患者营血亏耗，则血虚。

对于脏腑损伤可因暴力直接作用或间接作用，造成五脏六腑外形破损，或功能失调；也可因其他因素的作用，脏腑外形虽无改变，但功能却受影响，即所谓"气血伤于内，营卫有所不贯，脏腑由之不和"。又五脏各有所主，即心主脉，肺主皮，肝主筋，脾主肉，肾主骨。因此，外有所伤，亦可内连其脏。如脉伤则内伤于心，皮伤则内伤于肺，肉伤则内伤于脾，筋伤则内伤于肝，骨伤则内伤于肾。由于人体是一个统一的整体，脏腑损伤往往互相连累，如脾胃损伤，易致后天失养，而"百病由生"，其他脏腑也会发生病变。在临床上，气血损伤者，还常兼其他杂证。明代医家汪机认为闪挫之后，瘀血充关节，可因"真气不足，邪得乘之"。《医宗金鉴·正骨心法要旨》在"内治杂证法"一卷中，专列挟表一节，指出损伤外挟表邪，可出现内热、体痛、脉浮紧等一系列表证。

在辨证论治上，《黄帝内经》载有"结者散之""滞者导之""扶虚者补而养之""虚甚者补而敛之""浮越者镇坠之"等治疗原则。《伤科汇纂》强调气血损伤和脏腑虚实的辨证，主张按部位施治与分证主治相结合，并进行了详细论述。对气血治疗指出："大法固以血之或瘀或失，分虚实而为补泻，亦当看伤之轻重。轻者顿挫，凝滞作痛，此当导气行血而已；若重者伤筋折骨，如欲接续，非数月不瘥；若气血内停，阻塞真气不得行者必死，急泻其血，通其气，庶可施治。"说明损伤之证当按证情采用适当治法，选取相应方药，以期获得良好疗效。如对出血过多，气血两虚者，"寒凉之药一毫俱不可用，盖血见寒则凝，若冷冻饮料致血入心而死。惟外伤者，当内外兼治。若外无所伤，内有死血，唯用苏木等治血之药，可下者下之，鸡鸣散是也"。因此临床对伤气者，常用破气、调气、降气、补气等法。对于伤血治法，应根据血以滋为养，以行为用，守为顺，溢为逆。善理血者，枯者滋之，瘀者行之，逆者顺之。因此，临床常用凉血、止血、祛瘀、和营、补血等法。气主煦之，血主濡之，临床上对气血两伤者，用药当兼顾。一切气病用气药不敛者，乃气滞而血不能波澜也，宜少佐芎、归活血，血气流通而愈。由于单纯伤气或伤血者少，所以临床宜活血而佐以理气，或理气而佐以活血之品。对于脏腑内损者，按各脏腑特点，采取相应治法。如伤及心者，按其辨证选用清热宣窍、温通心阳、养心安神、滋阴清火、化痰降逆、温阳逐水等法。如伤及肝者，可选用疏肝调气、清肝降火、平肝息风、滋阴平肝、救阴息风等法。如伤及肺者，可选用宣肺、肃肺、温肺、清肺、润肺等法。如伤及脾者，可选用补中益气、温中健脾等法。如伤及肾者，可选用甘润养阴、辛温助阳等法。人体是一个统一的整体，在论治过程中，既不能完全据守于气血，也不能孤立于一脏一腑。在许多情况下往往是气血同时受伤，数脏数腑均可受累。如败血归于肝，肝火既积，肝血必伤，乃生火侮土，脾气亦虚。可见伤血之证，累及肝脏，又由肝传脾，所以治疗必须在整体观指导下，进行确切的辨证和灵活的立法用药，则许多严重损伤均能化险为夷。

第二节 伤 气 血

一、定义

气血损伤是指因外力损伤，导致体内气血运行不畅，功能失常而出现的一系列证候。临床可分伤气、伤血、及气血两伤三类。

二、病因病机

肢体损伤，由外及里，使气血出现一系病理变化。如《杂病源流犀烛》曰："忽然闪挫，必气为之震，因所壅而凝聚一处，气运乎血，血本随气以周流，气凝则血亦凝矣，夫至气滞血瘀，则作肿作痛，诸变百出。"说明用力负重，或外力致伤等直接、间接暴力造成的外在损伤，首先可引起气血内伤，出现伤气则气滞，伤血则血凝；气滞血凝，血凝气阻；伤气则痛，伤血则肿；先痛而后肿为气伤形，先肿而后痛为形伤气，气血两伤，肿痛并见。

三、临床表现

1. 伤气的临床表现　根据其损伤病理，可分为气闭、气滞、气虚、气脱之分。气闭者多因骤然损伤而使气闭塞不通，以致不省人事为主要表现。气滞则多因损伤而致气机不利，以胸胁窜痛、呼吸牵掣等为主要临床表现。气虚常因病程日久，或慢性劳损，耗伤精气，表现为神疲乏力、呼吸气短等症。气脱常因严重外伤，短期内大量出血，气随血脱所致，症见伤后突然昏迷，或醒后又昏迷等。

2. 伤血的临床表现　主要是损伤致使脉道不畅，或血溢脉外，可分为瘀血、血热、血虚、亡血和气血两虚等。其中瘀血以刺痛固定不移为特征。血热以局部红、肿、热、痛为特征。血虚以面色萎黄、唇甲淡白为主。亡血以短期内大出血后的神志不清、四肢厥冷为主要表现。气血两虚者，同时具有气虚和血虚证候。

四、辨证论治

（一）伤气

可分为气闭、气滞、气脱、气虚等。

1. 气闭　多为损伤严重，导致气血错乱，气为血壅，气闭不宣。症见昏迷不醒人事，或烦躁妄动，或昏睡静而不烦。治宜理气开闭，方选八味顺气散加减。

2. 气滞　伤后气机不畅。症见胸闷心烦，胁肋胀痛，往往外无肿形，痛无定处。多见于内伤较轻者。治当行气为主，方选越鞠丸加减。

3. 气虚　体质素虚，或伤后调治不当，耗伤正气。症见面色无华，神疲乏力，头晕目眩，气短声微，自汗纳呆，舌质淡嫩，脉虚，动则诸症加重。治当补气，方选四君子汤加减。

4. 气脱　多见于伤重而伴有亡血者，使气随血脱，真元不固。症见伤后昏迷，不省人事，目合口开，手撒遗尿或四肢逆冷等。常发生于开放性损伤失血过多，或严重内伤。治当大补元气，方选参附汤加减。

（二）伤血

可分为血瘀、亡血、血热、血虚等。

1. 血瘀　损伤后经隧不宣，营血阻于脉中，或溢于经络之外，造成离经之血瘀留体内。症见局部肿胀刺痛，且有定处，肤色青紫、瘀斑，舌紫黯，脉涩。治宜活血化瘀，方选桃核承气汤加减。

2. 血热　开放性损伤，外感热邪，或瘀血内蓄，久则郁而化热。症见高热神昏，局部疮疖红肿热痛，心烦口渴，身热，舌红绛，脉滑数。治宜清热凉血，方选清营汤加减。

3. 血虚　损伤失血过多，或伤后病程较长，失于调治，以致脾胃虚弱，化生不足，或瘀血阻滞，新血不生，或邪祛正虚，阴血亏损。症见面色无华，头晕眼花，失眠健忘，胸闷心悸，四肢作麻，月经不调等，舌淡白，脉细。治宜补血养血，方选八珍汤加减。

4. 亡血　损伤血脉受损，血溢脉外，失血量大，以致气血双脱。亡血除见有失血外，尚有面色苍白或萎黄，短气懒言，大汗淋漓，四肢厥冷，舌淡，脉微弱等表现。治当凉血止血。十灰散加减。

（三）气血两伤

气血本不相离，气病可及血，血伤亦可及气，因此损伤日久气血两伤常同时并见。症见神疲乏力，气短懒言，面色淡白或萎黄，头晕目眩，唇甲色淡，心悸失眠，舌淡脉弱。治宜益气补血，方选十全大补汤加减。

第三节　伤　经　络

一、定义

经络受伤是指肢体外伤，由外及里，损伤经络，导致经络阻塞，经气不舒，脏腑不和，引起各种病变。

二、病因病机

经络是人体内运行气血，沟通表里上下，联系脏腑器官的独特系统。《灵枢·海论》说："夫十二经脉者，内属于脏腑，外络于肢节。"《灵枢·脉度》说："经脉为里，支而横者为络，络之别者为孙络。"经是干线，络为分支，如罗网分布，内连五脏，外络四肢百骸，无处不至。经络把人体各部器官组织构成相互联系、不可分割的统一整体。

十二经脉，包括手足三阴经和三阳经，分布周身、运行全身气血，联络脏腑肢节，沟通上下内外，使人体各部相互协调，共同完成各种生理活动。故当外邪侵入人体，经气失常，病邪会通过经络逐渐传入脏腑；反之，如果内脏发生病变，同样也循着经络反映于体表，在体表经脉循行的部位，特别是经气聚集的腧穴之处，出现各种异常反应，如麻木、酸胀、疼痛等。

三、临床表现

经络损伤，经气不畅，可影响循行所过组织器官的功能，出现相应部位的症状。

（一）十二正经证

手太阴肺经证：胸部满闷，缺盆中痛，肩背痛，或肩背寒，臂内前廉痛，小便频数或色变等。

手阳明大肠经证：颈肿，咽喉肿痛，肩臂前侧疼痛，拇、食指疼痛、活动障碍等。

足阳明胃经证：头痛，颈肿，咽喉肿痛，腹股部、下肢外侧、足背、足中趾等多处疼痛，足中趾活动受限等。

足太阴脾经证：体不能动摇，股膝内肿厥，足大趾不用，食不下等。

手少阴心经证：心胸烦闷疼痛，咽干，渴而欲饮，目黄，胁痛，臑臂内侧后缘痛厥，掌中热。

手太阳小肠经证：耳聋，目黄，咽痛；肩似拔、臑似折，颈项肩臑肘臂外后廉痛。

足太阳膀胱经证：头痛，项背强痛，目似脱项如拔，腰似折，腰脊、腘窝、腓肠肌、足跟和小趾等处疼痛、活动障碍等。

足少阴肾经证：头晕目眩，气短喘促，咳嗽咯血，腰脊下肢无力或痿厥，足下热痛等。

手厥阴心包经：手心热，臂肘挛急，腋肿，甚则胸胁支满等。

手少阳三焦经证：心胁痛，目锐眦痛，颊部耳后疼痛，咽喉肿痛，汗出，肩肘、前臂痛，小指痛等。

足少阳胆经证：心胁痛不能转侧，甚则面微有尘，体无膏泽，足外反热。头痛颔痛，缺盆中肿痛，腋下肿，胸、胁、肋髀、膝外至胫、绝骨外踝前及诸节皆痛，足小趾、次趾不用等。

足厥阴肝经证：腰痛不可俯仰，面色晦暗，咽干，胸满等。

（二）奇经八脉病证

奇经八脉是十二正经以外的8条经脉，除其本经循行与体内器官相连属外，并通过十二经脉与五脏六腑发生间接联系。

督脉证：腰骶脊背痛，项背强直，头重眩晕。

任脉证：脐下、少腹阴中疼痛，男子内结七疝，女子带下癥瘕。

冲脉证：气逆里急，或气从少腹上冲胸咽，呕吐，咳嗽。

带脉证：腰酸腿痛，腹部胀满，赤白带下，或带下清稀等。

阳跷、阴跷脉证：阳跷为病，阴缓而阳急；阴跷为病，阳缓而阴急。

阳维、阴维脉证：阳维为病苦寒热，阴维为病苦心痛。若阴阳不能自相维系，则见精神恍惚，不能自主，倦怠乏力。

四、辨证论治

经络"内属于脏腑，外络于肢节"，运行气血。在外力损伤后，经络不通，经气不舒，导致气机不畅，血瘀内阻，从而出现各种病证。临床表现为疼痛、麻木、肿胀、瘀斑等症状。按照中医经络和腧穴的功效主治，采取针灸、推拿、按摩、导引等方式，达到梳理经络、调和阴阳而最终实现驱邪治病，使机体恢复阴平阳秘的和谐状态。

第四节　头部内伤

一、定义

头部内伤是在外力作用下，头面部损伤的总称。主要表现为神志和记忆等方面的证候。

二、病因病机

头部内伤又称"脑骨伤碎""脑骨伤破""脑气震动""脑海震动"或"脑震荡"等。《黄帝内经》将脑列为奇恒之府。《灵枢·海论》云："脑为髓之海……髓海有余，则轻劲多力，自过其度。髓海不足，则脑转耳鸣，胫酸眩冒，目无所见，懈怠安卧。"脑的功能与先后天的真气有关。心的功能，其中有一部分包括了脑的功能，如"神明出焉"，"神之变也"，能忆，存志、变思、谋虑、有智，"怵惕思虑则伤神"等。《医宗金鉴·正骨心法要旨》也指出：头"位居至高，内函脑髓"，"统全体"，说明前人对脑之功能已有一定认识。

关于头面部内伤的诊断、治疗和预后，历代伤科文献多有论及。如《仙授理伤续断秘方》云："凡脑骨伤碎，轻轻用手撙令平整，若皮不破，用黑龙散敷贴。若破，用风流散填疮口，绢片包之……在发内者，须剪去发敷之。"又云："凡脑骨伤碎，在头骨上则可治。在太阳穴，乃是命处，断然不可治矣。"《世医得效方》在跌仆损伤"十不治症"中有"肩内耳后伤透于内者"，即指伤力作用于耳后（枕后）所造成的颅内损伤。由于这类损伤易形成额叶部脑组织的对冲伤，在现代也认为是严重损伤。该书还提出用苏合香丸治疗脑外伤昏迷患者，曰"从高坠下……血气错乱，昏迷不醒，急服大效"。这一方法一直延续到现在，仍为临床所常用。明代《跌损妙方·头面门》列有"头破肿痛发热"的专方，用归尾、川芎、生地、赤芍、防风、白芷、蔓荆子、羌活、连翘、天花粉、甘草等药，并指出"如血出过多，昏迷不醒，倍加芎归，水煎服"。《跌损妙方》还说："头出脑浆不治。""凡头破鼻流红水可治，流黄水不治；耳背有伤，黑色不治，红青色可治。"这些记载说明当时对颅底骨折已有一定认识。谓鼻"流黄水"，实指脑脊液外流，为颅前窝骨折；"耳背有伤黑色"是颅后窝骨折的征象。

《医宗金鉴·正骨心法要旨》对头面骨二十处的损伤，从解剖、生理、诊断、治疗及预后等多方面作了讨论，为我们研究治疗头部内伤提供了很宝贵的资料。如论述"扶桑骨"损伤时云"若跌仆损伤，或掀肿，或血出，或青紫坚硬，头疼耳鸣，青痕满面，憎寒恶冷，心中发热，大便干燥"，属轻型伤。在论述"山角骨"损伤时又说"凡有跌打损伤未破者，不拘左右，宣紫肿硬，瘀血凝聚，疼痛或昏迷，目闭身软而不能起，声气短少，语言不出，心中忙乱，睡卧喘促，饮食少进者"，属中型伤。在论述"后山骨"损伤时又说"误从高处坠下，后山骨伤太重，筋翻气促，痰响如拽锯之声，垂头目闭，有喘声者，此风热所乘，至危之证，不能治也，遗尿者必亡"，属重型伤。《伤科补要》云："囟门骨破髓出者，不治。若内膜不穿，髓不出者，可治。""内膜不穿"说明即使有闭合性颅骨骨折，较开放性颅脑损伤，预后要良好得多。《伤科大成》列"死诊"一篇，提出脑骨破，两额角边伤，应当预防。《救伤秘旨》也继承了前人经验，随录前人诊治颅脑外伤的有效方法，并指出有些颅脑外伤"不吃药虽愈后疼痛不止"。观察到如不积极治疗，就会残留头痛一类的后遗症。

三、临床表现

在外界暴力作用下，头部受到外界暴力作用，按照损伤部位的不同，可分为各具特征的不同病证，较为常见的有脑气震伤、颅内血肿、脑干损伤。

（一）脑气振荡

头部遭受外力打击后，发生短暂的脑功能障碍，是最轻的一种脑损伤，大多可以治愈。头部外伤，瘀阻气滞，肝经不舒，肝气横逆，生火侮土而犯脾胃，导致升降失调，清阳不升，浊阴不降，而上蒙清窍。现代医学认为，外力打击瞬间产生的颅内压力变化、脑血管功能紊乱、出现各种相应证候，如短暂意识障碍程度较轻而时间短暂，可以短至数秒或数分钟，清醒后对受伤当时情况及受伤经过不能回忆，但对受伤前的事情能清楚回忆。常伴有头痛、头晕、恶心、厌食、呕吐、耳鸣、失眠、畏光等。

（二）颅内血肿

颅内血肿常由外伤所致，其发生率约占闭合性颅脑损伤的 10% 和重型颅脑损伤的 40%~50%。由于创伤等原因，当脑组织血管破裂，血液集聚于脑内或脑与颅骨之间，形成颅内血肿并对脑组织产生压迫时，产生各种症状。表现为伤后数小时至 1~2 天内出现意识障碍，瞳孔对光反应迟钝、消失等改变；一侧肢体肌力减退，随证情变化而进行性加重；血压升高、心率减慢、体温升高和呼吸循环障碍等生命体征的异常等。

按血肿来源和部位，在 CT 检查上分为：①硬脑膜外血肿：颅骨内板与脑表面之间有双凸镜形或弓形密度增高影，可有助于确诊。CT 检查还可明确定位、计算出血量、了解脑室受压及中线结构移位以及脑挫裂伤、脑水肿、多个或多种血肿并存等情况。②硬脑膜下血肿：是指出血积聚于硬脑膜下腔，是颅内血肿中最常见者，常呈多发性或与别种血肿合并发生。急性硬脑膜下血肿：颅骨内板与脑表面之间出现高密度、等密度或混合密度的新月形或半月形影，可有助于确诊。慢性硬膜下血肿：颅骨内板下低密度新月形、半月形或双凸镜形影像，可有助于确诊；少数也可呈现高密度、等密度或混杂密度，与血肿腔内的凝血机制和病程有关，还可见到脑萎缩以及包膜增厚与钙化等。③脑内血肿：在脑挫裂伤灶附近或脑深部白质内见到圆形或不规则高密度血肿影，有助于确诊，同时亦可见血肿周围低密度水肿区。④脑室内出血与血肿：发现脑室扩大，脑室内有高密度凝血块影或血液与脑脊液混合的中等密度影，有助于确诊。⑤迟发性颅内血肿：颅脑损伤后首次 CT 检查时无血肿，而在以后的 CT 检查中发现了血肿，或在原无血肿的部位发现了新的血肿，此种现象可见于各种外伤性颅内血肿。确诊须依靠多次 CT 检查的对比。

按脑损伤程度，可分为轻、中、重 3 个分级。①轻型（Ⅰ级）：主要指单纯脑震荡，有或无颅骨骨折，昏迷在 30 分钟以内，有轻度头痛、头晕等自觉症状，神经系统和脑脊液检查无明显改变；②中型（Ⅱ级）：主要指轻度脑挫裂伤或较少的颅内出血，有或无颅骨骨折及蛛网膜下腔出血，无脑疝表现，昏迷在 6 小时以内，有轻度神经系统阳性体征，有轻度生命体征改变；③重型（Ⅲ级）：主要指广泛颅骨骨折，广泛脑挫裂伤，脑干损伤或颅内血肿，昏迷在 6 小时以上，意识障碍逐渐加重或出现再昏迷，有明显神经系统阳性体征，有明显生命体征改变。

按血肿引起颅内压增高和症状所需时间分为 3 型：72 小时以内者为急性型；3 日以后到 3 周以内为亚急性型；超过 3 周为慢性型。

（三）脑干损伤

脑干损伤是一种严重的，暴力作用于头部造成的损伤。原发性脑干损伤约占颅脑损伤的 2%~5%，在重型颅脑损伤中约占 10%~20%。脑干内除有脑神经核、躯体的感觉和运动传导束通过外，还有网结状构和呼吸、循环等生命中枢，故其致残率和死亡率高。

脑干包括中脑、脑桥和延髓，位于脑的中轴底部，背侧与大、小脑相连，腹侧为骨性颅底，恰似蜗牛趴在斜坡上。脑干损伤常分为两种：一为外界暴力直接作用头部，造成原发性脑干损伤。二为臀部或两足着地的坠落伤，外力借脊柱传达到枕骨大孔，围绕枕骨大孔的骨折所造成的延髓损伤；或暴力冲撞腰背部，头部先过伸而后又过屈的挥鞭样运动，导致延髓和脊髓交界处的损伤。

脑干损伤临床表现为，损伤后立即发生昏迷，轻者对痛刺激可有反应，重者昏迷程度深，一切反射消失。中脑损伤时，初期两侧瞳孔不等大，伤侧瞳孔散大，对光反应消失，眼球向下外倾斜；两侧损伤时，两侧瞳孔散大，眼球固定。脑桥损伤时，可出现两瞳孔极度缩小，光反射消失，两侧眼球内斜，同向偏斜或两侧眼球分离等征象。表现为角弓反张，肌张力升高，过度伸直，较轻者可为阵发性，重者则持续发作等去大脑僵直；肢体瘫痪，肌张力增高，腱反射亢进和病理反射出现等；呼吸、血压、体温等生命功能紊乱。实验室检查：腰椎穿刺，脑脊液压力正常或轻度增高，多呈血性。其他辅助检查①颅骨 X 线片：颅骨骨折发生率高，亦可根据骨折部位，结合受伤机制推测脑干损伤的情况。②颅脑 CT、MRI 扫描：原发性脑干损伤表现为脑干肿大，有点片状密度增高区，脚间池、桥池、四叠体池及第四脑室受压或闭塞。继发性脑疝的脑干损伤除显示继发性病变征象外，还可见脑干受压扭曲向对侧移位，MRI 可显示脑干内小出血灶与挫裂伤，由于不受骨性伪影影响，显示较 CT 清楚。③脑干听觉诱发电位（BAEP）：为脑干听觉通路上的电生理活动，经大脑皮质传导至头皮的远场电位。它所反映的电生理活动一般不受其他外在病变干扰，可以较准确反映脑干损伤的平面及程度。

四、辨证论治

（一）中药治疗

初期多实，后期多虚。初期为瘀血，痰浊，阳亢扰乱神明，致使经隧不通，气机逆乱，出现昏厥等血瘀气闭之证。后期为脾胃虚弱，运化无能，生化之源亏损，营卫失调，气血不能外荣；或是肝肾不足，水不涵木，水火不济，导致心肝火旺，心肾不交，或肾阳虚弱，火不归原。

1. 瘀滞脑络　头痛如锥刺，痛处固定，伴头部青紫、瘀肿，心烦不寐。舌质紫黯有瘀点，脉弦涩。治宜活血祛瘀，通络醒脑。方选通窍活血汤加减。

2. 痰浊蒙窍　头痛头晕，呆钝健忘，胸脘痞闷，或神识不清，或时作癫痫。舌胖，苔白腻或黄腻，脉濡滑。治宜健脾助运，燥湿化痰。方选涤痰汤加减。

3. 肝阳上亢　面色潮红，头痛眩晕，耳鸣耳聋，烦躁易怒、夜眠不安，口干苦，小便黄赤。苔黄，脉弦数。治宜平肝潜阳，息风镇惊。方选羚羊钩藤汤加减。

4. 心脾两虚　面色萎黄，头晕目眩，神疲乏力，心悸怔忡，唇甲无华。舌淡，脉细弱。

治宜益气健脾，养心安神。方选归脾汤加减

5. 肝肾亏损　腰膝酸楚，行走无力，眩晕健忘，耳聋耳鸣，神疲乏力，或发脱齿摇，或失语，或肢体痿软不用。舌淡或红，脉沉细。治宜补益肝肾，充养脑髓。方选六味地黄丸加减。

（二）针刺治疗

1. 体针　取穴为风池、百会、水沟、合谷、神庭、太冲、涌泉。采用电针，疏密波，调整刺激强度，由小逐渐至大，强度以患者舒适为度。每日针刺1次，10天为1个疗程，休息3~5天后再进行下1个疗程。

2. 耳穴按压　选穴心、脑干、神门、皮质下、交感。以耳穴定向磁珠或王不留行对准患者耳部相应穴位上，每日按压3~4次，每次15分钟左右，以耳廓有胀痛感为度。

3. 推拿手法　①四肢部：以揉、擦、捏、拿等手法，在上肢刺激极泉、曲池、手三里、外关、合谷等。下肢从腰部至足趾连拍6次，以按、点、揉手法在下肢部点压冲门、血海、足三里、三阴交、太冲、解溪等。②项背部：患者俯卧，沿脊柱两侧，用掌根采用揉法、擦法由上至下，点按厥阴俞、膏肓、心俞、肝俞、肾俞等穴位，其后用大鱼际揉法沿督脉从大椎揉至尾骨末端，偏阴虚者自上至下，偏阳虚者自下至上。

4. 音乐疗法　上午以轻快明朗的音乐为主，下午以舒缓婉转的音乐为主，晚上播放宁心定神的音乐。选择患者喜爱的音乐和歌曲名字，以优美的民歌、民乐及舞曲等轻音乐为主。

第五节　胸 胁 内 伤

一、定义

胸胁内伤指在外力作用下下，导致的胸胁内部气血受伤或心、肺、肝等脏腑损伤。轻者仅觉疼痛，重者疼痛较剧，并伴有咳嗽、胸闷或喘息等症状，若有脏腑实质性损伤则会危及生命。

二、病因病机

胸胁指前胸和两腋下肋骨部位的统称。有关胸胁内伤的记载，最早见于隋代《诸病源候论》。《医宗金鉴·刺灸心法要诀》曰："胸者，缺盆下，腹之上，有骨之处也。"清代《医宗金鉴》认为对胸胁内伤应"相其轻重分别治之"，并指出伤重则影响心肺两脏，难以回生。《伤科汇纂》明确记载胸胁内伤患者可无体表伤损。

由直接暴力所致的胸胁内伤，病起多以伤血为主；由用力逆气所致的胸胁内伤，病起多以伤气为主。由于气血关系十分密切，气为血之帅，血为气之母，两者在生理上相互相存，在病理上互相影响。故有气先伤而后累及于血，导致气滞血瘀；也可先伤血而后累及于气，导致血瘀气阻。病程日久，可出现气虚血亏，或血虚气少，出现气血两虚之证。所以在损伤早期，伤气、伤血可单独出现；在损伤后期，两者常同时出现。临床常见的胸胁内伤，主要由胸部迸伤、胸壁挫伤、气胸、血胸、胸部陈伤等。

三、临床表现

胸背部在外力作用下，发生胸部迸伤、挫伤、气胸、血胸等。

（一）胸部迸伤

胸胁迸伤又称胸胁屏伤或岔气，是常因迸气所致胸胁疼痛为特征的疾病。多见于青壮年、重体力劳动者。常因用力举重、扛抬重物、搬运物品时用力屏气，或姿势不正，用力不当，气结于胸，导致气机壅滞，经气不舒，络脉不畅，不通则痛。《杂病源流犀烛》曰："忽然闪挫，必气为之震，震则激，激则壅，壅则气之周流一身者，忽因所壅而凝集一处，是气失其所以为气矣。"所以气壅不散，经络不通，经气不舒，症见作痛作胀。

临床表现为胸胁闷痛，呼吸不畅，攻窜不定。轻者隐隐窜痛和胀闷不适，深呼吸咳嗽时疼痛显著；重者疼痛剧烈，压痛明显，呼吸不能用力，痰中带血或咯血。

（二）胸壁挫伤

胸部挫伤是由胸部软组织受外力伤害引起，主要病理为损伤导致局部气血运行不畅，气滞血瘀、不通则痛，以胸部肿胀、疼痛为主要临床表现，

（三）气胸

气胸是由胸部损伤导致空气进入胸膜腔所致，在胸部损伤疾病中发生率处于第二位。根据其损伤病理变化分为不同类型。在临床上，应与自发性气胸相鉴别。在治疗方面，针对不同类型的气胸采取相应治疗措施，开放性气胸应及时封闭伤口；张力性气胸，由于胸膜腔大量积气，影响静脉血液回流，严重危及患者生命，排气减压为其首要治疗原则。同时，必须注意清除口腔和上呼吸道分泌物，保证呼吸道通畅。呼吸困难者，需给予氧气吸入。

（四）血胸

血胸属中医"损伤血证"范畴，是胸部外伤死亡的重要原因之一。临床表现因出血量和速度而有所不同。临床诊断须借助于胸腔穿刺和X线片检查。血胸治疗的根本措施是行胸腔穿刺术，尽早抽尽胸腔积血，使肺膨胀，连续4~5次。血胸一经确诊，应立即治疗。主要是防治休克、止血，及早清除胸腔内积血，防止感染及处理血胸引起的并发症。

（五）胸部陈伤

多由胸部急性损伤演变而来，其病程较长，时发时止，时轻时重。发作常伴有明显诱因，如受寒劳累等。主要病机为损伤导致气滞血瘀，经脉失养。临床上以胸部隐痛为主症，

四、辨证论治

辨证论治：胸胁内伤的主要病机是气滞血瘀，所以治疗重在气和血。

（一）中药内服

1. 气滞　胸胁气滞，经络不通，经气不舒。症见胸闷，气促，呼吸咳嗽牵掣等。治当理气宽胸，方选金铃子散加减。

2. 血瘀　瘀阻于胸，经脉被阻，气血不畅。症见局部刺痛，肤色青紫、瘀斑，舌紫黯，脉涩。治宜活血祛瘀。方选桃红四物汤加减。

3. 气滞血瘀　气滞于内，瘀停经脉。症见局部板滞，胸闷，气促，呼吸咳嗽牵掣等。

治宜行气活血，方选血府逐瘀汤加减。

（二）针刺

针刺能宣通经络而疏导滞气。取两手第2、3掌骨头之间，掌骨头、颈交界处，得气后令患者转摇活动，5分钟后出针。

第六节 腹 部 内 伤

一、定义

腹部内伤是指腹腰壁及腹腔脏器的闭合性损伤，包括腹部屏伤、腹部挫伤、腹部挤压伤、内脏破裂伤、腹部陈伤等。

二、病因病机

腹部是骨盆和胸部之间的身体部分，其上壁为膈，下壁为盆隔，后壁为腰骶椎及其两侧软组织，两侧壁及前壁则由3层阔肌及其浅、深软组织构成。腹前外侧壁分为浅、深2层。浅层由外至里，包括皮肤层、浅筋膜层。其中皮肤层薄而富有弹性，除腹股沟区皮肤外均移动性较大，面积亦较宽阔。浅筋膜层主要由疏松结缔组织和脂肪组织构成，包含腹壁浅层的血管、淋巴管和神经。深层包括肌层、腹横筋膜、腹膜下筋膜和壁腹膜。其中肌肉层主要由腹直肌、腹外斜肌、腹内斜肌和腹横肌组成。腹横筋膜是腹内筋膜的一部分，是腹内筋膜衬覆于腹前外侧壁内面的部分。腹横筋膜在腹股沟区最为发达，并形成腹环等结构。腹膜下筋膜位于腹横筋膜与壁腹膜之间，是一层蜂窝组织，又称腹膜外脂肪层。壁腹膜为腹前外侧壁的最内层，内有血管、神经等组织。腹壁能够维持腹压，固定脏器位置，并在呼吸、咳嗽、呕吐、排便等方面起重要作用。

在外界直接或间接暴力作用下，轻者可引起腹壁各层组织损伤，重者可导致腹内脏器损伤，如肝、脾等重要脏器的破裂，危及人体生命。如为锐器外伤，则可发生开放性损伤，此时当给予急症处理，以防感染。腹部损伤常见的有腹部屏伤、腹部挫伤、腹部挤压伤、内脏破裂伤等。

三、临床表现

（一）腹部屏伤

腹部屏伤是用力过度屏气而引起的腹部内伤，俗称气伤或岔气。多见于重体力劳动者或部分进行较剧烈运动的体育运动员，如举重、拳击、游泳等运动员，是一种比较常见的疾病。其临床表现为腹部胀痛、范围较广、压痛不明显、肤色不变、无青紫瘀斑等。

（二）腹部挫伤

凡暴力均可导致腹部挫伤。腹部由于受跌仆闪挫、拳击挫撞各种机械冲击等损伤后，常导致气血紊乱而产生一系列病理变化。伤气则气滞经脉，气机不利，出现肿胀疼痛，并可牵掣作痛；伤血则血瘀，瘀血阻滞，不通则痛，痛点固定不移；筋脉受损，气血互阻，血肿形成，引起疼痛、功能障碍。症见局部疼痛、呈刺痛状，压痛，伤处可有青紫瘀斑，活动受限，舌紫黯，脉弦涩。

（三）腹部挤压伤

腹部受外力挤压或躯体长时间固定于俯卧位的自身压力所引起的腹部肌肉组织损伤，称为腹部挤压伤。其轻者为损伤腹壁，重者可导致内脏破裂损伤，临诊当予鉴别有无内脏损伤，以防漏诊。

（四）内脏破裂伤

以脾破裂伤多见，其次是肠破裂和肝破裂。肝破裂和脾破裂在致伤因素、病理类型和临床表现上十分相似。临床表现为，明显腹痛拒按、恶心呕吐等。如有肠道损伤可有便血，如有腹膜炎可出现反跳痛等急腹症表现，应做各种相关检查，包括 X 线片、CT、MRI、实验室的各项检查等，以及时获得正确诊治。

四、辨证论治

（一）急救

对开放性损伤或伴有内脏损伤者，现场应迅速抢救伤员，力争及早解除重物的外部压力，减轻损伤或减少发展为挤压综合征的机会。对于肝脾破裂如为真性破裂，因为大出血，有迅速致命危险，急救处理必须分秒必争。一切措施，均须遵循简单、快速、有效的原则，做好手术准备，及时进行手术。

（二）中药内服

对腹壁部损伤，以伤气为主，伴有伤血，治疗原则以理气通络为主，佐以活血止痛，用柴胡疏肝散、顺气活血汤；如以伤血为主，则以活血化瘀为主，佐以理气止痛，用和营止痛汤、定痛和血汤；气血两伤者，可用复原活血汤、活血止痛汤、金铃子散等。

第七节　腰　部　内　伤

一、定义

腰部是活动时屈伸转侧的枢纽，肾所居之部。外力作用导致相应部位和脏器的损伤，称为腰部内伤。

二、病因病机

腰部分布在脊柱两侧，介于髋骨和假肋之间，是人体气血精津上下贯通的必经之处，为肾所在的部位，是活动时屈伸转侧的枢纽。直接暴力如撞击、仆打腰部可致本病，间接暴力如闪挫、坠堕、震激腰部也可造成损伤，积劳也可引起慢性损伤。腰部受伤则气滞血瘀，积瘀壅滞，影响津液流通，聚而为痰。痰瘀气滞，留着于腰络以致腰痛缠绵，反复难愈，气滞血瘀日久，导致气血失养，肾虚亏损。外邪乘虚而入则病情更为严重。腰部内伤包括腰部扭伤、肾挫伤、腹膜后血肿、腰部陈伤等。

三、临床表现

（一）腰部扭伤

腰部扭伤属中医"腰痛""背痛"的范畴，中医学称之为"闪腰""岔气"等，是临床常见病，多发于青壮年，由腰部突然闪挫、扭转等，致使气伤、血伤、气血两伤而发病。现代医学认为腰部急性损伤，导致椎后关节紊乱、滑膜嵌顿、骶髂关节半脱位、椎间韧带撕裂、关节囊破损，以及背伸肌及臀部肌肉痉挛、充血、水肿等。临床所见，患者常有腰部外伤史、疼痛、压痛或揉压痛，肌肉痉挛，腰椎功能受限，特殊损伤体位。

（二）肾挫伤

肾挫伤属中医"腰痛""血淋"范畴，是在较严重外力作用下，造成的肾实质破裂伤。由于挫伤程度和性质不同，临床表现也有区别。损伤较轻者，一般经非手术治疗，均能获得痊愈，预后良好；损伤较严重者，若诊断不及时，导致误治或治疗不正确，失血较多，病情变化，可出现休克。所以，早期正确诊断有非常重要的意义。

（三）腹膜后血肿

腹膜后血肿属中医"瘀血泛注"范畴，是由于暴力致腹膜后脏器破裂（肾、膀胱、十二指肠、胰等）等原因，血液流注于腹膜后间隙所造成的。在诊断方面，由于腹膜后血肿早期往往无特殊的症状和体征，又常见于复合伤，诊断较困难，常被腹腔内脏损伤或颅脑、胸部、脊柱、四肢及骨盆等损伤所掩盖，误诊率较高。近年来采用腹腔穿刺、B 超和 CT、MRI 等辅助诊断，明显提高正确诊断水平。

（四）腰部陈伤

腰部陈伤属中医"腰痹""肾着"范畴，是腰部急性损伤未及时治疗，或治疗不彻底，或治疗不正确，导致气血久瘀不散，肾气亏虚，感受风、寒、湿等邪而发病。多见于男性青壮年。现代医学认为本病是腰部肌纤维组织的非特异性炎性变，纤维组织增生，形成瘢痕组织，小关节及韧带粘连而发病。根据既往有腰部外伤史、疼痛、压痛、活动受限等可明确诊断。

四、辨证论治

（一）急性期治疗

1. 气滞阻络　疼痛范围较广，痛无定处，牵掣板滞，不得俯仰。治宜理气通络，常用定痛丸、复原通气散。针刺第 2、3 掌骨头间，掌指关节后穴位，直刺得气后留针几分钟，同时做转摇动作。或踝上 3 寸，腓骨后、跟腱前各取 1 穴，向下沿皮刺，留针 10 分钟。也可针刺后溪透合谷。

2. 瘀血阻滞　腰痛较严重，范围较局限且固定，转侧活动、咳嗽、深呼吸等使疼痛加重。或有身热、口渴，小便热赤、淋沥刺痛，夹有血块，大便干结。治宜活血化瘀，常用活络效灵丹、乳香趁痛散。尿中带血用琥珀散活血止血。年高体弱者，受轻微外力即可致伤，或反复闪挫，多以肾虚为本，瘀血气滞为标。治宜益肾活血，用杜仲汤加减。

（二）腰部内伤慢性期

1. 经脉不畅　腰痛缠绵不已，时发时休，多有急性损伤或积劳损伤史，腰痛部位多恒定，日轻夜重，活动后疼减。治宜活血通络，方用地龙汤。如有口咽干燥、口渴、小便黄赤、舌偏红、苔薄黄等阴虚火旺者，宜养阴清热，用温平汤。

2. 肝肾亏损　腰痛而酸软，喜按喜揉，证属虚损，治宜益肾，视阳虚、阴虚分别用右归丸、左归丸。气血两亏者多兼见肩背酸痛、骨节酸楚、倦怠乏力、饮食减少，常用调中保元汤。此外，可选用练功十八法、太极拳等体育疗法。

第八节 海 底 内 伤

一、定义

海底内伤是指因外力作用，导致会阴及盆腔内脏器的损伤，包括会阴部软组织损伤、腹膜后血肿，以及膀胱、尿道损伤等。

二、病因病机

海底皮肉坚韧，筋脉丰富，为肝经所布。足厥阴肝经，起于大指丛毛之际，上循足跗上廉，去内踝一寸，上踝八寸，交出太阴之后，上腘内廉，循股阴，入毛中，过阴器，抵小腹，挟胃、属肝、络胆，上贯膈，布胁肋，循喉咙之后，上入颃颡，连目系，上出额，与督脉会于巅；其支者，从目系下颊里，环唇内；其支者，复从肝别，贯膈，上注肺。海底损伤，累及肝经，经气不利，症见少腹疼痛、遗尿、小便不利等。肝藏血，肝经多血。所以海底损伤，脉络破损，伤血为主。临床以青紫肿胀、疼痛剧烈为典型表现。

三、临床表现

（一）会阴部软组织损伤

高处堕坠，海底损伤，筋脉破裂，血溢脉外，留滞于内，瘀滞经脉，络脉不通，经气不舒，不通则通。瘀血停留，局部形肿，临床局部肿痛并见，肤色青紫、功能受限。

（二）膀胱、尿道损伤

临床根据暴力大小和海底损伤程度的不同，分为轻症和重症。其中海底内伤轻症表现为，会阴部及阴囊肿胀，局部肤色青紫，少腹重垂胀痛，行走不利，排尿不畅或淋沥不尽，尿道涩痛，有时伴有血尿等。此属脉络破损，血液离经妄行，瘀血凝滞于内，阻塞尿道。重症者表现为，疼痛剧烈，肿胀明显，小便癃闭，膨胀如鼓，如腹内出血过多，可血压下降，心率加快，面色苍白，甚则昏迷不醒。

（三）腹膜后血肿

腹膜后血肿由于暴力致腹膜后肾、膀胱等脏器破裂，离经之血流注于腹膜后间隙所造成。由于腹膜后血肿早期证候不明显，而且常被其他内脏损伤症状所掩盖，所以发现较晚。近来，随着各项诊断设备的更新，使诊断率有大幅度提高，因此对于临床怀疑病例，应及时采用腹腔穿刺、B超和CT、MRI等辅助诊断技术，以明确诊断。本症属中医"瘀血泛注"范畴。《医综金鉴·正骨心法要旨》曰："伤损瘀血泛注之证，乃跌扑血滞所致。盖气流而注，血注而凝，或注于四肢关节，或留于胸腹腰臀，或漫肿，或结块。"腹膜后血肿形成，气机不畅，经脉受阻，水湿不行，湿浊内停，症见腹痛腹胀、尿闭等症。如出血过多，可导致气血外脱，出现昏迷、神志不清等休克症状。

四、辨证论治

（一）会阴部软组织损伤的治疗

应根据证情不同，辨证治之。早期筋脉损伤，血留脉外，停滞成瘀，壅阻脉道，气血不畅。《素问·至真要大论》谓"留者攻之","结者散之"。在早期应以祛瘀为主，在具体应运时，当攻下逐瘀或行气消瘀。对于症见腹中满痛，大便不通，舌红苔黄，脉数实之下焦蓄瘀者，宜用攻下逐瘀法，方选桃仁承气汤，药用桃仁、大黄、芒硝、桂枝、甘草等。对于腹中胀满，走窜作痛，痛势广泛，痛无定处之气滞血瘀者，宜用行气消瘀法，方选和营通气散，药用丹参、香附、枳实、青皮、木香、赤芍、川芎、延胡索、车前子等。1周以后，瘀血未尽，脉道还畅，肿痛已减，治宜活血通络，方选和营止痛汤，药用赤芍、当归尾、川芎、苏木、陈皮、桃仁、续断、乌药、乳香、没药、木通、甘草等。3周以后，瘀血已化，气渐畅通，气血两虚，肿痛基本已消，神疲乏力，面色无华，舌淡苔薄，脉细，治宜益气养血，方选八珍汤，药用党参、白术、茯苓、甘草、川芎、当归、白芍、熟地等。

（二）尿道、膀胱损伤

对尿道、膀胱损伤轻症，治宜活血止痛，祛瘀通淋，方选八正散加减，药用瞿麦、萹蓄、车前子、滑石、元胡、川楝子、车前子、石韦、茯苓等。并卧床休息，以利于血肿消散，减少疼痛。对后期者，诸症已消，损伤日久，耗气伤血，导致气血两虚，表现为面色无华，少气懒言，神疲乏力，食欲不振，舌淡苔薄白，脉细无力；治宜健脾胃，补气血，方选参苓白术散加减，药用党参、黄芪、白术、山药、茯苓、薏苡仁、桔梗、大枣、甘草等。

重症者，常为膀胱或尿道等脏器破裂之危重证候，当急诊手术治疗。

（三）腹膜后血肿

《素问·缪刺论》曰："人有所堕坠，恶血留内，腹中满胀，不得前后，先饮利药。"治宜通腑泄浊，方选复原活血汤加减，药用柴胡、瓜蒌根、当归、红花、甘草、穿山甲、大黄、桃仁等。

（施杞　谢可永　李晓锋　程少丹）

第二十章

颈项部病症

　　颈椎位于头以下、胸椎以上，共有7块颈椎骨组成。第1颈椎又称寰椎，无椎体和棘突，由前后弓和侧块组成，前弓较短，其内面关节面与第2颈椎齿状突构成寰齿关节；后弓较长，后方有一结节而无棘突；侧块上方有椭圆形凹陷的关节面，与枕骨髁构成寰枕关节；侧块下方较平坦的关节面，与第2颈椎上关节面构成寰枢关节；侧块外方有作为寰椎旋转运动支点的横突，比其他颈椎横突长且大。第2颈椎又称枢椎，椎体上方有齿状隆突称为齿突；齿突前面有的关节面与寰椎前弓构成寰齿关节；上关节面与寰椎下关节面构成寰枢关节。第7颈椎后方的棘突很长，末端不分叉而呈结节状，隆突于皮下称为隆椎，随着颈部转动而转动，是临床上的骨性标志。其余颈、胸、腰椎骨大致相似，均由椎体、椎弓、突起（包括横突、上下关节突和棘突）等基本结构组成。椎体在前，椎弓在后，两者环绕共同形成椎孔。所有椎孔相连就构成了椎管，其中容纳脊髓。颈椎的连接，由椎体通过椎间盘、上下关节突形成椎间关节，而颈周围的韧带、肌肉作为动力装置固定及限制颈椎运动。颈椎呈轻度前凸的生理弯曲。颈椎骨的血液供应主要来自发自椎动脉的椎间动脉，沿脊神经腹（前）侧进入椎管，在椎间孔内分为3个主要分支——供应该部硬膜、硬膜外组织、黄韧带和椎弓血运的背侧支；供应脊神经根和其脊膜血运的中间支和供应该部硬膜、硬膜外组织、韧带和椎体血运的腹侧支。此外，还有肌支和骨膜支，在椎骨表面形成动脉网，以供应椎骨血运。颈椎是脊柱椎骨中体积最小，但灵活性最大、活动频率最高、负重较大的节段。颈椎的前屈、后伸（俗称低头、仰头）分别为45°；左右侧屈各为45°；左右旋转各为75°；环转运动；摇头动作发生在寰枢关节；点头动作发生在寰枕关节。颈部的活动生物力学，是通过骨骼作为支架，椎间盘作为缓冲作用，颈部韧带、肌腱、肌肉等软组织作为动力，共同保持颈部在运动中的动态平衡，以完成各种正常生理功能。

第一节　寰枢关节脱位

一、定义

　　寰枢关节脱位是指颈椎的第1节（寰椎）、第2节（枢椎）之间的关节失去正常对合关系。寰枢关节脱位可引起延髓、高位颈脊髓受压，导致四肢肌力减退等证候，严重者可出现瘫痪，甚至呼吸衰竭而死亡。其致死率高，必须高度重视，及时治疗。

二、病因病机

头颅是生命中枢，高居于颈椎最顶端。头颅下方的枕骨大孔有大脑的延伸部分，延髓、颈动脉、颈静脉、椎动脉等从中通过，是生命的重要部位。与枕骨大孔直接相连的是颈椎的"寰椎"，呈不规则环形，无椎体和棘突，由两侧的侧块及连结于侧块之间的前后弓构成。前弓短，后面正中有小的关节面称为齿凹，与枢椎齿突相关节；其上与枕骨髁部成为关节，下与第2颈椎形成枢椎关节。枢椎椎体上有一个柱状突起居中，与外围寰椎形成可转动关节，因此称为枢椎；其椎体小而棘突大，椎体向上伸出一指状突起，称为齿突。寰枢关节由两侧寰枢外关节和寰枢正中关节构成，可围绕齿突做旋转运动。寰枢外侧关节由寰椎下关节面和枢椎上关节面组成，寰枢正中关节由齿突和寰椎前弓和寰椎横韧带组成。可见寰枢关节上接头颅，下连躯干，起到了承上启下的作用；寰椎和枢椎的特殊构造使头颅能够左右转动和侧向活动。其中旋转运动为主要运动形式，占整个颈椎活动的一半。左右旋转运动提供了头部左右旋转可以达到45°，增加了眼睛的视觉范围。

《医宗金鉴·正骨心法要旨·头面部》曰："如被坠堕打伤，震动盖顶骨缝……"当头部遭受打击损伤、运动和交通事故时，颈部受到外力作用，而发生半脱位或脱位。或睡眠时枕头高度不合适，使颈部肌肉处于长时间紧张状态，项背部复遭受风寒湿侵袭，出现静力性脱位，出现气血凝滞，经络痹阻，僵凝疼痛，活动受限等症。正如《伤科汇纂》所曰："有因挫闪及失枕而项强痛者。"

现代医学解剖显示，寰椎的前弓、横韧带及枢椎的齿状突和寰枢之间的侧块关节是保持寰枢关节稳定的主要结构。寰枢关节的对合关系不正常可表现为两种情况，一为寰枢关节不稳，早期病理状态下，寰枢关节失去正常对合关系，但在颈部仰伸等某些体位时，寰枢关节可以复位；另一种为寰枢关节脱位，是指寰枢关节失去正常对合关系后，改变体位不能复位者。临床上，成人在颈部炎症作用下，局部韧带等软组织充血、水肿、血供不良，寰椎脱钙，同时炎症使关节囊松弛，在轻微外力下，寰椎横韧带自其附着点撕脱，发生脱位。在儿童，各韧带松弛，颈部活动范围大，也易导致脱位。有学者报道，颈部与上呼吸道感染也可诱发寰枢关节脱位。

三、临床表现

颈部疼痛，活动受限、僵直，尤其头颈部的旋转活动受限，头枕部疼痛等。症状呈间歇性，反复发作并逐渐加重；部分患者在轻微外伤后明显加重。当有延髓受压，可出现四肢无力、走路不稳、手不灵活、二便异常等；还包括躯干、四肢的麻木、针刺感甚至烧灼感等症状。严重病例出现呼吸功能障碍，并逐渐加重。

四、诊断要点

1. 典型的颈部疼痛、不适和脊髓受压症状。

2. 体格检查发现颈部活动受限、僵硬，局部压痛等。症状呈间歇性，反复发作并逐渐加重；部分患者在轻微外伤后明显加重。如有延髓受压，可出现四肢无力、走路不稳、手不灵活、二便异常等；还包括躯干、四肢的麻木、针刺感甚至烧灼感等症状。严重病例出现呼吸功能障碍，并逐渐加重。如高位脊髓压迫，出现四肢肌张力升高、腱反

633

射亢进和病理反射阳性。合并颅底凹陷者，可能出现共济失调、闭目难立、构音障碍及眼震等。

3. 影像学检查

（1）X线摄片：X线张口位摄片，主要特征表现是枢椎齿状突与寰椎两侧块间距不对称，或有脱位侧关节突关节间隙变窄。

侧位X线片能清楚显示齿状突和寰椎前弓之间的距离变化。正常情况下在3mm以内。正常成人和儿童分别为2.5mm和3mm。如成人寰齿间距在3~5mm，常提示有横韧带断裂；如寰齿间距为5~10mm则提示横韧带有断裂，并部分辅助韧带撕裂；如达10~12mm，则表明全部韧带断裂；枕颈伸屈动力性侧位上，屈位时显示寰椎前弓和齿状突呈"V"型间隙，提示横韧带下纤维以外的部分撕裂，使寰枢椎借助未断纤维束起支点作用，而显示寰齿间隙上部分分离呈"V"型。

（2）CT检查：可与寰椎椎弓骨折及上颈椎畸形等疾病相鉴别，特别在颈部有创伤史，有颈部疼痛、僵硬或固定体位。而X线片未发现异常时，CT检查有助于防止漏诊。

（3）MRI扫描：可帮助诊断脱位的类型和原因，如有无齿状突畸形缺陷、类风湿关节炎、先天性分隔不全等。

五、辨证论治

（一）手法复位

《医宗金鉴·正骨心法要旨》中说："夫手法者，谓以两手安置所伤之筋骨，使仍复于旧也。"手法直接作用于脱位的寰枢关节处，使其迅速复位，具有立竿见影之效，所以是脱位的首要治法。具体操作手法分为两步，首先在颈肩部进行拿穴等理筋手法，放松颈项部肌，解除疼挛；其次患者取坐位，助手位于患者一侧，两手分别托住患者下巴和枕骨部，向上牵引，术者位于患者后侧，两手手叠助手背上，同时相对用力推、扳，即可复位。操作时手法应轻巧缓慢，不可用力过猛，以免造成发生不良后果。临床复位手法还有坐位和卧位的各种手法，如坐位旋转复位法、仰卧牵抖复位法、仰卧侧摆复位法等。

（二）颈椎牵引

可采用坐位或卧位的颌枕带牵引，牵引姿势以头部略向前倾为宜。牵引重量在2~5kg，从小逐步增加。每次牵引时间约30分钟，每日1~2次。可以根据患者反应而灵活掌握，如不适宜，立即停止牵引进行观察，或改用其他治疗措施。如采用颅骨牵引，自颅骨中线与两乳突顶部连线交点，向两旁开3.5cm处与颅骨形成40°角进针。牵引重量在2~10kg范围内，按病情需要，从小逐步增加，维持重量4~5kg，儿童酌减。颅骨牵引行骨穿时，骨钻钻头要拴上安全帽，钻穿颅骨外板（成人约4mm，儿童约2~3mm），防止钻过内板，以免损伤脑组织。颅骨牵引1~3周X线片示复位后，可改换围领固定观察，逐渐恢复颈部活动功能。

（三）固定方法

对于无合并神经损伤的颈椎单双侧和颈椎前半脱位的小关节突脱位，复位后可用领托或石膏领固定

（四）中药内服

（1）气滞血瘀：局部疼痛，或伴肿胀，肤有瘀斑，色青黯紫，活动不利，舌紫黯，脉沉涩。治宜理气活血，止痛消胀。方选桃红四物汤加减，药用桃仁、红花、当归、川芎、生地、香附、丹皮等。

（2）气血不和：疼痛隐隐，肿胀未净，肢体无力，行动不利，舌黯，脉弦。证属瘀血未清，气行不畅。方选和营止痛汤加减，药用赤芍、归尾、川芎、苏木、陈皮、乳香、没药、续断、乌药、甘草等。

（3）气血亏虚：颈部疼痛减轻，活动不利，舌淡白，脉沉濡。方选八珍汤加减，药用党参、白术、白芍、茯苓、甘草、川芎、当归、熟地、黄芪等。

（4）肝肾不足：疼痛未净，时轻时重，颈部乏力，舌淡白，脉细。方选壮筋续骨丹加减，药用当归、川芎、白芍、熟地、杜仲、续断、五加皮、骨碎补、菟丝子、党参、木瓜等。

（五）练功疗法

撤除固定后，可做颈部俯仰、侧屈、转动等功能活动，以后可适当做颈部肌力锻炼，如与项争力、前伸探海、往后观瞧等。

六、述评

本症由 Corner 于 1907 年首次报道，Fielding、Wortzman 等学者先后进行了深入研究，但因其临床征象无特异性，且表现多种多样，常易漏诊误诊。

（一）X 线诊断摄片法的改进

X 线摄片检查是临床常用方法。测量寰齿前间隙和齿间侧块间隙，是诊断寰枢关节半脱位的重要测量指标。但临床中由于多种组织重叠，或投照体位欠佳，X 线测量的准确性受到影响。为了提高 X 线摄片诊断的价值，学者们做了许多有益探讨。有学者提出单纯标准张口位片是观察寰枢关节位置关系的重要参考依据，但它不能反映寰枢关节的旋转功能，可采用颈椎左右旋转 15° 张口位片。还有学者提出，利用颈椎侧屈 15° 开口位拍片发现齿状突偏移、寰椎在枢椎上侧滑，可提高阳性诊断率。随着 CT 的广泛应用，多层螺旋 CT 逐渐运用到寰枢关节半脱位的诊断中，辅以三维重建技术，可清楚显示寰枢关节间隙及侧块位移情况，已成为评估寰枢关节损伤的首选。如果怀疑有韧带损伤，必须行 MRI 检查。短时反转序列（STIR）能抑制组织中的脂肪信号，减少运动伪影，使韧带在急性期水肿、出血、断裂的高信号更加突出，在诊断韧带急性期损伤中具有优势。国内已有学者应用 STIR 对寰枢关节半脱位进行诊断，但 STIR 显示韧带形态学方面不尽如人意，这方面有待进一步研究。

寰枢关节脱位是较为严重的病症，及时而正确诊断对其预后有决定性作用，因此对其诊断、分型必须有全面而正确的认识，以选择最佳治疗方案。寰枢关节脱位分型：寰枢关节脱位的不同分型，对采用何种治疗手法，有重要参考价值。寰枢关节脱位，按程度不同，可分为脱位和半脱位 2 类，但由于关节间隙的个人差异，有时难以界定。为此提出根据移位方向，分为前脱位、侧向脱位、垂直脱位、旋转脱位、前倾脱位和混合型脱位。

1. 寰椎前脱位　正常齿突与寰椎前弓及侧块间的距离，成人约 0.2cm，小孩为 0.3cm，若其前间隙达 0.4cm 者，可诊断为前脱位。当各种原因导致寰椎横韧带断裂，寰椎失稳而沿矢状轴向前移，齿状突向后移，易造成脊髓受压，出现各种症状。

2. 寰椎侧向脱位　寰椎可沿冠状轴向侧方移位，使双侧齿侧间隙不等宽，有的学者认为宽度差 > 0.3cm 时，可诊断为寰枢关节侧向脱位。但有学者认为，由于个体差异，还应结合临床症状等综合考虑。

3. 寰椎垂直脱位　寰椎前弓与齿突相对位置的高低，正常情况下，齿突顶端略低于寰椎上缘水平，当出现过高或过低时，则为异常表现。寰椎的垂直移位，多同时出现前倾或后仰，故较明显者，其寰齿前间隙可相应出现"V"型或"八"型的改变。

4. 旋转脱位　寰椎或枢椎绕轴旋转。寰椎旋转时可带着头颅一起旋转，在开口位 X 线片上可见寰椎两侧侧块不对称，宽侧为向前旋，窄侧为向后旋。枢椎旋转时，于开口位照上，其棘突偏歪程度较轻（不超出齿突侧缘）称为寰枢关节紊乱；若偏歪较明显，已超出齿突侧缘者，可诊为脱位。

5. 前倾脱位　在暴力作用下，寰椎过分前倾而脱位。X 线片可见寰椎明显前倾，寰枢间隙明显增宽。如寰椎横韧带上发生部分断裂，寰齿前间隙出现"丫"形改变。

6. 混合型脱位　上述各类型脱位同时轻、重不一地合并存在，但多以一个类型为主。故临床上也以主要者为据，作出诊断。

（二）寰枢关节脱位的复位手法

寰枢关节脱位的治疗，首先在于复位。临床常用的有手法闭合复位和手术复位。中医骨内科对于手法闭合复位治疗寰枢关节脱位有悠久历史。在长期实践中，形成了丰富的复位手法以适应不同类型的脱位。

1. 坐位旋转复位法　包括提旋复位法、反掌压头旋转复位法、助手压头旋转复位法。

（1）提旋复位法：患者坐位，向后靠于椅背放松。以第 2 颈椎棘突右偏为例（下同），医者位于患者后侧，左手拇指扶按第 2 颈椎棘突右旁，使患者略低、稍向左侧屈且面向右转，医者右肘弯勾托患者下颌，前臂及手绕抱头后与胸、肘，将患者头部抱住，稳定于此姿势。

操作时保持上述姿势，略将头向上提拉并沿头颈纵轴向右旋转，转至最大限时，略加"寸劲"之力，使其做超限旋转，同时拇指向左侧推拨第 2 颈椎，可听到"咯"的响声，手下棘突有被推动感。回复中立位，以放松手法结束。若棘突偏向另侧，则操作方法相同、方向相反。

（2）反掌压头旋转复位法：患者坐位，医者位于患者后侧，左手拇指扶按第 2 颈椎棘突右旁，反掌，用其余四指按压于患者头上，使患者头部处于前屈、向左侧摆、头右旋状态，右掌托扶患者下颌。操作时，医者左手控制患者头部，使保持此角度不变，右手带动头部向右旋转，至最大幅度时双手协调使头稍做超限活动，左拇指向左推拨第 2 颈椎棘突，可听到"咯"的响声，表示已复位。

（3）助手压头旋转复位法：以助手代替医者左手扶按患者头部，其他姿势、操作方法，均与反掌压头旋转复位法相同。此法适用于寰枢关节旋转型脱位及合并有旋转改变的其他类型，也适用于全颈其他节段的旋转改变。

2. 坐位旋提复位法　预备姿势同坐位旋转复位法。操作时，术者将患者头部抱稳后，保持此角度向右旋转，当转至最大角度时，左拇指推紧"锁定"第 2 颈椎棘突，在患者放松情况下，迅速向上提拉头颈，即可听到"咯"的响声，关节复位。有学者研究，当头颈旋转时椎间盘随之被扭转，其内压升高，转至最大角度时椎间盘内压可升高30%，故此法在寰枢关节复位中使用是安全的。

3. 坐位提拉仰推法　预备姿势基本同坐位旋转复位法，唯左手拇指不是扶按第2颈椎棘突旁，而是顶压于第2颈椎棘突后方，其他与坐位旋转复位法同。操作时保持原姿势放松。术者将患者的头略向上提拉，然后在保持上提的情况下，将头向后上方提，使头后仰同时左拇指向前推顶第2颈椎棘突，可听到"咯"的复位声。适用于寰枢关节前脱位、前倾脱位或前倾紊乱。也可用于下段颈椎失稳移位、成角反张等。

4. 仰卧牵抖复位法　患者仰卧放松。医者坐于床头之外，面对患者头部，双掌挟抱患者两侧面颊部，中指或食指顶托于第2颈椎棘突。操作时，术者拉伸患者头颈部，稍将头抬起成前屈姿势，轻轻活动其头颈，并嘱患者放松，在患者放松时，突然向上抖起颈肩部，紧接抖起，手腕后沉，使头向后仰，同时食、中指向上顶托第2颈椎棘突。此法适用于寰枢椎前脱位、前倾型脱位或紊乱。

5. 仰卧侧摆复位法　患者仰卧，放松。医者坐于床头外，面对患者双侧面颊部，右手食、中指顶按于患者C_2棘突右旁，左手抱按至患者枕部。术者沿纵轴拔伸头颈部，并稍拉向左侧，使头稍向左侧屈。在患者放松时，突然将患者头颈部向左侧摆动，同时将头扳向右侧，右手食、中指向左顶推患者第2颈椎棘突。适应证与坐位提拉侧推法、坐位侧扳法相同，虽操作技巧较前二者稍难，但对体弱或眩晕明显、不能坐起者，尤为适用。

（三）临床手法复位疗效

手法复位结合牵引、固定是寰枢关节脱位的有效治法。广大临床医家在长期的实践中创立了许多行之有效的手法，深受患者欢迎。

夏磊等对单纯寰枢关节脱位患者采用手法复位，其中急性期症状较轻者11例采用手法复位。复位方法：患者端坐位，医师面对患者站立，双手把持患者下颌及头枕部，适当用力向上牵引3~5分钟，再轻柔缓慢向脱位反方向旋转复位。复位后患者自觉颈枕部僵痛缓解，颈部旋转功能恢复，复查拍片示寰枢关节脱位完全纠正，用颈部围领固定4~6周。其余13例伴复合伤症状较重者均采用枕颌带牵引治疗。牵引重量2.5~3kg，在牵引过程中拍片复查，根据复位情况调整重量和牵引方向，2~3天复位后，维持牵引2周，再改用颈围领或支具固定3~4周。治疗结果：21例随访，最长3年，最短8个月，定期复查拍片，寰枢关节正常，颈部旋转功能正常，无复发及并发症出现。说明2日以内症状较轻患者行手法复位效果满意，对2日以上症状重伴复合伤的患者，均行枕颌带正中位牵引，效果良好。

对寰枢关节脱位的治疗原则是正确诊断，早期治疗。其具体治疗方法取决于寰横韧带完全，或部分横断。完全横断者，非手术治疗常难以恢复其稳定性，应早期手术治疗，以复位和恢复寰齿关节解剖学的稳定性。部分撕裂，通常采取手法复位、牵引固定、练功锻炼和中药内服等综合疗法。

（谢可永　莫文　马俊明　朱栋）

第二节　寰枢关节半脱位

一、定义

寰枢关节半脱位是指寰椎与枢椎之间因内外力失衡，解剖位置移动超过生理限制范围后不能自动回到正常状态，引起以颈项疼痛和关节运动障碍为主要临床表现的病症。

二、病因病机

寰枢关节半脱位属中医骨错缝范畴。大多由于头部突然旋转或扭伤时，枢椎齿状突受一侧翼状韧带牵拉过度而致；或齿状突发育不全或有关韧带发育缺损，使得寰枢关节结构不稳，而出现半脱位；在儿童，常因上呼吸道、扁桃体、中耳、鼻咽部等炎症引起寰枢关节及齿状突与横韧带之间滑膜的炎症、肿胀、分泌液增加，致使关节囊和滑膜囊压力增大，造成寰枢关节间结构不稳和颈部保护性肌紧张或肌痉挛，两侧牵引不平衡而导致自发性半脱位。因寰枢关节紧靠咽部，咽部特别是咽后壁的炎症就可能波及寰枢关节，使椎骨充血、韧带和关节囊松弛，导致稳定性进一步滑坡，容易发生颈椎寰枢关节半脱位，直接影响头部转动和进入颅脑的重要血管、神经，使患者出现头晕、恶心、猝然摔倒、心情烦躁、偏头痛、脖子硬等一系列证候。

三、临床表现

颈痛，颈部旋转时疼痛加重，头颅有向前下坠感；往往合并有轻重不同程度的头痛。部分患者可因椎动脉血流受影响而出现眩晕，甚至在颈部转动时出现猝倒；少数移位严重的患者因脊髓受压而出现上肢麻木无力，下肢走路不稳的症状。

四、诊断要点

1. 病史　急性起病，可无颈部外伤史，部分儿童患者可在发病前有上呼吸道感染史。但部分老年患者也可隐匿起病。

2. 检查　体检发现头颈倾斜，颈肌痉挛，活动不利，其中以旋转或前屈功能受限最突出；颈椎触诊可触及颈1、2关节突和横突凹凸不平，棘突偏歪，压痛。低头时出现项背下肢放射性麻木或触电样疼痛；严重者上下肢出现锥体征。

3. X线摄片　X线平片为诊断本病的基本技术依据。张口正位片齿突与两侧侧块间隙宽度相差超过1.5mm应引起注意，超过3mm具有诊断价值；侧位片上寰椎前弓与齿突前间隙呈"V"字形，成人大于3mm，儿童大于4mm具有诊断价值，大于5mm则可诊断寰椎横韧带撕裂。

4. CT、MRI　可显示寰枢关节失稳、寰枕畸形、寰枢椎骨折、高位脊椎占位性病变及脊髓压迫。

五、辨证论治

（一）复位和固定

1. 手法复位和固定　手法分为松解手法和整复手法。松解手法以松解椎体周围肌腱、韧带等软组织，减少骨关节纠偏整复手法的阻力，避免并发症，提高疗效。整复手法又称复位手法，是寰枢关节半脱位手法治疗的核心手法，按患者体位可分坐、卧两类，主要以牵引手法为主。患者坐位时，术者一手扶持患者后头，另一手托起下颏部，根据患者情况调整牵引方向。复位后以轻柔手法理顺椎体周围软组织，改善血液循环，促进局部炎症消退。为保持稳定，复位后可采用颈托固定3~4周。

2. 牵引复位和固定　应用枕颌带牵引，患者平卧位，肩部垫高，保持颈部伸直位，颈后放置圆形枕头，以保持颈椎生理曲度，取正中位牵引，牵引重量，成人用2.5~3kg，儿童用1.5~2kg。在牵引过程中，根据摄片结果，进行调整。待复位后，维持牵引2周，停止牵引时，以颈托固定。

对顽固性半脱位及陈旧性半脱位，可采用颅骨牵引，复位后可考虑采用寰枢融合术。

（二）练功疗法

去除固定后，采用适当功法，以增强颈部肌力和恢复颈部正常活动度。锻炼时，动作应缓慢，幅度有小逐渐加大，活动强度缓慢增加，切忌再次受伤。

1. 两腿分开，两手叉腰，颈部前伸并转向右下方，双目向前下视，似向海底窥探状，还原。头颈前伸并转向左下方。左右交替，重复10次。

2. 两腿分开，两手叉腰，颈部向右后上方尽力转动，眼向右后上方看，还原。头颈向左后上方尽力转，眼向左后上方看，反复10次。

3. 两腿分开，两手叉腰，颈部尽力向左旋转10次，还原。颈部尽力向右旋转10次，运动时速度一定要缓慢，幅度由小到大。

4. 取端坐位，头颈部做后伸抗阻运动，双手十指交叉置颈后部，双手保持不动，颈部后伸，与双手较力，保持10~15秒，放松，重复3~5遍。

（三）中药内服

1. 急性期　疼痛明显，活动受限，肌肉僵硬，舌紫黯，脉涩。证属气滞血瘀，治宜行气活血，消肿止痛，方选桃红四物汤加减，药用桃仁、红花、川芎、熟地、当归、乳香、没药等。

2. 缓解期　疼痛已减，颈肌无力，活动欠利，舌淡、脉细。证属肝肾不足，治宜补肝肾，强筋骨，方选补筋丸（《医宗金鉴》）加减，药用五加皮、蛇床子、沉香、川牛膝、云苓、肉苁蓉、菟丝子、当归、熟地黄、山药等。

六、述评

寰枢关节半脱位由Corner在1907年首先报道，在临床较为常见。其发生主要是指寰枢关节的关节囊、前后膜、覆膜、横韧带遭到部分破坏，使寰椎前弓后方与齿状突前方之间和寰椎横韧带前方与齿状突后方之间失去正常解剖关系，出现寰枕关节微小错位，从而发生一系列临床诊候。临床实践证明，寰枢关节半脱位的早期治疗极为重要，既能减轻患者痛苦，又能取得良好疗效。治疗以手法整复为首选，它具有疗效好、损伤小、简便等优点，深受欢迎。因此，早期诊断、早期治疗常能获得事半功倍之效。由于本症与颈部其他疾病在症状上类同，所以在临床症状基础上，结合 X 线等影像学检查，作出明确诊断，以防止手法产生损伤，避免不良后果。

（一）寰枢关节半脱位的诊断

寰枢关节半脱位与落枕、颈部外伤、颈椎病相类似，容易忽视、误诊，处理不当，极易发生严重后遗症，故必须重视对其的诊断。梁明章等提出，对寰枢关节半脱位的诊断标准，在临床表现上，因有颈部外伤史、头颈部活动频繁或持久固定不良生活习惯和职业姿态等诱因，而见颈枕部关节压痛，颈部肌肉紧张，寰枢关节两侧或枢椎棘突、横突局部有压痛，颈肌紧张。X 线张口位片显示，C_1 侧块偏移（即齿状突不居中），枢椎棘突偏离中轴线，两侧寰枢关节间隙不等宽等可初步诊断。涂应兵等提出，X 线检查颈椎侧位片，可见齿状突寰椎前结节间距离，即寰齿间距大于 5mm。椎前软组织影增宽揭示寰齿周围韧带损伤，对寰枢关脱位诊断有一定价值。颈椎开口位片显示，枢椎与寰椎侧块间距离不对称，寰齿间隙差值大于 3mm，寰底线中点垂线偏离齿状突轴线大于 1.0mm。诊断以 X 线片为主，CT 及三维重建可更加直观显示出寰枢关节半脱位的改变。王玉东等以 CT 为主要检查手段，对 46 例患者根据寰枢关节寰齿前间隙、寰齿侧块间隙、寰枢椎相对旋转角度及寰枢椎相对位置关系分为寰枢关节前脱位 / 半脱位 4 例、侧方脱位 / 半脱位 24 例、旋转脱位 / 半脱位 10 例，复合脱位 8 例；说明"寰枢关节脱位 / 半脱位"的影像学分型可在一定程度上反映其发病机制，并为治疗措施的选择提供参考，前脱位 / 半脱位、侧方脱位 / 半脱位、旋转脱位 / 半脱位采用保守方法治疗多数可取得满意疗效，后脱位、复合脱位一般需要手术治疗。郑春辉等对 26 例经 X 线片初步诊断为寰枢关节半脱位的患者，采用 CT 检查进一步证实，20 例为寰枢关节半脱位，但是有 2 例在检查完后活动正常，2 例为齿状突骨折，其他 4 例为正常寰枢关节结构。所以，实际上有 6 例为正常。认为诊断寰枢关节半脱位必须经多种影像学资料证实，单凭 X 线片诊断该病可能会导致误诊。并提出寰枢关节半脱位主要包括两侧间隙不对称以及齿状突前缘与寰椎的间隙增宽，即寰椎前弓后缘到齿状突前缘相应位置的间距增宽，成人 > 3mm，小儿 > 4mm，便可诊断为寰枢关节半脱位。如果寰齿前间隙正常，颈椎开口正位片齿状突与寰椎两侧块间隙不对称并且有侧块移位，也可诊断为寰枢关节半脱位。曹惠霞等对 20 例正常人、13 例寰枢关节脱位和 2 例旋转性半脱位均做常规 CT 扫描，5 例加做功能性 CT 扫描，结果显示 15 例寰枢关节脱位和半脱位，X 线平片诊断 15 例，CT 诊断 14 例，漏诊 1 例。CT 除显示寰枢关节脱位外，还清楚显示合并椎体多发性骨折部位、范围、骨性椎管的大小及畸形。认为 X 线平片及 CT 均是诊断寰枢椎病变的重要手段。平片难以显示复杂性骨折及骨性椎管形态的改变；CT 对无移位齿状突骨折和轻度寰枢关节脱位不敏感。功能性 CT 扫描是鉴别生理性和病理性寰枢关节脱位的有效方法。

（二）临床手法复位疗效

手法复位是治疗单纯寰枢关节半脱位的首选方法。历代中医对此积累了丰富经验，现代临床对此也有众多报道。

李小群等采用手法治疗寰枢关节半脱位 170 例。旋转定位复位手法（以齿状突向右侧歪斜为例）：先用擦、拿、揉、一指禅等法充分放松颈枕肩部软组织，结合 X 线片提示齿状突偏斜方向和压痛部位，在偏斜侧（右侧）操作。术者位于患者身后，用左手拇指放于患侧颈（右）侧方横突上，使头前屈，并向对（左）侧屈，用另一手掌（右手）扶对侧（左）下颌，同时用左手其余4指扶在患者右侧颞部，两手协助用力使头部沿颈部轴线向患侧（右侧）旋转至最大限度有阻力时，稍停，然后做一小幅度超限旋转活动，约10°～20°可听到关节弹响声，同时拇指下有错动感，1天1次，7次为1个疗程。治疗时配合枕颌套牵引，以充分松解颈部肌肉及关节囊挛缩，为手法复位创造条件。复位后用颈托固定1个月，以巩固疗效。治疗后症状与体征消失者82例，明显减轻者40例，改善者32例，16例无效，总有效率为90.59%。治疗结束后复查X线片示齿状突与两侧块间距对称者93例，差值<2mm者47例，差值≥2mm者30例，平均治疗11次。说明对单纯寰枢关节脱位或半脱位的早期患者采用手法复位，效果令人满意。

寰枢关节半脱位的重点在于早期正确诊断，对于儿童的诊断更应重视。尤其应与颈部软组织损伤、落枕等相鉴别，以避免因为误诊，而采用不正确的手法导致严重后果。中医综合疗法为临床所常用，包括手法整复、牵引固定、药物练功。其中手法复位，以纠正错缝之筋骨，见效迅速为核心；配以牵引松弛软组织粘连，解除痉挛；练功以增加肌力，恢复寰枢关节的静、动力平衡；中药有利于改善整体血液循环，增强机体功能。诸法合用，可迅速缓解症状，预防复发。

（谢可永　莫文　马俊明　朱栋）

第三节　颞下颌关节脱位

一、定义

颞下颌关节脱位是指髁突滑出关节窝以外，超越了关节运动的正常限度，以致不能自行复回原位，出现患部疼痛、张口不利等症状。本病好发于女性。

二、病因病机

颞下颌关节脱位，唐代孙思邈《备急千金要方》称为"失欠颊车"。下颌骨，《正骨心法要旨·头面·巅顶骨》称："颊车骨，即下牙床骨也，俗名牙钓，承载诸齿，能咀食物，有运动之象，故名颊车。其骨尾形如钩，上控于曲颊之环。"其发病"或打仆脱臼，或因风湿袭入钩环脱臼，单脱者为错，双脱者为落"，或年老体虚，气血不足，肝肾亏损，血不荣筋，致颞下颌关节的关节囊、韧带松弛，在打哈欠、大笑等动作时诱发脱位。正如《伤科汇纂·颊车骨》所曰："夫颔颊脱下，乃气虚不能收束关窍也。"

现代医学认为，颞下颌关节脱位，多因大张口、外力损伤等原因，导致髁突与关节窝、关节结节或关节盘之间完全分离，不能自行回复到正常位置。按性质可分为急性脱位、陈旧性脱位、习惯性脱位。其中急性脱位是指脱位时间在2周以内者；陈旧性脱位是指脱位时间超过2周以上者；习惯性脱位是指反复发生脱位者。按部位可分单侧脱位和双侧脱位；按髁突脱出的方向、位置可分前方脱位、后方脱位、上方脱位及侧方脱位。前脱位关节盘-髁突复合体越过关节结节并固定于关节结节前上方，后脱位髁突可突出到外耳道鼓室及茎突外侧，上方脱位髁突进入颅中窝，内侧脱位髁突达关节窝内侧，外侧脱位髁突移至关节窝外侧。临床上，以急性前脱位、习惯性脱位、陈旧性脱位较多见。其中，前脱位常因打呵欠、唱歌、大笑、大张口进食、长时间大张口进行牙科治疗等内源性因素，或在开口状态下，下颌受到外力打击、经口腔气管插管、进行喉镜和食管内镜检查、使用开口器、新生儿使用产钳等外源性因素，使下颌开口过大，使下颌骨髁状突向前方移位，髁突越过关节结节不能自行回位，发生前脱位。后脱位、上方脱位及内侧脱位主要为外力损伤所致，同时常伴有关节窝、关节结节、髁突或下颌骨骨折及颅脑损伤，在临床较为少见。

习惯性脱位常因急性前脱位治疗不当所致。其病理特征是关节囊、关节韧带及关节盘附着明显松弛，因髁突反复撞击关节结节，使髁突与关节结节变平，关节窝变浅，咀嚼肌功能失调。

陈旧性脱位多因急性前脱位未及时治疗，长期处于颞下颌关节脱位状态。由于脱位的髁突及关节盘周围纤维结缔组织增生，关节窝内也可出现纤维结缔组织增生，使关节复位更加困难。

三、临床表现

典型的临床表现为，患者呈张口位状态，闭口不利，语言不清，咬食不便，吞咽困难，口涎外溢等。不同方向脱位还有其特殊证候。

单侧急性前脱位：口角歪斜，下颌前伸并向对侧偏斜，除患侧后牙可能早接触外，余牙开颌，颏部中线偏向对侧。

双侧急性前脱位：症见下颌运动异常，患者呈开口状、上下齿列不能咬合，下齿列突于上齿列之前，唾液外流，语言不清，咀嚼和吞咽均有困难。

习惯性脱位：反复出现急性前脱位的症状，复位较容易，有时患者可自行手法复位。

陈旧性脱位：表现与急性前脱位相似，但颞下颌关节和咀嚼肌无明显疼痛，下颌有一定活动度，可进行开闭口运动。

四、诊断要点

1. 急性前脱位多出现在大张口运动或下颌在张口时受到外伤。

2. 患者呈张口位状态、语言不清、口涎外溢等典型临床表现。

3. 体检发现，单侧急性前脱位，关节囊明显松弛，肌肉运动不协调也可出现。患侧颧弓下方可触及下颌骨髁状突，在患侧耳屏前方，即下关穴处，可触及一凹陷。X线片显示髁突位于关节结节前上方。双侧急性前脱位，检查发现双侧咬肌痉挛，呈块状隆起，面颊变成扁平状，下颌前伸，两颊变平，因此脸型也相应变长。因髁突脱位，耳屏前方触诊有凹陷，双颧弓下可触到脱位的髁突。

4. 习惯性脱位有反复发作病史，老年人、重病患者更易发生。关节造影可见关节囊松弛，关节盘附着撕脱。关节 X 线片除表现为关节前脱位外，其髁突、关节结节变平。

5. 陈旧性脱位病程长，无牙颌患者、重病患者易发生。关节 X 线片可见髁突位于关节结节前上方。

五、辨证论治

对于急性颞下颌关节脱位，应及时复位，否则在脱位周围逐渐形成纤维组织增生后，则难以复位。复位后应适当限制下颌运动。对于习惯性脱位手法复位效果不好者，可进行关节囊内硬化剂治疗，如效果不好可行手术治疗，行关节囊及韧带加固术、关节结节切除术及关节结节增高术等。对于陈旧性脱位的复位，常需在全麻下复位，甚至手术切开复位。

（一）手法复位

1. 口内复位法　患者低位端坐，头靠椅背或墙壁，先用轻柔手法，放松面部肌紧张，以松弛局部肌组织和消除患者紧张心态，有利于复位。术者以双手拇指（可包以纱布）向后分别放在两侧下颌磨牙的咬合面上，其余手指握住下颌体部，两拇指逐渐用力将下颌骨体后端向下加压，余指将颏部稍向上抬。当髁突下降至低于关节结节平面时，将下颌骨向后推动，髁突即可滑回关节凹面复位。复位后用头颌绷带固定限制张口活动1~2周。

2. 口外复位法　术者双手拇指置于患者髁状突前缘，即下关穴位处，用力由轻到重，向后上压挤髁状突，当患者两下颌部酸麻，两颊部肿胀，口内流涎，嚼肌已松弛，此时，术者进行手法复位操作，即两手食指、中指托住两下颌角，以无名指、小指托住下颌体，向前向上端送，脱位即可复位。

（二）功能锻炼

固定期间，做主动咬合锻炼，以增强嚼肌的牵拉力。患者可自行按摩，以双手拇指或中、食指放在翳风穴或下关穴上，轻揉按摩，以酸痛为度，每日 3~5 次，每次按揉50~100 次。

（三）中药内服

初期宜行气活血、消瘀止痛，方选复元活血汤加减：柴胡、瓜蒌、当归、红花、甘草、延胡索、乳香、没药等。中后期宜补益肝肾、壮筋强骨，方选补筋丸加减：五加皮、丁香、川牛膝、云苓、肉苁蓉、菟丝子、地黄、牡丹皮、木瓜、怀山药、川芎等。

六、述评

颞下颌关节脱位是临床上的常见病之一，历代医家对其证候、治疗等各方面都有详尽论述。唐孙思邈《备急千金要方》称为"失欠颊车"，清代吴谦《医宗金鉴·正骨心法要旨》称为"吊下巴"。认为外力所伤，或咬食硬物，致使颞下颌关节的关节囊、韧带受损，发生颞下颌关节脱位，《医宗金鉴·正骨心法要旨》谓之"或打扑脱臼"。或年老体虚，气血不足，肝肾亏损，血不荣筋，致颞下颌关节的关节囊、韧带松弛，在打哈欠、大笑等动作时诱发脱位。正如《伤科汇纂·颊车骨》所曰："夫颔颏脱下，乃气虚不能收束关窍也。隋代巢元方《诸病源候论·唇口病诸候》中云："失欠颊车蹉候，肾主欠，阴阳之气相引则欠，诸阳之筋脉有循颊车者，欠则动于筋脉，筋脉挟有风邪，邪因欠发，其气急疾，故会失欠，颊车蹉也。"这是颞下颌关节脱位最早的记载。唐代孙思邈《备急千金要方·治失欠颊车蹉开张不合方》记载了口腔内复位法："一人以手指牵其颐以渐推之，则复入矣，推当疾出指，恐误啮伤人指也。"此后，明代陈实功《外科正宗》、清代吴谦《医宗金鉴·正骨心法要旨》等，对本病的病因病理变化及分类、治疗方法，均有明确认识和较科学的治疗经验。可见其复位手法较多，成功率也较高。但如何避免习惯性脱位的发生，学者们作了有益探索，取得一定成效。

（一）复位手法研究

郭胜等采用肌肉按摩法联合口腔外整复法整复 50 例颞下颌关节前脱位，分别对颞肌、咬肌、翼状肌做按摩，待其放松后行手法复位，结果 50 例患者中，所有患者肌肉按摩后口外复位手法均 1 次成功。所有病例经至少 1 年随访均未发现再次脱位。黄细歪采用手法结合中药治疗习惯性颞下颌关节脱位 9 例。中药以补中益气汤合左归丸加减：黄芪、升麻、柴胡、别直参、山茱萸、怀牛膝、当归、补骨脂、鹿角胶、杜仲、桂圆肉、川芎、甘草。手法复位：患者坐低位靠背椅，助手双手将患者头部固定，用自制活血止痛液在颊车处涂擦几遍，使嚼肌松弛，术者再将双手拇指用胶布裹住，伸入患者口腔内按于两侧下臼齿上，其余 4 指托住下颏，两拇指先往下按，待下颌骨移动时再往里推，余指同时协调地将下颌骨向上端送，即可复位。复位后用绷带从下颌部至头顶进行缠绕，让其固定在小口吃饭为度，固定时间为 5~7 天。2 年后随访：未复发者 8 例，复发者 1 例；治愈 8 例，无效 1 例。

（二）固定方法研究

赵国虎将习惯性颞下颌关节脱位患者复位后，随机分为颅颌弹力固定组和颌间弹力固定组。颅颌弹力固定组常规手法复位后，采用 6cm 宽的弹力绷带约 70cm 长固定成圈，从颅顶到颏部固定下颌骨，松紧度以可探入一指为度，固定 2 周。颌间弹力固定组，同样手法复位后，在双侧上下第 1 双尖牙和尖牙之间小环结扎，上下小环之间结扎宽约 0.2cm 的弹力圈，牙齿缺失患者用自攻颌间牵引钉（直径 2.0mm、长 10mm），同样固定 2 周。结果，两组在固定中和固定后，颅颌弹力固定组复发率分别为 61% 和 65%，颌间弹力固定组复发率分别为 10% 和 17%。颌间弹力固定法的复发率明显低于颅颌弹力固定法，说明常规颅颌弹力固定效果较差，这与它的固定方法有关。

对颞下颌关节脱位的重点在于及时治疗和预防复发。治疗主要是手法复位，其手法类型极多，主要分为口内和口外两种，其中以口内复位较为常用。嘱患者在 1 小时内勿大声说话，3 日内勿用力张口，并尽可能避免饮食生冷和较硬食物。对严重脱位病例，手法整复后可用小四头带托住下颌部，分别在头顶部打结，固定于闭口位 3~5 日，以减少复发。

（谢可永　莫文　马俊明　朱栋）

第四节　颞下颌关节紊乱症

一、定义

颞下颌关节紊乱症亦称颞下颌关节弹响症，是一种常见的口腔颌面部疾病，好发于中青年，可累及一侧或两侧颞下颌关节，多属功能紊乱，也可有关节结构紊乱或破坏。在临床本病以患部疼痛、弹响、张口困难等证候为特征。发病率约在 28%~88%，好发于青壮年。开始发生在一侧，有的可逐渐累及两侧。本病多属功能紊乱，但也可由结构紊乱或器质性破坏引起，功能紊乱日久可发展成关节结构紊乱，甚至出现器质性破坏。

二、病因病机

颞下颌关节由颞骨下颌窝和下颌骨髁状突构成，关节面覆盖一层纤维软骨。颞下颌关节囊为一松而薄的袋状结构，上边附着于下颌窝的周缘及其结节，下方附着于下颌髁状突的颈部。关节外侧有颞下颌韧带增强，前壁较薄弱，无韧带加强。作用于颞下颌关节的肌肉是咀嚼肌，其排列与颞下颌关节运动特点相适应，按其位置分为浅层（颞肌、咬肌）及深层（翼内肌、翼外肌），均受三叉神经运动纤维支配。颞下颌关节的营养动脉来自颞中动脉、脑膜中动脉及鼓室前动脉、咽升动脉。颞下颌关节的神经支配，关节囊的前壁有下颌神经的咬肌神经或颞深后神经的分支，分别从中部及外侧部进入关节囊，后壁、外侧壁、内侧壁则由耳颞神经的分支分布。颞下颌关节的活动度较大，可使下颌骨上提、下降、前移、后退及侧向移动，是面部唯一的能动关节，人体中唯一的双侧联动关节，所以无单侧活动的可能，一侧关节的运动受着对侧关节的影响和制约。

颞下颌关节紊乱症属中医"痹证"范畴。《诸病源候论》曰："风湿痹病之状，或皮肤顽厚，或肌肉酸痛，风寒湿之气杂至，合而成痹。"其发生因体质素虚，肝肾两亏，面部三阳经气不充，经脉失濡，复受外伤，或外感风寒湿邪，筋脉拘急，关节开合不利，发生颞颌部疼痛、弹响、肌肉酸胀、张口受限等证候。

现代医学研究指出，本病发生与内、外因素密切相关。常见的外因有外力撞击、突咬硬物、张口过大（如打呵欠）等急性创伤，或经常咀嚼硬食、夜间磨牙及单侧咀嚼习惯、反复过度开口（如磨牙齿、练唱歌、吆喝等）等慢性劳损。在内为牙尖过高、牙齿过度磨损、磨牙缺失过多、不良义齿、颌间距离过低等，使颞下颌关节的关节盘受损而致破裂、磨损甚至剥脱，同时使关节囊及其周围韧带撕裂、出血，造成咬合关系紊乱，咀嚼肌群功能失调，破坏关节内部结构间功能平衡，久之可有骨赘形成，促使本症的发生。颞下颌关节紊乱症在临床上可分为3类：咀嚼肌群功能紊乱、关节结构紊乱及关节器质性改变。其中咀嚼肌群功能紊乱类，主要是各咀嚼肌的功能不协调、亢进和痉挛，属关节外疾患，关节的结构和组织正常；主要临床表现为开口度异常和开口型异常以及受累肌疼痛。关节结构紊乱类，是关节盘、髁状突和关节窝之间的正常结构紊乱，以在开口运动中弹响为主要表现，可伴有不同程度的疼痛和开口度、开口型异常，是关节紊乱综合征中发病率最高的一类。关节器质性改变类，是通过X线片、造影和关节内镜等检查可发现关节骨、软骨和关节盘有器质性改变，除上述两类的症状外，关节运动时可有连续的摩擦音或破碎音。

三、临床表现

颞下颌关节一侧或双侧局部酸痛，活动时（如进食、讲话、大笑）疼痛加剧。张口往往有弹响声。严重者可有张口困难，难以进食。

四、诊断要点

1. 常有颞颌部外伤及劳损病史。

2. 患侧颞颌部疼痛肿胀，开口或咀嚼运动时关节区或关节周围肌群疼痛，关节有不适感或有弹响声等典型症状。

3. 检查患侧颞下颌关节部压痛，有的患者可发现上下牙齿不能完全咬合，下颌骨略向健侧偏斜。

4. X 线片　一般无骨质改变，可有关节间隙异常。

颞下颌关节侧位断层 X 线片示：咀嚼肌群功能紊乱及关节结构紊乱的颞下颌关节。而关节器质性改变则有骨质改变，包括髁状突及关节窝、关节结节硬化、骨质增生；有的患者可同时伴有上下腔穿通或关节盘移位等。

5. 关节内镜检查，可发现本病早期改变，如关节盘和滑膜充血、渗血、粘连以及未分化成熟的软骨样组织形成的"关节鼠"等。

五、辨证论治

（一）手法治疗

根据颞下颌关节的不同证候，选用相应治法。

1. 挤按法　适用于下颌骨向一侧偏歪者。患者坐于凳上，医者站在患者身后，一手掌紧贴患侧颞部，另一手掌根部按于健侧下颌角部，令患者做有节律而缓慢的张口、闭口动作，在患者闭口之时，医者双手相对挤按，使患者咬合关系恢复正常。

2. 牵按法　适用于口不能张大者。患者坐位，助手站在患者身后，两手交叉固定其头部。医者与患者对面而立。先以指揉、掌揉法按摩两侧颞下颌关节及其周围软组织，以患侧为主，舒通气血，解除局部痉挛，时间 2~3 分钟。令患者尽量张口，医者双手拇指（外缠干净纱布或手帕）伸入患者口腔内，置于下面两侧臼齿处，余四指在口腔外扶其下颌。以按患侧下颌为重点，两手拇指做向下按压及左右摇晃动作，并向前下牵拉，可反复操作，直到口张大至正常为止。

3. 指揉法　适用于颞下颌关节软组织损伤恢复期。用指揉法对颞下颌关节及其周围软组织进行揉按，时间约 3~5 分钟。

（二）中药内服

1. 急性期　行气止痛，活血消肿。复元活血汤加减，药用柴胡、瓜蒌根、当归、红花、续断、甘草、桃仁、乳香、没药等。

2. 缓解期　补肝肾，强筋骨。补肾壮筋汤加减，药用熟地、山茱萸、青皮、白芍、川断、杜仲、当归、茯苓、五加皮等。

3. 针灸　体针主穴：下关、听宫、耳门、颊车。配穴：通里、太阳、足三里、合谷。主穴 1~2 穴，酌取配穴，每次选 3~4 穴。患者取卧位或坐位，先直刺入，手法捻转提插，得气后，以中强刺激，做平补平泻手法 1~2 分钟，使针感强烈。留针 20~30 分钟，每 5~10 分钟行针 1 次，手法同上。去针后，再在压痛明显处按摩 1~3 分钟。每日 1 次，10 次为 1 个疗程。

4. 封闭　对于疼痛剧烈，无法缓解者，运用封闭疗法。1%~2% 普鲁卡因溶液 2ml 加醋酸泼尼松龙 0.25~0.5ml，急性期可用地塞米松 0.5ml，做关节腔内注射，每周 1 次，3~5 次为 1 个疗程。

六、述评

颞下颌关节紊乱症属于中医学"牙关不利"范畴。由于感受风寒、劳累过度、肝肾亏虚等，使筋脉失去濡养，筋肉活动不利，导致颞下颌关节功能紊乱，从而出现疼痛、局部弹响等症。本症为多发病，尤其是近 30 年来，随着生物力学的发展，对该病有了较深入的认识，推进了对其诊断和治疗的进展。

（一）磁共振（MRI）在诊断中的价值

随着磁共振在医学上的广泛应用，日益显示了其对颞下颌关节紊乱症诊断价值上的优越性，使诊断更准确，为治疗提供客观依据。王云玲等观察了27例颞下颌关节紊乱症的患者，在健侧发现24例关节盘后带位于髁突顶部，3例关节盘后带位于髁突前方，斜矢状张口位关节盘-髁突位置关系恢复正常；20例关节盘呈双凹形，前、中、后三带易于分辨，7例分别呈均厚型、后带膨大型及伸长型，髁状突骨髓及关节结节内骨髓为高信号；25例关节矢状面上可清楚显示翼外肌上下头，2例显示不清；18例关节腔内可见少量积液。在患侧发现14例髁状骨皮质表面不平，关节间隙明显变小；21例不同程度关节盘位置形态改变，表现为关节盘折叠、弯曲或关节盘整体加厚，11例呈均厚型、6例变薄伸长、4例呈后带膨大型；17例关节盘挛缩位置前移，其后带位于髁状突前方，斜矢状张口位时11例关节盘仍位于髁状突前方，未能恢复到正常位置。髁突过度运动15例，运动受限6例；8例翼外肌上头内可见高信号；24例关节腔积液，4例积液在T1、T2序列上均为高信号，考虑为出血。关节盘位置、形态及髁状突的异常运动健侧与患侧之间有显著性差异。翼外肌形态信号及关节腔积液健患侧之间差异无统计学意义。表明MRI可清楚显示颞下颌关节非骨性结构及周围软组织情况，可对病变作出明确定位及定性诊断，是重要的检查方法。

（二）中医治疗

针灸、针刀、手法是中医传统疗法，具有简单有效的优点。

1. 针灸、针刀治疗　洪枫采用针刺治疗颞下颌关节炎50例。治疗方法：取下关穴、阿是穴。先取下关穴直刺0.5~1.0寸，再取阿是穴，即局部疼痛最甚或张口弹响处、张口卡压处。采用平补平泻法，选连续波，频率2~2.5Hz，以患者耐受舒适为宜，加TDP照射颞下颌关节处，高度为20~30cm，温度以患者耐受舒适为宜。每日或隔日治疗1次，5次为1个疗程，疗程间休息3天，再进行下1个疗程，一般治疗2个疗程。治疗效果，治愈为临床症状完全消失，共31例，占62.0%；有效为临床症状明显改善，疼痛消失，关节无弹响，张口稍受限，共14例，占28.0%；无效为症状无明显好转，共5例，占10.0%；总有效率为90.0%。在证候改善中，对于局部疼痛、肿胀效果最好，其次为关节弹响，张口受限效果相对最差。

2. 手法治疗　邵小彬等采用点穴、揉擦、压推等手法治疗顽固性颞下颌关节紊乱症16例。每日治疗1次，治疗6~20次。症状全部消失，随访3个月无复发为治愈，共14例。症状明显减轻，随访3个月无加重为显效，共1例。症状改善，随访3个月内又加重复发为无效，共1例。治愈率87.5%，有效率93.8%。陈平等通过按摩治疗颞下颌关节紊乱症59例，采用分筋手法、一指按揉法及复位手法，结果优良18例，良好37例，无效4例。

3. 综合治疗　张波将110例颞下颌关节紊乱症患者分为常规组和综合组，每组55例，常规组应用超短波及中频治疗仪等物理设备治疗。综合组在常规治疗组的基础上加用电针、推拿治疗，两组均以5天为1个疗程，连续治疗2个疗程后评定疗效。结果：2个疗程结束后，综合组临床总有效率为98%，明显优于常规组的87%。结论：理疗联合针灸、推拿等综合治疗方案对颞下颌关节紊乱症的综合治疗效果明显优于常规治疗。

颞下颌关节紊乱症以对症治疗为原则，采用的治法主要以按摩手法放松局部组织，解除痉挛，减轻疼痛为主，可配合物理治疗，选用局部红外线照射、氦-氖激光照射，每次

20 分钟，每日 1 次，连续照射 10 天为 1 个疗程。对于下颌骨偏歪可采用手法，矫正异常的咬合关节。以下颌骨向左侧偏歪为例，患者取坐位，术者位于后侧，以理筋手法放松局部肌肉等组织，然后术者以右侧大鱼际置于患者右侧颞部和髁状突处，右手掌放在左侧下颌部；患者做张口和闭口活动，术者两手相对挤按，将左侧偏歪的下颌矫正，恢复正常咬合关系后，尽量不咀嚼生硬食品等，并应注意保暖，避免感受风寒。对非手术无效者，可考虑如手术治疗。

（谢可永　莫文　马俊明　朱栋）

第五节　颈　椎　病

一、定义

颈椎病是指始于单个或多个颈椎间盘退行性变及其继发性椎间结构退变，刺激或压迫脊髓、神经、血管等，而表现出一系列相应症状和体征的综合征。据 1992 年流行病学调查显示，我国颈椎病的平均患病率约为 7.3%~13.7%。2008 年第三届全国颈椎病专题会议报告称其发病率已上升到 25%。

二、病因病机

脊柱与关节的稳定性由两部分维系。一是内源性稳定，包括骨、椎体及附件、椎间盘，维持静力系统平衡；二是外源性稳定，主要是附着于骨骼的肌肉和韧带，维持动力系统平衡。由于自然退变，急、慢性损伤，感受风寒，咽部及颈部感染炎症等，内外动静力平衡失调，导致椎间盘变性（髓核脱水、纤维环变性、软骨板变性变薄）、椎体骨刺形成、关节突及其他附件改变、血液循环改变等。根据不同的临床症状和体征，将颈椎病分为颈型、神经根型、椎动脉型、脊髓型、交感神经型，其中神经根型约占 65%~70%，脊髓型颈椎病约占 5%。

颈椎病属于中医学中"痹证""筋病""颈肩痛""肩背痛""骨痹"及"痿证"等范畴。《黄帝内经》痹论篇"风寒湿三气杂至，合而为痹也"，指出了痹证的基本病因。《证治准绳》指出本病多由风寒之邪客三阳经，经络不通而痛，如其所言"颈项强急之证，多由邪客三阳经也，寒搏则筋急，风搏则筋弛"。《素问·骨空论》云："督脉为病，脊强反折。"《素问·逆调论》云："肾不生则髓不能满。"《灵枢·五癃津液别》曰："五谷之精液，和合而为膏者，内渗入骨空，补益脑髓。"颈椎病发病总有正虚的一面。张介宾曰："痹症大抵因虚者多、因寒者多，唯气不足，故风寒得以入之。"本虚标实是颈椎病发生的内在基础，感受风寒湿外邪是发生的外在条件，邪气痹阻经脉是为病机之本，病变累及肢体筋骨、肌肉、关节，甚则影响脏腑。

颈椎间盘退变是颈型颈椎病发病的主因，在颈椎原发性退变基础上各种继发性改变是引起颈椎病的外因，颈部的肌肉和韧带维持的颈椎生物力学平衡被打破是发病的主要诱因。

神经根型颈椎病的主要发病机制可归纳为：①局部刺激和压迫因素：颈椎退行性改变导致颈椎局部受到刺激性压迫，容易引起颈椎骨质增生，增生的骨质在椎间孔部

Luschka 关节或关节突部继发炎症反应导致局部血管渗透性增加和循环障碍，继而引发神经根病变。颈椎在屈位时脊髓内压力升高，脊髓向外的压力也渐渐变大，导致横断面积减少，脊髓变细，颈椎伸位时，脊髓轴向压缩，横断面积增加，长期反复的大幅度颈部屈伸就会引起脊髓机械性压迫和摩擦牵拉伤引发本病。②颈椎的不稳定学说：颈椎间盘退行性改变所引起的不稳定和椎间关节松动可使一部分颈椎失去其稳定性。颈椎屈伸活动时会使脊髓在椎体后缘骨赘上反复摩擦，导致颈椎双侧软组织肌力失去平衡，发生旋转性移位，刺激和压迫神经根而产生症状。③血流动力学因素：椎间盘突出以及脊髓受压会导致颈椎脊髓供血减少造成缺血性坏死，其中的机制目前尚有争议，还有待进一步的研究探讨。

脊髓型颈椎病的主要发病机制可归纳为：①缺血：随着年龄增长，颈椎发生退变引起椎动脉、脊髓前动脉及其腹侧分支、椎间孔的根动脉受压，脊髓传导束包括皮质脊髓束的血流受限，血流速率减小，脊髓的血供发生障碍。②内皮细胞损伤和血脊髓屏障的破坏：内皮细胞为脊髓血流屏障的关键组成部分，在慢性受压下内皮细胞减少破坏了血脊髓屏障的完整性，脊髓作为中枢神经系统的一部分，是免疫特区，通过血脊髓屏障与外周神经系统隔离，脊髓型颈椎病血脊髓屏障的持续破坏使脊髓的微环境发生改变，对神经细胞的变性坏死产生显著影响。③炎症：脊髓型颈椎病缓慢而进行性脊髓受压产生独特的固有免疫反应和适应性免疫反应。脊髓的慢性受压促使受压部位小胶质细胞的激活和巨噬细胞的聚集，但是小胶质细胞的激活和巨噬细胞的聚集引起脊髓型颈椎病的机制仍不清楚。④细胞凋亡：慢性缺氧被认为是脊髓型颈椎病细胞凋亡的起始因素，神经细胞和少突胶质细胞的凋亡被证明是脊髓型颈椎病中神经变性和进一步发展的重要因素。

椎动脉型颈椎病发病机制仍不明确，其主要发病机制为交感神经受刺激致病机制：椎血管周围有着丰富交感神经网，各种原因刺激这些交感神经，均可引起椎-基底动脉痉挛与血流量减少。当交感神经受到激惹后，引发椎动脉供血不足，使脑部供血量急剧减少，从而出现眩晕、共济失调及突发性晕厥等症状。

三、临床表现

（一）颈型颈椎病

以颈枕部肌肉痉挛、疼痛，活动受限为主要表现，多因姿势不当、感受风寒所致，有反复发作的落枕史，预后良好，症状消失快。

（二）神经根型颈椎病

表现为颈项肩臂疼痛，颈项神经串痛，伴有针刺样或过电样麻痛，颈部活动受限，病患上肢沉重无力，握力下降或持物落地。压痛点多位于风池穴、棘突、棘旁、肩胛骨内上角，常向肢体远端部位放射。病变神经根分布可有痛、温、触觉改变，早期痛觉过敏，后期如压迫较重则感觉也有减退，肱二、三头肌肌腱反射减弱，患侧肢体肌力也呈下降，甚至肌萎缩。

（三）脊髓型颈椎病

以慢性、进行性的四肢感觉及运动功能障碍为主要表现，多先出现下肢症状，如脚踩棉花感，行走不利、步履不稳等；上肢可出现精细运动功能障碍及麻木疼痛烧灼感等，严重者可出现高位截瘫。

（四）椎动脉型颈椎病

以眩晕、头痛、恶心等为主要表现，由于颈钩椎关节增生、椎间盘病变等刺激、压迫椎动脉，导致椎动脉的畸形、迂曲或痉挛，阻碍脑部血液供应，当体位改变时，可诱发或加重症状。

（五）交感型颈椎病

不同患者症状差异较大，可表现头晕头痛、五官症状（眼胀、流泪、眼干涩等）、周围血管症状（肢体发凉、心律异常等）、血压异常及出汗障碍（少汗、多汗或局部出汗等）。

四、诊断要点

颈椎病的诊断主要参照 1992 年全国颈椎病专题座谈会提出的颈椎病诊断标准。

颈型颈椎病主要以根性痛为主，患者表现为颈部僵硬不适、活动障碍及感觉异常。体征主要是颈项僵直、压痛为主，X 线也提示生理曲度改变为主。

1. 神经根型颈椎病　主要以根性痛为主，表现为颈肩疼痛，和（或）伴有上肢的牵涉痛及麻木感，体格检查多见臂丛牵拉试验阳性以及受压神经根皮肤节段分布区感觉减弱、腱反射异常等。X 线是检查颈椎病的最简单的影像学方法，侧位片上可见为颈椎关节突关节位置异常导致椎间孔狭窄，从而引起根性痛等症状。CT 上多可见神经根卡压、后纵韧带骨化，并可通过 CT 进行椎管横径、矢径的测量，但是颈椎间盘相比腰椎小，因此虽可通过对椎间盘及脊髓信号进行区分，但是对一些较小程度的突出难以发现。MRI 比 CT 更能清晰可见椎间盘信号改变、突出程度以及压迫神经情况。在 MRI 横切面上，也可看到明显向后突起的钩椎关节，使神经根管入口处狭窄，压迫神经。

2. 脊髓型颈椎病　临床上出现颈脊髓损害的表现，颈无不适但手动作笨拙，细小动作失灵，胸部有束带感，步态不稳，易跌倒；肢体肌张力增高，逐渐出现四肢痉挛瘫痪、腱反射亢进，Hoffmann 征阳性，可出现踝阵挛和髌阵挛；躯干及下肢麻木或出现感觉障碍平面，减弱区呈片状或条状。颈椎 X 线侧位片或 CT 片显示椎体后缘骨质增生，椎管狭窄。MRI 显示脊髓受压呈波浪样压迹，严重者脊髓可变细，或呈念珠状。

3. 交感型颈椎病　多以交感神经功能紊乱症状为主，排除其他系统脏器病理改变。多有颈椎退变，包括颈椎不稳。

4. 椎动脉型颈椎病　曾有猝倒发作，并伴有颈性眩晕，旋颈试验阳性。X 线片显示节段性不稳或钩椎关节增生，伴有交感神经症状。应排除外眼源性、耳源性眩晕、椎动脉 I 段和 III 段供血不全、神经症与颅内肿瘤。

五、辨证施治

（一）中药治疗

治疗以"缓解筋肉痉挛、消除局部炎症因素、改善组织微循环、增加营养供应及恢复动静力平衡"为目的，以"扶正祛邪、补益肝脾肾、调和气血"为治法。

1. 颈型颈椎病

（1）风寒痹阻型：颈项部疼痛、板滞，肌肉痉挛，甚至僵硬，转颈困难，或伴有颈椎病的其他症状表现。辨证：风寒阻络、营卫失和。治则：解肌发表，生津舒经。处方：颈痹方为主加减。

（2）湿热蕴结型：颈项酸楚疼痛，头身困重，咽喉肿痛，口干黏腻，痰多，小溲短赤，舌苔黄腻，脉滑数。辨证：湿热内蕴、痰瘀化火。治则：益气和营，养阴清咽。处方：和营清咽汤加减。

2. 神经根型颈椎病　早期多为痹证，表现颈部僵硬，颈肩部及上肢疼痛，上肢麻木等；后期多为痿证，表现颈项酸楚，手指发木，上肢或手掌部肌肉萎缩，精细动作变差。其特点多由早期痹证转化为后期痿证。

（1）早期：以疼痛麻木为主，多见血瘀型和湿热型。

1）瘀血痹阻型：颈项肩臂疼痛麻木，以痛为重，多有受风寒史，往往久治不愈，疼痛难忍，夜间尤甚。苔白腻，质紫，脉弦紧。辨证：气血瘀阻，经络不遂。治则：祛瘀通络，蠲痹止痛。处方：疼痛为主，以筋痹方合三藤汤加减；麻木为主，以筋痹方合三虫饮加减。

2）湿热内蕴型：颈肩疼痛，上肢麻木，咽喉肿痛，口干黏腻，痰多，小便短赤，舌苔黄腻，脉滑数。辨证：湿热内蕴、痰瘀化火。治则：以咽喉肿痛为主，则益气和营，养阴清咽；以湿热为主，则清热利湿、活血通络。处方：前者以和营清咽汤加减；后者以热痹方加减。

（2）缓解期：颈肩部疼痛、麻木症状缓解，但病程持续较长，属痰湿凝结型，症见颈肩疼痛、四肢重着麻木，甚则拘挛刺痛，舌质紫，苔腻，脉细弦。辨证：气滞血瘀，痰瘀互结。治则：理气活血，逐瘀化痰。处方：偏热者，牛蒡子汤合三虫饮加减；偏寒者，以麻桂温经汤合圣愈汤加减。

（3）后期：多为病情缠绵未愈，属虚实夹杂型，症见颈痛麻木，掣引肢臂，患肢乏力，上肢或手掌部肌肉萎缩，舌质黯，苔薄白，脉沉细。辨证：肝（脾）肾亏虚，气血不和。治则：调和气血，补益肝（脾）肾。处方：调身通痹汤加减；若出现肌肉萎缩，则以地黄饮子合黄芪、当归、柴胡、生薏苡仁等，阴阳双补。

3. 脊髓型颈椎病　尽管此类患者椎间盘突出、椎管狭窄、脊髓受压等情况长期存在，但临床表现较轻，往往在感受风寒、颈部外伤等诱因下，致椎间盘及炎症等引起症状加重。可先考虑非手术治疗，消除脊髓水肿、炎症，改善脊髓血液循环。必要时可配合静脉用药，如黄芪、红花等益气活血成药，以及低重量牵引，控制在4kg以下，前倾15°~30°，由于脊髓受到椎管狭窄的一个横向压力，运用轻重量牵引，可减轻头部对脊髓的纵向压迫，缓解颈部肌肉痉挛，改善局部微循环，恢复动静力平衡。

（1）痉证期：可见下肢筋脉拘急，肌张力增高，行动不利，步履不稳，脚踩棉花感，容易摔跌，颈项僵硬，转侧不利，四肢麻木，胸胁裹束感。还伴有局部刺痛，舌质紫黯，苔薄白，脉弦细。查体可见病理征如Hoffmann征、Babinski征、Chaddock征、Oppenheim征、Gordon征阳性。证属气滞血瘀、经脉痹阻。治宜理气活血、化瘀通络。以筋痹方加减。若症状较重，伴有大便秘结，腑气不通，可以大承气汤加减，疏通腑气；病情较轻者，可用复元活血汤合圣愈汤加减；若胸胁裹束、刺痛明显者，可用葶苈大枣泻肺汤或甘遂饮或膈下逐瘀汤；若腹部裹束，则用少腹逐瘀汤。

（2）痿证期：颈项腰膝酸软，四肢不举，筋脉弛缓，肌肉萎缩，下肢痿废，肌力、肌张力下降明显，部分患者阳痿遗精，小便滴沥不禁，头重欲睡或泛恶胸闷，苔薄腻或腻，质淡体胖，脉细滑。辨证：肾精亏虚，痰滞于内。治宜补益肾精，化痰清上。方用地黄饮子加减。若伴有骨质疏松，或肾阴虚症状，则配合左归丸，添以淫羊藿、肥知母。

4. 椎动脉型颈椎病　此类患者一侧椎动脉多发育不良或代偿性失调，同时，老年人椎动脉、颈总动脉多硬化、脑供血不足。若突然体位改变、颈部肌肉痉挛，易造成椎动脉的痉挛，同时，还可刺激交感神经，导致头晕头胀。治疗上以中医药内治法，配合整颈三步九法以调节椎体动静力平衡。临诊中需与梅尼埃综合征相鉴别，后者表现为反复发作的旋转性眩晕、波动性听力下降、耳鸣和耳闷胀感。另外，还需注重颅内压增高所致的眩晕，多表现为晨起头晕、剧烈头痛、喷射状呕吐等，则需怀疑颅内压增高。

（1）气血瘀阻型：眩晕，头痛，颈部血管 B 超可见斑块存在，或伴有颈肩部疼痛不适，舌质紫，苔薄白，脉细弦。辨证：气滞血瘀，经脉痹阻。治则：活血化瘀、理气通络。处方：血府逐瘀汤合圣愈汤加减。

（2）肝阳上亢型：眩晕耳鸣，头目胀痛，口苦，失眠多梦，遇烦劳郁怒而加重，甚则仆倒，颜面潮红，急躁易怒，肢麻震颤，舌红，苔黄，脉弦或数。辨证：阴不制阳、肝风内动。治则：平肝潜阳、活血通络。处方：脉痹方合三藤饮加减，添以秦艽、羌活祛风除湿。

（3）痰湿中阻型：眩晕恶心，泛泛欲呕，胸脘痞闷，头重如蒙，四肢泛力，胃纳不佳，苔白腻厚，脉濡滑。辨证：脾失健运，痰浊中阻。治则：健脾燥湿，息风化痰。处方：半夏白术天麻汤加减，添以青风藤、秦艽、羌活祛风通络除湿，黄芪、当归、柴胡行气活血。

（4）胆热内扰型：眩晕心悸，虚烦不眠，痰多泛恶呃逆，颈项酸楚不舒，苔薄黄腻，脉细滑。辨证：胆虚痰热，湿热内扰。治则：清胆化痰、理气和胃。处方：温胆汤加减。

（5）气血亏虚型：颈项疼痛，酸楚缠绵，头晕目眩，面色㿠白或不华，心悸气短，倦怠神疲，纳呆食少便溏，肌肤蠕动，肢体麻木，舌质淡红，脉沉细。常伴有血压偏低。辨证：气血亏虚，中气不固。治则：益气养血，提升清阳。处方：益气聪明汤合圣愈汤加减。

5. 交感神经型颈椎病　以少阳经及三阴经进行辨证论治。

（1）少阳经证：口苦，咽干，目眩、胸胁苦满，嘿嘿不欲饮食，心烦，喜呕等。治则：和解少阳。处方：小柴胡汤加减。

（2）太阴经证：头晕，耳鸣，肢体麻木，手足皮温下降，畏寒，自汗，大便泻泄等。甚或耳底疼痛，失听，视物模糊，重者近似于失明。或血压偏低，神疲乏力，少言懒动，颈项疼痛，苔薄质红，脉沉缓而弱。治则：温阳散寒、补气健脾。处方：补中益气汤加减。

（3）少阴经证：太阴经证进一步传变，可以发展为少阴经证，病位在心肾，临床分为从阴寒化、从阳热化两类证候。

1）少阴寒化证：颈项板滞疼痛牵掣胸背疼痛，并有胸闷气短，肢体沉重，四肢发冷，下利清谷，心率变慢或心律不齐，苔白或白腻质紫，脉沉弦或紧。治则：温阳散结。处方：附子汤合瓜蒌薤白白酒汤加减。

2）少阴经热化证：颈项头痛，头痛眩晕，耳鸣目涩，心烦不得眠，口燥咽干，下利，胸满，舌尖红，少苔，脉细数等。治则：滋阴清热、理气化痰、清胆和胃。处方：猪苓汤方合温胆汤加减。

（4）厥阴经证：口干欲饮，气上撞心，心中疼热，下肢厥寒。或半边脸发热，面部出汗异常等表现。治则：温经散寒、养血通脉。处方：当归四逆汤加减。

6. 对于初诊颈部肌肉痉挛、头晕明显的患者　通过按压耳部反应点，用食指及拇指指腹按压、牵拉双侧对耳轮的中、下部，可适当进行捻按，每次按压 30 秒，以压致患者感觉疼痛但能忍受，且耳轮出现胀热感为宜。该法具有疏通经气，缓解腰骶部疼痛及肌肉痉挛，改善腰骶部活动功能。施杞认为耳穴的刺激冲动传至相应中枢神经部位后，与疼痛部位传来的冲动相互作用，抵消或减弱了疼痛，同时，配合颈项部的摩法可刺激体表肌肉神经末梢引起神经冲动，并与外周痛传导在脊髓和脊髓以上中枢水平产生整合效应，激活脊髓后角板层V的本体觉，通过"阀门"效应达到止痛目的。

7. 对于颈椎病急性期　症状明显者，可配合甘露醇、地塞米松静脉用药以脱水肿、消炎症，也可口服麝香保心丸、芪麝丸，辅以牵引、整颈三步九法、十二字养生功等理疗功法。

（二）针灸疗法

针灸可以通经活络、促进血液循环、消除局部水肿、解除组织压迫，取穴主要以椎体或脊神经发生病变处之后颈夹脊及手足太阳、少阳、阳明经穴为主。

（三）针刀疗法

将几毫米的刃针迅速刺入患者疼痛部位到病变处进行切割、剥离等不同程度的机械刺激，松解软组织的粘连、挛缩和瘢痕，改善局部微循环障碍，疏通经络，调节阴阳，提高人体的自身免疫力，从而恢复颈部的动态平衡和力平衡，中西结合，双管齐下，标本兼治。

（四）正骨经筋点穴手法

以中医的脏腑、经络学说为理论基础，结合西医的解剖和病理诊断，用手法作用于局部，促进血液循环，解除肌肉痉挛，松解神经根粘连，改善颈部曲度，调整关节错位，促进炎症消除的一种治疗方法。

（五）物理疗法

利用电、声、光、热等物理刺激作用于人体，激发人体自身的免疫反应来达到治疗的目的，如高中低频电击疗法、超声波疗法、药物离子导入。

（六）颈部牵引

牵引有利于改善颈椎部位的力学平衡，改变椎间盘突出物或骨赘与周围组织的相互关系，消除颈椎的异常改变，减轻或消除异常增生骨质对神经根、血管的刺激与压迫，促进临床症状的缓解或消失。

（七）药物疗法

主要应用一些消炎镇痛类药物以消除炎症和减轻疼痛，缓解患者临床症状。目前应用较广的有非甾体类镇痛剂，如阿司匹林、布洛芬缓释胶囊、双氯芬酸钠、颈痛灵、营养神经类药物、糖皮质激素类药物。

（八）封闭疗法

将药物注射于被压迫的神经干周围，减轻或消除神经周围组织的粘连及水肿，以达到治疗疾病、缓解疼痛的目的。封闭疗法有给药直接、疗效迅速等优点，操作应注意无菌操作、注射部位准确、用药选择恰当等问题，一旦选用封闭疗法还应坚持治疗，完成治疗疗程，以免中途停止，达不到应有的疗效。

（九）手术疗法

在症状比较严重或经非手术治疗无效的情况下才考虑使用手术治疗。基本原则为：受压神经根彻底减压，恢复颈椎生理曲度，以及重建病变节段的稳定性。常用术式有：椎间盘切除术＋植骨融合术，颈椎次全切除减压术，侧前方减压术，颈后路椎板减压术等。

六、述评

（一）发病机制

颈椎病是在各种诱因刺激下导致颈神经受压而出现的病症。

1. 力学系统失衡 正常人体颈椎的平衡稳定由静力和动力两大系统维持，静力系统包括椎体、附件、椎间盘和相连韧带结构，为内源性稳定；动力系统包括头、颈、项、背部肌肉的活动和调节，是颈椎的原始动力，为外源性稳定。生理状态下，颈部动静力系统相互依赖，互为影响，任何环节遭受破坏均可引起或诱发颈椎正常力学状态的丧失。在颈椎静力平衡结构中椎间盘和小关节在颈椎稳定中起着重要作用；在动力平衡结构中，颈部周围软组织起着重要的作用，维系着颈椎的动力平衡。从某种意义上而言，颈椎动力性平衡较静力性平衡更为重要。失去静力性平衡，颈椎的变化较为缓慢，而失去动力性平衡，颈椎旋即不能维持其正常的功能。风寒湿等外因刺激下的长期低头工作者，头颈屈曲，颈肌强直，韧带疼挛，造成颈部外源性（头、颈、项部肌肉）不稳，颈椎动力性平衡系统首先受到破坏，并进一步导致内源性不稳（椎间盘突出、椎体小关节紊乱、椎体不稳等），出现静力性平衡系统的破坏；并形成恶性循环，进一步加重了动力性失衡。因此，颈椎动力性失衡往往先于静力性失衡。

2. 咽喉感染 颈椎病危险因素的临床流行病学调查，经单因素分析及多元 Logistic 回归分析发现，颈椎病的危险因素与急性咽喉炎、慢性咽喉炎有关，同时通过解剖学的研究发现咽喉部的炎症，又可沿淋巴、血管通道扩散到紧邻的颈部肌肉、关节囊，导致充血水肿，肌肉痉挛，韧带松弛，打破颈动、静力的平衡，加快了颈椎退变的进程，出现各型颈椎病的症状。

3. 椎间盘退变 椎间盘退变，颈椎失稳可产生 IL-1、IL-6、NO 和 PLA 等多种炎性因子及化学介质，它们随着椎间盘的退变突出可逐渐释放、迁移至椎间盘邻近结构及组织，不仅能致炎致痛，还能作用于纤维环和后纵韧带的神经末梢，从而引起颈部交感神经兴奋。

4. 机械压迫 颈椎椎间盘退变、小关节增生、周围韧带松弛等使颈椎稳定性，使颈椎产生异常活动甚至轻度滑脱，压迫椎动脉并刺激引发无菌性炎症，使椎动脉内膜分泌血管内皮素及血管紧张素，促使血管平滑肌收缩，椎动脉管腔变细而引起椎动脉血供不足发生眩晕。

5. 血管因素 血管本身的先天性畸形、闭塞及血管壁随年龄增长而发生的粥样硬化性病变等致病因素造成椎动脉管腔狭窄、管壁僵硬、血管外壁的纤维化及瘢痕形成等内外因素。

6. 体液因子 血浆中内皮素（ET）可能是颈性眩晕的重要物质基础之一。ET 是一种强烈且作用持久的内源性血管收缩效应多肽，可以导致脑血管管腔狭窄和血管痉挛，在调节脑血流方面起着重要作用。血浆神经肽（NPY）、内皮素（ET）、心钠素（ANP）、降钙素基因相关肽（CGRP）这些神经肽类物质在 CSA 发病时可能起重要的神经 – 体液调节作用。椎动脉型颈椎病患者中 NPY、ET、ANP、NO 等物质含量的上升及 CGRP 含量的减少，导致了椎动脉收缩阈值降低，这样即使有较小的颈椎骨赘压迫或较轻的软组织炎症刺激均可能诱发其收缩，导致椎动脉供血不足，出现眩晕症状。

（二）脊髓型颈椎病的转归

一直存在两种观点。部分学者认为，发现一旦确认由本病导致脊髓功能障碍，则神经功能永远不可能完全恢复正常，其中 75% 呈阶段性加重，20% 显示逐步缓慢加重，5% 快速起病，长期表现神经功能障碍，自行改善者极为罕见。感觉和括约肌功能障碍趋于一过性，有望恢复，而运动功能障碍似乎是永久性的，并随时间的推移而加重。部分学者研究认为脊髓型颈椎病的自然史呈现静止的神经功能障碍或阶段性加重，"宽底痉挛步态"为其典型表现，并认为脊髓型颈椎病起病后如果不经过治疗，无论其是否经历缓解期，最终均出现恶化。另一种截然不同的观点则认为，脊髓型颈椎病起病后神经功能障碍可长期处于静止状态或逐渐自行改善。学者认为多数患者经过数次反复发作，虽可导致病情加重，类似于退变过程，但最终均可进入静止期，甚至有所改善，认为脊髓型颈椎病的发病过程较为漫长，保守治疗的预后良好，因大部分患者在长期临床发病过程中，脊髓功能障碍并无明显的加重。病情持续恶化可以发生但极为少见，年龄与疾病预后并无相关性。此项研究表明脊髓型颈椎病长期处于良性稳定状态者仅为少数，该病总的来说呈相对恶性的发展趋势，其发展结果将造成脊髓损害。

（三）练功疗法作用

由上海施杞教授创立的三步九法以恢复脊柱力学平衡为指导思想，注重动静力平衡，调和气血，祛瘀通络，通过舒筋解结来疏通经络的阻滞，使其运行流通，气机畅流，营卫和调，脏腑居安，最后达到"舒经理筋、调和气血、恢复平衡"的目的。该手法可改善颈部肌肉的力学失衡状态，恢复颈椎的动力平衡，从而进入良性循环，重建颈椎力学系统的功能平衡，达到预防和治疗的目的。而理筋平衡法是整套手法的重点，其主要作用就是通过刺激位于颈部肌肉、肌腱和关节内的本体感受器，消除颈部肌肉系统的异常应力，纠正颈部的动力平衡失调；整骨平衡法则通过提、松、扳手法纠正颈部小关节紊乱，从而纠正颈部静力平衡失调；而通络平衡法是三步九法手法的最后一步，其临床主要作用是促进神经体液物质分泌，改善局部微循环，提高机体免疫力等。

（施杞　王拥军　莫文　谢可永　李晓锋　尹萌辰）

第六节　落　　枕

一、定义

落枕是由于姿势不良，导致颈部软组织的扭伤，出现颈项僵硬、疼痛、转动不利等症状为特征的颈部病症。常发生于青壮年，男性多见。冬春两季发病率较高。

二、病因病机

《伤科汇纂》曰："有因挫闪及失枕而项强痛者。"可见睡眠时枕头过高过低或过硬，或睡眠时姿势不良，头颈过度偏转，使颈部软组织，处于过度紧张状态，在此强烈牵拉体位下，复受风寒外邪侵袭，气机不畅，血流迟缓，气滞血瘀，经络闭塞，经脉失于濡养，导致颈部软组织的静力性损伤。

解剖学显示，与落枕有关的肌肉和神经中，胸锁乳突肌位于颈部前侧强大的扁平状肌肉，头部过伸或颈部扭曲，可造成此肌损伤；斜方肌位于颈背部最浅层，呈三角形大片肌，头颈过度屈曲易发生此肌过度牵张或劳损，头颈过度后伸易造成此肌肉过度收缩和压迫；前斜角肌过度牵拉后，导致其痉挛和肥大，造成神经根、锁骨下动脉和臂丛神经受刺激或压迫，表现为颈、肩、臂痛和血管受压症状；副神经走行于胸锁乳突肌深面，支配胸锁乳突肌和斜方肌，副神经受刺激，可出现胸锁乳突肌和斜方肌的痉挛。反之，上述两肌痉挛也可压迫副神经，出现症状，两者可以相互影响，互为因果。当颈部受到牵拉后，某些纤维束的出现撕裂，或者因走行于胸锁乳突肌深面，支配胸锁乳突肌和斜方肌的副神经受牵拉刺激，导致胸锁乳突肌和斜方肌痉挛。而这两肌痉挛又可压迫和刺激副神经，由此进一步加重症状。

现代医学发现，睡眠时姿态不良，或者枕头过低、过高，或过硬，使头颈部处于过分伸张或过分屈曲状态，导致颈部胸锁乳突肌、斜方肌等长时间被牵拉，使一侧肌肉较长时间紧张，导致颈部静力性损伤，或当颈部长时间处于某种状态，骤然转动时，颈椎小关节的关节间隙拉大，关节囊滑入间隙内被卡住，发生疼痛。

三、临床表现

常在睡眠后出现颈项强痛，头部被逼迫于强制体位，颈部歪斜，头歪向患侧，不能做点头、仰头、转头活动，转头时常与上身同时转动，以腰部代偿颈部的旋转活动，疼痛可向肩背部放射。病变累及颈肌时，可出现局部肌肉痉挛、僵硬，触之有条索状，有明显压痛，压痛点可出现在肌肉起止点，颈部前屈或向健侧旋转可牵拉受损肌肉加重疼痛；累及副神经时，沿着神经分布区有压痛与放射痛；累及关节突关节时，有棘突旁压痛或触及棘突、横突偏移，或有棘突间隙的改变。

四、诊断要点

1. 典型的起床发病史。
2. 颈项部僵硬、痉挛、疼痛，转动受限。
3. X线片可见颈椎侧弯，颈椎生理弧度平直甚至反张，轻度椎间隙狭窄等，同时还可与寰枢关节半脱位作鉴别。

五、辨证论治

（一）中药治疗

1. 气滞血瘀　颈部刺痛，活动不利，压痛明显，舌黯或有瘀斑，苔薄白，脉弦紧。治以行气止痛，活血祛瘀。方选三棱和伤汤加减，药用三棱、青皮、莪术、白术、枳壳、党参、乳香、没药、甘草等。

2. 风寒外袭　颈项疼痛重者，一侧肩背酸痛，可伴恶寒发热、头痛，身体重着疼痛，舌淡，苔薄白，脉浮紧。治宜解表祛寒，除湿止痛。方选乌头汤加减，药用麻黄、川乌、芍药、黄芪、甘草、荆芥、防风等。

3. 肝肾亏虚型　颈部疼痛反复发作，颈肌麻木不仁，伴腰膝酸软，行走乏力，身体重着疼痛，舌淡苔白，脉细弱。治宜补益肝肾，强筋壮骨。方选补肾壮筋汤加减，药用熟地、当归、牛膝、山茱萸、续断、茯苓、杜仲、五加皮、青皮等。

（二）手法治疗

1. 松弛组织　采用按摩手法于患部，用拇指揉捏颈部痉挛处，然后依次点按风池、风府、天柱、肩井等穴。再用鱼际或掌根推揉、提捏斜方肌。用手捏拿颈部肌肉以放松颈后软组织。

2. 旋转手法　先以两手放置于颈项部，使颈部肌肉放松，慢慢旋转、屈伸，旋转至肌肉感到最紧张时，稍稍加速牵引摇转，增加旋转度约为 10°~15°。注意动作要轻柔、正确，绝对不能用暴力硬板，以免引起其他损伤，引起不良后果。

3. 弹筋手法　在患部，用两指挟持肌肉，向上提后迅速松掉，起到弹拨作用，使气血通畅，肌肉松弛。

（三）针灸疗法

1. 体针　以局部取穴为主，配以肢体远端穴位。疼痛集中在颈部，不能屈伸者，多与督脉和手、足太阳经有关；颈痛及肩、头颈强直弯曲向患侧偏斜者，多与督脉和手足少阳经有关。

取穴：主穴风池、天柱、悬钟。配穴：大椎、肩中俞、外关、落枕、阿是穴。每次选 3~5 穴，捻针时嘱患者活动颈项。均用泻法。

2. 梅花针　取穴：大椎、肩井、肩中俞、风池、颈夹脊穴、阿是穴。自上而下、自内而外沿穴间连线叩刺。阿是穴重叩，使局部皮肤发红或微出血，叩后可拔火罐。

3. 耳针　耳针埋穴于颈、枕区，以食指尖按压上述耳穴 5~10 分钟，或以食指端按摩上述耳穴。

4. 灸法　取阿是穴、天柱、肩中俞、悬钟。用艾条灸、艾炷灸，每穴灸 10~20 分钟，或 5~7 壮，1 日 2 次。高血压患者不宜重灸。

（四）练功疗法

1. 两手插腰，头以颈为轴，向左转 80°~85°，回中位，同样再以颈部为轴向右转，回中位。

2. 两手插腰，头以颈为轴，向前倾 45° 左右（即低头），回中位，头再向后倾 45° 左右（即抬头），回中位。

3. 两手插腰，头以颈为轴。向左摆 45° 左右，然后回中位，头再向右摆 45° 左右，再回中位。

4. 以颈为中心，头向逆时针方向，缓慢摇转 1 圈，回中位。

上述运动，每天 1~2 次，动作宜缓慢，幅度由小逐步加大。

六、述评

落枕是以颈项突然发生疼痛、活动受限为主症的病证，在病史明确的情况下，诊断一般无困难。但因其临床证候较明显，给患者带来痛苦和不便。因此，尽快缓解临床症状，是临床医生面临的重要问题。为此，广大临床学者在原有基础上，创立了诸多具有良好疗效的新治法，深受临床欢迎。

（一）单穴针刺治疗法

单穴针刺治疗是针刺特色疗法之一，其良好疗效取决于穴位的选择和针刺手法。如吴剑铧等运用毫针刺激后溪治疗落枕 48 例，以 1 寸毫针斜刺进针，针头朝向劳宫穴方，深度约 15~20mm 再捻转泻法，刺激稍强，留针 20 分钟，行针 3 次，配合颈部活动，结果 48 例中 1 次治愈 43 例，2 次治愈 5 例。乐代圣等针刺养老治疗颈部扭伤 38 例，以 25mm 长毫针垂直刺入养老穴，旋捻转泻法，得气后调整针向，向患处方向持续捻针，使针感向患处传导，并嘱患者伴随缓缓活动颈部，慢慢加大活动幅度，症状轻者，针后 2~3 分钟即可出针，症状重者留针 15~30 分钟，结果 38 例 1 次而愈者 32 例，占 84%，2 次而愈者 6 例，占 16%，总有效率 100%。陈明玉等通过针刺阳池穴治疗落枕 100 例，以毫针针尖朝上，向肘部方向，刺入阳池穴深度约 15~20mm，运用捻转泻法，刺激稍强，留针 10 分钟，间歇运针 2 次，配合颈部活动，结果 100 例患者中 1 次治愈 60 例；其余 40 例针 2 次后症状基本消失，3 次后症状全部消失，治愈率达 100%。王本康针刺天井穴治疗落枕 35 例，以 1.5 寸毫针针刺患侧天井穴，针尖朝上，捻转，行强刺激，待针刺得气后，嘱患者活动颈项，每隔 1 分钟捻转行针 1 次，配合颈部活动，行针 5 次后出针，每日 1 次，结果痊愈 26 例（74%），显效 5 例（14%），好转 2 例（6%），无效 2 例（6%），总有效率达 94%。杜革术等通过透刺风池穴治疗落枕 57 例，采用夹持进针法，快速进针，针尖向对侧风池穴，进针 40~45mm，施捻转泻法 1 分钟，留针 30 分钟，每 10 分钟运针 1 次，每日 1 次，2 次为 1 个疗程，2 个疗程后治愈 49 例，显效 6 例，有效 2 例，无效 0 例。刘蓉以针刺肩井穴为主治疗落枕 48 例，以 30 号 1.5 寸毫针，快速刺入肩井穴 0.5 寸许（避免伤及肺尖），行捻转手法之泻法，得气后留针 30 分钟左右，再配以红外线直射患部，每隔 10 分钟左右再以捻转泻法行针，取针后嘱患者稍活动颈部，每日治疗 1 次，疗程 1~4 天，结果 1 次性治愈 30 例，占 62.5%；2 次性治愈 12 例，占 25.0%；治愈率为 100%。赵华曹等通过针刺外劳宫治疗落枕 96 例，以毫针垂直刺入患侧穴 0.5~0.8 寸，得气后施泻法，患者做摇头动作，每 10 分钟用捻转平补平泻手法行针 1 次，留针 30 分钟后起针，用 4 号火罐在疼痛局部拔罐，留罐 10 分钟，结果 96 例患者中 1 次治愈 87 例（90.6%），2 次治愈 6 例（6.3%），3 次治愈 3 例（3.1%），治愈率 100%。上述的后溪为小肠经输穴，能疏导项背部经络之气。养老穴为手太阳经郄穴，善治急性落枕之颈项不利。阳池穴为手少阳经之原穴，能舒解颈项治经气。天井为三焦经之合穴，具有疏通经络的功能。风池为治风要穴，长于祛风解表、舒筋通络。肩井是手少阳三焦经、足少阳胆经、足阳明胃经与阳维脉之交会穴，具有祛风通络、散寒止痛的功效。外劳宫为经外奇穴，功能舒解颈项治痉挛，为治疗落枕的有效穴。可见正确选择有效穴位，不仅疗效显著，而且操作简单。

（二）手法治疗

手法治疗落枕具有悠久历史，以操作简单、取效迅速、疗效显著而闻名。近年来，在原有基础上，有了更多发展，使其内容更为丰富，在临床深受欢迎。

1. 单穴手法治疗　单穴点穴手法是中医骨伤手法特色治法之一，在落枕治疗中，由于其疗效迅速，深受患者欢迎。王玲运用滑动指压法治疗落枕 30 例，以较强的指力压紧天宗穴 3~6 分钟，滑动拇指使患者有触痛感，同时患者做头部的左右前后活动，结果 1 次治疗痊愈 15 例，占 50%；经 3 次治疗显效者 8 例，占 26.6%；经 5 次治疗好转者 4 例，占 13.4%；经 9 次以上，数月后复发者 3 例，占 10%。潘向荣等采用点按承山穴治疗落枕 40 例，以左、右手拇指分别点按患者右、左承山穴，得气后，缓缓揉按，力量由轻渐重，以患者能忍受为度，持续点按 15~20 分钟，配合颈部活动，每日 1 次，3 次为 1 个疗程，经 1 个疗程治疗后，7 例痊愈，颈部疼痛消失，活动自如；31 例有效，疼痛明显减轻；2 例无效，总有效率达95%。李凯通过指压悬钟穴治疗落枕136例，令患者双足跟并拢，双上肢下垂，中指紧贴于裤缝，呈立正姿势站于高约45~50cm的凳上，以腿下蹬于患者背面，重叠按压悬钟穴，患者觉酸或胀或麻时，用力快速旋转按压，按压时嘱患者上身保持不动，站稳，随着按压旋转的节律由慢而快逐渐转动颈部，每天1次，每次每侧3~5分钟，按压时先按患侧，后按健侧，结果治疗1次治愈87例（6%），2次治愈31例（23%），有效18例（13%），总有效率达100%。

2. 按落枕分型的手法治疗　张学祥等根据落枕的不同症状，分为失枕型、扭伤型和颈椎紊乱型3型，并根据不同分型采用相应手法治疗。其中失枕型表现为醒后出现颈项疼痛，头歪向患侧，活动不利，尤以旋转后顾为甚，疼痛可向肩背、肩胛区放射，颈部肌肉压痛，触之如条状或块状。手法治疗，找患侧肩井穴附近压痛点，使用拿法或拇指揉3分钟，同时患肢做摆动，然后用肘尖压肩井穴（双）30次，继用双手置于患者头部缓缓左右转动10次，最后以拍肩井穴（双）10次收功。扭伤型表现伤颈部疼痛，负重感，疼痛可向肩背部放射，颈部活动受限，痛处肌肉痉挛，局部轻度肿胀与压痛。手法治疗，以轻柔擦法、揉法于颈项及肩背部，同时做轻缓头部前屈后伸及左右旋转活动，待局部软组织放松后，施以摇法3~5次，做颈椎旋转扳法，最后按拿风池、风府、肩井、天宗等穴结束。颈椎紊乱型症见起病较急，颈部僵硬，疼痛，转侧不利，可伴有头晕、后枕及肩背部牵拉痛或不适等。手法治疗，在两肩井穴附近寻找压痛点，用一指禅推、点、按患侧天宗穴3分钟，当局部软组织充分放松时，行整骨手法，对于C_4以上关节紊乱者，采用仰头扳正法。对于C_4~T_1关节紊乱者，采用低头扳正法以纠正关节紊乱。有人用上述治法，观察了100例落枕者，其中失枕型27例，扭伤型33例，颈椎紊乱型40例。1次治愈87例，2次治愈13例，全部为扭伤型，治愈率100%。本结果显示，不同证型的落枕应采用相应治法，如失枕型不适用扳法，扭伤型多用旋转扳法，紊乱型适用于整骨扳法。

3. 按落枕部位的手法治疗　刘李斌认为落枕可导致不同肌肉损伤，把落枕分为胸锁乳突肌损伤、肩胛提肌损伤、斜方肌损伤、斜角肌损伤等，并做针对性手法治疗。胸锁乳突肌损伤为主者，采用小针刀结合手法治疗。小针刀治疗，患者取仰卧位，头偏向健侧，于患侧胸锁乳突肌的起止点，针刀与施处约成90°，刀口线方向与胸锁乳突肌走行方向平行刺入，先纵行剥离2~3次，再横行剥离2次，出针。手法治疗，先施以擦、推、拿、擦等法放松患者颈肩部软组织。以点按手法按胸锁乳突肌纤维方向，从上至下弹拨2~3次，然后用拔伸手法，重复3~4次，以擦、推拿结束手法。肩胛提肌损伤为主者，做压痛点注射及手法治疗，手法治疗同上。斜方肌、斜角肌损伤为主者，一般临床症状较轻，仅予上述手法治疗。结果32例以胸锁乳突肌损伤为主经上述治疗，均一次治愈；64例以肩胛提肌损伤为主，经治疗后46例治愈，15例好，3例无效；12例斜方肌、斜角肌损伤为主的经手法治疗后9例治愈，3例好转，总有效率97.22%。

落枕的重点在于正确诊断，对于晨起出现颈部活动不利、僵硬、疼痛等证候者及儿童落枕诊断宜慎重，须与寰枢关节半脱位相鉴别。由于两者治疗手法完全不同，故明确诊断极为重要，以避免加重损伤。对成人多次频繁落枕，应注意与颈椎病鉴别，避免误诊误治。在治疗上，目前较为常用的治法为针刺和手法的结合，其中独针疗法颇具特色，常取后溪、养老、阳池、天井、风池、外劳宫穴等，不仅操作简单，而且疗效卓著。手法治疗则有按穴位、落枕辨证和落枕受累肌肉部位等依据进行治疗，常能获得立竿见影之效。为预防再次落枕，应选取高低、软硬合适的枕头，睡眠中注意保暖，避免电扇或空调直吹颈部，同时要保持良好睡眠姿势。对于经常落枕者，应注意是否患有颈椎病等。

（施杞　谢可永　朱栋）

第七节　颈椎挥鞭样损伤

一、定义

颈椎挥鞭样损伤是一种特殊的颈椎、颈髓损伤，是由于身体剧烈加速或减速运动而头部运动不同步，致颈椎连续过度伸屈而造成的颈髓损伤。临床出现头痛、头晕、恶心、呕吐、记忆力减退等复杂症候群。

二、病因病机

颈椎共有 7 块颈椎骨组成，除第 1 颈椎和第 2 颈椎的结构有所特殊外，其余颈椎与胸、腰段椎骨大致相似，均由椎体、椎弓、突起（包括横突、上下关节突和棘突）等基本结构组成。为适应视觉、听觉和嗅觉的需要，颈椎具有较大而灵敏的活动性。它能做前屈后伸、左右侧屈、左右旋转以及环转运动，其活动范围远超过胸椎和腰椎，也是颈椎易于受伤的原因之一。颈部挥鞭样损伤是其中较为常见病症之一。《医宗金鉴·正骨新法要旨·施台骨》形象描述了这一证候："面仰头不能垂，或筋长骨错，或筋聚，或筋强，骨髓头低。"认为因"扑伤"可引起颈部组织损伤，导致小关节错缝，出现颈部疼痛、活动不利等诸症。

现代医学研究发现，颈部是挥鞭样损伤的主要部位。当各种高速前进的机动车急剧刹车，或在停车后突然受到后方高速行驶的车辆撞击，乘车人身体猛然向前运动，头颈部后仰，继而前倾。正常颈椎屈伸活动以第 4~5 和第 5~6 颈椎最大，第 1~3 及第 6~7 颈椎活动度较小。当颈部发生急剧过伸及过屈性运动时，易在第 5、6 颈椎，或第 1、2 颈椎发生损伤。损伤可引起颈部组织结构，包括关节突关节、颈脊根神经节、颈髓、颈部肌肉、颈部韧带、颈部动脉和颈椎椎间盘的损伤，出现关节突骨折、脱位、肌肉、韧带撕裂、血管、椎间盘等损伤。

其中关节突关节是挥鞭样损伤的主要部位，主要表现为关节突关节面的压缩和关节突囊韧带的拉伸，加速度可导致关节突关节面压缩性损伤。关节突囊韧带出现不可恢复应变，这些囊韧带的胶原纤维等微结构的结构排列改变难以被常规临床影像学检查所发现，生物力学的研究显示，头旋转侧张力是不旋转时的 2 倍，并且高于对侧。进一步研究还发现，平均加速度和速度变化与颈部结构损伤相一致，由于关节突关节损伤后的炎症反应，导致持续性颈部疼痛。对颈脊根神经节和颈髓的研究，发现加速度时，椎间孔高度无明显变化，而 C_{5-6} 椎间孔宽度和 C_{4-5} 椎间孔面积明显变小等，当继续加速度时，出现同侧 C_{2-3} 椎间孔高度变小，可能由此导致颈脊根神经节受压损伤，出现肢体麻木等神经受压症状。颈部的肌肉、韧带是维持颈部稳定的重要的动力装置，当颈部发生快速前、后运动，常引起颈部肌肉反射性收缩导致颈部肌肉损伤，增加颈部疼痛。由于颈椎的非生理性屈伸运动，还可引起椎动脉的拉伸，导致椎动脉损伤，出现头部缺血性头痛。挥鞭样损伤还可引起颈椎椎间盘急性损伤，加速椎间盘的退行性变，出现相应症状。根据损伤后的临床证候，1995 年魁北克工作组将挥鞭样损伤定义为：能量传递至颈部的加速减速机制，可由后方或侧方车辆碰撞所致，也可见于跳水或其他事故碰撞造成的骨或软组织损伤，称为挥鞭样损伤；由此导致其他临床表现，称为挥鞭相关性疾患。并按照临床症状的严重程度分为 5 个等级，其中以Ⅰ、Ⅱ、Ⅲ级常见，Ⅳ级少见。Hartling 等对 466 名挥鞭样损伤患者进行 2 年随访，证实这一分级具有判断预后的价值，即临床症状越重其预后越差，并建议将第Ⅱ级分为Ⅱa 和Ⅱb 级，Ⅱa 级为虽有局部压痛但活动范围正常，Ⅱb 级的定义与原Ⅱ级相同。

三、临床表现

主要表现为颈痛、头痛、疲劳、眩晕、注意力不集中、调节障碍以及对光的适应能力减弱等。其中颈痛是挥鞭样损伤最为常见的临床症状，约占急诊就诊者的 62%。典型的颈痛表现为颈后区的钝痛。头痛也是常见症状之一，表现为枕部或枕下疼痛并可向前放射至颞部眼眶及头顶部。如有神经压迫，可出现肩胛间区或腰背部放疼痛、上肢放射痛或麻木。咽后血肿者，可有吞咽困难。其他还有头晕、视力障碍、脑神经损伤、自主神经系统损害、颞下颌关节功能障碍以及前胸痛等。

四、诊断要点

1. 明确的车祸外伤史。

2. 典型的头、颈部疼痛和其他多方面的症状特点。

3. 体检　颈项部压痛，可有（无）手臂放射痛，颈椎活动度明显下降。

4. X 线检查　挥鞭样损伤患者 X 线平片检查时无特异性发现，但能显示椎体或附件骨折、脱位、椎间隙前后不等、颈椎生理弧度异常等改变。在部分病例在侧位上可见椎前软组织阴影增宽。可有选择地做颈椎屈 / 伸侧位片，以显示颈椎的异常活动。

5. CT 检查　可显示椎管退变，如椎管狭窄及椎间盘突出等。不能显示其他软组织及脊髓的改变。

6. MRI 检查　可清晰显示骨折、脱位、韧带、关节囊、椎间盘等各种结构的各种变化，为临床诊断和治疗提供可靠资料，目前已广泛应用于临床。

五、辨证论治

（一）中药内服

1. 气滞血瘀　颈肩部疼痛，转动不利，指端麻木，头晕目眩，舌紫黯，脉弦。治宜行气止痛，活血祛瘀。方选桃红四物汤加减，药用桃仁、红花、川芎、当归、赤芍、延胡索、陈皮等。

2. 痰瘀交阻　颈项牵强，板滞，伴上肢沉重，指端麻木，活动不舒，头晕恶心，舌紫黯，苔厚腻，脉弦滑。治宜益气化瘀，健脾化痰。方选温胆汤合复元活血汤加减，药用半夏、竹茹、枳实、陈皮、甘草、柴胡、当归、红花等。

3. 气血两虚　颈项酸痛，面色无华，语声低微，神疲乏力，面色无华，语声低微，食少便溏，舌淡、苔薄，脉沉细而弱。治宜补气养血。方选八珍汤加减，药用党参、白术、茯苓、川芎、当归、山药等。

4. 肝肾亏损　颈项酸痛，眩晕耳鸣，视物不清，腰膝酸软，手指麻木，舌淡苔白，脉沉细。治宜补益肝肾，强壮筋骨。方选补筋丸加减，药用五加皮、肉苁蓉、菟丝子、女贞子、熟地、山药、陈皮等。

（二）针灸

急性期：取穴：夹脊穴、风池、秉风、肩中俞、合谷、列缺等。泻法。留针30分钟，隔日1次，2周1个疗程。症状缓解，改为每周1次。

慢性期：取穴：夹脊穴、肩井、曲池、外关、合谷、中脘、脾俞等。补法。留针30分钟，加温针。每周1~2次。

（三）手法

无骨折、脱位等。可采用理筋手法，以点压揉按风池、天柱、肩井、天鼎、肩贞、压痛点等穴；用小鱼际揉按颈背肌肉，并沿肌纤维走行予以推按，以拿提、弹筋、拨络法松解组织，最后以擦、抖、搓法收功。

（四）练功

选用施杞整颈三步九法和施氏十二字养生功，以缓解症状，强壮筋骨，预防复发。

六、述评

"挥鞭样损伤"是1928年由Crowe首先提出，但其诊断的主要依据仍是临床表现，随着磁共振（MRI）技术的发展，采用MRI对其进行研究，包括对颈部肌肉、颅颈连接部、脑及颞下颌关节等部位的观察，以探讨MRI影像与损伤机制、临床症状等的相关性。

（一）MRI在颈椎挥鞭样损伤中的价值

近年来，学者通过MRI对挥鞭样损伤者作了观察，发现其形态上的变化。李开成将30例手术治疗的急性颈椎挥鞭样损伤纳入研究，以手术结果为参照，从椎前筋膜、前纵韧带、椎间盘、椎骨、后纵韧带、颈髓、颈后韧带复合体、颈椎稳定性等方面回顾性分析其MRI表现。结果发现椎前筋膜出血水肿（27例，90%），MRI上表现为椎前筋膜增厚肿胀伴信号改变，于T1WI序列上呈稍低信号、等信号或稍高信号，于T2WI及STIR序列上呈高信号；颈椎前纵韧带断裂（27例，90%），手术显示47个断裂平面，MRI上27例显示33个断裂平面（70.2%），表现为线状或斑点状异常信号改变，T1WI序列上等信号、T2WI及STIR序列上高信号；椎间盘损伤（30例，100%），MRI显示形态信号改变；颈椎骨折（6例，20%），MRI全部显示；颈椎后纵韧带断裂（12例，40%），手术显示15个断裂层面，MRI上显示8例11个断裂层面（73.3%），表现为线状或斑点状异常信号改变，T1WI序列上等信号、T2WI及STIR序列上高信号；MRI上还显示颈椎骨挫伤（4例，13.3%）；颈椎不稳（25例，83.3%）；颈髓损伤（25例，83.3%）；颈后韧带复合体损伤（25例，83.3%）。证实颈椎挥鞭样损伤的MRI表现具有重要临床诊断价值，与临床表现相结合，可为临床诊断与治疗提供影像学依据。

（二）颅颈连接部的MRI的特征

研究报道，发生挥鞭样损伤时，颅颈连接部多个韧带均可能受损，翼状韧带损伤发生率最高，约为66.3%，覆膜损伤发生率最低，为17.4%。Krakenes等研究挥鞭样损伤者伤后2~9年的MRI表现，认为翼状韧带部分或完全撕裂表现为高信号，由点状高信号至整个切面区域高信号，并且异常信号多见于韧带的两侧或内侧部分，中点处很少见。82/94（87%）位于翼状韧带的外侧半，说明韧带与枕骨髁移行连接处最薄弱，是翼状韧带最易受损伤的部位。研究显示，挥鞭样损伤发生瞬间伤者头颅处于不同的位置时翼状韧带损伤的概率和严重程度不同，头颅处于旋转状态的伤者（85.1%），翼状韧带损伤概率明显高于头颅中立位状态的伤者（46.7%）。当颈部旋转 90° 时，翼状韧带最大程度拉伸并呈前后走行，此时颈部过伸过屈更易损伤翼状韧带；而翼状韧带断裂后上颈段可发生更大的旋转和侧屈，因此 MRI 显示的翼状韧带异常与颈椎不稳有明显相关性。

（三）横韧带、环枕膜及覆膜的 MRI 特征

研究显示，正常对照组中 73% 的横韧带在 MRI 上表现正常，挥鞭样损伤患者中只有36% 的横韧带 MRI 表现正常。挥鞭样损伤数年后发现 27% 覆膜有异常信号，17% 后环枕膜有异常信号。挥鞭样损伤中，上颈椎过屈或过屈合并前移可能是导致覆膜损伤的原因。覆膜或覆膜 – 硬脊膜复合体部分变薄表示覆膜不完全性撕裂或存在易发生部分撕裂的解剖变异。后环枕膜部分损伤则表现为硬脊膜瘤样隆起或变薄，后环枕膜严重损伤或断裂则表现为皮瓣样和（或）硬脊膜不连续。

（四）骨、韧带损伤及椎间盘突出对颈椎的影响

Pettersson 等对 39 例挥鞭样损伤患者于颈部损伤后 4~15 天行颈椎 MRI 检查，并在 2年后复查 MRI，结果 13 例（33%）有椎间盘突出并压迫脊髓或硬膜，主要位于颈 4-5 和颈 5-6。李开成等对 30 例手术治疗的挥鞭样损伤患者 MRI 表现进行回顾性分析，认为颈椎挥鞭样损伤在 MRI 上的软组织损伤表现有椎前筋膜出血水肿、前纵韧带断裂、椎间盘损伤及脊髓水肿出血等。而骨损伤主要表现为椎体前缘骨折、附件断裂骨折、颈椎骨挫伤及颈椎位移等。

（五）椎间盘的 MRI 特征

Kongsted 等研究发现，在对 213 例挥鞭样损伤的患者进行伤后急性期及 3 个月的常规MRI 检查时，几乎所有受检者均有椎间盘损伤，其发生率高达 100%。Stemper 等发现挥鞭样损伤时易导致前纵韧带断裂，其中颈 5/ 颈 6 平面的发生率最高。Pettersson 等对 39 例挥鞭样损伤患者于伤后 4~15 天行颈椎 MRI 检查，并在 2 周后复查 MRI，结果 13 例（33%）有椎间盘突出并压迫脊髓或硬膜，主要位于 C4-5 和 C5-6。

随着交通工具的发展和速度的增加，颈部挥鞭样损伤发病率也随之增高。MRI 的运用，对损伤部位确定更为明确，从而为治疗提供证据。目前，对挥鞭样损伤的治疗原则是，详细了解伤情并及早采用中医手法、针灸、中药、练功等多方法的综合治疗，对改善患者头颈部运动方面症状和主观症状均有极大帮助。一般来说，本病预后良好。对于伴有颈髓损伤的患者，手术治疗是一个值得考虑的方法。

（施杞　谢可永　朱栋）

第二十一章

躯干部病症

　　躯干部包括前面的胸、腹部，后面的背部和腰部。躯干骨由椎骨、肋和胸骨组成。椎骨在成年人共 26 块，包括颈椎 7 块、胸椎 12 块、腰椎 5 块、骶椎 1 块和尾椎 1 块。椎骨为不规则骨，除第 1、2 颈椎外，每块椎骨均有位于椎骨前方的椎体和后方的椎弓组成。其中椎体呈短圆柱状，表面密质较薄，内部充满松质，上、下面粗糙，借椎间盘与相邻椎骨相连结，它是脊柱承重的主体，从颈椎到腰椎，椎体的横断面积逐渐增大。椎弓是附在椎体后方的弓状骨板，与椎体共同围成椎孔，所有椎孔相互连通形成椎管，其内容纳脊髓。椎弓与椎体相连接的部分较细称椎弓根，上方有较浅上切迹，下方有较深下切迹。相邻椎骨的上、下切迹围成椎间孔，内有脊神经和血管通过。椎弓板上有 7 个突起，包括位于后方正中的棘突 1 个，两侧横突 1 对，上关节突 1 对，椎弓根和椎弓板结合处向上突起的上、下关节突各 1 对。相邻椎骨的上、下关节突构成关节。第 1 颈椎，又称寰椎，呈环状，无椎体、棘突和关节突，由前弓、后弓和两个侧块组成；前弓较短，其后面正中有一小关节面称齿突凹；后弓较长，其上面有横行的椎动脉沟；侧块上面各有一椭圆形的关节面，与颅骨枕髁形成寰枕关节。第 2 颈椎，又称枢椎，在椎体上方伸出一指状突起称齿突，与寰椎的齿突凹相关节。齿突原为寰椎的椎体，发育过程中脱离寰椎而与枢椎体融合。

　　躯干骨的连结：①椎体间的连结：通过椎间盘、前纵韧带和后纵韧带相连结。其中椎间盘位于相邻两个椎体间，由中央呈胶状物髓核和周围的纤维环两部分构成。椎间盘坚韧、有弹性，可缓冲震荡，有利于脊柱向各个方向运动。整个脊柱有 23 个椎间盘，腰部最厚，颈部次之，中胸部最薄，故脊柱腰部活动度最大，损伤最多。当椎间盘纤维环破裂时，髓核可压迫脊髓或脊神经根，产生相应临床症状。前纵韧带紧密附着于所有椎体及椎间盘前面扁带状、坚固的纤维束，有限制脊柱过度后伸的作用。后纵韧带为附着于所有椎体及椎间盘后面的纵长韧带，并形成椎管前壁，有限制脊柱过度前屈的作用。②椎弓间的连结：主要为相邻椎骨上、下关节突构成的联合关节和有限制脊柱过度前屈的黄韧带，限制脊柱过度前屈作用的棘间韧带、棘上韧带。③第 1、2 颈椎连接，即寰枢椎连接，包括寰枕关节和寰枢关节。其中由寰椎侧块上的上关节凹与枕髁构成寰枕关节，属于联合关节，可使头前俯、后仰和侧屈。寰枢关节包括寰枢外侧关节和寰枢正中关节，3 个关节联合运动可使头左右旋转。

　　正常脊柱从侧面观，可见 4 个生理弯曲，即颈曲和腰曲凸向前，胸曲和骶曲凸向后。脊柱的生理弯曲增大了脊柱的弹性，有利于维持身体平衡及缓冲重力。

　　胸廓骨骼包括肋骨、胸骨。肋由肋骨和肋软骨组成，共 12 对。胸骨长而扁，位于胸前壁正中皮下，上缘有 3 个凹陷，中间的称颈静脉切迹，外侧的称锁切迹，与锁骨相关节；柄的两侧有 1 对肋切迹，与第 1 肋相连接。柄体相连处稍向前突称胸骨角，是确定第 2 肋的重要标志。肋骨的连结，第 1~7 肋，其前端直接与胸骨侧缘相连称真肋，其中第 1 肋与胸骨柄相连，第 2~7 肋与体相连；第 8~10 肋，其前端不与胸骨直接相连，是借肋软骨与上位的肋软骨依次相连形成肋弓称假肋；第 11~12 肋，其前端游离于腹壁肌中称浮肋。胸廓在成人呈前后略扁的圆锥形。胸廓上口较小，向前下倾斜，由第 1 胸椎体、第 1 肋和胸骨柄上缘围成，是颈部与胸腔之间的通道。胸廓下口较大，由第 12 胸椎体、第 12 肋和 11 肋前端、肋弓和剑突围成。

躯干肌包括背肌、胸肌、膈肌、腹肌和会阴肌。

背部肌肉：①斜方肌：位于项、背部的浅层，一侧呈三角形，两侧合起来为斜方形。起自上项线，枕外隆凸，项韧带，第 7 颈椎和全部胸椎的棘突，止于肩胛冈、肩峰和锁骨外侧 1/3，由颈横动脉供血，副神经支配，收缩时使肩胛骨向脊柱靠拢。该肌瘫痪时产生塌肩。②背阔肌：为全身最大的扁肌，起自第 6 胸椎以下的全部椎骨棘突和髂嵴后份，肌束向外上方集中，止于肱骨的小结节嵴。由胸背神经支配，收缩时使臂内收、内旋和后伸，如背手姿势。临床上常利用背阔肌制作肌皮瓣或肌瓣修复大面积缺损或用于心肌成形术，此时不会对正常功能产生严重影响。③竖脊肌：位于背部深层，棘突两侧的纵沟内，为两条强大的纵行肌柱。起自骶骨背面和髂嵴后份，向上分别止于椎骨、肋骨和颞骨乳突。由主动脉肌支供血，脊神经后支支配，收缩时使脊柱后伸，是维持人体直立的重要肌。胸腰筋膜分前、后两层包绕竖脊肌，形成该肌的鞘，后层在腰部显著增厚。

胸部肌：胸肌一部分起自胸廓，止于上肢骨，运动上肢，称胸上肢肌；另一部分起、止均在胸廓上，收缩时运动胸廓，称胸固有肌。其中肌胸上肢肌包括：①胸大肌：位于胸前壁的浅层，起自锁骨内侧份、胸骨和第 1~6 肋软骨，肌束向外汇集，止于肱骨大结节下方。胸前神经支配，收缩时使肩关节内收、内旋和前屈。②胸小肌：位于胸大肌深面，呈三角形，胸前神经支配，可牵拉肩胛骨向前下。③前锯肌：起自第 1~8 肋，肌束斜向后上，止于肩胛骨内侧缘和下角，胸长神经支配，收缩时拉肩胛骨向前紧贴胸廓，其下部肌束拉肩胛骨下角外旋，助臂上举。④胸固有肌：主要包括肋间外肌和肋间内肌。肋间外肌起自上位肋下缘，肌束斜向前下，止于下位肋上缘，作用是提肋助吸气；肋间内肌位于肋间外肌的深面，起止和肌束方向恰与肋间外肌相反，作用是降肋助呼气。

膈为分隔胸、腹腔的一块扁肌，封闭着胸廓下口。膈上有 3 个孔——主动脉裂孔、食管裂孔和腔静脉孔。膈是重要的呼吸肌。收缩时，膈的膨隆部下降，胸腔容积扩大，引起吸气；舒张时，膈的膨隆部升复原位，胸腔容积缩小，引起呼气。

腹部肌分为前外侧群和后群。前外肌群均由第 5~12 对肋间神经、髂腹下神经、髂腹股沟神经支配。包括：①腹直肌：位于腹前壁正中线两侧的一对长带状肌。由腹壁上、下动脉供血。收缩时能维持脊柱前屈，增加腹压。②腹外斜肌：为一宽阔的扁肌，位于腹前外侧壁的浅层，由腹壁上下动脉供血。维持脊柱前屈或旋转躯干，增加腹压。③腹内斜肌：位于腹外斜肌深面，由腰动脉肌支供血。增加腹压，维持脊柱前屈或旋转躯干。④腹横肌：位于腹内斜肌深面，由髂腰动脉腰支供血。收缩时缩小腹腔，增加腹压，协助排便、呕吐和分娩。腹肌收缩时还可使脊柱作前屈、侧屈和旋转等运动。后群肌位于腹后壁。包括：①腰大肌：位于腰椎椎体侧方，腰椎横突前方，为一长梭形肌肉，起自腰椎两旁。由旋股内侧动脉肌支供血，腰丛第 1~3 前支支配。与髂肌共同终点于股骨小转子上，称"髂腰肌"。②腰方肌：位于腹后壁腰椎两侧，呈长方形，髂腰动脉腰支，腰动脉肌支供血，腰神经前支支配，收缩时使脊柱侧屈。

会阴肌是指封闭小骨盆下口的诸肌，主要有肛提肌，会阴浅、深横肌，尿道括约肌等。

上述骨骼、肌肉在血管的滋养、神经的支配下，构成了完整的躯干部分，达到保护脏器，协调人体活动的生理功能。

第一节　脊柱骨折和脊髓损伤

一、定义

脊柱是人体的中轴和支柱，是连接四肢的纽带，具有负重、平衡、吸收震荡和对内脏器官起到保护作用。脊柱各椎骨的椎孔连接在一起，形成椎管，内有脊髓。严重的脊柱骨折可殃及脊髓，造成不同程度的截瘫。

二、病因病机

中医对脊柱的各部骨折早有论述。《医宗金鉴·正骨心法要旨·旋台骨》把颈椎骨折分为四类："一曰从高坠下，致颈骨插入腔内，而左右尚能活动者，用提项法治之；一曰打伤，头低不起，用端法治之；一曰坠伤，左右歪斜，用整法治之；一曰扑伤，面仰头不能垂，或筋长骨错，或筋聚，或筋强，骨髓头低，用推、骶、续、整四法治之。"详细列举病因、证候、分型和治法，对临床具有较高价值。

现代医学认为，造成脊柱损伤的常见病因有直接和间接暴力。如对脊柱的打击、碰撞等都属于直接暴力，多见于颈、胸、腰椎的横突或棘突骨折，骶椎的横行或粉碎性骨折。从高处堕下，臀部或足部着地，外力通过臀或足部上传导致脊柱损伤者，属于间接暴力。其特点为受伤部位远离外力作用点。脊柱损伤，根据损伤部位可分为单纯椎骨损伤和椎骨伴脊髓损伤。

（一）单纯脊柱骨折

临床常按着地姿态和受伤时暴力作用的方向，分为 4 种类型。

1. 屈曲型　最常见，约占脊柱骨折的 90% 以上。受伤时暴力使身体屈曲，椎体互相挤压使其前方压缩，多发生于胸腰段交界处的椎骨，可合并棘上韧带断裂。如暴力水平分力较大时可产生脱位。

2. 伸直型　较少见，多发生于高空落下，脊柱处于过伸位着地。常出现前纵韧带断裂，椎体横行裂开，棘突互相挤压而断裂，或上椎体向后移位。

3. 屈曲旋转型　损伤，暴力使脊柱不仅屈曲且伴有旋转，在发生椎骨骨折时，常有关节突骨折及脱位。

4. 垂直压缩型　暴力与脊柱纵轴方向一致，垂直挤压椎骨，使椎骨裂开，骨折块常突向椎管压迫脊髓。

此外，根据骨折后的稳定性，可分为：稳定型骨折，其椎体压缩高度未超过 50%；单纯横突骨折。不稳定型骨折，其椎体高度压缩超过 50%；椎体畸形角 > 20°；伴脊髓神经功能损害；骨折伴脱位；压缩骨折伴棘突或棘间韧带断裂等。对于不同部位的损伤，可分为颈椎、胸椎、腰椎骨折或脱位。或按椎骨解剖部位，分为椎体、椎弓、椎板、横突、棘突骨折等。

（二）椎骨伴脊髓损伤

现代医学在病理上分为脊髓休克、脊髓挫裂伤和脊髓受压3类，在临床上也各具特点。

1. 脊髓休克　损伤平面以下感觉、运动、括约肌功能完全丧失。单纯脊髓休克可在数周内自行恢复，其标志为球海绵体反射或深腱反射的出现。

2. 脊髓挫裂伤　表现为轻度出血和水肿，或脊髓完全挫灭或断裂。后期可出现囊性变或萎缩。

3. 脊髓受压　移位椎体、碎骨块、椎间盘等组织突入椎管内，直接压迫脊髓，导致出血、水肿、缺血变性等改变。根据损伤程度，在临床可出现完全性或不完全性瘫痪。

三、临床表现

椎骨损伤者，局部疼痛，压痛明显。损伤部位活动受限，局部肌肉痉挛，如有腹膜后血肿，因对自主神经刺激，肠蠕动减慢，可出现腹胀、腹痛等症状。

脊髓损伤，在脊髓休克期间，受伤平面以下出现弛缓性瘫痪，运动、反射及括约肌功能丧失。2~4周后出现肌张力增高，腱反射亢进，病理性锥体束征等痉挛性瘫痪证候。颈段脊髓损伤则表现为四肢瘫，损伤在上颈椎者，四肢瘫均为痉挛性瘫痪；损伤在下颈椎者，出现上肢弛缓性瘫痪，下肢痉挛性瘫痪。胸端脊髓损伤表现为截瘫。脊髓不同部位的损伤，可出现特定的症候群。如脊髓半切征：出现损伤平面以下，同侧肢体的运动及深感觉消失，对侧肢体痛、温觉消失。脊髓前综合征：颈脊髓前方受压，引起脊髓前中央动脉闭塞，出现四肢瘫痪，下肢重于上肢，但下肢和会阴部有位置觉和深感觉，或有浅感觉。脊髓中央管周围综合征：常因颈椎过伸损伤，脊髓受皱褶黄韧带、椎间盘或骨刺的前后挤压，脊髓中央管周围的传导束损伤，出现四肢瘫，上肢重于下肢，无感觉分离，预后较差。

脊髓圆锥损伤：因脊髓终止于第1腰椎体的下缘，当第1腰椎骨折可发生脊髓圆锥损伤，表现为会阴部皮肤鞍状感觉缺失，括约肌功能丧失致大小便不能控制和性功能障碍，两下肢的感觉和运动仍保留正常。

马尾神经损伤：马尾神经起自第2腰椎的骶脊髓，终止于第1骶椎下缘，很少为完全性损伤。表现为损伤平面以下弛缓性瘫痪，有感觉及运动功能障碍及括约肌功能丧失，肌张力降低，腱反射消失，无锥体束征。截瘫指数可表现截瘫程度。0：表示完全正常或接近正常。1：功能部分丧失。2：表示功能完全丧失或接近丧失。

四、诊断要点

1. 有明确外伤史，如重物打击、高空坠落等。

2. 损伤局部压痛，肌肉紧张，骨折局部可扪及局限性后突畸形。

3. 脊髓损伤者，表现为受伤平面以下出现感觉，运动等障碍等。胸段——截瘫；颈段——四肢瘫；上颈椎损伤——四肢痉挛性瘫痪；下颈椎损伤——上肢弛缓性瘫，下肢痉挛性瘫。截瘫指数：0：完全正常或接近正常。1：功能部分丧失。2：功能完全丧失或接近丧失。

4. X线摄片　可确定骨折部位及类型。如压缩性屈曲型骨折，表现为椎体楔形变，椎体前部压缩。压缩性垂直型骨折，因垂直压力，导致椎体终板骨折，椎间盘突入椎体中，椎体处现粉碎性骨折。X线表现为椎体前后径增加，椎体高度减小。通过测量椎弓根间距和椎体宽度；测量棘突间距及椎间盘间隙宽度并与上下邻近椎间隙相比较。测量正侧位上椎弓根高度等，以确定骨折部位及类型。

5. CT检查　可发现移骨块或椎间盘位骨折块侵入椎管数量和程度。

6. 磁共振（MRI）检查　MRI可显示脊髓损伤早期的水肿、出血、并可显示脊髓压迫、脊髓横断、脊髓不完全性损伤、脊髓萎缩或囊性变等脊髓损伤的各种病理变化。

五、辨证论治

（一）急救

急救和搬运　对有脊柱损伤者，应采用木板转运，以避免脊髓的损伤。转运时先使伤员两下肢伸直，两上肢伸直放在身旁。木板置伤员一侧。为防止躯干扭转或屈曲，应由2~3人扶伤员躯干、骨盆、肢体使成一整体移至木板上。对颈椎损伤患者，应托住头部并沿纵轴略加牵引与躯干一致移至木板上。同时要密切观察呼吸道是否阻塞并及时排除。检查呼吸、心率和血压等变化，及时予以纠正。

（二）治疗

1. 胸腰椎压缩性骨折非手术治疗　脊柱损伤中，最为常见的是单纯胸腰椎压缩性骨折。随着科学理论和技术的发展，其非手术治疗方法也日渐增多。了解各种治法，对于临床正确选择有重要实用价值。

（1）牵引复位法：采用手法牵引复位治疗胸腰椎压缩性骨折早在明代《普济方·抑伤门》中已提出："凡腰骨损断——令患者覆眠，以手按损伤处三时久。"这是一种过伸恢复脊椎复位法，利用患者背伸肌力加上牵引外力使脊柱尽量过伸，加大前纵韧带张力，借助于前纵韧带和纤维环的张力，迅速恢复被压缩椎体，尽快解除后凸畸形，促进骨折愈合，有利于保持脊柱功能。

（2）腰部垫枕复位法：腰部垫枕法的文字记载见于元代太医院的《回回药方》："令患者仰卧，以一硬枕放脊梁下。"可采用在骨折处垫小垫子，垫枕呈梯形状，逐渐增加垫枕高度，使脊柱抬离床面10~15cm，保持过伸姿势，有利于复位。

（3）中药治疗：单纯的胸腰椎压缩性骨折除腰椎前屈畸形外，临床症见腰部疼痛、腹部胀满、便秘尿常赤、局部叩痛、腰背部活动受限等。中药与针刺并用，能有效提高疗效。临床运用时多采取辨证论治、分期论治等。

（4）功能锻炼：功能锻炼是单纯性胸腰椎压缩性骨折治疗中不可缺少的部分。它通过胸腰部的背伸运动拉紧的前纵韧带和椎间盘纤维环张力，使压缩的椎体逐渐张开，骨折的畸形得以矫正。主要运动方式有：拱桥五点式：患者仰卧位，用头部，双肘及足跟5点支撑，使臀部离床，腹部上弓如拱桥，稍停再放下，重复进行。三拱桥点式：患者取仰卧位，双手抱头，用头和双足跟支撑抬起臀部。飞燕式：患者取俯卧位，上肢后伸，小腿与踝部垫一软枕，头部与肩部尽量后仰，在上肢后伸，头与背部尽量后伸的同时，下肢伸直后伸，全身反弓状，腹部着床，呈一弧形。有报道提出，功能锻炼越早越好，一般在伤后2~3天，即可开始行背肌锻炼。李平等认为，做拱桥式腰背肌功能锻炼时，应尽量抬高腰臀部以利于前纵韧带的伸张。早期锻炼可以促进血肿吸收，预防肌肉萎缩。

（5）外固定支具：外固定支具的应用对于胸腰椎骨折者，可起到稳定骨折椎体，恢复伤椎高度作用。它使侧凸顶椎区椎体凹侧生长终板负载减小，刺激侧凸凹侧区的椎体生长，促进椎体结构重建，从而达到控制或改善侧凸的目的。

（6）椎体成形术：采用经皮穿刺进入椎体，将聚甲基丙烯酸甲酯（PMMA），俗称"骨水泥"注入椎体，以恢复椎体高度和缓解疼痛。为治疗脊柱压缩性骨折提供了恢复椎体高度的新方法，引起临床医家的重视。

2. 脊髓损伤的非手术治疗　治疗原则是应用各种方法最大限度恢复功能，尽可能在较短时间内使患者能自理生活，重返社会。可采用综合治疗法。传统中医疗法对此症有较大优势，并取得了满意之效。

（1）减轻脊髓水肿：选用地塞米米松、甘露醇等以消除脊髓水肿，恢复其功能。

（2）针灸治疗：针灸疗法能改善外伤性截瘫患者的运动功能，同时对大小便障碍、疼痛、多汗症等并发症也颇具疗效。取穴以督脉经为主，辅以局部取穴。上肢取肩髃、曲池、合谷、阳溪等。下肢取髀关、梁丘、足三里、解溪等。以电针治疗。

（3）中药应用：中医辨证认为，外伤性截瘫早期属气滞血瘀，经脉不通；治以行气活血，祛瘀通络；方选七厘散加减，药用血竭、乳香、没药、红花、桃仁等。中期属瘀滞督伤；治疗以活血通络、补脾益肾为治则；方选通脉四逆汤加减，药用附子、狗脊、黄芪、炙甘草、炮山甲、乳香、没药、牛膝、桃仁等。后期属肝肾两虚，筋骨失养；治以补益肝肾，强健筋骨；方选虎潜丸加减，药用当归、白芍、补骨脂、熟地黄、狗脊、桂枝、土鳖虫、炙甘草等。有兼症者，随症加减。

（4）推拿疗法：推拿能行气活血，舒筋通络，理筋整复、滑利关节。处方可选百会、肝俞、脾俞、肾俞、环跳、阳陵泉、足三里、委中、承山、解溪等穴，以采用按法、拿法、揉法、拍法、摇法、抖法等手法。10~15 次为 1 个疗程，休息 3 天，进行下一个疗程治疗。手法宜轻柔以防肌肉痉挛。

（5）练功疗法：若肢体已能自主活动，应做练功活动和作业治疗，以尽可能在最大范围内恢复功能。

（6）并发症治疗：对于各种并发症应及时积极对症治疗。常见并发症有呼吸道感染、泌尿道感染和结石、体温失调、压疮等。

对脊柱骨折脱位有关节突交锁、脊柱骨折复位不满意，或仍有不稳定、椎管内有骨折片并压迫脊髓等，应考虑手术。

六、述评

脊椎骨折和脊髓损伤是脊柱外伤中两个常见的证候，为了寻找有效治法，广大学者做了广泛研究，为临床提供了理论和实践依据。

（一）对椎骨骨折的治疗研究

单纯椎骨损伤的治疗方法较多，可根据具体证情选用之。

1. 牵引复位法　采用手法牵引复位治疗胸腰椎压缩性骨折，杜正通采用的方法为复位前给予镇痛、镇静剂，卧硬板床，俯卧位，助手分别牵拉两踝及两腋部，使腹部凌空

10~15cm，先在骨折局部按摩，并沿骶棘肌方向推拿，然后双手掌根部重叠放在骨折或脱位的脊柱棘突上，逐渐用力施以向下按压，嘱患者吸气后呼气，再给 1 次或 2 次短暂快速的加压爆发力，即听到或触到骨折复位处有还纳复原的声响，畸形消失改仰卧位。本组117 例，无神经症状者 105 例中，良好 95 例，尚好 10 例；合并脊髓不全性损伤的 12 例中，功能恢复 10 例，尚可 2 例。

2. 腰部垫枕复位法　腰部垫枕法的文字记载见于元代太医院的《回回药方》："令患者仰卧，以一硬枕放脊梁下。"刘庆锋等采用自制长 50cm、宽 10~20cm、厚 3cm 大小不等的小垫子，使患者仰卧硬板床上，在骨折处垫小垫子，垫枕呈梯形状，逐渐增加垫枕高度，使脊柱抬离床面 10~15cm，保持过伸姿势治疗单纯胸腰椎压缩性骨折患者 96 例，结果痊愈 78 例，好转 15 例，满意率 96.37%。范炳华等通过对病椎椎体前缘前纵韧带的应力分析，证明了垫枕宽度为 1 个椎体宽度时，对病椎的意义大于垫枕宽度超过 2 个椎体，垫枕应对准受伤椎体中心，在具体应用时，还应根据患者的生理结构，耐受度不同而调整，以取得更好疗效。所以治疗胸腰椎骨折时，选择合适的垫枕在垫枕复位中具有重要意义。

3. 中药治疗　单纯的胸腰椎压缩性骨折除腰椎前屈畸形外，临床症见腰部疼痛、腹部胀满、便秘尿常赤、局部叩痛、腰背部活动受限等。中药与针刺并用，能有效提高疗效。临床运用时多采取辨证论治、分期论治等。如胡殿运运用地龙 18g，桃仁 12g，红花、独活、苏木屑、小茴香、乳香、没药、地鳖虫各 10g，肉桂 5g 治疗，对兼有腹胀便秘者，加生大黄 30g、风化硝 10g（冲服）。治疗 96 例，痊愈 74 例，显效 22 例，总有效率达 100%。蒋晶飞等按骨折三期治疗。早期局部肿胀疼痛，治宜行气活血消肿，方用复元活血汤加减；中期肿胀虽消，但瘀血未尽、筋骨未复，宜活血和营、接骨续筋，方用桃红四物汤加减；后期腰腿软、四肢无力、腰背部隐痛，治宜养气血、补肝肾，方用独活寄生汤加减。结果受损椎体复原 70% 以上者 31 例，占 73.8%；复原 50% 以上者 11 例，占 26.2%。

4. 功能锻炼　功能锻炼是单纯性胸腰椎压缩性骨折治疗中不可缺少的部分。它通过胸腰部的背伸运动拉紧的前纵韧带和椎间盘纤维环张力，使压缩的椎体逐渐张开，骨折的畸形得以矫正。拱桥锻炼法为主要运动方式。李平等认为，做拱桥式腰背肌功能锻炼时，应尽量抬高腰臀部以利于前纵韧带的伸张。早期锻炼可以促进血肿吸收，预防肌肉萎缩。钟远鸣等使用中药内服外敷配合腰部垫枕及中药内服外敷配合功能锻炼等治疗无神经损伤胸腰椎骨折 89 例，经治疗 4 周后，伤椎高度均有不同程度恢复，中药内服外敷配合功能锻炼最好，治疗前后椎体前缘 X 线测量高度分别为（24.9 ± 2.3）mm、（27.7 ± 2.3）mm，后缘高度分别为（27.9 ± 2.7）mm、（32.5 ± 1.3）mm。可见腰部伸肌的锻炼，对于恢复椎体高度、促进骨折愈合都有积极意义。

5. 外固定支具　外固定支具的应用对于胸腰椎骨折者，可起到稳定骨折椎体，恢复伤椎高度作用。它使侧凸顶椎区椎体凹侧生长终板负载减小，刺激侧凸凹侧区的椎体生长，促进椎体结构重建，从而达到控制或改善侧凸的目的。孙晓亮等采用可调式背伸复位支具治疗无神经症状的胸腰段脊椎骨折，结果：本组 46 例，戴支具后 3~7 天，疼痛明显减轻或消失者 43 例，占 93%，骨折在 7~10 天后达到满意复位。解剖复位 33 例，占 72%；复位达到 2/3 以上 13 例，占 28%。

6. 椎体成形术　这是一个较年轻的技术，源自 1984 年法国医生 Galibert 等在治疗椎体侵袭性椎体血管瘤时，首先采用了经皮穿刺进入椎体，将聚甲基丙烯酸甲酯（PMMA，俗称"骨水泥"）注入椎体并获得成功，开创了经皮椎体成形术（PVP）的历史。卢斌等认为对于重度压缩椎体可根据残留的椎体调整穿刺的方向。必要时可以把穿刺针尖停留在残留椎体的前后 1/2 处，注射骨水泥的量宁少勿多。虽然 PVP 有良好的缓解疼痛效果，但无法恢复已经压缩的椎体高度，不能改变脊柱的后凸畸形。后凸畸形所致的生物力学改变是造成脊柱不稳定的因素，成为相邻节段椎体退行性变的潜在因素。1998 年，REILEY 等率先提出球囊扩张椎体后凸成形技术（PKP），即利用可膨胀气囊（IBT）将压缩骨折的椎体部分或全部恢复高度后，再注入 PMMA，取得良好效果。这一技术的出现，为治疗脊柱压缩性骨折提供了恢复椎体高度的新方法，引起临床医家重视，广泛应用于临床并取得良好疗效。如彭耀庆等在 CT 引导下，经皮穿刺球囊扩张椎体后凸成形术，治疗胸腰椎骨折 12 例。所有患者均于术后 24 小时内疼痛消失或明显减轻。术后即时 CT 扫描与下地后的胸腰椎 X 线侧位片，均显示脊柱后凸畸形矫正与椎体高度恢复满意。后凸畸形矫正平均 15°，伤椎椎体前缘高恢复平均 9mm。随访 7~12 个月，12 例患者无或仅有轻微腰背疼痛。X 线复查，椎体高度无明显丢失。实践显示，微创椎体成形术能迅速缓解疼痛，还能有效纠正后凸畸形，并且随着新型器械和填充材料的出现，还将发挥更大作用。

（二）脊髓损伤的非手术治疗研究

外伤性脊髓损伤是脊柱外伤中较为严重的创伤，历来受到临床医家高度重视，传统中医疗法对此症有较大优势，并取得了满意之效。

1. 中药治疗　外伤截瘫多为经气不舒，瘀血内阻，脉络不通，治当活血化瘀，舒通经脉，兼养肝肾，强筋壮骨。

（1）临床观察：脊髓损伤早期属于瘀血阻滞。经络不通，应以活血化瘀，疏通督脉为主。如张绍富等提出，早期以"破"为主，用桃仁、红花、泽兰、当归、延胡索等活血化瘀止痛，用厚朴、枳壳、生大黄等调理气机、通泄瘀热，以全蝎、地鳖虫等行通络；在中后期补肾续骨、壮督脉、温通经络为主，多以淫羊藿、狗脊、杜仲、补骨脂温肾阳补督脉，以续断、骨碎补接骨续筋，以全蝎、地龙、地鳖虫等行痹通络，并佐以当归、鸡血藤养血通络。李盛旺等主张在早期用桃红四物汤加减，颈部可加葛根、桂枝，胸部加桔梗，腰部加牛膝、杜仲以加强疗效。中后期属脾肾阳虚，治宜补肾壮阳、温通经络，用补肾壮阳治剂，如血虚风动者，可养血柔肝，镇痉息风。气血两虚者，可气血双补。肝肾亏虚者宜壮阳补肾、强筋健骨。有学者提出，应当分三期治疗，早期为伤后 2 周，中期为伤后 3~6 周，后期为受伤 7 周后。早期属于瘀血阻滞，经络不通，采用血府逐瘀汤加减；中期属气虚血瘀，方用补阳还五汤加减；后期属脊髓亏虚，方用补益肝肾治剂，同时以针刺督脉诸穴、夹脊穴和采用提、捏、点、揉、按、摇、推、拿等理筋手法以补髓益肾、疏通经络、强壮筋骨、活络关节，促进功能恢复。还提出应积极早期功能锻炼，可促进全身气血流通，加速新陈代谢，提高机体抵抗力。

（2）实验研究：张国福等采用益气化瘀的补阳还五汤（黄芪、当归尾、赤芍、地龙、川芎、红花、桃仁等）对骨髓间质干细胞移植治疗大鼠脊髓损伤影响的实验研究结果显示，补阳还五治疗组的大鼠神经功能有所恢复，其治疗作用机制是通过补气活血、通经活络，扩张局部血管，增加血流量，减少脊髓损伤后血栓形成，从而减轻了脊髓神经组织的缺血、缺氧，改善脊髓损伤处微循环。现代药理研究显示，补阳还五汤（黄芪、当归尾、赤芍、地龙、川芎、红花、桃仁等）具有良好的促进血液循环作用，如：①扩张脑血管，增加脑的血流量，改善脑的血液循环；②改善损伤局部微循环；③抑制血小板聚集，改善血液流变性，降低血液黏滞性；④溶解血栓和预防血栓再发生，降低血脂；⑤对抗和改善脑缺氧。姬军风等采用行气活血的醒髓汤（大黄、厚朴、泽泻、木通、三七、当归、川芎、桃仁、红花、黄芪等）对 Allen 大鼠分 3 组观察，其中 A 组，切除椎板，不损伤脊髓，作为对照组；B 组，为脊髓损伤模型组；C 组，为醒髓汤治疗脊髓损伤组。作神经生长因子观察。结果显示，脊髓损伤后 3 小时，C 组和 B 组与 A 组比较，差异有统计学意义，C 组高于 B 组但无差异无统计学意义；伤后 6~24 小时，C 组和 B 组比较，差异有统计学意义；伤后 72~168 小时，C 组和 B 组比较，差异有统计学意义。B 组于伤后 1 周神经生长因子（NGF）基本降至伤后 3 小时，但 C 组神经生长因子（NGF）仍持续较高水平，说明醒髓汤能显著提高受损脊髓组织中神经生长因子的含量，从而对脊髓损伤的修复具有良好效果。

2. 针刺治疗 《难经·二十八难》曰："督脉者，起于下极之俞，并于脊里，上至风府，入属于脑。"其与脊髓解剖相合。可见外伤性脊髓损伤与督脉经密切相关，临床和实验都已证实，针刺治疗主取督脉经穴，配以辨证取穴常获奇效。

（1）临床观察：针灸疗法可以直接改善脊髓损伤所致外伤性截瘫患者的运动功能，同时对脊髓损伤所致的疼痛、肌痉挛、大小便障碍等症均有良好治疗作用。临床实践显示，取穴以督脉经穴为主穴，以局部取穴配合，其疗效显著。对于不完全性截瘫的疗效明显高于完全性截瘫。病程越短，疗效越好，提示损伤早期，针灸介入的必要性。①中枢性疼痛：是指在脊髓损伤后的数周或数月内出现的自发持续痛或间断痛。王彧等采用"养心通督"针法治疗，对病程在 3 个月以内者，针刺郄门、阴郄、后溪、百会穴，2 次 / 天，5 分钟 / 次，行泻法；病程在 3 个月以上者，针刺内关、通里、后溪、百会穴，2 次 / 天，上午针刺时，5 分钟 / 次，行泻法，晚上针刺时，30 分钟 / 次，行补法，5 天 / 周，平均治疗 3 周，痊愈率达 81.0%。②肌肉痉挛：肌肉痉挛是脊髓损伤后常见并发症之一，由于脊髓损伤后中枢性运动抑制系统失调而导致的肌张力升高，表现为上肢屈肌肌群痉挛和下肢伸肌肌群痉挛。③神经源性膀胱：包括尿潴留和尿失禁。冯小军等对 23 例患者采用疏密波电针治疗，选取次髎、肾俞、膀胱俞 3 穴，强度以患者出现明显的会阴及肛门部肌肉节律性收缩为度，20 分钟 / 次，1 次 / 天，4 周为 1 个疗程，1 个疗程后，患者排尿频率、尿失禁次数、残余尿量明显减少，膀胱容量及尿量明显增大，下尿路症状也明显改善。④肠道功能障碍：脊髓损伤后的肠道功能障碍，发生率较高，包括便秘、便失禁、大便梗阻等。陈增等以针刺双侧夹脊穴（T_2~L_5）为主穴治疗，配以辨证取穴，30 分钟 / 次，每隔 5 分钟行针 1 次，行平补平泻手法，治疗 1 个月后，总有效率达 96.4%。胡启龙等采用电针配合三步摩腹法对患者进行治疗，穴取天枢、归来、支沟、大肠俞、上巨虚，低频，疏密波，20 分钟 / 次，5 次 / 周，4 周后总有效率达 83.3%。

（2）针刺实验研究：夹脊电针法在治疗脊髓损伤治疗中取得较大进展，为探讨针刺治疗机制，广大学者从内分泌、神经生理、组织形态等各方面做了大量动物实验研究，初步显示，其主要作用机制是抑制早期谷氨酸含量升高，拮抗内生性损伤电流，增加线粒体酶活性，提高神经肽水平，促进损伤后诱发电位（SEP）波幅恢复，从而有助于减轻脊髓继发性损伤，促进神经轴突再生，改善脊髓功能。①免疫方面的改变：陈虹等研究成年大鼠脊髓损伤后，夹脊电针对脊髓灰质神经元神经生长因子（NGF）表达的影响，结果表明电刺激组在 1 天、3 天、5 天、7 天，与正常组、损伤对照组相比均有统计学意义。李振鹏等观察电针治疗脊髓损伤后凋亡相关基因（Bax）和 B 淋巴细胞病 -2 基因（Bcl-2）的表达情况，结果显示针刺治疗组 Bcl-2 阳性细胞数明显多于未治疗组；未治疗组 Bax 阳性细胞数则明显多于针刺治疗组。②神经电生理的影响：王新家等观察脊髓损伤后 NGF 和神经生长因子受体（TrkA）在神经元及胶质细胞的表达，结果表明，压迫组和对照组术前的 SEP（体感诱发电位）潜伏期无显著性差异，术后 90 天，压迫组 SEP 的潜伏期明显高于对照组，电针组与减压组在术后 90 天时存在显著性差异。③神经功能的影响：李晓宁研究电针治疗脊髓损伤的机制时，将实验动物分为疏波组、密波组、模型组、假手术组、地塞米松组，通过 CBS（/联合行为评分法）评分观察术后 6 小时与 12 小时疏波组、密波组均明显优于其他各组，并且术后 6 小时治疗优于 12 小时。④脊髓细胞影响：马睿杰等采用电针刺激干预脊髓损伤大鼠，观察其 c-fos mRNA 和 BDNF mRNA 的表达，并与模型组、电针组、假手术组、地塞米松组比较。结果表明 c-fos mRNA 表达在 1 天时，地塞米松组和电针组均明显低于模型组，14 天时，地塞米松组和电针组均明显高于模型组，地塞米松组明显低于电针组。BDNF mRNA 的表达显示，电针组和地塞米松组明显高于模型组，7 天和 14 天时电针组明显高于地塞米松组。

3. 传统导引练功法　太极拳是传统导引术中，动静结合功法的典范，具有独特的健身作用，对脊髓损伤患者的运动功能、感觉功能和心理健康等方面有良好帮助。

（1）改善运动功能：太极拳运动能有效提高中老年人的静态平衡能力，减少老年人跌倒次数，降低跌倒风险。练习简化太极拳 12 周在降低跌倒发生率上有明显改善。李品梅等对脊髓损伤者，在急性期采用床边太极康复法训练，包括意动、气动和形动练习，在恢复期采用离床后的训练，14 个月后可有效改善患者运动功能评分、感觉功能评分和 Barthel 指数评分。

（2）改善感觉功能：脊髓损伤患者易发生心血管疾病、内分泌疾病、消化系统疾病等。闫永兰等对老年人进行简化太极拳训练 16 周，老年人惯用脚和非惯用脚不同角度关节主动复位误差角度小于对照组。Xu 等研究表明，规律练习太极拳的老年人，膝关节与踝关节本体感觉优于对照组，踝关节的运动感觉方面也优于游泳、跑步组。

4. 推拿治疗　中医推拿手法通过提、捏、点、揉、按、摇、推、拿等不同方法促进脊髓损伤后肢体的功能恢复，达到补髓益肾、疏通经络、强壮筋骨的作用。研究证明，推拿手法通过反射传导途径调节神经系统的兴奋和抑制。如沿神经走向按压时，可使神经传导功能暂时性降低，达到局部镇痛之效；震颤法等手法可改善周围神经兴奋性，加速其传导反射，使脊髓前角炎患者原本对感应电流不产生反应的肌肉重新产生收缩反应，已经消失的下肢腱反射重现。不同程度的手法，对神经系统的作用也不相同。作用轻柔的手法，可抑制中枢神经系统，使患者产生舒适轻松感，具有放松肌肉、缓解痉挛、镇静止痛之效；作用强烈的重手法，可兴奋中枢神经系统，使患者精神振奋、肌肉紧张、呼吸心跳加快。推拿疗法可扩张血管，改善血液循环，增加供氧等，以改善肌肉的营养代谢，促进组织修复，松解粘连，缓解痉挛，改善关节功能，促进水肿、血肿吸收。所以功能锻炼对于脊髓损伤患者的功能恢复有极其重要的意义。

对于单纯椎骨骨折，一般采用非手术治疗都能获得满意效果，非手术治疗主要包括卧床休息和早期功能锻炼。症状明显者可采用针灸、中药等以缓解。对于骨折压迫脊髓者，宜早期手术，解除压迫。对脊髓损伤后的恢复，传统中医疗法有极大优势，包括针灸，手法和中药应用，临床已有众多的成功报道。

（施杞 谢可永 莫文 席智杰）

第二节 肋 骨 骨 折

一、定义

肋骨共 12 对，前接胸骨、后连胸椎构成胸廓。胸部外伤常伤及肋骨，导致肋骨骨折。统计显示，肋骨骨折约占胸廓骨折的 90%，较多发生于第 4~7 肋。第 1~3 肋有锁骨、肩胛骨及肩带肌群的保护而不易伤折；第 8~10 肋渐次变短，且连接于软骨肋弓上，富有弹性，骨折机会减少；第 11 和 12 肋为浮肋，活动度较大，甚少骨折，但当暴力强大时，这些肋骨也可能发生骨折。肋骨骨折是常见骨折之一，约占全身骨折的 1.4%，好发于成年人。

二、病因病机

对于肋骨，《医宗金鉴·胸背部》称之为"岐骨"和"凫骨"。肋骨骨折一般由外来暴力所致，可因直接或间接暴力所致。如因拳击等直接暴力所致骨折，常位于外力作用处，可并发胸内脏器造成损伤。间接暴力作用于胸部时，因胸部受挤压的暴力，肋骨骨折常远离外力作用点，容易损伤胸壁软组织，产生气、血胸等。因尖锐器械损伤胸部，使皮肤破裂者，称为开放性骨折。

三、临床表现

局部疼痛是肋骨骨折最明显的症状，且呼吸浅快，随咳嗽、深呼吸或身体转动等运动而加重。如发生多根双处肋骨骨折，可出现吸气时，胸腔负压增加，胸壁向内凹陷；呼气时，胸腔压力增高，损伤的胸壁浮动凸出的"反常呼吸"。反常呼吸运动可使两侧胸腔压力不平衡，纵隔随呼吸而向左右来回移动，称为"纵隔摆动"，影响血液回流，造成循环功能紊乱，可导致和加重休克。当肋骨断断刺破胸膜时，出现气胸或血胸，表现为呼吸困难，面呈发绀色。

四、诊断要点

1. 有明显的碰撞、打击等外伤史。

2. 检查可发现，局部明显压痛点，或畸形，有时可闻及骨擦音。两手分别置于前侧胸骨和后侧胸椎，做前后挤压，可出现骨折处疼痛，称胸廓挤压征阳性。如发生多根双处肋骨骨折，可出现吸气时，胸腔负压增加，胸壁向内凹陷；呼气时，胸腔压力增高，损伤的胸壁浮动凸出的"反常呼吸"。

3. 如骨折断端刺破胸膜，形成气、血胸。可心动过速，脉搏微弱，血压下降等。气胸者叩诊呈鼓音，血胸呈浊音。

4. X 线摄片　一般都能够显示肋骨骨折，但对于肋软骨骨折、"柳枝骨折"、骨折无错位或肋骨中段骨折在胸片上因两侧的肋骨相互重叠处，难易发现，应做 CT 等进一步检查以免漏诊。

五、辨证论治

对于肋骨骨折的治疗，在清代钱秀昌《伤科补要》中已指出"如肋骨断者，用布缠缚数转，服接骨紫金丹，外用定痛散熨之，贴万灵膏"。

（一）单处闭合性肋骨骨折的治疗

骨折两端因有上下肋骨和肋间肌支撑，发生错位、活动很少，一般不需要固定。为减少骨折端活动引起疼痛，可用胶布固定胸廓，减少胸廓活动。

固定方法：患者正坐，在贴胶布的皮肤上涂复方安息香酸酊。患者两臂外展，呼气时使胸围缩至最小，然后屏气，用宽 7~10cm 的氧化锌胶布，自健侧肩胛中线处开始粘贴，绕过骨折处紧贴至健侧锁骨中线处止，然后以叠瓦状（重叠 1cm）跨越骨折部上、下各 2 根肋骨为宜。固定后可减轻骨折端摩擦产生的疼痛，缺点为妨碍呼吸，不利于咳嗽、排痰。对多根双处肋骨骨折、老年、肥胖患者不宜采用。

（二）开放性骨折的治疗

应彻底清创治疗。清除碎骨片及无生机的组织，以避免刺伤周围组织。

（三）气胸治疗

胸膜破损伴有气胸者，可采用肋间闭合水封瓶引流；对血胸可采用胸腔穿刺术。

（四）中药治疗

初期属气滞血瘀，治疗以行气止痛为主，方选金铃子散加减，药用延胡索、枳实、柴胡、白芍、当归等；中期以和营通络为主，方用复元活血汤加减，药用柴胡、天花粉、当归、桃仁、红花、山甲、大黄、白芍、甘草等；后期以补益肝肾为主，方选健步虎潜丸加减，药用首乌、牛膝、杜仲、当归、熟地、羌活、龟甲、鹿角胶、白芍、甘草等。

（五）练功疗法

单纯的轻度肋骨者，早期可做深呼吸运动，3~4 周后，可做适当躯体运动。

对于胸廓多处肋骨骨折塌陷造成畸形明显，形成反常连枷胸呼吸；骨折端移位特别明显或多段、粉碎性肋骨骨折，可能损伤神经血管；胸壁有顽固性疼痛伴呼吸困难，且有血气胸的单纯性肋骨骨折；需开胸探查或进行其他手术的同时行肋骨固定术等，可手术治疗。

六、述评

肋骨骨折是胸部创伤中的常见疾病，历代医著多有论及。其中《医宗金鉴》对其描述最为全面，在"胸背部"中详细描述了胸廓的解剖结构："胸骨即髑骬骨，乃胸胁众骨之统名也。一名膺骨，一名臆骨，俗名胸膛。其两侧自腋而下，至肋骨之尽处，统名曰胁；胁下小肋骨名曰季胁，俗名软肋；肋者，单条骨之谓也。统胁肋之总，又名曰胠。"并称第 11、12 肋为"凫骨者，即胸下之边肋也。上下二条，易被损伤，左右皆然"，认为"自此以上，有肘臂护之，难以着伤。在下近腹者，用手提之易治，盖其肋近边可以着手，则断肋能复其位也"。胸廓，又称胸腔，主要由胸骨和众多肋骨共同组成，并把两侧肋骨区域称为"胁"部，其下外区域称为"季胁"，便于临床应用。对肋骨骨折的发生部位和复位等也作了详细说明。

现代医学的统计数据显示，胸部外伤发生率占所有创伤的 10%~15%，肋骨骨折占所有创伤患者的 4%~12%，占胸部创伤的 55%。因此，提高肋骨骨折的诊断率和重视其治疗，在创伤中有重要意义。

（一）肋骨骨折诊断

对于肋骨骨折的诊断，在临床实践中，有一定的漏诊率，为提高诊断率，杨汉卿等对 40 例 96 根肋骨骨折患者的一系列检查方法包括胸部正位片、受伤处肋骨斜位片、受伤处肋骨透视下点片及 3 周后的肋骨点片进行分析。以外伤后的一系列检查，加上 3 周后的肋骨透视下点片，新发现的骨折数为最后结果，回顾性分析 40 例 96 根肋骨骨折患者的一系列读片，结果发现，胸部正位片正确诊断 56 根肋骨骨折，正确诊断 58.1%；胸部正位片加患侧肋骨斜位片正确诊断 87 根肋骨骨折，正确诊断率 90.4%；胸部正位片加肋骨透视下点片正确诊断 91 根肋骨骨折，正确诊断率 94.7%；胸部正斜位片加肋骨透视下点片检查正确诊断 93 根肋骨骨折，正确诊断率 96.9%。由此说明，单一胸部正位片，易发生肋骨骨折的漏诊，肋骨骨折的诊断应采用多体位摄片的组合，不同时间摄片的组合和仔细阅片，以最大限度提高肋骨骨折的诊断率。赵润润等研究证实，胸部正位片正确诊断检出率为 58.1%~69.5%；胸部正位片加患侧肋骨疼痛点切线位片检出率为 89.8%~90.4%；胸部正位片加患侧肋骨多轴位透视下点片检出率为 93.7%~94.7%；胸部正位切线位片加患侧肋骨多轴位透视下点片检出率可达 96.8%。Livingston 等研究表明，胸片能更准确发现肋骨骨折的数量部位及胸内脏器损伤，降低患者死亡率。牛玉军对 63 例单发或多发肋骨骨折患者共 196 处分别进行 X 线平片 29 例；计算机 X 线摄影（CR）47 例；二维重建（SCT）胸部横断 11 例并薄层重建，薄层横断、倾斜扫描各 12 例，共 35 例薄层行 2DMPR、3DSSD 及 MIP 重建；三维重建（MSCT）胸部 28 例并薄层重建 2DMPR、3DVR 及 MIP 重建。结果 X 线平片、CR、SCT 诊断率分别为 76.67%、87.68% 和 94.44%。三者差异有显著性，SCT 扫描优于 CR 图像，CR 图像优于 X 线平片。SCT 扫描与薄层重建及横断、倾斜扫描，MSCT 扫描与薄层重建诊断率分别为 94.44%、100%、100%、100%、95.18% 和 100%。统计学显示六者差异无显著差别。以薄层显示效果好，诊断率均达 100% 为诊断标准。2D 重建起辅助诊断作用。SCT 及 3DSSD、MIP 重建、MSCT 及 3DVR、MIP 重建可立体、形象显示骨折，定位效果好，但对轻微骨折显示欠佳，诊断率分别为 94.69%、95.58%、97.59% 和 96.39%，四者差异无显著性。显示 SCT、MSCT 及其 2D、3D 重建对肋骨骨折的诊断具有明显优势，与 X 线平片或 CR 的联合应用，具有良好的定性、定量及定位诊断作用。由此证明，肋骨骨折的发生率很高，多角度线或扫描对肋骨骨折能达到较高的诊断率。

（二）肋骨骨折治疗

单纯的肋骨骨折因肋间肌的保护和周边的肋骨支持，大部分属于稳定型骨折，一般均可由非手术治疗获得良好疗效。单纯无移位的肋骨骨折，不需手法整复，可采用胶布活绑带的外固定法，以减少因呼吸引起的胸部疼痛。对移位明显者，可采用手法整复和外固定。外固定包括胸壁简单外固定和外牵引固定术。其中胸壁简单外固定法应用于应急处理或骨折较轻患者；外牵引固定术适用于胸壁反常呼吸明显，但无严重脏器损伤。具体包括胸壁外固定牵引架法、巾钳重力牵引法、有机玻璃板外固定法等。其操作要点是导入牵引钩巾钳及钢丝时需紧贴肋骨内面操作。对于疼痛剧烈者，应充分止痛，是临床重要目标。可口服及静脉止痛、肋间神经阻滞硬膜外止痛等。对因连枷胸引起的反常呼吸，可采用机械通气法改善严重的低氧血症，促进肺复张。

目前，对于肋骨骨折的治疗，按照是否伴肺部损伤，分为两大类，对于单纯的肋骨骨折，一般采用非手术治疗，都能取得痊愈。常用的肋骨整复法有立位整复、坐位整复和卧位整复法，复位后，可采用胶布，或绑带固定。对于多根多处的肋骨骨折，则应及时固定胸廓，避免因反常呼吸导致生理障碍，必要时可采用手术内固定。当伴有肺部损伤，出现闭合性气胸时，应行胸腔抽气术和水封瓶引流。血胸者应及时采用相应手术疗法。

（施杞　谢可永　莫文　席智杰）

第三节　骨 盆 骨 折

一、定义

骨盆骨折是一种严重外伤，占骨折总数的 1%~3%，在躯干骨中仅次于脊柱损伤。由于骨盆后壁有前列腺等有丰富的静脉丛，骨盆骨折可损伤静脉丛中的血管，造成大量出血。因此骨盆骨折常伴有大量失血和重要脏器损伤，救治不当其致残率高达 50%~60%，死亡率可达 10.2%

二、病因病机

骨盆是由两侧髋骨、骶骨和尾骨经坚强韧带连结形成的环状结构。两侧髋骨与骶骨形成的骶髂关节组成后环，由前后骶髂韧带维持稳定。正前方由两侧耻骨支形成耻骨联合为前环。骨盆的前方含有膀胱、尿道。后方有直肠、女性生殖器官等。骨盆壁与大血管、神经干等相邻。故当发生骨盆骨折时，常累及相应脏腑器官、神经、血管损伤。如坐骨神经由骶髂前经过出坐骨大孔，当发生坐骨大孔或髋臼后柱骨折时，有可能损伤坐骨神经干。股神经干由耻骨支前方通过，当耻骨折移位时，有可能损伤股神经。前环耻骨支骨折，可伤及阴部内动脉、膀胱支或闭孔动脉等。

骨盆骨折的暴力，按外力的大小分为两类，一为较大外力所伤，如汽车撞击、高处坠落等，其损伤较为严重，多为不稳定型骨折，常伴有不同程度的并发症；另一类以较小外力所致，如老年人跌倒，损伤较轻，多为稳定型骨折，并发症较少。统计显示，骨盆骨折中 50%~60% 由汽车车祸造成，10%~20% 是由于行人被撞，10%~20% 为摩托车外伤，8%~10% 为高处坠落伤，3%~6% 为严重挤压伤。

骨盆骨折的分类方法繁多，但目前临床应用较多的是 Tile 分类法。

Tile 分类：Tile 总结了各种骨盆骨折的分类后，提出了系统分类：

A 型（稳定型骨折）：骨盆环骨折，移位不大，未破坏骨盆环的稳定性。具体分为：

A_1：撕脱性骨折：如髂前上棘撕脱骨折，髂翼骨折等。

A_2：耻骨坐骨支骨折。

A_3：骶尾骨骨折。

B 型（旋转不稳定型）：骨盆的旋转稳定性遭受破坏，但垂直方向并无移位，仅发生旋转不稳定，根据损伤机制不同分为：

B_1 型：翻书样外旋损伤，后方结构完整。

B_2 型：骨盆侧方挤压内旋损伤。按照骨折发生部位分为：

B_{2-1} 型：受伤的同侧发生骨折。

B_{2-2} 型：受伤的对侧发生骨折。

B_3 型：双侧 B 型损伤。

C 型：旋转与垂直不稳定，骨盆底破裂。骨盆骨折既发生旋转移位，又发生垂直移位。

C_1 型：单侧骶髂关节脱位。

C_{1-1} 型：合并髂骨骨折。

C_{1-2} 型：合并骶髂关节骨折脱位。

C_{1-3} 型：合并骶骨骨折。

C_2 型：双侧骶髂关节脱位。

C_3 型：骶髂关节脱位并有髋臼骨折。

三、临床表现

疼痛广泛，肿胀明显，肌肤瘀斑，站立、坐起、翻身时疼痛加重。局部压痛、瘀血、下肢旋转、短缩畸形等。常见并发症包括血管、神经、直肠和尿道的损伤。

1. 血管损伤　骨盆壁附近具有大量血管行走，如髂内动静脉、骶前静脉丛等，当骨盆骨折时，可引起盆腔内血管破裂，发生出血性休克，或盆腔后壁静脉丛破裂，引起巨大腹膜后血肿蔓延到肾区、膈下或肠系膜。患者常有休克，并可有腹痛、腹胀、肠鸣减弱及腹肌紧张等腹膜刺激症状。腹腔穿刺可明确诊断。

2. 神经损伤　多在骶骨骨折时发生，组成腰骶神经干的 S_1 及 S_2 最易受损伤，可出现臀肌、腘绳肌和小腿腓肠肌群的肌力减弱，小腿后方及足外侧部分感觉丧失。骶神经损伤严重时可出现跟腱反射消失，但很少出现括约肌功能障碍，预后与神经损伤程度有关，轻度损伤预后好，一般 1 年内可望恢复。

3. 直肠损伤　除非骨盆骨折伴有阴部开放性损伤时，直肠损伤并不是常见的合并症，直肠破裂如发生在腹膜反折以上，可引起弥漫性腹膜炎；如发生在反折以下，则可发生直肠周围感染，常为厌氧菌感染。

4. 尿道或膀胱损伤　骨盆骨折中，尿道损伤较为多见。患者可出现排尿困难、尿道口溢血现象。双侧耻骨支骨折及耻骨联合分离时，尿道膜部损伤的发生率较高。

四、诊断要点

1. 有严重外伤史，尤其是骨盆碰撞、挤压的外伤史。

2. 骨盆部的疼痛、肿胀、压痛，皮肤青紫等证候。

3. 检查发现，脐棘距可见增大（分离型骨折）或减小（压缩型骨折）；髂后上棘可有增高（压缩型骨折）、降低（分离型骨折）、上移（垂直型骨折）。

4. 骨盆分离挤压试验、4字征、扭转试验为阳性，对严重骨折患者禁用此类检查，以避免加重血管等脏器的损伤。

5. X线骨盆正位片　可显示90%的骨盆骨折。骨盆入口位片可以更好地观察骶骨翼骨折、骶髂关节脱位、骨盆前后及旋转移位、耻骨支骨折、耻骨联合分离等。

6. CT检查　是骨盆骨折最准确的检查方法。能准确显示骨盆后方的损伤尤其是骶骨骨折及骶髂关节损伤，对于判断骨盆骨折的类型和决定治疗方案均有较高价值。同时CT还能显示腹膜后及腹腔内出血的情况。

五、辨证论治

骨盆骨折常易伴有大血管、神经损伤等各种严重并发症，对休克和各种危及生命的合并症必须进行紧急处理。骨盆骨折常合并多发伤的约占33%~72.7%，休克的发生率高达30%~60%。严重骨盆骨折的死亡率为25%~39%，都是由直接或间接骨盆骨折出血引起。因此，骨盆骨折的早期处理一定要遵循创伤生命支持的基本原则，首先抢救生命，稳定生命体征后再对骨盆骨折进行相应的检查及处理。一旦确定休克由骨盆骨折出血所导致，就应根据骨盆骨折的抢救流程来进行救治。早期外固定对骨盆骨折引起失血性休克的抢救十分有意义，有效的外固定方式有外固定架——固定前环，C形钳（C-clamp）——固定后环。如缺乏固定器械，简单地用床单、胸腹带等包裹及固定骨盆也能起到一定的稳定骨盆及止血作用；如仍不能维持血压，则应采用开腹填塞压迫止血或血管造影动脉栓塞。

（一）骨折整复

1. 骨盆环完整的骨折　一般不必复位，卧床2~3周即可下地活动。

2. 骨盆环单处骨折　卧硬板床4~6周即可。

3. 骨盆环两处断裂者　若病情许可，手法复位。复位的方法应根据骨折移位情况而定。对于髂骨翼外旋、耻骨联合分离者，患者仰卧，术者先纵向牵引患侧下肢以纠正半侧骨盆向上移位，然后用两手对挤髂骨部，使骨折整复。或者使患者侧卧于硬板床上，患侧向上，用推按的手法对骨盆略加压力，使分离的骨折段复位。

对于髂骨翼内旋、耻骨联合向对侧移位者　患者仰卧，术者先纵向牵引纠正患侧骨盆向上移位，然后以两手分别置于两侧髂前上棘向外推按，分离骨盆，使骨折段复位。

（二）固定

1. 对于无移位的骨盆骨折一般不必固定。

2. 对于髂骨翼外旋、耻骨联合分离者，手法复位后可采用多头带包扎或骨盆兜悬吊固定，约4~6周。

3. 骨盆向上移位者，可采用患侧下肢皮牵引。向上移位超过2cm者，应采用股骨髁上或胫骨结节骨牵引，牵引重量为体重的1/5~1/7，牵引时间需6~8周。

（三）中药治疗

早期宜活血祛瘀，方选桃红四物汤。中期宜和营通络，方选复原活汤。后期宜补益肝肾，方选虎潜丸。

（四）功能锻炼

骨盆周围有坚强的筋肉，骨折整复后不易再移位，且骨盆为松质骨，血运丰富，容易愈合。

1. 未损伤骨盆后弓者，伤后第 1 周练习下肢肌肉收缩及踝关节屈伸活动，伤后第 2 周练习髋关节与膝关节的屈伸活动，伤后第 3 周可扶拐下地站立活动。

2. 骨盆后弓损伤者，牵引期间应加强下肢肌肉收缩和关节屈伸活动，解除固定后即可下床开始扶拐站立与步行锻炼。

六、述评

骨盆骨折是骨内科常见的创伤症。在年轻者，常有严重的外伤所致，并可伴随较大血管的破损，出现大量出血，发生出血性休克等危及生命的并发症，临床必须予以高度重视。

（一）骨盆骨折的病因

骨盆骨折存在两个发病高峰，一类是高能量损伤，主要包括交通伤和高坠伤，多见于青壮年。此类骨折的特点是创伤重、骨折移位大、并发症严重。Davarinos N 等分析了都柏林地区 10 年的 466 例行手术治疗的骨盆骨折患者的致伤原因，其中交通伤占 72.4%，高处坠伤占 27.6%。马里兰医科大学 Stein DM 等研究发现，27.6% 交通伤伤员发生骨盆骨折，病死率达 17%，说明高能量创伤易导致严重的骨盆损伤。另一类是低能量损伤，主要为摔倒，好发于老年患者，尤其是老年女性患者。此类骨折的特点是骨折稳定、移位少、并发症较少。

（二）骨盆骨折的诊断

X 线片是诊断骨盆骨折时最常用的基本检查方法。实践证明，X 线检查应做髂骨关节前后位、骨盆双斜位及出口位和入口位等多个方位的骨盆影像。梁军波等对 65 例骨盆损伤行骨盆前后位 X 线片和 CT 检查患者进行回顾性研究，对比发现骨盆前后位 X 线片对于 A、B、C 型骨折的诊断率分别为 92.9%、38.9%、66.7%，而 CT 平扫对于 A、B、C 型骨折的诊断率分别为 85.7%、100.0%、100.0%。谢丽锋报道骨盆骨折病例 29 例先后采用 X 线、CT 常规扫描和螺旋 CT 扫描三种方法进行检查，其中，X 线检出骨折部位 73 处，漏诊 15 处，CT 常规扫描为 82 处和 6 处，而螺旋 CT 扫描则检出 88 处，无漏诊，结果显示螺旋 CT 扫描能明显提高诊断率。由此可见，CT 与 X 线片联合可以最大限度提高骨盆骨折诊断的准确率，CT 逐渐成为骨盆骨折急救处理时的首选检查手段。

（三）骨盆骨折的治疗

骨盆骨折是严重的创伤，常伴有多种并发症，正确而及时处理对于骨盆骨折的预后有重要价值。

1. 并发症的治疗

（1）血管损伤：失血性休克在严重骨盆骨折中的发生率可高达 30%~58%，合并多发伤时更高，是伤后早期致死的首要原因。胡章明等应用髂内动脉栓塞术治疗骨盆骨折导致动脉破裂引发的大出血取得良好疗效。王云等采用选择性动脉栓塞治疗 24 例骨盆骨折大出血患者，在 2 小时内成功完成介入治疗，并配合抗休克治疗取得了满意的效果。Fu CY 等分析了 70 例行髂内动脉栓塞术的骨盆骨折患者，发现 APC 骨盆骨折患者发生髂内动脉损伤的可能性高，诊治过程中可能需要做动脉栓塞术。林正秋等通过对动脉栓塞术治疗骨盆骨折大出血患者的病例对照研究，发现保守治疗（大量补液、输血）

患者输血量为 2350.5ml/12h，输液量为 4450.5ml/12h，休克纠正时间 10.5 小时，病死率 39.6%；栓塞组患者输血量为 1350.4ml/12h，输液量为 2600.2ml/12h，休克纠正时间 2.6 小时，病死率 7.69%。经导管动脉栓塞术与传统治疗方法相比，能有效缩短休克期，疗效显著，并发症少，且简单、迅速。特别适用于骨盆骨折大出血又无腹腔脏器损伤的患者。

（2）膀胱尿道损伤：膀胱位于耻骨联合后方，空虚时膀胱尖低于耻骨联合，但当尿量较多时，膀胱尖高出耻骨联合，失去骨盆的保护。在耻骨骨折时，骨折断端位移易引起膀胱撕裂或骨折断端刺破膀胱。临床表现有尿道外流血、下腹及会阴部胀痛、有尿意但不能排尿等。应早期行膀胱修补术。对于能自行排尿或能插入导尿管的患者，可以采用留置尿治疗。

（3）直肠损伤：直肠损伤是骨盆骨折较为少见的并发损伤，发生率较低。其损伤多在腹膜反折处的下方，粪便罕见进入腹腔。合并有下腹部疼痛、腹膜炎体征、血便、肛门流血、肛指带血的患者，可能并发直肠损伤。在病情相对平稳后，常常根据伤侧部位，先行结肠外置，Ⅱ期行修补术。

（4）神经损伤：骨盆骨折合并神经损伤的发生率较高，甚至可达 30%。因骨盆骨折的骶髂关节分离和骶髂复合体骨折的垂直性变位，多损伤 L_{4-5} 神经根、L_{5-6} 神经根、股神经、坐骨神经及性神经。根据神经体格检查可初步诊断。股神经与坐骨神经多为牵拉，可进行进一步观察再进行诊治。

2. 骨折治疗　根据骨折的不同部位和程度，可采用相应治法。

（1）牵引复位疗法：包括骨盆悬吊牵引、股骨髁上牵引和手法牵引复位等。适用于 A 型骨折、移位 < 2.5cm 的 B_1 型骨折和一侧前后环骨折的 B_2 型骨折。钟泳坚等采用三维牵引方法，包括矢向骨盆悬吊牵引、纵向沿股骨干纵轴牵引、横向经股骨近端侧方牵引，治疗不稳定型骨盆骨折 30 例，取得良好效果。

（2）外固定架治疗：骨盆骨折的外固定架治疗可稳定盆腔内压，控制骨盆容积和稳定骨折复位而减少出血。叶添生等提出外固定架治疗骨盆骨折的适应证，包括急诊处理所有的不稳定性骨折、B 型骨折及部分骨盆伤侧前后侧结构受破坏的 C 型骨折。孙鲁伟等在常规外固定架基础上对髂骨螺钉植入操作方法和支架连接方式进行改进，将螺钉固定于髂嵴中间，结果 18 例骨盆骨折患者术后疼痛显著缓解，疗效良好。

（3）内固定治疗：内固定手术治疗一般是在休克有效纠正、生命体征稳定、全身状况改善后进行。内固定疗法对垂直不稳定骨盆骨折在效果及减少并发症等方面优于保守疗法。王海章等认为单纯固定前、后环均不能取得满意效果，骨盆前、后环同时固定才能使骨盆环呈几何稳固结构，获得最大稳定。唐春晖等采用耻骨联合上弧形切口重建钢板螺钉内固定耻骨支骨折、联合分离者 15 例，骨折愈合良好，骨盆环无畸形，临床效果满意。说明合适内固定对于骨折的愈合和功能恢复都颇具意义。

骨盆骨折的治疗，首先在于明确诊断，尤其要及时发现有无重要血管、神经的损伤和损伤的程度。对于有严重并发症者，必须立即救治，以防危及生命。对于骨折的治疗原则是，根据分型不同，选用相应治疗，如稳定型骨折卧床休息即可；不稳定的骨折，可按不同证情和患者情况，分别采用牵引、外固定架或手术治疗。

（施杞　谢可永　邬学群　席智杰）

第四节　脊柱侧弯

一、定义

脊柱侧弯是指原因不明脊柱的一个或数个节段在冠状面上偏离身体中线向侧方弯曲，形成一个带有弧度的脊柱畸形，有时可伴脊柱的旋转和矢状面上后突或前突的增加或减少，以及肋骨，骨盆的旋转倾斜畸形和椎旁的韧带和肌肉的异常，称为脊柱侧弯。

二、病因病机

中医学认为，脊柱上端连接颅脑（脑为髓之海），统管五官、九窍。下连骨盆联系四肢百骸、皮、毛、筋、骨等。足太阳膀胱经，督脉等贯行于腰背部，为经络循行之枢纽，诸阳经脉所会，统帅诸阳，肾俞，命门，脾俞等诸穴密布，以传输经气，流通气血，濡养脏腑筋骨。腰为肾之府，肾为先天之本，肾精充盈，髓海充盈，骨骼坚强。脾为气血生化之源，后天之本，脾气健运，气血充足，筋有所养，筋脉坚韧。当先天不足，肾精亏损，骨髓空虚，或后天脾虚失运，水谷不化，气血乏源，筋失濡养。故脾肾两亏，筋骨脆软，导致脊柱发育迟缓，侧弯畸形等。

现代医学按脊柱解剖结构的改变，分为功能性脊柱侧弯和器质性脊柱侧弯。

（一）功能性脊柱侧弯

功能性脊柱侧弯也称为非结构性脊柱侧弯。某些原因所致的暂时性侧弯，一旦原因被除去，即可恢复正常。常见的类型有：

1. 姿势性侧弯　长期坐姿偏向一方，或长期用一侧肩负重等原因所造成。如及时纠正姿势，可以较快恢复正常。

2. 下肢不等长　可引起骨盆倾斜，随之发生代偿腰椎侧弯，当患肢被垫平后，侧弯也消失。

3. 病源性侧弯　由某种病症，如马尾肿瘤刺激椎旁肌，产生肌痉挛，使脊柱发生倾斜，病因去除后，侧弯也消失。

4. 癔症性侧弯　仅是癔症的一种症状，可随癔症治愈，侧弯随之消失。

但功能性脊柱侧弯，如原因不能被清除，长期存在，发育过程中也可由非结构性的变成器质性的侧弯。

（二）器质性脊柱侧弯

因为脊椎、神经或周围肌肉病变所致。其特征为侧弯较大，且较固定，椎体有旋转，常有两个弯度，一般不可逆转。根据发病原因，可分为特发性脊柱侧弯、先天性脊柱侧弯和肌肉神经性脊柱侧弯三类。

1. 特发性脊柱侧弯症　又称原发性脊柱侧弯，是指有脊柱侧弯及旋转畸形，而无任何先天性脊柱异常或合并有神经肌肉或骨骼疾病，是最常见的结构性脊柱侧弯。占特发性脊柱侧弯的80%左右，发病率约1.5%~3%。病因不清，可能与遗传有关。根据发病的年龄分为婴儿型、少儿型和青少年型3型。

（1）婴儿型：年龄在4岁以下，56%左右为男性。发生主要在胸椎，92%为左侧弯。

曲度较小，常在 30° 以下。多数会自然纠正，小部分可能发展加重。临床上可分为进展型和自愈型。Mehta 研究出一种根据肋 – 椎角（RVA）的变化，以鉴别进展型与自愈型侧弯。RVA 的测量方法是，划一条畸形顶点椎体终板的垂线，另一条线通过相应肋骨头中点和肋骨颈中点，两条直线形成的角就是 RVA。RVA 差（RVAD）就是凹侧 RVA 与凸侧 RVA 值的差。Mehta 发现进展型脊柱侧弯 RVAD 总是很大。任何初始 RVAD 大于 20° 的侧弯在证明是其他类型之前都被认为是进展型的。

（2）少儿型：年龄在 4~10 岁，多凸向右侧，女性多见。此期随年龄增长，脊柱侧弯变化较大，需严密观察。

（3）青少年型：年龄在 11 岁至发育成熟之间。多数为右胸弯曲，呈脊柱结构性侧弯畸形，女性多见。一般以 Cobb 角 10° 作为诊断脊柱侧弯的最低标准。这一时期的发病率较高，且随着年龄增长，女性的曲度进展较快，因此早期发现十分重要，应加强定期普查。

青少年特发性脊柱侧弯的流行病学调查显示，国内报道 7~15 岁青少年的患病率仅 0.61%，而国外报道 10~16 岁的青少年有 10° 以上的脊柱侧弯可达 2%~3%，但随 Cobb 角的增加，患病率逐渐降低。

对其发病机制研究，认为可能与遗传、激素、发育、神经、内分泌等多种因素有关。

1）遗传因素：流行病学研究表明，其发生存在着明显遗传因素的影响。

2）激素影响：有人发现生长激素和促生长因子的释放在特发性脊柱侧弯患者中有明显增高。

3）生长发育异常：脊柱前后柱生长不对称；肋骨生长不对称和肋骨血供不对称；侧凸主弧的凹侧椎板、关节突和椎体发育异常。

4）结缔组织发育异常：在特发性脊柱侧弯的患者中可以发现结缔组织有胶原和蛋白多糖的质与量的异常。

5）神经 – 平衡系统功能障碍：由于神经 – 平衡系统反射弧中的某个反射环节上出现功能障碍，脊柱就有可能发生侧弯来调整或建立新的平衡。

6）神经内分泌系统异常：有人发现鸡的松果体切除可诱发脊柱侧弯，并可用褪黑素来预防。所以认为血清褪黑素的降低可能是发生脊柱侧弯的重要起动因素，并与脊柱侧弯的进展相关。

7）其他：临床观察发现，高龄母亲的后代易患特发性脊柱侧弯，且进展也快。另外铜代谢异常在特发性脊柱侧弯的发生中也可能起着某种作用（铜是胶原成熟中的一种元素）。

青少年特发性侧弯的发展取决于下列各因素：

（1）发病越早，进展的可能性越大

（2）在月经前，进展的危险性较大

（3）发病时的 Risser 征越低，进展的可能性越大

（4）双弯型脊柱侧弯比单弯型更易进展

（5）脊柱侧弯发现时的度数越大，越易进展

（6）进入成年期后仍有 65%~75% 的患者可有进展，特别是骨骼成熟时的 Cobb 角 > 30°，顶椎旋转 > 30° 者。最易进展的是 50° ~ 80° 的胸弯，每年可进展 0.75° ~ 1°。胸腰弯也很具进展性，后期几乎均发生 L_{3-4} 旋转半脱位。腰弯大部分向后突型侧弯进展，脱位易发生于 L_{4-5} 旋转、Cobb 角、侧弯区矢状面形态和 L_5 与骨盆的相互关系决定了腰椎侧弯的进展。

双弯型的侧弯在成年后可长期保持平衡，进展加重的发生较迟。腰弯的进展较胸弯明显，可在上下两弯间出现交界性后突畸形。

2. 先天性脊柱侧弯 常由脊椎骨畸形，或脊髓的发育异常所致。根据发生畸形的形态不同，又可分为：

（1）脊椎分节障碍型：胚胎时期脊椎发生的分节不完全，脊椎有一部仍相联系，形成骨桥，因相连部位没有骨骺，不能发育，而对侧骨骺发育正常，因此形成椎体的楔形改变，造成侧弯。

（2）脊椎形成障碍型：在分节完成后，脊椎发育不完全，造成单发，或多发半椎体，如为一侧半椎体或楔形变，即可形成侧弯，因此产生比较复杂的畸形。

（3）混合型：各种类型的畸形，使之更为复杂。如先天性椎板裂，有的合并有脑脊膜膨出。有时脊髓也有畸形，常见的如脊髓纵裂。先天性脊柱侧弯也可以合并脊柱以外的畸形，如先天性心脏病、先天性髌骨脱位、先天性足畸形、先天性泌尿系畸形等。

3. 肌肉神经性脊柱侧弯 是神经或肌肉神经和肌肉的疾病，导致脊柱旁肌左右肌力不平衡，造成的侧凸。

（1）麻痹性脊柱侧弯：常由小儿麻痹后遗症，或大脑瘫痪性引起脊旁肌软弱所致，其弯曲度与肌软弱引起的两侧肌力不平衡的程度有关。

（2）神经纤维瘤病合并侧弯：是个特殊类型的脊柱侧弯。特征为皮肤上常有牛奶咖啡斑。包括两类，一类和特发性侧凸相同；另一类的脊椎骨有发育不良，畸形很严重，由此导致继发性截瘫病例并不少见。

（3）间质病变性脊柱侧弯：如马方综合征，其特点为侧弯严重、常有疼痛，有肺功能障碍，临床表现为体型瘦长，漏斗胸或鸡胸，韧带松弛，扁平足及主动脉瓣或二尖瓣闭锁不全等。

（4）后天获得性脊柱侧弯：如强直性脊柱炎、脊柱骨折，脊柱结核等引起的脊柱侧弯。

脊柱侧弯的病理改变，涉及脊柱骨及其相关结构病因不同，病理变化也不同。不同原因的侧弯可有共同的病理变化。

（1）椎体：一个或多个椎体有左或右的楔形变，椎体旋转，形成脊柱的侧弯，后凸，或侧后凸畸形，椎管呈三角形，脊髓偏向凹侧等改变。

（2）椎间盘：在凸侧增厚，凹侧变薄的楔形改变。纤维环在凸侧多于凹侧，髓核向凸侧移位。

（3）肌肉韧带：一般大体上无明显变化，在显微镜下有些肌肉可有变性，横纹消失，肌核减少，间隙纤维增生等。

（4）肋骨：凸侧椎体向后旋转，肋骨随之隆起，呈剃刀背状。凸侧肋间隙变宽，凹侧肋间隙变狭窄。凸侧胸腔变窄，肋骨由扁形而成三角形状。

（5）内脏：由于胸腔变形，对心肺压迫，日久导致心肺功能不全。此时常需手术治疗。

三、临床表现

1. 婴儿脊柱侧弯的患儿常有智力发育迟缓，腹股沟疝。先天性髋关节脱位，先天性心脏病。

2. 少儿型特发性脊柱侧弯，此年龄组病儿生长发育较旺盛，所以脊柱侧弯畸形发展加重较快，需严密观察，此型侧弯多凸向右侧。

3. 青少年特发性脊柱侧弯，早期以背部畸形为主要症状，站立时姿态不对称，如双肩不等高、一侧肩胛骨向后突出、前胸不对称等。严重的脊柱侧弯可导致胸廓旋转畸形，上身倾斜，胸廓下沉，躯干缩短和由于胸腔容积下降造成的活动耐力下降，气促，心悸等，少数患者可出现腰痛。部分患者的脊柱侧弯是无意中发现的，临床畸形可以不明显。

4. 如属神经纤维瘤病性脊柱侧凸，可有全身多发咖啡斑，并伴有营养不良表现。

5. 侧凸日久，可影响胸廓发育，压迫心肺，进而引起心，肺功能障碍，同时产生严重的外观畸形，如剃刀背，驼背，骨盆倾斜，双肩不等高和双下肢不等长等。

6. 因侧凸引起脊柱两侧受力不平衡，引起腰背痛，并在凹侧产生骨刺，压迫脊髓或神经，引起截瘫或椎管狭窄

7. 心理方面的影响主要是脊柱侧凸所致畸形使许多患儿有自卑情绪，严重影响儿童心理的健康发展。

四、诊断要点

脊柱侧弯的早期诊断有十分重要意义，可及时治疗，防止畸形发展严重。减少各种严重的并发症。

1. 常见的症状有易疲劳，运动后气短，呼吸困难，心悸，下肢麻木，走路不便，大小便困难等。

2. 早期的体征，表现有两肩高低不平，脊柱偏离中线，一侧胸部出现皱褶皮纹，前弯时两侧背部不对称等。

3. X 线摄片能显示侧弯的部位、方向、程度、旋转、代偿等。

4. 注意排除各种神经系统合并疾病，如脊髓空洞症、小儿麻痹等。

附：X 线摄片的临床意义

（1）侧弯命名：根据 X 线片上，凸侧向哪一边就称为该侧弯。如凸向右侧，定名为右侧弯。

（2）主侧弯：主弯即原发性弯。一般最长和弯度最大的弯曲就是原发性的；向侧方弯曲最大，牵引位照相时变化最小的为原发性弯曲；如果 X 线片上有 3 个弯度，一般中间的一个是主弯；如果有 4 个弯曲，其中部的 2 个称为双原发性弯曲；凡是椎体有旋转的，旋转中心部位的弯曲是为原发性；原发性弯曲不可能因为被动倾斜或体位变更而变直；一般代偿性弯曲的椎体无旋转，其弯度易因体位变化而改变。

（3）上下端椎：如主弯的凸侧向右，凸侧椎间隙变宽；上方为代偿性弯曲，其凸侧椎间盘也变宽；两段弯曲移行处椎间盘间隙较平行，其下方紧邻椎体为移行椎，此移行椎则称为上端椎，这是主弯曲线的上端。同样，也有一移行椎在其下方的椎间隙双侧等宽，这个脊椎定名为下端椎。上端椎和下端椎之间为主侧弯曲线。

（4）侧弯分段：以侧弯中最突出的脊椎，也称顶椎为标准，根据顶椎位置，给侧凸定名可分为胸段，胸腰段，腰段侧凸及双弯。

（5）脊柱侧弯各曲线的测定法（Cobb 法）：首先在 X 线正位片上确定主弯的上端椎和下端椎，在上端椎的椎体上缘画一水平线，同样在下端椎椎体的下缘也画一水平线。对此两横线各做一垂直线，这两个垂直线的交角就是Cobb角，用角度尺精确测定其度数。有时，

由于椎体重叠，椎体边缘很不容易画出，可用骨密度较高的双侧椎弓根下缘的连线作为标准画线。Cobb 角用于术后和随诊 X 线片时，必须用同一上端椎和下端椎来画线，才能作比较。

（6）椎体旋转度的测定：在脊柱侧弯中，病变中心的椎体常有不同程度的旋转畸形。根据双侧椎弓根的位置，可以分成 5 等。零度即阴性者，双侧椎弓根的位量正常；最严重者为 4 度，即右侧椎弓根旋转到椎体中线的左侧；如右侧椎弓根正位于椎体中线上则为 3 度。

（7）骨龄：对骨龄的了解是判断侧弯进展的一个重要依据。女孩骨生长发育成熟期为 16.5 岁，男孩则比女孩要多 15~18 个月。拍摄左手及腕的 X 线片，观察骨骺（特别是三角骨是否闭合）发育的年龄。由于髂骨嵴骨骺是全身最晚闭合的部位，因此采用 Risser 法可判断髂骨嵴骨骺是否成熟，对判断脊柱侧弯的进展有重要价值。按 Risser 法拍摄，把髂前上棘到髂后上棘的总长度分为四段，由前向后数，前 1/4 有骨骺出现为 1 度，前 1/2 有骨骺出现名为 2 度，3/4 者为 3 度，4/4 者为 4 度，骨骺下方的软骨完全骨化融合者为 5 度。骨骺闭合年龄为 24 岁。如果已经达到 5 度，说明脊柱骨不再发育了，侧凸畸形一般不会有更多发展。

五、辨证论治

（一）练功疗法

对于早期轻微的原发性脊柱侧弯者有一定疗效，通过练功疗法以增强背伸肌、腹肌、髂肌和肩肌，增加脊柱活动度改进姿势和改善全身情况。练功时间由短逐渐延长，强度以患者无过度疲劳为度，功法选用应从全身运动，发展对称性锻炼开始，以后做着重于不对称的锻炼，有意识加强侧弯的凸侧肌肉练习。全身功法可选用施氏十二字养身功。或王子平编著的加强全身健康素质及身体两侧对称性锻炼的练功操，如云体转手、摘星换斗、掌插华山等立体操。继之采用加强侧突肌力的锻炼，如侧弯等；利用力学支点与杠杆原理的练功操，如垫枕操等；使椎体旋转及胸部驼峰样变逆向的练功操，如转身操等。

（二）支具

1. 婴儿型侧弯治疗是使婴儿处于俯卧位。一旦发现存在弯曲，就要根据弯曲的类型确定治疗方法。自愈型侧弯（RVAD 小于 20°）只需要观察，每 4~6 个月进行体检和 X 线检查 1 次，直至侧弯自愈。如果 RVAD 大于 20°，并且临床检查发现侧弯不柔软，应按进展型侧弯处理。对 3 岁以下的幼儿制做合适的胸 – 腰 – 骶矫形器（TLSO）或颈 – 胸 – 腰 – 骶矫形器（CTLSO）。如果矫形器很适合，多数幼儿侧弯能够阻止进一步发展，并且在骨骼生长的早期阶段得到明显改善。如果侧弯很严重，戴矫形器侧弯也继续发展，可考虑做小范围前后路融合了手术治疗。

2. 少儿型特发性脊柱侧弯小于 35° 且 RVAD 小于 20° 的患者采用 Milwaukee 支具治疗效果较好。对于侧弯大于 45° 和 RVAD 大于 20° 的患者，佩戴支具治疗疗效不佳，可能还需行脊柱融合。

3. 青少年特发性脊柱侧弯者的外支具治疗，对发育未成熟的患者应及时采用，如初诊时 Cobb 角已达 30°，支架治疗应立刻开始。对于 20°~ 30° 的患者，如果证明有 5° 的进展，也应支具治疗。如初诊小于 20°，可仅作随访。研究显示，支具治疗开始时越接近骨骼成熟，效果越差；虽可以控制畸形进展，但较难获得持久纠正；但由此可延迟手术年龄。

（三）对成年患者，无明显症状或轻微疼痛者，可不做特殊治疗。当出现腰痛等症状时，可采用电刺激、针灸、手法、背带等方法治疗。

（四）对其他类型脊柱侧弯，分别按不同病因治疗之，如先天性脊柱侧弯、麻痹性脊柱侧弯、神经纤维瘤合并脊柱侧弯等，一般需采用特殊的支架，或手术治疗。

（五）手术治疗脊柱侧弯

如果采取正确的非手术治疗仍然无效，侧凸继续发展，就应进行手术治疗。手术治疗适应证包括支具治疗不能控制畸形发展，脊柱侧凸的度数继续增加；肺功能障碍以及青少年型脊柱侧凸中的躯干不对称，畸形严重需矫形者；保守治疗不能控制的较年长患者的疼痛或伴有神经症状者；Cobb 角 45° 以上的青少年型脊柱侧凸；Cobb 角 40°，但伴有严重胸前凸、明显肋骨隆起者。

六、述评

特发性脊柱侧弯严重威胁青少年的身心健康，如果不积极治疗或治疗不当，不仅影响患儿的体型和外观，而且可能造成心肺功能异常，使脊柱过早退变，出现疼痛、躯干不平衡。所以早期诊断、早期预防、早期治疗对于患者的预后有十分重要的作用。

（一）常用普查法

常用的普查方法有 3 种。①X 线透视法：利用电视透视 X 线机进行脊柱侧凸的筛查，此法虽具有工作量小、速度快等优点，但所有的受检者都受到 X 线照射，很多正常儿童受到不必要的辐射，难以被家长接受。②体检结合 X 线：本法减少了漏诊，效率也高，但增加了 X 线的暴露。③体检，云纹照相结合 X 线：此法虽较烦琐，但由于增加了云纹照相进行筛选，减少了 X 线片的数量，容易被接受，是普查常用的方法之一。

（二）治疗

早期轻度患者多采用非手术治疗，包括体操疗法、表面电刺激疗法、牵引疗法、支具治疗以及手法等。

1. 体操疗法　体操治疗是最方便、经济、安全且无痛苦的治疗，因此深受欢迎，应用广泛。赵光复等采用练功方法治疗青少年特发性脊柱侧弯者 50 例，随机分两组。一组在医师的指导下练功。另一组任其自然发展，半年后用 X 线摄片比较。疗效标准：治愈：X 线摄片示脊柱变直或侧突小于 5°；好转：X 线摄片示脊柱侧突较治疗前好转，侧突度数在 5°~10°；无效：侧突度数无明显好转。恶化：侧突度数有所增加，或由 C 型转为 S 型者。结果治疗组：治愈 24 人，好转 5 人，无效 1 人。对照组：好转 4 人，无效 14 人，恶化 2 人。由此表明青春前期轻度特发性侧凸，脊柱活动度、柔韧性好，脊柱尚无明显的结构性畸形时，体操治疗能起到矫正作用。对于有结构性侧凸者，长期矫正体操作用虽不能有显著的即时矫正作用，但可改善脊柱的柔韧性，增强脊柱肌肉的肌力，对防止其劳损，延缓畸形的发展由积极的作用。任凯等选择特发性脊柱侧弯普查患者 80 例，分为医疗体操组 30 例、手法治疗组 25 例及矫正支具组 25 例，医疗体操组采用自编医疗体操进行干预，手法治疗组根据解剖学特点采用综合性手法进行操作，矫形支具组应用矫形支具进行干预，疗程 9~12 个月，观察并比较 3 组 Cobb 角变化情况。结果治疗后 3 组 Cobb 角分别为：医疗体操组（17.00±8.00）°，手法治疗组（20.15±7.75）°，矫形支具组（11.86±5.07）°。医疗体操组治疗后 Cobb 角改善明显优于治疗前，有统计学意义；矫形支具组治疗后 Cobb

角改善非常明显优于治疗前，有高度统计学意义；而手法治疗组治疗前后比较差异无统计学意义。治疗后医疗体操组的 Cobb 角改善明显优于手法治疗组，有统计学意义；治疗后矫形支具组的 Cobb 角改善非常明显优于与手法治疗组，有高度统计学意义；治疗后医疗体操组的 Cobb 角改善明显优于矫形支具组，有高度统计学意义。所以医疗体操对特发性脊柱侧弯者有较好的疗效。

2. 电刺激疗法　应用电刺激治疗脊柱侧凸的疗效与多种因素有关，其中刺激电极放置点，应根据患者立位脊柱 X 线片上的顶角椎体处选择；电流强度大于 50mA 才有效，最理想强度应是 60~70mA；每天至少做 8 小时以上的电刺激。叶启彬等应用自行研制的双通道体表电刺激器治疗 10 名患者，经 3 个多月的治疗，X 线片复查证实，取得了不同程度的疗效。最好者侧弯度数已矫正了 50%。显示了应用双通道脊柱侧弯治疗仪治疗儿童轻度脊柱侧弯，安全可靠、见效快、矫治作用明显、副作用小，值得进一步研究。

3. 支具治疗　应用支具治疗脊柱侧凸的历史已近 400 年。长期实践证明，支具治疗对于青少年特发性脊柱侧弯有肯定疗效，可有效控制早期脊柱侧凸的发展，特别是对轻型特发性侧凸，可以避免手术或减轻手术患者侧凸的严重程度。孙立枫等对特发性脊柱侧弯患者进行支具治疗 8 个月，采集和分析治疗前后患者背部四对肌肉肌电信号的平均方根值、中频值和肌电包络等参数进行分析。结果显示，支具治疗后的 Cobb 角平均矫正度数为 12°，患者肌电幅度增加、中频值降低且背部两侧肌电包络的对称性下降，表明支具矫正脊柱侧弯后，实验对象的背部肌肉已出现肌萎缩，不支持动力学矫正学说。说明特发性脊柱侧弯患者支具治疗 8 个月后获得了一定的矫形。卢颖对青少年特发性脊柱侧弯患者例行矫形器治疗，配合必要的功能锻炼。结果在佩戴矫形器治疗前，Ⅰ 级 9 例，Ⅱ 级 37 例，Ⅲ 级 6 例。在佩戴矫形器治疗后，0 级 9 例，Ⅰ 级 24 例，Ⅱ 级 16 例，Ⅲ 级 3 例。矫正效果恢复正常 9 例，显效 26 例，有效 17 例。结论：脊柱矫形器在脊柱侧弯矫治中能辅助患者保持正确的体位，对稳定病变关节起到一定的辅助作用，使椎体的负重减轻，促进病变愈合，在矫正椎体畸形和提高特发性脊柱侧弯患者的躯体功能方面起到重要作用，值得在临床中广泛使用并推广。下列情况者不适宜支具治疗：①青年型的脊柱侧凸超过 40° 者；②合并胸椎前凸者；③ 2 个结构性弯曲到 50° 或单个弯曲超过 45° 者；④患者及家长不合作者。在选择支具时应考虑年龄、生长速度、骨龄等因素。如果发现曲度进行性加大，就应给予支具治疗，不能等到侧凸曲度发展到 30° 才给予治疗，否则就错过了最佳时期。

4. 手法治疗　推拿手法能松弛椎旁肌肉，对脊柱进行调治，以此治疗脊柱侧凸。由于该法在治疗时不影响青少年的生长发育，并可因人而异，灵活改变整脊力度，所以应用方便。余慧华等将 170 例 9~15 岁的特发性脊柱侧弯患者，以患者自愿为原则分为治疗组和对照组两组，每组 85 例。治疗组使用推拿结合牵引、功能锻炼治疗，手法治疗：患者取俯卧位，术者立于患者左侧，先在患处施以㨰法，手法由轻到重，重点在侧凸部位，在㨰法的过程中，穿插以按揉法、弹拨法，弹拨方向与肌纤维垂直，重按轻弹，刚中有柔。然后患者取坐位，双手抱住头部，术者立其后，一手拇指抵住患侧棘突，另一手绕过患者颈后至另一侧肩部的前面，向后扳动，使患者上身旋转，同时按棘突的手用力向相反方向推按；然后术者用双手分推患者两侧腰肌，起到松解肌肉、调整双侧肌肉平衡的作用。每天 1 次，每次 30 分钟。30 天为 1 个疗程，连续治疗 2 个疗程。辅助治疗：用腰椎牵引床沿身体纵轴方向水平牵引，牵引力以患者体重 60% 计，每天 1 次，每次 20 分钟；双手悬吊锻炼，每次 15 分钟，每天 2 次；俯卧撑锻炼每天 2 次，每次 100 个；调整执笔方式对照组使用 Boston 矫形支架治疗。治疗结束后比较两组 Cobb 角下降率。结果治疗组中 68 例单弧侧弯有效率 100%，17 例双弧侧弯有效率 41.2%；对照组中 66 例单弧侧弯有效率 84.8%，19 例双弧侧弯治疗有效率 36.8%。两组单弧侧弯间疗效比较有显著性差异。表明手法治疗单弧侧弯较矫形支架治疗具有更好疗效。显示了手法治疗必须早发现、早治疗效果越好，患者年龄愈小愈好。

脊柱侧弯在青少年中有较高发病率，及时发现，有利于早期治疗，避免过度发展。因此，采取安全、有效的检查法具有重要意义。目前常用的有目测法、X 线摄片、云纹照相法，其中目测法缺少客观依据，尤其对治疗后难以评定疗效。X 线虽有较高准确性，但因 X 射线影响，在评定疗效中不宜过多应用。云纹照相法操作简单，也无射线，对疗效有客观的评价依据。谢可永等 1985 年起以自制的云纹拍摄设备，对青少年做普查和对轻度脊柱侧弯者采用自创练功疗法治疗后的评定，显示较好的效果，受到家长欢迎，具有临床实用价值。目前对轻度特发性脊柱侧弯的治疗，以非手术疗法为首选。临床实践证明，采用中医的练功、手法和电针等综合疗法，其疗效令人满意，而且不影响青少年的成长发育，可根据患者的具体情况随时调正整脊力度。进一步观察，发现年龄越小效果越好，显示早期发现和早期治疗的重要性。同时，要强调患者的配合，注意坐、站的姿势，书包重量等，以期获得最大程度的疗效。对于持续加重的脊柱侧弯者，或伴有心、肺功能影响者，可手术治疗。

（施杞　谢可永　莫文　彭宝淦　席智杰）

第五节　急性腰扭伤

一、定义

急性腰扭伤是腰部肌肉、筋膜、韧带、椎间关节、关节突关节、腰骶关节承受超负荷运动而引起的急性损伤，临床以明显腰扭伤史，起病急骤，腰痛剧烈，活动不利为特征。

二、病因病机

急性腰扭伤，又称为瘀血腰痛或臀腰痛。发病率约占骨科门诊的 5%~20%，青壮年居多，常见于重体力劳动者，或运动员，或偶尔参加体力劳动者。腰部急性扭伤常发生于弯腰搬提重物时的姿势不当，腰部肌力或在体力劳动或运动前未作适当的准备活动，在突然用力推拉或举起重物，或突然的咳嗽，打嚏，腰肌强力收缩，致使腰部肌肉、筋膜、韧带等组织骤然受力引起扭伤。

中医认为，本症的病机主要为强烈的扭、拉伤，气机不畅，血行受阻，气滞血瘀，瘀留滞经脉，不通则痛。瘀阻于内，经气不舒，故活动不利。正如尤在泾在《金匮翼》中所曰："瘀血腰痛者，闪挫及强力举重得之。盖腰者，一身之要，屈伸俯仰，无不由之，若一有损伤，则血脉凝涩，经络壅滞，令人卒痛不能转侧。"

现代研究显示，腰椎是脊柱的中枢，腰骶关节处于活动腰部和较固定的骶骨连接处，因此活动范围较大，是腰部应力集中点，其受力较大，易发生扭伤。腰部在开始屈曲时，脊柱两侧的背伸肌收缩，以维持躯干的体位。若负荷过大，两侧肌肉过度收缩，可导致肌纤维撕裂。随着屈曲幅度增加，其相关韧带张力加大，至完全屈曲时，主要依靠韧带来维持脊柱的位置，此时若负荷过大，易造成韧带拉伤。由于韧带和肌肉功能上密切相关，当韧带损伤后，腰部肌肉受力增加，可引起肌肉、筋膜的损伤，同样，当腰肌损伤时，也会影响韧带的受力，引起相应韧带损伤。在病理上，损伤组织处于出血、水肿和吸收修复的过程。组织多为参差不齐的撕裂伤，散在点状出血点或血肿，相邻组织产生炎性渗出，导致水肿。创伤的代谢产物和周围末梢神经的刺激，使局部肌肉处于痉挛状态，导致临床疼痛、肿胀等证候。

当腰部突然腰前屈和旋转时，一侧后关节间隙增大，关节内负压增加，易将滑膜吸入。在伸展后，关节滑膜嵌夹于关节间隙，引起后关节滑膜嵌顿，发生相应腰部的疼痛。

三、临床表现

在外力损伤时，突然出现腰部一侧或双侧疼痛，尤以腰骶部为重，有时伴单侧或双侧臀部及大腿后部疼痛。并随局部活动、振动、腹压增高而加重，平卧时可减轻。腰部活动明显受限。部分患者起初腰部疼痛轻微，随着活动增加，数小时后或次日症状明显加重。

四、诊断要点

1. 明确的腰部外伤史，如搬提重物、腰部快速扭转等。
2. 腰部疼痛，以腰骶部多见，腰后伸及转身等活动受限。
3. 检查发现，站立位时，腰部僵直，单侧或双侧骶棘肌和臀大肌紧张，俯卧时松弛。
4. 脊柱生理曲度变直，腰前凸减小，或平直，并向健侧侧凸。
5. 压痛点明确，不同部位损伤的压痛点各有其特点。如肌肉和筋膜的损伤为深压痛，压痛点常位于椎旁骶棘肌、横突、髂后上棘处。棘上韧带的损伤常为浅压痛，位于中间棘突上。棘间韧带的损伤，压痛点多在中线棘突间，为深压痛。椎间小关节损伤，压痛点在椎旁深处。骶髂关节、腰骶关节损伤，压痛点位于骶髂、腰骶部。筋膜损伤的压痛点，较为广泛。
6. 特殊检查 4字试验阳性者，提示骶髂关节病变。患者仰卧，屈曲双侧膝髋关节贴近胸部，疼痛加剧者，提示棘上或棘间韧带损伤；在此姿势下，旋转腰部，若疼痛加重，提示为腰椎小关节损伤；若旋转臀部，疼痛加剧，提示为腰骶关节损伤。

五、辨证论治

腰扭伤为肌肉、韧带、筋膜等软组织的广泛性损伤，因此早期制动、休息极为重要。尤其对严重者应卧床休息 2~3 周。对中、轻度扭伤者也应适当休息数天，痛时配合其他相应治疗，以促进局部炎症、肿胀的消散和损伤组织的正常愈合，避免延长病程和转入慢性顽固性腰痛。同时要掌握正确的运动和劳动。如弯腰搬提重物时，身体应向前靠拢重物，屈膝屈髋，双手持物抬起重物时膝、髋关节逐渐伸直，以下肢用力，避免腰部肌肉和韧带承担过重负荷而扭伤。在运动前，应先做小幅度、小运动量的热身活动，使腰肌有所准备，避免腰肌应因突然运动而扭伤。

（一）内服中药

1. 气滞血瘀　腰部疼痛，局部压痛明显，俯仰屈伸等活动受限。舌黯红或有瘀点，苔薄，脉弦紧。治宜理气止痛，活血化瘀，方选桃红四物汤加减，药用桃仁、红花、川芎、赤芍、当归、延胡索、枳实、乳香、没药等。

2. 寒湿内滞　腰部疼痛，重着，畏寒喜温，遇暖则舒，舌淡苔白，脉沉迟。治宜祛风散寒，除湿止痛，方选小活络丹加减，药用制川乌、制草乌、乳香、没药、威灵仙、桑寄生、牛膝、陈皮等。

3. 肾虚腰痛　损伤日久，时时隐痛，腰膝酸软，行走无力，神疲乏力，舌淡苔白，脉细弱。治宜补益肝肾，强健腰膝，方选壮筋养血汤加减，药用当归、黄芪、首乌、川芎、白芷、生地、牛膝、丹皮、杜仲等。

（二）手法治疗

患者俯卧，先施点穴手法于夹脊穴、环跳、委中、承山、昆仑、太溪等，以酸胀为度。接着自腰脊两旁，从上而下按压腰椎及两侧骶棘，采用揉捵手法3~5次。待局部软组织放松后，再行扳腿手法。对有小关节滑膜嵌顿者，可采用斜扳手法，以解除嵌顿的滑膜。具体操作法为，患者侧卧，上面腿屈曲，下面腿伸直。嘱患者放松，术者于患者背后，一手置于肩部，另一手置于臀部，双手相向快速用力，使上身旋后，骨盆旋前。此法能有效解除滑膜嵌顿，常能起到立竿见影的治疗效果。

（三）针灸

1. 体针　取穴：阿是穴、阳陵泉、环跳、关元、委中等，泻法，使针感向下肢传导。隔天1次。

2. 耳针　取穴：腰骶椎、臀、坐骨神经、神门等。毫针刺入后，用强刺激，留针10~20分钟。隔天1次。

（四）物理治疗

急性扭伤者，在12~24小时内采用冰敷疗法。电疗采用低频电刺激，电极置于患部痛点处，以患者舒适为度。时间20~30分钟，每天1次。10~20次为1个疗程。

（五）练功疗法

伤后2~3周，做腰背肌功能锻炼，如五点支撑法（拱桥式）法，仰卧床上，双腿屈曲，以双足、双肘和后头部为支点（五点支撑）用力将臀部抬高，如拱桥状。每次持续3~5秒，然后缓慢放下，休息3~5秒，为一个周期。同时可行腹肌锻炼，以恢复肌力，增加腰椎稳定性。

六、述评

急性腰扭伤，根据病史和临床表现，诊断多无困难。但需注意与腰椎间盘突出症相鉴别，虽两者都可以由外伤所致，但临床上腰椎间盘突出症有明显的神经根压迫症状，表现为腰痛伴有下肢放射痛，下肢皮肤感觉障碍，直腿抬高试验、股神经牵拉试验阳性。日久可有下肢肌萎缩和肌力减退。根据这些证候，不难鉴别，MRI检查可有明确诊断。如何尽快缓解急性腰扭伤症状，减轻患者痛苦，是临床面临的重要问题。临床实践显示，针刺对缓解症状有良好疗效，为了更好地发挥针刺作用，广大医家做了大量临床观察，取得初步成果。

（一）针刺治疗手法

针刺对急性腰扭伤的良好疗效，屡有报道，并对针刺手法、穴位、留针时间等做了研究。如徐慧卿报道，治疗急性腰扭伤采用后溪－劳宫穴透刺方法，选两根 2 寸的 28 号毫针，由后溪向劳宫进针至针尖微出劳宫为度，左右各 1 针，行捻转手法，使局部产生酸麻重胀感，并扩散至整个手部，部分患者针感向腕部传导，当患者腰痛减轻时，将患者扶起，嘱其逐步活动腰部，先做小幅度左右前后摆动，逐步加大运动幅度，最后做起蹲动作，在运动的同时，每 5 分钟行针 1 次，每日治疗 1 次，连续治疗 5 次后判断疗效。结果：临床总有效率达 100%。岳丽婷等取双侧后溪穴，针尖朝合谷穴方向，深度为 30mm，施以小幅度提插泻法，留针 20 分钟，3 次为 1 个疗程，治疗 42 例患者，痊愈 35 例、占 83.3%，显效 7 例、占 16.7%。殷蓉等取双侧委中穴，直刺 1~1.5 寸，留针 30 分钟，2 次为 1 个疗程，治疗 60 例患者，痊愈 53 例，好转 4 例，未愈 3 例，总有效率为 95%，与口服美洛昔康对比，针灸组疗效明显优于西药组，差异有统计学意义。

（二）针刺留针时间

姚肖君等观察了不同留针时间对治疗急性腰扭伤的疗效，将 80 例急性腰扭伤患者随机分为留针 20 分钟、30 分钟、45 分钟、60 分钟 4 组，记录观察治疗前后疼痛症状的各项评分变化，对不同留针时间干预方法的疗效进行对比评价。结果发现，20 分钟组、30 分钟组、45 分钟组、60 分钟组的总有效率分别是 75.0%、85.0%、95.0%、60.0%。统计数据显示，45 分钟组总有效率与 20 分钟组、30 分钟组、60 分钟组比较有统计学意义；30 分钟组总有效率与 60 分钟组比较差异有统计学意义；20 分钟组、30 分钟组、20 分钟组与 60 分钟组在总有效率上无统计学差异。20 分钟组、30 分钟组、45 分钟组、60 分钟组 VAS 和 PPI 评分与同组治疗前比较差异具有统计学意义，提示留针 20 分钟、30 分钟、45 分钟、60 分钟皆有较好的针刺即时镇痛效果。45 分钟组 VAS 和 PPI 积分差值与 20 分钟组、30 分钟组、60 分钟组比较差异有统计学意义；30 分钟组 VAS 和 PPI 积分差值与 60 分钟组比较差异有统计学意义；20 分钟组与 30 分钟组、20 分钟组与 60 分钟组在 VAS 和 PPI 积分差值上无统计学差异。上述研究结果表明，急性腰扭伤针刺镇痛最佳疗效的留针时间为 45 分钟。

（三）穴位的选择

孟丹等总结了临床上治疗急性腰扭伤确有显效的单穴，发现风府、水沟、素髎、后溪、委中、攒竹、睛明、手三里、合谷、曲池等单穴，有良好的缓解急性腰扭伤腰部疼痛之效。其中尤以后溪最为临床所推崇。

急性腰扭伤是临床最为常见疾病，其诊断和治疗均无困难。但如出现腰神经受压的症状，需与腰椎间盘突出症相鉴别。临床主要目的是尽快缓解腰部疼痛，恢复腰部活动功能。目前临床实践证实，针灸和手法为首选之法。对针灸治疗的针刺手法、留针时间和穴位选择研究显示，在行针手法上施以强刺激，留针宜达 20~45 分钟，穴位以风府、水沟、素髎、后溪、委中、攒竹、睛明、手三里、合谷、曲池等单穴为佳。在针刺基础上，配合柔、揉、弹筋、拨络、背法等适当手法，可松弛软组织，缓解痉挛，消肿止痛，改善腰部活动度。

（施杞　谢可永　莫文　席智杰）

第六节　腰椎间盘突出症

一、定义

腰椎间盘突出症系指腰椎间盘的纤维环退变或外伤发生裂隙，在外力作用下，髓核组织向后方或后外方突出，刺激或压迫神经根或马尾神经，而引起腰痛及下肢坐骨神经放射痛等症状为特征的腰腿痛疾患。目前该病的发病率和致残率高，危害性大，广泛影响人们的生活。本病好发于 20~40 岁的青壮年，约占发病患者总数的 82%，男性多于女性，下腰部椎间盘为本病好发部位，约占发病患者总数的 97%。其中，第 4/5 腰椎之间的椎间盘突出约占 65%，第 5 腰椎与骶 1 之间的椎间盘突出次之。

二、病因病机

腰椎间盘突出症是现代医学诊断病名，在中医学中并无此病名。中医根据其主要的临床表现，将其归于"腰背痛""腰痛""痹证"等范畴。历代医家多有论述。《素问·刺腰痛》曰："衡络之脉，令人腰痛，不可以俯仰，仰则恐仆，得之举重伤腰。"《医学心悟》曰："腰痛拘急，牵引腿足。"《素问·气交变大论》曰："岁火不及，寒乃大行……腰背相引而痛，甚则屈不能伸，髋髀如别。"

《黄帝内经》中腰痛不外乎虚实两方面，虚证因精髓亏损而致，实证因寒、湿之邪侵袭而致。其病因病机，一为感受风寒，或坐卧湿地，风寒水湿之邪浸渍经络，经络之气阻滞而发病；二为跌仆闪挫，积累陈伤，经筋、络脉受损，瘀血凝滞所致；三为后期伴有正气亏虚，肝肾不足。中医学认为，气血、经络与脏腑功能的失调和腰痛的发生有着密切关系，腰为肾之府，故本病与肾的关系最为密切。

现代医学研究认为，腰椎间盘突出症的发生是多方面因素作用的结果，一般认为腰椎间盘突出的前提存在椎间盘不同程度的退变、变性，在反复机械负荷或突受外力作用下，纤维环发生破裂，髓核突出后压迫相邻神经根，从而引起一系列症状。除了退变和外伤因素以外，遗传因素与腰椎间盘突出症也有一定相关性，在小于 20 岁的青少年患者中约 32% 有家族史，吸烟和肥胖均是腰椎间盘突出症的危险因素。

由于腰骶部活动度大，L4/5 和 L5/S1 椎间盘承受压力较大，因此此处腰椎间盘突出发病率最高。L_5 和 S_1 神经根自硬膜囊发出后，于椎管中行走跨过相应椎间盘，当椎间盘病变突出时挤压相应神经根即引起压迫症状，从而产生一系列症状。而引起疼痛症状的主要机制包括神经机械压迫（直接机械压迫、血供障碍）、炎症化学性刺激（肿瘤坏死因子 -α、环氧合酶 -2、核转录因子 B 和 P38 丝裂原活化蛋白激酶、5- 羟色胺）、自身免疫反应、神经根粘连、电生理机制、情感障碍等。

三、临床表现

国际腰椎研究会（ISSLS）将腰椎间盘突出分为退变型、膨出型、突出型、脱出（后纵韧带下和后纵韧带后）型以及游离型。

腰椎间盘突出症的典型症状是腰背痛和下肢放射痛、坐骨神经痛、马尾神经损害的症状；体征有腰椎侧弯、腰部活动受限、压痛及骶棘肌痉挛以及神经损害的体征。腰背痛和下肢放射痛的症状可以同时发生，可以先出现腰背痛、后出现腿痛，也可以先出现腿痛、后出现腰背痛。直腿抬高试验及加强试验阳性，股神经牵拉实验阳性。

由于腰椎间盘突出的节段不同，神经损害支配的区域也有区别。L5/S1 椎间盘突出，累及 S_1 神经根，放射至小腿后外侧、外踝、足跟、足底和小趾。L4/5 椎间盘突出，累及 L_5 神经根，放射至小腿前外侧、足背内侧和踇趾。L1/2、L2/3、L3/4 椎间盘突出，累及闭孔及股神经，出现腹股沟区、大腿前侧、内侧和膝前方疼痛。

四、诊断要点

1. 症状　腰痛，下肢麻木及放射痛，马尾神经症状如大、小便障碍，会阴和肛周感觉异常等。

2. 体征　有坐骨神经受压的体征，大部分患者都有不同程度的腰部活动受限，腰椎侧凸，肌力下降等。直腿抬高试验及加强试验阳性，股神经牵拉实验阳性。

3. 影像学检查　主要有腰椎 X 线片、CT、MRI 检查。可以明确腰椎间盘突出，可显示椎板及黄韧带肥厚、小关节增生肥大、椎管及侧隐窝狭窄等。

腰椎 X 线片虽然不能显示椎间盘和神经结构，可显示患者脊柱侧弯，有时可见椎间隙变窄，椎体边缘唇状增生，借此可排除如腰椎结核、骨关节炎、骨折、肿瘤和脊椎滑脱等一些疾患。动力位 X 线片能反映病变节段的稳定性，这对全面评估患者病情非常重要。当患者决定手术治疗时，动力位 X 线片的临床意义更大。CT 可以清楚显示腰椎骨性结构，包括椎管形态、间盘钙化或椎体后缘离断等。腰椎间盘突出时 CT 可表现为椎管内椎体后缘出现突出的椎间盘影，椎管与硬膜囊之间的脂肪层消失，神经根受压移位，硬膜囊受压变性等。若行 CT 三维重建，将会清楚看到整个腰椎的立体结构，特别是在矢状位上显示双峡部结构。若为术后患者，三维重建 CT 还可显示植骨融合情况。MRI 检查对于神经及硬膜囊的显影效果明显优于 CT 检查。MRI 可以全面观察突出的髓核、硬膜囊及神经根之间的关系。同时可以观察圆锥以下是否存在高位腰椎间盘突出及神经畸形。此外，MRI 还能够显示和分辨椎间盘的退变程度，为临床提供重要诊断信息。

肌电图检查可以协助确定神经损害的范围及程度，通过对下肢不同组肌肉的电生理检查，根据异常结果来判定受损的神经根。

五、辨证论治

大多数腰椎间盘突出症患者通过正规的非手术治疗，如中药内服、针灸推拿等治疗后，腰腿痛症状均能得到缓解，甚至消失。

（一）中药内服

根据病情的发生和发展，临床采用初、中、后三期治法。

1. 初期　按证候的不同，辨证论治。

（1）血瘀型：腰腿疼痛如针刺，疼痛麻木有明确的定位，白天较轻，夜晚加重，腰部板硬，下肢牵掣，腰部活动受限，舌质紫黯或有瘀斑，脉多弦紧。辨证：气滞血瘀，不通则痛。治则：行气活血，疏通经络。处方：若疼痛明显者，以筋痹方（生黄芪、当归、生白芍、川芎、生地、柴胡、乳香、羌活、秦艽、制香附、川牛膝、广地龙、炙甘草）合三藤饮（青风藤、络石藤、鸡血藤）加减；若麻木为主者，以筋痹方合三虫饮（全蝎、蜈蚣、地鳖虫）加减。

（2）湿热型：腰部疼痛、作胀，下肢无力，疼痛的地方伴有热感，遇热或雨天加重，口渴，小便色黄，量少而频，舌苔黄腻，舌质偏红，脉弦数。辨证：湿热下注，经脉失畅。治则：清热利湿，疏经通络。处方：热痹方（黄芪、柴胡、当归、苦参、党参、苍术、防风、羌活、知母、茵陈、黄芩、秦艽、露蜂房、大枣、炙甘草）合牛膝、生薏苡仁加减，其中牛膝可以引经下行，生薏苡仁不仅具有祛湿功效，还有抑制炎症因子的作用。

2. 中期

气虚血瘀型：腰膝疼痛，痿软，肢节屈伸不利，或麻木不仁，舌质淡黯，苔薄白腻，脉沉细。辨证：痹证日久，肝肾两虚，气虚血瘀。治则：补气活血、祛湿通痹。处方：疼痛为主以调身通痹方（炙黄芪、党参、当归、白芍、川芎、熟地、柴胡、独活、桑寄生、秦艽、防风、桂枝、茯苓、杜仲、川牛膝、炙甘草）合三藤饮加减；麻木为主以调身通痹汤合三虫饮加减。

3. 后期

（1）肝肾亏虚型：腰部酸痛，腿膝乏力，劳累后明显，平躺休息后则减轻。偏阳虚者，面色苍白，手足不温，精神疲惫，腰腿发凉，或有阳痿、早泄，妇女带下清稀，舌质淡，脉细。偏阴虚者，咽干口渴，面色潮红，倦怠乏力，心烦失眠，多梦或有遗精，妇女带下色黄味臭，舌红，少苔，脉弦细数。辨证：肝肾不足，经脉失养。治则：补益肝肾。

偏阳虚宜温补肝肾，充养精髓；偏阴虚宜滋阴补肾，柔肝益精。处方：偏阳虚可用温肾通痹方（炙黄芪、党参、当归、白芍、川芎、熟地、柴胡、山萸肉、怀山药、甘杞子、鹿角片、菟丝子、熟附片、肉桂、杜仲）加减；偏阴虚可用益肾通痹汤（炙黄芪、党参、当归、白芍、川芎、熟地、柴胡、山萸肉、怀山药、甘杞子、川牛膝、炙龟甲、鹿角片、菟丝子）加减。

（2）气血不足型：腰腿酸软无力，劳累后加重，休息后减轻，面色萎黄，头晕目眩，神疲乏力，食欲不振，睡眠不佳，舌质淡，苔薄白，脉沉细无力。辨证：气血亏虚，经脉失养。治则：益气和营、活血通痹。处方：人参养荣汤加减。

（3）寒湿痹阻型：腰腿冷痛，寒凝酸楚，下肢发凉，腰部沉重，转侧不利，受寒及阴雨天加重，舌苔薄白或腻，舌质淡，脉沉紧或濡缓。辨证：寒湿痹阻，经脉不畅。治则：温经散寒，祛湿通络。处方：寒痹方（生黄芪、党参、当归、白芍、川芎、柴胡、熟地、鹿角片、肉桂、炮姜、生麻黄、白芥子、砂仁、炙甘草、牛蒡子、白僵蚕）加减。

腰椎间盘突出症的治疗主要是综合治疗，除中药内服外，还可外敷三色膏，配合针灸、推拿手法、牵引、理疗等方法。注意急性期患者应严格卧床3周。按摩推拿前后亦应卧床休息，推拿后一般绝对卧床3周使损伤组织修复。症状基本消失后，可在腰围保护下起床活动。疼痛减轻后，应开始锻炼腰背肌，以巩固疗效。一般经严格正规的非手术综合治疗3~6个月无效者，可考虑手术治疗。

（二）中药外治

中药外治的方法有中药外敷、膏药外贴、熏洗、离子导入等，药物可以通过皮肤吸收，直达病灶所在，起到减轻炎症反应、缓解疼痛症状的目的。我们常常在内服中药的同时，外敷三色膏，配合中药熏蒸、中药溻渍等治疗。

中药熏蒸处方：川乌、草乌、天南星、当归尾、红花、桂枝、细辛、山柰、松节、紫草、桑枝、海桐皮、威灵仙、苏木。该方具有活血舒筋，温经通络的功效。还可根据患者体质配合中药穴位敷贴治疗。

（三）针刺疗法

根据放射痛的部位辨证为足太阳经证和足少阳经证。主穴：足太阳经方：腰夹脊、环跳、秩边、委中、阳陵泉、承山、昆仑。足少阳经方：腰夹脊、环跳、阳陵泉、悬钟、丘墟。配穴：①风寒湿为主配腰阳关、风市；②湿热为主配阴陵泉、曲池、行间；③气血瘀滞为主配膈俞、血海；④肝肾亏虚配足三里、气海、关元、三阴交。

（四）耳穴治疗

腰部疼痛明显，转侧活动受限，两侧骶棘肌痉挛，首先予耳穴治疗，用食指及拇指指腹按压、牵拉双侧对耳轮上部，可适当进行捻按，每次按压 30 秒，以压致患者感觉疼痛但能忍受，且耳轮出现胀热感为宜。该法具有疏通经气，缓解腰骶部疼痛及肌肉痉挛，改善腰骶部活动的功能。

（五）针刀疗法

1. 体位　患者俯卧位、腹部垫枕。

2. 部位　以相应腰椎间盘突出压迫一侧神经根为主。

3. 定点　腰椎椎体棘间取一点，棘突中线一侧旁开 0.5cm 取一点，3~4cm 再取一点，按西医手术要求予以消毒、铺巾、戴无菌手套及一次性口罩、帽子。

4. 操作　选用汉章牌 3 号、4 号针刀各 1 枚，依次分别对准以上 3 点进行针刀松解、减压、剥离等手术治疗。术中应严格注意进针的深度、方向及患者感觉。若有触电感应停止进针或调转针向或出针停止治疗。术毕贴创口贴按压 5 分钟。

针刀治疗一方面通过"针"的作用，疏通经络、调畅气血；另一方面通过"刀"的切割、松解等物理刺激可调节血中血管活性物质，改善局部循环障碍、新陈代谢，从而促进局部病理组织水肿与血肿的消散和吸收；同时针刀能够促进腰椎间盘周围的血氧供应，激惹和引发了机体自身的免疫反应即自然吸收。

（六）手法治疗

腰椎整脊手法是目前治疗腰椎间盘突出症最为常用的手法之一。推拿疗法的机制可能是通过扩张局部毛细血管，增加血流量，加快新陈代谢速度，达到利于病变组织修复的目的，在淋巴系统方面还可以加速淋巴回流，促进水肿吸收。

手法推拿的适应证：①初次发作，病程短（6 个月以内）；②无马尾神经压迫症状；③全身性疾病或局部皮肤疾病，不能施行手术；④无进行性下肢运动功能障碍；⑤中医辨证属气滞血瘀者。具体手法：滚法、揉法、推法、按法、拨法、屈曲牵拉法、扳法、直腿抬高法。

但要注意重手法推拿或踩跷法，易引起神经根粘连、椎板增生硬化、黄韧带肥厚，甚或神经根纤维化、挫伤，暴力推拿致使纤维环破裂，髓核脱出，表现为马尾神经损伤及神经根刺激症状加重。

牵引下的脊柱推拿手法：患者取仰卧位，使用机械转动牵引床。缚好牵引带，设定程序，牵引量由轻至重徐徐加大。牵引量为体重的 110% 左右。先持续牵引 3~5 分钟。然后在牵引下施行相应手法。完毕，放松牵引休息 5 分钟，重复进行 3 次。

脊柱前屈位（仰卧位）手法：①髋膝屈曲旋转骨盆法；②单侧髋膝屈曲法：左右各 10 次；

③双侧髋膝屈曲法，两侧同时进行；④直腿高举法：连续被动做直腿抬高 15 次，角度由小至大，循序渐进，切忌暴力，最后在 90° 或略超过 90° 位做悬足压膝牵伸跟腱手法 3 次，左右分别依次进行；⑤髋膝屈曲外展外旋手法；⑥双侧髋膝屈曲位（蛙式位）做连续外展外旋摇晃骨盆活动 15 次。

施术要点：手法中，应嘱患者主动活动（或至少是主动能动意识）配合跟随术者手法，此时术者以"一、二、一、二"呈节律性（频率相当于脉搏频率）进行手法，力图使患者被动运动与术者主动手法融于一体。这样可减少患者肌张力的对抗性，减少手法的粗暴性，使手法同步化于机体微小血管的运动节律性，以符合机体生理学的要求。此外，通过术中上述心理暗示，减缓患者的紧张情绪，并可启动患者脑的下行抑制机制的积极活动，提高痛阈，更好地有利于手法顺利完成。

脊柱侧卧位手法：①斜扳推腰法；②腰髋后伸法。

脊柱后伸位手法（俯卧位）：两助手牵引双下肢，使脊柱过伸，术者双手掌按住病变节段做上下抖动按压手法，并同时嘱助手分别做腰部顺、逆时钟方向旋转 6 次。

（七）导引功法

采用施氏"洗、梳、揉、搓、松、按、转、磨、蹲、摩、吐、调"十二字养生功，以内调气血脏腑，外强筋骨，扶正祛邪。"十二字养生功"能起调节局部及全身肌力的平衡、改善血液循环、消除小关节的炎症及增进食欲、调节患者的心情等作用，可作为防治腰椎间盘突出症的日常锻炼方法，以达到祛除疾病、延年益寿的目的。

（八）物理治疗

物理治疗包括超短波、电疗、磁疗、热疗、激光疗等，具有改善患处组织血液循环，促进炎症吸收的作用。急性期选用超短波、微波等高频电疗，慢性期宜选用低频脉冲电疗、经络导平、电脑中频电疗。

（九）牵引治疗

牵引的作用：①腰椎牵引能够增宽椎间隙：牵引力可使粘连组织、痉挛的韧带和关节囊逐渐牵开，在椎间隙增宽的同时，椎管、侧隐窝容积增大，黄韧带伸展，盘黄空间和神经根与硬脊膜的相对空间增大。②恢复腰椎正常序列：牵引时将患者腰部放置于生理体位，随着牵引时间增加，小关节紊乱，脊椎侧凸等腰椎序列不良现象逐步恢复正常；在牵拉下，腰部处于一个平衡而又相对稳定的状态，便于减轻和消除局部充血、渗出、水肿等炎性反应。③牵引能使肌肉痉挛减轻或消失。

（十）骶管封闭治疗

骶管封闭是一种快速、有效的疗法。对于症状明显的患者，可配合此法治疗。施杞指出，为保证安全性，应常规手术室完成骶管封闭疗法。患者取俯卧位，下腹部稍垫高，先摸清骶管裂孔的位置，然后消毒、铺手术巾。以 1% 利多卡因溶液做局部浸润麻醉，用硬膜外穿刺针穿刺，在穿破骶管裂孔的韧带进入骶管时有阻力消失的感觉，然后将硬膜外导管通过针管内腔缓缓插入，送入腰骶部硬膜外腔，一般插入 10~15cm 已足够，回抽无血性液体并可观察到导管尾端有搏动证实插管到位，即可缓慢注入配制好的合剂，2% 利多卡因溶液 5ml+ 生理盐水 35~45ml+ 确炎舒松 20mg 或得宝松 1ml，共 35~50ml。要求分 3~4 次间隔缓慢注入，并密切注意患者反应，注射完观察 5 分钟，无特殊不适后即可进行手法治疗。在骶管封闭结束后再配合四步松解手法——拔伸下压法、侧卧斜扳法、直腿抬高和髋膝屈伸法、悬空抖腰法。

（十一）手术治疗

主要用于：①病史超过 3 个月，严格保守治疗无效或保守治疗有效，但经常复发且疼痛较重者；②首次发作，但疼痛剧烈，尤以下肢症状明显，患者因疼痛难以行动和入眠，处于强迫体位者；③出现单根神经根麻痹或合并马尾神经受压麻痹的表现，伴有肌肉萎缩、肌力下降；④合并椎管狭窄者。

采用手术有髓核摘除术、椎间孔开窗术等。

（十二）预防

对于本症的预防，主要包括：

1. 选择合适的坐具，养成良好的生活姿势　在日常生活、学习和工作中，需要各种不同的活动姿势，养成了各自的习惯，其正确与否对人体有着重要的影响。因此，要求我们注意平时的站姿、坐姿、劳动姿势以及睡眠等姿势的合理性。

2. 加强腰背肌肉的功能锻炼　腰背部肌肉是维持腰椎稳定性的重要结构之一，加强腰背部肌肉的锻炼，有助于维持及增强腰椎的稳定性，从而延缓腰椎劳损退变进程，可以有效预防腰椎间盘突出症的发生。常用锻炼方法有"飞燕式""五点支撑法"和"三点支撑法"等。

3. 选择合适的床铺和睡姿　床铺最好为硬板床，褥子厚薄、软硬适度，仰卧位时可在腰部垫一个 5~10cm 高软枕，这样可以维持腰部的生理曲度。人的睡眠姿势大致可分为仰卧、侧卧和俯卧三种方式。仰卧时，只要卧具合适，四肢保持自然伸展，脊柱曲度变化不大。侧卧一般不必过于讲究左侧还是右侧卧位，以人体感觉舒适为宜。

4. 注意腰部防寒与保暖　寒主收引，湿性黏着，寒湿之邪阻滞于腰部经络，致气血不畅，容易诱发腰椎间盘突出症。注意酷暑季节的空调使用，气候变化时衣物的增减。

5. 养成良好的劳动姿势　避免搬（提）重物时超过自己的能力。应保持腰椎的生理弧度，减少弯距，碰到较重的物品，先屈膝用腿部的力量协助提起物品，屏住腹部肌肉帮助提物，腹压可保持腰部的稳定。

六、述评

腰椎间盘突出症属中医"痹证"范畴。《五十二病方》中就描述了类似腰椎间盘突出症的临床症状："病足小指（趾）废、腨痛、脚挛、睢痛、腰痛、夹脊痛、项痛。"《黄帝内经》中首次出现"腰痛"，对腰椎间盘突出症的症状描述相当准确——"脊痛，腰似折，髀不可以屈，腘如结"，指出腰痛病机多为肾精亏虚、寒湿外邪、外伤瘀血、脏腑经络病变和情志内伤。近现代认为，气血、经络与脏腑功能失调和腰痛密切相关，应辨证分型治疗。腰椎间盘突出症、腰椎管狭窄症、腰椎滑脱症、脊柱结核、梨状肌综合征、第三腰椎横突综合征、泌尿系疾患（如肾结石、肾盂肾炎等）、妇科疾患（盆腔炎、子宫盆腔瘀血等）等均可引起腰痛。

（一）腰椎间盘突出重吸收

1984 年由 Guinto 最早提出，其发现突出的椎间盘组织可以缩小或者消失，称之为"自发性消退"。Martinez 等对 858 例 LDH 患者（不区分突出类型）进行保守治疗后行 MRI 检查，发现有 37 例患者在 1 年内突出物有不同程度重吸收，其中 17 例突出物完全消失，20 例部分缩小。以后屡见相关报道。进一步观察发现，腰椎间盘发病后的前 6 个月是重吸收发生的活跃期，其时间跨度可以是 2~12 个月甚至更久。Macki 等报道其统计了 53 例破裂型腰椎间盘突出重吸收病例，发现临床症状改善的平均时间是（1.33 ± 1.34）个月，影像学可观察到的突出物变小或消失发生在（9.27 ± 13.32）个月，并认为破裂型腰椎间盘突出患者在没有顽固性疼痛、行走困难、马尾综合征等情况存在时，可以首选保守治疗。Matsumoto 等统计了自 1990 年至今 19 个出现重吸收的颈椎病病例，发现 MRI 显示突出物缩小的平均时间是 7.5 个月，而 JOA 评分在保守治疗 3 个月后即从 13.7 ± 1.4 增至 14.8 ± 1.2。

关于椎间盘重吸收机制，研究发现可能与下列因素有关。

1. 血管化因素　破裂型突出的椎间盘进入硬膜外腔后，新生血管长入有助于巨噬细胞浸润，从而通过吞噬作用使突出的椎间盘组织缩小或消失。Kobayashi 等在手术切除的破裂型 LDH 患者的椎间盘中发现新生血管组织，并有大量巨噬细胞浸润。Rätsep T 等也发现虽然破裂型与非破裂型 LDH 患者的椎间盘组织均有新生血管长入，但破裂型与新生血管化关系更密切，并认为新生血管化有可能是退变组织自发重吸收的潜在因素。血管内皮细胞生长因子（VEGF）作为一种重要的血管生长刺激因子，能够促进内皮细胞增殖、迁移，增加血管通透性，VEGF 阳性表达预示着新血管生成。李晓春等在破裂型腰椎间盘突出动物模型中发现 VEGF 的表达含量要高于未破裂组和正常组，且随时间推移而增加，认为 VEGF 通过诱导新血管生成促进重吸收。

2. 自身免疫反应　正常椎间盘髓核被纤维环包绕，隔绝于血液循环之外，具有自身抗原性。当椎间盘髓核突破后纵韧带接触到血运时，被自身免疫系统识别为抗原，引起以巨噬细胞为主的细胞免疫，随后在 T、B 细胞刺激下，产生体液免疫，椎间盘组织由此发生免疫溶解。

3. 炎性反应　游离型腰椎间盘突出相较于其他类型更容易通过激活新生血管化和自身免疫反应诱发单核巨噬细胞等炎性细胞浸润，且炎性细胞浸润与突出程度呈正相关。Kobayashi 等认为巨噬细胞除了通过自身分泌的溶酶体酶分解吞噬的基质，还可以将这些酶通过胞外分泌送至细胞外发挥酶解作用。巨噬细胞除了具有吞噬能力，还能合成多种炎性介质，如肿瘤坏死因子 – α（TNF-α）和白介素 –1β（IL-1β）等。

4. 基质合成和分解代谢失调　突出椎间盘组织的重吸收还与基质的合成和降解失衡有关。基质金属蛋白酶家族（MMPs）是细胞外基质（ECM）重要的降解酶类，当 MMPs 活性升高，金属蛋白酶组织抑制剂（TIMPs）含量降低，基质合成与降解出现失衡，促进突出物的降解。Tsarouhas 等在突出的腰椎间盘中发现 MMP–3、MMP–8、MMP–9 等多种 MMPs 及 ADAMTS–4 之间的 mRNA 表达具有高度一致性，说明突出椎间盘的重吸收是由多种蛋白酶的协同作用完成。而 ADAMTS 作为一类蛋白聚糖水解酶也参与到椎间盘基质的分解过程中，Hatano 等在腰椎间盘突破后纵韧带型及游离型的突出组织中发现 ADAMTS–4 的细胞阳性率高于膨出型及后纵韧带下型，证实 ADAMTS 也可能参与到重吸收过程中。

5. 组织脱水　椎间盘组织自身具有高渗透性，突破后纵韧带后接触硬膜外组织吸水膨胀，使突出的椎间盘组织体积增大，其后一段时间组织脱水，影像学观察到突出组织出现体积缩小，即出现重吸收。因此在 MRI T2 加权像上可以观察到突出的椎间盘碎片在疾病初期呈高信号，以后在重吸收发生时变成低信号。Mochida 等认为高信号有可能是椎间盘突出时血管丛破裂形成的血肿所致，而后随时间推移血肿被机体吸收，故又表现为低信号。但是李晶等将风干后基本脱水的椎间盘组织植入大鼠肌肉组织中，3 个月后发现植入物质量仍有明显减轻，说明组织脱水与血肿吸收都不能完全解释突出物完全吸收的原因。

6. 细胞凋亡及其信号通路　椎间盘突出后巨噬细胞浸润可伴有多种细胞因子释放，如 IL-1、低氧诱导因子 -1（HIF-1）、MCP-1 等。这些细胞因子可通过多条信号通路（如 Fas/FasL、MAPKs、NF-kappa B 等）参与到生理活动的调节，并有可能在重吸收中发挥作用。

（二）治疗研究

1. 临床疗效　临床观察发现，两种以上的治疗方法联合应用，常能取得较好疗效。

（1）手法配合药物：胡伟民等采用侧隐窝和椎间孔注药的方法治疗腰椎间盘突出症，并与推拿相比较，所用药物组方为康宁克通 A、利多卡因、维生素 B_{12}，采用的推拿疗法包括腰部按压、斜扳、直腿抬高。疗程为 3~4 周，结果发现侧隐窝和椎间孔注药结合推拿疗法所需注药次数及药物用量最少，且优良率最高。杨小华等采用悬板推拿法结合中药辨证施治，治疗腰椎间盘突出症，与单纯中医辨证施治相比，观察组疗效明显优于对照组。

（2）手法配合针刺：叶壮益以手法加针灸治疗为主，配合中药辨证内服、外敷、理疗及功能锻炼，其中手法选用龙氏手法整脊，运用魏氏手法进行定点斜扳，针灸选穴主要为华佗夹脊穴、足太阳膀胱经穴位（肾俞、白环俞、腰阳关、委中、阳陵泉等）、痛点取穴，通过治疗 30 例巨大突出型腰椎间盘突出症患者发现 VAS 评分显著降低，JOA 评分显著升高，腰椎活动度显著增加。苏炳烛等采用针刺、艾灸结合推拿三联疗法治疗腰椎间盘突出症 60 例，疗效显著。贾伟等将 110 例腰椎间盘突出患者随机均分为推拿组、针灸组和联合组，3 周后联合组血清 TNF-α、IL-1β 水平显著低于推拿组和针灸组，可见推拿结合针灸能够很好地减轻炎症反应，达到改善患者症状的目的。赵正中也认为针灸配合推拿治疗腰椎间盘突出症操作简单、安全，两者优势互补，功能恢复快。

（3）牵引配合推拿、中药热熏：康坤丽收集采用骨盆牵引、穴位推拿联合中药热熏治疗腰椎间盘突出症的患者 21 例，与单纯牵引和牵引结合中药熏蒸的患者比较，前者症状改善率最高。周勇军认为敷药神灯照射配合针灸及推拿治疗腰椎间盘突出症也能取得良好效果。

（4）小针刀联合手法复位、中药热敷：针刀医学认为腰椎间盘突出并不是引起腰部病理改变的一个孤立病灶，而是腰部整体改变中的突出表现，软组织损伤导致的腰部力学失衡是诱发腰椎间盘突出症系列症状的根本原因，治疗原则就是解决其软组织的粘连、瘢痕和挛缩问题。陈贵全等采用小针刀联合手法复位、中药热敷治疗 172 例腰椎间盘突出症，结果 FRS 评分明显高于手法复位 + 中药热敷组，可见小针刀在缓解患者疼痛程度，改善腰腿痛、麻木及肌力下降症状，提高临床疗效方面具有重要作用。具体操作时通过针刀对棘上、棘间韧带、L4/5、L5/S1 等椎管内病变点进行剥离松解后，恢复了腰部生物力学的动态平衡，极大消除了引起局部肌肉紧张的结构因素，有利于腰部活动度的恢复和症状的缓解。

2. 药物机制研究　经过现代药理学研究发现，临床上用于治疗腰痛的中药都与腰椎间盘突出症的现代病理密切相关。

（1）祛风散寒化湿药的镇痛作用：常用药物如秦艽、防己、威灵仙、五加皮等，可通过下丘脑－垂体－肾上腺皮质系统或直接作用于皮质，增加皮质激素分泌，从而对关节炎显示出不同的抑制作用。茯苓、泽泻等利水渗湿药物，可通过抑制肾小管对 Na^+ 的再吸收具有一定的利尿脱水效应。有资料表明，独活寄生汤在消除大鼠实验性关节炎性肿胀程度方面比水杨酸钠快，大多数祛风湿、散风寒药物均有一定的镇痛效应。其中有的效应部位在中枢，有的在神经末梢，配合应用，可发挥较好的协同效应。

（2）活血祛瘀药的改善微循环作用：活血化瘀对腰痛患者的血液流变学、血流动力学及微循环均有一定的调整作用。特别是可通过改善微血流、微血管形态、毛细血管通透性及其渗出来改善椎管内外微循环、微环境。丹参能减低血液黏稠度、减少血小板聚集、防止血栓形成、扩张血管等，还能调节脊柱椎体的骨内压。红花、当归、赤芍等具有增加纤维蛋白溶解的作用，并对凝血系统有一定抑制作用，从而达到抗凝、改善微循环的效果。

（3）补肾壮腰药的性激素样作用：人体内分泌系统和免疫系统功能的改变与脊柱退行性改变有密切关系。已知有不少补肾壮腰的药物具有性激素样作用，它们可增强垂体－性腺轴功能。其中淫羊藿、枸杞子等具有雄性激素样作用；仙茅、菟丝子等具有雌激素样作用。此外，有实验研究表明，运用补肾中药还可使退变的软骨得到改善和修复。

（4）补益药物的双相调节及微量元素：老年腰椎间盘突出症患者脊柱骨质疏松、椎间盘退变，是由于衰老所致。衰老是由遗传所安排，并由代谢来表达。老年腰腿痛即使由于机体代谢逐渐紊乱，内环境平衡问题（阴阳失调）就相对突出。现代药理研究表明，某些药物本身就具有对机体的双向调节作用，使紊乱的功能恢复正常。如人参可加强机体对有害刺激的防御能力，增强人体的适应性。人参既能阻止 ACTH 引起肾上腺肥大，又可阻止可的松引起肾上腺萎缩；既降低饮食性高血糖，也能升高胰岛素引起的低血糖。六味地黄汤中"三泻"（茯苓、泽泻、丹皮）可使小鼠血浆 cGMP 水平下降，"三补"（地黄、山药、山萸肉）可使 cAMP 水平上升。然全方对 CA/CG 比值无明显影响。补肾中药杜仲对人体血压也具有双相调节作用。大多数补益中药中的微量元素含量都比较丰富。研究表明，当归、熟地等补血药中铁含量最高；党参、黄芪等补气药中锌、锰和铁含量较高，杜仲、仙茅、淫羊藿等补阳药中锌和锰含量较高；人参、当归中还含有对老年骨质疏松症有保护作用的锶等微量元素。

（5）通络散结药的兴奋脊神经作用：中药马钱子具有通络、散结、镇痛等功效。其中含有士的宁等多种生物碱，能选择性兴奋脊髓，改善骨骼肌无力状态。曾有人用复方马钱子散治疗腰椎间盘突出症，有效率达 95%，推测其效应途径可能在于士的宁对脊髓产生兴奋作用而引起腰背肌群的一致性收缩，后者有助于失衡椎体的调整及其髓核的回纳。

根据药理学最新研究，目前腰椎间盘突出症的中医药治疗机制主要是通过药物改善微循环、消炎镇痛、减轻水肿及调节免疫机制等途径来实现的，与以上途径基本吻合。

3. 运动及练功疗法　运动疗法是非手术治疗的重要组成部分，特别适用于缓解期。通过严格正规的运动治疗，使患者掌握平时工作、生活中的正确姿势、体位及动作；减少腰部的受压及损伤；防止诱发腰椎间盘突出症。常用锻炼方式有：①骨盆后倾训练；②腰部前屈后伸运动；③腰部回旋运动；④"拱桥式"锻炼；⑤"飞燕式"锻炼。Kim 等报道了一例自行吸收的腰椎间盘突出症患者，53 岁，L2/3 巨大突出，未接受治疗，自行功能锻炼，2 年后复查 MRI 提示突出椎间盘消失。Gezici 等也发现 1 例经功能锻炼及卧床治疗 15 个月后突出椎间盘完全吸收的病例。Chang 和 Orief 等也分别观察到保守治疗，包括卧床休息配合功能锻炼后突出椎间盘消失的病例，时间从 8 个月到 20 个月不等。通过正规的功能锻炼可以明显缓解患者的疼痛症状，提高患者腰背部活动能力。

（施杞　姜宏　王晨　刘锦涛　许金海　朱宇）

第七节　腰椎管狭窄症

一、定义

腰椎管狭窄症是指腰椎椎管、神经根管或椎间孔狭窄引起马尾及神经根的压迫综合征。临床表现以腰骶部痛、腿痛，麻木，间歇性跛行为特点的症候群。好发部位为腰 4/5，其次腰 5/ 骶 1。多见于老年人及体力劳动者，男性多于女性。

二、病因病机

腰椎管狭窄症最先由 Verbiest 提出，随后 1976 年 Amoldi 提出病因分类法。腰椎管狭窄症可分为：

1. 先天发育性椎管狭窄症　包括特发性和软骨发育不全性。

2. 获得性椎管狭窄症

（1）退变性：①中心部：即中央椎管；②周围部：即侧隐窝、盘黄间隙及椎间管；③退变性脊椎滑脱。

（2）混合性：先天性（发育性）、退变性及椎间盘突出三者中任何两种混合存在。

（3）崩裂滑脱。

（4）医源性：椎板切除术后，脊椎融合术后及髓核溶解术后。

（5）创伤后晚期改变。

（6）其他：畸形性骨炎、氟骨症等。

据统计，获得性狭窄占 97%，其中退变性约占 70%。所以临床上以退变性腰椎管狭窄症最为常见。国内应用较多的是 Nelson 分类，将椎管狭窄分为原发性和继发性两大类，按解剖部位分中央型（主椎管）狭窄和侧方型（侧隐窝）狭窄。第 4 腰椎（L_4）的椎管狭窄症在 5 个腰椎管中最为多见。

中医认为，该症属"腰腿痛""痹证""痿证"范畴。《诸病源候论》记载："夫腰痛有五，一曰阳气不足，少阴肾衰是以腰痛；二曰风痹风寒着腰而痛；三曰肾虚劳役伤肾而痛；四曰坠堕地伤腰而痛；五曰寝卧湿地而痛。"可见其发生的内因是先天肾气不足、后天肾气衰退，肾主骨生髓，肾中精气不足，无以充养骨髓，骨髓空虚，则骨骼发育不良，气血不充，腰部筋骨失养，出现相应部位的组织发生退行性变，如纤维环破裂，椎间盘变性萎缩膨出，黄韧带松弛肥厚，椎体后缘骨质增生，致使椎管狭窄；或因外力、劳役所伤，造成局部气机不畅，气血瘀滞，或脉络破损，血溢脉外造成瘀血留滞，日久血肿机化、组织粘连；慢性劳损可引起硬膜外脂肪变性或纤维化，或手术后造成骨板增厚，关节增生，均可造成狭窄。风寒湿邪侵袭，循足三阳经循行于腰背部，引起经络痹阻，气血凝滞，筋脉拘挛，致局部软组织缺血变性、退变、增厚，导致椎管狭窄。所以本症的主要病机是肾虚不固、邪阻经络、气滞血瘀、营卫不和，以致腰腿经脉痹阻而产生疼痛。

现代解剖学研究显示，腰椎管是一骨纤维性管道，其前壁由椎体后面、椎间盘后缘和后纵韧带构成，后壁为椎弓板、黄韧带和关节突关节，两侧壁为椎弓根和椎间孔。椎管骶段由骶椎的椎孔连成，为骨性管道。腰段椎管的形态各异，腰 1、腰 2 多呈卵圆形，腰 3、腰 4 多呈三角形，腰 5 多呈三叶形。其前后径的正常测量范围是 15~25mm。当各种原因使椎间盘突出、后纵韧带骨化、黄韧带肥厚、关节突关节退变增生等骨性和纤维性结构异常，导致一处或多处椎管狭窄，压迫脊髓、马尾及神经根。

腰神经根管是一个骨性纤维性通道，与脊髓相连的腰神经自离开硬膜囊后进入较窄的腰神经通道。可分为两段：第一段称为神经根管，从硬膜囊穿出至椎间管（孔）内口。其中的盘黄间隙、侧隐窝、上关节突旁沟与椎弓根下沟，均为相对狭窄部，这些结构异常，可压迫腰神经根。第二段为椎间管（孔）。侧隐窝，即脊神经管，为椎管的外侧部，其前部为椎体后外侧缘，后壁为上关节突前面与黄韧带，外界为椎弓根。腰椎管的两侧部分对椎间盘者称盘黄间隙，平对椎体者称侧隐窝。其中央部分称中央椎管。腰部脊神经根行于腰椎管的侧隐窝和盘黄间隙内，椎间盘突出、黄韧带肥厚、关节突关节退变增生，均可压迫腰脊神经根，引起腰腿痛。

椎间孔由相邻椎骨的椎上切迹与椎下切迹围成，是节段性脊神经出椎管，以及供应椎管内软组织和骨结构血运的血管及神经分支进入椎管的通道。体位对椎间孔的容积有一定影响，腰椎从伸直位到前屈位，椎间孔容积增加 3.5~6.0ml；后伸位时，因后壁缩短容积减小，椎间盘后突、黄韧带前凸，使本已受压的神经根压迫加重。因此，在后伸位时按压腰部更容易找到压痛点。

所以当先天椎管发育不全，或后天各种因素，如退变、外伤、失稳、炎症等，都可导致椎管狭窄。按狭窄部位可分为中央型（主椎管）狭窄和侧方型（侧隐窝）狭窄。中央型狭窄是指发生于中央区的狭窄，其标准为，硬膜囊与椎管矢径比值低于 0.75 为相对狭窄，0.6 以下则可确诊为椎管狭窄。常因椎间盘突出，关节面局部过度生长、增厚（主要是上位椎体的下关节突）和黄韧带肥厚所致。其中椎间盘随年龄增长，出现脱水和纤维性变，弹性与韧性逐步丧失，椎间盘向周围膨出，或在纤维环破裂时，髓核从纤维环破口突入椎管内，压迫硬膜囊或神经根，髓核的酸性成分刺激神经根而出现无菌性炎症，从而引起疼痛、麻木等临床症状。椎间盘突出以 L4/5 及 L5/S1 最为好发。谢明国等以 CT 片上狭窄部位及其病理解剖学为基础，将腰椎管狭窄分为 3 型：Ⅰ 型：中心椎管狭窄；Ⅱ 型：脊神经根管狭窄；Ⅲ 型：混合型。

可见关节突关节和表面滑膜的退变，引起骨质过度增生，进而导致椎管或侧隐窝狭窄，是中老年人腰腿痛的常见原因。黄韧带发生退变，其弹性纤维含量明显减少，而胶原纤维水平则明显增加，导致黄韧带弹性明显降低。当脊柱后伸时黄韧带会折叠凸入椎管内，压迫硬膜及神经根，引发出一系列临床症状。尤其在椎间盘突出、骨质增生等病变基础上，更加重临床症状。此外，各种先天发育畸形等，也可导致椎管和相应椎间孔或侧隐窝等狭窄，引起临床证候。侧方型（侧隐窝）狭窄是指发生于侧隐窝区和出口狭窄，其中侧隐窝在椎弓根上缘处其前后径最窄，正常应 > 3mm，如果 < 3mm 即为狭窄。上位椎体的下关节突与下位椎体的上关节突的增生是侧隐窝狭窄的主要因素，外侧型椎间盘突出侧也是造成侧隐窝内神经根受压的原因之一。出口狭窄常见于远外侧型椎间盘突出。椎管的出口是两椎弓根间的椎间孔，近似水平方向走行，神经根紧贴上一椎体椎弓根穿出，伴随的还有

椎间动静脉和纤维隔等。纤维隔连于椎间盘纤维环与关节突关节。当椎间盘纤维环的纤维隔由于病理变化会出现纤维化挛缩，从而使通过此骨纤维管的神经受到卡压而引起症状。

三、临床表现

长期下腰痛，伴下肢疼痛，卧床休息则减轻或消失。间歇性跛行，即患者直立或行走时，下肢发生逐渐加重的疼痛、麻木、沉重感、乏力等感觉，改变姿势或停止行走，蹲下或休息片刻后症状可减轻或消失，继续站立或行走，症状再次出现而被迫再次休息。马尾神经受压迫，出现会阴部麻木膨胀感、排尿费力等，严重时可出现大小便及性生活障碍症状。

四、诊断要点

1. 患者具有长期腰骶部痛、腿痛，麻木，间歇性跛行，行走困难。严重时出现马尾神经受压迫，如小便异常、截瘫等典型临床表现。

2. 体检发现，椎旁压痛，腰部过伸可引起下肢麻痛加重，此为过伸试验阳性，是诊断椎管狭窄症的重要体征。

3. 下肢感觉、肌力、肌腱反射改变。

4. X 线片　可见椎间隙狭窄、骨质增生、椎小关节骨关节炎改变等，多见于腰 4-5 与腰 5- 骶 1 之间。

5. CT 检查　可见矢状径小于 12mm，有向后延伸的骨刺等，一般取腰 4-5、腰 5- 骶 1 的小关节水平摄 CT 片。

6. MRI 检查　能明确显示骨、韧带、关节囊等组织的变化和椎管狭窄的节段、程度等。

7. 肌电图　能帮助确定神经受压节段和程度。

五、辨证论治

（一）中药治疗

按早期（急性期）和后期（慢性期）论治腰椎管狭窄症。

1. 早期多为经脉痹阻和痰湿内蕴

（1）经脉痹阻型：症见腰腿酸胀重着，时轻时重，偶有抽搐不舒，遇冷加重，遇热减轻，苔白滑，舌质淡，脉沉紧；或痛有定处，呈刺痛，夜间加甚，舌质紫黯，脉弦涩。辨证：风寒入络、气滞血瘀、经脉痹阻。治则：祛风散寒、活血化瘀、通络止痛。处方：筋痹方加减。

（2）痰湿内蕴型：症见腹膨腰凸，形体肥胖，腰腿沉重疼痛，伴下肢麻木微肿，站立加重，卧床减轻，胸膈痞闷气短，纳呆，肢体困倦，痰多，舌质淡红，苔腻，脉弦滑。辨证：气血不和、痰湿内蕴。治则：理气化湿、祛痰通络。处方：加味牛蒡子汤加减。

2. 后期多为肾阳不足、气虚血瘀和阳气亏虚

（1）肾阳不足型：症见腰腿酸痛，腿膝无力，劳累后加重，卧床休息后减轻，形体消瘦，精神不振，四肢畏冷，气短，苔薄白，舌质淡，脉沉细。辨证：肾阳不足、筋骨失养。治则：温补肾阳、疏通经脉。处方：温肾通痹方加减。

（2）气虚血瘀型：症见腰痛不能久坐，疼痛缠绵，下肢麻木，面色少华，精神萎靡不振，苔薄，质紫，脉弦紧。辨证：气虚血瘀、经脉不畅。治则：补气活血，化瘀止痛。处方：调身通痹汤加减。

（3）阳气亏虚型：病程较长，缠绵不愈，症见腰膝冷痛，喜暖喜按，畏寒怕冷，精神不振，面色㿠白，气短，苔薄白，舌质淡，脉沉细。辨证：阳气亏虚、寒凝经脉。治则：温阳散寒、活血通络。处方：寒痹方合麻桂温经汤加减。

以上各型有间歇性跛行者加黄芪、僵蚕、蝉衣；胸闷纳差者加枳实、白术；下肢麻木甚者加蜈蚣、全蝎、地鳖虫、乌梢蛇等。

（二）针灸

取穴：夹脊穴、大肠俞、关元俞、环跳、承扶、阳陵泉、昆仑等。刺法：深刺2~3寸，中等量刺激，应用温针。

（三）手法治疗

患者取俯卧位，术者沿其腰部督脉及膀胱经行㨰、推、弹、拨、扳等手法；患者取侧卧位，患侧在床上，医者立于其背后，一手扶肩，另一手扶髂嵴力向相反方向扭动；最后以拍打收功。

（四）练功疗法

可采用五点支撑法：仰卧在床上，去枕屈膝；双肘部及背部顶住床，腹部及臀部向上抬起，依靠头部、双肘部和双脚这五点支撑起整个身体的重量。上述动作持续10~15秒，然后腰部肌肉放松，放下臀部休息3~5秒为一个周期。每次10~15个周期，每天2~3次。

（五）牵引治疗

采用仰卧屈膝位间歇性牵引，重量自体重1/4起，每次增加2kg，最重可达体重1/2，每次30分钟，每天或隔天1次。

六、述评

腰椎管狭窄症是骨内科常见病之一，多见于中老年。其病程长，证候明显，患者痛苦大。因此早期正确诊断对治疗和预后有重要意义。随着影像学等检测手段和各种治疗方法的提高，对腰椎管狭窄症研究的深入，人们对疗效的期望值也不断增加。广大学者做了深入研究，取得了许多有益的进步。

（一）腰椎管狭窄症的影像学诊断

影像学检查在腰椎管狭窄症的诊断中具有决定性作用，尤其随着CT、MRI技术的发展，对于腰椎管狭窄症的形态变化有了更详细了解，为临床治疗提供了更有参考价值的资料。

1. X线平片　国外学者认为椎管横径 < 20mm，矢径 < 15mm 应考虑椎管狭窄。有人认为横、矢分别 < 10mm 和 < 13mm 才提示存在狭窄。国内学者测量值也不尽相同。在中矢径：有人提出中矢径 ≤ 17mm，才可诊断腰椎管狭窄。而林坚等测量中矢径下限值 $L_{1~4}$ 为 16mm，L_5 为 15mm；胡之同等认为 $L_{1~4}$ 为 13~18mm，L_5 位 18~25mm。对腰椎管横径：从上而下逐渐增宽。L_1 及 L_5 相差较大，L_1 为 21~24mm，L_5 为 25~37mm。国内学者认为腰椎管横径在 L_3 ≤ 23mm，L_4 < 25mm，L_5 ≤ 27mm 可作为考虑腰椎管狭窄的参考指标。对脊椎指数：即椎体横径和矢径乘积与椎管横径和矢径乘积之比，若比值 > 4.5，应考虑椎管狭窄。对椎弓上切迹宽度：$L_{1~2}$ ≤ 7mm，L_3 ≤ 6mm，L_4 ≤ 5mm，L_5 ≤ 4mm，可考虑椎管狭窄。

2. CT 检查　自 1974 年 Ledly 首先应用于脊柱病的诊断以来，CT 检查有了长足进步。它能清晰显示腰椎横断面的骨性和软组织结构，尤其是关节突、侧隐窝、椎间盘和椎管内外结构的变化。其诊断腰椎管狭窄症与临床符合率达 96%~100%。对椎管中矢状径：此径对诊断椎管狭窄症有较大价值。Verbiest 和 Joseph K.T.Lee 等认为 < 10mm 为椎管绝对狭窄，有肯定诊断意义，12~10mm 为相对性狭窄。有人认为 ≤ 12mm 为阳性标准，应视为比较狭窄，国内许多学者认为，椎管正中矢径 < 11.5rmn，才算狭窄。对侧隐窝：以侧隐窝矢径价值较大，目前通常采用 3mm 为绝对，3~4mm 为相对。苏中信等提出 4mm 为临界值，≤ 4mm 为阳性。Thomas 认为侧隐窝 ≤ 2mm，神经根肯定受压，2~3mm 则高度怀疑狭窄，> 5mm 时无临床意义。对关节突间距：阳性标准 ≤ 12mm。此径与硬膜囊和侧隐窝关系密切。对椎弓根间距：正常下限以 16mm 为标准。对黄韧带：黄韧带肥厚以 ≥ 4mm 为阳性。

3. MRI 检查　可显示三维结构形态及其变化。它根据腰椎结构的不同组织，利用信号强度的差别，构成不同影像，借以鉴别骨性、非骨性组织结构的变化，包括纤维环是否破裂，硬膜囊与神经根的关系，椎管后结构变化，椎管矢径大小及形态等。一些研究表明，MRI 诊断符合率达 82%~91%。黄韧带肥厚时在下 T1 和 T2 加权像上均呈低信号强度或信号强度不均的带状影，T2 加权像有时呈不相等信号强度，在矢状面 T1 加权像上可见蛛网膜下腔变窄、闭塞、脊髓受压、变形、马尾神经移位。小关节突增生肥大，矢状像上椎间孔变小、狭窄，横切像上两侧椎间孔隐窝不对称，受压侧变小压迫神经根。

（二）腰椎管狭窄症的治疗

本症病程长，症状明显，患者痛苦大，因此选择具有良好疗效的治法至关重要。中医药治疗腰椎管狭窄症积累了丰富的临床经验，常能迅速缓解症状。

1. 中药内服　佩仁和将腰椎管狭窄症 40 例分为 5 型辨证治疗：①瘀血阻滞型，治宜活血化瘀，通络止痛。药用：桃花、川芎、乳香、没药、五灵脂、香附、全蝎、蜈蚣各 10g，红花 6g，当归、泽兰各 15g，川牛膝 2g。②寒湿痹阻型，治宜祛寒除湿，温经通络。药用：独活、秦艽、川芎、姜黄、徐长卿各 10g，桑寄生 12g，细辛、肉桂各 3g。③痰湿阻滞型，治宜行气化痰，祛瘀通络。药用：半夏、白附子、制胆南星、川贝母、白僵蚕、天蝎、郁金各 10g，陈皮、白芥子各 6g，木香 4g，生牡蛎 15g，茯苓 12g。④气虚血滞型，治宜益气活血，壮腰通络。药用：黄芪 60g，党参 15g，生白术、白僵蚕、枳壳、杜仲各 10g，升麻、蝉蜕、川芎各 6g，当归、鸡血藤、川牛膝各 12g。⑤肾督虚损型，治宜温补肾督，祛邪解凝。药用：熟地黄、鳖甲各 30g，鹿角胶、杜仲、川芎各 10g，肉桂、细辛各 3g，麻黄、白芥子、炮姜、炙甘草各 6g，川牛膝 12g。以上各型随兼证不同而加减。水煎服，日 1 剂。结果：痊愈 17 例，显效 14 例，有效 5 例，无效 4 例，总有效率 90%。龙智铨将腰椎管狭窄症 30 例分为 6 型辨证治疗。寒湿偏重型以干姜苓术汤加味；湿热偏重型以四妙散加减；瘀血偏重型以活络效灵丹加减；痹证型以独活寄生汤加味；肾亏型根据肾阳虚和肾阴虚的不同分别以右归饮和左归饮加味；肝肾两亏型以补肝汤加味。上述各型均加入骨碎补、鹿衔草、牛膝、穿山甲、皂角刺后再根据不同情况随症加减。结果：治愈 18 例，好转 6 例，无效 6 例，总有效率 80%。

2. 手法治疗　唐光丽应用按摩治疗腰椎椎管狭窄症 63 例，嘱患者俯卧，术者在其腰部督脉及膀胱经上行推、揉、拨、按、扳等手法。在第 4、5 腰椎处行掌根压颤法，拇指揉、按命门、阳关、十七椎下、肾俞、腰俞等穴。然后在患侧臀部及患腿后侧行揉、捏、拨、拍等手法，肘按环跳穴，指压委中穴。每日 1 次，平均治疗 2 个月。结果，治愈 36 例，显效 24 例，有效 3 例。

3. 针灸治疗　针刺可疏通经络，促进局部血液循环，消除炎症反应，调整椎体周围韧带肌肉的功能状态，有助于椎间盘还纳，直接调节血管周围交感神经和神经肌肉兴奋性，改善其营养不良和功能失调状态。刘志顺等应用针灸治疗腰椎管狭窄症，取穴：大肠俞、委中、承泣、昆仑。针刺方法：大肠俞，用毫针直刺或稍向上或稍向下刺入，务使触电样针感放射至足；余穴行常规平补平泻法，得气为度。每穴均留针 20 分钟。治疗 4 周后，显效 4 例，有效 21 例。有效率 89.3%。

4. 牵引治疗　牵引可以拉开关节和椎间距离，扩大椎管容积，减轻椎管内压力，缓解神经受压，消除充血、水肿的炎性过程。还可使腰椎间盘内形成负压，产生类似吸吮样作用，而使椎间盘回纳，病变椎间关节、周围韧带、萎缩肌肉在牵引下逐渐松解恢复正常关系。蔡锦成应用间歇牵引配合中药治疗退变性腰椎椎管狭窄症 56 例，嘱患者仰卧屈曲位给予牵引，牵引重量一般以体重 30% 开始，持续 3 分钟，间歇时重量减至 1/2，持续 1 分钟，反复进行，每次牵引 30 分钟，每日牵引 1 次，牵引重量根据患者感受而调节，治疗时间平均为 35 天。结果显示，临床治愈 14 例，显效 27 例，好转 11 例，无效 4 例，有效率 92.86%。

腰椎管狭窄症是中、老年较为常见的疾病，其特点为病程长，时轻时重，尤以劳累后症状更明显。其临床诊断要点为，老年者多见，腰部后伸可引起下肢放射痛和间歇性跛行。影像学上，学者们分别提出 X 线片、CT、MRI 的诊断标准。绝大部分患者，经正规非手术治疗后，包括中药、针灸、牵引等治疗后，都能获得有效缓解。对少数证候严重，经久不愈者，可手术治疗。

（施杞　谢可永　王拥军　姜宏　李晓锋　刘锦涛）

第八节　骶髂关节错缝

一、定义

骶髂关节错缝是指在外力作用下，骶髂关节发生不能自行复位的微小移动，引起骶髂部疼痛和功能障碍等的症候群。

二、病因病机

骶髂关节是骨盆中的微动关节，它有完整的关节结构，关节面呈凹陷和隆起互相咬合，周围有坚强的骶髂前后韧带和骶髂间韧带加强，一般情况下，极为稳定。由于脊柱所承负的重量是通过两侧骶髂关节传达到下肢，而来自足底或坐骨结节的力量也需通过骶髂关节才能达到躯干，所以正常的骶髂关节只有少许前后旋转活动，以缓冲弯腰和负重时脊柱所承担的外力。骶髂关节由纤维连结和滑膜连结两重结构形成，其中纤维填充于骶粗隆与髂粗隆之间的缝隙中，以承受压力、传递重力及缓冲支撑的反作用力，是骶髂关节的承重部位，故易于损伤。若在强烈外力作用下，骶髂关节纤维部被损伤，滑膜连结则难以维持关节完整性。尤其是妊娠后期的女性，此时关节活动范围增加，常易发生损伤。

骶髂关节错缝属于腰痛范畴。引起腰骶关节错缝的原因众多，包括各种急、慢性损伤，风寒湿邪的侵袭等外因，使筋骨受伤，失于正常位置；或年老体虚，肝肾不足，气血亏虚，筋骨失养等内因，使气血运行迟缓，肌肉、肌腱等组织劳损，导致骶髂关节错缝。

现代医学发现，本症的发生大多与单侧臀部着地跌倒的间接暴力有关，着地的反冲外力沿坐骨结节自下向上传导，上身重力由上而下冲击，两方向相反的外力作用于骶髂关节上，迫使髂骨移错。如在打球、跳高等运动中，膝关节屈曲，同侧髋关节后伸，股四头肌牵拉同侧髂骨旋前，为前错位；相反，当膝关节伸展，同侧膝关节屈曲，股后肌牵拉同侧髂骨后旋，为临床多见的后错缝。对于损伤轻微者，常可自行复位；严重者可导致相关韧带松弛或撕裂，使关节处于不稳状态，当负重时就可能加重错位。日久由于局部长期重复损伤导致局部组织炎症，充血机化，填满关节腔隙，造成复位困难和关节不稳，并随着炎性产物的产生、堆积，以及对组织的刺激，引起顽固性下腰痛。

三、临床表现

患侧下腰部疼痛，走路、转身疼痛加重，侧卧时患侧在上方则痛减，患侧在下或平卧时疼痛加重。下腰部活动受限，部分患者骶髂关节部位肿胀

四、诊断要点

1. 大部分患者有明显外伤史，如突然跌倒、单侧臀部着地，或腰骶部劳损史等。

2. 下腰及臀部疼痛，不超过膝关节的放射痛。患侧骶髂关节可有肿胀，较健侧隆起。患者在站立、坐位、卧位时，均采取健侧负重，患侧不能负重。患侧膝、髋关节呈半屈曲位，被动伸直则疼痛加剧。

3. 体检发现，在髂后下棘的内下角处有压痛和叩击痛。下肢轴向叩击痛阳性。但前错缝者，髂后下棘较健侧水平高；后错缝者，患侧髂后下棘较健侧水平低。

4. 特殊检查　前错缝者骨盆分离试验阳性，挤压试验阴性或弱阳性；后错缝者骨盆挤压试验阳性，分离试验阴性或弱阳性，此为两者主要鉴别点。

5. X线检查　多数显示正常，部分患者可见患侧间隙增宽，关节面排列紊乱。晚期患者可见关节边缘骨质增生或骨密度增高。

6. CT诊断　可见明显关节面不对称。

五、辨证论治

（一）手法复位

正确复位，症状可立即减轻或消失，新鲜骶髂关节错位者一次复位即可，伤3周以上的陈旧性损伤者，易再复发。

前错缝手法复位：患者仰卧，术者一手扶住膝盖，另一手握持踝部，令患者深吸气后屏气，术者趁势将膝部压向对侧季肋部方向，连续弹压3次，当闻及腰骶部复位声响，即可。

后错缝手法复位：患者俯卧，术者一手抵住患侧骶髂关节，一手握持踝部，将足跟压向臀部。期间同时内旋、下压或外旋、下压髋关节，当闻及骶髂关节复位声或手下有滑动

感，即可。

（二）针刺疗法

体针选穴：环跳、秩边、肾俞、委中、足三里等，急性期用泻法，中等刺激量。缓解期可用补法，每天 1 次，10 次为 1 个疗程。

（三）练功

采用飞燕式：俯卧位，双手背后，用力挺胸抬头，使头胸离开床面，同时膝关节伸直，两大腿用力向后也离开床面，持续 10~15 秒，然后肌肉放松休息 3~5 秒为一个周期。5~10 次为一单元，每天 1~2 单元。

（四）中药应用

在急性期，可采用行气活血，祛瘀止痛治法；方选活血止痛汤加减，药用当归、川芎、乳香、没药、苏木、红花、三七、赤芍、陈皮、紫荆藤等。疼痛严重者，可外敷三色敷药。缓解期，可采用益气养血，强筋壮骨之法；方选壮筋养血汤加减，药用当归、川芎、白芍、续断、红花、生地、牡丹皮、杜仲等。

六、述评

骶髂关节错缝是临床较为多发的病症，属中医"骨错缝"范畴。在临床实践中，由于诊断的原因常易漏诊，导致治疗延误，因此重视对该症的诊断，并采取相应治法，则能获得事半功倍之效。

（一）诊断

早期诊断骶髂关节错缝有利于提高疗效和减轻患者痛苦，因此采用有效的诊断法具有重要临床应用价值。石世莹对 12 例拟诊为骶髂关节半错位的患者进行 CT 扫描，观察到患侧关节间隙有增宽或变窄或前后位置改变等微细解剖结构的变化，从而证实了骶髂关节半错位或骨错缝的存在。骨盆 X 线正位片：患侧骶髂关节髂骨缘中下部密度增高，其中关节下缘髂骨面骨质增生 7 例，关节间隙增宽 5 例，狭窄 3 例，耻骨水平支左右不等高 1 例，骶髂关节密度增高，关节间隙不平整 2 例，骶髂关节下缘骨质增生 1 例。CT 扫描，骨盆不正 9 例，其中患侧高于健侧 3 例，低于健侧 6 例，患侧骶髂关节间隙增宽 7 例，比健侧窄并中下部前缘骨质增生 5 例，12 例中双侧骶髂关节增生 3 例，可见患侧髂骨关节面轻微向后错位 6 例。与骨盆 X 线正位片比对，两者病理改变基本相同。因此，笔者认为，在无 CT 条件下，骨盆 X 线正位片出现患侧骶髂关节的关节间隙较健侧宽或变窄；耻骨水平支左右高低不等；患侧髂骨关节面密度增高或下缘骨质增生，再结合临床症状和体征即可确诊。利用 X 线检查诊断骶髂关节错缝，对于临床有重要实用价值，值得研究和推广。

（二）治疗

手法复位是纠正骶髂关节错缝的主要治法，广大临床医家在长期临床实践中创立了许多行之有效的方法，为治疗本症提供了良好方法。黄树林等提出中老年骶髂关节错缝的手法。先做准备手法：患者俯卧，术者用揉揉、推法，并点按环跳、委中、承山穴 3~5 分钟，肌肉放松。接着做复位手法：前错缝型，采用仰卧牵引法（以右侧为例），患者仰卧，助手压住健侧大腿，术者立于患侧，左手托腘窝，右手握踝部，令患者屈髋屈膝至最大限度时，用力外展外旋，然后伸髋伸膝牵拉，反复 2~3 遍；用双手掌根部分别放于两侧髂前上棘上缘用力分压。对后错缝者，采用俯卧牵压法：患者俯卧，术者用左手前臂将患侧大腿抱起向后充分抬起牵拉，右手肘关节屈曲 90°，按压于骶髂关节处。在大腿向后抬高牵拉之时，用力按压骶髂关节处，促使腰脊过伸，当听到清脆的响声或关节移动感，表示手法复位。手法整复完毕用推、按、分筋、理筋手法收功。结果 98 例均获痊愈，其中 1 次手法治愈 45 例；2 次手法治愈 30 例；3 次手法以上配合超短电疗治愈 16 例。2 年后对 96 例进行了随访，疗效巩固。杨永晖等将 80 例患者随机分为治疗组与对照组，每组 40 例，治疗组采用针刀治疗，患者俯卧位，在骶髂关节间隙处，确定进针处，以汉章牌 I 型 3 号针刀按针刀 4 步进针规程进针，行纵行切割，横行剥离，遇到结节或条索状物时，纵行或横行切 3~5 刀，有松动感后出针。在骶髂关节间隙压痛点处以刀尖向外倾斜 50° 刺入，直达骶髂关节后间隙，刀口与骶髂关节间隙平行，纵行切开骶髂关节后韧带 3~5 刀，有松动感后出针刀。针眼外贴无菌敷料。针刀治疗每隔 7 天治疗 1 次，4 次为 1 个疗程。针刀结束，做整复手法：骶髂关节前错缝：以左侧为例，患者仰卧位，术者站于患者左侧，左肘托住患者左腘窝部，右手握住左踝关节，在屈髋屈膝位做左下肢纵向牵引；助手站于右侧，双手按住右下肢使之保持伸直位。术者牵引状态下做极度屈髋屈膝，此时常可闻及弹响声，提示完成整复。骶髂关节后错缝：以右侧为例，患者健侧卧位，左侧下肢伸直，右下肢屈膝屈髋，术者站于患者身后，左手掌根按于髂后上棘处，右手握住患者右踝关节，双手前后相反用力行后伸扳法，此时常可闻及弹响声，提示完成整复。对照组采用针刺推拿治疗，患者俯卧位，取双侧大肠俞、关元俞、上髎、次髎、环跳、阿是穴及患侧承扶、委中、昆仑，针刺得气后行平补平泻手法，留针 30 分钟，每隔 10 分钟行针 1 次。取针后即行推拿治疗：患者俯卧位，施法于患侧腰骶部、臀部及下肢后、外侧 10 分钟，重点施术于腰骶部。接着行弹拨法，以拇指弹拨患侧腰部竖脊肌及腰骶部可触及之条索状物；掌擦八髎穴区域，以透热为度；最后再以拇指点按大肠俞、关元俞、八髎、环跳、秩边、委中等穴，拍打法结束。1 次 / 天，10 次为 1 个疗程，中间不休息，连续 2 个疗程。结果：2 组视觉模拟评分（VAS）和功能障碍指数（ODI）评分治疗前后比较差异有统计学意义，治疗组非常明显优于对照组，可见针刀结合手法治疗骶髂关节错缝源性下腰痛的临床疗效更为确切。

骶髂关节错缝的诊断，在影像学上，虽有研究显示有可供参考的变化，但更多病例常无阳性发现，主要依靠临床症状和体征，所以漏诊率较高，医者应予高度重视。中医对骶髂关节错缝的治疗，以良好效果、较小创伤、低廉费用的独特优势，成为本症治疗之首选。其不仅能有效缓解症状，而且还能针对病因治疗，其中手法可以调整骶髂关节的骨性结构，恢复骶髂关节的静力性稳定系统，松解骶髂关节的软组织结构，恢复骶髂关节的动力性稳定系统，针灸具有舒经活络、消炎止痛的作用。两者合用，标本兼治，达到治愈之目的。

（施杞　谢可永　莫文　席智杰）

第九节　梨状肌综合征

一、定义

因急、慢性损伤导致梨状肌发生损伤性炎性改变，刺激或压迫神经，而产生腰腿疼痛，感觉改变等症候群，称为梨状肌综合征。

二、病因病机

梨状肌起自第 2~4 骶椎前面，分布于小骨盆内面，经坐骨大孔向外，止于股骨大转子内上方，是髋关节的外旋肌。其在体表投影，位于髂后上棘到尾骨尖做一连线，在连线上距髂后上棘 2cm 处做一标点，此点至股骨大转子的连线，为梨状肌的体表投影。由梨状肌起始于盆腔后壁，第 2~4 骶前孔的外侧，向外穿过坐骨大孔出盆腔，与坐骨大孔的上缘之间各有一间隙，称为梨状肌上孔；与坐骨大孔的下缘之间有一间隙，称为梨状肌下孔。

穿过梨状肌上孔的结构，自外向内依次为臀上神经、臀上动脉和臀上静脉。其中臀上神经分上、下两支，支配臀中、小肌和阔筋膜张肌后部；臀上动脉亦分浅、深两支，浅支主要营养臀大肌，深支营养臀中、小肌及髋关节。静脉与动脉伴行。

穿过梨状肌下孔的结构，自外向内依次为坐骨神经、股后皮神经、臀下神经、臀下动静脉、阴部内动静脉和阴部神经。其中坐骨神经：发自骶丛，是全身最大的神经，由梨状肌下孔出骨盆至臀部。在臀大肌后侧深面下行，并在该处分为胫神经及腓总神经，传导小腿、足部的感觉及支配运动。经坐骨结节与大转子之间稍内侧降至股后区。此外还有股后皮神经：发自骶丛，于臀大肌的掩盖下降至大腿后面。臀下动、静脉：臀下动脉发自髂内动脉，供应臀下部及股后上部的结构。臀下静脉与臀下动脉伴行，由梨状肌下孔穿入盆腔，汇入髂内静脉。臀下神经：发自骶丛，支配臀大肌。闭孔内肌神经：发自骶丛，出盆后，支配闭孔内肌。阴部内动、静脉：阴部内动脉发自髂内动脉，出梨状肌下孔后绕过坐骨棘后面，经坐骨小孔进入坐骨直肠窝，分支供应会阴部及外生殖器。阴部内静脉与同名动脉伴行，入盆后汇入髂内静脉。阴部神经：发自骶丛，出骨盆后，与阴部内动、静脉伴行，分支分布于会阴部肌肉和皮肤。

中医认为，本症的发生为暴力所伤，复感风寒湿邪，内外合之，经气不舒，气血不畅，经脉阻滞，不通则痛，发为痹证，正如清代吴谦《医宗金鉴·正骨心法要旨·胯骨》云："胯骨，即髋骨也，又名髁骨。若素受风寒湿气，再遇跌打损伤，瘀血凝结，肿硬筋翻，足不能直行……" "脚尖著地，骨错者，臀努斜行"。

现代医学认为，腰部急性间接扭伤，髋关节急剧外展、外旋，梨状肌剧烈收缩受损，发生充血、水肿、痉挛、粘连和挛缩，或髋关节过度内外旋或外展，或肩负重物，久站、久蹲，感受风寒均可损伤梨状肌，使该肌肌膜破裂或有部分肌束断裂，梨状肌出血，炎性水肿并呈保护性痉挛状态，使梨状肌上、下孔变狭窄，挤压位于其中的神经、血管，因此而出现一系列临床症状和体征，其中尤以压迫坐骨神经最具临床意义。坐骨神经一般从梨状肌下缘出骨盆，在臀大肌下降至大腿后面，并在该处分为胫神经及腓总神经，传导小腿、足部的感觉及支配运动。因此当被挤压时，则可出现患侧臀部疼痛、放射痛、皮肤感觉异常等一系列复杂下肢症候群。

三、临床表现

患侧臀部疼痛、酸胀，大腿后侧及小腿外侧有放射性疼痛和皮肤感觉减弱区。行走呈跛行，髋内旋、内收疼痛加重。严重者臀部呈现"刀割样"或"灼烧样"疼痛，双腿屈曲困难，咳嗽、打喷嚏时因腹压增加而使患侧肢体窜痛感加重。

四、诊断要点

1. 可有髋部过度内外旋、外展病史。

2. 臀部疼痛，伴有放射痛和皮肤感觉障碍等临床表现。

3. 体检发现，患侧臀部压痛明显，以梨状肌部位为甚。患部可触及弥漫性钝厚、成条索状或梨状肌束。

4. 特殊检查

（1）梨状肌紧张试验：俯卧位可在臀中部触到较硬或隆起的梨状肌。大腿内收、内旋等牵拉坐骨神经的运动可加重疼痛，并出现放射痛。而外展外旋时其痛缓解。

（2）直腿抬高试验：直腿抬高在60°以前出现疼痛为试验阳性，因为梨状肌被拉长至紧张状态，使损伤的梨状肌对坐骨神经的压迫刺激更加严重。当超过60°以后，梨状肌不再被继续拉长，疼痛反而减轻。

（3）使用普鲁卡因在梨状肌坐骨神经处局部注射，疼痛可以立即缓解或消失。

5. X线摄片　可排除髋部骨性疾病。

五、辨证论治

（一）中药内服

1. 急性期　疼痛明显，按之痛甚，活动受限，舌紫，脉涩。证属气滞血瘀，治宜理气活血，方用桃红四物汤加减，药用桃仁、红花、川芎、当归、生地黄、赤芍、香附。

2. 慢性期　疼痛时轻时重，劳累后加重，休息后减轻，伴腰膝酸软，行走乏力，舌淡，脉细。证属肝肾不足，治宜补益肝肾，方用补筋丸加减，药用沉香、川牛膝、五加皮、茯苓、肉苁蓉、当归、熟地、丹皮、木瓜。

（二）中药外用

采用五加皮汤加减，药用当归、没药、五加皮、青皮、香附子等煎水熏洗，每日1次，10次为1个疗程。

（三）手法治疗

患者俯卧床上并放松肌肉，术者先以㨰法、揉法放松梨状肌及周围软组织。再以手指，或肘尖对梨状肌施以弹拨法，来回拨动梨状肌，弹拨方向应与肌纤维相垂直，以松解其粘连，继以点穴按压手法于患部达到消炎止痛，最后由外向内顺梨状肌纤维走向推按，以拍打手法收功。每周2~3次。

（四）针灸治疗

体针取穴：环跳、殷门、承扶、阳陵泉。直刺，泻法。以有酸麻感向远端放射，留针20~30分钟，隔天1次，10次为1个疗程。

（五）针刀疗法

患者取俯卧位，以梨状肌体表投影的压痛点及条索状处作为进针点，常过消毒铺巾，进针后，在患者感到酸胀处做钝性剥离，出现松动感，出针，按压2~3分钟，以创可贴外敷，可行2~3次。

（六）练功疗法

练功疗法具有行气活血、舒筋通络、滑利关节的作用，合适功法对梨状肌综合征能起到缓解证候、预防复发之功。

以髋关节内外旋、内收外展的被动锻炼，松解局部肌腱、韧带，解除痉挛。做空蹬练习，以增加患侧下肢肌肉力量。做五点支撑法、三点支撑法、燕飞法等，以加强腰背部肌肉力量。

保守治疗无效者，可行手术切断部分梨状肌，或将梨状肌与坐骨神经相交产生压迫部位切断，解除对坐骨神经的压迫。

六、述评

梨状肌综合征是骨内科门诊中常见病，临床多以保守治疗为主，方法甚多，其中以推拿和针灸、针刀疗效为著。

（一）推拿治疗

推拿治疗梨状肌综合征有众多报道，疗效满意，唯易复发。丛德毓采用推拿手法治疗梨状肌综合征 96 例，患者取俯卧位，以掌根按揉法放松患侧臀部及下肢，在梨状肌体表投影区施行拇指弹拨法。先以重手法由内向外，沿肌纤维垂直方向，快速弹拨 2~3 分钟（频率 80~100 次 / 分），迅速解除肌肉与神经组织的粘连。然后缓慢垂直肌束弹拨 3~4 分钟（频率 40~60 次 / 分）后，再梳理弹拨已较为柔软的梨状肌肌腹 2~3 分钟。最后患者仰卧，术者一手握其踝部，一手置于膝部，牵拉蹬空 5~10 次，再行下肢牵抖法放松下肢肌肉后术毕。结果 96 例患者，痊愈 32 例（33%），显效 42 例（44%），有效 18 例（19%），无效 4 例（4%），总有效率 96%。王军红采用推拿治疗梨状肌损伤综合 52 例。患者俯卧：①掌推、揉、㨰、擦臀骶部，以感肌肉完全松弛为度；②拇指先弹拨梨状肌 3~5 次，然后双拇指配合顺肌束方向滑推理筋 3~5 次，再用拇指深压肌痛点 30 秒；③掌拿揉、肘㨰压大、小腿后侧，顺点环跳、承扶、殷门、委中、承山、昆仑等穴。患者健侧卧位：先令患肢屈曲，用肘揉、压、㨰、拨梨状肌，以患者有局部或下肢热感为佳，然后一手托抱住患肢膝部，做前后上下运动，另一肘压拨梨状肌，要边运动边压拨，双手协同动作。患者仰卧：①双拇指压放肓俞穴，以盆部和下肢有热流传导为佳；②掌根向骶骨方向颤压小腹 5 分钟；③掌、指揉压小腿外侧，顺点风市、阳陵泉、绝骨等穴；④医者一手握患肢踝部，另一手扶于患膝，行顺、逆时针摇髋蹬拽下肢法 3~5 次，结束。以上手法除急性期外，每日治疗 1 次，10 次为 1 个疗程。经 13 个疗程治疗，本组 52 例中，治愈 35 例，占 67.3%；显效 12 例，占 23.1%；有效 4 例，占 7.7%；无效 1 例，占 1.9%。

（二）针灸、针刀治疗

马良福以温针灸治疗梨状肌综合征 51 例。治疗组取穴环跳、居髎、承扶、委中、阳陵泉、承山等穴。选用 30 号、2.5 寸毫针直刺，得气后在环跳、承扶、委中、阳陵泉、承山穴的针柄上套 1.5cm 长的艾条，点燃艾条燃烧至尽，每次每针灸 3 壮，每日或隔日 1 次，10 次为 1 个疗程。对照组 27 例，口服吲哚美辛肠溶片，每次 25mg，每日 3 次，与温针灸组同一时期评定疗效。结果治疗组治愈 26 例，好转 20 例，无效 5 例，总有效率 91.96%；对照组治愈 6 例，好转 14 例，无效 7 例，总有效率 74.07%，治疗组明显优于对照组。王战波将 80 例梨状肌损伤综合征患者随机分为研究组和对照组各 40 例，研究组采用小针刀配合中药治疗，对照组予中医推拿治疗。针刀疗法：患者侧卧位，健肢在下伸直，患肢在上屈曲，于梨状肌体表投影区寻找深压痛点进针，针刀切口线应与坐骨神经循行方向一致，针体与臀部平面垂直。髂后上棘与尾骨连线中点压痛点处，针尖刺至骶骨背面时，探及其边缘，沿骨边缘继续向下刺入约 0.5cm，达梨状肌肌束，切断部分紧张肌纤维，针体向外侧倾斜，针刀刃紧贴骶内面刺入 0.3cm 左右，纵行疏通剥离。其他痛点按此治法。术后，被动活动髋关节，使之内收、内旋。同时，配服中药：桃仁 10g，红花 10g，三棱 10g，莪术 10g，当归 10g，川芎 10g，牛膝 10g，炮山甲 10g，炒延胡索 10g，金银花 10g，蒲公英 10g。5 剂，水煎服，1 日 1 次，分 2 次服下。6 个月后随访。对照组采用常规推拿治疗，疗程为 4 周。操作：患者俯卧位，点按秩边、环跳、殷门，每穴约 2 分钟，然后推法于足太阳膀胱经上，再用擦揉法以放松臀大肌及臀中肌，施拨法于骶骨侧旁及大转子尖端附近，再施抖拉法和点按风市、阳陵泉，最后屈伸髋膝关节。疗程各为 4 周。结果治疗后，研究组有效率 97.5%，对照组有效率 80%，有显著性差异，研究组较对照组复发率低。显示小针刀配合中药治疗梨状肌损伤综合征具有较好疗效。

梨状肌综合征在诊断上应注意与腰椎间盘突出症鉴别。两者在症状上，都有腰痛，伴下肢放射痛。但梨状肌综合征的发生，常因过度内外旋、外展所致，出现臀部疼痛，髋内旋、内收受限等，检查可在臀中部可触到横条较硬或隆起物，梨状肌体表投影范围有压痛，直腿抬高在 60° 内疼痛显著，超过 60° 疼痛减轻。腰椎间盘突出症主要表现为腰痛伴有坐骨神经痛，脊椎旁可有压痛、叩击痛，伴同侧下肢放射痛，严重者可有侧弯，生理前凸度变小或消失，直腿抬高试验和加强试验阳性。磁共振检查可明确诊断。

（施杞　谢可永　莫文　席智杰）

第十节　臀肌挛缩症

一、定义

臀肌挛缩症是臀部软组织挛缩症这一病理变化的代称，是臀肌及筋膜纤维变性挛缩后继发的髋关节内收、内旋等功能障碍，临床表现为姿势、步态异常；多发于青少年，并多与臀部肌肉抗生素注射有关，故又称青少年注射性臀肌挛缩症。国内流行病学报道发病率为 1%~2.49%，最高为 4.75%，但其病因及分类尚不十分明确。

二、病因病机

1. 肌内注射学说　多有反复多次臀部肌内注射史，有的患者为瘢痕体质则更易诱发此症。很多研究表明臀肌挛缩症的发生与患儿臀部肌内注射有关，所注射药物主要是链霉素、青霉素、庆大霉素、维生素和解热镇痛药等。药物注入臀肌后，沿着肌束纤维，顺着肌间隔方向扩散，反复药物刺激和针头穿刺损伤可使局部形成硬块，即为肌纤维织炎的表现。

2. 先天性与遗传性因素　先天性臀肌挛缩症的确切病因尚不清楚。郑稼等认为本病是先天性因素造成肌肉发育不良或发育不全所致。Peiro A 认为本病与先天性肌性斜颈、三角肌、股四头肌挛缩一样，是先天性因素引起的肌肉发育障碍性疾病。国内兰志辉报告了 8 例臀肌挛缩症，认为本病与遗传有关。姜洪和报道了 38 例均无肌内注射史，都在出生后 1 岁左右发生挛缩，其中 1 例 3 代都有发病，另 2 例本人及其舅舅均患本病，说明有遗传因素。Shen YS 报告了 9 例也无肌内注射史，其中 4 对兄弟姐妹患相似的肌肉挛缩症，因此认为与遗传有关。

3. 免疫功能异常　目前对儿童臀肌挛缩症的研究主要集中于免疫调节紊乱方面。有文献报道部分臀肌挛缩症为臀肌筋膜间室综合征后遗症，但该类型少见，且多为单侧发病。Ⅰ型胶原和Ⅲ型胶原的沉积增加，在这一沉积过程中，转化生长因子 $-\beta_1$（TGF-β_1）、热休克蛋白 47（HSP47）、结缔组织生长因子（CTGF）、血小板源性生长因子（PDGF）、血管内皮生长因子（VEGF）起着重要作用。臀肌挛缩症早期密度减低，肌间隙模糊而肌肉的体积不缩小，挛缩的组织中转化生长因子 $-\beta_1$（TGF-β_1）、Ⅰ型和Ⅲ型胶原蛋白的表达都显著升高，而 TGF-β_1 正是促进臀肌挛缩症的产生和组织纤维化的重要纤维化因子，故认为 TGF-β/Smad 信号通路在臀肌挛缩症的发生、发展中至关重要。另有研究表明，S1P（鞘氨醇 $-1-$ 磷酸）可能是臀肌及其筋膜发生挛缩的纤维调控因子。武富良等研究表明臀肌挛缩症的发病与 C4 降低有关。

4. 体质关系与儿童易感因素　每天都有成千上万的儿童接受臀部肌内注射，但发病者仅为少数。Peiro A 观察到患儿在手术后愈合过程中切口均有瘢痕疙瘩形成，由此推测患病儿童可能存在某种易感性因素导致对肌内注射产生异常反应，认为发病与儿童的异常体质有关。

5. 性格因素　关于此病男女性发病的比例报道并不一致。顾洁夫报道发病率男性明显高于女性。薛惠祥等对 312 例臀肌挛缩患者研究后发现，患病率男性低于女性，年龄 3~25 岁，男性患者性格均为内向、软弱或有女性格化倾向，女性患者无 1 例性格豪爽顽强者。

6. 其他　还有报道表明，营养不良和农村地面不平坦等因素也是导致农村臀肌挛缩症高发的原因。另外，感染性疾病、先天性髋关节脱位术后、股骨髓内针固定术后以及臀肌筋膜室综合征后都有可能出现臀肌挛缩症等。

臀肌挛缩后形成坚硬而增厚的纤维束带，从而改变了附着在骨盆及股骨上段肌肉力量的平衡，形成骨盆外旋，稍前倾甚至脊柱腰段代偿侧凸畸形，颈干角、CE 角增大，股骨头指数下降，假性肢体不等长。骨骼有按受力方向重新塑型的特性。挛缩的臀大肌持续牵拉髂骨后部，使髂骨后部逐渐增厚、外移，靠近骶髂关节部外缘的髂骨骨皮质斜面逐渐变小，当接近前后走向时就形成骨盆平片上的致密线。臀肌挛缩症患者，如果双侧臀肌的挛缩程度不同，可引起臀肌对骨盆两侧的牵拉力不平衡，挛缩较重的一侧，骨盆受到的向下牵拉力较大，而挛缩较轻或正常的一侧，骨盆所受的向下牵拉力则较轻，骨盆就会发生继发性倾斜，牵拉力大的一侧骨盆较低，牵拉力小的一侧骨盆较高，于是出现双下肢相对不等长的"长短腿步态"，但双下肢绝对长度一致。

三、临床表现

步态异常是臀肌挛缩症的主要临床表现。患髋屈曲、内收、内旋活动障碍；骨盆倾斜不对称，下肢假性不等长，臀部肌肉萎缩出现尖臀征。坐位时双腿不能靠拢；下蹲时，双膝必须分开，做向外画圈动作，呈典型蛙式位。中立位屈髋小于 45°，要外展外旋才能完成屈髋动作。下蹲之后臀部可触及凹陷；若累及臀小肌、臀中肌或髂胫束时，双腿可呈"蛙腿征"；坐位时不能翘"二郎腿"，即交腿试验（+）；站立时双腿不能完全并拢，走路步态呈"外八字"；跑步步态呈"跳跃征"；当下肢内收、内旋时可出现典型的"弹响征"；严重患者可出现肢体不等长、骨盆倾斜、脊柱侧弯等表现；若累及髂胫束或阔筋膜张肌时，可出现典型的 Ober 征（+），并腿下蹲实验（+）、后伸试验（+）。

四、诊断要点

1. 病史　多为儿童，多有臀部反复注射史或外伤史。

2. 症状　多表现为不能并腿下蹲、不能跷"二郎腿"、走路呈"外八字"步态，上下楼、下蹲、站起时膝部疼痛和无力，并腿、翘腿受限，下蹲活动时膝关节髌骨伴向外侧滑动感。

3. 体征　臀外上方肌肉萎缩，软组织凹陷呈尖臀征，可触及向大转子延伸的挛缩带。髋关节屈曲、内收、内旋活动受限，伸直位内收障碍，Ober 征阳性。并腿下蹲实验（＋）、后伸试验（＋）。双侧臀肌挛缩不对称者骨盆向患侧或病变严重侧倾斜，双下肢外观不等长，骨盆低侧下肢较对侧长。重症者髋关节前屈功能严重障碍或完全丧失，甚至出现强迫髋过伸位，下蹲时双腿成一直线，如同蛙的姿势，平时臀部离床，步行时呈侧身前移步态。站立位驼背畸形，髋过伸；坐或蹲下时双腿呈蛙式状。

4. 辅助检查

（1）X 线片：提示股骨颈干角增大，股骨头指数下降，股骨近端呈外旋、外展，可见骨盆倾斜、脊柱侧突。

（2）B 超：臀肌有不同程度萎缩，肌纤维排列紊乱，可有散在大小不等的较强回声区，筋膜增厚，回声增强。

（3）CT：提示密度增高、肌间隙增宽、肌肉体积缩小。

（4）MRI：提示臀大肌、臀中肌、臀小肌有不同程度萎缩，严重者可出现臀中肌、臀小肌消失。肌间隙明显增宽、形态不规则。

（5）血液检查和肌电图：一般均正常。

五、辨证施治

1. 中药内服

（1）瘀血阻络：伤后日久，髋部隐隐酸胀、可触及臀部硬结，髋关节活动不利。舌质紫黯、苔薄，脉细。治拟活血化瘀，通络止痛。方用筋痹方加减（五灵脂、香附子、秦艽、牛膝、川芎、桃仁、红花、甘草、羌活、没药、地龙、当归、熟地、白芍、党参、黄芪、柴胡）。

（2）筋脉失养：臀部肌肉萎缩、疼痛，步行乏力，可触及臀部硬结或条索。舌质淡、苔薄，脉细。治拟补益气血，舒筋活络。方用人参养荣汤加减（党参、当归、黄芪、白术、茯苓、肉桂、熟地、五味子、远志、陈皮、杭芍、甘草）。

2. 中药熏蒸　药物组成：伸筋草、透骨草、五加皮、海桐皮、三棱、莪术、秦艽、苏木、红花、木瓜、牛膝。中药熏蒸方法：肌挛缩部位暴露于熏蒸口处，熏蒸 20 分钟。每日治疗 2 次。

3. 推拿治疗　针对臀肌挛缩部位采用推法、拿法、擦法、弹拨法治疗，每日 2 次。

4. 物理治疗　电脑中频治疗仪治疗根据患者的病情、耐受力选用不同的治疗处方和电流强度，两个电极分别放置在拟治疗的部位。每日治疗 1 次，每次 20 分钟。

5. 导引　加强股四头肌锻炼及步行练习，防止患肢肌肉萎缩，加强髋关节活动，可进行髋关节屈曲下蹲、仰卧直腿抬高等练习。

6. 针刺　小针刀、微型刀等微创手术，尽管避免了大切口的一些问题，而且因为创伤小而能实现早期康复训练。但是盲视手术，本身很难避免误伤神经、血管等风险，而且对手感及经验要求极高，较难推广。

7. 西药应用　用曲安奈德 0.3ml 与 2% 利多卡因溶液 0.7ml 混合后以压痛最明显处为中心，局部注射。

8. 关节镜手术　特有的可视操作及目前临床广泛使用，使得同为微创的关节镜手术更有其优势。

9. 手术适应证　臀肌挛缩症的病理基础是大范围局部肌纤维变坏死后瘢痕化，继发周围组织严重挛缩，且随着年龄增加而加重，保守治疗无效，如诊断明确若无明显手术禁忌均宜手术治疗。

六、述评

（一）臀肌挛缩症的分型与分度

1. 分型

（1）一般类型：具备"外八字"步态，臀部可触及条索状物；Ober 征（＋），双膝并拢下蹲试验（＋），不能跷二郎腿，双下肢内收、内旋障碍。

（2）特殊类型：除只有一般类型临床表现外，尚需具有双下肢假性不等长，以及髋关节继发性改变的体征。

2. 分度

（1）既往史：有反复多次臀部肌内注射史：1分。

（2）症状与体征：①异常步态："外八字""摇摆步态"，1分；②不能翘二郎腿：1分；③双膝并拢下蹲试验（＋）：1分；④ Ober 征（＋）：1分；⑤下蹲过程中双膝分开向外"画圈"动作呈典型的"蛙腿征"或髋部弹响征或"弹跳感"：1分；⑥屈髋、内收、内旋活动障碍：1分；⑦骨盆倾斜畸形或肢体假性不等长：1分。

（3）X 线片：股骨颈干角增大：1分；髋臼指数减少：1分。

（二）常见的手术方式

1. 挛缩组织切断术　切开臀中肌表面的髂胫束，进行臀大肌"Z"形松解，并显露臀中、小肌止点处及梨状肌、后关节囊，用食指做引导，以血管钳挑起逐一"Z"形松解挛缩的组织，然后向前上方松解阔筋膜张肌及其浅面臀筋膜在髂前上棘的附着部，直到松解满意。

重症患儿有时需要切断臀中、小肌的肌纤维，近止点处切断髋外旋肌纤维，必要时切开后关节囊。注意保护坐骨神经。手术松解一切挛缩变性组织，不能残留挛缩组织，务必于手术台上达到满意的松解效果，而不能寄希望于术后功能锻炼。一般以髋关节内收35°、内旋40°、屈曲120°以上为标准。闭合切口时，只缝合皮下浅筋膜及皮肤。

2. 阔筋膜张肌腱膜转位　切断一切挛缩组织后，再于髂前上棘处切断挛缩增厚的阔筋膜张肌腱膜并向下游离到大转子水平，约5~6cm，注意检查髋关节屈曲、内收、内旋是否完全不受限，然后将回缩的臀大肌、臀中肌、臀小肌挛缩带同游离的阔筋膜张肌腱膜行重叠缝合或端端缝合。

3. 挛缩组织切除术　在切断的基础上，横形切除约2cm宽一段挛缩带，以免术后切断处瘢痕粘连复发。

4. 臀肌起点下移术　采用自髂前上棘向后上止于髂后线的髂嵴切口，暴露髂嵴后，用骨膜剥离器行骨膜下剥离，使臀肌起点向远端缩移，注意臀肌起点剥离及缩移的程度，以髋关节能活动正常或接近正常为宜，剥离的臀肌不缝合。

臀肌筋膜挛缩症为常见疾病，主要发生在儿童及青少年患者，目前主张一旦确诊，如无手术禁忌证，宜尽早手术治疗。关节镜手术仍是臀肌挛缩症的首选手术方法，尤其是年龄小、症状轻的Ⅰ度、Ⅱ度患者，手术效果值得肯定；同时，微创手术也符合目前快速康复外科的理念。

（施杞　谢可永　莫文　谢兴文　席智杰）

第二十二章

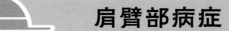

肩臂部病症

肩部骨骼包括肩胛骨、锁骨和肱骨近端。其中肩胛骨为三角形的扁骨，位于胸廓后外侧上方，介于第2至第7肋之间。锁骨呈"~"形，位于胸廓前上方，其内侧2/3呈三棱棒形，凸向前，与胸骨柄构成胸锁关节；外侧1/3上、下扁，凸向后，与肩峰内侧缘构成肩锁关节。肱骨为一体两端的长骨，其近端呈膨大肱骨头与肩胛骨的关节盂构成肩肱关节。此外，还有盂肱关节、喙锁关节、肩胛胸壁间关节等，这6个关节共同组成了肩关节。

肩关节的血液供应主要来甲状颈干的分支，肩胛上动脉，经肩胛上横韧带上方，达冈上窝，和来自腋动脉第三段的分支旋肱前、后动脉的分支。肩关节的神经来自肩胛上神经和腋神经的分支。

肩关节具有众多肌肉、肌腱包裹在其周围，其中肩关节的韧带有位于关节囊前壁内面的盂肱韧带，有加强关节囊前壁的作用。自喙突根部的外侧缘斜向外下方，达肱骨大结节前面的喙肱韧带，具有加强关节囊上部和限制肱骨向外侧旋转和防止肱骨头向上方脱位的作用。在肩关节上方，喙肩韧带与喙突、肩峰共同形成一弓状骨韧带结构，称为喙肩弓，可防止肱骨头向上脱位。

肩部众多肌肉包括肩关节前屈的三角肌前部纤维、胸大肌锁骨头、喙肱肌及肱二头肌；肩关节后伸的背阔肌、三角肌后部纤维、大圆肌和肱三头肌长头；肩外展的三角肌、冈上肌；肩内收的胸大肌、背阔肌、大圆肌、喙肱肌、肱三头肌长头、肱二头肌短头；肩外旋的冈下肌、小圆肌和三角肌后部纤维；肩内旋的肩胛下肌、大圆肌、胸大肌、背阔肌、三角肌前部纤维。

其中由冈上肌腱、冈下肌腱、小圆肌腱、肩胛下肌腱所组成的肩袖，为肩部的重要结构。其作用是把持肱骨头，紧紧抵住肩盂，成为肩关节活动的支点，如其损伤断裂，将影响肩的外展运动。肩部关节囊薄而松弛的结构特征，使肩关节成为全身最灵活的球状关节，可做屈、伸、收、展、旋转及环转运动。

当肱骨内旋时，肩外展仅达90°；当肱骨外旋时，则可外展达180°。肩关节内收范围0°~80°；前屈运动范围0°~180°；后伸运动范围0°~60°；内旋运动范围0°~90°；外旋运动范围0°~45°。肩关节的功能位是外展50°、前屈20°及内旋25°。

肩部众多肌肉，作为肩关节的动力，使肩关节既能快速地多方向运行，又在运动中保持相当的稳定性。它们或协同或拮抗，使肩关节处于不同位置，保持其动态平衡，执行肩部各项生理运动。

第一节 锁 骨 骨 折

一、定义

锁骨是唯一的一块将上肢和躯干相连的骨骼，成"~"型，存在应力集中的力学薄弱点，故受到直接撞击等外力容易引起骨折，其骨折发病率占全身骨折的 4%~10%。

二、病因病理

锁骨是连接上肢与躯干之间的骨性支架，位于胸骨柄与肩峰之间的皮下，整个锁骨呈"~"形曲线，外侧 1/3 凹向后、内侧 2/3 凸向前，内侧的胸锁关节和外侧的肩锁关节处增厚，二者过渡的中间区域多呈管状，是弯曲度最大且经受扭转力最大的部位，极易发生骨折。锁骨中段即中间 1/3，是锁骨最薄弱的区域，缺乏韧带和肌肉的支持，当受到外力作用时，极易发生骨折。其发生率占全身骨折的 5%~10%。新生儿和婴幼儿以青枝骨折多见。

锁骨骨折可由间接暴力和直接暴力所致，其中间接暴力较为多见，当肩、肘部着地跌倒时，外力由下向上传达到肩锁关节和胸锁关节，使弯曲的锁骨受到挤压，发生锁骨骨折。故《医宗金鉴·正骨心法要旨·锁子骨》说："锁子骨，经名柱骨。横卧于两肩缺盆之外，其两端外接肩解。击打损伤，或骑马乘车，因取物偏坠于地，断伤此骨。"如暴力直接作用于锁骨，常引起锁骨外 1/3 横断或粉碎性骨折。若喙锁韧带和肩锁韧带保持完整，骨折块几乎无明显移位。如喙锁韧带断裂，又可导致锁骨近侧端向后上方移位。

现代解剖显示，锁骨的肌肉附着对锁骨骨折的移位有重要影响。锁骨内侧是胸大肌的附着点，最内侧是胸锁乳突肌的附着点，前外侧是三角肌的起源且有斜方肌附着于后上方。当手、肘或肩部着地，间接暴力沿上肢传导至锁骨，其内侧段在胸锁乳突肌的牵拉下向后方移位，外侧段在胸大肌的牵拉下向前下方移位，出现斜形骨折。若为直接外力作用，则可发生横断骨折。对于严重的外力损伤所导致骨折断端的明显移位，应注意臂丛神经、锁骨下动静脉的损伤。

三、临床表现

肩部疼痛、肿胀、青紫、瘀血，肩部下垂，上臂贴胸不敢活动，并用健手托扶患肘，以缓解因肌肉牵拉引起的疼痛。对重叠移位者，可见肩峰与胸骨柄间距离变短。可闻及骨擦音。对于损伤较轻的青枝骨折，常不能自诉疼痛部位，畸形不明显，其头多向患侧偏斜、下颌部转向健侧，有助于临床诊断。如因直接暴力引起的骨折，有时可刺破胸膜发生气胸，如有损伤血管和神经，出现相应症状和体征。

四、诊断要点

1. 有上肢外展跌倒或局部被暴力直接打击等外伤史。
2. 伤后肩部出现疼痛、肿胀、畸形、活动受限等典型表现。
3. 体检发现，局部有明显压痛、可闻及骨擦音。有移位的骨折，可触及骨折断端、锁骨异常活动，以及伤侧肢体功能受限。

4. X线摄片可确诊，并明确骨折的部位、性质、类型等。X线摄片对锁骨中 1/3 处骨折者，拍摄前后位及向头倾斜 45° 斜位像。拍摄范围应包括锁骨全长、肱骨上 1/3、肩胛带及上肺野，必要时需另拍摄胸片，以了解是否发生气胸。为了解骨折的具体类型，可拍摄前后位片，以显示骨折的上下移位；按 45° 斜位拍摄，以显示骨折的前后移位。对婴幼儿的锁骨无移位骨折，或青枝骨折在初诊的原始X线像上难以明确诊断，但临床有体征者，可于伤后 5~10 天再复查拍片，以明确诊断。

五、辨证论治

本症治疗，首选手法复位。清代吴谦《医宗金鉴·正骨心法要旨·锁子骨》："断伤此骨，用手法先按胸骨，再将肩端向内合之，揉磨断骨令其复位。"

（一）复位和固定

按不同的骨折类型，采用适宜的复位和固定法。

1. 无移位骨折或青枝骨折　不需复位，用三角巾悬吊患肢 3~4 周左右。

2. 轻度移位骨折　用横 "8" 字绑带，或双圈固定 3~4 周，需注意观察感觉、血运。

3. 有明显移位骨折　用手法复位后固定。

（1）复位手法：常用膝顶复位法，患者取坐位，双手叉腰，双肩外展。助手于患者背后，以膝部顶住患者背正中，双手握其两肩外侧向背后行拔伸手法，以骨折远端凑向骨折近端，矫正骨折端重叠移位。术者位于患者前方，以两手拇、食、中指捏住骨折近、远端，行捺正手法，矫正侧方移位。

（2）固定方法：复位后可用 "∞" 字绷带固定、或双圈固定。松紧度要适宜，以防压迫腋神经、血管，造成上肢缺血、麻木等症状。固定 4~6 周，此类骨折稍有移位对上肢功能无明显影响，故不要求解剖复位。锁骨的血液供应非常丰富，一般均能愈合，鲜见不愈合者。对锁骨外侧端的骨折若影响到肩锁关节的稳定性者，须手术复位和内固定，以避免遗留肩部酸楚疼痛和上肢肌力减弱。

有移位倾向的 II 型锁骨远端骨折的治疗，各医家持有不同看法，目前尚未统一。有众多手术类型可供选择。锁骨远端骨折的手术治疗有多种方法，如经肩峰或关节外克氏针张力带、缝合锚 Knowles 钉固定、transacrominal 固定钢板、固定喙锁螺钉。固定虽然有众多手术类型可供选择，但是目前仍然无统一的治疗。对于手术治疗虽是锁骨骨折的治法之一，但应严格掌握下列适应证：①锁骨外端骨折伴喙锁韧带断裂者。②锁骨中 1/3 粉碎性骨折或移位明显的骨折，短缩畸形超过 2cm 者。③锁骨开放性骨折伴有多发性损伤。尤其是伴同侧上肢创伤，双侧锁骨骨折或有移位锁骨骨折合并同侧肩胛颈骨折时，切开复位内固定有利于功能锻炼、护理和提高生活自理能力。④由于软组织嵌入，骨折断端之间存在较宽的分离者，如果三角肌或斜方肌被主要骨折块的尖端刺穿，闭合复位可不能成功，此时骨不连的风险显著增加。⑤锁骨内端骨折向胸骨后移位，闭合复位后不稳定或复位失败者，由于损伤后方纵隔的重要结构，从而有危及生命的风险。⑥对锁骨骨折不愈合影响外观、或功能受限，有症状者等。

（二）功能锻炼

站立时宜双手后叉于腰部，保持抬头挺胸体位；睡眠时宜仰卧于硬板床上，背部两肩之间稍加垫高，保持与站立时相似的体位。第 2 周时增加手指握力练习，并做肩部外展、旋转的被动运动或助力运动。第3周时增加肘部屈伸与前臂内外旋的抗阻练习，仰卧位时，做头与双肘支撑的挺胸练习。内固定稳定者应尽早开始做肩带周围肌群的等长收缩练习。

（三）中药治疗

按骨折三期论治。

早期肿痛剧烈者，治当活血理气，消肿止痛。方用复元通气散加减，药用木香、茴香、青皮、穿山甲、陈皮、白芷、甘草等。

中期肿痛渐减，治当和营活血，接骨续筋。方选和营止痛汤加减，药用赤芍、归尾、川芎、苏木、陈皮、乳香、桃仁、续断、没药、甘草等。

后期肿痛已消，筋骨痿软，治当补益肝肾，强筋壮骨。方选补筋丸加减，药用沉香、丁香、川牛膝、五加皮、茯苓、肉苁蓉、当归、熟地、丹皮、木瓜等。

六、述评

清代钱秀昌所著《伤科补要·锁子骨》云："锁子骨，经名柱骨，横卧于两肩前缺盆之外，其两端外接肩解，或击打偏坠伤断者，用手法先按胸骨，将肩端向内合之，揉摩断骨令其复位，用带挂肩于项，勿使摇动，服接骨紫金丹，外敷定痛散，贴万灵膏，可愈。"

在骨内科的骨折创伤中，锁骨因位置表浅，中段薄弱，在外力作用下极易发生骨折。锁骨骨折占肩胛带损伤的44%。在成人的发生率，男性约0.71%，女性约0.3%，且随着年龄的增大而增加。大多数锁骨骨折发生于锁骨中段。锁骨骨折治疗和预后与骨折类型有关。

（一）锁骨骨折分型

锁骨骨折分型法众多，了解其特点，对治疗有一定指导意义。

1. Allman 分型 根据锁骨近端中段和远端部位，将锁骨骨折分为3型。

Ⅰ型：锁骨中段骨折，约占所有锁骨骨折的76%。

Ⅱ型：锁骨外侧段1/3骨折，约占21%。

Ⅲ型：近锁骨内侧骨折仅占3%。

每一组又分3个亚型，a代表骨折无移位，b代表骨折有移位，c代表粉碎骨折。

2. Neer 分型 将锁骨骨折分为：

Ⅰ型骨折：锁骨中1/3骨折。

Ⅱ型骨折：锁骨外1/3骨折。

Ⅲ型骨折：锁骨内1/3骨折。

每种类型还可分为无移位的（a）和有移位的（b）2个亚型，锁骨中段还有粉碎性（c）亚型。

3. Robinson 分型 1998年Robinson提出将锁骨骨折分为锁骨干骨折、锁骨内端骨折和锁骨外端骨折3型。

Ⅰ型：锁骨内侧1/5从锁骨内端至第1肋中心向上所做的垂直线之间的锁骨骨折。

Ⅱ型：中部3/5的锁骨干骨折。

Ⅲ型：锁骨外侧1/5从锁骨外端至喙突基底中心向上所做的垂直线之间的锁骨，通常在锥状结节处骨折。

每一种骨折根据主折段移位≥或≤100%分为A、B2个亚型。ⅠA和ⅠB型骨折再被细分为关节内骨折和关节外骨折。ⅡA型骨折根据成角的存在与否，分为无移位和成角

2 个亚型，这 2 个亚型均有残留的骨接触；ⅡB 亚型骨折段之间无残留的骨接触，临床和放射学检查上均有明显骨短缩，它可分为单纯或楔形粉碎性骨折（ⅡB₁）和孤立的或粉碎性节段性骨折（ⅡB₂）2 个亚型。ⅢA 和ⅢB 型骨折，根据有无累及关节分为 2 个亚型。ⅢB 型骨折的移位有特征性模式：锁骨干部骨折段抬高向后移位，骨折线呈单纯斜行或伴有下方撕脱的骨折片。

4. Craig 分型

Craig Ⅰ型：锁骨中段骨折，锁骨在此处从管状渐变为扁平，该处骨质相对薄弱，易发生骨折，保守治疗可获效。

Craig Ⅱ型：锁骨远端骨折。根据骨折和喙锁韧带损伤程度，分为 5 个亚型：Ⅰ型：发生于喙锁韧带外侧，多无移位；Ⅱ型：发生于喙锁韧带内侧，近侧骨折段失去牵拉固定而容易向上错位，上肢重量和肌肉牵拉使远骨折段下移；Ⅲ型：外侧端包括肩锁关节面的骨折，该型骨折几乎全能愈合，但易引起肩锁关节退行性关节炎；Ⅳ型：儿童喙锁韧带与骨膜相连而骨折近段移位；Ⅴ型：粉碎骨折，喙锁韧带附着骨折与远近骨折端分离。

（二）锁骨骨折的治疗

首先要注意辨别有无腋神经、锁骨上神经及相应血管损伤，且应注意有无伴随肋骨骨折，甚至气、血胸。在无明显并发症时，大部分可采用手法复位。由于锁骨骨折的愈合情况对肩部功能无明显影响，所以绝大多数锁骨骨折可采用非手术疗法治愈。临床对锁骨骨折的手法复位方法众多，各有特点，可按证情不同选择。

1. 坐位复位法　患者取坐位，一助手位于健侧，双手从腋下抱其身，术者一手握患侧上肢，提至肩平，并向后上方拔伸牵引，另一手拇、食、中三指握住骨折端，用捺正手法，复位后徐徐放下患肢。固定之。

2. 仰卧复位法　患者取仰卧位，稍垫高肩胛区，助手按健侧肩部压向后方，术者以一手向后、上、外方按压患肩，另一手拇、食、中指行端提、捺正手法，复位后固定。

手法复位虽难以获得解剖复位，但绝大多数骨折均能愈合，功能良好，且创伤小，操作简单。其缺点是骨折复位欠佳，固定的体位耐受性差，固定绷带需随时调整，畸形愈合者易影响美观等。

双肩"8"字绷带固定是临床常见的保守治疗锁骨骨折的方法。罗志辉认为这种固定方法给锁骨远端一个向后、向外的力纠正远端前移和重叠，故对远端锁骨骨折效果良好。洪明飞等应用弹力绷带行斜"8"字固定，认为弹力绷带由于自身的弹力作用可以使骨折端逐渐复位，克服前臂和斜方肌对骨折的拉力，减少再移位可能。但"8"字绷带能压迫腋下血管及神经，产生相应症状，且固定强度不可靠，易发生骨折再移位、畸形愈合等并发症，长久固定影响患者活动，引起肩关节活动受限，影响患肢活动。

对于锁骨不同分型，治疗方法也不同。如锁骨近端有良好的韧带支持，骨折较少发生移位。若有移位，仅锁骨远端向前上方轻度移位，近端仍与胸锁关节连接。因此，此类骨折可用保守治疗。锁骨中段骨折的移位较少，保守治疗也能获得较好疗效，可采用三角巾悬吊法。Ersen 等评估了三角巾悬吊与"8"字绷带固定。发现两种方法的愈合速度和愈合时间及影像学结果没有差异，但"8"字绷带固定法治疗的患者不适程度显著增加，所以三角巾悬吊法更值得推荐。锁骨远端骨折治疗方法取决于 Craig Ⅱ型骨折的分型，其Ⅰ型和Ⅲ型骨折较稳定一般不发生移位，可用保守方法治疗，采用吊带制动并进行疼痛允许范围内的全关节活动锻炼。第 6 周开始骨性愈合，8~12 周后骨性愈合较为牢固。Ⅱ型、Ⅳ型和Ⅴ型，复位或手术治疗。大多数锁骨骨折均可采取保守治疗，手术需严格掌握手术指征。

（谢可永　莫文　邬学群　俞志兴）

第二节　肱骨外科颈骨折

一、定义

肱骨外科颈位于解剖颈下 2~3cm，大小结节下缘与肱骨干交界处，胸大肌止点以上。此处由松质骨向皮质骨过渡且稍细，松、坚质骨相邻，是力学薄弱区，易发生骨折。同时，此处内有臂丛、腋神经、腋动静脉，须给予高度重视。各种年龄均可发生，老年人较多。

二、病因病理

肱骨外科颈的松质骨较多，骨皮质薄，无肌肉附着，是肱骨干和肱骨近端的衔接部。此较为薄弱，是全身骨折的好发部位之一。由于肩部肌群的张力和协调，使肩部骨折时，骨片分离减少，特别对于肱骨近端骨折时，这种稳定功能显得尤为重要。

肱骨外科颈骨折多为间接暴力所致，如跌倒时手或肘着地，暴力沿肱骨干向上传导冲击引起骨折；肩部外侧直接暴力亦可引起骨折。根据骨折形态可分：由直接暴力所致无移位骨折。由于跌倒时上肢外展位所致，并使骨折远侧段呈外展，近侧段相应地内收，形成两骨折端向外成角移位，且常有两骨折端互相嵌插的外展型骨折。跌倒时上肢内收位，使骨折远侧段内收，近侧段相应地外展，形成两骨折端向内成角移位，两骨折端内侧常有互相嵌插的内收型骨折。上肢外展外旋暴力导致肩关节前脱位，暴力继续作用，再引起肱骨外科颈骨折。

三、临床表现

患侧关节疼痛，内收型及粉碎型者，肿胀明显，活动障碍。如有神经血管损伤者，出现相应症状。

1. 血管损伤　肱骨近端骨折合并血管损伤者较为少见。一般以腋动脉损伤发生率最高。动脉损伤后局部形成膨胀性血肿，疼痛明显。肢体苍白或发绀、皮肤感觉异常。动脉造影可确定血管损伤的部位及性质。应尽早手术修复损伤的血管。

2. 臂丛神经损伤　以腋神经受压多见，表现为肩外侧皮肤感觉减退，肌电图可观察神经损伤恢复的情况。如伤后 2~3 个月无恢复迹象，应早期进行神经探查。

3. 胸部损伤　强烈暴力所致肱骨近端骨折时，可合并多发损伤，如肋骨骨折、血胸、气胸等。

四、诊断要点

1. 明确的外伤史。

2. 肩部肿胀、疼痛及活动受限等临床表现。合并有血管、神经损伤者，可具有上述相应证候。

3. X 线片可显示肱骨外科颈骨折线及成角畸形与移位情况。

五、辨证论治

肱骨外科颈接近盂肱关节，又多发生于中老年，易引起冻结肩，因此当早期活动，保持肩关节一定的活动度，具体治疗，应按不同骨折类型分治之。

（一）手法复位

根据不同的骨折类型和移位程度，采用相应的复位和固定术。

1. 裂纹骨折　可用三角巾悬吊患肢 2~3 周，当疼痛减轻后尽早开始肩关节功能活动。

2. 外展型骨折中的嵌插骨折　畸形角度不大者，无需复位，以三角巾悬吊患肢 2~3 周，并逐步开始肩关节功能活动。

3. 有移位骨折　在麻醉下手法复位。

（1）外展型骨折：采用牵拉推挤按压复位法。患者仰卧，一助手用宽布带穿过患侧腋下，向上牵拉肩部，另一助手持患肢腕关节，做反方向牵拉。术者位于患侧，双手扳拉骨折远端向外后方。牵臂的助手在牵拉的状态下，使患臂内收、前屈、横过胸前，使之复位。

（2）内收型骨折：采用牵拉外展推挤提按法。患者仰卧，一助手用宽布带穿过患侧腋下向上向健侧牵拉，另一助手持患肢腕关节做反方向牵拉，使患肢逐渐外展 120° 左右，术者位于患肢外侧，两手持骨折端做推挤远端向内向后，维持对位。同时牵拉患肢的助手，在牵拉的情况下，使患肢前屈复位，然后将患肢逐渐内收放下，屈肘置于胸前。

若不能复位，常由于骨折端重叠或嵌插严重，可采用折顶复位法进行整复。患者仰卧，一助手用宽布带穿过患侧腋下作对抗牵引，一助手扶持患肢。术者位于患侧，扳拉骨折近端向前外方，使远近两折端呈成角状接触，牵臂的助手牵拉患肢外展前屈，用反折手法而得以复位。

复位后，用超肩关节夹板外固定，或外展支架固定。一般 4~6 周左右就可酌情去除固定。对于外科颈骨折移位严重，复位后不稳定；手法整复外固定失败者；50 岁以下患者合并肱骨头粉碎骨折；不能复位的骺板骨折分离（肱二头肌长头嵌入）等，可采用切开复位和内固定术。

（二）夹板固定

固定用夹板 4 块，上端带有用于扎带小孔的长夹板 3 块，下达肘部，上端超过肩部；短夹板 1 块，由腋窝下达肱骨内上髁以上，夹板的一端用棉花包裹，呈蘑菇头状，做成蘑菇头状大小垫夹板。

3 块长夹板分别放在上臂前、后、外侧，短夹板放在内侧。若内收型骨折，内侧夹板大头垫放于肱骨内上髁；外展型骨折，大头垫应顶住腋窝部；有向前成角畸形者，在前侧夹板下相当于成角突出位放置一平垫；内收型骨折者，在外侧夹板下相当于成角突出处放置一平垫；外展型骨折者，则在外侧夹板下相当于肱骨大结节处放置一平垫。肱骨外科颈骨折合并肩关节脱位的夹板和固定垫安放位置，与内收型骨折相同，先用 3 条横带在骨折部下方将夹板捆紧，然后用长布条穿过 3 块超关节夹板顶端的布带环，作环状结扎，再用长布带绕至对侧腋下，用棉垫垫好后打结，以免压迫腋下皮肤。

（三）功能锻炼

肱骨近端骨折，在复位固定后，即日可开始握拳、伸指、腕屈伸环绕、前臂旋转、肘屈伸、耸肩和肩带后伸的主动练习，活动幅度应尽量达最大范围。在疼痛减轻后，在悬吊带内做肩部的前后、左右摆动，肘部屈伸及前臂旋转的主动运动和腕部与手指的抗阻练习。活动时应注意骨折部位的保护性固定，以免引起骨折处疼痛或骨折再移位。但伴有锁骨骨折者，不应做肩带前屈运动。

六、述评

肱骨近端骨折，包含肱骨大结节骨折、肱骨小结节骨折、肱骨头骨折、肱骨外科颈骨折以及儿童肱骨近端骨骺分离。其中肱骨大结节骨折和肱骨外科颈骨折多见。肱骨大结节撕脱性骨折常伴随肩关节脱位而发生，其预后良好。在诊断上，一般无困难，X线摄片能显示骨折的情况。在治疗上，采用手法复位，以夹板外固定，常能获得满意之效。

肱骨外科颈骨折好发于青少年，或老年人。临床根据其分型和损伤程度采用保守治疗，或手术治疗。如闭合整复夹板外固定术、闭合整复克氏针穿针内固定术、切开复位内固定术等。

（一）分型

骨折的分型对于临床治疗方法的选择和预后的判定有实践指导意义。肱骨外科颈骨折常用的分型法是 Neer 分型和 AO 分型。

1. Neer 分型　由 Neer 在 1970 年提出，根据骨折块多少及移位情况进行分类。临床上肱骨近端骨折常出现的 4 个主要骨折块：关节部或解剖颈、大结节、小结节、骨干或外科颈。其中肱骨头，大、小结节分别为骨化中心所在部位，这些骨化中心在结合部的融合形成易骨折的薄弱部位。根据各部分之间的相互移位进行分类，当 1 个或多个部位之间的移位 > 1cm 或成角 > 45°，即为骨折移位，而不强调骨折线的多少。

Ⅰ型为无移位或轻度移位骨折；Ⅱ型为两部分骨折，指肱骨近端四部分中，某一部分移位，临床上常见外科颈骨折和大结节撕脱骨折；Ⅲ型为三部分骨折，为三个主要结构骨折和移位；Ⅳ型为四部分骨折，由于软组织损伤严重，肱骨头的坏死率高。

2. AO 分型　根据损伤的程度，AO 分类系统将肱骨近端骨折分为 A、B、C 三种类型。

A 型骨折是关节外的一处骨折。肱骨头血液循环正常，因此不会发生头缺血坏死。

A1 型骨折是肱骨结节骨折。再根据结节移位情况分为 3 个类型。

A1-1：结节骨折，无移位。

A1-2：结节骨折，伴有移位。

A1-3：结节骨折，伴有盂肱关节脱位。

A2 型骨折是干骺端的嵌插骨折（外科颈骨折）。根据有无成角及成角方向分为 3 个类型。

A2-1 型：冠状面没有成角畸形。侧位前方或后方有嵌插。

A2-2 型：冠状面有内翻成角畸形。

A2-3 型：冠状面有外翻成角畸形。

A3 型是干骺端移位骨折，骨端间无嵌插。可分为 3 个类型。

A3-1 型：简单骨折，伴有骨折块间的成角畸形。

A3-2 型：简单骨折，伴有远骨折块向内或向外侧的移位，或伴有盂肱关节脱位。

A3-3 型：多块骨折，可有楔形骨折块或伴有盂肱关节脱位。

B 型骨折是更为严重的关节外骨折。骨折发生在两处，波及肱骨近端的三个部分。一部分骨折线可延及关节内。肱骨头的血液循环部分受到影响，有一定的头缺血坏死发生率。

B1 型骨折是干骺端有嵌插的关节外两处骨折。根据嵌插的方式和结节移位的程度可分为 3 个类型。

B1-1 型：干骺端骨折有嵌插，伴有大结节骨折。

B1-2 型：干骺端骨折有嵌插，伴轻度内翻畸形和肱骨头向下移位。合并有小结节骨折。

B1-3 型：干骺端骨折有嵌插，侧位有向前成角畸形，同时伴有大结节骨折。

B2 型骨折是干骺端骨折无嵌插。骨折不稳定，难以复位。常需手术复位内固定。

B2-1 型：干骺端斜行骨折伴有移位及结节骨折移位。

B2-2 型：干骺端横断移位骨折，肱骨头有旋转移位。伴有结节移位骨折。

B2-3 型：干骺端粉碎移位骨折，伴结节移位骨折。

B3 型骨折是关节外两处骨折伴有盂肱关节脱位。

B3-1 型：干骺端斜行骨折，伴盂肱关节脱位。虽然只有一骨折线，但通过结节及干骺端。

B3-2 型：与 B3-1 型相似，伴有结节骨折及盂肱关节脱位。

B3-3 型：干骺端骨折伴盂肱关节后脱位及小结节骨折。

C 型骨折是关节内骨折，波及肱骨解剖颈。肱骨头血液循环受损伤，易造成头缺血坏死。

C1 型骨折为轻度移位骨折，骨端间有嵌插。

C1-1 型：肱骨头、大结节骨折。颈部骨折处有嵌插，成内翻畸形。

C1-2 型：头、结节骨折，颈部骨折处有嵌插，成内翻畸形。

C1-3 型：肱骨解剖颈骨折，无移位或轻度移位。

C2 型骨折是头骨折块有明显移位，伴有头与干骺端嵌插。

C2-1 型：头、结节骨折，头与干骺端在外翻位嵌插，骨折移位较明显。

C2-2 型：头、结节骨折，头与干骺端在内翻位嵌插。

C2-3 型：通过头及结节的骨折，伴有内翻畸形。

C3 型骨折是关节内骨折伴有盂肱关节脱位。

C3-1 型：为解剖颈骨折伴有肱骨头脱位。

C3-2 型：解剖颈骨折伴有肱骨头脱位及结节骨折。

C3-3 型：头和结节粉碎骨折，伴有头脱位或头的部分骨折块脱位。

治疗上，临床比较多的学者认为 Neer Ⅰ型、Ⅱ型的肱骨外科颈骨折，可采用非手术疗法。Neer Ⅲ型、Ⅳ型的骨折，虽能通过闭合手法，达到复位要求，但难以维持，骨折常易发生移位，导致局部畸形愈合，影响功能和外观，所以较多主张手术治疗。

（二）治疗

对无移位或移位不超过 1cm 及成角畸形小于 45° 以内的移位，可用三角巾悬吊 2~3 周，对于 Neer Ⅰ、Ⅱ型有移位者，手法复位后，以超关节夹板固定 4~5 周。鼓励患者进行肘关节和手部的早期活动，以降低肢体远端肿胀的发生率。被动活动应该在 2~4 周后开始，如果 X 线片显示骨折无移位和早期骨痂形成，在 4~6 周后，开始主动运动。伤后 2~3 个月可逐步开始负重训练。刘亮等将 41 例肱骨外科颈骨折患者随机分为 2 组，治疗组 21 例，采用手法复位治疗，对照组 20 例，采用手术治疗。观察 2 组临床疗效及并发症发生情况。结果：治疗组好转率为 95.2%，对照组为 95.0%，2 种治疗方法疗效无显著性差异。治疗组并发症的发生率为 28.6%，对照组为 60.0%，2 组有显著差异。所以对肱骨外科颈骨折应首选手法复位治疗。

对治疗后的肩关节功能评定，目前采用较多的是 Neer 评定法。此外，还有 Constant-Murley 评分以及 UCLA 评分等。虽每个评定法都从疼痛、日常功能、活动度及肌力等方面进行综合评价，但各评定法均有各自的侧重点，故难以对两个评定法作比较。Neer 评定标准总分为 100 分。疼痛占 35 分，功能占 30 分，活动范围占 25 分，解剖位置占 10 分。总分大于 89 分为优；大于 80 分为满意；大于 70 分为不满意；70 分以下为失败。

大多数肱骨近端骨折可有非手术治疗获得良好肢体功能，也无疼痛后遗症发生。在肩关节活动范围内，可有中等程度的成角畸形，并无显著功能损失。在治疗决策上，对不同情况患者，应采用相应治法。如对于特定患者，其位移和成角在可接受范围内，肱骨头和肱骨干能作为一个整体运动，骨折属于稳定的，可采用吊带悬吊法，1 周内可做钟摆式功能锻炼。对年轻者，可考虑早期手术。应严格掌握手术适应证，如有移位外科颈骨折、有移位大结节骨折（超过 5mm）、有移位的年轻患者等。

（谢可永　莫文　邬学群　俞志兴）

第三节　肱骨干骨折

一、定义

肱骨干骨折指发生在肱骨外科颈以下 1cm 至肱骨髁上 2cm 之间的骨折，多见于成年人。好发于骨干中部，其次为下部，上部最少。在肱骨干中、下 1/3 交界处后外侧有桡神经通过的桡神经沟，因此中下 1/3 骨折，常易合并桡神经损伤。同时手法复位时，也须高度重视。

二、病因病理

肱骨干是位于肱骨外科颈至肱骨内、外上髁的部分，为管状骨，横切面呈三角形。肱骨干可分为上、中、下三段，其中段部分较细，为骨折好发部位，其外侧面三角肌粗隆的后方有桡神经沟，为桡神经行走路线。在肱骨中下 1/3 段桡神经与肱骨干相接触，肱深动脉与之伴行，故该处骨折易伤及桡神经。

肱骨干古称臑骨。《医宗金鉴·正骨心法要旨·臑骨》云："臑骨，即肩下肘上之骨也。"由打击伤、挤压伤等直接暴力导致的骨折，多发生于中 1/3 肱骨处，为横行骨折、粉碎骨折或开放性骨折，有时可发生多段骨折。因跌倒时手或肘着地的间接暴力损伤，由地面反向暴力向上传导，与跌倒时体重下压暴力相交于肱骨干发生斜行骨折或螺旋形骨折，多见于肱骨中下 1/3 处，如骨折尖端刺插于肌肉中，常影响手法复位。因投掷旋转暴力损伤前臂时，多引起肱骨中下 1/3 交界处骨折，为典型螺旋形骨折。

不同部位的肱骨干骨折，因肌肉附着点不同，移位方向也不同。如骨折于三角肌止点以上者，近侧骨折端受到胸大肌、大圆肌和背阔肌的牵拉作用向内侧移位；远侧骨折端因三角肌的牵拉的作用而向外上移位。如骨折于三角肌止点以下，近侧骨折端因受三角肌和喙肱肌的牵拉作用而向外向前移位；远侧骨折端受到肱二头肌和肱三头肌的牵拉作用，向上重叠移位。如骨折于下 1/3 部，因前臂悬吊胸前，引起远侧骨折端内旋移位。

三、临床表现

明显局部疼痛及传导叩痛，完全断裂者有异常活动。由于骨折出血量较多，故肿胀显著。有移位的骨折，呈成角及短缩畸形。有血管神经损伤者，可出现相应症状。如桡神经损伤时，出现垂腕、各掌指关节不能伸直、拇指不能伸直、手背桡侧皮肤感觉麻木等。

四、诊断要点

1. 大多有明确的外伤史。
2. 局部肿胀，疼痛及传导叩痛，异常活动及成角、短缩畸形等临床典型证候。
3. 体检可发现异常活动，骨摩擦感。
4. 正侧位 X 线片能确诊骨折部位及移位情况。
5. 注意与病理性骨折的鉴别诊断。

五、辨证论治

（一）手法复位

根据骨折在肱骨干的不同部位，采用相应的手法复位。

1. 肱骨上段骨折　采用牵拉推挤提压复位法。按骨折部位不同，采用不同手法和固定。

（1）胸大肌止点以下的骨折：患者仰卧位，一助手用宽布带穿过患侧腋下向上牵拉，一助手持患肢腕关节上方做反向牵拉，逐渐外展 30°～40°。术者位于患侧，两拇指推近折端向内，其他四指扳拉远折端向外，以矫正侧方移位。在维持侧方对位的情况下，再以提按法矫正前后移位，达到复位。

（2）胸大肌止点以下三角肌止点以上的骨折：患者仰卧位，一助手固定肩部，一助手持患肢腕关节，向远端牵拉。术者位于患侧，以两拇指推远端向内，其他四指拉远端向外。以矫正侧方移位，再以提按法矫正前后移位。

（3）三角肌止点以下骨折：患者仰卧，助手同上，术者位于患侧，以两拇指推挤近端向内，其他四指拉远端向外，再以提按法矫复前后移位。若为螺旋骨折，复位时应以旋转力量使其复位。

2. 肱骨中段骨折　手法复位时，不宜应用折顶手法，以避免桡神经损伤。

（1）对于移位、成角畸形不大、对线较好的肱骨干中部骨折，可不做复位，用小夹板固定。

（2）横断形或短斜形骨折，采用牵拉推挤提压法即可复位。但易出现折端分离，致迟延愈合。应予以密切注意。

3. 肱骨下段骨折　采用屈肘牵拉旋臂抱挤复位法。患者坐位，一助手固定上臂上段，另一助手持肱骨髁部，一手托前臂使肘关节屈曲 90°。术者位于患侧，一手固定近段，一手拿住远段，在牵拉下，使骨折远段向后旋，近段向前旋以矫正旋转移位，后用抱挤合拢手法使骨折面紧密接触。

对于开放骨折、合并血管神经损伤的骨折、双侧肱骨干骨折、手法复位失败、多发伤合并肱骨干骨折、病理性骨折等，可采用手术治疗。

（二）功能支架

功能支架是通过软组织的牵拉使骨折复位的装置。用于骨折早期或伤后 1~2 周。使用时应注意肢体的肿胀程度、神经血管的状况。保持上臂悬垂于胸前，防止骨折端成角畸形，支架至少应维持 8 周。但不宜用于有广泛软组织损伤、骨缺损、骨折端对线不良及不合作的患者。

（三）夹板固定

采用夹板置于患肢，用 3~4 根布带分别绑扎。对肱骨上 1/3 骨折者，要超肩关节固定。对肱骨中 1/3 骨折者，可不超过上、下两关节固定，注意压垫的放置应避免桡神经沟处，以防压迫桡神经。对肱骨下 1/3 骨折者，应超过肘关节固定。并应随时调节绑扎带的松紧，避免影响伤肢血液循环及发生压疮。固定时间成人 6~8 周，少年、儿童约 4~6 周。肱骨中 1/3 骨折是骨迟缓连接和不愈合的好发部位，对于这类患者，固定时间应适当延长。

（四）锻炼

不同阶段，应做相应运动，以尽早恢复关节活动功能。

1. 早期　做手和腕部的主动活动，逐渐过渡到上臂肌群主动等长收缩。患肢上臂肌应用力做主动舒缩活动，禁做旋转运动，防再移位。

2. 中期　伤后 2~3 周，除继续早期锻炼外，做上肢肌群的主动等张练习和肩、肘关节主动活动。

3. 后期　伤后 4 周，应继续中期功能锻炼，同时做举臂摸头、反臂摸腰、双臂轮转等运动。

六、述评

肱骨古称臑骨，位于肱部，下连"正骨"与"辅骨"。《医宗金鉴·正骨心法要旨·臑骨》："臑骨，即肩下肘上之骨也。"肱骨干骨折指肱骨外科颈以下 2cm 至肱骨髁上 2cm 的骨折，约占所有骨折的 3%。多见于年轻患者。好发于骨干中 1/3 及中下 1/3 交界处，下 1/3 次之，上 1/3 最少，中下段骨折容易并发桡神经损伤。常用分类方法是 AO 骨折分类法。对这类骨折的最佳治疗方式，学者们持有不同看法。

目前绝大多数学者认为非手术疗法愈合率高、功能损失少，是治疗肱骨干骨折的理想方式。其适用于：① AO 分类中 A1、A2、A3 的移位不明显的简单骨折；② AO 分类中 A1、A2、A3 或 B1、B2 的有移位的中、下骨折，或经手法可以达到复位标准的。目前常用的治疗方式包括夹板、悬垂石膏、功能支架牵引等。

（一）夹板固定

夹板固定是中医治疗肱骨干骨折最常用的固定治疗方式，具有疗效良好、操作简单、安全价廉等优点。曹烁华等报道手法复位配合小夹板治疗肱骨干骨折 28 例临床愈合时间 32~71 天，平均 54.7 天。通过 3~15 个月的随访（平均 7.1 个月），按 Neer 评分，其中优

24例、良4例，优良率100%。认为该方法具有创伤小、操作简便、实用经济等优点。文献报道有95%的骨折愈合率。肱骨干上连肩关节，肩关节活动度大，故肱骨干骨折向前成角＜20°、内翻成角＜30°、旋转畸形＜40°、短缩急性＜3cm会有所代偿，远期功能结局良好。莫立斌等采用手法复位小夹板固定，辅以内服中药治疗成人肱骨干骨折32例，治愈30例，好转2例。认为多数闭合性肱骨干骨折，如果没有其他合并损伤，骨折端无严重粉碎，没有明显的肌肉萎缩无力等，早期闭合手法整复结合小夹板外固定，按中医伤科骨折三期辨证使用中药均能达到理想愈合和伤肢功能恢复。

（二）功能支架牵引

利用上肢的重力作用，以防止复位后的移位。由于其在恢复肢体功能方面能取得满意效果，得到了广大学者的肯定，被认为是保守治疗肱骨干骨折的最佳措施。Sarmiento等首先报道应用功能性支架治疗51例肱骨干骨折，其中50例治疗成功。随访应用功能性支架治疗的620例患者，其中在开放性骨折患者中，有6%发生骨不连；在闭合性骨折患者中，有2%发生骨不连，14%有小于16°的内翻成角，2%肩关节活动受限超过25°。Koch等报道应用功能性支架治疗67例肱骨干骨折，58例（87%）平均10周临床愈合，均恢复原来工作，其中55例（95%）功能良好，3例活动轻度受限；9例不愈合病例中，6例为横行骨折，主要原因是适应证选择不当。功能性支架治疗肱骨干骨折的适应证包括绝大部分单纯闭合性肱骨干骨折，骨折块间无明显分离。但无移位的横行骨折容易发生成角畸形。应用功能性支架能获得成功的条件是患者能步行、接受治疗时能主动积极活动患肢。对于卧床、多发伤或不能配合、骨折端间有严重软组织损伤的开放性骨折，尤其伴有周围神经损伤或血管损伤者，则不宜做功能性支架牵引治疗。对复杂性骨折，可采用手术治疗。手术治疗适用于多发骨折，开放性骨折，血管、神经损伤，非手术治疗失败等患者。手术方式包括外固定支架、切开复位内固定、微创钢板内固定及顺行或逆行髓内钉固定等。

肱骨干骨折临床治疗重要的注意事项：由于肱骨干中下1/3交界处后外侧有一桡神经沟，内有紧贴骨面的桡神经通过，所以在手法复位时，不宜应用折顶手法，以防损伤桡神经。同时对肱骨干骨折临床诊断时也需注意有无桡神经损伤，以便及时治疗。

（谢可永　莫文　邬学群　俞志兴）

第四节　肩关节脱位

一、定义

广义的肩关节包括肩肱关节、盂肱关节、肩锁关节、胸锁关节、喙锁关节、肩胛胸壁间关节等6个关节。本节是指肩肱关节。肩肱关节脱位是指肩关节盂和肱骨头失去正常的对和关系，导致肩部疼痛、畸形和功能障碍。

二、病因病理

肩关节脱位亦称盂肱关节脱位，约占全身关节脱位的50%，多发生于年轻人，男性多于女性。肩关节脱位后按肱骨头的位置可分为前脱位和后脱位，以前脱位多见。肩关节由肱骨头及肩胛骨关节盂构成，肱骨头较大，呈球形，关节盂浅而小，两者接触面仅 1/3~1/4。关节囊薄而松弛，其上方有肩峰、喙突及起于喙突外缘、止于肩峰内缘的喙肩韧带、冈上肌等，可以防止肱骨头向上脱位。肩关节前方有肩胛下肌和起于肱骨解剖颈前下部，向上、内止于关节盂上结节和关节盂唇的盂肱韧带，由其形成的盂肱上、中、下三个韧带能约束肩肱关节外旋的作用。其中以盂肱中韧带最为重要，该韧带损伤使关节囊前壁薄弱，易产生关节脱位。后方有冈下肌，还有能保持肩锁关节在垂直方向上稳定的起于喙突、止于锁骨外端下缘的喙锁韧带。只有关节囊的前下部没有肌肉、肌腱的增强，是一个薄弱区。肩关节是人体运动范围最大和最灵活的关节，可做前屈、后伸、内收、外展、内旋、外旋及环转等运动。但其稳定性较差，是全身各大关节中结构最不稳固的关节，因此肩关节是最常见的脱位关节。

肩关节脱位在《灵枢·经脉》中被称为"肩解"。《仙授理伤续断秘方》称之为"肩胛骨出"。《世医得效方·正骨兼金镞科·秘论》指出："肩胛上出臼，只是手骨出臼，归下；身骨出臼，归上。或出左，或出右。"明确肩关节脱位有前上方和腋下脱位两类。

外力损伤是肩关节脱位的主要原因。《医宗金鉴·正骨心法要旨》曰："若被跌伤，手必屈转向后，骨缝裂开，不能抬举，亦不能向前，唯扭于肋后而已。"以致形成"方肩"畸形。其中直接暴力，多因打击或冲撞直接作用于肩关节而引起。当上臂外展背伸时，外力作用于肩后，可致肩关节前脱位；当上臂内旋及外展时，外力作用于肩前，可致肩关节后脱位；当上臂高度外展时，外力作用于肩上方，可致肩关节下脱位。间接暴力，大多为手或肘着地跌到，上臂处于外展、背伸位时，暴力沿肱骨干由下向上前方传导，使肱骨近端冲破较薄弱的关节囊前壁，形成前脱位；因肱骨头大而圆，受胸大肌的牵拉，如滑至肩胛盂内侧近喙突处，可形成喙突下脱位；如果暴力较大，肱骨头继续向前移至锁骨下，可形成锁骨下脱位；当上肢外展位、手掌或肘部着地，外力沿肱骨纵轴向上冲击，肱骨头自肩胛下肌与大圆肌之间的薄弱部被推向肩胛盂下方，穿破关节囊形成肩盂下脱位，常合并肱骨大结节骨折。

肩关节脱位的主要病理变化是关节囊撕裂和肱骨头移位，同时伴有肩关节周围软组织不同程度的损伤，或合并肩胛盂边缘骨折、肱骨头骨折与肱骨大结节骨折等。其中合并大结节撕脱骨折，是最常见的并发症，约占 30%~40%。偶尔见腋神经损伤。

三、临床表现

患肩肿胀、疼痛、功能障碍、方肩畸形、肩关节盂空虚、头偏向健侧，以手托持患肩。

前脱位者，上臂外展呈翼状，不能贴近胸壁，弹性固定于肩外展 20°~ 30° 位，呈"方肩"畸形，在喙突下、腋窝内或锁骨下可触及肱骨头，盂下脱位时患肢长于健侧，肘关节屈曲，搭肩试验阳性，即患侧手臂不能搭于健肩。

后脱位者，肩前部塌陷扁平，喙突突出，上臂呈外展、内旋畸形，在肩关节后方可触到脱出的肱骨头、肩峰异常突出，肩部前侧空虚，外展活动明显受限。

下脱位者，上臂呈严重外展畸形，不能靠近胸壁，呈翼状，搭肩试验阳性，于腋窝内可能触到脱出的肱骨头。

陈旧性脱位者，对于脱位超过 3 周以上者称为陈旧性脱位。此时肿胀已消退或基本消退，肌肉萎缩、畸形可稍缓解，关节活动度亦可稍有代偿。

习惯性脱位：常在轻微外力下发生脱位者，称为习惯性脱位。表现为关节周围肌肉萎缩松弛，有明显畸形，但稍施手法即可复位，稍一活动即再脱位。

四、诊断要点

1. 新鲜脱位者，一般都有外伤史。

2. 患肩疼痛、肿胀、弹性固定、方肩畸形等典型表现。

3. X 线检查　肩关节前脱位的喙突下或盂下脱位，在后前位照片显示肱骨头向内下移位，不再与关节盂相关节，可与肩胛颈部相重，由肩峰至肱骨头的距离加大，肱骨头呈外旋位，大结节向外，肱骨干轻度外展。盂下脱位以肱骨头下移盂下为特点，这两个类型的脱位常合并肱骨大结节粉碎性骨折。锁骨下脱位时肱骨头向内移位超越喙突位于锁骨下方。

肩关节后脱位时，肱骨头与肩盂重叠影像部分减少，而且椭圆形影像破坏，肱骨头内侧缘关节面非光滑弧形曲线，与盂前缘弧度失去平行关系，肱骨头关节面与盂缘及下缘距离增宽。

五、辨证论治

（一）手法复位

手法复位是肩关节脱位整复的首选方法。

1. 肩关节脱位的手法治疗　对于新鲜肩关节脱位，应尽早手法复位。肩关节复位方法有多种，可按具体证情选用。

（1）拔伸足蹬法：患者仰卧于床上，术者立于患侧，两手握住患肢腕部，并用近于患者一足抵于腋窝内，在肩外旋、稍外展位沿患肢纵轴方向用力缓缓拔伸，继而徐徐将患肢内收、内旋。利用足跟为支点的杠杆作用，将肱骨头挤入关节盂内，当有入臼声复位即告成功。有时肱二头肌长头腱阻碍肱骨头归位，可做患肢旋转，使肱骨头绕过肱二头肌腱后，再按上法复位。

（2）悬吊复位法：患者俯卧于床上，患肢悬垂于床旁。根据患者肌肉发达程度，患肢手腕系布带悬挂 5~10kg 重物，依其自然位牵引持续 15 分钟左右，肩部肌肉由于重力的持续牵引作用而逐渐松弛，往往在牵引过程中肱骨头自动复位。有时术者须内收患肩或以双手自腋下向外上方轻推肱骨头或轻轻旋转上臂，肱骨头即可复位。此法不会发生其他损伤，适用于老年患者。

2. 陈旧性肩关节脱位的治疗　因患者年龄、全身状况、脱位时间长短以及存在的症状和功能情况而有很大不同。因此，在处理陈旧性肩关节脱位患者时，应根据不同病例的具体情况决定治疗方案。保守治疗包括功能治疗和闭合复位。

（1）功能治疗：对于年老体弱、骨质疏松的患者，脱位时间超过 3 个月，如无神经、血管压迫症状和局部疼痛者，也可行功能治疗。功能锻炼应循序渐进，活动量和活动范围逐渐加大。初期主要是增加活动范围，应以主动活动为主，被动为辅，先做增加活动范围的运动，以后开始锻炼增加肌力的运动。

（2）手法复位：适用于青壮年脱位，在 1 个月以内脱位的关节有一定活动度，无骨折及神经血管损伤等合并症者，可试行手法复位。复位前先行手法松解肱骨头周围的粘连，复位可采用牵引推拿法。如脱位已超过 3 个月，则需手术复位。如肱骨头关节面已严重破坏，应考虑肩关节融合术或人工关节置换术。

（二）复位后固定

1. 肩关节前脱位、下脱位 复位后以腕颈带悬吊患肢制动 3~4 周，屈肘 90°，放置胸前。如合并有骨折者应悬吊制动。

2. 肩关节后脱位 需用外展石膏管型或外展支架，将患肢固定于肩关节外展 80°、背伸 30°~40° 的肘关节屈曲位 3~4 周。

3. 陈旧性肩关节脱位 复位后前臂屈肘悬吊固定 3~4 周。

4. 习惯性肩关节脱位 复位后患肢屈肘悬吊固定 4~8 周。

（三）药物治疗

1. 内服中药 采用三期疗法。

（1）初期：瘀血内阻。患肩瘀肿疼痛明显，宜活血化瘀、消肿止痛，方选散瘀和伤汤加减，药用红花、半夏、骨碎补、苏木、川芎、甘草等。

（2）中期：肿痛渐减，治宜活血通络，方选和营止痛汤加减，药用赤芍、归尾、川芎、苏木、陈皮、乳香、续断、乌药、没药等。

（3）后期：筋骨痿软、无力，治宜强筋壮骨，方选补筋丸加减，药用沉香、丁香、川牛膝、五加皮、蛇床子、茯苓、肉苁蓉、当归、熟地、丹皮、木瓜、广木香等。

2. 外用中药 可采用三色敷药外敷，或上肢洗方熏洗。药用伸筋草、透骨草、荆芥、防风、千年健、刘寄奴、红花、威灵仙、川芎等。上药切碎，水煎外洗。

（四）练功疗法

后期可做适当运动，以增强舒筋通络，强筋壮骨，预防复发。具体功法如下：

1. 耸肩 两足分开，与肩同宽，一侧上肢屈肘，以另一侧上肢手掌扶托对侧前臂，肩用力上提，复原，下坠，复原。

2. 展肩 站立，两足分开，与肩同宽，两臂自然下垂，两肘屈曲 90° 微握拳，手心向上。以上臂为转动轴，前臂沿水平位尽量做内旋和外旋活动。

3. 内收 站立，两足分开，与肩同宽，或坐位，一侧上肢屈肘，以另一侧上肢托患肘，使其上臂尽量内收，手尽量探摸健侧肩部，并逐渐向后探摸对侧肩胛部。

4. 后伸 站立，两足分开，与肩同宽，或坐位，两臂自然下垂。两手向后背，健手托扶患肢，内旋屈肘摸背，使一侧臂尽量向对侧肩胛部探摸。

5. 外展 站立，两足分开，与肩同宽，或坐位，两臂自然下垂。肩关节外展 90°，复原，反复进行。

6. 画圈 站立，两足分开，与肩同宽。向前弯腰，上肢伸直下垂，在身前方做顺时针方向画圈，幅度由小到大，速度由慢到快。

7. 爬墙 双足分开，与肩同宽，面向墙壁，或侧向墙壁站立。用手指沿墙徐徐上爬，使上肢抬举到最大限度，然后沿墙壁回位，反复进行。

对肩关节脱位因各种原因，如合并肱骨近端骨折、关节盂骨折、肱二头肌长头腱嵌入等导致手法复位失败者，或合并神经、血管损伤且临床症状明显者，或者陈旧性脱位半年内的青壮年患者，可采用手术治疗。一般选用切开复位、肩胛下肌关节囊重叠缝合、肩胛下肌止点外移等，必要时行肩关节融合或半肩置换术。

六、述评

肩关节脱位是临床最为常见的关节脱位，手法复位是其首选治法，在中医骨内科学上对此有丰富论述，提出众多行之有效的复位手法，有些至今还应用于临床，具简易有效的实用价值。如唐代蔺道人《仙授理伤续断秘方·医治整理补接次第口诀》云："凡肩甲骨出，相度如何整。用椅当圈住胁，仍以软衣被盛簟，使一人提定两人拔伸，却坠下手腕，又着曲着手腕，绢片缚之。"清代赵濂《伤科大成·接骨入骱之小笋也用手法》云："肩骱落下，手不能举，将上一手撂住其肩下，一手拿住其手，轻轻转动，使其筋舒，再令患者坐于低处，一手抱其身，将手拔直，用推拿法，又两手捏其肩，抵住其臂骨，将膝夹住其手，齐力推上，骱内有骱声，仍复旧位，手自能举动。"

（一）手法复位

随着医疗实践的深入，有关肩关节脱位的复位手法有了更多发展，各种形式的手法层出不穷，极大丰富了手法复位的内容，为临床医家提供了更多选择，以取得更好疗效。

1. Kocher 法　患者仰卧位，患肢外旋，然后把肘关节靠近患者胸前，再内旋患肢到患肢可以触及对侧肩部，提示复位成功。

2. Stimson 法　患者俯卧位，患肢自然下垂 3~10 分钟，并行患肢轻度摇晃及旋转，肩关节即可复位，难以复者可加做前臂皮肤牵引。

3. 牵引推拿法　仰卧位，一助手用布单套住胸廓向健侧牵拉，第二助手用布单通过腋下套住患肢向外上方牵拉，第三助手握住患肢手腕向下牵引并外旋内收，三者同时徐徐持续牵引。术者用手在腋下将肱骨头向外推送还纳复位。

4. 改良椅背法　将传统的伸肘位拔伸牵引改为以一手握伤肢腕部，使伤者上臂轻度外展并屈肘 90°，以另一手虎口缓缓用力下压伤者肘窝，同时轻轻左右摇摆前臂，使上臂反复做内外旋动作，当感到或听到肩关节部"咯噔"弹响，表示已复位。此法避免了靠椅背法可能出现的各种损伤，且便于复位。

5. 拔伸托入法　患者坐位，术者立于患肩外侧，以两手拇指压住其肩峰，其余四指插入腋窝把住肱骨近端内侧，一助手立于患者健侧肩后，两手于患肩腋下环抱固定患者，另一助手握住患肢外展外旋，由轻到重地向外方拔伸牵引，此时术者用双手将肱骨头向外上方托起，在持续拔伸下，助手逐渐将患肢内收内旋，肱骨头即回复于关节盂内。

6. 牵引回旋法　患者坐位或卧位，右肩关节前脱位为例。术者用右手握住患肢肘部，左手握住腕部，患肢屈肘 90° 位，沿上臂畸形方向做牵引，维持牵引轻缓地外旋上臂，快速内收上臂，使肘关节贴近胸壁并横过胸前达体中线，同时内旋上臂，使患肢手搭于对侧肩上，复位即告成功。

上述手法复位，各有利弊，医家可根据患者具体证情选用之，以期获得良好疗效。

（二）肩关节脱位复位后的固定

王德荫等为比较内旋与外旋两种固定法的效果，把肩关节脱位复位成功的 93 例患者，随机分为 A 组 46 例传统搭肩位固定（内收内旋固定法），B 组 47 例胸前抱枕法固定（内收外旋固定法）。结果：伤后 1 年 DASH 评分两组分别为（7.9±2.1）分、（6.5±1.9）分，比较差异无统计学意义。A 组复发 16 例（29%），B 组复发 5 例（14%），两组比较差异有统计学意义。复发病例中 25 岁以下者两组分别为 7 例（44%）、2 例（40%），复发病例经再次复位治愈；两组复位前后分别有 3 例、1 例存在上臂皮肤感觉异常，未经特殊处理，半年后复查均好转，未发现血管损伤病例。随访中 A 组 20 例（44%）、B 组 13 例（28%）。说明肩关节复位后，采用外旋固定较内旋固定可能更有利于肩关节脱位复位后关节囊损伤的修复和关节功能恢复，并且使用方便。

　　肩关节脱位一经确诊，应立即予以复位。肩关节复位手法繁多，但其原则为，复位手法应稳、准、轻、巧，在患者浑然不知晓的情况下，予以正确复位。目前临床常用的复位方法为足蹬法、牵引法和椅背法，各有特色。复位后，应给予屈肘悬吊固定 1~2 周，以防发生习惯性脱位。复位前后必须做 X 线摄片检查，以明确诊断和确认复位成功。

（谢可永　莫文　邬学群　俞志兴）

第五节　肩关节周围炎

一、定义

　　肩关节周围炎又称"漏肩风""露肩风""冻结肩""五十肩"等，是因各种原因，使肩关节囊及其围韧带、肌腱等组织发生慢性非特异性炎症的疾病。以肩痛、肩关节活动障碍为主要特征。临床多见于 50 岁左右的中老年，发病率约 20%，女性多见。

二、病因病理

　　肩关节由肱骨、肩胛骨、锁骨及其附属结构组成，包括盂肱关节、肩锁关节、胸锁关节 3 个滑液关节和肩胛胸壁关节、肩峰下关节两个功能性连结。周围有众多韧带、肌肉组成，其关节囊薄而松弛。这个结构上的特点，使肩关节具有极大灵活性，能做前屈、后伸、内收、外展、内旋、外旋以及环转等运动，同时也容易受到各种损伤，肩关节周围炎就是其中较为常见的疾病之一。《针灸甲乙经》谓"肩痛不可自带衣""肩痛欲折，臑如拔，手不能自上下"。可见此病以肩痛、功能受限为特点。清代沈金鳌在《杂病源流犀烛·肩背肘臂腕手病源流》中指出："肩后属小肠经，故肩后痛小肠经病。以小肠中感受风热，气郁不行故致此""肩前属大肠经，故肩前痛为大肠经病，盖肩端两骨及前，皆大肠脉所贯"。中医认为五旬之人，肝肾渐衰，气血两虚，正气下降，腠理不固，加之肩部裸露，感受风寒湿邪，或外伤劳损，风寒湿邪客于肩部经络，经络阻滞，血不荣筋，痰浊瘀阻经络和关节，筋脉收引，导致肩部疼痛和功能障碍。现代医学研究认为，本病的发生与多种因素相关。首先，在解剖上肩关节结构复杂且功能灵活。当肱骨内旋时，肩前部的"喙肱间隙"缩小，间隙内软组织受压，如持续时间过久，即可出现缺血性改变，引起周围组织无菌性炎性，导致疼痛和继发的保护性肌痉挛，并引起恶性循环，最终使局部软组织变性、坏死。其次肩部损伤，肩部的各种急性损伤或慢性劳损，导致肩部组织结构破坏，局部组织出现急、慢性炎性渗出、水肿。肩部活动减少，日久造成周围组织粘连，关节囊、肩袖肌腱、肱二头肌肌腱及喙肱韧带发生粘连和退变，出现疼痛和功能障碍。由于本症好发于 50 岁左右的中老年，尤以女性多见，此年龄正值女性围绝经期，由于性激素下降引起的全身激素水平紊乱，并导致机体各种生理、生化指标的改变，同时随着年龄增长，蛋白多糖的组成成分和代谢情况发生变化，继而引发骨赘生长和关节周围的无菌性炎症，造成韧带、肌腱变性、粘连、钙化而产生疼痛和功能障碍。所以在病理上，可见肩关节周围组织纤维不同程度断裂，毛细血管破裂，局部出血和水肿，使局部血液和淋巴循环受阻，引起组织缺血缺氧，代谢产物堆积。纤维增生导致肩关节囊及肩袖间隙挛缩，同时肌肉组织等血管挛缩，加重微循环障碍，导致组织变性、坏死和关节僵硬，最终导致肩周炎。

三、临床表现

慢性发作，起初肩部呈阵发性疼痛，以后疼痛逐渐加剧，可呈刀割样持续性刺痛，可向颈项及肘部扩散，尤以夜间为甚为本病一大特点，气候变化或劳累后，疼痛加重。患侧肩部的三角肌、冈上肌等肩周围肌肉痉挛，当肩部被碰撞或牵拉时，可引起撕裂样剧痛。肩部活动明显受限，如外展、上举、内旋、外旋等，而后伸更为明显。随着病程延长，肌腱、韧带等粘连逐渐加重，肌力逐渐下降，活动受限更趋严重。

四、诊断要点

1. 无外伤史者，起病缓慢，肩部疼痛，活动受限，渐进行加重。

2. 体检发现，患侧肩部的肱二头肌长头肌腱沟处，肩峰下滑囊，喙突，冈上肌附着点等处有广泛压痛，并向颈部及肘部放射。肩关节活动受限，尤以后伸更明显。

3. X 线检查　早期显示肩峰下脂肪线模糊变形乃至消失。当有肩部软组织充血水肿时，软组织对比度有下降。中晚期肩部关节囊、滑液囊、冈上肌腱、肱二头肌长头腱等处有密度淡而不均的钙化斑影。部分病例可见大结节处骨赘形成等。肩锁关节可见骨质疏松，或关节间隙变窄等。

4. MRI 检查　可以确定肩关节周围肌腱、韧带、关节囊等软组织结构的改变。

五、辨证论治

（一）手法治疗

目前，临床上对肩关节周围炎的治疗以手法为首选。治疗肩关节周围炎的理筋手法多种多样，但较为常用的理筋手法包括弹筋拨络等松解手法和关节活动手法两部分。

1. 软组织松解手法　用于肩部筋腱退变、粘连为主要病变的弹筋拨络法，病变部位多在肱二头肌长头腱、短头腱或冈上肌腱处。操作时以拇、食指对病变肌腱做分经拨络。手法由肌腱近端向远端，包括整个肌腱和少部分与之相连的肌腹。在具体操作上，分为缓慢逐渐性松解法和快速一次性松解法两种。

（1）缓慢逐渐性松解法：通过每日 1 次的松解手法治疗，逐渐使肩关节周围粘连等病变得到缓解。操作时让患者取坐位，操作者站于患者患侧，一手按住患侧肩部，另一手握住患侧肘部，交替做肩关节前屈、外展、后伸各方向活动。范围由小到大，并要以外展、后伸动作为主。在做到可能范围的最大限度之后再做肩关节的回旋动作，活动角度越大越好。临床应用此项手法为多见。

（2）快速一次性松解法：在麻醉的配合下，做大幅度肩关节前、外、后等各方向的动作，可在操作后，以醋酸氢化可的松 25mg 加 1% 普鲁卡因溶液 5~10ml 注入。休息 3 天后开始做主动功能锻炼，以保持松解手法所恢复的肩关节活动度。此法具有创伤大、易引起关节内积血、有造成肩部骨折的危险性等弊端，对于年老体弱、合并冠心病或血液系统疾病的患者不宜使用。

2. 关节活动手法　肩关节的上举、后伸、旋展等活动，幅度由小逐步增加。最后以搓、抖法放松肩关节收功。

（二）针灸治疗

体针取穴：肩髎、臑俞、肩内陵、巨骨、曲池、合谷等。多方向透刺，采用泻法，留针 15~20 分钟。加温针或电针，隔日 1 次。10 次为 1 个疗程。

（三）中药应用

分为急性期、亚急性期和慢性期论治。

1. 急性期　主要分为气滞血瘀和寒湿瘀阻型。

（1）气滞血瘀型：跌仆闪挫，肩折筋伤，瘀血停聚，肿痛拒按，或固定日久，肌肉萎缩，关节僵硬，舌紫黯或舌边有瘀点，脉弦涩。治宜活血化瘀、行气通络，方用筋痹方加减，药用生黄芪、当归、川芎、柴胡、乳香、羌活、制香附、川牛膝、赤芍、桃仁、泽兰、炙甘草等。

（2）寒湿瘀阻型：关节疼痛，痛有定处，痛剧如锥刺，得热则舒，遇寒痛剧，苔薄白，脉弦紧。治宜祛风散寒、化湿通路，方用加味牛蒡子汤，药用牛蒡子、白僵蚕、白芥子、炙地龙、泽漆、丹参、全当归、生甘草、川牛膝等。

2. 亚急性期　主要分为痰湿内蕴型和经脉失畅型。

（1）痰湿内蕴型：关节及肢体重着，麻木不仁，痛有定处，头晕目眩，身重困倦，恶心呕吐，胃纳呆滞，口淡不渴，舌苔厚腻，脉沉滑。若口中自觉有冷气，身寒手足不温，大便溏泻，舌淡苔白滑，脉沉迟。治宜温阳散寒，化痰通痹，方用寒痹方加减；若伴发热、身热不扬、头痛而重、身重而痛、口苦、胸痞、尿黄而短，舌质红，舌苔黄腻，脉濡数，治宜清热化湿、祛风止痛，方用热痹方加减，药用黄芪、柴胡、当归、苦参、党参、苍术、羌活、知母、茵陈、黄芩、大枣、甘草等。

（2）经脉失畅型：关节疼痛，屈伸不利，或麻木不仁，舌淡苔薄，脉细弦。治宜祛风湿，止痹痛，益肝肾，补气血，扶正祛邪，方用调身通痹方加减，药用炙黄芪、党参、当归、白芍、川芎、熟地、柴胡、桑寄生、秦艽、茯苓、杜仲、川牛膝、菟丝子、炙甘草等。

3. 慢性期　主要分为气虚血瘀型、肝经失调型和肝肾亏虚型。

（1）气虚血瘀型：关节疼痛缠绵不已，疼痛喜按，少气懒言，自汗绵绵，舌淡黯苔薄白，脉沉细。治宜补中益气、活血化瘀，方用补中益气汤合桃红四物汤加减，药用黄芪、白术、陈皮、升麻、柴胡、人参、甘草、当归、川芎、桃仁等。

（2）肝经失调型：关节疼痛不适，肩部筋肉拘挛，活动牵掣，夜寐欠宁，舌红，苔薄白，脉弦细。治宜平肝舒筋、活血通络，方用脉痹方加减，药用炙黄芪、川芎、柴胡、天麻、钩藤、石决明、山栀、黄芩、益母草、夜交藤、白芍、茯苓、当归等。

（3）肝肾亏虚型：年龄较大，体质虚弱，病程较长，疼痛绵绵，遇阴雨天加重，气短懒言，腰膝酸软，四肢乏力，不胜劳倦，头晕眼花，肩部肌肉萎缩，舌淡，苔薄白，脉沉细无力。治宜滋补肝肾、填精益髓，方用益肾通痹方加减，药用炙黄芪、党参、白芍、川芎、熟地、柴胡、山萸肉、怀山药、甘杞子、川牛膝子、菟丝子、泽泻、泽漆、泽兰等。

（四）理疗

采用热敷伴低频电刺激和超声波做局部治疗，以增加血液流动，促使炎症消除，达到缓解疼痛，恢复肩关节功能活动的目的。

（五）练功疗法

练功疗法对于增加肩关节活动度有重要作用。练功应循序渐进，持之以恒。

1. 患肩爬墙　患者双臂紧贴墙上，手指带动手臂逐渐向上做爬墙动作。保持身体稳定和不动，尽量让双臂向上爬得高一些，直到疼痛不能向上。

2. 画圈　双脚直立，双手下垂，找一个中心点，进行画圈运动，正画40次，反画40次，两臂各画1遍，每天1次。

3. 拉手　患者自然站立，在患侧上肢内旋并向后伸的姿势下，健侧手拉患侧手或腕部，逐步拉向健侧并向上牵拉。

4. 展臂　患者上肢自然下垂，双臂伸直，手心向下缓缓外展，向上用力抬起，到最大限度后停10分钟，然后回原处，反复进行。

5. 旋肩　患者站立，患肢自然下垂，肘部伸直，患臂由前向上向后画圈，幅度由小到大，反复数遍。

对于经长期保守治疗无效，严重影响肩关节功能者，可考虑行手术治疗。

六、述评

肩关节周围炎是骨伤门诊常见病之一，好发于50岁左右女性。《素问·上古天真论》曰："女子…七七，经脉虚，太冲脉衰少，天癸竭。"由于脏腑虚衰影响着机体各部之濡养，导致组织老化，当外力损伤肩部脉络，或感受风寒湿邪，气滞不通，寒湿痰滞，瘀痰交阻，壅塞经脉，经气不通，出现肩部疼痛、活动受限等症状。该病症状繁多，缠绵难愈，病程较长，患者痛苦较大，因此在骨内科学的临床报道中，治疗方法最多，其中以手法和针刺治疗效果尤佳。手法能松解粘连，增加关节活动度。针刺疗法可调和气血，通络止痛。所以针刺结合手法的治疗深受欢迎。同时在实验研究方面也取得了进展，为进一步提高疗效提供理论基础。

（一）手法研究

为尽快恢复肩关节的正常功能，广大医家在长期临诊疗中创造了许多行之有效的手法，取得了良好的临床效果。

1. 轮臂法　患者取坐位。从正方向，依次连续做患肩关节的前屈、上举、后伸、还原4个动作。然后从反方向依次连续做后伸、上举、前屈、还原4个动作。两种方法交替使用。开始时，因肩关节功能受限，活动范围可能仅局限在肩关节的外下区域。随着肩关节功能改善，其活动范围逐渐扩大到外侧、后侧及外上部区域。

2. 爬墙法　患者面朝墙站在距墙约30cm处。患肢向前伸，用手掌贴于墙，通过各手指的运动，使手掌贴墙面向上爬行，以带动患肢上举。举至肩部出现明显疼痛时可暂停1~2分钟，待疼痛有所缓解后再继续上爬到最高点，如此反复运动，每组10~15次。每日做2~3组运动。争取每次爬行高度要超过前次。

3. 悬臂法　适用于活动障碍较重者。患者仰卧于木板床上，患侧肩关节探出床边缘，自然下垂，用健肢托扶患侧上肢，然后逐渐下放，当出现明显疼痛时暂停下放，保持2~5分钟，然后继续下垂，直至不能再增大下垂度时为止。按照这种方法，做俯卧位患肢向前方下垂。两种悬臂方法交替使用以增加效果。对于前屈已达90°的患者，可以在上述体位下做摆臂动作，以进一步扩大活动度。

4. 担压法 患者站在一个与自己肩关节高度相近的平台旁，将患肢外展，肘部及前臂担于平台上。然后使肩关节用力下压，或做下蹲动作，靠自身体重下压。角度越大越好。到明显疼痛时，暂停 5~10 分钟，待疼痛缓解后再继续下压。此法可以增加肩关节前屈。

5. 负重牵张训练法 手提 2~3kg 的重物，手臂垂直，靠近身体。开始训练时，仅维持牵引，随着肩关节功能逐渐提高，手臂做轻度摇摆运动，距离不超过 30cm。每天在肩部热敷后练习 1~2 次，时间 5 分钟，以增加位于球窝关节与肩峰之间的肌的活动空间，防止凝肩。

上述锻炼方法，可以单独使用，也可以配合作用。锻炼时速度缓慢，幅度由小到大，力度逐步增加，持之以恒。

（二）针刺研究

1. 传统针刺手法 针刺治疗肩关节周围炎在针灸文献中含有极为丰富的内容。黄选玮提出从肩髃进针透刺臂臑行苍龟探穴手法，即以两指扳倒针头，一进三退、向下、向上、向左、向右钻剔，随后退针至肩髃分别沿三角肌内外缘刺入。对于证急实证或针感迟钝患者在进针过程中施凤凰展翅手法；对于慢性疾病体质虚弱或针感强者行饿马摇铃手法，以上述手法分别行臂臑透肩髃、手三里透臂臑及条口透阳陵泉，操作同上。后刺中渚、三间、列缺并留针。每隔 5 分钟行凤凰展翅手法或行饿马摇铃手法，其间嘱患者活动手指及手腕自我行针保持针感，治疗有效率 97.44%。宋爱群等则取肩三针（肩前、肩后、肩髃）、阿是穴，遵循《金针赋》的"苍龟探穴，如入土之象，一退三进，钻剔四方"。针刺得气后退至皮下，然后更换针法方向，分别向前后左右多向斜刺，渐渐加深，不留针。治疗 45 例，痊愈 25 例，显效 7 例，好转 11 例。苍龟探穴法是传统针刺手法，具有促使针感通经过关节而达病所，以解除局部肌紧张或痉挛，达到止痛利关节之效。姜卉等按灵龟八法推算开穴，注意辨病（时期）、辨证（经络），如后伸时肩前痛为主者，取列缺穴；肩外展时肩外侧痛为主者，取外关穴；肩上举时肩后侧痛为主者，取后溪穴。针刺得气后，施以捻转泻法，同时患者活动肩部，尤以向运动障碍方向活动为主。治疗 52 例，治愈 43 例，好转 7 例。韩冰等按照子午流注纳甲法中的转盘法，选取当天当时所开之穴，必要时采用"合日互用开穴"及"井经荥合输纳零法"，保证每个时辰皆有开穴。治疗组除取一个当天当时所开之穴外，其余腧穴与对照组相同。先针刺子午流注开穴，得气后施以迎随补泻法，然后再针刺其余腧穴。治疗 59 例，痊愈 23 例，显效 23 例，有效 11 例。

2. 针刺、针刀实验研究 王晨瑶等通过组织学观察发现，电针肩髃穴后，肩周肌纤维排列柔顺，肌间隙仅有少量炎性细胞浸润，未见红细胞漏出。而药物组滑膜细胞增生，淋巴浆细胞及淋巴细胞浸润程度均较肩髃穴电针组增高，说明电针肩髃穴可抑制组织变性和炎症反应，促进肩周组织趋向好转。郭长青等应用针刀后取实验肩周炎模型家兔血清及肱二头肌、冈上肌、冈下肌、大圆肌，发现针刀松解法对不同病理分期的模型家兔血清和局部肌肉中的 MDA（丙二醛）均具有良好调节作用，可显著降低异常 MDA 含量，对 SOD（超氧化物歧化酶）、T-AOC（总抗氧化能力）及 TGF-β_1 含量同样有良性调节作用。组织形态学观察表明，针刀松解法能改善局部病理状态，减少滑膜增厚和肌腱纤维增生，促进组织修复。

（三）针刺结合手法的疗效观察

针刺能行气活血，舒通经络，消炎止痛。推拿能松解组织粘连，增加局部血液循环，有利于功能恢复。两者结合应用，功能止痛利关节。赵海红等取患侧肩髃、肩髎、天宗，配穴：若肩肱连动，肩缝处有压痛，后伸困难，取肩缝、尺泽、阴陵泉；肩髃处有压痛，上举困难，取肩髃透极泉、曲池、巨骨、条口透承山；天宗处有压痛，内收困难，取肩贞、后溪、申脉；肩髎处有压痛，外展困难，取臑俞、外关、阳陵泉透阴陵泉。用热补针法，针尖顶着产生感应的部位守气，使针下持续沉紧，然后出针。针刺配穴时，须上肢的针起完后再针刺下肢，针刺下肢穴位时需边操作边嘱患者上肢做运动，以锻炼肩部，提高疗效。治疗83例，痊愈40例，显效26例，有效16例。此法多用于风寒湿痹型肩周炎，消炎镇痛，消除水肿，能松解肌肉损伤和组织粘连，改善局部营养供应及组织的新陈代谢，促进炎症吸收，加速病灶部位的改善和修复，松解粘连，可止痛和恢复肩关节活动功能。

肩周炎在诊断明确情况下，其治疗重点是缓解疼痛和恢复肩关节正常功能。一般来说，采用针刺和手法治疗，对缓解疼痛较为容易，但恢复功能，尤其对恢复肩后伸功能，需要较长时间。期间患者积极的肩部功能锻炼，能有效提高疗效。

（谢可永　莫文　邬学群　俞志兴）

第六节　肩袖损伤

一、定义

因各种原因导致组成肩袖相关的肌腱等组织撕裂损伤，出现肩部疼痛、功能障碍的肩部综合征。

二、病因病理

肩袖又称旋转袖，由冈上肌、冈下肌、小圆肌、肩胛下肌的肌腱组成肌腱复合体，其中肩胛下肌腱位于肱骨头前方，上方为冈上肌腱位于肱骨头上方，冈下肌腱和小圆肌腱附着于肱骨头后方。肩袖内面与关节囊紧密相连，外面为三角肌下滑囊，其环绕肱骨头上端，可将肱骨头纳入关节盂内，使关节稳定，协助肩关节外展和旋转。由于冈上肌附着于肱骨大结节最上部，经常受肩峰喙肩韧带磨损，为肩袖的薄弱点，当肩关节在外展位做急骤内收活动时，易发生破裂，因肢体重力和肩袖牵拉使裂口愈拉愈大，而且不易愈合。

肩袖损伤属于中医"肩痛"范畴。中医认为年过四旬，天癸渐衰，肝肾亏虚，精血不足，筋脉失养而变性，不堪受力，易受伤而断裂。或外力强大，超过其承受能力，筋脉断裂。血溢脉外，留滞成瘀，停积于内，呈现瘀血肩痛之症，如肩痛剧烈、刺痛、肤色青紫、瘀斑，闪扭损伤局部压痛明显。或外感风寒湿邪，经气不舒，寒性收引，湿性重浊，肩部重着、疼痛，遇寒痛甚，遇温痛减，喜温喜暖，活动不利等症。筋腱破损，经脉受损，筋腱不连，无法带动关节活动，故肩关节活动不利。

现代医学调查显示，在正常人群中，肩袖损伤的比例据估计占5%~40%。观察发现，

741

无症状肩袖损伤者在运动时仍能保持冠状面和水平面的力偶平衡，而发挥其功能，且肩袖的撕裂程度并未随时间推移而变化。无症状肩袖撕裂，病理学上分为部分撕裂伤和全层撕裂伤。部分厚度肩袖撕裂伤，按损伤部位可分为关节面、滑囊面和腱中部分撕裂3种类型。全层肩袖撕裂，按损伤程度分为小撕裂（< 1.0cm）、中撕裂（1~3cm）、大撕裂（3~5cm）和超大撕裂（> 5cm）。其中大撕裂或超大撕裂通常产生临床症状。

Burkhart等根据撕裂的大小、形态和手术难易程度，再将超大撕裂分成4型：新月形撕裂；U形撕裂；L形撕裂；巨大、退缩、不可回复性撕裂。在组织形态上，正常肩袖肌腱组织形态显示，可以视为3层结构，滑囊层肌腱中间层和关节面层仅有滑囊层有大量血管存在，所以该层恢复能力最强，肌腱的修复可依靠本身的滑膜组织和血管，故肩袖浅层损伤特别是滑囊层撕裂的患者可以采用保守治疗，但肩袖损伤发生于深层或全层时，由于缺乏血管，所以修复难度加大，需及时进行手术治疗。当肩袖发生损伤时，不仅在肌腱，肌肉也同样有病理变化，肌腱和肌肉及邻近肌肉组织都会有渐进性不可逆的脂肪浸润。撕裂后的肩袖肌肉不能再附着于骨上，使得肌肉的功能和结构发生变化，肌肉也逐渐发生萎缩，肌肉相应显微结构也发生变化，肌小节长度和数量减少，肌原纤维溶解和变性并被脂肪组织替代，脂肪浸润在肌束和肌腱内，肌肉功能受到极大影响。

肩袖损伤，多见于40岁以上男性青年人，年轻人绝大多数伴有严重外伤史。如手外展着地跌倒上肢外展，手掌扶地骤然内收而破裂，因冈上肌肌力薄弱，而承受牵拉力最大，易破裂，此类患者约占50%，或手持重物，肩关节突然外展上举或扭转而引起肩袖损伤。对中老年者，随年龄增长和肩袖组织长期遭受肩峰下撞击、磨损而发生缺血，使肌腱出现退行性改变，在慢性劳损作用下，引起肌腱无菌性炎症，日久导致肩袖部分损伤，其中尤以冈上肌肌腱损伤较为多见。由于肩袖的功能是上臂外展过程中使肱骨头向关节盂方向拉近，维持肱骨头与关节盂的正常支点关节，肩袖损伤将减弱甚至丧失这一功能，严重影响上肢外展功能。

三、临床表现

损伤后肩部有一时性疼痛，以后疼痛加剧，并向三角肌止点放散，患侧肩部肿胀，皮下出血，伤后患者不能主动外展肩关节。损伤日久者，出现冈上肌、冈下肌失用性萎缩。

四、诊断要点

1. 多见于中年男性，青年人常有严重外伤史。

2. 肩部疼痛、活动障碍等临床表现。

3. 体检发现，当上臂伸直肩关节内旋、外展时，大结节与肩峰间压痛明显，压痛部位的大小与肩袖破裂范围相关。如完全破裂者，可以摸到破裂的裂隙。肩部活动时，肩袖裂口经过肩峰下时，可闻及弹响声，在完全破裂者更为明显，并明显影响肩关节外展功能。

4. 特殊检查

（1）疼痛弧：肩做外展活动时，在60°~ 120°范围内出现疼痛弧。

（2）活动异常：肩袖破裂较大时患臂不能外展，而由耸肩活动代替。由于肩袖破损，三角肌的收缩，肱骨沿其垂直轴向上，迫使肩胛骨在胸壁上滑动并旋转，出现肩关节活动异常，同时抗阻力外展力量减弱。

（3）肩袖损伤试验：局部压痛点用 1% 普鲁卡因溶液封闭，待疼痛消失以后患者可以主动外展肩关节，表明肩袖未破裂或仅为部分破裂，若封闭后仍不能主动外展，则表明严重破裂或完全破裂。

（4）上臂下垂试验：行局部麻醉后，将患侧上臂被动外展至 90°，如不加以支持，患肢仍能保持这一位置，表示肩袖无严重损伤，如不能维持被动外展位置则表明肩袖严重破裂或完全破裂。

5. X 线检查 关节内充气亦可碘油造影，如发现肩关节腔与三角肌下滑囊阴影相互贯通，表示肩袖完全破裂。

6. 磁共振（MRI）检查 可确定肌腱损伤的部位和严重程度，对诊断具有较高的价值。

五、辨证论治

治疗原则为缓解损伤局部的炎症反应、消除疼痛，重建肩袖的力偶平衡机制，促进肩关节功能的恢复。非手术治疗一般用于小撕裂损伤，同时症状不甚严重的患者。

（一）内服中药

1. 急性期 急性外伤，局部肿痛明显，活动受限，青紫瘀斑，舌紫黯，脉涩。证属气滞不行，瘀血内阻；治宜活血祛瘀，行气止痛；方用活血止痛汤加减，药用当归、川芎、乳香、没药、苏木、赤芍、陈皮、落得打、紫荆藤。

2. 慢性期 损伤日久，疼痛时轻时重，遇劳痛甚，休息痛减，舌淡，脉细。证属气血两虚，肝肾不足；治宜益气养血，调补肝肾；方用壮筋养血汤加减，当归、川芎、白芍、续断、红花、生地、牡丹皮、杜仲。

（二）外用中药

可外敷消瘀止痛膏或三色敷药。

（三）固定疗法

对轻度损伤者，可用三角巾悬吊；对较重损伤者，将肩部外展、前屈、外旋固定 3~4 周。

（四）手法治疗

急性期忌用手法治疗。在缓解期可在肩关节周围使用轻柔点按、拿捏、弹拨、摇肩、牵抖等手法，以放松组织，促进局部血液循环，消炎止痛。并配合肩外展及上举被动运动，争取及早恢复肩关节功能。

（五）功能锻炼

在恢复期，做肩关节功能锻炼。开始时以被动活动为主，以后改为主动运动，但避免提举重物等引起疼痛动作。进行关节活动度训练，随着疼痛减轻，开始做渐进性的肌力增强训练，强调肩胛骨稳定训练和三角肌力量训练，直到肩关节完全无痛为止。

对于严重的撕裂伤，或经非手术治疗后，未见好转者，可采用手术治疗。肩关节镜下修补术的疼痛缓解率可达 80%~92%。研究表明，肩袖中小撕裂损伤手术后的效果明显好于与大或巨大撕裂损伤者。因此在进行肩袖修补之前记录撕裂口大小对最终预后的判定有重要价值。

六、述评

慢性头痛、慢性腰痛和慢性肩痛为骨内科的三大疼痛症，随着慢性肩痛发病率的上升已引起临床医家的高度重视。尤其随着磁共振等先进诊断设备和关节镜的广泛应用，为诊断和治疗提供了更多资料，使这一病症的临床诊断和疗效有了显著进步。

（一）诊断方法

肩袖损伤的正确诊断在 MRI 等设备出现后有了较大提高，为临床治疗提供了可参考的依据。目前应用较多的有 MRI、超声检查等。

1. 超声诊断法　张文焕等观察了超声检查对肩袖损伤的诊断价值，对临床怀疑肩袖损伤的 36 例患者 39 个肩关节进行超声检查，并与开放或关节镜手术结果进行对照。超声诊断方法对双侧肩关节对比检查，注意观察肩袖的纤维走形连续性内部回声以及三角肌下滑囊关节腔有无积液、滑膜有无增生、肱骨头表面是否光滑规则、有无骨质增生和缺损改变，同时观察二头肌长头腱及腱鞘有无异常改变，如出现肌腱不显示、肌腱部分缺损、肌腱内出现局灶性异常回声、肌腱部分变薄，即可诊断为肩袖损伤。结果 39 个肩关节中超声诊断肩袖损伤 28 肩，正常肩袖 11 肩；开放或关节镜手术确诊肩袖损伤 30 肩，正常肩袖 9 肩，超声诊断的敏感性为 90%，特异性为 88.9%，阳性预测值 96.4%，阴性预测值 72.7%，准确性 89.7%。结论：超声诊断对肩袖损伤有很高的临床应用价值，尤其适用于诊断肩袖全层撕裂，可作为首选影像学检查之一。

2. MRI 诊断法　刘彪观察了 MRI 对肩袖损伤的诊断价值，42 例患者中肩关节镜下证实肩袖损伤的患者 32 例，MRI 影像下观察肩关节的软组织结构，如冈上肌、冈下肌、小圆肌及肩胛下肌等肩袖结构的信号特征、形态，包括关节盂的形态和信号等。肩袖撕裂分为部分性及完全性撕裂，部分撕裂常表现为肌腱的滑膜面或关节面有破损，肩峰 – 三角肌下滑囊脂肪层连续性中断，肌腱信号强度局限性增加，在 T2WI 及 STIR 序列上呈现异常高信号，同时伴有形态改变，但肌腱的连续性存在。完全断裂的影像学表现为肩袖肌腱信号强度明显增加，伴有明显形态异常，如肌腱的连续性中断或肌腱 – 肌腹连接处回缩，而肩峰 – 三角肌下滑囊脂肪层连续性中断或消失。结果：42 例患者中，MRI 诊断为肩袖损伤的患者 29 例，经关节镜最终诊断为肩袖损伤的患者 27 例，其中肌腱炎 5 例，部分撕裂 9 例，全层撕裂 18 例。2 例在关节镜下肩袖连续性完整，无撕裂及松弛。经 MRI 检查未发现肩袖撕裂而关节镜下发现撕裂者 5 例，其余 8 例患者 MRI 及关节镜下均未发现肩袖撕裂。MRI 诊断肩袖损伤的敏感度为 90.6%（29/32），特异度为 80.0%（8/10），阳性预测值 93.1%（27/29），阴性预测值 76.9%（10/13）。表明 MRI 在诊断肩袖损伤方面具有诊断准确率高、特异度高等优点，可通过 MRI 对可能的肩袖损伤患者进行初步诊断。

（二）分型

根据损伤程度，有下列不同分型法。

1. Stoller 把肩袖损伤 MRI 分为四级　0 级：肩袖形态表现正常，信号均匀一致且为低信号。Ⅰ级：肩袖形态表现正常，但信号表现异常，均匀一致的低信号中出现短线样或弥漫性高信号影。Ⅱ级：肩袖形态表现异常，肌腱较正常变薄，信号呈高信号改变。Ⅲ级：肩袖低信号影中断，或低信号被高信号影所取代并可累及肌腱全层，或出现肌腱回缩表现。

2. Neer 把肩腱损伤分为Ⅲ期　Ⅰ期：患者年龄 < 25 岁，病变可逆活动时肩痛到活动期间痛，体征上有肩峰和肱骨大结节触痛，对抗阻力时疼痛加重。Ⅱ期：年龄 25~45 岁，反复创伤引起慢性肌腱炎，持续性肩痛，常于夜间加重，体征与Ⅰ期相似但更重，可伴有肩部僵硬。Ⅲ期：包括完全性肌腱损伤、骨改变，年龄在 40 岁以上，病史长，从轻度肩痛到严重肩痛，夜间为甚，影响正常生活，多肌腱发生损伤而严重影响功能。

3. Goutallier 等基于其 CT 横断面上的浸润程度将肩袖脂肪浸润（脂肪肌肉比例）分为 5 级　0 级为无脂肪浸润；1 级为少量脂肪浸润；2 级为肌肉量大于脂肪浸润量；3 级为肌肉量等于脂肪浸润量；4 级为脂肪浸润量大于肌肉量。

（三）临床治疗观察

肩袖损伤是引起肩部疼痛和活动障碍的重要原因之一，其治疗目的在于减轻疼痛以及恢复肩关节功能。非手术治疗为常用治法，并能取得较好效果。

1. 针刺治疗　杨晓勇将 60 例肩袖损伤患者随机分为"肩三针"针刺组和常规用药组，各 30 例。3 个疗程后统计疗效，并观察治疗前后患者运动肩关节疼痛缓解情况和运动功能变化。治疗方法，观察组：采用"肩三针"针刺法，患者取仰卧位，取穴：患侧肩髃、肩髎、肩贞三穴及阿是穴。用 0.35~40mm 毫针针刺，行提插捻转手法以得气为度，使针尖直达肩关节间隙行提插捻转手法，沿肩袖肌肉走行方向上下左右多向透刺，以得气为度，使针体停留在该肌层并留针，留针 30 分钟，每周治疗 5 次，5 次为 1 个疗程。对照组：采用常规药物治疗。方法：针对肩袖损伤的临床症状，选取常用的跌打损伤类药物，如跌打丸、三七片口服，另采用常规正骨水、正红花油外敷，内服外敷常规用药每天 2 次，每周治疗 5 次，5 次为 1 个疗程。结果："肩三针"针刺组总有效率为 100%，常规用药法为 33%。"肩三针"针刺组疗效优于常规用药组。结论："肩三针"法治疗运动员肩袖损伤引起的肩关节疼痛和活动功能障碍疗效明显。

2. 手法结合针刀治疗　郑建平等采用小针刀配合手法松解治疗慢性肩袖损伤 97 例。治疗方法，患者平卧位，取进针点，分别为结节间沟喙肩弓下方交界和肩峰外下方肱骨头上方。常规消毒铺巾，用针刀快速刺穿皮肤，经皮下组织，先纵向松解结间沟的肱二头肌长头腱，再拔针致皮下，转针刺向肩峰前下方骨面，紧贴行横行针切，行粘连刀剥；在第二个进针点，针刀快速刺穿皮肤，经皮下组织三角肌，刺向肩峰外下方骨面，紧贴横行针切、粘连刀剥，术毕无菌敷贴包扎针刺点按压后行患肩被动牵伸上提，根据患者耐受程度，最好能伸至贴向床面为佳，在松解过程中常可听到粘连松解声音。每周 1 次，3 次为 1 个疗程。每次治疗间歇期要求患者行前伸上举功能锻炼，避风寒，忌患肩剧烈运动。结果：本组 97 例，随访平均 10.6 个月。随访期间均无感染、肩峰撞击肩关节、前脱位、腋神经损伤等并发症发生。功能评分：治疗前平均（13.5 ± 2.6）分，治疗后 3 周平均（35.5 ± 3.0）分，其中优 31 例，良 29 例。治疗后疼痛完全消失 49 例，偶感轻微疼痛或不适者 36 例，剧烈运动或特殊动作疼痛者 12 例。治疗前 ASES（美国肩肘外科评分）和 VAS（视觉模拟评分）评分分别为（72.6 ± 5.1）分（54~81 分）和（6.1 ± 0.71）分（3~9 分），治疗后 3 周和 ASES 和 VAS 评分分别为（91.2 ± 4.7）分（74~97 分）和（1.7 ± 3.6）分（0~3 分），治疗后 3 周的 UCLA（美国加州洛杉矶大学功能评分标准）评分、ASES 评分和 VAS 评分与术前相比，差异有统计学意义。表明小针刀配合手法松解治疗慢性肩袖损伤，治疗后患者的肩关节疼痛缓解，功能明显改善，疼痛缓解，且未见明显并发症。

3. 物理治疗　陈英等观察物理疗法配合运动康复治疗急性肩袖损伤的效果。选取急性肩袖损伤58例，随机分为观察组33例和对照组25例。对照组采用物理治疗，包括中频电、中药药物离子导入治疗及超声治疗，中药为活血化瘀消肿止痛类药物。具体操作方法：患肩周放置电极，局部肌肉微收缩量，每次20分钟，每天1次，15次为1个疗程。超声声头移动于患肩周，每次10分钟，采用连续式超声强度为0.5~1.2w/cm²，每天1次，15次为1个疗程。观察组在对照组治疗的基础上加用运动康复治疗，主要为肩关节功能及肌力训练，包括牵伸练习、增强肌力练习以及肩胛骨的运动控制能力练习，2个疗程后比较2组疗效及美国加州大学肩袖损伤专业评分系统（UCLA）各项分值。结果：观察组总有效率90.9%，显著高于对照组的64.0%。观察组UCLA评分系统疼痛、肩关节功能、主动前屈、徒手前屈肌力以及患者满意度分值均显著或非常显著高于对照组。说明综合康复治疗急性肩袖损伤疗效优于单纯物理治疗。

4. 关节镜治疗　经正规非手术治疗后，仍不能基本恢复肩关节有力的活动者，甚至加重者，可行关节镜治疗。

肩袖损伤获得良好疗效的前提是正确鉴别肩袖损伤和肩关节周围炎，两者虽有相同的肩部疼痛和活动障碍，但两者治疗原则截然不同。肩关节周围炎的治疗是早期活动为主，肩袖损伤治疗的核心是避免肩部受过度应力作用，早期应充分休息，不宜过早活动，以避免肩关节僵硬，留下难以治愈的后遗症。同时肩袖损伤的不同分型，治疗方法也不相同，所以力争早期诊断，早期治疗，尤其前3个月是非手术治疗的良好时期，其急性期治疗方法包括休息、中药内服、外敷、电刺激、超声波等物理治疗。缓解期可做手法、练功等。对于非手术疗效不显，或巨大撕裂者，或伴有冈上肌腱断裂和肱二头肌长头腱断裂者，可采用开放手术和关节镜下手术。

（谢可永　莫文　邬学群　俞志兴）

第七节　肱二头肌腱炎

一、定义

肱二头肌腱在受到各种急、慢性外力损伤后导致渗出、水肿等炎症反应，在临床出现肩部肱骨结节间沟部疼痛及肩关节活动障碍等证候的疾病。

二、病因病机

肱二头肌位于上臂前侧，整肌呈梭形，有长、短两头，其中长头起始于肩胛骨盂上粗隆，通过肩关节囊向外侧经过肩峰下间隙前部，再沿结节间沟下降，前方有纤维性肱骨横韧带将其限制于结节间沟内，出结节间沟后与肱二头肌短头腱会合；短头肌腱起于肩胛骨喙突，向外下方走行；长、短二头在肱骨中部汇合为肌腹，下行至肱骨远端，集成肌腱止于桡骨粗隆和前臂筋腱膜。当过量的活动使肱二头肌长头腱因磨损而发生退变、粘连，形成肩部疼痛、功能障碍等肱二头肌长头炎。肱二头肌短头腱比长头腱短而粗，几乎参与肩部的所有活动，但由于肌腱周围缺乏腱鞘、韧带等保护性装置，且其走行与肱二头肌长头肌腱与肱二头肌肌腹的走行不在同一轴线上，因此在活动中容易受到急、慢性损伤，进而形成肱二头肌短头肌腱炎。

中医认为人过中年，脏腑功能逐渐减退，气血不足，肝肾亏虚，筋失所养，筋骨脆软，复受外力所伤，过劳累日久，或复感风寒湿邪，导致气血不畅，络脉不通，经气不舒，出现局部疼痛，活动不利。正如清代张璐《张氏医通》所曰："有肾气不循故道，气逆挟脊而上，至肩背痛。或观书对奕久坐而致脊背痛。"

外力损伤是本症发生的重要原因，如肩部着地跌倒，或肩关节做突然的大角度运动都可以造成肱二头肌腱急性损伤；或长期肩部活过多动，引起在结节间沟内的肱二头肌腱反复滑动，日久发生慢性劳损性肌腱损伤。现代病理研究发现，肱二头肌长头腱的损伤，肌腱或腱鞘充血、水肿，细胞浸润等无菌性炎性反应，血肿逐渐纤维化，致使肌腱增粗，腱鞘狭窄，肌腱滑动不畅，日久出现相应组织粘连。

三、临床表现

肩部疼痛及活动受限。疼痛主要在肩前部，可牵涉三角肌止点附近及肱二头肌肌腹部。活动过多，疼痛加重，休息减轻。夜间疼痛明显，重者影响睡眠。肩关节活动受限早期不明显，后期严重，急性发病者多有外伤史，症状重，可伴有不同程度的肌痉挛。慢性发病者，病程较长，疼痛时轻时重，活动稍多或受轻微外伤后症状加重，呈急性发作。急性病变也可以转变为慢性病变。

四、诊断要点

1. 急性者多伴有明显外伤史。

2. 结节间沟走行处压痛是本病最具特征性的体征。当肩关节位于屈肘 90°，上肢外旋 30° 时，行走于结节间沟的肱二头肌腱位于肩关节正前方，此部位明显压痛，为本症特征。肩关节被动外展、外旋、后伸或主动前屈及肘关节屈曲动作时都可诱发肩前部疼痛。肱二头肌短头肌腱炎在喙突部明显压痛。肩关节外展、后伸及内外旋转活动受限。

3. 特殊检查　肱二头肌长头肌腱炎患者在抗阻力屈肘、前臂旋后时引发肩前部明显疼痛。肱二头肌短头肌腱炎患者在抗阻力前屈、内收时诱发疼痛。

4. X 线检查　结节间沟切线位片可见多数患者结节间沟变窄、变浅，沟底或沟边有骨赘形成。少数病程长、病情重的肱二头肌短头腱炎者，其密度增高并有点状钙化影。

5. 关节造影　可能显示肌腱起点升高，结节间沟内影像不清，或肌腱增粗，腱鞘闭塞等。

6. 肱二头肌长头肌腱炎 MRI　T1WI 和 T2WI 信号增高，肌腱增粗。可呈现撕裂的程度，如完全撕裂。在轴位 MRI 上，肱二头肌长头不能被发现在结节间沟内，在斜冠状面上，可见近端或远端的断裂肌腱。

五、辨证论治

对于急性损伤者，应给屈肘 90°，颈臂吊带或三角巾将患侧上肢内收贴胸位固定，直到活动时不引起剧烈疼痛后解除固定。

（一）中药内服

1. 瘀血内阻　肩部刺痛，固定不移，按之痛甚，日轻夜重。局部青紫，瘀斑，舌质紫红或有瘀斑，脉弦涩。治宜行气止痛，祛瘀消肿，方选桃红四物汤加减，药用桃仁、红花、赤芍、川芎、当归、生地、乳香、没药等。

2. 寒湿痹阻　肩部胀痛，重着。遇寒痛甚，得温痛减，或兼有发热畏寒。头身疼痛，舌质淡红，苔白或腻，脉弦滑。治宜祛散风寒，除湿止痛，方选蠲痹汤加减，药用独活、姜黄、当归、赤芍、黄芪、防风、生姜、桑枝、威灵仙等。

3. 肝肾亏虚　病程日久，喜温畏寒，肩关节活动不利，伴腰膝酸软，行走无力，舌质黯红，少苔或无苔，脉细弱或弦细弱。治宜补益肝肾，强筋壮骨，方选六味地黄丸加减，药用熟地、山药、丹皮、茯苓、杜仲、补骨脂等。

4. 气血不足　病症后期。肩部酸痛，劳累加重，休息减轻，或伴有面色苍白、神疲乏力，舌质淡、苔白，脉沉细无力。治宜健脾和胃，补养气血，方选参苓白术散加减，药用党参、黄芪、白术、茯苓、山药、苡仁、扁豆、当归。

（二）手法治疗

患者上臂呈后伸外展位，术者先以揉法放松患部软组织，然后以点按法施于痛点，接着以旋转手法活动肩关节，最后以擦、抖法收功。

（三）针灸疗法

体针取穴，肩髎、肩前、合谷、阿是穴等，直刺 0.5~1.0 寸，泻法，中等刺激，得气后留针 20~30 分钟，隔天 1 次，10 次为 1 个疗程。

（四）物理治疗

可以采用低频电刺激疗法和超声波治疗，有良好的消炎止痛作用。

（五）练功疗法

缓解期，可采用练功疗法，能增强其肌力和活动范围，起到促进康复和防止复发的目的。

1. 弯腰画圈　站立位，两脚分开，与肩同宽，弯腰使上身和双腿垂直，患侧上肢自然放松下垂，在身体前方做画圆圈动作。先按顺时针方向进行 10~15 圈，逆时针方向 10~15 圈，然后再顺时针方向，重复 3 次。每天重复进行 1~2 次。

2. 前后摆动　站立位，两脚分开，与肩同宽，患侧上肢自然放松下垂，在身体侧方做前后摆动 10~15 圈。每天重复进行 1~2 次。

3. 双手托天　站立位，两脚分开，与肩同宽，两手放腹前，手指交叉，掌心向上。反掌上举，掌心向上，抬头眼看手指，还原，每次 10~15 动作，每天 1~2 次。

六、述评

肱二头肌腱炎是肩部疼痛的常见病症之一，大多因外力损伤所致。以往常为临床诊断，随着磁共振的出现和应用，其诊断有了客观证据，为早期诊断和及时治疗提供了依据。

（一）MRI 在诊断中的作用

陈丽等报道了经 MRI 检查的 32 例肱二头肌腱长头腱近端疾病，结果 32 例中，肱二头肌腱长头腱肌腱炎 12 例，肌腱部分撕裂 3 例，肌腱全部撕裂 8 例，肌腱脱位 5 例，SLAP 损伤 4 例。其中肌腱脱位及顽固性肌腱炎 7 例进行手术治疗，4 例行肌腱固定术，3 例行肌腱切断术，手术前后诊断符合率 100%。25 例行物理治疗、激素注射等非手术治疗。可见肩关节 MRI 是诊断肱二头肌腱长头腱近端疾病与损伤较有效的检查方法，可以为临床治疗提供可靠的依据。

（二）针刀疗法在治疗中的应用

吴振义采用针刀疗法治疗肱二头肌短头肌腱炎。治疗方法：患者取仰卧位，患肩外旋并稍外展，在患肩喙突，肱二头肌短头肌腱处，在局麻下，插入小针刀，刀口线与肱骨长轴平行，在按压于局部的左手拇指帮助下，做与肱骨长轴平行的摆动深入，松解肱二头肌短头肌腱与附近组织的粘连，直达肱骨。然后做横向撬拨手法，将该肌腱与肱骨间粘连松解，拔出小针刀，术者左手拇指按压局部，并做肱二头肌短头肌腱的内外弹拨，同时术者右手握患者腕部做肩内外旋转活动；进一步松解粘连。术后外用创可贴粘贴于针眼处，用手按压 2~3 分钟，直至无渗血，1 周内患者避免患肩用力活动。结果：近期疗效，36 例患者中，痊愈 28 例，显效 5 例，好转 3 例；远期效果，随访 20 例，痊愈 14 例，显效 4 例，好转 2 例。上述结果显示针刀疗法对肱二头肌长、短头肌腱炎均有良好疗效。

目前临床治疗原则，在早期疼痛严重，应限制活动，不宜过多活动，以防止加重疼痛。为防肩关节僵硬，当疼痛开始缓解后，应及时解除固定，适当开展功能锻炼，开始先借助健侧上肢的帮助，做幅度较小的被动活动，随着肩部活动好转，逐步增加肩关节的外展、后伸、回旋等主动功能锻炼，以避免肌肉萎缩。经较长时间非手术治疗后仍无明显疗效且疼痛明显、活动受限、影响工作和日常生活者，可选择手术治疗。对于肌腱大致完好者，采用肱二头肌长头腱起点移位术；对肌腱有一定损伤者，采用肱二头肌长头腱部分切除术。

（谢可永　莫文　邬学群　俞志兴）

第二十三章
肘前臂病症

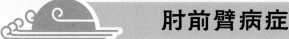

　　肘部包括3个关节，其中肱骨滑车与尺骨半月切迹构成肱尺关节，是肘部的主体关节，属蜗状关节；肱骨小头与桡骨头凹构成肱桡关节，属球窝关节；桡骨头环状关节面与尺骨的桡骨切迹构成桡尺近侧关节，属车轴关节。肘部血液由肱动脉、桡动脉、尺动脉等9条分支供应，在肘关节前后吻合而成肘关节动脉网。支配肘关节的神经主要有正中神经、尺神经、桡神经和肌皮神经的分支。肘部周围有肌肉、肌腱、韧带、关节囊作为动力装置。肘部肌肉分为前、后两组。前组有肱二头肌，主要屈肘关节、前臂旋后，协助屈肩关节；位于肱二头肌深面的肱肌收缩时屈肘关节。后组主要是肱三头肌，收缩时主要伸肘关节。前臂肌有前组屈肌群、旋前圆肌、旋前方肌；后组伸肌群、旋后肌。关节囊附着于各关节面附近的骨面上，前后松弛薄弱，两侧紧张增厚形成由致密结缔组织构成的侧副韧带，能加强骨间连接和防止过度运动。位于关节桡侧的桡侧副韧带，由肱骨外上髁向下扩展，止于桡骨环状韧带；位于关节囊尺侧的尺侧副韧带，由肱骨内上髁向下呈扇形扩展，止于尺骨滑车切迹内侧缘。还有位于桡骨环状关节面周围的桡骨环状韧带，其两端附着于尺骨桡切迹前、后缘，与尺骨桡切迹共同构成一个上口大、下口小的骨纤维环以容纳桡骨头，防止桡骨头脱出。对于4岁以下的幼儿，因桡骨头发育不全，且环状韧带较松弛，当肘关节伸直位牵拉前臂时，易发生桡骨头半脱位。

　　肘关节的活动，包括肘屈伸和前臂旋前与旋后的轴向旋转活动，其屈伸活动范围在0°~140°，旋前与旋后活动范围在160°，其中旋前70°~80°，旋后80°~85°。肘关节的功能位是屈曲90°位。前臂的功能位是旋前、旋后中立位。鉴别肘关节脱位的肘后特征为，当肘关节伸直时，肱骨内、外上髁与尺骨鹰嘴尖恰位于一条直线上，屈肘时则形成以鹰嘴尖为顶角的等腰三角形。

　　肘关节肌肉力臂较短，以微小运动幅度引起前臂、手部的大幅度运动为其特征。力学测定显示，当肘关节伸直或屈曲30°时，可产生最大上举力，约为人体重量的1/3~1/2。肘关节在伸展位承受轴向负载时，肱尺关节负担40%，肱桡关节负担60%。肘关节在60°~140°具有较大伸展力，其中肘屈90°时，肘关节具有最大等长伸展力。肘关节的稳定，在外侧主要是桡骨头和桡侧副韧带，在内侧是尺侧副韧带。

第一节　肱骨髁上骨折

一、定义

肱骨远端内外髁上方的骨折称为肱骨髁上骨折。肱骨远端扁平而宽，前冠状窝，后鹰嘴窝，两窝间仅一薄层皮质，与尺骨鹰嘴组成肘关节。肱骨远端前倾角 30°～50°；携带角 10°～20°；肱动、静脉，正中神经位于肘前部。其中伸直型占 95% 左右，以小儿最多见，多发年龄为 5~12 岁。当肱骨髁上骨折处理不当时容易引起 Volkmann 缺血性肌挛缩或肘内翻畸形，治疗时必须加以注意。

二、病因病理

肱骨远端扁宽，向前卷曲，与肱骨干长轴形成 30°～50° 的前倾角，两端变宽，成为内、外上髁。前面凹陷为冠状窝，后部凹陷为鹰嘴窝。肱骨的关节端内侧为滑车，即内髁，为前臂屈肌腱附着部；外侧为肱骨小头，即外髁，为前臂伸肌腱附着点。在肱骨髁内、前方有肱动脉、正中神经经过。在神经血管束的浅面有坚韧的肱二头肌腱膜，后方为肱骨，一旦发生骨折，神经血管容易受到损伤。在肱骨髁的内侧有尺神经，外侧有桡神经，均可因肱骨髁上骨折的侧方移位而受到损伤。

肱骨髁上骨折常发生于间接暴力。在跌倒时按着地部位和姿态不同分为伸直型和屈曲型。

伸直型肱骨髁上骨折，较为常见，常由伸肘手掌着地的间接暴力所致，即由地面反作用力经手掌、前臂上传将肱骨髁推向后上方，而由上向下的重力将肱骨干推向前方，引起伸直型骨折，骨折线呈斜形，由后上方至前下方。骨折的近侧端向前移位，远侧端向后移位，可为尺偏、桡偏或旋转移位。如兼有旋转暴力，可产生粉碎性骨折，易发生肘内翻畸形。伸展型肱骨髁上骨折移位严重者，骨折近侧端常易压迫或损伤肱动脉和正中神经。当屈肘位时跌倒，肘后侧着地，直接暴力从肘后侧经尺骨鹰嘴把肱骨髁由后下方推向前上方，引起屈曲型骨折，较为少见，约占 5%，较少引起血管、神经损伤。

按照骨折端侧方移位的情况，伸直型和屈曲型骨折又可分为尺偏型和桡偏型。若肱骨远端在压缩性暴力作用下，发生尺骨半月切迹向肱骨远端劈裂而分为内、外髁两骨片引起的粉碎性骨折称肱骨髁间骨折。若上述间接或直接暴力较小，可发生青枝骨折或稍有移位的裂纹骨折，或呈轻度伸直型、屈曲型移位。

三、临床表现

无移位骨折，症状较轻，表现为肘部肿胀疼痛、活动不利、肱骨髁间压痛等。有移位骨折，症见肘部肿胀明显，张力性水疱，疼痛剧烈，活动受限。伸直型骨折者，骨折移位明显时，呈"靴状"畸形，常有并发症发生，必须给予足够重视。屈曲型骨折，肘后呈半圆形。有桡偏移位者，骨折处外侧凹陷，内侧较突起；尺偏移位者，形态与上述相反。

常见早期并发症的临床表现为：① Volkmann 缺血性肌挛缩：这是一个常见而严重的并发症。常因固定过紧，导致血液供应障碍，手部组织缺少血液供应，出现剧烈疼痛，桡动脉搏动消失或减弱，手部皮肤苍白发凉，被动伸屈手指时疼痛剧烈。②神经损伤：正中神经损伤较桡、尺神经损伤多见，常因局部压迫、牵扯或挫伤所致。大多数于伤后数周内可自行恢复，若伤后 8 周仍无改善，应考虑手术处理。

骨折晚期发生的并发症一般有：①肘内、外翻：是常见的髁上骨折晚期畸形，发生率达 30%。如在整复骨折复位后 1 周，拍摄 X 线正位片，按骨痂在骨折端内、外分布情况，能确定发生肘内翻，可及时纠正之。②骨化性肌炎：主要发生在功能恢复期，过度的被动伸屈肘关节，可导致关节周围出现大量骨化块，致使关节又肿胀，主动的屈伸活动则逐渐减少。早在 20 世纪初，托马斯（Thomas）与瓦生·琼斯（Watson Jones）指出强力的被动牵拉、伸屈等粗暴手法有增加肘关节僵硬的危险。琼斯（Jones）还指出以手提重物的方法来对付肘关节屈曲挛缩只能使关节僵硬更加明显。由于粗暴手法，能引起明显疼痛，造成关节周围组织的额外损伤，尤其在肘关节，更易发生异位骨化的发生与发展。肘关节周围创伤后异位骨化有两种表现形式，一种位于关节周围软组织内，另一种位于肱二头肌与肱三头肌内，成为骨化性肌炎。异位骨化的早期征象是活动度训练时疼痛日益加重，关节活动范围非但不改善，反而缩小，局部组织肿胀僵硬，并有明显压痛。X 线片可见一片云雾状白色阴影，随病情发展，其面积日益增大，密度加深，最后变成一片新骨，会严重影响关节功能。

四、诊断要点

1. 明确外伤史，多见于学龄前儿童。

2. 典型临床表现　肘部肿明显肿胀、剧痛及活动受限等。如有血管损伤，可出现相应证候。

3. 体检发现，肘后三角关系正常。伸直型骨折，在肘前可扪及突出的骨折近端。屈曲型骨折，在肘后可扪及突起的骨折近端。

4. X 线片　可明确诊断和了解骨折分型。对骨折有尺、桡偏的程度判定，可将肱骨内、外上髁在肘后连成一线，此线与上臂纵轴线相交，外上角小于 85° 者为桡偏移位，大于 95° 者为尺偏移位。以此测量骨折远段翻转。采用内、外两上髁连线的中点和上臂纵轴线不相重合，中点外移者为桡偏移位，内移者为尺偏移位，以此可测量侧方移位。二者互参，可了解尺偏或桡偏移位的程度。

五、辨证论治

（一）复位和固定

按骨折类型，采用下列复位方法。

1. 青枝、裂纹骨折　骨折端无移位或轻度前后成角移位而无侧方移位的骨折，无需复位，采用夹板或长臂石膏固定于功能位 3~4 周。

2. 有移位骨折　应在伤后 4~6 小时内，在臂丛或全麻下手法复位，如严重肿胀者，应在 1 周内待肿胀消退后，进行手法整复。复位后夹板或长臂石膏固定 4~6 周。

（1）手法整复：患者仰卧位，屈肘 50°，前臂置于中立位。首先由助手和术者采用拔伸牵引法以矫正重叠短缩及成角移位。然后术者采用按正手法，矫正远折段的尺侧或桡侧移位。如为伸直型骨折，术者以两拇指在患肢肘后顶住骨折远段后方，用力向前推按。其余两手 2~5 指放于骨折近端前方，并向后方按压，与此同时，助手将患肢肘关节屈曲至

90°，不大于 90°。如为屈曲型骨折，骨折远段前方、侧方移位，术者以两拇指在肘前方顶住骨折远段向前方向后按压，两手 2~5 指置于骨折近端后方，并向前方端提，同时助手将患肢肘关节伸展到 60° 左右。两型骨折复位后，均应用合骨法，即在患肢远端做纵轴叩击、加压，使两骨折断端嵌插，以稳定骨折端。髁上骨折有重叠、短缩移位时，复位手法以拔伸法和两点按正法为主，不宜用折顶法，以防尖锐的骨折端刺伤血管神经。

对严重移位而手法整复有困难的不稳定骨折，可行牵引治疗。对开放性骨折、复位失败者、骨不连、骨折畸形连接或肘内、外翻畸形严重者，可行手术治疗。

（2）夹板外固定：对伸直型骨折，固定前需使患肢保持在复位后的肘关节屈曲 90°，前臂旋后位。正确放置压垫，平垫放在肘前，梯形垫放在肘后鹰嘴上方。对尺偏型的把塔形垫放在肱骨外髁上方，在肱骨内髁部放梯形垫。对桡偏型的把塔形垫放在内髁上方，在外髁部放梯形垫，放置夹板后，用扎带固定，用三角巾悬吊前臂于胸前。对屈曲型骨折，固定时需保持复位后位置，肘关节半伸直，梯形垫放在骨折近端后方。为避免压迫骨折远端前方的肱动、静脉和正中神经，可在小夹板末端加厚棉花以代替前方的平垫，内外侧夹板的放置和缚扎方法与伸直型骨折相同。

（3）牵引治疗：用于骨折超过 24~48 小时，软组织严重肿胀，水疱形成，不能手法复位，或对新鲜有严重移位的骨折，因肿胀严重、疼痛剧烈或合并有血管、神经损伤，不宜立即进行手法整复者，或手法复位失败者。常用的有尺骨鹰嘴牵引、皮肤牵引等。

（二）功能锻炼

固定期间，可做握拳、腕关节屈伸活动，在 2 周以后可适当增加运动量，如肘关节屈伸和前臂旋转活动。但屈曲型骨折不能做过度的屈曲活动，伸直型骨折者不能做肘关节过度的伸展活动，以防骨折再断裂。在此期间应积极主动锻炼肘关节的伸屈活动，严禁粗暴的被动活动。解除固定后，肘关节的活动范围和活动强度可适当加强。其目的是增加肘关节的屈伸，以及其上下肌群的肌力训练，包括前臂旋转肌群的训练。

（三）并发症的治疗

1. Volkmann 缺血性肌挛缩　立即伸直肘关节，松解固定物及敷料，短时间观察后血运无改善者，应及时探查肱动脉。痉挛的动脉可用温盐水湿敷，动脉用普鲁卡因封闭。确有血管损伤者，应行修补手术。前臂肿胀加重，骨筋膜间室压力高者，应切开骨筋膜间室减压。

2. 肘内、外翻　整复骨折后 1 周，在 X 线正位片上，按骨痂在骨折端内、外分布情况，如能确定发生肘内翻，可在充分麻醉下，采用手法矫正于伸直位固定。如内翻畸形超过 20° 以上，在 1~2 年畸形稳定后，可行肱骨髁上外侧楔形截骨术矫正。肘外翻很少发生，常见于肱骨外髁骨折复位不良病例。严重者可引起尺神经炎，故应及早行神经前移或截骨矫正术。

3. 骨化性肌炎　一旦发生，须立即暂停肘关节活动度训练，采用三角巾或石膏托制动肘关节，在不引起肘部疼痛的前提下做肩、腕和手指各部位的主动运动。在上述症状基本消除，X 线片上新骨阴影缩小、边缘清晰时，做无痛和主动活动肘部屈伸与前臂旋转活动。当异位骨化严重影响肘关节功能时，须至 3~6 个月待异位骨化充分稳定后，做骨化块的切除与肘关节松解手术，术后再重新开始活动度训练。异位骨化的预防，在于避免强力被动运动。

六、述评

肱骨髁上部处于疏松骨和致密骨质交界处，后为鹰嘴窝，前有冠状突，两窝间仅一层极薄的骨片，所以承受载荷能力较差。当外载荷增加时，肱骨髁上部各点应力成比例增加，当增加到一定重量时，就有骨折的危险，而尺侧边缘的应力远高于桡侧边缘应力，使肱骨髁上部尺侧应力较为集中，易导致骨折。据统计，肱骨髁上骨折约占儿童全身骨折的26.7%。由于其解剖结构的特殊性，易发生各种并发症。因此需给予充分重视。

（一）肱骨髁上骨折的治疗

预防肘内翻畸形是治疗肱骨髁上骨折的重点之一。良好的复位和外固定是预防肘内翻的关键。对尺偏型骨折的复位必须尽量解剖对位，以改变肘部肌肉的力线，防止肘内翻。对旋转移位，必须矫正移位，以获得良好的对位对线，恢复正常携带角，避免发生肘内翻，因此旋转移位的复位也需引起重视。不同的固定位置也会导致不同的结果。

大多数学者主张对无移位或轻度移位的肱骨髁上骨折可不复位，直接行夹板或石膏外固定4周。对于移位的肱骨髁上骨折，在适当麻醉下牵引伤肢，先纠正前后方移位再纠正侧方移位及旋转畸形，根据分型再行屈肘位夹板或石膏固定或伸直位固定，3~4周后拆除石膏行功能练习。该法在临床应用较广，对肘关节功能影响小。韩镜明等用悬吊牵引的方法治疗肱骨髁上骨折30例，无明显肘内翻发生，认为悬吊牵引可维持骨折稳定，抵抗肱二头肌、肱三头肌肌力，消除重力对骨片的影响。唐锦华报告用小夹板加过肘超腕螺旋型前臂托板固定30例，无1例发生肘内翻。王胜利采用小夹板加前臂支架治疗138例肱骨髁上骨折的患儿优良率为96.4%，显示外固定加支架固定治疗的优越性。

（二）肘内翻形成

肘内翻是肱骨髁上骨折的常见并发症，严重者可影响日常工作、生活。为此众多学者对其做了深入研究，并提出各自观点。

1. 骨折远端内侧倾斜　Stimsont在1900年就指出肘内翻是由远端骨片内侧倾斜引起的携带角变化而形成，并在1960年通过实验予以证明。

2. 骨折远端尺偏移位　少庭等认为，可能是远折断端因重力作用向尺侧偏移。王胜利认为骨折后肱肌、肱二头肌、肱三头肌和肱桡肌静力收缩产生的骨断端间的相对运动，使骨折远端产生内倾内旋运动而导致肘内翻。

3. 骨折远端旋转　张问广等观察了18例肱骨髁上骨折者，分为手法复位组和手术复位组。手法复位组8例，包括Ⅰ型2例、Ⅱ型2例、Ⅲ型4例，2例Ⅱ型及4例Ⅲ型病例为尺偏旋转型，治疗前平均偏9.5°（0°～13.5°）。手术复位组10例，其中6例局部重度肿胀，包括Ⅱ型1例、Ⅲ型5例，4例为陈旧性骨折，其中3例有皮肤破溃，5例为粉碎性骨，术前平均尺偏15.5°（8.5°～3.8°）。治疗方法，手法复位组8例中，5例手法复位后于前臂旋前位行石膏外固定，3例用小夹板固定。手术复位组复位后于内外两侧用克氏针交叉固定，前臂置旋前位，用管形石膏固定。陈旧性骨折病例术中见骨折断端大量骨痂，除去骨痂后修整骨折端。结果显示手法复位组平均内翻角33°（20°～45°），手术复位组术后平均内翻角31.6°（20°～40°）。18例中，Ⅱ型、Ⅲ型骨折中，尺偏旋转型并发肘内翻比例较高，肱骨远端骨的解剖结构及牵拉前臂屈肌群，骨折远端易发生旋转移位。说明尺偏旋转型肱骨髁上骨折易发生肘内翻，前臂屈肌群肌力牵拉是形成肘内翻的内在因素。可见骨折远折端旋转是肘内翻的重要原因之一。王胜利等从生物学实验研究证明，用前臂重力、肱二头肌、肱三头肌和肱桡肌静力收缩所产生的骨断端间的相对运动，在三维坐标系上存在着相对运动的偶力，它能使骨折远端产生内旋内倾而导致肘内翻。孙永强等根据生物力学原理进行模拟实验，证实肱骨髁上骨折远折端的内旋变位增加了远折端的尺向倾斜，加重了肘内翻。

4. 尺侧骨皮质塌陷　刘贤炳认为尺侧骨皮质塌陷是造成肘内翻的重要原因，因为肱骨髁上尺侧部的应力比较集中，所以尺侧边缘的应力要比桡侧边缘应力高出许多，加之骨折的暴力方向共同作用，造成尺侧骨皮质受到挤压，发生尺侧骨皮质塌陷或嵌插，造成肘内翻。

5. 骨骺生长紊乱　李稔生采用手术治疗肘内翻畸形 36 例，全部畸形矫正，但术后有 3 例骨骺发育异常，复发肘内翻畸形。贾链顺手术治疗 46 例肘内翻畸形患者，术后也有复发情况。这些临床现象说明骨骺生长紊乱也可能是原因之一。

（三）肘内翻的治疗

对肘内翻的治疗，大多数学者认为肘内翻在 15° 内，不影响功能和外观不必手术矫正，若肘内翻畸形超 15° 以上者，可行肱骨远端楔形截骨术。对手术时间，学者们有不同看法，如过邦辅认为手术年龄以 8~12 岁为宜，过早矫正，因骨骼发育尚未定型，术后仍可能复发肘内翻，过晚难以矫正，甚至发生骨不连。王胜利根据内翻产生与骨骺损伤并无必然联系的观点，主张早期手术矫正，不必等待骨骼发育坚固愈合，肘关节功能恢复后即可施行。

肱骨髁上骨折的治疗要点是防止早期缺血性肌挛缩、神经损伤，晚期肘内翻、骨化性肌炎等并发症的出现。所以在复位固定后应密切注意观察患肢血液循环和感觉、肌力的改变，随时调整外固定的松紧度。定时 X 线摄片，发现有肘内翻现象者，随时改变固定方法，避免后期出现肘内翻。在解除固定后，避免过度肘关节被动活动，防止出现肘部骨化性肌炎。

（谢可永　邬学群　席智杰）

第二节　桡骨头骨折

一、定义

桡骨头骨折可见于少年和青壮年，但以青少年为多见。桡骨近端包括桡骨头、颈和结节。桡骨头关节面与肱骨小头构成肱桡关节，桡骨头尺侧缘与尺骨桡切迹构成尺桡上关节。桡骨头和颈的一部分位于关节囊内，由环状韧带围绕桡骨头，因此当桡骨头骨折时，其证候不明显，常被忽略而导致创伤性关节炎或旋转功能障碍，故对这类骨折，应予以重视。

二、病因病理

桡骨头完全位于肘关节囊内，周围无任何韧带、肌腱附着。因此桡骨头骨折属于关节内骨折。桡骨头呈圆盘状，上面凹陷，称为桡骨头凹，与肱骨小头相关节。桡骨头的血供在骨骺愈合前完全靠附着于桡骨颈周围滑膜内的血管供给。桡骨头轴线与桡骨干轴线相交之角称桡骨颈干角。桡骨下缘远侧 2.5~3cm 处有桡骨粗隆，向前内侧突出，为肱二头肌腱附着处。由于桡骨头位于由手和前臂传至上臂的力线上，同时当前臂旋转和扭转时，桡骨头与桡骨颈受到冲击，易发生骨折。

桡骨头骨折多为间接暴力所致。跌倒时，肘关节伸直并在肩关节外展位手掌着地，使肘关节置于强度外翻位，导致桡骨头猛烈撞击肱骨小头，引起桡骨头骨折。根据受伤机制的不同，按改良后的 Mason 法，分为 4 型。Ⅰ型：为线状骨折，即无移位骨折，骨折线可通过桡骨头边缘或呈劈裂状。Ⅱ型：为有移位骨折，有分离的边缘骨折。Ⅲ型：为粉碎性骨折，移位或无移位或呈塌陷性骨折。Ⅳ型：为桡骨头骨折伴有肘关节脱位。

三、临床表现

肘关节桡骨头周围疼痛、肿胀、肤色青紫、瘀斑。患侧肘关节前臂呈微屈旋前位，桡骨头处压痛明显，肘关节屈伸旋转受限，被动活动时，疼痛加重，明显移位的骨折，可触及骨擦音。

四、诊断要点

1. 肘关节外侧局限性肿胀、压痛、功能障碍，尤其前臂旋后功能受限最明显。
2. 肘关节正侧位 X 线片能够显示骨折及分型，以及提供选择治疗方法的依据。

五、辨证论治

（一）复位和固定

1. Ⅰ型骨折　应用肘关节夹板，或石膏托，肘关节屈曲 90° 功能位，固定 4 周，早期进行功能锻炼。固定期间，患侧手指做握拳活动，以增加血液循环，改善局部血供，促进骨折愈合。去除固定后，做肘关节的屈伸锻炼，并逐步做旋转活动，以康复肘关节的功能运动。

2. Ⅱ型骨折　对于骨折块小于关节面 1/3 以下，或桡骨头倾斜度小于 30° 以内，不影响肘关节功能者，可用小夹板，或石膏托固定 4 周。对于骨折块占 1/3~1/2，或桡骨头倾斜度在 30°~60° 的骨折，可用麻醉下手法复位后固定。

3. 部分Ⅲ型骨折　如果移位较小，波及关节面在 1/3 以下者，也可采用手法复位。对于手法复位失败者，可予以手术治疗。

4. Ⅳ型骨折　主张手术者为多，手术时尽量保留桡骨头，如果无法复位和内固定，则行桡骨头置换。

（二）功能锻炼

桡骨头骨折时除影响肘的屈伸功能外，常造成前臂旋转功能损害，应重视前臂旋转活动度练习。

1. 肘关节屈曲　患者用健侧手握住患侧手腕，用力拉向自己进行锻炼，当出现明显疼痛时应暂停，待组织适应疼痛消失后再加大角度。

2. 肘关节伸展　患者坐位，伸肘，拳心向上，将肘部支撑固定于桌面上，小臂及手悬于桌外。肌肉完全放松，使肘在自重下缓慢下垂伸直。注意避免暴力，掌握从低负荷，逐步增加。

3. 前臂旋前　采用坐位，肩关节放松，屈肘前臂平置桌上，手握一长柄重物，借助其重力轻柔持续的牵引力量向内倾倒，逐渐加大关节活动。

4. 前臂旋后　采用坐位，肩关节放松，屈肘前臂平置桌上，手握一长柄重物，借助其重力轻柔持续的牵引力量向外倾倒，逐渐加大关节活动。

锻炼幅度和负重应逐步增加，每天 1~2 次，每次每个动作重复 10~15 次。

六、述评

桡骨头骨折是常见骨折之一，多发于青壮年，其发生率约占全身骨折的 0.8%，占肘部骨折的 1/3，约有 1/3 患者合并关节其他部位损伤。若治疗不及时可造成前臂旋转功能障碍而影响日常基本功能。桡骨头骨折的损伤机制是肘关节处于轻度屈曲、前臂旋前位时手掌撑地，导致肱骨小头与桡骨头发生猛烈撞击而骨折。桡骨头具有特殊的解剖形态、血流供应和生物力学作用特点，但各种治疗方案的选择大多以临床实践为基础，尚缺乏足够的理论依据。随着生物力学研究进展，发现桡骨头是维持肘关节外翻外旋稳定和前臂轴向稳定的重要结构，当桡骨头切除时，肘关节的内外翻稳定性也随之降低，同时在前臂被动旋后位时，尺骨相对于肱骨的外旋角度也有增加。在一定程度上降低了肘关节的稳定性。正由于对桡骨头生理作用的深入认识，桡骨头骨折治疗从桡骨头切除治疗，直至目前逐渐兴起的人工假体置换术。目前，临床上对一些简单的桡骨头骨折的治疗原则已基本统一，但对粉碎性桡骨头骨折，尤其是伴有复合损伤的桡骨头骨折的治疗，目前尚存各种看法。

（一）骨折分类

桡骨头骨折的分类方法较多，如 Schatzker-Tile 分型：Ⅰ型：楔形骨折；Ⅱ型：嵌压骨折；Ⅲ型：粉碎性骨折。Hotchkiss 分型：Ⅰ型：移位小Ⅱ型：移位 > 2mm，可合并机械阻挡，比边缘性骨折严重；Ⅲ型：粉碎性骨折合并机械阻挡，复位困难。Bakalim 分型：Ⅰ型：桡骨头纵向骨折，关节面无移位；Ⅱ型：桡骨头纵向骨折，关节面有分离；Ⅲ型：桡骨头纵向多骨折线，关节面有或者无分离；Ⅳ型：桡骨颈骨折，桡骨头无移位；Ⅴ型：桡骨颈骨折，桡骨头有移位。但应用较广的是 Mason 分类，其优势在于能够很好地指导临床治疗。

Mason 于 1954 年报道对 100 例桡骨头骨折患者及其 X 线片进行回顾性分析，并根据骨折大小及移位程度将桡骨头骨折分为 4 型：Ⅰ型：骨折块较小或边缘骨折，无移位或轻微移位；Ⅱ型：边缘骨折，有移位，骨折范围超过桡骨头的 30%；Ⅲ型：桡骨头粉碎性骨折；Ⅳ型：桡骨头粉碎性骨折合并肘关节后脱位。

Hotchkiss 根据患者的 X 线片表现、临床特征等情况对 Mason 分类进行了改良，使得桡骨头骨折分型更为具体细致。Ⅰ型：桡骨头或桡骨颈的轻度移位骨折；Ⅱ型：桡骨头或桡骨颈的移位骨折（位大于 2mm）；Ⅲ型：桡骨头或桡骨颈的严重粉碎性骨折。Ⅳ型：桡骨头粉碎性骨折合并肘关节脱位。

（二）辨证论治

桡骨头骨折按照骨折类型，分别采用非手术，或合适的手术疗法，可获得良好疗效。非手术治疗，一般用于 Mason Ⅰ型骨折，或骨块≤桡骨头的 1/3，移位≤ 2mm 的 Mason Ⅱ型骨折。在闭合复位成功后，屈肘 90° 中立位石膏外固定 3~4 周。或采用小夹板外固定，再配合以中药分期治疗。有学者认为急性期抽出关节内积血并注射局麻药物以减轻疼痛，同时早期活动对Ⅰ型骨折患者，经 2~3 个月的功能锻炼预后较好。

　　潘月勤应用推按旋转手法治疗，认为Ⅱ型桡骨头骨折后，前臂旋转时，两折端可随桡骨干活动，产生偏心转动，术者一拇指置于桡骨头外侧，顶住桡骨头的外缘下方，向上向内推按，以推为主，另一手握住前臂，反方向协同旋转，即可复位骨折。徐旭刚等采取屈肘内翻推挤手法治疗，认为肘屈80°位时，携带角最小，能达到扩大肘外侧间隙，松弛和回避软组织阻挡，有利于整复骨折的桡骨头。

　　梅国华等认为切开复位内固定有一定局限性，特别是骨折块多于3块的桡骨头部骨折，手术效果不理想。肘关节为非负重关节，Ⅱ、Ⅲ型骨折只要桡骨头关节面的轮廓完整，骨折块在水平面的移位不造成关节活动障碍，即使是粉碎性骨折或关节面有较明显塌陷，仍可采取早期活动的方法治疗，它不增加骨折移位和异位骨化的风险，可使肘关节功能得到最大程度的恢复。他们在治疗中发现关节面的平整与肘关节疼痛没有相关性，与Herbertsson等对桡骨头骨折治疗观察的随访结果相吻合。对于Ⅲ型、Ⅳ型骨折，尤其是Ⅳ型骨折者，目前多数主张手术。手术治疗包括切开复位内固定术、桡骨头切除术和人工桡骨头置换术等。

　　临床治疗桡骨头骨折时，应特别重视骨折的分型和患侧肘关节的合并损伤，以便采用正确的治疗方法。重要并发症主要包括，肘关节后脱位、外侧副韧带和（或）内侧副韧带损伤、肱骨小头骨折、肘关节三联征、经鹰嘴骨折后脱位、向后孟氏骨折等，高能量的损伤有时可能合并同侧腕关节或肱骨近端骨折。治疗合并损伤的桡骨头骨折的原则是：①恢复肱尺关节结构以维持肘关节功能。对尺骨冠突骨折、鹰嘴骨折及肱骨远端骨折应予以解剖复位，并给予坚强固定。②重建肘关节的稳定性，当桡骨头重建或置换后仍存在后外侧旋转不稳定时，则需要修复外侧副韧带。再次评估肘关节稳定性，对仍有明显的内侧不稳定导致肘关节半脱位，则应修复内侧副韧带。

（谢可永　邬学群　席智杰）

第三节　前 臂 骨 折

一、定义

　　前臂骨折指桡骨和尺骨的骨干骨折，包括桡、尺骨单骨干骨折和桡、尺骨干双骨折。

二、病因病理

　　前臂由结缔组织、神经组织、肌肉组织及桡骨、尺骨共同组成。其前侧皮肤较薄，移动度较大。尺侧浅筋膜中有内侧皮神经和静脉血管；桡侧浅筋膜中有头静脉及前臂外侧皮神经，还有正中神经和尺神经的分支，均于屈肌支持带近侧浅出深筋膜。桡骨位于外侧，尺骨位于内侧。桡骨呈三棱柱形，近端细小，远端膨大。尺骨近端粗大，远端细小。两骨的上、下端互相构成上、下尺桡关节。两骨之间由骨间膜相连，司前臂的旋转活动。

　　骨间膜系膜状纤维组织，附着于尺桡骨的骨间嵴。骨间膜的纤维起自桡骨斜内下方，止于尺骨，具有稳定上、下尺桡关节及维持前臂旋转功能起重要作用和顺纤维方向由桡骨向尺骨传导应力。当作用于桡骨远端的外力，沿其纵轴向近端传导，通过斜行的骨间膜纤维传至尺骨，可发生尺、桡骨干双骨折。前臂中立位时，桡、尺骨间隙最大，骨间膜上下一致紧张，两骨的骨间嵴相互对峙，桡、尺骨骨干较为稳定。当前臂旋后或旋前位时，骨间隙缩小，骨间膜松弛，两骨间的稳定性消失，尤以旋前位最为严重。因此，预防尺桡骨旋转移位，维持骨间膜的张力是前臂骨折治疗的重点。

前臂上 2/3 肌肉丰富，下 1/3 多是肌腱。前臂的肌肉按功能分为 4 组：①屈肌群起于肱骨内上髁；②伸肌群起于肱骨外上髁；③旋前肌群为旋前圆肌和旋前方肌；④旋后肌群为旋后肌、肱二头肌及肱桡肌等。使前臂具有旋转、伸腕伸指和屈腕屈指功能。骨折时，骨折端的重叠、成角及侧方移位，除暴力作用外，肌肉对骨折断端的牵拉，对骨折段的旋转畸形，有重要影响，复位时须予以注意。

对于前臂骨折，《医宗金鉴·四肢部》有详细论述："凡臂骨受伤者，多因迎击而断也。或断臂辅二骨，或惟断一骨"，其病机乃为"瘀血凝结疼痛"，治疗包括手法复位和固定及内、外用药："以手法接对端正，贴万灵膏，竹帘裹之，加以布条扎紧。三日后开帘视之，以手指按其患处，或仍有未平，再揉摩其瘀结之盘，令复其旧，换贴膏药，仍以竹帘裹之，每日清晨服正骨紫金丹"。

现代医学认为，前臂骨折类型较多，但以前臂尺、桡骨单干骨折和尺、桡骨干双骨折较为常见。前臂尺、桡骨单干骨折，多见于青少年。常由间接或直接暴力所致，由于单骨折，有对侧骨的支持，一般无严重移位。由于尺、桡骨间的骨间膜作用，折端易向对侧骨移位。成人桡骨上 1/3 骨折者，骨折线位于旋前圆肌止点之上时，由于肱二头肌和旋后肌牵拉骨折近端向后旋转移，由于旋前圆肌和旋前方肌的牵拉骨折远端向前旋转移位；桡骨中 1/3 或中下 1/3 骨折，骨折线位于旋前圆肌止点之下时，因肱二头肌和旋后肌旋后倾向，被旋前圆肌的旋前力量抵消，骨折近端处于中立位，骨折远端因受旋前方肌的牵拉而向前旋转移位。

前臂尺桡骨干双骨折，较多见于青少年，约占全身骨折的 6% 左右。前臂中 1/3 为初、次级骨化中心的融合处和前臂旋转弓的止点，且骨干狭窄，为创伤应力最集中的地方。前臂下 1/3 骨结构呈近三角状，肌肉移行为肌腱，保护作用较弱。所以前臂中下段骨折的发生率高。有统计报道，前臂上、中、下 1/3 骨折的发生率分别为 7%、18%、75%。损伤时暴力可分为直接暴力、传导暴力和扭转暴力。其中直接暴力造成骨折多在同一平面，呈横行、粉碎、多段骨折。其损伤较严重，骨折端不稳定，复位后固定困难，易影响骨折愈合和前臂旋转功能。传导暴力，常为跌倒时手掌着地，地面的反作用力沿腕部传至尺桡骨，骨折线多为横行、锯齿形或短斜形。扭转暴力多见于机器绞伤，患者手臂极度旋前，尺桡骨相互作用超过两骨的承受应力极限致骨折，骨折方向不一致，伴有严重的软组织损伤，多有严重并发症。由于解剖功能的复杂关系，两骨干完全骨折后，骨折端可发生侧方、重叠、成角及旋转移位，复位要求较高。必须纠正骨折端的种种移位，尤其旋转移位并保持复位后良好的固定，直至骨折愈合。

三、临床表现

损伤局部肿胀、疼痛、肤色青紫、压痛明显，前臂活动受限。其中尺骨干骨折者，前臂尺侧肿胀、疼痛；桡骨干骨折者，前臂桡侧肿胀、疼痛。合并正中神经或尺神经、桡神经损伤者，可出现相应证候。

四、诊断要点

1. 有直接或间接外伤史。

2. 患侧疼痛、肿胀、功能障碍等骨折典型证候。

3. 体检发现，损伤局部压痛明显，纵向叩击痛，前臂旋转时疼痛加重。骨折移位者可触及异常活动和骨擦感，前臂旋转功能受限。双骨折者有异常活动。

4. X线摄片，可明确骨折和移位情况。当临床检查发现怀疑尺桡骨骨折，而 X 线检查无明确骨折表现时，应于 2 周后，复查 X 线摄片。

五、辨证论治

前臂闭合骨折，不论其部位、类型，一般均可采用手法复位；对于开放伤口在 3cm 以内，伤缘整齐，污染较轻，清创缝合后仍可做闭合手法复位。

（一）手法复位

1. 整复原则 对于骨折重叠、成角、旋转及侧方移位畸形，应尽可能纠正，尤其成角和旋转畸形应彻底纠正。侧方对位应达 2/3 以上。在整复程序上，对桡、尺骨干上 1/3 骨折，先整复尺骨，后整复桡骨。中 1/3 骨折，先整复稳定性好的骨干，若两骨的稳定性相同，宜先整复易触摸的尺骨。下 1/3 骨折，宜先整复桡骨，后整复尺骨。对不同平面的骨折，先整复骨干粗且骨折端较稳定的骨干。

2. 整复方法

（1）尺骨干骨折：整复尺骨上 1/3 骨折者，患者取坐位，肩外展，屈肘 90°，前臂置中立位。两助手对抗牵引，术者两拇指置于成角凸起处，其余四指握凹侧两端，两拇指从桡背侧向掌尺侧按压成角，其余四指同时向背侧扳提，即可矫正成角畸形而复位。整复尺骨中或下 1/3 骨折者，患者仰卧，肩外展，屈肘 90°，前臂旋后位，两助手做对抗牵引，术者以挤压分骨手法，向尺侧提拉远端使之靠拢近端，以矫正远折端桡侧成角移位。旋后移位可用牵引手法纠正。

（2）桡骨干骨折：整复桡骨干上 1/3 骨折者，患者坐位，肩外展，屈肘 90°，前臂置于旋后位。两助手做对抗牵引 2~3 分钟。牵开后，术者两手持握远、近骨折段，将旋后而向桡背侧移位的骨折近段推向尺掌侧，同时将旋前而向尺掌侧移位的骨折远段推向桡背侧，远侧助手在旋后位轻微摇晃，使断端自然嵌插。骨折整复后，术者捏住骨折部，嘱牵引助手将前臂由旋后位慢慢回转到中立位，临时固定，经 X 线检查，对位满意再正式固定。

整复桡骨中、下 1/3 骨折，患者坐位，肩外展、屈肘 90°。前臂中立位，两助手对抗牵引纠正重叠移位，在牵引分骨手法下，术者一手固定近侧断端，另一手的拇、中、无名指捏住向尺侧倾斜移位的远折端向桡侧提拉，矫正向尺侧移位。掌背侧移位可用折顶法纠正。

（3）桡、尺骨双骨骨折

1）同一水平桡尺骨骨折复位法：大多为横行或短斜形骨折，远、近端移位方向多一致，采用拔伸牵引下，应用扳提推按复位法。若骨折端重叠移位较多，可采用折顶复位法。术后给予固定。

2）不同水平桡尺骨骨折复位方法：两骨折端不在同一水平，多为桡骨骨折线在上方，尺骨骨折线在下方，并伴有旋转移位。如桡、尺骨上段骨折，采用旋后位拔伸牵引下，以夹挤分骨，使尺骨复位，然后采用回旋捺正手法，可使桡骨复位。如为桡、尺骨下段骨折，在前臂中立位拔伸牵引下，应用夹挤分骨手法，使桡骨对位，然后用扳提推按手法使尺骨对位，最后应用对顶触摸手法检查骨折端对位及稳定情况。

（二）固定方法

良好固定是骨折愈合的重要保证，固定后必需定时检查患肢的血液循环、感觉和肌力情况，以防固定过紧。

1. 尺骨干骨折　无移位骨折可用夹板或石膏托固定。移位骨折整复后，在维持牵引下进行固定。首先正确放置压垫，对骨折有前后移位者，应在骨折端的掌、背侧各放一平压垫；有侧方移位者，在前臂掌、背侧骨间隙处放置一分骨垫；有成角移位者，采用三点加压法放置压垫。采用4块夹板，尺骨下1/3骨折者，尺侧夹板应超腕关节至第5掌骨头部，使腕关节处于桡偏位，维持骨折对位；尺骨上1/3及中1/3骨折，将前臂固定于中立位；尺骨下1/3骨折，前臂固定于旋前位。固定时间6~8周。

2. 桡骨干骨折　骨折复位后，首先放置压垫、分骨垫各1个置于掌、背侧，再放三点挤压的小纸压垫。夹板放置：桡骨中、下1/3骨折，先放置掌、背、尺侧夹板，桡侧夹板超腕关节至第1掌骨中部，将腕部固定于尺偏位，以限制骨折远端的尺偏移位倾向。桡骨上1/3骨折，须在近段桡侧再放一个小纸压垫，以防止向桡侧移位。先放掌、背侧夹板，后放尺、桡侧夹板。桡骨上1/3骨折，前臂固定于中立稍旋后位；中下1/3骨折，前臂固定于中立位。患肢屈肘90°，扎带固定后，用三角巾置前臂悬吊于胸前，固定4~6周。

3. 尺桡骨双骨折固定　先于掌背侧骨间隙各置一分骨垫。桡、尺骨双骨折在同一平面时，分骨垫占骨折线上下各一半；骨折线不在同一平面时，分骨垫放在两骨折线中间。掌侧分骨垫放在掌长肌与尺侧腕屈肌之间，背侧放在尺骨背面的桡侧缘。上1/3和中1/3骨折时，于前臂背侧上下端各置放一纸压垫，掌侧骨折部放置一纵压垫，施行三点挤压，维持桡、尺骨干背弓的生理弧度。对上1/3骨折，桡骨近端易向桡侧偏移，可在桡骨近段桡侧再放一块小纸压垫；中及下1/3骨折，骨折易向掌侧及桡侧成角，除施行三点挤压外，必要时在骨折部桡侧再置一个小纸压垫。分骨垫及纸压垫放妥固定后，先放置掌侧、背侧、尺侧及桡侧夹板，再放置桡、尺侧夹板，掌侧板上达肘横纹，下齐腕关节，背侧板上达鹰嘴突、下超腕关节1cm，桡侧板上平桡骨头，下达桡骨茎突平面，尺侧板上齐尺骨鹰嘴，下达第5掌骨颈部，然后用4条布带分段捆扎，松紧度要适宜。屈肘90°，前臂中立位，用三角巾悬吊胸前。

（三）功能锻炼

去除固定后，应积极做前臂的功能锻炼，以促进功能尽早恢复。常用的锻炼方法，首先做屈指握拳，伸展张开五指，后用力屈曲握拳，以增强腕部及前臂的肌肉力量。接着各手指屈曲握紧拳，腕关节做背伸、掌屈活动，以增加腕关节屈伸活动范围。五指并拢，前臂中立位，手掌尽力向桡侧偏，再尽力向尺侧偏斜，具有拉伸桡侧肌腱的作用。屈肘，上臂贴于胸侧，双手握拳，前臂反复做旋前旋后活动，以恢复前臂旋前旋后的功能。最后双手五指分开交叉相握，以健侧带动患侧，做腕屈伸、侧偏、环绕动作，由左至右，再由右至左地反复练习，以恢复正常活动度。

六、述评

尺桡骨干单骨折，由于有对侧骨的支持，一般无严重移位，在治疗、预后等方面也相对简单。而尺桡骨干双骨折临床较多见，青少年占多数，好发于前臂中、下段，骨折易发生侧方、重叠、成角及旋转等移位，由于其特殊的解剖结构，复位难度比较高，治疗不当将严重影响前臂旋转等功能，所以治疗上必须高度重视。

（一）骨折分类

尺桡骨骨折分为伴有尺桡关节脱位和尺桡关节完整的骨干骨折 2 类。前者包括 Monteggia 骨折脱位和 Galeazzi 骨折脱位；后者按骨折的完全度分为青枝骨折和完全性骨折。在青枝骨折中根据畸形方向分为掌侧成角（旋后损伤）和背侧成角（旋前损伤）。

前臂主要为旋转功能和影响手部功能发挥，所以对尺、桡骨骨折的复位要求不仅骨折部位愈合良好外，还必须维持骨的长度，恢复其轴线。目前临床主要采用手法复位小夹板或长臂石膏托外固定治疗法。已有诸多采用手法复位后小夹板或长臂石膏托外固定，取得满意治疗效果的报道。

（二）复位和固定

手法复位后，小夹板外固定疗效满意，屡有报道，如陈驰等观察手法整复及小夹板固定治疗尺桡骨干双骨折的效果，将 30 例分为两组各 15 例，手法组采用手法整复及小夹板外固定，手术组采用切开复位动力加压钢板内固定，治疗后第 4 周、6 周、8 周、12 周摄 X 线片复查。按标准评定：优：骨折线消失，骨小梁在骨痂内重建，无压痛及叩击痛，计 6 分。良：骨折线模糊，骨痂较多，桥架骨痂增多，包绕骨折端，计 4 分。尚可：骨折线模糊，骨痂形成增多，有条状骨痂通过骨折线，计 2 分。差：骨折线清晰，部分骨痂形成，无桥架骨痂，计 0 分。骨折疗效标准：按尚天裕标准评价疗效。优：前臂旋转受限在 15°以内，解剖或近似解剖复位。良：前臂旋转受限在 15°~30°以内，骨折面接触 1/2 以上，力线正常。尚可：前臂旋转受限 30°~45°以内，骨折接触接近 1/3~1/2。差：前臂旋转受限超过 45°。结果显示，治疗后 X 线评分均上升，但手法组第 8 周、12 周与手术组比较差异有统计学意义，两组疗效差异无统计学意义。可见手法整复及小夹板外固定治疗尺桡骨干双骨折可促使骨痂较快生长。陈展鹏等观察夹板和掌背侧对垫固定治疗尺、桡骨干中下段双骨折的临床疗效。对 63 例闭合性前臂尺、桡骨干中下段双骨折患者，采用手法整复后行夹板及掌背侧对垫固定治疗。结果发现，63 例，临床愈合时间 21~40 天，平均 29 天。前臂旋转功能和腕、肘关节活动均正常，优 58 例，良 5 例。未出现前臂软组织压伤、张力性水疱及骨筋膜间室综合征。所以在前臂尺、桡骨干中下段闭合性骨折手法复位后行小夹板固定时，用掌背侧对垫可以防止骨折端相互靠拢，避免前臂掌背侧皮肤、肌肉压伤坏死，临床效果良好，值得推荐。

临床尺桡骨双骨折的主要治法是手法复位和小夹板外固定。主要复位手法有拔伸牵引、挤压分骨、折顶回旋等，在具体应用上，常联合应用之。外固定一般采用具有适用于各部位特点的 4 块夹板。临诊实践证实，它有利于早期活动，促进骨折愈合，疗效佳，疗程短。

（谢可永 邬学群 席智杰）

第四节　肘关节脱位

一、定义

肘关节脱位是指构成肘关节的肱骨远端、桡骨近端、尺骨近端脱离正常的解剖位置，导致肘关节的伸屈、旋转活动障碍。肘关节脱位是肘部常见损伤，占全身四大关节脱位总数的一半，多发生于青少年。

二、病因病理

肘关节由肱骨远端和尺骨、桡骨近端构成，包括肱尺关节、肱桡关节和桡尺近侧关节；具有肘部前屈、后伸、前臂旋前和旋后运动。

肘关节，中医称"曲䐑骱"。"肘骨者，肱膊中节上下支骨交换处也，俗名鹅鼻骨，上接臑骨，其骱名曲䐑。"在手部着地跌倒时，因暴力的传导和杠杆的作用不同而产生不同形式的脱位，出现各种证候。清代吴谦在《医宗金鉴·正骨心法要旨·肘骨》中指出脱位后的证候和治疗："肘骨者，胳膊中节上下支骨交接处也，俗名鹅鼻骨。若跌伤其肘尖向上突出，疼痛不止，汗出战栗，用手法翻其臂骨，拖肘骨令其合缝其斜弯之筋，以手推摩，令其平复，虽即时能垂能举，仍当以养息为妙。"清代胡廷光在《伤科汇纂·肘骨》中详细描述了复位方法："两手肘骨出于臼者，先服保命丹，后用药洗软筋骨。令患人仰卧，医者居其侧，托其肘撑后，又用两指托其骨内，却试其曲肱，使屈伸两手、合掌并齐，方如摊膏贴之。"可见，对于肘关节脱位，中医早有了较为完整的认识。

现代解剖学发现，构成肘关节的肱骨远端呈内外宽厚、前后扁薄状，侧方有坚强的韧带保护，关节囊之前壁相对薄弱。肘关节的运动形式主要是屈伸活动。由于尺骨冠状突较鹰嘴突低，所以对抗尺骨向后移位的能力较对抗前移位的能力差，故临床上以肱尺关节后脱位者最为多见。当发生前脱位、侧方脱位时，常伴有肘部其他结构的严重损伤，如肱骨内上髁骨折、尺骨鹰嘴骨折和冠状突骨折，以及关节囊、韧带或血管神经束的损伤。在诊断和治疗时应加以注意，防止误诊。

间接暴力是导致肘关节脱位的主要病因。肘部系前臂和上臂的连接结构，当手部着地跌倒，由传达暴力和杠杆相互作用发生脱位。根据脱位的方向，可分为：①肘关节后脱位：是肘部脱位中最多见的一种脱位类型，多见于青少年。当手掌着地跌倒时，肘关节呈伸展、前臂旋后位，在人体重力和地面反作用力作用下，引起肘关节过伸，尺骨鹰嘴的顶端猛烈冲击肱骨远端的鹰嘴窝。若外力继续增加，引起附着于喙突的肱前肌和肘关节囊的前侧部分撕裂，发生尺骨鹰嘴向后移位，肱骨远端向前移位的肘关节后脱位。②肘关节前脱位：前脱位者较为少见，可由肘后直接遭受外力打击或肘部在屈曲位时直接撞击地面，导致尺骨鹰嘴骨折和尺骨近端向前脱位。或手撑地跌倒后，前臂处于固定位，身体沿上肢纵轴旋转，产生肘侧方脱位，在肘部旋转外力继续作用下，导致尺桡骨移到肘前方，发生肘关节前脱位。如由直接暴力所致，其肘部软组织损伤较严重，同时常伴有血管、神经损伤。③肘关节侧方脱位：以青少年为多见。肘关节处于内翻或外翻位跌倒，在传导暴力作用下，使肘关节的侧副韧带和关节囊撕裂，肱骨远端可移向破裂的关节囊桡侧或尺侧。一般肘关节在外翻应力作用下产生外侧脱位，在内翻应力作用下发生内侧脱位。同时在强烈内、外翻作用下，前臂伸肌或屈肌群猛烈收缩引起肱骨内、外髁撕脱骨折，较多见于肱骨内上髁骨折。④肘关节分裂脱位：这是一种罕见类型的脱位。发生于上、下传导暴力集中于肘关节时，前臂呈过度旋前位，环状韧带和尺桡骨近侧骨间膜被劈裂，桡骨头向前方脱位，而尺骨近端向后脱位，肱骨远端便嵌插在两骨端之间，可分为前后型及侧方型。

按受伤后时间分类：新鲜性脱位，伤后 2 周以内者；陈旧性脱位，伤后 2 周以上者。

三、临床表现

肘关节肿胀、疼痛，关节置于半屈曲状畸形，伸屈活动受限，肘后等腰三角形骨性标志关系改变。

四、诊断要点

1. 明确的外伤史。

2. 典型症状 伤后肘部肿胀疼痛、压痛、畸形、弹性固定，肘后三点关系失常，肘外径增宽，功能障碍。

3. 体检 当肘关节伸直时，肱骨内、外上髁与尺骨鹰嘴尖恰位于一条直线上，屈肘时则形成以鹰嘴尖为顶角的等腰三角形，这一特征是临床上诊断肘关节脱位的重要标志。不同脱位类型，其体征各具特征。

（1）肘关节后脱位：尺骨鹰嘴向后突出，肘后三点失常，鹰嘴上方凹陷或有空虚感。肘窝可能触及扁圆形光滑的肱骨远端，肘关节后外侧可触及脱出的桡骨头。肘关节呈半屈曲弹性固定，靴状畸形。

（2）肘关节前脱位：肘后部空虚，肘后三点关系失常，前臂较健侧变长，肘前可触到尺骨鹰嘴，前臂可有不同程度的旋前或旋后畸形。

（3）肘关节侧方脱位：肘关节内侧或外侧副韧带、关节囊和软组织损伤严重，肘部内外径增宽；内侧脱位时肱骨外髁明显突出，尺骨鹰嘴和桡骨头向内侧移位；外侧脱位时，前臂呈旋前位，肱骨内髁明显突出，鹰嘴位于外髁外方，桡骨头突出。肘部呈严重的内翻或外翻畸形。

（4）肘关节分离脱位前后型：肘关节及前臂肿胀、瘀斑、前后径增宽、痛剧。前臂高度旋前，呈伸直位弹性固定，肘后三点失常，常可合并血管、神经及皮肤损伤。肘前后分别可触及桡骨头及尺骨鹰嘴。

（5）肘关节分离脱位侧方型：肘关节及前臂高度肿胀，瘀斑严重，疼痛剧烈，肘关节横径增宽，常合并内外侧皮肤损伤，肘后三点失常，肘外侧可触及和见到明显脱出突起的桡骨头，内侧可触及尺骨鹰嘴突起。肘关节微屈，呈弹性固定。

4. X 线检查 X 线摄片可明确诊断及分型，并了解是否合并骨折。

（1）后脱位：正位片见尺桡骨近端与肱骨远端相重叠，侧位片见尺桡骨近端脱出于肱骨远端后侧，有时可见喙突骨折。

（2）前脱位：在侧位相可见尺骨鹰嘴突位于肘前方，或合并尺骨鹰嘴骨折，尺桡骨上段向肘前方移位。

（3）外侧脱位：尺骨半月切迹与外髁相接触，桡骨头移向肱骨头外侧，桡骨纵轴线移向前方，前臂处于旋前位。

（4）内侧脱位：尺骨鹰嘴、桡骨头位于肱骨内髁内侧。

（5）分离脱位前后型：正位片示尺桡骨相重叠或近于重叠，尺桡骨近端与肱骨远端重叠；侧位片见尺骨近端脱于肱骨远端后侧，桡骨近端脱于肱骨远端前侧，肱尺、肱桡及上尺桡关节皆失常。

（6）分离脱位侧方型：正位片见尺桡骨近端分别位于肱骨远端的内外侧，尺桡骨间分离；侧位片见尺桡骨近端与肱肌远端相重叠或部分重叠。

五、辨证论治

（一）新鲜肘关节脱位或合并骨折的脱位

对于脱位，手法复位为其首要选择。

1. 单纯肘关节后脱位　取坐位，助手紧握患肢上臂，术者双手紧握腕部，做对抗牵引，再将肘关节屈曲60°～90°，并可稍加旋前，常可听到复位响声或复位的振动感，提示复位成功。复位后将上肢固定于功能位。3周后拆除固定，做主动功能锻炼，不宜做强烈被动活动。

2. 肘关节前脱位　遵循从何方向脱出，仍从该方向复回的原则。如鹰嘴是从内向前脱位，复位时由前向内复位。术者一手握住肘部，另一手握住腕部，做对抗牵引，在保持患肢前臂旋内的同时，于前臂上段向后加压，感觉到复位响声，即为复位。固定肘关节135°屈曲位3周。

3. 肘关节侧方脱位　术者双手握住肘关节，以双手拇指和其他手指使肱骨远端和尺桡骨近端向相对方向移动即可使其复位。伸肘位固定3周后进行功能锻炼。

4. 合并鹰嘴骨折的肘关节前脱位　复位时，须将尺桡骨上段向后加压，即可复位。复位后肘关节固定伸直位或过伸位。

5. 合并肱骨内上髁撕脱骨折的肘关节脱位　先采用手法复位，当复位完成后，肱骨内上髁常可得以复位。如遇骨折片嵌夹在关节腔内，在牵引时，将肘关节外展、外翻，扩大肘关节内侧间隙，使内上髁撕脱骨片得以脱出关节并得以复位。如嵌顿骨片无法脱出，可考虑手术切开。

6. 肘关节分离脱位前后型　前臂在旋后位做对抗牵引，术者向后推挤桡骨头使其复位，再按肘关节后脱位复位方法整复肱尺关节脱位。

7. 肘关节分离脱位侧方型　在对抗牵引下，同时由内外侧挤压尺桡骨近端即可复位，同时尽可能屈曲肘关节。

上两型因软组织损伤严重，术后肿胀加重，外固定不宜过紧，以免发生合并症。应用石膏托或小夹板固定3周。

（二）中药治疗

1. 外用药　初期外敷三色敷药，每隔1~3日换药1次，肿胀消退后改用上肢洗方，药用伸筋草、透骨草、荆芥、防风、千年健、刘寄奴、红花、桂枝、苏木、威灵仙、川芎。上药切碎，水煎外洗。

2. 内服中药

（1）初期：肿胀疼痛明显，治宜活血化瘀、消肿止痛，方用活血止痛汤加减，药用当归、川芎、乳香、没药、苏木、红花、赤芍、陈皮、落得打、紫荆藤等。

（2）中期：肿胀渐消，疼痛已轻，治宜活血化瘀、舒筋通络，方用和营止痛汤加减，药用沉香、黄芪、川牛膝、五加皮、茯苓、肉苁蓉、当归、熟地、丹皮、木瓜、党参、广木香等。

（3）后期：肿痛已消，患肢无力，肌肉瘦削，治宜补益气血、强筋健骨，方用生血补髓汤加减，药用生地、芍药、川芎、黄芪、杜仲、五加皮、牛膝、红花、当归、续断。

（三）练功疗法

在制动的情况下，就应该开始肌肉的等长主动收缩训练和手指的握拳运动。去除固定后用健侧手握住患侧手腕，做肘部伸屈活动，以无明显疼痛为度，逐步加大伸屈角度。同时做前臂的旋前、旋后活动。最后做抗阻力活动，阻力由小逐步增加，直至功能完全恢复。

（四）陈旧性肘关节脱位

对超过3周者，为陈旧性脱位。由于关节内血肿机化及肉芽组织形成，导致关节囊粘连。对肘关节陈旧性脱位的手法复位，首先做肘部轻柔的伸屈活动，逐渐松解粘连。缓慢伸展肘部，在对抗牵引下，逐渐屈肘，同时术者用双手拇指按压鹰嘴，将肱骨远端向后推按，使之复位。如X线片证实复位，将肘关节固定略<90°位，3周左右拆除石膏做功能锻炼。对于复位失败者，考虑手术治疗。手术适应证：闭合复位失败者，或不适于闭合复位者；肘关节脱位合并肱骨内上髁撕脱骨折，当肘关节脱位复位而肱骨内上髁仍未能复位时，应施行手术将内上髁加以复位或内固定；陈旧性肘关节脱位，不宜行闭合复位者；某些习惯性肘关节脱位。

六、述评

肘关节脱位治疗重点在于手法复位，临床医家们在长期实践中，积累了丰富的治疗经验，为肘关节功能恢复提供了有效方法。

（一）新鲜脱位的手法

郝建彬等以手法复位联合功能锻炼治疗肘关节脱位32例。手法治疗，新鲜肘关节后脱位或合并骨折的脱位主要治疗为手法复位。单纯肘关节脱位，取坐位，令助手双手紧握患肢上臂，术者双手紧握腕部，着力牵引，将肘关节屈曲60°~90°，并可稍加旋前，常可听到响声或复位的振动感。复位后用上肢石膏固定在功能位，3周后拆除石膏。功能锻炼：鼓励患者早期活动肩、腕及手指各关节。解除固定后，练习肘部伸、屈及前臂旋转主动活动。严禁强力扳拉防止关节周围软组织发生损伤性骨化。每天分时段进行锻炼。疗效评定标准，治愈：关节结构正常，合并骨折愈合，症状消失，功能完全或基本恢复；好转：关节结构正常，合并骨折接近愈合；未愈：脱位未位，症状无改善，功能障碍。结果，治愈24例（75.0%），好转7例（21.9%），无效1例（3.1%）。

（二）陈旧性后脱位复位手法

陈越城等采用手法治疗16例新鲜和7例陈旧性肘关节脱位。患者采取平卧位，臂丛神经麻醉。先做牵拉、屈伸、旋转等手法，以松懈瘢痕组织的粘连。手法从轻到重，幅度从小到大。复位时，先矫正侧方关节移位，通过握住关节上下进行牵引矫正。矫正后双手握住关节保持复位状态，屈曲肘关节，在助手牵引下，整个肱骨向后推移，过程中可听到响声，直到关节和骨性标志回复正常，完成后，固定肘关节于屈曲90°状态下，一般3周后恢复较好可以去除外固定。新鲜肘关节脱位的复位法与陈旧性后脱位复位手法相同。复位后发现共22例患者复位成功，有效率95.65%，剩余1例陈旧性脱位患者因损伤时间较长，手法复位无法完成，后经手术治疗后，复位成功。

肘关节脱位的诊断和治疗一般无困难。但肘关节脱位，因外力作用，使前关节囊及肱前肌均撕裂，后关节囊及肱骨远端后侧骨膜可在骨膜下剥离，可在肘窝部形成血肿，并逐渐纤维化，以至骨化，引起骨化性肌炎，成为影响功能恢复的障碍，影响复位后的肘关节活动功能，同时移位严重的肘关节脱位可能损伤血管与神经。因此治疗时，应密切注意，防止并发症出现。

（谢可永　邬学群　席智杰）

第五节　桡骨头半脱位

一、定义

桡骨头半脱位常见于1~4岁儿童，又称"牵拉肘"，是因过度牵拉儿童前臂，尤其前臂处于旋前位时，导致桡骨头脱出环状韧带，发生肘关节疼痛和活动障碍。

二、病因病理

桡骨头的关节面和桡骨纵轴有一定倾斜度，其角度与前臂旋转活动有关。倾斜度的变化会影响环状韧带的上下活动，在前臂旋前旋后位，常易发生脱位。

桡骨头半脱位是儿童常见肘部损伤，大多发生在1~4岁。发生原因主要是当关节处于伸直位或前臂突然旋转动位时，纵向突然受到大力牵拉，环状韧带下部产生横行撕裂，向下轻微活动，肱桡关节间隙变大，关节囊及环状韧带上部由于肘关节关节腔的负压将关节囊和环状韧带吸入肱桡关节间隙，环状韧带可向上越过尚未发育成熟的桡骨头，嵌于肱骨头和桡骨头之间，阻碍了桡骨头自行复位而产生半脱位，影响肘关节的活动功能，造成桡骨头半脱位。

三、临床表现

患儿诉其患侧肘关节疼痛，伸屈受限，外侧方压痛，可稍有肿胀，X线片无明显改变。其中以仅有手部牵拉史和肘关节伸屈受限最具诊断价值。

四、诊断要点

1. 有明显年龄特征和牵拉史。

2. 患肢疼痛，时有肿胀，患肘关节不能屈伸。

3. 由于骨骺对骨生长具有重要作用，儿童的骨骺损伤是极需重视的，而且两者治法也不相同，所以桡骨头半脱位与骨骺骨折鉴别十分重要。其中手部着地跌倒，局部明显肿痛，和牵拉或挤压腕部引起的间接性疼痛是临床鉴别要点之一，确诊有待于X线摄片。

五、辨证论治

复位手法：患儿露出患肢，术者面对患侧，一手握住患腕部使其旋前（旋内），另一手握住肘上部以拇指腹稍用力于患肘部上端，做对抗牵拉，同时将前臂先旋后（旋外），然后旋前，当听到轻微弹响声或入腔的震动感，即屈曲肘关节，此时患儿自己能屈曲肘关节，证明已复位。复位后在 1 周内，尽量避免牵拉患儿前臂，以免引起复发出现习惯性脱位。

六、述评

桡骨头半脱位，由 Fournier 在 1671 年首先描述，是幼儿常见肘部损伤之一，以肘部伸屈障碍为特征。根据牵拉病史、典型证候，在诊断上并无困难，但在治疗上，仍有不同看法。

（一）复位手法

传统复位手法采用旋后复位法，但随着认识深入，许多学者提出旋前手法更合理。如张帅将小儿桡骨头半脱位患儿 80 例随机分为观察组和对照组，每组 40 例，观察比较小儿桡骨头半脱位采取旋前复位法与常规旋后复位法治疗的效果。对照组采取常规旋后复位法治疗，观察组采取旋前复位法治疗。结果观察组一次复位成功率为 95.0%，明显高于对照组的 85.0%。观察组复位后评定肘关节功能优良率为 95%，显著高于对照组的 75%。观察组患儿家属对治疗总满意率为 97.5%，高于对照组的 85%。可见小儿桡骨头半脱位采取旋前复位法治疗一次复位成功率高，肘关节功能优良率高，疼痛轻，且家属对治疗满意程度也高，值得借鉴。苏国磊等把桡骨头半脱位患儿 120 例均分为观察组旋前复位法组和对照组常规旋后复位法组，对两组患儿的一次复位成功率、满意度及疼痛程度进行对比。结果发现，观察组患儿患肢一次复位成功率为 95%，明显高于对照组 71.67%，两组比较差异有统计学意义。两组患儿治疗后满意度比较发现，观察组患儿满意度为 98.33%，对照组患儿满意度为 85%。两组比较差异有统计学意义。可见旋前复位法明显提高了治疗的一次复位成功率，患儿治愈时间较短，治疗效果好。刘铮对小儿肘关节桡骨头、颈和环状韧带进行解剖观察测量，收集首次被确诊为桡骨头半脱位，小于 6 岁的患者。随机运用旋前复位法，或旋后复位法对患者进行治疗，每隔 5 分钟检查患肢功能恢复情况，15 分钟后如果肘关节功能未能恢复正常则重复第一次复位方法，30 分钟后患者仍未恢复肘关节功能，则此复位方法失败。再采取另一种复位方法。假如患者两种复位方法均失败，建议用 X 线进行检查。对复位过程中疼痛程度进行 Mops 评分，由患者家属进行评分。结果：基础桡骨头明显大于桡骨颈，桡骨头与桡骨颈矢状径比为 1.26 ± 0.021，桡骨头与桡骨颈横径比值 1.25 ± 0.016，环状韧带上、下缘比值 1.01 ± 0.10。临床共收治 76 例桡骨头半脱位患者，其中旋前复位组 39 例复位成功 39 例（复位成功率为 100%），而旋后复位组中 37 例复位成功 29 例（复位成功率为 78.4%），旋前复位组疼痛评分为 4.17 ± 1.35，旋后复位组疼痛评分为 7.05 ± 1.60。结论：通过小儿肘关节解剖学研究，结合临床桡骨头半脱位复位方法比较研究结果，认为旋前复位法是桡骨头半脱位的首选复位方法。

（二）复位后固定研究

林育等观察 186 例桡骨头半脱位患者手法复位后制动与非制动的疗效差异。随机分为非制动组及制动组，每组各 93 例，非制动组不作任何制动，制动组以颈腕带悬吊 7 天。分别在复位后 1 天、7 天，12 个月电话随访依从性及脱位复发率的差异。结果：186 例患儿均获成功复位，其中一次复位满意 182 例、再次复位满意 4 例，复位率 100%。随访期间两组患儿肘部活动良好，未有肿胀、疼痛等症状出现。制动组 75 位家长反映患儿有自行解除或挣脱颈腕带悬吊的行为，需在家长反复嘱咐、约束下完成制动，患儿的活动及学习受到一定影响，增加了家长的陪护时间，平均制动时间（4.9±1.7）天。1年随访时非制动组复发6例（6/91.7%），制动组复发5例（5/90.6%），两组复发率比较，差异无统计学意义。因此，桡骨头半脱位患儿复位后，制动或不制动均能取得较好的临床效果，复发率亦未受到明显影响。但非制动组患儿可免受制动带来的生活学习不便，减少家长的陪护时间，故主张桡骨头半脱位患儿复位后可不予制动。

桡骨头半脱位在幼儿中较为常见，其诊断和治疗一般无困难，重要的是教育家长，在复位后避免牵拉患肘，以防发生习惯性半脱位。

（谢可永　邬学群　席智杰）

第六节　肱骨外（内）上髁炎

一、定义

肱骨外上髁炎是指前臂伸肌总腱在止点部的慢性损伤引起以肘外侧部疼痛为主症的一种疾病。由于网球运动员好发此病，故又有"网球肘"之称。如长期劳损、过度牵拉造成前臂屈肌总腱的起始部损伤，称为肱骨内上髁炎，多见于高尔夫运动员，故也称"高尔夫肘"。

二、病因病机

外力劳损是本病发生的重要原因。如网球运动员反复单一的运动使前臂伸肌总腱受到过度牵拉，日久造成其止点部劳损，引发附着于肱骨外上髁前臂伸肌腱充血、水肿等，出现肱骨外上髁疼痛、酸胀等证候。

中医认为，肱骨外上髁炎属于"痹证""筋伤""肘劳"范畴。其病因以慢性劳损多见。病机以气血不畅、经络闭阻为主。本病的发生，在内为素体虚弱，气血不足，筋脉失养，卫阳不足，复感风寒湿邪，加之长期劳累，伤及筋腱，瘀滞于内，经络受阻，经气不舒，络脉不通，不通则痛，发为本病。可见本病病机以气血不畅、经络闭阻为主。

现代医学病理学发现，前臂旋前与腕背伸动作使前臂伸肌总腱受到反复、过度的牵拉与磨损，造成纤维束撕裂，产生水肿、出血，日久发生机化、纤维增生、瘢痕组织形成等变化。显微镜观察可见有圆细胞浸润，散在小的钙化灶，瘢痕组织内及边缘区有囊性变，纤维样退变。由此产生的代谢产物通过化学性和物理性刺激局部神经末梢，引起疼痛、牵拉痛。有人认为本病变并非整个伸肌总腱的病变，而仅是桡侧伸腕短肌的病变。也有少数人认为本病是因骨膜炎、滑膜炎、感染、缺血性坏死、桡神经分支或前臂外侧皮神经分支的神经炎使桡侧副韧带或环状韧带受刺激所致。

三、临床表现

多有患肢劳累史。逐渐出现肘关节外侧部疼痛。初期仅劳累后疼痛，随着病情加重，扫地、提物、拧毛巾等轻微用力即可诱发疼痛，并有沿前臂伸肌群走行向前臂放射性疼痛及麻木等异常感觉。手不能用力握物，少数患者在阴雨天时疼痛加重。病史长者可见前臂外侧肌萎缩。

四、诊断要点

1. 多见于特殊工种或职业，如砖瓦工、网球运动员或有肘部损伤病史者。

2. 肘关节外侧部疼痛，可向前臂外侧放射。劳累加重，休息减轻。重者肌力减弱，握力减弱，甚至持物落地。如为内上髁炎，疼痛位于前臂内上髁。

3. 体检发现，肱骨外上髁伸肌起点处压痛，内上髁炎压痛位于内上髁。肘关节屈伸活动无障碍。前臂被动过度旋前，腕关节掌屈或抗阻力前臂旋后、腕背伸动作均诱发肘外侧部疼痛。

4. Mills 征　在肘关节伸直、腕关节掌屈、手握拳体位下用力做前臂旋前动作，肘外侧部产生牵拉痛，为阳性。

5. X 线检查　早期无异常所见。病程长者可见肱骨外上髁部有骨膜反应，附近软组织中有点状钙化影。

6. MRI 检查　表现为总伸肌腱于肱骨外上髁止点处增粗肥厚，伸肌腱附着部有撕裂或水肿信号，伸肌腱止点部钙化，肱骨外上髁骨密度增高，有的显示关节内积液。症状相对轻者，MRI 表现为局部水肿、增粗为主，镜下是炎性增生退变。症状相对重者，MRI 表现为病变局部破裂、钙化、出现空隙，镜下为肌腱变性颜色改变，纤维化钙化撕裂，并有局部骨质增生表现。

五、辨证论治

（一）中药内服

1. 风寒湿阻　肘关节外侧酸痛、麻木、屈伸运动不利，遇寒加重，得温痛减。舌质淡，苔薄白或白滑，脉弦紧或浮紧。治宜祛风散寒，除湿止痛；方选蠲痹汤加减，药用羌活、姜黄、当归、赤芍、黄芪、防风、炙甘草、生姜、独活、白芷、延胡索等。

2. 湿热内蕴　肘外侧部重着疼痛，有热感，局部压痛明显，晨起关节僵硬，活动后减轻，伴口渴不欲饮，舌苔黄腻，脉濡数。治宜清热利湿，通络止痛；方选龙胆泻肝汤加减，药用连翘、泽泻、龙胆、黄芩、栀子、泽泻、当归、车前子、柴胡、甘草等。

3. 气血亏虚　起病缓慢，肘外侧部酸痛，反复发作，提物无力，喜温喜按，肱骨外上髁部压痛，伴少气懒言，身倦乏力，面色苍白，舌质淡，苔白，脉沉细。治宜补养气血，强壮筋骨；方选壮筋养血汤加减，药用当归、川芎、白芍、续断、党参、白术、茯苓、红花、生地、牡丹皮、杜仲等。

（二）中药外用

疼痛剧烈者，可采用中药熏洗法，以祛散风寒，除湿利关节。熏洗方可采用五加皮汤加减，药用伸筋草、络石藤、海风藤、五加皮、青皮、丁香、地骨皮、丹皮等。

（三）手法治疗

急性期不宜用过重手法，可用揉、按、擦等刺激性较小的手法，以松弛局部软组织。急性期过后用拇指指尖点按肘部外上髁最痛处，行点按剥离手法，再予揉按放松。以改善局部微循环、组织新陈代谢，促进瘀血和炎症渗出的吸收，消除因缺血产生的有害物质，加快粘连和瘢痕组织的修复。

（四）针灸治疗

体针取穴：肘髎、曲池、手三里、下廉等穴或加阿是穴。可以毫针刺法，做多向透刺或各针齐刺，也可以用刺络拔罐法。先以皮肤叩刺至局部出血，再加拔罐，每 2~3 日 1 次，本法适宜于局部肿胀者。

（五）针刀治疗

肘关节外侧部属桡神经支配区。用小针刀将桡神经的关节支切断，可以起到良好的止痛作用。

（六）物理治疗

1. 超声波疗法　将连续式声头置于病变处，以 1~2cm/s 速度做圆圈式均匀接触移动，声强 1.2w/cm^2，每次治疗持续 5 分钟，一天 1 次，10 次为 1 个疗程。超声波可产生温热效应、生化效应等，可使局部组织细胞受到微细按摩，局部相邻组织温度升高，改善局部组织血液供应、降低肌肉张力、缓解痉挛、减轻疼痛。

2. 电疗　采用低频仪，电极置于疼痛部位，20~25 分钟，每日 1 次，10 次为 1 个疗程。

（七）封闭治疗

发病急，病情重者用曲安奈德 0.3ml 与 2% 利多卡因溶液 0.7ml 混合后以压痛最明显处为中心，局部注射。

六、述评

肱骨外（内）上髁炎是骨内科门诊中最常见的软组织损伤，根据病史和临床证候，诊断一般并无困难，但治疗效果常难以令人满意。为此临床医家作了诸多努力，提出了许多新疗法。

（一）针刀和针刺治疗

朱胤晟等根据患者临床症状和体征将网球肘分为 3 型：关节外型 46 例，关节内型 34 例，关节内外混合型 20 例。其中关节外型网球肘症状：肘关节外侧疼痛，劳作时加重，休息后减轻，基本无静止痛。体检示，压痛局限在肱骨外上髁，肘关节活动度基本无限制，Mills 征及腕伸肌紧张试验阳性，X 线片见肱骨外上髁有骨质增生。关节内型网球肘症状：肘部疼痛较重，肘关节被动外翻活动时肱桡关节内疼痛，可有明显静止痛、夜间痛。体检示，压痛主要位于肱桡关节间隙，肱桡关节间隙可触及滑膜肥厚感，肘关节屈伸有部分障碍。X 线片见肱桡关节周围有肥厚的滑膜阴影。混合型网球肘有上述 2 种或 2 种以上症状和体征存在。治疗方法，对关节外型网球肘采用针刀法，进刀口线与手伸肌腱平行，垂直进针，针刀紧贴肱骨，做 2~3 下切割手法，再紧贴骨面做推剥手法。同时患者上肢做被动屈肘屈腕、旋前、再伸肘的活动。大多数患者 1 次可治愈。关节内型网球肘在压痛最明显处，刀口垂直软组织方向，进入肱桡关节间隙，沿关节间隙，做横向摆动 3~4 次，解脱嵌顿在关节间隙内的增生、肥厚、粘连，肘关节做屈肘、旋前、伸肘 2~3 次。每周 1 次。2 周后检查，如仍有明显症状可进行第 2 次针刀治疗。关节内外混合型网球肘根据患者具体病情、体征，采用上述治疗方式，结合实际压痛点进行治疗。由于病情较复杂，需每周 1 次，2 次后不再进行针刀治疗。结果：治疗前后 1 个疗程后 3 种类型网球肘患者在 VAS 疼痛评分、压痛、握力方面较治疗前均有明显改善。治疗前后 Mayo 肘关节功能评分，3 种类型网球肘患者关节活动度比较，差异无统计学意义；日常生活功能、疼痛评分，治疗后优于治疗前。关节外型与混合型治疗前后肘关节稳定性比较无显著差异，而关节内型治疗后关节稳定性较治疗前好。3 种类型网球肘患者治疗后总分均高于治疗前。临床疗效评价结果，关节外型 46 例，优 35 例，良 9 例，可 2 例，差 0 例；关节内型 34 例，优 24 例，良 9 例，可 1 例，差 0 例；混合型 20 例，优 9 例，良 8 例，可 3 例，差 0 例。史坚鸣采用同名经配穴法对本病行单纯针刺治疗，治疗组 37 例取患侧曲池、尺泽、太渊、偏历平补平泻，并加同名经配穴太白、丰隆，得气后留针 20 分钟左右，对照组 36 例单取患侧曲池、尺泽、太渊、偏历平补平泻，得气后留针 20 分钟左右。2 组总有效率均为 100%，2 组比较差异无统计意义；2 组治愈率分别为 72.97%、52.78%，治愈率比较差异有统计意义。

（二）手法治疗

手法治疗肱骨外上髁炎是临床常用的治疗方法，由于操作简单，收效迅速，深受患者欢迎。李景进等认为本病是因肘部劳损，复感风寒等外邪，致使经脉不畅、气血瘀滞，久之气血瘀滞，局部肌肉、筋脉失其荣养而成顽疾，因此治宜消除瘀滞、疏通经脉。采用按压肘痛穴（位于曲池与手三里之间，即总伸肌腱与肱桡肌腱之间）结合患肢主、被动活动的方法治疗肱骨外上髁炎 52 例，治疗 1 个疗程后患肘疼痛消失、无压痛、活动正常者 41 例，患肘无疼痛及压痛、运动量大时有疼痛不适感者 9 例，2 个疗程症状无缓解者 2 例，总有效率达 96.15%。吕振羽等将 96 例肱骨外上髁炎患者随机分为两组，推拿组予手法治疗，对照组予以中药离子导入仪结合电脑中频治疗。通过 VAS 评分和 ADL（日常生活活动能力）问卷评分记录患者疼痛感受情况及日常生活活动能力，在治疗前 1 天、治疗后第 10 天进行评估，对比所获得分值进行比较，对比临床效果。临床疗效分析运用尼莫地平法分为临床痊愈、显效、有效、无效四级。结果：两组治疗措施均有疗效，两组间 VAS 和 ADL 评分差异有统计学意义，推拿组更具有优势，在疼痛感受情况（VAS 评分和压力测试）及日常生活活动能力上，治疗前后推拿组和对照组均能有效改善症状。可见手法治疗肱骨外上髁炎有止痛、改善关节功能的作用。

本症主要采用手法、针灸和外用中药的综合治疗。急性期，疼痛剧烈者，宜轻柔手法，采用揉、按、擦等手法。急性疼痛减轻后，可加用分筋、拨络手法，以松解粘连，缓解痉挛。同时运用关节活动手法，肘关节屈、伸、内旋、外旋等活动，以舒筋活络、通利关节，或采用辨经取穴的针灸疗法，之后可给予三色敷药于肘关节部外敷，以消炎止痛。

（谢可永　邬学群　席智杰）

第二十四章
腕手部病症

腕手部关节包括桡腕关节、腕骨间关节、腕掌关节、掌指关节、指间关节等。腕关节又称桡腕关节，由手舟骨、月骨和三角骨的近侧关节面作为关节头，桡骨的腕关节面和尺骨头下方的关节盘作为关节窝而构成，属椭圆关节；尺骨不参与此关节的组成。

关节尺侧为连于尺骨茎突与三角骨之间的尺侧副韧带，桡侧为连于桡骨茎突与手舟骨之间的桡侧副韧带。掌侧韧带宽阔而坚韧，位于关节囊前外侧部，其上方起自桡骨远端前缘和桡骨茎突，斜向内下方，止于手舟骨、月骨、三角骨和头状骨的掌侧面。背侧韧带较掌侧韧带薄弱，位于关节囊后面，其上方起自桡骨远端后缘，斜向内下方，止于手舟骨、月骨和三角骨，并与腕骨间背侧韧带相移行，其腕关节囊松弛。

桡腕关节可做屈、伸、展、收及环转运动，主要由桡侧腕屈肌、掌长肌、尺侧腕屈肌、指浅屈肌、指深屈肌等前臂屈肌群承担腕部的掌屈活动；由桡侧腕长伸肌、桡侧腕短伸肌、尺侧腕伸肌、指总伸肌、示指伸肌等前臂屈肌群承担腕部的背伸活动；由桡侧腕屈肌、桡侧腕长伸肌、桡侧腕掌关节等肌肉承担腕部桡偏活动，也称腕外展。正常的腕部活动范围：腕关节桡偏 25°~30°，腕关节尺偏 30°~40°，腕关节掌屈 50°~60°，腕关节背伸 35°~60°。

手部关节由远侧列腕骨的远侧端与 5 个掌骨底构成。第 2~5 腕掌关节由一个共同的关节囊包裹，属微动复关节。第 1 掌骨底与大多角骨之间构成的拇指腕掌关节，属鞍状关节，可做屈、伸、收、展、环转及对掌运动。手指关节活动范围：掌指关节屈曲 90°，近节指间关节屈曲 90°，远节指间关节屈曲 60°，掌指关节背伸 30°，拇指掌关节内收 45°，拇指掌关节外展 40°。

腕手部血供由尺、桡动脉分别沿前臂尺、桡侧下行于前臂和手部，形成掌浅、深弓，为腕、手部提供血供。腕手的神经支配主要由肌皮神经肌支支配前臂前肌群和皮支分布于前臂外侧皮肤。正中神经经腕入手掌，肌支支配除肱桡肌、尺侧屈腕肌和指深屈肌侧半以外的其他所有前臂屈肌及旋前肌；皮支支配手掌桡侧 2/3 的皮肤，桡侧三个半手指的掌面和其背面的中、远指节的皮肤。尺神经由腕入掌后，肌支支配前臂尺侧腕屈肌和指总伸肌尺侧半及大多数手肌；皮支分布于手掌尺侧一个半指、手背尺侧两个半指及相应掌、背侧皮肤。桡神经肌支支配前臂和前臂后群肌及前群的肱桡肌；皮支分布于手背桡侧两个半指及相应手背皮肤。

第一节　桡骨远端骨折

一、定义

桡骨远端骨折是指桡骨远端关节面以上 2~3cm 内的桡骨骨折，常伴桡腕关节及下尺桡关节的损伤。临床极为常见，约占平时骨折的 1/10。多见于老年女性。

二、病因病理

桡骨远端顺着骨干逐渐变宽，并与腕骨组成桡腕关节，其横断面略呈四方形，主要由松质骨组成，在与硬质骨交界处为应力薄弱区，容易发生骨折。桡骨远端有背、桡、掌、尺侧四个面，其中背面稍隆有四个伸肌腱沟；掌桡侧面为桡骨远端向腕侧延伸的桡骨茎突，有肱桡肌附着，并有拇短伸肌和拇长展肌通过此处的骨纤维性腱管；掌面较平，有旋前方肌附着；尺侧面与尺骨头相接，构成桡尺远侧关节，参与前臂旋转活动。正常的桡骨茎突较尺骨茎突长约 1.5cm，故桡骨远端关节面向尺侧倾斜，形成的尺倾角约 15°~ 30°（平均23°）；向掌侧倾，形成的掌倾角约 0°~ 23°（平均 11°）。当桡骨远端发生伸直性骨折时，其关节面的倾斜度和桡骨远端背面的纵沟都随之移位。如复位不良，腕背肌腱、关节的接触面等可发生过度磨损，日久造成腕部退化性改变，影响手腕部功能。

尺骨远端呈柱状，末端为稍膨大的尺骨头。尺骨背侧缘的延续部分为尺骨茎突。尺骨头的桡侧有半环形关节面，与桡骨远端形成下尺桡关节。尺骨头下方与三角软骨相连，故不与腕三角骨直接接触，不参与腕关节的组成。三角软骨为纤维软骨，连接于桡骨远端尺侧和尺侧副韧带桡侧，是稳定下尺桡关节的重要结构。尺骨头环状关节面构成关节头，与桡骨远端的尺骨切迹及自下缘至尺骨茎突根部的关节盘共同构成关节窝，形成下尺桡关节，其中以尺骨头作为前臂下端旋转运动的枢轴，桡骨远端连同关节盘围绕尺骨头转动。营养血管在尺骨茎突基底进入，因此，当尺骨茎突骨折，会损伤局部血供，临床上常发生不愈合现象。

桡骨远端骨折，中医称之为辅骨下端骨折、昆骨下端骨折、手脉骨骨折等。明代朱橚编《普济方·折伤门》中首次描述了伸直型桡骨远端骨折移位的特点，治疗上业已采用超腕关节夹板固定，并提出桡骨远端骨折的固定方法——"再用央夹：向背一片长，托在手背后，向面一片短下，在掌按处；向小指一片长下，在指曲处；向大指一片短下，在高骨处"。这是对桡骨远端骨折通过限制腕关节活动的固定法，与现代对桡骨远端骨折的固定法十分类同。清代胡廷光编《伤科汇纂》则将此骨折分为向背侧移位和向掌侧移位两种类型，并采用了更为合理的复位和固定方法。

现代医学研究发现，桡骨远端为松质骨，因此容易发生骨折。同时认为，正常桡骨远端关节面掌倾角和尺倾角在腕关节活动中具有重要作用，因此骨折复位应注意恢复此角度，以达到腕关节的正常活动度。下尺桡关节作为旋转枢纽之一，诊治时应当注意这一关节的损伤和治疗。由于桡骨茎突较尺骨茎突低约 1~1.5cm，因此当手掌着地跌倒时，冲击力经手舟骨作用于桡骨远端而引起桡骨茎突的横形骨折；或腕关节被强力尺偏，桡侧副韧带强力牵拉，使桡骨茎突出现撕脱骨折。伸直型骨折，亦常伴有尺骨茎突骨折，需引起重视。桡骨远端骨折按损伤时的姿态和外力的作用方向，一般分为 3 种类型。①伸直型骨折（Colles 骨折）：最常见，多为间接暴力致伤。跌倒时手掌着地，腕关节处于背伸及前臂旋前位，暴力作用于桡骨远端松质骨处而引起骨折。骨折远端向背侧及桡侧移位。儿童可为骨骺分离；老年人由于骨质疏松，常发生粉碎性骨折，同时累及关节面或合并尺骨茎突撕脱骨折及下尺桡关节脱位。②屈曲型骨折（Smith 骨折）：较少见。跌倒时手背着地，骨折远端向掌侧及尺侧移位。故又称反 Colles 骨折。③巴尔通骨折（Barton 骨折）：跌倒时手掌或手背着地，暴力向上传递，通过近排腕骨的撞击引起桡骨关节面骨折，骨远端关节面呈纵斜形骨折，在桡骨远端掌侧或背侧形成一带关节面软骨的骨折块，远端向掌侧或背侧移位。

三、临床表现

患侧腕部肿胀、压痛明显，手和腕部活动受限。伸直型骨折远端向背侧移位时，可见有典型的餐叉状畸形；向桡侧移位时，呈枪刺样畸形；如有缩短移位，可触及桡骨茎突上移。屈曲型骨折远端向掌侧移位并有重叠时，侧面观呈"锅铲"状畸形。劈裂型骨折严重移位时，有"枪刺"样畸形。

四、诊断要点

1. 外伤史。

2. 腕部肿胀、疼痛，腕关节功能障碍，不同类型典型畸形。

3. 患部桡骨远端压痛明显，有纵向挤压痛，可闻及骨擦音。移位严重者，伸直型出现餐叉样畸形，屈曲型出现锅铲样畸形。

4. X 线检查　可明确骨折类型。伸直型者桡骨骨折远端向背桡侧移位，关节面掌侧及尺侧倾斜角度变小、消失，甚至反向倾斜。桡骨远骨折端与近侧相嵌插，有的合并尺骨茎突骨折及下尺桡关节分离。屈曲型骨折桡骨远端向掌侧、桡侧移位。

五、辨证论治

（一）复位

无移位骨折：无需整复，夹板或石膏固定，固定腕关节于功能位 3~4 周。

有移位骨折：首先手法复位。闭合复位的标准为：正位片观尺偏角 ≥ 15°；正位片观桡骨茎突长度超过尺骨茎突长度 ≥ 7mm；侧位片观背侧成角 < 15° 或掌倾角 < 20°；关节面台阶 < 2mm。

1. 伸直型骨折手法复位　对于不同类型骨折，分别采用下列手法复位。

（1）提按复位法：适用于老年患者的累及关节面的粉碎性骨折。患者坐位或仰卧位，屈肘前臂旋前，一助手握患肢肘臂，另一助手持握手部，两助手行对抗牵引数分钟。术者两拇指并置远折端背侧向下推按，其他手指上提近折端，远侧助手掌屈，矫正背侧移位。术者向尺侧推按骨折远端，助手同时牵患腕尺侧屈，矫正桡偏移位。如为粉碎骨折，在上述两种手法完成后，术者握住复位的断端，助手做掌背屈伸腕关节，使粉碎的桡骨远端关节面塑形，恢复其平滑。

（2）牵抖复位法：适用于骨折未累及关节面，骨折远端向背侧移位。患者仰卧或坐位，屈肘 90°。助手固定前臂，术者两手紧握手腕，两拇指并列置于骨折远端背侧，在持续牵引下，顺纵轴方向牵抖，并迅速掌屈尺偏，即可复位。

（3）折顶旋转复位法：适用于重叠移位较多且骨折线未进入关节面者。患者坐位或仰卧位。患肢外展，前臂旋前。助手固定前臂近端，术者两手持握手腕，两拇指并列置于骨折远端背侧，其余四指握紧大小鱼际。持续对抗牵引数分钟后，术者两拇指将骨折远端用力向下按压，扩大向掌侧成角，使骨折断面相顶。然后用两食指将骨折远端向上顶起，同时将腕关节迅速掌屈，并向尺侧旋转即可复位。

2. 屈曲型骨折手法复位　与伸直型骨折牵引方法相同，复位方向相反。

3. Barton 骨折手法复位　常用的有下列复位手法。

（1）背侧半脱位：患者坐位，前臂中立位。助手握患肘，术者握患腕部，持续对抗牵引，术者双手拇指抵于桡骨远端背侧骨块，其余各指置于掌侧。双手拇指用力向掌侧及远侧推挤背侧缘骨块，同时背伸腕关节可使之复位。

（2）掌侧半脱位：患者坐位，前臂旋后位。助手握患肘，术者握患腕部，持续对抗牵引，术者两拇指抵在桡骨远端掌侧缘骨折块，其余各指放在前臂远端背侧，双手拇指用力向远端及背侧推挤骨折块，背伸腕关节，可使之复位。

（二）复位后固定

不同移位的骨折，固定夹板放置也有其特殊之处

1. 伸直型骨折固定　复位后，保持腕关节掌屈及尺偏位，背侧和桡侧夹板下端应超过腕关节，限制手腕的桡侧和背侧活动。夹板或石膏固定 4~6 周。

2. 屈曲型骨折固定　复位后，桡侧和掌侧夹板下端应超过腕关节，以限制手腕的桡偏和掌屈活动。夹板或石膏固定 4~6 周。

3. Barton 骨折固定　背侧半脱位者固定法与伸直型桡骨远端骨折相同。掌侧半脱位固定与屈曲型桡骨远端骨折固定法相同。固定时间 4~6 周。

对于不稳定或粉碎性骨折，复位失败或复位后不易保持者（如 Barton 骨折），或骨折畸形连接的功能障碍者，应手术治疗。

（三）功能锻炼

按骨折愈合过程，积极进行早期功能锻炼，能有效促进功能康复。

在复位固定的 1~2 周可做手指轻柔握拳、分指、并指、对指、对掌等动作，以不引起明显疼痛为度，并逐步增加动作幅度及力度。同时还应做肩关节、肘关节关节活动度及肌肉力量练习。第 2~6 周可开始轻柔进行腕关节主动活动，包括：①腕掌屈：患臂放于桌面，手心朝下，开始做患侧腕部屈曲活动，可以健侧手握住患侧手背，稍加施力，被动压手腕向下。期间患侧手指放松，活动缓慢，无明显疼痛，至动作极限处保持 10 秒。10 次 / 组，2 组 / 日。②腕背伸：患臂放于桌面，手心朝下，健侧手握住患手，稍加并施力，做被动背伸活动，期间患侧手指放松。动作缓慢，无疼痛，活动至极限处保持 10 秒。10 次 / 组，2 组 / 日。③腕桡侧偏：患臂放置于桌面，患手悬出桌面外，手心向内侧，手指并拢。健侧缓慢将患手向上偏到动作极限处，保持 10 秒。10 次 / 组，2 组 / 日。④腕尺侧偏：患臂放置于桌面，患手悬出桌面外，手心向内侧，手指并拢，健侧缓慢将患手向下偏到动作极限处，保持 10 秒。10 次 / 组，2 组 / 日。第 7~8 周继续强化上述腕关节各方向活动度练习，练习小物品的操控，以锻炼手指灵活性。并可由治疗师进行相关关节松动术。同时屈肘 90° 位，上臂贴近身体进行前臂旋转练习。并在医师指导下，患肢承受一定阻力和压力，以逐步提高肌

力。第 9~12 周应开展腕关节及前臂渐进性抗阻练习，尽量达到腕关节可能的最大活动范围，开始工作适应性训练，并恢复日常生活和工作。

六、述评

桡骨远端骨折是临床上最常见的骨折之一，长期以来，学者们对其做了广泛而深入的研究，虽在许多方面取得诸多进步和共识，但迄今为止，在分类、诊断和治疗等方面仍存有许多不同看法。

（一）稳定性预测

对于桡骨远端骨折稳定性的预测，众多学者作了各种探索。如 1989 年，Lafontaine 等研究发现，骨折复位后不稳定的因素包括：骨折时背侧成角大于 20°，背侧骨皮质粉碎，骨折延伸至桡腕关节内，合并有尺骨骨折，患者年龄大于 60 岁。这些不稳定因素可以导致复位后再移位。2004 年，Nesbitt 等依据 Lafontaine 标准对 50 例桡骨远端不稳定骨折患者进行了评估。所有患者通过闭合复位和石膏固定保守治疗。在复位后 4 周，46% 的骨折患者位置无丢失。通过分析，作者认为，对闭合复位的潜在桡骨远端不稳定骨折患者，年龄大于 60 岁是骨折继发移位的唯一危险因素。2006 年，Mackenney 等发表了对 4000 例桡骨远端骨折的研究，发现患者年龄、干骺端骨折粉碎、尺骨变异等是影响预后的因素，而损伤时桡骨背侧成角不是影像学预后的影响因素。目前研究表明，患者的年龄是唯一和桡骨远端骨折预后相关的可重复指标。

（二）分型的意义

桡骨骨折的分型繁多，有的以人名分型，有的按骨折性质分型，有的置于众多桡骨骨折的分型中，各有特点。

1. 以人名分类法　目前临床仍在使用中，其优点是应用简单，但未能包含桡骨远端骨折的各种类型。

（1）Colles 骨折：也称桡骨远端伸直型骨折，由 Abraham Colles 在 1814 年首先提出。最常见的桡骨远端骨折，发生于距关节面 2.5cm 以内，其特征为远侧骨折断端向背侧移位和向掌倾成角。骨折涉及桡腕关节和下尺桡关节，常合并尺骨茎突骨折。

（2）Smith 骨折：也称桡骨远端屈曲型骨折，由 Robert William Smith 在 1847 年首先详细描述。其特征为远侧骨折断端向掌侧移位和向掌倾成角，与 Colles 骨折的移位相反，故又称反 Colles 骨折。

（3）Barton 骨折：由 John Rhea Barton 在 1938 年提出，其特征为桡骨远端关节面骨折，常伴有脱位或半脱位。其与 Colles 骨折、Smith 骨折的不同点在于常伴有脱位。

2. AO 分类法　桡骨远端按照 AO 分型为 23，具体又分为 A 型、B 型、C 型骨折，其特征为，强调骨损伤的逐级严重程度：

A 型：关节外骨折。根据成角和粉碎程度分 3 个亚型：

A1：桡骨正常，尺骨损伤均在关节囊外。

A2：桡骨关节外的单纯压缩或嵌插骨折。若伴有背侧旋转即 Colles 骨折，伴有掌侧旋转即 Smith 骨折。

A3：桡骨关节外的粉碎骨折，可以是楔形、嵌插、复杂粉碎骨折。

B 型：部分关节内骨折。即关节面部分损伤但干骺端完整。根据侧方（桡骨茎突）掌侧或背侧骨折片分 3 个亚型：

B1：桡骨矢状面部分关节内骨折，即 Chauffeur 桡骨茎突骨折。

B2：桡骨背侧缘部分关节内骨折，即 Barton（巴通）骨折，伴腕关节向背侧脱位。

B3：桡骨掌侧缘部分关节内骨折，即反 Barton（巴通）骨折，伴腕关节向掌侧脱位

C 型：完全关节内骨折。根据关节面粉碎程度和干骺端情况分 3 个亚型。

C1：桡骨干骺端及关节内简单骨折。

C2：桡骨干骺端粉碎骨折，关节内简单骨折。

C3：桡骨关节面粉碎骨折，伴有干骺端简单骨折或粉碎骨折。

3. Melone 分类法　按损伤机制分类。1984 年 Melone 参考 Neer 的肱骨近端骨折分型法，根据桡骨远端的骨干、桡骨茎突、背侧中部关节面及掌侧中部关节面这四个部分的损伤情况，将桡骨远端骨折分为 5 型。它较好体现了桡骨远端关节面的月骨窝完整状态。

Ⅰ型：关节内骨折，无移位或轻度粉碎性，复位后稳定。

Ⅱ型：内侧复合部呈整体明显移位，伴干骺端粉碎和不稳定。

Ⅱ A 型：可复位。

Ⅱ B 型：不可复位（中央嵌入骨折）。

Ⅲ型：同Ⅱ型，伴有桡骨干蝶形骨折。

Ⅳ型：关节面呈横向劈裂伴旋转，常见严重软组织及神经损伤。

Ⅴ型：爆裂骨折，常延伸至桡骨干。

4. Cooney 分类法　按 Gartland 和 Werley 分类法，结合骨折发生于关节外或关节内、稳定或不稳定，将桡骨远端骨折分为 4 型：

Ⅰ型：关节外骨折，无移位。

Ⅱ型：关节外骨折，移位。

Ⅱ A：可整复，稳定。

Ⅱ B：可整复，稳定。

Ⅱ C：不能整复。

Ⅲ型：关节内骨折，无移位。

Ⅳ型：关节内骨折，移位。

Ⅳ A：可整复，稳定。

Ⅳ B：可整复，不稳定。

Ⅳ C：不能整复。

Ⅳ D：复杂性骨折。

5. Frykman 分类法　1937 年，Frykman 根据桡骨远端骨折是关节内还是关节外、是否伴有尺骨茎突骨折将其分为 8 型。此分类结合了桡腕关节和桡尺关节受累情况，其型数越高，骨折越复杂，功能恢复越困难。但该分型未显示骨折移位程度或方向、背侧粉碎程度及桡骨短缩，对预后判断无帮助

Ⅰ型：关节外骨折。

Ⅱ型：关节外骨折伴尺骨茎突骨折骨。

Ⅲ型：桡腕关节受累。

Ⅳ型：桡腕关节受累伴尺骨茎突骨折。

Ⅴ型：下尺桡关节受累。

Ⅵ型：下尺桡关节受累伴尺骨茎突骨折。

Ⅶ型：下尺桡、桡腕关节受累。

Ⅷ型：下尺桡、桡腕关节受累伴尺骨茎突骨折。

6. Fernandez（1993 年）分类法　按损伤力学机制分类。以力学特点为基础，发现潜在性韧带损伤情况。共分为 5 型。

Ⅰ型：屈曲损伤，张应力引起干骺端屈曲型骨折（Colles 和 Smith 骨折），伴掌倾角丢失和桡骨短缩（DRUJ 损伤）。

Ⅱ型：剪切损伤，引起下尺桡关节面骨折（Barton 骨折、桡骨茎突骨折）。

Ⅲ型：压缩损伤，关节面压缩，不伴有明显碎裂，包括有明显骨间韧带损伤的可能性。

Ⅳ型：撕脱损伤，由韧带附着引起的骨折（桡骨和尺骨茎突骨折）。

Ⅴ型：高能量所致 Ⅰ～Ⅳ 型骨折伴明显软组织复合伤。

对于上述各类分型的评价，各学者做了大量研究。如 Andersen 等对 Frykman、Mayo、Melone 和 AO/OTA 分型的观察者间和观察者内的可重复性进行了评估，发现每种评分标准观察者间或观察者内的一致性中等。作者认为，上述 4 种分型标准不应该作为临床治疗决策或比较预后的标准。2007 年，Jin 等评估了 Cooney 分型标准的观察者间和观察者内的可靠性，发现组间和组内一致性较好，但是，若按 Cooney 分型的亚型进行分类，则可靠性较差；由此提示，Cooney 在桡骨远端骨折分型中可能不能单独作为治疗决策的依据。2010 年，Kural 等评估了桡骨远端骨折 5 种分型标准（Frykman、Mayo、Melone、AO/OTA 及 Cooney）的可靠性，其中，Cooney 分型组内一致性最好，约 0.621；组间一致性在所有分型中均较差；认为，目前所有的 5 种分型系统在诊断和评估桡骨远端骨折实践中尚未获得足够的证据支持。综上所述，各种分型仅能在一定程度上为临床治疗和预后判断提供参考。至今尚无一个有较高可靠性的统一有效的桡骨远端骨折分型方案。

（三）临床治疗

手法复位、夹板固定是中医骨内科学治疗骨折最具特色的治法之一，具有极为丰富的手法内容（详见相关章节）。对于桡骨远端骨折的手法复位，临床已有诸多成功病例的报道。

贾炳胜等采用手法复位小夹板外固定治疗伸直型桡骨远端骨折 200 例，麻醉效果满意后，先由两助手进行持续对抗牵引，一般牵引 5~10 分钟方可达到要求。以左侧为例，患者取坐位，患肢外展，屈肘，前臂中立位，一助手持握患者左手拇指及其余四指，另一助手紧握患者前臂上段，两助手行拔伸牵引，持续 5~10 分钟，术者立于患者左侧，一手握着骨折远端将骨折近端向桡侧推挤，另一手掌远端向桡侧推挤，握手部的助手，同时向左腕尺侧屈，以矫正骨折远端桡侧移位，然后术者食、中、无名三指重叠，置于近端掌侧，向上端提，两拇指并列顶住远端背侧，向掌侧挤按，握手部的助手同时将左腕掌屈，以矫正掌背侧移位。待骨折移位完全矫正，腕部外形恢复完成后，术者一手托住手腕，另一手拇指沿伸屈肌腱由近端向远端推按，理顺肌腱，使之恢复正常位置。复位后，用小夹板固定于屈腕尺偏位，术后行检查是否功能复位，其中 192 例一次复位成功，8 例二次复位成功。早期积极功能锻炼，6 周后去除固定，所有病例随访 6 个月复查，均恢复良好。刘汝专等用手法复位，夹板固定治疗 84 例桡骨远端骨折，其中伸直型骨折 55 例，屈曲型骨折

11 例，关节面骨折伴腕关节面骨折 18 例，均在持续牵引下行手法复位及小夹板外固定治疗。手法复位 3 个月后，对患者腕关节功能评分，其中优 43 例、良 28 例、可 11 例、差 2 例，总有效率 97.62%。晏兴培等对 100 例桡骨远端伸直型骨折采用牵引折顶手法整复、夹板固定，固定期间行功能练习，结果 100 例均 1 次复位成功，98 例腕关节活动正常、无畸形、无疼痛。可见牵引折顶手法是治疗桡骨远端伸直型骨折较好的整复方法，具有创伤小、痛苦少、功能恢复快的优点。

根据桡骨远端骨折的伸直型、屈曲型、Barton 骨折分类法，其复位手法和固定方法都不相同。生物力学研究显示复位程度与功能密切相关，改变了以前复位与功能恢复无关的看法。因此，尽可能给予解剖复位。其治疗原则是对未涉及关节面者可采用手法复位后，予以夹板、石膏等外固定，其腕关节功能少有影响，预后较好；对涉及关节面者，在复位时，应保持关节面解剖复位或不平整 < 2mm，以防发生创伤性关节炎，导致慢性腕部疼痛，功能受限。所以复位要求较高，对于闭合手法复位效果不满意者，可采用外固定支具维持牵引及复位，配合关节镜下关节面撬拨复位，术后石膏外固定配合早期康复治疗。

（谢可永　葛京化　席智杰）

第二节　手舟骨骨折

一、定义

在腕骨中，手舟骨骨折最为常见，多为跌倒手掌着地，腕关节强力背伸，暴力上传，桡骨关节面背侧缘挤切所致。由于手掌着地的位置不同而出现不同部位骨折。手舟骨骨折很少移位，但其近端血液供应较差，当骨折发生在此部位时，易发生缺血性坏死，因此正确而及时诊断和良好的外固定极为重要。

二、病因病理

《医宗金鉴·四肢部》对腕骨的描述："腕骨，即掌骨，乃五指之本节也，一名壅骨，俗名虎骨。其骨大小六枚，凑以成掌，非块然一肌也。基上并接臂辅两骨之端，其外侧之骨名高骨，一名锐骨，亦名踝骨，俗名龙骨，以其能宛屈上下，故名曰腕。"对其外力损伤的病因病理及治法，谓："若坠车马，手掌着地，只能伤腕；若手指着地，其指翻贴于臂上者，则腕缝必分开。伤腕者，壅肿疼痛，法以两手揉摩其腕，内服正骨紫金丹，外贴万灵膏；若手背向后翻贴于臂者，以两手促其手背，轻轻回翻之，令复其位，仍按摩其筋，必令调顺，内服人参紫金丹，外敷混元膏。"

现代解剖发现，腕骨共有 8 块，分远、近两排。腕骨背面突出，掌面凹进，形成腕骨沟；两侧高起，形成腕桡侧隆起和腕尺侧隆起，其上有腕横韧带附着，共同构成腕管。近侧排列的腕骨由外向内分别为手舟骨、月骨、三角骨和豌豆骨。前三块腕骨由坚强的韧带连接在一起，共同形成一个椭圆形关节面，与桡骨远端关节面及三角纤维软骨形成桡腕关节，而与尺骨远端不相关节。远排腕骨由大多角骨、小多角骨、头状骨和钩状骨组成。头状骨远侧接第 3 掌骨，近侧连月骨，为腕骨的中轴。手舟骨在近排腕骨中最大，斜置于近、远排腕骨之间，在力学上起到了稳定腕关节的作用。但由于其腰部恰好位于远、近排腕骨的界面上，当腕间关节活动时，此处受剪力最大，在受到外力作用时，容易骨折。腕骨对于腕关节的运动有重要作用。

手舟骨形态不规则，略同船形而得名。手舟骨近端与桡骨远端接触，主要为屈伸活动，还有内收、外展及少许旋转活动。手舟骨远端有两个关节面，分别与大多角骨及小多角骨相连，为滑动型关节。手舟骨的尺侧有两个关节面，分别与月骨和头状骨相关节，有旋转作用。当腕背伸时，手舟骨近端的一半为桡骨远端所覆盖，在腕背伸位跌倒时，外力使手舟骨与桡骨远端猛力相撞，极易造成骨折。手舟骨的掌侧为无关节软骨不规则的粗糙面，其中部有一凹陷，在远端有舟骨结节，向掌侧隆起，有桡侧屈腕肌腱和掌侧桡腕韧带附着。手舟骨的营养血管来自桡动脉和尺动脉的分支，随舟骨结节及舟骨腰部的韧带进入骨内。手舟骨近侧 1/3 因关节软骨覆盖而无血管进入，因此手舟骨近端血供较少，当发生骨折时，难以愈合，易发生缺血性坏死。所以骨折线愈靠近端，发生缺血坏死的机会愈多。手舟骨骨折后发生不愈合现象，除了血运障碍外，还与骨折端所受的剪力大有关。

手舟骨骨折多于见手掌着地跌倒，间接暴力从地面向上冲击舟骨结节，而身体重力通过桡骨远端传导致手舟骨近端，由此产生的剪应力造成手舟骨骨折。按骨折位置可分 3 型。Ⅰ 型（腰部骨折）：为最常见损伤类型，约占手舟骨骨折的 70%。由于进入手舟骨血管分布的差异，愈合时间差别较大。此型骨折所受剪力较大，约有 30% 发生骨折不愈合。Ⅱ 型（近端骨折）：约占手舟骨骨折的 10%~15%。手舟骨近端几乎无血管进入，骨折后自手舟骨远侧来的血液供应中断，骨折难以愈合易发生坏死。Ⅲ 型（结节骨折）：约占手舟骨骨折的 10%~15%。手舟骨结节部为关节囊及韧带附着处，血供丰富，愈合快。

根据骨折后稳定程度的分型，对判定预后有较大指导意义。Ⅰ 型（稳定型骨折）：骨折无移位，韧带无明显损伤。伸腕、腕骨中部旋后、尺偏或牵引骨折均无移位。掌屈位可保持骨折稳定，平均愈合时间为 9.5 周。Ⅱ 型（不稳定型骨折）：骨折无明显移位或移位不超过 1mm，常伴有韧带及血管损伤，屈腕位不能保持骨折位置的稳定，固定时间不应少于16 周。Ⅲ 型（移位性手舟骨骨性）：此型骨折不稳定，骨折移位超过 1mm，伴有严重的韧带及血管损伤，合并有腕关节不稳定，固定时间为 15~40 周，骨不连接和手舟骨发生缺血性坏死可达 55% 和 50%。

根据骨折线方向的分型，对腕部固定的位置有重要指导价值。Ⅰ 型（桡斜型）：骨折线由近桡侧斜向远尺侧，并与桡骨纵轴的垂线成一交角。当腕尺偏固定时，近排腕骨向桡侧转移，骨折线渐变为水平状，原先在骨折端产生的剪切应力变为压应力，骨折断面紧贴，有利于骨折稳定和骨折愈合。Ⅱ 型（尺斜型）：骨折线由手舟骨桡远侧斜向尺近侧，此骨折线也与桡骨纵轴的垂直线形成一交角。当桡偏位固定后，可使断端所受剪应力减少，压应力增加，有利于骨折稳定和愈合。Ⅲ 型（横向型）：骨折线几乎呈横向，较稳定，固定时以腕中立位为宜。

三、临床表现

患侧腕部桡侧疼痛，腕部"鼻烟窝"肿胀，疼痛明显。腕关节活动时疼痛加重，尤其是向桡侧偏斜时疼痛更明显。沿第 2、第 3 掌骨头纵向叩击痛。有时起初骨折症状不明显，常致误诊。

四、诊断要点

1. 明确外伤史。

2. 鼻烟窝处的肿胀、疼痛、压痛等典型临床表现。

3. 体检发现，腕部"鼻烟窝"压痛明显，用力握拳受限，背伸或桡偏时疼痛加重。叩击第 2、3 掌骨头和被动伸拇、食指时患腕疼痛。手舟骨骨折伴有明显脱位者，在桡骨茎突远端可触及移位骨块。

4. 影像学检查

（1）X 线检查：可明确诊断骨折部位。无移位手舟骨骨折，斜位片易看出腰部骨折线。如骨折有移位，正位片即易看出，侧位呈台阶段，同时其桡侧脂肪阴影消失。手舟骨腰部骨折线可呈横行、斜行、水平 3 种。对临床高度怀疑有手舟骨骨折者，除需拍摄腕关节正、侧、斜 3 种方位的 X 线片外，必要时应加摄腕关节内旋、外旋 45° 位相。即便如此，X 线片仍未能显示骨折线者，可按骨折进行处理。待 2 周后，复查 X 线片，由于骨折处骨质吸收，骨折线能清晰显示。

（2）CT 检查：CT 能更清晰显示骨形态及结构。有骨折者，可出现骨结构塌陷，骨小梁紊乱，骨皮质部连续，或见贯通骨皮质、骨小梁间的透光裂隙等变化。

五、辨证论治

（一）治疗

手舟骨骨折的移位很少，一般不需整复，对稍有移位者，可以手法牵引，做患腕尺偏，以拇指向内推压，即可复位。对新鲜手舟骨骨折，可采用小夹板或短臂石膏管型固定，范围从肘下至远侧掌横纹，包括拇指近节指骨。腰部骨折固定 3~4 个月，有时半年甚至 1 年，每 2~3 个月定期照片复查。结节部骨折固定 3~4 个月。对陈旧骨折者，适当减少腕关节活动，如症状明显但无缺血性坏死的，可继续石膏固定，常需 6~12 个月才能愈合。

（二）中药应用

手舟骨因其血供较差，所以骨折愈合须时间较长，且常出现延时愈合，或不愈合，所以采用中药辅助之，常能获得较好疗效。

1. 早期 疼痛剧烈，肿胀明显，腕部活动受限，舌紫黯，脉沉涩。属气滞血瘀，治当理气祛瘀，活血止痛。方选复元活血汤加减，药用柴胡、当归尾、红花、穿山甲、桃仁、赤芍、川芎、乳香、没药、甘草等。

2. 后期 肿胀明显减轻，疼痛时轻时重，患肢无力，舌淡脉细。属肝肾不足，治当补益肝肾。方选生血补髓汤加减，药用生地、芍药、川芎、黄芪、杜仲、加皮、牛膝、当归、续断等。

外用可用五加皮汤加减熏洗，药用当归、没药、五加皮、青皮、丁香、丹皮等。

（三）功能锻炼

复位固定后，早期做手指功能锻炼，防止关节僵硬。

六、述评

手舟骨骨折是腕骨中较为常见的骨折，其中 70% 发生在舟骨腰部，约 15%~20% 分别位于舟骨结节和近端部。由于舟骨腰部和近端血供较差，骨折常出现骨不连或骨缺血性坏死，后期还可出现骨关节炎。所以在诊断和治疗上应有足够重视。对其复位和固定的研究，进展较快，各种观点并存。

（一）新鲜骨折复位

复位方法主要取决于骨折的位置、性质和稳定性等。治疗方法包括手法复位和手术复位。Bhandari 等报道，治疗新鲜手舟骨骨折的传统保守治疗与早期手术内固定相比较，在骨折的不愈合率、患肢握力、关节活动度等方面均无统计学差异，但早期手术治疗患者返回工作的时间比石膏固定者大大提前。Ship 等报道采用经皮螺钉内固定术与非手术的外固定相比，手舟骨骨折愈合时间由平均 11.6 周提前到 7.1 周，患者返回工作的时间由平均 15.3 周提前为 8.2 周。因此，对无移位、稳定的手舟骨骨折的治疗，早期选择手术治疗也是合理的。手术复位方法有经皮复位内固定、经皮螺钉内固定等方法。有学者将该项技术用于治疗移位的不稳定手舟骨骨折。Jeon 报道对 13 例移位的不稳定手舟骨骨折行闭合复位经皮螺钉内固定治疗，所有骨折均一期愈合，患者返回工作的时间平均为术后 7 天，骨折平均愈合时间为 9.2 周；其中 92% 患者没有任何后遗症状或仅有轻微症状。Shih 等报道，在关节镜下行经皮螺钉内固定，治疗有移位手舟骨骨折，结果 15 例手舟骨骨折全部愈合，其中优 11 例，良 4 例。由此显示了微创技术的优势，减少了对韧带和软组织的损伤及对手舟骨血液供应的干扰，允许腕关节早期活动，避免了腕关节长时制动所带来的并发症，缩短了制动时间，且瘢痕小，对外观影响少。但不足之处是操作中易造成骨折移位，特别对手舟骨近极或斜长骨折，需要做好手术准备。

（二）骨折复位后固定

对于腕关节的固定位置，有些学者认为应该保持在轻桡偏和掌屈位，但亦有研究表明，腕关节固定位置（背伸 20° 或掌屈 20°）对骨折愈合率没有影响，而腕关节掌屈位固定反而会使部分患者在外固定去除 3 个月后仍有腕背伸功能受限。如 1987 年包聚良运用生物力学原理对尸体实验尸体中的腕关节姿势做了研究，结果显示当腕关节从桡偏 15° 至尺偏 15° 时，手舟骨远端处在压迫相，压迫力所产生的掌向剪力和屈曲转矩效应与舟桡角成正比，在这些力作用下骨折部背侧分离，其远侧端向掌侧移位。当腕关节尺偏超过 15° 时，手舟骨远端处在牵拉相，牵拉力在矢状和冠状两个平面内产生转矩效应，使骨折部桡侧、掌侧或背侧分离。当手舟骨处于压迫相时，骨折端有良好对位关系，此时的腕关节有一定的背伸范围使骨折面完全对合。因此，建议固定位置应取冠状面 0° 位，对水平型骨折腕背伸 30°，对横型、纵型骨折腕背伸 45° 固定。1982 年，Berlin 的解剖研究认为，腕关节活动弧能够始终如一地使两个断端接近，一般情况下，腕关节屈曲时骨折线向背侧分离，腕关节背伸时骨折在掌侧分离，由此提示固定的位置应是背伸 45°，轻度桡偏。1983 年 Bongers 等认为将腕关节背伸 25°～30°、桡偏 20°、前臂中立位是移位性手舟骨骨折可靠复位及维持的最佳位置。在《中医伤科学》（岑泽波主编，上海科学技术出版社，1985 年 10 月）教材中对手舟骨骨折固定提出："用短臂石膏管形固定腕关节于背伸 25°～30°、尺偏 10°、拇指对掌和前臂中立位。"《临床骨科手册》中要求："将腕关节置于轻度屈曲及尺偏位包短臂石膏管形，包括第 1 掌指关节。"《实用骨科学》中认为："保持腕部桡偏及掌屈，可以保持良好对位。无移位时用包括拇指近节的短臂石膏固定，有移位者复位后用包括拇指近节长臂石膏固定。"曹怀森将 46 例新鲜手舟骨骨折，随机分为 A、B 两组，A 组采用前臂中立稍旋前、腕背伸 20°～30°、尺偏 10° 左右，B 组采用腕掌屈 10°～15°、

无移位者尺偏 $10°\sim15°$ 、桡斜型伴移位者尺偏 $15°\sim20°$ ，均固定至肘横纹下 2 横指。结果：A 组优良率为 74%，B 组优良率为 96%，两组有明显统计学差异。骨恢复时间 A 组为 (12.4 ± 2.7) 周；B 组为 (10.1 ± 1.8) 周，A 组长于 B 组。故作者认为新鲜手舟骨骨折外固定以掌屈尺偏位佳。可见对手舟骨骨折复位后的最佳固定姿势，至今尚未统一。对于固定至肘关节上还是肘关节以下，众多医家的看法也不尽相同。有学者采用肘关节以上固定法，固定治疗的平均愈合率可达到 90%~100%，平均愈合时间为 9~12 周，认为肘关节以上固定法可减少骨折不愈合率并缩短骨折愈合时间。但亦有学者认为一般短臂石膏托已足够，对不稳定的骨折、近 1/3 骨折及诊断延误等特殊类型的骨折，才需要采用肘以上固定 6 周后，改用肘以下固定的方法。McAdams 等研究发现腕关节经前臂石膏托固定后，前臂的旋转并不对手舟骨骨折的位置产生影响。

手舟骨骨折在临床诊治的重点，首先是对于手部着地跌倒，如出现"鼻烟部"有明显肿胀和压痛者，须注意手舟骨骨折。即使当时 X 线片未显示骨折线，但症状持续存在，则在 2~3 周后须重复摄片，以明确诊断。对治疗中的固定，应给予足够长的固定时间，并在 X 线等检查确定骨折线已消失和骨折已临床愈合的情况下，才解除固定，以防过早活动，造成骨延迟愈合和不愈合。

（谢可永　葛京化　席智杰）

第三节　月 骨 脱 位

一、定义

月骨脱位是指月骨与桡骨和其他腕骨脱离正常关系而移位，是临床骨关节脱位中较少见的脱位。月骨周围脱位则是指月骨和桡骨的关系正常，与周围其他腕骨脱离正常的关系。

二、病因病理

月骨呈半月状，位于腕骨近侧列的中心，手舟骨与三角骨之间。月骨背侧尖窄，上面凸隆，其近端与桡骨形成关节，远端与头状骨、一小部分钩骨形成关节，桡侧与手舟骨、尺骨和三角骨形成关节。正常在腕背伸及掌屈时，月骨在桡骨远端关节面及头状骨上均有一定程度旋转。月骨形状特殊，掌侧宽、背侧窄，故在腕骨中最易脱位，脱位后几乎完全移向掌侧。月骨四周均为软骨面覆盖，血液供应来自腕掌网和腕背网。在掌侧，腕掌网发出分支穿过桡腕掌侧韧带，经月骨内侧区滋养孔入骨。在背侧，腕背网分出的小分支直接进入月骨背侧的滋养孔，其血运与月骨向掌侧脱位旋转的角度密切相关。临床上月骨脱位或月骨周围脱位，如影响两侧血运，尤其是掌侧，可发生月骨缺血性坏死。

月骨脱位古称"手腕骨脱""手腕出臼"。清代钱秀昌曰："若手掌着地，只能伤腕，若手指着地其手指反贴手臂者腕缝必开。"可见其脱位多为手掌着地间接暴力所致，腕部在极度背伸位着地，在自上而下的外力与自下而上的反作用力共同作用下，桡骨远端诸骨与头状骨相挤压，使桡骨与头状骨之间的掌侧间隙增宽，头状骨与月骨间的掌侧韧带和关节囊破裂，导致月骨向掌侧脱位。如月骨未移位，留于原位，而其他腕骨完全脱位时，则称为月骨周围脱位。根据损伤程度与位置，月骨脱位可分为 3 型。Ⅰ型：桡月后韧带撕裂或月骨后角发生撕脱骨折，向掌侧脱位后，凸面向后，凹面向前。Ⅱ型：后韧带撕裂后，月骨旋转 270°，位于远端前部，凹面向后，凸面向前。Ⅲ型：外力更大，桡月前后韧带均断裂，月骨移位至桡骨远端掌侧，凸面向后，凹面向前。如前后韧带均断裂，则可能发生月骨坏死。对于月骨脱位的并发症，较常见的是 Sudeck 萎缩。其次，由于正中神经受压，出现正中神经麻痹，但随着及时复位，一般均可完全恢复。若复位太迟，则可留下后遗症。由于月骨的血供较为薄弱，当严重破坏时，可发生月骨缺血性坏死及继发严重的骨关节炎。

三、临床表现

腕部掌侧隆起、肿胀，使患者双手握掌，患侧第 3 掌骨头有明显短缩。腕部活动受限，手指屈曲困难，腕关节不能背伸，如有正中神经受压，可出现手掌桡侧麻木。正中神经亦可受压而致桡侧 3 个半手指感觉异常。月骨周围脱位多为背向脱位，而且常并发腕骨或桡尺骨远端骨折。

四、诊断要点

1. 明显背伸外伤史。
2. 伤后腕部肿胀、疼痛、畸形。
3. 检查发现，掌腕横纹处有压痛，握拳时第 3 掌骨头有明显塌陷，叩击该掌骨头有明显疼痛，并可触到脱出的月骨。腕部向尺偏，叩击第 4 掌骨头时，有明显疼痛。
4. X 线检查　月骨脱位，在正位片显示月骨轮廓由梯形变为三角形，腕骨排列紊乱，头状骨与月骨影重叠，舟月间隙增大，手舟骨长轴变短，呈皮质环征或手舟骨旋转。侧位片上，如月骨周围背侧脱位，第 3 掌骨、头状骨与月骨、桡骨失去正常共轴线关系，第 3 掌骨及头状骨的轴线位于月骨及桡骨轴线背侧。如月骨掌侧脱位时可见第 3 掌骨、头状骨、桡骨共轴线关系不变，而月骨位于以上诸骨轴线掌侧。

月骨周围脱位，X 线正位片可见脱位的月骨由正常时的四方形变成三角形，其投影与头状骨远端重叠。腕骨弧线中断，腕中关节间隙消失，舟月骨间关节间隙变宽，桡、月骨远端关系正常。侧位片显示，月骨向掌侧脱位。

五、辨证论治

对月骨脱位的Ⅰ、Ⅱ型脱位，应尽早手法整复。月骨脱位及月骨周围脱位，复位并不难，但后期常易发生月骨缺血性坏死，应给予高度重视。

对Ⅰ、Ⅱ型脱位，应尽早手法整复。采用臂丛麻醉，患者坐位，或仰卧位，患侧肘关节屈曲 90°，腕背伸位，两助手分别握住肘部和手指对抗拔伸牵引，缓慢做前臂旋后（即仰掌）运动，腕关节背伸，使桡骨与头状骨之间的关节间隙加宽。术者以两手拇指用力推压月骨凹面远端，使月骨回纳入桡骨和头状骨间隙，在对抗牵引中逐渐掌屈，当月骨有滑动感，中指可以伸直时，则表明已复位。复位后将腕关节固定于掌屈 45° 位 1 周后，再水平固定腕关节 2 周。除去外固定后练习活动。对Ⅲ型脱位，因前后韧带已断裂，血运完全丧失，可能发生坏死，宜早行切除术。月骨周围脱位，手法整复不困难，术后处理同前。

对脱位 3~4 周后的 Ⅰ 、Ⅱ 型脱位者，手法复位，不易成功，应行切开复位。术后处理同前。术中如发现软骨已有退行性变时，则应切除。固定数日后即可开始活动。对 Ⅲ 型脱位者，则应予以切除。

六、研究进展

月骨脱位虽是临床较为少见的脱位，但由于腕关节解剖结构复杂，常易误诊。为此广大学者在诊断上做了诸多研究，取得初步成效。

（一）月骨脱位的诊断

冯骏等探讨了月骨周围脱位的 X 线片表现，认为月骨周围脱位的初次 X 线检查漏诊率高达 25%，并指出月骨周围脱位的准确诊断有赖于影像学检查。但腕关节解剖结构复杂，普通 X 线片因骨块重叠，有时难以全面直观地显示月骨周围脱位和伴随骨折的情况，故 X 线片表现阴性并不能除外月骨周围脱位。月骨周围损伤的 X 线征象为月骨周围骨折、三角形骨、关节间隙消失，腕骨拥挤重叠、腕弓中断、中轴线破坏。在侧位 X 线片上，头状骨头部相对于月骨和其他腕骨向背侧脱位是月骨周围脱位的特征性表现。月骨周围脱位的早期征象是月骨与手舟骨关节间隙增宽，提示舟月关节分离。月骨周围脱位的晚期表现为，在 X 线片上月骨相对于其他腕骨和桡骨远端向腹侧脱位的特征性"溢杯征"。

于宝江等作了 X 线平片及 40 层螺旋 CT 诊断比较，结果发现 21 例腕骨脱位患者中月骨脱位 8 例，月骨周围脱位 13 例，其中单纯月骨周围脱位 3 例，合并其他腕骨骨折的患者共 10 例，包括经手舟骨月骨周围脱位 4 例，经手舟骨、三角骨月骨周围脱位 1 例，经三角骨月骨周围脱位 3 例，经桡骨茎突月骨周围脱位 2 例。X 线平片对 18 例患者做出了正确诊断，3 例漏诊；薄层横断位 CT 确诊 15 例患者，6 例漏诊；MPR（薄层横断面影像结合薄层多平面重组）及 VR（容积再现）对 21 例腕骨脱位患者均作出正确诊断。上述结果显示，腕骨脱位应用 CT 的 MPR 及 VR 重组技术是避免漏诊的最佳手段。而在腕骨脱位合并细微骨折显示方面，CT 薄层横断位扫描及 MPR 重组有明显优势。因此，诊断腕骨脱位应在 X 线平片诊断的基础上，结合临床，合理应用 CT 薄层横断位扫描、MPR 及 VR 重组，以明确诊断。杨莹等观察螺旋 CT 多平面重建和表面三维成像在腕月骨周围脱位的价值，18 例为背侧型月骨周围脱位（其中经手舟骨月骨周围脱位 12 例，不伴腕骨骨折的单纯月骨周围脱位 5 例，经头状骨月骨周围脱位 2 例），1 例为掌侧型月骨周围脱位；伴尺桡骨远端骨折 6 例，伴掌腕关节脱位 1 例。13 例行手术治疗，术中所见与表面三维成像（SSD）和螺旋 CT 多平面重建（MPR）显示的骨折及脱位情况一致，可见对月骨周围脱位患者采用螺旋 CT 行多平面重建（MPR）和表面三维成像（SSD）可直观清晰地显示骨折脱位的类型，为临床确定骨折分型、选择合适的治疗方案提供了可靠依据。

（二）月骨脱位的治疗

月骨脱位后很容易发生月骨缺血性坏死，早期正确复位及合理固定特别重要，尤其对严重脱位的病例，不论闭合性还是开放性损伤，均应按急症处理，使脱位尽早复位，这是防止出现血液供应受阻的关键。手法复位常能获得良好疗效。张庆文等报道采用手法复位和中药内服治疗月骨脱位 12 例，手法复位采用臂丛麻醉，患者平卧或坐位，患肢外展 30° 掌心向下，两助手对患肢做腕关节高度背伸对抗牵引，扩大桡骨与头状骨之间的间隙，术者以两拇指顶压月骨，助手同时屈腕，以助术者将月骨复位，当掌侧隆突消失，提示复位成功。然后被动屈伸腕关节，调整腕骨序列。复位成功后固定掌屈40°、尺偏15°位，1周后改为中立位固定，4周后拆除固定。中药治疗，按3期辨证用药。早期（1~14天）治以活血祛瘀、消肿止痛，用肢伤一方加减。处方：红花、乳香、没药各6g，桃仁、大黄各10g，当归、赤芍、泽兰各12g。中期（15~30天）治以活血止痛、接骨续筋，以肢伤二方加减。处方：当归、续断、赤芍、威灵仙、牡丹皮各12g。后期（30天以上）治以补益肝肾、强筋壮骨，以肢伤三方加减。处方：续断、骨碎补、白芍各12g，牛膝、熟地黄各15g，桑寄生30g，杜仲10g。中药每天1剂，水煎服。同时予舒筋汤外洗。处方：桂枝10g，宽筋藤、路路通、两面针、大风艾各15g，海桐皮12g。每天1剂，水煎外洗患处。本组12例，经1~2次手法复位成功。随访时间3~48个月，平均28个月。腕关节活动功能正常，合并正中神经损伤者，复位固定3个月左右恢复正常，随访中未发现月骨坏死。结果治愈11例，好转1例。上述报道说明早期及时复位是治疗月骨脱位的关键。

临床月骨脱位应尽早手法复位，伤后超过3周，闭合复位难以成功。但由于腕关节解剖位置的复杂，临床漏诊率还是比较高，因此有学者等提出，对于怀疑月骨脱位者，可考虑采用CT或MRI等检查法，以便确诊。复位主要手法是腕部牵引和背伸，其中牵引以松弛腕关节，加大腕关节间隙，极度背伸可进一步加大掌侧腕关节间隙，使桡骨与头状骨之间的间隙充分扩大，便于脱出的月骨回复，此乃复位成功关键。如手法复位不成功，多因关节内嵌夹软组织，可伸屈摇摆腕关节，松解软组织，再行复位。

（谢可永　葛京化　席智杰）

第四节　下尺桡关节韧带损伤

一、定义

下尺桡关节韧带损伤是因各种急性或慢性劳损，导致下尺桡关节韧带损伤，出现腕部疼痛、肿胀、活动不利等证候的疾病。

二、病因病机

下尺桡关节由椭圆柱形的尺骨头和桡骨远端乙状切迹构成，为滑车关节，关节面不完全匹配，需要韧带和肌肉等软组织结构维持其稳定性。其稳定的内部结构包括关节盘、尺侧副韧带、尺桡骨间韧带和尺侧腕伸肌腱等，彼此加强作用。该关节对于前臂的旋转有重要意义。

本症的发生主要为手腕部强力扭伤等间接外力作用，也可因外力直接打击在下尺桡关节处造成局部损伤，但常伴有尺桡骨远端骨折等更严重的损伤。

中医认为，由于腕及前臂用力过度或遭受外力，腕周筋腱受反复过度牵拉而损伤，经脉受损，气滞血瘀，或脉络受伤，血滞于内，气滞为痛、血瘀为肿，筋脉失养，活动不利。

现代医学认为，由于剧烈的主动用力扭转，或遭受外力作用下，使前臂过度旋前，尺、桡骨骨干中段相互碰撞。但因上尺桡关节相对稳定，造成下尺桡关节分离；或手着地跌倒，外力经手部、腕部间接作用于下尺桡关节处，造成局部受挫，产生分离趋势，造成下尺桡关节掌、背侧韧带及关节囊受强烈牵拉而损伤，甚至破裂。随着韧带断裂，尺、桡骨远端向内、外侧分离，使腕部增宽，向前、后侧方错动，使尺骨头突起。还有前臂长期频繁进行内旋或外旋活动，造成其韧带劳损性松弛，可引起下尺桡关节脱位。

三、临床表现

急性扭伤者，伤后患侧腕部疼痛，活动时加重，尤其在前臂旋转或提重物时疼痛加剧。下尺桡关节背侧有肿胀，前臂旋转活动明显受限，腕关节屈伸活动轻度受限，腕部增宽，尺骨头过度向背侧凸起等畸形。

慢性损伤者多有前臂长期反复的旋转动作史，逐渐出现腕部疼痛、无力，劳累加重，休息减轻。

四、诊断要点

1. 有腕部外伤史，包括急性损伤或慢性劳损。
2. 腕部疼痛、活动不利等典型证候。
3. 体检发现，下尺桡关节间隙处压痛明显，前臂旋前或旋后受限，握力减退，下尺桡关节有挤压痛，按压尺骨头处有松动感，前臂旋转时可发生弹响或摩擦音。
4. X 线片 轻度损伤者无异常所见。正位片上，下尺桡关节分离者，可显示下尺桡关节间隙增宽；侧位片上，可显示下尺桡关节半脱位。

五、辨证论治

（一）复位手法

用于有下尺桡关节分离者。术者握住患者的大、小鱼际部，双侧拇、食指从掌、背侧分别置于患者尺、桡骨远端。以右手为例，对于尺骨远端向背侧移位者，做腕关节逆时针方向旋转，同时以拇指加压于尺骨头背侧；对于尺骨头向掌侧移位者，腕关节做顺时针旋转，同时上提在尺骨头掌侧部的食指，以纠正下尺桡关节前后位错位，再挤压下尺桡关节两侧，以矫正关节侧方分离，如按压尺骨头时下尺桡关节无明显异常活动，提示复位完成。

（二）固定疗法

适当的固定对破损组织的修复有重要意义。可用宽布带略加压环形缠绕，也可以套上护腕作为保护。下尺桡关节明显错动移位者，应在手法整复后长臂石膏固定。

对新鲜下尺桡关节脱位复位困难、复位不理想，或陈旧性下尺桡关节脱位，应行切开复位术。术后石膏外固定，取腕关节及前臂中立位，固定 4 周。如果脱位时间过长，超过 2 个月以后，就应选择关节成形术。

（三）中药应用

1. 内服

（1）急性损伤型：治宜活血散瘀、消肿止痛，可服用活血止痛汤加减，药用当归、川芎、乳香、没药、苏木、红花、陈皮、落得打、紫荆藤等。

（2）慢性损伤型：治宜补肾壮筋，活络止痛，可服用补筋丸加减，药用沉香、丁香、川牛膝、五加皮、茯苓、肉苁蓉、当归、熟地、丹皮、木瓜等。

2. 外用

（1）急性损伤型：三色敷药外敷。

（2）慢性损伤型：五加皮汤煎水熏洗，药用当归、没药、五加皮、青皮、香附、丁香、丹皮等。

六、述评

对下尺桡关节（DRUJ）损伤缺乏足够认识和相应的早期处理，是导致下桡尺关节慢性不稳、尺腕关节撞击、下尺桡关节炎等的主要原因。因此，重视对下尺桡关节损伤的认识，及时治疗，可有效防止各种后遗症的发生。

（一）下尺桡关节韧带损伤的分型

Ozer 等提出下尺桡关节损伤分为下尺桡关节不稳、尺腕关节撞击和下尺桡关节炎 3 类，每一类又分为不同亚型。下尺桡关节不稳分为急性简单性不稳、急性复杂性不稳和慢性不稳。尺腕关节撞击分为：①尺月关节撞击：继发于桡骨远端骨折畸形愈合的尺骨正向变异，不伴下尺桡关节炎的尺骨正向（中性）变异，伴下尺桡关节炎的尺骨正向（中性）变异。②尺三角关节撞击：尺骨茎突骨折畸形愈合和尺骨茎突延长（> 6mm）均可导致尺骨与腕三角骨撞击的发生。下尺桡关节炎可按疾病进程分为早期下尺桡关节炎和晚期下尺桡关节炎。Lichtman 等认为三角纤维软骨复合体（TFCC）损伤应归入下尺桡关节损伤范畴。

（二）下尺桡关节韧带损伤的诊断

X 线检查是临床最常用的诊断法。正常腕关节 X 线正位片显示，桡骨长于尺骨（桡尺骨远端）或两者等长。如尺骨短于桡骨，为尺骨负向变异；尺骨较桡骨长 2mm，为尺骨正向变异；桡尺骨远端长度相等为尺骨中性变异。大多数前臂于正向变异 2mm 与负向变异 4mm 范围之内。尺骨正向变异多提示尺腕骨撞击综合征、月三角韧带损伤、TFCC 撕裂等；尺骨负向变异提示可能有腕部韧带松弛等。在前臂旋后位 30° 侧位上，下尺桡关节间隙显示最清楚，可判断下尺桡关节脱位的类型。

（三）下尺桡关节韧带损伤的治疗

陆勤亮将 118 例下尺桡关节分离患者按照治疗方法的不同分为手术治疗组（37 例）、石膏固定组（41 例）及夹板固定组（40 例）。石膏固定组：对急性损伤患者先采用石膏前后托于功能位外固定，并行消肿治疗 1 周后，采用管形石膏固定，1 个月后拆石膏，并进行伸屈腕关节等功能锻炼，于半年后对其进行评价；对于慢性损伤者，直接用腕部管形石膏外固定，1 个月后拆石膏。夹板固定组：采用小夹板固定，固定的松紧度以不影响局部血运为准，对于急性损伤患者加用消肿药物治疗；急慢性损伤患者均夹板固定 1 个月，1 个月后松开夹板，进行功能锻炼，半年后进行疗效评价。手术治疗组：采用臂丛神经阻滞麻醉，在下尺桡关节面下约 0.8cm 处用加压螺钉固定下尺桡关节，术后采用石膏托外固定，于 6 周后摄片，并行内固定螺钉取出术，于术后半年进行疗效评价。观察比较 3 组疗效。3 组患者均获得随访，时间 8~12 个月，平均 10 个月。手术治疗组腕旋转及伸屈功能明显差于非手术组。手术治疗组治疗半年后拎举 5kg 重物功能明显优于非手术组。手术治疗组发生并发症 7 例，石膏固定组无一例发生并发症，夹板固定组发生并发症 1 例，3 组差异有统计学意义。结论：下尺桡关节分离手术治疗在负重方面优于非手术组，但在总体疗效方面非手术组优于手术组，所以对于手术应当慎重。方赞盖报道，采用固定法治疗下尺桡关节损伤 30 例，其中合并下尺桡关节半脱位者 14 例，下尺桡关节分离者 8 例。对单纯下尺桡关节损伤者采用固定法治疗，对有下尺桡关节分离或脱位者，固定前先行手法复位，复位成功后将前臂置于屈肘 90° 中立位，固定后悬吊胸前，一般固定 2~3 周可解除。给予适当功能锻炼，逐渐负重。结果：痊愈 26 例，占 86.7%；好转 4 例，占 13.3%。

临证实践证实，对于本症，除了上述治疗，腕关节的制动非常重要，良好制动有利于受损伤组织的修复，恢复关节稳定性，否则将严重影响组织愈合。在损伤中后期及慢性损伤者，应避免腕部劳累，避免再次创伤，以减少证情复发。

（谢可永　葛京化　席智杰）

第五节　腕管综合征

一、定义

腕管综合征是临床上周围神经卡压综合征中最为常见的病症。它是因各种原因引起腕管狭窄，导致正中神经被压迫而产生的手指麻木、肌力减退等一系列临床症候群。由 Jeam 于 1863 年首先报道。其发病率在一般人群中为 1%~10%。在特殊职业中的发生率可高达 17%~61%，多以重复性手部运动特别是抓握性手部运动者多见。由于女性腕管较小而肌腱直径相对较大，故多发于中、老年妇女，约占 65%~75%。男女患者之比为 1：2~1：4.5。

二、病因病理

腕管由两排马蹄形排列的 8 块腕骨的掌侧凹面为底与腕横韧带为面所构成的骨纤维管道。腕管管径狭窄，缺乏弹性，内压较高，其中包含 9 条肌腱和正中神经。正中神经由桡侧腕屈肌和掌长肌间下行，通过腕管，在掌腱膜深面至手部。正中神经支配除拇内收肌之外的大鱼际肌及第 1、第 2 蚓状肌，浅支支配掌心和大鱼际肌、桡侧三个半掌面及末节背面的皮肤。当各种原因导致管壁内突或管内容物膨胀，使管腔狭窄，正中神经受压，出现其支配区的感觉、运动障碍。

骨折、脱位等外伤后的对位不佳，腕及腕间关节进行性增生性关节炎，或退行性改变所引起的腕横韧带肥厚，使得腕管容积减小。或手及腕部长期反复、用力活动可导致慢性损伤，肌腱和滑膜水肿，或腕部感染引起腕管内容物水肿或血肿，以及腕管内的肿瘤、腱鞘囊肿等占位性病变也可造成腕管狭窄，压迫腕管内的正中神经而发病。由于腕管是腕骨及腕横韧带共同构成的一个较坚韧的环形结构，弹性很小，当管壁病变向内突出，或管内组织水肿，体积膨胀，使管内压增高，从而压迫其中内容物，尤其是正中神经的受压，发生炎性水肿，使管腔内压进一步升高，形成恶性循环。

按其发病，可分为急性腕管综合征和慢性腕管综合征。其中急性腕管综合征最常见于腕部桡骨近端骨折，腕部极度屈曲位固定，或创伤引起腕管内急性出血以及急性感染等，导致腕管内压迅速升高，出现一系列正中神经受压证候。慢性腕管综合征，早期症状较轻，呈间歇性，常于夜间或活动时出现，无正中神经病理形态改变。随着压迫的持续，麻木和感觉功能障碍可持续存在，但无大鱼际肌萎缩，正中神经可出现外膜和束膜水肿。此期病变是可逆的，减压后可以恢复正常。如继续发展，可出现运动和感觉减弱，肌电图出现纤颤电位。病理学可见内膜水肿、神经内纤维化、部分脱髓鞘变和轴突退行变。此期为部分性不可逆损害。当腕管压力长期增高影响神经内血流和轴浆运输，出现局部相对缺血和蛋白漏出促进成纤维细胞的活化和增生，外膜和内膜瘢痕化，导致不可逆性永久性病理变化。

三、临床表现

腕管综合征一般缓慢发病，逐渐出现拇指、食指、中指等桡侧三个半手指麻木、肿胀。疼痛严重者可向肘部，甚至肩部放射。夜间疼痛加重，晨起患手有肿胀及活动笨拙。屈腕、劳累亦可加重。用热疗后，疼痛反复加重。受寒冷后患侧拇指、食指、中指可有发冷、发绀等改变，手部正中神经支配区皮肤感觉减退，手的握力减弱，病程长者可见大鱼际肌萎缩。

四、诊断要点

1. 起病缓慢，手桡侧三个半手指麻木，疼痛感觉减退，遇热加重，手握力减弱，严重者可有大鱼际肌萎缩等。

2. 体检　可发现拇指、食指、中指三指有感觉过敏，迟钝或异常，被动极度屈腕，麻木及疼痛加重，解除压力或将腕部伸直后，症状立刻减轻。大鱼际肌包括拇对掌肌、拇短展肌和拇短屈肌，均有不同程度萎缩和肌力减弱。正中神经支配区内可出现皮肤干燥脱屑。少数病程长者出现拇指、食指、中指发绀，指尖坏死，间歇性发白及萎缩性溃疡等。

3. 特殊试验

（1）指压试验：压迫腕部正中神经卡压点，可出现局部及正中神经支配区的疼痛。

（2）正中神经叩击试验（Tinel 征）：用手指轻轻叩正中神经部位，相当于掌长肌腱与桡侧腕屈肌腱之间，若诱发正中神经支配处触电样放射痛，为阳性，表示该处为卡压点。

（3）止血带试验：将血压袖带置于腕部，充气使气压达 20kPa（150mmHg），持续 30 秒，患手疼痛及出现麻木为阳性。

（4）伸缩腕试验：患者屈肘和前臂上举，维持腕部于过伸位，若很快出现疼痛加重，为阳性。

（5）Phalen 试验：双前臂垂直，双手尽量屈曲，持续 60 秒，手部正中神经支配区出现麻木和感觉功能障碍为阳性。30 秒出现阳性表明病变较重。该检查灵敏度为 75%~88%。

4. 特殊检查

（1）神经电生理检查：正常情况下，由近侧腕横纹至拇对掌肌或拇短展肌的正中神经传导时间小于 5 毫秒，而本病患者可长达 20 毫秒。

（2）肌电图检查：对腕管综合征的辅助诊断和鉴别诊断具有重要价值。腕部以下正中神经感觉和运动传导减慢是肌电图的典型表现。

5. X 线检查　可显示腕骨增生、脱位、骨折等，以及畸形愈合，个别患者有腕横韧带钙化影。

五、辨证论治

（一）制动

对于急性期，腕关节采用中立位腕部夹板或石膏固定 1~2 周，减小正中神经受压。腕部固定使腕管内腱滑膜炎等炎症明显减轻，达到止痛之效。

（二）中药内服

1. 瘀滞型　手部桡侧三个半手指刺痛，麻木，或烧灼性疼痛，夜间重。遇热痛甚，寒冷时又可出现手指发绀，腕掌侧部拒按。舌质黯红，苔黄，脉弦涩。治宜活血化瘀，方选桃红四物汤加减，药用桃仁、红花、川芎、赤芍、当归、乳香、没药、陈皮等。

2. 虚损型　以手部桡侧三个半手指麻木为主，轻度疼痛，劳累加重，休息减轻，手持物无力，大鱼际肌萎缩。舌质淡，苔薄白，脉沉细无力。治宜补益气血，方选八珍汤加减，药用党参、黄芪、白术、白芍、熟地、茯苓、川芎、甘草、山药等。

（三）手法治疗

开始以揉摩手法施于腕、手部。然后分别点按外关、阳溪、合谷、劳宫及阿是穴。并以一手握住患者前臂远端，另一手握住其拇指，向远端迅速牵拉，以发生弹响为佳，依次做食、中、无名指，手法每日 1 次。

（四）针灸疗法

1. 针刺疗法　采用体针，取穴外关、阳溪、合谷、劳宫等，得气后留针 15~25 分钟，每日或隔日 1 次。

2. 小针刀疗法　在无菌及局部麻醉条件下用小针刀经皮部分或全部切断腕横韧带，切割时应在远侧腕横纹中点向尺侧偏开 0.5cm 处沿纵轴方向进行，避免损伤正中神经。

（五）封闭治疗

可以使用泼尼松龙 12.5mg 加 2% 利多卡因溶液 0.5ml，封闭点在远侧腕横纹中点处。对于保守治疗效果不佳，临床症状严重者，可行手术治疗。

六、述评

（一）腕管综合征的诊断

电生理检查已成为常用的可靠诊断指标。正常人从腕横韧带近侧缘至拇短展肌的运动神经传导速度为 4~6 毫秒，动作电位为平滑的双相波，波长 10~18 毫秒，而患者的传导速度延迟至 18~20 毫秒，动作电位为高耸的多相波，波长可达 50 毫秒。张敏健等做正中神经、尺神经运动和感觉传导速度测定，并对拇短展肌、第 1 背侧骨间肌行肌电图检测和分析。结果 327 例腕管综合征患者（CTS）中，182 例 CTS 患侧腕正中神经中指 - 腕感觉潜伏期、感觉传导速度、感觉诱发波幅与正常参考值比较差异有统计学意义；41 例 CTS 患腕正中神经运动电位潜伏期、运动诱发波幅与正常参考值比较差异有统计学意义。因此，神经电生理检查在腕管综合征（CTS）的诊断与鉴别诊断中具有重要意义。张景锋等选择 42 例腕管综合征患者的患侧腕管处正中神经作为 CTS（腕管综合征）组，健侧腕部腕管处正中神经作为对照组，应用高频超声观察腕管处正中神经的内部结构、回声、有无局限性膨大，取横断面及纵断面测量所有患者患侧正中神经与健侧正中神经横断面积（CSA）、扁平率（FR）、肿胀率（SR）。结果：正中神经受压处变细，束状结构不清晰，腕横韧带近端即豌豆骨水平正中神经局限性肿大，回声减低，42 例 CTS 患者患侧正中神经与健侧正中神经比较，CSA、FR、SR 较健侧明显增大，并存在统计学差异，正中神经 CSA 与运动神经传导速度呈明显负相关。可见超声能动态观察正中神经卡压征象及其周围结构情况，对腕管综合征的诊断有着重要应用价值。姚刚亮等也证实腕管综合征的 SR、FR、CSA 显著高于参照组，CSA 和 MNCV 呈明显负相关。

（二）腕管综合征的治疗

针刀和针刺的疗效较好。王运增治疗 60 例腕管综合征患者，随机分成治疗组和对照组各 30 例，治疗组采用小针刀结合上肢洗剂治疗，对照组采用封闭和非甾体类西药口服治疗，并进行临床疗效评价。结果：总有效率治疗组为 93.3%，对照组为 73.3%。两组比较，差异有统计学意义。治疗后两组疼痛视觉模拟评分法（VAS）评分均较治疗前明显下降，且治疗组 VAS 评分下降较对照组更显著。所以采用小针刀结合上肢洗剂治疗腕管综合征简便，疗效显著。

本症的确诊，有赖于电生理检查。超声检查对诊断也有所帮助。在治疗早期须保持腕部固定，避免因腕部过度活动而加重病情。对于高度怀疑有腕管内占位性病变，或经保守治疗病情不轻反重者，都应尽快决定手术治疗，以防正中神经长时间受压而变性，影响治疗效果。

（谢可永　葛京化　席智杰）

第六节　三角纤维软骨复合体损伤

一、定义

三角纤维软骨复合体损伤是指各种原因导致三角纤维软骨复合体损伤，出现以手腕尺侧疼痛、肿胀，腕关节活动时可伴弹响声为特征的疾病。

二、病因病理

三角纤维软骨复合体（TFCC）是腕部一个具有解剖学和生物力学意义的多种坚韧组织的复合体，包括三角纤维软骨盘、半月板同系物、掌侧和背侧下尺桡韧带、尺侧伸腕肌腱鞘深层、尺侧关节囊、尺月韧带和尺三角韧带，具有传递、承受和缓冲压力的作用，对稳定远端尺桡关节、维持尺掌区域稳定性和力量传导具有重要作用。三角纤维软骨复合体中央部分无血供，其血供主要来自骨间掌侧动脉的桡腕支和尺动脉的掌背支。

三角纤维软骨复合体急性损伤常发生于腕关节过度背伸、前臂旋前或向尺侧偏时，手掌撑地跌倒致伤。软骨盘被挤压于尺骨和三角骨及月骨之间而发生破裂。慢性损伤发生于腕部反复背伸、旋转，导致软骨盘挤压受损。另外，随年龄增长，三角纤维软骨盘变薄，或反复旋转、握持重物，导致软骨慢性劳损，发生退行性改变，当受到外力损伤，甚至轻微外伤时，出现三角纤维软骨复合体的损伤。

对三角纤维软骨复合体损伤的治疗具有指导意义的分型是 Palmer 分型。该分型分为创伤性（Ⅰ型）及退变性（Ⅱ型）。

Ⅰ型：急性、创伤性损伤。根据其损伤部位不同分为 4 个亚型。ⅠA 型损伤是指中央无血供区损伤，通常不能直接修复；ⅠB型（尺侧撕脱）是指TFCC自尺侧附着点的撕脱，有时会合并尺骨茎突骨折；ⅠC型（尺侧远端）是指损伤累及TFCC掌侧附着部位或尺桡关节远侧韧带，可以被修复；ⅠD型（桡侧撕脱）的损伤位置在TFCC桡侧附着点，可合并或不合并桡骨乙状切迹骨折。

　　Ⅱ型：退化性TFCC损伤均累及中央无血供部分，并依据有无TFCC穿孔、月骨及尺骨软骨软化、月三角韧带损伤及退化性桡腕关节炎的存在分为A至E 5期。ⅡA型为关节盘磨损，但无裂孔；ⅡB型为关节盘磨损及月骨、尺骨软骨软化；ⅡC型为软骨软化合并关节盘穿孔；ⅡD型包括关节盘穿孔、软骨软化及月三角韧带断裂；ⅡE为关节盘穿孔、软骨软化、月三角韧带断裂及尺侧腕关节炎。这些病理变化多继发于尺骨撞击，一般来讲不能通过外科手术修复，需要考虑减负治疗。ⅡA、ⅡB型一般不适用于关节镜治疗，可采用尺骨短缩术；ⅡC、ⅡD型在清理穿孔区的同时可选择性使用尺骨短缩或镜下尺骨薄层切除术；ⅡE型应采取补救治疗措施，可行尺骨远端切除、切开修复术，必要时行关节融合。

　　根据三角纤维软骨复合体损伤时间进行分型，可分为：急性损伤，损伤时间距修复时间小于3个月，与健侧对比，可以恢复80%以上的握力及关节活动度，其预后优于亚急性（3个月到1年）；慢性损伤，1年以上。其中TFCC亚急性损伤，虽可直接修复，但肌力会有所减退。慢性损伤通常需要尺骨短缩术。

三、临床表现

　　手腕尺侧疼痛，旋转时手腕有弹响声。腕尺侧弥漫、深在的疼痛或酸胀不适，或烧灼感，向背侧放射，极少向掌侧放射。用力抓握物体时可诱发疼痛，导致握力减弱。在腕尺偏，腕过伸位用力和前臂用力旋转时症状加重。难以完成拧毛巾、开车和使用勺子等活动。

四、诊断要点

　　1. 急性TFCC损伤者，常有明显外伤史。

　　2. 体检发现，关节尺侧肿胀，尺骨头凹处压痛。

　　3. 特殊检查

　　（1）三角纤维软骨盘挤压试验：腕尺偏时施加轴向应力出现疼痛，为阳性。

　　（2）下尺桡关节（DRUJ）稳定性试验：稳定桡骨，被动活动尺骨，如果相对于桡骨尺骨前后滑移度比对侧增大，表明下尺桡关节不稳定。

　　4. 影像学检查

　　（1）X线检查：不能直接显示软组织病变，但可显示下尺桡关节半脱位。尺骨变异，尺骨茎突或桡骨远端骨折，月骨及尺骨远端囊性变等。

　　（2）CT检查：用来检查下尺桡关节的稳定度。

　　（3）MRI检查：对软骨组织分辨能力强，具有很高的敏感性、特异性和准确性，是诊断三角纤维软骨复合体损伤的主要手段。

　　（4）关节镜检查：最为可靠的方法，可直观观察三角纤维软骨复合体的大小、形态、和韧带情况。Kulic（1990）指出，腕关节镜检查，能有效提高腕关节盘、韧带、骨、软骨损伤诊断的准确性，其中对韧带损伤的诊断可达 95%，对骨、软骨损伤的诊断达 90%~100%。

五、辨证论治

（一）中药内服

1. 气滞血瘀　外伤后，患部疼痛明显，肤色青紫、瘀斑，局部肿胀，活动不利。证属气血瘀滞。治宜活血祛瘀，消肿止痛。方选桃红四物汤加减，药用桃仁、红花、川芎、当归、生地黄、赤芍、香附、延胡索等。

2. 肝肾不足　起病缓慢，患部疼痛，时轻时重，劳累痛甚，休息痛减，腕部活动受限。证属肝肾亏损，筋骨失濡。治宜补益肝肾，强壮筋骨。方选补筋丸加减，药用沉香、丁香、川牛膝、五加皮、蛇床子、茯苓、白莲芯、肉苁蓉、当归、熟地、丹皮、木瓜、人参、广木香等。

（二）中药熏洗

上肢洗方加减，药用伸筋草、透骨草、荆芥、防风、千年健、刘寄奴、红花、桂枝、苏木、威灵、川芎等。上药切碎，水煎外洗。

（三）手法治疗

手法的力度既要渗透，又要轻柔，做到酌情施术，恰到好处，不要求之过急，以免增加损伤程度。复位手法要在粘连松开下施行，在 3 次复位失败时可配合外用洗方及局部封闭，然后再施行复位手法，都能获得成功。当遇尺骨头复位后仍易脱位的病例，应将患者前臂置于旋后位，屈肘，上臂石膏或支具固定 6 周，然后再施行手法。

（四）针刺治疗

体针取穴：腕骨、阳谷、阳池。直刺 0.3~0.6 寸，施以平针法，留针 20~30 分钟，每日 1 次，10 次为 1 个疗程。

（五）物理疗法

1. 低频电刺激　两电极置于患部，强度以患者舒适为度，每次 20~25 分钟，每日 1 次，10 次为 1 个疗程。

2. 超声波治疗　采用连续式，声头置于病变处，以 1~2cm/s 速度做圆圈式均匀接触移动，声强 $1.2w/cm^2$，每次治疗持续 5 分钟，一天 1 次，10 次为 1 个疗程。

对临床证候明显，经非手术治疗后，症状无缓解，影响工作、生活者，可行手术切除术。

六、述评

三角纤维软骨复合体的损伤常易漏诊，因此临床对其诊断应予高度重视，及时诊断，对于选择正确的治疗方法，对预后均有重要临床价值。

（一）三角纤维软骨复合体损伤的诊断

MRI 的出现，为正确诊断三角纤维软骨复合体损伤创造了良好的检查设备，广大学者为此做了大量研究，证明 MRI 检查是诊断三角纤维软骨复合体损伤的最有效方法。万梦楠等采用 MRI 检查 26 例腕三角软骨损伤者，并与 X 线片作比较，发现 X 线检查 13 例阴性，5 例茎突骨折，2 例桡骨远端骨折，2 例月骨坏死，6 例尺骨茎突阳性征，5 例多层螺旋扫描，发现骨折或（和）骨坏死2例。26例MRI检查中，21例诊断腕关节三角纤维软骨复合体（TFCC）损伤，其中包括撕裂或穿孔8例，主要表现为在脂肪抑制序列（STIR）2DMERGE及T2WI上点状条片状高信号，在T1WI序列上呈等信号；9例腕部骨折（包括尺骨茎突5例、桡骨2例、腕骨2例）；3例三角骨或月骨坏死；8例尺桡骨或腕骨挫伤；10例腕关节腔积液。可见TFCC形态细小而不规则，损伤时X线平片和CT检查价值有限，MRI多序列多方位薄层图像对显示其损伤及邻近骨质病变有重要价值。刘志强等观察三角纤维软骨损伤急性期的MRI表现，发现正常TFC在T1WI和T2WI像中，信号强度与骨皮质信号强度相同，呈低信号。长带状与桡骨长轴垂直，自乙状切迹向尺骨茎突基底延伸，表面平滑，宽窄一致。23例急性期TFC损伤腕部MRI检查结果，急诊24小时内与第7天的MRI检查结果相比发生率相等，后者比前者的信号强度稍增高、范围稍扩大，两者差异无统计学意义。桡骨远端骨折和三角纤维软骨复合体（TFC）损伤的发生数，两者差异有非常显著性意义。证实23例急诊诊断为桡骨远端骨折者，均同时存在TFC损伤。其中TFC尺侧损伤的发生率达到100%，桡侧损伤的发生率占52.17%。并提出按照损伤部位MRI的信号改变来进行分类，可分为5类。A：中心穿孔；B：尺侧撕脱（有或无尺骨茎突骨折）；C：桡侧撕脱（有或无乙状切迹骨折）；D：双侧撕脱（B+C）；E：整体损伤（桡侧半薄，尺侧半厚，表面不平滑）；认为这种分类能确定腕部三角纤维软骨的损伤程度，为诊断提供可靠依据，以早期进行必要的治疗和获得较好的预后。刘玉珂等观察了负重位MRI在腕关节三角纤维软骨复合体损伤中的诊断价值，由于三角纤维软骨复合体将桡腕关节和桡尺远侧关节分隔为两部分，当其损伤时，桡腕关节腔内的积液会通过破损处进入桡尺远侧关节。当手增加握力应力并使腕关节位于旋前、屈曲并尺偏状态时，可增加应力对TFCC的牵拉和挤压强度，这也是负重位MRI检查TFCC损伤的生物力学基础。正常的三角纤维软骨复合体在常规体位下MRI成像时，于所有序列上均呈横行条带状均匀低信号，尺侧较厚，基底部附着于尺骨茎突，另一端较薄，附着于下尺桡关节面，边缘规则、光整。在腕关节负重位状态下，TFCC于所有序列上仍呈均匀低信号，但其紧张度明显增加，边缘更光整，周围软组织于GE-STIR序列上信号弥漫性增高。

（二）三角纤维软骨复合体损伤的治疗

以非手术治疗为主，包括推拿、按摩、针灸及中药外敷等，以达到舒筋活血、疏通经气、通络止痛、松解粘连之目的。贾道福等采用推拿及电针治疗陈旧性三角纤维软骨复合体损伤57例，有效率为93%，随访平均13个月，无1例复发。吴华坤采用手法治疗结合红外线灯外烤麻沸散（生川乌、生草乌、生南星、生法半夏各1份，川红花、土鳖虫各半份），必要时局部封闭（当归注射液活血止痛及醋酸泼尼松龙消炎），治疗的48例病例中36例痊愈，总有效率为99.1%，同时作者指出有明显下尺桡关节脱位或经常交锁症状明显的，应手术治疗。徐敏新等报道了采用手法治疗10例腕部三角纤维软骨损伤者。手法治疗方法：①点穴手法：医者与患者相对而坐。患者患侧手掌向下，医者用拇指端点揉患者阳谷穴、外关穴（相当于三角纤维软骨部和下尺桡关节部），其余各指托住腕掌侧，约2分钟。如果阴郄穴（相当三角纤维软骨掌侧）有压痛，点揉1分钟。②旋转手法：医者双手并列握住患者腕关节（手掌向下），做顺时针和逆时针方向转动，各10次，动作由小到大，逐渐增加腕关节转动幅度。③复位手法：医者将患者手部逐渐外旋，使前臂旋后，同时将向背侧隆起的尺骨头向掌侧按捺，听到"咯咯"声，使之复位。结果：痊愈7例，好转3例，有效率100%。

　　临床实践显示，中医疗法对TFCC损伤的治疗具有重要作用。但在治疗期间，对于腕三角纤维软骨复合体具有容易损伤，难以痊愈的特点。为配合治疗，损伤早期应固定4~6周，为软骨的修复提供良好环境，在未痊愈之前要避免劳累。待腕关节疼痛完全消失后，可逐渐开始活动。

（谢可永　葛京化　席智杰）

第二十五章

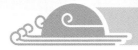

髋腿部病症

　　髋关节是连接躯干与下肢的重要部位，由股骨的股骨头和髋骨的髋臼两部分组成，属多轴性球窝状关节。髋关节的凹面为髋臼，位于骨盆外侧的前下外方。周围的关节唇，加深了髋臼，增加了髋关节的稳定以防脱位。骨盆髋骨由髂骨、耻骨和坐骨共同构成。在前面左、右髋骨连结成耻骨联合，在后方与骶骨连结成骶髂关节，从而可减轻微运动时的受力。股骨头是髋关节球臼结构中的凸出部分，朝上、内、前方。在额状面上，股骨颈和股骨体之间形成一个约 125° 颈干角夹角。由股骨颈的轴线与股骨内外髁的髁间连线间形成约为 8°～25°，平均 12° 前倾角。股骨的这个结构形态使其能够承受身体重量，并且通过股骨体、颈和头将地面反作用力传递到骨盆的髋臼处。

　　髋部周围有强大的肌肉保护，包括：①由髂肌和腰大肌组成的髂腰肌。其中，髂肌起于髂窝，止于股骨小转子；腰大肌起于腰椎体侧面和横突，止于股骨小转子。由腰丛神经分支支配，能使髋关节前屈或旋外。下肢固定时，可使躯干前屈。②腰小肌：起于第 12 胸椎，止于髂耻隆起。由腰丛神经分支支配，能紧张髂筋膜。③阔筋膜张肌：起于髂前上棘，止于胫骨外侧髁。由臀上神经支配，使阔筋膜紧张并屈髋。④臀大肌：起于髂骨翼外面和骶骨背面，止于臀肌粗隆及髂胫束。由臀下神经支配，使髋关节伸和外旋。下肢固定时，能伸直躯干，防止躯干前倾，是维持人体直立的重要肌肉。⑤臀中肌：起于髂骨翼外面，止于股骨大转子。由臀上神经支配，能做髋关节外展、内旋（前部肌束）和外旋（后部肌束）。⑥臀小肌：起于髂骨翼外面，止于股骨大转子。由臀上神经支配，位于臀中肌深面，与臀中肌功能相同。⑦闭孔内肌：起于闭孔膜内面及其周围骨面，止于股骨转子窝，将坐骨大孔分为梨状肌上孔和梨状肌下孔。由骶丛分支支配，能使髋关节外旋。⑧闭孔外肌：起于闭孔膜外面及其周围骨面，止于股骨转子窝。由闭孔神经（L_{2-4}）支配，能使髋关节旋外。⑨股方肌：起于坐骨结节，止于转子间嵴。由骶丛分支支配，能使髋关节旋外。

　　主要韧带有 3 条，位于前方的髂股韧带、耻股韧带和位于后方的坐股韧带。其中，髂股韧带起于髂前下棘，向下呈"人"字形，经关节囊前方止于转子间线，能加强前部关节囊，限制大腿过伸（使其只能伸 15° 左右），限制髋关节外旋。耻股韧带呈三角形，起自髂耻隆起、耻骨上支、闭孔嵴及闭孔膜，斜向外下方，移行于关节囊及髂股韧带内侧部，能限制大腿外展及旋外运动。坐股韧带较薄，位于关节后面，起自髋臼后部与下部，向外上方，经股骨颈后面，一部分纤维移行于轮匝带；另一部分则附着于股骨大转子根部，能限制大腿的内收、旋内运动，加强后方关节囊，防止髋关节过度内收内旋。此外，还有股骨头韧带、轮匝带和髋臼横韧带等。

髋关节的血供，主要来自旋股内侧动脉、旋股外侧动脉、闭孔动脉和股骨滋养动脉。其中，旋股内侧动脉和旋股外侧动脉升支的分支在大转子处形成吻合，继而发出分支经股骨颈基底部穿髋关节囊至股骨颈，供应股骨颈和股骨头的部分血液。在股骨滋养动脉中有相当部分人无下滋养动脉，所以上滋养动脉为股骨头血供的主要动脉，上、下二滋养动脉髓腔进入点分别在股骨干中、上 1/3 交界处及中点附近。另外，还有髂内动脉发出的营养支及臀上动脉的深支，供应髋臼上部和关节囊上部；臀下动脉的关节支，供应髋臼后下部及其邻近的关节囊。

髋关节活动范围：屈曲 130°～140°，后伸 0°～10°；伸髋位，内旋 40°～50°，外旋 30°～40°；屈髋位，内旋 30°～40°，外旋 40°～45°；外展 30°～45°，内收 20°～30°。

综上可见，髋关节具有较深的髋臼结构，周围众多肌肉包绕，强有力的韧带支持。这些特殊的关节形态和相应肌肉、韧带及关节囊等，使得髋关节在功能活动中能灵活稳健地完成较大范围动作。

第一节 股骨颈骨折

一、定义

股骨颈骨折系指股骨头下与股骨颈基底部之间的骨折，绝大多数骨折线均在囊内，故又称股骨颈囊内骨折。常见于老年女性，由于骨质疏松，轻微暴力即可致股骨颈骨折。

二、病因病理

股骨颈为管状结构，横断面略呈圆状，内下方皮质骨最坚厚，颈中心较空虚。股骨颈位于股骨头与股骨干之间，是连接股骨头与股骨干的重要部分。股骨颈长约 5cm，中段细，基底部粗。由股骨颈与股骨干之间形成的倾角，称为颈干角，正常范围 110°～140°，儿童为 151°，随年龄增长而减小，至成人颈干角在 125°～135°，平均 127°。颈干角小于 125° 为髋内翻，大于 135° 为髋外翻。股骨颈及颈干角的存在，使粗隆部及股骨干远离髋臼，增大髋关节的活动范围。正常颈干角，可使股骨头的负荷与股骨颈所承受的压力达到生理平衡。当颈干角减小时，股骨头承重负荷减小，但股骨颈承受应力相应增大；在颈干角增大时，股骨头承重负荷增加，但股骨颈所承受的应力相应减少。因此，颈干角的改变可引起股骨头颈应力的改变，影响髋关节正常功能。

股骨头与股骨干不在同一个冠状平面，股骨头居前，股骨颈向前倾斜，与冠状面形成一个角度，称前倾角。在婴幼儿，此角为 20°～30°；随年龄增长而逐渐变小，成人平均为 15°。前倾角为臀中肌提供一个在矢状面上的杠杆臂，提高臀中肌的肌肉效能。

股骨距是股骨干后内侧皮质骨的延伸，位于股骨干与股骨颈连接部的后内方，为多层致密骨构成的纵行骨板，质地坚硬，上极与股骨颈后侧皮质骨连接。股骨距是直立负重时压缩应力的最大承受部分，同时也加强了抗压缩和抗张力两组骨小梁的最大受力，所以是股骨颈的主要承重部分。

成人股骨头血液供应包括：①小凹动脉：发自闭孔动脉，经股骨头圆韧带与干骺端侧部动脉分支终端吻合供应股骨头；②股骨干滋养动脉升支：沿股骨颈进入股骨头，与小凹动脉一起仅提供股骨头血供的 1/4；③骺外侧动脉、干骺端上侧动脉和干骺端下侧动脉：起源于股深动脉的旋股内动脉分支，提供股骨头血供的 3/4。旋股内侧动脉在股骨颈基底部关节囊滑膜返折处分为骺外侧动脉、干骺端上侧动脉和干骺端下侧动脉，在股骨颈连接成亨特动脉环，营养股骨头。其中，骺外侧动脉为股骨头血供的最主要来源，股骨头血液 70%~80% 由其提供；它的损伤是导致股骨头坏死的主要因素。

本症的发生多见于老年人。《素问·上古天真论》曰："女子……四七，筋骨坚，发长极，身体盛壮……七七，任脉虚，太冲脉衰少……丈夫……四八筋骨隆盛，肌肉壮满……八八，则齿发去。肾者主水……受五脏六腑之精而藏之……今五脏皆衰，筋骨解堕，天癸尽矣。故发鬓白，身体重，行步不正。"说明随着年龄增长，脾肾两亏，肾虚精亏，髓海失充，骨骼脆弱，脾虚失运，气血乏源，气血两虚，筋肉失养，筋痿肉削，导致筋骨脆弱无力，成为股骨颈易于折断的内在因素。当发生跌仆闪挫等外力作用时，极易发生骨折。现代医学研究证实，女子在绝经以后椎体与股骨颈骨矿量同步减低，男子椎体骨矿量随增龄变化不明显，而股骨颈骨矿量随增龄而显著降低。病理检查也显示，老年人的骨皮质变薄，骨小梁减少，变细，排列紊乱，抗压力明显下降。研究还发现，正常的股骨颈周围有丰厚的肌肉组织包裹和强韧的韧带约束，强有力的肌肉收缩形成的轴向压应力，促使成骨细胞活性增加，加快钙盐沉积和骨骼重建，但肌肉萎缩，肌力减退，应力随之减小，破骨细胞活性增加，吸收钙盐溶出加快，骨丧失增加，骨量随之减少，稍受外力作用，极易骨折。同时筋痿无力，对骨约束力降低，关节活动度增大，增加了股骨颈创伤性的机会，进而导致股骨颈骨折。

股骨颈骨折发生大多为间接外旋暴力引起。少数青壮年由强大的直接暴力导致股骨颈骨折。按照受伤姿势，外力方向及骨折部位程度、角度和移位不同，常用的有四种分类法。

（一）按骨折线分

1. 外展型　头与颈呈外展关系，两骨折端嵌插，为稳定骨折。

2. 中间型　X 线正位片同外展型，而侧位片可见股骨头后倾，骨折线前方有裂隙，为过渡到内收型的中间阶段。

3. 内收型　两骨折端完全错位，属不稳定骨折。

（二）按骨折部位分

1. 头下型　骨折面均位于头颈交界处，骨折近端不带颈部。此型的血液供应损伤最大，不易愈合。

2. 头颈型　骨折面的外上部分通过头下，而内下方带有部分颈内侧皮质，呈鸟嘴状。此型较多见。

3. 基底型　骨折面接近转子间线，血供影响小，骨折较易愈合。头下型、头颈型均系囊内骨折；基底型系囊外骨折。

（三）Pauwels 分类法

依骨折线与股骨干垂直线所成的角度分为 3 型

Ⅰ型：Pauwels 角度小于 30°，其骨折面互相嵌压，位置稳定，易愈合。

Ⅱ型：Pauwels 角度在 30° 与 50° 之间。

Ⅲ型：Pauwels 角度大于 50°。此型承受剪式应力较大，位置不稳，预后不佳。

（四）Garden 分类法

依错位程度分为 4 型。Ⅰ型：无错位；Ⅱ型：轻度错位；Ⅲ型：头外展，远端上移并轻度外旋；Ⅳ型：远端明显上移并外旋。

三、临床表现

患者有摔倒外伤史，伤后髋部疼痛，伤肢不能活动，呈屈髋屈膝及外旋畸形，患侧髋部压痛，轴向叩击痛。

四、诊断要点

1. 外伤史，患侧髋部疼痛，压痛，屈髋屈膝及外旋畸形，功能障碍。

2. 检查发现，患肢缩短，大粗隆升高，患肢轴向叩击痛。

3. X 线片能明确诊断，并可明确骨折类型、部位、移位情况以及治疗方法的选择。

五、辨证论治

（一）复位和固定

根据患者的年龄、体质、骨折类型，分别选择相应治法。

1. 股骨颈无移位骨折，或外展无明显移位的嵌插型骨折，或合并严重心、肺、肝、肾功能障碍等不能耐受手术者，可采用患肢皮肤持续牵引或抗足外旋鞋 8~12 周，防止患肢外旋和内收，经 X 线摄片证实，骨折线模糊消失后，可解除固定，做股四头肌收缩运动。3 个月后可用单腋杖下地行走。6 个月后，骨折达到骨性愈合后，可逐步脱离腋杖行走。同时结合中医骨伤三期疗法，辨证施治，采用内服外用之剂，以促进症状消退和骨折愈合。

2. 有移位骨折，应早期手法复位，及时采用相应治疗措施，以尽早解除压迫，促进血供的恢复。手法整复如下。

（1）牵拉外展内旋法：患者仰卧位，一助手固定骨盆，另一助手握住踝部，做对抗牵引，术者于患侧向下方推挤大粗隆部，握住踝部助手缓慢外展患肢约 30°，并同时内旋，在证实复位满意后，予以固定。

（2）屈膝屈髋法：用于股骨头有向前成角者。患者仰卧位，一助手固定骨盆，术者握于患侧膝部，屈髋屈膝约 90° 向上方牵引，以纠正短缩畸形，然后内旋、外展和伸直髋关节以纠正成角畸形。证实复位成功后，予以固定。

3. 固定　复位后可采用持续维持固定，保持患肢于外展中立位。对于内收型有移位的骨折，可采用内固定手术。对于老年人头下型股骨颈骨折、陈旧性股骨颈骨折、骨折不愈合，或股骨头缺血性坏死者，可采用人工关节置换术。

（二）中药治疗

由于本症发生多见于老年患者，因此在治疗中应提前使用补肝肾、壮筋骨的药物，以促进患者康复。

1. 早期　骨折后 2 周内。症见患髋疼痛，肿胀，肤色青紫，活动不利，大便不通，或口干，舌质红，苔黄腻，脉弦。治当活血止痛，逐瘀消肿；方选桃红四物汤加减，药用桃仁、红花、当归、牛膝、茯苓、川芎、赤芍、枳实、甘草等。大便秘结不通者，加大黄。

2. 中期　骨折 3~4 周内。症见疼痛减轻，肿胀已消，胃纳不振，舌质紫黯，脉细涩。治当和营止痛，接骨续筋。方选活血止痛汤加减，药用当归、川芎、乳香、没药、苏木、陈皮、落得打、紫荆藤等。

3. 后期　骨折 4 周后。症见疼痛隐隐，肢软无力，腰膝酸痛，形体消瘦，神疲体倦，舌淡苔薄白，脉弱。治宜补益肝肾，强筋壮骨。方选健步虎潜丸加减，药用龟甲、鹿角胶、何首乌、川牛膝、杜仲、威灵仙、羌活、白术等。

（三）功能锻炼

积极早期的功能锻炼能防止肌肉萎缩、关节僵直，有效促进康复。卧床期间可做趾与踝的主动伸屈练习，股四头肌和臀大肌的静力性收缩。每日 1~2 次，下床后，做髋、膝主动屈伸运动，动作轻柔，幅度小，以不引起明显疼痛为度。接着患者坐在床边双小腿下垂，患肢行主动屈伸练习，膝关节主动伸直达 60° 以上为佳；接着患肢逐步负重，以恢复髋与膝的关节活动范围，加强下肢稳定性。

六、述评

股骨颈骨折是指股骨头下至股骨颈基底部发生骨折，好发于老年人，大多由于臀部着地跌倒，外力由下向上传递，作用于股骨颈部发生骨折。各种不同类型的股骨颈骨折其治疗和预后不尽相同，所以了解其诊断分型对治法选择和愈后判断具有重要意义。统计学显示，股骨颈骨折约占全身骨折的 3.58%，股骨头颈因其特殊的解剖结构，骨折后容易发生不愈合、股骨头缺血性坏死等不良后果。据国内外学者统计，骨折不愈合占 15% 左右，股骨头缺血性坏死占 20%~30%。青壮年可导致髋关节功能降低，老年人可能危及生命，死亡率可达 20%~30%。

（一）诊断分型

股骨颈骨折分型繁多，各有特点，目前临床应用较多的有：

1. Cooper 分类法　1819 年，由 Cooper 通过动物实验和临床观察，提出将股骨颈骨折分为关节囊内骨折和关节囊外骨折。它对股骨颈骨折的治疗、预后等产生了重要影响，至今为临床所运用。

2. Pierre Delbet 分类法　1910 年，由法国医师 Pierre Delbet 根据骨折部位，提出将股骨近端骨折分为 4 型——头下型、经颈型、基底型和转子间型。它对骨折发生的部位，作了较详细划分，以便临床判断。

3. Lorenz Bohler 分类法　由奥地利医师 Lorenz Bohler 根据骨折稳定程度，提出外展型和内收型骨折。

4. Friedrich Pauwels 分类法　1935 年，由德国医师 Friedrich Pauwels 根据骨折线的方向与水平线所成夹角（Pauwels 角）提出的分型法，分为 3 型：Ⅰ 型（Pauwels 角 ≤ 30°）；Ⅱ 型（Pauwels 角 30°~ 50°）；Ⅲ 型（Pauwels 角 > 50°）。该分型法能直观描述对股骨颈骨折稳定性的判断及治疗方法的选择，至今仍为临床所用。

5. Garden 分类法　1961 年，由英国医师 Garden 根据骨折 X 线表现的骨折移位程度，提出将骨折分为 4 个类型：Ⅰ 型：不完全骨折；Ⅱ 型：完全骨折无移位；Ⅲ 型：部分移位；Ⅳ 型：完全移位。该分型简略而直观，可较客观地显示骨折的严重程度，并与骨折不愈合、股骨头缺血性坏死相关联。

6. Muller 分类法　　也称 AO 法，1978 年由 Muller 等提出，为长管状骨骨折的综合分类。股骨颈骨折在 AO 骨折分型中被归类为股骨近端骨折（编号 31）的 B 型（31-B），再依据骨折发生部位、移位状况分为 3 个亚型 9 个种类：

31 .B1 型：头下型，轻度移位。再分 3 亚型：①嵌插，外翻≥15°；②嵌插，外翻≤15°；③无嵌插。

31 .B2 型：经颈型。①经颈部基底；②颈中部，内收；③颈中部，剪切。

31 .B3 型：头下型，移位。①中度移位，内收外旋；②中度移位，垂直外旋；③明显移位。

这个分型较为烦琐复杂，难于记忆，临床应用不如上述分类广泛，但随着当今信息化技术和临床诊疗的进展及 AO 分型系统不断完善，可能更有潜力。

（二）临床治疗应用

对于老年股骨颈骨折的治疗方式，Garden 分类法在临床应用较广。目前，老年股骨颈骨折的治疗有保守治疗、内固定手术和人工关节置换 3 种。其中保守治疗用于身体虚弱，或多种疾病缠身，难以忍受手术者。对于能接受手术的老年 Garden Ⅰ、Ⅱ型股骨颈骨折，可采用最广泛的 3 枚平行空心螺钉加压内固定术，此方式创伤小，时间短，并发症少。对于 Garden Ⅲ、Ⅳ型的老年股骨颈骨折，治疗方式的选择有不同意见。Toh 等对 100 例采用内固定治疗的老年股骨颈骨折患者进行回顾性研究后认为，术后骨折不愈合率和股骨头坏死率分别为 13% 和 10%，且骨折恢复情况与患者年龄、复位程度有关，而与内固定物无关，故认为内固定术适用于老年股骨颈骨折。Bhandan 等提出不同意见，统计显示，老年股骨颈骨折内固定术后 2 年内Ⅰ期愈合的可能性达 70%，但仍有 15%~30% 的股骨头缺血性坏死率及 10%~30% 发生骨不连，因此建议行关节置换术。髋关节置换包括半髋关节置换及全髋关节置换，包括单极及双极人工股骨头置换术，目前临床上多采用双极人工股骨头置换。彭昊等通过临床分析认为单极组的术后关节功能和并发症要明显差于双极组。周天宇等通过临床研究，发现全髋关节置换组优良率为 96.3%，双极人工股骨头置换组优良率为 89.5%，说明对于老年人全髋关节置换术较半髋置换术后功能恢复具有明显优势。

对于青壮年股骨颈骨折，因多由垂直方向高能量剪切力引起，以基底部骨折多见，骨折块常致垂直方向移位，稳定性差，故 Pauwels 分型较适用。Pauwels Ⅰ型骨折，可采用非手术治疗，包括持续牵引治疗、石膏固定治疗及穿防旋鞋制动等。如闭合复位效果不满意时，则当切开复位，采用空心松质骨螺钉内固定，其对股骨头的血运破坏少，加压于关节面，以加速骨折愈合。对于 Pauwels Ⅱ型和Ⅲ型骨折，应采用钉板类内固定物，其中以动力髋螺钉（DHS）应用较广，固定的主钉可在套筒内滑动，保持骨折端接触加压，有利于骨折愈合。解剖复位后可优先考虑使用钉板类内固定系统，如 DHS+DRS（松质骨防旋螺钉）。对于移位明显的Ⅲ型骨折，虽已精确复位和良好内固定，但因股骨头 2/3 处于缺血状态，骨折不愈合和股骨头缺血性坏死发生率仍然较高，此时可同时做带肌蒂骨瓣和带血管蒂骨瓣一期重建股骨头血供，减少术后股骨头缺血性坏死的可能性。赵振营等在内固定与植骨先后问题上主张先行临时固定术，先植骨后再打钉的方法，这样既能够保证骨折的坚强固定又可以同时固定髂骨块。

（三）股骨头缺血性坏死

股骨头的血液供给主要来自旋股内、外侧动脉分支的关节囊支，其次来自闭孔动脉分支的圆韧带支及股骨干滋养动脉升支。其中旋股内侧动脉损伤是导致股骨头缺血性坏死的主要原因。据统计，股骨头缺血性坏死占 20%~30%，青壮年可导致髋关节功能降低，老年人可能危及生命，死亡率可占 20%~30%。造成股骨颈骨折后血运障碍的因素与骨折后早期复位固定、髋关节囊内压降低及髋关节合理的体位等因素密切相关。

1. 骨折后早期复位固定　Sevitt 在 25 例样本研究中发现，84% 的股骨颈骨折都有血流阻断，血管损伤程度取决于骨折移位程度，低能量损伤同样可导致股骨头缺血性坏死。股骨颈血流动力学研究显示，即使轻度移位骨折也可导致血管化形成受干扰，减少 60% 的血供，且股骨头血管受损与骨折移位程度及粉碎程度呈正相关，治疗安全系数与复位固定及血管保护程度密切相关。

2. 关节囊内压　有数据显示，关节囊内正常压力为 0~2.66kPa，血管内正常压力为 5.32~10.64kPa。基本的细动脉压力比如肌肉细动脉耐受的关节囊内压力为 10.64kPa。Holmberg 等在对 9 例非移位性股骨颈骨折后骨坏死患者行关节囊内压力测试发现，所有的关节囊内压力均超过 10.64kPa。

3. 髋关节体位　髋关节的不同体位同样影响关节囊内压力及股骨头血运，如后伸、外旋和外展体位减少关节空间体积，增加关节囊内压；髋关节前屈、内旋、内收体位正好相反，可增加囊内体积，降低囊内压。功能恢复依赖于骨折后早期复位固定、股骨头血运的保护、髋关节囊内压降低及髋关节合理的体位。因此，目前大部分学者主张股骨颈骨折在可能的情况下，以早期手术为宜。

根据股骨颈骨折的分型和目前的治疗，其重点在于根据骨折的类型和患者身体具体情况，及时作出治疗方案，采用相应治法。如股骨颈骨折 Garden 分型中（Ⅰ型：不完全骨折；Ⅱ型：完全骨折无移位；Ⅲ型：部分移位；Ⅳ型：完全移位。4 个类型），骨折的严重程度递增，骨折不愈合率和股骨头缺血性坏死率也随之增加，所以在决定治疗方案时，可有较大参考价值。如对Ⅰ型、Ⅱ型者，身体条件较差等情况下，可采用非手术治疗；对Ⅲ型、Ⅳ型者，在身体等各种条件许可下，可考虑手术治疗。

（谢可永　葛京化　朱栋）

第二节　股骨粗隆间骨折

一、定义

股骨粗隆间骨折指位于股骨颈基底至小粗隆水平之间的骨折，多见于男性老年人，属于关节囊外骨折。由于股骨粗隆部位的血液供应丰富，很少发生骨折不愈合或股骨头缺血性坏死。

二、病因病理

股骨颈基底部与股骨干近端之间有大粗隆和小粗隆 2 个隆起。靠外侧者为大粗隆，呈长方形，其后上面无任何肌肉附着，位于股骨颈后上部，位置较浅。其内面下部与股骨颈及股骨干的松质相连，上部称粗隆间窝，有闭孔外肌腱附着。外侧面宽广而粗糙，自后上斜向前下有一条微嵴，为臀中肌附着部。大粗隆上缘游离，有梨状肌附着。股骨颈与股骨干交界内侧椎形突起为小粗隆，在股骨干的上内后侧，其上有髂腰肌附着。在两粗隆间的连线上有髋关节囊和髂股韧带附着。粗隆间嵴有很多由骨盆出来的外旋小肌附着其上。粗隆间部的结构主要是松质骨，周围肌肉丰富，血供良好，因此骨折愈合也较快。粗隆间骨小梁排列分压力曲线和张力曲线：压力曲线指骨小梁系统，起自股骨干内侧，向上扩展至股骨头关节边缘呈扇形，称内板层系统；张力曲线指从股骨干的外侧弯曲向上，终于颈的上部及头的下部，与压力曲线相交，称外板层系统。

股骨粗隆间骨折大多为内收或外展间接外力引起，跌倒时大转子着地，外力直接作用于转子间，或间接外力构成对该部位的内收和向前成角的铰链力而致骨折。少数受直接外力撞击。因骨折部位的骨质疏松，故粉碎性骨折多见。

（一）按骨折线方向分为顺粗隆间型和逆粗隆间型

1. 顺粗隆间型　骨折线由大粗隆向下至小粗隆，其走行方向与粗隆间线平行。按其稳定度，又可分为4型。

Ⅰ型：骨折线沿粗隆间线延伸从大粗隆到小粗隆，骨折无移位，为稳定性骨折。

Ⅱ型：骨折线至小粗隆上缘，该处骨皮质压陷，骨折轻度移位，呈内翻变形，仍属稳定性骨折。

Ⅲ型：骨折线至小粗隆上缘，小粗隆呈蝶形骨块，内侧骨皮质重叠移位，呈髋内翻畸形，骨折不稳定。

Ⅳ型：骨折线从大粗隆至小粗隆上缘，大小粗隆各成为单独骨折块，呈粉碎性骨折，骨折极不稳定。

2. 逆粗隆间型　骨折线由大粗隆下方向内上达小粗隆上方。伤后髋内翻，属不稳定骨折；轻微内翻或无内翻者，属稳定骨折。对粉碎骨折，属不稳定骨折。

（二）根据骨折线的位置可分为粗隆下骨折和波及股骨干的粗隆间骨折

1. 粗隆下骨折　骨折线通过大小粗隆的下方，成为横形、斜形或锯齿形骨折，也可能轻度粉碎。

2. 波及股骨干的粗隆间骨折　由内翻应力和扭转暴力所引起，青壮年多见。骨折线为螺旋形或长斜形，骨折片为长三角形波及股骨干近端内侧连同小粗隆，有时骨折包括粗隆间和股骨近端两部分，延伸至股骨干中段，断端重叠移位。

三、临床表现

外伤后患侧局部疼痛、肿胀、压痛和功能障碍均较明显，髋外侧可见皮下青紫、瘀斑。下肢呈短缩、内收及外旋畸形。

四、诊断要点

1. 一般多有外伤史。

2. 患侧疼痛、肿胀等骨折的典型表现。

3. 体检发现，局部有压痛及纵向叩击痛，患肢活动受限，不能站立、行走。大粗隆部肿胀、压痛，伤肢有短缩，远侧骨折段处于极度外旋位，严重者可达90°外旋，还可伴有内收畸形。

4. X线检查，可见明显骨质不连续，可明确诊断。

五、辨证论治

（一）牵引疗法

采用骨牵引，伤肢置于托马斯架上平行牵引，患肢呈屈曲和外展各30°，内翻10°，牵引重量开始约为体重的1/7，复位后用4~5kg维持，牵引6~8周，改用抗外旋石膏固定至骨折愈合。

（二）内服药物

1. 早期　肿痛剧烈，治宜消肿止痛为主，方用活血止痛汤加减，药用当归、川芎、乳香、没药、三七、陈皮、紫荆藤等。

2. 中、后期　肢体痿软无力，治宜健脾助运，方用参苓白术散加减，药用党参，白术、茯苓、薏苡仁、山药、当归等。

（三）练功疗法

牵引或固定期间，做踝关节跖屈和股四头肌收缩活动。2周后做两臂撑床的提臀活动。去牵引下床活动后，可用床缘练习膝关节伸屈活动。骨折愈合坚固后，可用拉物下蹲法，练习膝、髋关节伸屈活动。

对不能耐受长期卧床的患者，或陈旧性粗隆间骨折伴髋内翻畸形的患者，可采用手术治疗。

六、述评

（一）股骨转子间骨折分型

目前应用较广的分类主要有3种。

1. 符合解剖学特点的Evans分型（改良的Evans分型）

Ⅰ型：单纯转子间骨折，骨折线由外上斜向内下。

Ⅱ型：移位，合并小转子撕脱骨折，但股骨距完整。

Ⅲ型：合并大转子骨折，骨折累及股骨距，有移位，常伴有转子间后部骨折。

Ⅳ型：合并小转子粉碎骨折，可出现股骨颈和大转子冠状面的爆裂骨折。

Ⅴ型：Ⅲ型＋Ⅳ型。

R型：为反转子间骨折，骨折线由内上斜向外下，可伴有小转子骨折，股骨距破坏。

2. 用以判定预后的Evans-Jensen分型　Jensen对Evans分型进行了改进。基于大小转子是否受累及复位后骨折是否稳定而分为5型。

Ⅰ型：单纯两部分骨折，为稳定骨折。

ⅠA：两部分骨折无移位。

ⅠB：两部分骨折有移位，94%骨折复位后稳定。

Ⅱ型：三部分骨折，骨折有移位。

ⅡA：三部分骨折，大转子骨折，33%骨折复位后稳定。

ⅡB：三部分骨折，小转子骨折，21%骨折复位后稳定。

Ⅲ型：四部分骨折，大转子骨折，小转子骨折，8%骨折复位后稳定。Jensen指出大小转子的粉碎程度与复位后骨折的稳定性成反比。

3. 国际通用的股骨转子骨折AO分型

A1：两部分骨折，大粗隆外侧皮质完整，内侧皮质仍有良好支撑。

A1.1 沿粗隆间线骨折，无嵌插。

A1.2 沿粗隆间线骨折，有嵌插。

A1.3 顺粗隆间骨折，骨折线至小粗隆下。

A2：粉碎骨折，内侧和后方骨皮质在数个平面上断裂，小转子粉碎，但外侧皮质保持良好

A2.1 有一个中间骨折块。

A2.2 有两个中间骨折块。

A2.3 有两个以上中间骨折块。

A3：骨折线经过外侧及内侧皮质，股骨转子间骨折外侧皮质断裂，逆向骨折。

A3.1 简单骨折，由外下斜向内上斜形骨折线。

A3.2 简单骨折，横行骨折线。

A3.3 粉碎骨折。

（二）股骨粗隆间骨折的治疗

股骨粗隆间骨折，由于血供较好，因此非手术疗法，常能获得较好疗效。但对于有些老年患者难以忍受较长期卧床者，或容易引起并发症的老年患者，可考虑采用手术治疗。目前，临床应用于股骨粗隆间骨折的固定材料较多，可根据需要采用髓外钉板或髓内固定术。

股骨粗隆间骨折为关节外骨折，血供良好，骨折愈合率高，因此对于身体虚弱，或患有多种疾病，难以忍受手术者，可采用非手术疗法。常用的保守治疗方法为外展中立位固定，可使用"丁"字鞋，也可选用皮肤牵引，甚至骨牵引，牵引时间至少需要6~8周。下肢静脉血栓也是需要重视的并发症。

（谢可永　葛京化　朱栋）

第三节　股骨干骨折

一、定义

股骨干骨折系指小粗隆下2~5cm至股骨髁上2~5cm的股骨骨折，是人体常见的骨折之一。占全身骨折的4~6%，男性多见，10岁以下儿童约为总数的1/2。

二、病因病理

股骨古称"大楗骨"。清代吴谦《医宗金鉴·正骨心法要旨·大楗骨》云："大楗骨，一名髀骨，上端如杵，入于髀枢之臼，下端如锤，接于䯒骨，统名曰股，乃下身两大支之通称也，俗名大腿骨。坠马拧伤，骨碎筋肿……法以两手按摩碎骨，推拿复位，再以指顶按其伤处，无错落之骨，用竹帘裹之，每日早服正骨紫金丹。俟三日后，开帘视之，若有不平处，再捻筋结令其舒平，贴万灵膏，仍以竹帘裹之。"指出跌仆下坠为病因，治疗以采用外固定为主。

现代解剖显示，股骨是人体骨骼中最长、最大而最坚硬的管状骨。其形态并不规则，近端呈圆柱形，向下延伸而呈椭圆形，至髁上部位则呈三角形。股骨干由坚厚的皮质骨构

成，表面光滑，后方有一粗线为肌肉附着处，且有加强股骨干坚固性的作用。在切开复位时，此骨嵴可作为骨折复位的标志。从整体观察，股骨干向前有轻度的生理弧形凸起，中段尤为明显。这种生理弧度有利于股四头肌收缩发挥其伸膝作用，故在治疗骨折时应注意保持此弧度。股骨本身具有解剖轴和机械轴，其解剖轴是粗隆间中点至膝关节中点的连线；机械轴是由股骨头的中心到两髁之间的连线，机械轴与解剖轴之间有 $5° \sim 7°$ 的夹角。

在股骨周围有强大的肌群包绕。伸肌群在前方，有股四头肌和缝匠肌；屈肌群在后方，有股二头肌、半膜肌、半腱肌；内收肌群在内侧，有耻骨肌、股薄肌和内收诸肌。在 3 组肌群中，伸、屈肌群互相拮抗，保持平衡。其解剖和损伤有以下特点：一是股骨为坚强的皮质骨组成，非常坚固，非强大暴力不易引起骨折；二是其周围有丰富的软组织包绕，血运丰富，骨折后只要处理得当，多能顺利愈合；三是由于上述原因，成人开放性骨折较少见；四是因股骨周围有强大、丰富的肌肉，骨折后肿胀和重叠等畸形均比较严重，从而增加了手法复位和外固定的难度；五是因其肌肉分布关系，骨折部位越高，向外前成角突起越大，反之骨折部位越低，向后向内成角突起趋向越大。股深动脉的分支于后方贴近股骨并穿经肌肉走行，因此股骨干骨折易合并血管损伤，并易穿破肌肉，造成大量出血，其出血量一般达 500~1000ml。由于股骨的营养血管从股骨粗线上进入股骨，故在股骨手术时，对附着在粗线部位的软组织不可过分剥离，以免破坏股骨血运，影响骨折愈合。股骨的主要功能是负重，故其治疗原则首要是保证对线和等长，亦即消除成角、旋转和短缩畸形，其次是争取解剖形态上的良好对位。若因种种原因而不能达到解剖对位时，也不必强求反复多次施行手法，只要能达到功能复位，其效果同样良好。另外，因股骨干骨折固定制动时间较长，要特别注意筋骨并重的原则，以能早日恢复膝关节的完好功能。

股骨干骨折常由强大直接暴力所造成，骨折多为粉碎、蝶形或近似横行，故骨折断端移位明显，软组织损伤也较严重。因间接外力导致的骨折多为斜形或螺旋形。骨折发生的部位以股骨干中下 1/3 交界处为最多，上 1/3 或下 1/3 次之。股骨上 1/3 骨折后，近折段受髂腰肌、臀中肌、臀小肌和髋关节外旋诸肌的牵拉而屈曲、外旋和外展，而远折段则受内收肌的牵拉而向上、向后、向内移位，导致向外成角和短缩畸形。股骨中 1/3 骨折，畸形按暴力的撞击方向而成角，远折段受内收肌的牵拉而向外成角。股骨下 1/3 骨折，骨折段受腓肠肌的牵拉而向后倾倒，远侧骨折端可压迫或刺激腘动脉、腘静脉和坐骨神经。同时股骨骨折的髓腔大量出血较为多见，应注意全身情况的观察，防止出血性休克。

三、临床表现

骨折部疼痛剧烈、肿胀、畸形，骨摩擦音，肢体短缩，功能障碍非常显著，有的局部可出现大血肿，也可出现开放性损伤，皮肤肌肉破裂、出血等。检查时必须密切注意合并伤和休克的发生，以及伤肢有无神经和血管的损伤。

四、诊断要点

1. 大多数有明显的严重外伤史。
2. 局部疼痛，压痛、肿胀、畸形和骨摩擦音等典型临床表现。
3. 体检发现，局部压痛明显，可有骨擦音。对股骨下 1/3 骨折，应检查足背、胫后动脉搏动和足踝部的感觉、运动情况，判定有无血管、神经损伤。

4. X 线片可显示骨折部位、类型和移位方向。

五、辨证论治

股骨干骨折常伴有周围软组织严重挫伤，转运时，要先做好患肢固定，以防骨折端刺伤股动静脉、腘动静脉。股骨干骨折后骨髓腔的出血常可达 1000~1500ml。因此观察患者的血压、脉搏等全身情况甚为重要，以防出血性休克。对于复位，要求达到成角不超过 10° 重叠不超过 2cm 的功能复位。

（一）手法复位

根据骨折在股骨干上的部位，采用不同的复位手法。患者仰卧，两助手分别固定骨盆和中上段，缓慢屈患肢髋、膝关节各约 90°，沿纵轴牵引，以纠正重叠畸形，然后按不同骨折部位予以复位。

（1）股骨干上 1/3 骨折：患肢外展，略外旋，助手握近端向后挤按，术者握远端向前端提。

（2）股骨干中 1/3 骨折：患肢外展，术者自断端外侧向内挤压，再以双手在断端前后、内外挤压。

（3）股骨干下 1/3 骨折：在持续牵引下，膝关节缓缓屈曲，以腘窝部双手作支点，将骨折远端向近端推迫。

对重叠移位较多者，除牵引外，可用反折手法矫正。若斜形、螺旋骨折背向移位，可用回旋手法矫正。若为侧方移位，可以两掌指合抱，或两前臂相对挤压、施端提捺正手法。

（二）固定方法

可采用夹板或持续牵引固定法。儿童稳定型骨折，夹板固定 3~4 周。

1. 夹板固定　手法复位后，根据不同部位和骨折移位方向正确放置固定垫。上 1/3 骨折的压垫放置在骨折近端的前方和外侧，中 1/3 骨折的压垫放置在骨折断端的外侧和前方，下 1/3 骨折的压垫放置在骨折近端的前方。内侧板由腹股沟至股骨内髁，外侧板由股骨大转子至股骨外髁，前侧板由腹股沟至髌骨上缘，后侧板由臀横纹至腘窝上缘，最后用扎带固定。

2. 持续牵引法

（1）悬吊牵引法：用于 4~5 岁以内儿童。两下肢做皮肤牵引向上悬吊，重量约 1~2kg，保持臀部离开床面，利用体重做对抗牵引。3~4 周骨痂形成后，去掉牵引，在床上活动患肢，5~6 周后负重。

（2）动滑车皮肤牵引法：适用于 5~12 岁儿童。膝下放软枕使膝部屈曲，用宽布带在腘部向上牵引，同时小腿行皮肤牵引，两个方向的合力应与股骨干纵轴成一直线。或将患肢放在托马斯夹板及 Pearson 连接架上，进行滑动牵引。

（3）水平持续牵引法：用于青少年及成人股骨干骨折，不同部位骨折，牵引方法不同。胫骨结节牵引用于股骨干上 1/3 骨折和骨折远端向前移位的下 1/3 骨折者。股骨髁间牵引用于骨折位置很低且骨折远端向后移位者。股骨髁上牵引用于股骨干中 1/3 骨折及骨折远端向后移位的股骨干下 1/3 骨折者。股骨干上 1/3 骨折者，应采用屈髋外展位。股骨干中 1/3 骨折者，采用外展中立位。股骨干下 1/3 骨折远端向后移位者，应采用屈髋屈膝中立位。

（三）手术治疗

用于牵引复位失败；或软组织嵌入骨折断端，骨折端不接触，影响骨愈合；伴有重要神经、血管损伤；或其他影响正常愈合的因素。常用的手术方法包括：①股骨上1/3或中上1/3骨折多采用髓内针固定；②股骨中1/3或中下1/3骨折者，采用加压钢板固定；③陈旧骨折畸形愈合或不愈合者，选用适当内固定，并应常规植骨以利骨折愈合。

（四）中药内服

1. 气滞血瘀　骨折处肿胀、青紫、疼痛，舌质黯红、苔厚，脉弦数。属气血瘀滞，治宜理气止痛、祛瘀生新，方选复元活血汤加减，药用柴胡、天花粉、当归尾、红花、穿山甲、桃仁、乳香、没药、陈皮等。

2. 气血两虚　面色苍白，神疲乏力、疼痛绵绵，漫肿不散，头昏目眩，少气懒言，舌质淡，苔薄白，脉虚细无力。属气血虚衰，治宜补益气血，方选生血补髓汤加减，药用生地、芍药、川芎、黄芪、杜仲、五加皮、牛膝、当归、续断等。

（五）练功锻炼

练功锻炼的目的是为了增加四头肌、腘绳肌肌力和膝、髋关节活动度，以恢复正常步态和日常生活能力。复位后3天开始做股四头肌的舒、缩和踝关节、跖趾关节的屈伸活动，第3周开始直坐床上，用健足蹬床，以两手扶床练习抬臀，以活动髋、膝关节。第5周起，健足踩在床上，收腹，抬臀，以增加髋、膝活动度。第7周起，可扶床站立。解除牵引后，对上1/3骨折者加用外展夹板，以防内收成角。8周以后可用双拐，患肢不负重行走。当有连续骨痂时，可逐步负重，改为单拐，一般10~12周可弃拐行走。

六、述评

股骨干骨折是临床常见的骨折，治疗方法颇多，不同的治疗方法，不同的固定器材，其临床疗效亦不尽相同。因此，应根据患者年龄、骨折类型等作适当选择。具体治法包括牵引与外固定治疗、切开复位内固定及闭合复位外固定支架固定等。

（一）牵引与外固定

大腿部位肌肉较为强大，当股骨干骨折后，在肌肉牵拉下，发生重叠、成角等移位。必须采用牵引复位法才能矫正移位畸形，小夹板给予坚强可靠的固定，以防止复位后的再移位。崔海洲等报道110例股骨干骨折，采用牵引复位和夹板固定治疗，无骨不连发生，其中97例经1~7年随访，优良率91.4%。可见采用牵引复位、夹板外固定和功能锻炼治疗股骨干骨折，患者痛苦小，骨折愈合快，功能恢复好。王国君等采用股骨髁上双针牵引，治疗股骨中下段骨折20例，牵引6~8周，其中获解剖复位6例、近解剖复位12例，功能复位2例，其中18例经1年以上随访，骨折全部达骨性愈合，肢体功能均良好，无并发症。王邦兴等提出股骨髁上牵引时，小腿纵轴应与床面平行，与牵引绳的水平分力方向一致；做胫骨结节牵引时，保持牵引力线在大腿纵轴线下方0°～30°角，配合膝关节适当屈曲才能克服骨折远端向后旋转弯力，避免向后成角。

（二）外固定支架治疗

对于外固定支架的运用，在学术上有不同看法，认为外固定器械针会影响肌肉收缩而限制了关节活动，引起关节僵硬，不主张用外固定器治疗。但随着新颖外固定器的出现，有学者持同意态度，并获得较好疗效。如苏玉新等报道单侧多功能固定器治疗股骨干骨折50例，优良率达94%。徐萃香在小夹板固定基础上，研制与使用小夹板整复固定器，利用股骨髁上单根穿引针及小夹板与皮肤间摩擦力而达到固定作用，治疗股骨干骨折36例，效果优良。顾芬野等用自制双钢板外固定器治疗股骨干骨折14例，通过穿在骨折端的钢针和双钢板使骨折完成整复固定作用，全部获效。

股骨是体内最长、最大的长管状骨骼，且是下肢主要负重骨之一，如果治疗不当，将引起下肢畸形及功能障碍。故其治疗原则是恢复肢体的力线及长度，股骨干无旋转，尽量保护骨折局部血运，促进愈合。由于股骨干骨折多由强大暴力引起，出血较多，可引起出血性休克，所以应早期固定减少出血，扩充血容量和止痛，积极抗休克治疗。股骨下段骨折，有压迫或损伤腘动脉、腘静脉和腓神经、腓总神经的危险，需密切观察下肢感觉循环的异常，积极预防和处理并发症。

（谢可永　葛京化　朱栋）

第四节　髋关节脱位

一、定义

在外力作用下，构成髋关节的两骨端脱离正常位置，引起髋关节疼痛、肿胀和功能障碍的病症。好发于青壮年。

二、病因病理

髋关节是由髋臼与股骨头组成的球窝关节。髋臼呈倒置杯形，中央部深而粗糙，称髋臼窝，未覆有关节软骨，骨壁薄弱，可因外伤等原因而遭破坏。窝的周围有半月形关节面，称月状面。髋臼边缘呈堤状，称髋臼缘。在其周边镶有一圈纤维软骨，称髋臼唇，以加深髋臼窝。股骨头呈球形，头的大部被髋臼容纳，在头中央稍下有股骨头凹，供股骨头韧带附着。股骨头除头凹外皆覆以透明软骨，与髋臼关节面精确对合，对关节黏附起重要作用。股骨头韧带长3.0~3.5cm，其间有股骨头圆韧带动脉，供应股骨头凹部的血运。股骨头圆韧带较为坚韧，但在运动中所起的机械作用不大。髋关节囊为圆筒状结构，囊壁厚薄不一，前壁和上壁极厚，有髂股韧带、耻股韧带、坐骨韧带和轮匝带等增强，后内壁和内下壁很薄，形成关节囊的薄弱部。髋关节可在外力作用下，股骨头突破此薄弱部位而形成脱位。

本症发生大多由间接暴力所致。当髋关节屈曲、内收位时，股骨头上外侧已旋出髋臼后缘至髋关节囊的薄弱处，股骨颈前缘与髋臼前缘接触而形成支点，暴力从前方撞击膝部则易发生髋关节后脱位。当下肢过度外展、外旋位时，遇到由后向前的撞击暴力，大粗隆与髋臼上缘相撞，使股骨头脱出髋臼窝，形成髋关节前脱位。当外力作用于股骨大转子侧方和骨盆，或较复杂的暴力作用于股骨大转子和膝部，可直接伤及大转子，外力沿股骨干向上传达，致使股骨头突向盆腔，形成髋关节中心性脱位。

髂前上棘与坐骨结节连线，称为Nelaton线。正常时，在侧卧位，髋关节屈90°~120°，Nelaton线恰通过股骨大转子尖；当髋关节脱位或股骨颈折时，大转子尖可移位于此线上方。在仰卧位，屈髋45°，Nelaton线通过大转子顶端；当股骨颈骨折或髋关节脱位时，大转子顶端高出此线。在髋部受到扭转、杠杆等外力作用导致髋关节脱位时，根据股骨头相对于 Nelaton 线所在的位置，当股骨头脱位处位于 Nelaton 线之后者为后脱位，最为常见；股骨头脱位处位于 Nelaton 线之前者为前脱位；由传导暴力致股骨头撞击髋臼底部，向骨盆内脱出则属于中心性脱位，较少见。

（一）髋关节后脱位

髋关节后脱位是指脱位后股骨头位于髂前上棘与坐骨结节连线后方的一种脱位，约占全部髋关节脱位的 85%~90%，多由间接暴力所致。当髋关节屈曲、内收时，股骨头上外侧已旋出髋臼后缘至髋关节囊后内壁的薄弱处，股骨颈前缘与髋臼前缘接触而形成支点，此时，来自膝前方的强大暴力，使股骨头因杠杆力作用，在髂股韧带与坐股韧带之间的薄弱区穿出髋臼，形成后脱位，造成后关节囊及圆韧带撕裂。当髋关节屈曲、内收较少时，来自膝前方或后方的暴力，使股骨头与髋臼后缘相撞，可发生髋臼后缘或股骨头骨折并脱位。根据脱位后股骨头所在位置不同，分为两种类型。若股骨头位于坐骨切迹前的髂骨翼上，为髂骨型，较多见；若股骨头位于坐骨部位则为坐骨型。Thompson 等将髋关节后脱位分为5 种类型。Ⅰ型：单纯的髋关节后脱位或伴有裂隙骨折；Ⅱ型：髋关节后脱位伴有髋臼后缘单个骨折碎片，常常可在脱位被整复后随之复位。Ⅲ型：髋关节后脱位伴有髋臼后唇严重的粉碎性骨折，或此外还有大的碎骨片，此种脱位虽经复位后亦难以保证其稳定性；Ⅳ型：髋关节后脱位同时伴有髋臼唇和髋臼底的骨折；Ⅴ型：髋关节后脱位合并股骨头骨折。

（二）髋关节前脱位

髋关节前脱位是指脱位后股骨头位于髂前上棘与坐骨结节连线前方的一种脱位。当下肢极度外展、外旋时，股骨头转向髋关节囊前下方的薄弱部位，此时股骨大粗隆与髋臼上缘的接触点形成杠杆力的支点，外力通过杠杆力的形式，使股骨头在髂股韧带与耻股韧带之间的囊前下方薄弱区突破，发生前脱位。由于股骨头的移位，可压迫闭孔神经或股动、静脉。脱位后按股骨头的位置分两种类型，如股骨头在闭孔部位，称闭孔型；如果股骨头位于耻骨水平支，称为耻骨型。

（三）髋关节中心性脱位

髋关节中心性脱位系指股骨头连同髋臼底骨折片向盆腔内移位，临床较少见。多由传达暴力所致。当外力作用于股骨大转子侧方和骨盆，或者暴力作用于股骨大转子和膝部，外力沿股骨干向上传达，使股骨头向盆腔方向，撞击髋臼底，造成髋臼底骨折。如髋臼骨折片夹住股骨颈，可能阻碍股骨头的复位。根据髋臼底骨折和骨盆骨折的程度及股骨头移位的情况，可分为 4 型。

Ⅰ型：髋臼底部横行或纵行骨折，股骨头无变位。这种类型的损伤较轻，较多见。

Ⅱ型：髋臼底部骨折，股骨头呈半脱位进入盆腔。该型损伤较重，也较多见。

Ⅲ型：髋臼底部粉碎性骨折，股骨头完全脱位进入盆腔，股骨头嵌在髋臼底部骨折间，损伤严重，但较少见。

Ⅳ型：髋臼底骨折并有髋臼缘骨折或同侧髂骨纵行劈裂骨折，骨折线达臼顶部，股骨头完全脱位进入盆腔，损伤严重，很少见。

三、临床表现

患侧髋部疼痛、畸形、活动受限，不同方向脱位，有其特征性表现。

1. 髋关节后脱位　有严重的外伤史，患髋明显疼痛、肿胀、活动受限。患侧髋关节呈屈曲、内收、内旋及患肢短缩畸形，呈弹性固定，可在髂前上棘与坐骨结节连线后方扪及股骨头，大粗隆明显上移，大转子上缘位于髂前上棘与坐骨结节连线以上。患侧膝部靠在健侧大腿中下 1/3 处，呈"黏膝征"阳性。因股骨头压迫，部分病例有坐骨神经损伤表现，一般 2~3 个月后会自行恢复。但持续受压使神经出现不可逆病理变化。

2. 髋关节前脱位　有明确外伤史，伤后患髋疼痛，肿胀及功能丧失。患肢呈外展、外旋和轻度屈曲畸形，弹性固定，并较健侧下肢稍长。可在闭孔附近或腹股沟韧带附近扪及股骨头。如果压迫闭孔神经，可出现大腿内侧下半皮肤感觉障碍及内收肌群麻痹；如果压迫股动、静脉，可出现下肢血液循环障碍，如患肢苍白、发凉或青紫，足背动脉搏动减弱或消失。

3. 髋关节中心性脱位　一般有明确的外伤史，股骨头内陷程度决定患肢缩短的程度，如后腹膜出血较多，可出现失血性休克。不同类型中心性脱位，各有其特征性表现。

Ⅰ、Ⅱ型骨折：股骨头无移位或移位不多，局部肿胀和疼痛，关节活动受限，患肢有轻微短缩。

Ⅲ型骨折：股骨头移位明显，受伤处疼痛、肿胀严重，髋关节活动功能丧失。检查时可感到有骨擦感，患肢短缩，大粗隆内移，阔筋膜张肌松弛。

Ⅳ型骨折：股骨头明显移位，患髋部疼痛、肿胀，活动受限，软组织严重挫伤，可有髋及臀部广泛性血肿。

四、诊断要点

不同类型脱位有其相应证候。

（一）髋关节后脱位

1. 有明确外伤史。

2. 患髋弹性固定于屈曲、内收、内旋畸形位。

3. 在髂前上棘与坐骨结节连线后方扪及股骨头。

4. X线检查　正侧位见股骨头脱出髋臼窝，向髋臼后上方移位，停留在髋臼的后上方，小粗隆变小，股骨颈变短，Shenton 弧线中断；部分合并髋臼后上缘骨折者，X 线片上可见有骨折线。当股骨头脱向髋臼后上方者为髂骨型，脱向髋臼后下方者为坐骨型。

（二）髋关节前脱位

1. 明确的外伤史。

2. 患肢弹性固定于外展、外旋及轻度屈曲畸形位。

3. 在闭孔或腹股沟附近可触及股骨头。

4. X线检查　股骨头脱出髋臼，股骨干呈外展位，股骨头在髋臼下方，与闭孔或耻骨、坐骨重叠。不同类型的前脱位各有其特征性 X 线表现。

（1）闭孔部脱位：股骨头移位至闭孔部前方，髋关节轻度外展外旋，小转子明显。

（2）耻骨部脱位：股骨头移位至耻骨上支，侧位片股骨头位于髋臼前方。

（3）臼前脱位：股骨头与髋臼重叠，股骨外旋、小转子明显、股骨颈变短、髋关节间隙异常。

（三）髋关节中心性脱位

1. 明确的外伤史。

2. 患部肿胀、疼痛，活动障碍，大腿上段外侧方可发现大血肿，肢体缩短情况取决于股骨头内陷的程度。

3. X 线检查　可明确诊断、骨折程度和分型。

五、辨证论治

（一）髋关节后脱位的治疗

1. 手法复位　新鲜髋关节后脱位应在充分麻醉（全身麻醉或椎管内麻醉）下尽早复位。常用手法复位方法有 3 种。

（1）屈髋拔伸法（Allis 法）：患者仰卧位，助手按住两侧髂前上棘，以固定骨盆。术者双手套住患肢腘窝部，使髋、膝关节各屈曲 90°，缓慢提拉及外旋，使股骨头滑入髋臼内。如听到或感到明显弹响，患肢伸直后畸形消失，并可做内收、外展、旋转等被动活动即表示复位成功。此法简便、安全、较常用。

（2）回旋法（Bigelow 法）：利用杠杆力，以髂股韧带为支点，将股骨头纳入髋臼窝。在麻醉下，患者取仰卧位，助手固定骨盆。髋、膝屈曲至 90°，术者一手握患肢踝部，另手托腘窝部，在牵引下缓慢屈髋、屈膝，内收、内旋髋关节，使膝部接近对侧髂前上棘和腹壁。在继续牵引下，使髋外展、外旋、伸直。其动作在左髋像画一个问号（"?"）。股骨头滑入髋臼时可听到或感到弹响。复位后患肢如能被动内收、外展等动作表示复位成功。

（3）俯卧下垂法（Stimson 法）：患者俯卧，双下肢完全置于床外，健肢由助手扶持，保持在伸直水平位，患肢下垂，另一助手用双手固定骨盆，术者一手握其踝上方，使屈膝 90°，利用患肢的重量向下牵引，术者在牵引过程中，可轻旋患侧大腿，用另一手加压于腘窝，增加牵引力，使其复位。

2. 固定　复位后，采用持续皮牵引将患肢固定于伸直、外展 30° 位 3~4 周，如合并髋臼缘骨折，牵引时间可延长至 6 周左右。

3. 手术复位　手术适用于手法复位失败，或合并有髋臼骨折、骨盆耻骨体骨折、耻骨联合分离，或合并坐骨神经损伤，需探查坐骨神经者。

4. 并发症的治疗　由 Astley Cooper 在 1823 年首先描述的髋关节脱位合并同侧股骨干骨折，在髋关节后脱位中较少见，前脱位中更罕见。

（1）合并同侧股骨干骨折的治疗：患者侧卧位，健肢在下，一助手持患肢踝部顺势牵引；另一助手以宽布带绕过患肢的腹股沟部，向后上方牵引；术者站于患者身后，以手掌向前、向远侧推股骨大转子部，待股骨头下移至髋臼水平时，在保持牵引情况下，令第 3 助手以两手交叉置于腘窝部，向前提膝关节，使髋关节屈曲 90°，继续前提，同时术者以手掌推股骨头向前，即可复位。若上法复位不成功，可在大转子部前后贯穿 1 枚骨圆针，助手用手、布带或牵引弓向远端牵拉，术者用手掌推股骨头向前下方，即可复位。

（2）髋关节后脱位伴神经损伤：由于股骨头的移位，可造成坐骨神经的牵拉伤或挫伤。脱位整复后，针刺环跳、足三里、承山等穴，同时配合行气血、通经络中药。一般 1~2 个月后均可好转。当出现坐骨神经麻痹，可能是由髋臼上大的碎骨块卡压所致，应手术探查神经，同时修复髋臼缘。

5. 中药内服

（1）损伤早期：肿痛明显，治以活血化瘀为主，方选桃红四物汤加减，药用桃仁、红花、川芎、赤芍、当归、苏木等。

（2）损伤中期：肿胀渐消，疼痛未净，治以和营通络为主，方选和营止痛汤加减，药用当归、川芎、乳香、没药、苏木、赤芍、陈皮、落得打、紫荆藤等。

（3）损伤后期：肝肾亏损，筋骨痿软，治宜补肝肾、壮筋骨，方选补肾壮筋汤加减，药用当归、熟地黄、牛膝、山茱萸、茯苓、续断、杜仲、青皮、五加皮等。

（二）髋关节前脱位的治疗

1. 手法复位　常用复位方法有 2 种。

（1）屈髋拔伸法：患者仰卧，一助手将骨盆固定，另一助手将患肢在髋关节外展、外旋位渐渐向上拔伸至 90°，术者双手环抱大腿根部，将大腿根部由内向外方按压，可使股骨头回纳入髋臼内。

（2）反回旋法（反 Bigelow 法）操作时与回旋法相反，先将髋关节外展、外旋，然后屈髋、屈膝，再内收、内旋，最后伸直下肢。

2. 固定　复位后可采用皮肤牵引保持患肢在内旋、内收伸直位牵引 4 周左右。

3. 手术复位　对手法复位失败者，可采取手术复位。

4. 并发症的治疗

（1）合并同侧股骨干骨折的治疗：在麻醉下，患者仰卧位，一助手以两手按患者两侧髂前上棘处，固定骨盆；一助手持膝部，先顺畸形姿势牵拉，以解脱股骨与闭孔之间的交锁；在维持牵引力的情况下，另一助手以宽布带绕过大腿近端向外上方牵引；术者站于健侧，手由会阴部向外上推股骨头，一手于股骨骨折近端外侧向前内扳拉，同时令持膝部牵引的助手内收患肢，即可复位。脱位整复后，并发股骨干骨折的治疗，同一般股骨干骨折。

（2）髋关节前脱位合并股神经，股动、静脉或闭孔神经损伤极为少见，一般随股骨头的复位，症状可缓解

5. 中药内服　同髋关节后脱位。

（三）髋关节中心性脱位的治疗

1. 手法复位　多采用牵引复位固定法。其中 Ⅰ 型宜用皮牵引，Ⅱ 型宜用胫骨结节骨牵引。牵引重量 3~4kg，时间为 6 周左右，注意早期不负重髋关节功能锻炼。对 Ⅲ、Ⅳ 型骨折，行股骨髁上骨牵引，重量 10kg，同时，患侧自大粗隆前侧垂直向后钻入克氏针，连接张力弓，进行侧方牵引，两种牵引力的合力，应与股骨颈的方向平行，以便由骨盆腔拉出股骨头，同时，髋臼底骨折片也有程度不同的复位。3~4 周后，髋臼底骨折临床愈合，可去除侧方牵引，但股骨髁上牵引不应少于 8 周。

2. 手术复位　比较严重的中心性脱位，股骨头脱入骨盆腔，股骨颈嵌入髋臼骨折缝间，如经整复不成功，应采取手术治疗。

3. 中药内服　同髋关节后脱位。

附：陈旧性髋关节脱位的治疗

凡关节脱位超过 3 周，即为陈旧性脱位。陈旧性髋关节脱位，由于损伤时间较长，髋关节周围肌腱、肌肉挛缩，髋臼内瘢痕组织充填，血肿机化或纤维化后包绕股骨头，关节囊裂口愈合，患肢长时间活动受限，可发生骨质疏松及脱钙等，对 6 周以内的患者，可在先牵引基础上，以手法复位。如果复位失败，可采用手术治疗。

六、述评

中医对髋关节脱位有较深入的认识。早在《仙授理伤续断秘方》中即首次描述了髋关节脱位，将其分为"从裆内出"（前脱位）和"从臀上出"（后脱位）两种类型，利用手牵足蹬法进行复位。现代医学对髋关节脱位的诊断，一般情况下并无困难，但在 X 线片上，半脱位有时难以发现，因此当怀疑者，应予 CT 检查，以防漏诊。陈训军对照分析 13 例外伤性髋关节脱位的 X 线平片与 CT 表现，结果在 13 例中，后脱位 10 例共 11 髋，中心性脱位 2 例，前脱位 1 例，X 线平片未分型。合并骨折 12 例，X 线平片漏诊骨折 2 例。X 线平片发现碎骨片 11 块，CT 发现碎骨片 21 块，其中关节腔内碎骨片 X 线平片检出 5 块，CT 检出 13 块。因此，X 线平片与 CT 在诊断髋关节脱位及股骨头、颈骨折方面差异无显著性，但在髋关节脱位的分型、了解关节腔内碎骨片及软组织受损情况方面，CT 明显优于 X 线平片。

外伤性髋关节脱位的并发症，最多见为创伤性关节炎，其次为股骨头缺血性坏死。此外，还有关节周围钙化、坐骨神经损伤、盆腔出血、股动静脉损伤等。创伤性关节炎是由陈旧性后脱位及复位后所伴发，CT 表现为早期关节肿胀，关节间隙增宽，内可见水样密度灶，CT 值 0~10HU。继发退行性骨关节病，常见有关节间隙变窄，中间关节间隙 < 0.5cm，前、后关节间隙 < 0.2cm，节面毛糙，骨端骨质增生硬化；关节间隙内出现大小不等、边缘清晰、骨样密度之游离体，内部骨纹不清，周围骨质硬化。晚期关节强直，关节间隙消失可见骨小梁通过。表明 CT 扫描分辨率高，关节间隙测量方便，双侧对比准确，均得以正确诊断。为临床手术治疗提供更有力依据，可避免误诊。郝志勇等观察 40 例健康成人的髋关节间隙，对照分析 34 例外伤性髋关节脱位的 CT 表现，发现：①股骨头后脱位 15 例，占 44.12%。表现为股骨头向后移位至髋臼后唇后方或后上方，关节间隙不存在；股骨头向后、外侧移位，前关节间隙增宽 > 2cm 以上，中间关节间隙增宽 > 1cm 以上，股骨头与后唇的连线重叠，撕脱的后唇可向后移或位于关节窝内；部分髋关节窝内出现"液－脂平面征"。②股骨头中心性脱位 9 例，占 26.47%。合并髋臼骨折但臼底无移位，中间关节间隙正常或 < 0.5cm；髋臼骨折，臼底骨碎片向盆腔内移位，中间关节间隙反而增大，距离在 1~2.5cm；臼底骨折，股骨头经臼底骨折间隙向盆腔突入，中间关节间隙完全消失，经前、后柱虚拟连线，股骨头与其重叠或向内突出 0.1~3cm 不等。③股骨头半脱位 8 例，占 23.53%。表现为股骨头向外侧移位，中间关节间隙 > 0.9cm 以上，同时前、后关节间隙内缘略相应增宽，一般在 0.5~0.8cm；双侧对比，中间关节间隙相差 0.05cm 以上。④股骨头陈旧性脱位 2 例，占 5.88%，为后脱位的改变且均伴有创伤性关节炎。

髋关节脱位是一种严重损伤，髋关节结构十分稳固，必须有强大的外力才能引起脱位。当发生脱位时，其周围的软组织损伤亦较严重，且常合并其他部位多发损伤。Phillips 的研究发现，伤后 6 小时内复位者股骨头坏死发生率为 5%，而超过 6 小时坏死发生率高达 50%。国内学者认为单纯髋关节脱位如在 24 小时内复位，其治疗预后一般都较好。而 Ragnarsson 等则认为髋臼骨折的治疗结果与髋臼关节复位程度密切相关。因此，一旦发现髋关节脱位，复位越早，效果越好。对于这类损伤应按急诊处理。

（谢可永　葛京化　朱栋）

第五节　股骨头缺血性坏死

一、定义

股骨头缺血性坏死系各种原因，导致股骨头缺血而发生的坏死，以患侧关节僵硬、腹股沟处疼痛、放射痛、进行性加重为特征的疾病。本病的发病年龄以青壮年多见，男性多于女性。其病程长，致残率高，是骨伤科的难治病之一。

二、病因病理

股骨头缺血性坏死，属中医"骨蚀""骨痿""痹证"范畴。其发病在外与多种因素有关。其中外力损伤是直接致病因素，由外力作用于髋关节局部，轻者皮肉受损，严重者出现骨断筋伤，使经络、筋脉受损气滞血瘀，气血不能蓄养筋骨而出现髀枢痹、骨痿。其间接因素，首先为六淫侵袭。六淫中以风寒湿邪最易侵袭人体，人体经络、气血不通，出现气滞血瘀，筋骨失于温煦、筋脉挛缩，屈伸不利，久之出现股骨头坏死。《素问·痹论》曰："风寒湿三气杂至，合而为痹也……骨痹不已，复感于邪，内舍于肾。"其次为邪毒外袭。外来邪毒侵袭人体，包括应用过量激素、酒精等使经络受阻，气血运行紊乱，不能正常营养筋骨，出现骨痿、骨痹。在内为先天不足。先天之本在于肾，肾主骨生髓，肾精不足，髓海空虚，骨失所充，股骨头或髋臼发育不良，出现髋关节先天脱位等畸形，使股骨头受到不正常的压力和磨损，日久导致股骨头坏死。故《素问·长刺节论》曰："病在骨，骨重不可举，骨髓酸痛，寒气至，名曰骨痹。"指出"骨髓酸痛"是本病初始阶段的主要临床表现。《灵枢·刺节真邪》论述了本症病理是："虚邪之入于身也深，寒与热相搏，久留而内著，寒胜其热，则骨疼肉枯，热胜其寒，则烂肉腐肌为脓，内伤骨，内伤骨为骨蚀。"说明人体在受到各种邪气侵袭后，产生骨痛、脓疮等症状，日久发生骨质破坏的病理过程。临床出现筋痿骨枯、关节僵硬，酸楚疼痛、行走乏力、活动受限等诸症。可见本病发生，在外为外力所伤，或邪毒外侵，在内为素体虚弱，或先天不足，或情志所病，形成本虚标实，虚实夹杂之证。中医认为，肾为先天之本，主骨生髓，肾健则髓充，髓满则骨坚；肾精亏虚，骨失所充，髓枯骨痿。肝主筋藏血，肝血充盈，筋脉柔韧；肝血不足，筋失所濡，筋脆易断。脾胃为后天之本，气血生化之源，脾健胃和，生化有源，气血充盈；脾失健运，气虚血少，精血无源，肝肾亏损，髓海空虚，骨蚀骨痿。股骨头缺血性坏死早期、中晚期以筋脉瘀滞为主，晚期常伴有肝肾不足。可见，股骨头缺血性坏死的发生与肝、脾、肾关系最为密切，所以治疗重在补肾养肝，健脾和胃。

现代医学认为，由于创伤或非创伤作用，导致股骨头血供受损和中断引起骨髓造血细胞及脂肪细胞的死亡，使股骨头出现破碎、塌陷等结构的破坏，出现关节疼痛、活动功能障碍等证候。

（一）创伤性股骨头缺血性坏死

创伤引起股骨头坏死的发生率为23%。股骨头最主要的供血是旋股内侧动脉发出的上支持带动脉，主干上升为骺外侧动脉，在软骨与骨骺之间进入股骨头中央，供应股骨头至少2/3体积的血液，其紧贴骨面，血管张力较高，移动度小，股骨颈骨折时，极易伤及此血管。而到达及分布于股骨头的血管都是几次分支后的细小血管，之间虽有吻合，但仍保持各自相对独立的血供区域。所以股骨头的血供比较贫乏，当供血动脉突然被阻断，股骨头缺血、缺氧，直至骨细胞死亡。同时关节囊和韧带血管损伤、股骨颈滑膜下动脉支撕断、股骨头髓内静脉压高、股骨头骨髓水肿或外伤后骨髓静脉窦栓塞等都可造成股骨头局部或全部血运断绝，导致股骨头缺血性坏死的发生。其坏死的范围、程度与血管破坏的情况和侧支循环的代偿能力密切相关。

（二）非创伤性股骨头缺血性坏死

非创伤性股骨头缺血性坏死的相关因素包括使用类固醇激素、酗酒、肥胖、血液系统疾病、血管疾患、类脂质增生、结缔组织病等。其中以类固醇激素和酗酒为最主要的危险因素。

1. 类固醇激素和酗酒　统计学显示，90% 的患者与之有关。类固醇激素的过度应用和酗酒，可引起各种代谢失调和内环境紊乱。

（1）脂类代谢紊乱：长期酗酒，体内乙醇的蓄积，日久形成慢性酒精中毒，或过量应用类固醇激素引起脂肪代谢紊乱，静脉中游离脂肪滴增加，在局部形成脂肪栓塞。这些改变使静脉回流障碍，局部淤血，组织液渗出，周围形成水肿，造成局部缺血，骨营养代谢障碍，骨细胞萎缩死亡。同时血脂的增高和肝功能的损害，造成了血液黏稠度的增高，血流速度减缓，使血液凝固性改变，因而可使血管堵塞、出血或脂肪栓塞，造成骨坏死。临床表现为酒后加重、行走鸭步、心力衰竭、乏力、腹痛、恶心呕吐等。

（2）骨内高压：股骨头是一个密闭的空间，在这个空间内任何原因引起的体积增大都会使髓腔内压力增加，压迫血管，发生股骨头缺血性坏死。激素可导致骨髓脂肪细胞肥大、堆积，造成髓内压力增高，压迫骨内微血管结构，股骨头坏死的原因导致循环障碍。同样骨髓脂肪可以吸收大量氮气增大体积，镰状细胞贫血可以使脂肪细胞增大，骨细胞内脂肪增多也可以增大体积压迫静脉妨碍回流。酗酒或大量应用类固醇激素，使股骨骨髓内脂肪细胞肥大、增生，血窦毛细血管、小静脉受其挤压，引起髓内压力持续增高，影响骨组织内血供，导致股骨头骨细胞死亡。

（3）血液流变异常：在酒精或大量激素作用下，血液呈高凝滞状态，血管内皮细胞损伤，管壁胶原暴露，导致低纤维蛋白溶解，进而引起局部血管内凝血，以及静脉血栓形成。同时血小板在局部聚集，释放 TXA_2，PGA_2 释放减少，导致局部血管挛缩、血栓形成，骨腔内静脉压升高，动脉血流减少，导致股骨头缺血性坏死。

（4）骨细胞脂肪变性坏死：由于高脂血症，使骨细胞内脂肪物质增多，骨细胞缺血、缺氧，代谢异常，发生骨细胞脂肪变性、死亡。

（5）骨髓基质细胞改变：骨髓基质干细胞，是骨髓中的一种多潜能干细胞，正常情况下主要分化为成骨细胞与骨细胞，而酒精可直接诱导分化为脂肪细胞，使其成骨分化减少。

（6）骨结构牵强度下降：饮酒可造成维生素 D 代谢紊乱，甲状旁腺和性腺功能减退，骨细胞代谢降低，成骨能力减弱；或大量使用激素，均可造成骨代谢水平异常，发生骨质疏松，负重外力时可致股骨头内微小骨折而塌陷，并压迫骨内微血管引起缺血。

2. 骨结构异常　髋关节结构异常，造成力学上不平衡，如扁平髋，使股骨头处于长期劳损状态，日久导致股骨头坏死。临床表现为行走鸭步、下肢短、肌肉萎缩，行走疼痛，功能受限等。

3. 骨髓异常增生　是一种以克隆性红细胞增多为主的骨髓增生性疾病，表现为血液黏滞度增高可致血流缓慢和组织缺氧。伴血小板增多时，可有血栓形成和梗死。常见于四肢，当股骨头部位时，则可出现股骨头缺血性坏死，表现为患肢寒冷、酸痛、不能负重、易骨折、骨明显萎缩等。

4. 骨病　骨骼的某些疾病，如骨结核常造成骨质破坏，形成股骨头塌陷、坏死。临床除了髋部疼痛等表现外，结核试验阳性，午后低热、痛有定处、消瘦、盗汗、乏力等。

5. 手术创伤　有些手术，如临床中骨移植、血管移植等，在手术的一定年份后，因血液供应不良，导致骨的缺血性坏死。

6. 肥胖　过度的体重，明显增加了髋部负重，长期劳损，导致股骨头软骨磨损变形，继后出现骨坏死。

三、临床表现

1. 大腿内侧间歇性或持续性疼痛，有时放射到膝部。髋、膝部疼痛，进行性加重。
2. 下蹲困难，间歇性跛行，髋部外展、外旋明显受限。
3. 关节拘挛，屈伸不利，肌肤麻木不仁，肌肉瘦削，痿软无力，活动不利。

四、诊断要点

1. 髋部疼痛，活动障碍等典型证候。
2. 髋关节局部压痛
3. "4"字试验　患者仰卧位，健肢伸直，患侧髋与膝屈曲，大腿外展、外旋将小腿置于健侧大腿上，形成一个"4"字，一手固定骨盆，另一手下压患肢，出现疼痛为阳性。

4. 托马斯征　患者取仰卧位，充分屈曲健侧髋膝，并使腰部贴于床面，若患肢自动抬高屈膝离开床面或迫使患肢与床面接触则腰部前凸时，称托马斯征阳性。

5. 艾利斯征　患者仰卧位，屈髋屈膝，两足平行放于床面，足跟对齐，观察双膝高度，如一侧膝比另一侧膝高时，即为阳性。

6. X线检查　股骨头塌陷，半脱位，同时可见骨赘，关节软骨下硬化，囊性改变和关节间隙狭窄等。不同时期的X线变化有各自的特征，其分类方法较多，详见"中医骨内科学述评"。

7. CT检查　早期表现为关节囊肿胀，关节腔积液，关节间隙相对增宽。以后骨小梁吸收呈不均匀大眼状，股骨头变平，出现"半月征"。随着病情发展，股骨头出现不同程度囊变，股骨头塌陷变形，最后继发退行性骨关节病，出现增生骨刺、关节间隙狭窄、关节半脱位。

8. MRI检查　当股骨头发生坏死时，修复组织伸入坏死区上方，骨髓出现早于骨质的变化。MRI对骨髓的变化异常敏感，所以MRI可以在骨质变化之前，反映出骨髓的变化，从而作出早期诊断。在MRI检查中，最早出现征象是股骨头负重区出现不均匀信号强度和双线征，在T1WI呈线样低信号变化。T2WI可见在低信号或内高外低两条平行信号带，与CT上的硬化带或平行透光及硬化带相对应，这个"双线征"为特异性诊断征象。随病变进展，可出现楔形低信号带与死亡骨新月征、骨皮质塌陷。

五、辨证论治

（一）辨证施治

不同阶段的股骨头缺血性坏死，中医辨证可分为气滞血瘀、痰湿蕴结、肝肾亏损。

1. 中药内服　在辨证基础上，分型治之。

（1）气滞血瘀：多由外伤所致，见于股骨颈骨折、髋关节脱位等。表现为负重疼痛，髋部肌肉保护性痉挛。腹股沟压痛明显，髋关节外展内旋活动受限，"4"字试验阳性。X线片示股骨头密度多增高，软骨下骨质不规则囊变。甚者股骨头变形，关节间隙变窄。舌质紫黯或有瘀斑，苔薄微黄，脉沉涩。治宜行气活血、化瘀通络，方用筋痹方加减。

（2）痰湿蕴结：多有酗酒史或服激素史等，常双髋同时或相继发病，表现为乏力，髋部沉重酸困，负重疼痛，阴雨天及劳累后加重。多伴有股内侧或膝关节疼痛。腹股沟压痛明显，髋关节活动受限，以内旋、外展和屈曲受限为甚，"4"字试验阳性。X线片示股骨头整体密度下降，骨小梁紊乱、囊变。初期关节间隙正常，晚期股骨头塌陷，关节间隙狭窄以至消失。舌质淡紫或淡红，舌苔白腻或黄腻，脉濡滑或沉滑。治宜益气和营、利湿通络，方用圣愈汤合知柏地黄丸加减。偏实者以加味牛蒡子汤或热痹方相须应用，加三子方（白芥子9g、白附子5g、葶苈子6g）。痰湿水肿重者，可用牡蛎泽泻散（《伤寒论》：牡蛎、泽泻、蜀漆、葶苈子、商陆根、海藻、瓜蒌根）。

（3）肝肾亏损：多见于老年人，髋关节疼痛，活动僵滞，旋内、旋外活动受限，休息后缓解或消除，劳累后加重，多伴有腰膝酸软，行走乏力酸痛。腹股沟压痛，髋关节活动受限，"4"字试验阳性。X线片示股骨头有不同程度的囊变或变形，常合并髋臼缘上方受力处囊性变。舌体胖大，齿痕，舌质淡，苔薄白，脉沉细。治宜滋补肝肾、疏经通络、扶正祛邪，方用调身通痹汤合左归丸、右归丸加淫羊藿、知母。

2. 中药熏洗　熏洗治疗股骨头坏死是非手术疗法的一种方法。实践证明熏洗治疗股骨头缺血性坏死有较好的辅助治疗效果。

处方：桃仁、丹参、伸筋草、豨莶草、透骨草、木瓜各30g，荆芥、海桐皮、防风各15g，甘草10g，威灵仙10g等。煎水熏洗。每次20~30分钟，每日1~2次。

（二）练功疗法

练功锻炼是防止失用性肌肉萎缩，促进功能恢复的一个有效方法。练功以主动运动为主，被动运动为辅。幅度由小到大，运动量逐步增加。

1. 整体运动法　采用施氏整髋三步九法治疗及十二字养生功锻炼。

2. 髋关节运动法　采用多种体位法，以保持髋关节的运动

（1）坐位法：坐在椅子上，双手扶膝，双脚与肩等宽，左腿向左，右腿向右缓慢外展，直至最大幅度，保持5秒，回复至起始式，再重复外展。每次10~15分钟，每天2~3次。

（2）立位法：双手扶持固定物，立正位，以健侧下肢负重，患肢缓慢髋外展至最大幅度，保持5秒，回至起始式，再重复外展。接着患肢做患慢内旋和外旋运动。每次10~15分钟，每天2~3次。

（3）卧位法：仰卧位，健侧下肢伸直，患肢直腿抬高至最大幅度，保持5秒，回复起

始式，再重复直腿抬高运动。每次 5~10 分钟，每天 2~3 次。

（4）下蹲法：双手扶持固定物，身体直立，双足分开，缓慢下蹲至髋关节屈曲 90°，再起立。每次 5 分钟，每天 2 次。

（三）针灸疗法

针灸治疗能增强局部血液循环，重建已被破坏的供血系统，加速新陈代谢，吸收死骨，增长新骨，减轻疼痛和恢复功能。

取穴：近端取秩边、环跳、环中、阿是穴，远端取阳陵泉、绝骨、足三里、三阴交。诸穴交替使用，并施以电脉冲治疗仪。

（四）按摩

常用按摩手法：揉、捏、推、挤、旋转、摇晃、拨络、击打等。通过对相关部位和穴位刺激，扩张血管，促使侧支循环建立，以增加血流量，改善组织代谢，同时通过按摩，起到减轻局部疼痛、疏通经络、松解粘连、促进血液循环、改善髋关节功能、调整阴阳等作用，以改善肢体功能，增加肌力，防止关节功能完全丧失。

患者仰卧位，术者以掌根揉，先外侧，后内侧，从髋上外侧揉至膝部，手法应轻柔舒缓，以放松肌肉。接着以拇指点压环跳、风市、梁丘、膝眼、阳陵泉等穴，酸沉憋胀为宜，以舒筋通络，强肌健体。再屈髋、膝以虚掌由髋及膝，由内至外缓慢叩击患肢，待肌肉放松后，一手扶膝，一手握踝，使患髋做屈曲、内收、外展、旋转运动，角度以能耐受为度。抬高患肢，术者以一手扶膝，一手握踝，辅助做蹬腿运动。最后以掌根从髋外侧由上至下揉至膝上部，从臀后揉至膝腘部。最后以虚掌拍打收功。从而达到增加髋关节间隙，松弛肌痉挛，改善血液循环的目的。

（五）物理疗法

对缓解疼痛，延缓发展和促进骨修复等方面有一定的疗效。如体外震波、高频电场、高压氧、磁疗等，可有效缓解各种证候，对骨修复等有积极作用。牵引时应使患肢处于外展内旋位，以缓解周围软组织痉挛，增加髋臼对股骨头的包容量，减轻对股骨头的压力，避免股骨头坏死加重或塌陷变形。电刺激有成骨作用，能促进骨折愈合，可能与骨具有压电效应及电刺激能模拟生物信号有关。电刺激作为缺血性坏死的独立治疗方法，也常作为手术辅助治疗。

（六）手术治疗

手术疗法，种类较多，可选择应用。

1. 保留股骨头的治疗　适用于早期股骨头坏死。

（1）钻孔减压：可降低骨内压，促进静脉回流，解除滋养血管痉挛，使新生血管能顺骨孔长入缺血区。主要用于早期无关节面塌陷的患者，是治疗骨坏死最简单的手术方法。

（2）植骨术：因植骨前需先钻孔，故又称钻孔减压植骨术。既有钻孔减压，植骨提供机械支撑，又有带肌蒂骨移植增加股骨头血供。

（3）截骨术：通过改变股骨头与股骨干间的对应位置关系，达到增加股骨头负重面积，减少股骨头所受压力，将股骨头坏死病灶移出负重区，从而减少局部承受的应力。同时，截骨术使髓腔开放，可降低骨内压，改善股骨头的血液循环。

2. 关节成形术　应用于关节面塌陷的股骨头坏死患者，可行关节表面置换术、全髋关节置换术等。

六、述评

自 1888 年世界医学界首次认识股骨头坏死这一疾病至今，随着激素的广泛应用和变通事故的增多，股骨头坏死的发病率逐渐上升，已由少见病转变为多发病、常见病。据不完全统计，目前全世界股骨头坏死 3000 余万人，我国约有 400 多万人。调查表明，股骨头坏死的发生无明显性别差异，任何年龄均可患病，以 31~60 岁最多。有过激素应用史、髋部外伤史、酗酒史、相关疾病史者发病的概率明显增多。开始多表现为髋关节或其周围关节的隐痛、钝痛，活动后加重，进一步发展可导致髋关节功能障碍。股骨头坏死严重影响患者的生活质量和劳动能力，若治疗不及时，还可导致终身残疾。所以了解其病因病理，早期诊断，及早治疗，对提高疗效有重要作用。

（一）病因病理

本病的发生，在外因上主要为外力损伤，或药毒入侵（如激素免疫抑制剂等）；在内因上，有先天禀赋不足，或年老体虚。

1. 外力损伤　急性外创伤，或长期劳损，局部血脉损伤，无以充养，髓海空虚，骨失濡养，导致股骨头缺血性坏死。

在历代医家研究的基础上，当代医家对本病的病因病理提出了各自观点，加深了对本症的认识。

有些学者认为外因是本病发生的主要因素。如王杰林等认为热毒是本病的根本病因，导致热毒蕴结于关节腔和骨髓腔内，致使压力增高，局部血脉受阻，产生血液瘀滞，血不养骨，骨枯髓涸，久而久之，必然导致骨坏死。刘少军等认为本症的病因外属创伤、药毒（如激素免疫抑制剂等）。在外力损伤后，血脉破裂，无以充养，骨髓空虚，骨失所养，导致骨质碎裂。对激素性股骨头坏死者，认为激素乃纯阳之药，大量使用激素必然阳亢而阴伤，耗伤阴液，导致肾阴虚损，阴虚火旺；日久阴虚及阳，出现肾阳虚衰，肾虚则气化失职，无力推动血液运行，瘀血滞内。在整个病理变化过程中，肾虚为本，瘀血为标，因此对激素性股骨头坏死的治疗，应以补肾活血法为主要治则。齐振熙等认为激素属外邪，邪毒侵袭，内犯经络，引起气血痹阻，髓海瘀滞，筋骨失养，髓死骨枯而发本病，其核心病机为气血痹阻，髓海瘀滞。陈卫衡等认为激素性股骨头坏死应痰瘀同治，并将股骨头坏死的辨证按早中后三期论治，将早期股骨头坏死分为 2 型，即气滞血瘀型和痰瘀阻络型，中期为经脉痹阻型，后期为肝肾亏虚型，同时以痰瘀同治为治则，并采用苓桂术甘汤合四物汤预防激素性股骨头坏死，取得了满意的效果。赵祯通过对酒精性股骨头坏死期的病机探讨，认为肾虚是本病的发病内因，血瘀是气虚推动无力所出现的病理产物，所以治疗当以补益肾气，辅以活血祛瘀药物，以达到标本兼治。

2. 内因　有些学者认为，本病应是内因为主。如洪加源等认为本病发病的根本原因为先天禀赋不足，卫外不固，肾阳亏虚，无力推动气血运行，复因湿热浸淫，导致气滞血瘀，经脉闭阻，使得骨不能滋养，产生骨枯骨痿等表现。辛晓春等认为本病属肝肾亏虚所致，临床采用补益肝肾、活血化瘀法治疗股骨头缺血性坏死，取得满意效果，说明补益肝肾、活血化瘀能够改善骨质代谢异常，使得坏死骨质重新获得新生。综上所述，本症发病的主要因素，在外为创伤、邪毒、酒、过量使用类固醇激素，在内为先天禀赋不足，或后天肝肾亏虚。归纳起来，不外乎肾虚、血瘀、痰湿等，外感内伤，导致血管痹阻，血不滋骨，导致骨坏死的发生。

在具体病理变化上，众多医家的病理学观点认为，体虚与痰瘀并存，破坏了股骨头的血运，影响了股骨头的血供，使股骨头缺少营养，久之产生骨坏死。如刘伯龄等在《圣济总录》的"肾脂不长则髓涸，而气不行，骨内痹，其证寒也"理论基础上，提出肾虚和气虚是本病发生的内因所在，复感外邪，形成虚寒夹杂之骨痹。邓沂等在研究了本病的整个发生发展过程后，认为"骨痹""骨痿""骨蚀"是股骨头坏死过程中，不同阶段的病理表现。在早期属气闭血瘀的"骨痹"，在中期属筋脉失养的"骨痿"，在后期属肾精衰竭的"骨蚀"。叶建红认为其病机是由于创伤后导致机体气血不畅，以及局部血瘀的发生，阻断或闭塞血管，使骨骼不能得到血管滋养，久而久之则发生股骨头坏死，而久病则必虚也，所以也主张在活血化瘀扩血管的同时，应辅以补虚，这样才能达到对股骨头坏死治疗的理论效果。总而言之，上述研究显示先天禀赋不足，后天肝肾亏虚为发病内在因素。在创伤、邪毒、过度激素和酒精等外因的作用下导致新陈代谢紊乱，津液不化而成痰，血运迟缓而成瘀，痰瘀交阻，血管痹阻，血不滋骨，骨髓空虚，骨质破碎。现代医学研究证实，当股骨头血运不足时，成骨细胞分化停滞，股骨头的坏死修复过程缓慢，破坏大于修复，股骨头的软骨逐渐色泽改变、磨损、缺失，软骨下骨骨折，骨小梁结构破坏，引发股骨头塌陷等缺血坏死证候。

3. 病因病理实验研究　为了解股骨头缺血性坏死的确切发病机制及病理改变，广大学者做了多方面的研究，取得初步成绩。

（1）创伤影响：苏州医学院采用不截断股骨颈的液氮冷冻方法造成动物股骨头坏死，而使坏死的股骨头较快地进入修复期。他们发现股骨头坏死后并不立即发生明显的骨结构和力学性能的改变，而是在坏死后半个月修复过程启动时才逐渐出现骨结构的损害和力学性能的降低，最终发生股骨头塌陷。其机制可能是：①骨坏死修复时骨母细胞增生的同时，破骨细胞活性也增加，导致骨质吸收；②未完全矿化和塑形的新生骨力学性能较低；③坏死骨与活骨间由于弹性模量不同可产生应力集中。

（2）皮质激素的影响：西安医科大学给健康日本白兔皮下注射醋酸氢化可的松，发现糖皮质激素可引起股骨头血管内皮中脂质沉淀，损伤血管内膜，毛细血管生长和再生受到抑制，或毛细血管过度发生闭合、退化，导致骨细胞缺血坏死。股骨头骨髓内异常肥大的游离脂肪压迫小静脉，引起股骨头毛细血管血流瘀滞，静脉压升高，最终导致股骨头坏死。糖皮质激素还可引起血液黏滞度增加，骨细胞发生脂肪性变和坏死，同时微循环灌注量下降，营养物质和氧供给减少，有毒代谢产物不能及时清除，造成骨组织细胞缺氧和酸中毒。沈阳市骨科医院观察到大量服用激素可引起骨细胞减少症，骨生成速度减慢，骨吸收增加，骨机械性能下降，易遭受损伤而出现塌陷。

（3）病理组织形态变化：北京军区总医院等单位根据股骨头缺血性坏死的动物实验及临床观察，认为股骨颈骨折所致股骨头缺血性坏死的病理过程大致可分3期：Ⅰ缺血坏死早期：数小时至2~3周，髓腔细胞消失，骨细胞逐渐死亡，骨小梁及关节软骨无改变。Ⅱ血管再生修复期：2~3周开始至数月甚或数年时间，由骨折处向头内新生血管纤维细胞增生，骨小梁逐渐吸收，部分骨小梁出现微骨折，死亡骨小梁上出现成骨细胞及新生编织骨，髓腔细胞复现。Ⅲ股骨头骨髓细胞再生、骨小梁重建或骨坏死区形成期：新生组织向软骨下生长，软骨下骨死亡骨小梁吸收，新生骨小梁重新排列，恢复髓腔的脂肪及骨髓细胞，则股骨头完全复活。此期在实验中约需 9 个月，人体则约 1 年。与此同时软骨下区可遗留有大小不等区，死亡骨小梁吸收而未能重建新生骨小梁，从而形成囊区，形成囊区的时间在 2 年左右。上述股骨头坏死的病理过程可受许多因素影响而不尽相同，北京医院对股骨颈骨折后继发股骨头缺血性坏死患者的年龄、暴力大小、骨折移位程度、内固定方式和术后负重时间作为可能暴露因素，求得优势比。统计结果表明，年轻者比年老者、重度暴力比轻度暴力者、骨折移位明显比不明显者更容易发生股骨头坏死，但轻度暴力反比中度暴力者容易发生股骨头坏死。螺纹钉和加压滑动鹅头钉内固定均比三翼钉容易引起股骨头坏死，术后 3 个月负重和 6 个月负重所产生的股骨头坏死的概率相差不明显。

有人在偏光显微镜下用不脱钙磨片法，对股骨头作大切片观察。发现在正常股骨头中应力线区与非应力线区骨小梁拱形结构除组成拱形结构的小梁粗细不同外，拱曲的角度也不同，应力线区拱曲大，弦长约 322 μm，非应力线区拱区小，弦长约 146 μm，这种较大的拱结构可能更有效地传递载荷。在股骨头缺血性坏死的患者中由于软骨下骨板变薄，使拱体两侧负荷变小，弧形顶端承受的压力加大，使拱体结构变平，似"Ⅱ"形。骨小梁垂直部分呈柱状排列，使其受到的压力及扭曲力均加大，因此股骨头内的力学环境发生异常改变，容易出现骨折塌陷。

（二）诊断

影像学上的股骨头形态改变是股骨头缺血性坏死的重要诊断依据，包括 X 线摄片、CT、MRI 等诊断方法。

1. X 线检查　X 线检查是临床最常用诊断方法。它可以显示骨质的各种变化，作为股骨头坏死病情分期、治疗方法选择、疗效评定等重要依据。

（1）Arlet、Ficat 和 Hageffard 的分类法：1980 年，Ficat 和 Arlet 根据 X 线片和骨功能检查提出股骨头坏死 4 期分类法。这种方法简单，临床应用最为广泛。它阐述了骨的功能检查是早期诊断不可缺少的，但其对坏死范围没有量化，也就无法判断预后。

Ⅰ期：X 线片表现正常，但有髋关节僵硬和疼痛，且伴随髋关节部分功能受限。可进行血流动力学、核素和组织病理学检查以确诊。

Ⅱ期：X 线片上有骨重建的迹象而股骨头外形及关节间隙无改变。表现为坏死区骨质疏松、骨硬化和囊性变。临床症状明显，髓芯活检肯定有组织病理学改变。

Ⅲ期：X 线片上骨的连续性遭到破坏，股骨头顶端可有塌陷或变扁，尤以与髋臼接触处明显。死骨局限于相应受压部位，可有断裂和嵌压，并可见呈圆锥状下陷。出现新月征，关节间隙正常。临床症状加重。

Ⅳ期：X 线片示股骨头进一步塌陷，关节间隙变窄，呈典型的骨关节炎表现。臼顶变形以与扁头相对应，圆形关节变为椭圆形状。临床疼痛明显，关节功能障碍，只保留伸展功能，外展和旋转功能完全丧失。

（2）Steibery 分类法：于 1992 年被美国骨科医师协会髋关节分会所接受，具体分期如下：

0 期：X 线片正常，骨扫描和 MRI 表现正常或非诊断性。

Ⅰ期：X 线片正常，但骨扫描和 MRI 表现异常。

A——轻度（小于 15% 的股骨头受累）

B——中度（15%~30% 的股骨头受累）

C——重度（大于 30% 的股骨头受累）

Ⅱ期：股骨头透亮或硬化改变。

A——轻度（小于 15% 的股骨头受累）

B——中度（15%~30% 的股骨头受累）

C——重度（大于 30% 的股骨头受累）

Ⅲ期：软骨下骨塌陷（新月征）但无股骨头改变。

A——轻度（小于 15% 的关节面，下陷小于 2mm）

B——中度（15%~30% 的关节面受累）

C——重度（大于 30% 的关节面受累）

Ⅳ期：股骨头变形下陷。

A——轻度（小于 15% 的关节面受累，下陷小于 2mm）

B——中度（15%~30% 的关节面受累，下陷 2~4mm）

C——重度（大于 30% 的关节面受累，下陷大于 4mm）

Ⅴ期：关节面间隙狭窄或（和）髋臼改变。

A——轻度（平均股骨头受累严重程度与Ⅳ期）

B——中度（确定的相似，并估计有）

C——重度（髋臼受累）

Ⅵ期：退行性关节炎改变。

（3）宾夕法尼亚大学分期法：1995 年，Steinberg 根据股骨头坏死 X 线改变，骨扫描检查及 MRI 表现将股骨头坏死分为 7 期。这种方法首次对坏死范围进行了量化，并指出骨坏死的预后和疗效主要取决于病损的大小。这是第一个将 MRI 作为骨坏死分期的方式，并将测量坏死形状和大小的方法引入骨坏死的分期体系。但其分期标准过细，难以在临床应用中广泛应用。但作为研究，不失为一个较正确的方法。

O 期：怀疑股骨头坏死，X 线片、骨扫描和 MRI 表现正常或非诊断性。

Ⅰ期：X 线片正常，骨扫描和（或）MRI 异常。

Ⅰ–A：轻度，MRI 股骨头病损范围小于 15%。

Ⅰ–B：中度，MRI 股骨头病损范围 15%~30%。

Ⅰ–C：重度，MRI 股骨头病损范围大于 30%

Ⅱ期：X 线片显示股骨头内囊变和硬化变等异常表现。

Ⅱ–A：轻度，X 线片股骨头病损范围小于 15%。

Ⅱ–B：中度，X 线片股骨头病损范围 15%~30%。

Ⅱ–C：重度，X 线片股骨头病损范围大于 30%。

Ⅲ期：软骨下骨折产生新月征，X 线片上表现为软骨平面下 1~2mm 处的细小透亮线，延伸到整个坏死范围。

Ⅲ–A：轻度，软骨下塌陷（新月征）占关节面小于 15%。

Ⅲ–B：中度，软骨下塌陷（新月征）占关节面 15%~30%。

Ⅲ–C：重度，软骨下塌陷（新月征）占关节面大于 30%。

Ⅳ期：股骨头关节面塌陷。

Ⅳ–A：轻度，关节面塌陷小于 15% 或压缩小于 2mm。

Ⅳ–B：中度，关节面塌陷 15%~30% 或压缩 2~4mm。

Ⅳ-C：重度，关节面塌陷大于 30% 或压缩大于 4mm。

Ⅴ期：髋关节间隙狭窄和（或）髋臼软骨发生改变。

Ⅵ期：股骨头和髋关节进一步退行性改变，关节间隙逐渐消失，关节面显著变形。

（4）ARCO 分期法（国际分期法）：1992 年，国际骨微循环研究协会（ARCO）在 X 线、MRI、骨扫描等检查基础上提出了更系统、更全面的 ARCO 分期。此分期考虑到了股骨头坏死的部位在分期中的作用，在经历了数次改良后，这一方法广泛应用于临床研究中，受到学者广泛欢迎，认为这是个实用的分期法，对疾病的诊断、治疗和预后有很高的价值。

O 期：骨活检结果显示有缺血坏死，其他检查正常。

Ⅰ期：骨扫描阳性或 MRI 阳性或两者均阳性。病变根据部位划分为内侧、中央、外侧。

Ⅰ-A：病变范围小于股骨头的 15%。

Ⅰ-B：病变范围占股骨头的 15%~30%。

Ⅰ-C：病变范围大于股骨头的 30%。

Ⅱ期：X 线片异常：股骨头斑点状表现，骨硬化，囊性变，骨质稀疏。X 线检查及 CT 扫描无股骨头塌陷，骨扫描及 MRI 呈阳性，髋臼无改变。病变根据部位划分为内侧、中央、外侧。

Ⅱ-A：病变范围小于股骨头的 15%。

Ⅱ-B：病变范围占股骨头的 15%~30%。

Ⅱ-C：病变范围大于股骨头的 30%。

Ⅲ期：X 线片上可见新月征。病变根据部位划分为内侧、中央、外侧。

Ⅲ-A：病变范围小于股骨头的 15% 或股骨头塌陷小于 2mm。

Ⅲ-B：病变范围占股骨头的 15%~30% 或股骨头塌陷 2~4mm。

Ⅲ-C：病变范围大于股骨头的 30% 或股骨头塌陷大于 4mm。

Ⅳ期：X 线片上见股骨头关节面变扁，关节间隙变窄，髋臼骨硬化，囊性变，边缘骨赘形成。

（5）Marous 分期法

Ⅰ期：髋无症状，X 线片无表现或轻微密度增高（点状密度增高）。

Ⅱ期：仍无症状或轻微，X 线密度增高，头无塌陷。

Ⅲ期：症状轻微，有软骨下骨折或新月征，一般多见扇形骨折，新月征少见。

Ⅳ期：髋痛，呈阵发性或持续性跛行及功能障碍，头扁平或骨质坏死。

Ⅴ期：疼痛明显，死骨破裂，关节间隙变窄，骨质密度更加硬化。

Ⅵ期：疼痛严重，有的疼痛较 Ⅴ 期减轻，但股骨头肥大变形，半脱位，髋臼不光滑，甚至硬化增生。

2. CT 检查　股骨头坏死的 CT 检查，是从横断分层观察死骨块的大小，而且可以明确显示囊状改变的大小，股骨头软骨下断裂骨折，股骨头塌陷的部位和塌陷的程度。当 X 射线片检查还不能确诊时，CT 检查就可以看出病理变化。按不同时期的骨坏死情况，可分为 4 期。

Ⅰ期：骨质无明显异常，有滑膜增厚，光节囊肿胀，关节腔积液，关节间隙增宽。

Ⅱ期：股骨头形态正常无塌陷。正常股骨头中心因负重应力的作用，骨小梁生理性密度增高，呈"星芒征"，当发现骨缺血性坏死时，关节头星芒骨纹间骨小梁吸收呈不均匀大眼状，由于反应性增生，使星芒骨纹增粗、扭曲、浓密。

Ⅲ期：为塌陷前期，股骨头变平，股骨头前上部关节面下见"半月"窄细状透亮带。

Ⅳ期：股骨头塌陷变形，股骨头内见有不同程度囊性变，周围有硬化或不规则，因塌陷所致的骨质区，可见碎骨片和关节游离体。继发退行性关节病，出现骨刺、关节间隙狭窄、关节半脱位。

3. MRI 检查　MRI 对骨髓变化的高度敏感性，能及时反映骨髓各种改变，因此 MRI 的敏感性优于骨核素扫描和 CT 及 X 线检查，能较早期发现股骨头缺血性坏死形态学上的改变，为早期诊断提供依据。根据病变不同阶段，在 MRI 上有相对应的表现，可分为 5 个阶段。

0 期：一般患者无症状，病理表现为造血骨髓的丢失，胞浆滞留并有窦状小管，间质内积液和骨髓脂肪细胞的坏死。MRI 可表现正常，在骨扫描时局部呈现一示踪剂缺血性冷点。只在 MRI 动态扫描时上述冷点可表现为增强减弱。

Ⅰ期：股骨头不变形，关节间隙正常，X 线平片、CT 多不能显示明显骨质病变，称 X 线前期。T1 加权股骨头负重区（根据关节软骨结构和功能的特点，将股骨头软骨面分为 3 个部分，外上方与髋臼软骨面相差的压力负重区、压力负重区内侧的非压力负重区和外侧周围的非压力负重区）显示线样低信号。T2 加权呈高信号，病理特征是骨和骨髓的坏死无修复，以骨髓水肿、骨细胞坏死、骨陷窝空虚为主要改变。

Ⅱ期：股骨头不变形，关节间隙正常。T1 加权为新月形边界清楚的不均匀信号，T2 加权显中等稍高信号，周围不均匀稍低信号环绕，呈典型的双线征，位置基本与 CT 的条状骨硬化一致。病理上为病灶中心大量不规则的细胞碎片坏死，周边纤维化，新骨形成和肉芽组织增生。

Ⅲ期：股骨头变形，软骨下骨折、塌陷、新月体形成。T1 加权呈带状低信号，T2 加权示中等或高信号，为关节积液进入软骨下骨折线的裂隙。新月形坏死骨发生应力性软骨下骨折、塌陷并与关节软骨分离。由于纤维组织长入形成致密的无血管墙，使修复被阻挡，进入坏死骨的修复受限。

Ⅳ期：关节软骨被完全破坏，关节间隙变窄，股骨头显著塌陷变形，髋臼出现硬化、囊性变及边缘骨赘等非特异性继发性骨关节炎。

4. 髋关节的功能评定　目前运用较多的是 Harris 于 1969 年提出的髋关节评定法，可作为治疗效果的评定标准。评分的内容包括疼痛、功能、畸形和关节活动度 4 个方面，其分数分配比例为 44：47：4：5。其特点为比较重视疼痛和关节功能的变化，而关节活动的权重较小。显示了不动而不痛的髋关节比活动而疼痛的髋关节更重要的观点；同时认为关节活动度的测量结果因测量者不同而差异较大，权重过大会使评分结果重复性差。

5. 股骨头坏死部位的形态

（1）股骨头全坏死：指股骨头从关节边缘全坏死。头下型股骨颈骨折可引起股骨头全坏死，头逐渐缩小，但关节面仍保持完整；激素性股骨头坏死，头关节软骨下可形成壳状骨折片。

（2）股骨头中心锥形坏死：为持重区骨坏死，正位片仅见股骨头中心相对骨密度增高，周围有死骨吸收带和外围新生骨带，晚期头顶塌陷。

（3）股骨头顶半月状坏死：常发生于股骨头前上方，死骨呈半月状，随着肉芽组织对死骨吸收。

（4）股骨头多发小灶性骨坏死：偶然可见到。股骨头增大，股骨头内均匀骨化，无骨小梁结构，绝对骨密度增高，可以看见多个小的低密度灶，为小灶性骨坏死吸收区。

（5）股骨头核心坏死：指股骨头的核心大块骨坏死，死骨吸收后，全部为结缔组织充填，形成一个大的"囊腔"，但其中充满纤维结缔组织，头塌陷并不严重。

（三）治疗

股骨头缺血性坏死是致残率较高的难治性疾病，诸多医家在病因病机研究基础上，报道了各自对治法方药所做的深入研究结果。

1. 中医中药治疗　刘柏龄认为本病多由肝肾不足、痰瘀阻痹，治疗上以补益肝肾、除痹祛痰为法，方用独活寄生汤加减，创伤者配以补血活血，佐以理气药；劳伤者，配以补气活血之品；寒湿者，偏寒加祛湿散寒、温经通络之品；偏湿加行气活血利湿之品；内损者加补中益气之品，肝肾两虚者，重补肝肾，培元固肾。刘柏龄以此方加减治疗数百例，效果良好。张世华等应用活血补髓汤治疗成人早期非创伤性股骨头坏死 45 例，依照病程与病变程度和性质的不同分为早、中、晚三期，早期应行气活血化瘀，中期辅以补肾健骨，晚期重在补肾壮骨、蠲痹通络，治疗方法先采用经验活血补髓汤，水煎服，每日 1 剂，早晚饭后 1 小时服用，1 个月为 1 个疗程，待症状减轻或消失后，按原方配制蜜丸，服 2 个月巩固疗效。观察在治疗前后过程中疼痛疗效、综合疗效、实验室检查等方面的差异，结果显示治疗前后疼痛积分分别为 7.25 ± 1.24 和 3.21 ± 1.19，45 例患者共 53 髋，治疗后优16 髋，占 30.19%；良 27 髋，占 50.94%；可 7 髋，占 13.21%；差 3 髋，占 5.66%，总有效率 81.13%。实验室检查对肝肾功能无损害，治疗前后指标差异无显著性，同时中药活血化瘀、补益肝肾、消肿止痛，在改善功能、减轻疼痛的同时，还能改善血液循环，纠正脂代谢紊乱，改善毛细血管通透性。李晶等根据症状、体征、临床病情将股骨头缺血性坏死分为 5 级，检查标准按国际骨循环学会的分期方法分为 6 期，本组患者 72 例，共 113 髋，其中 I 期 19 髋，II 期 28 髋，III 期 50 髋，IV 期 16 髋。以养血活血、补肾健骨的中药组方，水煎口服，每日 2 次，同时应用温肾通络、活血舒筋之中药组方药浴及熏洗，然后做床上体操及平板脚踏车功能锻炼，同时注意保暖，少负重的综合疗法治疗最短 3 个月，最长 30个月，平均治疗 6 个月，结果总有效率达 95.6%。罗元方等将本病分为二期四型辨证施治。早期，外伤劳损型，治宜补气养血、活血通络，八珍汤加味；瘀血化热型，治宜补肾活血、解毒止痛，治拟补肾活血解毒汤（当归、乳香、没药、川芎、白芍等）。中后期，气虚血瘀型，治以益气活血、健脾补肾，补阳还五汤加减；肾虚寒凝型，治以补肾活血、散寒除湿，补肾活血通痹汤（熟地黄、枸杞子、菟丝子、山茱萸、独活等）。治疗 14 例，近期疗效优 8 例，良 6 例，远期疗效优 9 例。

2. 实验研究　为探讨中药对骨坏死的作用机制，众多学者进行了大量实验研究，取得初步成果，为进一步采用中药治疗股骨头缺血性坏死提供良好基础。

（1）中药对血管内皮生长因子（VEGF）的影响：颜冰等采用 130 只新西兰大白兔随机分为正常对照组、激素造模组，高、中、低剂量中药治疗组。造模成功后，正常对照组及激素造模组生理盐水灌胃，中药治疗组予以不同浓度的活血补肾汤中药灌服，各组于给药后的 4 周、8 周、12 周分别处死后取一侧股骨头，测定 VEGF 含量，结果示活血补肾汤可显著提高坏死股骨头 VEGF 的表达，促进血管及新骨生成。吉万波等通过大鼠造模灌服股密葆方，发现该药可明显增强 VEGF 的表达水平，提示股密葆能促进新生血管形成，加速股骨头的修复。齐振熙等观察桃红四物汤对激素性股骨头缺血性坏死模型兔VEGF表达的影响，通过实验可见治疗组血管内皮生长因子灰度指数低于生理盐水对照组，表达明显增强，差异有显著性统计学意义。田能等通过实验证实健脾活血方能不同程度改善由激素引起的股骨头坏死组织形态学，升高股骨头内VEGF的表达，减低血清TG、CHO水平，其与模型组比较，差别有统计学意义。血管内皮生长因子又名血管渗透因子，是一种多功能糖蛋白，能增加血管通透性、改变血管内皮的某些基因表达，使血管内皮分泌组织因子、胶原酶等，诱导新生血管生成，具有促进股骨头坏死区域新生血管形成的作用。

（2）中药对骨形态发生蛋白（BMP）的影响：BMP是唯一能诱导异位成骨的细胞因子，不需蛋白水解激活，能明显诱导从骨髓中分离多潜能干细胞向软骨细胞、骨细胞分化，并抑制其向脂肪细胞、肌细胞的分化。其中BMP-2是能够促进成骨细胞分化和增殖的细胞因子，在骨的再生和修复过程中促进成骨细胞的分化并抑制其凋亡。潘珊珊等将192只实验兔随机分为模型组A（48）、模型组B（48）、模型对照组C（48）、空白对照组D（48）。A组第2周开始喂服活血通络中药饲料，B组第3周开始喂服活血通络中药饲料，C、D组均喂服等量普通饲料，A、B、C组第3周开始造模，每组分别于第2周末、第5周末、第8周末随机抽取8只取双侧股骨头标本，做病理镜检及计算空骨陷窝率和对兔血清BMP-2的含量进行测定，实时荧光定量PCR（RT-PCR）对兔血清Jagged1蛋白基因表达进行测定。结果：病理镜检及空骨陷窝率显示造模成功，BMP-2阳性表达的强度及面积均明显高于造模组，有统计学意义。模型组A、模型组B、模型对照组C的Jagged1均呈上调趋势，表明活血通络中药对股骨头坏死的预防治疗作用确切，其作用可能是通过促进Jagged1的上调并维持股骨头BMP-2浓度，达到促进骨修复和血管生成。陈光友等观察金骨片对激素性股骨头坏死治疗过程中BMP-2表达的影响，结果显示金骨片高剂量组和阳性对照组的BMP-2表达明显强于低剂量组和模型组，低剂量组亦强于模型组，差异均有显著性意义，提示金骨片能促进激素性股骨头坏死过程中BMP-2的表达。徐英杰等利用自制生骨胶囊粉剂喂养激素性股骨头坏死造模后兔子，治疗8周后应用免疫组化观察骨组织BMP-2、PPARγ的染色情况，运用RT-PCR方法检测股骨头组织内BMP-2mRNA及PPARγ mRNA表达的结果，结果示生骨胶囊组BMP-2的表达较模型组增强；PPARγ的表达低于模型组，接近空白对照组，可见生骨胶囊可以促进坏死股骨头内上调内源性BMP-2的表达，抑制由激素诱导的髓腔PPARγ的高表达，显示中药可通过上调内源性BMP-2的表达，改善局部环境，促进骨质的再生与修复，达到治疗骨坏死的目的。

（3）中药对骨钙素（BGP）的影响：BGP是目前研究骨代谢的一个新的生化标志物，是由成骨细胞产生和分泌的一种活性多肽，被认为是骨形成功能良好的标志，在骨钙代谢中起着重要调节作用。钱智斌等将成功造模后的家兔分为高中低剂量治疗组及模型组，治疗组给予不同剂量活血通络汤灌胃，模型组与正常组灌服等量蒸馏水，8周末检测ET、BGP，可见活血通络汤可明显下调模型兔血浆ET含量，提高血浆BGP含量，且疗效与剂量正相关。王荣田等为研究活血通络方加不同引经药对股骨头坏死兔BGP、BMP-2的含量以及股骨头BMP2 mRNA表达的影响，通过动物实验得出：在灌胃服用活血通络方的基础上，加用引经药牛膝可进一步提高血清BGP、BMP-2含量及BMP-2mRNA的表达。

股骨头缺血性坏死是骨内科学的难治性疾病之一，在临床以内服中药为主要治法之一。按照股骨头缺血性坏死气虚血瘀的病理变化，益气化瘀当为其治疗大法。上海骨伤名医施杞认为，本病发病机制关键在于"血瘀"，血瘀必然导致股骨头局部脉络瘀滞，终致股骨头局部缺血、坏死，血瘀存在于股骨头坏死各发病阶段的始终。所以辨证当以气滞血瘀、虚实夹杂和痰湿蕴结为主。并强调股骨头缺血性坏死患者需注意髋关节的减负，可选择手杖，单拐或双拐。其中手杖需置于健侧肢体使用，行走时，健侧伸出手杖，迈出患足，再迈出健足；上楼时，健侧伸出手杖，健肢先上；下楼时，健侧伸出手杖，患肢先下；以减少患侧关节受力。发病早期以卧床休息，减少负重为主；中后期则不宜长期卧床，需增加不负重状态下的髋关节功能锻炼，动静结合，尤重适度活动，以养身体、畅气血。禁忌行高强度的运动健身。推荐卧位进行抬腿、蹬腿、分腿、挺腹及仰卧起坐等运动，有利于调和气血，强筋健骨，体现"筋骨平衡、动静结合"。

（谢可永　葛京化　朱栋）

第六节　髋关节暂时性滑膜炎

一、定义

髋关节暂时性滑膜炎是发生在髋关节的非特异性炎症，以患侧关节肿胀、疼痛、关节活动障碍为特征的病症。

二、病因病理

髋关节暂时性滑膜炎在 1892 年由 Loveff 和 Morse 首次报告，Bradford 于 1912 年进一步确定其为临床症候群。髋关节暂时性滑膜炎易发生于 3~10 岁的儿童，发病高峰为 3~6 岁，其中以男性较多见，男：女为 2.9∶1，右侧多于左侧髋关节发病，双侧髋关节同时发病的约占 5%。

髋关节暂时性滑膜炎属于中医"痹证"范畴。《医林改错》曰："凡肩痛、臂痛、腰痛、腿痛或周身痛，总曰痹证。"认为肝肾亏虚致使筋骨失养，脾胃虚弱致使气血生成不足、营卫之气亏虚，加之外伤及外感风寒湿邪等乘虚而入，水湿运化失司而致痰湿阻滞经络，是本病发生的根本原因。

现代医学对本病的发病原因尚不清楚，一般认为感染、外伤、下肢过度活动都可能与髋关节滑膜炎的发生相关。髋关节滑膜是关节囊的内层组织，滑膜表面光滑，附着于关节软骨周缘，紧贴纤维层内面，由疏松结缔组织组成。构成滑膜内层的细胞有 A 型滑膜细胞（即巨噬细胞样滑膜细胞）和 B 型滑膜细胞（即成纤维样滑膜细胞）。滑膜下层又称滑膜衬里下层，主要由成纤维细胞、脂肪细胞、巨噬细胞、胶原纤维和蛋白聚糖组成，其内部含有丰富的血管和淋巴管。对物理、机械、化学、生物等因素刺激反应敏感而剧烈，正常状态时，关节液的产生和吸收维持着"动态平衡"。当外伤或过度运动等损伤时，造成滑膜损伤，充血、水肿，引起关节内大量液体渗出，渗出液中的纤维蛋白在积液吸收后沉淀黏附于关节滑膜表面，致使滑膜增生、肥厚，最终导致关节疼痛、活动受限。

当遭受外界或体内潜在病灶感染，刺激关节滑膜，导致滑膜出现炎症反应，炎性介质的刺激造成肌肉痉挛、滑液分泌与吸收失调，从而导致局部肿胀、疼痛等一系列炎症证候。这些非特异性质的炎症反应，使关节液的产生和吸收平衡失调，关节液的产生大于重吸收，出现关节积液，关节腔内的压力增大，表现为患侧关节肿胀、疼痛、关节活动障碍为特征的临床症状。

三、临床表现

患者多以髋或膝关节疼痛、跛行前来就诊。髋部滑膜炎对闭孔神经的刺激，影响闭孔神经在膝关节周围的分支，故疼痛向膝内侧及股前放射。患肢跛行，可出现患肢假性变长，延长多在 2cm 以内。由于髋关节位置较深，一般患髋处仅显示轻度肿胀。皮肤颜色及皮温正常，腹股沟区有深在性压痛。髋关节呈屈曲、内收、旋转等畸形，且以内旋时抵抗最明显。

四、诊断要点

1. 好发于 2~12 岁儿童，大多由上呼吸道感染史。
2. 患肢髋、膝部疼痛，局部可有肿胀。
3. 体检发现，患侧髋部压痛，被动活动受限。
4. 跛行，患肢假性变长在 2cm 以内，或骨盆倾斜。
5. "4"字征阳性，直腿抬高试验阴性，托马斯征阴性。
6. X 线片　骨盆轻度倾斜，髋关节囊肿胀，关节间隙增宽，臀小肌平直影变为弧形。
7. MRI 检查　髋关节腔内存在积液增多。
8. 超声波检查　患髋股骨颈颈前间隙（即股骨颈骨膜表面至关节囊外缘之间的最大距离）较健侧明显增宽，双侧差值 >1mm。滑膜增厚，关节积液。
9. 实验室检查　血白细胞总数及血沉正常或稍增高。

五、辨证论治

（一）卧床休息

（二）皮肤牵引

对于肌肉痉挛，可采用持续皮肤牵引。小重量患肢的持续皮肤牵引，可以缓解髋关节周围肌肉紧张，增加髋关节间隙，以减轻炎症刺激及对股骨头供血血管的挤压，有利于炎症吸收和损伤滑膜的修复，防止股骨头缺血性坏死的发生。

（三）辨证施治

小儿肾气未充，筋骨未坚；脾胃薄弱，气血不足；肌肤柔嫩，腠理疏松，属"稚阴稚阳"之体，故处方用药，药性不宜过猛，药量不宜过大，口味不易过苦，治则遵循扶正祛邪为主。

1. 早期　外邪入侵为主，治宜清热解毒、固表祛邪，方选玉屏风散加减，药用黄芪、白术、防风、金银花、黄芩、姜半夏、大枣、炙甘草等。

2. 后期　肾精不足为主，治宜补益肾精，方选六味地黄丸加减，药用熟地、山药、丹皮、茯苓、黄芪、白术、陈皮、甘草等。

（四）局部外敷三黄膏以加速消炎止痛

六、述评

髋关节暂时性滑膜炎好发于儿童，通常与上呼吸道感染有关，发病前 1~2 周多有感冒等病史，继发炎症所致，跑跳等外伤亦可诱发。同时，小儿体质特殊，吴瑭的《温病条辨·解儿难》认为小儿属"稚阴稚阳"之体，概括了小儿脏腑娇柔，形气未充，阴阳二气均幼稚不足，主要表现肾气未充，筋骨未坚；脾胃薄弱，气血未足；肌肤柔嫩，腠理疏松。同时，本病病情较为单纯。因此，在处方用药时，药效不宜过猛，药量不宜过大，口味不易过苦，治则遵循扶正祛邪为主。

（一）病因

儿童急性髋关节暂时性滑膜炎是儿童时期常见疾病，是儿童髋部疼痛常见原因之一，一般起病较急，临床表现与股骨头无菌性坏死较相似，其病因可能与儿童股骨头发育尚未成熟，关节囊松弛，髋关节活动度过大或损伤等有关。刘宝萍等研究不同年龄正常儿童股骨颈颈前间隙发现，同一年龄组男女之间无明显差别，与身高、体重亦无明显关系，而与是否爱好运动有关，如经常打篮球、长跑、练武术的儿童颈前间隙较宽。孙科等研究发现约 11.9% 的患儿发病 1 周前有剧烈活动或外伤史，其中男童占 83.3%，证实男女发病率不同，可能与运动量大小不同直接相关。王炳南通过动物实验模型研究指出，髋关节超量运动可造成滑膜组织充血、水肿，红白细胞及纤维性物渗出，关节内压升高及氧分压降低，最终发生滑膜变性、退变、脂肪化生、慢性无菌性炎症。该病另一方面可能于上呼吸道感染后，因变态反应等引起髋关节滑膜充血、渗出、水肿，使关节囊积液，关节腔内压力升高导致关节局部疼痛、关节活动受限。付学东等通过临床实验证实肠道病毒与儿童髋关节暂时性滑膜炎发病有明显相关性，且主要为 CVB 感染所致。余希林等从患儿血液和髋关节液中成功分离出 CoXB3。也有学者认为某种应激反应导致机体内去甲肾上腺素分泌一过性增多，导致髋关节滑膜一过性炎症反应和产生股骨头一过性缺血。

（二）临床分期

有学者根据 B 超结果，临床上将该病分为关节腔肿胀型和关节囊积液型。吴静等对 73 例单侧髋关节发病者，通过超声破的检查，发现髋关节滑膜炎在声像表现常见有两种：一种为患侧髋关节颈前间隙增宽，关节腔内积液，伴有或不伴有滑膜增共有 64 例，占 87.7%；另一种仅表现为患侧髋关节颈前间隙增宽，其内回声欠均匀，髋关节囊前缘即髂腰肌与关节囊之间的界面凸面向前（正常髋关节囊前缘为凹面向前的弧线），共有 9 例，占 12.3%。两者均未见关节周围软组织肿胀及股骨头颈骨质破坏现象。证实了关节腔积液型和关节囊肿胀型，其中以关节腔积液型较多见。

（三）治疗

对于髋关节暂时性滑膜炎应及时治疗，将其治愈，以避免病情加重，向股骨头缺血性坏死的方向发展。王嵩峰采用手法复位配合中药外治 78 例髋关节滑膜炎者。患者仰卧位，术者双手分别握提左右下肢小腿上段，趁患儿不备，骤然极度屈髋屈膝关节，可闻及复位音。复位成功者，两下肢等长。如两下肢仍不等长，患儿俯卧位，术者一手掌扶患侧臀部，另一手提拿患儿小腿下段，极度伸髋下，压按患侧臀部，闻复位响声，双下肢等长，表示复位成功。复位成功后，患者卧床休息 10 天，同时患部外敷桃红四物汤、五苓散加减。药物有桃仁 10g、红花 10g、川芎 10g、生地 10g、赤芍 10g、泽泻 10g、猪苓 10g、茯苓 10g、桂枝 6g、芒硝 10g、生地黄 10g、白芍 20g、川牛膝 10g、虎杖 15g、冰片 2g。水煎开后放温，将毛巾放药汁中浸湿，热敷患髋前部、以温热敷为好，1 天 1 剂，水煎分 3 次外敷，7 剂为 1 个疗程。疗效标准，治愈：无跛行，步行无痛，下蹲正常，"4"字试验和旋转屈髋试验阴性，双下肢等长，无复发；好转：症状、体征改善，仍轻度跛行；未愈：症状、体征无改善。结果 78 例经治疗，手法复位 1 次 56 例，2 次 20 例，3 次 2 例。中药外敷治疗 1 个疗程 67 例，2 个疗程 15 例，3 个疗程 2 例。本组 78 例经治疗 1~3 个疗程，按上述标准评定，治愈 72 例（占 92.31%），好转 4 例（占 5.13%），未愈 2 例（占 2.56%），总有效率 97.44%。说明通过手法复位，舒筋活络，纠正错缝，解除嵌夹是治疗本病之本。外敷中药可活血利水，消肿止痛，促进损伤滑膜修复。

（四）预后

关于儿童急性髋关节暂时性滑膜炎与股骨头缺血性坏死的关系，国内外学者意见各不相同。有学者认为急性髋关节暂时性滑膜炎与股骨头缺血性坏死两者之间有着因果关系，12% 的股骨头缺血性坏死患儿有髋关节暂时性滑膜炎病史。胥少汀认为急性髋关节暂时性滑膜炎可导致髋关节腔压力升高造成血管受压而危及股骨头骨骺的血供，因而产生股骨头骨骺缺血性坏死。Herry 等认为，髋关节积液持续 4~6 周时，不论 X 线征象是否存在，应考虑 Perthes 病发生的可能。但也有部分学者持反对意见，国内卢小虎等通过动物实验发现急性髋关节暂时性滑膜炎 30 天后虽然滑膜仍有炎症、关节内压增高，但股骨头供血并无减少。笔者从本组临床资料中发现有少数Ⅲ期和Ⅳ期的患者，尤其是临床治疗效果不好，病情反复的患儿可发展为股骨头缺血性坏死，其临床过程可能有一定的关系，但是其病理变化过程及产生股骨头缺血性坏死的原因还需要进一步研究。

髋关节暂时性滑膜炎为儿童常见病，上海施杞教授对此症治疗，颇具疗效。治疗上多予疏风解表为主，一般该病只要制动观察，并服用疏风解表药物，2 周均能好转至痊愈。同时认为适当手法按摩，有利于髋关节炎症的早期消散和保护患儿髋部，尤其是股骨头骨骺的血供，以免股骨头坏死的发生，体现了"已病防变"的治未病理念。

（谢可永　葛京化　朱栋）

第七节　弹　响　髋

一、定义

弹响髋是指髋关节在主动伸屈活动，或行走时，在髋关节内、外侧出现听得见或感觉到的"卡嗒"响声，尤以外侧弹响为多见。

二、病因病机

本病多见于青年，女性多见，无明显疼痛，或功能障碍。中医认为本病发生，在于素体虚弱，局部肌筋气血不足，血不濡筋，导致筋肉挛缩、疼痛，活动弹响。或因关节活动过度，慢性积劳成伤，迁延日久，筋肌肥厚、粘连、挛缩，活动弹响。

现代医学将髋关节弹响的发生分为关节内及关节外两种。但关节内弹响较少见。临床所见主要是关节外弹响，习惯上称为弹响髋或阔筋膜紧张症。本病的发生是由于髂胫束或臀大肌在股骨大转子处过多碰撞和过度摩擦，使髂胫束的后缘或臀大肌肌腱部的前缘增厚，在髋关节屈曲、内收或内旋活动时，增厚的组织滑过大粗隆的突起而发生弹响。一般无痛或有轻度不适。由于增厚组织的刺激，如发生粗隆部的滑囊发炎，则可出现局部疼痛。病理检查，镜下见横纹肌细胞退变及纤维组织增生，受累组织的水肿充血及无菌性炎症，进而导致纤维组织增生等一系列病理改变，如果病变未得到缓解，最终会导致肌挛缩。提示肌肉痛点的变化与缺血和代谢障碍有关，故支持弹响髋的外伤病因学说。

三、临床表现

髋关节屈伸及行走时有弹响，无疼痛症状，可有不适感但不影响关节活动。以手摸患者的粗隆部，令患者行走或屈伸髋，可触到大粗隆部有僵硬筋之滑过感和作响感。若形成滑囊炎，可出现肿胀、滑囊积液。急性炎症者可有红、肿、疼痛的症状。病情严重时髋关节屈曲、外展、外旋畸形，站立与行走时骨盆前倾，代偿性脊柱侧弯，前突增大，可引起姿势性下腰痛。

四、诊断要点

1. 髋关节屈伸时股骨大粗隆前上方出现弹响声，但不影响关节活动，疼痛不明显。

2. 体检可发现，随髋关节活动，有粗而紧的纤维带在股骨大粗隆上前后滑过，有弹跳现象。

3. X线检查，排除骨关节病变，即可诊断。

五、辨证论治

（一）中药内服

1. 气虚血瘀　症见患侧髋部活动有弹响，神疲乏力，面色无华，肌肉瘦削，舌淡苔薄，脉细涩。治宜益气化瘀，方选活血止痛汤加减，药用当归、川芎、乳香、没药、苏木、红花、地鳖虫、三七、赤芍、陈皮、落得打、紫荆藤等。

2. 肝肾不足　患则髋部弹响，腰膝酸软，行走无力，舌淡脉沉细。治宜补益肝肾，方选补筋丸加减，药用沉香、丁香、川牛膝、五加皮、蛇床子、茯苓、肉苁蓉、当归、熟地、丹皮、木瓜、人参、广木香等。

3. 热毒内蕴　患侧局部有红、肿、热、痛，压痛明显，行走不利者。治宜清热解毒，方选五味消毒饮加减，药用金银花、野菊花、蒲公英、紫花地丁、连翘。

（二）手法治疗

从臀部起，经阔筋膜的外侧部、髂胫束自上而下采用擦法以放松局部软组织，然后点按揉压居髎、环跳、风市等穴，以拿法松解组织，然后被动伸屈髋关节。再弹拨髂前上棘的阔筋膜张肌和大粗隆处紧张的筋膜，最后以擦法收功。

（三）物理治疗

1. 电疗　采用低频电疗，两电极置于患部，强度以患者舒适为度，每次15~25分钟，每日1次，10次为1个疗程。

2. 超声治疗　采用移动法，移动速度以每秒 1~2cm 为宜。强度为 1.5w/cm^2，5 分钟，每天 1 次，10 次为 1 个疗程。

（四）针刺治疗

采用体针，取穴：居髎、环跳、风市、阳陵、委中等。配合电针，每次 20~25 分钟，隔日 1 次，10 次为 1 个疗程。

（五）手术治疗

对精神压力较大，条索状增厚明显者，或保守治疗无效者，可行手术切断或切除引起弹响的增厚肌腱和纤维组织。术后早期进行功能锻炼。一般卧床休息 5~6 周。

六、述评

弹响髋治疗一般采用非手术疗法为主，中医治疗具有良好疗效。任志远等报道，采用针刀治疗弹响髋 45 例，患者取侧卧位，先确定可滑动的索状物位置，于索状物前侧缘，刺入弧形针灸刀，用刀背在髂胫束上（即索状物上）做钝性剥离，达索状物后侧缘，将针灸刀转 90° 刺入，缓缓向前进行钩割，将肥厚而紧张的索状物横形切断松解，然后取出针灸刀，做髋关节伸屈活动。若仍有部分索状物在大粗隆上滑动而伴弹响者，可重复再进行一次钩割松解，直至症状完全消失为止。2 周后复查，若症状未完全消除者仍可重复。结果痊愈（症状及体征全部消失）30 例、占 66.7%，有效（弹响明显减轻，局部疼痛及不适感均消失）9 例、占 20%，无效（弹响及其他症状均无改善）6 例、占 13.3%。其中经 1 次治疗者 28 例，2 次者 7 例，3 次者 10 例。徐金鹏以针刺配合推拿的方法治疗单侧关节外型弹响髋 12 例。治疗方法先针刺，取 0.40mm×10mm 针直刺患侧痛点，以局部胀痛为度；取 0.30mm×65mm 针直刺华佗夹脊第 17 穴，针感以局部胀痛或向下肢放射为度；取 0.50mm×70mm 针直刺秩边穴，针感以局部胀痛或向下肢放射为度；居髎，取 0.30mm×50mm 针，直刺居髎穴，以局部胀痛为度；风市，取 0.30mm×65mm 针，直刺风市穴，以局部胀痛为度；取 0.30mm×50mm 针直刺委中穴，针感以下肢抽动为度。患者侧卧位（患侧在上），先刺患侧痛点用泻法，再刺华佗夹脊第 17 穴、秩边、居髎、风市、委中，用平补平泻手法，每次留针 40 分钟。每日 1 次，10 次为 1 个疗程。如未愈，休息 5 天，继续第 2 疗程。起针休息 15 分钟后再推拿手法，患者取俯卧位，擦按臀部，结合髋关节后伸和外展的被动运动，按揉髋部，弹拨髋部及外缘；然后侧卧位（患侧向上），擦按阔筋膜张肌沿髂胫束经膝关节外侧至胫骨部，弹拨髂前上棘上方的髂部和大转子处的条索状物，按揉髂胫束部，擦臀大肌及大腿外侧部。结果痊愈（疼痛及髋部弹响完全消失）10 例、占 83.3%，好转（髋部弹响消失，尚有轻度疼痛）2 例、占 16.7%，有效率达 100%。治疗时间最短 1 个疗程，最长 4 个疗程。

弹响髋又称髂胫束摩擦综合征，或臀肌挛缩症。本症的治疗，大多为对症治疗，目前根治途径只有手术。因此预防髋关节的慢性运动损伤为防止其发展的重要措施，运动应注意劳逸结合。髂胫束和臀肌的牵拉练功有助于减轻症状。髂胫束牵拉，两下肢交叉稳定站立，上身向左屈曲，髋部向右侧伸至右髋侧面至牵拉感，保持 10~15 秒，重复 2~3 次。臀肌牵拉，取坐位，双下肢平放于地，左踝置于右膝上，保持身体平稳，腰背平直，屈髋至左侧臀部有牵拉感，保持 10~15 秒，重复 2~3 次。

（谢可永　葛京化　朱栋）

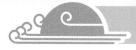

　　膝关节是人体中最大、最复杂的关节，包括股胫关节、股髌关节和胫腓近侧关节 3 个关节。其中由股骨内、外侧髁和胫骨内、外侧髁组成的股胫关节，起到了增大接触面积，减少压强和提高关节稳固性的作用。胫骨平台在形态上呈由前向后逐渐下降的趋势，此角度称为胫骨平台后倾角。胫骨平台中央有前后两个髁间棘，周围为半月板和交叉韧带的附着处。外侧胫骨关节面的前 1/3 为一逐渐上升的凹面，而后 2/3 则呈逐渐下降的凹面。内侧胫骨关节面则呈一种碗形的凹陷。与凸出的股骨关节面相吻合，使膝关节在矢状面可做伸屈活动；外侧胫骨关节面的凹陷结构使外侧胫股关节面未完全吻合，使膝关节在水平面上有一定的旋转活动。所以膝关节的伸屈活动是具有多个瞬时活动中心的运动。在胫骨内、外侧髁关节上，分别含由纤维软骨板构成的半月板，内侧半月板，呈"C"形，前端窄后部宽，外缘中部与关节囊纤维层和胫侧副韧带相连。外侧半月板，呈"O"形，外缘的后部与腘绳肌腱相连。半月板可以加深关节窝，有利于缓冲震荡。

　　膝部的血供由股动脉、腘动脉、胫前动脉和股深动脉共同组成膝关节动脉网供给，它包括髌网、股外侧髁网、股内侧髁网、髌下网、半月板周围网、髌韧带网和滑膜网，可见膝关节血供不仅丰富，而且侧支循环也较多，当腘动脉发生血供障碍时，可由侧支循环提供，防止小腿坏死。膝前部有股神经的肌支、闭孔神经前支以及隐神经支配。膝前内侧由隐神经支配，髌上部由股神经的股中肌支支配。膝前外侧由股神经股外侧肌肌支支配。股神经前皮支支配膝关节前面 2/3 的皮肤。隐神经髌上支支配关节内侧肌内上侧。膝后部有坐骨神经肌分支、胫神经和腓总神经以及闭孔神经后支支配。可见如此广泛的神经分布，说明膝关节疼痛有时并非仅膝部病变，其髋部和腰骶部病变也可导致膝部疼痛。

　　膝关节周围的肌群分为后侧的屈肌群和前侧的伸肌群。位于膝关节后方的屈肌群主要有：①股二头肌：其长头起于坐骨结节，止于腓骨小头。由坐骨神经支配膝关节屈曲和外旋。短头起于股骨嵴外侧唇，止于腓骨小头。由坐骨神经支配膝关节屈曲、外旋。②半膜肌：起于坐骨结节，止于胫骨内侧髁，延续为腘斜韧带附着于关节囊。由坐骨神经支配膝关节屈曲、内旋和紧张膝关节囊。③股薄肌：起于耻骨下支，止于胫骨粗隆内侧部，位于大收肌内侧。由闭孔神经支配膝关节屈曲和内旋。位于膝关节前方的伸肌群，主要有股四头肌：有四个头，分别为股直肌、股外侧肌、股中间肌及股内侧肌。四个头向下汇成股四头肌腱附着于髌骨，止于胫骨粗隆。由股神经支配膝关节伸直运动，其中股直肌还有屈髋作用。股四头肌中的股直肌起自髂前下棘和髋臼

836

上缘。股外侧肌：起自大转子和股骨嵴外侧唇。股中间肌，起自股骨前面。股内侧肌，起于股骨嵴内侧唇。

膝关节有众多韧带提供其稳定性。①髌韧带：位于髌前方，是股四头肌肌腱的延续，止于胫骨粗隆。从前方加固和限制膝关节过屈。②髌内、外侧支持带：在髌韧带两侧，内侧支持带为股内侧肌和肌腱膜的下延，外侧支持带为股外侧肌腱膜的下延，均与膝关节囊相编织。③腘斜韧带：位于后方，由半膜肌的腱纤维部分编入关节囊所形成。④腓侧副韧带：是关节囊外的圆形纤维束，位于膝关节外侧稍后方。起于股骨外上髁，止于腓骨小头。从外侧加固膝关节，防止膝过伸。⑤胫侧副韧带：呈扁带状，起自内收肌结节，向下放散编织于关节囊纤维层。位于膝关节内侧偏后方。起于股骨内侧髁，止于胫骨内侧髁。从内侧加固膝关节，防止膝过伸。⑥前后交叉韧带：位于关节腔内，前交叉韧带起于胫骨髁间隆起前方，止于股骨外侧髁的内面；后交叉韧带起于胫骨髁间隆起后方，止于股骨外侧髁的外面；能防止股骨和胫骨前后移位。对膝关节静态和动态的生物力学研究显示，膝关节的骨性结构、半月板，众多肌肉、韧带、关节囊及附属韧带结构的共同作用，保持了膝关节在静态与动态的稳定性。在膝关节完全伸直位时，关节将发生扣锁，而获得最大的关节稳定性，使膝关节处于十分稳固的状态。

第一节　髌骨骨折

一、定义

髌骨位于膝部前方，位置表浅，只有皮肤、薄层皮下组织及髌前滑囊在髌骨之上，故髌骨易因直接暴力及间接暴力而骨折。

二、病因病理

髌骨，中医"亦名膑骨。形圆而扁，覆于楗上下两骨之端，内面有筋联属"。位于股四头肌腱内，是全身最大的籽骨，略呈三角形，尖端向下，其上连股四头肌，下通过髌腱连接于胫骨结节，一部分股四头肌腱膜纤维延续过髌骨表面并与髌腱融合。髌骨前面略成球形，向前凸出，后面是平滑软骨面，中央有一纵嵴与股骨髁滑车的凹陷相适应，与股骨两髁之间软骨面相关节，参与组成膝关节。它集中股四头肌各方向的牵引力，通过髌韧带止于胫骨结节，以增强股四头肌的作用，协助维持膝关节的稳定，完成股四头肌的伸膝动作，并在伸膝过程中起滑车作用和保护膝关节。所以髌骨是伸膝装置中的一个重要组件。其力学作用是机械性地使股四头肌通过髌韧带对胫骨施加作用力，以改变其作用方向。吴永发等从生物力学观点，认为髌骨将股四头肌产生的拉力传向髌腱，增加了伸膝装置对于膝关节屈伸轴点的杠杆力臂，从而增大了股四头肌的力矩，加强其机械效益，为膝关节提供了伸膝装置的弯矩作用力臂，增大了股四头肌的作用力矩。研究还发现在膝关节屈曲早期，伸直时髌骨可增加股四头肌力臂30%，到弯曲30°时增加15%。

髌骨古称连骸骨，俗称膝盖骨。《素问·骨空论》中说："膝解为骸关，侠膝之骨为连骸。"说明髌骨参与膝关节的构成。《医宗金鉴·正骨心法要旨·膝盖骨》说："覆于楗胻骨上下两骨之端，内面有筋连属。"更进一步指明，髌骨与膝关节内其他组织结构的关系。现代解剖亦证实，膝关节内具有复杂的组织结构，包括半月板、内交叉韧带、侧副韧带等众多软骨、韧带等。

本病的发生可由直接暴力打击，常导致髌骨粉碎性骨折。但在临床较多见的是间接暴力引起横行骨折。常发生于跌倒时，股四头肌强烈向上牵拉力，髌韧带固定在髌骨下部，股骨髁部与髌骨关节面紧密接触向前顶压髌骨形成支点。在这三种力量同时作用于髌骨下部，造成髌骨横行骨折。较多发生在髌骨中部，上极骨折少见。

髌骨骨折根据骨折线的走行方向分为：①横行骨折，包括上极、中部及下极横行骨折；②粉碎性骨折，包括上极、下极粉碎性骨折及星状骨折；③纵行骨折；④边缘骨折。其中纵行骨折及边缘骨折较少见。有的分为上极、中段、下极、粉碎、纵行、边缘骨折 6 型。还可根据骨折是否移位分为无移位髌骨骨折（约占 20%）和有移位髌骨骨折。

三、临床表现

膝关节明显肿胀、疼痛，活动困难，不能伸直。压痛明显，陈旧性骨折者，伸膝无力，走路缓慢，并可有关节活动障碍。

四、诊断要点

1. 典型的骨折证候。

2. 检查发现，横断骨折有移位时，可触及骨折线及骨块间间隙。

3. X 线片可明确骨折类型及移位情况。对于疑有纵行或边缘骨折者，需加拍髌骨轴位片证实。

五、辨证论治

髌骨骨折治疗的目的是最大限度地恢复关节面的平整，修补断裂的肌腱腱膜和破裂的关节囊，恢复膝关节的功能和防止发生外伤性关节炎。

（一）手法复位

适用于无移位，或较少移位的髌骨骨折，关节面轻度不平整（分离 <3mm，关节面不平 <2mm）。抽出关节积血，适当压力包扎，外用夹板或石膏托固定关节伸直位 4 周，逐渐练习膝关节屈曲活动。

1. 无移位骨折　抽出关节积血，适当压力包扎，外用夹板或石膏托固定关节伸直位 4 周，逐渐练习膝关节屈曲活动。

2. 有移位骨折　对膝关节肿胀明显，或就诊较迟（伤后 2~3 天）者，应先固定并敷消肿膏，待肿消后再行整复。复位前抽尽关节腔积血以利手法复位，复位时患肢置于中立，膝关节伸直位，以减低股四头肌张力。对髌骨中下 1/3 的横断骨折，因受股四头肌的牵拉骨折近端向上移位，且骨折块小，软组织肿胀，须以相应轻柔手法予以整复，具体操作时，患者膝部伸直位，术者用两拇、食、中指捏住断端对推使两断端接近，以一手按住固定，另一手触摸髌骨表面，确定复位后，放置抱膝器，膝部后侧放置夹板，或石膏托固定之。

对复位失败或移位在 2cm 以上不宜手法复位者，可采用手术治疗。

（二）固定方法

1. 夹板、石膏固定　夹板采用置于后侧的长夹板，可做膝部伸直位固定。石膏固定包括石膏托和管型石膏外固定。有移位者，以手法挤压骨折块，使其相互靠拢。可使关节面自动恢复平整。用长腿石膏固定患膝于伸直位。可早期进行股四头肌收缩锻炼，预防肌肉萎缩和粘连。外固定时间一般不要超过 6 周。拆除石膏后做膝关节屈伸活动，逐渐加大活动范围。

2. 抱膝圈固定　选用大小适当抱膝圈，圈周围裹以棉花纱布。将四条布带绕于托板后方收紧打结，托板的近远端用绷带固定于大小腿上。固定后，做股四头肌收缩锻炼，3 周后下床练习步行。4~6 周后去除外固定，膝关节做不负重活动。固定后，应密切注意布带是否压迫腓总神经，以免造成腓总神经损伤。

3. 布兜多头带固定　适于移位的骨折，在手法复位后，把活动夹板置于膝关节后面，活动轴正对膝关节活动处。分别置半月形抱骨垫于髌骨上下缘，用胶布固定后，将扎带分别系于活动夹板的螺钉上。再用另一个多头弹性带固定在近段抱骨垫上方，将 5 根弹性带分别系于活动夹板的螺钉上。上下 2~3 条弹性带可在膝前交叉，松紧一致，再放髌前弹性带，此带通过抱骨垫，对骨折断端直接产生压力，然后用绷带将膝后活动板绑于大腿上。固定后抬高患肢，注意观察固定的松紧度、血液循环，有无腓总神经压迫等。

对手法复位失败，或粉碎移位性骨折；或合并伸肌支持带撕裂的骨折、开放性骨折、骨折移位 >3mm 或关节面台阶 >2mm 等，应采用手术治疗。

（三）中药应用

按骨折三期治法。

1. 骨折初期　由于筋骨脉络的损伤，血溢脉外，瘀滞不散，气血不行，经络受阻，故宜活血化瘀，消肿止痛为主。可选用活血止痛汤加减。药用当归、川芎、乳香、没药、苏木、红花、陈皮、落得打、紫荆藤等。

2. 骨折中期　肿胀渐消退，疼痛已减轻，瘀肿未尽，骨尚未连，故治宜接骨续筋，舒筋通络为主。选用舒筋活血汤加减，药用羌活、防风、荆芥、独活、当归、续断、青皮、牛膝、五加皮、杜仲、枳壳等。

3. 骨折后期　骨痂生长，关节僵硬，活动不利，治宜补益肝肾，强筋壮骨。选用虎潜丸加减，药用龟甲胶、鹿角胶、何首乌、川牛膝、杜仲、威灵仙、羌活、白芍、白术、熟地等。用海桐皮汤加减，药用海桐皮、透骨草、乳香、没药、川芎、威灵仙、白芷、防风等，煎水熏洗。

（四）自我按摩

在髌骨骨折后期，石膏已去除，可通过自我保健按摩来增强膝关节的活动功能。具体可按以下方法：首先双手拇指重叠，沿髌骨下缘挤压髌骨，以疏通髌骨周围血运，然后单手扣住髌骨，稳力向上提起，以疏通髌骨上下血脉，然后单手掌根按揉髌骨周围和股四头肌肌腱部位，反复数次，最后拍打放松髌骨周围的肌肉。上述方法可每日 1 次，每次 20 分钟。

（五）功能锻炼

髌骨骨折内固定术后练习的内容主要分伸直功能练习、屈曲功能练习、力量练习等。

839

1. 伸直功能锻炼　在各种术式中，伸直功能练习均毫无限制，从下手术台一刻开始，就应该在过伸位放置下肢，保证伸直功能无碍。术后伸直练习应始终作为重点练习项目，主要以股四头肌等长收缩练习为主，以防股四头肌粘连、萎缩，伸膝无力，为下地行走打好基础。如无禁忌，可左右推动髌骨，防止髌骨与关节面粘连，练习踝关节和足部关节活动。

2. 屈曲功能锻炼　经过长时间固定，膝关节都有不同程度的功能障碍，因此应采取多种形式、多种方法的锻炼。如主动锻炼和被动锻炼结合，床上锻炼和床下锻炼结合，用器械锻炼和不用器械锻炼结合等。刚去除外固定时，主动屈膝较困难，可多采用被动启动形式，如在别人帮助下屈膝；待有一定活动度后改为主动活动。患者可在卧床时主动伸屈膝关节，也可下地扶床边或门框下蹲以练习膝关节伸屈功能。压砂袋法也很简单，即让患者坐在床边，将患肢伸出床沿，在踝部上压 3kg 左右砂袋，每次 15 分钟，每日 2~3 次，但应注意被动活动力量要缓和，以免造成新的损伤，同时锻炼的强度应因人而异，以不引起疲劳为宜。

3. 肌力锻炼　可练习直抬腿动作。在完全无痛的前提下，以关节充分伸直的姿态，抬起整个大腿直到约与水平呈 15°~30° 高度，保持 10~15 秒，缓慢放下，重复 10~15 次，每天 2~3 组。

六、述评

对髌骨骨折的阐述，在历代医著中，以《医宗金鉴·正骨心法要旨·四肢部》最为全面。谓之："如有跌打损伤，膝盖上移者，其筋即肿大，株连于腘内之筋，腘内之筋，上连腰胯，故每有腰屈疼痛之证，或下移胻骨则掀肿，或足腹冷硬，步履后拽斜行也。若膝盖离位向外侧者，则内筋肿大；向内侧者，则筋直腘肿。宜详视其骨如何斜错，按法推拿，以复其位。内服补筋丸，以定痛散灸熨之，熏八仙逍遥汤则愈。"详细描述了髌骨骨折后的临床表现和治疗，包括手法复位和内、外用药。

现代医学认为髌骨骨折属于关节内骨折，约占全身骨折的 10%。髌骨是人体最大的籽骨，位于股四头肌腱内，与股四头肌腱膜、髌旁腱膜、髌韧带共同构成伸膝装置。在膝部伸屈活动中，具有重要的生物力学性能。髌骨骨折的治疗方法繁多，选择正确的治疗方法与骨折的类型密切相关。

（一）髌骨骨折分型

1. AO/OTA 分型　根据髌骨骨折的部位和是否损伤伸膝装置，将髌骨骨折分为关节外骨折、波及部分关节面骨折，以及波及关节面和伸膝装置骨折 3 型。A 型：髌骨关节外骨折。B 型：髌骨部分关节内骨折，伸膝装置完整。C 型：髌骨完全关节内骨折，伸膝装置破裂。

2. Rockwood 分型　Ⅰ 型：无移位骨折。Ⅱ 型：横断骨折。Ⅲ 型：下部或下极骨折。Ⅳ 型：无移位粉碎骨折。Ⅴ 型：移位的粉碎骨折。Ⅵ 型：垂直骨折。Ⅶ 型：骨软骨骨折。

3. Meenen 分类　a 型：简单的横行骨折。b 型：简单的斜行骨折。c 型：撕脱骨折。d 型：简单的纵行骨折。e 型：简单的粉碎骨折。f 型：复杂的粉碎骨折。

（二）辨证论治

髌骨骨折的治疗目的是尽早恢复伸膝装置的连续性和整齐的髌骨关节面。无论非手术或手术治疗，都应尽早进行功能锻炼，以减少各种并发症和最大限度恢复膝关节功能。

1. 非手术疗法　对于髌骨骨折的非手术治疗，历代有众多论述，并创立了许多行之有效的外固定器。如《医宗金鉴·正骨心法要旨》中列出了抱膝器以固定髌骨骨折："抱膝者，有四足之竹圈也。以竹片作圈，较膝盖稍大些须，再用竹片四根，以麻线紧缚圈上，作四足之形，将白布条通缠于竹圈及四足之上。用于膝盖，虽拘制不致痛苦矣。用法释义：膝盖骨覆于楗、骺二骨之端，本活动物也。若有所伤，非骨体破碎，即离位而突出于左右，虽用手法推入原位，但步履行止，必牵动于彼，故用抱膝之器以固之，庶免复离原位，而遗跛足之患也。其法将抱膝四足，插于膝盖两旁，以竹圈辖住膝盖，令其稳妥，不得移动，再用白布宽带紧紧缚之。"现代对髌骨骨折治疗的器具有更多改进和发展，如用于外固定的"抓髌器"等，其应用范围更为广泛。

2. 外固定治疗　1843 年 Malgaigne 设计的爪型外固定器，成为最早髌骨骨折外固定器。以后逐步出现了髌骨抱聚器等各种微型外固定器。国内报道，采用抱聚器治疗髌骨骨折，优良率达 90% 以上。

3. 手术治疗　目前常用手术方法有：①髌骨全切除术及部分切除术：适用于严重髌骨粉碎性骨折和软骨广泛破坏的患者。髌骨具有增强股四头肌肌力的作用，增强伸膝力，尤其在伸直膝关节最后 $10° \sim 15°$ 时，作用更为重要。切除髌骨后必然会减少伸膝力矩，股四头肌肌力需增加 30% 方能代偿。因此，对髌骨切除术应取谨慎态度，原则上应尽量避免髌骨的切除，以保存膝关节的完整性。②切开复位内固定术：内固定方法的选择是否合适，对髌骨骨折的愈合时间及膝关节的功能恢复有重要作用。

目前常用的内固定术式：髌骨周缘环形缝扎、张力带内固定术、空心螺钉张力带内固定术、镍钛聚髌器内固定术、篮网钢板内固定术、Cable-Pin 系统治疗髌骨骨折、可吸收材料固定治疗髌骨骨折等。

4. 术后康复　中医骨内科的练功疗法对髌骨骨折手术后的功能康复具有重要价值，可增加肌肉力量，增加关节活动度，促进膝关节运动功能改善。申爱成选取髌骨骨折患者 96 例，随机 2 组，对照组行手术联合功能锻炼，治疗组在此基础上联合中药治疗，随访 6~24 个月，发现研究组患者膝关节功能恢复优良率显著高于对照组。王金亮选取髌骨骨折术后膝关节僵硬的患者 62 例，随机分为观察组和对照组，对照组患者行膝关节功能锻炼治疗，观察组在对照组患者的基础上行中药熏洗联合功能锻炼进行治疗。结果观察组关节恢复情况（93.55%）明显优于对照组（70.97%），观察组疼痛缓解情况明显优于对照组。因此传统的中医治疗能够有效改善患者膝关节功能，提高治疗效果，加快患者术后膝关节功能恢复。

髌骨骨折的治疗，重点在于保持关节面平整，防止骨关节炎产生，恢复其功能。目前随着生物力学的发展，对髌骨的力学作用有更深入的了解，认识到髌骨在伸膝中的重要作用，对髌骨切除术持较慎重的态度。由此对髌骨骨折的非手术治疗有更多研究，并取得可喜成绩。

（谢可永　王拥军　张霆　朱栋）

第二节　胫骨平台骨折

一、定义

因外力作用使胫骨近端的干骺端及关节面发生骨折，称为胫骨平台骨折，是膝关节创伤中最常见的骨折之一，约占全身骨折的 0.83%。胫骨平台骨折常为高能量损伤。胫骨平台骨折的 40%~60% 为道路交通事故伤。对于老年骨质疏松者，微小暴力即可导致胫骨平台骨折。

二、病因病理

胫骨位于小腿内侧，为承重的长骨，其近端膨大，形成内侧髁和外侧髁，两髁上面为胫骨平台与股骨远端形成膝关节。故胫骨平台骨折又称胫骨髁骨折。内侧髁较大，关节面凹陷，外侧髁相对较小，关节面稍凸。关节面有 10°~15° 的后倾，膝关节解剖轴线有 7° 外翻角，故外侧平台容易骨折。胫骨两髁骨质较疏松，不如股骨两髁坚硬粗大，故遭受外力相互冲击时，胫骨髁部较股骨髁骨折机会要多，尤其是胫骨外侧髁骨折更为多见。由于胫骨平台内外侧分别有内、外侧副韧带，平台中央有胫骨粗隆，其上有交叉韧带附着，当胫骨平台骨折时常伴有韧带及半月板损伤。腓总神经出腘窝后经腓骨颈部绕向前，在骨折或固定不当时可引起损伤，应予重视。

间接暴力为胫骨平台骨折的常见病因。根据外力作用方向，可分为 3 种类型的损伤。一为外翻应力损伤，最为多见。当从高处坠下足部着地时，膝常为外翻位，或外力沿股骨外髁撞击胫骨外髁所致。二是垂直压力损伤，高处坠下足部着地，外力沿股骨向胫骨直线传导，股骨两髁直接冲击胫骨平台，引起胫骨内、外髁同时骨折，可呈"Y"型或"T"型骨折。三为内翻应力损伤，外力沿股骨内髁冲击胫骨平台造成胫骨内髁骨折，骨折块向内下方移位，塌陷。严重胫骨平台骨折常伴有膝侧副韧带、交叉韧带、半月板等相关的血管、神经损伤。应予高度重视。按照骨折移位、损伤程度，可分为不同类型。

目前运用较多的是 Schatzker 6 型分类法。Ⅰ型：外侧平台的单纯楔形骨折或劈裂骨折。Ⅱ型：外侧平台的劈裂压缩性骨折。Ⅲ型：外侧平台单纯压缩性骨折。Ⅳ型：内侧平台骨折，其可以是劈裂性或劈裂压缩性。Ⅴ型：包括内侧平台与外侧平台劈裂的双髁骨折。Ⅵ型：同时有关节面骨折和干骺端骨折，胫骨髁部与骨干分离，即所谓的骨干 – 干骺端分离，通常患者有相当严重的关节破坏、粉碎、压缩及髁移位。

三、临床表现

膝关节疼痛剧烈、活动障碍，不能站立行走。肿胀明显，可波及整个小腿上部。局部瘀斑；严重的胫骨内髁或外髁骨折，可有明显膝内、外翻畸形，关节内多有明显瘀血积聚。

四、诊断要点

1. 明确的外伤史。
2. 临床症状可见患侧髋部疼痛，压痛，屈髋屈膝和外旋畸形，活动功能障碍。
3. 体格检查发现胫骨平台压痛，患肢轴向叩击痛。关节内明显瘀血积聚者浮髌试验征阳性。单髁骨折伴侧副韧带损伤者，在相应侧副韧带处有明显痛，侧方应力试验为阳性。膝关节不稳定、反常活动；小腿肿胀明显者，应注意是否合并骨筋膜间室综合征。

4. X线摄片　X线内侧斜位可清晰显示外侧平台，外侧斜位可观察内侧平台。如发现内侧平台骨折或双侧平台骨折，应高度警惕关节周围软组织的损伤。

5. CT检查　显示出髁部骨折线的位置和范围以及关节内碎裂骨折与塌陷的部位和深度，并可明确骨折类型、部位、移位情况以及治疗方法的选择。

6. MRI检查　对于怀疑Ⅱ型、Ⅳ型骨折者，应采用MRI检查，以明确韧带、半月板等组织的损伤。

五、辨证论治

（一）复位和固定

胫骨平台骨折为关节内骨折，复位要求高，所以应及时给予复位，最大限度保持关节面的平整，以减少骨关节炎的发生。

（二）非手术治疗

适用于无移位的胫骨平台骨折或关节面塌陷<2mm，劈裂移位<5mm，粉碎骨折或不宜手术切开复位骨折者，可采用下列保守治法。

1. 胫骨单髁骨折整复手法　根据移位程度，采用相应的下列治法。

（1）对无移位或轻度塌陷型胫骨髁部骨折，不需手法整复。应在严格无菌条件下，将膝关节内积血吸净，局部敷消肿膏，用超膝夹板外固定，保持骨折的稳定性，防止骨折移位。

（2）移位较大的胫骨外或内髁骨折：以外髁骨折为例，可采用手法复位。一助手固定大腿部，一助手持小腿下段先顺势牵拉，再逐步内收牵引，术者两手相扣于膝内侧，向外牵拉，使小腿内收，在增大膝关节外侧间隙的同时，两拇指推挤胫骨外髁向内，使移位回复，胫骨内髁骨折复位时，上述手法可反向应用。

2. 胫骨髁间骨折

（1）对轻度移位者，可采用牵引配合推挤手法复位，即先行牵引矫正重叠后，再采用推挤手法复位，矫正向两侧分离移位。

（2）对移位较大者，或移位严重的粉碎骨折，单纯手法复位多难以奏效，采用跟骨牵引。在牵引下早期活动膝关节，有利于关节面软骨的再修复和膝关节功能恢复。牵引力可使膝关节韧带和关节囊呈现紧张，间接地牵拉整复一部分骨折。对平台骨折不伴有内侧副韧带损伤者可采用牵引治疗。

对于胫骨平台骨折的关节面塌陷超过2mm，侧向移位超过5mm，合并有膝关节韧带损伤和膝内翻或膝外翻超过5°，应考虑手术治疗，可分别选用内固定术，或骨移植等。

3. 外固定　一般可采用石膏固定和牵引固定。

（1）石膏固定：复位满意后，可予长腿石膏固定。石膏固定后，应抬高患肢，以促进静脉血液回流，消除肿胀。同时密切观察患肢的疼痛程度，有无麻木感，以判断血管、神经是否受压。一旦出现异常，立即予以处理。

（2）牵引固定：较常用的有跟骨牵引，重量3~3.5kg，牵引期4~6周。依靠牵引力使膝关节韧带及关节紧张，间接牵拉整复部分骨折移位纠正膝内翻或外翻成角。

（三）中药疗法

采用损伤三期疗法。

1. 早期 以行气活血，消肿止痛为主，方选桃红四物汤加减，药用桃仁、红花、川芎、当归、赤芍、生地、乳香、没药等。

2. 中期 以和营止痛，舒筋活络为治则，方选复元活血汤加减，药用柴胡、天花粉、当归尾、红花、穿山甲、桃仁等。

3. 后期 以补益肝肾，强筋壮骨为主，方选壮筋续骨丹加减，药用当归、川芎、白芍、熟地、杜仲、续断、五加皮、骨碎补、桂枝、三七、黄芪、补骨脂、菟丝子、木瓜、刘寄奴等。

（四）练功疗法

早期积极锻炼，对于恢复膝关节功能有重要作用。固定期间，做足趾的伸屈活动，去除固定后，宜逐步增加关节活动度和下肢的肌力。

1. 左侧卧，膝盖微弯，脚后跟并拢。头枕在左臂上。腹、臀部收缩，保持身体不动，抬高右腿膝部，持续 5~10 秒，放下。重复练习 10~15 次，换腿。每天 1~2 次。

2. 平卧位，膝盖弯曲，双脚分开，与臀部同宽，手臂放在两侧。缓慢抬起髋部至最高位，保持 5~10 秒。然后缓缓放下。重复 10~15 次。每天 1~2 次。

3. 平卧位，两下肢伸直，抬起一腿至 40° 左右，保持 5~10 秒，缓慢放下，重复 10~15 次，换下肢，同样锻炼法。每天 1~2 次。

六、述评

胫骨平台骨折在中文献中，早有记载。明代朱橚《普济方》云："令病患正坐，用一竹篾圈比膝盖大小，上用软纸缠圈，如皮破者，用玉真散敷贴破处，并敷贴用纸圈篾圈，绢带子缚定……常以演习行步，方得完全"。"凡膝盖骨损断，用手按边平正后……桑白皮夹缚作四截缚之。其膝盖有跌锉开者，可用竹箍箍定，敷药夹定，要四截缚之。膝盖不开者，按直，用贴药夹一月"。对其治疗作了详细阐述，为非手术治疗留下重要的文献资料。

现代流行病学调查显示，胫骨平台骨折约占全部骨折的 1%，其中外侧平台骨折约占 55%~70%，内侧平台骨折约占 10%~23%，内、外侧平台同时骨折占 10%~30%。损伤严重者还常合并半月板或韧带损伤。其治疗要求较高，处理不当可引起不同程度的膝内外翻畸形、创伤性关节炎等，导致关节功能障碍。骨折类型不同，其合并损伤、潜在的并发症、骨折的预后都有很大不同。因此重视骨折的分型，对选择合适的治法具有重要指导作用。胫骨平台骨折的分型法较多，如 1956 年 Hohl 和 Luck 提出无移位型、局部凹陷型、劈裂凹陷型和劈裂型的胫骨平台骨折 4 种分类法、1979 年 Schatzker 提出的 6 型分类法。临床上应用较广的有 Schatzker 和 AO 分型。

（一）诊断分型

X 线摄片是胫骨平台骨折常规检查方法，清晰的膝关节正侧位 X 线片，可显示骨折情况。在 X 线片的基础上，建立的 Schatzker 和 AO 分型是目前临床所常用的分类法。

1. Schatzker 分型 是 Schatzker 于 1979 年提出的，从内侧髁、外侧髁这 2 个解剖部位结合劈裂、塌陷 2 种骨折病理形态相结合进行分型，比较精确地反映了胫骨平台骨折的特性，共分为 6 型，严重程度是依次递增的，预后则越来越差。Schatzker Ⅰ 型、Ⅱ 型、Ⅲ 型是典型的低能量损伤造成的，而复杂的 Ⅳ 型、Ⅴ 型、Ⅵ 型骨折，则是由高能量损伤造成。

（1）Ⅰ 型：单纯外侧平台劈裂骨折，典型的楔形非粉碎性骨折块向外下劈裂移位。此型骨折常见于无骨质疏松的年轻患者。

（2）Ⅱ 型：外侧平台劈裂合并凹陷骨折，侧方楔形骨块劈裂分离，并有关节面向下压缩陷入干骺端。此型骨折最常见于老年患者。

（3）Ⅲ 型：单纯外侧平台中央压缩骨折，关节面被压缩陷入平台，外侧皮质完整，易发生于骨质疏松者。

（4）Ⅳ 型：内髁骨折。此型骨折可以是单纯的楔形劈裂或是粉碎和压缩骨折，常累及胫骨棘。

（5）Ⅴ 型：双髁骨折，两侧胫骨平台劈裂，特征是干骺端与骨干仍保持连续性。

（6）Ⅵ 型：伴有干骺端与骨干分离的平台骨折，除单髁、双髁及关节面骨折外，还存在胫骨近端横形或斜形骨折。

2. AO 分型 1990 年国际内固定研究会（AO/ASIF）有关长骨骨折的综合分类，将胫骨平台骨折分为两型 6 组 18 个亚组。2000 年，AO/OTA 分类已被美国 *JBJS* 杂志推荐使用，并作为美国创伤骨科学会（OTA）会议与 *J Orthop Traum* 杂志论文的标准骨折分类。

AO 分型以关节内和干骺端 2 个部位结合简单与复杂 2 个因素进行分型，对骨折的形态描述更为详细。其特点为，内容详尽，便于积累资料和决定治疗方案。胫骨平台骨折 AO 分型包括部分关节内骨折（B 型）和完全关节内骨折（C 型），分为两型 6 组 18 个亚型。

41–B1，部分关节内骨折，单纯劈裂。

41–B1，1 外侧关节面骨折。

41–B1，2 内侧关节面骨折。

41–B1，3 斜形骨折，累及胫骨嵴及一侧关节面 [（1）外侧，（2）内侧]。

41–B2，部分关节内骨折，单纯压缩。

41–B2，1 外侧关节面完全压缩。

41–B2，2 外侧关节面部分压缩。

41–B2，3 内侧关节面压缩。

41–B3，部分关节内骨折，劈裂，压缩。

41–B3，1 外侧关节面。

41–B3，2 内侧关节面。

41–B3，3 斜形骨折，累及胫骨嵴及一侧关节面 [（1）外侧，（2）内侧]。

41–C1，完全关节内骨折，关节简单骨折，干骺端简单骨折。

41–C1，1 轻度移位。

41–C1，2 单髁移位。

41–C1，3 双髁移位。

41–C2，完全关节内骨折，关节简单骨折，干骺端粉碎。

41–C2，1 完整楔形骨折 [（1）外侧，（2）内侧]。

41–C2，2 粉碎楔形骨折 [（1）外侧，（2）内侧]。

41–C2，3 复杂骨折。

41-C3，完全关节内骨折，关节粉碎骨折。

41-C3，1 外侧。

41-C3，2 内侧。

41-C3，3 外侧加内侧。

（二）CT 诊断应用

随着科学技术的发展，CT 在临床应用的逐步广泛，CT 影像学技术水平提高，尤其是螺旋 CT 技术的运用，使胫骨平台骨折的诊断分型更加精确，对胫骨平台后侧骨折有更明确的认识。X 线正位片，胫骨平台被显示为两条略带弧形的曲线，这实际上是胫骨平台前部在 X 线上的投影，而平台后侧的大部分重叠于这两条线下的骨质投影中。侧位片上，由于内外侧平台重叠投影，各个平台的细节更难反映出来，造成一定的误诊。CT 的高分辨率可以清楚显示胫骨平台的细微骨折，尤其是螺旋 CT 多平面扫描重组及三维重建来观察评估平台劈裂塌陷的准确位置，确定塌陷范围及程度，获取具体、全面、逼真、立体的胫骨平台图像，并对骨结构空间位置变化、移位方向、骨面骨折线走行予以全面显示。螺旋 CT 在诊断骨折分型方面优势更突出。因此，为了准确分型，正确指导治疗，CT 检查应为胫骨平台骨折术前常规检查。

MRI 的出现，对韧带、软骨等各种组损伤，提供了明确的显示方法。因此在临床发现有韧带或软骨等组织损害时，应做 MRI 检查，以明确诊断。

（三）辨证论治

胫骨平台骨折治疗原则，是通过正确的复位，确实的内固定，以获得良好对位、平整的关节面，最大限度地恢复膝关节功能，尽可能减少膝关节创伤性关节炎的发生。根据骨折的不同分型，采用合适的非手术或手术治疗。对低能量的损伤，骨折无移位或轻度移位，采用闭合复位能纠正移位，恢复关节面的平整，避免关节的后遗症。高能量损伤往往造成骨折粉碎，移位明显，且关节面破坏严重，塌陷的关节面难以实现单纯手法复位或牵引复位，导致复位不佳，关节面存在永久性阶梯错位，易诱发创伤性关节炎。因此，非手术治疗对低能量损伤较易获得成功，对高能量损伤者宜手术治疗。

1. 非手术治疗　主要适用于无移位骨折，或轻度移位，骨折塌陷 <3mm 或移位 <5mm 者（包括 Schatzker Ⅰ、Ⅱ型和部分Ⅲ型；或伴有严重内科疾病，难以接受手术者）。非手术治疗包括手法复位、石膏固定、牵引疗法和使用可控制的膝关节支具等。采用经皮复位固定疗法，使单靠手法难以复位或需手术治疗的胫骨平台骨折得以取得良好疗效。具体可分为经皮钢针撬拨复位固定和经皮钢针外固定支架复位固定。罗运彬等对 80 例胫骨平台骨折用中医综合方案治疗，患者手法复位，患肢行皮牵引，牵引重量是患者体重的 1/10，对骨折处行中药外敷治疗，用绷带进行包扎。将两块弧形压垫及内衬棉垫放在患者胫骨内外踝，通过胶布作对向粘贴。超膝关节夹板固定方法为内外侧及后侧夹板通过超膝关节联杆式固定，膝关节处有绞链联结，其他两块小夹板放在患者胫骨嵴两侧，使用夹板下端处于内踝上 5cm。配合中药口服，功能锻炼，拆除夹板后用中药熏洗，结果痊愈 50 例（62.5%），好转 30 例（37.5%），总有效率 100%。温建强等采用有限内固定结合外固定架手术，术后口服加味桃红四物汤治疗胫骨平台骨折 Schatzker Ⅴ、Ⅵ型患者 31 例，随访 6 个月 ~3 年。结果优 15 例，良 12 例，可 3 例，差 1 例，优良率为 87.1%。认为对胫骨平台骨折 Schatzker Ⅴ、Ⅵ型伴有皮肤条件差的患者，可予有限内固定结合外固定架治疗，并术后配

合口服加味桃红四物汤，能有效促进骨折初期主要临床症状、体征的缓解。芦盛贞等选取胫骨平台骨折手术患者 84 例，随机分为治疗组和对照组各 42 例，两组均给予术后常规治疗及早期康复训练，治疗组加用中药熏洗和湿热敷，结果治疗组患者膝关节疼痛和局部肿胀程度明显低于对照组，Hohls 膝关节功能评分治疗组明显高于对照组。

2. 合并损伤的治疗　对于胫骨平台骨折合并韧带、半月板损伤的病症，治疗一般的原则是先恢复骨性结构。一期修复骨折的正常解剖形态，待骨折愈合后二期可采用关节镜修复韧带、半月板损伤。

3. 手术治疗　根据骨折部位及类型结合骨折的受伤机制采用不同的手术固定方式已成为公认的原则。对于骨折塌陷 >3mm 和（或）移位 >5mm 者，应该选择切开复位内固定。切开复位内固定是应用较为广泛的手术治疗方案，它能对胫骨平台关节面予以解剖复位、促使膝关节力线的良好恢复、允许患者早期开展肢体主动无痛锻炼、降低骨折并发症、达到膝关节功能恢复。具体操作上，对于骨折块较小的、单纯外侧平台骨折，采用拉力螺钉固定；对于骨折块较大、较粉碎者，应用解剖支撑钢板固定。

胫骨平台骨折属关节内骨折，复位要求较高，尽可能达到解剖复位，因为胫骨平台是重要的负荷结构，解剖结构复杂、损伤机制多样、骨折形态众多。复位不当易于出现骨不连、关节畸形、创伤性关节炎、关节僵硬等诸多严重并发症。因此对于手法复位不满意者，应考虑手术复位内固定，避免并发症的发生。

（谢可永　王拥军　张霆　朱栋）

第三节　胫腓骨骨干骨折

一、定义

胫腓骨也称小腿骨，是小腿的负重骨，其骨折是四肢常见的骨折之一，约占 10%~15%。由于胫骨内侧紧贴皮下，当遇到直接暴力时，常引起开放性骨折，易合并感染。胫骨的 1/3 处无肌肉附着，故该处骨折最多见，同时营养血管在骨片后上，此处供血不足，常易发生骨折延迟连接或不连接。腓骨承重少，肌肉附着较多，故骨折较少，且较易愈合。

二、病因病理

胫骨是人体小腿的主要负重骨，其近端稍后倾，左右膨大形成具有内外两髁的平台。以此两髁关节面与股骨构成膝关节，其远端与腓骨远端和距骨上关节面构成踝关节。其上 2/3 横断面呈三角形，中下 1/3 移行为较细的近圆柱形，易发生骨折，至远端又移行为膨大的近四方形。胫骨体的前面呈嵴状形，称为胫骨嵴。胫骨的内侧面位于皮下，是触摸检查骨折移位和复位情况的重要标志。胫骨的下 1/3 部有轻度向前外突起，形成胫骨的生理弧度。正常的膝关节与踝关节处于同一平行轴上，故在治疗胫腓骨干骨折时，必须避免成角和旋转移位，以保持膝踝关节轴的平行一致。胫骨血运主要来自上下骨骺干动脉、滋养动脉和骨膜动脉。其中尤以骨干血运主要来源的滋养动脉最为重要，一旦骨折易损伤此动脉，影响骨折愈合。

腓骨细长，不直接负重，位于胫骨外侧偏后方，为小腿肌肉附着部，有加强和支持胫骨的作用。近端稍膨大，为腓骨头，是膝关节外侧的一个骨性标志。其头下较细部，为腓骨颈，腓总神经由后外侧经此贴腓骨绕向前面进入肌肉下行。故临床固定不当、体位压迫、皮肤牵引、胶布压迫、胫骨结节牵引时进针位置不当，以及该部骨折等，均可引起腓总神经损伤。其近、远端分别与胫骨构成上、下胫腓关节，远端为外踝，对维持关节稳定有重要的作用。

胫腓骨之间以骨间膜相连，骨间膜为一坚韧的纤维膜，连结于胫腓二骨的骨间嵴之间。骨间膜具有维持胫骨稳定的作用，由于胫骨能同过骨间膜传递了部分力到腓骨上，增强两骨的负重功能。但当胫骨发生骨折时，也由骨间膜传达部分外力至腓骨，引起腓骨近端骨折，所以临床上胫骨中、下段的骨折，常合并腓骨上段的骨折。

胫腓骨古称胻骨。《医宗金鉴·正骨心法要旨》中云："即膝下踝上之小腿骨，俗名胫骨者也。其骨二根，在前者名成骨，又名骭骨，其形粗；在后者名辅骨，其形细，又俗名劳堂骨。"详细阐述了胫腓骨的位置、形态及其功能等。《伤科汇纂》中列举了胫腓骨折后的各种类型的骨折及骨折线的走向等："其断各有不同，或截断，或斜断，或碎断，或单断，或二根俱断。"

因压砸、冲撞、打击等直接暴力导致横断或粉碎性骨折，胫骨与腓骨的骨折可在同一平面，常伴有软组织严重损伤，或皮肤、肌肉破裂的开放性损伤。因跑跳、坠跌等间接暴力常致斜形或螺旋形骨折，胫骨与腓骨骨折多不在同一平面。骨折移位的方向与外力作用的方向、腓肠肌的收缩和伤肢远段的重力等因素有关，一般骨折的远侧段常向后外方移位，伴有外旋、近侧段向前移位。

胫腓骨骨折根据其骨折部位、稳定程度、骨折形状和移位情况等，可分为各种不同类型的骨折。

根据骨折发生的部位，可分为上段、中段和下段骨折，其中以中下段骨折为多见。

根据骨折是否与外界相通，可分为开放性和闭合性骨折。其中开放性骨折又根据受伤机制、软组织损伤程度、伤口污染情况及骨折形态分为三型。

Ⅰ型：一般因骨折块刺破皮肤，故伤口小于 1cm，污染轻，软组织损伤少，骨折块为横断或小斜面，断端无污染。

Ⅱ型：伤口大于 1cm，软组织有轻、中度挫伤，但无脱套伤，骨折为中度粉碎型，断端有轻度或中度污染。

Ⅲ型：软组织损伤广泛，污染严重，除皮肤损伤外，多合并肌肉、神经、血管损伤、骨折粉碎严重，极度不稳定。

Ⅲ型可分 3 个亚型。

Ⅲ A 型：骨折处无软组织缺损。

Ⅲ B 型：软组织损伤严重并有缺损，清创后骨折块无法覆盖，需用皮瓣转移或游离皮瓣覆盖伤口。

Ⅲ C 型：开放性骨折合并血管损伤，需修复血管。

三、临床表现

患侧局部明显肿胀，疼痛和畸形，患肢不能站立。应力性骨折患者多在运动或行走后局部出现酸痛感，休息后好转，运动或行走后加剧。

四、诊断要点

1. 一般都有明显外伤史。

2. 由于胫骨周围软组织较少，故疼痛、肿胀、畸形等症状较为明显。

3. 体检发现，患部压痛，纵向叩击痛阳性，有骨擦音或骨擦感。

4. 并发症 胫腓骨骨折的常见并发症有胫前后动脉损伤、骨筋膜间室综合征、腓总神经损伤等应注意识别。

5. X线检查 可确定骨折的类型和移位情况，对于胫骨中下 1/3 骨折者，应注意腓骨近端是否有骨折。

五、辨证论治

（一）闭合性骨折的复位和固定

小腿骨折治疗原则，是纠正骨折端的短缩成角与旋转移位，恢复下肢的长度和力线。成人短缩不能超过 2cm。纠正旋转畸形，成角不超过 5°，以避免负重时关节面受到不平衡的应力作用。从关节应力的角度来看，应尽可能避免骨折向内、外成角。

对软组织损伤较重，但无骨筋膜间室综合征和血管损伤的闭合性骨折者，如骨折无移位可单用夹板，或长腿石膏外固定；如属稳定性骨折，先行跟骨牵引，畸形纠正后再行夹板，或长腿石膏外固定；对于有移位先行手法复位后再行夹板，或长腿石膏外固定。

1. 骨牵引 对斜形、螺旋、粉碎性等不稳定胫腓骨骨折，宜采用跟骨持续牵引。成人牵引 4~6kg，不宜过重，因其中下 1/3 部供血较差，过度牵引易发生延迟愈合。维持牵引 3 周左右，不宜过长。然后换长腿无垫石膏继续固定 8 周。行跟骨结节牵引时，穿针时外侧要比内侧高 1cm，约有 15° 倾斜角。

2. 手法复位 用于稳定移位性骨折。平卧位，膝关节屈曲 30°，两助手分别与患肢上、下侧，沿胫骨长轴做对抗牵引 3~5 分钟。若近端向前移位，术者采用向前端提，一助手将近端向后按压，使之对位。如有内外侧移位，同时推近端向外，推远端向内，即可复位。对螺旋、斜形骨折，远端向外侧移位者，术者拇指于胫腓骨间隙，将远端向内侧推挤，四指置于近段的内侧，向外提拉，助手将远端稍稍内旋，可使完全对位。然后，在维持牵引下，术者两手握住骨折处，助手徐徐摇摆骨折远段，使骨折端紧密相插。最后检查对位对线情况。对螺旋形骨折移位大，而腓骨呈弯曲状的青枝骨折，先捋直腓骨，再按上述方法复位。锯齿状骨折，先使骨折呈前后位重叠，再按上法复位，一旦复位，即较稳定。

对整复不良，成角畸形以致膝、踝关节面不平行，肢体负重线不正，以及多次整复失败，畸形愈合，骨不连者，均应考虑手术治疗。

3. 小夹板固定 复位满意后，在维持牵引下，对上 1/3 骨折者，采用超膝关节夹板，膝关节置于屈曲 40°~80° 位，夹板下达内、外踝，内外侧板上超过膝关节 10cm，胫骨前嵴两侧放置两块前侧板，外前侧正压在分骨垫上，腓骨小头处应加棉垫保护，避免压伤腓总神经；中 1/3 骨折者，采用不超关节的小夹板共 5 块，分外、后、内侧板各 1 块，前侧板 2 块，内外侧板上达膝关节平面，下达内、外踝，后侧板下端抵于跟骨结节；下 1/3 骨折者，采用超踝夹板，内外侧板上达胫骨内、外髁平面，下平齐足底，后侧板上达膝后，下达跟骨结节上缘。根据骨折移位情况加放纸压垫，横扎 3~4 道布带固定。

（二）开放性骨折的治疗

开放性骨折早期及时清创处理尤为重要，以防伤口感染、骨髓炎、慢性窦道、骨折延迟愈合或不愈合等并发症。在彻底清创的基础上，运用矫形术来闭合伤口或无张力下一期闭合伤口，使开放性骨折成为闭合性骨折治疗。

（三）中药应用

按骨折三期分治法。初期均应着重活血化瘀、和营生新，用桃红四物汤等；中期重在和营通络，用复元活血汤等。后期则重用补益肝肾、强筋壮骨等药物，如补筋丸等。对于开放性骨折，初期重在清热解毒，控制感染，用仙方活命饮、五味消毒饮等。待炎症控制后，按上法治之。

（四）练功疗法

固定期间，做足趾伸屈、股四头肌的静止收缩活动。去除固定后，增加膝、踝的活动度和大腿、小腿的肌力锻炼。练功时应循序渐进，幅度由小逐步增大，切忌过大，过快的活动。

（五）并发症

小腿骨折中最重要的并发症是骨筋膜间室综合征，对于严重肿胀的闭合性骨折者，尤当高度重视。检查足背动脉是重要的检查方法之一。足背动脉搏动消失，提示有胫前后动脉损伤，如出现皮肤紧张、水疱、肤凉、足背动脉消失、肤色绀黯或苍白等，提示可能为骨筋膜间室综合征。无论小腿的闭合骨折还是开放骨折，若有骨筋膜间室综合征的现象都应作为紧急情况对待，骨折复位后密切观察，抬高伤肢，如不缓解应速施行彻底的筋膜长轴向切开（包括深层筋膜）缓解内压，改善血液循环。如发现已有肌肉广泛坏死、感染、血液循环不见恢复好转，必要时应施行截肢，密切注意肾功能状态，防止急性肾衰竭。腓总神经损伤在小腿骨折中也时有发生，其临床表现特征是足下垂，以及伸踇、伸趾功能丧失，呈屈曲状态，以及小腿前外侧和足背前、内侧感觉障碍。患侧腓总神经传导速度减慢，波幅下降，F 波或 H 反射潜伏期延长；SEP 潜伏期延长，波幅下降，波间期延长；腓总神经支配肌肉的肌电图检查多为失神经电位。一旦发现，应尽早手术探查。晚期行肌腱移位或踝关节融合矫正足下垂畸形。

六、述评

胫腓骨骨折治疗重点是恢复下肢正常长度。在《正骨心法要旨》中已指出："宜用手法，按筋正骨令复其位，贴万灵膏，以竹帘裹住，再以白布缠之，先服正骨紫金丹，继服健步虎潜丸。"说明古人也认识到恢复下肢正常长度的重要性。现代医学对胫腓骨骨折治疗，其重点在于正确复位，恢复原有长度。确实的固定，使骨折端准确对位，保持稳定，有利于骨组织修复和伤口愈合。在具体固定方法上，分为外固定和内固定两类。

（一）外固定治疗

外固定方法包括夹板、石膏和外固定器等。

1. 夹板固定　首先采用手法复位，以对抗牵引纠正缩短移位；在对抗牵引下，做按捺手法，纠正侧方移位；用挤压手法纠正前后移位；然后五块夹板予以固定。对胫腓骨上 1/3 骨折者，夹板固定超膝关节，而不超过踝关节。对胫腓骨中 1/3 骨折者，夹板固定不超过膝关节和踝关节。对胫腓骨下 1/3 骨折者，夹板固定不超过膝关节，而超过踝关节。在内、外踝等骨突处，夹板和压垫放置应防止压疮，在腓骨小头处避免压迫腓总神经，并随时观察肢体血液循环。

2. 石膏固定　对石膏固定后，应抬高患肢，保持外展中立位。以促进静脉血液回流，消除肿胀。同时密切观察患肢的疼痛程度，有无麻木感，尤其在石膏固定 24 小时内要经常检查足趾的背伸和跖屈活动和趾甲的血运情况，以判断血管、神经是否受压。一旦出现异常，立即予以处理。

3. 外固定器　能为严重胫骨粉碎性骨折提供良好条件，有各种不同类型的固定器，如可任意穿针固定器、生理应力加压的骨外固定器、AO 外固定架、Bastiani 式、"T" 形架、三维半环架、双臂外固定架等。对于伴有严重软组织损伤的开放性骨折、感染性骨折、多段骨折及邻近关节面的骨折均取得良好疗效。具有操作简便、固定牢固、软组织损伤少、骨折愈合率高、避免二次手术等优点，且能早期进行关节活动，便于骨折愈合和伤肢功能恢复。外固定架技术对合并广泛软组织损伤的四肢开放性骨折、感染性骨折、多段骨折、邻近关节面的骨折及因骨折粉碎严重难以用其他方法稳定骨折端的骨干骨折，均有良好固定效果。钉孔感染、螺纹钉松动是外固定器最常见的并发症。

对于闭合性无明显移位的骨折，在传统手法复位基础上，采用小夹板外固定治疗。具有操作简单、固定可靠、对关节功能影响小、骨折愈合快、并发症发生率低的优点。范寿华采用手法整复小夹板外固定术，配合踝关节皮牵引中立位固定术治疗闭合性胫骨骨折 104 例，随访时间 3~6 个月，平均 4 个月，骨折愈合良好，愈合时间 60~90 天，平均 80 天。参照胫腓骨骨折的 Johner-Wruhs 标准进行评定，优 64 例，良 32 例，可 8 例，优良率达到 90.4%。李元贞等采用手法整复小夹板固定治疗闭合性胫腓骨双骨折 51 例，随访 9~12 个月，治愈 41 例（80.4%），好转 8 例（15.7%），骨折延迟愈合 2 例（3.9%）。李瑛等采用分次手法复位加小夹板外固定治疗胫骨干骨折 22 例，随访时间 3~15 个月，平均 6 个月，优 18 例，良 3 例，差 1 例。

（二）内固定治疗

1. 钢板固定　在治疗近关节处的骨折还是有优势的，特别是解剖钢板，对关节处的塑形起到了很好的效果。① LC-DCP 钢板：不直接或仅有限度地暴露骨折区，较少剥离组织和破坏骨折端的血运。②点状接触钢板：钢板与固定骨仅以点状接触，螺钉只穿过一层皮质骨，螺钉帽通过特殊的自锁装置与钢板的钉孔锁定。③桥接钢板：用于严重粉碎的骨干骨折或确有缺损者，以维持其长度和对线，充分保存粉碎骨折部位软组织的附着及血供，以期获得 Ⅱ 期愈合等。

2. 髓内钉固定　髓内钉为中轴线固定，不存在应力，故对抗应力方面有着明显优势。髓内钉的种类有交锁髓内钉、矩形弹性髓内钉、髓内扩张自锁钉等。

胫腓骨骨折临床诊断并不困难，但在诊断上应当注意的是，当发生胫骨下 1/3 处骨折时，常伴有腓骨近端骨折，因此拍摄 X 片时，应该拍摄小腿的全长，以防遗漏腓骨近端骨折。在治疗上，恢复胫腓各长度和负重功能为目标，以保持正常的行走和负重功能。由于生物力学的发展，人们意识到腓骨的 1/5 负重和对踝关节稳定的重要价值，从而加强了对腓骨骨折的治疗。

（谢可永　王拥军　张霆　朱栋）

第四节　髌 骨 脱 位

一、定义

髌骨是人体最大的游离籽骨，位于膝前方，参与膝关节组成。当各种原因导致髌骨离开正常位置，出现膝部疼痛、肿胀、畸形和活动障碍为特征的病症，即为髌骨脱位。发病率约为 43/10 万。

二、病因病理

髌骨是位于胫股关节前方的一块扁平三角骨，是人体最大的籽骨，近端为股四头肌肌腱附着点，远端为髌腱附着点。髌骨的稳定取决于髌股关节正常结构，正常髌股关节由骨性结构和软组织结构组成。其中骨性结构包括关节形态和下肢力线；软组织结构包括静力装置和动力装置。

在骨性结构中，其稳定作用主要取决于骨性结构中的股骨滑车形态和骨性力线 Q 角。股骨滑车凹软骨的深度及两侧滑坡的坡度在防止髌骨脱位或半脱位中具有重要的作用。从髌骨中点到胫骨结节连线与股四头肌牵拉力线相交之角即为 Q 角。正常 Q 角男性 10°~15°，女性 12°~18°。Q 角偏大时，增大髌骨的外向牵拉力。

在软组织结构中，静力装置包括内外侧髌周支持带。内侧软组织结构包括内侧髌股韧带（MPFI）、内侧半月板髌骨韧带、内侧髌骨胫骨韧带及内侧支持带。外侧解剖结构中，浅层主要为深筋膜，深层由关节囊构成，起主要支持作用的中间层由髂胫束和股四头肌腱膜合成。在动力装置中，由股外侧肌、股中间肌、股直肌和股内侧肌组成股四头肌，具有稳定髌骨的重要作用。其中尤以内侧髌股韧带和股内侧斜肌（VMO）的作用最重要。

内侧髌股韧带（MPFI）分为 3 层：第一层为筋膜层；第二层为内侧副韧带浅层，其前部垂直分为两半，在分界线前方纤维向头端延续到股内侧肌，加入第一层形成髌旁支持带，在分界线后方纤维向头端走行至股骨髁并从此处发出横行纤维，在第二层中向前下行至髌骨形成；第三层为膝关节囊和内侧副韧带深层。因股骨内侧髁附着结构较多，对起点的精确定位尚存争议，有认为附着于股骨内上髁与收肌结节远端之间，有认为附着于收肌结节，或认为其直接起自股骨内上髁等。从生物力学观点研究，显示内侧髌股韧带是髌股关节内侧的主要静力结构，对稳定髌股关节内侧，防止其外脱位起重要作用，在阻止髌骨脱位的软组织中发挥 50%~60% 的作用。生物力学实验显示，内侧髌股韧带具有良好的张力强度，可承受近 200N 的拉力，或者延伸至 26mm 也不会断裂，因此正常人完全性髌骨脱位发生率很低。当其损伤时髌骨向内的拮抗力减小，出现髌骨不稳，主要是向外移位。Sallay 和 Nomura 等报道，急性创伤性髌骨脱位中有约94%的病例合并内侧髌股韧带（MPFI）断裂。急性创伤性髌骨脱位时，内侧髌股韧带的断裂部位最常见于其在股骨的附着处。急性髌骨脱位后内侧髌股韧带撕裂难以愈合，是复发性髌骨脱位的主要因素。Cofield 等报道，约有 44% 的创伤性髌骨脱位患者会出现复发性脱位。复发性髌骨脱位（RDP）患者中，其内侧髌股韧带均出现异常，提示内侧髌股韧带功能低下或丧失是髌骨脱位的重要复发因素。急性髌骨脱位的内侧髌股韧带损伤可分为撕脱型、撕脱骨折型和实质部撕裂型。

撕脱型为韧带附着点撕脱，但韧带本身并未断裂。撕脱骨折型为韧带与其附着点的骨质一起撕脱，有附着点骨质的破坏。实质部撕裂为内侧髌股韧带完全撕裂或断裂。内侧髌股韧带附着点撕裂的好发部位，文献报道存在差异。Guerrero 对 195 例急性髌骨外侧脱位患者行 MRI 检查后提出，股骨连接部发生内侧髌股韧带撕裂的概率为 26%，髌骨连接部内侧髌股韧带撕裂概率为 47%，两侧均撕裂的概率为 13%。Sallay 等研究发现，急性创伤性髌骨脱位的内侧髌股韧带撕裂最常见于其在股骨大收肌结节的附着处。

股内侧斜肌（VMO）肌纤维直接附着于髌骨内侧缘，是限制髌骨外侧移位最重要的肌肉。股内侧斜肌纤维不仅附着于髌骨内侧缘，还有小部分直接延续到髌腱。此外，股内侧斜肌于大腿近端 1/3 处附着于股中间肌，稍远侧则独立出来；股内侧斜肌的近端和远端都有独立的运动点；股内侧斜肌在屈膝 40° 至伸膝间活动较显著，可能反映股外侧斜肌的主要作用是伸膝，而股内侧斜肌的伸膝作用较弱小。髌骨脱位常发生于膝关节微屈位，此时髌骨未进入滑车凹，但此时的股内侧斜肌肌电活动最为活跃，说明股内侧斜肌是防止髌骨外脱位的重要内侧结构。股内侧斜肌纤维直接附着于髌骨内侧缘，增强了维持髌骨在滑车凹的牵拉力；股内侧斜肌由独立的神经、血管支持，所以能单独被刺激。股内侧斜肌完全松解后，髌骨稳定性降低 30%，在屈膝 20° 时，髌股关节最不稳定。Sallay 等报道提出，初次髌骨脱位时常伴有内侧髌股韧带和股内侧斜肌的撕裂，导致髌骨处于外侧高位；如果在此位置愈合或形成瘢痕，将形成类似高位髌骨的病理基础，机体正常的内侧拉力将会改变，导致髌股关节不稳。由此可见，解剖结构异常是初次髌骨脱位发生的重要危险因素，而在复发性脱位过程存在解剖结构异常和内侧髌股韧带等结构损伤两个危险因素。Sillanpaa 等进一步分析初次髌骨脱位后内侧髌股韧带损伤的部位与保守治疗预后的相关性，提出内侧髌股韧带在股骨连接部的撕裂伤更易导致以后的髌股不稳。可见髌股关节异常的解剖结构，是髌骨脱位和半脱位的解剖基础。观察证实，临床上髌骨脱位或半脱位者，大多具有膝关节解剖结构的异常，如高位髌骨、滑车发育不全、Q 角增大、膝外翻、股内侧肌萎缩或股外侧肌肥大等。Nomura 等报道高达 90% 的初次侧向髌骨脱位会导致内侧髌股韧带（MPFI），断裂或破坏，损伤后的内侧髌股韧带难以恢复张力，因松弛而失去其内向限制的功能；此外，还发现在所有复发性髌骨脱位病例中内侧髌股韧带都不正常，提示内侧髌股韧带功能低下或丧失是潜在的重要复发因素。尤其是习惯性髌骨脱位，其发病与膝关节解剖结构异常或发育不良密切相关。较常见的因素有髌骨内外侧支持带异常、髌韧带异常、股四头肌异常，以及股骨滑车、股骨外髁及髌骨发育不良等，使髌骨关节处于不稳定状态，导致髌骨反复脱位。

根据脱位机制，髌骨脱位可分为外伤性和习惯性脱位。单纯外伤性脱位，常发生于膝关节屈曲位时，髌骨内侧受到外力直接冲撞，也可造成髌骨向外侧脱位；或当膝关节屈曲外展跌倒时，由于膝内侧张力增大，内侧筋膜撕裂，致髌骨向外侧脱位。习惯性脱位，常因解剖结构异常，或髌骨内侧稳定结构损失而未完全修复，导致髌骨处于失稳状态，当遇到轻微外力作用，甚或在无外力损伤情况下，发生的反复、多次脱位。

三、临床表现

膝关节肿胀，呈半屈曲状，不能伸直，膝前平坦，髌骨倾斜，翻于外侧。当髌骨停留在股骨外髁的前外侧，可出现明显异常骨性隆起畸形。

习惯性髌骨脱位者，常无外伤史，或仅有轻微外伤史。行走或跑步时，突然出现患肢乏力，失跌现象。做膝关节屈曲时，髌骨突然向外侧脱出，伸直时，又自动复位，且都伴有声响。反复习惯性脱位，可因髌骨与股骨外髁间撞击，日久损伤关节滑膜和软骨，出现关节疼痛、肿胀等。

四、诊断要点

1. 依据外伤史，常发生于膝关节屈曲位。急性髌骨脱位多发生于运动过程中，甚至日常生活中，如上下楼梯、在不平的路面上行走时。习惯性髌骨脱位者，常无外伤史，或仅有轻微外伤史。

2. 患膝疼痛、肿胀、畸形。

3. 检查　局部压痛，被动伸直时，外脱之髌骨又自动复位，且伴有响声。

对于习惯性髌骨脱位，可做相应检查，以判定膝关节解剖是否异常。

（1）测定 Q 角：判断其是否超出正常范围。

（2）髌骨倾斜试验：患者仰卧位，膝关节伸直，股四头肌放松。检查者拇指和其余四指分别放髌骨的外缘和内缘，感觉髌骨内外缘的高度，通过对比髌骨内、外侧边缘的高度来判断髌骨的倾斜程度。如果内侧边缘比外侧缘高，则髌骨外倾，反之，则髌骨内倾。如不能使髌骨外侧关节面提升至水平面或稍高于水平面，表明髌骨外支持带过度紧张。

（3）髌骨运动轨迹：适度屈伸膝关节，检查髌骨的运动轨迹。常见的髌骨异常运动包括 J 形征、屈膝时向外侧脱位、伸膝时向内侧脱位、髌骨轨迹外位。

（4）髌骨内外推试验：髌骨外推试验用于评估髌骨向外侧的活动度，同样可以向内侧推动髌骨，检查髌骨向内侧移动的程度。患者平卧位，股四头肌放松，膝关节完全伸直（也有人建议将膝关节置于轻度膝位，20°~30°）。检查者拇指置于髌骨内缘，将髌骨轻轻向外推。采用 4 分髌骨法进行测量和记录髌骨外移程度。然后，向内侧推动髌骨，记录髌骨内移的程度。正常情况下髌骨向外推动不应超过 2/4。如果髌骨外移 3/4 表明内侧限制结构薄弱或缺失，如果髌骨外移 4/4 意味着髌骨能够向外侧脱位。如果髌骨内移只有 1/4 说明髌骨外侧结构过紧（髌骨倾斜试验常常无法达到水平位），而内移 3/4 或更多表明髌骨活动度过大，髌骨的软组织稳定结构松弛。

（5）髌骨恐惧试验：判断是否存在髌骨不稳定。嘱患者仰卧，膝关节屈曲约 30° 放松。用拇指对髌骨直接施加柔和的侧方压力，使髌骨向外侧移位。正常情况下，髌骨在移位后到达一个牢固的外侧终点。在髌骨不稳情况下，通常你将不会感觉到牢固的终点。此外，患者通常会预计或感受到与髌骨越过髌骨滑车外侧峰向外侧半脱位相关的疼痛，会感到恐惧并且收缩股四头肌防止进一步外侧脱位（恐惧征）。

4. X 线检查　正位片可见髌骨位于膝关节外侧股骨外髁处。屈膝切线位片，显示髌骨脱出在股骨外髁的前外侧，或在股骨外髁外缘上部，股骨外髁及髌骨嵴或可有低平、浅小等异常。测定股骨滑车角大于 150°，多提示股骨外髁发育不良，容易出现髌骨脱位；髌股指数大于 1.6，多提示髌骨运动轨迹异常，也容易出现髌骨脱位。

5. CT 检查　可显示 3 种特殊的髌骨力线：Ⅰ型，髌骨移位；Ⅱ型，髌骨倾斜合并移位；Ⅲ型，髌骨倾斜。

6. MRI 检查　可明确软骨的损伤及韧带结构撕裂程度。

五、辨证论治

（一）复位和固定

髌骨脱位非手术治疗包括休息、股内侧肌训练、石膏固定、中医等各种方法。

手法复位是髌骨脱位的首选治法。髌骨脱位的复位手法较简单，容易复位。常用下列手法。

（1）屈伸推挤法：患者仰卧，术者一手持膝，一手持踝上方，顺势将膝关节伸直，即可复位。或在伸直的过程中，以持膝手的拇指推髌骨向前也可复位。

（2）嵌入屈伸法：当髌骨与股骨外髁相嵌顿时，可采用嵌入屈伸推挤复位法。患者仰卧，两助手分别固定股部和握持患侧踝部，做膝关节屈曲外翻、以松弛外侧软组织。术者以两手指拉压脱位的髌骨内缘，使髌骨继续向外翻转，以扩大畸形，松解嵌顿，其后踝部助手将膝关节慢慢伸直，同时术者以两手拇指向内前推挤脱出的髌骨即复位。

复位后，用伸直夹板或石膏托将患肢固定于膝关节稍屈曲的中立位2周，可开始膝关节的功能锻炼。

（二）中药应用

1. 中药内服　初期瘀血内滞，经络不通。治宜活血祛瘀，消肿止痛；方选大成汤加减，药用大黄、延胡索、当归、枳壳、赤芍、苏木、红花、乳香、没药、甘草等。中期，瘀血未尽，肿痛未消，治宜调气和营，舒筋活络；方选和营止痛汤加减，药用赤芍、归尾、川芎、苏木、陈皮、桃仁、川断、丹皮、木通、鸡血藤、甘草等。后期肝肾亏损，筋骨失濡，治宜调补肝肾，强筋壮骨；方选生血补髓汤加减，药用生地、芍药、黄芪、川芎、杜仲、五加皮、怀牛膝、当归、续断、骨碎补、女贞子等。

2. 中药外用　复位后，可采用海桐皮汤加减熏洗患膝。药用海桐皮、透骨草、伸筋草、当归、川椒、川芎、红花、威灵仙、络石藤、白芷等，以舒筋活络，行气止痛。

（三）练功导引

练功能增强膝部肌力，具有稳定膝关节之效，防止髌骨再脱位。

1. 平卧位，运动脚的膝盖下放枕头，使膝盖弯曲30°左右，吸气将脚用力伸直，小腿抬高，停留约5个呼吸再放下，也可在脚上增加重量，加强训练效果。

2. 平卧位，非运动脚弯曲90°，运动脚先将脚踝下压、脚背用力，吸气再慢慢抬高与另一脚大腿同高，停留约5个呼吸，放下完全放松后再进行下一次抬腿。

3. 平卧位，双脚膝盖弯曲90°，双膝中间夹球或毛巾（预防双膝盖摩擦）配合呼吸，双脚左右轮流交替抬腿。

（四）手术治疗

对髌骨脱位的长期随访发现，保守治疗不仅存在膝痛、髌骨不稳定等，而且复发率高达20%~40%，尤其是习惯性脱位者，容易导致骨关节炎，严重影响患者的生活质量。所以有学者认为，脱位会导致髌骨内部的某些韧带结构断裂，如不加以修复，以后更易发生脱位。提出治疗髌骨脱位应尽早采用手术疗法。其基本手术治疗包括近端手术如外侧支持带松解，内侧支持带紧缩、修复或重建，半腱肌转位；远端手术则包括Roux-Goldthwait术、胫骨结节内移抬高术等。目前较多倾向于开展内侧髌骨韧带修复或重建手术，它不仅对伸膝装置的影响小，适用于多种类型的髌骨脱位，而且术后复发率低，是目前治疗髌骨脱位最常用的手术之一。

六、述评

髌骨脱位与其他创伤性脱位不同，其独特之处在于本身具有髌骨不稳的基础。使其受到轻微外伤，或未受到外伤发生脱位，因此重视对其发生机制的研究，对于防治髌骨脱位、半脱位、习惯性脱位有重要意义。

（一）习惯性髌骨脱位解剖特征

其发病与膝关节解剖结构异常或发育不良密切相关。较常见的因素有髌骨内外侧支持带异常、髌韧带异常、股四头肌异常，以及股骨滑车、股骨外髁及髌骨发育不良等，使髌骨关节处于不稳定状态，导致髌骨反复脱位。

1. 髌股骨结构发于不良　髌股关节由髌骨与股骨滑车关节面组成，股骨滑车线前移的临界值是3mm，当大于3mm，易出现髌股关节不稳定。股骨外髁是限制髌骨向外侧脱位的重要骨性结构，股骨外髁发育不良，其限制髌骨向外侧脱位的力量减弱，容易出现髌骨脱位。髌骨关节面上的压力与髌骨的形态结构有关，若髌骨向外侧关节面倾斜，则外侧关节面的压应力增大，容易出现髌骨脱位。

2. 股四头肌异常　股四头肌附着于髌骨上极，是稳定髌骨的动力性结构，其中股直肌和股中间肌主要向上牵拉髌骨、股外侧肌向外侧牵拉髌骨、股内侧肌斜头向内侧牵拉髌骨，当股内侧肌力减弱，或外侧肌力相对强大时，使髌骨的内牵力相对减弱，向外侧牵拉髌骨的力相对增强，容易出现髌骨向外脱位。

3. 髌骨内外侧支持带异常　髌骨内外侧支持带是稳定髌骨的静力性结构，有浅深两层。深层起主要作用，由内侧髌股韧带、内侧髌半月板韧带及内侧髌胫韧带构成，其中内侧髌股韧带是限制髌骨向外侧脱位的主要结构。侧支持带深层由外侧横韧带、外侧髌胫韧带及上髁髌韧带构成，屈曲膝关节时，髌骨内侧支持带松弛或受到损伤、髌骨外侧支持带紧张或挛缩，均可导致髌骨向外侧脱位。

4. 髌韧带异常　髌韧带起于髌骨下极，止于胫骨结节。髌韧带止点偏外会引起Q角变大，髌骨被过度外牵，易出现髌骨脱位。髌韧带的长度与髌骨位置密切相关，通过X线检查测量髌韧带长度与髌骨最大对角线长度的比值，0.8~1.2为正常范围，大于1.2则判定为髌骨高位，屈曲膝关节时容易出现髌骨脱位。

除了上述因素外，其他的如股骨远端内旋、胫骨近端外旋及膝外翻等均可导致髌骨脱位。

（二）髌骨稳定性的影像学特征

髌骨脱位、半脱位是一种主要由周围解剖结构不稳所导致的疾病，与众多因素有关。影像学在诊断髌骨脱位中占有举足轻重的地位，包括X线，CT、MRI等。随着影像技术设备的更新，CT和MRI广泛应用于诊断和评价，特别是MRI技术，能观察到X线所无法显示的软组织结构，因此对相关骨骼形态上测量，对于治疗和预防髌骨脱位有重要应用价值。

1. X线应用　是临床较为常用的方法。

（1）Q角测量：髂前上棘至髌骨中点连线与髌骨中点至胫骨粗隆连线之间的夹角，男性正常值为10°~15°，女性为12°~18°。Q角变大提示髌骨脱位可能性增大，但诊断敏感度和特异度不高。

（2）髌骨位置：X 线摄片在髌骨脱位中有一定诊断价值，能观察髌骨向外侧脱位，软骨下骨骨折和关节内游离体等，同时可测量髌股指数、髌骨倾斜角、髌骨外侧移位值和髌骨适合角等，可在一定程度上反映膝关节功能情况。但因重影、扭曲等，导致诊断敏感度较低。① Insall-Salvati 法：髌腱长度与髌骨最大长度的比值，大于 1.2 为阳性。② Caton-Deschamps 法：髌骨下缘至胫骨平台前缘的距离与髌骨后缘长度的正常比值约为 1，当大于或等于 1.2 被认为阳性。这是两个判定低位髌骨的指标。

（3）髌骨形态：1941 年，Wiberg 通过研究大量的髌骨 30° 轴位片并根据髌骨关节面不同形态提出了髌骨 Wiberg 分型，将髌骨分为Ⅰ、Ⅱ、Ⅲ型。

Wigerg Ⅰ型：髌骨内外侧关节面均为凹面，且内外侧关节面宽度基本一致。

Wigerg Ⅱ型：髌骨内侧关节面小，为平坦或轻度凹陷的形状，外侧关节面宽大，轮廓为凹面。

Wigerg Ⅲ型：髌骨内侧关节面非常短小，而且内侧关节面的方向与外侧关节面几乎垂直。

对于复发性髌骨脱位，髌骨的形态多为 Wigerg Ⅱ型。

2. CT 应用　能清晰显示髌骨、股骨和其相关肌肉、肌腱、韧带等相关组织的变化，发现其异常结构改变，为正确评价髌骨脱位提供有价值的依据。

（1）髌骨倾斜角：为经过股骨内外侧髁后缘的直线与经过髌骨内外侧缘直线间的夹角。髌骨外侧移位值为股骨滑车外侧缘与髌骨关节面外侧缘的最短距离。髌骨倾斜角一般开口向内，当开口向外且为 24.03°± 2.42° 时代表脱位。髌骨倾斜角正常值 <20°。

（2）胫骨结节位置测定：可通过测定胫骨结节 - 股骨滑车凹距离，或胫骨结节后交叉韧带距离。由 Goutallier 提出，胫骨结节 - 股骨滑车凹距离（TT-TG）测量法为，先在显示股骨滑车凹最深处的横轴面图像上的股骨后髁间画一条切线，然后再通过股骨滑车凹最深点处做第一条与此切线垂直的直线。再运用后处理图像叠加技术将上图与显示胫骨结节的横轴面图像叠加，并通过胫骨结节做与切线垂直的第二条直线，两条直线间的距离即 TT-TG。由于 TT-TG 大小与年龄无关，所以对各年龄段，可以使用同一标准。一般视 TT-TG>20mm 为异常。

（3）股骨滑车发育不良：股骨滑车发育不良使髌骨易于向外脱位。根据 CT 横轴面的表现，将股骨滑车发育形态分 4 型。Ⅰ型：股骨滑车凹较浅；Ⅱ型：股骨滑车平直或突出；Ⅲ型：股骨滑车关节面不对称，包括股骨滑车外侧突出和内侧关节面发育不全；Ⅳ型：股骨滑车关节面发育不全、垂直关节以及悬崖样关节面。Fucentses 等在一项研究中比较了股骨滑车成形术前后的 CT 表现，结果显示股骨近端平面股骨滑车移位值 32~45mm、股骨滑车深度 5~4mm、股骨滑车沟角 150°~190° 及股骨滑车外侧面倾斜度 15°~16°，提示股骨滑车发育不良。这些测量值均与手术过程及术后患者复查情况相符，因此 CT 能作为评价股骨滑车发育不良的可靠手段。

3. MRI 应用　可明确软骨损伤及韧带结构撕裂程度。

（1）软组织损伤：统计显示，约 87% 的髌骨脱位患者可伴有内侧髌股韧带损伤。MRI 轴面 T2WI 脂肪抑制序列能清晰观察内侧髌股韧带的连续性，正常表现为内收肌结节和股骨内侧髁间的低信号。纤维部分撕裂者，表现为部分连续性不佳以及韧带形态不规则，或韧带内及韧带周围水肿。完全性撕裂者，表现为韧带连续性完全中断或未见韧带，伴有周围广泛水肿。MRI 对内侧髌骨韧带撕裂的诊断具有较高敏感度，是诊断和评价软组织损伤的最佳方法。在矢状面 T2WI 脂肪抑制序列，能观察伴发的股内侧肌水肿及血肿。在 T1WI 序列，能观察到髌骨关节面急性软骨损伤。表现为 T2WI 脂肪抑制序列上的高信号以及 T1WI 序列上的低信号。

（2）高位髌骨：高位髌骨常与胫骨结节 – 股骨滑车凹距离增大、股骨滑车发育不良同时存在。高位髌骨可能是由于髌韧带增长及股四头肌挛缩引起，也可通过 MRI 测量确定。由 Biedert 提出的测量法：在 MRI 矢状面图像测量髌骨滑车指数，即股骨滑车软骨上缘到髌骨软骨下缘水平的距离与髌骨软骨上下缘距离之比的百分比，来判断患者是否患有高位髌骨，大于 50% 提示低位髌骨，小于 12.5% 提示高位髌骨。这种方法有较高的可靠性和重复性。但对于髌骨脱位或半脱位、股骨滑车发育不良或 TT–TG 变大时，难以在单幅图像上准确定位髌骨与股骨滑车近端之间的关系。为避免这个不足，由 Dejour 提出测量法：通过 MRI 矢状面髌股关节对合指数（SPE）来判断髌骨的位置，在显示髌骨长轴的图像上做连接髌骨软骨上下缘的线段，并将此线段复制到显示股骨滑车最近端软骨的图像上，通过最近端软骨上缘做与上述线段平行的线段至髌骨软骨下缘水平，两线段长度之比即为髌骨关节对合指数。一般认为 SPE<0.45 代表患者有高位髌骨以及髌股关节功能紊乱。

（3）相关结构改变：Guilbert 等提出，在 MRI 上利用髌股关节轴位对合指数（AEI）来评判髌骨脱位，并认为不受股骨滑车发育不良和高位髌骨的影响，具有较高的可靠性。测量方法为，在显示股骨滑车外侧面最长的横断面做股骨后髁间窝的切线，在股骨滑车面最外侧点做与切线的垂直线 T，然后将切线复制到显示髌骨最宽的横轴面，在髌骨内侧缘软骨处做与切线的垂线 L，分别测量直线 L 和 T 间的距离（LT）以及髌骨外侧缘软骨处到直线 L 的距离（PL），AEI 即为 LT/PL，正常值应为 1，AEI 明显低于 1 表明患者有严重外侧髌骨脱位。

Park 等提出，利用 MRI 的冠状面叠加图像诊断髌骨半脱位，其方法为，将经过髌骨厚度中点和后交叉韧带股骨附着处的冠状面图像叠加，在叠加图像上做经过股骨内髁最低点的直线，然后分别经过髌骨最低点和股骨髁间窝最低点做该直线的垂线，通过测量两垂线间的距离来诊断半脱位，设定 7mm 为阈值，大于 7 mm 为半脱位。

髌骨脱位，临床上以复发性髌骨脱位较常见，多与髌骨内外侧支持带异常、股四头肌异常以及股骨滑车、股骨外髁和髌骨发育异常有关。目前有大量研究表明，复发性髌骨脱位的患者应行手术治疗。目前还没有统一的术式，应根据个体差异及病因特点进行个体化治疗。急性髌骨脱位并不常见，因可自行复位，初诊时常被忽视。内侧髌骨韧带是髌骨外移最重要的稳定结构。目前认为，初次急性髌骨脱位患者宜采取保守治疗，一旦发生，常用手法整复，复位较容易，给予 4~6 周外固定，局部冰敷，快速缓解疼痛；缓解期可采用中药熏洗、理疗、手法，并通过相应功能康复锻炼，恢复膝关节活动度和股四头肌肌力，重新建立软组织的稳定性，以改善髌骨不稳，改善局部血液循环、防止膝关节粘连。习惯性髌骨脱位提示有潜在膝关节解剖结构异常或缺陷，可采用手术治疗。

（谢可永　王拥军　张霆　朱栋）

第五节　膝关节脱位

一、定义

在外力作用下，膝关节各骨的关节面失去正常对位关系，称为膝关节脱位，以膝部疼痛、肿胀、畸形，关节活动障碍为临床特征。发生率仅占全身关节脱位的 0.6%。膝关节脱位为胫骨与股骨连接的完整性中断

二、病因病理

膝关节是人体内最大、结构最复杂的关节，由股骨远端内外髁、胫骨髁及髌骨构成。胫骨近端平台构成较宽阔关节接触面，两骨之间有半月软骨衬垫，向外有约 15° 的外翻角，在前方有强大的股四头肌肌腱，髌骨居股四头肌腱中。腘动脉主干位于腘窝深部，紧贴股骨远端、胫骨近端，位于关节囊与腘肌筋膜之后。腓总神经在腘窝上外侧沿股二头肌腱内缘下行，越过腓肠肌外侧头后面，行于股二头肌腱与腓肠肌腱之间贴近关节囊，并向下沿腓骨小头后面绕其颈部，向前内穿腓骨长肌起点，分为深浅两支。

膝关节囊周围有韧带起加强稳定作用。前下方为髌韧带，是股四头肌的延续，止于胫骨结节，可伸膝。在膝关节内侧有内侧副韧带，起自股骨内上髁，止于胫骨内侧髁的内侧缘，宽而扁，其纤维与关节囊融合在一起。膝关节外侧有外侧副韧带，起于股骨外上髁，止于腓骨小头，呈圆索状，纤维与关节囊之间被脂肪组织隔开。侧副韧带的主要功能是加强关节侧方的稳定性。屈膝时韧带松弛，伸膝时韧带拉紧，有限制小腿旋转的作用，关节囊内有前后交叉韧带和内外侧半月板。交叉韧带使股骨和胫骨紧密相连，限制胫骨向前、向后移位。半月板外缘厚，与关节囊相连；内缘薄，游离于关节腔内。半月板能起到弹性垫的作用，防止关节面的软骨受损，改善关节面形状，加深了关节窝的凹度，使股骨和胫骨关节面更加适应，同时股骨远端和胫骨近端组成的膝关节接触面较宽阔，增强关节稳定性。膝关节的主要功能是负重和屈伸运动，当膝关节做伸屈活动时，膝关节在完全伸直位时，股骨在胫骨上向内旋转，关节发生扣锁，而获得最大的关节稳定性；当膝关节过度屈曲位时，股骨则向外旋转，此时将通过关节面的咬合和交叉韧带的制导作用增加关节的稳定。膝关节的动力性稳定主要依靠周围的肌肉维持，静力性稳定主要依靠内外侧副韧带和前后交叉韧带维持。可见膝关节的独特装置显示了其结构的坚固和稳定，在一般情况下很难使其脱位。

膝关节脱位大多由强大的直接暴力及间接暴力引起，以直接暴力居多。强大的暴力直接作用于胫骨近端，或股骨远端，或股骨远端在固定的胫骨近端上强力旋转所致。此时常并发膝内、外韧带和关节囊广泛损伤，有的还引起腘窝血管和神经损伤。由于腘动脉上端发自内收大肌肌腱的裂孔，远端穿经跖肌的腱弓，两端均较固定。同时，腘动脉在胸部发出 5 个分支，软组织覆盖很少。因此，脱位时易造成腘动脉或其分支损伤。通常依据胫骨移位的方向而分为 5 类，即前侧、后侧、内侧、外侧与旋转脱位。其中以前脱位较常见。旋转脱位又分为前内、前外、后内及后外侧脱位。如前方暴力直接作用于股骨远段，使膝关节过伸，股骨髁的关节面沿胫骨平台向后急骤旋转移位，突破后侧关节囊，而使胫骨脱

位于前方，形成膝关节前脱位。

前或后脱位，容易牵拉腘动脉而使之断裂。腓总神经虽不似腘动脉固定，但因其自股骨外髁向下绕经腓骨颈，所以在前脱位时也可能受到腓骨颈的牵拉而造成损伤。前脱位者主要是后关节囊及交叉韧带撕裂，后脱位者则易有伸膝系统的损伤，如髌腱断裂。前或后脱位时很少造成侧副韧带断裂。撕裂的关节囊有时形成纽扣孔，卡住一侧股骨髁而影响复位。后外侧脱位时，关节囊的裂孔易将股骨内髁套锁而难以闭合复位。根据其脱位的方向，可分为膝关节前脱位、膝关节后脱位、膝关节内脱位、膝关节外脱位。

对于旋转脱位者，多伴有交叉韧带、侧副韧带和关节囊广泛撕脱，半月板也往往受到损伤，有时可合并胫骨棘骨折或胫骨结节撕脱骨折。

三、临床表现

膝关节肿胀严重，疼痛剧烈，活动严重受限，膝关节处微屈曲位的弹性固定，下肢功能丧失。

不同类型脱位的畸形：前脱位者：膝部前后径增大，髌骨下陷，在腘窝部可触及突出于后侧的股骨髁后缘，髌腘前两旁可触及向前移位的胫骨平台前缘。后脱位者：表现为胫骨近端下陷，髌骨下缘空虚，腘窝部可触及向后突出的胫骨平台后缘。内外侧脱位者：关节横径增大，侧向活动明显；内侧脱位时，在外侧可扪及股骨髁下缘，在内侧可扪及胫骨平台上缘；外侧脱位时在外侧可扪及肱骨平台外上缘，在内侧可扪及股骨下段。旋转脱位：胫骨近端与股骨远端关系异常。

四、诊断要点

1. 明显的外伤史，常为严重外伤史。
2. 典型临床证候　患部明显压痛，各型脱位的特征性畸形，被动活动严重障碍。
3. 异常活动　前脱位时有过伸活动，侧方脱位时有侧方异常活动。
4. 特殊检查　前脱位者：前后抽屉试验可为阳性。后脱位者：前后抽屉试验可为阳性。侧方脱位者：侧向试验阳性。
5. X 线摄片　可明确诊断，并显示脱位类型。
6. MRI 检查　可显示韧带、半月板等损伤。

五、辨证论治

诊断确定，必须急诊闭合复位，大部分均可获得成功；对于肌肉过于紧张者，可采用麻醉下复位。对于重要血管、神经、肌腱、韧带等损伤者，应早期给予治疗。

（一）手法复位和固定

对不同类型脱位，应采用相应手法复位。

1. 前脱位　一助手抱住患者大腿，另一助手握住患肢踝部或小腿远端做对抗牵引，术者站于患侧，一手把持大腿远端后侧向前提，另一手置于小腿近端前方向后压，同时用力，或两手拇指按压，胫骨近端向后，余各手指置于腘窝从后向前托股骨远端，同时用力即可复位。固定方法：长腿夹板或长腿石膏托固定屈膝 15°~20°，4~6 周。

2. 后脱位　两助手先做对抗牵引，术者站于患侧，一手托住小腿近端后方向前托，另一手置于大腿远端前面向后压，或双拇指按股骨远端向后，双手余四指托胫骨近端向前同时用力，膝关节即可复位。固定方法：长腿夹板或长腿石膏托固定屈膝 15°~20°，4~6 周。

3. 侧方脱位　两助手先做对抗牵引，若向内侧脱位，术者一手置于大腿远端外侧，另一手置于小腿近端内侧。外侧脱位时则相反，术者一手置于大腿远端内侧，另一手置于小腿近端外侧，同时两手反向用力，即可复位。固定方法：长腿夹板或长腿石膏托固定屈膝 15°~20°，4~6 周。

4. 旋转脱位　在对抗牵引的同时，术者一手握住大腿远端，另一手握小腿近端向形成脱位力量的反方向用力，或两手同时握持小腿近端，在近端牵引的助手固定大腿，术者向脱位反方向旋转而复位。但此时一定要充分拔伸牵引，有足够的间隙使骨端活动。固定方法：长腿夹板或长腿石膏托屈膝 15°~20°。

（二）内服药物

1. 早期　气滞血瘀，肿痛明显，宜活血化瘀，消肿止痛。方用复元活血汤加减，药选柴胡、当归、红花、天花粉、酒浸大黄、桃仁、乳香、没药等。

2. 中期　营卫不调，肿痛未净，治宜疏通经络，调和营卫。方用活血止痛汤加减，药选当归、川芎、乳香、没药、苏木、红花、三七、赤芍、陈皮、落得打、紫荆藤等。

3. 后期　肝肾不足、筋骨失濡，治宜补益肝肾，强筋壮骨。方用生血补髓汤加减，药选生地、芍药、川芎、黄芪、杜仲、五加皮、牛膝、红花、当归、续断等。

（三）外用药物

1. 早期　可外敷消瘀止痛膏，以消肿止痛，

2. 中、后期　可用下肢损伤洗方加减，药用伸筋草、透骨草、五加皮、京三棱、蓬莪术、秦艽、海桐皮、生牛膝、生木瓜、苏木。上药切碎，水煎外洗。以调和气血，滑利关节。

（四）练功疗法

《世医得效方·正骨兼金镞科》对膝关节脱位后治疗指出："服药后，时时用屈直，不可定放。"应给予适当活动，以防关节粘连。在复位固定后，即可做股四头肌收缩与趾关节屈伸；4~6 周后，可在夹板固定下，扶双拐不负重下地锻炼；6 周后可解除外固定，先在床上练习膝关节屈伸，待股四头肌肌力恢复及膝关节屈伸活动等稳定后，才能逐步负重行走。

（五）手术疗法

急诊手术仅用于损伤威胁到肢体存活的状况，如伴有血管损伤、骨筋膜间室综合征、开放性损伤或合并需要急诊处理的骨折手术等。根据具体情况而选择适当的手术治疗，以重建膝关节的稳定性。对于韧带止点撕脱性骨折，建议一期采用缝线或螺钉固定；对于内侧副韧带深层断裂，既可以一期采用带线锚钉加强固定，亦可以二期使用同侧腘绳肌肌腱重建。常用的手术方法有：切开复位，长腿石膏托外固定；切开复位，交叉韧带重建术，长腿石膏托外固定；切开复位，关节囊紧缩，韧带重建，石膏托外固定；膝关节融合术；人工膝关节置换术；切开复位，腘动脉探查修补术；切开复位，腓总神经探查、修补术等。

六、述评

膝关节脱位是一种高能量损伤，常见于较大暴力作用所致。文献报道，膝关节脱位约占骨科损伤的 0.2%，每年报道约为 0.001%~0.013%，其中约 5% 为双膝脱位患者，年轻男

性和女性膝关节脱位发生比例为 4∶1，其中 1/2 为交通事故等所致高能量脱位；约 1/3 为运动损伤等所致低能量脱位，近 10% 为超低能量自发脱位。

（一）膝关节脱位分类

膝关节脱位根据不同标准作了划分。

1. Kennedy 分类法　根据受伤时胫骨相对于股骨的位置，分为 5 型。

（1）前脱位：膝关节屈曲位，暴力由前方作用于股骨远端，导致膝关节过伸，股骨髁的关节面沿胫骨平台向后急骤旋转移位，突破关节囊后侧，使胫骨近端脱位于股骨远端前方，在膝关节脱位中最为常见，约占膝关节的脱位 40%~50%。常伴前后交叉韧带断裂，也有单独前交叉韧带断裂者，或胫腓侧副韧带断裂。多合并腘窝血管和腓总神经损伤。

（2）后脱位：膝关节屈曲位，暴力从前方作用于胫骨近端，使胫骨平台向后脱出，这类脱位约占膝关节脱位 30%~33%。常合并膝后血管和腓总神经损伤最为多见，有时也并发前后交叉韧带、胫侧副韧带、内侧关节囊的撕裂伤，或损伤膝关节前方的伸膝结构。如造成动脉内膜撕裂，逐渐形成腘动脉血栓。

（3）旋转脱位：是一种复合类型的膝关节脱位。发生于膝关节微屈、小腿固定，旋转暴力作用于股骨，而发生膝关节旋转脱位。其发生率约 12%~15%。Lee 等报道了 1 例膝关节后外侧旋转脱位，发现膝关节内侧呈"酒窝征"，关节镜下发现股骨内侧髁嵌在破裂的关节囊韧带复合体内。

（4）内、外侧脱位：常因内、外翻外所致。胫骨位于股骨髁内侧，为膝内侧脱位，发生率约为 4%。胫骨位于股骨髁外侧，为膝外侧脱位，发生率约为 18%。内、外侧方脱位者骨折和相关神经损伤发生率较高。

膝关节脱位频率的次序排列：前脱位、后脱位、外侧脱位、旋转脱位和内侧脱位。膝关节前脱位的发生率是后脱位的 2 倍，向内侧脱位病例约是前脱位的 1/8。

2. Schenck 分类法　根据麻醉下患膝的稳定性评估情况进行膝关节脱位分类，用于指导临床决策。根据该分类方法，膝关节脱位可分为 5 型。

Ⅰ型：前交叉韧带或后交叉韧带保持完整。

Ⅱ型：只有前后交叉韧带断裂。

Ⅲ型：前后交叉韧带断裂合并后外或后内复合体损伤。

Ⅳ型：前后交叉韧带和后内后外复合体均断裂。

Ⅴ型：膝关节脱位合并骨折。

（二）相关并发症

文献报道 10%~20% 的膝关节脱位合并血管损伤；40% 的膝关节脱位存在神经损伤；15%~20% 的膝关节脱位伴有韧带或半月损伤；16% 的膝关节脱位合并骨折。因此，明确膝关节脱位的治疗重点、程序对预后有着十分重要的意义。对于膝关节脱位一经确定，在急诊室内立即尝试复位，然后再去摄片。不应在摄片过程中任由膝关节处于脱位状态。对于开放性膝关节脱位则应将患者立即送入手术室，进行彻底冲洗和清创后再复位。因为一旦膝关节复位后，很难做到彻底清创。

对于患者遭受了高能量损伤后，膝关节肿胀、疼痛明显，且有膝关节不稳定征象应警惕膝关节脱位可能。一旦膝关节脱位诊断明确，就要优先评估患肢的血管、神经状况，以排除骨筋膜间室综合征。患者肢体远端血供进行反复评估，特别是在受伤后最初，另一评估指标是踝肱指数，如果该指数小于 0.9 就应行动脉造影。值得注意的是，若是腘动脉内膜损伤，在受伤早期可能并不会出现组织灌注不足，这时应持续对患肢血运进行密切观察，一经发现患肢远端无血流灌注，应急诊手术探查。

Boisrenoult 等报道膝关节脱位相关血管损伤发生率为 7.5%~14%，因血管损伤延迟治疗，截肢率可达 10%。Gray 等报道超过 8 小时手术的患肢截肢率达 86%。患者经临床和放射学检查显示膝关节未脱位，且足背动脉搏动可扪及情况下，仍可发展为骨筋膜间室综合征并行截肢，因此触诊足背动脉 24~48 小时内需每 2~4 小时重复进行定期测量踝肱压指数（ABPI），ABPI<0.9 时，患者需要手术治疗血管损伤。血管造影虽是明确血管损伤的金标准，但系侵袭性操作，目前越来越多研究证据支持 CT 血管造影（CTA）替代血管造影，MRI 血管造影（MRA）可同时判断韧带损伤程度，临床应用逐渐增多。对于膝关节脱位血管损伤的治疗，文献报道在伤后 8 小时内进行血管修复手术截肢率为 11%，而延迟治疗，截肢率可高达 86%，因此及时诊断和治疗，对于减少截肢率至关重要。

文献报道膝关节脱位致腓总神经损伤的发生率为 14%~25%，胫神经损伤偶有报道。膝关节脱位常合并神经损伤，而且 50% 的神经损伤无法恢复。神经损伤应尽早进行神经松解手术。膝关节脱位伴后交叉韧带（PCL）、后外侧角（PLC）损伤时腓总神经损伤发生率高达 50%，其中 50% 左右可恢复，如不能恢复可考虑行神经移植，移植物不超过 6cm 并在 6 个月内移植，效果更好。Giuseffi 等报道移植物超过 6cm 的移植成功率仅为 44%。

膝关节脱位通常伴随前交叉韧带（ACL）、后交叉韧带（PCL）、内侧副韧带（MCL）、外侧副韧带（LCL）中至少 2 条韧带损伤，最常见为 ACL 加 PCL，其他结构损伤也有报道。对于韧带损伤，除非是开放性脱位或韧带撕脱性骨折，可在急诊情况下一期修复，否则就应等待软组织情况好转（一般 2~3 周）后再尽早手术。在肢体血运良好的情况下，处理膝关节脱位要优先考虑软组织覆盖；在进行韧带重建时，要优先进行后交叉韧带的重建，然后才是内侧副韧带和后外侧复合体修复和重建，前交叉韧带重建，可留待二期处理。

膝关节脱位发生于高能量损伤，在临床上较为少见。但其证情较重，威胁到肢体存活，有时甚至危及生命，尤其伴有重要血管、神经的损伤者，更需及时治疗，因此在损伤早期，必须仔细反复评估腘动脉和腓总神经是否损伤并尽早摄膝关节正侧片和必要的其他检查，如 CT、MRI 等，一旦发现，应及时急诊治疗，以免造成更大损伤。

（谢可永　王拥军　张霆　朱栋）

第六节　膝骨关节炎

一、定义

膝骨关节炎又称退行性骨关节疾病，常见于年老患者，是由于关节软骨退行性改变导致软骨破坏，软骨下骨硬化以及骨赘形成等病理变化，出现膝部疼痛、僵硬、行走困难为特征的疾病。流行病学调查显示，40 岁以上人群膝骨关节炎总患病率为 28.7%，其中女性 32.8%，男性 23.5%。60 岁以上人群 35%~50% 有临床表现，50% 人群在 X 线片上有骨关节炎表现，75 岁以上人群中 80% 有骨关节炎症状。随着人口老龄化，患病率还在不断增加。

二、病因病理

膝骨关节炎属中医学痹证中的"骨痹""痛痹""痿痹""膝痹"等病证范畴。中医学认为本病与年老体衰，长期劳损，外感风寒湿邪有关。

因年老体弱，肝肾不足，肝藏血，主筋，储藏和调节血液运行，濡润筋脉；肾藏精，主骨，肾精充实则骨骼强健。中老年人，肝肾亏虚，肝血不足，筋失濡养，不能维持骨节之张弛，关节失滑利；肾精不足，不能充实骨髓，则髓减骨枯。或因长期慢性劳损，导致气滞血瘀经脉阻滞，不通则痛。故《素问·宣明五气》曰："五劳所伤，久视伤血，久卧伤气，久坐伤肉，久立伤骨，久行伤筋。"或中老年人肝脾肾亏虚，气血不足，风寒湿等外邪乘虚而入，致气滞血瘀、经脉痹阻而形成。《素问·痹论》曰："风寒湿三气杂至，合而为痹也"；"所谓痹者，各以其时，重感于风寒湿之气也"；"以冬遇此者为骨痹"。《诸病源候论·风湿痹候》曰："由血气虚，则受风湿，而成此病。"

现代医学研究认为，在年龄、性别、劳累、创伤、遗传、肥胖等多种因素作用下，膝关节软骨细胞的代谢紊乱，进而使膝关节软骨发生缓慢的退行性改变和相应部位骨赘增生等多方面的病理变化，包括细胞、免疫、蛋白酶、生物力学等变化。可见膝骨关节炎的发生主要是在机械损伤下，组织细胞外环境改变和软骨细胞修复失调，导致软骨细胞发生坏死、凋亡、增殖反应，使基质降解或合成减少。由于蛋白多糖和胶原酶的作用，引起关节软骨间质的分解增加，软骨组织出现软化、破坏，活化的软骨细胞释放炎性介质，这些炎性介质导致膝关节滑膜炎症，表现为膝关节的疼痛、肿胀、活动不利等迁延不愈，持续日久的证候。

三、临床表现

患侧关节慢性进行性膝部疼痛，活动时加重，关节积液，局部肿胀。晨起僵硬明显，及粘着感，活动后缓解，行走时疼痛加重，以下楼为明显。严重者活动减少，可出现肌肉萎缩，以股四头肌更明显。

四、诊断要点

1. 缓慢起病，膝关节的慢性疼痛、肿胀等典型临床症状。

2. 体检发现，膝部周围有明显压痛点，后期患者由于软骨磨损，关节活动度随之减小。严重者，可出现关节内翻或外翻。

3. 特殊检查　当关节内积液时，浮髌试验阳性。随着关节软骨破坏，可有关节的骨摩擦音、捻发感。

4. X线摄片　表现为关节间隙变窄，软骨下骨硬化和囊性变，位于关节囊、韧带和肌腱附着部位有骨质增生和骨赘形成，关节内可见游离体，晚期关节间隙消失。

5. MRI检查　可以精确显示关节软骨的病理变化，在软骨发生病理形态学改变之前及时发现其基质成分变化，从而对软骨损害进行早期诊断。同时还可发现半月板和韧带的病变。

6. 超声检查　可判断关节渗出、软骨病变、腘窝囊肿的存在，同时可指导关节及其周围软组织穿刺注射等。

7. 关节镜检查　可直接观察透明软骨的肿胀、糜烂、溃疡和半月板的变化，确定滑膜炎症部位。

美国风湿病学会 2001 年制定膝骨关节炎诊断标准：

（一）膝关节疼痛患者有下列 7 项中的 3 项

1. 年龄 ≥ 50 岁。

2. 晨僵 <30 分钟。

3. 关节活动时有骨响声。

4. 膝部检查示骨性肥大。

5. 有骨压痛。

6. 无明显滑膜升温。

7. 放射学检查有骨赘形成。

（二）膝关节疼痛患者有下列 9 项中的 5 项

1. 年龄 ≥ 50 岁。

2. 晨僵 <30 分钟。

3. 关节活动时有骨响声。

4. 膝检查示骨性肥大。

5. 有骨压痛。

6. 无明显滑膜升温。

7. ESR<40mm/h。

8. 类风湿因子（RF）<1∶40。

9. 滑膜液有骨关节炎征象。

五、辨证论治

本症为老年人常见病，由于其病程长，进展慢，所以在起初发病时，不易被重视。经治疗症状缓解后，未能适当保护，致使屡次反复发作，加重了证情。所以选择合适的治疗方法，对缓解症状和延缓发展极为重要。

（一）中药内服

1. 气滞血瘀　疼痛严重，局部肿胀，肌肤瘀斑、青紫，行走不利，舌紫黯苔腻，脉弦。证属气滞血瘀，治宜行气通络、活血化瘀。方用筋痹方加减。

2. 热毒内蕴　关节红肿、疼痛、重着，局部灼热，得凉则舒，屈伸不利，伴发热，口渴，心烦，小便短黄，舌质红，苔黄腻，脉象滑数或弦数。证属湿热痹阻，治宜清热利湿、通络止痛。方用热痹方合防己黄芪汤加减，重者加芙蓉叶、七叶一枝花。

3. 筋骨失养　面色无华，神疲乏力，腰膝酸软，膝关节疼痛，活动不利，肌肉萎缩，情绪抑郁。证属肝肾不足，治宜健脾益气、补益肝肾。方用补筋丸加减。

（二）中药外用

局部采用三色敷药外敷，熏洗可采用海桐皮汤加减，药用海桐皮、透骨草、当归、川芎、威灵仙、白芷、防风等，以消肿止痛，舒筋通络。

（三）练功导引

功能锻炼具有重要作用。其原则是以主动运动、不负重为主，重点做增强肌力锻炼，再逐渐增强关节活动能力。

1. 肌力训练 主要锻炼股四头肌，有等长训练和等张训练。其中，等长训练可增加肌肉的力量，关节活动范围小，可避免对膝关节的磨损；等张训练可使肌纤维增粗、萎缩的肌肉逐渐肥大，使肌力和耐力得到增强和恢复，从而增加关节的稳定和耐力，改善关节活动功能。二者相结合的训练既可增强肌力，又可避免膝关节过度摩擦。

（1）股四头肌等张收缩训练：仰卧位，一腿伸直并拢抬起，保持足跟距离床面 40° 左右，坚持 10~20 秒，放下休息几秒，再抬起另一腿，两下肢交替，反复训练 10~20 次。

（2）股四头肌等长收缩运动：患者取仰卧位，膝关节伸直，绷紧股四头肌，同时腘窝向下压床面，开始时缓慢收缩，收缩完全后用尽全力，保持 10~15 秒，放松 2~3 秒，反复训练。

（3）踮脚锻炼法：患者直立位，两踝关节跖屈至以极点为度，维持跖屈过程 5 秒，放松 5 秒，15~20 次。上述锻炼每日 1 次，持续 4 周。

2. 关节活动训练 在不负重情况下，进行膝关节屈伸功能锻炼，能增强股四头肌肌力，使挛缩粘连的组织拉开，且减少关节内摩擦，减轻软骨在活动时的损伤，促进淋巴及静脉回流，以利于消除关节肿胀，能改善关节活动度。

（1）膝关节伸屈活动：患者坐在床边，双膝置于床旁，然后尽量伸直膝关节，保持伸直位，有酸胀感时，缓慢屈曲膝关节，反复进行锻炼。

（2）蹬空自行车练习：平卧床上，双下肢做缓慢踏空车活动，每次 10~15 分钟。

（3）有氧运动：如慢跑、散步、游泳、打太极等，其中尤其是游泳，可以在无负重情况下，做关节运动，不仅能提高膝关节活动度，减少僵硬度，增加肌力，而且改善心肺循环，有效增加需氧能力、降低疲劳和增强免疫力。

（四）针灸

局部取穴和循经取穴相结合。主穴：内膝眼、犊鼻、阳陵泉、梁丘、血海、足三里、鹤顶、委中、阿是穴等。根据不同辨证配穴：①行痹：风门、肝俞、膈俞；②痛痹：大椎、关元；③着痹：脾俞、中脘、阴陵泉；④热痹：曲池、合谷。可用温针，采用中强刺激，留针 15~25 分钟。

（五）手法

患者仰卧位，膝关节屈曲 10°~15°。在膝部周围施以一指禅法或揉法。手法治疗：患者仰卧位，术者点按膝眼、阴陵泉、犊鼻、足三里、委中、承山等穴位，后以按揉法、拿捏法作用于大腿股四头肌及膝髌周围，以局部发热为度。然后用双拇指将双髌骨向内推挤，同时垂直按压髌骨边缘压痛点，力量由轻逐渐加重，以患者舒适为度。后用单手掌根部按揉髌骨下缘，反复多次。做膝关节摇法，同时配合膝关节屈伸、内旋、外旋的被动活动，最后于膝部周围行摩擦法手功。

（六）物理治疗

采用热敷加低频电刺激和超声波治疗，以加强血液循环，达到消炎止痛的目的。

1. 低频电刺激 置电极于患部，刺激强度以患者舒适为度，每次 15~20 分钟，隔天 1 次，10 次为 1 个疗程。

2. 超声波治疗 采用直接接触法，强度为 $1.0~1.5 \text{w/cm}^2$，每次 5~10 分钟，隔天 1 次，10 次为 1 个疗程。

（七）关节内透明质酸注射

透明质酸可以有效抑制炎症介质，刺激软骨基质和内源性透明质酸的生成，抑制软骨降解，直接保护感受伤害的神经末梢和润滑关节。常采用透明质酸直接注入关节腔内，常用剂量为透明质酸20mg，每周1次，5次为1个疗程。

（八）膝关节镜治疗

因关节游离体造成膝关节的交锁、肿胀、疼痛等影响日常生活、工作者，可采用关节镜清除游离体。

经长期保守治疗，疼痛等证候未缓解以及X线片示膝关节软骨严重破坏者，当采用手术疗法。目前，人工膝关节置换术具有成熟的材料和技术，已可作为首选治法。

六、述评

膝骨关节炎是一种常见于中老年人的退行性疾病，以关节软骨进行性损伤，骨质增生为特点，以关节疼痛、僵硬、肿大伴活动受限、畸形，反复发作，缠绵难愈为其临床特点。《素问·逆调论》曰："是人者，素肾气胜，以水为事，太阳气衰，肾脂枯不长……肾者水也，而生于骨，肾不生则髓不能满，故寒甚至骨也。所以不能冻栗者……病名曰骨痹，是人当挛节也。"对膝骨关节炎作了形象描述。历代医家在长期临床实践中，尤其自20世纪50年代以来，更是有了长足进步，逐步形成具有我国特色的理论体系，在诊断和治疗上积累了丰富经验，应用现代诊断设备和传统中药、针灸、手法、练功等治疗方法，在临床和实验上都取得了令人瞩目的成果。

（一）诊断进展

随着我国社会老龄化日趋加剧，膝骨关节炎（KOA）的发病率逐年增加，因此早期诊断和治疗，具有重要临床意义。

1. 症状与体征　疼痛是最主要症状，多为隐匿发作、持续钝痛，尤其在下楼时，疼痛更明显。晨僵和黏着感也是主要症状之一，但随着活动，可逐渐缓解。由于关节表面吻合性差、肌肉痉挛和关节囊收缩以及骨刺等引起机械性闭锁，出现功能障碍。严重者可引起关节畸形、半脱位等。

2. 影像学检查　主要有X线、MRI、关节造影、关节镜、超声等检查。

（1）X线检查：普通X线片检查，仅能通过关节间隙的改变来间接判断软骨受损情况。数字化X线摄影（DR）已逐渐应用于临床诊断中。与普通X线片检查相比，数字化X线摄影（DR）具有更高的动态范围、量子检出效能；能覆盖更大的对比度；图像分辨率提高。王守海等以普通X线片检查为对照，探讨了股骨髁间窝后前位直接DR在KOA诊断中的价值，结果表明，DR组检出率高达91.0%，对照组仅62.8%。说明股骨髁间窝后前位结合膝关节正侧位DR对于诊断膝退化性关节炎具有重要参考价值。

（2）MRI检查：MRI能发现软骨基质成分的初起变化，从而可以早期作出诊断，以便及时治疗，提高疗效。王学宗采用全膝关节磁共振成像积分（WORMS）对膝骨关节炎患者的诊断研究发现，WORMS对膝骨关节炎的诊断有较高参考价值。

（3）超声检查：可判断关节渗出、软骨病变、腘窝囊肿的存在。沈素红等对患者的膝关节进行超声检查，结果显示，膝关节积液合并滑膜增生者占82.98%，骨质增生改变者占91.49%，腘窝囊肿形成者占26.60%，游离体形成者占4.26%。可见超声检查能清晰显示膝关节腔内病变和髁间软骨、滑膜及周围软组织的情况，有助于膝骨关节炎的诊断。

（4）关节镜检查：可直接观察软骨的肿胀、糜烂、溃疡和半月板的变化，确定滑膜炎症部位，被称为诊断关节软骨受损的金标准。李立平等对老年骨关节炎患者，运用关节镜检查及镜下清理术。结果表明，关节镜检查及适当镜下清理术，近期能有效缓解 KOA 的临床症状，改善关节日常活动，延缓病程发展。

（二）临床治疗研究

1. 中药疗法　历代医家对膝骨关节炎有精辟论述，积累了丰富的治疗经验。中药疗法是其中主要部分，包括内服中药和外用中药两类。

（1）内服中药：劳累日久，或年老体虚，肝肾两亏，脾胃气虚，复感风寒湿邪。导致气血不行，经络不通，导致虚实夹杂之痹证形成，故治疗以祛风除湿、散寒通络、调补肝肾、健脾和胃为治则。王秀珍将 207 例患者随机分为两组，治疗组在常规治疗的基础上加用自拟补肾壮骨方（骨碎补、杜仲、牛膝、海桐皮、独活、土鳖虫、穿山龙、熟地黄）中药口服治疗，对照组给予常规治疗，3 周为 1 个疗程。结果：总有效率，治疗组 95.1%，对照组 84.6%，两组比较，有显著性差异。陈建鸿认为补肾通络、止痹痛是本病的治疗原则，以自拟方（川杜仲、狗脊、独活、当归、北芪、川牛膝、赤芍、木瓜、桂枝、白术、延胡索、陈皮、熟地、威灵仙）治疗本病 52 例，痊愈 32 例，显效 9 例。上述结果显示，临床对膝骨关节炎的治疗主要以补益肝肾、散寒止痛、化瘀通络、祛风除湿为治则，常选用药物有川芎、怀牛膝、黄芪、熟地、当归、白术、桑寄生等。

（2）外用中药：包括熏洗疗法、离子导入、膏药外敷等，以取辛窜温热，具有温通功效的药物为主，达到舒筋通络、消肿止痛、滑利关节之效。

1）中药熏洗是以中医药基本理论为指导，根据患者具体病情，选配中草药煎汤在患部皮肤熏蒸、淋洗、浸浴以达到内病外治的一种疗法。中药熏洗既能通过湿热效应扩张使局部毛细血管，促进血液循环和淋巴循环，增强关节自身的新陈代谢，改善关节软骨的营养和消除炎症，又能通过中药的搜风通络、温经散寒等作用，提高消肿止痛之效。白克昌等采用海桐皮汤局部熏洗治疗膝骨关节炎患者，以外用扶他林乳剂为对照，结果提示熏洗组 1 周后与 8 周后总有效率均明显高于对照组，有统计学意义。李兴岭运用花椒、艾叶、透骨草、荆芥、防风、蒲公英、紫花地丁、桑枝、鸡血藤、制川乌、制草乌、生甘草等中药熏洗治疗膝骨关节炎 72 例，临床控制 28 例、显效 23 例、有效 16 例、无效 5 例，总有效率 93.06%。综上可见，熏洗疗法具有疏通腠理作用，驱邪外出，达到逐风寒、除湿毒之目的。

2）膏药外敷：膏药外敷在膝骨关节炎治疗中应用较为广泛，疗效良好。郑青松运用辨证取穴为主，局部压痛点为辅，外贴痹灵膏治疗痹证 220 例。药用：麝香、蟾酥、独活、马钱子、羌活、全虫、白花蛇、防风等，结果：痊愈 142 例，有效 70 例，无效 8 例，总有效率 96.36%。李保泉采用自拟接骨消瘀散（生乳香、生没药、生南星、五加皮、公丁香、白芷、冰片、花椒等）调膏外敷贴患膝，共治疗 74 例，有效率 87.6%。张家国等以止痛透骨膏急性子、白芷、藤黄、威灵仙、川芎、蜂蜜等与外用扶他林软膏对照，分别对 74 例膝骨关节炎进行为期 4 周的疗效。结果：治疗组有效率 88.79%，对照组 73.68%。两组有显著性差异。

3）离子导入：其作用原理是利用直流电的电场同性相斥原理，带负电荷的药物被直流电场的负极推动进入人体，带正电荷的药物则被正极推动进入人体，从而提高中药有效成分在膝关节内的吸收作用，达到改善膝关节局部血液循环，加速新陈代谢，消除疼痛肿胀等症。范智超采用中药离子导入疗法治疗膝关节骨关节炎，方药为防己、寻骨风、独活、续断、羌活、秦艽、木瓜、红花、牛膝、乳香、当归、没药、赤芍、川芎、草乌、杜仲、伸筋草、蒲公英、威灵仙、桑寄生、天南星，总有效率为90.4%。离子透入疗法，是中药结合电子学的治疗方法，具有良好疗效。

4）穴位贴敷：通过刺激穴位和药物的吸收，调整神经系统的功能，提高机体非特异性免疫力。现代医学研究显示，药物贴敷后，使局部血管扩张，促进血液循环，改善周围组织营养。杜静等采用穴位贴敷治疗寒痹型膝关节炎总有效率为70%，有效缓解了关节疼痛肿胀。穴位贴敷疗法具有刺激穴位和药物吸收的双重作用，可以直接作用于患病之处，药力专注，作用迅速，疗效快捷。田雪秋等采用天灸治疗膝关节炎，三伏天穴位敷灸，连续跟踪观察3年，结果提示天灸治疗在改善膝关节炎疼痛和功能活动方面具有明显优势，远期疗效理想，具有滑利关节、通络止痛，更有祛风散寒、除湿止痛、活血化瘀、温阳行气之功，达到通则不痛的目标。

2. 针灸治疗　针灸治疗膝骨关节炎具有悠久历史，积累了丰富的临床经验，取得了良好的临床效果。随着针灸学的发展，其包含内容日渐增多。目前常用的有针刺、灸法、穴位敷贴、针刀等。

（1）针刺疗法：可舒筋通络、温经散寒、调气止痛，调节局部软组织张力，改善关节应力，消肿止痛、改善膝关节功能。临床以对症治疗的近端取穴和辨证循经取穴相结合，达到标本兼治之效。邓启龙将72例患者均分到治疗组和对照组，对照组针刺患者患膝内外膝眼、犊鼻、梁丘、血海5穴，留针20分钟；治疗组患者针刺双侧肘部曲池、手三里、肘髎6穴，留针20分钟，留针期间患者膝关节进行最大关节活动度的主、被动屈伸运动锻炼。与治疗前相比，2组治疗后疼痛、行走、上下楼及关节屈曲挛缩程度较前显著改善（$P<0.01$），肿胀程度有所改善，但差异无统计学意义。

（2）灸法：通过对腧穴热传导，达到温经通络、祛风除湿之功。同时艾灸具有抗炎和增强免疫功能，激活机体的免疫系统，抑制炎性因子，达到抗炎作用，以减轻骨关节炎症。宋阳春等应用隔三七饼灸法治疗血瘀型膝骨关节炎，以双氯芬酸钠缓释片为对照。结果：隔三七饼灸治疗在改善关节僵硬与功能障碍积分方面，疗效优于对照组，随访2个月后治疗效果仍优于对照组。任秀梅等观察艾灸法治疗KOA患者，以安慰艾灸为对照，结果认为艾灸能明显改善KOA患者疼痛、僵硬、功能障碍等临床症状，是一种安全、有效的治疗方法。

（3）针刀疗法：能对膝关节周围肌腱、韧带、关节囊等软组织的瘢痕、粘连、挛缩进行疏通和剥离，解除异常应力，恢复关节力学平衡，同时松弛受压的神经末梢和血液循环，改善膝关节营养供应，有利于关节功能恢复。王庆甫等治疗42例，以纵行剥离为主，辅以横行剥离后，疼痛评分变化、压痛点个数变化、髌骨摩擦试验变化、对肿胀的影响、积液诱发试验、浮髌试验阳性率等多个观察指标显著改善。韩凌等治疗47例膝骨关节炎患者，在膝关节前侧（髌上囊、髌骨内外支持带、髌下脂肪垫等）、外侧（膝关节腓侧副韧带）、内侧（膝关节胫侧副韧带、鹅足囊）、后侧（腓肠肌内外侧头）进行整体松解，结果痊愈31例，好转13例，无效3例，总有效率94%。近年来，针刀广泛应用于骨伤病症中，操作简单，取效快，因此受到临床欢迎。

3. **手法治疗**　能改善膝部血液循环，促进炎症吸收外，还可松解粘连的软组织，解除痉挛，理顺筋肌，组织形态和解剖位置也可随之复原，解除疼痛恢复功能。现代研究显示，推拿后肌肉中的糖含量增加，能明显改善膝骨关节炎引起的股四头肌萎缩，从而缓解症状及功能。

赵金华等采用三步推拿手法（理筋手法、调骨手法、对症手法）治疗老年膝骨关节炎患者 38 例，以关节腔注射玻璃酸钠注射液为对照，结果显示治疗组总有效率为 89.47%，对照组总有效率为 85.00%。三步推拿手法治疗老年膝骨关节炎疗效显著。张文扬等采用舒筋逐湿汤结合松筋回旋手法治疗膝骨关节炎，以口服西乐葆对照，结果表明舒筋逐湿汤结合松筋回旋手法治疗膝骨关节炎，能减轻疼痛，改善关节功能，疗效肯定，且持续治疗能提高临床疗效中的显效率和有效率。赵东风采用推拿与中药烫熨相结合治疗该病患者 72 例，施术于大腿部股四头肌，重点在髌骨上部，并用拇指按揉鹤顶、血海、梁丘、伏兔等穴，然后以按揉与弹拨法交替作用在髌韧带、内外侧副韧带，重点在鹤顶、内外膝眼、阳陵泉、血海、梁丘等穴周围进行治疗，并提拿髌骨。推拿治疗每天 1 次，7 次为 1 个疗程。患者经治疗 2~3 个疗程，显效 18 例，好转 47 例，无效 7 例，总有效率 90%。

（三）实验研究

1. **内服中药研究**　学者采用先进的设备从生理、生化、组织、力学等多面，对补肾、柔肝、健脾等中药进行实验研究，表明中药对膝骨关节炎具有延缓软骨退变、促进软骨修复、抑制滑膜炎症、阻断软骨破坏等作用，为临床应用提供了理论依据。

（1）对骨和软骨的作用：沈霖等将切断兔膝关节前交叉韧带与内侧副韧带、内侧半月板的动物模型，分为健骨汤组和生理盐水组，健骨汤由黄芪、丹参、杜仲、延胡索、鹿角胶、淫羊藿、骨碎补、牛膝、鸡内金等组成，经 4 周治疗后，患侧关节液明显减少并趋于正常，软骨区出现大量幼稚软骨细胞，表示软骨损害已在修复；治疗 8 周后各项指标显示了对软骨修复之效。汪青春等分别运用由白芍、秦艽、牡蛎、甘草组成的柔肝方，由熟地黄、肉苁蓉、淫羊藿、鹿含草组成的补肾方和由黄芪、白术、茯苓、薏苡仁组成的健脾方治疗小鼠膝骨关节炎，发现柔肝方不仅能延缓软骨降解，还能抑制滑膜增生及炎症；补肾方能加强软骨细胞功能，延缓软骨降解，对受破坏的软骨修复有一定作用；健脾方在延缓软骨退变和抗炎方面未见明显作用。

（2）对膝滑膜的作用：中药对膝关节滑膜炎症作用的实验研究表明，益气利水中药可以抑制滑膜炎性改变，减少滑膜炎性物质释放入滑液，从而阻断炎性滑液对关节软骨的炎性破坏。

沈培芝等利用切断雄性小鼠双后肢内侧副韧带及筋膜扩张部，造成外翻畸形的方法造模，采用强筋方（白芍、秦艽、生牡蛎等）治疗，设立中药对照组（熟地黄、淫羊藿、鹿含草等）及芬必得组，分 3 批取材，对软骨厚度、软骨细胞密度，软骨下骨小梁密度、软骨结构、细胞状况、蛋白多糖进行观察，显示强筋方对滑膜炎症具有明显抑制作用，对软骨退变也有较好延缓作用。任峰采用上述方法造模，采用益气养阴通络方（黄芪、芍药、生地黄、厚朴、大豆黄卷、桂枝、生姜、吴茱萸、通草、葛根、蛴螬、大枣等），设立西药布洛芬组及模型非治疗组作对照，观察软骨病理改变程度，结果中药组软骨损伤病理改变最轻，西药组及非治疗组软骨损伤程度明显重于中药治疗组。

2. 针灸治疗机制研究

（1）针灸对骨、软骨的作用：随着医学理论发展，学者们发现细胞因子、炎症因子、软骨细胞凋亡与代谢、蛋白酶及抑制剂基因等对骨、软骨有重要影响，通过深入研究，取得了肯定结果。刘一等认为温针治疗能降低关节液、血清中异常升高的 TNF-α、IL-1β 水平，减少机体炎性细胞因子的含量，减轻炎症刺激，进而影响对基质金属蛋白酶的调节作用，抑制对软骨基质的破坏，延缓软骨退变，防止骨关节炎进一步发展。吴广文等观察温针灸对膝骨关节炎大鼠模型关节液和血清中 NO 和 PGE 的影响。治疗后温针组关节液和血清中 NO 和 PGE 含量均较模型组低，证实了温针灸治疗膝骨关节炎的疗效与抑制 NO 和 PGE 的表达有关。王松等观察艾灸疗法对兔膝骨关节炎软骨细胞眺望的影响，结果显示骨关节炎模型组软骨细胞凋亡率比正常组明显升高，艾灸治疗组比正常对照组明显升高，比模型组明显降低，差异均有显著性，可见艾灸疗法可以抑制软骨细胞凋亡，对治疗膝骨关节炎具有一定疗效和可行性。上述研究说明，艾灸疗法对软骨细胞的有效作用，有助于延缓膝骨关节炎发展。

（2）针刀镇痛研究：针刀镇痛作用机制涉及面十分广泛，其中神经递质的变化有重要影响。陈幼楠等观察针刀松解干预后，上位中枢不同部位 β-内啡肽（β-EP）的变化，以探讨针刀松解在脊髓以上水平的镇痛机制，结果在针刀及电针干预后 β-EP 含量在多数部位均表现出下降趋势，其中在丘脑水平针刀组、电针组的 β-EP 含量比模型组明显降低，有显著性差异，提示针刀松解法对膝骨关节炎大鼠中枢各水平的 β-EP 有良性调节作用；进一步研究发现，其调节作用可能与膝关节局部伤害性刺激减弱有关。嵇波等通过对大鼠膝骨关节炎造模及对模型针刀或电针处理后发现，在诱发关节软骨损伤的过程中，中枢系统存在部分单胺类（5-羟色胺、去甲肾上腺素和多巴胺）神经递质的合成与代谢紊乱，而针刀模型组与空白模型组进行对比，除了具有软骨形态明显改善外，其海马部位和下丘脑、脊髓部位的 5-羟色胺、去甲肾上腺素和多巴胺含量均与空白模型组存在明显差异，提示针刀对于该类紊乱具有一定调节作用。

3. 手法研究　经过长期研究证实，手法对韧带、肌腱、肌肉等软组织的作用和关节的反复屈伸运动，通过血动力学、神经递质等变化，刺激软骨组织中未分化的间质细胞向软骨细胞转化，加快软骨组织修复，有促进软骨再生和修复之效。庞坚通过推拿手法结合中药治疗对比发现，膝骨关节炎患者运用手法治疗或手法治疗加用市售抗骨增生胶囊，发现手法治疗组与手法治疗结合中药组在疼痛、关节僵硬度、功能及总分各方面比较均有显著改善，但两者之间并无显著差异。

膝骨关节炎是中老年常见病，是慢性筋骨病的主要病种之一。其证情多样，所以辨证论治，针对不同症型选方用药，常能收到事倍功半之效。众多临床和实验研究已显示了中医丰富的技法方药对膝骨关节炎具有良好临床疗效。实验研究也证实，通过药物、针灸调节内环境，改善脏腑组织功能；通过手法调整关节结构，恢复力学平衡，从而达到消除炎症、缓解疼痛之效。施杞对慢性筋骨病有丰富临诊经验，提出膝骨关节炎的病理特点为，急性期以痹证为主，中后期以痿证为主，整个病变过程是痹痿结合、动静力失衡，相互影响，对膝骨关节炎的证治起到指导作用。

（谢可永　王拥军　张霆　朱栋）

第七节　髌骨软化症

一、定义

髌骨软化症又称髌骨软骨炎、膝关节剥脱性骨软骨炎，是因各种损伤导致髌骨软骨面和股骨髁软骨破损，出现膝部活动时疼痛为特征的疾病，是髌骨病变中较为常见的疾病。

二、病因病理

髌骨是全身最大的籽骨，上极与股四头肌相连，下极由髌韧带固定于胫骨结节。髌骨的关节面与股骨的内外髁相互形成关节，膝关节屈伸时，髌骨在股骨内外髁之间滑动。髌骨软骨是由软骨细胞和基质组成的透明软骨，分内侧、中间隆起和外侧3个软骨面，呈"V"字形。在组织学上，软骨细胞稀疏排列在胶原纤维框架内，其中有许多密聚的蛋白糖分子起吸收和松弛结合水的作用。电镜发现，透明软骨呈3层结构，表层的胶原纤维平行于软骨面排列；中层的胶原纤维斜行排列；底层垂直排列。表层蛋白聚糖含量明显低于底层，水含量由表层到底层逐渐减少，这种细胞和基质结构的分层性使各软骨层各具生理特点。

早在1928年，Aleman首先在诊断中使用"软骨软化"这一术语，1933年由日本学者kulowski在文献中首次提出髌骨软化。髌骨软骨软化症的病因与多种因素有关，包括直接创伤、间接创伤、各种反复作用超过关节软骨生理范围的物理应力损伤；髌骨位置异常，包括高位髌骨、低位髌骨；髌股排列错乱；股内侧肌先天性高位附件；软骨营养障碍与血运障碍等导致髌股关节力学关系紊乱，关节液成分改变及滑膜慢性炎症等一系列变化，使髌软骨肿胀、侵蚀、龟裂、破碎、脱落，以后与之相对的股骨髁软骨也发生相同的病理变化，形成髌股关节病所出现的膝髌骨疼痛等症，称为髌骨软骨软化症。

髌股关节面软骨不同程度的退行性病理改变，在早期表现为：软骨失去光泽，呈黄白色或灰白色，继之，软骨局部产生软化灶，且发生软骨纵行纤维化、裂纹、碎裂等。晚期软骨病灶则剥脱，软骨下骨质暴露。根据病理变化的程度不同，Outerbrige将病理改变分4期：Ⅰ期：软骨肿胀、软化，直径小于0.5cm；Ⅱ期：软骨破碎呈裂隙状，直径0.5~1.0cm；Ⅲ期：软骨表面破溃，软骨下骨骨质暴露，直径小于或等于2.0cm；Ⅳ期：破溃的软骨下骨致密化，直径大于2.0cm。在电镜下：软骨细胞变性、坏死，胞浆内细胞器减少，糖原积累，胞核固缩，足突消失；部分细胞增生呈簇状，胞浆内细胞器增多，代谢活跃；软骨基质亦明显变性，胶原纤维疏松、变细、异常聚合或断裂，基质条纹形成，表层基质明显水肿；软骨变性的同时，存在有限修复，软骨表面覆盖的成纤维细胞样细胞，可能是由软骨细胞分化而来或滑膜细胞转化而来，这种现象被认为是髌骨软化症的典型表现。

中医认为该病属"痹证"范畴，其病因病机为，素体肝肾亏虚，筋骨不利，复遭持续劳损，或风寒湿邪侵袭，以致经络痹阻，局部气血瘀滞，故痛为主；肝主筋，肾主骨，筋骨失却濡养，故其症状表现为患膝疼痛气血不行，湿浊内停，病积日久，痰瘀交阻，络脉不通，经气不舒，症见膝部疼痛，酸软乏力，行走不利，局部肿胀。

三、临床表现

本病起病缓慢，最初感膝部隐痛、乏力，劳累后加重，以后疼痛逐步加重，下蹲时膝关节疼痛加剧，上下楼梯疼痛加重或突然无力而摔倒，严重者可继发滑膜炎、关节积液，肿胀，伴有股四头肌萎缩。

四、诊断要点

1. 初期为髌骨下疼痛，稍加活动后缓解，运动过久后又加重，休息后渐消失。后期形成髌股关节骨关节病时，可继发滑膜炎而出现关节积液。病程长者，可出现股四头肌萎缩。

2. 髌骨边缘压痛，伸膝位挤压或推动髌骨可有摩擦感，伴疼痛。

3. 特殊检查

（1）髌骨压磨试验：检查时使髌骨与其相对的股骨髁间关节面互相挤压研磨，或上下左右滑动，有粗糙的摩擦感、摩擦声和疼痛不适；或检查者一手用力将髌骨推向一侧，另一手拇指按压髌骨边缘后面可引起疼痛者，为阳性。

（2）单腿下蹲试验：患者单腿持重，逐渐下蹲到 90°~135° 时出现疼痛，发软，蹲下后单腿不能起立，为阳性。

（3）恐惧试验：将髌骨推向一侧，在屈膝活动时因恐惧膝部疼痛而停止屈膝动作。

4. 髌骨后的疼痛，髌骨压磨试验和单腿下蹲试验引起髌骨后疼痛是临床主要特征。

5. X 线检查　普通 X 线摄片对早期髌骨软化症，不能直接显示髌骨软骨病变，但对髌骨软化症病因诊断可有帮助，如膝关节侧位 X 线片中髌骨纵轴长度与髌韧带长度之比值有助于发现高位髌骨与低位髌骨。髌骨切线位线摄片，可显示髌股关节各组成骨骼排列的相互关系，有无先天性发育异常等，对诊断髌股排列错乱及股骨髁发育不良具有十分重要的诊断价值。

6. MRI 检查　能明确诊断不同程度的髌骨软化症，为治疗选择提供依据。按 MRI 影像表现，髌骨软骨软化症可分为 5 级。

0 级：为正常的髌骨软骨。在 T1 加权像为带状的中等信号，其信号强度略高于水，也高于软骨下骨，表面光滑。在 T2 加权像上呈中等信号的带状影，信号强度低于水，稍高于软骨下骨；在 SRIR 像呈单层均匀的中等偏低信号。在 FGE 序列 T1 加权像上，髌骨软骨由表及里分为高、中、低信号 3 层。

Ⅰ级：在 T1 加权像、T2 加权像和 STIR 像上呈局灶性隆起性信号影。

Ⅱ级：在 T1 加权像、T2 加权像和 STIR 像上表现为轻度轮廓改变、软骨厚度局部变薄，但直径 <1.3cm，可有或无局灶性信号改变。在 FGE 序列上表现为：第一层高信号消失；第二层变薄，髌骨表面轻度不规则，直径 <1.3cm；第三层信号降低。

Ⅲ级：在 T1 加权像、T2 加权像和 STIR 像上表现为病变直径 >1.3cm，或轮廓不规则，厚度明显变薄，软骨下骨可有或无囊性改变。在 FGE 序列，第一、二层信号消失，第三层信号降低或消失，软骨下骨暴露，但直径 <1cm。

Ⅳ级：病变在各个序列成像上均表现为软骨全层缺如，软骨下骨暴露，范围 >1cm，并有软骨下骨的硬化和囊变，并且有局部骨髓水肿。

7. 关节镜检查　能直观可靠地看到软骨表面的病变，但有手术创伤、感染等风险，因此较少把关节镜检查作为单纯诊断之用。

可见髌骨软化症的诊断，必需具备髌骨软骨软化病理改变和同时具有髌骨疼痛、髌骨摩擦音及股四头肌萎缩等症状与体征。

五、辨证论治

髌骨软化症是关节软骨的损伤性病变，由于软骨无血液和淋巴液供应，损伤后难以完全修复，通常多以非手术治疗为主。中医治疗髌骨软化症以补益肝肾、强筋健骨、舒筋活络、消肿止痛为主。

1. 对急性发作期，应制动膝关节 1~2 周，同时进行股四头肌抗阻锻炼。

2. 中药内服　髌骨软化症分为 3 期辨证论治。

（1）早期：多属实证，气滞血瘀，治宜攻下为主，理气化痰、破瘀散结、通络止痛，选用川芎、红花、乳香、没药、枳壳、延胡索、香附、陈皮、肉桂等。

（2）中期：多虚实夹杂，以实邪为主，治以攻补兼施，破瘀化痰，和营消肿，选用黄芪、白术、当归尾、川芎、赤芍、红花、半夏、茯苓等。

（3）后期：以虚损为主，治以扶正为主，益气养血、补肾壮骨，选用黄芪、白术、山药、当归、牛膝、川芎、薏苡仁、地黄等。

3. 中药熏洗　方选海桐皮汤熏洗膝部，组成药物：海桐皮、透骨草、乳香、没药、当归、川椒、川芎、红花、威灵仙、甘草、防风、白芷。使用时，将上方药物加水淹没药面 3~4cm，文火煮沸，首次需煮沸 20~30 分钟后撤火，开始用蒸汽熏患肢，待水温降至 60℃ 左右，用毛巾蘸取药液或连同药渣外敷患处，若水温降至 30℃，则重新加温，每日早晚各 1 次，每次 30~60 分钟。

4. 中药离子导入疗法　利用物理设备产生直流电场，将药物有效成分离子化，使其更容易通过皮肤吸收，维持局部较高的药物浓度，从而发挥相应的药理作用。对于气滞血瘀型：可选用桑枝、桂枝、牛膝、木瓜、乳香、没药、透骨草、羌活、独活、伸筋草等，有活血通络，行气止痛功效。使用时，应用离子导入仪，浸渍上述药液以纱布外包裹 2 个电极板并置于患膝两侧，刺激强度以患者感觉舒适为度。每天 1 次，每次 20~25 分钟，1 天 1 次，10 次为 1 个疗程。

5. 手法治疗　通过手法对髌骨软化症患者进行治疗，可以达到解痉、调衡、减压的目的。操作时，以患者仰卧，膝下垫薄枕，膝微屈 10°~15°，以一指禅推法于髌腱周围做垂直方向摆动推揉，以局部出现酸胀发热感为宜。然后以提髌捻揉法做上下运动，同时用指端在所伤髌下软骨面揉捻顺压，最后以拍打法收功。

6. 针灸治疗　针刺取髌骨周围的穴位为主，如梁丘、血海、膝眼、鹤顶、阿是穴。患者仰卧位，将膝关节屈曲 90°，患腿肌肉放松并直刺，以针感向股四头肌方向放射为佳。艾灸多与针刺配合，与体针疗法选取的穴位相同，用艾条温和灸，或用隔姜灸，每穴灸 15 分钟，使局部有明显温热感为宜。每日治疗 1~2 次。

7. 小针刀疗法　患者仰卧，取内外膝眼、髌骨上极、髌前皮下囊及髌骨内外侧缘压痛点，局麻后垂直进针，做切开剥离松解 2~3 刀，出针后按压 1~2 分钟。

8. 练功疗法　增强股四头肌等张锻炼也是保守治疗的一个重要部分。每天至少 4 次，每次持续 15 分钟，可改善股四头肌和腘绳肌的肌力，以稳定膝关节。

9. 物理疗法　急性期采用冰敷疗法以收缩血管，减少渗出，消除肿胀和疼痛。慢性期可采用热敷疗法，以促进血液循环，改善局部营养代谢，缓解局部肌肉痉挛及炎性水肿，促进骨骼、肌肉、韧带功能恢复。同时给予超声和低频脉冲电疗法，以加强消炎止痛、退肿利关节之效。

10. 关节注射　对于中老年患者，可关节内注射玻璃酸钠，以增加关节液的黏稠性和润滑功能，保护软骨，促进软骨的再生和愈合。

经严格的非手术治疗无效，或有先天畸形的可采用手术治疗。目前，一般采用关节镜的软骨碎屑清理和修复；影响行走功能者，可考虑人工全膝关节置换术。

六、述评

髌骨软化症是引起膝痛的主要原因之一，其症状表现为患膝疼痛、酸软乏力、行走不利。目前西医治疗主要采用镇痛剂、非甾体抗炎药、激素及软骨保护剂，晚期采用手术方法治疗。中医对本症的治疗方法有中药内服、外敷、熏洗、针灸、按摩、推拿、中药离子导入等，能在一定程度上改善膝关节血液循环，加快代谢产物排泄，促进组织细胞恢复，达到缓解症状和延缓退化发展的目的。

（一）中药应用

根据辨证论治原则，采用行气活血、祛瘀止痛、利水消肿、补益肝肾等中药，运用内服和外用方法，以调和气血，濡养筋骨，达到延缓髌软骨退变的目的。

1. 中药内服　陈勉将本病分为 4 型，对气滞血瘀型采用桃红四物汤加减（熟地黄、白芍药、当归、川芎、红花、桃仁等）；对湿热蕴积型采用三妙散加味（苍术、黄柏、牛膝等）；对阴血亏虚型采用透骨养筋汤加味（乳香、没药、麝香、血竭等）；对寒凝湿滞型采用乌头汤合薏苡仁汤加减（陈皮、白术、车前子、杜仲、薏苡仁、白蔻仁、连翘、茯苓等），共治疗本病 15 例，总有效率为 93.3%。

2. 中药外用　李文华采用中药（当归、羌活、红花、白芷、牛膝、木瓜、透骨草、威灵仙、独活、防风、细辛、川乌、艾叶、制乳香、制没药等）用白酒浸泡，分置于 2 个布袋中，用蒸汽加热 15 分钟后，熏患处，同时配合手法治疗本病 57 例，有效率为 94.7%。

3. 中药离子导入　蒲云青采用中药离子导入治疗髌骨软化症，将中药液适量（制川乌、制草乌、艾叶、当归、红花、鸡血藤、透骨草、牛膝、桑寄生、独活、秦艽、威灵仙）浸渍纱布外包裹 2 个电极板并置于患膝两侧，开启离子导入仪，调节刺激强度以患者感觉舒适为度。每天 1 次，每次 20 分钟，7 次为 1 个疗程，疗程间隔 2 天，共治疗 3 个疗程，总有效率为 88.37%。

（二）针灸疗法

1. 针刺手法运用

（1）震颤手法：程子君等采用震颤手法针刺治疗髌骨软化症 30 例，取血海、梁丘两穴，直刺深达股骨骨面，针感可传至膝关节内。然后用轻微震颤法行气 1~3 分钟，患者感到膝内酸胀或发热时，出针，揉按针孔。每日 1 次，直至症状消失。平均针治 8 次，疼痛、髌骨边缘压痛点及髌骨研磨痛消失。深达骨面的刺法，古称"短刺法"，主要用于治疗骨痹。轻微震颤行气，可使患者在可以耐受的强度下接受足够治疗量的刺激。

（2）透针疗法：张世亮等采用本法治疗髌骨软化症 100 例，以毫针分别由梁丘、犊鼻、阳陵泉、绝骨向所对应之血海、内膝眼、阴陵泉、三阴交方向透刺，以对侧有针感，针尖不刺出皮肤为度。手法以捻转为主，进针时施补法，出针时施泻法，留针 30 分钟。每日 1 次，10 次为 1 个疗程。疗程间隔 3 日，2 个疗程后治愈率 90%，显效率 6%，好转率 2%，无效率 2%，总有效率为 98%。采用透针法，1 针 2 穴，从阳透阴，调和阴阳，达到阴平阳秘。

2. 温针法运用　应用针刺与温热相结合的治疗方法。

（1）蜡针疗法：王爱华等采用蜡针治疗髌骨软化症 20 例，将刺入皮内毫针的针柄及部分针身用 48~52℃蜡液加温。选穴以阿是穴、阳陵泉、阳谷等为主，每天 1 次，6 次为 1 个疗程，2 个疗程后，痊愈率为 80%，总有效率为 100%。

（2）穴位温针法：蔡国伟等采用本法治疗髌骨软化症 40 例。取患侧内外膝眼、梁丘、血海、足三里、阳陵泉，进针得气后，点燃一寸长艾炷置于针柄上，艾炷燃尽取针。每日 1 次，10 次为 1 个疗程。疗程间隔 1 周，3 个疗程后温针组临床治愈率为 67.5%，好转率为 25%，无效率 7.5%。而 TDP 对照组的治愈、好转、无效率分别为 45%、27.5% 和 27.5%。结果表明，两组治疗效果有显著差异。说明温针治疗优于 TDP 照射治疗，温针通过针刺相应穴位而起到补益气血、疏通膝部经脉之效；加上其温热渗透力较强的特点，获得较好疗效。

（3）温针围刺法：刘保成等采用温针围刺法治疗髌骨软化症 34 例 40 膝，以 2 寸毫针沿髌骨内上角、内下角、外上角、外下角、髌骨两侧中点、鹤顶穴 7 点围刺，针至髌骨关节面内 0.5~1 寸，得气后不予行强刺激，并于前六穴针尾上置艾绒，点燃后，以局部关节腔内产生温暖舒适感为度。每次 2~3 壮，每日 1 次，6 次为 1 个疗程，共 2 个疗程。温针治疗组及针刺对照组均在施术前给予推拿。温针围刺组临床治愈率为 45%，有效率 100%，明显优于常规针刺组，且 1 年后跟踪追查温针围刺组疗效稳定性亦明显好于对照组，说明温针围刺法具有良好的舒经通络、祛风散寒化湿功效。

3. 电针法运用　程建东以一手从髌骨外缘向内侧推压髌骨，使内侧髌骨与股骨髁之间间隙增大，然后用 0.3mm×60mm 的无菌针从内侧进针，穿过髌骨软骨面到对侧髌骨缘，以产生酸胀得气感为佳，一侧针 2~3 针。同样的方法针外侧和另一患肢，针刺得气后接电针仪，强度以患者能忍受为度。留针 20 分钟，每日 1 次，7 次为 1 个疗程，疗程之间休息 2~3 天。电针直接对受损髌骨软骨面产生良性刺激，促进髌骨软骨面修复，达到消炎止痛作用。治疗 32 例髌骨软化症，总有效率为 96.9%。

4. 循经取穴法运用　阮志忠等以针刺夹脊穴为主配合局部取穴治疗髌骨软化症 34 例，取双侧胸 12、腰 2、腰 4 夹脊穴，或胸 11、腰 1、腰 3 夹脊穴（依据脊柱触诊有异常结节或条索物为准），肾俞、肝俞；患侧鹤顶、血海、梁丘、足三里、膝眼、肾关、阳陵泉，夹脊穴加电针，鹤顶、膝眼温针灸，起针后局部拔火罐，隔日 1 次，10 次为 1 个疗程，疗程间隔 5 天。经 1~3 个疗程后，治疗组与针刺对照组的总有效率均为 100%，但治疗组痊愈率达 74.5%，明显高于对照组的 46.35%。经 2 个月至 1 年随访，治疗组中复发 3 例，对照组复发 22 例。治疗组的远期疗效明显高于对照组。针刺夹脊穴可以调整脊神经功能，恢复对股四头肌运动平衡的调节能力，使髌骨滑动位置恢复正常，消除髌骨软骨面与股骨髁面的异常摩擦，达到改善膝部血液循环、控制局部炎症、促进组织再生的目的。

（三）手法治疗

蒋李青等采用理筋手法、痛点推揉法、髌骨抓拿法、滑移法和髌骨研磨法，辅以膝关节屈伸拔伸法治疗髌骨软化症 50 例，隔日 1 次，15 次为 1 个疗程，对Ⅰ度和Ⅱ度髌骨软化症的有效率分别为 100% 和 86.9%。

戴七一等治疗髌骨软化症 66 例共 83 膝，观察 30 例 38 膝用松解膝周软组织、研磨髌骨及牵张膝关节等手法，隔日 1 次，连续 3~5 次为 1 个疗程，治疗 2~3 个疗程；对照组36 例 45 膝给予口服英太青胶囊 50mg，每日 2 次，1 周为 1 个疗程，治疗 2~3 个疗程。结果两组髌骨关节痛治愈、好转、未愈分别为 15 膝、18 膝、5 膝和 8 膝、29 膝、8 膝；两组上、下楼梯困难症状改善情况，治愈、好转、未愈分别为 21 膝、8 膝、9 膝和 9 膝、19 膝、17 膝；两组髌骨研磨试验转阴情况，治愈、好转、未愈分别为 23 膝、10 膝、5 膝和 8 膝、15 膝、22 膝。两组病例在髌股关节疼痛改善方面疗效相近，但治疗组在改善上下楼梯困难，髌骨研磨试验转阴方面明显优于对照组。

髌骨软化症属于中医慢性筋骨病范畴，其发病与慢性劳损，复感寒湿外邪有关。现代研究认为，因髌股关节生物力学紊乱，导致髌骨向外侧倾或半脱位，髌骨内侧软骨与股骨外髁滑车软骨过度磨损，日久出现骨质增生、关节间隙狭窄等。临床以早期发现，早期治疗，以防发生骨关节炎为原则，治疗以中医综合疗法为主，包括中药、手法、针灸、练功及相应物理治疗，其中股四头肌的锻炼尤为重要。

（谢可永　王拥军　张霆　朱栋）

第八节　膝关节半月板损伤

一、定义

因创伤，或退化导致半月板撕裂，临床以膝关节局限性疼痛、膝关节交锁、股四头肌萎缩为特征的疾病。

二、病因病理

膝关节半月板位于胫骨关节面的内侧和外侧，呈半月形状的纤维软骨，其边缘部较厚，与关节囊紧密连接，中心部薄，以增加胫骨髁凹陷及衬垫股骨内外髁的作用，达到保持关节的稳定性和缓冲震荡的作用。内侧半月板呈"C"形，前角附着于前交叉韧带附着点之前，后角附着于胫骨髁间隆起和后交叉韧带附着点之间，外缘中部与内侧副韧带紧密相连。外侧半月板呈"O"形，前角附着于前交叉韧带附着点之前，后角附着于内侧半月板后角之前，外缘与外侧副韧带不相连，故活动度较大，因此损伤机会也就较多。

当膝关节运动时，半月板随之移动，伸膝时半月板向前移动，屈膝时向后移动。半月板除与关节囊相连的边缘从滑膜得到 25%~30% 的血液供应，其他部分均无血液供应。因此半月板损伤后，仅在边缘部分可以自行修复，其他部分只能依靠周缘血液供应，所以难以自行愈合。

半月板是膝关节内最易损伤的组织之一，其发生与创伤和退化相关。一为外力创伤：当膝关节完全伸直时，内外侧副韧带紧张，关节稳定，半月板损伤机会少。当膝关节半屈曲位时，突然过度外翻或内翻，内旋或外旋，半月板被挤压在股骨髁与胫骨之间，受到旋转压力作用，当旋转碾挫力超过了半月板所能允许范围时，即引起半月板撕裂。

半月板损伤的部位和程度取决于膝关节的体位和外力作用方向。当小腿固定在半屈曲外展位时，身体及股部猛然内旋，内侧半月板在股骨髁与胫骨之间，受到旋转压力，而致半月板撕裂。如扭伤时膝关节屈曲程度愈大，撕裂部位愈靠后，外侧半月板损伤情况类同，但作用力方向相反。二为退行性改变：无明显急性损伤史，因长期半蹲位或蹲位工作，重复膝关节屈曲、旋转和伸直动作，半月板多次被挤压和磨损，日久导致半月板破裂。

半月板损伤可发生在半月板的前角、后角、中部或边缘部。损伤形状可为横裂、纵裂、水平裂或不规则形，甚至破碎成关节内游离体。当破裂半月板的部分滑入关节之间，影响关节伸屈活动，形成"交锁"。在严重创伤中，除半月板破裂外，还常伴有交叉韧带和侧副韧带等损伤。由于半月板结构特殊，破裂损伤后很难自行愈合，日久危及关节，引发创伤性关节炎。

三、临床表现

大部分患者半月板断裂后，虽可行走，但患肢自觉酸软乏力，上下楼梯时尤为明显。常有关节疼痛、肿胀及僵硬等功能障碍。疼痛通常局限于半月板损伤侧，呈膝部广泛的疼痛，自觉关节内有响声和撕裂感，膝关节不能完全伸直。随着时间迁延疼痛可有减轻，但不能消失。损伤初期肿胀严重，以后有所消退，易反复发作。病程长者，股四头肌会逐渐萎缩。

四、诊断要点

1. 多数患者有膝关节扭伤史，受伤后，膝关节有剧痛，不能自动伸直，关节肿胀。
2. 伸屈膝关节时，膝部有弹响声。
3. 检查时可发现股四头肌萎缩，膝关节间隙有压痛，膝关节不能过伸或过屈。其中膝关节间隙处的压痛是半月板损伤的重要临床依据，压痛部位一般即为病变部位。
4. 特殊检查

（1）回旋挤压试验（McMurray 试验）：患者仰卧，检查者一手握小腿踝部，另一手扶住膝部将髋与膝尽量屈曲，然后使小腿外展、外旋和外展、内旋，或内收、内旋，或内收、外旋，逐渐伸直。出现疼痛或响声即为阳性，根据疼痛和响声部位确定损伤部位。

（2）研磨试验（Appley 试验）：患者取俯卧位，膝关节屈曲，检查者双手握住踝部将小腿下压，同时做内外旋活动。损伤的半月板因受挤压和研磨而引起疼痛。反之，如将小腿向上提，再做内外旋活动，则无疼痛。

（3）强力过伸或过屈试验：将膝关节强力被动过伸或过屈，如半月板前部损伤，过伸可引起疼痛；如半月板后部损伤，过屈可引起疼痛。

（4）侧压试验：膝伸直位，强力被动内收或外展膝部，如有半月板损伤，患侧关节间隙处因受挤压引起疼痛。

（5）单腿下蹲试验：用单腿持重从站立位逐渐下蹲，再从下蹲位站起，健侧正常，患侧下蹲或站起到一定位置时，因损伤的半月板受挤压，可引起关节间隙处疼痛，甚至不能下蹲或站起。

（6）重力试验：患者取侧卧位，抬起下肢做膝关节主动屈伸活动，患侧关节间隙向下时，因损伤半月板受挤压而引起疼痛。反之，患侧关节间隙向上时，则无疼痛。

5. 影像学检查　影像学检查在膝关节半月板损伤中具有决定性诊断价值，尤其是磁共振的广泛应用，使诊断更为确切。

（1）X线检查：拍X线正侧位片，虽不能显示半月板损伤情况，但可排除其他骨关节疾患。膝关节造影术对诊断意义不大，且可增加患者痛苦，不宜使用。

（2）MRI检查：可确诊，能明确半月板破裂的部位、程度，同时还能显示膝部其他韧带等损伤情况。半月板损伤是一种常见膝关节疾病，正常半月板由纤维软骨组成，在MRI中呈均匀的黑色，半月板损伤时可出现异常信号。半月板损伤分为3度：Ⅰ度出现团片状信号；Ⅱ度出现线状信号未及关节面；Ⅲ度表现为线性信号延伸到关节面。

半月板损伤为Ⅰ度时，病变区在显微镜下呈局限性黏液变性、玻璃样变和软骨细胞减少。在MRI上表现为半月板内的团状信号。Ⅱ度是Ⅰ度的进展，显微镜下可见胶原碎片，有横行纤维穿透半月板中间部分的胶原束。在MRI上呈线状异常信号。Ⅲ度是Ⅱ度的严重发展，外伤是半月板撕裂的诱发原因，而年轻患者，半月板无明显退行性改变，外伤是半月板损伤的直接原因。半月板撕裂时显微镜下病理学改变与Ⅱ度相同，只是程度上更严重。在MRI上表现为平行、斜行、星形或不规则形异常信号，但其远端达关节面是诊断半月板撕裂的主要依据。在一般情况下，可这样认为：Ⅰ级信号是退变性信号。Ⅱ级信号退变更重些，Ⅲ级信号代表半月板撕裂性损伤。

6. 膝关节镜检查　关节镜可以直接观察半月板损伤的部位、类型和关节内其他结构的情况，有助于疑难病例的诊断，同时也是治疗的一个方法，包括关节清洗、游离体去除和半月板的修补、切除等，是目前应用最广泛的诊断和治疗方法。

五、辨证论治

（一）中医治疗

半月板损伤属中医"筋伤"范畴，主要由于外伤、劳累等原因所致。中医常用的治伤疗法，包括中药内服、外敷、针灸疗法、手法推拿、练功导引等。

1. 中药内服　按辨证论治，分期治之。

（1）气滞血瘀：膝部疼痛、肿胀明显、肤色青紫、瘀斑、关节活动受限，舌紫黯，苔薄白，脉弦涩。治宜行气止痛，活血祛瘀。方选桃红四物汤加减，药用桃仁、红花、川芎、赤芍、当归、延胡索、乳香、没药等。

（2）瘀滞经络：疼痛渐减，肿胀不显、关节活动不利，舌黯，苔薄，脉弦。治宜和营止痛，舒筋活络。方选和营止痛汤，药用赤芍、当归、桃仁、续断、乳香、没药、苏木、秦艽、茯苓等。

（3）肝肾亏损：肿痛已消、腰膝酸软、行走乏力，舌淡苔薄，脉细弱。治宜补益肝肾，强筋壮骨。方选壮筋养血汤加减，药用当归、川芎、续断、白芍、生地、牛膝、杜仲、熟地、甘草、陈皮等。

2. 外用中药　急性期采用消瘀止痛膏以消肿止痛，中、后期可用三色敷药外敷以舒筋通络，促进关节功能恢复。

（二）针灸治疗

1. 针灸疗法　临床和实验研究已证实，针灸通过刺激人体腧穴，以激发经气，疏通经络，调和阴阳、滑利关节。对膝关节半月板损伤的急、慢性损伤，均有改善代谢、促进血运、止痛消肿等作用。

（1）体针取穴：主穴：阳陵泉、曲泉、犊鼻、内膝眼。配穴：悬钟、侠溪、行间、膝关、梁丘、足三里等。其中阳陵泉为胆经合穴，八会穴中之筋会穴，肝主筋，曲泉为肝经之合穴，二穴相配，主筋之病；犊鼻、内膝眼为局部取穴之要穴，二穴相配主膝之病。辨证循经取穴：悬钟、侠溪、行间、膝关、梁丘、足三里，皆有治疗膝病之功效，故作为配穴使用。操作：每次取 4~6 个主穴，2~4 个配穴。采用电针，急性期选疏密波以促进血液循环，改善组织营养，消除炎症水肿。急性期过后，选疏波以提高肌肉韧带张力，促进肌肉、关节及韧带恢复。电针强度：由小到大，以患者能够忍受为宜，通电 30 分钟，每日 1 次，10 次为 1 个疗程。针刺结束后，可根据证情，酌用艾叶灸之。

（2）耳针取穴：坐骨、肾上腺、臀、神门、腰椎、骶椎等。

2. 穴位敷贴　通过药物直接置于穴位，经皮肤吸收，使局部药物浓度明显高于其他部位，作用较为直接，取效快。

（三）手法治疗

手法推拿可松解粘连，调整胫股关节间隙，减轻关节间的压力和局部关节面的摩擦，消除对半月板的不良刺激，改善局部血液循环，增加血液供应，以修复半月板。同时适当运动可防止肌萎缩，提高肌肉耐力和韧带韧性，增加关节稳定性，达到舒筋散结、消肿止痛、滑利关节的效果。一般手法治疗包括按、揉、滚法放松膝周围韧带、关节囊等软组织，在此基础上屈伸内外旋转膝关节，再点按两膝眼、膝阳关、曲泉、鹤顶等诸穴，以酸胀为度，最后以摩、擦和拍法松弛软组织而收功。

（四）练功疗法

股四头肌的肌力锻炼极为重要，强大的股四头肌有助于稳定膝关节和减轻膝部压力。因此，重视股四头肌的锻炼，对于增强膝关节功能，缓解其症状有重要价值。具体操作：患者仰卧位，保持膝关节伸直位，直腿抬高至 40° 左右，保持 10~15 秒，缓缓放下，休息 1~2 分钟，重复上述直腿抬高运动 10~15 次。

对症状和体征明显，经非手术治疗无效，影响工作、生活者，可采用关节镜治疗，对半月板边缘撕裂可行缝合修复，或行半月板部分切除，保留未损伤的部分。关节镜手术具有缩短创伤小、疗效好、疗程短、恢复快等优点，为目前常用治法。

六、述评

半月板损伤是膝部最常见损伤之一，多见于青壮年，男性多于女性。国外报道内、外侧半月板损伤之比为（4~5）：1，而国内报道相反，其比例为 1：2.5。半月板损伤根据损伤不同部位，可分为边缘撕裂、纵行撕裂、横行撕裂、水平撕裂及前后角撕裂。由于半月板本身无血运，只在周缘有少许血液供应而可能愈合，其他绝大部分均难以愈合。可见半月板不同类型损伤，其治疗、预后也不相同。

（一）半月板损伤的分型

1. 边缘型　破裂位于内侧半月板边缘的前、中、后 3 个位置、严重者呈周边完全破裂，仅由前、后角部相连。破裂的腰部向膝中央滑移，导致关节交锁，在伸膝位时症状显著。一般认为，此型有自行愈合的可能，亦有经缝合痊愈的。

2. 前角型　破裂位于前角部，可仅为裂口，或可呈破裂部向后翻卷并增厚，亦有前角连接部断裂。疼痛位于膝前，但内、外侧，患者可能难以辨别。

3. 后角型　破裂位于后角部，可呈裂口状。裂口蜷缩和后角连接纤维断裂。过度屈膝位时疼痛明显。疼痛多见于偏后方内侧，但也有少数难以明确识别。

4. 横型　内侧半月板腰部横行破裂，破裂的部位、数目及深度各异，一般位于膝内侧疼痛，偶有关节交锁现象。

5. 桶柄型　为内侧半月板纵行破裂，裂口大小各异，呈横裂形。破裂口明显增厚，股骨髁滑膜广泛损伤。患膝常有"锁固"，行走多费力费时。

6. 内缘型　半月板内缘有一处或多数损伤，可呈粉碎型损害，偶有游离片进入关节腔。本型常影响伸屈膝运动。表现疼痛日久，股骨髁关节面损害明显，有时关节交锁。X线平片偶有发现游离骨片。

7. 水平劈裂型　胫股关节间强力旋转，以致内侧半月板上下两层水平间分离，若能早期确诊，通过良好制动等治疗，有可能修复。

8. 纵裂型　系内侧半月板纵行破裂，并可在前或后角部断裂，游离部进入膝内，成为膝痛和伸屈阻挡的主要因素。

9. 松弛型　为内侧半月板关节囊附着部松弛。每于膝部伸屈、旋转有不稳的滑落感，在胫股关节间挤向膝中央时，内侧关节囊（及皮肤）可陷入关节间隙内。这种类型可为外伤后或先天性结构上缺陷所引起。

（二）半月板损伤的诊断

关于半月板损的诊断方法颇多，为了能合理选用诊断方法，白卫东等对56例怀疑有膝关节半月板损伤者，分别做物理诊断、关节造影、B超和MRI的检查，并与膝关节镜的诊断结果作比较。物理诊断依据是关节间隙压痛，麦氏试验、膝过伸或过屈试验、Apley征中有一项阳性者。关节造影诊断标准，参阅Dalinka和Freiberger的标准。半月板损伤的关节造影异常是：半月板内或边缘有造影剂存留；半月板变短，变钝或形态异常。B超诊断标准：正常半月板呈三角形均匀一致弱强回声反射，边缘来自股骨髁软骨、胫骨平台软骨及关节囊侧副韧带结构散射形成的等边三角形。半月板损伤的标准图像是一投射到半月板三角内的均匀或不均匀的强回反射。MRI诊断标准：参阅Crues、Mink和Fischer等有关半月板损伤的MRI分级和形态学特征。结果65例中20例分别进行了物理诊断、关节造影、B超和MRI 4项检查。对内侧半月板，准确率分别为60%、85%、50%、80%，敏感性分别为42.9%、57.1%、14.3%、71.4%，特异性分别为62.9%、100%、69.2%、84.6%。对外侧半月板，准确率分别为65%、75%、65%、90%，敏感性分别为81.8%、63.6%、63.6%、81.8%，特异性分别为44.4%、88.9%、66.7%、100%。因此，作者认为对于半月板损伤单凭物理检查或B超难以作出正确诊断；关节造影对内侧半月板损伤的诊断有较高参考价值；MRI的准确率、敏感性与特异性高于其他检查，几乎可以代替关节造影、B超及诊断性关节镜检查。可见，MRI检查在诊断膝关节半月板损伤中，具有无可替代的优点，是临床确诊膝关节半月板损伤的最可靠检查方法。

（三）半月板损伤的治疗

1. 中药治疗　胡迪等采用中药补肾壮骨汤（熟地黄、黄精、何首乌、黄芪各25g，淫羊藿、续断、枸杞各18g，怀牛膝、桑寄生各15g，白芍、杜仲各10g）联合外用中药塌渍

（黄芪、独活、透骨草各 10g，当归、丹参、伸筋草、牛蒡子各 12g，乳香、白芥子、丁香、僵蚕、桂枝、鹿角霜、千年健、鸡血藤、木瓜、牛膝各 15g，麻黄、细辛、南星、制川乌、制草乌各 10g），每天 1~2 次，每次 30 分钟，治疗 36 例肾气不足型半月板损伤，与采用口服塞来昔布胶囊联合中药塌渍疗法治疗的 36 例半月板损伤比较，于治疗 1 周、2 周、3 周随访。结果：两组 VAS 评分均随治疗过程持续降低，治疗 1 周时，组间比较差异无统计学意义；治疗 2 周及 3 周，组间比较有统计学意义，观察组对疼痛的改善优于对照组。膝关节 Lysholm 评分随治疗进行，两组均持续增高，治疗 1 周时，两组数据无统计学差异，而在治疗 2 周、3 周时，组间比较有统计学差异。随着疗程的增加，治疗组对于 Lysholm 评分的恢复优于对照组。关节活动范围随治疗进行两组关节活动度均持续增加，治疗后 1 周、2 周、3 周组间比较均不具统计学差异，证明两种治疗方案对关节活动度的改善疗效相当，补肾壮骨汤联合中药塌渍治疗肾气不足型膝关节半月板损伤可明显改善 VAS 评分及 Lysholm 评分，对改善关节活动度无特殊疗效。

2. 手法治疗　路力为采用推拿治疗半月板损伤 52 例。推拿治疗：仰卧位，医者以拇指按压膝关节内侧，其余四指放在髌骨外缘，另一手握于踝部，做膝关节被动屈曲和伸直动作，拇指用力向关节间隙挤压做 5~10 次，最后用拇指按压推揉血海、委中、阳陵泉约 20 分钟，每日 1 次，10 次为 1 个疗程。治疗 1~2 个疗程，结果痊愈 34 例（65.3%），显效 12 例 23%，无效 6 例 11.5%。总有效率 88.3%。可见推拿手法能通过舒筋活络、松弛僵硬、滑利关节，达到改善关节活动和消肿止痛之效。

3. 综合治疗　王继往等对 60 例膝关节半月板损伤患者，采用中药结合手法、练功治疗。内服药：气滞血瘀型，治宜活血化瘀、行气止痛，方用桃红四物汤加减；脾失健运型，治宜健脾除湿、行气消肿，方用健脾除湿汤佐以活血化瘀、理气除湿之品；肾气不足型，治宜补肾健骨、祛瘀通络，方用健步虎潜丸加减，或舒筋丸加减。外用药：早期局部外敷三色敷药，局部红肿较甚者可敷以清营退肿膏；后期用四肢损伤洗方，或海桐皮汤熏洗患肢。手法治疗：患者仰卧，放松患肢。医师左手拇指按摩痛点，右手握踝部徐徐屈曲膝关节并内、外旋转小腿，然后伸直患膝。初期可在膝关节周围和大腿前部施以擦、揉手法促进血液循环加速以消散血肿。对膝关节交锁患者，采用屈伸手法解除交锁。功能锻炼：急性损伤期，采用夹板或石膏托固定膝关节于休息位；1 周后进行股四头肌的主动收缩锻炼，防止肌肉萎缩；去除固定后，进行膝关节屈伸活动和步行锻炼。结果：膝关节症状、体征消失，关节功能正常者 50 例；膝关节活动时偶有疼痛，关节功能基本正常者 4 例；膝关节活动时疼痛明显，关节功能不同程度障碍者 6 例。上述结果说明，中医内治法与外治法相结合，通过协同作用取效更佳。

膝关节半月板损伤的治疗视半月板损伤程度和部位而定，对于轻度损伤的半月板，一般非手术治疗常能获得满意疗效。对于急性期，应固定患膝于屈曲 10° 位，以限制膝部活动，1 周后可做股四头肌静力性收缩锻炼，防止肌肉萎缩，3 周后解除固定，加强股四头肌运动、膝关节伸屈活动和步行锻炼。一般半月板的边缘破损，因血供较好，易于愈合。对经久不愈，症状严重者，可做手术或关节镜治疗。

（谢可永　王拥军　张霆　朱栋）

第九节　膝关节交叉韧带损伤

一、定义

交叉韧带也称十字韧带，是膝关节较主要的韧带。它们在膝关节运动过程中是保持膝关节稳定的重要动力和静力因素，损伤后出现膝部疼痛、肿胀常伴有膝部不稳定，严重影响膝关节运动，需予以高度重视。

二、病因病理

交叉韧带位于膝关节内部，穿越时呈交叉状态，故称为交叉韧带。交叉韧带分为前、后交叉韧带，与膝内外侧副韧带、髌韧带、膝部伸屈肌群和关节囊等共同维持关节稳定。

前交叉韧带（ACL）位于关节囊内滑膜外，下端附着于胫骨髁间隆起前方，斜向后外上附着于股骨外髁内侧面。它由前内侧带和后外侧带两条纤维束组成，前内侧带较大而牢固，以保持屈曲时紧张，限制胫骨前移；后外侧带较小，保持伸直时紧张，因此整个膝关节在运动过程中，总有部分前交叉韧带保持紧张，维持功能正常。同时前交叉韧带还具有限制胫骨旋转的作用，以保持膝关节稳定。ACL长度平均39mm，宽度11mm。其血液来自膝中动脉，在股骨髁间窝部进入前交叉韧带，沿韧带背侧下行，在接近胫骨隆突部分为两支，称为胫骨髁间动脉，最终供应胫骨两髁。后交叉韧带（PCL）下端附于胫骨髁间隆突后方，斜向前内上，附于股骨内侧髁外面，由前外侧股和后内侧股所组成。它呈环弓向后，且其本身形成角度，正常值为113°~114°，此角度在间接判断ACL撕裂时有帮助，在膝屈伸、内旋时起稳定作用。后交叉韧带较厚，平均长度38mm，宽度14.8mm，强度为前交叉韧带的2倍；其血液供应主要来自膝中动脉及某些膝下动脉的终末支。膝关节运动，包括伸屈、旋转和收展。其中交叉韧带是膝关节的主要稳定结构，因而在膝关节受外伤时容易发生损伤。

膝关节交叉韧带的损伤主要由直接暴力所致。当膝关节伸直位时，外力导致膝关节内翻损伤和膝关节屈曲位下外翻损伤都可以使前交叉韧带断裂。当膝关节受到来自前方外力打击时，使胫骨近端后移，可以使后交叉韧带断裂。当膝关节处于过度外展时，在外力作用下，可出现前交叉韧带、内侧副韧带及内侧半月板破裂的严重病症。屈膝时，外力从前向后撞击胫骨近端，使胫骨过度向后移位，可引起后交叉韧带损伤，甚至发生膝关节后脱位。值得注意的是，观察发现，女性膝关节前交叉韧带比男性更容易受伤。进一步研究还证实，女性骨盆比男性宽，因此女性在落地的时候双膝有内翻倾向（也称内八字），这就会让膝盖承受更大的冲击力，更容易造成脱节，从而损伤交叉韧带。同时女性的髁间窝比男性要小，当膝盖伸直的时候，前交叉韧带就会和髁间窝发生接触，如果髁间窝不够大，前交叉韧带就有可能脱离正常位置，并造成损伤。此外，女性的股四头肌通常比腘绳肌要发达，而腘绳肌的作用方向正好和前交叉韧带是一样的，也就是说，腘绳肌具有与前交叉韧带同样的作用。当腘绳肌薄弱时，前交叉韧带也相应薄弱，由此导致女性前交叉韧带较男性更容易受伤。

三、临床表现

患侧膝关节剧烈疼痛、明显肿胀、关节内积血、膝关节不稳定、屈伸活动障碍。如伴有其他韧带或关节囊受损、半月板发生破裂时，可出现相应的其他症状。

四、诊断要点

1. 明确的外伤史，损伤后即可出现患肢膝部的疼痛、肿胀，膝关节功能障碍。

2. 体检发现，患肢膝部明显压痛，膝部活动受限。

3. 特殊检查　根据膝关节交叉韧带的正常功能，其损伤的特殊检查包括直向不稳检查法、旋转不稳检查法。

（1）直向不稳检查法：包括抽屉试验和 Lachman 试验。

1）抽屉试验（ADT）：可分为仰卧屈髋 45°、屈膝 90° 抽屉及坐位垂膝 90° 抽屉。常用的为前者，患者平卧床上屈膝 90°，屈髋 45° 呈中立位置于床上。检查者用大腿抵住患者足部，双手握住胫骨近端用力前后推拉，如胫骨近端向前移动很大，证明前交叉韧带损伤。根据胫骨前移程度分为 3 度：Ⅰ度松弛者有 0~5mm 的胫骨前移；Ⅱ度松弛者有 6~10mm 的胫骨前移；Ⅲ度松弛者有大于 10mm 的胫骨前移。

2）后抽屉试验（PDT）：后抽屉试验是评估单纯后交叉韧带损伤最敏感的检查。患者平卧位，屈膝 90°，胫骨保持中立位，检查者用大腿抵住患者足部，双手握住胫骨近端向后推，如果胫骨平台向后过多移动，则为后交叉韧带损伤。如果胫骨后移 0~5mm 为Ⅰ度松弛；6~10mm 为Ⅱ度松弛；大于 10mm 为Ⅲ度松弛。

3）轴移试验（PST 试验）：由 Galway 和 MacIntosh 在 1972 年提出，主要检查前外旋不稳。此处所谓轴移并非用来描写某种病理情况而是形容患膝突然错动的一种主观感觉。患者往往申诉在行动中于屈膝 20°~30° 突然出现患膝前后错动，既疼痛，又使患者感到极不安全，因此十分恐惧。而轴移试验则是通过体检时轴移现象再现的一种检查方法。其实质是胫骨外髁突然向前半脱位，股骨外髁同时滑向胫骨外髁的后坡；而做反向运动时，又在同一伸屈位突然复位。检查时患者平卧，检查者一手置于患者膝外侧，另一手置于足部使之内旋，膝外翻。将膝关节自 0° 位逐渐屈曲，当患膝脱离"扣锁"位后胫骨外髁即开始逐渐向前半脱位，当达到屈曲 20° 时，胫骨突然复位，出现错动感。操作时注意防止骨软骨切线骨折，忌用暴力。可在麻醉下检查，根据估计胫骨位移的程度来分类。

0 级：正常，屈膝过程中没有出现复位或膝关节错动。

Ⅰ级：屈膝过程中出现"滑动"复位。

Ⅱ级：屈膝过程中出现胫骨"跳动"复位。在胫骨内旋和中立位都出现阳性，胫骨外旋时复位，表明单纯的前交叉韧带损伤。

Ⅲ级：屈膝过程中出现一过性交锁，然后突然复位。常见于急性膝关节损伤，可能伴有膝关节后内角和后外角损伤。

4）拉克曼试验（Lachman 试验）：由 Lachman 在 1976 年提出，被公认是确定前交叉韧带（ACL）完整性最可靠而无损害的临床检查法。患者平卧，屈膝 15°~20°，足置于床上。检查者一手抓住患者股骨远端，一手抓住胫骨近端做方向相反的前后推动。如有超过健侧的向前移动，则应视为阳性。

如果胫骨前移 0~5mm 为Ⅰ度松弛；6~10mm 为Ⅱ度松弛；大于 10mm 为Ⅲ度松弛。此试验原意为检测前移以明确交叉韧带（ACL）的状况，尤其是有利于判断前交叉韧带的前内束或后外束损伤。DeHaven 在 1980 年，对急性前交叉韧带损伤，在无麻醉下施行

Lachman 试验，80% 阳性，麻醉下为 100% 阳性。而无麻醉下施前抽屉试验，仅 10% 阳性，麻醉下为 50% 阳性。对慢性前交叉韧带功能不全，两种试验诊断准确率均为 97% 左右。可见 Lachman 试验具有很高的临床应用价值。

（2）旋转不稳检查法：包括上述的前抽屉试验、轴移试验，还有 Losee 试验、Bach 试验等。

1）Losee 试验：由 Losee 于 1978 年提出，将患膝从屈曲位逐渐伸直，当达到 20° 时，突然出现错动，胫骨外髁向前移位，而检查者所感到的往往是股骨外髁向后错动。继续伸膝，直至完成扣锁机制时，乃逐渐复位。如再从 0° 位屈膝，则又称为 ALRI 试验。

2）Bach 试验：患者平卧，患侧屈膝及外展，小腿中立位。检查者立于患肢外侧，以双手握住小腿上方，在患肢肌肉完全放松的情况下，提起小腿使患膝屈曲。在施以外翻应力及轻度轴向挤压的情况下，逐渐伸膝。约在 20° 位突然错动，实为胫骨外髁向前半脱位，再渐反回屈膝则又突然错动，实为复位。

4. X 线摄片　X 线平片上不能直接显示交叉韧带损伤情况。但可显示撕脱骨折，如髁间棘撕脱骨折等。

5. MRI 检查　是一种准确而有效的、无创伤性评价韧带损伤的方法，目前已广泛应用于诊断膝关节韧带损伤。它可以全面而清晰地显示膝关节韧带、骨质的改变。其主要表现为：ACL 或 PCL 的急性撕裂，MRI 表现大致相同，其表现或信号强度变化随损伤时间而变化。ACL 部分撕裂，MRI 表现为韧带内信号增高，但尚保持其纤维束的连续性和完整性。ACL 完全撕裂的 MRI 直接征象是，ACL 连续性中断，韧带增粗或扭曲呈波浪状改变，各种序列均见不到正常交叉韧带而在韧带附着处出现团块状信号影，此为韧带完全断裂后挛缩所致或在 T2WI 像上 ACL 内呈弥漫性高信号提示水肿。ACL 完全性撕裂间接征象包括：①胫骨前置：胫骨前脱位是膝关节过伸的结果，膝关节过伸可撕裂 ACL 和后关节囊，使胫骨充分前移至股骨前面，但 PCL 可不受损。② PCL 形态改变：PCL 呈 "?" 征是 ACL 撕裂的主要间接征象，这是由于胫骨过伸外力而致胫骨前移，使 PCL 松弛和弯曲变形。

6. 关节镜检查　虽然准确性高，但有创伤性，所以目前较多用于半月板的修补、切除等。

五、辨证论治

大多数交叉韧带断裂会导致关节内出血。如果没有治疗，可能会造成关节疼痛及不稳定，影响急跑、急停、急转弯等动作。由于长期膝关节不稳定，较早产生退化性关节炎。

新鲜交叉韧带断裂，或胫骨棘撕脱骨折有明显移位者，应早期手术修复断裂的韧带，或将撕脱骨折复位和内固定，术后用长腿石膏固定 4~6 周，并加强股四头肌锻炼。如胫骨棘骨折无移位，可在抽出关节内积血后，用长腿石膏伸膝位固定 4~6 周，以后加强股四头肌锻炼。手术治疗，一般采用关节镜手术重建，如合并半月板破裂要同时处理。

陈旧性交叉韧带断裂，其手术效果常难以令人满意，可采用非手术治疗，包括休息、物理治疗、中医针灸、中药等，尤其重要的是股四头肌锻炼，以加强关节稳定性。

对于病患年事已高或平日活动度低，同时没有合并半月板断裂，可采用复健治疗，也常能达到所需要目的。如很不稳定，可考虑用腘绳肌，或髌韧带的内侧部分，或附近的肌腱做韧带重建术。

（一）中药治疗

急性期疼痛瘀肿明显者，以活血化瘀为主；慢性期膝软乏力，隐隐酸痛者，以强筋壮骨为主。

1. 内服中药　对急性期和慢性期应采用不同方药。

（1）急性期：采用活血祛瘀、消肿止痛法，方选复原活血汤加减，药用柴胡、当归、红花、乳香、没药、山甲、陈皮、甘草等。

（2）慢性期：采用补益肝肾、强壮筋骨法，方选虎潜丸加减，药用牛膝、杜仲、当归、熟地、白芍、羌活、威灵仙、女贞子、陈皮等。

2. 外用中药　急性期，采用消瘀止痛膏外敷；慢性期，采用接骨续筋膏外敷。

（二）针灸治疗

1. 体针治疗　可选取膝眼、膝阳关、阴陵泉、阳陵泉、血海、梁丘、足三里、阿是穴等穴位，用毫针直刺，急性期用泻法，慢性期用补法。留针30分钟，隔日1次，10~15次为1个疗程。

2. 针刀疗法　小针刀可以对粘连的软组织实施闭合性松解术，起到松解粘连、松弛肌肉的功效，达到恢复韧带和肌肉功能的目的。

（三）手法治疗

常用的是复合类手法，包括"放松手法"和"被动运动手法"两部分。放松手法有点穴法、揉膝法、拿推髌法等；被动运动有屈伸法、旋转法等。对于慢性期患者，操作时，患者仰卧位，膝关节屈15°，先在膝关节周围和大腿前部施以点、擦、揉等手法，以放松软组织，促进局部血液循环，继以缓慢屈伸膝关节和直腿抬高运动，以增强股四头肌肌力，稳定膝关节。

（四）练功导引

股四头肌锻炼法之一：取平卧位，膝关节伸直，踝关节背伸，抬高患肢，与床面呈30°，每次10~15秒。每次10~20次。锻炼法之二：双腿站立，双足离开墙面10cm，并分开与肩同宽，背靠墙，双上肢前伸，缓慢下蹲至45°。每次10~15秒，每次10~20次。

（五）物理疗法

常用的物理疗法有冷热疗法、超声疗法、电刺激法等。

1. 冷热疗法　对于急性损伤者，冷疗是个理想的治疗方法，可缓解疼痛，减少炎性渗出。应用时，用毛巾包裹冰袋置于患部，每次20~30分钟，每天1~2次。对于慢性期，采用热疗法，应用时，用毛巾包裹热袋置于患部，以患者感到温热为度。每次20~30分钟，每天1~2次。

2. 超声疗法　超声波是一种人耳听不见的高频机械振动，作用于人体后引起细微按摩效应、温热效应、空化效应及多种理化效应。超声的温热效应能促进血液循环，缓解肌痉挛，促进胶原纤维分解，松解粘连，达到消炎止痛的作用。使用时，超声强度为1.0~1.5w/cm^2，每部位5~10分钟，在患部缓慢移动，以患者感到温热感为度，2天1次。

3. 电刺激法　低频脉冲电疗法和中频脉冲电疗法能降低感觉神经兴奋性，促进血液循环，具有较好的镇痛和修复损伤组织的作用。应用80~150Hz脉冲电流，正弦波作用于患部，每次20~25分钟，2天1次。

（六）练功疗法

练功疗法对膝关节韧带损伤的修复和膝关节功能恢复有积极作用。Shaw等实验证实股四头肌锻炼能更快恢复膝关节活动范围，并能增强膝关节的稳定。Grant 等研究发现有监督的最低限度性结构性康复方案在 ACL 损伤重建后头 3 个月比标准物理治疗更容易达到膝关节可接受的活动范围。Eastlack 等认为膝关节 ACL 修复后下肢正压步行对疼痛缓解有重要作用。Mandelbaum 等发现女性足球运动员进行本体神经肌肉训练能直接有利于减少 ACL 损伤发生率。

对于急性韧带完全断裂者，或部分断裂，但经治疗膝关节仍不稳定，影响工作、生活者，可行手术治疗。对于新鲜交叉韧带完全断裂者（抽屉试验和 Lachman 试验均为阳性）2 周内可急诊手术。术后用长腿管型石膏固定 6 周。如合并半月板损伤，应先治疗损伤的半月板，然后修复损伤的韧带。陈旧断裂有不稳者，经肌肉锻炼等治疗后，无明显改善则须重建交叉韧带。目前多在关节镜下重建前、后交叉韧带，定位准确，创伤小。

六、述评

膝关节韧带损伤是一种比较常见的疾病。前、后交叉韧带位于膝关节深部，严重暴力可造成损伤。暴力作用于小腿近端，胫骨向前方移位时造成前交叉韧带损伤，胫骨向后移位时造成后交叉韧带损伤。交叉韧带损伤时有一种撕裂感，疼痛剧烈并迅速肿胀，关节内积血，功能障碍，晚期患者行走时膝关节松动，失去稳定。不同程度损伤对膝关节稳定造成的影响，是决定治疗方法的重要依据。因此，正确判别韧带损伤程度和膝关节稳定度，对于选择治疗方法和判定疾病的预后极为重要。

（一）韧带损伤的分度

1968 年美国医学会对韧带损伤的定义，是指附着于骨与骨之间的（韧带）结缔组织的损伤，或是附着于骨组织部位的撕脱伤。韧带损伤分 3 度：Ⅰ度：少量纤维或 1/3 以下的韧带损伤，无关节不稳定；Ⅱ度：中量或 2/3 以下韧带损伤，无关节不稳定；Ⅲ度：2/3 以上的纤维损伤，有关节不稳定。在临床应用中，常以对侧肢体作为对比检查的对象。当与对侧关节的稳定试验比较无差别时，记为 0 度；差别在 5mm 以内时为Ⅰ度；差别在 5~10mm 为Ⅱ度；10mm 以上为Ⅲ度。在标定不稳定移位时，美国骨科学会使用 0~3+ 表示法：0 代表正常；1+ 代表 5mm 以下移位；2+ 表示 5~10mm 移位；3+ 为 10~15mm 移位。以后有人又在此基础上定义了 4 度，为 15mm 以上的移位。

（二）交叉韧带损伤的治疗

根据交叉韧带撕裂的程度，制定治疗原则。

1. 对完全撕裂的患者，宜手术修补，重建韧带。对前交叉韧带损伤，凡不满 2 周的前交叉韧带断裂应在关节镜下做韧带缝合术。对后交叉韧带损伤，目前的意见偏向于在关节镜下早期修复。术后用长腿石膏托固定膝部于 20° 位 4 周。

2. 对不全撕裂者，先抽尽积血，长腿石膏管型屈膝 30° 固定 6 周。在石膏管型即将硬化成型之前，对前韧带损伤的患者，应将胫骨向后推；对后交叉韧带损伤的患者，应将胫骨向前拉。鼓励患者尽早进行股四头肌功能锻炼。对于韧带较少的部分撕裂者，在膝部固定基础上，采用相应辅助治疗，以减轻证候和促进恢复。中医和中西医结合治疗对减轻症状和功能恢复有良好临床效果。

3. 治疗方法　吴晓华将 62 例膝关节交叉韧带损伤患者，随机分为观察组和对照组，每组 31 例。观察组应用冲击波加超短波及膝关节康复训练治疗，对照组应用中频脉冲电加磁振热治疗。应用视觉模拟评分法（VAS）进行疼痛评定，通过有效率进行临床疗效评定。结果治疗后观察组 VAS 评分为（1.86±1.01），对照组 VAS 评分为（2.67±1.19），两组比较，差异有统计学意义；治疗后观察组的总有效率为 93.6%，对照组的总有效率为 74.1%，差异有统计学意义。所以膝关节交叉韧带损伤早期应用综合疗法，能获得较好效果。施文佳等将 70 例急性交叉韧带断裂的患者，随机分为 2 组，每组各 35 例，对照组予甘露醇静脉滴注，观察组给予桃红四物汤口服，观察两组患者症状体征、平均手术等待时间等情况并分析。结果发现观察组患膝关节疼痛、肿胀、瘀斑等体征评分均小于对照组，术前平均等待时间观察组小于对照组。证明桃红四物汤能有效缓解急性交叉韧带断裂所致关节肿痛等症状，有利于患者膝关节的功能恢复，缩短患者平均手术治疗等待时间。潘孝云等将前交叉韧带重建手术后患者分为 2 组，第 1 组术后用非甾体类消炎药镇痛，第 2 组术后用非甾体类消炎药加针刺内麻点穴位镇痛，评价术后膝关节疼痛程度和屈曲锻炼的进度，发现术后首次屈曲到 60°、90° 时第 2 组疼痛程度明显低于第 1 组；术后屈曲达到 90° 所需要的时间，第 2 组明显短于第 1 组。认为针刺内麻点穴位在前交叉韧带重建术后具有较理想的镇痛作用，能够促进膝关节功能康复。

随着 MRI 的广泛应用，膝关节交叉韧带损伤的诊断率有较大提高。其治疗方法的选择与韧带损伤程度密切相关，对于部分轻微撕裂，非手术疗法具有良好疗效，治疗包括急性期制动休息，2~3 周后肌力锻炼和中药、针灸、手法及相应物理治疗。对于大部分撕裂，尤其是全部断裂者，应考虑关节镜治疗。

（谢可永　王拥军　张霆　朱栋）

第十节　膝关节内外侧副韧带损伤

一、定义

在外力作用下，关节过度内翻或外翻时，膝关节内、外两侧副韧带发生撕裂、断裂等损伤，出现膝关节肿胀、疼痛、功能障碍等为特征的疾病。

二、病因病理

膝关节为人体最大关节，包含众多肌腱、韧带。故《黄帝内经》云："膝者筋之府。"膝关节侧副韧带损伤属"伤筋"范畴。其发病多为素体虚弱，肝肾不足，劳累日久，损伤筋脉，复感风、寒、湿邪，留滞经络，导致腰部和四肢关节疼痛或活动不利等。正如《诸病源候论·卒腰痛候》指出："夫劳伤之人，肾气虚损，而肾主腰脚，其经贯肾络脊，风邪乘虚，卒入肾经，故卒然而患腰痛。"

现代解剖学发现，膝关节的关节囊松弛薄弱，关节稳定性主要依靠韧带和肌肉，以内侧副韧带最为重要，其次为外侧副韧带及前、后交叉韧带。膝关节韧带损伤多由外伤所致。

膝关节内侧结构分为 3 层。第 1 层为内侧副韧带（MCL）浅层；第 2 层为内侧副韧带深层；第3层为在膝关节后内侧第1、2层与半膜肌腱鞘融合，混合纤维包绕膝关节后内侧形成的膝关节后内侧角结构。研究证实，内侧副韧带浅层和膝关节后内侧角结构都可以限制胫骨内旋和膝关节外翻，内侧副韧带深层对膝关节内侧结构的稳定作用很弱，一般认为单纯内侧副韧带损伤仅存在屈膝外翻不稳，若合并膝关节后内侧角结构损伤时，屈膝和膝关节伸直位外翻均不稳定，比单纯内侧副韧带浅层损伤严重。内侧副韧带损伤，常为膝外翻暴力所致，在膝伸直位，膝或腿部外侧受强大暴力打击或重压，使膝过度外展，导致内侧副韧带发生部分或完全断裂。由于内侧副韧带对膝关节稳定具有重要作用，一旦发生撕裂，对其治疗不当，易使膝关节不稳及导致继发创伤性关节炎。

膝外侧副韧带位于膝关节外侧的后1/3，起于股骨外髁结节，呈条索状，止于腓骨小头，不与外侧半月板相连。伸膝时外侧副韧带紧张，屈曲时松弛。在膝关节伸屈活动中，伴随着胫骨旋转而引起的外侧副韧带的松弛主要通过股二头肌环绕于其周围的腱纤维保持连续性张力，从而维持关节稳定性。当膝屈曲位时，外侧副韧带松弛，不致因旋转应力受伤，伸膝位时又为髂胫束、股二头肌腱、外侧关节囊、交叉韧带所加强，同时受到对侧肢体保护免受内收位损伤，所以膝外侧副韧带撕裂极为少见。仅在膝关节轻度屈曲时膝关节内侧或小腿强度内翻，方能引起外侧副韧带损伤。严重者可同时造成髂胫束、外侧副韧带、外侧关节囊、腘肌腱、交叉韧带、股二头肌、腓肠肌外侧头、腓总神经等外侧结构损伤。以前认为可以不必进行修补，但近来发现，未做修补者，常出现膝关节不稳定的后遗症。所以，对严重外侧副韧带断裂者，目前较多学者主张手术修复。

三、临床表现

一般都有明显外伤史，受伤时可听到韧带断裂的响声，随之膝部伤侧出现剧烈疼痛、肿胀，肤色青紫、瘀斑，膝关节不能完全伸直。

四、诊断要点

（1）明确的外伤史。

（2）内侧副韧带损伤者，压痛位于股骨内上髁或胫骨内髁的下缘处。外侧副韧带损伤者，压痛位于股骨外上髁或腓骨小头处。

（3）侧压试验（分离试验）：膝关节伸直，检查者一手握住伤肢踝部，另一手掌大鱼际顶住膝上部内侧或外侧，强力内收或外展小腿，如内侧副韧带部分损伤，外展时因牵扯损伤的韧带引起疼痛；如完全断裂，则有异常外展活动度。反之，如外侧副韧带部分损伤，内收时因牵扯损伤的韧带引起疼痛；如完全断裂，则有异常的内收活动度。

（4）侧方应力试验：分别于膝关节屈曲30°及0°下进行内外翻应力试验进行关节松紧度的检查。关节的基础松紧度差异较大，因而需与健侧对比进行检查。外翻应力试验：患者仰卧位，髋关节稍微向前屈曲外展，膝关节微屈。推荐试验顺序：握住患者踝关节或足部，将其置于检查者身体与肘关节之间，接下来另一手的手指握于膝关节内侧或外侧关节线上，握住大腿远端，另一只上臂的肘关节对施加患者膝关节的外翻应力进行检查，感受内侧关节线的宽度。内翻应力试验与之相反。根据内外翻试验后关节间隙张开的程度及终末点的质量进行分级。

Grade Ⅰ：膝关节内侧间隙打开小于5mm，止点固定，稳定性良好为Ⅰ级（轻度）损伤。

此类患者有少量韧带纤维断裂，但内侧副韧带仍然完整。

Grade Ⅱ：膝关节内侧间隙打开 5~9mm，为Ⅱ级（中度）损伤。通常止点固定或可感觉到，表明内侧副韧带不完全撕裂，仍有部分韧带纤维相连。

Grade Ⅲ：膝关节内侧间隙打开超过 10mm，无固定止点，为Ⅲ级（重度）损伤。内侧副韧带完全撕裂，这种松弛程度表明同时存在其他膝关节韧带损伤。

（5）X 线检查：一般 X 线平片无特殊病变表现。在麻醉下伸膝摄双膝内、外翻位，比较健、患侧膝关节间隙，如两侧间隙相差 4mm 以下为轻度撕裂；4~14mm 为部分断裂；12mm 以上为完全断裂。

（6）MRI 检查：正常侧副韧带在任何序列均为低信号，当损伤时，表现为韧带内长 T2WI 高信号，完全断裂表现为韧带连续性中断或韧带增粗，肿胀、韧带内弥漫性高信号。同时还可显示隐藏的骨折线，为制订治疗方案提供关键信息，目前已作为诊断韧带损伤的首选检查。根据内侧副韧带（MCL）损伤程度，可分为Ⅲ级。

Ⅰ级：MCL 扭伤，可有水肿及出血。MRI 表现为损伤区 T1WI 低信号，T2WI、STIR 呈高信号，在亚急性期出血时 T1WI 可显示为高信号；而 MCL 的形态并不发生改变，与周围组织有明显分界，冠状面上表现为平行于骨皮质的带状低信号影。

Ⅱ级：MCL 部分撕裂。Ⅱ级损伤，因韧带部分撕裂，水肿和出血使韧带和周围组织分界不清，其韧带可有移位，不再平行于骨皮质缘，部分纤维断裂处在 T2WI 或 STIR 上呈高信号。

Ⅲ级：MCL 完全断裂。Ⅲ级损伤，因韧带完全撕裂，使其连续性中断，并伴有韧带的增粗肿胀，整条韧带结构与肌肉信号混合，界限消失，不能辨认其结构走形，在 T2WI 或 STIR 上呈弥漫性高信号，有时韧带断端呈波浪状改变，关节囊内可见不等量的积液影像。

五、辨证论治

（一）新鲜侧副韧带部分撕裂治疗

1. 将患膝置于 150°~160° 屈曲位，用长腿管型石膏固定（不包括足踝部），1 周后可戴石膏下地行走，4~6 周后去除固定，练习膝关节屈伸活动，注意锻炼股四头肌。

2. 中药内服　早期采用活血祛瘀、消肿止痛中药内服，以缓解肿痛，促进康复。如对气滞血瘀者，方选桃红四物汤加减，药用桃仁、红花、川芎、生地、当归、乳香、没药等。中、后期可补肝肾、强筋骨，方选补肾壮筋汤，药用当归、熟地黄、牛膝、山茱萸、茯苓、续断、杜仲、青皮、五加皮等。

对于急性韧带完全性撕裂，或慢性经保守治疗无效的膝关节不稳定者，可以手术修补，用半腱肌或股薄肌腱固定于股骨内髁。如合并交叉韧带损伤，应先修复交叉韧带，然后修复侧副韧带；如合并半月板损伤，应先治疗损伤的半月板，然后修复损伤的韧带。手术后，石膏或用铰链式外固定器将膝关节固定于屈曲 30° 位，3 天后开始锻炼股四头肌肌力，4 周后拆除外固定，开始膝关节屈伸活动，避免膝关节外展运动，6 周后可扶拐下地行走，3 个月后可恢复轻工作，半年后恢复正常活动。

（二）陈旧性侧副韧带断裂治疗

应加强股四头肌锻炼，以增强膝关节稳定性。同时配合相应治法，有利于康复。

1. 中药内服　肿痛渐消，但时有反复，膝部重着乏力、屈伸不利，舌淡，苔白滑，脉濡缓者，证属痰湿留滞，治当健脾助运、利湿化痰，方选薏苡仁汤加减，药用薏苡仁、瓜蒌仁、桃仁、丹皮、厚朴、半夏、白术、茯苓、黄芪、陈皮等。

疼痛已减，肿胀渐消，膝部酸软，行走无力，活动不利，舌淡，苔薄，脉细弱者，证属肝肾亏损，治宜补益肝肾、强筋壮骨，方选壮筋养血汤加减，药用续断、牛膝、熟地、当归、杜仲、白芍、川芎、女贞子、陈皮等。

2. 手法治疗　对内侧副韧带损伤者，患者仰卧床上，屈髋屈膝。医生扶膝握踝，一面以扶膝之手指揉按内侧副韧带处，握踝之手摇转小腿，再伸直下肢，然后双手合抱膝部揉捻。对于患者侧卧床上，伤肢在上，助手固定大腿，医者一手扶膝按揉伤处，一手握踝摇转小腿，交替做拔伸、屈髋、屈膝，按揉伤处。

3. 针灸疗法　主穴：阳陵泉、足三里、血海和阿是穴等。应用泻法，2 日 1 次，10 次为 1 个疗程。

4. 物理治疗　急性期采用冰敷，慢性期采用热敷。同时结合低频脉冲电和超声波常规治疗，以消除炎症，止痛消肿。

5. 练功导引　早期以直腿抬高锻炼股四头肌为主。后期可做单足站立、马步等运动，配合关节的伸屈活动，以增强肌力，滑利关节。

对于陈旧病变关节不稳的患者，可利用阔筋膜和股二头肌腱移植，重建韧带。

六、述评

膝部是多筋之处，筋居其位方能进行正常活动。当外力损伤，筋离其位，则膝功能受损，出现膝部疼痛、肿胀、活动不利等症。

膝关节内、外侧副韧带，是膝关节主要的稳定结构，其中内侧副韧带在膝关节的稳定中更为重要。内侧副韧带起于股骨内髁，上窄下宽呈扇状，向下止于胫骨内髁侧面，其内面与内侧半月板中后部外缘紧密相连。当膝关节轻度屈曲位时，小腿突然受到外展外旋暴力作用，常可导致内侧副韧带损伤。据统计，膝关节严重损伤中约 40.0% 的患者有内侧副韧带（MCL）损伤。因此，临床对内侧副韧带的损伤更为重视。随着对内侧副韧带解剖结构、生物力学及生理学等的深入研究，大部分学者认为对于单纯Ⅰ度和Ⅱ度内侧副韧带撕裂可以通过非手术治疗，达到恢复受损膝关节的内侧稳定性。对于Ⅲ度内侧副韧带撕裂多主张手术修补。对于手术方法及手术时机仍有不同看法。对于急性损伤若处理不当，损伤韧带在松弛状态下瘢痕愈合，韧带的机械强度降低，经长期负重牵拉使受损韧带拉长，造成膝关节内侧结构松弛不稳定，日久导致膝关节退化性改变加速，发生创伤性关节炎，影响患者的生活质量，应考虑手术治疗。对于内侧副韧带的非手术治疗，传统中医疗法具有极大优势，在临床治疗中屡见奇效。

（一）中药应用

何建华采用中药外敷（生川乌、生草乌、生南星、生半夏、羌活、独活、木瓜、大黄、栀子、血竭，将上述药物制成粉末，加适量高度白酒制成药酒，用药棉蘸药酒，用弹性绷带包扎），同时还进行按摩和超短波治疗膝关节内侧副韧带损伤 65 例，有效率为 100%。

（二）针灸治疗

杨晓鸿应用电针治疗膝关节侧副韧带损伤 32 例，并与内服中成药治疗膝关节侧副韧带损伤 28 例作对照观察。电针组取阿是穴，内侧副韧带损伤配血海，外侧副韧带损伤配梁丘；采用提插补泻法，气滞血瘀、湿阻筋络者重提轻插，筋脉失养者重插轻提；得气后接通 G6805 电针仪，负极接阿是穴，正极接配穴；用疏密波，强度以患者耐受为度，通电时间每次 20 分钟。1 次 / 天，10 次 1 个疗程。中药组根据辨证分型选择中成药，气滞血瘀者，内服田三七片，每次 1.0g，3 次 / 天；湿阻筋络者，内服四妙丸，每次 1.0g，3 次 / 天；筋脉失养者，内服小活络丸，每次 5.0g，2 次 / 天。治疗后评定，电针组总分、疼痛积分、活动范围积分、步行能力积分、日常动作积分明显优于中药组。说明电针能促进代谢和气血循环，改善组织营养，消除炎性水肿，消除疼痛，从而改善膝关节功能。

（三）针刀治疗

董自斌等采用小针刀治疗膝侧副韧带损伤 80 例（内侧副韧带损伤 66 例，外侧副韧带损伤 9 例，内外双侧副韧带损伤 5 例），随机设药物封闭治疗膝侧副韧带损伤 20 例为对照组。观察组采用针刀治疗，5 天 1 次，一般治疗 1~3 次。对照组采用泼尼松龙 60mg 做封闭治疗，5 日 1 次，3 次为 1 个疗程。疗效标准：痊愈：临床症状和阳性体征消失，功能活动恢复正常，半年内无复发者；显效：临床症状和阳性体征大部分消失，功能活动基本恢复者；好转：临床症状有改善，功能活动有进步者；无效：治疗 3 次后，临床症状、阳性体征、功能活动均无明显改善者。治疗结果：观察组 80 例中，痊愈 64 例、占 80%，显效 6 例、占 7.60%，好转 7 例、占 8.75%，无效 3 例、占 3.75%，总有效率 96.26%；对照组 20 例中，痊愈 7 例、占 36%，显效 5 例、占 25%，好转 3 例、占 16%，无效 5 例、占 26%，总有效率 77.6%。经统计学显示有显著性差异，提示小针刀疗法优于药物封闭疗法。

（四）综合疗法

黄松采用中药配合推拿治疗 86 例膝关节侧副韧带损伤。治疗手法：患者平卧位，屈伸膝关节数次，后以轻揉手法顺其韧带走向舒解筋膜，选血海、阴陵泉、三阴交、委中等行点穴手法，最后在损伤局部施以揉按手法以放松肌肉等软组织。手法治疗 2 日 1 次。软伤活血膏由半夏、当归、白芷、天花粉、黄柏、川草乌、骨碎补、牙皂、姜黄、川黄连、芙蓉叶、熟石膏、煅自然铜、樟脑、冰片等组成。隔日换药 1 次，治疗 20 天为 1 个疗程。疗效标准：1 个疗程内症状消失，功能完全恢复正常者为优；2 个疗程内症状消失，功能基本恢复正常者为良；3 个疗程内症状基本消失，功能基本恢复正常者为可；4 个疗程症状未消失，功能未恢复者为差。结果显示，优 39 例，占 45.35%；良 36 例，占 41.86%；可 9 例，占 10.47%；差 2 例，占 2.32%，优良率 87.21%，总有效率 97.67%。

膝关节内、外侧副韧带是膝关节主要的稳定结构，其中内侧副韧带在膝关节的稳定中更为重要。内侧副韧带是膝关节最容易损伤的韧带，在膝关节外翻位时容易损伤。内侧副韧带损伤绝大部分是单纯的部分性损伤，可以非手术治疗。在治疗上对于韧带部分断裂者，以非手术治疗为主。早期应以制动休息为主，1~2 周后做股四头肌静力性锻炼，2~3 周后逐步进行增强肌力锻炼。并配合中医内、外用药及手法治疗，以促进正常功能恢复。随着关节镜技术的成熟，对于Ⅲ度内侧副韧带损伤，或伴有交叉韧带、半月板等撕裂者，可做关节镜修复断裂韧带的治疗。

（谢可永　王拥军　张霆　朱栋）

第十一节　膝关节创伤性滑膜炎

一、定义

膝关节受到急性创伤或慢性劳损时，引起滑膜损伤或破裂，导致膝关节腔内积血或积液的一种非感染性炎症反应疾病。本病可分为急性创伤性滑膜炎和慢性损伤性滑膜炎。急性创伤性滑膜炎，多发生于爱运动的青年人；慢性损伤性滑膜炎，多发于中老年人、身体肥胖者或过用膝关节负重的人。

二、病因病理

关节的主要结构包括关节面、关节囊、关节腔。正常人体中各个关节的滑膜面积总和约为 $1000cm^2$，其中膝关节囊约占一半，为一层结缔组织膜性囊，附着在关节面周围的骨面上，可分为内、外两层。外层为纤维层。内层为滑膜层，由平滑光亮、粉红色、薄而柔润的疏松结缔组织构成，紧贴关节囊纤维层的内面，附着于关节软骨周缘。

滑膜层含有丰富的血管和淋巴管，能分泌少量滑液，以润滑关节面和滋养关节软骨，同时滑膜对滑液的分泌有调节作用，多余的滑液可以吸收。滑膜分泌滑液在关节腔内，含有高度聚合的、高黏度的透明质酸，充当关节内的主要润滑剂。它将关节软骨的摩擦系数减至0.001，同时还具有吞噬关节积血中的红细胞及血红蛋白等功能。附着在关节软骨边缘的滑膜形成皱襞，可以使该组织随着关节活动被拉长而不受损伤。滑膜皱襞内含有脂肪垫，当关节活动引起关节腔的形状、容积和压力发生改变时，滑膜脂肪垫可以发挥调节作用。

中医把关节滑膜炎分为外伤及慢性劳损两类。膝关节遭受外力损伤，关节滑膜同时受累，渗出增多，积聚日久，郁久化热，湿热相搏，膝关节出现胀痛、灼热、拘挛、屈伸障碍等急性滑膜炎症状；或劳作过度、局部慢性损伤，或久居寒湿，致气血不畅，湿邪凝聚于膝，经络被阻，经气不展，引起关节气血痹阻，津液输布不畅，痰湿内聚，在急性期出现关节红肿热痛，活动不利。缓解期关节轻微肿痛，屈伸僵着。如久病不愈，反复发作，可出现关节软骨及软骨下骨质破坏，出现关节畸形、严重功能障碍等。

现代医学研究发现，在年轻者，膝关节滑膜炎大多为各种创伤，引起滑膜遭受损伤，导致滑膜充血、肿胀，滑膜细胞活跃产生大量积液，其中含有血浆、白细胞、吞噬细胞等，表现为急性膝关节外伤性滑膜炎。在老年人，多继发于膝骨关节炎，因软骨退变与骨质增生产生的机械性生物化学性刺激，继发膝关节滑膜水肿、渗出和积液等。正常关节滑液为碱性液体，由于损伤后渗出增多，关节内酸性产物堆积，滑液变为酸性，促使纤维素沉淀，如不及时清除积液，则关节滑膜长期炎症刺激反应，促使滑膜逐渐增厚，且有纤维机化，引起粘连，影响关节正常活动。

三、临床表现

损伤的程度和病程的不同，临床表现也各具特征。如疼痛型者，以关节疼痛为主，伴有轻度肿胀，行走有弹响声，上下楼时关节有明显疼痛或有不适感；长时间行走关节出现发热、僵硬等证候。肿胀型者，以关节肿胀为主，伴轻度疼痛酸楚，下蹲有不适感、或伴有肌肉萎缩，晨起症状比较轻，晚间加重；长时间行走后，可加重肿胀。严重者出现关节明显肿胀和疼痛，并伴有关节积液等改变。如有关节游离体、半月板损伤者，可伴有相应证候。有感染者，可出现膝部肤温升高、肤红、肿胀、疼痛等症，并伴有发热寒战等全身症状。

四、诊断要点

1. 膝部典型的积液性肿胀，常伴局部压痛。

2. 体检　触诊发现皮肤或肿胀处有紧张感。

3. 特殊检查

（1）浮髌试验：患侧膝关节伸直，放松股四头肌，检查者一手挤压髌上囊，使关节液积聚于髌骨后方，另一手食指轻压髌骨，如能感到髌骨碰撞股骨髁的浮动感觉则为阳性，表示有关节积液。

（2）膝部穿刺：对膝关节积液多者或反复出现积液者，可做关节积液穿刺检查，能反映滑膜炎的性质及其严重性。故关节穿刺和滑液检查，对膝关节滑膜炎的诊断和鉴别诊断，均有重要参考价值；并可明确有无细菌感染，为治疗提供依据。

（3）超声波检查：超声检查可判断关节渗出、软骨病变。当关节腔内积液较多时，关节囊扩张，关节腔增宽，关节腔内充满液性无回声区，有时中间可见强回声光点，骨端关节面回声清楚。关节滑膜增厚内壁不光滑，常见有呈结节状隆起，有时可见附着于滑膜上的强回声光团突向关节腔。若是创伤性关节炎可见关节滑膜增厚，骨端关节面凹凸不平。少量积液只有髌上间隙及股骨远端前方出现无回声区。

4. X 线摄片　无法显示滑膜，当关节腔内有积液时，可发现关节间隙增宽，关节囊肿胀，相邻脂肪组织移位等。

5. MRI 检查　可以直接显示关节腔积液的渗出，滑膜肿胀增厚，与关节液形成对比。T1WI 上滑膜呈低信号，PDWI 上滑膜呈中等信号，重 T2WI 和增强脂肪抑制 T1WI 更易鉴别。按滑膜炎症程度可分为 4 个等级。0 级，无增生、强化；1 级，关节边缘增生的滑膜强化，但未覆盖软骨面；2 级，滑膜增生覆盖软骨小于 1/3；3 级，滑膜增生覆盖软骨面超过 1/3。晚期滑膜严重增厚伴其他韧带、软组织肥厚，关节软骨破坏、缺损导致关节强直。增强扫描增厚的滑膜明显强化，在低信号的关节积液衬托下更明显。

五、辨证论治

早期应卧床休息，抬高患肢，可用弹力绷带加压包扎，并禁止负重。治疗期间可做股四头肌舒缩活动锻炼，后期应加强膝关节屈伸锻炼，可消除关节积液、防止股四头肌萎缩，预防滑膜炎反复发作。

（一）中药治疗

1. 内服

（1）气滞血瘀：关节刺痛，肤色青紫，活动不利，舌紫黯，脉细细。治宜活血祛瘀，行气止痛。方选桃红四物汤加减，药用桃仁、红花、川芎、赤芍、当归、薏苡仁、泽泻等。

（2）湿热内蕴：肿胀明显，肤热拒按，皮色焮红，触之中软，步履艰难，身热口干，小溲短赤，舌红，苔黄腻，脉弦数或濡数。治宜清热利湿，止痛消肿。方选龙胆泻肝汤加减，药用龙胆、栀子、黄芩、泽泻、车前子、柴胡、甘草、当归、生地等。

（3）水湿型：膝关节肿胀，疼痛拒按，关节僵硬，活动不利，舌淡红，苔薄白或厚腻，脉濡缓。治宜健脾助运，利水消肿。方选三仁汤加减，药用杏仁、半夏、飞滑石、生薏苡仁、白通草、白蔻仁、竹叶、厚朴等；或五皮散加减，药用生姜皮、桑白皮、大腹皮、陈橘皮、茯苓皮、白术、山药等。

（4）痰瘀互结型：膝部刺痛，肿胀重着，皮色黯红，按之痛甚，屈伸不利，步履艰难，苔黄，舌有瘀斑，脉数。治宜行气祛瘀，利湿消肿。方选涤痰丸加减，药用橘红、瓜蒌仁、半夏、茯苓、苏子、杏仁、葶苈子、白芥子等。

（5）寒湿凝滞：关节肿胀，疼痛较烈，膝部重着，履步艰难，发热恶风，形寒肢冷，面色㿠白，苔白滑，舌质紫黯，脉沉迟。治宜祛寒利湿，散阴寒凝滞之邪。方选五苓散加减，药用猪苓、泽泻、白术、茯苓、桂枝、羌活、独活等。水煎服，每天2次。

（6）脾虚湿阻：患膝反复肿胀，酸楚乏力，舌淡，苔白或腻，脉缓而弱。治宜健脾渗湿，消肿止痛。方选实脾散加减，药用白术、厚朴、木瓜、大腹皮、附子、干姜等。

（7）气虚血瘀型：肿势散漫，痛如针刺，时轻时重，遇劳加剧。身重体倦，少气乏力，脉细涩，舌淡或胖。治宜益气行瘀，消肿止痛。方选防己黄芪汤加减，药用防己、黄芪、白术、甘草、茯苓、泽泻、五加皮等。

（8）阳虚水泛：关节漫肿，活动时疼痛加剧，难以转侧，畏寒怕冷，面色㿠白，神疲乏力，舌质淡白或嫩，脉沉缓或沉细无力。治宜温补肾阳，填充精血。方选真武汤加减，药用茯苓、芍药、白术、生姜、附子、大腹皮、木瓜等。

2. 外用　急性期采用三色敷药，以行气血，消肿痛。缓解期采用下肢洗方熏洗，以除寒湿，利关节。

（二）手法治疗

患者仰卧，采用推揉点按法，自膝部由上而下反复推揉，待局部组织放松后，点压环跳、伏兔、风市、膝眼、委中、血海等穴。运用拔伸屈膝法，小幅度来回屈伸膝关节，逐步增大幅度，直至膝关节完全屈曲，然后伸直患肢。然后于髌骨外上方、内下方运用拇指屈曲指关节，做刮筋、分筋手法，最后以虚掌拍打收功。

（三）针灸治疗

针灸治疗分为针刺和艾灸，通过对经络、腧穴的刺激作用，以调和阴阳、疏通经络，达到扶正祛邪之效。

1. 体针　常用穴：肾俞、白环俞、环跳、承扶、殷门、委中、阳陵泉。每次选用3~5个穴位，用泻法。选穴以常用穴为主，根据其疼痛可加夹脊穴、阿是穴及循经取穴。

2. 耳针　常用穴：坐骨、肾上腺、臀、神门、腰椎、骶椎。用中强刺激，留针10~10分钟。每日1次，10次为1个疗程。

3. 艾灸疗法　《本草纲目》记载："艾，外用灸百病，壮元阳，通经脉，行气活血。"对于寒湿阻滞经络，经气不舒，具有温经散寒、除湿祛痹之效。

（1）取穴：主穴阿是穴（即病变部位用手按压时感觉有明显酸麻、疼痛处），配穴可在与病变对应的部位或病变周围部位取穴，如环跳穴、风市穴等。

（2）操作：患者侧卧，患肢在上，弯曲。施灸者位于患侧，点燃2支艾条，对准穴位施灸，艾条离皮肤约3cm，以感觉有温热感为度。每次取穴3~5个，每穴施灸10~15分钟，顺序为先上后下，先左后右。轻者可每日或隔日 1 次；重者每日 2 次，5 日为 1 个疗程，一般 1~2 个疗程即可治愈。

（四）练功导引

适当运动是治疗和预防膝关节滑膜炎的有效方法。关节软骨的营养来自于关节液，而关节液在"挤压"作用下，才能进入软骨，提供给软骨营养，促使软骨修复。适当的关节运动，可增加关节腔内的压力，有利于关节液向软骨渗透，减轻和延缓关节软骨的退行性改变，从而减轻膝关节滑膜炎症。

练功方法：以左腿膝关节滑膜炎为例，取平坐位，左膝弯曲，左手握脚趾部位，右手握脚跟部位；左手向左方向牵引脚趾，右手向右方向牵引脚跟，直至不能动，保持 5 秒左右，缓慢让足自然归于原位。操作动作缓慢，用力柔和，10 个动作 / 次，每天 1~2 次。

（五）穿刺疗法

当膝关节积血，或液较多、张力大时，可进行关节穿刺，将积液和积血完全抽净，并向关节腔注射适量类固醇激素，以减轻疼痛和肿胀，改善关节挛缩状态，增加关节活动度。

对于关节病变 1 年以上，经充分中、西药物治疗，关节肿胀和疼痛仍较严重，无明显骨质破坏和关节畸形，属病变尚在早期，可采用关节镜清理术。对于因滑膜肥厚引起关节受损明显，关节活动受限者，可采用滑膜切除术。

六、述评

膝关节是人体滑膜最多、关节面最大和结构最复杂的负重关节，由于滑膜广泛并位于肢体较表浅部位，故遭受损伤的机会较多。本病属中医"痹证""鹤膝风"等范畴。轻症可见膝关节肿痛、屈伸困难，严重者可出现关节畸形及功能丧失。西医常用非甾体类抗炎镇痛药、激素类药物封闭等治疗，严重者，采用手术治疗。中医强调整体施治、治病求本的辨证论治原则。在临床治疗中取得可靠疗效，且不良反应少，目前成为治疗膝关节滑膜炎的研究方向。

（一）诊断和鉴别诊断

关节滑膜炎是滑膜受到各种刺激（如创伤、感染、骨质增生、结核、关节退变、风湿病、色素沉着绒毛结节、手术等）产生炎性反应，造成滑膜细胞分泌失调形成积液的一种关节病变。根据不同的病因病理，可分为：①感染性：化脓性滑膜炎、结核性滑膜炎；②非感染性：非特异性滑膜炎、痛风性滑膜炎、外伤性滑膜炎、类风湿滑膜炎、色素沉着绒毛结节性滑膜炎等。临床中以膝关节创伤性滑膜炎最为多见，其诊断需与相关滑膜炎鉴别。常见的有：

1. 类风湿滑膜炎　以对称性、多关节滑膜炎为主要临床表现的慢性、全身免疫性疾病，其具体发病原因尚不清楚。早期即累及滑膜组织，表现为以下方面。

（1）滑膜水肿、增生和肥厚，伴血管内皮细胞肿胀和柱状细胞化生。疾病早期表现为滑膜水肿、纤维蛋白原沉积；滑膜衬里层细胞增生、肥大。

（2）炎性细胞浸润：通过细胞黏附因子和化学趋化因子，外周血炎性细胞穿血管内皮间隙进入间质，大量 T 细胞（CD$^+$T 细胞为主），CD8$^+$ 细胞和 B 细胞较少，浆细胞及单核细胞浸润滑膜下层，同时可发生局灶性类肉芽肿样病变，出现多核巨细胞。

（3）血管翳形成：血管翳是以血管增生和炎性细胞浸润为特征的肉芽组织增生，可促进单核细胞、纤维母细胞侵入软骨内，激活蛋白酶，使软骨基质降解、变性导致关节软骨破坏，进而引起软骨及骨质破坏。

2. 痛风性滑膜炎　由原发性与继发性原因引起的尿酸产生过多和肾小管滤过尿酸功能障碍，引起体内淤积的一种疾病。由于饮食结构的改变，富含嘌呤类食物食用增多及大量饮酒都促使本病发病率升高，尿酸盐晶体在关节及滑膜处沉积从而引起痛风性关节炎。

3. 结核性滑膜炎　分为原发性和继发性两种。

（1）结核由血行播散或局部扩散播散引起，多数患者其他部位同时有结核病灶存在（如肺组织、骨组织）。

（2）直接感染结核所致，可能为局部外伤后与结核病接触有关。结核分枝杆菌感染滑膜组织后，易引起腱鞘、滑膜发生炎症、充血、水肿和渗液，产生内、外毒素中毒等全身症状。其致病性与细菌在组织细胞内局部繁殖，菌体成分和代谢物质的毒性以及机体对菌体成分产生的免疫损伤有关。

4. 色素沉着绒毛结节性滑膜炎　又称肌腱、腱鞘滑膜巨细胞瘤，是一组原因不明的发生于关节、滑囊、腱鞘等组织的良性增殖性、破坏性滑膜肿瘤样疾病。本病多发生于儿童和青壮年，80% 发生在 20~40 岁；无明显性别差异。国外报道发病率为 1.8/106。好发于大关节，以膝关节多发，肩、肘、踝、腕关节也可发生，多为单发、进展缓慢，临床症状不典型。在疾病早期进行治疗可阻止增生的滑膜组织对软骨、骨组织进行破坏并减少复发。组织学表现为富血管的少量纤维间质中分布大量单核细胞及多核巨细胞，细胞呈现结节样增殖并伴含铁血黄素沉着。

5. 真菌性滑膜炎、细菌性滑膜炎　临床相对少见，多发于儿童与青少年；男性多于女性，多系单发。细菌感染主要以金黄色葡萄球菌最为多见，真菌主要以念珠菌和曲霉菌为主。感染途径主要以局部外伤导致的感染直接或蔓延感染至滑膜组织，极少数通过血行播散致病。感染多继发于以下基础。

（1）系统性免疫功能低下的一类疾病。

（2）类风湿关节炎、骨关节炎、痛风及创伤性关节炎等关节炎性疾病。

（3）贯穿关节的外伤、医源性手术或穿刺所致的感染。细菌感染可引起急性感染症状明显，局部可表现为明显的红、肿、热、痛，显著的全身中毒症状，病变在短期即可发展为全关节感染。真菌感染相对细菌感染更为少见，病程较长，症状不典型，易误诊为结核感染，确诊多需菌培养或病理学检查。如得不到及时治疗，可导致关节功能障碍，影响患者正常生活，甚至因感染播散危及生命。

（二）膝关节创伤性滑膜炎的治疗

中医治疗有令人满意的疗效，包括中药、针灸、手法等。

1. 中药内服　中药内服是中医整体观念、辨证论治的典范，是中医治疗膝关节滑膜炎的主要方法。周淳等将 64 例病例随机分为治疗组和对照组（各 32 例），治疗组给予逐痰清营方（炒牛蒡子、僵蚕、土牛膝、丹参、山慈菇、知母、泽漆、白花蛇舌草、川续断、汉防己、乳香、没药、乌梢蛇、秦艽、豨莶草）加减口服，每日 1 剂，水煎分 2 次温服，连续服用 14 天；对照组予扶他林缓释片口服，每次 75mg，每日 1 次，连续服用 14 天。两组均治疗 14 天，分别于治疗前及治疗后第 1、2 周末进行症状体征评分，判定临床疗效。计分参照日本骨科学会（JOA）膝骨关节炎治疗效果评分标准，满分 100 分。临床疗效评定标准：痊愈：疼痛、肿胀等症状体征积分改善率 ≥ 95%，关节活动正常；显效：疼痛、肿胀等症状体征积分改善率 ≥ 70%，关节活动不受限；有效：疼痛、肿胀等症状体征积分改善率 ≥ 30%、<70%，关节活动改善；无效：疼痛、肿胀等症状体征积分改善率不足 30%，关节活动无变化。改善率 =[（治疗前积分 – 治疗后积分）÷（治疗前积分）]× 100%。结果：治疗组、对照组总有效率分别为 93.54%、78.57%，治疗组明显优于对照组。对照组在第 1 周末症状体征积分明显高于治疗组，治疗组在第 2 周末症状体征积分明显高于对照组。表明逐痰清营方治疗膝关节滑膜炎疗效良好。

2. 中药外治　苏玉亭将 150 例膝关节滑膜炎患者随机分为 3 组。治疗组用中药熏蒸治疗，取中药桑寄生 15g、枳壳 10g、红花 10g、丹参 20g、川乌 10g、牛膝 10g、桑枝 12g、桂枝 10g、瓜络 10g、苏木 10g、伸筋草 15g、透骨草 15g、威灵仙 15g 等，将以上中药装入纱布袋中煎煮 10 分钟备用。患者治疗前将药袋放入蒸锅中蒸 10 分钟，每人需准备 3~4 个药袋，以备交替。将药袋置于膝关节处，进行熏蒸时适当保温，每次 30~40 分钟，1 次 / 天，15 天为 1 个疗程，连续治疗 2 个疗程。药袋每 3~4 天交替更换 1 次。对照组Ⅰ：将复方南星止痛膏外敷于患处，选最痛部位贴敷，每贴贴敷 24 小时，隔日 1 贴，2 周为 1 个疗程，共治疗 4 周。对照组Ⅱ：将活血止痛膏贴于患处最痛部位，每贴贴敷 24 小时，每日 1 贴，2 周为 1 个疗程，共治疗 4 周。观察以上 3 组病例的症状、体征变化并判定疗效。评定标准依据《中医病证诊断疗效标准》拟定方法，治愈：肿胀、疼痛完全消失，关节活动功能正常，步行及下蹲无疼痛；显效：肿胀疼痛消失，关节活动功能正常，劳累后仍有疼痛，休息后缓解；有效：肿胀基本消失，疼痛减轻，活动劳累后出现肿胀疼痛；无效：症状无明显改善或反复发作。总有效率以治愈、显效与有效之和计算。结果：临床疗效治疗组优于复方南星止痛膏和活血止痛膏组。

3. 中药内外结合治疗　内治法更注重整体，外治法则直接作用于患处，中药内外结合治疗膝关节滑膜炎更能体现中医的特色和优势。曹晓玲等对 86 例膝关节滑膜炎患者采用内服中药汤剂（中药内服活血止痛汤，方用大青叶 15g、生地 10g、茯苓 10g、泽泻 10g、金银花 20g、元胡 10g、红花 10g、三七 10g、蒲公英 20g、牛膝 10g、甘草 6g。水煎服，早晚 2 次分服，1 剂 / 天，10 天为 1 个疗程）、外敷三花膏（药用蒲公英、金银花、紫花地丁加红糖熬制而成，外敷患膝部，2~4 天更换 1 次，10 天为 1 个疗程）治疗，急性期应卧床休息，床上行股四头肌等长收缩活动及直腿抬高，避免关节屈伸活动，严重者患肢长腿石膏托制动或患肢皮牵引治疗。2~3 周肿痛明显缓解后，去除固定及时行股四头肌等张锻炼及关节屈伸活动。疗效评定标准，治愈：膝关节疼痛，肿胀消失，关节活动正常，浮髌试验阴性，局部皮温正常，随访 1 年无复发。显效：膝关节疼痛，肿胀基本消失，局部皮温正常，关节活动基本正常，浮髌试验阴性，过度活动稍有轻微疼痛，1 年后时有复发。好转：膝关节疼痛、肿胀减轻，关节活动基本正常，局部皮温稍高。无效：自觉肿痛和功能活动无改善。评定结果：86 例 94 膝经 1~5 个疗程的治疗，按上述标准评定，治愈 58 膝，显效 23 膝，好转 8 膝，无效 5 膝，总有效率为 94.68%。经过 5 个月至 3 年，平均 20 个月的随访，有 8 例膝 5 个月后复发，行滑膜摘除手术治疗。可见，采用中药治疗膝关节滑膜炎疗效优良，值得推广。

4. 针灸疗法　王安祥等采用针刺奇穴治疗膝关节滑膜炎 50 例。主穴：奇穴 1（梁丘旁开0.5寸）、奇穴2（血海旁开0.5寸）；备用穴：患侧膝眼（双）、足三里、阳陵泉、阴陵泉、三阴交。结果显示，50例中治愈30例，显效18例，好转2例。陈宏伟等采用电针（内膝眼、犊鼻、足三里、鹤顶、血海、阿是穴、三阴交，均为患侧穴位），同时点按髀关、伏兔、双膝眼、足三里、阴陵泉、三阴交、解溪诸穴，在膝部周围施以滚法、揉法、散法、捋顺法等15分钟。结果：71例中治愈60例，占84.5%；好转9例，占12.7%；无效2例，占2.8%；总有效率为97.2%。治疗最短8天，最长3个疗程。随访半年，疗效稳定。

多次反复发作的滑膜炎，其滑膜在长期慢性炎症过程中，可逐渐增厚，影响滑液的正常代谢，并可逐渐发生关节囊的纤维化，引起关节粘连和僵硬，影响正常膝关节活动。因此，预防反复发作为其重点。预防方法包括运动前多做准备运动，防止关节损伤。平时做下肢肌肉的静力性肌紧张练习，加强股四头肌锻炼、提高肌力，减轻膝关节负荷。

（谢可永　王拥军　张霆　朱栋）

第十二节　膝关节滑膜皱襞综合征

一、定义

滑膜皱襞综合征是因膝关节滑膜皱襞受到反复损伤或刺激，使滑膜皱襞变性、增生而引起的以膝关节疼痛、弹响、关节不稳、活动受限等为特征的疾病。

二、病因病理

膝关节滑膜皱襞的存在率，据统计报道约50%~60%。滑膜皱襞是膝关节胚胎期原始隔膜退化不全的残留正常化膜结构。在胚胎发育早期，膝关节分为3个腔隙，由原始的隔膜分开。膝关节皱襞是正常的滑膜结构，是胚胎期第8周时，在股骨远端和胫骨近端骨骺未被完全吸收的间质组织残余物，属于膝关节胚胎期原始隔膜退化不完全的遗迹。在正常人群中，根据膝关节滑膜皱襞与髌骨的位置关系，可分为髌上滑膜皱襞、髌下滑膜皱襞、髌内滑膜侧皱襞和髌外滑膜侧皱襞4种类型。①髌上滑膜皱襞：髌上滑膜皱襞始于髌骨上窝内侧或外侧间隔，将髌上囊与其下关节腔分为内外两室，在中间留一小口与膝关节相通。更多见的残余物是内侧或外侧遗留一半月形滑膜皱襞，内侧较外侧更多见，其上界位置可在髌上囊的任何部位，但多数平髌骨上缘。髌上滑膜皱襞出现率低，当膝关节屈曲时被展平，不会被挤夹于两骨之间导致临床证候。②髌下滑膜皱襞：为一韧带样残余结构，其一端起源于股骨髁间窝，跨过关节间隙前部，附着在髌上脂肪垫远端，然后逐渐下行变宽，整个皱襞呈扁带形，称膜状型。胎儿的如细丝，故称丝状型。皱襞大部分为脂肪环绕者，称为脂肪型。也有的上端为带状，下端环绕较多脂肪，称带状型。髌下滑膜皱襞突入长度最长，位于髌韧带与股骨髁间窝之间，膝关节的任何运动均不会使其伸延到骨的接触面中，故也无临床症状。③髌内滑膜侧皱襞：又称滑膜棚架、翼状皱襞，是最易引发临床症状的皱襞。起于膝关节腔内侧壁，斜向下走行嵌入髌下脂肪垫的滑膜。宽大的髌内侧皱襞可经髌股关节内侧覆盖股骨内髁。连接髌上皱襞，但单独存在的髌内侧皱襞更为多见。④髌外滑膜侧皱襞：最为少见的皱襞。呈纵行，非常细薄，位于髌骨外侧1~2cm处。起于膝关腘肌腱裂孔上方的外侧壁，止于髌外侧脂肪垫。髌外侧滑膜皱襞的出现率也不高，虽然纵向走行不受关节运动的影响，但因髌骨外侧缘平整，皱襞突入长度不足以引发临床症状。

统计显示，髌上皱襞存在率，Kim 报道为 86%，Joyce 等尸检发现为 89%，国内报道为 20%~90%；髌下皱襞存在率，Kim 报道为 86%，国内报道 100%；髌内侧皱襞存在率，欧美报告为 18.5%~55%，国内报告为 39%~45%；髌外侧皱襞存在率，Kim 报道为 1.3%，也有报道为零。可见最常见的为髌下和髌上皱襞，髌外侧皱襞较为少见。髌内侧皱襞较髌上皱襞和髌下皱襞二者少，但因其解剖特征，在各种因素作用下，易引发症状，是临床最常见的膝关节滑膜皱襞综合征的类型。

1939 年 Lino 第一次通过解剖髌内侧滑膜皱襞描述 4 种类型。在此基础上 Koshino 对 100 例选择性患者进行膝关节镜检查，发现 45 例有髌内侧滑膜皱襞，并归结为 4 种类型。

A 型：类似角状内侧滑膜隆起。

B 型：皱襞样，但并不全覆盖股骨内髁前内侧。

C 型：皱襞样结构稍大，但并未覆盖全部股骨内髁等部。

D 型：与 C 型类似，但在皱襞与滑膜壁之间有分隔，类似桶柄状。

其后 Sakakibara 提出新的 4 种分类法：A 型，位于膝关节腔滑膜壁上呈索带状；B 型，形如棚架，未覆盖股骨内侧髁关节面前部；C 型，形如棚架，覆盖于股骨内侧髁关节面前部；D 型，形如棚架，覆盖于股骨内侧髁关节面前部，皱襞中央有缺损。A 型和 B 型皱襞有产生症状的可能。C 型和 D 型皱襞位于髌股关节间，肥厚、纤维化，屈曲位时与髌股软骨产生撞击，极易产生症状，甚至引起膝关节内其他结构损害。髌内侧滑膜皱襞纵行于髌股之间，由于髌骨内侧缘大多有一斜面，使此皱襞得以发育较长。正常情况下，此皱襞并未延伸至髌股关节接触面上，膝关节做屈伸运动时，不影响关节功能。若此皱襞因创伤、慢性激惹、炎症和瘢痕化而出现异常增大或肥厚时，常越过髌骨关节面的内侧嵴而被挤压于髌股关节之间，导致膝关节滑膜皱襞综合征。

滑膜皱襞作为关节内的退变结构，是一种薄而有弹性的翼状组织。正常膝关节伸屈活动时，皱襞会随之伸展或皱缩，以适应关节的各种活动，因此大部分无症状。滑膜皱襞因外伤、劳损、炎症或先天性发育异常等因素造成皱襞病理改变，在光学显微镜下，可见髌内侧皱襞由外层的单层或复层滑膜细胞和其下疏松结缔组织，众多毛细血管和小静脉，类似正常的滑囊组织组成；深层由致密的胶原组织构成，没有弹性纤维，时间较长可有皱襞玻璃样变。临床上最常引起症状的是髌内侧滑膜皱襞，因其位置表浅，又与关节运动关系密切，在关节运动中很易发生挤夹损伤，而导致弹响、疼痛等一系列症状和体征，从而形成滑膜皱襞综合征。

三、临床表现

膝部疼痛，由于内侧皱襞病变多见，故疼痛以股内侧髁部位多见。多为钝痛，或酸痛，尤以久坐后，站起时更明显。上下楼梯，或由蹲位骤然站起时疼痛加重，甚至蹲下后难以站起。膝关节活动时，因滑膜皱襞跨过股骨髁，常闻及低弱的弹响声。同时，还可伴有膝关节交锁现象，伸屈受限。日久出现膝部肌肉失用性萎缩，膝关节无力，部分患者膝关节活动时，有摩擦感和关节腔内积液等。

四、诊断要点

1. 外伤史，或劳损史。

2. 反复发作的膝关节疼痛，活动伴有弹响声和关节摩擦感，日久膝部肌肉萎缩。

3. 检查发现，髌骨内侧压痛多见；随膝关节活动，在髌骨内侧缘可触及股骨关节面上滑动的痛性条索；膝关节伸直位，肌肉放松，由外向内推动髌骨，可诱发疼痛或摩擦感，轻压髌骨可引起疼痛；伸屈膝关节大于45°时有关节弹响声。

4. 膝关节过屈或过伸试验阳性；麦氏征阳性；压迫股骨内髁膝关节屈伸试验阳性。

5. 超声检查　滑膜皱襞于超声图像中表现为高回声，但不同病例存在差异。年轻、症状不明显者，皱襞纤维化轻，回声强度稍低。动态超声技术提供了一个高水平的敏感性和特异性诊断髌骨和股骨内侧髁内侧皱襞的检查法，其诊断准确率为88%，敏感性90%和特异性83%。

6. X线摄片　无明显异常，但可排除其他病变。

7. MRI检查　MRI是水与脂肪的成像，由于膝关节内不同组织水与脂肪的含量各不相同，差异很大，采用合适的MRI扫描序列，可以使各组织形成明显信号对比，所以MRI对膝关节半月板、周围韧带等软组织损伤等具有独特效果，因此也成为膝关节滑膜皱襞最佳的检查方法。MRI的表现主要为：①内侧滑膜皱襞本身异常：包括滑膜皱襞异常增宽、增厚，常大于2mm，其形态信号异常，如边缘毛糙、形态扭曲，远端T2WI信号增高。②邻近组织结构异常：常伴有邻近内侧髌股关节面的骨软骨损伤，如股骨内髁滑车或髌骨内侧面软骨软化肿胀，甚至裂隙缺损以及软骨下骨髓水肿；亦可伴随周围滑膜炎的表现。

8. 关节镜检查　是滑膜皱襞综合征的最后确诊方法。关节镜下可观察到带状、薄而半透明或是肥厚纤维化的滑膜皱襞，宽大的皱襞可包裹股骨髁之上，甚至关节腔分隔成两个腔室，纤维化的皱襞有时将股骨髁软骨面磨损出现沟槽。其镜下特征为，皱襞的宽度，大多超过股骨髁1/2~2/3；皱襞充血或缺血苍白、皱襞明显水肿变厚；因粘连、反折、变硬及纤维化，钩探时弹性下降或消失；活动时皱襞挤夹入关节间隙，边缘呈舌瓣状；皱襞对应区软骨毛糙、软化或剥脱。

五、辨证论治

（一）中药内服

1. 急性期　症见关节疼痛肿胀明显，肌肤瘀斑，压之痛甚，关节活动严重受限，舌黯红，或有瘀斑，脉弦有力。证属气滞血瘀，治宜行气止痛，活血化瘀。方选复元活血汤加减，药用当归、红花、柴胡、瓜蒌、桃仁、乳香、没药等。

2. 慢性期　症见关节局限行肿胀，疼痛，反复不愈，劳累后加重，面白无华，食欲不振，周身乏力，舌淡胖，边有齿痕，苔白滑，脉细无力。证属气虚湿阻，治宜益气健脾，利水消肿。方选健脾除湿汤加减，药用苍术、白术、薏苡仁、茯苓、汉防己、五加皮、羌活、独活、生姜、甘草、大枣等。

（二）中药熏洗

在缓解期，选用舒筋活络、通利关节之剂。药用伸筋草、络石藤、鸡血藤、牛膝、苏木、荆芥、防风等。煎水熏洗，每次20~30分钟，2天1次。

（三）针灸治疗

体针治疗取穴：秩边、环跳、阳陵泉、居髎、足三里等。早期用泻法，后期用补法。留针 20~25 分钟，可用温针。隔天 1 次，10 次为 1 个疗程。休息 2~3 周，可重复。

（四）手法治疗

在中、后期可用手法治疗。患者仰卧，采用推揉点手法，在膝部自上而下，顺其筋络反复推揉 1~2 分钟。然后用分筋手法于髌骨周围做放松运动，待软组织松弛后，应用拔伸屈膝法，小幅度屈伸膝关节，直至将膝关节达到最大屈曲程度后，伸直患肢。

（五）练功疗法

缓解期，应加强下肢肌力锻炼，尤其是股四头肌的训练。可采用直腿抬高锻炼：平卧，膝关节伸直，踝关节背伸，抬高患肢，与床面呈 30°，每次保持 10~15 秒，10~15 次 / 每组，每天 1~2 组。或靠墙静蹲锻炼：双腿站立，双足离开墙面 10cm，并分开与肩同宽，背靠墙，双上肢前伸，缓慢下蹲至 45°，每次保持 10~15 秒，10~15 次 / 组，每天 1~2 组。

（六）物理治疗

超声波和中频治疗能有较好缓解症状、促进患肢康复的作用。

1. 超声波治疗　采用 $1.5w/cm^2$，于患膝周围缓慢移动 5~10 分钟，每天 1 次，10~15 次为 1 个疗程。

2. 中频电刺激治疗　电极置于患膝周围，其强度以患者感到舒适为度。每次 25~30 分钟，每天 1 次，10~15 次为 1 个疗程

（七）手术治疗

慢性滑膜皱襞综合征对治疗不敏感时应考虑手术治疗。传统手术创伤大，出血多，恢复慢，因此现多采用关节镜进行手术治疗。膝关节镜是一种微创、安全的检查和治疗手段，有研究表明关节镜下完整切除皱襞是手术治疗的首选方法。镜下切除可依皱襞性质（形状、弹性）及病史长短而采取部分或完全切除两种方法。病史短、皱襞弹性尚可者，可用剪刀或活检钳于皱襞中部将其横行切除一小部分，消除其弓弦张力带作用及其与股骨髁的摩擦，不必完全切除；病史长、皱襞僵硬，则需要完全切除。手术中切除滑膜皱襞和位于滑膜皱襞下方的条索带，会收到良好手术效果。有学者研究表明，内侧皱襞如果干扰动态髌股关节，那么关节镜切除皱襞可有效缓解症状。

六、述评

滑膜皱襞综合征的概念，最早见于 1904 年 Hoffa 报道的膝关节髌下脂肪垫嵌顿，也称 Hoffa 综合征。1950 年，Pipkin` 描述了可产生综合征的髌上滑膜皱襞的纤维化、钙化或玻璃样变等。此后，相继有学者提出膝关节滑膜皱襞综合征、滑膜顶架综合征、滑膜皱襞嵌顿综合征、滑膜组织挤夹综合征及病理性滑膜皱襞引起的膝内扰乱症。随着关节镜兴起，膝关节滑膜皱襞综合征日益受到注意，对它从病因病理、诊断、治疗等方面作了一系广泛探索。

（一）膝关节滑膜皱襞综合征的发病机制

膝关节滑膜皱襞是膝关节内正常组织退变产生的结构，本身不产生任何症状。但在急性损伤、慢性劳损等作用下，其皱襞发生充血水肿、纤维化，失去原有弹性，由此产生膝前疼痛、弹响、无力、假性交锁，屈伸受限等一系列临床症候群。日久可损伤关节软骨等

其他膝内结构，导致难以消除的膝部疼痛。对于滑膜皱襞产生症状的机制，有学者提出水泵理论，认为髌上滑膜皱襞与髌上囊引起膝关节紊乱的症状是类似的。有滑膜的膝关节类似水泵，髌上滑膜皱襞类似于单向瓣膜，将进入髌上囊的关节液挡住。髌骨脂肪垫好像一个"活塞"，即在每一次运动时，液体都对髌上滑囊产生撞击。这样一个不正常循环建立后，导致髌上囊受撞击增大。但有学者提出撞击理论，认为创伤、力量锻炼、游离体、剥脱性骨软骨炎、半月板病变等引起关节内初始炎症并伴有出血。反复撞击引起皱襞内的滑膜炎，直到皱襞紧张即变为硬的索条并干扰膝关节的机械运动。组织学可见，这些滑膜皱襞有纤维化、玻璃样变性及钙化。内侧滑膜皱襞硬化面撞击股骨内侧髁，并可看到股骨内侧髁及髌骨内侧面软骨磨损及沟样缺损。临床观察，发现其发生机制与多种因素相关。①过度运动：Pecina等曾报道膝关节过度运动是引起膝关节滑膜皱襞综合征最主要的发病原因。由于运动者在做某项运动时，常持续维持特定的体位。如跑步、网球、高尔夫等运动，使运动者的膝关节长期、反复在同一位置重复相同幅度的屈曲和旋转，使膝关节内的部分滑膜反复受到挤压、撞击和折叠而形成滑膜皱襞综合征。②长期损伤：损伤可使皱襞充血水肿、变厚变硬、纤维变性而失去弹性，这种结构变化破坏了皱襞与关节间隙之间原有的协调性，所以在关节伸屈活动时很容易与关节软骨发生摩擦，甚至嵌夹于关节间隙中而产生疼痛不适症状。③反复炎症：反复发作的滑膜炎症常可波及滑膜皱襞，使其充血水肿、变性粘连，最终形成无弹性的纤维束样组织，这种变硬的纤维束样结构紧如弓弦，很易发生皱襞嵌夹及软骨磨损而引发症状。

（二）膝关节滑膜襞综合征的诊断

自磁共振和关节镜应用以来，滑膜皱襞综合征日益受到重视，但膝关节滑膜皱襞综合征的临床症状和体征与其他膝部病变极为相似，因此仅依靠临床证候和检查难以确诊。为减少漏诊，还需 MRI、关节镜等检查方法以明确诊断。

1. MRI 检查　众多学者的研究为 MRI 检查膝部滑膜皱襞提供了丰富内容。杨海涛等报道了膝关节髌内侧滑膜皱襞正常和病理性滑膜皱襞综合征的 MRI 表现。①髌内侧滑膜皱襞：正常髌内侧滑膜皱襞位于内侧髌股关节间隙内，起自膝关节内侧壁，斜向下走行植入髌下脂肪垫覆盖的滑膜，表现为髌骨关节内侧线样或带状低信号影，厚度 1~2mm，边缘清晰锐利。②髌上滑膜皱襞：位于髌上囊和关节腔之间的边缘，常位于髌骨上极水平，起自股骨干骺端前缘的滑膜，斜向下走行止于股四头肌肌腱髌骨附着处后缘的滑膜。③髌下滑膜皱襞：位于髌下脂肪垫及后缘关节腔内，起于股骨髁间窝前缘，经关节腔前部水平走行进入髌下脂肪垫，附着于远端髌骨下缘。④髌外侧滑膜皱襞：起自腘肌裂孔上缘水平的膝关节外侧壁，止于髌下脂肪垫外侧。髌上和髌下滑膜皱襞在矢状位最易显示，髌外侧滑膜皱襞在横轴位观察，或易于观察，正常表现与内侧滑膜皱襞相似。薛梅等报道 MRI 诊断膝关节滑膜皱襞综合征的表现。①髌上滑膜皱襞在矢状位 T2WI/FS 及 TIRM 序列上，自髌骨上缘向后上髌上囊内呈眉毛样延伸，称"眉毛征"，T1WI 序列上，一般呈低信号，如皱襞内含有脂肪成分则可呈高信号。髌上滑膜皱襞在矢状位磁敏感伪影（FSE）T2WI 及 TIRM 序列上才能显示。②髌内侧滑膜皱襞在横轴位 T2WI/FS 及 TIRM 序列上，表现为自内侧关节隐窝囊内壁向髌股关节横向延伸的线状低信号，将内侧关节隐窝囊分隔成前后两部分，线状低信号分隔线远端一般呈游离状态，即"不全性分隔征"。髌内侧滑膜皱襞在横轴位T2WI 及 TIRM 序列上才能显示。③髌下滑膜皱襞在髌下脂肪垫内绕向上方附着于髌骨下极，因髌下脂肪垫在 T1WI 及 T2WI 序列上均表现为高信号，而髌下滑膜皱襞均表现为线状低信号，以此可区别。同时髌下脂肪垫撕裂线水肿表现为线状长 T2 高信号。髌下滑膜皱襞的这种特殊征象称为"髌下脂肪垫假撕裂征"。由此作者认为，"眉毛征""不全性分隔征"及"髌下脂肪垫假撕裂征"是滑膜皱襞的 MRI 特征性表现。而选择合适的 MRI 检查序列与体位对三种滑膜皱襞的显示具有重要诊断价值。

2. 关节镜检查　关节镜检查能动态观察膝部滑膜皱襞的形态变化，为诊断膝关节滑膜皱襞综合征提供客观、可靠的滑膜皱襞的病理变化，是诊断膝关节滑膜皱襞综合征的金标准。其关节镜下特征为：皱襞的宽度，大多超过股骨髁 1/2~2/3；皱襞充血或缺血苍白，皱襞明显水肿变厚；因粘连、反折、变硬及纤维化，钩探时弹性下降或消失；活动时皱襞挤夹入关节间隙。边缘呈舌瓣状；皱襞对应区软骨毛糙、软化或剥脱。

（三）膝关节滑膜皱襞综合征的治疗

膝关节滑膜皱襞综合征的治疗，可采用非甾体类消炎止痛药、关节镜和中医的药物、手法、针灸、练功等多种治法。其中关节镜治疗为目前多数学者所推荐，取得良好疗效。

1. 膝关节镜治疗　宋卫东采用关节镜治疗膝关节内侧滑膜皱襞综合征 70 例，在镜视下行皱襞切除术、挛缩内侧支持带松解术，随访分析其疗效。结果 70 例内侧滑膜皱襞综合征中，镜下 A 型 8 例，B 型 13 例，C 型 24 例，D 型 25 例。经镜下行皱襞切除，获得随访 43 例，随访时间为 6 个月~5 年，平均 32 个月，按 Lysholm 法进行疗效评定，优良率90.7%。可见关节镜仍是该病确诊的"金标准"，镜下彻底切除滑膜皱襞、松解挛缩内侧支持带是治疗该病有效的方法。王栋锋运用关节镜切除滑膜皱襞，治疗膝关节滑膜皱襞综合征 37 例，其疼痛术后有明显下降。Lysholm 的平均为 52.44 分，在术后 3 个月达到 83.71 分。说明关节镜手术在本病中有良好疗效。综观手术方法包括皱襞松解术、部分切除术、全切除术、外侧支持带松解术等，目前多数学者主张早期发现，早期治疗，并认为关节镜下手术切除病理性滑膜皱襞疗效令人满意，但不宜做预防性切除。

2. 中医疗法　陈建锋等采用小针刀松解配合中药熏洗治疗 18 例膝关节滑膜皱襞综合征（20 膝）。小针刀治疗：患者仰卧，半屈膝位，医常规皮肤灭菌，铺巾，局部麻醉后，确定条状物部位，选 4 号小针刀与皮肤呈 60° 角，向外后方进针，于股骨内髁表面进行横行剥离，注意操刀深度及力度，勿伤及关节软骨面。结束后弹力绷带加压包扎。中药熏洗：小针刀治疗 3 天后，应用中药进行患膝熏洗，选用自拟伤科熏洗汤，药用羌活 20g、独活10g、牛膝 10g、伸筋草 20g、透骨草 20g、川乌 10g、木瓜 20g、艾叶 15g、川芎 15g、甘草10g。上药装入布袋，加入 2500ml 水煎煮，沸后 30 分钟，将药液倒入盆中，置患膝于盆上，外用毛巾罩盖熏蒸，待温度适宜时，以药巾湿敷患部，每次 20 分钟，每日 2 次，每剂使用 2 天，7 天为 1 个疗程。疗效评定标准参照《中药新药临床研究指导原则》拟定。痊愈：膝关节肿痛消失，关节腔积液消除，膝关节功能完全恢复；好转：膝关节肿痛减轻，积液减少，膝关节功较前有部分改善；无效：治疗前后膝关节肿痛、积液及功能无变化。2~3个疗程后，评定结果，治疗时间最短 14 天，最长 21 天，平均 17 天。按上述标准评定，治愈 7 例，好转 9 例，总有效率 89%。无效 2 例。显示了小针刀松解配合中药熏洗治疗滑膜皱襞综合征方法简单，疗效确切。

随着影像学的发展，尤其是磁共振（MRI）的广泛应用，本病的诊断率明显增加，成为临床较为常见的疾病。对于本病的治疗，非手术疗法为首选，包括急性期制动休息、冰敷、电刺激、超声波等物理治疗和中医综合疗法，急性炎症消退后，应积极肌力锻炼，尤其是股四头肌的强大，能有效减轻膝关节压力和增加关节稳定性。对于疼痛严重，经非手术治疗无明显改善者，可做关节镜治疗。由于滑膜皱襞结构复杂，对其解剖、生理、病理、治疗的研究为时尚短，认识有限，所以随着对其研究的深入，必将有助于诊断和治疗的提高。

（谢可永　王拥军　张霆　朱栋）

第十三节　膝部滑囊炎

一、定义

因急性外力打击，或长期慢性劳损，导致膝部周围相关滑囊炎，产生局部疼痛肿胀、活动受限等证候的疾病，称为膝部滑囊炎。

二、病因病理

膝部滑囊炎属中医"鹤膝风"范畴，因外感风、寒、湿邪，阻滞经络，经气不舒，不通则通；日久肝肾亏损，筋骨失养，症见膝部酸软、行走无力等。

滑囊是一个充满液体的小囊，有良好弹性，主要功能是减少关节附近的骨与肌腱和肌肉间的摩擦力和压力。膝部是全身关节中滑囊最多的部位，可分为前侧、后外侧和后内侧3组。其中髌前滑囊，位于髌骨前方，有3个滑囊，包括髌前皮下滑囊，位于皮下与深筋膜之间；髌前筋膜下滑囊，位于阔筋膜与股四头肌腱之间；髌前肌腱下滑囊，位于股四头肌腱与髌骨之间。临床上较多发生炎症的滑囊有髌前滑囊、髌下深滑囊（又称胫前深滑囊）、鹅足滑囊和腘窝内滑囊。当发生炎症时，出现滑液增多、滑囊肿大等病理表现。

髌前滑囊炎常因反复摩擦、挤压，导致髌前滑囊肿大、疼痛等症。髌下深滑囊炎多因碰撞等慢性创伤所致，偶也可因急性损伤发病。鹅足滑囊位于缝匠肌、股薄肌及半腱肌的联合腱止点与胫骨内侧副韧带之间，由于3个肌腱有致密的纤维膜相连，形同鹅足而得名。鹅足滑囊炎产生的原因有很多，如腘绳肌过度使用的运动员，或突然增大跑量或过多等。此外，意外挫伤、先天性X形腿、扁平足等也是病因之一，导致滑囊周围肌腱和韧带反复摩擦而引起无菌性炎症等。

上述滑囊，虽位置不同，但损伤机制大致相同。多由于长期反复频繁伸、屈膝活动，尤其是在膝关节半屈曲位时，滑液囊经受压力最大。在反复做跳跃动作时，髌韧带与胫骨近端发生反复撞击、摩擦，可导致滑囊急、慢性损伤。日久，在修复过程中，囊壁增厚、纤维化等，使滑液囊开口闭锁，使滑液不能排出，滑囊本身膨胀，髌韧带和胫骨近端得不到润滑而发病。

腘窝囊肿泛指腘窝内的滑囊炎，是腘窝深部滑囊肿大或膝关节滑膜囊向后膨出的统称。腘窝内的滑液囊很多，腘窝囊肿半数以上位于半膜肌与腓肠肌内侧头之间，约半数有孔与关节腔相通。腘窝囊肿由 Dupuytren 于 1829 年提出。1840 年 Adams 首先论述了腘窝囊肿与半膜肌滑囊和膝关节腔相通的关系，1877 年 Baker 发表了对腘窝囊肿的经典性论述，故腘窝囊肿又称 Baker 囊肿。腘窝囊肿分为原发性与继发性 2 种。原发性腘窝囊肿多见于儿童，囊肿起源于关节腔，而关节本身并无病变；真正的发病原因不清。继发性腘窝囊肿多见于成人，常继发于骨关节炎、半月板病变及类风湿关节炎等；因关节内压力增高，关节内液体经关节与滑囊间的孔道溢出而形成囊肿。

三、临床表现

髌前滑囊炎：髌前疼痛和肿胀、髌前局限性肿块，触之有波动感，柔软，界限清楚。不能屈膝行走，如为急性化脓性滑囊炎，则不但局部有红、肿、热、痛及明显压痛，且往往有全身症状。慢性滑囊炎表现为髌骨前局限性半球形隆起，伴轻度疼痛，检查时可发现波动性软组织肿块，压痛轻微，不影响膝关节运动。

髌下深滑囊炎：局部肿胀疼痛，膝关节屈伸活动受限。检查时见髌韧带两侧生理凹陷消失并显凸起，局部压痛。局部有压痛和波动，有轻度疼痛或无痛，膝关节功能不受限。

鹅足滑囊炎：主要表现为膝关节内侧疼痛，局部有肿块，常可误诊为慢性关节炎、内侧半月板损伤、内侧副韧带损伤等。

腘窝囊肿：初期症状不明显，仅有腘窝部不适或胀感。当囊肿增大时，则在膝关节后方出现肿块，屈膝不便。肿块呈圆形或椭圆形，表面光滑有弹性，无压痛或仅有轻压痛，伸膝时肿块明显且变硬，屈膝时肿块不明显且较软。X 线检查有助于排除膝关节的骨性病变，但对腘窝囊肿本身的诊断帮助不大。

四、诊断要点

1. 创伤引起的急性髌前滑囊炎表现为髌前疼痛、肿胀，有压痛，被动征阳性，膝关节活动限制不明显。

2. X 线检查　有助于排除膝关节骨性病变，但对滑囊炎的诊断帮助不大。

3. 超声检查　二维超声检查，位于关节后方腘窝囊肿的软组织内，表现为一圆形或椭圆形无回声液性暗区，边界清楚，光滑，横切面时可见腘窝囊肿大多数在深部有蒂与关节腔相通，囊肿可位于腘动、静脉内外侧及正后方，内部回声多均匀，部分可见散在强回声光点或光斑，少数可见强回声分隔。彩色多普勒超声检查不仅可清楚显示腘窝囊肿的位置、大小、边界及有无分隔和腘窝动静脉的毗邻关系，以及是否压迫静脉引起深静脉血栓等重要信息，还可判断囊肿与膝关节腔的关系。

4. MRI 检查　对较大的滑囊炎，如腘窝囊肿，能清晰显示其形态、性质等，有明确诊断价值。

五、辨证论治

（一）中医治疗

1. 中药内服

（1）湿热留滞：膝关节肿胀，有明显波动感，肌肤灼热，关节屈伸时疼痛明显，舌红，苔薄黄，脉弦数。治宜清热化浊，利湿消肿。方选甘露消毒丹加减，药用滑石、黄芩、茵陈、石菖蒲、藿香、连翘、白蔻仁、薄荷、薏苡仁、草薢等。水煎服，每日 1 剂。

（2）热毒内蕴型：膝关节肿胀，有明显波动感，浮髌试验阳性，皮肤灼热，有压痛，舌红，苔薄黄，脉弦滑数。治宜清热解毒，消肿止痛。方选清营汤加减，药用连翘、生地、麦冬、玄参、金银花、连翘、竹叶、防己、赤小豆等。水煎服，每日 1 剂。

（3）脾胃气虚：膝关节肿胀，皮色不变，活动轻度受限，遇寒痛甚，面色萎黄，形体消瘦，食欲不振，口淡，舌质淡胖，边有齿印，苔滑腻，脉细迟无力。治宜益气健脾，利水消肿。方选参苓白术散加减，药用党参、白术、茯苓、山药、薏苡仁、桔梗、炒甘草等。水煎服，每日 1 剂。

2. 中药外用　熏洗疗法对膝部滑囊炎有良好消肿止痛治效。取中药桂枝、防风、艾叶、伸筋草、透骨草、羌活、独活、五加皮、海桐皮、红花、桃仁等，煎水熏洗，每日 1 次，每次 20 分钟，10 次为 1 个疗程。

（二）针刀治疗

患者仰卧位，屈膝 70°~80°，足平放于治疗床上。髌下深囊进针刀点在髌骨下极与髌韧带上 1/3 部，痛点和膨隆点在髌韧带上部的深面。髌下深囊点刀口线与髌韧带平行，刀体与皮面垂直。刺入皮肤、皮下组织，穿过髌韧带后有明显落空感。然后，提起刀锋到髌韧带深面，再向深处切去，切开剥离 2~3 刀，出刀。

髌下皮下囊进针刀点位于胫骨粗隆最高点处，痛点和膨隆点在胫骨粗隆偏上之皮下。刀口线与髌韧带平行，刀体与皮面垂直，刺入皮肤与皮下组织，达囊性物之上；再进刀有落空感，即到达皮下囊内。在囊的壁层上切开剥离 2~3 刀，再予纵、横疏通、剥离，出刀。

胫骨粗隆腱下囊进针刀点位于胫骨结节上端，髌韧带下端的腱下，痛点和膨隆点在胫骨粗隆与髌韧带的交界处。刀口线与髌韧带平行，刀体和皮面垂直刺入，深达骨面。如滑液囊较大、积液较多时可有明显落空感，做囊壁切开，纵、横疏通、剥离 2~3 刀后，出刀。术毕，无菌敷料或创可贴覆盖刀口，固定。完成上述操作后，术者以双手扣于小腿上段，双拇指紧压于病变处，用力挤压，使囊内液体尽量排除。然后反复屈伸膝关节。最后，以最大限度的瞬时力屈曲膝关节 1 次。

（三）手法治疗

患者仰卧，术者在膝部由上而下，施以推揉手法，接着在髌骨上方、内下方，运用括筋、分筋手法，待放松后，先做小幅度膝伸屈运动，逐渐增加，直至最大幅度后，伸直膝关节，收功。

（四）物理治疗

1. 休息　滑囊炎引起的膝内侧疼痛在急性发作期间，需要适当减少运动量，特别是爬山、爬楼梯或其他大强度运动，应适当休息，对治疗能起到事半功倍之效。

2. 冰敷　急性期，以毛巾包裹冰块，敷于患部，每次 10~20 分钟，每天 2~3 次。

3. 电刺激疗法　选用正弦波，频率 1KHz，电极置于患部，治疗时间 20~25 分钟，每天 1 次，10 次为 1 个疗程。

4. 超声波治疗　超声波以直接接触法，选用 $1.5w/cm^2$ 在患部缓慢移动，5~10 分钟，每天 1 次，10 天为 1 个疗程。

（五）穿刺疗法

1. 较小的，非感染性急慢性滑囊炎可穿刺抽液后加压包扎，并可向囊中注入皮质激素类药物。

2. 感染性滑囊炎，肢体适当制动，全身应用抗生素。如已化脓，应尽早切开引流。切开应选在滑囊两侧。脓液可进行细菌培养和药敏试验。

对非手术疗法无明显疗效者，或腘窝囊肿较大者，应手术治疗。

六、述评

关于膝部滑囊炎，以非手治疗为主，其中尤以中医治法较为丰富，包括中药、针刀、手法等各种治法。众多医家报道了大量临诊经验，为进一步提高疗效提供了极丰富的临床资料。

（一）中药内服

赵凤森将 52 例膝部滑囊炎患者随机分为治疗组 28 例和对照组 24 例，两组患者均需要卧床制动休息，配合股四头肌功能锻炼，对照组配合四妙散治疗，治疗组在对照组的基础上加用针刺治疗，治疗结束后比较疗效。所有患者都需要早期患膝制动，指导患者双侧股四头肌收缩功能锻炼，每天 3 次，每次 3 组，每组 10~15 个。对照组采用四妙散加减治疗。基本方组成，苍术 12g，黄柏 12g，牛膝 30g，苡仁 30g，防己 30g，木瓜 30g。随症加减，急性损伤者加伸筋草 12g、乳香 10g、没药 10g、川芎 12g；局部肿胀明显，并且发热、发红者，加大黄 10g、生地黄 20g、丹皮 10g、赤芍 10g；年老体弱，病程迁延日久者，加黄芪 30g、桑寄生 15g。水煎，每天 1 剂，取汁，分早晚服用。治疗组在对照组治疗的基础上配合针刺治疗。取穴患侧膝眼、血海、阳陵泉、阴陵泉、犊鼻、足三里、阿是穴。以直刺、提插、捻转至得气后留针 20~30 分钟后取出针。治疗 2 周为 1 个疗程。疗效标准参照《实用骨科学》中有关标准拟定。治愈：疼痛肿胀消失，关节活动正常，浮髌试验阴性，无复发者。好转：膝关节肿痛轻，关节活动功能改善。无效：症状无改善，并见肌肉萎缩或关节僵硬。结果：总有效率治疗组为 96.43%；对照组为 91.67%。组间比较差异无统计学意义。疼痛消失时间、住院时间治疗组短于对照组，两组相比，差异均有统计学意义。对照组复发 2 例，治疗组未复发。结论：口服四妙散加减对治疗膝部滑囊炎有效。结果显示，口服四妙散加减对治疗膝部滑囊炎有效，配合针灸治疗可尽早缓解疼痛、缩短住院时间、减少复发率。

（二）手法治疗

朱文彬采用手法治疗膝部滑囊损伤 56 例。治疗手法：对于髌上滑囊、髌前滑囊，患者仰卧，术者一手按在肿胀的滑囊下缘，另一手握住患足踝部，先做伸膝动作，然后屈曲患膝至最大幅度，有囊破感，提示手法成功。根据辨证，有瘀血蕴阻型、瘀血化热型，应用相应中药内服。评定标准，临床治愈：肿痛消失，功能恢复；显效：肿痛消失，功能趋于恢复，不影响日常生活；好转：肿痛减轻，功能好转；无效：肿痛如前。本组病例中，治愈 44 例，显效 8 例，好转 3 例，无效 1 例。治疗时间：最短 1 次手法，用药 3 天；最长 7 次手法，用药 20 余天。

（三）针灸和针刀

李志林等采用针灸配合中药熏蒸治疗膝关节滑囊炎 30 例。针灸治疗，选穴：内外膝眼、血海、阳陵泉、阴陵泉、委中、足三里、阿是穴。患者仰卧位，膝下垫一薄枕，直刺、提插捻转得气后，留针，加 TDP 照射患处。30 分钟后出针，用三棱针点刺出血，加拔罐，留罐 5~10 分钟。每日 1 次，10 次为 1 个疗程。中药熏蒸，组成：苏木 20g，鸡血藤 15g，川牛膝 20g，宽筋藤 20g，桂枝 20g，伸筋草 15g，路路通 20g，独活 20g，秦艽 20g，干姜 20g，透骨草 15g，海风藤 30g。煎水熏蒸患处。每日 1 次，10 次为 1 个疗程。治疗结果，参照《中医病证诊断疗效标准》，本组 30 例中，治愈 26 例（占 86.7%）；肿胀疼痛消失，膝关节活动正常，步行下蹲无痛，经 1 年随访无复发。好转 4 例（占 13.3%）；肿胀疼痛减轻，过度劳累后仍有疼痛，膝关节活动基本正常，经 1 年随访以上症状无加重。有效率 100%。一般治疗 1~2 个疗程。针刺能活血祛瘀，温经通络。中药熏蒸能温经散寒，活血化瘀。针灸配合中药熏蒸治疗共奏通络止痛之效。

膝关节周围存在众多滑囊，分布于膝前方、外侧和内侧，部分与关节腔相通，当其发生炎症时，可形成囊肿，如位于腓肠肌腱内侧头的半膜肌滑囊的扩张可形成膝关节内后的腘窝囊肿。因此对滑膜炎应早期治疗，综合疗法能取得较好效果。

（谢可永　王拥军　张霆　朱栋）

第十四节　全膝关节置换术后疼痛与僵硬

一、定义

全膝关节置换术（TKA）是目前治疗严重骨关节炎、类风湿关节炎、骨肿瘤等的一种成熟的有效方法，绝大部分患者均能获得显著疗效。但据统计，约有 6%~13% 的患者可出现术后疼痛；0.2%~13% 出现膝关节僵硬。对于大多数患者来说，疼痛和关节功能受限是影响生存质量的重要因素，其中疼痛的影响甚至超过关节功能。全膝关节置换的目的，应使患者能够获得一个无痛、稳定、具有良好功能的关节。因此，术后持续疼痛对患者来说是一个难以接受的并发症。其中关节内因素导致疼痛者约占 85%，主要包括关节不稳、力线不良、关节线异常、关节粘连、伸膝装置异常、关节纤维化以及感染、假体松动、磨损、周围骨溶解等。关节外因素所致疼痛约占 15%，包括腰椎病变（腰椎管狭窄、神经源性跛行、腰椎神经根病）、髋关节疾病、血管疾病（血管功能不良、动脉瘤、血栓形成）、肌腱炎/滑囊炎、反射性交感神经营养不良、心理疾病等，其中以腰椎病变和髋关节疾病为多见。可见，关节内因素是导致疼痛的主要原因。

二、病因病理

全膝关节置换术后的持续性疼痛和关节僵硬的原因众多，包括术后关节感染、假体松动、关节内因素和关节外因素等。

1. 关节感染　术后关节感染是造成人工膝关节置换术后持续性疼痛的最主要原因。其表现特征为局部肤温增高、肤呈红色、外形肿胀、触痛明显，可伴有高热寒战、面红目赤、唇燥口渴、舌红少苔、脉沉数等全身症状。血沉（ESR）、C- 反应蛋白（CRP）、血常规分析及分类检查有助于确定感染性或非感染性。关节穿刺行细胞计数和培养，可确定感染的细菌类型，为正确选用抗生素提供可靠依据。

2. 假体松动　这是导致全膝关节置换术后，出现持续性疼痛和关节僵硬的一个重要原因。X 线检查可评估假体固定的位置、大小和假体周围骨溶解情况。确定假体有否移位、骨溶解程度等，以确立其诊断。此外关节造影、核素扫描等检查能更正确地发现胫骨假体松动。

909

3. 关节内因素 引起全膝关节置换术后疼痛和僵硬的关节内因素，包括手术因素和手术外因素。

（1）手术因素：为正确了解疼痛和僵硬产生的原因，首先应对全膝关节置换术的手术过程有大致了解。膝关节由股骨、胫骨和髌骨组成。手术时，首先切除末端患骨，并把末端骨制成能与假体密切贴合的形状，然后选择适宜的股骨假体，用压力嵌入经截骨后的股骨远端，并以骨水泥固定。覆盖胫骨的是一个与假体股骨形成关节的金属关节面和嵌入胫骨的金属柄，以金属柄插入胫骨近端髓腔后，用骨水泥固定。最后铺上由高分子聚乙烯制成的髌骨关节面假体，用骨水泥固定于髌骨。从手术过程可以发现，导致术后疼痛的关节内因素包括：术中周围软组织平衡不良，使肌腱或单侧副韧带受损，导致关节不稳定，出现局部组织牵拉疼痛，膝关节活动受限；假体位置不当或型号不匹配会导致关节对线不良；或假体撞击而使关节活动受限；膝关节粘连可以引起膝关节疼痛，而长期疼痛也会导致膝关节粘连加剧，产生恶性循环。股骨或胫骨假体放置不当，引起髌股关节的伸膝装置问题，出现膝前痛。此外，对于膝关节置换后的顽固性疼痛，有学者提出，可能源于神经痛，认为在手术过程中，不可避免地会对膝关节周围的皮神经造成不同程度损伤，引起神经卡压、神经牵拉等，从而出现不明原因的顽固性疼痛。有人曾对不明原因的顽固性疼痛者，根据解剖学上膝骨关节周围皮神经组织分布，作了去神经化治疗，经评定，其疗效明显优于止痛药的治疗，且创伤小，无明显副作用。由此认为，在明确膝关节周围皮神经解剖分布的基础上，进行去神经化治疗，对改善膝关节置换术后，膝关节顽固性疼痛患者的疼痛症状和骨关节质量，提高患者的生活质量，不失为一个可供选择的方法。

（2）手术外因素：除了医源性因素外，从患者方面的因素而言，术后关节活动度与术前关节活动度、关节内瘢痕形成、术后康复依从性等呈正相关。即术前关节活动度较好，关节内粘连较少，术后积极功能锻炼，则术后关节功能恢复也越好。关节僵硬的标准，对不同的活动有不同标准，如正常步行，膝关节屈曲应在 67° 以上；对从矮椅子上站起，膝关节至少有 95° 屈曲。

4. 关节外因素 全膝关节置换术后疼痛的关节外因素包括：腰椎病变（腰椎管狭窄、神经源性跛行、腰椎神经根病）、髋关节疾病、血管疾病（血管功能不良、动脉瘤、血栓形成）、肌腱炎 / 滑囊炎、反射性交感神经营养不良、心理疾病等。在这些常见原因中，腰椎病变最为常见。由于 80% 以上做全膝关节置换术的中老年人，腰椎都伴有不同程度的退行性改变，如腰椎间盘突出、腰椎管狭窄等，特别对于患有腰椎管狭窄症者。因双膝关节退行性病变，常呈屈曲畸形，腰部随之自然弯曲，使椎管容积扩大，减少了对脊神经根的压迫，当做全膝关节置换术后，由于双膝关节能处于伸直位，腰椎代偿性弯曲随之改为伸直位，腰椎管狭窄的腰腿痛症状可能较前更为明显，还可能伴有无力、酸麻等症，MRI 检查可以明确诊断。

三、临床表现

关节置换术后，行走时，患侧膝关节疼痛、活动受限。

四、诊断要点

根据病史和临床表现，诊断即可确定。

五、辨证论治

（一）关于疼痛

全膝关节置换术后疼痛，与众多关节内因素密切相关，明确鉴别这些关节内因素，对治法的选择和对预后的判断具有重要作用。

1. 关节对线不良　常与股骨或胫骨截骨和假体放置角度有关。症见膝前关节慢性疼痛，呈进行性加重。体检发现，膝关节轻度内翻或外翻。X线显示，两侧关节间隙不等。先予保守治疗，包括中药内服、外敷、物理治疗、肌力康复锻炼等，大部分症状可缓解。对力线严重不良者，可行膝关节翻修术，常获效果。

2. 关节不稳　常因术中软组织平衡不良所致，以胫股关节不稳定为主要原因之一。患膝内侧或外侧疼痛，压痛点明确。体检发现膝内翻或外翻试验阳性。X线显示，两侧关节间隙不等。先保守治疗，多休息，减少上下楼梯、爬山等过度屈膝的活动，同时给予补益之剂，配合物理治疗、针灸等，症状大多可以缓解。对严重者可做韧带修补或松解术。

3. 关节线异常　因胫骨截骨过多，使关节线过低，导致关节屈曲不稳，伸膝时易造成髌骨半脱位。同样关节线过高，可发生伸膝时的撞击痛和活动受限。X线显示，关节线上抬或下移。保守治疗常能获效，辨证中药治疗，配合针灸、电脉冲、手法等，大部分症状可有缓解。

4. 关节粘连　常因术中周围软组织平衡不良，导致局部组织牵拉性疼痛；假体位置不当或型号不匹配，使关节活动受限，术后未积极行功能锻炼等造成关节粘连僵硬。表现为局部牵扯痛，行走或活动时加重，功能活动受限。治疗除适当药物治疗外，详见"关节功能障碍治疗"。

5. 伸膝装置不良　术中股骨或胫骨假体放置不当，常致髌股关节并发症；此外，伸膝装置不平衡，断裂，髌骨轨迹不良，髌骨不稳（髌骨脱位、半脱位等）均可出现反复膝前痛，上下楼梯、下蹲及运动时症状加重，休息可缓解。体检发现，髌骨半脱位。X线显示，髌骨半脱位。保守治疗，包括内服药物，关节内注射玻璃酸钠；佩戴支具，护膝等，以限制活动；股四头肌锻炼，肌力平衡和本体感觉训练；手法整复等。经保守治疗至少6个月以上，未缓解者可手术治疗。

6. 膝关节纤维化　它常发生于膝关节手术或创伤后。随着人口老龄化，全膝关节置换术的手术率提高，膝关节纤维化发病率随之增加。统计显示，其临床发病率约在2%~35%。研究表明，膝关节纤维化的发生机制是膝部周围组织通过创伤诱因，在某些细胞和细胞因子促使下，其成纤维细胞不正常增殖和分泌，形成大量结缔组织增生，导致膝关节疼痛、僵硬、肿胀和活动障碍等一系列膝部症候群。非手术治疗包括被动手法治疗、麻醉下松解术、主动练功疗法、药物的应用，如透明质酸的关节内注射，具有活血化瘀作用的中药丹参的应用。手术治疗，可选用创伤较小的关节镜下松解术。

7. 感染、假体磨损、松动等也可造成膝关节疼痛，其致痛因素较为简单，对症治疗即可。对于关节外因素，以治疗原发病为主。

（二）关于僵硬

僵硬的定义，文献报道各有不同。如Scranton PE认为膝关节屈曲小于85°即可诊断为关节僵硬；Christensen CP等则认为膝关节运动弧应小于70°，另外Kin J等把屈曲伸直受限大于等于 15° 和（或）屈曲小于 75° 定义为膝关节僵硬。潘骏等认为，术后 6 周内伸直受限大于 10° 或（和）关节屈曲小于 95° 为膝关节僵硬。但不同要求，对关节活动度有不同要求。日常生活中的活动包括站、立、行、走、上下楼梯、跑和跳等，膝关节活动范围大多在 0°~45°，因此凡影响正常生活、学习、工作的关节活动度，可认为属于关节僵硬。

关节僵硬的治疗，早期可以在适当镇痛措施下，以强化康复训练为主，包括主动与被动活动度训练。对于屈曲挛缩的患者可用沙袋压直膝关节，必要时用夹板将膝关节固定在伸直位，结合中药熏洗、手法、针灸等；物理疗法，可采用蜡疗、电疗、水疗等。经 6~8 周治疗后，关节仍在僵硬状态，可在麻醉下进行手法松解，在手法松解过程中宜逐步增加力度，切忌暴力，以防假体周围骨折及髌腱撕脱等。对 3 个月以上的患者，如假体合适、位置正常、力线正常、稳定性好、无感染等情况，可做关节镜下松解或切开松解，但关节镜下松解需防止手术器械损伤髌骨假体表面，且需要与手法松解结合使用；切开松解术可以彻底切除增生的纤维组织、多余的骨刺、骨水泥残留等，也可以结合四头肌腱成形手术进行，以改善活动范围，但创伤较大，宜慎选之。

（三）中医药疗法

中医内外用药、针灸、手法、练功的综合应用，对缓解疼痛和改善关节功能常能获得良好疗效。根据证候特征，分别采用相应治法，如疼痛为主者，治疗以中药内服外用、针灸、手法为主，辅以练功疗法；如僵硬为主，治疗重在运动疗法、手法治疗，以中药内服外用、针灸等配合。

1. 内服中药

（1）瘀滞经脉：症见膝部疼痛、肿胀、瘀斑，活动不利，舌紫黯，脉涩。治当攻下逐瘀，方选桃核承气汤加减，药用桃仁、红花、川芎、大黄、桂枝、甘草等。

（2）热毒内蕴：症见膝部红肿、局部灼热、疼痛，舌红，苔黄腻，脉濡。治当清热凉血，方选五味消毒饮加减，药用金银花、野菊花、蒲公英、延胡索、陈皮、甘草等。

（3）瘀湿阻络：症见膝部困重、肿胀酸痛、遇寒更甚，患膝伸屈受限，舌紫，苔滑腻。治当逐瘀化湿，方选复元活血汤加减，药用柴胡、陈皮、半夏、米仁、山药、茯苓、桃仁等。

（4）肝肾亏损：症见膝部酸软，两膝无力，行走艰难，舌淡，脉细。治当补益肝肾，方选补肾壮筋汤加减，药用熟地、山药、杜仲、狗脊、肉桂、枸杞、牛膝、川断等。

2. 外用中药 中药外敷、熏洗能活血化瘀，增加局部血液循环，缓解疼痛和改善关节功能。

（1）熏洗湿敷：对以剧烈疼痛，明显肿胀、瘀血，伤处肌肉痉挛的急性期患者，采用冰袋对肿胀部位及关节进行冰敷，时间 20 分钟。对疼痛、肿胀、活动有改善，但未完全恢复，尤以疼痛仍相对明显者，选活血止痛汤加减，以行气活血、理气止痛，药物有当归、川芎、乳香、苏木、红花、没药、三七、赤芍、陈皮、落得打等。对关节肿胀、僵硬明显者，选散瘀和伤汤加减，以活血舒筋、祛瘀通络，药物有番木鳖、红花、生半夏、骨碎补、甘草、乳香、没药、蒲公英等。对于关节活动度较前期明显改善，但肌力较弱者，方选独活寄生汤加减，以补益肝肾，药物有独活、防风、川芎、牛膝、桑寄生、秦艽、杜仲、当归、党参、熟地、茯苓、肉桂等。

（2）外敷中药：三色敷药功能消肿止痛，疏经活络，强壮筋骨，药物有黄荆子、紫荆皮、全当归、木瓜、丹参、羌活、赤芍、白芷、片姜黄、独活、甘草、秦艽、天花粉、牛膝、川芎、连翘、威灵仙、防己、防风、马钱子等。

3. 针灸　针灸能疏通经络，行气活血，使经气舒展，血流通畅，达到良好的消炎止痛、滑利关节作用。

（1）急性期：泻法，取髀关、阴市、蠡沟、行间。

（2）缓解期：平补平泻法，取阳陵泉、阴陵泉、上巨虚、阿是穴，配合红外线照射治疗，以皮肤润红为度。

4. 穴位电刺激　采用低频电刺激治疗仪，两对电极贴片置于髀关→梁丘，足三里→丰隆，强度以患者耐受为度。

5. 手法　能松解粘连，放松软组织，增加血液循环，消除酸性代谢产物，可有效改善关节活动度和减轻疼痛。

（1）急性期：患者仰卧位，在膝关节周围行轻柔的推揉手法；以轻柔弹筋拨络手法施于下肢内膝眼、外膝眼、足三里、阴陵泉、阳陵泉、髀关、血海、承山、丰隆等穴。

（2）缓解期：开始膝关节局部进行20分钟的热疗，或红外线照射、中药熏蒸等，然后冰敷15分钟。以松弛肌肉等组织，有利于手法的操作和提高疗效。

1）仰卧位，在大腿股四头肌部施以㨰法以放松肌肉；再拿提、按揉髌骨5~10次；顺次按揉内外膝眼、阳陵泉、阴陵泉、足三里等穴，以松弛下肢前外方软组织。

2）俯卧位，先施㨰法于腘窝与小腿后侧，点按、弹拨委中、承山穴，以促进局部血液循环，排出代谢产物。

3）仰卧位，重复㨰法以放松股四头肌及膝周软组织；并在正常忍受范围内做膝关节屈伸、内外旋等各方向被动活动。

6. 练功

（1）急性期：股四头肌、臀中肌等长收缩训练，踝部各方向活动，直腿抬高练习。强度以患者能耐受为度。

（2）缓解期：可给予适当训练强度，以逐步增加关节活动范围和相应肌力。

1）肌力训练：包括下肢髋、膝关节活动和大腿、小腿等肌群的肌力训练，以患者能忍受强度为标准。

2）步行训练：可在平地或慢跑步机平台上进行缓慢的步行训练，切忌过快。

3）下蹲训练：将治疗弹性带，一端缠绕在患者胫骨近端，并将治疗带另一端固定。患者做下蹲运动，以患者能忍受为度。

（3）恢复期：适当增加运动量，以提高关节活动度和肌力向正常方向进步。

1）肌力训练：逐步提高训练负荷，包括膝关节和下肢其他关节活动肌群的肌力训练。

2）本体感觉训练：利用动态平衡仪或动态平衡板进行训练，提高本体感觉的能力，以患者能耐受为度。

3）功法训练：选用施杞"整膝三步九法"中的相关功式，作为训练项目，以恢复正常活动能力。

4）日常功能训练：根据生活、学习和工作的需要，做步行、下蹲、跑步、起跳等相应动作。

7. 膝关节持续被动运动（CPM）　急性期和缓解期采用膝关节被动训练器在患膝关节活动范围内行持续被动运动，时间20分钟。

六、述评

随着人类寿命的延长，各类退化性疾病逐渐增多，尤其是膝关节退行性改变更为突出，同时卫生科技的发展，材料和手术的高度发展，使得人工膝关节置换术的应用更为广泛。这一新技术的出现，造福了广大严重膝关节病变患者。但随着这类手术的增多，难以避免出现一定的副反应，而术后持续性疼痛和关节僵硬就是其中较为多见的病症。为此，广大临床医学家，对临床治疗的各种方法、疗效、机制等做了大量临床观察和科学实验，正在逐步发现更为有效的治疗方法，以减少其发生率。

（一）中医手法治疗的观察

为了客观的评定中医手法对全膝关节置换术后持续性疼痛和关节僵硬的疗效，临床医家对手法的类型、疗效、机制等作了详细观察，初步发现，中医手法对全膝关节置换术后持续性疼痛和关节僵硬有良好临床疗效。

1. 手法的选择　石优宏、蔡桦等认为，中医推拿的主要手法，包括放松手法、止痛手法、松解粘连手法、增加膝关节 ROM 手法等。其中放松手法包括用于股四头肌的拿捏、揉、滚、按、推压，用于半膜肌、半腱肌和腓肠肌的提拉、弹拨等。止痛手法包括以痛为腧、循经取穴的点穴和按揉法，取穴以大杼、肾俞、环跳、风市、委中、承山、冲门、膝眼、犊鼻、梁丘、血海、足三里、阳陵泉、鹤顶、委中等为主。松解粘连手法，常以分筋、弹拨、指压弹拨等法为主，施术部位包括髌骨、关节间隙、股骨髁上、风市等。消除肿胀手法：常采用捶法、拳压法、叩击法、搓揉法等。增加膝关节活动手法：采用牵引法、扳法及镇法。杜学忠等提出，术后当日，可用手掌轻擦踝关节周围、小腿腓肠肌处，患侧踝关节小幅度屈伸练习，每 3 小时训练 1 次，每次 3 分钟。术后第 2~7 天，在股四头肌、腘窝、小腿腓肠肌及踝关节以轻手法擦揉；同时点按三阴交、足三里、太冲、承筋、承山、丰隆等穴。术后第 2~3 周，可加大力度，在膝关节周围行捋顺、揉捏手法，在膝关节内、外、后侧支持带，以腘绳肌、股四头肌、半腱肌、半膜肌、腓肠肌、腘肌等处，行擦、捏、按等手法，以减轻关节外周液体压力，消除肿胀、增加关节活动度。手法力度以患者能忍受为准。方锐等在术后不同时期，采用不同的推拿手法：第 1 周，以点按循经穴位轻柔手法为主；第 2 周，以点按穴位和揉法、弹拨法为主；第 3 周，在大腿前后侧肌肉丰厚处以擦法、按揉法，点按伏兔、左右膝眼、足三里，推擦大小腿，并做膝关节的屈伸、环旋、摇动。

2. 疗效方面　潘骏等采用中医推拿手法对 TKA 术后关节僵硬患者进行治疗，结果发现采用手法松解后的膝关节活动度明显优于术前，而且早期采用手法松解后的膝关节活动度明显优于晚期者。张宏等研究表明，手法干预可以提高骨骼肌力，降低患者伸膝速度，促进骨骼肌同步化收缩程度，提示推拿干预可以提高股四头肌的肌力。翟伟韬等将 50 例全膝关节置换术后的疼痛和僵硬患者分为两组，对照组在术后予常规关节恢复锻炼，包括术后当日行小幅度伸屈膝关节活动，术后第 3 天利用持续被动运动机开始股四头肌等长收缩训练，第 5~7 天鼓励患者下地行走，同时加强步态及平衡训练，每日 2 次，每次 30 分钟，持续 2 周。治疗组在对照组基础上加用按摩配合针刺改善股四头肌肌力，每日 2 次，持续 2 周。具体做法，首先以按揉轻擦手法，揉擦膝关节周围并捏拿股四头肌；拍打患膝后再推擦膝关节前后部；被动屈伸患膝关节，并逐渐加大活动度以屈伸解粘；取关节外患侧穴位行针刺治疗，主要取伏兔、阴市、髀关及足三里等，行提插补法，以及犊鼻、梁丘、阳陵泉及阴陵泉等行平补平泻法，均留针20分钟。所有患者均于术前和术后1周、4周、12周、36周、72周进行门诊复查，并进行康复判定，应用美国特种外科医院（HSS）评分评定膝关节功能；治疗前后应用关节活动范围评定膝关节活动度，以及徒手肌力检查法评定股四头肌肌力。结果：2组治疗后膝关节活动度及股四头肌肌力均较本组治疗前明显改善，治疗组较对照组改善更明显。2组并发症比较，治疗组25例，伤口感染1例（0.4%）；对照组25例，下肢深静脉血栓形成4例（16.0%），伤口感染2例（0.8%），两组并发症发生率比较差异有统计学意义。说明中医手法治疗全膝关节置换术后的疼痛和僵硬，可有效缓解疼痛，改善关节活动度，并且并发症少，值得应用。

3. 手法治疗机制 吴贵根等研究认为，中医推拿可以镇痛的机制主要在于，手法可以提高下丘脑内啡肽的含量，降低缓激肽、5-羟色胺等炎性介质的含量，促使神经根内外水肿吸收，发挥消炎镇痛的作用；手法所产生的刺激可使T细胞活动减弱，使脊髓痛冲动传递的闸门关闭，达到缓解疼痛；同时疼痛信号与手法所产生的信号可能发生相互作用，抑制了疼痛冲动，达到镇痛效果；手法刺激还能调整患者的心理状态，使脑内致痛物质含量下降，从而提高痛阈，缓解疼痛。

上述结果表明，镇痛手法可使神经系统、组织器官释放出具有生物活性的化学物质，并可由此改善血液循环，加速致炎致痛物质、酸性代谢产物的清除，从而产生治疗和镇痛效应。松解手法，可分离、松解股四头肌和膝关节粘连，解除肌肉痉挛，滑利关节，改善和提高膝关节屈伸等活动度。运动手法可以促进血液循环，改善肌肉的营养代谢，调节血液中生物活性物质，消除局部肿胀而积聚的病理产物，修复损伤的软组织，从而达到增强肌力的作用。全膝关节置换术一般均需切除前交叉韧带，从而使膝关节失去交叉韧带的"扣锁"作用，减弱了其本体稳定感觉。扳法有利于恢复关节本体感觉。因此早期手法治疗，可以减轻膝关节疼痛、消除肿胀、增加膝关节屈伸度、提高肌力，有利于患者早期下地活动。

（二）麻醉下的手法和手术治疗

对于关节僵硬的麻醉下手法治疗，童培建等采用麻醉下手法松解术治疗全膝关节置换术后3~6个月关节粘连患者5例。手法松解术后平均随访时间14个月（5~20个月）。治疗方法，所有病例均采用硬膜外麻醉，麻醉过程中予以足量肌松剂。麻醉充分达成后，患者取仰卧位。患肢屈髋90°，一助手把持患肢大腿远端固定膝关节。术者一手扶住患膝前方，另一手置于小腿前方，持续下压屈曲膝关节，可听到关节内瘢痕粘连的撕裂声。第一次屈曲角度为术前最大屈曲角度5°并在此角度位置固定1分钟，然后伸直膝关节。按前操作方法，每次屈曲角度增加5°，至屈曲达110°止。操作过程中如遇较大阻力，不可勉强使用暴力。对伸直功能障碍的病例，同样取仰卧位，伸膝关节，垫高足跟部，术者双手垂直下压膝前，持续用力，使膝关节逐渐伸直达-5°，反复操作数次。操作过程不可间断用力，切忌使用暴力。术后膝外包棉垫，用弹力绷带包扎。术后口服镇痛药3~5天。术后回病房当天即使用CPM机锻炼。2次/天，每次60分钟。术后第1天、2天、3天CPM机分别调到70°、80°、90°。对1例伸直功能障碍病例从术后第1天开始，静脉注射曲马多，20分钟后，仰卧垫高足跟，持续被动伸直膝关节至-5°。1次/天，持续1周。所有病例膝关节主动活动1周内超90°，出院后嘱患者继续进行主动活动功能锻炼。结果：松解术后，当时膝关节活动度平均达102°，至最后随访时为96°，关节活动度平均提高30°。本组未出现并发症，说明麻醉下手法松解术治疗全膝关节置换术后因单纯纤维粘连导致的膝关节僵硬是一项有效、可靠和安全的技术。潘骏、武垚森等对临床 56 例全膝关节置换术后出现关节僵硬的患者，根据不同原因分别采用麻醉下手法松解、关节镜下松解、切开松解和关节翻修等方法处理。疗效评价方法：分别于治疗前、治疗后即刻以及术后 3 个月、末次随访时以量角器测量膝关节的 ROM。比较治疗前、后膝关节活动范围改变。对手法松解组同时评价不同时期的松解（术后 3 周内和术后 3 周~3 个月）对 ROM 改善的影响。结果：手法松解患者关节活动度均得到改善，松解后关节活动度和伸直受限程度均明显优于手法松解前，手法松解后各期（术后即刻、术后 3 个月及末次随访）间比较，ROM 变化无统计学意义。本组资料显示，26 例术后 3 周内（早期）明显优于后期（3 周~3 个月）行手法松解者。本组资料中有 3 名患者有持续性膝关节疼痛，无股骨髁上骨折、髌韧带撕裂及其他并发症。在切开松解的 5 例患者中，2 例患者因术后异位骨化疗效仍不理想、末次随访时膝关节仍较为僵硬，余下 3 例患者的 ROM 改善明显，行关节镜松解的 3 例患者疗效满意，平均 ROM 由术前（62±19）°增加至（122±3）°；另外行关节翻修的 2 例患者其 ROM 也从术前的 70° 上升至 120°。故作者认为选择正确的治法，是获得良好疗效的关键。Maloney 报道 24 例麻醉下手法松解后平均随访 51 天，临床结果满意。术后 3 个月通过手法松解可能导致股骨髁上骨折、髌腱撕脱、股四头肌撕裂、关节血肿或伤口裂开等。松解后早期获得的关节活动度并不能代表最后结果。

当手法松解失败或超过最佳手法松解时间后，需考虑手术松解。Jerosch 等报道 32 例关节僵硬者，采用关节镜松解后，平均随访 8.5 个月，膝关节屈曲平均提高 34°、伸直平均提高 23°，临床结果良好。表明选择合适的患者进行关节镜松解术是手术成功的关键。Babis 报道了 7 例初次术后 12 个月膝关节僵硬的患者，单纯更换聚乙烯衬垫和关节松解术，衬垫厚度较初次手术平均薄 2.5mm。术中所有患者膝关节完全伸直，屈曲达到 100°，平均随访 4.2 年，2 例需再次翻修，5 例膝关节中度至重度疼痛。关节活动度从术前 38.6°（15°~60°）提高到 58°（40°~70°），临床效果并不满意。表明单纯更换薄的聚乙烯衬垫对手术成功仅起有限作用。手术成功主要依靠完全切除髌上囊和内外侧沟的纤维组织和后关节囊松解。如果发现伸屈膝间隙过紧，更换薄的聚乙烯衬垫可能并不是较好选择。由此说明，对于不同原因的关节僵硬，必须针对病因选择相应的正确治法，并且尽可能早治疗。

（三）针灸治疗

针刀技术是在传统针刺基础上发展形成的具用中医特色的治疗方法。张友忠等采用针刀闭合松解术治疗 3 例全膝关节置换术后伸直性僵硬患者，临床表现为膝关节无明显内外翻，轻度肿胀，肤温正常；中立 0° 膝关节屈曲平均 15° 受限；切口已愈合，股四头肌萎缩，髌上囊处压痛（+）、质硬，内外侧髁处压痛（+）；膝关节 X 线片显示关节假体位置正常，未见假体周围放射性透亮线和周围异位骨化。治疗：常规消毒，腰麻。针刀依次松解各挛缩点髌骨周缘、髌上囊、股四头肌髌上囊扩张部、股直肌与股骨骨面间隙、股四头肌内外侧头肌筋膜及肌腹肌扩张部移行处、髌韧带两侧、髌韧带髌骨下极止点、髌韧带与髌下脂肪垫粘连处、胫骨平台内下内侧副韧带浅层等，针刀松解时与手法松解交替进行，逐步达到膝关节屈曲度满意为止；常规逢合。术后患膝加压包扎，膝关节屈曲 90° 位石膏托外固定 2 周。2 周后采用 KSS 评分。关节在术中的平均屈曲度为 119°，术后 2 周平均屈曲度为 115°，末次随访时平均屈曲度为 100°；术后膝关节功能评分得到改善，末次随访时，功能评分从术前的平均 35 分提高至平均 80 分，临床评分从术前的平均 33 分提高至平均 75 分，临床效果明显。作者认为本法操作容易，手术创伤小，安全省力，费用低廉，效果良好，值得推广。张圆圆等将 60 例行首次单侧人工膝关节置换术的患者，随机分为观察组和对照组各 30 例，观察组术前 3 天行耳穴贴压，对照组术后 6 小时行耳穴贴压。穴位选取术侧耳穴膝皮质下、神门、内分泌及肝穴，将王不留行置于胶布中间贴于所选耳穴。两组均于术后常规使用静脉自控镇痛泵。比较两组术后镇痛效果、镇痛药物用量及药物不良反应。结果：观察组术后静息状态下的疼痛评分均明显低于对照组；观察组术后的消耗量均明显低于对照组；观察组发生恶心、呕吐、嗜睡的例数明显低于对照组；两组发生尿潴留的例数差异无统计学意义。说明耳穴贴压超前镇痛能提高全膝关节置换术后的镇痛效果。邵海波等对 64 例（78 膝）膝骨关节炎患者行人工全膝关节置换术，术后随机将患者分为治疗组和对照组，治疗组 32 例（42 膝），术后予艾灸治疗 + CPM 机功能锻炼。艾灸取穴：合谷（双侧）、曲池（双侧）、血海（双侧）、阴陵泉（双侧）、阳陵泉（双侧）、足三里（双侧）、绝骨（双侧）、丘墟（双侧）、气海、关元。艾灸时以局部皮肤微微发红为度，2 次 / 天，30 分钟 / 次，10 次 / 疗程。艾灸治疗后继续予 CPM 机功能锻炼。对照组 32 例（36 膝），术后仅予 CPM 机功能锻炼。结果：治疗组与对照组在 VAS、KSS、KOSS 评分上差异具有统计学意义。表明艾灸对缓解初次人工全膝关节置换术后疼痛及促进关节功能恢复，具有显著作用。

（四）中药疗法

刘桂花对 120 例全膝关节置换术后疼痛和肿胀患者，随机分为常规治疗对照组和中药离子导入治疗组。常规治疗组，采用股四头肌静力练习、直腿抬高、膝关节伸屈练习等。中药离子导入治疗组，在常规治疗组的基础上加离子导入，活动前先用离子导入的方法导入具有止痛作用的中药，以减轻疼痛。药物组成：肉桂、附子、小茴香、木瓜、川乌头、草乌头、老鹳草、桑寄生、威灵仙、狗脊、吴茱萸、乌药、独活、细辛、马钱子、甘草、紫花地丁、蒲公英。活动后再导入活血化瘀、温经通络中药，以减轻局部肿胀发生。药物组成：乳香、没药、丹参、红花、牛膝、骨碎补、刘寄奴、白术、甘草、杜仲、续断、当归、土牛膝、郁李仁、独活、川乌头、马钱子、桑寄生等。疗效评价标准，应用疼痛视觉模拟评分法（VAS）：疼痛分为轻度疼痛、中度疼痛、重度疼痛。肿胀标准通过测量周径，即对患者经髌骨上缘下缘各 10cm 处，分别测量关节周径后取平均值，肿胀值（cm）= 患膝周长 - 健膝周长。结果发现，治疗组术后 4 天、1 周、2 周、4 周的肿胀值均小于对照组同期；2 组术后，8 周、12 周肿胀值比较差异无统计学意义。显示中药离子导入能较早减轻疼痛和肿胀，有利于早期功能锻炼，获得良好效果。

（五）物理疗法

在治疗疼痛和关节僵硬中，物理疗法也是较为常用的方法。Lewek 等发现：术后患者如有明显膝关节疼痛，可选用经皮神经电刺激（TENS）或轻度肌肉电刺激等疗法，对缓解疼痛均有良好作用。岳勇等认为，术后第 2 天即可对患肢采用轻柔手法按摩。同时可配合红外线、超短波、蜡疗等物理疗法，达到良好止痛效果。

（六）运动疗法

良好的运动锻炼是获成功的关键之一，特别是早期功能锻炼显得更为重要，能使肌肉保持一定张力，以减轻炎症性水肿和预防肌肉萎缩。毕海勇等对 274 例行全膝关节置换术的患者进行对比研究，结果显示进行系统康复功能锻炼的患者术后功能改善率明显高于未行康复功能锻炼的患者，而下肢深静脉血栓（DVT）的发生率显著低于对照组，显示功能锻炼对促进功能恢复和预防并发症有重要作用。

对于术后 CPM 锻炼时机，有些学者认为，术后早期 CPM 如果同时配合肌肉功能训练，能促进肢体功能恢复，但有些学者持相反态度。如 Johnson 等研究显示，当关节屈曲度为 0°~40° 时，血氧含量与 CPM 速度快慢无关；当关节屈曲超过 40° 时，血氧含量随关节屈曲度和速度的增加而减少，特别是在术后 3 天内更为明显。主张术后 3 天内膝关节活动度应限制在 40° 以内，第 4 天以后逐渐增加关节训练度数。Bohannon 等则认为在术后应立即进行 CPM 训练，有利于功能恢复和减少并发症，并明显降低瘢痕对关节活动度的限制。李艳菊等认为训练关键在于术后头 3 天，通过对 6 例膝关节置换术后前 3 天使用 CPM 的患者，逐渐增加角度的训练，取得了良好治疗效果。

行走和步态训练：有研究认为，术后第 3 周最适于进行行走和步态训练，开始应用助行器按"三步法"（助行器—患侧—健侧）循环进行，行走距离循序渐进。逐步按正常步态行走，上下楼梯锻炼，早期可依靠拐杖，健腿支撑。患肢从不负重到部分负重，以提高肌耐力，早期恢复日常生活能力。

（七）镇痛剂

对于疼痛剧烈者，为了能及时、有效缓解疼痛，镇痛剂的应用也是必需的。李世琪等观察了膝关节置换术后 3 种不同药物镇痛方法对术后疼痛和膝关节主动屈曲活动度的影响。将 120 例膝关节置换术患者，随机分为自控静脉镇痛组（PCIA）、硬膜外镇痛组（PCEA）和连续股神经阻滞镇痛组（CFNB）。所有患者入院均进行身体质量指数测量（BMI）和 ASA 评估分级，并分别于术后 2 小时、4 小时、6 小时、12 小时、1 天、2 天、3 天、4 天共 8 个时点通过视觉模拟评分法（VAS）进行患者疼痛的评估，并于术后 1 天、2 天、3 天、4 天共 4 个时点进行膝关节主动屈曲活动度测量。PCIA 组采用一次性输注泵，用 0.2% 罗哌卡因溶液实施药物镇痛；PCEA 组于 L3-4 间隙放置导管，用 0.2% 利多卡因溶液实施药物镇痛；CFNB 组在患者患侧留置股神经阻滞导管，用 0.2% 罗哌卡因溶液实施药物镇痛。评定结果，发现 3 组患者均于术后 2 小时 VAS 评分较低，术后 4 小时、6 小时达到最高值。随后逐渐降低，于术后 4 天达到最低值。3 组患者 VAS 评分变化趋势比较，差异有统计学意义。其中 CNFB 组评分维持在最低水平变化，其次为 PCEA 组，PCIA 组最高。3 组患者均于术后活动度逐渐恢复，3 组患者角度变化趋势比较差异有统计学意义，其中 CFNB 组评分维持在最高水平变化，其次为 PCEA 组，PCIA 组最低。可见连续股神经阻滞镇痛效果和膝关节主动屈曲活动度恢复明显优于自控静脉镇痛组和硬膜外镇痛组。蒋嘉等将 60 例膝关节置换术后疼痛和功能障碍者随机分为硬膜外镇痛组、静脉镇痛组和连续股神经阻滞镇痛组 3 组。术中均采用全身麻醉，记录术前、术毕 1.6 小时、术毕 1 天、术毕 2 天、术毕 3 天、术毕 4 天、术毕 5 天静息时和术前、术毕 2 天、术毕 3 天、术毕 4 天、术毕 5 天活动时的 VAS 评分，记录患者曲马多用量、患者镇痛满意率、功能锻炼角度。术前、术后 1 个月、术后 3 个月采用膝关节手术患者评分（KSS）表对功能恢复情况进行评分及评估术后恶心、呕吐、嗜睡等不良反应。结果：与术前比较，静息时术毕 6 小时、1 天 CEA 组和 CIA 组 VAS 评分明显升高，术毕 1 小时、3~5 天 CEA 组和 CFA 组 VAS 评分明显降低，且术毕 1 天、2 天 CFN 组 VAS 评分明显降低，活动时术毕 2 天 CNF 组，术毕 3 天 CEA 组和 CNF 组术毕 4 天、5 天 3 组 VAS 评分明显降低。3 组术后 1 个月、3 个月临床评分和术后 3 个月功能评分明显升高，与 CIA 组比较，静息时术毕 1.6 小时、1~3 天和活动时术毕 2 天 CEA 组和 CNF 组 VAS 评分明显降低；术后 3 个月 CFN 组功能评分明显升高，与 CNF 组比较，活动时术毕 3~5 天 CEA 组和 CIA 组 VAS 评分、术后 1 个月 CEA 组和 CIA 组临床评分明显升高。术后第 2~4 天主动功能锻炼组被动功能锻炼的角度明显大于 CEA 组和 CIA 组。CFN 组曲马多额外使用次数明显低于 CEA 组和 CIA 组。CIA 组患者镇痛满意率为 50.0%，明显低于 CEA 组的 90.0% 和 CNF 组的 94.7%。CNF 组术后呕吐发生 1 例（5.3%），明显少于 CEA 组的 7 例（35.0%）和 CIA 组的 10 例（50.0%）。而 CIA 组嗜睡发生 8 例（40.0%），明显高于 CEA 组的 2 例和 CNF 组的 2 例（10.5%）。CEA 组、CFN 组无导管引起感染等并发症。说明连续股神经阻滞的镇痛效果较硬膜外镇痛和静脉镇痛的效果好，不良反应少，膝关节功能恢复更好。Capdevilax 等对采用相同关节功能锻炼法的患者，在术后 7 天，用持续硬膜外导管滴入止痛法和持续股神经阻滞法的患者关节活动度达到 90°，而采用吗啡静脉自控镇痛法的患者只达到 70°。可见止痛效果与患者的功能恢复密切相关，有效合理的止痛方法可以缩短患者康复时间。王丽等通过对 17 例膝关节置换术患者的观察发现，术后早期给予曲马多 100mg 或哌替啶 50~100mg 肌内注射，即可获得良好止痛效果；对耐受力差者，术后安放可自控的一次性使用止痛注液泵（PCA），可连续止痛 3 天使患者疼痛明显缓解。

（八）心理疗法

心理治疗对全膝关节置换术后疼痛和僵硬的恢复有重要促进作用，可直接影响手术后治疗效果。童丽利等对 60 例关节置换患者调查，分析关节置换患者的社会支持与其康复的相关性。结果表明，社会支持程度高的患者术后康复明显高于社会支持程度低的患者，说明增加家庭、社会的支持，有促进康复之效。杨晓琴等对 40 例膝关节置换术后 2~5 天的患者，分为两组开展健康教育。对照组采用一般健康教育，观察组在此基础上增加对患者及其家属实施有计划的健康教育。治疗后 2 周，结果显示，观察组的评分明显优于对照组。可见健康教育、患者家属的参与，对患者肢体功能恢复有极大促进作用。

随着人工膝关节的广泛开展，由此产生的膝关节疼痛和僵硬成为临床新病种。如何应用中医优势，发挥中医特长治疗这一新病症，是目前临床医生的重要课题。随着临床实践的深入，将出现更完整有效的中医疗法。

（谢可永　肖涟波　张霆　侯炜　王晨　顾玉彪）

第二十七章

踝足部病症

　　踝关节由胫、腓骨远端的关节面与距骨滑车构成，是下肢的主要负重关节，对于站立、行走等具有重要作用。其中胫骨远端膨大，其内、外、下分别为内踝、腓骨切迹与胫骨下关节面。内踝是胫骨远端内侧面向下的钝锥状突出，顶端有三角韧带附着；外面即内踝关节面，与距骨体内侧面相关节。腓骨切迹表面上附骨间韧带，并与腓骨远端内侧面相接；切迹前后的结节，附着下胫腓前、后韧带。后结节下的外侧沟内有踇长屈肌肌腱通过，内侧沟有胫骨后肌肌腱和趾长屈肌肌腱通过。胫骨下凹形关节面与距骨滑车相接，其前、后缘呈唇状突出，后缘较突出称为后踝，有防止胫骨前脱位的作用。腓骨远端呈锥形向下形成外踝，尖端较内踝低0.5cm，偏后约1cm。外踝内侧与距骨体外侧关节面相对。关节面后缘下大部构成外踝窝，内容腓骨长、短肌肌腱。外踝轴线与腓骨干轴线相交成向内的10°~15°角。距骨是全身唯一无肌肉附着的骨骼，分头、颈、体三部。距骨上关节面又称距骨滑车，中央凹进，两边突出成鞍形，与胫骨下关节面吻合。滑车外侧接外踝关节面；内侧关节面呈半月形，与内踝关节面相对；后侧有胫腓横韧带横过关节面。距骨体横切面呈楔形，前宽后窄，可防止踝关节向后脱位。可见踝关节胫骨下关节面、内踝关节面和外踝关节面共同组成踝穴，踝穴与距骨相应关节面构成踝关节。由于滑车关节面前宽后窄，当足背屈时，较宽的前部进入窝内，关节稳定；但在跖屈时，滑车较窄的后部进入窝内，踝关节松动且能做侧方运动，容易发生扭伤，由于外踝比内踝长而低，可阻止距骨过度外翻，故以内翻损伤多见。

　　踝关节的关节囊附着于关节软骨边缘。前后侧关节囊松弛、两侧较厚，并有韧带加强。其内侧为三角韧带，呈扇形，起于内踝后下窝，止于舟、距、跟骨。由前至后依次为胫舟韧带、距胫前韧带、胫跟韧带及距胫后韧带。该韧带关节囊紧密相连，具有限制距骨外移的作用。由于三角韧带十分坚固，当踝关节受到外翻应力时，韧带不易断裂，常导致内踝骨折。在外侧为腓侧副韧带，起于外踝尖及其前、后缘，止于距骨颈、距骨体和跟骨外侧面，分为腓距前韧带、腓跟韧带与腓距后韧带。其中腓距前韧带较薄弱，在踝关节跖屈位可限制足内翻，在其中立位时可对抗距骨前移；腓跟韧带较坚强，在踝关节中立位有限制足内翻的作用；腓距后韧带最坚强，可阻止踝关节过度背伸。腓侧副韧带不如三角韧带坚强，故在内翻暴力作用下，极易损伤，常见于跟腓韧带断裂，多伴有外踝骨折和下胫腓前韧带扭伤。

　　小腿肌肉分为3群。前群肌：为足的伸肌，有胫骨前肌、踇长伸肌和趾长伸肌。前群肌由腓总神经的分支腓深神经支配，当其损伤时，表现为小腿伸肌、外翻肌及足背肌瘫痪，足下垂，不能背伸，小腿前外侧、趾背区感觉障碍。外侧群肌：主要作用是使足外翻，有腓骨长、短肌。外侧群肌由腓总神经的分支腓浅神经支配，当损伤时，足背及趾背的大部分皮肤麻木。后群肌：小腿后群肌特别发达，分为深浅两层。浅层为腓肠肌和比目鱼肌（合称小腿三头肌），深层为胫骨后肌、踇长屈肌、趾长屈肌、腘肌。后群肌由胫神经支配，若此神经损伤，小腿后肌群瘫痪，足不能跖屈，内翻力减弱，小腿后及足底感觉障碍。

踝关节血供，以腓骨外侧缘中线、胫骨内侧缘中线和跟腱后面中线分为前区、后外侧区、后内侧区 3 个区。其中前区以胫前动脉为主，其在踝部移行为足背动脉，为临床检查足部血供的部位；后外侧区以腓动脉为主；后内侧区以胫后动脉为主，在踝部位于踝管内。可见踝部血供丰富，但各分区交界部血供相对较少；此部位损伤常经久难愈，胫骨中下 1/3 骨折和距骨颈骨折，在临床上常出现骨不连。足部的血液供给主要有来自胫前动脉的足背动脉，胫后动脉的分支腓动脉和足底内、外侧动脉等。足部神经由足底内侧神经支配足底内侧部肌、关节、足底内侧半及内侧三个半趾足底面的皮肤；足底外侧神经支配足底外侧部肌、关节、足底内侧半及外侧一个半趾足底的皮肤。

踝关节的正常生理活动度，背伸 26°~30°；跖屈 40°~50°；内收、外展 30°~45°；旋前、旋后 30°~50°；内翻 45°，外翻 15°。

生物力学研究显示，踝部特殊的骨形态结构，造就了踝关节良好的稳定性。由于周围肌肉、肌腱、韧带的平衡力，使踝关节具有良好的在步态中起重要作用的背伸和跖屈功能，从而获得正常行走的生理功能。

第一节　踝关节骨折

一、定义

踝关节骨折较为多见，约占全身骨折的 3.9%，居关节内骨折首位。常因坠落伤、砸伤、辗压伤等所致。因踝部循环较差，又处于低位，损伤后不仅易发生水肿，而且愈合及抗感染能力较差，恢复时间较长；骨关节损伤后易发生跖屈畸形和关节僵硬、创伤性关节炎等，严重影响患者的承重走路功能。

二、病因病理

踝部骨折，中医文献有较多记载。《医宗金鉴·正骨心法要旨·四肢部》对踝关节作了详细描述："踝骨者，胻骨之下，足跗之上，两旁突出之高骨也。在内者名内踝，俗名合骨；在外者为外踝，俗名核骨。"对踝部损伤，指出"或驰马坠伤，或行走错误，则后跟向前，脚尖向后，筋翻肉肿，疼痛不止"的病因病机。对治疗指出："先用手法拨筋正骨，令其复位，再用竹板夹定跟骨，缚于胻骨之上。三日后解缚视之，以枕支于足后，用手扶筋，再以手指点按其筋结之处，必令端平。内服正骨紫金丹，灸熨以定痛散，洗以海桐皮汤，常服健步虎潜丸。若稍愈后，遽行劳动，致胻骨之端，向里歪者，则内踝突出肿大；向外歪者，则外踝突出肿大，血脉瘀聚凝结，步履无力，足底欹斜，颇费调治。故必待气血通畅全复，始可行动。"详细说明踝关节骨折后，当先手法复位，然后以夹板外固定，如提早行走，则可发生踝部肿胀、乏力肢软、行走不利等后遗症。所以必须待完全恢复后，方可活动。元代危亦林在《世医得效方·正骨兼金镞科》中指出错误治法所产生的不良后果："或骨突出在内，用手正从此骨头拽归外；或骨突向外，须用力拽归内。""若只拽不用手法整入窠内，误人成疾。"清代胡廷光在《伤科汇纂·踝骨》中详细介绍了手法复位的具体操作步骤和固定方法："令患者坐定，以突出之足垂下，另请一人，将膝胫抱住。如患者在左足，骨向内侧突出者，医人用两手将患足掰起，上面用两大拇指按在骨陷处，下面八指托在骨突出，以两手掌揿在患足跟跗之上，两手托起，两掌揿落，略带拽势，并齐着力一来，无有不入窠臼矣。如骨突外侧者，令患人侧转，使骨突向下，用前法揣入。右足治同。如碎骨者，应用夹缚绑扎。"

现代医学对踝关节骨折作了更详细分析，认为踝部骨折大多由间接或直接暴力所致，以间接暴力最为常见。按暴力的大小、方向和足部所处位置，可产生外翻或内翻损伤。

（一）外翻骨折

在外力作用下，踝部极度外翻，轻者为内踝撕脱骨折，称单踝（或Ⅰ度）骨折，骨折线呈横形。若暴力持续，距骨撞击外踝，造成外踝斜形骨折或下胫腓韧带撕裂，称两踝（或Ⅱ度）骨折。当下胫腓韧带撕断后，腓骨可在更高的位置骨折，距骨同时向外侧脱位。若同时合并外旋暴力，可引起腓骨螺旋形骨折。

（二）内翻骨折

外力作用下，踝部极度内翻。轻者可引起外侧副韧带损伤伴有腓骨尖撕脱或外踝横形骨折，称单踝（或Ⅰ）骨折。若暴力持续，距骨撞击内踝，引起内踝斜形骨折，称两踝（或Ⅱ度）骨折；当发生下胫腓韧带和距骨跟腓韧带撕裂时，导致踝关节不稳定，严重暴力可引起双踝骨折和距骨向内半脱位。

在暴力作用的同时，若踝关节处于内收跖屈位，可引起距骨向后移位，撞击后踝，引起后踝骨折，称三踝（或Ⅲ度）骨折。若受伤时，踝关节处于背屈位，则引起胫骨前唇骨折。

三、临床表现

患侧踝部疼痛剧烈，肿胀明显，足部呈外翻或内翻畸形，肤色青紫，行走不利等功能障碍。

四、诊断要点

1. 明显外伤史。

2. 伤后即出现明显肿痛、畸形、活动障碍等骨折临床表现。

3. 检查发现，患侧瘀肿明显，局部明显压痛，可闻及骨擦音，足踝部呈不同畸形，被动活动患踝疼痛加剧。

4. X线摄片　踝关节前后位及侧位 X 线摄片一般可以明确诊断。不同部位的骨折线，各有其特征性表现。踝关节外翻损伤 X 线特点为，三角韧带损伤时，X 线检查足外翻位时，可见踝关节内侧的骨质间隙增加，内踝骨折呈横形及斜形骨折线，骨折块呈现错位现象；腓骨骨折时可见自内下向外上的骨折线，常伴远折一端移位；伴有距骨脱位时，其内踝关节纹理宽度增加，胫腓联合破损。踝内翻位损伤 X 线特点，外踝骨折行足内翻位检查时，可见横行骨折线，骨折一侧伴有移位；胫腓联合下端骨折时有骨折碎片；内踝骨折时可见纵形裂隙骨折，多发生在胫骨远端关节面和内踝根部相连处，如距骨内脱位时可见骨折一侧向内侧错位。踝关节垂直损伤 X 线表现为，如胫骨远端粉碎性骨折，可见胫骨滑车压缩；内、外踝骨折并偏向两侧时可见胫腓联合呈分离；胫骨下关节受距骨撞击胫骨发生骨折时，可见距骨前上位发生脱位。

有时因骨折的特殊位置，难以发现时，可采用其他方法，有助于获得更准确的诊断。如下胫腓分离者，可在踝关节处于中立位，小腿内旋 20°，摄前后位 X 线片。对后踝移位程度判断，可在小腿外旋 50° 位置，摄侧位 X 线片。

5. MRI 检查　主要用于诊断韧带损伤，了解骨折线走行、下胫腓分离程度，显示骨挫伤，关节积液及软骨下损伤。

6. 螺旋 X 线断层摄影术　三维图像可显示立体的骨折线走行及骨折移位程度、骨折块大小、关节面损伤状况，以及隐匿的撕脱骨折块。

7. 高频超声检查　能清晰显示不同平面下胫腓联合间距。可多角度、多方位观察下胫腓联合在不同病理情况下的变化规律。

五、辨证论治

踝部骨折是关节内骨折，因此要求复位正确，固定确实，早期功能锻炼。

（一）复位和固定

1. 无移位单踝或双踝骨折　采用小夹板固定，或用管形石膏将踝关节固定于中立位。4 周后拆除外固定，开始行走。

2. 有移位单踝或双踝骨折　在麻醉下，根据不同的骨折类型，采用相应手法复位和小夹板固定，或小腿管形石膏固定。

（1）外翻骨折手法复位：在拔伸牵引下，术者一手顶住内踝上方，另一手将外踝和足外侧向内挤压，将踝部置于内翻位。有下胫腓韧带断裂，距骨向外侧移位者，术者可用两掌挤压两踝部，使之凑合。合并有外旋骨折，复位时加用内旋手法。

（2）内翻骨折手法复位：在牵引下，术者一手顶住外踝上方，另一手将内踝和足内侧向外挤压，将踝部置于外翻位。有距骨后脱位者，先将跟部向前推，然后外翻伤足，保持足于外翻背屈位。

（3）三踝骨折手法复位：先手法复位内、外踝，然后做后踝复位，足部应先稍跖屈，然后将足跟向前方推挤，以纠正距骨后移，再背伸踝关节，直至与胫骨下关节面相平，使后踝骨折片复位。

（4）复位后固定：复位成功后，在内外踝上方，各放塔形垫 1 个，下方各放 1 个梯形垫。5 块夹板固定，其中内、外、后夹板自小腿上 1/3，下平足跟，前内、外侧夹板较窄，长度上起胫骨结节，下达踝关节上方。内翻位骨折者固定于外翻位，外翻位骨折者固定于内翻位，踝关节固定于 90° 位，4~6 周。兼有胫骨后唇骨折者应固定踝关节于背伸位。

（二）中药应用

按骨折三期疗法治之。

1. 骨折早期　外伤筋骨，脉络内损，血溢脉外，气滞血凝，瘀积于内，经络受阻；宜活血化瘀，消肿止痛为主。选用复元活血汤加减，药用柴胡、当归尾、红花、穿山甲、大黄、桃仁等。

2. 骨折中期　肿胀渐消，疼痛减轻，气未畅通，瘀血未尽，骨未坚固；治宜活血和营，接骨续筋为主。选用和营止痛汤加减，药用沉香、丁香、川牛膝、五加皮、茯苓、肉苁蓉、当归、熟地、丹皮、木瓜、牛膝等。

3. 骨折后期　肿痛已消，时有酸痛，劳累加重，肢体无力；治宜补益肝肾，强壮筋骨。选用生血补髓汤加减，药用生地、芍药、川芎、黄芪、杜仲、五加皮、牛膝、当归、续断等。

肢体熏洗可用海桐皮汤加减，药用海桐皮、透骨草、乳香、没药、当归、威灵仙、白芷、甘草、防风等。

（三）练功疗法

在固定期间，抬高患肢做轻微足趾屈伸活动。伤后 2~3 周内，疼痛渐减轻，可进行小腿肌肉舒缩活动及轻度踝关节屈伸。3 周后踝关节在屈伸锻炼的同时，可进行一定的旋转活动。夹板去除后，开始扶拐下地做不负重行走练习，同时应配合搓滚舒筋、按摩、理疗等，直至骨折愈合方可弃拐负重

对手法复位失败者；踝部多处骨折并有胫腓骨远端分离；合并有踝部神经、血管伤或开放伤，需施行清创术或探查修复者，可采用手术治疗。

六、述评

踝关节骨折均为关节内骨折，损伤机制复杂，多合并韧带损伤及关节脱位。踝关节骨折约占全身骨折的 3.9%，常合并创伤性关节炎。为了对这一复杂的关节内损伤，更好地制订治疗方案，为新的治疗模式提供可评价的基础，需要一个科学的分类系统，为此广大学者做了深入研究，提出了各具特色的分类法。

（一）踝关节骨折分类

简单的踝关节骨折分类，有按部位分为单踝、双踝、三踝骨折，按骨折的形态分为稳定性骨折与不稳定性骨折。随着对踝关节解剖、功能、力学及受伤机制认识的深入，出现了对临床更具指导意义的分类法。近年来最常用的是 Lauge-Hansen 分类法、Danis-Weber 分类法和 AO/OTA 分类法等。

1. Lauge-Hansen 分类法　1942 年丹麦医生 Lauge-Hansen 根据尸体解剖和损伤机制及韧带损伤情况将踝关节骨折分为旋后外旋型（SE）、旋前外旋型（PE）、旋后内收型（SA）、旋前外展型（PA）、旋前背屈型（PD）5 个类型，其名称的前半部分以受伤时足所处的位置命名，后半部分以所受暴力的方向命名。每型按骨和韧带损伤的轻重分度。此分类法既说明了伤时足所处的姿势、暴力方向，又注重韧带和骨的损伤范围、程度以及二者的关系，较全面而正确地评估损伤程度，是目前临床应用最为广泛的经典踝关节骨折分型法。其不足之处在于仅根据 X 线片有时难以明确骨折分型，而且未包括直接暴力所造成的骨折，对预后也不能作出评价，分型较为复杂，不易掌握。

（1）旋后外旋型：足处于旋后位（足跖屈、内翻位）时，受外旋方向暴力作用损伤。分为 4 度。

Ⅰ度：下胫腓前韧带断裂或胫骨前结节撕脱骨折。

Ⅱ度：在Ⅰ度损伤基础上伴有外踝斜形或螺旋性骨折。

Ⅲ度：在Ⅱ度损伤基础上伴有后踝骨折，或下胫腓后韧带撕裂。

Ⅳ度：在Ⅲ度损伤基础上伴三角韧带断裂，或内踝骨折。

（2）旋前外旋型：足处于旋前位（足背伸、外翻位）时，受外旋方向暴力作用损伤。分为4度。

Ⅰ度：内踝撕脱骨折或三角韧带撕裂。

Ⅱ度：在Ⅰ度损伤基础上伴有下胫腓前韧带、骨间韧带断裂。

Ⅲ度：在Ⅱ度损伤基础上伴有外踝上方6~10cm处短螺旋形或短斜形骨折。

Ⅳ度：在Ⅲ度损伤基础上伴有下胫腓后韧带断裂，或后踝撕脱骨折。

（3）旋后内收型：足处于旋后位时，受内收方向暴力作用损伤。分为2度。

Ⅰ度：外踝韧带断裂或外踝撕脱骨折。

Ⅱ度：在Ⅰ度损伤基础上伴有内踝骨折。

（4）旋前外展型：足处于旋前位时，受外展方向暴力作用损伤。分为3度。

Ⅰ度：内踝撕脱骨折或三角韧带断裂。

Ⅱ度：在Ⅰ度损伤基础上伴有下胫腓韧带部分或完全损伤。

Ⅲ度：在Ⅱ度损伤基础上伴有外踝在踝穴以上部位的短斜形或伴有小蝶形骨片的粉碎骨折。

（5）旋前背屈型：相对少见。分4度。

Ⅰ度：内踝骨折。

Ⅱ度：在Ⅰ度损伤基础上伴有胫下关节面前缘骨折。

Ⅲ度：在Ⅱ度损伤基础上伴有腓骨远端高位骨折。

Ⅳ度：在Ⅲ度损伤基础上伴有胫下关节面后缘骨折。

2. Danis-Weber分类法　1949年由Danis-Weber根据腓骨骨折的水平位置和下胫腓联合的相应关系，按病理解剖学将踝关节骨折分为A、B、C三型。此法显示外踝骨折水平位置的高低与下胫腓韧带损伤程度和踝穴的稳定度呈正相关。强调腓骨骨折水平越高，下胫腓韧带损伤程度越严重，踝穴随之更不稳定，并以此作为制订治疗方案的重要依据。此分类法对手术适应证易于掌握，但对内侧结构损伤的生物力学有所忽略。

A型：主要由内收内旋应力所致。腓骨骨折线位于下胫腓联合平面之下，可为外踝撕脱骨折或为外侧韧带损伤，

B型：由强大外旋外力所致。外踝骨折线位于下胫腓联合平面处，可伴有内踝撕脱骨折或仅有三角韧带损伤，下胫腓联合有可能损伤。

C型：多由外展外旋应力所致。腓骨骨折发生在胫腓联合平面之上，均合并有下胫腓韧带损伤，常为长斜形骨折，骨折线水平越高，损伤越严重，踝穴不稳的可能性也越大。内踝撕脱骨折或三角韧带断裂。

3. AO系统分类　将踝关节骨折编码为44，根据外踝损伤情况，分为A、B、C三型，在三型中又有不同的亚型，分别以1、2、3等数字代表。

A型骨折：腓骨骨折低于胫距关节水平间隙以下，可为外踝撕脱骨折，或外踝韧带断裂，可合并有内踝斜形骨折。

A1单纯腓骨骨折；A2合并内踝损伤；A3合并后内侧骨折。

B型骨折：腓骨骨折位于下胫腓联合水平，呈自前下向后上的斜形骨折，50%的概率发生下胫腓分离，可同时有后踝、内踝骨折或三角韧带损伤。

B1单纯腓骨骨折；B2合并内侧损伤；B3合并内侧损伤及胫骨后外侧骨折。

C 型骨折：腓骨骨折位于下胫腓联合以上，常见于腓骨中下 1/3 部位，也可高达腓骨中上 1/3 或腓骨颈部位。均可合并后踝骨折，并且三型中均合并有下胫腓分离，在踝关节骨折脱位 C 型损伤中，下胫腓分离 100% 发生，并且最为严重。

C1 单纯腓骨干骨折；C2 复合性腓骨干骨折；C3 近端腓骨骨折。

4. Ashhurst 分类法　按照受伤时外力的性质将踝关节骨折脱位分为 4 型。

（1）外展型：Ⅰ度：单纯内踝骨折；Ⅱ度：内踝骨折伴腓骨骨折；Ⅲ度：胫骨远端骨折和腓骨骨折。

（2）外旋型：Ⅰ度：单纯腓骨骨折；Ⅱ度：腓骨骨折伴内踝骨折或内侧韧带损伤；Ⅲ度：在Ⅱ度骨折基础上，暴力继续作用致后踝骨折。

（3）内收型：Ⅰ度：单纯外踝横行骨折；Ⅱ度：外踝骨折伴内踝骨折；Ⅲ度：外踝骨折伴后踝骨折或胫骨远端骨折。

（4）垂直压缩型：Ⅰ度：胫骨远端负重面骨折；Ⅱ度：胫骨远端关节面粉碎性骨折；Ⅲ度：胫骨远端"Y"型或"T"型骨折。

上述分类方法各有其优势，但也有不足之处。对于踝关节骨折而言，其治疗效果、预后判断等方面的影响因素是多方面的，目前还没有一种既有效又全面的选择治疗方案和判断预后的分类方法。

（二）踝关节骨折的治疗

随着医学科学的发展，对踝关节解剖、生物力学认识的深入，学者们对外踝在踝关节稳定中的重要作用有了深刻认识，在踝关节骨折避免踝关节失稳的治疗中，逐步改变了只重视内踝解剖复位而忽视外踝复位的片面观点，觉察到外踝是治疗踝关节关键，并应处理好下胫腓分离。及时有效的治疗，对于踝关节的功能恢复有重要价值。

1. 非手术治疗　主要用于单踝骨折或骨折移位较小，或虽移位较大但经手法复位满意的患者，如 Danis-Webe 分型中的 A 型或 Lauge-Hansen 分型中各型的Ⅰ度患者；或有切开复位禁忌证的患者和儿童骨折患者。具体可采用夹板、石膏外固定治疗。

2. 手术治疗　通过对踝关节解剖与功能的力学研究和临床实践观察，显示踝关节骨折治疗应强调解剖复位和坚强固定。其治疗原则是恢复踝穴的完整性和距骨的正常位置。因此，对于双踝以上骨折，应选用手术治疗，以达到解剖复位，清除血肿、关节内骨、软骨碎片、软组织，利于骨折愈合。同时还可减少外固定时间，早期做功能锻炼，避免发生创伤性关节。手术的操作原则，对外踝骨折重点在于准确复位、恢复腓骨高度并纠正其旋转。腓骨远端骨折可选用单枚螺钉、克氏针张力带、外侧保护钢板或后侧抗滑钢板的固定，具体根据骨折块部位、大小、数量确定。对内踝、后踝骨折的内固定，文献报道多建议使用克氏针张力带，螺钉、空心钉或可吸收螺钉固定。对三踝骨折切开复位固定的顺序是后踝、外踝、内踝。对于急性单纯下胫腓联合韧带损伤大多可通过非手术方法治愈。新鲜下胫腓分离损伤，随着外踝骨折解剖复位且固定牢固，三角韧带多可自行复位，不需固定。当下胫腓联合韧带损伤发生于腓骨高位骨折；内踝和腓骨固定后不能保持下胫腓联合稳定；下胫腓韧带损伤达踝关节面 4.5cm 以上，伴有内侧结构损伤而无法修复；同时有内侧韧带断裂、腓骨骨折、下胫腓分离、胫距关节脱位；修补三角韧带并固定腓骨后仍不能维持下胫腓联合稳定等情况时，应做螺钉固定内固定手术。但不应采用坚强固定，最好采用弹性固定，否则将影响踝穴对距骨运动顺应性的调节。

3. 治疗新进展　近年来对踝关节的治疗在材料、手术方法、器材应用等方面都有较大进步。

（1）可吸收材料的应用：是由高分子聚合物（Polymer）以碳原子为支架，由碳、氯、氧组成的单体在一定条件下发生聚合反应，脱去一小分子化合物而成。实验已证明其有良好生物相融性，其降解主要为水解，其最终产物为水和二氧化碳，在体内可控制性完全吸收和排泄，为骨折的治疗带来了良好前景。

（2）关节镜的应用：踝关节镜技术有创伤小、出血少、不良反应少、康复快等优点。目前较多应用于摘除踝关节内的游离体；治疗陈旧性下胫腓联合分离；观察关节软骨表面损伤；清除滑膜嵌顿；经皮穿针固定治疗踝关节骨折等。

（3）人工踝关节置换：人工踝关节置术与成熟的人工髋、膝关节置换术相比，仍处于探索阶段。随着对踝关节生物力学研究和认识的深入，目前已在假体设计、安装等方面取得了较大进展，为开展人工踝关节置换技术奠定了基础。对于适应证，文献普遍认为类风湿关节炎、骨性踝关节炎是最佳适应证，而踝关节不稳只能是相对适应证。其禁忌证有距骨缺血坏死、踝穴严重畸形骨缺损、感染、骨质疏松症、足部肌力不对称和踝关节不稳等。

踝关节骨折属关节内骨折，对这类波及关节软骨的骨折必须复位，而且力争严丝合缝，否则会引起关节功能受损和创伤性关节病。儿童可以引起发育畸形。对于这类骨折，当闭合手法复位，失败时应该立即予以手术复位，力求解剖复位，保持关节面的平整，以避免创伤性关节炎的发生。

（谢可永　葛京化　王韬）

第二节　跖跗关节损伤

一、定义

因外力作用导致跖跗关节骨折、脱位及局部韧带等软组织的损伤，出现足背部疼痛、肿胀、畸形及活动障碍为特征的疾病。

二、病因病理

《医宗金鉴·正骨心法要诀·四肢部》跖跗关节为："跗者足背也，一名足跌，俗称脚面，其骨乃足趾本节之骨也。"对其损伤认为："其受伤之因不一，或从阴坠，或被重物击压，或被车马蹄砑，若仅伤筋肉，尚属易治；若骨体受伤，每多难治。"治疗上提出："先以手法轻轻搓摩，令其骨合筋舒，洗以海桐皮、八仙逍遥等汤，贴以万灵膏，内服舒筋定痛之剂，及健步虎潜丸、补筋丸。"

现代医学研究显示，跖跗关节又称跖跗关节复合体，包括组成跖跗关节的骨、关节与韧带等全部结构。跖跗关节韧带位于足底，连接于内侧楔骨和第2跖骨基底之间，是唯一连接于第1、2跖骨之间的韧带连接，其完整性对于关节的稳定十分重要。第1、2跖骨与内侧楔骨和中间楔骨之间只有关节囊和薄弱的背侧韧带连接，受到暴力时容易损伤。第2跖骨基底部嵌插于由3块楔骨远端关节面组成的凹陷中，是关节稳定的主要结构，因此称第 2 跖骨是关键点。Myeson 在 1986 年提出了跖跗关节损伤的三柱分类法，外侧柱由骰骨及第 4、5 跖骨构成；中柱为第 2、3 楔骨及第 2、3 跖骨；内侧柱为第 1 楔骨、第 1 跖骨。其中外侧柱创伤性关节炎发生率最低，中柱最易发生创伤性关节炎。因此，内侧柱和外侧柱损伤更要求解剖复位和坚强固定，其中外侧柱可采用克氏针弹性固定。Chiodo 等提出的"三柱损伤理论"具有分型简便且能对治疗提供指导的优点，但目前临床尚未广泛推广应用。软组织结构，包括跖跗关节关节囊、韧带（背侧韧带、跖侧韧带和骨间韧带），以及其他结构如筋膜、肌腱和内在肌。跖跗关节损伤可因重物砸伤或交通事故等直接损伤所致。这种损伤常导致骨折、脱位及伴有严重的软组织损伤。由下楼梯时的扭伤、或高处坠落伤，前足跖屈的情况下突然承受暴力，暴力沿足的内外两侧纵弓传导，常导致 5 个跖骨或外侧 4 个跖骨同时向外侧或背侧脱位。对于跖跗关节损伤的分类，有按解剖形态和脱位程度两种分类法。

1. 由 Hardcastle 于 1982 年，根据解剖影像学表现提出的 Hardcastle 分类系统，分为 A、B、C 类骨折。

A. 第 1~5 跖骨均向外侧脱位（最常见）。

B. 第 1、2 跖骨间分离。

C. 第 1 跖骨向内侧脱位，第 2~5 跖骨向外侧脱位。

2. Myerson 在 Hardcastle 等分型的基础上，作了改良，提出根据跖跗关节损伤的程度分类。

A 型：为同侧型损伤，包括了全部 5 块跖骨的移位，伴或不伴有第 2 跖骨基底骨折，是完全分离。常见的移位是外侧或背外侧，跖骨作为一个整体移位。

B 型：为部分分离，为 1 个或多个关节仍保持完整。

B1 型：向内侧移位，可累及楔骨间关节或舟楔关节。

B2 型：向外侧移位，可累及第 1 跖楔关节。

C 型：为分裂型损伤，包括部分型（C1 型）或完全型（C2 型）。这类损伤通常为高能量损伤，伴有明显肿胀，易于发生并发症，特别是骨筋膜间室综合征。

三、临床表现

新鲜骨折、脱位损伤者，有明显外伤史，患足疼痛、畸形、肿胀，尤以前足肿胀更为明显，不能完全下地行走，局部青紫、瘀斑。

陈旧骨折、脱位损伤者，患足疼痛、肿胀、外翻平足畸形、行走不利。

轻微跖跗关节损伤者，仅为韧带轻度撕裂伤，表现为局部疼痛、肿胀，跖跗关节有点状压痛，患者能负重，但不能恢复至伤前活动等。

四、诊断要点

1. 明确外伤史。

2. 典型的足背前疼痛，肿胀、畸形等。

3. 检查发现，肿胀明显、足弓塌陷、足变宽畸形，局部压痛显著，前足主、被动活动受限，如有血管破裂，第 1、2 跖骨间隙的足背动脉搏动消失，此时应高度重视。

4. 患足足跟着地，单足站立时是否会引起疼痛。

5. X 线检查　拍摄足部正斜位、侧位片，并与对侧健足进行对照。其中足正位 X 线片能发现较明显跖跗关节损伤；斜位和负重位 X 线片对评估关节的轻微跖跗脱位至关重要。跖跗关节损伤在影像学上的特征性表现是"斑点征"，在正位片上，第 2 跖骨内侧缘和间楔骨内侧缘应在一条直线上，第 1 跖骨和内侧楔骨关节应规则。斜位片上，第 4 跖骨内侧缘和骰骨内侧缘应在一条直线上。在侧位片上，跖骨基底部前缘和内侧楔骨前缘应在一条直线上。

6. CT 检查　可以发现轻微损伤，并且可显示软组织与骨折块嵌塞情况。

7. MRI 检查　能够发现骨挫伤或轻微损伤时韧带的损伤及受累范围。

五、辨证论治

由于跖跗关节病理解剖学的多变性，因此对跖跗关节损伤患者应根据损伤程度，采取非手术或手术疗法。

（一）外固定治疗

用于对于韧带轻度撕裂伤，负重位 X 线片显示第 1、2 跖裂分离 <2mm，无内侧纵弓塌陷。表现为局部疼痛、肿胀，活动受限等。治疗采用非负重管型石膏固定 6 周，期间需加强随访，预防转变为不稳定型损伤。6 周后若疼痛完全缓解，可改用定制的足踝支具逐渐开始锻炼，以恢复正常功能。如去除非负重管型后仍有疼痛，可加用可负重足踝矫形支具制动 4 周。

（二）中药治疗

1. 内服中药　按损伤三期疗法，对早期疼痛剧烈，肿胀明显者，采用理气止痛、消瘀退肿之剂，如桃红四物汤等。中期痛肿未净，肢体僵硬，活动不利者，采用活血通络、舒筋利关节之剂，如活血止痛汤。后期肢软无力，活动不利者，采用补气血、益肝肾之剂，如健步虎潜丸。

2. 外用中药　去除固定后，用下肢洗方煎水熏洗，以活血通络。药用伸筋草、透骨草、五加皮、荆三棱、蓬莪术、秦艽、海桐皮、川牛膝、生木瓜、红花、苏木等。上药切碎，水煎外洗。

（三）练功疗法

在缓解期内，适当锻炼有促进康复和预防复发之效。

1. 患者坐位，双足交叉，一足心置于另一足背上，双足上下用力相压，维持 5~10 秒。左右交替重复 5~10 次。

2. 患者站立位，双足分立，与肩同宽。双足尖向内侧，维持 10 秒。接着双足尖朝外侧，维持 5~10 秒，重复 5~10 次。

3. 患者坐位，一下肢架于另一下肢，用手慢慢用力扳架在上面下肢的趾尖。左右交替重复 10~20 次。

4. 患者坐位，一下肢架于另一下肢，架于上面的下肢趾尖慢慢由外向内侧旋转。左右交替重复 5~10 次。

对于严重粉碎性骨折脱位、关节破坏严重的患者，需切开复位内固定。手术原则为，解剖复位、坚强固定、足内外侧力线和长度恢复。

929

六、述评

跗跖关节损伤发生率虽相对较低，但其解剖结构复杂，统计显示，若仅靠普通X线片，约有20%的病例在初次就诊时误诊或漏诊。由于跗跖关节损伤不仅涉及跗跖关节，还包括近侧跖骨间关节、远侧跖骨间关节的损伤等，而且跗跖关节是连接前足和中足的关节，其损伤对足的外形和负重都会产生严重影响。因此正确诊断，及时治疗，对预后有重要影响。

在跗跖关节损伤诊断中，轻微跗跖关节损伤的漏诊、误诊较多见，近年来日益受到重视。减少漏诊、误诊是获得良好预后的基础。轻微跗跖关节损伤的临床症状与体征：伤足肿痛，不敢负重，长期跛行。第1、2跖骨基底之间压痛，跖骨挤压试验阳性，即用拇指和其余四指捏住足内、外侧缘，将第1、5跖骨向一起挤压，出现第1跖楔关节疼痛。

X线检查必须强调双侧对比，损伤侧第1、2跖骨基底间距增宽，有重要诊断价值，当临床怀疑有跗跖关节损伤时，需在应力下摄片，正位片有助于了解已自动复位的损伤，侧位片可发现有无足弓塌陷。由于X线摄片对跗跖关节损伤的诊断具有决定性作用，因此在阅X线片时，在前后位片上，应特别要注意第1跖骨基底的外侧缘与内侧楔骨的外侧缘排列是否紧密并在一条直线上，第2跖骨基底的内侧缘与中间楔骨的内侧缘排列是否紧密并在一条直线上，第1、2跖骨之间的间隙应该与内侧楔骨和中间楔骨之间的间隙是相当的。在斜位片上，应注意第4跖骨基底的内侧缘与骰骨的内侧缘排列是否紧密并在一条直线上，第3跖骨的外侧缘与外侧楔骨的外侧缘排列是否紧密并在一条直线上以及关节间隙出现小的撕脱骨片，即斑点征（fleck sign），这些变化对诊断有重要价值。可见根据前足跖屈损伤史及X线表现不难诊断。

跗跖关节损伤又称为Lisfranc损伤，在1815年由法国外科医师Jacques Lisfranc首先描述。本病以30~40岁男性多见。其损伤范围较广，如单纯韧带损伤、韧带损伤伴骨折或关节内骨折，常易漏诊或误诊，导致患者长期功能障碍。超过6个月的跗跖关节损伤，预后较差。因此，本病重点在于早期诊断。对于轻微跗跖关节损伤临床表现常不明显，诊断较为困难。当发现患者跗跖关节部位疼痛、肿胀，足底瘀斑，无畸形或内侧足弓缺失，负重足部疼痛等症时，宜高度怀疑，应做进一步检查。诊断轻微跗跖关节损伤时，应行负重位X线检查。在前后位拍片时，向头侧倾斜28.9°，可提高跗跖关节的可视范围。或行双侧足部负重X线片可以识别细微差别。MRI检查对跗跖关节损伤有较高诊断价值。

（谢可永　葛京化　王韬）

第三节　跟 骨 骨 折

一、定义

跟骨骨折常见，约占跗部骨折的60%，其中60%~70%为关节内骨折，10%~20%发生在双侧，男性约占75%。常由高处坠下所致，成人多见。可伴有脊椎骨折、骨盆骨折。跟骨为松质骨，血液供应丰富，易于愈合。但如骨折线进入关节面或复位不良，易引起创伤性关节炎和跟骨负重时疼痛。

二、病因病理

跟骨，古名踵。《医宗金鉴·正骨心法要诀·四肢部》谓："跟骨者，足后跟骨也，上承腑、辅二骨之末，有大筋附之，俗名脚挛筋。其筋从跟骨过踝骨，至腿肚里，上至腘中，过臀抵腰脊至顶，自脑后向前至目眦，皆此筋之所达也。"其损伤多为，"落马坠蹬等伤，以至跟骨拧转向前，足趾向后，即或骨未碎破而缝隙分离，自足至腰脊诸筋，皆失其常度，拳挛疼痛，宜拨转如旧"。

现代解剖学认为，跟骨为 7 块跗骨中最大的 1 块，位于足后下部，形状如弓。可分为三部，前部的关节面与骰骨相关节，其内上方骨突为三角韧带附着处；中部的前、中、后 3 个关节面与距骨相应关节面构成距下关节，其前中关节面部与距舟关节共处同一关节囊内合称距跟舟关节，后关节面部则有独立关节腔；后部为较短而肥厚粗涩的跟骨结节，下有跟腱附着。跟骨结节最高点与后关节面最高点的连线，同跟骨前突最高点与后关节面最高点的连线之间的后方夹角，正常 20°~40°，一般约 35°，双足相差不大于 3°。此角度减小与跟骨压缩骨折相关。跟骨内前部的载距突承接距骨颈，上附坚强跟舟韧带，下有拇长屈肌肌腱通过，可支持距骨头承担重量。

跟骨骨折大多发生由跟骨着地、高处跌坠的直接暴力所致，根据暴力作用方向，可分为垂直压缩力、剪切力，扭转力 3 种。①垂直压缩力：高处坠落，以足跟垂直着地，由上经距骨下传的重力和足跟撞击地面产生的反冲力集中在跟骨上，使之骨折，常见有压缩、断裂或劈裂，表现为跟骨体骨折、丘部横形塌陷骨折或跟骨结节骨折。②剪切力：高处坠落，踝部呈外翻或内翻位着地，身体重力经距骨内侧缘或外侧缘作用于跟骨，使跟骨在剪切暴力作用下发生骨折。后足内翻，骨折线偏内，形成载距突骨折，严重者伴丘部和后关节面骨折；后足外翻，骨折线偏外，后关节面劈裂成前内侧和后外侧两部。随着暴力作用方向、轻重程度不同，原发骨折线可形成不同的继发性骨折，如骨折线向前延伸，可累及前关节面与跟骰关节面，前关节面与距骨联系较密切，一般无移位；跟骰关节面通常移位 1~2mm，有时可见撕脱骨折。③扭转力：在跖屈位的足踝部突然遭受到背伸暴力或急骤的起跳动作，腓肠肌强力收缩，跟腱受到强力牵拉，发生跟骨结节撕脱骨折。当足突然强力内翻、内收和跖屈，牵拉三角韧带或趾短伸肌，也可导致其跟骨附着部撕脱骨折。

根据骨折是否进入关节面可分两类。

1. 第一类——不影响关节面　分为 5 种类型。

（1）跟骨结节纵行骨折：多为高处跌下时，足跟外翻位结节底部着地，结节的内侧隆起部受剪切外力所致。很少移位，一般不需处理。

（2）跟骨结节横行骨折：为跟腱撕脱骨折的一种。如撕脱骨块小，不致影响跟腱功能。如骨折片超过结节的 1/3，且有旋转及严重倾斜，或向上牵拉严重者，可手术复位，螺丝钉固定。

（3）载距突骨折：为足内翻位时，载距突受到距骨内下方冲击而引起，极少见。一般移位不多，如有移位可用拇指将其推归原位，用短腿石膏固定 4~6 周。

（4）跟骨前端骨折：较少见。损伤机制为前足强烈内收加上跖屈。应拍 X 线斜位片，以排除跟骨前上突撕裂骨折，短腿石膏固定 4~6 周即可。

（5）靠近跟距关节的骨折：属跟骨体的骨折，损伤多由跟骨着地从高处跌下，足跟受到从下面向上的反冲击力量而引起。骨折线为斜行。

2. 第二类——骨折影响关节面　分为两型。

（1）部分跟距关节面塌陷：骨折线进入跟距关节，因重力压迫使跟骨外侧关节面发生塌陷。包括丘部骨折和外侧跟距关节面塌陷骨折。

（2）全部跟距关节面塌陷：最常见，跟骨体完全粉碎，关节面中部塌陷，向两侧崩裂。

三、临床表现

伤后局部剧烈疼痛，肿胀，皮下瘀血，跟部畸形，足跟不能负重，行走时足跟部疼痛明显加重。如伴有脊柱骨折、骨盆骨折等，出现相应证候。

四、诊断要点

1. 明确外伤史。

2. 患部疼痛、肿胀、瘀斑、畸形等骨折的临床表现。

3. 体检发现，跟部肿胀、压痛或挤压痛，严重挤压者可见跟部变宽或增厚、高度降低，压痛点与骨折具体部位及其严重程度有关。前突骨折于外踝略前方压痛，被动内翻、跖屈患足可使疼痛加剧。载距突骨折的压痛点居内踝下方，足内翻或踇趾背伸可使疼痛加重，严重者足呈内翻外观。结节骨折表现为足跖屈力减弱或消失，踝背伸时疼痛加重，横形骨折还可在跟后上部触及后突的骨折端，严重者可摸到翻转的骨折面；骨突骨折踝关节活动受限较小，但局部压痛明显，足跟负重时疼痛加重。累及跟距关节者，跟部肿胀较重，后足内、外翻疼痛均加重，足弓塌陷或消失，足跟增宽，外踝下方正常凹陷消失，内、外踝尖与足底的距离明显缩短。

4. X线检查　足正位片也可显示跟骰骨关节面是否骨折及跟骨外侧壁是否隆起；侧位片显示，跟骨压缩骨折时，跟骨结节关节角减小、消失或出现负角。轴位片用来观察关节面及跟骨高度减低、宽度增加和结节部骨块角度的变化。

对于跟骨体的骨折，X线片正面显示，骨折线由内后斜向前外，但不通过跟距关节面。因跟骨为骨松质，轴线位示，跟骨体两侧增宽；侧位示，跟骨体后一半连同跟骨结节向后上移位，使跟骨腹部向足心凸出成摇椅状。

五、辨证论治

（一）不影响关节面骨折的手法复位和固定

对（1）（2）型以手法复位为主，足跖屈使断面对位，用石膏靴固定于轻度跖屈位4~6周；（3）（4）型先试行手法复位，石膏靴固定，并照片检查骨折对位情况，如手法复位失败，则可行切开复位，以螺丝钉固定，石膏靴外固定4~6周；（5）型可先用克氏针穿过跟骨结节，成人持续牵引3~5kg约4周，矫正跟骨Bohler角（跟骨后结节至距跟关节面两线的交叉角）和跟骨的缩短，然后再用石膏靴固定4周。

1. 对不同部位骨折的具体复位手法

（1）载距突骨折：患者平卧。助手一手握患足前部，另一手握踇趾，行拔伸踝部牵引和踇趾屈曲位牵引。术者环握患足踝部做原位对抗牵引，在助手置踇趾于屈曲位牵引的同时，以双拇指在内踝下方向外上推顶按压移位之骨块，使之复位，此时助手做轻微的前足内旋手法。

（2）结节骨折：患者俯卧，患侧膝呈半屈位。助手双手固定小腿中下段，术者双拇指分别置骨折块近端两侧，余手指置足背中部并后扳，使踝关节呈极度跖屈位。术者用双拇指向下推顶按压上移骨块，迫其复位。有骨折块嵌入跟腱或骨折端嵌插者，做弹拨跟腱或骨块的摇晃手法，解除嵌插后，依上法复位。

（3）体部关节外骨折：患者俯卧。一助手用双手握小腿中下段做原位对抗牵引，另一助手双拇指置跟骨结节部，其余手指置足背中部，使踝关节成极度跖屈位，对抗牵引。术者交叉两掌根置跟部两侧，并用力对挤，恢复跟骨正常宽度；同时，两拇指扣住骨折块近端向下推挤，以恢复结节关节角，直至骨擦感减弱或消失。

（4）累及跟骰关节面或合并距舟关节半脱位的骨折：患者平卧。助手双手固定患侧踝部，术者一手置患足外侧跖跗关节部，一手置内踝稍前，做前足内收、内移的两点捺正手法，使跟骰关节外移的骨块和向外脱位的距舟关节一并得到整复。

（5）丘部塌陷骨折：患者平卧。助手握患侧小腿中下段，置膝于90°屈曲位行对抗牵引，术者环握踝前、跟骨两侧及结节部，向后做拔伸牵引，同时做摇晃手法，再挤压跟骨两侧，直至骨擦感消失。

（6）跟距关节外侧塌陷骨折：手法同丘部塌陷骨折。后关节面骨折复位后置踝关节于外翻位，在外踝下方，用拇指或手掌按压外移的外后侧骨块，此时移位的骨块、跟距关节一般均可得到复位。

2. 复位后固定　骨折位线好、未波及跟距关节面的跟骨骨折或经关节面的裂隙骨折，不需进行复位，直接固定患足于功能位。对不同部位有移位骨折者应在复位后，做相应固定。

（1）载距突骨折：足部托夹或石膏足托固定患足于功能位。

（2）前端骨折：足部托夹加铁丝夹板或石膏足托固定患足于外翻位。

（3）结节骨折：足部托夹加铁丝夹板或短腿石膏将患足固定于跖屈位。

（4）体部关节外骨折：足部托夹加铁丝夹板固定患足于跖屈位。移位较大者，用短腿石膏将跟骨结节牵引针一并固定。

（5）丘部塌陷骨折：用足部托夹加铁丝夹板或短腿石膏将患足固定于跖屈位。

（6）跟距关节外侧塌陷骨折：用短腿石膏将患足固定于跖屈、稍内翻位．

（二）影响关节面骨折的手法复位和固定

对关节面塌陷骨折者，可在无菌操作下，用撬骨将塌陷的骨块撬起复位，然后连同撬骨的钢针一起固定在石膏管型中，3~4周后拆除石膏、拔钢针，逐渐进行功能练习，避免过早负重。

闭合复位失败，可施行切开复位后，并以石膏靴固定6~8周。对全部关节面塌陷骨折者，在麻醉后于下肢螺旋牵引架上复位，满意后用石膏靴将牵引针一起固定4~6周拆除。

（三）中药治疗

三期分治。早期症状明显，治宜缓解证候为主，采用行气止痛方药，选活血止痛汤加减，药用当归、川芎、乳香、没药、苏木、红花、陈皮、延胡索等。中期症状有所缓解，但肢体僵硬，采用舒筋活络方加减，药用羌活、防风、荆芥、独活、当归、续断、青皮、牛膝、五加皮、杜仲、红花、枳壳等。后期症见筋骨痿软无力，采用补肾活血汤加减，药用熟地、枸杞、山茱萸、菟丝子、当归尾、杜仲、补骨脂、肉苁蓉等。

熏洗疗法：采用下肢损伤洗方加减，药用伸筋草、透骨草、五加皮、京三棱、蓬莪术、秦艽、海桐皮、生牛膝、生木瓜、红花、苏木等。上药切碎，水煎外洗。

（四）练功疗法

为有效康复跟骨涉及关节面的骨折，积极的锻炼具有十分重要的作用。

1. 固定期锻炼　早期抬高患肢，以有助于肿胀消退，患肢远端必须高于近端，近端要高于心脏平面。主动运动，伤肢近端和远端未被固定关节的各个轴位上的主动运动，逐步增加运动强度、幅度。固定部位肌肉有节奏地做等长收缩训练，以预防失用性肌萎缩，促进骨折愈合。健肢和躯干部应尽可能维持其正常活动，以改善全身状况。同时应用超短波等物理治疗，促进血液循环，以消肿止痛。

2. 解除固定期锻炼　受累关节进行各方向主动活动，包括摆动训练、牵张训练等。幅度应逐渐增大，以能耐受为度。对组织挛缩及粘连严重，难以主动运动者，可采用被动运动法，但应平稳、轻柔，以不应引起明显疼痛和肿胀为度，切忌暴力，以免造成新的组织损伤。以后可逐步做抗阻力运动，以增强肌力，恢复功能。如有条件，可选等长、等张和等速运动，以增加关节活动度和肌力，促进正常功能康复。

六、述评

跟骨骨折是最常见的跗骨骨折，多见于年轻人群，多因从高处跌下、足部着地、足跟遭受撞击所致。其周围解剖结构复杂，局部软组织少，损伤后的后遗症多。

（一）骨折分型

跟骨骨折通过 X 线或 CT 分类，多达 20 余种，各具特点，但其共同点是把骨折是否波及距下关节面而分为关节内和关节外两大类。临床应用较多的是 Essex-Lopresti 分类法、Eastwood 分类法和 AO/OTA 分类法。

1. Essex-Lopresti 分类法　1952 年，由 Essex-Lopresti 提出，按 X 线表现，根据跟骨骨折是否涉及距下关节分为两大类。在累及距下关节面的关节内骨折型中分为舌形骨折和关节面塌陷骨折。根据骨折移位程度，将这两型的关节内骨折分为 I ~ III 度。该分类方法基于 X 线平片，简单易用，但关节压缩型骨折太过笼统，不利于预测预后。

Ⅰ型：未累及跟骨关节面的关节外骨折。

Ⅱ型：累及距下关节面的关节内骨折。根据继发性骨折线走向，分为舌形骨折和关节面塌陷骨折。

根据骨折移位程度，将这两型的关节内骨折分为 I ~ III 度。

Essex-Lopresti Ⅱ型中Ⅰ度舌形骨折：舌形骨折，暴力通过距下关节，产生原始骨折线。继发性骨折线水平向后行至跟腱止点的远侧，舌形骨片包括根骨体上面和关节面的外侧部。

Essex-Lopresti Ⅱ型中Ⅱ度舌形骨折：继发性骨折线水平向后行至跟腱止点的远侧，舌形骨片包括根骨体上面和关节面的外侧部。舌形骨折，继发性骨折线走向跟骨结节后缘，移位不明显。

Essex-Lopresti Ⅱ型中Ⅲ度舌形骨折：继发性骨折线水平向后行至跟腱止点的远侧，舌形骨片包括根骨体上面和关节面的外侧部。舌形骨折，骨片前端陷入跟骨松质骨内，后端上翘，骨折块分离移位。

Essex-Lopresti Ⅱ型中Ⅰ度关节面塌陷骨折：继发性骨折线经跟骨体部行至后关节面与跟腱的附着点之间。塌陷骨折，继发性骨折线经过体部走向关节后面，无明显移位。

Essex-Lopresti Ⅱ型中Ⅱ度关节面塌陷骨折：继发性骨折线经跟骨体部行至后关节面与跟腱的附着点之间。塌陷骨折，关节面骨片移位，陷入跟骨体松质骨内。

Essex-Lopresti Ⅱ型中Ⅲ度关节面塌陷骨折：继发性骨折线经跟骨体部行至后关节面与跟腱的附着点之间。塌陷骨折，原始骨折线处分离。

2. Sanders 分类法　1990 年由 Sanders 等基于冠状位和轴向位 CT 的分型法，依据跟骨距下关节后关节面骨折线和骨折块数，将跟骨关节内骨折分为 4 型。该分型主要反映了跟骨后关节面损伤的程度，对治疗方法选择和预后判断有重要指导作用。

Ⅰ型：无移位骨折（<2mm），不考虑关节面骨折线的数量。无需手术治疗。

Ⅱ型：有 1 条骨折线、2 个骨折块，骨折明显移位（≥2mm），根据原发骨折线位置，分为ⅡA、ⅡB、ⅡC 型。

Ⅲ型：有 2 条骨折线、3 个骨折块，又分为ⅢAB、ⅢBC 和ⅢAC 3 个亚型。各亚型均有一中央塌陷骨折块。

Ⅳ型：有 3 条骨折线、4 个骨折块及以上的粉碎骨折。骨折越粉碎，损伤时能量越高，预后越差。

3. AO/OTA 分类法　此分类法较局限，强调了软组织损伤程度，但难以了解跟骨后关节面损伤程度，对治疗选择和预后判断帮助不大。

4. Gustilo 分型法　用于开放性跟骨骨折。

Ⅰ型：伤口小于 1cm，多为清洁的穿透伤，软组织损伤轻。

Ⅱ型：伤口在 1~10cm，软组织中度损伤，轻度或中度碾挫伤，损伤部位有污染。

Ⅲ型：软组织损伤广泛，伤口超过 10cm，污染严重，可能伴有血管损伤。

ⅢA 型：骨折处有充分软组织覆盖。

ⅢB 型：软组织广泛缺损，骨膜剥离。

ⅢC：在ⅢB 型基础上有重要血管破损。

此外，还有 Soeyr-Remy 分类法：1975 年由 Soeyr 和 Remy 提出了基于损伤机制的关节内骨折分型法，骨折被划分为垂直压缩力和剪切力或垂直压缩及剪切力联合作用。Stephenson 分类法：1953 年由 Stephenson 在 Warrick 和 Breemner 基础上，改进后提出基于损伤机制，测定原发矢状位骨折线，以骨块和主要碎片的数量来分型。Crosby 和 Fitzgibbons 分型法：根据跟骨后平面的三维 CT 来分型的简单方法，Ⅰ型：是后平面骨折碎片没有或较小移位，延伸到后平面的关节内骨折，其碎片分离或压缩不超过 2mm；Ⅱ型指后平面骨折移位但无粉碎，延伸到后平面的关节内骨折，其碎片分离或压缩超过 2mm；Ⅲ型指后平面粉碎性骨折。他们认为该分型系统可准确预见骨折预后情况，Ⅰ型骨折只需闭合治疗即可得到较好疗效，Ⅱ型效果较为复杂，Ⅲ型一般预后不佳。

（二）跟骨骨折的治疗

跟骨骨折涉及结构广泛，治疗难度较大，历经 150 余年探索。18 世纪，对闭合性损伤的保守治疗，开放性骨折的跟骨部分或全部切除术。1908 年，以 Cotton 和 Wilson 为代表，提倡闭合复位治法为主。1930 年起，以 Bohler 等为代表，提出切开复位治疗跟骨骨折，其后主张采用手法牵引复位和石膏外固定治法。由于手术治疗的技术、器具等原因，导致手术疗效难以被接受，自 1960 年起以非手术疗法治疗跟骨骨折成为当时主流。1980 年起，随着医学科学的发展，尤其是 CT、MRI 等先进设备的出现和生物力学的研究，认识到涉及关节面的跟骨骨折，应给予准确解剖复位和确实固定是治疗原则，使切开复位手术疗法成为关节内骨折的重要方法。

目前，对于关节外骨折、无移位或轻微移位的关节内骨折，一般采用手法复位配合夹板或石膏固定；对移位骨折，可采用闭合撬拨复位配合夹板或石膏固定。Omoto 等采用重复挤压手法复位加纵向牵引的方法，治疗腓跟韧带及小腿间结构完整的跟骨骨折 102 例，结果优良者为 89 例。1934 年由德国医师 Westhues 首创闭合撬拨复位配合石膏外固定，用于跟骨结节撕脱性骨折和舌形骨折块的骨折；其特点为手术切口小，可有效复位和维持固定；但对复杂性骨折，有时复位不理想。

对于关节面不平整，台阶 ≥ 1mm；跟骨长度明显缩短；跟骨宽度 ≥ 1cm；跟骨高度降低 1.5cm 以上；Bohler 角 ≤ 90°；Gissane 角 ≤ 90°，或 ≥ 130°；跟骰关节骨折块分离或移位 ≥ 1mm；伴有跟骨周围关节的脱位或半脱位；跟骨外膨胀明显影响外踝部腓骨长、短肌腱的活动；跟骨轴位 X 线片显示内翻畸角 ≥ 5°，外翻 ≥ 10° 者，常采用手术内固定治疗。

波及关节面的跟骨骨折，在复位时，应尽量达到解剖复位，以减少创伤性关节炎的发生。同时应积极开展相应康复治疗，包括手法、针灸、中药内外用药以及各种相应的物理治疗，以最大程度恢复正常的生理功能。

（谢可永　葛京化　王韬）

第四节　跖骨干骨折

一、定义

跖骨干骨折是足部常见骨折，多因重物打击足背、足内翻扭伤引起。其中第 5 跖骨基部撕脱骨折最常见。趾骨共 14 块，踇趾 2 节，其余各趾 3 节，除第 1 趾外，其余诸骨均较细小。

二、病因病理

跖骨古称脚掌骨。《医宗金鉴·正骨心法要诀·四肢部》谓："趾者，足之指也。名以趾者，所以别于手也，俗名足节。其节数与手之骨节同，大指本节后内侧圆骨努突者，一名核骨，又名覈骨，俗呼为孤拐也。"其损伤："趾骨受伤，多与跗骨相同，惟奔走急迫，因而受伤者多。"

现代解剖学发现，跖骨为足部 5 支并列的管状骨，由内侧向外侧分别是第 1~5 跖骨，每一跖骨近端为底，中间为体，远端为头，与近端趾骨相接。骨是足部主要着力处。跖骨由于相邻跖骨的支持，当发生骨折时，一般移位不大。第 2、3 跖骨颈部易发生应力骨折（疲劳骨折）。第 5 跖骨基部骨折是由于足突然内翻，腓骨短肌猛烈收缩撕脱造成，很少移位，需与该部未闭合的骨骺相鉴别。

常因直接暴力作用于足背，导致跖骨干骨折。多见于第 1 或第 2 跖骨骨折，较大暴力作用于足背，常发生多根跖骨骨折，移位明显，病情较严重，骨折线可为横形、斜形或粉碎性；突然足部向内扭转的间接暴力作用、使腓骨短肌强烈收缩，可致第 5 跖骨基底部撕脱骨折，以成年人多见，多无移位，但也可由直接暴力局部打击所致。

砸伤及轧伤皆可引起开放性骨折，发生在第 2~4 跖骨者，因局部血运差易发生感染或坏死。由于跖骨间多有韧带相连，单一跖骨骨折一般无移位；若暴力较大或强力扭转致韧带损伤，骨折常有明显移位，且通常多根跖骨受累。因屈肌及骨间肌的牵拉作用，跖骨干骨折一般表现为骨折端向背侧成角，而跖骨颈骨折在骨间肌牵拉下多呈跖侧成角。跖骨骨折大多为长期慢性劳损所致，较多发生于足部的第 2、3 跖骨颈或跖骨干部，称为疲劳性骨折。

三、临床表现

跖骨干骨折者，足背肿胀、疼痛、局部瘀青、功能障碍。第 5 跖骨基部骨折者，出现第 5 跖骨基部肿胀、疼痛、压痛明显、活动时疼痛加重。

四、诊断要点

1. 明显的扭伤史。

2. 骨折后的肿痛、青紫、瘀斑等骨折临床表现，检查有轴向叩击痛。

3. 体检发现，足背不同程度压痛，伤骨轴向挤压痛，多数可触及骨擦感，足部明显畸形。跖骨干骨折多有骨折端背侧成角或骨折远端居下的重叠移位；跖骨颈骨折多有受累跖骨内外侧跖间隙不平整；第 5 跖骨基底部骨折常表现为轻微或中等度肿胀，有时可见足外侧中部皮下瘀肿或瘀斑，试图内翻患足，疼痛明显加重。

4. X 线摄片　跖骨颈骨折，表现为跖骨头向跖侧旋转，或跖骨头向外错位、向内成角；第 5 跖骨基底部骨折多有骨折块分离，但移位较小。

五、辨证论治

（一）复位和固定

1. 无移位骨折　用夹板或石膏固定 4~6 周。

2. 有移位骨折　手法整复的重点是矫正患部上下重叠移位及跖侧成角，以防日后遗留疼痛、胼胝形成而影响负重及行走。

（1）手法复位：一助手握住患足踝部，另一助手握住远段，先做纵向拔伸牵引，矫正成角畸形及重叠移位后，再向足远端偏下方牵拉。术者做两点捺正手法，使之向背侧成角；再做折顶手法，骨折端跖侧成角即可矫正。如骨折端残留侧向移位，可在拔伸牵引下，从其两侧跖间隙，做夹挤分骨手法，迫使其复位。最后，再以同样手法整复其他跖骨骨折。

（2）固定方法：跖骨骨折复位后，采用足底托板固定，有侧向移位或成角，在跖间隙纵向附加条状分骨垫后固定；对于第 5 跖骨基底部骨折可在其基底近端加适当厚度塔形垫，并用弹力绷带环绕足中部绑扎固定。趾骨骨折的固定方法可采用邻趾固定法，在患趾与邻趾间垫数层纱布，用宽约 2cm 的粘膏将患趾固定于邻趾上。

（二）中药熏洗

用五加皮汤加减，药用当归、没药、五加皮、青皮、香附子、地骨皮、丹皮等。煎水熏洗，以舒经通络。

六、述评

跖骨干骨折大多由直接暴力、撞击、扭伤及传导而导致的间接暴力所致，第 5 跖骨基部撕脱骨折常为足部扭伤等间接暴力所致。因其外伤史多较明确，骨骼位置浅表，易于检查，X 线片显示一般较清晰，所以诊断并无困难。但第 5 跖骨基底部裂缝骨折，有时因 X 线投照角度不当，而易忽略，临床当予以重视。关于治疗，对跖骨干骨折无移位，或轻度移位采用保守治疗。对严重错位，尤其是向足底成角，或影响足弓者则需切开解剖复位，可选用钢丝、克氏针或螺钉固定。何者为最佳固定法，各家有不同看法。鲁卫华采用微型外固定支架治疗 12 例复杂性跖趾骨骨折，骨折愈合时间为 2~3 个月，按照 MARYLAND 评价法，对足功能评定，结果优良率为 91.67%。作者认为采用微型外固定支架治疗复杂性跖趾骨骨折，能获得良好临床效果。何恩荣等将 42 例跖骨骨折随机分为两组，一组 30 例行微型钛板内固定术，另一组 12 例行克氏针内固定术，术后克氏针内固定患者给予石膏外固定，微型钛板内固定患者未石膏固定。克氏针内固定患者 6 周后，拆除石膏外固定，做功能锻炼。微型钛板内固定患者术后 3 天即开始功能练习。结果骨折愈合率 100%，骨折愈合时间 6~12 周，平均 8 周。伤口均甲级愈合。微型钛板内固定患者站立及行走早于克氏针内固定患者。可见微型钛板螺钉内固定治疗跖骨粉碎性骨折优于克氏针内固定。

对于第 5 跖骨基部撕脱骨折，无移位或轻度移位者，采用夹板固定即可，但对于粉碎性撕脱骨折者的治疗则有不同治疗。如黄培镇等采用克氏针锚钉张力带治疗第 5 跖骨基底部粉碎性撕脱骨折患者 26 例，按照 Lawrence 和 Botte 解剖分区，均为 I 区骨折。骨折块均较粉碎且移位超过 2mm，18 例波及跖骰关节面骨折块移位。术后切口均 I 期愈合。术后 20 例获随访，随访时间 8~18 个月，平均 13 个月。X 线片示无内固定物断裂、骨折复位丢失、骨折不愈合或迟缓愈合等并发症发生。骨折愈合时间 75~98 天，平均 87 天。根据美国矫形足踝协会（AOFAS）中前足功能评分标准评分为 85~100 分，平均 92 分；疼痛视觉模拟评分（VAS）为 0~2 分，平均 0.6 分。作者认为应用克氏针锚钉张力带治疗第 5 跖骨基底部粉碎性撕脱骨折，既能起到骨折端加压作用，又避免了对皮肤的干扰刺激，疗效满意。

跖趾骨骨折的诊断和治疗均无困难，治疗重点在于其复位不能有成角畸形，尤其是不能有向足底部的成角，不然会影响走路功能。

（谢可永　葛京化　王韬）

第五节　踝关节软组织扭伤

一、定义

踝关节软组织扭伤是指在外力作用下，踝关节周围的韧带、关节囊等软组织发生拉伤，或部分撕裂，或可完全断裂，出现踝关节肿胀、疼痛、活动障碍等一系列证候的病症。本病好发于活动较多的青壮年。

二、病因病理

踝关节扭伤，属于中医学中"筋伤"范畴，常由于不慎跌仆或强力扭转引起。《圣济总录·伤折恶血不散》云："若因伤折，内动经络，血行之道不得宣通，瘀结不散，则为肿为痛。"可见其主要病机为经脉受伤，血溢脉外，瘀血内停，脉络不通，不通则痛。

现代解剖学显示，踝关节的内侧副韧带又称三角韧带，起于内踝，自下呈扇形止于足舟骨、距骨前内侧、下跟舟韧带和跟骨的载距突；外侧副韧带起自外踝，止于距骨前外侧的为腓距前韧带，止于跟骨外侧的为腓跟韧带，止于距骨后外侧的为腓距后韧带；下胫腓联合韧带，为胫骨与腓骨远端之间的骨间韧带，是保持踝穴间距，稳定踝关节的重要韧带。踝关节是人体弹跳的启动器，也是落地缓冲的装置，在解剖上，外踝长于内踝，内侧的三角韧带与外侧韧带相比较，更为有力。当人体在跳跑等运动中，足尖蹬地和落地瞬间，恰好是踝关节稳定性较差的状态；当落地时，人体失去平衡向一侧倾斜时，容易发生内翻急性扭伤，出现距腓前韧带和距腓韧带同时损伤，严重者发生外踝撕脱性骨折。

对慢性踝关节扭伤，研究显示，为多种因素相互影响共同作用的结果，包括本体感觉障碍、神经肌肉控制不全、姿势控制功能不全、肌力减退、韧带松弛等各种内在因素。本体感觉是指肌肉、肌腱、关节等运动器官本身在不同状态（运动或静止）时产生的感觉。踝关节损伤可导致本体感觉障碍，损伤越严重本体感觉下降越明显；在神经支配肌肉方面，踝关节运动的调节是在高级中枢控制下的复杂过程，主要涉及神经肌肉的前馈、反馈控制机制。其中，前馈控制是肌肉在承受负荷或后续动作发生之前的准备活动。运动神经元的损害会影响神经肌肉的前馈控制，使肌肉激活受抑制；在人体姿势控制方面，人体姿势控制稳定性的维持依赖视觉、前庭、本体感觉三大系统适当的感觉输入，在中枢神经系统的整合作用下进行动作控制。在踝关节周围肌群的协调方面，肌力是保持关节稳定性的重要因素，肌力不足会使肌群协同收缩不平衡，从而造成关节活动不稳定，导致踝关节扭伤。

临床上把踝关节扭伤，分为内翻扭伤和外翻扭伤两类。由于解剖上，内侧三角韧带比较坚强，而且外踝较内踝长，当踝关节跖屈时，距骨后侧窄部进入踝穴，产生踝关节不稳定状态，容易发生内翻扭伤，约占踝关节扭伤的77%。较少发生外翻扭伤。

三、临床表现

踝关节损伤，最常见的受损韧带是距腓前韧带。踝关节局部疼痛、肿胀、肤色青紫。根据患者负重能力分为3型：

Ⅰ型踝关节扭伤：韧带受到牵拉，但没有撕裂，踝关节相对稳定。

Ⅱ型踝关节扭伤：韧带部分撕裂，产生不同程度的关节不稳定。

Ⅲ型踝关节损伤：踝关节严重损伤，一根或多根韧带完全撕裂，可能造成周围骨性结构的骨折，踝关节不稳定。

Ⅰ型损伤者在损伤区周围有轻度水肿，并存在压痛和活动受限；患者跛行，但基本上负重并不困难。Ⅱ型和Ⅲ型者损伤，在关节存在严重水肿，常常出现瘀血；触诊和被动活动都将产生极度疼痛。Ⅱ型损伤负重常常伴随着疼痛，而Ⅲ型从负重困难到无法负重，并在主动活动时产生困难。

四、诊断要点

1. 明显外伤史。

2. 患侧关节的局部压痛、肿胀。严重时负重困难，除了检查患者损伤部位判断损伤区域外，还要仔细寻找明显骨性畸形，对所有骨和肌肉进行触诊，以发现确切的损伤部位。如腓骨肌腱炎、第 5 跖骨基底部骨折等病症。

3. 特殊检查　包括前抽屉试验和距骨倾斜试验。前抽屉试验主要是检查距腓前韧带抵抗距骨前移。距骨倾斜试验检查距骨稳定性，观察距腓前韧带和跟腓韧带损伤情况。

4. X 线可显示有无骨折，MRI 可显示韧带等软组织的损伤性质和程度。

五、辨证论治

（一）急性期

踝关节损伤后 24~48 小时内，肿痛明显。此期病理变化的主要特点是软组织损伤后出现血肿和水肿，治宜活血化瘀、消肿止痛。方用施氏筋痹方加减。若肿胀明显者，可配合消瘀止痛膏外敷；若红肿热痛者，可配合金黄膏外敷。早期手法治疗，以轻柔理筋手法为主，达到消肿止痛疗效。如疼痛剧烈者，还可以针灸增加止痛治效，取穴商丘、昆仑、太溪等，用泻法。

（二）缓解期

踝关节损伤发生在 24~48 小时以后。此期病理变化的主要特点是肉芽组织已经形成，凝块正在被吸收，坏死组织逐渐被清除，组织正在修复。处理原则是改善局部血液循环，促进组织的新陈代谢，加速瘀血和渗出液的吸收及坏死组织的清除，促进再生修复。治宜舒筋活络，调和气血，补养肝肾。方用施氏调身通痹汤合左归丸或右归丸，外用三色敷药，配合运用药渣熏洗、热敷，功能锻炼。如关节活僵硬、活动不利，可以手法松解粘连，促进血液循环，增加关节活动度。

（三）慢性踝关节不稳

本症病程较长，多属气虚血瘀、痰瘀互结，治宜益气养血、化痰通络、活血化瘀，方用施氏寒痹方加淫羊藿、伸筋草、香附等。同时，此类患者多伴有心理障碍，上下楼梯或行走运动时，惧怕再次扭伤，故可配合疏肝安神中药，加用天王补心丹或酸枣仁汤。外敷三色膏，以药物和固定踝关节的作用，达到消肿止痛功效。药渣熏洗。同时配合练功锻炼，增强周围肌肉、肌腱、韧带等组织的弹性，恢复期正常的稳定状态，保持动、静状态下的动态平衡。

六、述评

踝关节软组织扭伤，临床极为常见，如何正确诊断和及时治疗对预防关节不稳，避免骨关炎的发生具有重要临床价值，因此必须充分重视。

（一）诊断研究

1. 下胫腓韧带联合损伤　为了在踝关节扭伤中，避免下胫腓韧带联合损伤，许多学者提出，对有症状的踝关节损伤或单纯腓骨骨折患者行踝关节背伸内旋位 X 线检查，以确定有无韧带联合损伤。Egol 等对 101 例有单纯腓骨骨折者，经应力位摄片检查，66 例（65%）为阳性。张功林等认为，X 线片无下胫腓联合损伤征象时，不足以说明无韧带联合损伤。踝关节部位的横断面 CT 检查，可较确切地显示腓骨与胫骨之间的关系，有利于了解损伤程度，并可进行精确数据测量，确定手术方案。因此，张功林等认为，在临床对由怀疑胫腓韧带联合损伤者，应考虑 CT 检查。

2. 踝关节不稳　踝关节外踝的距腓前韧带、距腓后韧带和跟腓韧带相对于内侧三角韧带较为薄弱，外踝长于内踝，因此外侧稳定的维护远不如内侧，导致踝关节频繁内翻扭伤。统计表明，96.7% 为足内翻导致踝外侧稳定结构的损伤，仅 3.3% 为足外翻扭伤导致踝内侧三角韧带等结构的损伤。因此，踝关节外侧不稳较为常见。据统计一个人一生中至少会出现 10~100 次踝关节内翻损伤，但其中有一次发生外侧副韧带严重损伤，就可导致踝关节外侧不稳，出现在不平的道路上行走困难。实践显示，80%~90% 的踝关节外侧韧带损伤，是可以通过非手术方法获得痊愈的。因此，正确诊断和及时治疗具有重要意义。

3. 影像学检查　对于正确诊断，除了重视临床症状外，影像学的检查起决定性作用。常用的有 X 线、CT、MRI 和关节镜检查。

（1）X 线检查：踝关节正位内翻应力 X 线片主要是检查距腓前韧带和跟腓韧带的稳定性，是诊断本病的重要依据。须作双侧对比，摄片时，使足处于极度内翻位，摄片并测量距骨关节面与胫骨远端关节面之间的夹角。正常不应该超过 5°。如果患侧关节面之间的夹角大于正常侧 9° 或以上，说明患侧踝关节外侧副韧带有损伤。

前后应力试验，亦称前抽屉试验，主要是检查距腓前韧带的稳定性。前后应力试验摄片，使膝关节屈曲 45°（腓肠肌放松），检查者一手握小腿远端，另一手握跟骨，把足往前推，检查距骨向前移动的距离，在 X 线片上，与对侧相比，患侧移位 >3mm 有临床意义。

（2）MRI 检查：对关节分离、半脱位和韧带损伤有良好鉴别能力，尤其对各韧带损伤的早期诊断有一定裨益。

（3）关节镜应用：可以显示各韧带断裂部位、程度和分离间距，也可以作为微创修复的手段。

4. 踝关节外侧韧带损伤的分类　可分为 3 型：

Ⅰ型：韧带拉伤，无撕裂，关节稳定，功能无损害。

Ⅱ型：跟腓韧带或距腓前韧带损伤，中度疼痛、肿胀，关节不稳。

Ⅲ型：跟腓韧带和距腓前韧带同时损伤，疼痛、肿胀，关节不稳。

5. 内踝损伤　在巨大暴力作用下，可发生踝关节外翻损伤，多数伴有内踝骨折。

三角韧带限制距骨外展。如在踝关节所有外侧结构不工作时，完整的三角韧带只允许距骨与内踝间有 2mm 间隙。当三角韧带松弛时，距骨与内踝间有 3.7mm 的间隙。切断三角韧带全层可导致胫距关节接触面明显减少。体外研究表明，踝关节韧带通过偶联机制在足与腿之间作用，尤其是协调胫跟骨的旋转运动。而踝关节韧带复合体的偶联作用依赖于三角韧带，在巨大暴力作用下，可发生踝关节重度旋转损伤，常累及三角韧带前束纤维。当发生双踝或三踝骨折时，三角韧带可完全撕裂，导致内侧不稳定。典型的踝关节内侧韧带损伤多发生在下楼梯、或行走于不平路时，出现疼痛，尤其在距腓前韧带处，有助于诊断。踝关节前方的慢性疼痛在足背屈时加重，后方的慢性疼痛在足跖屈时加重。内侧沟疼痛可诊断为踝关节内侧不稳定。三角韧带受损的典型症状是内侧沟疼痛。

内踝不稳定的诊断：体检发现，扁平外翻足常伴发踝关节内外侧不稳定，从患者后方可见其多足趾外展，足旋前可导致第1跖骨头离地。当胫后肌收缩或跖足时，足的外翻与旋前可被纠正。临床应力试验是可靠的诊断方法，一手握住足跟，另一手握住胫骨，先内翻后外翻，再足后跟用力，比较双侧结果。然后做前抽屉试验和挤压试验，可定性诊断韧带损伤。足底压力试验可发现患者站立时是否发生重心偏移，来代偿踝关节内侧不稳定所致踝内翻，以此辅助诊断。X线平片用于排除骨病。标准的踝关节摄片包括踝关节正位片、侧位片及踝穴位片。应力下足背屈位摄片，距骨倾斜 >15° 或比对侧倾斜 >10° 即可诊断为距腓前韧带和跟腓韧带撕裂。MRI可完整显示韧带结构，以及韧带是否水肿、不连续、血供不良。踝关节镜是诊断踝关节内侧不稳定的有效方法，并可探查其他结构的病变。三角韧带损伤通常经踝关节镜确诊。踝关节镜下内侧不稳的分级：①稳定：距骨有轻微移位，但不足以将内侧胫距关节打开 2mm 以上，在内侧胫距间隙无法置入 5mm 直径关节镜。②中度不稳定：距骨可一定程度地移出踝关节，但不足以将内侧胫距关节打开 5mm 以上，在内侧胫距间隙可置入 5mm 直径关节镜，可看到内踝表面一半的内侧胫距间隙，但无法看到胫骨后内侧缘。③重度不稳定：距骨可轻易移出踝关节，关节镜可看到内踝表面整个内侧胫距间隙及胫骨后内侧缘。踝关节镜下踝关节内侧软骨损伤的分级：Ⅰ级，为表浅损伤；Ⅱ级，为关节软骨厚度一半以下退变；Ⅲ级，为关节软骨厚度一半以上退变；Ⅳ级，为关节软骨塌陷至软骨下骨。

（二）治疗研究

1. 针灸疗法　在历代医家努力下，创立了内容极为丰富的针刺手法，取得了良好临床疗效。

（1）体针：郑全成等以髃穴为主治疗外踝关节扭伤，40例中治愈26例，治愈率67.4%，总有效率92.5%。杨烜等取解溪、昆仑、太溪，配腰痛点、太冲、阿是穴治疗踝关节扭伤。对照组患处外用万花油、正骨水和跌打止痛膏。结果治疗组总有效率98.6%，平均治愈天数2.3天；对照组总有效率94.1%，平均治愈天数12.3天。

（2）缪刺法：杨利华以阳溪穴为主穴用缪刺治疗急性踝关节扭伤，右侧病变取左侧穴位，左侧病变取右侧穴位。45例中痊愈29例，总有效率97.7%。陈志令取中渚穴用缪刺治疗急性踝关节扭伤，86例中痊愈80例，总有效率100%。

（3）赤凤迎源法：张延昭等取疼痛最为明显的阿是穴 1~2 个，行赤凤迎源针法，380例中痊愈324例，总有效率100%。史莹莺在患侧踝关节选取阿是穴 1~2 个行赤凤迎源针法，结果踝关节疼痛、肿胀、功能障碍评分及症状体征综合评分较治疗前增加。

（4）运动针法：陈建国等取大陵透刺鱼际，得气后嘱患者活动患侧踝关节，62例中痊愈52例，总有效率100%。许建峰等将60例随机分为治疗组和扶他林组，治疗组取大陵用针刺运动疗法，结果治疗组效果明显优于扶他林组。

（5）围刺法：刘金颖取丘墟、申脉、阿是穴为主穴用围刺治疗踝关节扭伤，毫针与皮肤约呈 5°~15° 围刺，有较强的酸、胀、麻等针感后，留针30分钟。80例痊愈75例，总有效率98.7%。

（6）平衡针法：高军权用平衡针法治疗踝关节扭伤，取同侧踝痛穴为主穴，取1寸毫针直刺进针 0.2~0.4 寸，每日1次，5次为1个疗程。65例中痊愈55例，总有效率100%。

（7）温针灸：李宁于阿是穴用温针灸治疗急性踝关节扭伤 31 例，痊愈 23 例，总有效率 100%。庞启旺将 70 例随机分为治疗组 35 例与对照组 35 例，治疗组用温针灸治疗，对照组用针刺加推拿治疗。结果治疗组较对照组病程明显缩短。

（8）火针：阮炳炎用毫火针治疗陈旧性踝关节扭伤 32 例，痊愈 10 例，总有效率 96.7%。李石良用火针引流法治疗急性踝关节韧带损伤 30 例，取直径 0.8mm 中粗火针，将针体前端烧红后在外踝前下方肿胀最明显处刺 3~4 针，迅速刺入后立即拔出，血性渗出液自针孔不断流出，令血水自然外流至软纸上，以消毒纱布包扎针孔 72 小时。痊愈 25 例，总有效率 100%。

（9）磁圆针：张先锋用磁圆针捶叩患部，每次治疗 30 分钟，43 例中痊愈 37 例，总有效率 100%。

（10）浮针：周文学等用浮针治疗急性软组织损伤，先在局部痛点处常规消毒后，术者持浮针针柄将针尖对准痛点，针体与皮肤成 15°~25° 快速刺入，达肌层后将针尖退到皮下，沿皮下疏松结缔组织推进到痛点附近，手握针柄做扇形环扫运动 10 余次。30 例中治愈 22 例，总有效率 93.3%。

（11）刺络拔罐：曾小香等选用痛点附近的输穴刺络拔罐，不但使直达病所，更加快瘀斑消退，加强消肿止痛、活血化瘀散结之用，采用输穴刺络拔罐治疗急性踝关节扭伤 34 例，总有效率 97.0%。刘红等将 85 例随机分为治疗组和理疗组，治疗组在局部阿是穴运用刺络拔罐后针刺小节穴，理疗组用中药袋热敷（取中药当归、羌活、红花各 50g，乳香、没药、透骨草各 25g，放入纱布袋中上锅蒸，然后敷在患处），之后予以 TDP 照射。治疗组治愈率明显高于理疗组。

（12）巨刺法：骆方用巨刺法配合紧松补泻手法治疗急性踝关节扭伤 39 例，并附患侧同名穴针刺治疗 32 例对照，结果表明，治疗组总有效率（97.4%）明显高于对照组（90.6%）。认为患处局部取穴有痛上加痛之虑，且可能造成不必要的损伤等。巨刺法可以避免以上弊端，且能使患者在针刺时患足可主动活动，达到疏通经脉气血，缓解疼痛之目的。

（13）电针法：蔡小莉对内踝扭伤取照海、商丘、太溪、大钟、阿是穴，外踝扭伤取阳陵泉、昆仑、申脉、丘墟、阿是穴，常规针刺后连接针灸治疗仪，用密波 50 次 / 秒或连续波 50 次 / 秒，TDP 照射 30 分钟。260 例痊愈 222 例，总有效率 100%。

（14）其他：吉健友以针刺跗骨窦为主，将长 3cm 的毫针斜向内踝的方向刺入跗骨窦内，内翻型损伤加昆仑穴，外翻型加太溪穴，治疗踝关节扭伤 35 例，治愈率 60.0%，明显优于对照组 20.0%。认为治疗本病的关键是快刺、准确地将针插入跗骨窦内，针刺跗骨窦能使跗骨窦内压力减轻，经脉气血运行加快，促进局部血液循环。胡隆等成取第 2 掌骨桡侧足穴（于第 2 掌骨基底部桡侧缘前面凹陷处），用 0.35mm × 40mm 毫针垂直进针 1.5~2cm 治疗踝关节扭伤 32 例，总有效率 100%。建议行针时应大幅度捻转，刺激强度要大，其止痛效果显著。

（15）耳穴按压法：王梁超用耳穴贴压法治疗踝关节扭伤，耳穴取踝、皮质下、腰。双耳同贴，耳部局部消毒，将王不留行贴于穴位，隔天 1 次。63 例中痊愈 38 例，总有效率 96.8%。谢科等用耳穴贴压配合中药外敷治疗踝关节扭伤，耳穴取踝、皮质下、腰，双耳同贴，隔天 1 次。再用栀子 150g，大黄 18g，当归、乳香、没药、桃仁、红花、地龙各 10g 共研细末，调成糊状后外敷患处。63 例中痊愈 38 例，总有效率 96.83%。

943

2. 外用中药　孙文山将踝关节扭伤分为三期：初期（踝关节损伤后 1~2 周内）肿痛明显，先行正骨手法整复理筋后，治宜消瘀止痛；中期（踝关节损伤后 2~4 周内）轻度粘连，重在舒筋活络；后期（踝关节损伤 3 周后）血肿机化，瘢痕粘连，肌腱挛缩，关节僵硬，重在软坚散结。他分期运用中药熏洗法治疗踝关节扭挫伤 856 例，总有效率达 100%。李燕等用自拟没药桃仁散（没药、桃仁、土元、栀子、大黄）加醋调和外敷治疗踝关节扭伤 63 例，全部治愈，认为此方用药方便安全，对皮肤无刺激，值得临床应用。王文燕等对 200 例踝关节扭伤患者以损伤Ⅰ、Ⅱ、Ⅲ号方分别外用于出血期（伤后 6 小时内）、瘀血肿胀期（出血期后）、筋络不舒期（瘀肿消退后）治疗，临床治愈率达 89%。王加利等对 56 例患者，在口服消炎镇痛药、制动、包扎等的同时，采用凉膈散为主方（生大黄、芒硝、生栀子、连翘、乳香、没药、牛膝、蒲公英、伸筋草、独活、羌活、白芷）加石膏粉用醋调成糊状，治疗急性踝关节扭伤，通过观察，治愈率高。说明凉膈散有良好的活血化瘀、祛湿通络、行气止痛作用，能不同程度改善高凝、高聚、高黏的血瘀状态，值得临床应用。

3. 手法治疗　宋鸿权报道推拿治疗踝关节扭伤 98 例。治疗方法：患者受伤 24 小时内采用膏药外敷，绷带固定，24 小时后开始推拿治疗。推拿手法，先做对抗牵引患侧踝关节，时间 2 分钟。行与扭伤相反方向的翻转动作。在患侧踝关节处予一指禅法、揉法（用大鱼际）、点法、按法共 10 分钟。然后分别予顺时针、逆时针摇动踝关节各 3 次，足部背伸 5 次。在受伤韧带处行分筋理筋手法，施捏法、一指禅、推法、抹法、擦法，共 3 分钟。隔天 1 次，5 次 1 个疗程。病程 1 周以上者嘱回家予热米醋外敷。疗效评定标准：治愈：疼痛等症状消失，活动功能恢复、正常工作生活。好转：疼痛明显减轻，活动自如，尚存轻微疼痛。未愈：疼痛有所减轻，症状、体征无明显改善。结果：经 3 个疗程推拿治疗后，治愈 77 例，好转 20 例，未愈 1 例，治愈率 78.6%，好转率 20.4%，总有效率 98.9%。根据本组病例临床观察，以病程在 1 周内者疗效为好，病程长则较差。陈立报道推拿治疗陈旧性踝关节扭伤 38 例，采用点按舒筋法：患者仰卧位，采用点按患侧足三里、阳陵泉、承山等穴，以小腿酸胀为度，以通经络之气。在患处搽以滑石粉，医者用拇指揉按患踝内外及前部，以压痛处为重点进行揉拨，反复 2~3 分钟。环摇屈伸法：医者一手握住患肢小腿远端，另一手握住足趾，行关节向内、向外环绕摇动 4~6 次，轻柔和缓，幅度缓慢增大。然后跖屈、背屈踝关节 4~6 次。拔伸牵引法：患者侧卧位，患踝伸出床沿。一助手双手握住小腿远端，医者双手握住踝关节下方，两手拇指按在伤处，双手缓缓用力沿下肢轴向拔伸。环摇屈伸法：将患踝向内、向外环绕摇动 3 次，并跖屈背屈 3 次，结束治疗。1 次 / 天，5 次为 1 个疗程。疗效标准。临床治愈：患踝肿胀、压痛、僵硬消失，踝关节活动恢复正常，行走无疼痛；显效：患踝肿胀、僵硬消失，踝关节活动基本正常，行走 1km 后，有酸痛感；无效：踝部仍肿胀、僵硬、压痛，活动度无明显改善，行走疼痛。评定结果：38 例患者 1 个疗程治愈 21 例，2 个疗程内治愈 7 例，显效 10 例。

4. 综合治疗

（1）针药并用：沈建冲等用三棱针从肿胀中心向外点刺，刺血时应尽量避免损伤大血管；局部红肿者忌用；刺血手法不宜过重。然后用消毒竹片拍打致其出血，再将消肿散（黄芩、黄柏、黑山栀、白芷、大黄）敷于患处。"8" 字包扎，抬高患肢，肿退后改贴特制伤膏（麝香、乳香、没药、白芷等），2 周后服舒筋活血药物，配合踝关节功能锻炼，继续治疗 1 周。用该法治疗踝关节扭伤 110 例，治愈 107 例，好转 3 例。慈勤仁等采用急性期局部散刺后拔罐，慢性期加以自配烫方药（苏木、透骨草、鸡血藤、全当归、海桐皮、红花、防风、乳香、没药）烫洗患处，治疗踝关节侧副韧带损伤 168 例，优 50 例、占 29.76%，良 112 例、占 66.67%，一般 6 例、3.57%。刘渝松等对受伤在 24 小时内者，先用冰块或冷水敷患处，然后外敷经验方消肿膏（黄芩、大黄、栀子、姜黄、黄柏、芙蓉花叶等）；对受伤在 24 小时后者，先用皮肤针重度叩刺患处，再外拔火罐，取下火罐后，外敷经验方活血止痛膏（乳香、没药、三棱、莪术、生南星、大血藤等），包扎，休息，禁止患肢负重运动，治疗急性踝关节扭伤 68 例，最少 1 次治愈，最多 4 次治愈。

（2）手法结合针灸：吴镇林等随机选取 67 例急性踝关节扭伤患者分为两组，治疗组（35 例）采用手法整复配合中药外敷，在中药外敷基础上，应用手法整复，首先行牵拉手法然后进行复位手法治疗，总有效率 94.29%，明显高于对照组（71.88%）。手法整复配合中药外敷治疗急性踝关节扭伤总有效率明显高于单纯中药外敷，认为急性踝关节扭伤先行手法治疗可使损伤踝关节较轻微的错缝得以复位，使嵌入关节内的滑膜等软组织得以解脱，使部分断裂的韧带在松弛时顺接续，还可以降低组织间隙的张力，促进局部血液循环，达到理气活血、顺筋通络止痛之功效。

（3）针刀结合手法：木荣华运用针刀配合手法治疗陈旧性踝关节扭伤 120 例，最多治疗 3 次，最少 1 次，优良率占 85%，其中对优良病例 3 个月后随访，复发率为 7.8%，并提出针刀的松解要彻底，但不宜做大范围横行剥离、纵行切割，以免损伤过大，从而形成新的粘连。

（三）踝关节韧带损伤导致不稳定可以选择下列治疗方法

1. "RICE" 方法　R——Rest（休息），限制负重，使用支具，佩戴护踝减轻肿胀，稳定关节；I——Ice（冰敷），不要直接接触皮肤，一次使用时间不超过 20 分钟，以免冻伤；C——Compression（弹力绷带），弹力绷带可减轻肿胀；E——Elevate（抬高），抬高患肢。所有的韧带损伤基本上都遵循 RICE 方法。这是治疗韧带损伤的一个原则。

2. 功能锻炼　是治疗韧带损伤很重要的一部分，对帮助踝关节功能康复有重要作用。

（1）牵拉锻炼：关节损伤以后必须有被动活动，让踝关节能够屈、伸、内收、外展、内旋、外旋。

（2）肌肉力量的锻炼：做直腿抬高运动，以增加肌力。

（3）本体感觉训练：踩在一个枕头上，单腿直立，使踝关节内外侧韧带有一个平衡过程。

踝关节扭伤是骨内科学的常见病，及时治愈是防止踝关节反复扭伤的重要措施。临床发现，对于初次急性踝关节扭伤未彻底治愈者，其反复扭伤的概率甚高，因此对初次扭伤者，必须予以充分重视。施杞在治疗踝关节扭伤中，强调预防、治疗、康复、养生、治未病一体化。踝关节的特点，一是解剖结构复杂，韧带众多，全关节几乎包裹于皮下，无肌群分布，血供相对薄弱；二是运动量大而广，在运动中既缺乏自身结构的保护，又缺少制约，几乎可以完成屈伸、内外翻及内外旋转的各方向不充分动作，因而易于受伤；三是一年四季多暴露在外易受风寒。踝关节扭伤后急性期疗程相对较长，而康复期因人而异，多由患者拖延日久，症状缠绵，且易再次损伤，给患者带来心理负担。因此在治疗中，除药物内服外敷、熏洗外，应施以手法治疗，在施行整踝三步九法时，先仔细排除骨折的可能，通过理筋放松踝部后，整骨手法宜快速，医者在患者不知不觉中完成快扳手法，而后再继续完成通络法。三步九法可以消肿止痛，理顺筋骨，活血通络。要叮嘱患者坚持功能锻炼，并注意踝部保暖。这种一体化治疗使踝部筋强骨健，灵活度增加，可减少再次损伤概率。

（谢可永　葛京化　叶洁　王韬）

第六节　跖管综合征

一、定义

跖管综合征是指胫神经在通过位于内踝后下方的踝管至足底的行程中被卡压所引起的以疼痛、麻木等为特征的症候群。根据跖管内神经卡压的位置不同，其临床表现多样。

二、病因病理

跖管综合征属于中医学"痹证"范畴。其病因病机为：外伤或外感风寒湿邪，经络不通，气血瘀滞，风寒湿邪侵袭，寒凝血瘀，筋脉不通，筋失所养，不通则痛。

跖管综合征亦称踝管综合征，由 Keck 于 1962 年首先报道。此病多发于强体力劳动者或长跑运动员。跖管又称踝管，是位于踝关节内侧的骨性纤维管，起于小腿后内侧，行经内踝后方。其前壁为胫骨远端，后壁为距骨及跟骨后部。屈肌支持带位于胫神经走行区的浅层，构成踝管顶部，起于内踝近端 10cm 处，止于跟骨，覆盖于踝管表面。踝管内容物包括胫神经、胫后动脉和静脉、胫骨后肌肌腱、姆长屈肌腱、趾长屈肌腱。

跖管最狭窄处在其远端，神经分支均在此通过并穿过外展肌起点的纤维孔进入足底。足底内侧神经孔的上缘为跟舟韧带，外侧神经孔的四周为跖方肌，故足外翻可牵拉支持带和跖外展肌使跖内侧神经、血管产生扭曲和卡压，出现神经受压症状。另外，踝关节背屈或跖屈时，屈肌支持带在跖管处起着约束作用，防止肌腱滑脱。当跖部受到长期慢性劳损，使足踝部活动增加，肌腱滑动增多、摩擦增强，从而引起跖管内肌腱摩擦肿胀，跖管内肌腱发生无菌性炎症、肿胀变性，导致胫后神经周围纤维组织增生，跖管内腔相对狭窄而压力增加，使胫后神经、血管在经过骨性纤维管时受压迫，出现神经、血管受压所致的一系列临床症状。除了各种慢性损伤因素，外展肌肥大以及副外展肌跟骨外翻畸形、扁平足等先天性畸形，复位不良的跟骨及踝部骨折、畸形愈合，都可使跖管的实用容积减小，引起神经、血管的卡压。

神经功能的改变与神经受卡压的程度、时间的长短成正比。早期反复的暂时性缺血可产生疼痛及感觉异常。长时间神经卡压可发生脱髓鞘改变和神经变性，足部出现麻木、肌力减弱与萎缩、神经传导时间延长。

三、临床表现

起病缓慢，胫神经受压主要表现为足底、足跟部间歇性疼痛、紧缩、肿胀不适或麻木感，疼痛可向小腿放射，沿足弓有抽搐，久站或行走后，症状加重，多数患者脱鞋后能缓解。疼痛可逐步加重，并出现胫神经在足部的支配区感觉减退或消失。晚期出现足趾皮肤发亮、汗毛脱落、少汗等自主神经功能紊乱征象，严重者出现肌萎缩。近端型卡压源于胫神经在其移行为足底神经分支之前受压，使踝部以下整个胫神经分布区受累。远端型卡压源于神经分支的末梢受压，出现足底内侧或外侧神经受累。血管受压者，表现为踝、足局部肿胀。严重患者可发生足底血管营养障碍的表现，足部出汗增多或减少，足背皮肤、第1趾和胫内侧发白，局部发冷或发热，胫后动脉搏动正常。如动脉受压，动脉造影可发现为动脉腔狭窄或出现漏斗样狭窄；静脉造影为静脉狭窄。

四、诊断要点

1. 典型临床表现　胫神经支配区有弥漫的放射痛、灼热痛、刺痛或麻木感等。

2. 体格检查

（1）内踝后下方的 Tinel 征常为阳性，即叩诊胫神经或其踝管内的分支可诱发感觉异常。

（2）直接压迫胫神经在踝管内的节段可诱发足底症状。通常应持续加压 30 秒或更久才能诱发患者症状。

（3）站立和行走姿势可能会发现扁平外翻足或前足外展。

3. 影像学检查

（1）踝足部 X 线平片：可发现主要的骨骼病变，如骨赘或跗骨联合。

（2）CT 检查：有助于进一步评估可疑的骨骼病变；双侧对比有助于发现跗管内的囊肿及肿瘤等。

（3）MRI 检查：可以发现由占位性病变或静脉曲张引起的踝管内容物撞击。

4. 电生理检查　在诊断踝管综合征时有高达 90% 的准确度。完整的电生理检查包括运动和感觉神经传导检查以及肌电检查。研究表明，电生理检查结果，与术中发现以及术后的临床结果并不能很好对应。因此，电生理检查可用于确诊可疑的临床诊断，或用来排除并发的近端神经损伤更有用。

五、辨证论治

对于跗管综合征的治疗，中医骨内科学具独特优势，包括中药、针灸、手法等，正确应用常能获得事半功倍之效。

（一）中药内服

早期：行气止痛，活血通络，方选行气活血汤（伤科大成）加减（当归、制乳香、没药、香附、青皮、茜草、木香、泽兰、红花等）。

中期：益气化瘀，通络治痛，方选和营止痛汤加减（赤芍、归尾、川芎、苏木、陈皮、桃仁、川断、乳香、没药、甘草等）。

后期：补益肝肾，温经通络，方选补肾壮筋汤加减（熟地、当归、牛膝、山茱萸、茯苓、续断、杜仲、芍药、青皮、五加皮等）。

（二）中药外用

对于筋脉拘紧，局部疼痛、麻木、重着之症，当以舒筋通络，滑利关节，以下肢洗方加减（伸筋草、透骨草、五加皮、红花、威灵仙、秦艽、海桐皮、生牛膝、生木瓜、苏木、络石藤等），煎水外洗，每日 1 次，每次 15~20 分钟。

（三）针灸治疗

体针取穴：水泉、太溪、三阴交。刺法：以水泉为主穴，行提插泻法，留针 15~25 分钟，太溪、三阴交行平补平泻法，留针期间，加温针治疗，隔日 1 次。10 次为 1 个疗程。

（四）针刀治疗

针刀疗法切割紧张的屈肌支持带可解除其对跖管的压迫、降低管内压力、扩大容积、松解管内粘连组织而达到消除症状之效。具有安全性高、疗效好、损伤小、复发率低等优点。

（五）手法治疗

采用按揉商丘、复溜、太溪、照海、涌泉等穴；点按环跳、伏兔、鹤顶、内、外膝眼、足三里、委中、承山、三阴交、太溪穴；弹拨内踝后方沿肌腱行走路线到足弓部进行，以擦法收功。

神经卡压症状明显者保守治疗失败，则应考虑手术松解胫神经。

六、述评

中医对跖管综合征的治疗方法较多，有针灸、针刀、中药、手法等，这些治法能有效缓解症状。

（一）针灸和针刀治疗

胡斌等采用针刺、推拿相结合治疗跖管综合征 52 例。针刺穴位：涌泉、太溪、照海、三阴交、地机、足三里。用平补平泻手法，涌泉不留针，余穴可留针 40 分钟。推拿用按揉法在商丘、复溜、太溪、照海、涌泉，手法宜轻柔；用点按法在环跳、伏兔、鹤顶、内外膝眼、足三里、委中、承山、三阴交、昆仑、太溪、内庭穴处进行治疗；用轻快的弹拨法从内踝后方沿肌腱行走路线到足弓部，弹拨要与肌腱成垂直方向进行，同时配合踝关节内翻、外翻及伸屈的被动运动。先针刺，后推拿，每日 1 次，10 次为 1 个疗程，疗程间休息 2~3 天，2 个疗程观察评定。结果本组 52 例，治愈 25 例，占 48.1%；好转 23 例，占 44.2%；未愈 4 例，占 7.7%。有效率为 92.3%。邵伟立采用电针治疗跖管综合征 50 例，针刺取穴：涌泉、大钟、太溪、水泉、照海、快速进针，施以提插捻转手法，出现酸胀样或触电样针感即可；再以 G6805 型电针治疗仪两对电极，接通水泉与照海、太溪与大钟，先连续波，频率选择 5Hz，电流强度以患者能忍受为度，留针 30 分钟，每日 1 次，10 次为 1 个疗程，疗程间隔期 2~3 天，2~3 个疗程，结果本组 50 例，痊愈 26 例、占 52%，显效 16 例、占 32%，有效 7 例、占 14%，无效 1 例、占 2%，总有效率占 98%。袁昌政用针刀疗法治疗跖管综合征，分别在胫骨内踝顶端前、后缘及跟骨结节内侧的前、后缘 4 个点进针刀。针刀平行肌腱走向，遇韧感为屈肌支持带，切割 2~3 刀并纵向分离及横向推移 2 次后出刀。结果：5 例经治疗后疼痛均完全缓解；3 例麻木感 1 周内减轻消失；另 2 例经 1~2 个月完全缓解；治疗过程中未损伤胫后血管、神经及腱鞘。综上所述，用针刀疗法切割屈肌支持带，松解局部组织粘连来治疗跖管综合征具有安全性高、疗效好、损伤小、复发率低、更方便患者就医等优点，是一种行之有效的治疗方法。

（二）针刀结合中药熏洗

江开春等将 80 例跖管综合征患者随机分为两组，治疗组 40 例采用小针刀配合中药熏洗治疗，对照组 40 例进行封闭治疗。治疗组 7~10 天治疗 1 次，根据病情治疗 1~4 次；术后次日行中药熏洗，每日 2 次，每次 30 分钟，每剂中药连用 2 天。中药处方：当归尾

25g，木瓜 30g，防风 15g，威灵仙 15g，川牛膝 15g，姜黄 15g，艾叶 30g，鸡血藤 30g，白芷 15g，土鳖虫 15g，五加皮 15g，伸筋草 15g。每次针刀治疗后用药 3 剂。疗效判定标准，优：疼痛消失，功能不受限，无需服用止痛药；良：满意，患足有轻度疼痛，需服用止痛药，功能不受限；可：满意，患足残留大部分疼痛，需服用止痛药；差：术后无改善或症状加重。对照组采用曲安奈德加利多卡因和维生素 B_{12} 针行封闭治疗，每周 1 次，2~4 次为 1 个疗程。结果：治疗组疗效属优的 19 例，症状基本缓解疗效属良的 12 例，症状有所缓解疗效属可的 5 例，无效评价为差的 4 例，优良率为 77.5%；对照组疗效属优的 15 例，症状基本缓解疗效属良的 10 例，症状有所缓解疗效属可的 9 例，无效评价为差的 6 例，对照组疗效优良率为 62.5%。两组比较差异有统计学意义。所以小针刀配合中药熏洗治疗跗管综合征具有简便验廉的特点，较单纯西医疗法有较强优势。

（三）针刀结合手法

谈湘森等对 61 例跗管综合征患者在采用小针刀松解术后，再应用手法治疗。患者仰卧，患肢外旋，用大拇指以一指禅推法或揉法于小腿内后侧由上而下推、沿与跗管纵向肌垂直的方向推、揉 5~10 分钟，在局部配合弹拨手法疏理经筋，然后顺肌腱方向用擦法，最后外展、外旋踝关节数次，持续 5~10 分钟。1 周后行第 2 次治疗，2 周后行第 3 次治疗。结果：本组 61 例，治疗期间无 1 例出现不良反应。根据标准评定，患者治愈 42 例（其中 33 例患者治疗 1 次即愈，9 例病程超过 27 周的患者治疗 2 次治愈），好转 17 例（其中 3 例病程超过 42 周的患者治疗 3 次后达到好转标准），未愈 2 例（其中 1 例病程 2 年，另 1 例病程 3 年半）。经 3~6 个月随访，无复发。说明小针刀配合手法治疗跗管综合征疗效显著，安全性高，创伤小，恢复快，费用低，患者依从性好。

（四）手法结合中药

梁东升采用推拿配合中药熏洗治疗跗管综合征 200 例。采用手法有：①理筋法：患者俯卧屈膝位，术者于内踝后侧用拇指或掌由近及远理筋，反复数次。②摇踝法：体位同前，术者一手握足跟底，一手推足踝，正反方向摇踝，配合理筋法，向心推理，以促进血液回流，消肿止痛。③弹拨分筋法：体位同前，术者一手握足底部，另一手拇指在内踝痛点行弹拨分筋手法，以松解粘连。每日 1 次，每次 30 分钟。10 天为 1 个疗程。中药熏洗方：伸筋草 10g，海桐皮 10g，苏木 15g，秦艽 10g，独活 6g，钩藤 10g。偏气滞血瘀者，加桃仁、红花、川芎、赤芍、川花椒、青皮；偏肝血不足者，加牛膝、威灵仙、桑寄生、五加皮；病久麻木者，加全蝎、蜈蚣、透骨草；局部肿甚加薏苡仁、泽泻、桂枝；局部痛甚加土鳖虫、木鳖子。上药加水 3500ml，煎至 3000ml，去渣后加醋 250ml，先熏蒸患处，然后浸泡，每次 1~2 小时，每日 1~2 次，10 剂为 1 个疗程。2 个疗程后评定疗效。本组 200 例，治愈 128 例，好转 72 例，有效率为 100%。其中气滞血瘀型 143 例，治愈 98 例，好转 45 例；肝血不足型 57 例，治愈 29 例，好转 28 例。

（五）中药治疗

王延根采用舒筋活血汤结合外敷舒筋膏治疗跗管综合征 83 例。内服处方：独活 15g，羌活 15g，防风 10g，当归 12g，续断 12g，青皮 5g，牛膝 10g，五加皮 10g，杜仲 12g，红花 6g，枳壳 10g。气滞血瘀型去杜仲、牛膝，加炮穿山甲 6g、桃仁 10g、香附 10g；肝血不足型去青皮、续断，加熟地 12g、白芍 10g、木瓜 12g。外用舒筋膏药物组成：生草乌 2 份，生川乌 2 份，羌活 2 份，独活 2 份，路路通 2 份，红花 1 份，蒲黄 1 份，乳香半份，没药半份。

按比例共研细末，用凡士林调煮成软膏外敷。结果：治愈（局部无肿胀，站立行走无酸胀疼痛，无麻木感，肌电图检查无异常）57例，好转（局部肿胀疼痛减轻，步行过多或站立过久时仍有酸胀感，肌电图检查改善）21例，未愈（症状无改善，肌电图检查无改变）5例，总治愈率为68.7%，总有效率为94.0%。谢灵康采用中药熏洗法治疗跗管综合征31例，药用透骨草30g、伸筋草30g、艾叶30g、海桐皮20g、三棱30g、莪术30g、穿山甲20g、红花20g、白芷20g、生川乌20g、生草乌20g。将药物用纱布轻轻地包起来放在盆中用温开水浸泡30分钟，水要超过药物。煎开后将患足搁在盆上面熏蒸。待水温降至不烫伤皮肤时，用药液反复洗浴患处，直至水凉。每剂药可连用2~3天，每天熏洗2次。结果：临床治愈（临床症状完全消失，行走活动自如者）22例，显效（临床症状基本消失，过度劳累后偶有痛、麻感者）7例，无效（治疗后局部症状无任何改变者）2例，总有效率为93.55%。说明本方功能舒筋活血、通络镇痛，熏洗患部，借药力和热力的作用，使经络疏通，气血流畅，达到通则不痛的目的。

跗管综合征的临床治疗实践，显示中医综合疗法对其有独特疗效。其中针刺具有疏经通络，活血祛瘀，行气止痛的作用；针刀能将缺乏伸缩性的纤维管进行切开、松解达到减压的目的；手法点穴位松解跗管内肌腱粘连及组织挛缩，松弛紧张的肌肉，减轻跗管内压力；中药内服外敷，行气活血，消炎止痛。诸法同用，达到行气通络、舒展经气、祛瘀止痛之功效。

（谢可永　葛京化　叶洁　王韬）

第七节　跖筋膜炎

一、定义

跖筋膜炎是指因长期劳损等原因，引起足底部筋膜的无菌性炎症，临床以疼痛、酸麻等为特征的疾病。

二、病因病理

跖筋膜为足底腱膜的一部分，系足底深筋膜中央腱性增厚部分，起于跟骨结节内侧突，对维持足弓有重要作用，是足弓最主要的支持结构，其功能为吸收在正常步态周期中着地期所产生的反作用力。生物力学研究显示，任何能导致足底筋膜不正常拉力之因素，皆可能导致筋膜对附着端之骨骼及其相连之组织产生牵拉及伤害。如在持续站立、长期跑步等作用下，足底前部的跖筋膜承受了超过其生理限度的张力，这种超负荷负重，致使跗部肌腹和肌腱表面的致密结缔组织因过度活动、牵拉、挤压而引起筋膜缺血，在跖腱膜跟骨结节附着处发生慢性纤维组织炎症，日久跖筋膜退变、纤维化、挛缩引起跟骨附着处持续性牵拉损伤，随着韧带和筋膜的纤维不断被撕裂，为加强此处的强度，附着处钙盐沉积和骨化，日久在跖腱膜的起点形成骨刺，引起蹬展肌、趾短屈肌和跖腱膜内侧张力增加，或引起滑膜囊炎，出现足跟疼痛。

三、临床表现

典型症状是在晨起或长时间休息后开始站立行走时，出现跟底及足底部的剧烈疼痛，呈刺痛状。行走一段时间后，足底筋膜变得较松，症状缓解。但若过度行走，足底筋膜被牵拉的次数渐增，症状又会重现。患者承载重量时足跟疼痛，疼痛通常持续数月至数年，尤其是晨起或长时间不活动后。

四、诊断要点

1. 典型的足跟、足底部的疼痛。疼痛特点为搏动性、灼热。

2. 整个跖筋膜的压痛，以跟骨结节内侧处明显，足趾、踝关节在被动背伸时疼痛和压痛更明显。

3. X 线检查　可显示足跟部软组织钙化或跟骨前部产生骨赘，即跟骨骨刺。但跟骨骨刺并非是足底筋膜炎的诊断依据。

4. 骨扫描检查　可显示跟骨的钙摄取增加。

5. MRI 检查　可表现为足底腱膜增厚。

五、辨证论治

（一）中药内服

1. 急性期　活血化瘀，行气止痛。方选行气活血汤加减，药用郁金、苏醒、当归尾、制乳香、香附、玄明、青皮、茜草、木香、泽兰、红花等。

2. 慢性期　补益肝肾，舒经通络。方选壮筋养血汤加减，药用当归、川芎、白芷、续断、红花、生地、牛膝、丹皮、杜仲等。

（二）中药外用

1. 熏洗　红花、苍术、伸筋草、透骨草、桂枝、威灵仙、生乳香、生没药。煎水熏洗，1 日 1 次，每次 15~29 分钟。

2. 膏药　三色敷药外敷，隔日换药。

（三）针灸

取穴：太溪、昆仑、承山，压痛点。以压痛点为主，采用透刺、齐刺、扬刺等法，留针期间，加温针治疗。

（四）针刀

小针刀通过骨膜下拨离、松解炎症造成的粘连，以促进炎症的吸收而达到治疗。常有立竿见影之效。患者俯卧位，常规消毒铺巾，医者在患者足跟压痛点处呈 15° 进针，将针平刺向跟骨结节，以 3~5mm 的小幅提插手法，刺激触及的条索状反应物后，即可出针。1 周后可重复。

（五）练功

足部伸展：在楼梯最底阶用前脚平衡站立，慢慢降低后跟，直到你开始感到小腿肌肉拉张，保持这一姿势 10 秒，然后站起来，并且重复动作。

（六）物理治疗

1. 超短波　频率为 1.5Hz，强度为 $1.5W/cm^2$，时间 5 分钟，于疼痛处缓慢移动探头。隔天 1 次。10 次为 1 个疗程。

2. 电疗　把电极置于疼痛点，强度以患者舒适为度。每次 20~25 分钟，隔天 1 次。10 次为 1 个疗程。

（七）鞋垫使用

使用带有足弓支撑的鞋垫可均匀分散患者足底压力，可在下肢负重时有效降低足底筋膜所受的拉力，进而减少反复牵拉对足底筋膜的伤害。

（八）局部封闭疗法

如疼痛剧烈，可采用类固醇激素做封闭。

通过非手术治疗，大部分患者的症状能够缓解，但仍有 10% 的患者疗效欠佳，约 5% 的患者需接受手术治疗，手术多为骨刺切除术。

六、述评

跖筋膜炎病程长，症状缠绵，患者痛苦较大。中医药治疗对跖筋膜炎有很好疗效，实践证明，其具有痛苦小、不良反应少、疗效佳的特点，受到临床广泛欢迎。

（一）中药应用

中医认为，肝主筋，肾主骨，肾之经脉绕足跟而行，中年以后肝肾不足，肾虚无以生骨，肝虚无以养筋，筋骨随之退化，不濡则痛；复感风、寒、湿邪或慢性劳损导致经络瘀滞，气血运行受阻，不通则痛。中药熏洗可促进局部血液循环，加速新陈代谢，促进药物的吸收，缓解肌肉痉挛，软化粘连组织。侯玉文等采用苏木洗剂（大黄、苏木、连翘、乌药、荆芥、桂枝、防风、红花、当归、川芎、艾叶、芒硝等）治疗跖筋膜炎 68 例，共计 95 足，结果治愈 70 足（73.68%），好转 21 足（22.11%），无效 4 足（4.21%），总有效率为 95.79%，张泽等用熏洗法治疗跖筋膜炎 320 例，软坚散药用黄芪 60g、鸡血藤 60g、海藻 60g、川芎 40g、赤芍 40g、莪术 40g、山豆根 40g、生川乌 20、生草乌 20g、穿山甲 10g、白蔹 20g、生南星 20g、生半夏 20g、木瓜 30g、透骨草 20g，加水 2000ml，煮沸 25 分钟，将药液滤入盆内，加入陈醋 250ml，先熏，待药液不烫时将足跟浸入药液中，每次熏洗约 30 分钟，每日 2 次，1 剂熏洗 2 天。熏洗完毕后，用一圆形硬质短木棒滚动足底，由轻至重，每次 5 分钟。7 天为 1 个疗程，不超过 3 个疗程。疗效标准，优：足跟疼痛消失，站立、行走活动完全正常，半年内不复发。良：足跟疼痛基本消失站立、行走活动基本正常，半年内偶有复发，但症状轻微。好转：足跟疼痛减轻，站立、行走活动较前有改善但达不到正常。无效：症状无改善。结果：优 257 例，良 46 例，好转 17 例，优良率 94.7%。

（二）针灸治疗

针灸是中医学治疗跖筋膜炎的另外一种常用手段。通过针刺或灸特定穴位，运用补泻手法，以达到调整全身气血、补益肝肾、散寒祛邪之功。马胜将 90 例观察病例随机分为治疗组 60 例，对照组 30 例，治疗组采用针刺雀啄灸法，针刺取穴委中、三阴交、太溪、阿是、阳陵泉、太冲，采用醒脑开窍针刺法之委中、三阴交、太溪取穴法，其余穴位常规取穴，阿是穴用雀啄灸法。对照组仅用针刺方法，取穴与操作同治疗组。结果治疗组有效率为 96.7%，对照组有效率为 80.0%，治疗组疗效明显优于对照组。结论：针灸并用治疗足底筋膜炎疗效确切，方法简便，安全可靠，值得临床推广应用。

（三）针刀治疗

针刀在治疗上能够切割局部粘连、挛缩的软组织，对痛点周围的筋膜进行松解，使局部血瘀气滞等病理产物得以消除，通则不痛；其次，针刀的进针点与操作部位多在跟骨前内侧，位于足少阴肾经的走行范围，行针时不仅能够疏通经络，更能振奋经气，调整阴阳，起到补肾益气的作用。王朝鲁等将跖筋膜炎患者 60 例随机分为 2 组，治疗组采用单纯针刀疗法治疗，对照组采用封闭疗法治疗。2 组均只治疗 1 次。于治疗前、治疗后 1 周、治疗后 1 个月分别进行 SF-MPQ 及 JOA 评分以评价疗效，于治疗后 2 个月观察复发情况。结果 2 组总有效率比较差异无统计学意义。治疗组各中医证型间疗效比较差异无统计学意义。治疗后 2 个月，治疗组复发率为 7%，对照组复发率为 17%，2 组比较差异有统计学意义。2 组治疗后 1 周、1 个月时 SF-MPQ 评分及 JOA 评分均比治疗前明显改善，但 2 组间比较差异无统计学意义。治疗组中 SF-MPQ 评分改善情况与患者年龄有显著性关联。结果显示，针刀疗法和封闭疗法治疗跖筋膜炎疗效相当且安全，而针刀疗法复发率更低。但随着患者年龄的增长，针刀疗法的疗效降低。

（四）推拿按摩

推拿按摩治疗跖筋膜炎是中医学常用的治疗手段。先用手法加速跟跖筋膜周围的血液循环，消除局部炎症，再用弹拨类手法及背屈牵拉法行气止痛，消散筋结，最后辅以推法、擦法温养筋脉，使局部组织"通则不痛"。田量对 109 例患者采用推拿手法治疗。患者仰卧位，医者点按阴谷、阴陵泉、三阴交、太溪、照海、然谷等穴。然后医者握住患足，用擦法和一指禅推法沿跖筋膜起止方位反复操作，以局部略红为宜。接着医者一手握住患足使患足位于背屈位约 45°，另一手用指揉法和弹拨法在足底近足跟处的压痛点以及略偏与内测的条索状反应物反复按摩，力量由轻到重。再背屈牵拉运动：一手固定脚跟，另一手握住脚趾，用力将脚趾往上扳至筋膜有被拉扯感觉为止；每次拉扯后停留 10 秒再放松，重复 10 次。此可舒缓筋膜紧张，增加筋膜弹性。最后用推法和擦法在足底来回往复操作以局部发热收功。每日 1 次，每次约 15 分钟，10 次为 1 个疗程。结果：经过 1~3 个疗程治疗后，治愈 82 例，显效 24 例，无效 3 例，总有效率为 97.2%。结论：推拿治疗跖筋膜炎疗效显著，值得临床应用和推广。

（五）综合疗法

钱山海等将 61 例足底筋膜炎患者随机分为治疗组 31 例和对照组 30 例。治疗组采用温针灸配合中药熏洗治疗，对照组单纯采用温针灸治疗。对照组行温针灸治疗。主穴取然谷、金门，配穴取太溪、昆仑。分别从然谷、金门穴进针，针尖斜向最痛点，得气即可，不施行手法。然后取长度 2cm 艾条套在针尾点燃，燃尽后再烧一次，若中途患者觉得烫可将针拔出少许。太溪、昆仑穴针刺得气后施平补平泻手法，留针 30 分钟。10 次为 1 个疗程，疗程间隔 3 天，2 个疗程后观察疗效。治疗组在上述治疗的基础上，进行中药熏洗。处方为威灵仙 15g、透骨草 30g、络石藤 30g、海风藤 30g、红花 15g、苏木 10g、三棱 20g、莪术 20g、制川乌 9g、伸筋草 30g、桃仁 15g、川断 30g、牛膝 30g。上述药物加水 2000ml，浸泡 1~2 小时，水煎 30 分钟，取汁 1500~2500ml，再加入适量陈醋。先用热气熏蒸患处，再用药液浸泡患足，每次熏洗 30 分钟。每天 1 次，10 天为 1 个疗程，疗程间隔 3 天，2 个疗程后观察疗效。结果：治疗组总有效率和治愈率分别为 100.0% 和 61.3%，对照组分别为 96.7% 和 40.0%，两组总有效率比较差异无统计学意义，但是治疗组治愈率明显优于对照组，两组差异具有统计学意义。两组治疗后 VAS 评分与治疗前比较差异具有统计学意义，提示两组均有较好的镇痛效果；治疗组治疗后 VAS 评分与对照组比较差异具有统计学意义，提示治疗组镇痛效果优于对照组。说明温针灸配合中药熏洗治疗足底筋膜炎疗效优于单纯温针灸治疗。

覃一珪等将 74 例（92 足）足底筋膜炎患者随机分为治疗组和对照组各 37 例，治疗组（49 足）选取相应穴位进行针刺治疗，同时联合中药熏洗治疗；对照组（43 足）单纯使用中药熏洗治疗。熏洗处方为杜仲、牛膝、川断、红花、桃仁、木瓜、秦艽、威灵仙、海风藤、伸筋草、络石藤各等量。针刺穴位太溪、然谷、昆仑、丘墟、阿是穴。治疗 10 次后评定 2 组疗效，并观察治疗结束 3 个月后复发情况。结果：2 组治愈率比较差异无统计学意义，治疗组总有效率明显高于对照组。治疗后 2 组足跟疼痛和痛点压痛 VAS 评分均明显降低，且治疗组明显低于对照组；治疗 3 个月后随访，治疗组复发率显著低于对照组。说明针刺联合中药熏洗能显著改善足底筋膜炎患者的临床症状，提高生活质量，较单独中药熏洗治疗具有更好的疗效。

临床对跖筋膜炎的治疗，有时疗效难以令人满意。实践发现，通过加强练功锻炼，常能获得较好疗效。具体练功法：面向墙站立，上臂向前张开如肩高度，以手掌贴墙。当弯曲一侧膝盖往墙壁推时，保持另一膝盖伸直；而在弯曲膝盖慢慢地向前靠时，保持后跟平贴在地上，在感觉到跟腱和脚弓有拉张时，保持 10 秒，然后放松、直立。每侧后跟重复 15~20 次。

（谢可永　葛京化　叶洁　王韬）

第二十八章
代谢性骨病

第一节　原发性骨质疏松症

一、定义

骨质疏松症是 Pommer 在 1885 年把它从骨软化症中划分出来的一个独立性疾病。它是以骨量减少和骨组织微结构受损，继而引起骨骼脆性和骨折危险性增加为特征的系统性骨骼疾病。其病理表现为骨皮质变薄，骨小梁变细、减少以及骨小梁网眼变粗。由于其对外力的抵抗力减弱，故容易发生骨折，或腰背酸痛。

二、病因病理

原发性骨质疏松症属于中医学"骨痿""腰痛""骨痹""骨枯"等范畴。多发于老年人。尤其是绝经后女性。《素问·六节藏象论》曰："肾者……其充在骨。"说明肾精的盛衰与骨骼坚强、脆弱密切相关。而肾精充盈与否，随年龄的增长而盛衰，骨骼也随之而发生变化。正如《素问·上古天真论》所曰："女子七岁，肾气盛，齿更发长。二七而天癸至，任脉通，太冲脉盛，月事以时下，故有子。三七，肾气平均，故真牙生而长极。四七，筋骨坚，发长极，身体盛壮。五七，阴阳脉衰，面始焦，发始堕。六七，三阳脉衰于上，面皆焦，发始于白。七七，任脉虚，太冲脉衰少，天癸竭，地道不通，故形坏而无子也。丈夫八岁，肾气实，发长齿更。二八，肾气盛，天癸至，精气溢泻，阴阳和，故能有子。三八，肾气平均，筋骨劲强，故真牙生而长极。四八，筋骨隆盛，肌肉满壮。五八，发堕齿槁。六八，阳气衰竭于上，面焦，发鬓颁白。七八，肝气衰，筋不能动，天癸竭，肾脏衰，形体皆极。八八，则齿发去。"详细地阐明了不同年龄、性别，随年龄增长，肾精日衰，脏腑日亏，骨脆筋痿。然先天之精需由后天之精充养，脾胃为后天之本，气血生化之源，脾失健运，则生化乏源，肾精不足，骨痿无力。肝主筋，藏血，脾虚失运，气血虚弱，肝无以为藏，则筋软酸楚，可见原发性骨质疏松症的病机为肾精亏损，脾气虚弱，肝失所藏，导致气虚失运、瘀血内停之本虚标实之证。

现代医学认为，原发性骨质疏松症包括绝经后骨质疏松（Ⅰ型）和老年性骨质疏松（Ⅱ型）。其发病与年龄、遗传、运动、体内性激素的改变等多种因素有关，其中绝经后女性的雌激素减少和男性睾丸功能减退性的雄激素减少是主要因素。由于随着年龄增加，老年人体内的二羟基维生素 D_3 也随之减少导致其血钙浓度下降，促使甲状旁腺素（PTH）的增高。在女性绝经期，由于雌激素（E_2）急剧下降，对甲状旁腺素（PTH）的抑制能力减弱，致使降钙素（CT）、骨钙素（BGP）随之发生一系列变化。甲状旁腺素（PTH）、降钙素（CT）是调节骨代谢的重要激素。甲状旁腺素（PTH）是由甲状旁腺分泌的 84 个氨基酸构成的多肽，是调节钙、镁、磷平衡的重要激素。它能减少肾近曲小管无机磷自我吸收，增加肾远曲小管钙的重吸收而促进骨吸收，使骨钙释放入血，故甲状旁腺素（PTH）含量增加，骨吸收随之增加，骨质丢失增多，因此控制甲状旁腺素（PTH）的血中浓度对于防止骨质丢失很重要。

降钙素（CT）是甲状腺 C 细胞（甲状腺滤泡旁细胞）分泌的由 32 个氨基酸构成的多肽，它通过抑制破骨细胞的活性和数量，调节成骨细胞的活性和数量，同时还抑制甲状旁腺素（PTH），减少骨钙释放，又从血中提取钙，达到抑制骨吸收、促进骨生成的目的。因此维持血中降钙素（CT）浓度，保持甲状旁腺素（PTH）和降钙素（CT）的合适比例是保持骨矿含量的重要因素。

骨钙素（BGP）也称 γ–羟基谷氨酸蛋白，是成骨细胞分泌的一种非胶原蛋白，主要沉积在骨组织间质细胞外，也释放到血中。血骨钙素（BGP）与骨内骨钙素（BGP）呈正相关，与年龄呈负相关。其血中浓度与骨形态计量学测量、骨形成指标呈正相关，主要功能是维持骨代谢正常矿化率，抑制异常羟磷灰石结晶的形成和生长软骨矿化速度。因此，血中雌激素（E_2）、甲状旁腺素（PTH）、降钙素（CT）、骨钙素（BGP）和血清钙、磷等，在骨代谢过程中，对骨细胞、成骨细胞、破骨细胞的活动和骨基质、骨胶原纤维、骨矿物质变化具有重要的调节作用，对骨质疏松症的形成和发展极具影响。

三、临床表现

1. 疼痛　腰痛或周身疼痛，其中腰痛最常见。其疼痛常位于脊柱两侧，疼痛的程度与体位密切相关，卧位、坐位时疼痛减轻，直立、弯腰、提取重物等时疼痛加重，夜晚疼痛甚于白天。如椎体发生压缩性骨折，使脊柱变短，下部肋骨接近骨盆边缘，可引起腰部两侧不适或疼痛。

2. 骨折　常在轻微重力下，即发生骨折，以脊柱压缩性骨折、股骨近端骨折、桡骨远端骨折为多见。

3. 身材变矮，驼背　骨质疏松时由于椎体的压缩、楔形变，使患者躯干缩短，驼背畸形，随着骨质疏松加重，驼背也更明显。

4. 呼吸功能减退　常因胸、腰椎压缩性骨折，胸廓畸形，使肺活量减少，导致患者呼吸不利。

四、诊断要点

1. 腰痛，身材变矮，驼背畸形和容易骨折的典型临床表现。

2. 影像学检查　包括 X 线、骨密度等检查。

（1）X 线检查：骨皮质变薄，骨小梁减少、变细是骨质疏松症重要的病理特征之一。X 线能较好地显示骨皮质和骨小梁的形态，根据其变化，可对骨质丢失作粗略判定，并具有操作简单、费用低廉等优点，故在临床应用上有其实用价值。常用的评定方法有椎骨皮质和跟骨小梁测定法。

（2）骨密度（BMD）测定：双能X线吸收测定法（DEXA）是目前公认的诊断骨质疏松症的最佳检查法。它具有精确度高、正确性强、射线剂量底、图像清晰等优点，而得到广泛的临床应用。目前通常以腰椎（L_1~L_4）的测定结果及近端股骨的股骨颈大转子股骨体及三角区的测定结果作为诊断依据。1994年世界卫生组织（WHO）设定的诊断标准为：正常值，T>-1.0；骨量减少，$-2.5 \leq T \leq -1.0$；骨质疏松，T<-2.5；严重骨质疏松，T<-2.5，并伴有一个部位以上骨折。由于它能有效测定变化最灵敏的腰椎和髋部骨密度变化，故既能作为骨质疏松症的诊断法，也能为治疗和预防骨质疏松症提供有效评价方法，目前广泛用于对骨质疏松症的诊断和疗效评定。

（3）其他：高分辨率CT骨量测定、定量磁共振、核素扫描等检查等方法，一般用于有特殊需要者。

3.血液检查 原发性骨质疏松症的血液生化检查，种类繁多。有钙磷代谢调节指标：甲状旁腺素（PTH）、降钙素（CT）、维生素D_3、钙（Ca）、磷（P）等；骨吸收标志物；抗酒石酸酸性磷酸酶（TRACP）、Ⅰ型胶原羧基末端肽（CTX）、Ⅰ型胶原氨基末端肽（NTX）、尿吡啶啉（Pyr）、尿脱氧吡啶啉（D-Pyr）、尿Ⅰ型胶原羧基末端肽（U-CTX）、尿Ⅰ型胶原氨基末端肽（U-NTX）、空腹2小时尿钙/肌酐比值（Ca/Cr）等；骨形成标志物：碱性磷酸酶（ALP）、骨特异性碱性磷酸酶（BALP）、骨钙素（BGP）、Ⅰ型前胶原羧基末端肽（PICP）、Ⅰ型前胶原氨基末端肽（PINP）、骨保护素（OPG）等。但临床较常选的有：

（1）血钙（Ca）：分血浆总钙和游离钙，其中游离钙具有生物活性，参与钙磷代谢循环。其准确性与敏感性均优于血浆总钙测定。血钙增高，见于甲状旁腺功能亢进症、多发性骨髓瘤等；血钙降低，见于甲状旁腺功能减退、慢性肾炎、尿毒症、佝偻病等。

（2）血磷（P）：血中的无机磷，与骨骼吸收和形成有很大关系。它的升高，见于肾衰竭、甲状旁腺功能减退、恶性肿瘤等。它的减低，见于甲状旁腺功能亢进、维生素D缺乏、严重糖尿病磷吸收不良等疾病。

（3）维生素D_3：生理剂量下，可促进成骨细胞的增殖和成骨细胞活性，增加骨基质形成，并在骨钙动员中起重要作用。但在过大剂量时，则激活破骨细胞活性，增加骨吸收。因此必须保持适当的含量。它的减少可见于继发甲状旁腺功能亢进、佝偻病、骨质疏松症等。

（4）碱性磷酸酶（ALP）：是骨质疏松治疗疗效评价的重要指标。它的增高，可见于Paget病、原发和继发性甲状旁腺功能亢进、佝偻病和软骨病、骨转移癌等。

（5）甲状旁腺素（PTH）：是参与骨代谢的重要因素。增高见于原发性甲状旁腺功能亢进、异位性甲状旁腺功能进、继发于肾病的甲状旁腺功能亢进等。其减低见于甲状腺手术切除的甲状旁腺功能减退症、肾衰竭等。

（6）降钙素（CT）：能降低体内血钙浓度，使其向骨组织中转化；抑制破骨细胞骨吸收作用，与甲状旁腺素（PTH）共同维持着血钙平衡。它的增高见于恶性肿瘤、严重骨病嗜铬细胞瘤、肾脏疾病等。它的减低见于重度甲状腺功能亢进、甲状腺手术切除等。

（7）骨钙素（BGP）：能维持骨的矿化速度，也是骨基质矿化的必需物质。它的升高见于变形性骨炎、肿瘤骨转移等。其降低见于甲状腺功能减退、肾上腺皮质功能亢进症、长期使用糖皮质激素、甲状旁腺功能减退症等。

五、辨证论治

现代研究表明，肾虚者丘脑－垂体－性腺轴功能减退、性激素分泌下降，从而导致机体成骨功能减退，致使单位体积内骨组织量减少，骨质疏松发生。可见肾虚是骨质疏松症发生的重要因素。《景岳全书·痿证》曰："肾者，水脏也，今水不胜火，则骨枯而髓虚，故足不任身，发为骨痿。"脾为后天之本，气血生化之源，脾气健运，则生化有源。肾之先天之本得到脾之后天之本的补充，肾精充实，则骨骼强健；脾气充盈，水谷精微充养于肝，肝主筋藏血，肝有所藏，筋脉得以濡养，坚强有利，伸屈自如。因此补肾壮骨、益气健脾、肝肾同补，活血化瘀为原发性骨质疏松的治则。

1. 辨证施治 根据中医辨证分型，骨质疏松症分为 6 个常见证型：肾阳虚证、肝肾阴虚证、脾肾阳虚证、肾虚血瘀证、脾胃虚弱证及血瘀气滞证。

（1）肾阳虚证

主症：腰背冷痛，酸软乏力。

次症：驼背弯腰，活动受限，畏寒喜暖，遇冷加重，尤以下肢为甚，小便频多，舌淡苔白，脉弱等。

治则：补肾壮阳，强筋健骨。

推荐方剂：温肾通痹方合右归丸（《景岳全书》）加减。

黄芪、川芎、党参、当归、白芍、熟地、附子、桂枝、山茱萸、枸杞、鹿角胶、菟丝子、杜仲、柴胡、稻谷芽、巴戟天、骨碎补等。

加减：虚寒证候明显者，可加用仙茅、肉苁蓉、淫羊藿、干姜等以温阳散寒。

（2）肝肾阴虚证

主症：腰膝酸痛，手足心热。

次症：下肢抽筋，驼背弯腰，两目干涩，形体消瘦，眩晕耳鸣，潮热盗汗，失眠多梦，舌红少苔，脉细数等。

治则：滋补肝肾，填精壮骨。

推荐方剂：痿痹方合六味地黄汤（《小儿药证直诀》）加减。

黄芪、川芎、当归、白芍、石菖蒲、柴胡、麦冬、生熟地黄、山药、山茱萸、泽泻、茯苓、牡丹皮、骨碎补、续断、淫羊藿等。

加减：阴虚火旺明显者，可加知母、黄柏；酸痛明显者，可加桑寄生、牛膝等。

（3）脾肾阳虚证

主症：腰髋冷痛，食少便溏。

次症：腰膝酸软，双膝行走无力，弯腰驼背，畏寒喜暖，腹胀，面色萎黄，舌淡胖，苔白滑，脉沉弱等。

治则：补益脾肾，强筋壮骨。

推荐方剂：健脾补肾方合金匮肾气丸（《金匮要略》）加减。

党参、刺五加、骨碎补、淫羊藿、丹参、独活、杜仲、山药、茯苓、白术、附子、熟地黄、山茱萸、牛膝、淫羊藿、骨碎补、菟丝子。

（4）肾虚血瘀证

主症：腰脊刺痛，腰膝酸软。

次症：下肢痿弱，步履艰难，耳鸣，舌质淡紫，脉细涩等。

治则：补肾活血化瘀。

推荐方剂：痛痹方合补肾活血方（《伤科大成》）加减。

黄芪、川芎、党参、当归、白芍、熟地、独活、桑寄生、秦艽、防风、桂枝、茯苓、川牛膝、柴胡、杜仲、制附子、山茱萸、桃仁、红花。

（5）脾胃虚弱证

主症：腰背疼痛，肌肉乏力。

次症：形体瘦弱，神疲倦怠，大便溏泄，面色㿠白，舌质淡，苔白，脉细弱等。

治则：益气健脾，补益脾胃。

推荐方剂：调心通痹方合参苓白术散（《太平惠民和剂局方》）加减。

黄芪、川芎、党参、当归、白芍、生地、茯神、山栀、木香、柴胡、制香附、白扁豆、白术、茯苓、桔梗、莲子、砂仁、山药、薏苡仁。

（6）血瘀气滞证

主症：骨节刺痛，痛有定处。

次症：痛处拒按，筋肉挛缩，骨折，多有骨折史，舌质紫黯，有瘀点或瘀斑，脉涩或弦等。

治则：理气活血，化瘀止痛。

推荐方剂：筋痹方合身痛逐瘀汤（《医林改错》）加减。

黄芪、川芎、党参、当归、白芍、生地、红花、桃仁、乳香、没药、五灵脂、羌活、秦艽、柴胡、制香附、牛膝、地龙、桃仁、红花。

加减：骨痛以上肢为主者，加桑枝、姜黄；下肢为甚者，加独活、防己以通络止痛；久病关节变形、痛剧者，加全蝎、蜈蚣以通络活血。

2. 辨病论治

（1）钙剂：口服，1000~1500mg，每日 1 次

（2）维生素 D：口服，400~600U，每日 1 次

（3）骨吸收抑制剂阿仑膦酸钠：口服，75mg，每周 1 次

3. 针灸治疗　针药并举是中医的传统优势。针灸治疗骨质疏松症的机制探讨表明，不论是全身调理气血、疏通经络、良好的镇痛效应，还是局部应力学刺激、调节骨代谢因子，都体现出了多靶协同、标本兼顾治疗骨质的优点。现主要总结石氏伤科综合技术，推广采用辨病、辨证和辨部位三结合取穴的适宜技术。

（1）辨病：绝经后骨质疏松症：（任脉、足太阳膀胱经穴位为主）关元、太溪、三阴交；老年性骨质疏松症：（督脉、足太阳膀胱经穴位为主）大椎、肾俞、脾俞、命门。

（2）辨证：肾阳虚证：针刺关元、命门、足三里，可加灸；肾阴虚证：针刺肾俞、三阴交、太溪；眩晕证：百会、风池、合谷、太冲。

（3）辨部位：关节疼痛和功能障碍部位，如颈部取穴大椎、风池、颈夹脊穴；肩部取穴肩井、肩髃、秉风、天宗、肩贞、曲池、丰隆；腰部取穴志室、腰阳关、委中；髋部取穴髀关、环跳、秩边；膝部取穴内外膝眼穴、犊鼻穴、血海穴、梁丘穴、阳陵泉。

（4）疗程：1 个疗程 2 周，每周 2~3 次针灸。阳虚证明显者可加艾灸或隔姜灸。

4. 练功疗法　推荐由上海中医药大学脊柱病研究所创编的"筋骨平衡操"，通过动静

结合、开合有序、刚柔相济，调节人体的脊柱筋骨平衡，达到气血和脏腑平衡的目的，对于中老年人防治骨质疏松症及骨折的发生意义重大。筋骨平衡操的具体练习方法详见相关章节。

六、述评

100余年来，国内外学者对本病做了广泛研究，尤其随着人类寿命的延长，其发病率有了明显增加，日益受到人们重视。早在1986年，英国率先成立了全国性的骨质疏松症学会，用以协调全国的研究工作，并向世界卫生组织和各政府发出了要重视骨质疏松症研究的呼吁。

（一）先天禀赋与体质证型研究进展

基因多态性是指在一个生物群体中，同时和经常存在两种或多种不连续的变异型或基因型（genotype）或等位基因（allele），亦称遗传多态性（genetic polymorphism）或基因多态性。这些差异形成了不同的基因型，决定了人们患有某种疾病的不同风险和对药物的不同反应。王琦的中医体质学说，认为中医体质的基本构成禀赋遗传与基因多态性高度相关。Yanrui Wu等按照这一研究思路揭示了四种体质（痰湿体质、阴虚体质、阳虚体质等）的特异基因位点及其生理功能，证明了不同体质具体各自的代谢特征和易患病种。在血液循环中，85%~90%的总25（OH）D与其载体蛋白——维生素D结合蛋白（DBP）——结合，从而完成在体内的运输。研究发现，DBP结合形式的25（OH）D和1α，25双羟化维生素D都是没有生物活性的，不能被目标细胞利用，并且DBP基因的多态性位点rs7041和rs4588，对于循环中DBP水平和DBP与维生素D的结合力都产生不同的影响。项目组前期开展了原发性骨质疏松症（POP）社区队列研究纳入的967例绝经后妇女中，发现维生素D结合蛋（DBP）的基因多态性（基因多态性位点rs4588和rs7041）影响了中国绝经后妇女血液中的DBP水平。DBP的水平与总25（OH）D水平呈正相关，而与活性25（OH）D水平呈负相关。虽然总25（OH）D水平和活性25（OH）D水平都与绝经后妇女的骨密度相关，但是在去除了影响骨密度的其他相关因素如年龄、体重指数、骨转换因子骨钙素和Ⅰ型胶原交联羧基末端肽，只有活性25（OH）D水平是影响绝经后妇女骨密度的独立因素。具有生物活性的维生素D水平不但取决于总维生素D的含量，同时也受到DBP水平及其基因多态性的影响。基因多态性应属于中医先天禀赋的范畴，多项独立疾病的研究表明，其与中医证型存在可能的相关性，需要进一步大样本量和精准基因表型的研究。

（二）肾主骨的研究

肾为先天之本，主骨生髓，骨的生长、发育、强劲、衰弱与肾精盛衰关系密切。肾气旺盛，则精充髓满，骨得所养则骨骼强健；肾气虚衰，则精亏髓减，骨骼失养则骨质疏松。上海中医药大学脊柱病研究所通过对6447例POP"病证结合"临床流行病学调查，证明POP患者以"肾精亏虚"为主证，共计83%，其中又分为肾阴虚型和肾阳虚型，分别占到49%和34%。在此基础上，完成了滋肾阴方、温肾阳方治疗200例POP的随机双盲双模拟、安慰剂对照、多中心临床试验研究。证明滋肾阴方明显提高患者腰椎骨密度（治疗6月后腰椎椎体BMD提高4.1%，12个月随访提高到4.7%），并改善肾阴虚证候；温肾阳方能明显缓解患者骨质疏松性骨折疼痛、改善肾阳虚证候和生活质量。滋肾阴方上调骨代谢合成指标PINP，较安慰剂有统计学意义（$P<0.05$）；温肾阳方上调骨代谢合成指标BGP和下调

骨代谢吸收指标 CTX，较安慰剂有统计学意义（$P<0.05$）。

（三）补肾中药治疗骨质疏松症的实验研究

在滋肾阴方、温肾阳方临床疗效的基础上，对药效机制进行了初步研究。滋肾阴方、温肾阳方能够增加去卵巢小鼠的骨密度，延缓骨丢失，具有调控骨吸收和骨生成的作用。齐墩果酸（女贞子、墨旱莲有效组分）能够增加成骨细胞数目和活性以及成骨特异性蛋白骨钙素和 Runx2 蛋白表达，从而促进成骨细胞分化。该作用还与激活 Notch 信号通路有关。淫羊藿苷（淫羊藿有效组分）可激活成骨细胞中 β–catenin 信号通路，提高成骨细胞中 BMP–2、BMP–4 和 BMP–7 以及 RUNX2 等 mRNA 和蛋白的水平，促进 ALP 和 OC 等成骨相关基因的表达，诱导成骨细胞分化；补骨脂素（补骨脂有效组分）可激活成骨细胞中 BMP 信号途径，提高成骨细胞中 BMP–2 和 BMP–4 等 mRNA 表达水平，增加成骨细胞中 ALP 的活性，促进成骨相关基因 I 型胶原、OC 和 BSP 等的表达，诱导成骨细胞分化；蛇床子素（蛇床子和独活有效组分）可激活成骨细胞中 Wnt/β–catenin–BMP 信号通路，从而促进成骨细胞的分化和骨形成，并能激活 Wnt/β–catenin–OPG 信号通路而抑制骨吸收，达到治疗骨质疏松的作用。

（施杞　王拥军　谢可永　李晨光　谢林）

第二节　继发性骨质疏松症

由各种相关疾病或药物等原因导致的骨量减少、骨微结构破坏、骨脆性增加和易于骨折的代谢性骨病。临床较多见于糖尿病、肾病、甲状腺和甲状旁腺功能异常等引起继发性骨质疏松。

一、糖尿病性骨质疏松症

（一）定义

糖尿病性骨质疏松症（DOP）是指糖尿病并发骨量减少或骨微结构破坏，造成骨脆性增加，容易发生骨折的一种全身代谢性疾病。

（二）病因病机

中医认为，本症发生主要是肾、脾、肝功能不全。"肾藏精，精生髓，髓养骨，故骨者，肾之合也，髓者，精之所生也，精足髓足，髓在骨内，髓足则骨强"，足以说明肾、骨、髓三者之间密不可分的生理关系，亦说明肾精亏虚是骨质疏松症的病因所在。脾是以吸收营养和维持体力为主要作用的器官，具有将食物转化为气血并输送到全身的能力，对于维持肌肉质量和增强四肢是必不可少的。肝藏血，肾藏精，肝肾同源而精血相互滋生、转化，营养筋骨，在中医学中，肝脏储存血液，发挥着保证气的顺畅流动，并控制肌腱的活动和营养的作用。

现代医学认为，糖尿病导致骨质疏松是由多因素综合而成。高血糖抑制了 IGF–I 的合成与释放，从而减弱 IGF–I 的成骨作用；慢性长期高血糖不仅通过直接作用影响成骨细胞的凋亡和分化，还使 PPAR 表达增加，抑制了成骨细胞；由于破骨细胞的骨吸收作用具有葡萄糖浓度依赖特性，因此高血糖可导致快速骨量丢失。同时糖尿病患者的胰岛素缺乏可导致成骨细胞作用障碍和骨基质含量减少，并影响骨钙素的合成，提高破骨细胞的活性，加速骨的吸收。此外，糖尿病患者由于高渗性利尿，可造成钙、磷大量丢失，同时阻碍肾小管对钙、磷、镁的重吸收，导致血清钙、磷浓度降低，促进甲状旁腺素分泌，破骨细胞活性增强等。这些众多因素共同作用，使骨吸收大于骨形成，最终出现骨质疏松症。

（三）临床表现

糖尿病性骨质疏松症有两方面症状：①糖尿病患者的典型症状："三多一少"，即多尿、多饮、多食、体重减低。如有慢性并发症或合并症，则出现视力下降，四肢感觉障碍和疼痛、坏疽，外阴瘙痒，浮肿，高血压，心绞痛，心肌梗死，脑梗死，酮症酸中毒，非酮症高渗性昏迷等。②骨骼系统：有腰背酸疼及全身疼痛、乏力等症状，还可能出现骨密度减低和骨痛，骨痛多发生在脊柱、骨盆与四肢部位，常为持续性钝痛，疼痛程度与骨质疏松程度往往平行。当出现继发性甲状旁腺功能亢进时，可出现身高缩短、O形腿、X形腿、鸡胸或驼背等，也可发生夏科关节病。

（四）诊断要点

1. 典型临床表现　糖尿病患者伴有腰背疼痛、乏力、驼背、身材变矮甚至骨折等临床症状，同时伴有尿钙升高（大于 200mg/24h）时，提示可能存在糖尿病性骨质疏松。

2. 检查

（1）血钙、磷和碱性磷酸酶：在 DOP 患者中，血清钙、磷以及碱性磷酸酶水平通常是正常的，骨折后数月碱性磷酸酶水平可增高。

（2）骨转换标记物：骨质疏松症患者部分血清学生化指标可以反映骨转换（包括骨形成和骨吸收）状态。这些生化测量指标包括：骨特异的碱性磷酸酶（反映骨形成）、抗酒石酸酸性磷酸酶（反映骨吸收）、骨钙素（反映骨形成）、Ⅰ型原胶原肽（反映骨形成）、尿吡啶啉和脱氧吡啶啉（反映骨吸收）、Ⅰ型胶原的 N-C- 末端交联肽（反映骨吸收）。

（3）晨尿钙 / 肌酐比值：正常比值为 0.13 ± 0.01，尿钙排量过多则比值增高，提示有骨吸收率增加可能。

3. 影像学检查　①摄取病变部位的 X 线片可以发现骨折以及其他病变。骨质减少（低骨密度）摄片时可见骨透亮度增加，骨小梁减少及其间隙增宽，横行骨小梁消失，骨结构模糊，但通常需在骨量下降 30% 以上才能观察到。大体上可见椎体双凹变形，椎体前缘塌陷呈楔形变，亦称压缩性骨折，常见于第 11、12 胸椎和第 1、2 腰椎。②双能 X 线吸收测定法（DEXA）：1994 年世界卫生组织（WHO）已设定的诊断标为，正常值，T>-1.0；骨量减少，–2.5 ≤ T ≤ –1.0；骨质疏松，T<-2.5；严重骨质疏松，T<-2.5，并伴有一个部位以上骨折。

（五）辨证论治

中医治疗糖尿病性骨质疏松症，也是在积极治疗原发病的基础上，病证结合，针药并举。

1. 中药辨证施治

（1）肺热津伤：口渴多饮为主，并伴有口干舌燥，随饮随渴，尿频量多，舌红少津，苔薄黄而干，脉数等。治宜清热润肺，生津止渴。选用《丹溪心法》消渴方合虎潜丸加减。方药：生地、天花粉、黄连、荷梗（藕秆）、沙参、麦冬、杜仲、骨碎补、黄芪、知母、牡蛎、菊花。每日 1 剂，用水煎服。

（2）胃热炽盛：多食易饥，口渴、尿多、形体消瘦、大便燥结、舌红苔黄、脉滑数有力等。治宜清胃泻火，养阴增液。方选《景岳全书》玉女煎合虎潜丸加减。方药：石膏、熟地黄、麦冬、牛膝、知母、黄连、山栀子、骨碎补、黄芪、牡蛎、菊花。每日1剂，用水煎服。

（3）肾阴亏损：尿频量多，伴有尿浊如脂膏，或尿有甜味，腰膝酸软，乏力，头晕，耳鸣，口唇干燥，大便干结，皮肤瘙痒，舌红，少苔，脉数等。治宜滋阴补肾，润燥止渴。方选《小儿药证直诀》六味地黄丸加减。方药：熟地、山萸肉、怀山药、丹皮、泽泻、茯苓、骨碎补、黄芪、牡蛎、菊花。每日1剂，用水煎服。

（4）阴阳两虚：尿频量多且混浊如脂膏，甚则饮一溲一，同时伴有腰膝酸软，畏寒怕冷，形体消瘦，四肢欠温，面容憔悴，舌淡苔白而干，脉沉细无力等。治宜温阳滋阴，补肾固涩。方选《金匮要略》肾气丸加减。方药：附子（先下）、桂枝、熟地黄、山萸肉、怀山药、丹皮、泽泻、茯苓、肉苁蓉、骨碎补、黄芪、知母、牡蛎。每日1剂，用水煎服。

2. 中药外用　中药外洗方成分包括骨碎补、补骨脂、牛膝、桂枝、熟附子、透骨草、威灵仙、制川乌、桑寄生、川断、细辛，将上药粉碎成粉末，以药液热气熏蒸双足，药液温热后再泡洗双足，经过中药汤剂熏蒸、熏洗双足，将热力、药力自体表投入经络血脉，充分发挥中医药多靶点、多效应等作用优势，达到温经通络的功效，以促进血液循环，改善周围组织营养，使精气血脉畅通、脏腑调和。

3. 针灸　针刺适当穴位如关元、太溪、三阴交、大椎、肾俞、脾俞、命门等。对骨痛、腰背痛有明显改善，同时又可通过经络及穴位等的调节及皮肤的吸收作用，对人体的气血运行和脏腑生理功能起调节作用，做到标本兼治。通过临床观察，提示针灸能够提高雌二醇含量，抑制骨吸收，防止骨丢失，增加骨密度，治疗骨质疏松症。

4. 手法　采用理筋手法以松弛痉挛软组织，缓解疼痛等症。

5. 练功　适当锻炼有助于血糖的控制，如游泳、慢跑等。

（六）述评

1. 现代医学认为糖尿病性骨质疏松病理机制与下列因素相关

（1）高血糖：高血糖产生的高渗性利尿，导致尿钙、磷、镁等排出增加，引发骨代谢紊乱，低血钙及低血镁继发甲状旁腺功能亢进，使甲状旁腺激素分泌增多，激活破骨细胞，损害骨基质的形成和生化能力。高血糖水平，通过非酶途径，产生晚期糖基化终产物（AGEs）。AGEs与骨小梁的脆性呈负相关关系，是糖尿病患者骨脆性和骨折概率增加的原因。高浓度葡萄糖引起的毒性效应可直接降低成骨细胞的功能和数量，从而造成骨质疏松症的发生。

（2）胰岛素不足或敏感性下降：胰岛素可以在成骨细胞直接与胰岛素受体结合，促进骨细胞内核苷酸合成，发挥骨合成代谢作用。IRS-1和IRS-2是胰岛素的受体底物，若胰岛素的含量绝对或相对不足，继而引起成骨细胞数目减少，进而导致骨质疏松症的发生。

（3）胰岛素样生长因子-1（IGF-1）缺乏：IGF-1是骨生长的必需因子，在成骨细胞内表达能促进骨的基质合成，维持骨骼的正常结构和功能，增强骨骼机械负荷能力。其功能或受体缺陷可能与骨量减少及骨质疏松有密切关系。

（4）胰岛素抵抗（IR）：2 型糖尿病（T2DM）以 IR 或其受体缺陷为主要表现。胰岛素抵抗（IR）的特征是组织对胰岛素反应不正常。目前研究表明，在脊柱、股骨颈和髋处胰岛素浓度与 BMD 成相反关系，因此胰岛素抵抗有很大概率与骨质疏松以及骨质减少有关。在 BW 等通过对一个与 IR 有关的、超过 15 个的基因组显著位点 agpat5 研究中发现，破坏这个基因严重影响体内血浆与肝脏代谢，从而造成体内钙磷代谢紊乱。

2. 糖尿病性骨质疏松症与其他并发症互相影响

（1）糖尿病肾病（DN）：被认为是一种主要的微血管并发症，随着患病时间加长，肾功能出现下降，患者骨质疏松症的患病率上升。糖尿病肾病以蛋白尿、血清肌酐升高和肾小球滤过率下降为特征。糖尿病肾病的日益加重，肾小球滤过及肾小管重吸收功能日渐下降，使尿钙排出量增加，血钙降低，骨钙沉积减少，骨基质非胶原蛋白减少，导致骨质疏松症的发生。同时，随着糖尿病肾病的不断加重，体内维生素 D 缺乏会减少钙的吸收和骨的矿化，造成骨质疏松和骨折，随着血清肌酐含量升高，体内清除率的降低，肾脏的排酸功能受到影响，从而使血液 pH 降低，溶解体内骨矿物能力增强，骨吸收作用也随之增强，加速了骨量丢失。

（2）糖尿病性神经病变：是糖尿病最常见的慢性并发症之一，病变可累及中枢神经及周围神经。根据流行病学研究发现，糖尿病性周围神经性病变的患者运动、感觉神经纤维的传导速度减慢，波幅降低，说明骨密度下降与糖尿病周围神经病变（DPN）有关。而目前已研究证明，维生素 D 缺乏与 DPN 之间存在显著相关，而维生素 D 在钙稳态和骨代谢中起关键作用，维持血清钙磷浓度的稳定，血钙浓度低时，诱导甲状旁腺素分泌，促进小肠对钙、磷的吸收，将其释放至肾及骨细胞，抑制骨吸收，促进骨矿物化作用。氧化应激在糖尿病周围神经病变（DPN）的发病和发展中起着关键作用，而且在间充质干细胞（MSC）中，氧化应激诱导成骨细胞发现，活性氧同时影响 MSC 的脂肪细胞和成骨转录，并且上调脂肪细胞转录，下调成骨细胞转录，进一步促进了骨质疏松症的发生。

3. 中医治疗糖尿病性骨质疏松的进展　糖尿病通常表现为综合病症，其病因与遗传、易感性及环境因素有关，是一个多因素、多环节、复杂的大系统，因个体差异较大，患者临床表现多样，而糖尿病性骨质疏松症只是其众多并发症的一种。中医药在宏观上认识病因病机，着眼于整体治疗的优势，深化辨证论治，治疗以原发病糖尿病为主，病证结合是其主要优势。

二、肾性骨病性骨质疏松症

（一）定义

因慢性肾病导致体内的钙磷代谢、相应激素的代谢紊乱，引起骨密度减少，导致骨质疏松症形成。

（二）病因病理

现代医学认为，慢性肾脏疾病的肾小球滤过率下降，血磷升高，血钙降低，成纤维生长因子 -23（FGF-23）代偿性分泌增加，下调 25- 羟维生素 D 的 1α- 羟化酶表达，减少活性维生素 D［1，25- 羟基维生素 D_3］［1，25（OH）$_2D_3$］生成。低钙血症、低 1，25（OH）$_2D_3$ 水平、高磷血症引发机体继发性甲状旁腺功能亢进，甲状旁腺素大量分泌。高甲状旁腺素通过增加成骨细胞和间质细胞 RANKL 合成，促进破骨细胞活化，增加骨吸收，骨密度减少。

导致骨质疏松症。

肾性骨病可归于中医"骨痿""虚劳""骨痹"等范畴，其病因病机主要与肝、脾、肾密切相关。肾主骨生髓，为先天之本。肝主筋，主藏血，筋束骨，筋骨相连；脾主肌肉四肢，主运化，化生气血，为后天之本，气血生化之源，骨肉不分。若肝脾虚弱，筋弱肉萎，则易导致骨折和运动障碍；肝肾亏虚，筋骨失养，肾虚不能主骨，肾虚精亏，骨髓空虚，骨失所养，则会出现骨骼软弱、变形、生长发育迟缓；肝虚血亏，血不养筋，筋不束骨，则易导致骨折和运动障碍。脾肾虚弱，骨肉失养，肾虚骨弱加上脾虚气血生化无源，则后天无以滋养先天，骨弱更甚；脾虚肌肉失养，则骨肉萎弱，易导致骨病发生。

（三）临床表现

临床主要表现为一种渐进的全身性骨骼疾病，一般常由骨质疏松症表现起病，早期可无症状，或出现轻微腰部酸胀痛、全身乏力等症状。随着病情进展可表现出：①无菌性骨坏死：类似痛风性关节炎，特别是有转移性钙化如钙盐沉积在关节周围时可出现关节不适、疼痛、僵硬及关节坏死；②骨生长迟缓、骨骼畸形、身高变矮：骨骼畸形如驼背鸡胸、杵状指、O形腿、头颅增大、上下颌骨前突，身高变矮常见于无动力性骨病，可有椎体压缩性骨折使身高缩短；③骨痛、骨折：骨痛常呈持续性进行性，疼痛部位多样，可全身或局部，通常在负重或位置改变时加重，骨痛进一步加重可使患者劳动力逐步丧失。骨痛通常不会引起体征改变，但严重骨痛常提示骨折的发生。骨折常表现椎骨和管状骨骨折，也可表现为肋骨骨折。

（四）诊断要点

慢性肾衰竭病史、临床症状、体征、血液生化检查、X线表现、同位素骨扫描和骨矿质密度测定有助于诊断。骨活检－非脱钙骨病理检查是目前唯一的确诊方法。骨病理检查能区分骨病类型，明确骨病严重程度及反映治疗效果。

1. 慢性肾病的临床表现　早期慢性肾病的症状不明显，或仅有乏力、腰酸、夜尿增多等轻度不适；少数病人可有食欲减退、代谢性酸中毒及轻度贫血。

2. 生化指标　目前还没有公认的骨质疏松生化指标的检测频率和目标值。KDIGO指南建议：①每隔6~12个月检查血清钙、磷、碱性磷酸酶（ALP）水平；②根据血清全段甲状旁腺激素（iPTH）基线水平和CKD进展情况决定iPTH的检查间隔时间；③有条件的情况下建议检测25（OH）$_2$维生素D$_3$的水平，并根据基线水平和治疗干预措施决定重复检测的频率。

3. 双能X线测量（DEXA）　按1994年世界卫生组织（WHO）设定的诊断标准。

4. 骨活检　骨活检是诊断骨质疏松的金标准。骨活检揭示了骨组织形态学特征，如骨转化、矿化和体积。特别是四环素标记后的经皮髂骨间骨活检在CKD-MBD的病理分型及骨折风险相关性分析中具有重要意义。然而，这是一种侵入性和昂贵的检查，因此，并不是一个在临床实践中的标准程序。具备以下指征的患者，在有条件的情况下建议行骨活检，以明确诊断：不明原因的骨折、持续性骨痛、不明原因的高钙血症、不明原因的低磷血症、可能的铝中毒及使用双膦酸盐治疗CKD-MBD之前，均可行骨活检指征，且指征并不局限于以上情况。

（五）辨证论治

中医药治疗肾性骨病具有一定优势，根据其临床表现，可归属于"虚劳""骨痹""骨痿"等范畴。其病机为本虚标实，以肾虚髓亏为主，痰瘀为标。运用补肾生髓壮骨理论治疗肾性骨病，对于改善患者生活质量、延缓慢性肾衰有一定作用。

1. 肾病辨证论治

（1）湿邪化热：全身浮肿，皮色光亮绷急，口渴烦热，胸腹痞满，尿赤，便秘，或皮肤有疮痍。舌红，苔黄腻，脉滑数。治宜分利湿热，利水退肿。方选疏凿饮子加减。羌活、生大黄、泽泻、赤小豆、大腹皮、茯苓皮、黄芪、补骨脂、熟地黄、枸杞子、甘草。

（2）水瘀互结：面浮肢肿反复发作，渐见肌肤甲错，面色黧黑，红丝赤缕，瘀点瘀斑，或兼腰痛尿赤。舌淡或黯红，舌边有瘀点，舌下筋系瘀紫，苔薄黄或腻，脉细涩。治宜活血化瘀，利水行滞。方选桃红四物汤合猪苓散加减。当归、生地、熟地、赤芍、桃仁、益母草、泽泻、黄芪、补骨脂、桑寄生、猪苓、茯苓、甘草。

（3）脾肾阳虚：周身俱肿，按之没指，甚者可伴胸腹水，气急胸闷，大便溏薄，小便短少，形寒肢冷，面色苍白。舌淡体胖，苔薄或腻，脉沉细。治宜补脾益肾，温阳利水。方选真武汤合实脾饮加减。附子、白术、干姜、大腹皮、泽泻、茯苓、白芍、黄芪、骨碎补、牛膝、女贞子、木香、甘草。

（4）肝肾阴亏：浮肿反复不甚，头晕目眩，烦热口渴，咽喉肿痛，情绪急躁，盗汗，腰酸尿赤。舌红，脉细弦数。治宜滋肝补肾，清热利水。方选大补阴丸合猪苓汤加减。女贞子、墨旱莲、知母、龟甲、生地、黄芪、骨碎补、杜仲、肉苁蓉、茯苓、猪苓、薏苡仁、甘草。

2. 其他治疗　根据不同证情，可采用限制含磷食物摄入、应用磷结合剂、充分透析等方法以纠正高磷血症。采用补钙以纠正低钙血症。同时可配合应用维生素 D 受体激动剂、钙敏感受体激动剂等。必要时以肾移植恢复肾功能。

（六）述评

随着我国透析人群的增加，透析技术的进步带来透析患者寿命的延长。我国透析患者的肾性骨病发病率也越来越高，且治疗效果并不理想，严重影响了患者的生活质量。由于该病的发生率高、发病机制复杂、危害大、治疗有一定难度，备受临床医生重视。施杞等根据"肾藏精，精生髓，髓生骨"理论，利用以药测证法研究了补肾中药复方、中药有效组分对骨代谢的作用及其相关机制，通过临床实践证实，补肾填精法在治疗肾性虚型骨代谢疾病收到良好效果。王拥军等，利用基因敲除模式动物和表达特异性报道基因的克隆细胞筛选药物的技术，建立了骨代谢疾病中药筛选技术平台，并建立了治疗代谢性骨病的补肾中药数据库。并证明补肾中药具有促进骨形成，抑制骨吸收，降低骨转换，提高骨质量的作用，研制的中药新制剂健腰骨片（淫羊藿、补骨脂、女贞子等），并系统进行作用机制研究，证实可明显改善骨质疏松症患者的肾虚症状，缓解腰背痛，增加椎体和前臂尺侧骨密度值。其临床研究表明，健腰骨片总有效率高达 93.33%，明显高于单纯化瘀通络的对照组，在消除下肢疼痛、麻木等症状方面，健腰骨片持续时间更长。徐氏等报道，据"肾主骨"理论而组成的益肾壮骨汤对肾虚证骨损害的症状改善总有效率达 97.22%。张氏等在研究补肾活血汤发现该方具有延缓肾衰进程，减轻肾衰程度，改善肾衰状态下的低血钙，减轻骨丢失等作用。关氏等研究发现，中药和西药均能较好地降低血 PTH、骨谷氨酸蛋白（BGP）、P^{3+} 和尿中二氢嘧啶脱氢酶（DPD）的浓度，提升血钙浓度，改善骨组织病理损害，且保护肾功能，中药明显优于西药。朱氏等报道，应用以黄芪、何首乌等为主的补肾益气中药，可使模型动物的骨密度提高，骨小梁体积增大，骨的质量得到改善。补肾中药对骨组织局部调节因子也有正性影响而发挥改善骨骼质量的作用，并能使肾脏线粒体的损伤得到修复，腹胀明显改善，线粒体嵴排列致密等。这些研究结果为临床运用补肾法治疗肾性骨病提供了依据，也同时说明了补肾法在肾性骨病中的治疗价值是肯定的。安氏等根据"肾主骨"的中医理论，自拟补骨汤采用中西医结合治疗肾性骨病总有效率达85%；张氏等研究发现补肾活血法治疗后，血清全段甲状旁腺素（I–PTH）、骨特异性碱性磷酸酶（BAP）水平较治疗前均有所下降，单纯补肾法治疗后血清 I–PTH、BAP 水平较治疗前均显著升高，认为补肾活血中药可以缓解肾性骨病患者甲状旁腺功能亢进的状态，有效改善骨代谢异常，从而延缓肾性骨病的进展。

三、甲状腺性骨病骨质疏松症

（一）定义

甲状腺性功能异常引起骨质疏松，包括了甲状腺功能亢进、甲状旁腺功能亢进和甲状腺功能减退等原因所致的骨量减少、骨微结构破坏、骨脆性增加和易于骨折等。

【甲状腺功能亢进性骨质疏松症】

1. 定义　甲状腺功能亢进骨病，又称泛发性纤维囊性骨炎、广泛性纤维骨炎，属于全身代谢性骨病。由于甲状腺激素分泌过多，导致骨代谢异常，以高钙血症、破骨增加的骨纤维炎为特征。

2. 病因病理　中医认为本病的发生主要与情志内伤、饮食因素损伤肝气及体质等因素有关。《诸病源候论》说："瘿者，忧患气结所生。"《济生方》说："瘿病者，多由喜怒不节，忧思过度，而成斯焉。"

现代医学认为，甲状腺功能亢进甲状腺激素对骨骼作用是多方面的，包括对成骨细胞、破骨细胞的活性影响以及钙磷代谢等。正常时的甲状腺激素保持骨的生成和骨吸收的动态平衡。当在甲状腺功能亢进时，大量甲状腺激素刺激成骨细胞与破骨细胞活性，使骨吸收和骨形成同时加强，但其中破骨细胞活性增加占主导作用，使骨的吸收更为突出，导致高转化型骨量减少。同时甲状腺功能亢进时，大量甲状腺激素影响肾 1–a– 羟酶活性，干扰了 1，25（OH）$_2$D$_3$ 分解代谢，使肠道吸收钙减少，排出增加，血钙减少诱导骨吸收。而且甲状腺功能亢进患者全身代谢亢进，骨骼中蛋白基质不足，钙盐沉积障碍，使骨密度减低。由此出现骨质疏松。

3. 临床表现　甲状腺功能亢进患者主要表现为心慌、心动过速、怕热、多汗、食欲亢进、消瘦、体重下降、疲乏无力及情绪易激动、性情急躁、失眠、思想不集中、眼球突出、手舌颤抖、甲状腺肿或肿大，女性可有月经失调甚至闭经，男性可有阳痿或乳房发育等。

早期典型者主要表现甲状腺毒症，包括下列各系统的表现。

（1）高代谢症状群：疲乏无力、体重减轻、怕热多汗、皮肤温润。

（2）精神神经症状：多言好动、精神紧张，焦躁易怒、失眠不安、手和眼睑震颤。淡漠型甲状腺功能亢进多见于老年人，可表现为抑郁寡欢、神情淡漠等。

（3）心血管症状：心慌气短、心动过速、第一心音亢进、脉压差增大（甲状腺功能亢进心）。

（4）消化系统症状：多食易饥且消瘦、排便次数增多，亦可见厌食而呈恶病质者。

（5）生殖系统：内分泌紊乱，女性月经紊乱，男性阳痿、偶有乳腺增生。

（6）神经系统：甲状腺功能亢进神经系统并发症主要包括中枢神经系统并发症（运动障碍、皮质脊髓束的损害、癫痫、情绪和认知障碍、脑血管病、偏头痛及睡眠障碍）及周围神经系统并发症（震颤、肌病、周围神经损害）等。

（7）肌肉骨骼系统：甲状腺肌病是一种常见的甲状腺功能亢进并发症，大约 60%~80% 的甲状腺功能亢进患者会出现肌无力的症状，主要包括慢性甲状腺毒性肌病、甲状腺功能亢进合并周期性麻痹、急性甲状腺毒性肌病、甲状腺功能亢进合并重症肌无力以及甲状腺功能亢进突眼性眼肌麻痹。

（8）造血系统：循环血淋巴细胞和单核细胞增多，白细胞总数和血小板计数减低。

由于甲状旁腺素分泌过多，促使破骨细胞活动增加而引起骨骼广泛性的病理改变。甲状旁腺功能亢进症，主要表现为血清钙、血清甲状旁腺激素的升高以及随其升高而引起的一系列多器官、多系统的病理生理改变，如反复发作的肾结石、心血管多发硬化、骨骼畸形。骨质疏松多为发病早期的表现，骨膜下吸收为原发性甲状旁腺功能亢进进展期所特有，棕色瘤的出现标志着该病变已进入中晚期。

甲状腺功能亢进患者因代谢亢进，骨转换也加速，骨吸收与骨形成不成比例，破坏速度大于吸收速度，导致骨代谢周期中骨量的丢失，最后逐渐出现骨量减少直至骨质疏松。若病情迁延反复，可出现全身骨痛，严重者可发生病理性骨折，影响患者生活质量。

4. 诊断要点

（1）典型的临床表现，包括心慌、心动过速、食欲亢进、消瘦等。

（2）体检发现

1）甲状腺一般呈弥漫性对称肿大，质软或韧，或有结节，可闻及血管杂音或扪及震颤。可发现特征性眼征，包括非浸润性突眼和浸润性突眼。

2）检查发现：①高灵敏血清 TSH 测定是目前国际公认的诊断甲状腺功能亢进的首选指标，血清甲状腺激素水平（TT_3、TT_4、FT_3、FT_4）升高，TSH 降低；甲状腺摄 ^{131}I 率增高，且高峰前移。②骨代谢指标：呈高转换型，以骨吸收指标升高更显著；骨形成标志如碱性磷酸酶、骨钙素升高，骨吸收标志物如尿羟脯氨酸、尿吡啶酚、尿脱氧吡啶酚交联物升高更显著；血钙、磷可升高或正常，血 25-（OH）D_3 正常，血镁、1，25-（OH）$_2D_3$ 降低。③骨密度：BMD 普遍降低，以股骨尤为明显。

5. 辨证论治

（1）中药内服

1）气郁痰阻：烦热，胸闷，善太息，或兼胸胁窜痛，手指震颤，颈前肿大，双目外突，急躁易怒。舌质红，苔薄白或黄，脉弦或弦数。治宜解郁化痰，清热散结。方选越鞠丸加减。苍术、香附、川芎、神曲、栀子、竹茹、半夏、陈皮。

2）痰结血瘀：颈前肿大，按之较硬或有结节，活动性差，肿块经久未消，胸闷，纳差。舌质黯或紫，苔薄白或白腻，脉弦或涩。治宜理气活血，化痰消瘿。方选昆布海藻汤加减。昆布、海藻、黄豆、半夏、陈皮、厚朴、苏叶、枳实、茯苓。

3）肝火旺盛：烦躁易怒，怕热多汗，面部烘热，口苦，手指震颤，眼突颈大。舌质红，苔薄黄，脉弦数。治宜疏肝清热，泻火理气。方选清肝泻火汤加减。当归、生地、胡黄连、栀子、龙胆、黄芩、车前子、石决明、羚羊角。

4）心肝阴虚：心悸汗出，多食易饥，消瘦，五心烦热，失眠不安，眼突颈胀。舌质红，舌体小，苔少，脉细数。治宜滋阴养血，宁心柔肝。方选天王补心丹合一贯煎加减。生地、玄参、麦冬、天冬、太子参、茯苓、五味子、当归、丹参、酸枣仁、柏子仁。

5）气阴两虚：心悸怔忡，汗出气短，手足心热，饥不欲食，消瘦。舌质红，苔少，脉细而无力，或数或缓，或结代促。治宜益气养阴。方选沙参麦冬汤加减。太子参、炙黄芪、山药、玉竹、麦冬、石斛、荷叶、佛手、桔梗、炙甘草。

（2）针灸治疗：取穴：中脘、气海、合谷、太冲、太渊、内关、间使、足三里、三阴交、神门、太溪、大陵、关元、神门、水突。依次进针留针 2 分钟。隔日 1 次，20 次为 1 个疗程，连续治疗 4~5 个疗程，每个疗程间休息 1 周。

（3）练功疗法：采用"筋骨平衡操"。

【甲状旁腺功能亢进性骨质疏松症】

1. 定义　甲状旁腺功能亢进是指甲状旁腺分泌过多甲状旁腺激素（PTH）。原发性甲状旁腺功能亢进几乎全部由甲状旁腺的器质性改变所引起，如过度增生、瘤性变甚至癌变；而由于身体存在其他病症，如长期维生素 D 缺乏等都可能导致继发性甲状旁腺功能亢进。

2. 病因病理　甲状旁腺的功能是通过增加或减少甲状旁腺激素的分泌量来维持人体血钙水平的相对稳定。正常情况下，甲状旁腺激素随血钙浓度而变化，血钙浓度增高，甲状旁腺素分泌减少，血钙浓度降低，甲状旁腺素分泌增加，由此保持动态平衡。当甲状旁腺亢进时，甲状旁腺素自主分泌增加，且不受血中钙浓度的负反馈调节，由于甲状旁腺素具有激活破骨细胞活性的作用，破骨细胞活性增加，骨钙质脱落，产生骨质疏松。

3. 临床表现　甲状旁腺功能亢进可导致骨痛、骨折、高钙血症等，还可危害身体的其他多个系统，需积极诊治。但其起病隐匿，未引起患者足够重视，常常延误病情致病情加重，甚至致残。甲状旁腺功能亢进骨病在临床上缺乏特征性表现，初诊时误诊颇多，需引起关注。继发性甲状旁腺功能亢进症，常见于尿毒症长期维持性透析患者，其临床症状较为典型，如骨痛、骨骼畸形、血管壁等其他软组织化等。甲状旁腺功能亢进危象：原发性甲状旁腺功能亢进症（PHPT）危象，简称甲状旁腺功能亢进危象，是少见但可危及生命的急诊疾病之一，临床上以恶心呕吐、软弱无力、意识障碍、显著高血钙、高甲状旁腺激素（PTH）为主要特征，因误诊未被有效治疗者几乎全部死亡。其非特异性临床表现极易与严重心血管疾病、肾胆疾病和消化道疾病相混淆。

4. 诊断要点

（1）甲状旁腺功能亢进患者可有骨痛等表现。

（2）检查发现：实验室检查可见血清钙升高、血磷降低、血清 PTH 升高。

（3）影像学检查

1）超声：一般 B 超对较大的甲状旁腺腺瘤及增生显示良好，是临床最常用的检查手段。

2）X 线检查：早期原发性甲状旁腺功能亢进症患者 X 线平片可无明显异常。继而可表现为骨小梁稀少等骨质疏松征象，可有局部骨皮质模糊、凹陷，边缘毛糙或虫蚀状的骨吸收破坏表现，以及骨纹理模糊，呈绒毛状改变的骨质软化影像学表现。

3）骨密度测量：骨密度测定显示 BMD 不同程度下降。

4）核素显像：核素 ^{99m}Tc-MIBI 双时相法甲状旁腺显像是一种简便有效的检查方法，

提高了甲状旁腺瘤术前定位诊断的准确率,是患者术前定位的重要辅助诊断手段。临床高度怀疑原发性甲状旁腺功能亢进的患者,超声检查阴性,应进一步行核素检查除外甲状旁腺瘤。

5. 辨证论治

(1)中药内服

1)气郁痰阻:烦热,胸闷,善太息,或兼胸胁窜痛,手指震颤,颈前肿大,双目外突,急躁易怒,舌质红,苔薄白或黄,脉弦或弦数。治宜解郁化痰,清热散结。方选越鞠丸加减。苍术、香附、川芎、神曲、栀子、竹茹、半夏、陈皮。

2)痰结血瘀:颈前肿大,按之较硬或有结节,活动性差,肿块经久未消,胸闷,纳差。舌质黯或紫,苔薄白或白腻,脉弦或涩。治宜理气活血,化痰消瘿。方选昆布海藻汤加减。昆布、海藻、黄豆、半夏、陈皮、厚朴、苏叶、枳实、茯苓。

3)肝火旺盛:烦躁易怒,怕热多汗,面部烘热,口苦,手指震颤,眼突颈大。舌质红,苔薄黄,脉弦数。治宜疏肝清热,泻火理气。方选清肝泻火汤加减。当归、生地、胡黄连、栀子、龙胆、黄芩、车前子、石决明、羚羊角。

4)心肝阴虚:心悸汗出,多食易饥,消瘦,五心烦热,失眠不安,眼突颈胀。舌质红,舌体小,苔少,脉细数。治宜滋阴养血,宁心柔肝。方选天王补心丹合一贯煎加减。生地、玄参、麦冬、天冬、太子参、茯苓、五味子、当归、丹参、酸枣仁、柏子仁。

5)气阴两虚:心悸怔忡,汗出气短,手足心热,饥不欲食,消瘦。舌质红,苔少,脉细而无力,或数或缓,或结代促。治宜益气养阴。方选沙参麦冬汤加减。太子参、炙黄芪、山药、玉竹、麦冬、石斛、荷叶、佛手、桔梗、炙甘草。

(2)西药治疗:2002年美国批准低剂量间断性皮下注射甲状旁腺素治疗骨质疏松,2010年被批准进入中国市场,治疗女性绝经后重度骨质疏松。研究证实,甲状旁腺素增加骨量效果明显,对于骨质疏松及其导致的骨折、关节假体松动以及双膦酸盐长期使用所引起的非典型骨折等均具有明显疗效。在临床治疗的评价中,甲状旁腺素(商用名:特立帕肽)被证实具有可靠的抗骨质疏松作用。

(3)针对患者体内甲状旁腺增大情况给予全切或者次切,找出所有增生的甲状旁腺,并尽量切除至少3枚,同时医生在切除过程中应避免伤及患者喉返神经,以避免患者术后出现出血以及呛咳、声音嘶哑等并发症出现。护理人员也应该在术后严密观察患者血钙情况,以保证患者手术预后的良好。

【甲状腺功能减退性骨质疏松症】

1. 定义　甲状腺功能减退性骨病是以甲状腺激素不足,各组织器官代谢率低下为特征,导致骨骼受累,表现为骨生长发育落后,矮小畸形,伴骨量减少,骨质疏松的全身性疾病。

2. 病因病理　当在甲状腺功能减退时,甲状腺激素对成骨细胞及破骨细胞的刺激作用均减弱,出现对生长激素的刺激作用减弱,引起成骨障碍,同时破骨细胞活性也降低,骨吸收速度减慢,当成骨障碍发展到一定程度时可导致低转化型骨质疏松。同时甲状腺功能减退患者存在降钙素水平降低,降钙素能抑制破骨细胞活性,使溶骨过程减弱,同时还能使成骨过程增强,骨组织中钙、磷沉积增加,当降钙素缺乏时,必然会引起破骨细胞活性增加,骨量流失,导致骨质疏松。

3. 临床表现　畏寒肢冷，肢体不温疲乏少言，反应迟钝，皮肤干燥，毛发稀疏，食欲不振，腹胀便秘，甚则呈现黏液水肿"假面具样"等；骨关节系统多有腰背、下肢骨痛，肌肉酸痛，无力，肌肉松弛，甚至出现关节积液、强直。骨质疏松明显时，疼痛加剧，活动受限。呆小病、幼年甲状腺功能减退症则有骨龄落后、矮小畸形。

4. 诊断要点

（1）肌肉松弛无力、关节疼痛等典型的临床表现。

（2）检查发现，骨密度测定显示 BMD 下降。骨代谢指标检查：血钙可降低、正常或增高，血磷多正常，血清 BGP、ALP 降低。血清总 T_4 和蛋白结合碘均下降，甲状腺 ^{131}I 摄碘率呈低平曲线及基础代谢率低下。

（3）影像学检查：骨骼 X 线检查可见骨皮质变薄，混合骨皮质厚度明显低于正常者，轻者为颗粒状，重者骨为碎裂状。

5. 辨证论治

（1）中药辨证施治

1）痰湿瘀结：甲状腺疾病常因情志所伤，痰气交阻于颈，久病血行瘀滞。症见颈前肿块，质韧，舌淡，脉沉细。治宜健脾化湿，祛痰逐瘀。茵陈五苓散加减。茵陈、丹参、茯苓、白术、薏仁、郁金、赤芍、柴胡、连翘、陈皮、甘草、大枣。

2）脾肾阳虚：神疲乏力，畏寒肢冷，记忆力减退，头晕目眩，耳鸣耳聋，毛发干燥易落，面色苍白，少气懒言，厌食腹胀，纳少便秘，男子遗精阳痿，女子月经量少，舌淡胖有齿印、苔白，脉弱沉迟。治宜补益脾肾，温中祛寒。附子理中汤加减。附子、白芍、白术、干姜、茯苓、桂枝、党参、炙甘草。

3）心肾阳虚：形寒肢冷，心悸怔忡，胸闷息促，面色虚浮，头晕目眩，神疲懒言，腰膝酸软，舌淡舌体胖大，舌苔滑腻，脉沉迟或见结代。治宜补肾回阳，益气养心。参附汤合右归饮加减。人参、附子、肉桂、炙甘草、熟地、山萸肉、淫羊藿、补骨脂。

4）阴阳两虚：畏寒蜷卧，腰膝酸软，小便清长或遗尿，大便干结，口干咽燥，但喜热饮，眩晕耳鸣，视物模糊，男子阳痿，遗精滑精，女子不孕，带下量多，或见五心烦热、盗汗，舌质淡红，舌体胖大，苔薄白，尺脉弱。治宜温肾滋阴，调补阴阳。补天大造丸加减。太子参、山药、茯苓黄芪、当归、鹿角、龟甲。

（2）针灸治疗：采用背俞穴针刺，督脉针灸，温针灸。能够缓解骨质疏松所致的骨痛、腰背痛等症状，改善患者的衰老症状，提高患者的 BMD 和血清 E 水平，提高血清 SOD 和 T 含量，降低血清 BGP 和尿 Ca/Cr 比值，降低 NO 含量。

（3）手法治疗：手法的要点是从轻到重，用力均匀沉稳。采用点、按等手法于神阙、足三里、三阴交、肾俞、脾俞、胃俞等穴位，达到健脾和胃补肾的功效，以改善患者的各种临床症状，从整体上改善人体功能。

6. 述评　骨质疏松与甲状腺疾病有着密切的关系，甲状腺功能亢进或减退是引起骨质疏松的重要原因。为了解两者关系，王小瑞等探讨甲状腺功能异常患者 BMD（骨密度）关联因素，为甲状腺功能异常性骨质疏松诊治提供依据。通过观察血清游离 T_3（FT_3）、游离 T_4（FT_4）和促甲状腺激素（TSH）的水平，分析与骨质疏松的关系，结果显示，男女甲状腺患者年龄、BMI、FT_3、FT_4、TSH、全身各部位的 BMD 差异均无统计学意义，但男性在身高、体质量、肌肉量、BMC 等方面明显高于女性。说明甲状腺功能异常会影响骨的新陈代谢，增加骨质疏松或骨折的风险。甲状腺功能异常患者体质量、肌肉量、BMC（骨矿盐含量）等与骨质疏松症有着直接的关系，且存在性别差异。

甲状腺性骨质疏松症的根本病因是甲状腺分泌功能的异常引起的骨代谢疾病，治疗的关键是控制原发病进展，急则治其标，缓则治其标，初起腺体亢进，中毒征象明显，应给予重点治疗，以缓解证候。在缓解期当同时兼顾骨质疏松的治疗，达到标本兼治之效。

（王拥军　李晨光　舒冰　张岩）

第二十九章
炎症性骨关节疾病
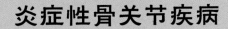

第一节 急性骨髓炎

一、定义

骨髓炎是化脓性细菌感染引起的骨膜、骨皮质和骨髓的炎症。其中以急性血源性骨髓炎最为严重而常见。多发生于3~15岁的儿童和少女，即骨生长最活跃的时期，男多于女。胫骨和股骨发病率最高（约占60%），其次为肱骨、桡骨及髂骨。本病相当于中医学的"附骨疽"。

二、病因病机

中医学认为骨髓炎是由于热毒注骨、创口毒盛和正虚邪侵所致。常见病因病理为热毒注骨患疔毒疮疖或麻疹、伤寒等病后，余毒未尽，热毒深蕴，伏结入骨成疽；或因跌打闪挫，气滞血瘀，经络阻塞，积瘀成疽，循经脉流注入骨，繁衍聚毒为病。或创口毒盛跌打、金刃所伤，皮破骨露，创口脓毒炽盛，入骨成疽。或正虚邪侵，正气内虚，毒邪侵袭，正不胜邪，毒邪入骨，致病成骨疽。

现代医学认为，本病感染途径有3个：①血源性感染：由细菌从身体其他部位的感染灶经血流传播至骨骼；②创伤性感染：细菌从伤口侵入骨组织；③蔓延性感染：由邻近软组织感染直接蔓延而来。其中血源性骨髓炎最为严重而常见。急性血源性骨髓炎源于败血症，最常见的致病菌是葡萄球菌，其次为乙型链球菌和白色葡萄球菌；少数由大肠杆菌、铜绿假单胞菌、肺炎双球菌等感染引起。另外抗生素的滥用，耐药菌群不断出现，念珠菌感染也在增加，给治疗带来一定困难。全身状况或局部骨骼抵抗力是内在因素，长骨干骺端等血流缓慢部位易于细菌生长繁殖，临床上组织扭挫伤、出血、坏死等常为骨髓炎发生的间接原因。

早期以骨质破坏和吸收为主，后期以骨增生为主，病程中骨破坏与新骨形成同时存在。化脓性细菌由局部感染灶进入血液循环，首先成为菌血症，然后在骨内形成感染病灶，感染开始后48小时细菌毒素即可损害干骺端的毛细血管循环，在干骺端生成脓液，经过哈佛系统和伏克曼管进入骨膜下，使骨膜剥离，导致骨质破坏、坏死和由此诱发的修复反应（骨质增生）同时并存。早期以破坏和坏死吸收为主，皮质骨内层接受干骺端的血液供应，血供受损后，骨质坏死，肉芽组织将其与存活的骨分开，形成死骨片，骨膜反应生成新骨

973

称为包壳。包壳能够包裹感染骨和坏死骨，包壳上出现缺损与皮肤相同形成骨瘘和窦道，引流脓液；若引流不畅，形成骨性死腔。小片死骨可以被肉芽组织吸收，或为吞噬细胞所清除，也可经皮肤窦道排出。大片死骨难以吸收或排出，长期留在体内使窦道经久不愈，转变为慢性骨髓炎。

因骨骺板抵抗感染的能力较强，脓液不易穿破骺板进入关节腔，多向骨髓腔扩散，致使髓腔内脓液压力增高，可沿中央管扩散至骨膜下层，形成骨膜下脓肿。压力进一步增强时，突破骨膜沿着筋膜间隙流注而成为深部脓肿。如果向外穿破皮肤流出体外成为窦道。

三、临床表现

1. 全身症状　起病急，开始即有明显的全身中毒症状，多有张弛性高热，达39~40℃，有时并发寒战，脉搏快，口干，食欲不振，可有头痛、呕吐、全身关节疼痛等败血症症状，舌质红、苔黄腻，脉弦数。

2. 局部症状　早期有局部剧烈疼痛和搏动性疼痛，肌肉有保护性痉挛，患处皮温增高，有深压痛，但早期可无明显肿胀；数日后骨膜下脓肿形成，局部皮肤出现红肿；脓肿进一步发展穿破骨膜后形成软组织深部脓肿，腔内压力明显减轻，疼痛缓解，但软组织局部红、肿、热、痛明显，并可出现波动。脓液进入骨干骨髓腔后，整个肢体剧痛肿胀，骨质因炎性反应而变疏松，常伴有病理性骨折。

四、诊断要点

1. 发热寒战，局部疼痛剧烈等典型的临床症状。

2. 实验室检查

（1）白细胞计数明显增高，中性粒细胞多在90%以上。但在起病特别急骤、患儿抵抗力极低的情况下，白细胞计数可不升高。

（2）血液培养可获致病菌，但并非每次培养均可获阳性结果，特别是当已经抗感染治疗的情况下，其血培养的阳性率更低。在寒战时抽血或反复多次抽血培养，可提高血培养的阳性率。血培养阴性时不能除外诊断。早期局部分层穿刺对诊断具有重要意义，抽得的脓性液或者血性液涂片检查有脓细胞或细菌即可确诊。

3. 影像学检查

（1）X线检查：在急性化脓性骨髓炎发病的2周内往往无异常改变，发病后2周以上X线片上可见到局部骨质轻度疏松，骨小梁开始紊乱，并有斑点状骨质吸收，当微小骨脓肿合并成较大脓肿时，髓腔内有散在虫蚀样透亮破坏区；有骨膜反应；周围软组织肿胀，肌肉间隙模糊。3~4周以上可见骨膜下反应新生骨，病变进一步发展，局部形成死骨，表现为密度增高影，死骨完全游离，周围有透光区。较大死骨可为整段骨坏死，可有病理性骨折。

（2）CT检查：可较X线片早些发现病灶，但一般也只能显示发病1周以上的病灶，对较小的病灶仍难以发现。

（3）MRI检查：可更早期准确地显示病灶。

（4）核素扫描：可在发病后1~2天显示局部核素浓聚影，反映病灶部位的血液循环增多，并可同时显示多部位的病灶，但不能作出定性诊断。

（5）超声检查：超声技术能准确地对骨膜下脓肿进行定位。彩色多普勒血流显像技术可见病变周围软组织内有较丰富的彩色血流信号。

急性血源性骨髓炎的发生早于影像学表现，因此其诊断应以临床诊断为主，不能以影像学检查结果作为诊断依据。病初2周内X线虽无明显发现，对诊断意义不大，但可作为鉴别诊断的依据。血培养与分层穿刺液培养可获得病因学诊断，但这更需时日。在几天内尽快作出明确诊断并进行恰当治疗，可避免发展为慢性骨髓炎。

当患者有急骤出现的高热和败血症表现，长骨干骺端剧烈疼痛，肢体活动受限，疼痛局部有明显压痛，白细胞计数和中性粒细胞分类明显增高的临床表现时，可初步诊断为急性骨髓炎，局部分层穿刺获得脓细胞或细菌可确定诊断。

五、辨证论治

急性化脓性骨髓炎容易演变为慢性骨髓炎，积极治疗急性化脓性骨髓炎，是防止其发展成为慢性骨髓炎的关键。因此，治疗目的应是防止病情慢性化，关键在于早期诊断和综合治疗。

（一）中医治疗

1. 脓未成　由热毒注骨或创口成痈而脓未成者，以消为主，治则为清热解毒、活血通络，可选用仙方活命饮、黄连解毒汤、五味消毒饮加减；外用药可选用金黄散、双柏散，水调外敷，每天换1次。若脓已成而未溃者，可用托里消毒散。

2. 脓已溃或慢性期　正虚邪侵，脓已溃或已转入慢性期者，治则以气血双补为主，可选用八珍汤、十全大补汤。若无死骨，破溃创面肉芽红润，可用生肌膏（散）换药。

（二）西医治疗

应用抗生素进行全身抗感染治疗，其原则是在对致病菌种类作出初步判断的基础上，早期、联合、规律和足量使用抗生素。待药敏结果确定后选择敏感抗生素。停药时间为体温降至正常后2~3周。在积极用药2~3天仍不能控制病情时，或分层穿刺抽得脓液时均应尽快手术治疗。手术包括穿刺抽吸及抗生素局部注入术、钻孔、开窗、闭合冲洗等，目的是解除骨内脓肿的压力，避免其向髓腔扩散，防止及减轻死骨形成。手术时机极为重要，越早越好，在发病2~3天内手术者，很少发展为慢性骨髓炎。超过1周者大部分会迁延成慢性骨髓炎。

第二节　慢性骨髓炎

一、定义

慢性骨髓炎大多由急性血源性骨髓炎治疗不当或不及时，病情发展而来。如致病菌毒力弱或者身体抵抗力强，也可无明显的急性期症状，开始就表现为慢性感染，又称为"原发性慢性骨髓炎"。本病相当于中医学的"附骨疽""骨疽"。

二、病因病理

骨的贯通性火器伤和开放性骨折后发生的骨髓炎，金属植入骨内如人工关节置换术等引起的感染较多见，糖尿病、服用激素、免疫缺陷及营养不良也是诱因。

慢性骨髓炎致病菌与急性骨髓炎相同，不同的是多合并其他细菌感染，如白色葡萄球菌、大肠杆菌、铜绿假单胞菌、棒状杆菌等。无论是急性血源性骨髓炎转变而来，或者病变开始即呈慢性过程，其病理变化基本相似，但较为复杂，逐步演变成局部形成死骨、死腔和窦道，病理表现以增生、修复为主。急性血源性骨髓炎若在急性期未能得到及时有效的治疗，形成死骨，虽脓液穿破皮肤后得以引流，急性炎症逐渐消退，但因死骨未能排出，其周围骨质增生，成为死腔。有时大片死骨不易被吸收，骨膜下新骨不断形成，可将大片死骨包裹起来，形成骨外包壳，包壳常被脓液侵蚀，形成瘘孔，经常有脓性分泌物自瘘道流出。

三、临床表现

1. 全身症状　一般全身症状轻微，有反复发作的病史，不发作时甚至无症状。常见形体瘦弱，面色苍白，神疲乏力，出虚汗，食欲减退，舌质淡红，苔白，脉细弱。

2. 局部症状　皮肤菲薄，色暗无光泽。窦口周围皮肤色素沉着，有多处瘢痕并可与骨骼粘连，稍有破损即引起经久不愈的溃疡。局部窦道流脓，有臭味，有时小块死骨可随脓液流出。窦道口肉芽组织突起，长期不愈合。肌肉的纤维化可以产生关节挛缩。骨失去原有形态，肢体增粗及变形，骨质破坏可发生病理性骨折。

急性发作时表现为体温可升高 1~2℃，局部红、肿、热、痛和压痛，局部出现波动性肿块。窦道口流脓增多，可有死骨排出；死骨排出后窦道口可自行封闭。这种状态可缠绵数年甚或数十年。

少数患者窦道长期存在并出现疼痛，脓液分泌增多且有恶臭，肉芽组织过度增生，稍一触碰出血不止，这时要警惕鳞状上皮癌。

四、诊断要点

1. 有反复发作的病史。

2. 实验室检查　慢性骨髓炎畸形发作，局部肿块未破溃时，白细胞总数可能增高；若窦口经久不愈，大多数患者白细胞总数不增高。

3. 影像学检查

（1）X线检查：骨骼失去原有外形，长骨可增粗，密度不均匀，轮廓不规则，可出现畸形。髓腔变窄甚或消失，骨膜下层状新骨形成，骨质硬化，密度增加，形成包壳，内有死骨或死腔。与周围骨质脱离的死骨，没有骨小梁结构，密度高而致密，边缘不规则，周边的密度较低，周围有透亮区，并可有一透亮带与皮肤窦道开口相通。较小的死骨不易看清。

（2）CT检查：可清楚显示脓腔与较小死骨。

（3）MRI检查：在慢性骨髓炎的诊断上具有较高价值。

五、辨证论治

慢性骨髓炎常反复急性发作，病程迁延不愈，治疗比较困难，不易根治。其慢性化的根本原因是死骨、死腔和炎性肉芽组织的存在，治疗应特别重视对局部病变的处理，其基本要点是彻底清除病灶，积极修补缺损，局部应用抗生素。

1. 病灶清除术　是治疗慢性骨髓炎的主要手段。手术适应证是有死骨形成并已分离清楚；有死腔存在及伴有窦道流脓；有足够的新骨形成。经骨壳开窗进入病灶，清除脓液、死骨及炎性肉芽组织，或切除大块死骨，死腔不大、死骨较小时，可行窦道刮除术及死骨摘除。有以下情况者暂不宜行病灶清除术：死骨尚未分离清楚；包壳尚未充分形成，不能替代原有骨干；慢性骨髓炎急性发作时，应以药物治疗为主。

2. 消灭死腔　其手术方法有蝶形手术、Orr疗法，即周围软组织少，缝合困难时，让肉芽组织慢慢生长填满伤口以达到二期愈合和填塞死腔。

3. 局部应用抗生素　包括抗生素溶液闭式冲洗、庆大霉素珠链置入、介入性动脉内留置导管等。

4. 其他治疗　高压氧可改善局部血液循环状态，有利于慢性骨髓炎的治疗。

六、述评

（一）中药内服法

尹新生将慢性骨髓炎辨证分型为气虚血瘀型、阳虚寒凝型、脾胃虚弱型、肾虚型。其中，气虚血瘀型以补气活血、消肿止痛为治则，方药选用黄芪、丹参、党参、透骨草、乳香、没药、甘草；阳虚寒凝型以温阳散结、祛寒通滞为治则，方药选用熟地、鹿角胶、麻黄、白芥子、肉桂、姜炭、甘草；脾胃虚弱型以健脾和胃为治则，方药选用木香、党参、砂仁、白术、茯苓、陈皮、怀山药、甘草；肾虚型对于肾阴虚者滋肾益精，方药选用熟地、怀山、茯苓、山茱萸、丹皮、泽泻、菟丝子、龟甲胶、枸杞子、牛膝；对于肾阳虚者方药选用熟地、山茱萸、怀山、菟丝子、枸杞子、杜仲、肉桂、附子、当归、鹿角胶。并与单纯西药常规治疗作对照。结果：治疗组总有效率为97.5%，对照组总有效率为87.5%，两组总有效率比较差异具有统计学意义。研究认为，中医辨证分型治疗还能促进骨痂形成，增强骨密度，加速病骨修复。

（二）外治法

张东阳等用川黄燥湿汤外洗治疗慢性骨髓炎30例。方药组成：川牛膝30g，生大黄30g，赤芍20g，苍术30g，土茯苓30g，蒲公英30g，透骨草20g，地丁30g，夏枯草20g，黄柏30g，甘草10g，白头翁30g。并与用庆大霉素稀释液湿敷治疗的15例进行对照。结果：临床总有效率治疗组为93.3%，对照组为73.3%，治疗组优于对照组；复发率治疗组为7.1%，对照组为25.0%，治疗组优于对照组。研究认为，中药活血化瘀及热敷作用有利于扩张血管，改善局部血液供应，有利于局部炎症吸收，也有利于局部肉芽生长，加速伤口愈合，舒筋活血作用还有利于改善周围关节功能。

综上，近年来中医药治疗慢性骨髓炎取得了一些进展，临床疗效比较理想。但尚无大样本、多中心的临床评价报道，这是今后有待加强和努力的方向。

（姜宏　王晨　刘锦涛　朱宇）

第三节　化脓性关节炎

一、定义

化脓性细菌引起的关节内感染，称为化脓性关节炎。儿童较多见，常为败血症的并发症，可因手术感染、关节外伤性感染、关节火器伤等所致，关节内注射类固醇等药物，无菌要求不严易发生感染。最常发生的部位为膝、髋关节，其次为肘、肩和踝关节。本病相当于中医的"无头疽"，如发生于环跳穴（髋关节）的称为环跳穴疽。

二、病因病机

中医学认为化脓性关节炎是由于正虚邪乘、余毒流注和瘀血化热所致。正虚邪乘腠理不密，夏秋之间为暑湿所伤，继而寒邪外束，客于经络，皆因真气不足，邪得乘之，经脉受阻，乃发本病。或余毒流注，患疔疮疖痈或患麻疹、伤寒之后毒邪走散，流注于关节；或外感伤寒，表邪未尽，余毒流注四肢关节所致。或因积劳过度，肢体受损，或跌仆闪挫，瘀血停滞，瘀而化热，热毒热毒流注关节而发病。

现代医学认为，本病发生最常见的病因为金黄色葡萄球菌感染，其次为链球菌、白色葡萄球菌、淋病双球菌、肺炎球菌、大肠杆菌、铜绿假单胞菌和伤寒杆菌等感染。

细菌通过下列途径进入关节。①血源性感染：身体其他部位的化脓性病灶如急性蜂窝织炎、疖肿、中耳炎等，细菌通过血液循环进入关节，是主要感染途径。②蔓延感染：关节附近的化脓性病灶直接蔓延至关节内，如胫骨上段骨髓炎蔓延至膝关节。③直接感染：细菌通过伤口进入关节引起化脓性感染，包括关节开放性损伤、关节手术、关节穿刺等。

急性化脓性关节炎病理可分为3期，是一个逐渐演变的过程，有时并无明确界限，有时某一阶段可独立存在，经治疗可停止在某一期。①浆液性渗出期：关节腔内有浆液性渗出液，多呈淡黄色，液内有大量白细胞。关节最早病变在滑膜，滑膜明显充血、水肿，关节软骨未受破坏。本期病理改变为可逆性，治疗及时渗出物可完全吸收而不遗留关节功能障碍。②浆液纤维蛋白性渗出期：炎性继续发展，滑液中的酶类物质使血管的通透性明显增加，渗出液增多且混浊黏稠，其中含有丰富的纤维蛋白，纤维蛋白沉积在关节软骨上，影响软骨代谢产物的释放和滑膜内营养物质的摄入，进一步加重软骨基质的破坏。本期出现了不同程度的关节软骨破坏，部分病理已成为不可逆性，治疗后关节功能会出现部分障碍。③脓性渗出期：至病变后期，关节内有明显的混浊脓液，脓液内含有大量细菌和脓细胞，关节液成黄白色，死亡的多核粒细胞释放出蛋白分解酶，使滑膜和软骨基本被破坏，软骨下骨质也遭到侵害，关节囊和周围软组织有蜂窝织炎。炎症控制后可出现关节的纤维性或骨性强直，遗留严重关节功能障碍。此期关节功能严重废损，临床上应极力避免发展到这一阶段。

三、临床表现

（一）全身症状

全身不适，食欲减退，小便短赤，有寒战、高热、头痛等急性危重症状，舌苔黄厚，脉洪数。体温可高达39~40℃，甚至更高，严重者可出现谵妄或昏迷，小儿可有惊厥。这些症状以血行感染者最为严重，随病程的3个阶段变化而逐步加重，可表现为脓毒血症或菌血症。

（二）局部症状

1. 关节疼痛　是化脓性关节炎最早出现的局部症状，关节休息时也有疼痛，活动时疼痛加重。髋关节的化脓性感染有时可表现为膝关节疼痛，需引起充分注意。

2. 关节肿胀　在不同的关节，其肿胀并不一致，表浅的关节如膝、肘、腕、踝关节等，局部红、肿、热、痛均较明显，关节部位压痛明显，关节内有积液时，可扪及波动感，膝关节有浮髌试验阳性。周围软组织多、位置深在的关节，局部表现往往不明显，如髋关节等。区域淋巴结常有肿大和压痛。

3. 关节功能障碍　由于炎症及疼痛的刺激，肌肉发生保护性痉挛，患肢处于关节囊较松弛的位置，以减轻胀痛，如髋关节呈屈曲、外展、外旋位等。

因关节囊坚韧结实，随着关节内积液积脓增多，其张力越大，局部表现越明显。一旦穿透至软组织内，则蜂窝织炎表现严重，此时全身与局部的原有表现会迅速缓解。病情严重者可出现半脱位，深部脓肿穿破皮肤后形成瘘管。

四、诊断要点

1. 高热，寒战，膝部疼痛、肿胀等临床表现。

2. 体检发现　患部压痛、肿胀，关节功能障碍。

3. 实验室检查

（1）血液检查：白细胞及中性粒细胞计数增多；红细胞沉降率增快；血培养有致病菌生长。

（2）关节液检查：关节液检查阳性结果对确定诊断具有重要意义，但有时可能为阴性结果，为诊断带来困难。关节液检查外观早期多呈淡黄色澄清液体，浆液性渗出期；病程继续发展，关节液为黄色混浊，为纤维蛋白性液体；晚期为黄白色关节液，为明显的浓汁状液体。镜检：未到脓性渗出阶段关节液中只有红细胞、白细胞以及较多的纤维蛋白，但无细菌；晚期涂片检查可见大量脓细胞和细菌。

4. 影像学检查

（1）X 线检查：早期并无骨及软骨的改变，可见软组织肿胀影，或关节附近骨质脱钙有轻微的骨质疏松表现；后期关节软骨被破坏，关节间隙变窄，软骨下骨破坏使骨面毛糙，关节间隙进一步狭窄甚至消失，严重者发生半脱位；晚期病变愈合后，关节呈纤维性和骨性融合。

（2）CT、MRI 检查：能比 X 线平片更早、更清晰显示病灶。

五、辨证论治

（一）中医辨证分型治疗

1. 正虚邪乘　治以清热解毒为主，辅以清暑化湿，方用五味消毒饮加豆卷、佩兰、薏苡仁等。

2. 余毒流注　治以清热解毒、凉血祛瘀，方用犀角地黄汤、黄连解毒汤。

3. 瘀血化热　治以活血散瘀、清热解毒，方用活血散瘀汤加紫花地丁、金银花、蒲公英、栀子。

早期未成脓者以消法为主，可配合使用外敷药金黄散、玉露膏。脓已成者，宜托里透脓，方用透脓散加减。溃后气血两虚，方用八珍汤补益气血伤口久溃不愈，方用十全大补汤。收口期可外用生肌散等。

（二）西医治疗

原则是早期诊断，及时正确处理，保全生命，尽量保留关节功能。

1. 全身治疗　应早期、足量使用敏感抗生素，并根据病情进行支持及对症治疗，如输液、输血等。对体温高的患者，采取物理降温。

2. 局部急性期治疗

（1）早期制动：于功能位置及适当活动保持关节活动度应用石膏、夹板或牵引等限制患肢活动，可防止感染扩散，减轻肌肉痉挛及疼痛，防止畸形及病理性脱位，减轻对关节软面的压力及软骨破坏。

（2）关节腔内注射抗生素：关节穿刺抽出关节液后注入抗生素，每日1次，连续3~4天。若局部症状缓解，抽出液逐渐变清，说明有疗效，可继续用至关节积液消失、体温正常，否则应及时改为灌洗或切开引流。

（3）抗生素溶液灌洗：适用于较大关节，有足够的关节腔容许置管者。用生理盐水加入抗生素，进行关节灌注，边灌注边引流。

（4）关节切开引流：适用于较深的、穿刺插管不易成功的大关节，或者穿刺冲洗后症状控制不满意者。切开排脓，彻底冲洗关节腔，留置引流管，直至症状被控制后拔出引流管。

（5）关节后遗症的治疗：化脓性关节炎后期，关节不可避免遭受破坏，挽救关节功能困难。若关节破坏严重，骨性融合不可避免时，应将关节固定在功能位直至融合。若关节已经骨性融合在非功能位，对功能造成明显影响者，应考虑行矫形手术，但手术时机不可过早，以免感染复发，手术应在炎症完全消退1年后进行。

3. 局部恢复期治疗

（1）有控制的关节活动及功能锻炼：局部炎症消退后，即可开始肌肉收缩锻炼，如无不良反应，即可开始自主运动，以防止关节粘连。

（2）牵引：关节已有畸形时，应用牵引逐步矫正，不宜采用粗暴手法，以免引起炎症复发或病理性骨折。

六、述评

中医药对化脓性关节炎的治疗方法较多，再结合现代医疗技术，在临床上均取得满意疗效。

（一）中药内服加外用治疗

赵国昌对所选46个病例均行药理学检查，选择针对性敏感药物治疗，用敏感药物关节腔穿刺冲洗，并用中药辨证内服加外用治疗，均取得满意疗效。内服药用自拟方：黄芪15g，桔梗10g，太子参15g，皂角刺10g，黄芩10g，白术15g，白芍15g，野菊花15g，蒲公英10g，紫花地丁10g，天葵子10g。痛甚者加制乳没各10g；舌质紫黯者加丹参、三棱各9g，7天为1个疗程。外用药：白芷、黄芩、丹皮、蒲公英、紫花地丁各10g，打粉＋麝香0.1g＋蜂蜜调匀敷于患处，7天为1个疗程。结果：临床治愈（关节肿痛消退，独立行走，疼痛基本消失）34例，好转（关节肿痛消退，独立行走，但关节活动时稍受限，行走时轻度疼痛）10例，无效（关节肿胀未完全消退，行走时疼痛剧烈，或不能行走，关节活动障碍）2例，总有效率为95.6%。

（二）纯中药治疗

高智岐采用中药治疗急性化脓性关节炎 27 例。全部用仙方活命饮为基础方：归尾、白芷、浙贝、防风、赤芍、皂角刺、天花粉、金银花、陈皮各 10g，乳香、没药、穿山甲各 7g，甘草 5g。若热甚者，可加黄连 3g、知母 10g；湿胜者，加防己 10g、秦艽 10g。每日 1 剂，2 次 / 日。结果：痊愈 24 例，显效 2 例，无效 1 例。认为仙方活命饮具有清热解毒、消肿溃坚、行血止痛之功，符合八纲辨证之热因热用，因而疗效较佳。

（姜宏　王晨　刘锦涛　朱宇　王怡茹）

第四节　骨与关节结核

一、定义

骨与关节结核是结核杆菌主要经血行引起的继发性骨与关节慢性感染性疾病。儿童与青少年多见，好发部位是脊柱，约占 50%，其次是膝关节、髋关节与肘关节等负重大、活动多、易于发生创伤的部位，长管状骨及脊柱附件少见。由于抗结核药物的广泛使用与生活条件的好转，骨与关节结核的发生率明显下降。但近年来，由于耐药性细菌的增加，使骨与关节结核的发病率有所增高。

二、病因病理

中医学认为，本病发生是由于先天不足，三阴亏损，久病产后体虚，或有所伤，气不得升，血不得行，凝滞经络，遂发此疡。可见此病与体质虚弱，抵抗力低下密切相关。现代医学研究发现，骨与关节结核的最初病理变化是单纯性滑膜结核或单纯性骨结核，以后者多见。在发病最初阶段，关节软骨面是完好的。如果在早期阶段，结核病便被很好地控制住，则关节功能不受影响。如果病变进一步发展，结核病灶便会破向关节腔，使关节软骨面受到不同程度损害，称为全关节结核。全关节结核必定会后遗各种关节功能障碍。全关节结核不能被控制，便会出现继发感染，甚至破溃产生瘘管或窦道，此时关节已完全毁损。

本病常发生在骨关节及其附近，在邻近的筋肉间隙处形成脓肿，破溃后脓液稀薄如痰。对发于环跳（髋关节）部位，中医称环跳疽；发于胸背部称龟背痰；发于腰椎两旁称肾俞虚痰；发于膝部称鹤膝痰；发于踝部称穿拐痰等，统称流痰。本病后期因耗损气血严重，呈虚劳征象，故又称骨痨。

三、临床表现

起病缓慢。有低热、疲倦、消瘦、盗汗、食欲不振与贫血等全身症状。儿童常有夜啼，呆滞或性情急躁等。疼痛是最先出现的症状。通常为轻微疼痛，休息后症状减轻，劳累后则加重。早期疼痛不会影响睡眠；病程长者夜间也会疼痛。可出现病理性脱位与病理性骨折。当病变静止后可有各种后遗症，如①关节腔纤维性粘连成纤维性强直而产生不同程度的关节功能障碍；②关节挛缩于非功能位，最常见的畸形为屈曲挛缩与椎体破坏形成脊柱后凸畸形（驼背）；③儿童骨骼破坏产生的肢体长度不等。不同部位的结核，有其特殊性表现。

四、诊断要点

1. 低热、乏力、盗汗、消瘦、患部疼痛等典型的临床表现。

2. 体检发现 浅表关节可以查出有肿胀与积液，并有压痛，关节常处于半屈状态以缓解疼痛；至后期，肌萎缩，关节呈梭形肿胀。

"冷脓肿"或"寒性脓肿"的形成，脓肿可经过组织间隙流动，也可以向体表溃破成窦道。窦道经久不愈，经窦道口流出米汤样脓液，有时还有死骨及干酪样物质流出。脓肿也可以与空腔内脏器官沟通成为内瘘，再经皮肤穿出体外，是为外瘘管。脓腔与食管、肺、肠管或膀胱相通，患者可咳出、大便排出或尿出脓液。脊柱结核的冷脓肿会压迫脊髓而产生肢体瘫痪。

3. 实验室检查 有轻度贫血，白细胞计数一般正常，有混合感染时白细胞计数增高。红细胞沉降率在活动期明显增快；病变趋向静止或治愈，则血沉逐渐下降至正常。血沉是用来检测病变是否静止和有无复发的重要指标。从单纯性冷脓肿获得脓液的结核杆菌培养阳性率约70%，从混合性感染窦道中获得脓液的结核杆菌培养阳性率极低。

4. 影像学检查 X线摄片检查对诊断骨与关节结核十分重要，但不能作出早期诊断，一般在起病2个月后方有X线片改变。核素骨显像可以早期显示出病灶，不能作定性诊断。CT检查可以发现普通X线片不能发现的问题，特别是显示病灶周围的冷脓肿有独特的优点，死骨与病骨都可以清晰显露。MRI检查可以在炎性浸润阶段时显示出异常信号，具有早期诊断的价值。脊柱结核的MRI片还可以观察脊髓有无受压与变性。

5. 超声波检查 可以探查深部冷脓肿的位置和大小。

此外，关节镜检查及滑膜活检对诊断滑膜结核很有价值。

五、辨证论治

（一）全身治疗

1. 支持疗法 注意休息、营养，每日摄入足够的蛋白质和维生素。平时多卧床休息，必要时遵医嘱严格卧床休息。有贫血者可给补血药，重度贫血或反复发热不退的可间断性输给少量新鲜血。混合感染的急性期可给以抗生素治疗。

2. 抗结核药物疗法 以异烟肼（INH）、利福平（RFP）、吡嗪酰胺（PZA）、链霉素（SM）、乙胺丁醇（EMB）与氨硫脲（TBI）为一线药物。主张联合应用，即在一线药物中挑选3种，小剂量并长期应用，其中一种药物必须是能杀灭结核菌的。

3. 中药治疗 以辨证分型论治。

（1）阳虚痰凝：初起患处红、肿、热不明显，病变处隐隐酸痛。继则关节活动障碍，动则疼痛加重。病变初期全身症状不明显。舌淡，苔薄，脉濡细。治以补肾温经，散寒化痰，方用阳和汤加减。外用回阳玉龙膏、阳和解凝膏，配合隔姜灸。

（2）阴虚内热：病变发展，在发病部位形成脓肿，脓液可流向附近或远处，也形成脓肿，若部位表浅，可见漫肿，皮色微红。伴有午后潮热，颧红，夜间盗汗，口燥咽干，食欲减退，或咳嗽痰血。舌红，苔少，脉细数。治以养阴清热托毒，方用六味地黄丸合清骨散、透脓散加减。脓已成可穿刺抽脓，或切开引流。

（3）肝肾亏虚：脓肿破溃后排出稀薄脓液，有时夹有干酪样物，形成窦道。如病变部位在四肢关节，可见患肢肌肉萎缩、关节畸形。病变在颈、胸、腰椎者，可出现颈或背、腰强直，甚至可出现瘫痪。患者形体消瘦，面色无华，畏寒，心悸，失眠，自汗，盗汗。舌淡红，苔白，脉细数或虚数。治以补养肝肾，方用左归丸。若窦道管口凹陷，周围皮色紫黯，虽脓尽而不易收口，可外用生肌玉红膏。

（二）局部治疗

1. 局部制动　有石膏、支架固定与牵引等。为了保证病变部位的休息，减轻疼痛，固定制动甚为重要。临床实践证明，全身药物治疗及局部制动，其疗效优于单独抗结核药物治疗。固定时间要足够，一般小关节结核固定期限为1个月，大关节结核要延长到3个月。皮肤牵引主要用来解除肌痉挛，减轻疼痛，防止病理性骨折、脱位，并可纠正关节畸形。骨牵引主要用于纠正成人重度关节畸形。

2. 局部注射　局部注射抗结核药物具有药量小，局部药物浓度高和全身反应小的优点。最适用于早期单纯性滑膜结核病例。常用药物为异烟肼，剂量为190~200mg，每周注射1~2次，视关节积液的多少而定。每次穿刺时如果发现积液逐渐减少，液体转清，说明有效，可以继续穿刺抽液及注射抗结核药物；如果未见好转，应及时更换治疗方法。不主张对冷脓肿进行反复抽脓与注入抗结核药物，多次操作会诱发混合性感染和穿刺针孔处形成窦道。

3. 手术治疗　包括切开排脓、病灶清除术等。对于关节不稳定者，可行关节融合术。对畸形患者，可应用关节成形术。

六、述评

（一）临床常见结核部位

1. 脊柱结核　脊柱结核占全身关节结核的首位，其中以椎体结核占大多数，附件结核十分罕见。椎体以松质骨为主，它的滋养动脉为终末动脉，结核杆菌容易停留在椎体部位。在整个脊柱中腰椎活动度最大，腰椎结核发生率也最高，胸椎次之，颈椎更次之，至于骶尾椎结核则甚为罕见。其病理上可分为中心型和边缘型两种。

（1）中心型：椎体结核多见于10岁以下的儿童，好发于胸椎。病变进展快，整个椎体被压缩成楔形。一般只侵犯1个椎体，也有穿透椎间盘而累及邻近椎体。

（2）边缘型：椎体结核多见于成人，腰椎为好发部位。病变局限于椎体的上下缘，很快侵犯至椎间盘及相邻的椎体。椎间盘破坏是本病的特征，因而椎间隙很窄。

2. 膝关节结核　膝关节结核占全身骨关节结核的第二位，仅次于脊柱结核。儿童和青少年患者多见其病理表现为起病时以滑膜结核多见。病变缓慢发展，以炎性浸润和渗出为主，表现为膝关节肿胀和积液。随着病变发展，结核性病变可以经过滑膜附着处侵袭至骨骼，产生边缘性骨腐蚀。骨质破坏沿着软骨下潜行生长，使大块关节软骨板剥落而形成全关节结核。至后期则有脓液积聚，成为寒性脓肿，穿破后会成为慢性窦道。关节韧带结构的毁坏会产生病理性半脱位或脱位。病变静止后产生膝关节纤维性强直，有时还伴有屈曲挛缩。

（二）骨与关节结核的诊断

近年来，随着影像学、细菌学、免疫学和分子生物学等检查方法的不断发展、检测设备的不断更新以及新的检测手段的不断涌现，为骨与关节结核的早期诊断带来了希望。

其中 X 线片作为骨与关节结核的常规检查，具有价格低廉、操作简单、快速直观等优点。在骨与关节结核早期诊断上可以确定病变部位、程度、骨质变化、破坏程度及软组织内脓肿等。在敏感性方面，X 线表现比较差，发病初期 X 线上常显示不出异常的征象，而当 X 线上出现异常征象的时候，骨质的破坏程度一般都达到 50% 以上。对软组织与死骨的钙化，X 线检查也存在着一定的不足，如关节结核早期 X 线平片可无明显改变或仅有轻度骨质疏松和关节间隙增宽或变窄，后期才会出现骨纹理紊乱，骨质模糊不清呈毛玻璃样，继而出现骨质破坏、缺损和死骨及周围软组织肿胀、脓肿及窦道形成。

CT 具有高分辨率、高敏感性和强大的三维重建功能，可以很好显示病灶周围软组织的情况，克服了检查部位组织结构重叠的影响，并且可以根据需求调节扫描层厚度。

此外，细菌学诊断，包括涂片抗酸染色镜检、结核分枝杆菌培养法，以及各种免疫学检查法都可作为诊断骨与关节结核的重要辅助检查。

（姜宏　王晨　刘锦涛　朱宇　王怡茹）

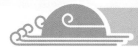

第三十章

非炎症性骨关节疾病

第一节　风湿性关节炎

一、定义

风湿性关节炎是一种较为常见的急性或慢性结缔组织炎症。通常所说的风湿性关节炎是风湿热的主要表现之一，临床上以多关节和肌肉游走性疼痛为主要临床特点。发病机制多与 A 组乙型溶血性链球菌感染有关，寒冷、潮湿等因素可诱发本病。下肢如膝关节、踝关节最常受累，随后逐渐累及上肢。虽然随着社会经济的发展，人们生活水平的提高，抗菌药物的广泛应用，风湿热的发病率已显著下降，但临床上不典型风湿热及慢性风湿性关节炎并不少见。

二、病因病理

风湿性关节炎属于中医学"痹病"范畴，其主要的病因病机为：素体虚弱，卫气不足，腠理疏松，风邪夹寒湿或者湿热等外邪长驱直入人体，直达经络，导致气血运行不畅，久之伤及肝、脾、肾、等，致使关节疼痛、肿胀、活动受限。

现代医学认为其病因包括：①链球菌感染学说：认为本病由链球菌直接感染所致；②链球菌毒素学说：认为本病由链球菌毒素（SLS、SLO、C- 多糖等）所致；③变态反应学说：认为是机体对链球菌抗原产生过敏反应；④自身免疫学说：目前支持者最多。该病病理特点主要是多关节的无菌性炎症反应，关节滑膜及周围组织水肿，周围的结缔组织中有黏液性变，纤维素样变及炎性细胞浸润，有时可发现风湿小体。急性期过后，关节内的渗出物可被吸收，一般情况下不会引起软组织粘连，因此并不会产生关节畸形等后遗症。

三、临床表现

（一）关节内表现

多关节游走性疼痛是风湿性关节炎首发症状，通常快速累及多个关节，一般以下肢关节最先受累，随后逐渐累及上肢关节，疼痛持续时间较短，多成游走性，大多患者多以一侧或双侧的膝关节出现疼痛，全身关节都有可能发生疼痛，但是以大关节受累更为常见，如髋关节、膝关节、踝关节、肩关节、腕关节等。风湿性关节炎急性期典型的临床表现为关节游走性疼痛，并伴有红、肿、热等炎症表现。通常急性炎症症状只持续几天，最多为1周，大约发病后2周炎症症状才会消退，一般不留关节功能障碍。此外，关节症状可同时出现，也可相继出现，关节症状一般随着气候的变化而加重，常在下雨天或气温骤降时疼痛最为明显。

（二）关节外表现

患者除了会出现四肢多关节的游走性疼痛外，还有可能出现以下症状：不规律性发热、皮肤黏膜改变、肌肉疼痛、心肌炎、舞蹈症等。

1. 不规则发热　有风湿性关节炎的患者通常会出现不规则发热症状，一般热度不高，多为轻中度发热，同时有脉搏加快、多汗症状，与其他细菌引起的寒战高热症状有别。

2. 皮肤黏膜改变　患者皮肤黏膜下可能出现皮下结节、环形红斑等症状，常见于儿童，成人少见。疾病在治愈过程中皮下结节、环形红斑等皮肤黏膜症状会逐渐消退，不留瘢痕，无色素沉着。

3. 肌肉疼痛　患者在急性期肌肉也会出现疼痛症状，更有甚者会出现肌无力、肌酶升高、肌源性损害等并发症。

4. 心肌炎　风湿性关节炎除了累及关节以外，还会累及心脏，因此患者常伴有心肌炎、心内膜炎、心包炎等疾病。在临床上常表现为心悸、气促、心前区疼痛等症状。

5. 舞蹈症　仅见于患有风湿性关节炎的儿童，女孩多见。其临床表现为患儿先有情绪不宁、烦躁、易怒等精神症状，继而出现皱眉、噘嘴等无目的的快速动作，同时肢体可出现伸直和屈曲、内收和外展、旋前和旋后的无节律交替动作。症状常在患儿疲劳及兴奋时较为明显，休息及镇静时缓解，睡眠时症状消失。

四、诊断要点

（一）病史

发病前1~4周有溶血性链球菌感染史

1. 临床症状　四肢大关节（腕、肘、肩、踝、膝、髋）游走窜痛或肿痛。

2. 体征　受累关节红、肿、热、痛或热痛、活动受限、部分病例可兼有低热、环形或结节性红斑，以及心脏病变等。

（二）辅助检查

1. 外周血白细胞计数升高　白细胞计数升高，中性粒细胞比例也明显上升，有的出现核左移现象。

2. 血沉增快和C-反应蛋白升高　血沉和C-反应蛋白通常是各种炎症的指标，在风湿性关节炎患者的急性期，血沉可达90mm/h以上；C-反应蛋白也在30mg/L以上。急性期过后（1~2个月）渐渐恢复正常。

3. 关节液检查　常为渗出液，轻者白细胞计数可接近正常，重者可明显增高，多数为中性粒细胞。细菌培养阴性。

4. 类风湿因子和抗核抗体　均为阴性。

5. 咽拭子培养　常呈溶血性链球菌培养阳性。

6. 抗链球菌溶血素"O"　80%的风湿性关节炎患者抗"O"增高，>500U，病情恢复后，这种抗体可逐渐下降。

7. X 线检查　受累关节仅见软组织肿胀，无骨质改变。预后：缓解期或治愈后，受累关节不留畸形。

五、辨证施治

（一）中药内服

1. 风寒湿阻型　肢体多关节疼痛、酸楚、麻木、伸屈不利、舌淡、苔薄白、脉浮。治法：祛风通络，散寒除湿，方选羌活胜湿汤加减，药用羌活、独活、藁本、防风、蔓荆子、川芎、甘草等。

2. 湿热痹阻型　关节疼痛、痛处焮红灼热、疼痛剧烈伴肿胀、得冷则舒、痛不可触，舌红，苔黄，脉滑数。治法：清热通络，祛风除湿，方选苍术白虎汤加减，药用苍术、石膏、知母、粳米、薏苡仁、赤小豆、茯苓、木瓜、甘草等。

3. 肝肾亏虚型　痹证日久，关节疼痛，屈伸欠利，筋脉拘急，舌质红，脉沉细数。治法：补益肝肾，活血通络，方选独活寄生汤加减，药用独活、桑寄生、秦艽、防风、生地黄、白芍、当归、川芎、茯苓、桂枝、杜仲、牛膝、党参、炙甘草、细辛、鸡血藤等。

4. 气血亏虚型　痹证日久不愈，反复发作，骨节疼痛，伴形体消瘦，神疲乏力，气短，自汗，头晕。治法：补益气血，活血通络，方选黄芪桂枝五物汤加减，药用黄芪、人参、麦冬、五味子、当归、白芍、桂枝、生姜、大枣、甘草等。

（二）中药外用

对于有多关节肿痛明显，皮温较高，痛不可触的患者，当以清热消肿，可用金黄膏外敷于肿痛处关节，每天 1 次。其次，对于急性期风湿性关节炎患者，也可用中药熏洗改善患者症状，缓解疼痛。将桑枝、桂枝、延胡索、牛膝、草乌、川乌研磨成细粉，再将研磨好的细粉倒入气蒸床，加水 1.5~2L，煮沸后先用蒸汽熏关节，然后等水温降低后，用剩余的液体浸泡关节 30 分钟，每天 1 次，连续熏蒸 10 天。

（三）针灸

风寒湿阻型可取足三里、阳陵泉、合谷、太溪、悬钟、阿是穴、三阴交、阴陵泉；湿热痹阻型取足三里、阳陵泉、合谷、太溪、悬钟、阿是穴、曲池、血海；肝肾亏虚型取合谷、太溪、悬钟、阿是穴、足三里、阳陵泉、肝俞、肾俞。在治疗前，患者取仰卧位（背部腧穴时取俯卧位），针柄上的艾绒距离穴位约 1 寸，以施治部位皮肤产生潮红为度，每天进行 1 次，每次大约 10 分钟。另外，运用长蛇灸：①先将鲜生姜 2kg 捣烂为生姜泥备用，准备精制艾绒若干；②患者取俯卧位，将背部裸露，常规用酒精棉球消毒脊柱及两侧皮肤；③将姜汁沿着督脉从大椎穴到腰俞穴均匀撒开，接着将小茴香、冰片、穿山甲、白胡椒、薄荷、乳香、川乌、肉桂、附子、没药沿着督脉铺开，最后将姜泥捏成条状，从大椎穴起向下铺敷至腰俞穴，铺垫宽约 15cm，厚 2~3cm；④在姜泥条上铺 3cm 宽、2.5cm 高的艾绒，下宽上尖，形成截面为等腰三角形的长蛇形艾炷；⑤分别点燃艾炷头、身、尾，让其自然烧灼，待艾炷燃尽后，再铺上艾绒复灸，每次灸 3~4 壮；⑥灸毕，移去姜泥，用温水纱布轻轻擦净穴区皮肤。一般治疗后皮肤会出现潮红，不会起疱。每周 4 次，4 次为 1 个疗程，连续进行 3 个疗程。

（四）导引

急性期应避免关节锻炼，在非活动期采用施氏十二字养生功进行关节锻炼。

（五）物理治疗

运用一些热疗，如热水浴、水盆浴或淋浴、温泉浴等，以增加局部血液循环，使肌肉放松，减轻疼痛，有利于关节活动，保持正常功能。

（六）西药应用

对于有风湿性关节炎的患者，应做到早发现、早治疗，联合用药。对于急性期患者，主要以四肢多关节游走性疼痛为主要症状，可选用非甾体抗炎药缓解疼痛，临床上常用的有塞来昔布、布洛芬、青霉胺、双氯酚酸、阿司匹林、吲哚美辛等。除此之外，我们还需要使用抗链球菌药物治疗，因为根治链球菌感染是治疗风湿性关节炎必不可少的措施，临床上首选药物为青霉素，若患者对青霉素过敏者，可改用头孢类或者大环内酯类抗生素。

（七）手术治疗

风湿性关节炎的病理特征是关节和周围结构的水肿并伴有关节腔浆液性渗透，但无关节面糜烂和血管翳形成。滑膜红而增厚覆盖一层纤维性渗出物。外科手术包括不同的矫形手术、人工关节置换、滑膜切除等。手术不能治愈疾病只能改善关节功能和生活能力。

六、述评

风湿性关节炎隶属于中医"痹证"范畴，由于感受风、寒、湿、热之邪，经络痹阻，气血运行不畅，导致以肌肉、筋骨、关节酸痛、麻木、重着，或关节肿胀、变形、活动障碍，甚者内舍于五脏为主要表现的病证。病因病机方面均是根据痹病的范畴来。真正认识该疾病经历了一段漫长的时间。"风湿"（rheuma）一词源于古希腊语，意为流动。1676 年，Sydenham 最先将急性风湿病的临床表现清楚地描述为"主要侵犯青少年的剧烈的游走性关节疼痛并伴有红肿"，其描述即为后人所称的风湿热。1904 年，Ashoff 发现了具有特征性的"风湿小体"（一种风湿热特有的活检病理表现）。1931 年发现了 A 组溶血性链球菌与风湿热的关系，第二年证实了抗链球菌溶血素"O"对本病的诊断意义。1944 年，Jones 首先提出诊断标准，从此明确地将风湿热从风湿病中分离出来。

风湿性关节炎为风湿热的主要表现之一，往往反复发作，防止其复发的根本措施是去除体内链球菌感染灶，如扁桃体炎反复发作可行扁桃体切除；病情重者出现心脏炎可至内科进一步治疗。

施杞认为在治疗风湿性关节炎时要将"痰"和"瘀"两者贯穿始末，发病初期，机体正气不足，卫外不固，邪气（风寒湿热邪）乘虚而入，致使气血凝滞，气滞血瘀，湿停为痰，关节出现红肿热痛或屈伸不利。清代王清任《医林改错》曰："元气既虚，必不能达血管，血流无力，必停留而瘀。"日久病邪由表入里，由浅入深，由轻到重，气血瘀滞愈甚，皮肉筋骨失去濡养，深入骨节而出现关节肿胀、畸形、活动障碍，瘀留皮肉则为红斑或结节，累及脏腑及所属五体，可致脏腑功能失调。治疗方法上应在祛除兼邪的基础上注重化痰通络，活血化瘀。

（肖涟波　薛纯纯）

第二节　类风湿关节炎

一、定义

类风湿关节炎（RA）是一种以关节病变为主要特征的慢性全身性自身免疫性结缔组织病。它不但侵犯关节、滑膜、腱鞘，也常累及其他器官，如皮肤、眼、心、肺、肾、血管等。其特征为以大量 T 淋巴细胞浸润为主的慢性滑膜炎，其中大多数为 CD4$^+$T 细胞。RA 在我国的发病率为 0.26%~0.5%，可发生于任何年龄，是造成我国人民丧失劳动力和致残的主要疾病之一。

二、病因病理

类风湿关节炎属于中医"痹证"范畴。清代林珮琴《类证治裁·痹证》曰："诸痹……良由营卫先虚，腠理不密，风寒湿乘虚内袭。正气为邪阻，不能宣行，因而留滞，气血凝涩，久而成痹。"故中医学认为风、寒、湿、热、瘀等邪气，均为 RA 的致病因素。然而病因能否致病，还取决于机体正气的强弱，正所谓"邪之所凑，其气必虚"。外邪与内虚的结合，是类风湿关节炎的主要病因和发病机制。风寒湿热等致病因子，在正气不足的情况下侵入机体。风性善行而数变，寒主收引，湿性黏滞。诸邪流注关节，则筋络痹阻，气血凝滞。气不化津，湿浊瘀结于关节，则为肿为痛，屈伸不利。久则筋骨失于濡养而枯萎，或因郁久化热，或因素体阴虚，邪从阳热化，腐筋蚀骨，最终导致骨骼破坏，关节畸形、强直，功能障碍。在其整个病理演变中，始终存在着正虚邪实，寒热夹杂，阴阳平衡失调。其病证特点可分为热毒痹阻、寒湿痹阻、痰瘀痹阻，以及气血、肝肾亏虚等类型。类风湿关节炎虽有诸种类型之分，但也难以决然分割，且前后每有变化。根据有斯症而用斯药之原则，辨证加减，除着力于风寒湿邪之治理外，要十分重视扶正祛邪，调和气血，唯标本兼顾，不拘泥固守一方，才能获得较好疗效。

现代医学认为，RA 的病因迄今不明，它是一种与细菌、病毒、性激素、遗传等因素密切相关的疾病。其发病机制非常复杂，迄今尚未有定论，目前多认为该病为自身免疫性疾病，遗传、环境、感染和免疫因素可能共同发挥作用。基本病理变化是关节滑膜炎，主要病理改变包括滑膜充血、水肿、渗出、炎症细胞浸润、肉芽形成和滑膜细胞增殖等改变。关节外病变包括皮下结节、血管炎、心脏病变、肺间质性改变、眼部病变、淀粉样变性等。

三、临床表现

（一）关节表现

关节受累的特点是四肢小关节多发性、对称性、持续性关节炎，即全身多个关节晨僵、肿胀、疼痛、压痛、活动受限及畸形，以近端指间关节、掌指关节和腕关节肿痛受累多见，常对称性发作，持续 6 周以上。

（二）关节外表现

可有多部位表现，如皮下结节：20% 的患者出现皮下结节，多出现于关节隆突部位，呈圆形或卵圆形，质地坚硬，无触痛，可与深层组织黏附。血管炎表现为指趾坏疽、甲床

989

瘀斑和内脏损害等。心脏病变表现为心包炎、心肌炎、心内膜炎和全心炎等。其他病变：肺部损害表现为肺间质纤维化、类风湿肺尘埃沉着病等；眼部损害表现为巩膜炎、角膜结膜炎等。还可发生神经系统、血液系统、消化系统等多脏器损害。

四、诊断要点

（一）病史

隐匿起病，先有倦怠乏力等症状，经数周或数月后出现关节炎症状。少数患者呈急性发病，迅速出现多关节的红肿热痛和功能障碍，全身症状较重，也有患者发作程度和发病缓急介于上述两者之间。

（二）临床症状

疲乏无力、低热、胃纳不佳、体重减轻、肌肉酸痛、四肢麻木、肢体发凉、贫血等，伴有四肢小关节肿痛、疼痛、活动受限、晨僵。

（三）体征

手指小关节压痛、梭形肿胀，可出现天鹅颈、纽扣花、鳍形手、尺偏畸形，可有皮下结节等。

（四）辅助检查

1. 血常规可出现轻度或中度贫血。

2. 血沉、C-反应蛋白升高。

3. 类风湿因子（RF）阳性，抗环瓜氨酸抗体（抗CCP抗体）滴度升高。

4. X线检查　早期仅有关节周围软组织肿胀，关节周围轻度骨质疏松，继而出现关节间隙变窄，关节边缘有骨质破坏或囊性透亮区，骨质疏松逐渐加重，晚期关节面可融合、关节强直。

（五）诊断标准

1. 1987年美国风湿病学会关于类风湿关节炎的诊断标准

（1）晨僵大于1小时，病程≥6周。

（2）多关节炎；3个或3个以上关节区的关节肿痛。

（3）手关节炎；腕、掌指或近节指间关节至少有1个关节肿痛。

（4）对称性关节炎。

（5）类风湿结节。

（6）类风湿因子阳性。

（7）手X线片提示有骨侵蚀或囊性改变。

具备以上7条中的4条即可确诊。

2. ACR/EULAR2009年的类风湿关节炎诊断标准　分4个部分，4个部分的总得分≥6分可确诊类风湿关节炎。

1.受累关节数	受累关节情况	得分（0~5分）
1	中大关节	0
2~10	中大关节	1
1~3	小关节	2

4~10	小关节	3
>10	至少 1 个小关节	5
2. 血清学		得分（0~3 分）
RF 或抗 CCP 抗体均阴性		0
RA 或抗 CCP 抗体至少 1 项低滴度阳性		2
RA 或抗 CCP 抗体至少 1 项高滴度阳性		3
3. 滑膜炎持续时间		得分（0~1 分）
<6 周		0
>6 周		1
4. 急性期反应物		得分（0~1 分）
CRP 或血沉均正常		0
CRP 或血沉升高		1

五、辨证论治

（一）中药内服

分为急性发作期、缓解稽留期和康复养生期进行论治。

1. 急性发作期　分为瘀血型、湿热型、热毒型、寒湿型。

（1）瘀血型：关节晨僵、刺痛，痛处固定，昼轻夜重，屈伸不利，功能障碍，舌质紫黯，苔薄白，脉弦涩。治宜活血化瘀，疏经通络。方用筋痹方加减。

（2）湿热型：关节晨僵、疼痛、重着，局部灼热，重者关节变形，屈伸不利，功能障碍，头身困重，关节红肿热痛，烦闷口苦，口干不欲饮，舌红，苔黄腻，脉濡数。治宜清热利湿，祛风通络。方用热痹方或萆薢胜湿汤（萆薢、薏苡仁、赤茯苓、黄柏、丹皮、泽泻、滑石、通草）合防己黄芪汤（防己、黄芪、甘草、白术）加减。

（3）热毒型：关节晨僵、灼热，疼痛剧烈，屈伸不利，口干，舌质红，苔薄黄，脉滑数，或伴有血沉、C- 反应蛋白（CRP）、类风湿因子及抗"O"等血清指标升高。治宜清热解毒，活血通络。方用仙方活命饮加减（白芷、防风、赤芍药、当归尾、甘草、皂角刺、穿山甲、天花粉、乳香、金银花、陈皮），去没药、贝母，加七叶一枝花、生地、车前草、生黄芪。

（4）寒湿型：关节僵滞、疼痛，或关节漫肿，肤温不高，屈伸不利，阴雨天加重，得温痛减，头身沉重，脘腹胀满，便溏，舌淡，苔薄白或腻，脉沉迟。治宜温阳散寒，祛湿通滞。方用寒痹方或麻桂温经汤（麻黄、桂枝、红花、白芷、细辛、桃仁、赤芍、甘草）合防己黄芪汤、三泽汤加减。

2. 缓解稽留期　此期患者上述症状有所改善，但仍有余症，治疗按虚、实论治。偏实者，主要为湿热、热毒未清，关节肿胀疼痛已缓解，全身症状减轻。治宜清热解毒，疏风散邪。方用普济消毒饮加减（牛蒡子、黄芩、甘草、板蓝根、马勃、连翘、玄参、升麻、柴胡、陈皮、僵蚕、薄荷），去黄连、桔梗，加当归、生黄芪、姜半夏。偏虚者，主要分为气血虚、脾胃虚、肝肾虚，症状缠绵未愈，时有反复。

（1）气血虚：治宜益气补血，疏经通络。方用人参养荣汤合牛蒡子汤加减。

（2）脾胃虚：治宜健运脾胃，化湿通路。方用香砂六君子汤合牛蒡子汤加减。

（3）肝肾虚：治宜温补肾阳或滋补肝肾，填精益髓。阳虚者用温肾通痹汤合牛蒡子汤加减；阴虚者用益肾通痹汤合牛蒡子汤加减。

3. 康复养生期　关节症状基本缓解，偶有反复，此期需巩固疗效。治宜调和气血，滋补肝肾，疏经通络。方用调身通痹汤加减。

（二）中药外用

可用中药熏洗改善患者症状，缓解疼痛。中药熏蒸方：川乌、草乌、天南星、当归尾、红花、桂枝、细辛、山柰、松节、紫草、桑枝、海桐皮、威灵仙、苏木。该方具有活血舒筋，温经通络的功效。也可将口服中药进行第三次煎煮，煎出来的汤汁用于关节浸泡。

（三）针灸

根据患者受累关节局部取穴针刺治疗。肩关节取肩髎、肩贞、肩阿是穴；肘关节取尺泽、曲池、曲泽穴；腕关节取阳池、阳谷、阳溪穴；指关节取八邪穴；膝关节取膝眼、曲泉、膝阳关、足三里、阳陵泉穴；踝关节取太溪、解溪、昆仑、丘墟穴；趾关节取八风穴；颞颌关节取下关穴。每次 30 秒，隔日 1 次，1 个月为 1 个疗程，共治疗 2 个月。

（四）导引

在药物治疗的同时，RA 患者可配合八段锦进行适当的锻炼，缓解肢体疼痛，改善关节功能，增强身体柔韧性。

（五）物理治疗

病变部位可采用红外线或中药离子导入或蜡疗，通过其温热作用改善 RA 患者局部血液循环，促进炎症产物分解排泄，缓解关节疼痛。

（六）西药应用

对症情严重，或证候难以缓解者，可酌情应用。

1. 非甾体抗炎药（NSAIDs）　是治疗 RA 的基础药物，可暂时减轻患者关节的肿痛，但不能抑制关节的破坏及控制病情的进展，其副作用以消化道反应为主。近年来研发的选择性 COX-2 抑制剂如尼美舒利、美洛昔康、萘丁美酮等，或特异性 COX-2 抑制剂如塞来昔布等引起 RA 患者的消化道反应较少，但老年患者使用 COX-2 抑制剂特别是特异性 COX-2 抑制剂治疗容易出现恶性心律失常。

2. 改善病情药物（cDMARDs）　是类风湿关节炎患者治疗中不可或缺的一类经典药物，临床较常使用的有甲氨蝶呤、柳氮磺吡啶、来氟米特、羟氯喹、金制剂等。

3. 肾上腺皮质激素　可快速控制关节炎急性发作，对关节修复有一定的作用。激素与 DMARDs 联用比单用 DMARDs 能更快控制 RA 患者的疾病活动度，减缓骨质破坏。但长期应用激素容易引起患者骨质疏松，增加骨折的危险性，要注意补充钙剂，必要时加用双膦酸盐制剂。

4. 生物制剂　包括英利西单抗、依那西普、阿达木单抗。

（七）手术治疗

当类风湿关节炎因关节骨质破坏引起关节畸形时，需进行手术治疗。如人工关节置换，适用于髋关节、膝关节、肘关节、踝关节、腕关节畸形严重，若患者无经济能力行人工关节置换术，可行关节融合术（要求在功能位融合）。另外，还包括截骨术，适用于病情稳定，但有较大成角畸形者，如膝关节内、外翻或屈曲畸形的股骨髁上或胫骨高位截骨术。严重的脊柱后突畸形者，脊柱截骨术有一定的风险，应在有条件的医院进行。

六、述评

根据 RA 的临床证候特点，其当归属中医"痹证"范畴。《素问·痹论》曰："风寒湿三气杂至，合而为痹也……痹在于骨则重，在于脉则血凝而不流，在于筋则屈不伸，在于肉则不仁，在于皮则寒。"提出"风寒湿三气合而为痹"是 RA 的主要外因。《素问·痹论》曰："荣者，水谷之精气也……卫者，水谷之悍气也……逆其气则病，从其气则愈，不与风寒湿气合，故不为痹。"明确提出营卫失和是此病发生的根本。清代林珮琴在《类证治裁·痹证》中也提出："诸痹……由营卫先虚，腠理不密，风寒湿乘虚内袭，正气为邪所阻……久而成痹。"明确指出气血不足，营卫失调，而易感外邪致痹；脏腑功能衰弱，精血不足，也可导致邪气内侵筋骨肌肉而为痹。唐代孙思邈也指出："风热毒流入四肢，历节肿痛""热毒流入肢节，深入营血，血脉瘀滞不通"。清代董西园《医级》谓："痹非三气，患在痰瘀。"两者都提出"瘀"致病的观点。由上可见，古代文献对本病的认识，强调"风寒湿邪""正气虚损"及"瘀邪"等致病的观点，可概括为邪实正虚，为后世医家治疗 RA 提供了理论基础。

公元前 3 世纪古希腊《希波克拉底全集》中已出现风湿（rheuma）一词，意为流动，反映了最初人们风湿病病因的推想，即著名的"体液论"。公元 1600 年，欧洲文艺复兴时期著名画家鲁本斯是类风湿关节炎患者，他的画作里就有关节炎患者变形的手指。1570 年，法国医师 Guillaume Baillou 首次使用"rheumatism"命名"风湿病"，认为风湿病是一组独立的系统性肌肉骨骼疾病。1904 年，波士顿内科医生 Joel Goldthwait 借助 X 线检查首次成功地区分骨关节炎和类风湿关节炎，此后医生们开始明确区分骨关节炎与类风湿关节炎。此后，20 世纪 40 年代发现类风湿因子。1966 年，随着对类风湿关节炎的深入了解，美国风湿病学会正式命名类风湿关节炎（rheumatoid arthritis，RA）和强直性脊柱关节炎（ankylosing spondylitis，AS）。在此之前，它们被命名为类风湿关节炎外周型、类风湿关节炎中轴型。自此，这些经典风湿性疾病分类被识别出来。

目前对于该病的发病机制有了新的认识，认为 IL-6 与 OPG／RANKL／RANK 信号通路在类风湿关节炎的发病过程中起着重要的作用。研究发现，类风湿关节炎患者血清中 IL-6 水平升高，给予 IL-6 拮抗剂治疗后骨形成标志物升高，骨吸收标志物降低。值得关注的是，IL-6 可直接激活破骨细胞分化而产生骨质降解效应。另外，IL-6 还可以通过诱导成骨细胞和激活的 T 细胞表达 RANKL，与破骨细胞上的 RANK 结合，间接促进破骨细胞分化和成熟，促进骨吸收，提示 IL-6 可通过 OPG／RANKL／RANK 信号通路促进软骨退化和关节破坏。此外，我们的团队利用 TNF-α 转基因小鼠，发现蠲痹汤可改善淋巴管回流，抑制踝关节滑膜炎症，从而减轻转基因小鼠关节肿胀情况。

施杞认为 RA 属于中医本虚标实之证。气血、肝脾肾亏虚为本，风寒湿热邪侵袭痹阻为标。且 RA 急性期多表现为热毒证，症见多个关节肿痛，病变关节触之发热、晨僵、活动受限，可伴有低热、恶性、口渴、咽痛、舌红、苔黄、脉滑数、血沉增快、类风湿因子滴度升高等，且发病迅速而剧烈，运用清热解毒法治疗往往收效显著，可选用清瘟败毒饮进行加减。整个病程进展多为"先痹后痿"，后期属于骨痿和筋痿。在辨证用药时，卫气营血、三焦等辨证纲领不失为指引，如 RA 初期表现仅仅表现为关节的晨僵、肿胀疼痛，暂未出现脏腑的病变，说明病位在卫分、气分，可选用银翘散、白虎汤进行加减，而随着时间的推移，逐渐入里，进入营分、血分，导致脏腑功能失调，如表现为肺间质病变、心脏病变、血管炎等，可选用犀角地黄汤、清营汤进行加减。此外，湿热型 RA 还可采用三焦辨证，采用分消走泄法，用祛湿行气的药物，因势利导，形成分消上、中、下之势，使弥漫于三焦的湿热之邪分道而消，泄出体外，临床上多选用当归拈痛汤。

（肖涟波　薛纯纯）

第三节　强直性脊柱炎

一、定义

强直性脊柱炎（AS）是一种原因不明、以侵犯中轴关节为主的慢性炎症性自身免疫性疾病，属于血清阴性脊柱关节病的一种。病变主要累及骶髂关节、脊柱，引起其强直和纤维化，并伴有不同程度的眼、肺、心血管、肾等多个器官的病变，常起病隐匿、病势缠绵、致残率高，严重影响患者的身心健康与生活质量，为临床上难治性疾病。多见于青少年男性，少数也可见于中老年人，具有种族差异性和家族遗传倾向性。

二、病因病理

该病病因主要包括正虚（气、血、肾、督脉亏虚）和邪实（风、寒、湿、痰、瘀、热、火毒）两个方面，其病位责于肾督，涉及肝脾。肾督亏虚，肝肾不足，加之感受外邪，内外合邪是形成本病的病机关键。多因先天肾虚督亏，气血失和，脏腑失调，痰瘀痹阻，留恋于脊柱筋骨血脉之间，不通则痛；后期脾胃亏虚，气血两虚，肝经失养，筋骨不用，不荣则痛；同时整个病变过程中夹杂着"痰瘀"，热毒则时轻时重。

现代医学认为，此病是一组多基因遗传病，除与 MHC Ⅰ 类基因 HLA-B27 高度相关外，可能还和 HLA 区域内以及区域外的其他基因以及某些基因多态性相关。组织病理表现为关节滑膜部位和附着点（肌腱、韧带、关节囊等附着于骨的部位）的慢性炎性细胞增生、浸润及血管翳形成，导致骨骼侵蚀破坏和修复，肌腱、韧带、关节囊等组织纤维化及骨化，最终导致脊柱和关节的骨化强直。主要侵犯骶髂关节、椎间小关节以及肋间关节。早期常先侵犯骶髂关节下部，并沿着脊柱向上蔓延。组织学研究发现早期炎症侵犯骶髂关节、椎旁小关节的滑膜组织以及附着在骨组织上的肌腱、韧带，炎症或局限或弥散，包括大量的浆细胞、淋巴细胞、巨噬细胞和成软骨细胞的浸润，引起关节面软骨破坏、关节下骨髓水肿，在关节面骨质破坏的同时，关节面下由于炎症刺激出现大量骨质硬化、坏死，坏死组织逐渐被纤维软骨替代，最终钙化成骨组织。炎症侵犯脊柱时，外层纤维环骨化导致椎体间融合就行成了疾病后期常见的典型"竹节样"病变。炎症侵犯肋间关节时，表现为胸廓活动度受限。

三、临床表现

该病起病隐匿，进展缓慢，以脊柱关节受累为主，早期出现骶髂部疼痛和晨僵，可半夜痛醒，逐渐出现腰部活动受限，翻身困难，并呈进行性上行性发展，累及颈椎，晚期脊柱活动完全丧失，脊背呈板状固定，驼背畸形。患者在病初或病程中也可出现髋关节和外周关节病变，其中膝、踝和肩关节居多，外周关节病变多为非对称性，常只累及少数关节或单关节，下肢大关节的关节炎为本病外周关节炎的特征之一。患者疼痛及晨僵症状休息后无缓解，活动后减轻，遇寒冷潮湿或长时间工作后症状加重，可伴全身疲劳不适，厌食、低热、消瘦等。

（一）骶髂关节表现

最早为骶髂关节炎，后发展至颈椎、腰骶部及脊柱段。下背痛僵硬常放射至臀部、大腿，但无神经系体征。AS下背痛可从一侧转另侧，直腿抬高试验阴性。直接按压骶髂关节或将其伸展，可引起疼痛。有时只有骶髂关节炎的X线表现而无症状和体征。

（二）腰椎表现

下背痛和活动受限多是腰椎受累。早期为弥漫性肌痛，后期集于腰椎部。腰部前屈、后挺、侧弯和转动受限。腰椎棘突压痛，腰椎旁肌肉痉挛。后期有腰肌萎缩。

（三）胸廓胸椎表现

腰椎受累后波及胸椎，可有背痛、前胸和侧胸痛。胸部扩张受限。胸痛为吸气性，可因咳嗽、喷嚏加重，主要由于肋椎关节、肋骨肋软骨连接处、胸骨柄关节和胸锁关节受累。胸廓扩张度较正常人降低50%以上。

（四）颈椎表现

早期可为颈椎炎。由腰胸椎病变上行而来。可发生颈－胸椎后凸畸形，头常固定于前屈位。颈后屈、侧弯旋转可受限。可有颈椎部疼痛，沿颈部向头部放射。神经根痛可放射至头和手臂。有颈部肌肉痉挛，最后肌萎缩。

（五）后期脊椎并发症

颈部固定于前屈位，胸椎后凸畸形，胸廓固定，腰椎变直，髋和膝关节屈曲挛缩是AS后期特征性姿势。此期炎症疼痛消失。但可发生骨折，可为多发性。由于畸形，X线片不易发现骨折位置，需特殊位置检查。

（六）外周关节表现

外周关节受累率为肩和髋40%、膝15%、踝10%、腕和足各5%，手极少累及，肩和髋关节活动受限较突出，早期滑膜炎期，活动受限，随着病变进展，软骨退变，关节周围结构纤维化，关节强直。

（七）关节外病变

AS可影响多系统，伴发各种疾病。多在AS发病后出现，少数在发病前出现。

1. 心脏疾病表现　主动脉瓣闭锁不全，心脏扩大和房室传导阻滞，并可发生阿－斯综合征。

2. 眼部疾病　结膜炎和虹膜炎的发病率可达25%。眼部侵犯在外周关节病者较常见。

3. 肺部疾病　肺上叶纤维化是AS的后期并发症。表现为咳嗽、咳痰和气喘。X线检查示双肺上叶弥漫性纤维。

4. 慢性前列腺炎。

5. 淀粉样变　为少见并发症。有蛋白尿时应疑有此症。

6. 肾脏病变　AS 患者的肾小球功能无明显异常。

7. 神经系统病变　AS 后期可发生马尾的侵犯。表现为隐袭起病的下肢或臀部痛，伴知觉和运动功能障碍，膀胱和直肠症状。其他有颈椎脱位和骨折引起的脊髓压迫症，椎间盘炎引起的剧烈疼痛。

四、诊断要点

（一）病史

有家族史或受寒湿病史

（二）临床症状

腰和（或）脊柱、腹股沟、臀部或下肢酸痛不适，或不对称性外周寡关节炎、尤其是下肢寡关节炎，症状持续 ≥ 6 周，以夜间痛或晨僵明显为主，活动后缓解。或出现足跟痛或其他肌腱附着点病、虹膜睫状体炎等。

（三）主要体征

骶髂关节和椎旁肌肉压痛为本病早期的阳性体征。患者脊柱活动受限，枕墙距、指地距、跟臀距减小，胸廓扩张度减小。以下为常用检查方法：①枕墙试验：健康人在立正姿势双足跟紧贴墙根时，后枕部应贴近墙壁而无间隙。而颈强直和（或）胸椎段畸形后凸者该间隙增大至几厘米以上，致使枕部不能贴壁。②胸廓扩展：在第 4 肋间隙水平测量深吸气和深呼气时胸廓扩展范围，两者之差的正常值不小于 2.5cm，而有肋骨和脊椎广泛受累者则胸廓扩展减少。③Schober 试验：于双髂后上棘连线中点上方垂直距离 10cm 处作出标记，然后嘱患者弯腰（保持双膝直立位）测量脊柱最大前屈度 . 正常移动增加距离在 5cm 以上，脊柱受累者则增加距离 <4cm。④骨盆按压：患者侧卧，从另一侧按压骨盆可引起骶髂关节疼痛。⑤Patrick 试验（下肢"4"字试验）：患者仰卧，一侧膝屈曲并将足跟放置到对侧伸直的膝上。检查者用一只手下压屈曲的膝（此时髋关节在屈曲、外展和外旋位），并用另一只手压对侧骨盆，可引出对侧骶髂关节疼痛则视为阳性。有膝或髋关节病变者，也不能完成"4"字试验。

（四）辅助检查

ESR、CRP 水平增高，HLA-B27 阳性，碱性磷酸酶升高，血清肌酸磷酸激酶升高，血 α1 球蛋白、γ 球蛋白、IgG、IgA、IgM、C3、C4 可升高。X 线检查可见骶髂关节间隙狭窄、消失，呈骨性强直，晚期脊柱可见竹节样改变。

按 X 线片骶髂关节炎的病变程度分为 5 级：0 级为正常；Ⅰ 级为可疑骶髂关节炎；Ⅱ 级为骶髂关节边缘模糊，略有硬化和微小侵蚀病变，关节腔轻度变窄；Ⅲ 级为骶髂关节两侧硬化，关节边缘模糊不清，有侵蚀病变伴关节腔消失；Ⅳ 级为关节完全融合成强直伴有或无残存的硬化。对平片可疑患者行 CT、MRI 检查，可早期发现骶髂关节损害。

（五）纽约标准（1984 年）

1. 腰背痛持续至少 3 个月，疼痛随活动改善，但休息不减轻。

2. 腰椎在额状面和矢状面活动受限。

3. 胸廓活动度低于同年龄和性别的正常值。

4. 双侧骶髂关节炎 Ⅱ ~ Ⅳ级或单侧骶髂关节炎 Ⅲ ~ Ⅳ级。

患者具备 4 并分别附加 1~3 条中的任何 1 条可确诊为 AS。

临床上，一些病程短、病情较轻或不典型的患者不可能完全符合上述 AS 的诊断标准，对于这类患者应根据临床症状及体征作出判断。也可参考欧洲脊柱关节炎（SpA）初步诊断标准，符合者列入此类进行诊断和治疗，并随访观察。

（六）国际强直性脊柱炎评估工作组（ASAS）推荐的中轴型脊柱关节炎（SpA）的分类标准（2010 年）

起病年龄 <45 岁和腰背痛 >3 个月的患者，加上符合下述中 1 种标准：

影像学提示骶髂关节炎且具有 ≥ 1 个 SpA 特征。

HLA–B27 阳性且具有 ≥ 2 个 SpA 特征。

SpA 特征包括：①炎性背痛；②关节炎；③起止点炎（跟腱）；④眼葡萄膜炎；⑤指（趾）炎；⑥银屑病；⑦克罗恩病，溃疡性结肠炎；⑧非甾体抗炎药（NSAIDs）治疗有效；⑨ SpA 家族史；⑩ HLA–B27 阳性；⑪CRP 升高。

五、辨证施治

（一）中药内服

按急性发作期、缓解稽留期和康复养生期进行辨证论治。

1. 急性发作期　可分为以下证型。

（1）寒湿痹阻型：颈项、腰背僵硬疼痛，痛处不移，阴雨天加重，得温痛减，头身沉重，苔薄白或腻，脉沉迟。治宜温阳补肾，散寒通滞。方用寒痹方加减。寒痹方以圣愈汤合阳和汤化裁而成。

（2）湿热痹阻型：颈项、腰背僵硬疼痛重着，头身困重，关节红肿热痛，烦闷口苦，口干不欲饮，舌红苔黄腻，脉濡数。治宜清热利湿，祛瘀通络。方用热痹方加减。

（3）气滞血瘀型：颈项、腰背僵硬刺痛，固定不移，转侧不能，夜间尤甚，嗳气，脘腹胀痛，舌质黯或有瘀点，苔薄白，脉弦涩。治宜活血行气，祛瘀活络，通痹止痛。方用筋痹方加减。

（4）热毒内蕴型：颈项、腰背僵硬，灼热，疼痛剧烈，屈伸、转侧不利，口干，舌质红，苔薄黄，脉滑数，或伴有虹膜睫状体炎（简称虹睫炎），血沉、C- 反应蛋白（CRP）等血清指标升高明显。治宜清热解毒，凉血泻火。方用清瘟败毒饮加减（生地、黄连、黄芩、丹皮、石膏、栀子、甘草、竹叶、玄参、水牛角、连翘、芍药、知母、桔梗）。

若患者临床症状较重，上述药物不能缓解者，可加用搜经剔络中药，以增强祛瘀通络之功，方用三虫饮（全蝎、蜈蚣、地鳖虫）。若症状更甚者，或加用三虎汤（露蜂房、乌梢蛇、蕲蛇）。

2. 缓解稽留期　急性期之后的缓解期，此期血沉、CRP 指标基本正常或略高，多为邪毒未尽，正气耗损，经脉未畅。治则以扶正、祛邪并重。以虚为主者，主要分为气血虚、脾胃虚和肝肾虚；以实为主者，主要为寒凝痰瘀。

（1）气血亏虚型：除颈项、腰背隐痛、活动不利，伴有困倦乏力，头晕，纳谷不香，口唇、眼见苍白，舌淡，苔薄白，脉沉细。治宜益气补血，疏经通络。方用人参养荣汤加三藤汤。若见精神抑郁，心烦意乱，寤寐不安者，可用调心通痹汤加三藤汤。

（2）脾胃亏虚型：除上述症状，还伴有肌肉萎缩，纳呆便溏，神疲失眠，苔舌淡胖，苔薄腻，脉细弱。治宜健运脾胃，化湿通路。方用香砂六君子汤加三藤汤。

（3）肝肾亏虚型：颈项、腰背酸痛不适，活动不利，腰膝酸软，头晕耳鸣。或四肢不温，大便稀溏，小便清长，舌胖大，苔薄白，脉沉细；或五心烦热，口干，失眠多梦，盗汗遗精，舌质红，苔薄白，脉细数。治宜温补肾阳或滋补肝肾、填精益髓。阳虚者用温肾通痹汤加三藤汤；阴虚者用益肾通痹汤加三藤汤。

（4）寒凝痰瘀型：脊背僵滞不舒，两侧肌肉拘挛，遇冷加重，得温则缓，舌质紫，苔薄白或腻，脉弦滑。治宜温阳散寒，散结通络。方用寒痹方合牡蛎海藻汤加减（牡蛎、海藻、昆布、半夏、贝母）。

3. 养生康复期　此期患者脊背疼痛、僵滞症状明显好转，劳累后稍感不适，故治宜调气血、调脏腑、调筋骨，以巩固疗效。方用调身通痹汤加减。

（二）中药外用

可用中药熏洗改善患者症状，缓解疼痛。中药熏蒸方：川乌、草乌、天南星、当归尾、红花、桂枝、细辛、山奈、松节、紫草、桑枝、海桐皮、威灵仙、苏木。该方具有活血舒筋、温经通络的功效。另外，AS 在缓解稽留期可进行督灸，以调和气血，平衡阴阳，防止疾病的复发。

（三）手法

运用理筋活络类手法，在患者脊柱两侧操作，松解紧张或痉挛的脊柱周围肌肉、筋膜、韧带以及骶髂关节、髋关节四周软组织，然后根据患者疼痛部位的不同施以针对性手法。若颈部活动不利，从两侧胸锁乳突肌开始松解，至椎旁肌肉，再运用颈部扳法；若背、腰部僵硬，运用不同扳法；最后，施以放松手法。通过手法刺激督脉、膀胱经，达到舒筋通络、温经行气、补肾强督的作用。

（四）针灸

针灸取穴以督脉为主，如百会、风府、大椎、至阳、命门、腰阳关等，根据疼痛部位的不同分别取颈、腰、胸段膀胱经第一侧线穴位进行加减。操作方法为患者俯卧，用 75% 乙醇溶液消毒后进行平刺，以患者感酸麻重胀为准。每周 3 次，治疗 2 个月。

（五）导引

可采用太极拳、八段锦、施氏十二字养生功进行功能锻炼，每日 2 次，预防关节僵硬及减轻疼痛。

（六）物理治疗

目前关于单纯物理治疗强直性脊柱炎的报道较少，大多数作为联合治疗的一种方式，如体外冲击波及微波疗法等。还可运用一些热疗，如热水浴、水盆浴或淋浴、温泉浴等，以增加局部血液循环，使肌肉放松，减轻疼痛，有利于关节活动，保持正常功能，防止畸形。

（七）西药应用

根据症情的变化，必要时酌情应用。

1. 非甾体抗炎药（NSAIDs）　该类药物是传统的治疗 AS 的主要对症药物之一，目前，倾向于选用 COX-2 抑制药（如昔布类）以减少该类药的胃肠道毒副反应。但 COX-2 抑制药类药物可能会引起心血管、肾脏及过敏等不良反应，应用时需予以重视。

2. 改善病情药物（DMARDs）

（1）柳氮磺吡啶：适用于改善 AS 患者的外周关节炎，并对本病并发的前色素膜炎有预防复发和减轻病变的作用，服药期间应定期查血常规和肝功能。

（2）甲氨蝶呤：活动性 AS 患者经柳氮磺吡啶和 NSAIDs 治疗无效时，可采用甲氨蝶呤。老年、肥胖、糖尿病、肝病、肾病、活动性消化性溃疡患者不宜使用，孕妇忌用。

3. 肾上腺皮质激素　一般情况下不用肾上腺皮质激素治疗 AS，但在急性虹膜炎或外周关节炎用 NSAIDs 治疗无效时，可用局部注射或口服。

4. 生物制剂　如英利西单抗和益赛普，是目前治疗 AS 等脊柱关节疾病的最佳选择，有条件者应尽量选择。

（八）手术治疗

AS 晚期常伴发脊柱后凸畸形。手术指征：①脊柱后凸畸形（Cobb 角）>50°；②矢状面失衡；③髋关节过伸功能良好但脊柱后凸畸形导致躯体前倾；④严重进展性的胸椎后凸畸形伴平视能力丧失而产生社会心理负面影响；⑤急性 AS 患者经内科治疗全身症状明显改善且炎症得到明显控制，具体临床征象表现为疼痛、晨僵减轻或消失，CRP、ESR 可作为评价炎性活动性的重要指标。

晚期 AS 患者往往伴有骨质疏松，容易出现椎体楔形样变或压缩性骨折。AS 骨折最常见的是下颈椎，其次是胸腰段和腰椎。AS 引起的颈椎骨折不稳定，经牵引、头环背心固定等保守治疗易出现神经系统损害而导致死亡，故一般应行手术治疗。手术方法有前路、后路或前后路联合减压和融合术。

AS 患者早期出现髋关节畸形和功能障碍，若非手术治疗无效，需行人工全髋关节置换术治疗，以达缓解疼痛、改善髋关节功能的目的。对于 AS 晚期引起的髋膝关节严重畸形的患者实行全髋、全膝关节置换术，近年来髋关节镜开始用于治疗早期 AS 的髋关节病变。

六、述评

强直性脊柱炎属于中医"痹病"范畴，古人称"骨痹""肾痹"，也有称其为"龟背风""竹节风""脊强""背偻"，但皆不离痹证之类。痹证之名，始载于《黄帝内经》，并立有专篇论著，对其病因病机进行了系统论述，为临床诊治奠定了理论基础。如《素问·痹论》云："风寒湿三气杂至，合而为痹也。"《素问·长刺节论》曰："病在骨，骨重不可举，骨髓酸痛，寒气至，名曰骨痹。"《素问·痹论》曰："以冬遇此者为骨痹……骨痹不已，复感于邪，内舍于肾……肾痹者，善胀，尻以代踵，脊以代头。"隋代巢元方《诸病源候论》记载："痹者，风寒湿三气杂合而成痹。"由人体虚，腠理开，故受风邪也，认为痹证的主要原因是体虚感邪，外感风寒日久所致。唐代孙思邈创立"风毒"学说，主张扶阳治痹，善用辛热之品，为此创立了诸如独活寄生汤的治痹方剂，仍为现代临床广泛应用。我国著名的风湿病专家焦树德于 20 世纪 80 年代首次将"大偻"与 AS 联系起来，是对《素问·生气通天论》"阳气者……开阖不得，寒气从之，乃生大偻"的引用。此外，焦树德对"大偻"进行了详细论述，将"大偻"之内涵阐释为："偻"读"旅"（lǚ）音，即有脊背弯曲之意，又可作曲背俯身的症状解释；"大"也有两种涵义：一指脊柱为人体最大的支柱；一指病情深重。故"大偻"实为对病情深重、脊柱弯曲、背俯的 AS 的概述。

对本病的明确认识是近 30 年左右的事。1893 年，俄国人 Btchterev 首次较为详细地描述了强直性脊柱炎。1897 年和 1898 年，Strumpell 及 Marie 又分别详细报道了此病，并曾以别捷列夫病和马－施二氏病命名。半个多世纪以来，一直将 AS 与类风湿关节炎视为一种疾病的两个类型，将 AS 作为类风湿关节炎的中枢型，而类风湿关节炎则称为周围型。20 世纪 50 年代以后，认识到 AS 有其特殊表现，才对 AS 的概念有了改变；从 60 年代起，把它从类风湿关节炎中分出来，成为一种独立的风湿病，被命名为 AS。20 世纪 80 年代后对 AS 的机制和诊治疗有了较大进展。

（1）TNF-α 在 AS 发病机制中的作用：动物模型及人体的组织样本研究发现 TNF-α 在 AS 的发病机制中发挥重要作用。过表达 TNF-α 的转基因小鼠可发生类似人类 AS 的中轴病变与肌腱端病变；AS 患者血清中的炎性标记物 TNF-α 和 IL-6 水平明显高于其他非炎性腰背痛患者及健康对照者。骶髂关节炎症部位存在大量表达 TNF-α 的 T 细胞和巨噬细胞，而骶髂关节活检组织也发现有大量 TNF-α mRNA 和蛋白的表达。因此，TNF-α 阻滞剂的出现为 AS 患者带来了曙光。通过多项随机双盲、安慰剂对照研究，欧洲联盟已经批准 infliximab（英利西单抗）和 etanercept（益赛普）这两种抗 TNF-α 生物制剂用于严重活动性 AS 的短期治疗，对 NSAIDs 和柳氮磺吡啶疗效不佳的活动性 AS，可把这两种药物作为一线药物使用，但患者是否能从长期用药中获益，长期治疗是否能阻止 AS 患者的放射学进展和强直的发生，对上述问题还有待进一步研究。

（2）白细胞介素（IL）-23/IL-17 轴在强直性脊柱炎发病中的作用：IL-23/IL-17 轴是近几年逐渐受到重视的重要免疫通路，在遗传学和免疫学方面均与 AS 有密切关联，可能成为一个有效的新治疗靶点。AS 的早期病理特征是骶髂关节和肌腱、韧带的骨附着点处呈急性或慢性炎症，后期则进展为小关节炎；且 AS 患者均存在骨密度下降的现象。研究显示，AS 患者外周血和椎小关节中 Th17 细胞数量及 IL-17 浓度均较健康者显著升高。IL-17 能激活巨噬细胞、树突状细胞、内皮细胞、成纤维细胞、软骨细胞及成骨细胞等多种细胞，这些细胞将生成数量众多的致炎破坏性因子。在骨组织中，IL-17 诱导成骨细胞表达细胞核因子 κb 受体活化因子配体（RANKL），激活破骨细胞，从而诱发骨吸收，累积性地加剧骨丢失，直接或间接地导致骨质破坏。IL-17 主要由 Th17 细胞生成。Th17 细胞分化中关键的细胞因子有 IL-1β、IL-6、转化生长因子-β（TGF-β）、IL-23、IL-21 等。鼠类的 Th17 细胞是在 IL-6 和 TGF-β 存在的环境下，由幼稚的 CD4$^+$T 细胞分化而来，然后在 IL-21 和 IL-23 的作用下快速成熟稳定。实验性自身免疫性脑脊髓炎（EAE）和胶原诱导性关节炎（CIA）的模型研究显示，IL-23 与 Th17 细胞的发育高度相关，缺乏 IL-23 的小鼠体内未生成 CD4$^+$ 的 T 细胞。因此，IL-23 是 Th17 细胞发挥效应的必需因素。特异性阻断 IL-23 免疫通路能安全有效地治疗 AS 在内的多种自身免疫性炎症疾病。

施杞认为治疗该病无论在何期，都需注重三点结合——靶点、围靶点、整体证候特点。所谓靶点病变，即病变核心的生理和基本病理变化，围靶点是靶点周围组织的病理变化反映出来的疼痛、肿胀、关节功能障碍等症状。靶点引起了围靶点的症状，围靶点促进了靶点的变化发展。这些症状的产生与患者整体证候特点有关，证候特点是通过阴阳、寒热、表里、虚实的八纲辨证可以获得的症候群。该病的原始因素主要为 HLA-B27 阳性，即靶点；因 HLA-B27 阳性导致一系列临床症状的出现，如腰背部僵硬、疼痛及晚期的脊柱强直、畸形等，即围靶点；其证候特点为机体正虚的情况下，夹杂不同的外邪（风、寒、湿、热、痰、瘀、毒）

表现出来的不同症候群，治疗原则为扶正祛邪的基础上祛除兼邪，以圣愈汤为底方进行加减，主要通过中药整体调节及围靶点的治疗改善患者症状，达到治疗疾病的目的。

（肖涟波　薛纯纯　李晓锋　张琴明）

第四节　痛风性关节炎

一、定义

痛风性关节炎是人体嘌呤代谢紊乱，尿酸排泄减少引起血尿酸浓度增高而导致关节炎发作的疾病。高尿酸血症导致尿酸盐结晶沉积在关节及其周围组织，形成痛风性关节炎。其临床特点为高尿酸血症及由此而引起的关节旁或关节内痛风石沉积、痛风性关节炎反复急性发作和关节畸形。

二、病因病理

痛风性关节炎的中医病因病机主要是以正虚为本，包括先天禀赋不足，肝脾肾亏虚，气血亏虚，营卫失和；后天饮食劳倦，情志不畅，外感风寒（热）湿之邪气，湿、火、痰、瘀痹阻为标。在后期病变中，病因病机则错综复杂，先、后天因素互相影响，互为因果；而痰瘀互结是内因和外因综合影响的结果。

痛风性关节炎的主要病理表现与尿酸含量过高、炎症细胞以及一些主要细胞因子有关。尿酸含量过高是导致痛风性关节炎最为主要的因素。嘌呤代谢的最终产物为尿酸，痛风是因为长期性的嘌呤代谢障碍，血液中的血尿酸浓度明显高于常规血尿酸数值。尿酸盐晶体累及关节囊、关节滑膜、软骨骨质及其周围结缔组织易引起反复发作的急慢性痛风性关节炎、痛风石及关节畸形。因此，尿酸的含量过高是导致痛风性关节炎的最主要原因。

多形核中性粒细胞在痛风性关节炎患者发病时，细胞表面的受体极有可能会参与到其自身和单钠尿酸盐（MSU）的反应过程中，这极有可能导致痛风性关节炎患者的发病。尤其是通过多形核中性粒细胞表面受体的相关作用，会导致相关趋化因子及一系列介质出现，而这些介质会导致患者关节滑膜的通透性提升，最终导致关节炎急性发作及关节红肿的出现，这会导致患者最终出现痛风性关节炎。

单核和巨噬细胞也是痛风性关节炎患者发病的一类重要因素。单核和巨噬细胞会合成以及分泌诸多炎性因子，如肿瘤坏死因子、单核细胞趋化蛋白-1和白细胞介素（IL）-1等。这些物质能激活中性粒细胞和血管内皮细胞中诸多的一氧化氮合酶及磷酸酯酶 A_2 等物质，这些物质能够导致患者发生炎症，并会对其身体组织造成破坏。尤其是单核和巨噬细胞能够抑制炎症细胞的凋亡，最终导致这种炎症症状持续性进行。在关节液内部可发现吞噬尿酸盐结晶的单核巨噬细胞，通过这些细胞能够和患者病灶内的相关物质发生反应，导致患者出现痛风性关节炎的很多症状。

肥大细胞和单核及巨噬细胞的活化主要发生在患者发病的炎症早期，并且相比中性粒细胞的活化，肥大细胞的起源往往会更早。肥大细胞经过抗原的刺激会在肥大细胞膜上出现抗原-抗体反应，最终导致肥大细胞脱颗粒释放组胺、肝素、5-羟色胺、前列腺素、血小板活化因子、趋化因子和慢反应物质等，会导致患者出现腺体分泌、细胞聚集和平滑肌收缩等诸多情况，最终导致患者腺体分泌、细胞聚集、血凝状态等诸多症状。

常见的细胞因子即 IL-8、IL-1β 和肿瘤坏死因子-α（TNF-α）等物质，实际上和痛风性关节炎患者的发病有着非常巨大的关系。尤其是有较多的细胞因子和患者发病的症状有着较大关系。当前有研究显示，当痛风性关节炎患者发病时，会导致更加严重的无菌炎性症状，同时尽可能将炎症时间进行延长，导致患者在经过相关治疗后也无法取得较为满意的效果，对患者造成更大痛苦。

转化因子 β₁ 是一类非常重要的抗炎症细胞的因子，由分化成熟的巨噬细胞进产生并分泌，在炎症反应的病理过程中，不断阻断对内皮细胞的激活造，最终导致白细胞无法进行聚集和黏附，抑制前炎症细胞因子的产生。转化因子 β₁ 能够对和痛风性关节炎相关的病理生理过程进行调节，如抑制巨噬细胞凋亡和对成纤维细胞增殖的刺激等，但在此过程中转化因子 β₁ 的作用必不可少，因此转化因子 β₁ 的出现也和痛风有着较大关系。一旦在患者关节液中检查发现了转化因子 β₁，则说明患者在此期间的炎症症状有所缓解。

单核巨噬细胞的相互作用，首先会通过相关途径对细胞吞噬反应和释放炎性介质等诸多行为起到抑制效果，并导致炎症介质得到释放；炎性体出现后并感受到来自体内体外的危险信号，则会和衔接蛋白及半胱氨酸蛋白酶-1 进行连接处理，并形成共同存在于细胞质中的最终物质。以上两个病理过程可导致痛风性关节炎的发病。由于炎性体的特点，能够介导 Caspase-1 的出现，同时也能够分泌成为活性成分，导致其出现诸多生物学效果。另外，炎性体的作用也体现在对痛风性关节炎患者的临床诊治和治疗中，通过炎性体起效相关效果，能够明显抑制细胞微管的生成和减少，最终导致患者发生痛风性关节炎的诸多症状。

三、临床表现

本病的不同时期，其临床证候各有特征，一般可分为早、中、晚三期。

1. 早期表现　主要表现为关节的急性炎症反应，病变早期常累及手足小关节，尤易见于第 1 跖趾关节，而后才逐渐侵及腕、踝、肘等大关节。此时只显示关节周围软组织肿胀，呈偏侧性肿胀，密度增高而无明显骨破坏。软组织内可见钙化或未钙化的痛风石造成的软组织结节样增厚。早期病变往往呈可逆性，即发作时出现，间歇期及经治疗后可消失。

2. 中期表现　病变进一步发展，多骨受累及，尤其多个跖趾关节由中央性、边缘性或关节周围骨侵蚀，逐渐发展为骨破坏。骨破坏以出现关节端边缘锐利的小囊状或穿凿样圆形骨质破坏为典型表现，骨破坏区边缘部翘起且突起颇具特征。病灶周围无骨质增生硬化及骨质破坏，邻近骨质结构基本保持正常。间歇期可为数月或数年之久，随病情反复发作，间期变短、病期延长、病变关节增多，渐转成慢性关节炎。

3. 晚期表现　病变发展至晚期，软组织肿块更加增大，多个肿块相连，呈分叶状，表面粗糙。骨干可进行性变细呈锥状，在伴有继发性退行性骨关节病时，关节面骨赘形成，关节间隙可变窄，甚至出现关节脱位或强直，手足可同时受累及。

四、诊断要点

（一）证候特点

1. 急性关节炎发作 1 次以上，在 1 天内即达到发作高峰。

2. 急性关节炎局限于个别关节，整个关节呈暗红色。第 1 跖趾关节肿痛。

3. 单侧跗骨关节炎急性发作。

4. 有痛风石。

5. 高尿酸血症。

6. 非对称性关节肿痛。

7. 发作可自行停止。

凡具备上述条件 3 条以上，并可排除继发性痛风者，即可确诊。

（二）影像学检查

1. X 线检查　早期 X 线表现仅有软组织肿胀。X 线一般用于评价痛风性关节炎的晚期病变。慢性痛风的典型 X 线特征包括：软组织肿块或骨内肿块（痛风结节），骨皮质破坏可伴硬化边或边缘翘起突出（骨质缺损），关节间隙逐渐变窄或消失。其他特征还包括：骨膜新生骨的形成，关节外的骨破坏，骨内的钙化，关节间隙增宽，软骨下的骨质破坏等。痛风性关节炎 X 线的异常最常发生在足部，尤其第 1 跖趾关节。慢性痛风的晚期 X 线才会出现关节破坏的表现，典型表现出现在发病 15 年后，而且总是出现在有皮下痛风结节的患者。

2. CT 检查　痛风结节为形态不规则的肿块，CT 值 70~250HU，密度高于软组织，但低于骨骼。双能量 CT（DECT）检查能够对痛风结节中尿酸盐成分进行特异性的分析，鉴别尿酸及非尿酸结节沉积，而且能运用伪彩色标记清晰的显示出痛风结节，发现更多、更小的病灶。因此 CT 检查可以对痛风结节进行特异性诊断。

3. MRI 检查　研究表明，尿酸盐沉积沿着肌肉筋膜面分布，而非放射状分布。慢性痛风性关节炎表现为关节周围软组织肿块，边缘锐利的骨侵蚀、悬挂边缘的骨破坏及滑膜增厚。痛风石在 T1 加权像（T1WI）呈统一的低信号，在 T2 加权像（T2WI）信号强度不定，其中低至中等混杂信号最常见。

五、辨证论治

（一）中药辨证论治

1. 风寒湿痹　关节酸痛或部分肌肉酸重麻木，迁延日久可致肢体拘急，甚则关节肿大。治以祛风散寒，除湿通络。方用蠲痹汤加减。当归、羌活、姜黄、黄芪、白芍、防风、生姜、甘草。

2. 风湿热痹　关节红肿疼痛，喜凉恶热，得热痛甚，遇凉痛减，关节活动不利。治以清热除湿，祛风通络。方用白虎加桂枝汤加减。石膏、知母、粳米、甘草、桂枝。

3. 痰瘀痹阻　肌肉关节刺痛，固定不移，或肌肤紫黯、肿胀、胸闷；舌质紫黯或有瘀斑，舌苔白腻。治以活血祛瘀，化痰通络。方用桃红饮合二陈汤加减。桃仁、红花、川芎、当归尾、威灵仙、半夏、茯苓、陈皮。

4. 肝肾两虚　腰酸背痛，两膝无力，腿脚转筋，四肢麻木，精神疲倦。治以调补肝肾，祛风除湿，活络止痛，补益肝肾。方用独活寄生汤加减。独活、桑寄生、秦艽、防风、细辛、当归、白芍、川芎、干地黄、杜仲、牛膝、人参、茯苓、甘草、桂心。

（二）中药外用

1. 中药外敷　清热解毒，消肿止痛散结。可用大黄、黄柏、姜黄、白芷、天南星、天花粉、陈皮、苍术、厚朴、甘草等以凡士林作为赋型剂混合制成，冷敷治疗，每日 1 次，1 周为 1 个疗程。

2. 中药熏洗　三妙散合白虎汤加减（生石膏、赤芍、山慈菇、忍冬藤、连翘，知母、防己、桑枝、秦艽、木瓜、黄柏、苍术、川牛膝），足浴外洗，每次 30 分钟，每日 1 次。

（三）针灸治疗

疏通经脉，调和气血经络。湿热偏重者，在针灸治疗过程中取阳明经曲池、足三里、督脉的大椎可达到清热效果；配以足太阴脾经的阴陵泉运水强而利水的作用；痹证久延，可致阳气衰惫，取关元、肾俞益火之源，振奋阳气而驱散寒邪。刺络放血：阿是穴刺血，轻症每周 1 次，重症 3 天 1 次，2 次为 1 个疗程。

（四）手术治疗

痛风性关节炎在保守治疗无效形成明确痛风石的情况下，手术切除病灶是一种有效的治疗方法。

六、述评

（一）中药内服

张朝仁将 84 例急性痛风性关节炎患者，按数字随机法分为治疗组与对照组各 42 例。两组均予相同西医治疗，治疗组予五味消毒饮加味治疗（金银花 15g，蒲公英 30g，紫花地丁 20g，野菊花 20g，紫背天葵 15g。临证加减：湿热甚者，加金钱草、车前草、防己、薏苡仁等；疼痛甚者，加延胡索、乳香、没药等；关节肿胀者，加薏苡仁、茯苓、猪苓等；血瘀者，加牡丹皮、地龙、僵蚕等；病在上肢者，加桑枝；病在下肢者，加牛膝、黄柏、苍术等。1 剂 / 天，分 2 次煎服，早晚温服，连续 7 天）。观察两组治疗前后血尿酸（BUA）、血沉（ESR）、C- 反应蛋白（CRP）及关节肿痛总评分的变化。结果显示两组治疗后 BUA、ESR、CRP 及关节肿痛总评分均低于治疗前（$P<0.05$）；治疗后两组比较，治疗组 BUA、ESR、CRP 及关节肿痛总评分均低于对照组（$P<0.05$）。对照组总有效率为 81.0%，治疗组总有效率为 95.2%，两组比较，差异有统计学意义（$P<0.05$）。研究证实，五味消毒饮加味治疗急性痛风性关节炎有较好疗效，能改善急性痛风性关节炎患者临床症状。

（二）中药外用

张小红等将 56 例痛风性关节炎患者分为观察组和对照组，每组 28 例。2 组患者均予秋水仙碱片口服，观察组加用金黄膏（大黄、黄柏、姜黄、白芷、天南星、天花粉、陈皮、苍术、厚朴、甘草等以凡士林作为赋型剂混合制成）冷敷治疗，每日 1 次，1 周为 1 个疗程。结果观察组总有效率为 100.00%，对照组总有效率为 85.71%，观察组临床疗效明显优于对照组（$P<0.05$）。张文峰将金黄散和鱼腥草合用，既能清热解毒，又能消除肿痛，还可促进炎症的吸收、消散。他选取 4 例痛风性关节炎患者，在常规治疗基础上加用金黄散（大黄、黄柏、姜黄、白芷、天南星、天花粉、陈皮、苍术、厚朴、甘草）12g+ 鱼腥草颗粒 10g 调糊外敷于关节肿痛处，每日换药 2 次，2~3 天后肿痛即减轻，治疗后，4 例患者关节肿痛均消失，好转出院，住院时间中位数 8 天，比单纯口服药物治疗效果明显。戴竞认为，食醋可软坚散结，使用食醋调制金黄散外敷可以直达病灶散瘀，清热解毒，消肿止痛，促进组织修复。他对 29 例慢性肾功能不全合并痛风发作患者采用醋调金黄散外敷治疗，每日 2 次，结果总有效率为 93.1%。

（三）针灸拔罐

卢泽强将 76 例痛风性关节炎患者分为治疗组 46 例和对照组 30 例。治疗组采用针灸配合拔罐治疗（采用辨证取穴与病变部位相结合的方法取穴，针刺取针后，上肢取曲池、外关、阿是穴，下肢取丰隆、冲阳、阿是穴，选用适宜罐型，拔罐 3~5 分钟），取罐后于阿是穴（根据病变范围不同）施用回旋灸 5~10 分钟，以皮肤红晕、患者耐受为度，每日治疗 1 次，10 天为 1 个疗程，每个疗程后休息 1~2 天，连续治疗 3 个疗程；对照组予口服秋水仙碱片治疗。结果治疗组痊愈率和总有效率分别为 54.3% 和 97.8%，对照组分别为 40% 和 80%，2 组比较，差异均有统计学意义（$P < 0.05$），证明针灸配合拔罐是一种治疗痛风性关节炎的有效方法。

本症治疗重点是控制痛风，平时饮食应保持低嘌呤、低脂、低盐、低蛋白饮食，并应戒酒，多吃碱性食物，以防痛风急性发作，并有利于尿酸排泄。同时多饮水，每日饮水量应大于 2000ml。

（姜宏　王晨　刘锦涛　朱宇）

第三十一章

骨 肿 瘤

第一节 概 论

骨肿瘤是中医骨内科的较为常见疾病之一，可分为良性肿瘤和恶性肿瘤两大类，但是有些良性肿瘤随着时间的推移，可变为恶性肿瘤，也有些肿瘤在开始呈低度恶性，成为交界性肿瘤。因此临床必须严密观察，及时采取相应措施，必要时穿刺活检，以防其恶变或误诊。经过历代医家长期努力，对骨肿瘤的预防和治疗，积累了丰富的临床经验，认识到良性和恶性肿瘤的治疗和预后有重大区别。一般来说，良性肿瘤的治疗和预后均较好。恶性肿瘤不仅治疗困难，而且在早期即可发生转移，导致治愈率低及预后不良。目前西医的治疗方法主要有手术、化疗、放疗，免疫治疗及生物制剂等。但这些方法均容易产生严重不良反应和对人体的损伤，从而在一定程度上影响了疗效。中医中药具有协同增效减毒及改善这些副作用的优势，包括缓解肿瘤引起的各种疼痛、肿胀和功能障碍，减轻放、化疗的副作用和加强患者体力，增强放、化疗的有效性。为了更好发挥中医中药对骨肿瘤的特色优势，必须对骨肿瘤的分类、病因病理、治则治法、转归预后等有详细了解。

一、临床分类

骨肿瘤在临床中，大致分为骨与软骨肿瘤、软组织肿瘤及骨肿瘤样病变。2002 年 WHO 对于骨肿瘤分为以下几个大类：软骨肿瘤、成骨性肿瘤、成纤维性肿瘤、纤维组织细胞瘤、尤文肉瘤 / 原始神经外胚层瘤、造血系统肿瘤、巨细胞瘤、脊索组织肿瘤、血管肿瘤、平滑肌肿块、成脂肪性肿瘤、神经肿瘤、混合细胞肿瘤、混合细胞性病变、关节病变等。2013 年，WHO 对于骨肿瘤的分类进行更新：

1. 软骨源性肿瘤（chondrogenic tumor）

（1）良性（benign）

骨软骨瘤（osteochondroma）

软骨瘤（chondroma）

内生软骨瘤（enchondroma）

骨膜软骨瘤（periosteal chondroma）

骨软骨黏液瘤（osteochondromyxoma）

甲下外生性骨疣（subungual exostosis）

奇异性骨旁骨软骨瘤样增生（bizarre parosteal osteochondromatous proliferation）

滑膜软骨瘤病（synovial chondromatosis）

（2）中间型（intermediate）

1）局部侵袭性

软骨黏液样纤维瘤（chondromyxiod fibroma）

非典型软骨样肿瘤/软骨肉瘤（Ⅰ级）（atypical cartilaginous tumor/chondrosarcoma, grade Ⅰ）

2）偶见转移型

软骨母细胞瘤（chondroblastoma）

（3）恶性（malignant）

软骨肉瘤（Ⅱ级，Ⅲ级）（chondrosarcoma, grade Ⅱ, grade Ⅲ）

去分化软骨肉瘤（dedifferentiated chondrosarcoma）

间叶性软骨肉瘤（mesenchymal chondrosarcoma）

透明细胞软骨肉瘤（clear cell chondrosarcoma）

2. 骨源性肿瘤（osteogenic tumor）

（1）良性（benign）

骨瘤（osteoma）

骨样骨瘤（osteoid osteoma）

（2）中间型 [局部侵袭性]（intermediate）

骨母细胞瘤（osteoblastoma）

（3）恶性（malignant）

低级别中心型骨肉瘤（low-grade central osteosarcoma）

普通型骨肉瘤（conventional osteosarcoma）

成软骨型骨肉瘤（chondroblastic osteosarcoma）

成纤维型骨肉瘤（fibroblastic osteosarcoma）

成骨型骨肉瘤（osteoblastic osteosarcoma）

毛细血管扩张型骨肉瘤（telangiectatic osteosarcoma）

小细胞骨肉瘤（small cell osteosarcoma）

继发性骨肉瘤（secondary osteosarcoma）

骨旁骨肉瘤（parosteal osteosarcoma）

骨膜骨肉瘤（periosteal osteosarcoma）

高级别表面骨肉瘤（high-grade surface osteosarcoma）

3. 纤维源性肿瘤（fibrogenic tumor）

（1）中间型 [局部侵袭性]（intermediate）

（骨的）促结缔组织增生性纤维瘤（desmoplastic fibroma of bone）

（2）恶性（malignant）

（骨的）纤维肉瘤（fibrosarcoma of bone）

4. 纤维组织细胞性肿瘤（fibrohistiocytic Neoplasm）

良性纤维组织细胞瘤/非骨化性纤维瘤（benign fibrous histocytoma/ non-ossifying

fibroma）

　　5. 造血系统肿瘤（haematopoietic neoplasm）

　　（1）恶性（malignant）

　　浆细胞骨髓瘤（plasma cell myeloma）

　　（骨的）孤立性浆细胞瘤（solitary plasmacytoma of bone）

　　（骨的）原发性非霍奇金淋巴瘤（primary non-Hodgkin lymphoma of bone）

　　6. 富于巨细胞的破骨细胞肿瘤（osteoclastic giant cell-rich tumor）

　　（1）良性（benign）

　　小骨的巨细胞病变（giant cell lesion of the small bones）

　　（2）中间型（intermediate）

　　（骨的）巨细胞肿瘤（giant cell tumor of bone）

　　（3）恶性（malignant）

　　骨巨细胞瘤内的恶性（malignancy in giant cell tumor of bone）

　　7. 脊索样肿瘤（notochordal tumor）

　　（1）良性（benign）

　　良性脊索样细胞瘤（benign notochordal cell tumor）

　　（2）恶性（malignant）

　　脊索瘤（chordoma）

　　8. 血管性肿瘤（vascular tumor）

　　（1）良性（benign）

　　血管瘤（haemangioma）

　　（2）中间型（intermediate）

　　上皮样血管瘤（epithelioid haemangioma）

　　（3）恶性（malignant）

　　上皮样血管内皮瘤（epithelioid haemangioendothelioma）

　　血管肉瘤（angiosarcoma）

　　9. 肌源性肿瘤（myogenic tumor）

　　（1）良性（benign）

　　（骨的）平滑肌瘤（leiomyoma of bone）

　　（2）恶性（malignant）

　　（骨的）平滑肌肉瘤（leiomyosarcoma of bone）

　　10. 脂肪源性肿瘤（lipogenic tumor）

　　（骨的）脂肪瘤（lipoma of bone）

　　（骨的）脂肪肉瘤（liposarcoma of bone）

　　11. 未明确肿瘤性质的肿瘤（tumor of undefined neoplastic nature）

　　（1）良性（benign）

　　单纯性骨囊肿（simple bone cyst）

　　纤维结构不良[纤维异常增殖症]（fibrous dysplasia）

　　骨性纤维结构不良（osteofibrous dysplasia）

软骨间叶性错构瘤（chondromesenchymal hamartoma）

Rosai-Dorfman 病（Rosai-Dorfman disease）

（2）中间型（intermediate）

动脉瘤样骨囊肿（aneurysmal bone cyst）

朗格汉斯细胞组织细胞增多症（langerhans cell histiocytosis）

单骨型（monostotic）

多骨型（polystotic）

Erdheim-Chester 病（Erdheim-Chester disease）

（3）杂类肿瘤（miscellaneous tumor）

尤文肉瘤（Ewing sarcoma）

釉质瘤（adamantinoma）

（骨的）未分化高级别多形性肉瘤（Undifferentiated high grade pleomorphic sarcoma of bone）

附：肿瘤综合征（tumor syndromes）

Bechwith-Wiedemann 综合征（Bechwith-Wiedemann syndrome）

家族性巨颌症（cherubism）

内生软骨瘤病：Ollier 病和 Maffucci 综合征（enchondromatosis：Ollier disease and Maffucci syndrome）

Li-Fraumeni 综合征（Li-Fraumeni syndrome）

McCune-Albright 综合征（McCune-Albright syndrome）

多发性骨软骨瘤（multiple osteochondroma）

神经纤维瘤病 1 型（neurofibromatosis，type 1）

视网膜母细胞瘤综合征（retinoblastoma syndrome）

Rothmund-Thomson 综合征（Rothmund-Thomson syndrome）

Werner 综合征（Werner syndrome）

二、病因病理

中医学在骨肿瘤方面早有记载，殷墟甲骨文就有"瘤"之病名，《五十二病房》中就有"骨疽"的记载。中医理论认为骨肿瘤属于"骨疽""骨瘤""石疽""石瘤""筋瘤"等范畴。《灵枢·刺节真邪》曰："已有所结，气归之，津液留之，邪气中之，凝结日以易甚，连以聚居，为昔瘤，以手按之坚。有所结，深中骨，气因于骨，骨与气并，日以益大，则为骨疽。"隋代巢元方的《诸病源候论》中亦载："其肿结确实，至牢有根，核皮相亲，不甚热，微痛，热时自歇。此寒多热少，鞠如石，故谓之石痈也。"

（一）病因学

中医学将骨肿瘤的发病原因分为内因、外因及体质因素。

1. 外因　外因通常指外感六淫——风、寒、暑、湿、燥、火。外邪入侵，积久则能成病。《医宗金鉴》曰："痈疽原是火毒生，经络阻塞气血凝。"正是对热毒之邪致病进行了论证。骨肿瘤患者至医院就诊大多是因为局部肿块、疼痛，或是外伤导致的病理性骨折。无论是外感六淫或是外伤均可致患者局部及全身气血不畅，瘀血内阻、瘀毒互结，所谓"不通则痛"，故患者就诊时多伴有患处疼痛不适。但是现代环境因素较古时候复杂，故这里的外感六淫不可片面地去理解，需要将环境中的辐射、空气污染、饮食及水的污染等全部纳入考虑范围。

2. 内因　在因内方面，中医认为不良的饮食习惯及情志因素都可导致肿瘤的发生。《济生方》曰："过餐五味，鱼腥乳酪，强食生冷果菜，停蓄胃脘……久则积结为癥瘕。"饮食不当，损伤脾胃，易造成气滞痰阻或是热邪伤津，灼津为痰，形成肿块。中医尤其重视情志因素在肿瘤发病中的作用，提出怒伤肝、喜伤心、思伤脾、悲伤肺、恐伤肾。《灵枢》云："内伤于忧怒……而积聚成矣。"可见五志可以影响五脏，脏腑功能失和，则气血阴阳失调，气血不和，进一步导致气滞则痰凝血瘀，阻滞脉络，成为骨肿瘤发病的又一大原因。

3. 体质因素　骨肿瘤的发病亦与自身的脏腑亏虚有关。《灵枢》指出："壮人无积，虚人有之。"《医宗必读》强调："积之成也，正气不足，而后邪气踞之。"中医理论认为肾为"先天之本"，且"肾主骨"。《医学入门》卷五中曰："肾主骨，劳伤肾水，不能荣骨而为肿，曰骨瘤。"脾为"后天之本"，脾气不足则痰湿不得化。《丹溪心法》中提到："凡人身上中下有块者，多是痰。"现代医学认为，肿瘤的微环境指肿瘤所在组织的功能结构，也包括肿瘤细胞自身，是肿瘤生长及转移的场所，是一个缺氧、酸性及炎性的环境。中医的"痰"是肿瘤酸性微环境的重要组成物。且脾气不足，则气血津液化生不足，无法充养先天之精，进一步导致骨不得荣养。《黄帝内经》曰："邪之所凑，其气必虚。"脾肾之气亏损，正气不足，给邪气以入侵之机，这也增加了发病的概率。

（二）病机学

《黄帝内经》曰："正气内存，邪不可干""邪之所凑，其气必虚"。患者正气不足，抵抗力下降，不能抵御外邪侵入，从而导致疾病的发生。所谓肾主骨，骨生髓，肾虚损则邪易侵犯骨髓而成骨肿瘤。当然，其他脏腑的虚损，气血不足，也是导致骨肿瘤发生和疾病发展的重要因素。肿瘤的免疫分为特异性免疫和非特异性免疫。肿瘤细胞是机体正常的细胞恶变所产生的，会不断增殖，在体内通过血行等多种方式进行转移。在身体健康，免疫功能正常的正常情况下，免疫系统可以有效监视并杀死肿瘤细胞，若免疫功能降低，机体对局部细胞的分化、增殖失去了"免疫监督"，免疫系统不能随时将突变的细胞消灭，这就导致了肿瘤的产生。这与中医学重视体质因素是一致的。

结合现代医学的研究，骨肿瘤患者整体呈现虚实夹杂的状态。其发病机制主要是气血不足、阴阳失调、脏腑功能紊乱，加之寒湿毒邪等乘虚而入，导致正虚邪实、气血瘀滞、痰毒内结、瘀毒热邪蕴于骨骼，日久积滞而成。

三、治疗方法

（一）辨病位

骨肿瘤的病位在表则位于骨及肌肉；病位在里则在脏腑，主要涉及肾、脾、肝。中医理论认为，骨肿瘤是全身疾病在局部体现。故临床治疗骨肿瘤多表里兼顾。

（二）辨病性

在辨别骨肿瘤疾病病情的性质上，据八纲辨证，首辨该疾病的阴、阳、表、里、寒、热、虚、实。如一般以无痛无痒，软硬如核，长成难消，久则溃烂翻花者，畏寒肢冷，蜷卧不动者属阴证；而红肿疼痛、心烦口渴，甚则高热烦躁不安者则属阳证。

恶性肿瘤多是在正虚基础上发病的，临床上患者表现为虚证的同时，亦会有气滞、血瘀、痰浊、湿聚、毒火之实证的表现；正虚者则以先天之肾气及后天之脾气不足为主，至疾病后期甚至可发展成全身气血阴阳的虚衰。气滞血瘀可以与痰湿相搏结，在肿瘤发展迅速时，又常见瘀热、痰热、湿热等化火之病机，毒火与气血痰湿互结，进一步又耗伤正气。

（三）辨舌脉

中医四诊中，舌脉在辨证中占有重要位置，可以反映机体疾病的变化情况。脉象弦滑数大者，多属气滞血瘀、痰热壅盛、湿热鸱张、毒火亢盛，为实证、病情进展之象。脉象细弱缓者，多属气血亏虚、精伤夹湿等证候，为正虚之象。若患者体质虚弱而脉盛，见于癌症迅速发展之时，则表示预后较差。

舌质淡、舌体胖大，边有齿痕、舌中有裂纹者均属虚证。舌质青赤或黯、或有瘀斑、或有瘀点者为夹有瘀血。舌质红绛者为内有毒火。舌苔白属寒，黄属热；腻苔为痰湿内蕴。

四诊合参，骨肿瘤正虚邪实，证候复杂。结合其病因病机，辨证论治，临床多以清热益气、化痰软坚散结之法为主，兼以行气、补血、活血之法。

（四）治疗

1. 现代医学治疗方法　骨肿瘤的治疗方法根据肿瘤的良恶性及肿瘤的临床分期有所不同。良性肿瘤以手术切除为主。据 1980 年 Enneking 提出的骨骼及肌肉外科分期，决定恶性骨肿瘤的治疗方式与肿瘤恶性程度、肿瘤处于间室内或间室外以及是否转移有关。间室是一道天然屏障，可以防止肿瘤的扩散。若是在间室内，可以选择广泛切除，恶性程度高加以辅助治疗；若是突破至间室外，侵犯了主要的血管神经，则以截肢术为主，再加以辅助治疗；若是已经出现肺转移，则可对肺部病灶进行切除。现代医学对于骨肿瘤的手术治疗除了广泛切除及截肢术，重点放在了肿瘤切除后的肢体功能重建，主要方法有瘤段灭火再植、异体骨移植及肿瘤假体置换等其他手术重建方式。随着 3D 打印技术的日益成熟，在骨肿瘤切除后重建中开始呈现出良好的发展态势，逐渐在临床开始运用。

恶性骨肿瘤的保肢治疗一般先采取新辅助化疗。新辅助化疗加保肢术不但可以控制肿瘤的原发病灶，使肿瘤组织周围形成假包膜，从而为手术提供更好的条件，还可以清除一些微小但手术不能顾及的转移灶，因此降低了术后复发及转移率，同时使得保肢的成功率大大提高，提升患者的生活质量。骨的恶性肿瘤常用化疗药物有顺铂（cisplatin）、多柔比星（doxorubicin）、异环磷酰胺（ifosfamide）、甲氨蝶呤（methotrexate）、依托泊苷（VP-16）、吉西他滨（gemcitabine）等；对于有肺转移的患者，视具体病情可以给予阿帕替尼等靶向药物治疗；对于骨巨细胞瘤患者，可予以地诺单抗辅助治疗；对于部分骨肿瘤亦可以采取基因疗法、放射疗法及介入治疗等其他治疗手段。

恶性骨肿瘤患者的 5 年生存率低。随着医学的进步，新辅助化疗等治疗方法的产生，该病 5 年生存率显著提高。但是化疗也带来了诸多的不良反应，如骨髓抑制、肝肾功能受损、心脏毒性、恶心反胃等副作用，而且超过 75% 的肿瘤患者会出现疲乏症状，称之为癌因性疲乏（cancer-related fatigue，CRF），尤其是在放化疗患者中，这些都严重影响了患者的生活质量。这类患者可以通过进一步的中医药治疗，达到减轻副作用带来的痛苦，提高患者生活质量，延长生存期的目的。

2. 中医治则治法

（1）固本培元：肿瘤是全身疾病的局部表现。化疗及手术损伤患者正气。研究表明，大部分肿瘤患者都存在气虚症状，且临床较多患者主诉神疲乏力、汗出等不适，尤其是长时间行走及爬楼梯后上述症状加重。化疗药物毒性峻烈，如骨肉瘤常用的化疗药物甲氨蝶呤，最常见的副作用为消化道反应，症见恶心、呕吐、腹泻等，高剂量会对肾脏产生损害，出现血尿、蛋白尿等。根据中医的概念，脾气受损，气血生化不足，肾气受损，则更无法充养骨髓，故结合中西医理论，施杞及王拥军在治疗过程中多以归脾汤或八珍汤为基础方，酌情加入杜仲、续断、骨碎补、女贞子、墨旱莲等药物，气血双补，健脾补肾。经治患者不适症状较就诊前明显缓解，患者及家属诉胃口较前好转，且行走时间及距离较就诊前有所增加。

（2）预防肿瘤复发

1）清热解毒抗肿瘤：热毒之邪是肿瘤发生的重要原因之一。清热解毒抗肿瘤是中医药临床治疗肿瘤的常用治则治法。经研究表明，苦参、干蟾皮等清热解毒药物可以抑制人骨肉瘤细胞的增殖及诱导细胞凋亡；片仔癀被证实可诱导多重耐药的骨肉瘤细胞凋亡；白花蛇舌草可以与顺铂产生协同抗癌作用。故清热解毒中药在中医药抗肿瘤过程中运用所占比例较高。上海中医药大学脊柱病研究所经实验研究发现，重楼中的有效成分重楼皂苷具有抑制骨肉瘤细胞的增殖、迁移及浸润能力。这些具有抗肿瘤作用的中药疗效明确，且运用较西药而言相对安全。

2）行气活血：骨肿瘤患者，无论是外因还是内因，均可引起气血不畅，瘀血内生。肿瘤患者在使用活血药的过程中应格外谨慎，使用不当易造成肿瘤的扩散及转移。王拥军在处方时多运用活血效力平和的补血活血药物，如当归、鸡血藤等。"气为血之帅，气能生血"，王拥军以当归补血汤为基础进行加减。"有形之血，不能速生"，故方中用黄芪补益脾肺之气，脾气得补，则气血生化有源，肺气足，则正常发挥其"主治节"的生理功能，助心行血，调节全身血液的运行。"气为血之帅，气能行血"，故在处方中多以柴胡疏肝散为基础方，酌情配伍王不留行、路路通等行气理滞之药，在补气的同时兼顾理气，使全方补而不滞。

施杞在古人临证经验的基础上，结合多年中医药抗肿瘤的临床经验，归纳出肿瘤患者晚期多属"气虚血瘀、瘀阻化热"，遵循"益气化瘀、清热解毒"之法，研制出以重楼、大青叶、黄芪、珍珠、三七粉为主要成分的芪珍胶囊，用于肺癌、乳腺癌、胃癌等肿瘤患者化疗的辅助治疗，增强机体免疫，改善患者生活质量，减轻毒副反应。骨肉瘤患者化疗及手术后亦存在"气虚血瘀、瘀阻化热"的临床表现，遵循中医理论"辨证论治""异病同治"的理论思想，亦属于芪珍胶囊的适应证。且重楼已被证实具有抑制骨肉瘤细胞生长的作用，但芪珍胶囊及其拆方在骨肉瘤患者中的具体临床应用，有待进一步研究与探索。

（3）预防转移：化痰软坚散结。

部分恶性骨肿瘤患者容易发生肺转移，故在抗肿瘤，防止肿瘤复发的同时需积极预防肺转移。肺为娇脏，易感受外邪，且脾为肺之母，脾胃之气受损，母病及子，损伤肺之气机，肺气受损，则无法通过宣发、肃降发挥其"主气""主行水"的生理功能调节全身水液代谢。水聚为饮，饮聚为痰，且肺"朝百脉"，所有血液及津液的运行都汇总流经肺脏，肺气受损，则气血不畅，导致痰瘀互结，加之日积月累，邪毒蕴肺，导致肿瘤向肺部转移。故王拥军在临床中多以二陈汤为基础方，酌情加入鱼腥草、款冬花、川贝等清肺化痰，加入鳖甲、牡蛎等软坚散结，僵蚕则兼具化痰及散结之效。脾为肺之母，虚则补其母，故处方中多运用茯苓、薏苡仁、白术健脾利湿，藿香、佩兰芳香化湿、醒脾开胃。全方中加入桔梗，作为引经药，引药入肺经。

第二节　良性肿瘤

一、骨样骨瘤

（一）定义

1935 年，Jaffe 首次报道了骨样骨瘤（osteoid osteoma）。该病是常见的、良性成骨性骨肿瘤之一，占良性肿瘤的 12% 左右。病变中心有血管骨样组织核心，周围有硬化骨带的存在。其病变范围较小，常在 1cm 左右，好发于长管状骨，尤以下肢多见。

（二）病因病理

隋代巢元方《诸病源候论》曰："石痈者，亦是寒气客于肌肉，折于血气，结聚而成……此寒多热少，硬如石，故谓之石痈也。"明代薛己《外科枢要》卷三说："若伤肾气，不能荣骨而为肿者，其自骨肿起，按之坚硬，名曰骨瘤。"可见骨肿瘤发病原因内外不同，从而引起本虚标实的各种临床症状，在具体诊疗时应注重辨证论治。

现代医学认为，骨样骨瘤的具体发病原因尚未完全确定，但 Jaffe 发现该病生长缓慢且大小固定，正常组织被骨组织所替代，是良性肿瘤。也有学者认为可能与病毒感染有关，还有的认为是血管来源或与动、静脉发育异常有关，或为代偿过程。

通过病理确诊骨样骨瘤，须找到瘤巢，一般较小，多在 1cm 左右。肿瘤颜色呈深红、棕红色或呈红白色，与周围骨组织分界清楚。镜下可以看见完好无损的瘤巢中央由骨样组织组成，骨母细胞围绕骨样组织小梁，瘤巢边缘为增生的纤维血管组织。瘤巢由血管丰富的成骨性结缔组织构成，形成大量的骨样组织。因通过患者临床表现、肿瘤的大小及发病部位与骨母细胞瘤、慢性硬化应骨髓炎、软骨母细胞瘤等其他疾病进行鉴别。

（三）临床表现

骨样骨瘤好发于 7~25 岁儿童及青少年。男性发病率约为女性的 2~3 倍。该病好发于长管状骨，发病最多的部位是下肢的股骨及胫骨，两者相加约占发病总数的一半，其次为腓骨、肱骨及脊柱等其他部位。根据发病具体位置可以分为皮质内、骨膜下以及髓腔内，约 80% 为骨皮质内发病。

骨样骨瘤的主要症状为患处的疼痛，疼痛较为局限，尤以夜间更为明显，口服非甾体类消炎药如阿司匹林可以有效且快速缓解疼痛。疼痛随着疾病的进展逐渐加重，可从间歇性变为持续性钝痛或刺痛。除了疼痛之外，其余的临床表现与发病部位有着密切的关系，如关节内的骨样骨瘤可以出现关节活动受限，局部压痛；发生于脊柱的骨样骨瘤可以导致患者脊柱侧弯；发生于干骺端则可能影响患者的生长发育等。

（四）诊断要点

1. 主要症状　患处疼痛，疼痛较为局限，尤以夜间更为明显，口服非甾体类消炎药可缓解疼痛，饮酒后疼痛可加重。

2. 影像学检查

（1）X 线平片：典型的 X 线表现为一 1cm 左右的圆形或是椭圆形的中心 X 线透明区，

病变部位骨皮质增厚、周围骨反应性硬化，可能无法看到瘤巢。在脊柱后部结构上发现硬化性的骨病灶是诊断脊柱骨样骨瘤的重要影像学依据，还应该注意与脊柱感染、转移性肿瘤等具有相似表现的疾病进行鉴别诊断。但是根据发病部位分为不同类型，X线平片表现可稍有差异。

1）骨皮质型：位于骨皮质内有圆形或卵圆形的低密度阴影，瘤巢内有时可见高密度点状钙化区。外围有致密的反应骨，严重时可将瘤巢掩盖而不显示。

2）骨松质型：股骨颈为最常见病变部位，瘤巢偶位于松质骨内，仅在瘤巢周围有轻度至中度硬化边缘，瘤巢中央可出现钙化，也可有骨膜反应。

3）骨膜下型：该类型较为少见，常伴有软组织肿块，瘤巢周围有轻度硬化，中央瘤巢可中可使骨皮质有轻度压迹。

（2）CT检查

1）可较好地显示溶骨性瘤巢。

2）可显示瘤巢内点状、环状或是形状不定的中心性矿化。

3）约50%的骨样骨瘤可见瘤巢内有矿化。

（3）MRI检查

1）CT对于骨样骨瘤巢的诊断较MRI更为清晰。

2）瘤巢在磁共振T1像为低信号，T2像为高信号。

3. 核素扫描检查　核素扫描对于骨样骨瘤病变部位的检查较为敏感，故应作为骨样骨瘤的常规检查。"双密度"征可帮助诊断骨样骨瘤：骨样骨瘤的瘤巢中心摄取高，而周围的硬化区放射性核素少，摄取较低。

（五）辨证施治

骨样骨瘤为良性肿瘤，治疗可以选择保守治疗或是手术治疗，无需行放疗、化疗等其他辅助治疗。骨样骨瘤患者临床症状以疼痛为主，故保守治疗予以口服非甾体类消炎药，根据患者发病部位予以支具固定。若患者疼痛症状明显，关节活动受限等临床表现严重，影响患者的日常生活，则应选择手术治疗。手术的基本原则是将肿瘤的瘤巢及周围的反应性硬化骨全部、彻底切除。目前的手术方式主要包括：①肿瘤及周围部分正常组织广泛切除；②凿除患处表面的反应骨，去除瘤巢，再进行异体骨或自体骨植骨、钢板局部固定等；③经皮CT引导下孔钻切除瘤巢、射频等微创治疗，破坏肿瘤瘤巢。若是瘤巢未能将瘤巢完全切除干净，则术后容易复发。

中医认为"不通则痛"，骨肿瘤患者多有气机阻滞，气血经脉运行不畅，故疼痛为骨肿瘤的最常见的症状之一。不但可以通过口服中药控制肿瘤，改善疼痛等不适症状，亦可以选用针灸疏通经络，调畅气血。现代研究认为，针灸缓解癌痛，与针刺激活了内源性镇痛系统有关。内啡肽、脑啡肽等阿片样物质大量释放，与痛觉敏感神经元的阿片受体相结合，使细胞膜对Na$^+$的通透性增加，导致cAMP水平下降，从而降低了该神经元对损伤刺激的兴奋性，能够调节脊髓上行传导疼痛通路的活动，达到镇痛目的。且针灸亦可以通过辨证论治，对于不同时期的骨样骨瘤患者进行施治。气功导引，从现代医学理论论述，则可以增强人体的免疫功能，同时可以使经脉通畅，阴平阳秘，调节脏腑功能。正如《黄帝内经》曰："法于阴阳，和于术数。"

（六）述评

治疗骨样骨瘤目前多采用保守治疗，最早对于症状较为严重的骨样骨瘤患者则采取手术治疗。查阅早期的一些对于开放手术治疗骨样骨瘤的报道，可以发现该治疗方法局部复发率低，几乎每位患者都获得了满意的疗效，预后良好。

随着现代医学的发展，加之本病为良性肿瘤，术后复发率低，经过不断的探索研究，在 CT 引导下，使用空心环钻经皮穿刺至骨样骨瘤的瘤巢部位，进行射频、激光、冷冻等消融术，这种治疗方法简单、创伤小且有效。上海市第一人民医院于 2008 年在国内做早报道了使用射频消融技术治疗骨样骨瘤，治疗有效率为 93%。国外也报道了冷冻消融术及激光消融术治疗骨样骨瘤的案例，研究表明此两种消融术都取得了良好的临床治疗效果。

现在，已经迈向无创的时代。国内外多篇研究报道了新技术运用于治疗骨样骨瘤——磁共振引导下聚焦超声（magnetic resonance-guided focused ultrasound，MRgFUS）。该技术在计算机定位下，将聚焦超声束发射至所设置的靶区域，聚焦超声使组织产生热能，对病灶进行消融，同时利用 MRI 实施局部温度的检测，以保证周围重要结构的安全。磁共振引导下聚焦超声的优势为治疗全程的实时 MRI 动态成像和动态温度监测，提高了治疗的安全性和准确性。

中医药治疗该病的优势在于缓解临床证候，减轻患者疼痛。目前正在为进一步提高疗效和发挥中医药优势，做更多的临床实研究。

二、骨软骨瘤

（一）定义

骨软骨瘤（osteochondroma）是良性骨肿瘤之一，又称骨软骨外生骨疣或是外生骨疣，是发生在骨表面的一骨性突起，顶端有软骨帽覆盖，占良性骨病的 30%~50%，占所有骨病的 10%~15%。本病好发于四肢长管状骨干骺端，尤以股骨远端和胫骨近端最为常见。可分为单发性及多发性骨软骨瘤，多发性骨软骨瘤为显性遗传性疾病，又称为骨干续连症、遗传性畸形软骨。

（二）病因病理

中医认为，骨肿瘤的发病主要由于情志、饮食等内在因素影响（如《素问》曰："怒伤肝、喜伤心、忧伤肺、思伤脾、恐伤肾"），加之风、寒、暑、湿、燥、火等外在因素及自身体质因素等，引起血瘀、痰凝、热毒蕴藉等，从而导致肿瘤的产生。

现代医学认为，骨软骨瘤的发病原因及发病机制较为复杂，尚有争论，可能与遗传因素、周围环境、年龄、性别等因素有关，也有认为是血管来源，与动、静脉发育异常有关。尤其是对于多发性骨软骨瘤，普遍认为多与遗传因素有关，研究者认为其发病与 Ext 基因的缺失、突变抑或是与 Ext 基因染色体的突变有关。基因突变引起的信号通路——印第安刺猬蛋白（IHh）、成纤维细胞生长因子（FGF）和骨形态发生蛋白（BMP）异常，从而导致部分软骨膜软骨细胞分化成为肥大细胞。Ext 基因表达广泛存在于人类组织中，然而为何只有特定部位的失活才导致缺陷，该基因在硫酸软骨素代谢过程中具体起着怎样的作用，还有待进一步考证。肿瘤形成的发病机制还有待进一步阐明。

骨软骨瘤由骨性基底、软骨帽及纤维包膜三种结构组成，其中含有骨、软骨及纤维结缔组织。骨性基底是干骺端骨组织的延续，含有正常的骨松质。其软骨帽的厚度随着年龄的增长而变化，一般年龄越小，软骨帽的厚度越厚；成年人软骨帽较薄，厚度多在

1~5mm，甚至没有。表面有一层很薄的纤维包膜，与周围骨膜相连。

（三）临床表现

1. 单发性骨软骨瘤　骨软骨瘤是最为常见的良性骨病变，发病年龄通常小于 30 岁，男女发病率约为 1 ：1。好发于长管状骨的干骺端，尤以股骨远端及肱骨近段居多，胫骨近段次之，但是某些长管状骨的发病并不常见，如尺桡骨，下肢的发病率为上肢的 2 倍左右。患者常无疼痛，病变部位有一逐渐变大的硬块。该病临床表现多与其发病部位及瘤体大小有关，如当肿瘤引起病理性骨折时，可引起患处疼痛。

2. 多发性骨软骨瘤　多发性骨软骨瘤男性发病率约为女性的 2~3 倍。多发性骨软骨瘤大多有家族遗传史，体表可触及多个硬性包块。多发性骨软骨瘤可影响骨的生长，导致患者患病肢体的畸形，身材矮小，处于关节周围则易影响关节的活动。有临床经验表明，若是膝关节周围没有发生相关病变，则不能诊断为该病。遗传性多发性骨软骨瘤亦好发于股骨、肱骨及胫骨等长管状骨，但是肩胛骨、髂骨及肋骨等处的发病较单发性骨软骨瘤高。

（四）诊断要点

1. 骨软骨瘤本身并无不适症状，病变部位可触及坚硬的无痛性肿块，肿块表面有滑囊形成。若是肿块压迫周围的腱鞘、神经或血管等组织可引起相应的症状及功能障碍。

2. 影像学表现　X 线、CT 及 MRI 检查提示病变部位以骨性突起与宿主骨的骨皮质及髓腔相连。单发骨软骨瘤根据其影像学表现可分为宽基底型和窄基底型，因其沿着肌腱及韧带所产生的力的方向生长，故常背离关节生长。骨软骨瘤的一特征性表现为有软骨帽存在，磁共振为最佳的检测方法，软骨帽在 T1WI 呈低信号，在脂肪抑制 T2W1 上为呈高信号。多发性遗传性骨软骨瘤影像学大多表现为阔基型。

骨软骨瘤存在一定的恶变可能，当影像学出现下列特征时应警惕恶变的发生：①骨骼发育成熟后软骨帽仍然在生长；②软骨帽在成人阶段 >2cm，儿童阶段 >3cm；③伴有散在或不规则钙化的增大的软组织肿块；④软骨帽逐渐增大，出现点状抑或不规则钙化，或病变钙化的方向发生改变。

（五）辨证施治

对于骨软骨瘤的治疗药物，目前正处于实验的研究阶段。骨软骨瘤一般无需手术等特殊治疗，若是病变较大应长期门诊随访。不到 1% 的患者可恶变为软骨肉瘤甚至是恶性程度更高的骨肉瘤。遗传性多发性骨软骨瘤的恶变率为单发的 3~5 倍。若出现恶变倾向或出现疼痛、骨与关节的畸形，甚至出现压迫周围血管及神经的症状，应尽早选择手术治疗；若是多发骨软骨瘤已经影响了患者的骨骼发育，可在骨骼发育成熟后进行手术矫正。目前对于该病的中医药治疗研究及报道较少。

（六）述评

随着骺板闭合，骨软骨瘤会停止生长。骨软骨瘤恶变率较低，单发性骨软骨瘤恶变率在 0.5%~1%，多发性骨软骨瘤恶变率也在 2% 左右；转变为骨肉瘤、软骨肉瘤或纤维肉瘤者均少见，预后较为良好。

骨软骨瘤虽然是一种良性肿瘤，但是如果病变范围较大，压迫周围组织从而引起疼痛等不适症状，或是多发性骨软骨瘤引起患者生长发育等异常，都给患者的生活质量造成了重大影响，尤其是多发性骨软骨瘤可能给手术带来一定困难，故应早日明确骨软骨瘤的发病机制，进行抗肿瘤药物的研制。

目前中医药对于该病的研究尚未成熟，尤其是对于多发性骨软骨瘤患者，应用口服中药、针灸甚至导引等方法，在一定程度上可以减轻患者痛苦，改善患者的生活质量。

三、软骨瘤

（一）定义

软骨瘤（Chondroma）起源于透明软骨，好发于手指和足的短骨，约 40%~60% 发生在手部，近节指骨的发病率最高，掌骨次之，中节指骨与末节指骨发病率最低，长管骨和扁平骨发病少见。发病年龄多在 30~40 岁，男性与女性发病率无明显差异。根据其发病部位、病灶数量而有不同，可大致分为以下几种类型：内生软骨瘤；多发内生软骨瘤，又称欧利病（Ollier 病）；骨膜软骨瘤；软骨瘤合并软组织血管瘤者，称马弗西综合征（Maffucci 综合征）。

（二）病因病理

中医认为骨肿瘤的发病因素是多方面的，外有风、寒、暑、湿、燥、火等病邪，内有七情内伤、饮食不调的食滞痰浊等，且中医认为"肾主骨"，故尤为重要的是脾肾亏虚，若是脏腑气血阴阳失调，则无力驱邪外出，内外致病因素相搏结，从而气滞血瘀、痰湿蕴结、正气亏虚导致肿瘤的发生。

软骨瘤的发病原因至今尚不是十分明确，且针对该病病因病机的研究较少。可能与患者慢性感染、接触刺激物质、骨损伤或者是遗传及骨发育过程方向转位等因素有关。但是也有研究表明，内生软骨瘤的发生发展与 IDH1 和 IDH2 基因的突变及 Hedgehog 信号通路有关。内生软骨瘤是以透明样软骨组织为主的肿瘤。手部关节多，关节面软骨多，因此好发于手部。

内生软骨瘤术中可以看到病变部位的骨皮质因肿瘤的膨胀而变薄；骨膜软骨瘤术中可见骨皮质外有一圆形或卵圆形肿块。切除的肿瘤组织为浅蓝色透明软骨。显微镜下可见许多透明的软骨小叶，典型的软骨细胞体积较小，颜色苍白，胞质不清，有小而圆、染色深的细胞核，且细胞成熟度较大。单发的内生软骨瘤病灶一般较小，若是病灶较大，且发病部位在髂骨等发病少见的部位，或是平片见骨皮质侵蚀性破坏及肿瘤侵袭到周围软组织应注意恶变的可能性，如恶变为软骨肉瘤。多发内生软骨瘤的恶变率在 5%~25% 左右。

（三）临床表现

1. 单发内生软骨瘤　发病部位在髓腔内，约一半患者发生于近节指骨。患者常无临床症状，早期可有局部肿胀及不规则硬块，生长速度缓慢，更可能是因为患者行常规检查时发现病变，若是发生了骨折则会引起疼痛等不适症状，甚至是相应的神经症状。

2. 骨膜软骨瘤　又称皮质旁软骨瘤，属于良性软骨肿瘤，起源于骨膜或骨膜下结缔组织。该病好发于 30 岁以下的青年人，男性发病率约为女性的 2 倍。骨膜软骨瘤好发于长管状骨，尤其好发于股骨及肱骨。本病主要有长期病变部位的肿胀及间歇性疼痛。

3. 多发内生软骨瘤病（Ollier 病）　患者体表可触及肿块，少数情况会出现疼痛，由于是多发病变，病变部位在手足部，可造成患者手足部畸形；病变部位在长管状骨，则影响骨骺生长，从而下肢可出现短缩，甚至是弯曲畸形。

4. 马弗西综合征（Maffucci 综合征）　Maffucci 综合征为先天非遗传中胚层发育不良所致。主要表现为骨骼畸形，以及软组织病变（海绵状血管瘤、毛细血管瘤或是淋巴瘤）。

因为有血管瘤存在，患者在体位改变时可出现直立性低血压。

（四）诊断要点

1. 结合上述所讲内生软骨瘤、骨膜软骨瘤、多发内生软骨瘤（Ollier 病）及马弗西综合征（Maffucci 综合征）的临床症状及体征。

2. 该病的影像学诊断主要是依据 X 线检查

（1）单发内生软骨瘤：肿瘤边缘整齐、较为局限、为分叶外形的椭圆形透明影。骨皮质变薄，病变周围有一圈薄的增生硬化。像髂骨等扁平骨 X 线片上可能表现的不是十分典型。

（2）骨膜软骨瘤：骨皮质旁有一软组织肿块影，且中间可有明显钙化灶，压迫附近骨皮质，在平片上可表现为缺损。

（3）多发内生软骨瘤病（Ollier 病）：多发内生软骨瘤每一个病变部位的影像学表现类似于单发内生软骨瘤，但是在平片上可以看到患者因骨骼发育受影响而引起的畸形。

（4）马弗西综合征（Maffucci 综合征）：Maffucci 综合征在平片上可表现为干骺端中心性或偏心性透光区，中间有钙化灶，周围软组织中可见静脉石。X 线片上亦会看见患者的骨骼发育不良。

若是影像学检查发现肿块迅速增大、X 线片有皮质破坏及不规则骨膜反应，应高度疑为软骨瘤恶变。

（五）辨证施治

在治疗上都以手术切除为主，对于肿瘤部位予以刮除，并行自体骨或异体骨移植。在手术过程中必须要注意无瘤原则。对于多发内生软骨瘤的患者，如果无明显临床症状，可予以暂时随访观察，若是局部出现疼痛等不适症状，则可比照单发内生软骨瘤的手术方法；若是引起患肢畸形，可予以截骨纠正；若是出现恶变，则应予以整块切除。

中医药对于本病的治疗，应从异病同治的角度，根据患者疼痛等证候结合其舌苔脉象进行辨证论治，予以口服中药或针灸、导引治疗。

（六）述评

由于软骨瘤的恶变率低，总体预后良好。对于老年人、身体条件较差的患者，或是无明显不适症状，且影像学随访无病灶无明显变化的患者，可予以保守治疗。

若选择手术治疗，也有许多注意事项。在骨肿瘤手术中，经常会使用石碳酸、无水酒精、生理盐水行灭活，进一步杀灭肿瘤细胞，但是因为软骨瘤为良性肿瘤，且可能会对周围组织再损伤，故对于术中的辅助治疗方法目前还存在一些争议。刮除肿瘤组织后，再进一步行植骨时常选择自体骨、同种异体骨或人工骨的移植，也可以选择骨水泥进行填充。自体骨及同种异体骨是较为理想的材料；骨水泥无血供，不利于患处愈合；人工骨虽然可以在体内降解吸收，但是机械性能差，容易断裂。有研究表明，术中无论是否进行骨移植，术后患者骨密度及功能的恢复没有明显差异，但是如果病变部位较大，进行骨移植的同时常辅助内固定可以使病变部位早期强度得到保证。

目前，关节镜在治疗软骨瘤的过程中使用并不广泛，虽然内镜下视野更清晰，创伤小，但是手术时间较长，需要特定手术器械，且术中无法进行骨移植。

中医药研究显示，可以为那些无法进行手术的患者通过辨证，提供中医论治的新途径。对患者临床辨证，属于热毒蕴结，应予以消毒化瘀汤；脾肾阳虚，予以金匮肾气丸；气滞血瘀，予以身痛逐瘀汤等。并根据患者的舌苔、脉象进行临证加减，同时酌情加入一些常用抗肿瘤中药，如仙鹤草、小蓟、半枝莲、半边莲、红花、青蒿、昆布、鱼腥草、紫杉、石见穿、石菖蒲、白花蛇舌草、栀子、三棱、蒲公英、苦参等，也可以结合针灸进一步提高患者免疫力，提高肿瘤的治疗效果。

中医药认为"药食同源"，故在肿瘤的治疗过程中，也可以给予患者一些饮食方面的指导。本病患者主要还是以手术治疗为主，术后多数患者会呈现头晕、乏力等气血亏虚之象，此时可选用如大枣、桂圆肉、莲子、枸杞子、黑木耳、山药、黄芪等补益肝肾、补益气血的食物。希望将来经过不断研究，可以进一步挖掘中医药治疗本病的更多优势。

四、骨血管瘤

（一）定义

骨血管瘤（hemangioma of bone）是由海绵状血管、新生的毛细血管或静脉构成，形成的良性的肿瘤样病变，大部分是血管的错构瘤。骨血管瘤好发于椎体，尤其是胸段椎体，其次为颅骨、颌骨，而长管状骨较为少见。本病可发生于任何年龄，以 30~50 岁多见，女性发病率为男性的 1.5~2 倍。

（二）病因病理

隋代巢元方《诸病源候论》云："积聚者，乃阴阳不和，脏腑虚弱，受于风邪，搏于脏之气所为也。"可知外来致病因素，一旦在人体脏腑正气不足的情况下，就可以自外入侵人体而发病。正如《黄帝内经》所云："邪之所凑，其气必虚。"可见内因及外因合而为病，引起机体脏腑失和、气血不畅，导致肿瘤的产生与进展。

骨血管瘤的发病原因尚不明确，除了影像学诊断，病理诊断也是金标准。骨血管瘤由骨内正常内皮细胞覆盖的血管构成，分为海绵状型、脉细血管型、静脉型、动脉型及混合型，其中脉细血管型常见于椎体，海绵状型常见于颅骨。

病理检查是诊断该病的金标准：

肉眼所见：呈紫红色或红棕色，边界清楚，为海绵状或蜂窝状，瘤体中可见粗大、稀少的骨小梁。由于血管瘤的压迫，骨皮质变薄，向外突出，呈现梭形肿胀，骨膜一般无反应性新骨产生。

镜下所见：可见稀少但是相对粗大的骨小梁，血管成分为毛细血管、海绵状血管或静脉血管，可见血管窦。毛细血管瘤为分叶状毛细管腔，血管内可见扁平的内皮细胞，细胞较小。海绵状血管瘤由数量多、体积大充满血液的血管腔组成。静脉型可见小的后壁静脉。血管间为疏松的结缔组织，病变处的骨质被破坏吸收。

（三）临床表现

大多数血管瘤患者无临床症状，而是随着磁共振等检查技术的完善，在检查时才被发现，无症状血管瘤大多在中年以后发病。血管瘤好发于脊柱椎体，尤其好发于胸椎。一部分血管瘤根据发病部位或病变大小会产生相应的临床症状。如长于四肢长管状骨的血管瘤可能早期未见明显不适，随着肿瘤的逐渐增大，四肢活动及受力较多，可引起疼痛，甚至病理性骨折，当肿瘤突破骨皮质时可引起软组织肿块。椎体的血管瘤较大时，可使脊柱强度下降，引起病理性骨折，甚至进一步压迫脊髓及神经，引起相应的疼痛或神经症状。

（四）诊断要点

1. 一般无明显的自觉症状，主要以疼痛为主，若是肿瘤压迫或侵犯周围组织，可引起相应症状。如脊柱的血管瘤侵犯硬脊膜外腔，可产生脊髓压迫症状；颞骨血管瘤侵犯面神经后可以引起面瘫；颌骨的血管瘤可侵犯牙周，使牙齿松动，甚至大出血。

2. 影像学表现

（1）X线平片：根据肿瘤不同发病部位而有所不同。

1）椎体血管瘤：增粗的骨小梁呈栅栏状或网格状，受累广泛的椎体可见不同程度的压缩性骨折。主要的鉴别要点为：栅栏样改变，椎弓根增宽，椎板增厚。

2）颅骨血管瘤：增粗的骨小梁呈放射状排列，产生"轮辐样""网状"或"日光放射样"表现。

3）长骨血管瘤：骨小梁呈皂泡状或蜂窝状改变。

4）病变有膨胀、皮质破坏、软组织肿块等为侵袭性血管瘤。

（2）CT检查：横断面上增粗骨小梁"圆点花纹状"图案的点状高密度影可以诊断为血管瘤。

（3）MRI检查：MRI检查对于病变较小部位诊断有优势。由于肿瘤内血管扩张，T1和T2像均可表现为高信号，但是增厚额度骨小梁为低信号。

（五）辨证施治

无症状的骨血管瘤患者无需进行特殊治疗。若是血管瘤体积较大，已经出现疼痛等不适症状，或者存在病理性骨折可能的患者可以选择手术治疗。目前手术方法主要以脊柱微创椎体成形术为主，该手术可以减轻患者疼痛，同时注入的骨水泥可以加强病变椎体的稳定性和强度，但是对于已经压迫神经根和脊髓的患者，则需行切开减压内固定术；对于四肢部位的骨血管瘤可予以病灶刮除加植骨内固定术，对于病变范围较小的骨血管瘤可予以硬化剂注射。术前可以对肿瘤进行动脉栓塞术，这样可以减少术中出血量。

（六）述评

对于血管瘤患者主要还是采取手术的治疗方法，但术中可能会引起患者大出血，故术前1~3天内可予以血管栓塞术，以减少术中出血。对于难以进行手术的发病部位及放疗后仍有疼痛等不适症状的患者，亦可以行动脉栓塞治疗。

脊柱血管瘤患者，若出现神经根及脊髓压迫症状，应进行手术，术中尽量将肿瘤整块切除。对于无法整块切除的患者可在术后进一步行放射疗法，可缓解疼痛等临床症状；当颅骨血管瘤体积较小时，可进行手术切除，当肿瘤侵犯面积较大时，切除后应进行缺损组织的重建。

骨血管瘤对于放射疗法十分敏感。血管瘤进行放疗后充血、水肿、形成血栓，导致肿瘤萎缩。患者有疼痛，或伴有相应的神经症状，且对于肿瘤无法行手术切除或已经出现截瘫等严重临床表现的患者，放疗都是首选治疗方法。

除以上所说的治疗方法，还有酒精注射法、微波热凝法、硬化剂治疗法、冷冻治疗、类固醇激素治疗等。

部分血管瘤患者，尤其是病变部位在脊柱，可能引起患者相应的脊髓及神经压迫症状，部分可以通过手术解决。但是当某些部位手术无法切除时，中医药治疗可以发挥一定优势。内外因素及体质因素不是单独发病原因，而是相互联系、互为因果的。

如气滞可致血瘀，血瘀可致气滞；气血凝滞可致痰凝毒聚，痰凝毒聚可致气滞血瘀；而气滞血瘀，痰凝湿阻，日久不散可化为热毒。邪气、热毒可致正气亏损，而正气亏损可致外邪入侵。中医通过辨证论治，异病同治，予以口服中药及针灸治疗，可以缓解患者因肿瘤而产生的痛苦，同时可以减少放射疗法所带来的副作用。针灸虽然没有像西医手术及口服靶向药物那样有具体治疗点，但是针灸通过调节全身气机阴阳及脏腑功能，从而提高人体免疫力，使人体达到阴平阳秘的状态，不但可以针对肿瘤进行治疗，更可以发挥中医药治未病的特色，预防肿瘤的发生与发展。但是目前中医药对于该肿瘤的研究较少，以期结合中医药特色，进行更多的探索研究，发挥中医的"精准治疗"。

无症状血管瘤患者应定期随访，手术后的血管瘤患者应随访 5 年左右，观察病情有无复发。此病一般预后良好。

五、神经鞘瘤

（一）定义

神经鞘瘤（neurilemoma 或 schwannoma）是一种良性肿瘤，起源于周围神经，多发于神经干，可发生在任何周围神经包括脊神经根。神经鞘瘤占原发肿瘤的 1% 不到，男女发病率无明显差异。本病可发生于任何年龄段，以中年人多见。

（二）病因病机

关于病因，中医学分内、外因及体质因素三方面。外因指外感六淫邪气（风、寒、暑、湿、燥、火等），如"积之始生，得寒乃生"（《灵枢》）；内因多指精神情志不畅以及饮食失调，如"内伤于忧怒……而积聚成矣"（《灵枢》），"大怒未止，辄吃面，即时有此证"（《证治准绳》）。体质因素指先天正气强弱，如《外科启玄》在论述癌的发生中指出"四十岁以上，血气亏虚，厚味过多所在，十全一二"。上述三种原因相结合，导致阴毒壅滞、气滞血瘀或肾虚髓伤致瘀毒发病，总体表现为正虚邪实之象。

现代医学认为，神经鞘瘤是一种神经鞘的肿瘤，但究竟是起源于施万（Schwann）细胞，还是起源于神经鞘的成纤维细胞，目前尚有争论。可能是自然发生，也可能为外伤或其他刺激的结果。

病理检查是诊断该病的金标准：

肉眼所见：肿瘤呈类圆形，包膜完整，位于骨髓腔内或靠近骨膜。神经鞘膜与肿瘤包膜相连。肿瘤内部呈胶冻样组织，有黏液。

镜下所见：肿瘤由独立的结节所组成，肿瘤实质是由致密区（Antoni A 区）和网状区（Antoni B 区）所组成。Antoni A 区的瘤细胞为长梭形，核呈卵圆形，排列成栅状或栅状旋涡，称 verocay 体。免疫组化显示神经鞘细胞 S-100 阳性，这是神经鞘瘤的重要标志。

（三）临床表现

神经鞘瘤多发于外周大神经或是脊柱，大多生长缓慢。可以沿着神经的走行摸到一质地较硬的包块，一般包块小于 3cm，但是骶骨肿瘤的体积往往较大。患者一般无疼痛等不适感，但查体按压肿块可以出现沿神经走行的放射痛。由于病变累及神经，故受累神经所支配的区域可出现运动及感觉障碍。皮肤感觉异常，有蚁行感是神经性肿瘤的一个重要症状。

（四）诊断要点

1. 主要表现　以疼痛为主，沿神经走行可出现不适，且皮肤有蚁行感。

2. 影像学表现

（1）X线平片：神经鞘瘤在X平片上常见以下3种表现：椎管内外经椎间孔形成哑铃状；中心性囊性溶骨性病变伴有硬化边缘；累及骨膜导致皮质受到侵袭。骨内神经鞘瘤的X线主要表现为局限性单囊状类圆形改变，也可表现为多房样、皂泡样改变。边界及周围组织受侵袭情况可以判别肿瘤的良恶性。恶性肿瘤边界多模糊，可累及周围软组织。良性病灶多边界清晰，皮质变薄，边缘硬化，周围软组织不受累及。

（2）CT检查：CT可以明确肿瘤的病变范围，大多数肿瘤较肌肉的密度更低，肿瘤边缘光滑，密度可一致也可不均。增强CT，约40%的患者有中央强化。

（3）MRI检查：可以较好明确肿瘤的部位、大小、与周围组织如神经、血管的关系及受压迫等情况。增强扫描可见病灶包膜完整，部分病例可见靶征与神经出入征及血液供应情况。肿瘤T1像呈现低信号，T2中信号不均匀。细胞成分较多的区域呈现低信号。

（五）辨证施治

神经鞘瘤目前的治疗方法主要以手术为主，将肿瘤连同包膜一起切除，如果肿瘤较大，可以先进行囊内切除、囊内减压，对于肿瘤起源的神经根须切断。切除肿瘤时应该注意保护神经。手术中是否完整切除，是肿瘤复发的重要原因。对于无法行手术治疗的患者，可以行介入、超声或物理疗法。

中医通过辨证论治，可改善术前神经鞘瘤患者或无法进行手术患者的疼痛及其他各种症状；对于术后患者，可通过针灸及口服中药支持治疗，帮助患者尽快恢复正气，也可以预防神经鞘瘤的复发及恶变。

（六）述评

对于神经鞘瘤，主要是予以手术切除为主。目前，使用显微外科手段是治疗神经鞘瘤的理想方法，但是利用显微外科的手术方法有局限性，肿瘤较大的则不适合使用微创治疗，且微创治疗无法进行内固定术。有研究者认为，化疗可以控制局部病情及复发情况，但其疗效依旧无法确定。神经鞘瘤中发现NF-2抑癌基因突变；miR-10b作为一种重要的促进癌症发生的分子，在神经鞘瘤内表达显著上调，从而推测该分子在神经鞘瘤发生及发展中发挥了作用，故经过进一步研究，有望通过基因疗法，对神经鞘瘤进行进一步治疗。

目前手术切除治疗是现代医学治疗该病的基本方法，且完整切除肿瘤可以降低术后复发率，并解决患者疼痛等不适症状。但是手术也给患者带来一定程度的痛苦。中医从骨肿瘤病因病机方面认为，神经鞘瘤主要是由于先天正气不足，气机失调，日久痰瘀阻经络，壅塞脉道，终致痰瘀互阻成核，治法应以活血化瘀、涤痰通络、软坚散结为主。有研究使用基本方浙贝母、茯苓、半夏、陈皮、玄参、生牡蛎、三棱、莪术等进行临证加减，诸药合用，气行血畅，化痰散结，口服中药的所有患者均在体质及精神状态上有明显好转，面色红润有泽，不再易疲劳，抵抗力增强，感冒发热次数明显减少。因此，四肢神经鞘瘤术后行进一步中医药治疗，具有改善症状、减少痛苦，提高免疫力的独特优势。术后患者多气血亏虚，亦可给予六君子汤、八珍汤等汤药补益气血。

同样，针灸可以选用足太阴脾经及足阳明胃经上的穴位，如丰隆及足三里，补脾益气、化痰祛湿；选取血海、三阴交等穴位活血化瘀，同时进行辨证论治，如痰湿及瘀血内阻化热，可加用合谷、曲池等穴位；正气不足可选用命门、肾俞、脾俞等健脾补肾。

功法锻炼也可以达到培补元气的目的。中医学认为，肿瘤患者脏腑功能失调，导致气滞血瘀，痰凝毒聚，毒邪蕴结而发病。手术后患者或无法行手术治疗的患者，通过气功疗法治疗，可增强体质，减轻症状。长期进行功法锻炼，可以调节整体的气血阴阳，所谓"正气内存，邪不可干"，对于肿瘤术后患者预防肿瘤复发有所帮助。

神经鞘瘤为良性肿瘤，预后良好，较少复发及恶变。中医药治疗应发挥自身优势，进行进一步的探索研究，在治疗神经鞘瘤方面更上一层楼。

六、骨巨细胞瘤

（一）定义

骨巨细胞瘤（giant-cell tumor of bone）又称破骨细胞瘤，是较为常见的原发性骨肿瘤之一。1940 年，Jaffe 首次对该肿瘤进行了报道。在中国，骨巨细胞瘤的发病占骨肿瘤的 5% 左右，好发于 20~40 岁的中青年。骨巨细胞瘤的原发部位基本都在骨骺部位。骨巨细胞瘤好发于长管状骨，以膝关节周围（股骨远段及胫骨近段）发病最多。该肿瘤具有很强的破骨性，很少有新骨的生成，可以形成较大的软组织包块。骨巨细胞瘤与其他肉瘤相比，是一种低度恶性的肿瘤，肺转移率低。

（二）病因病机

中医学认为，骨巨细胞瘤属于中医"骨痹""骨蚀"范畴。《素问·长刺节论》曰："病在骨，骨重不可举，骨髓酸痛，寒气至，名曰骨痹。"《灵枢·刺节真邪》则认为："邪气者，虚风之贼伤人也，其中人也深，不能自去……内搏于骨，则为骨痹……内伤骨为骨蚀。"肾主骨，藏精，精能生髓，髓以养骨，故骨的生长、发育、修复等均有赖于肾中精气的滋养。从上述经典论述中可以看出肾气亏虚，外邪入侵，且自身体质因素，都可造成肿瘤的产生。

目前，主要认为骨巨细胞瘤存在以下两种发病机制：①骨破坏分化因子机制：即细胞核因子 NF-kB 的受体活化因子配体（RANKL），RANKL 也被称做肿瘤坏死因子相关活化-诱导细胞因子（TRANCE），可以促进间质细胞向破骨细胞分化。RANKL 是体外、体内形成破骨细胞的必需成分。骨巨细胞内的基质细胞有 RANKL 高表达，基质细胞可能是肿瘤发生的原因之一，而 RANKL 可能在骨巨细胞瘤的发病中起着关键作用。②组织缺氧-血管轴路径机制：机体组织缺氧导致破骨细胞形成。

病理检查是诊断该病的金标准。

肉眼所见：肿瘤组织呈红褐色，质软而脆，由于反应性纤维组织成分较多，可以在近边缘的地方刮出质地较韧的组织，血供丰富。在出血与坏死区域可见囊样变。肿瘤向骨外膨胀，表面覆以薄层骨壳。当肿瘤穿破至骨外时可形成软组织肿块。骶椎的骨巨细胞瘤易穿通骶髂关节而侵及髂骨。

镜下所见：镜下可见多核巨细胞散布于单核细胞（基质细胞）中。肿瘤内血管丰富，经常伴有出血，出血区的间质细胞可见到含铁血黄素，多核巨细胞无吞噬现象。多核巨细胞的数量可以绝对不等。

1940年，Jaffe根据病理组织中巨细胞的数量及间质细胞的分化程度，进行疾病的分级。

Ⅰ级：偏良性，基质细胞正常，有大量巨细胞。

Ⅱ级：侵袭性，基质细胞较多，巨细胞减少，有恶化倾向。

Ⅲ级：恶性，基质细胞为主，巨细胞数量很少，有明显肉瘤证据。

（三）临床表现

患者常觉发病部位疼痛不适，以酸痛及钝痛为主，亦可以有夜间痛，有时可发生病理性骨折而致疼痛加重，相邻关节活动受限。若是病变穿破骨皮质，可有明显局部软组织包块，患处常压痛明显，伴有表面皮肤温度升高。恶性巨细胞瘤病程短，一般仅为2~4个月，初期即生长迅速，症状出现早，疼痛剧烈，压痛明显。部分进展缓慢的肿瘤突然生长加速并由隐痛或钝痛转变为持续性剧痛，提示有恶变。

（四）诊断要点

1. 患者主要因为疼痛前来就诊，可同时伴有疼痛处的肿胀及皮温升高，考虑患者的发病年龄及发病部位，结合影像学检查作出进一步诊断。

2. 影像学表现

（1）X线平片：是诊断骨巨细胞瘤的重要检查手段。其特点：侵犯骨骺的溶骨性病变，呈偏心性、膨胀性、去硬化边缘。平片显示无反应性新骨生成，病变部位骨皮质变薄，呈现肥皂泡样改变，可见病理性骨折。

Campanacci依据X线表现，将骨巨细胞瘤分为3型：

Ⅰ型：静止性病变，边缘清晰，可见明显硬化缘，骨皮质受累较少。几乎无临床症。

Ⅱ型：活跃性病变，边缘欠清，但无硬化边缘，可见骨皮质受侵犯严重，变薄和膨胀，肿瘤扩展明显，常接近甚至累及关节软骨，但依旧可见肿瘤轮廓存在。该病70%~80%属于Ⅱ型，临床症状明显。

Ⅲ型：侵袭性病变，较少见。常伴有骨皮质破坏和软组织肿块，常累及大部分甚至全部骨骺，并侵犯关节软骨。

（2）CT检查

1）可显示骨皮质的细节、骨膜的新生骨、液平面，并可以确认没有基质，约有20%的患者可见硬化缘。

2）恶性者骨皮质大部分或多处断裂，软组织肿块巨大，破坏区边缘模糊。

（3）MRI检查

1）T1呈低信号，大部分T2上由于含铁血黄素或是纤维化的原因，呈现低信号。

2）若是伴有动脉瘤样骨囊肿，可以有囊性区和液平面，故T2呈现高信号，T1可以是高信号或是低信号。

3）由于部分骨巨细胞瘤中含有较高水平的前列腺素，可使周围骨髓出现反应性水肿，在T2中呈现高信号，并可强化。

（五）辨证施治

骨巨细胞瘤的治疗方法以手术为主。根据肿瘤大小、部位、病理分级等选择相应术式。一般可采用手术切刮术及植骨或骨水泥填塞，同时在术中可采用辅助性措施，如蒸馏水浸泡、使用高速磨钻研磨以及冷冻消融等手段；对肿瘤范围大的可用截骨重建术；恶性骨巨细胞瘤患者应予截肢；发病部位较难或无法进行手术时可以尝试放疗，局部控制率可达80%，但是有放疗效果不理想且增加恶变为肉瘤的风险。该瘤复发率较高，应长期随访。

良性骨巨细胞瘤亦可出现肺转移，肺转移灶与原发灶病理一致。对于肺转移灶可予以手术切除，效果较好。由于骨巨细胞的侵袭性较强，故较多研究者将该病列为低度恶性肿瘤。中医药不管是在改善肿瘤患者的术后状态，抑或是预防复发及转移方面都有一定优势。失去手术条件的患者，通过中医药治疗也可以对症状或生活质量有一定改善。目前中医药对于骨巨细胞瘤的研究较少，有待于进一步探索。

（六）述评

随着医学的发展，骨巨细胞瘤患者在术前及术后使用相应药物可以降低局部复发率。双膦酸盐类药物是治疗骨病的常用药物，通过抑制破骨细胞介导的骨吸收达到控制病变的作用，可以明显降低局部复发率。富含巨细胞的肿瘤通常都会发生骨溶解，而双膦酸盐通过在细胞内的积聚，诱导骨巨细胞瘤基质细胞和多核巨细胞的凋亡，从而达到限制骨破坏的效果。双膦酸盐的抗破骨细胞作用及其对肿瘤基质细胞的诱导凋亡，使其成为骨巨细胞瘤辅助治疗方法的有力选择。2000 年，研究发现骨巨细胞瘤患者中使用狄诺塞麦对 RANKL 进行抑制有可能抑制骨破坏过程、消灭巨细胞。狄诺塞麦已被证明通过 RANK-RANKL 信号通路抑制破骨细胞功能，因此也被认为可抑制骨巨细胞瘤中破骨细胞样巨细胞活性。且使用狄诺塞麦治疗，患者耐受性好，安全性高。

对于骨巨细胞瘤的中医治疗重点在于手术后的调治，以尽快康复，防止肿瘤复发。有研究者使用自拟中药汤剂来达到尽快康复的目的。药用黄芪 30g，熟地 20g，山药 20g，当归 15g，白芍 15g，地龙 15g，川芎 12g，牛膝 12g，延胡索 12g，黄精 30g，补骨脂 20g，骨碎补 20g，川续断 15g，杜仲 15g，狗脊 20g，透骨草 20g，白花蛇舌草 20g，甘草 9g。并根据患者舌苔脉象及临床表现进行临证加减。后期长期随访，12 例患者未出现局部复发及肺转移的情况。苏海涛等在手术治疗的基础上使用基本方白花蛇舌草 30g、山慈菇 15g、夏枯草 15g、薏苡仁 30g、女贞子 15g、骨碎补 15g、蜈蚣 2 条，并进行临证加减，进行了长达 3 年的随访，同样未见肿瘤复发。但是这些报道事件较早，且病例数较少，中医药治疗骨巨细胞瘤的经验及各种原理有待进一步探索。

随着医学及影像学的发展，结合现代技术，肿瘤复发率从 50% 降低至 10% 左右。复发的患者行手术刮除后的再次复发率明显升高，且复发患者容易产生肺转移，但是骨巨细胞瘤患者即使出现肺转移，行病灶切除术及相关治疗后，其预后仍好于其他恶性骨肿瘤患者。

第三节　骨肿瘤样病变

一、骨囊肿

（一）定义

骨囊肿为骨的瘤样病变，又名孤立性骨囊肿、单纯性骨囊肿（simple bone cyst），是一种以骨结构缺陷为特点的良性病损，囊壁为一层纤维包膜，囊内为黄色或褐色液体。本病青少年高发，儿童多见。好发于长骨干骺端，尤以股骨和肱骨近端最常见。囊肿多呈单房椭圆形，囊腔内充满浆液性液体，囊内壁为一层薄而光滑的灰白色或棕红色的纤维组织，其骨壁为正常骨组织。骨囊肿偶有恶变为肉瘤的可能。骨囊肿极少发生于颈椎。目前统计，骨囊肿的发病率男性高于女性，约为 3 ：1。早期认为性别因素也会影响疗效，统计女性患者的治愈率为 77%，而男性患者的治愈率仅为 48%。骨囊肿可发病于各年龄段，尤好发于儿童。1982 年，Capanna 等发现，用类固醇治疗骨囊肿的病例中，0~5 岁儿童的骨囊肿复发率低于 6 岁以上儿童，治疗的效果也好于 6 岁以上儿童。

（二）病因病机

在中医学认识中，殷墟甲骨文中有"瘤"字是中医学对肿瘤认识的最早文字记载。《灵枢·刺节真邪》曰："已有所结，气归之，津液留之，邪气中之，凝结日以易甚，连以聚居，为昔瘤，以手按之坚。有所结，深中骨，气因于骨，骨与气并，日以益大，则为骨疽。"。隋代巢元方《诸病源候论》曰："石痈者，亦是寒气客于肌肉，折于血气，结聚所成。其肿结确实，至牢有根，核皮相亲，不甚热，微痛，热时自歇。此寒多热少，聊如石，故谓之石痈也。""此由寒气客于经络，与血气相搏，血涩结而成疽也。其寒毒偏多，则气结聚而皮厚，状如痤疖，硬如石，故谓之石疽也。"石疽是古代对骨肿瘤的一些初步认识。因此，"正虚邪入，搏结伤骨成瘤"是中医对骨肿瘤病因病理贯彻始终的认识，即素体禀赋不足，或后天失养、内伤七情等导致正气虚弱，而风、寒、暑、湿、燥、火、痰、瘀、毒等淫邪入侵，蕴积搏结于骨。

骨囊肿的病因不清，其中外伤引起髓内血窦阻塞学说最引人注目。①外伤学说：坚持此学说者认为在骨囊肿患者的发病史上可追问到外伤史，轻微外伤使髓内出血，呈窠性，血肿吸收后形成囊腔。其主要依据是孤立性骨囊肿囊液的成分与血清成分相似。另一理由是孤立性骨囊肿多见于骨发育期儿童，位于干骺端骺板附近，外伤后致使血窦损伤，淋巴液阻塞，形成囊肿。由于儿童骨骼生长较快，囊肿也随之增大，但骨骼生长静止时囊肿也呈静止状。可能因骨骺板的损伤，血肿吸收，软骨内成骨发生障碍形成囊腔。②瘤的愈合学说：Monckeberg 认为，骨囊肿是巨细胞瘤或纤维性骨炎的愈合形式，其致病学说提出后没有更多的证据支持。也有因囊壁组织中有许多毛细血管组织，囊壁上有血红蛋白沉着，认为有先天性因素参与囊肿的形成。

大体病理显示骨囊肿部位骨膜增厚，骨质膨隆，皮质骨硬化变薄如蛋壳，囊腔内充满淡黄色稀薄液体，有出血时可呈棕黄或嗜红色。液体成分与血清相似，不含黏液。囊壁坚硬，内衬有一层黄色或灰白色的薄层纤维组织。囊壁有骨性条索状骨峰，囊肿多数为单房性，多房性由纤维隔膜分隔。在成年人可在腔壁内发现少量肉芽组织。

显微镜下可见骨囊肿的纤维囊壁由成纤维细胞和胶原纤维组成，无上皮细胞。纤维组织中有丰富的毛细血管和含铁血黄素沉着，可见散在少见的多核巨细胞。病理性骨折时可见成骨活动。组织化学检查显示，囊壁部骨组织碱性磷酸酶呈强阳性反应，多核巨细胞中有丰富的 β – 葡萄糖醛酸酶和琥珀酸脱氢酶。

（三）临床表现

骨囊肿有两种基本类型——活跃性骨囊肿和潜伏性骨囊肿。两者的主要区别是活跃性骨囊肿一般与骺板相连或位于骺板附近，发病年龄在 10 岁左右，在骨的生长过程中，囊肿会随之增大，部分也会逐渐离开干骺端；潜伏性骨囊肿，发病年龄大多数高于活跃期，囊肿与骨骺保持一定的距离，囊肿大小相对稳定，一般不会继续生长，孤立性骨囊肿一般很少有典型的临床症状和体征，只有当骨有轻度膨胀时才会产生酸胀不适的感觉。由于外伤骨折后，常能产生明显的局限性疼痛，检查时发现有骨囊肿存在。经手术治疗的骨囊肿，尤其是活跃期治疗者有部分在今后骨的生长过程中，出现肢体短缩和过度生长，可能是由于骨囊肿与骺板相连的关系或本身就有骨骺板损伤所引起的骺性发育障碍，骨囊肿较小时，外伤骨折的自然修复过程往往可使骨囊肿愈合。

（四）诊断要点

1. 主诉　疼痛、肿胀，功能障碍，或隐痛或间歇性不适，或劳累后出现酸痛。

2. 症状及体征　骨囊肿起病隐匿，多数骨囊肿患者并无主观不适。仅部分骨囊肿较久者可有局部酸楚或酸痛，小部分可发现骨囊肿部位的骨有增粗现象。绝大多数患者是在轻微外力下发生病理性骨折而被发现。

3. 影像学表现

（1）X线表现：多见于长管状骨干骺端，在随访患者中可发现处于生长期的骨囊肿可随骨的生长而逐渐与骨骺产生一定距离，两者之间的骨结构完全正常。骨囊肿位于髓内中心呈圆形或椭圆形，完全透亮的密度减低，溶骨区内无钙化与骨化，但较大囊肿可见到密度较高的骨嵴将骨囊肿分隔成多房状。此种类型的骨囊肿称为多房性骨囊肿，骨囊肿边缘清晰，周围包绕的薄层硬化骨，与正常骨质界限清晰，骨囊肿可呈轻度膨胀性生长，但一般不会超过骨端的宽度。合并病理性骨折时，可见皮质骨中断。但骨折很少有移位，骨折后可有反应性新骨生成，也可有骨膜反应。小的骨囊肿通过骨折的修复，可使骨囊肿自然愈合。大的骨囊肿骨折后常见到囊壁内有密度增高的骨痂影和粗大增生的骨嵴影，常造成诊断的困惑。位于髂骨等非长管状骨的骨囊肿表现为局限性溶骨破坏，多有轻度膨胀，可呈单房或多房性，边缘规则，围以硬化骨。

（2）CT表现：可见骨囊肿一般多呈圆形、卵圆形低密度骨质缺损，边缘清晰，无硬化，局部骨皮质变薄呈囊性膨胀，少数囊肿内可见骨性间隔，呈多房改变。

（3）MRI表现：可见骨囊肿多发在长管状骨的干骺端，病灶呈圆形或椭圆形，其长轴与长骨纵轴一致。病灶于T1WI上多呈低或中等均匀信号，T2WI呈明显均匀高信号，若囊液内有出血或含胶样物质则T1WI和T2WI上均呈高信号，少数呈多房改变时T2WI上可见低信号纤维间隔。病灶周边骨壳呈圆圈样低信号，一般完整，边缘清晰。局部骨皮质变薄，无骨膜反应。常伴发病理性骨折，表现为骨皮质断裂，骨片陷落而插入病灶内，称之为骨片陷落征（fallen fragment sign），此征在T2WI上显示较清晰，即在高信号的囊液中见低信号的骨片线条影。增强扫描：病灶不强化。骨囊肿内的CT值多为水样密度，有出血时密度可升高。增强扫描囊肿不强化。

（五）辨证施治

1. 中药内服　中医对肿瘤的治疗是从整体出发，调动体内积极因素，扶正培本，起到一定的作用。骨肿瘤治疗上常用大攻、大毒、破血、豁痰、大补等突破常规的治疗方法，用药也以破血下瘀药、清热解毒药、散结消瘕药、温阳散寒药及调补气血药为主。这是由骨肿瘤的特殊病理所决定的。使用时须注意，一是要照顾脾胃，二是要防攻伐太过。应当遵循这样的原则："大积大聚，其可犯也，衰其大半而止"。

目前中医对骨囊肿的治疗主要以补肾、活血、化瘀法为主，主要采用当归、枸杞、赤芍、生地、续断、鹿角霜、茯苓、鳖甲、桑枝、牛膝、丹参、法半夏、夏枯草等中药。方中的当归、赤芍、丹参补血活血通络祛瘀，枸杞、生地、续断、鹿角霜填精补髓、益肾壮骨，茯苓、半夏、夏枯草化瘀软坚、散结消瘤，桑枝通络利关节，牛膝补肾强筋骨；其瘀甚、疼痛剧烈者可加延胡索、血竭，体弱气血亏虚者加党参、黄芪、首乌，肾虚腰痛者加杜仲、狗脊，脾虚纳少者加白术、怀山药。诸药同用，具有养血填精、补肾生骨、软坚通络、化瘀散结之功。

2. 中药外用 清代王维德《外科证治全生集》记有："初起如恶核，渐大如拳，急以阳和汤、犀黄丸，每日轮服，可消……如现青筋者可治，内服阳和汤，外以活商陆根捣烂，加食盐少许敷涂……如其毒气未尽，忌投补剂。"而《外科秘集·石疽治法》中更有歌诀记载："商陆和盐捣，专涂坚硬消。石疽如石硬，敷软半功劳。"表明中医对骨肿瘤的治疗不光有内治，而且外治也很重要。

3. 手法 "正虚邪入，搏结伤骨成瘤"是中医对骨肿瘤病因病理贯彻始终的认识，即素体禀赋不足，或后天失养、内伤七情等导致正气虚弱，而风、寒、暑、湿、燥、火、痰、瘀、毒等淫邪入侵，蕴积搏结于骨。《医宗金鉴·正骨心法要旨》将基本手法归纳为摸、接、端、提、按、摩、推、拿，习称"正骨八法"。应用中医手法治疗应通过辨证论治，准确把握患者整体证候与局部表现，循序渐进，手法宜轻缓，以达到舒筋理正、和络止痛等效果。但目前尚未见具体报告，需进一步求证。

4. 西药应用 近年来有人报道用皮质类固醇如醋酸泼尼松龙等药物注入囊腔可收到一定的效果。如 Scagliett（1979）报道的方法是在电视 X 线机控制下将 2 根细的套管针插入或钻入囊肿内，然后将醋酸甲基氢化可的松 40~80mg，或醋酸泼尼松龙 25~100mg 注入囊肿，2~3 个月摄片，再酌情注药，最多可重复 6 次。穿入 2 根针的目的：一则可使囊内液体自动流出，二则不会因用力抽吸引起过多的静脉出血影响对内容物的诊断。治疗 72 例中有 60% 愈合。目前国内外许多学者用改良的穿刺法，抽液后注射醋酸甲泼尼龙或注射其他制剂进行治疗，也取得了满意效果。如丁真奇等用 BMP 复合牛骨胶原液经皮囊内注射治疗了 8 例，有 7 例在 3~8 个月内愈合，无并发症发生；Delloye 等用自体红骨髓注射治疗 8 例，完全愈合仅 1 例，6 例大部分愈合，1 例无效。

5. 手术治疗 目前主要方式为病灶手术刮除＋植骨，术中需彻底刮除纤维包膜，以防复发。合并病理性骨折者，有时骨囊肿可自行愈合。若骨折愈合后，仍残留囊肿，则应手术。另外一种方法是自体红骨髓注射抑制治疗。囊内注射移植红骨髓治疗骨囊肿的机制可能有两方面，一是囊腔减压，另一个是骨髓具有丰富的骨诱导和骨发生能力，骨髓细胞在适当的地方可触发骨生成过程。目前，新型植入材料生物胶原蛋白开始进入临床，有凝血作用及促进骨质修复，在临床上应用取得了良好疗效。

（六）述评

1. 传统研究历史 骨囊肿属于"骨瘤"范畴。在中医学认识中，殷墟甲骨文中有"瘤"字是中医学对肿瘤认识的最早文字记载。《灵枢·刺节真邪》曰："已有所结，气归之，津液留之，邪气中之，凝结日以易甚，连以聚居，为昔瘤，以手按之坚。有所结，深中骨，气因于骨，骨与气并，日以益大，则为骨疽。"隋代巢元方《诸病源候论》曰："石痈者，亦是寒气客于肌肉，折于血气，结聚所成。其肿结确实，至牢有根，核皮相亲，不甚热，微痛，热时自歇。此寒多热少，聊如石，故谓之石痈也。""此由寒气客于经络，与血气相搏，血涩结而成痈也。其寒毒偏多，则气结聚而皮厚，状如痤疖，硬如石，故谓之石疽也。"石疽是古代对骨肿瘤的一些初步认识。因此，"正虚邪入，搏结伤骨成瘤"是中医对骨肿瘤病因病理贯彻始终的认识，即素体禀赋不足，或后天失养、内伤七情等导致正气虚弱，而风、寒、暑、湿、燥、火、痰、瘀、毒等淫邪入侵，蕴积搏结于骨。

2. 现代研究进展

（1）发病机制研究进展：1878 年 Virchow 在病理解剖时发现具有骨囊肿特征的骨性病损；1910 年 Bloodgood 将其从纤维性囊性骨炎中区分出来；1942 年 Jaffe 和 Licheenstein 对本病作了详尽论述，此后有大量报道产生。对其来源的研究，Monckeberg 认为是巨细胞瘤或纤维性骨炎的愈合形式；Konjetsny 和 Geschickter 持同样观点。Pommer 认为是髓腔内出血，包裹而形成骨囊肿。Cohen 证实了囊腔内液体的蛋白成分类似于血清蛋白成分，由此 Gitlin 提出了淋巴管阻塞学说。

（2）治疗学研究进展：研究发现，采用山威注射液配合口服中药治疗骨囊肿患者 22 例，平均随访 16 个月，结果优者 13 例，良者 6 例，尚可 3 例，优良率达 86.4%。注药后 3 个月症状消失，囊壁增厚，囊腔消失，有新骨形成，骨密度接近正常骨质，认为山威注射液局部囊内注射，配合口服中药治疗骨囊肿，具有方法简单、副作用小的优点。有研究观察固本涤痰逐瘀丸治疗儿童骨囊肿的临床疗效，通过将 58 例本病患者随机分为治疗组和对照组各 29 例。治疗组有骨折的病例先用闭合整复，对症处理，内服固本涤痰逐瘀丸。对照组骨折病例骨折愈合后行病灶刮除加异体骨植骨术，对症支持治疗，抗感染治疗 2 年后，治疗组治愈率、复发率分别为 69.0%、4.8%，对照组分别为 65.5%、32.1%。治疗组治愈率优于对照组，复发率低于对照组，差异均有统计学意义（$P<0.05$）。结论：固本涤痰逐瘀丸治疗儿童骨囊肿的疗效较好。肖华中等采用补肾活血法治疗骨囊肿术后患者，采用金匮肾气丸合失笑散为主方加减（熟地 30g，山药 15g，茯苓 15g，山茱萸 15g，泽泻 15g，丹参 15g，蒲黄 15g，五灵脂 15g，山药 15g，当归 15g，赤白芍各 15g）。瘀甚者，疼痛剧烈可加延胡索、血竭；体弱气血亏虚者加党参、黄芪、何首乌；肾虚腰痛者加杜仲、狗脊；脾虚纳少者加白术、砂仁。上方每日 1 剂，每日 2 次，连续服用 2 个月为 1 个疗程。经治疗，68 例全部治愈，治疗 1 个疗程愈合 12 例，2 个疗程愈合 24 例，3 个疗程愈合 25 例，4 个疗程愈合 7 例。随访时间 0.5~2 年，平均 14 个月，均无复发。不良反应：除 4 例服药出现呕吐、胃肠不适外，其余均无由药物引起的特殊反应，如药物热、过敏反应等。患者服药后血象、肝肾功能、心电图及全身症状等均较治疗前有改善。

3. 中医骨内科学对该病治疗的特色及优势　中医骨内科学可在围术期整体辨证，综合运用中医内服、中药外用、手法、针灸、导引等改善骨囊肿患者红、肿、热、痛，以及功能活动受限等，提高生存质量，共同达到治疗的目的。

二、动脉瘤样骨囊肿

（一）定义

动脉瘤样骨囊肿是常见的骨的良性瘤样病变，占瘤样病变的 10.76%，发病率在瘤样病变中列第 4 位。对本病的认识有较长的历史，根据病理及 X 线片不同表现，曾用过的诊断名称有骨生血肿、骨膜下巨细胞瘤、非典型巨细胞瘤、动脉瘤性巨细胞瘤、良性骨动脉瘤和血管瘤性骨囊肿。1942 年，Jaffe 和 Lichtenstein 依据在术中见到骨内有海绵状血窦，窦内充满不凝固血，囊壁有内皮细胞衬垫，腔内有纤维组织间隔的病损命名为动脉瘤样骨囊肿，一直沿用至今。本病临床症状轻微，多数有骨内偏心膨胀生长，有特殊 X 线表现。半数以上的发病年龄集中在 20 岁以下，男女发病率相似。可生于任何骨，四肢长骨、椎板为好发部位。

（二）病因病机

到目前为止，真正的病因仍不清楚。有 4 种学说受到重视。①血流动力学障碍：许多学者的研究同意此病变主要是骨内血管异常所致。主要表现是静脉栓塞或骨内静脉异常交通或形成动静脉瘘，使静脉压持续升高达到或接近动脉压水平，血管床扩张，骨质因挤压吸收而使血腔扩大、修复形成骨膜下新骨。②外伤：Tompson 统计 70% 的病例有外伤史。Ginsburg 报告 1 例由子宫内骨折诱发。但多数学者认为外伤只是导致症状加剧促使患者就诊的因素，而且囊内不形成肉芽组织和骨痂，也不支持外伤学说。③骨血管瘤的一个类型：有学者对骨血管瘤和动脉瘤样骨囊肿的供血血管进行了对比研究，认为两者在结构上极其相似，只是病灶的大小有差异，从而推测其为骨血管瘤的一个类型。但病灶内特有的血窦组织结构不能被血管瘤解释。④某些原发肿瘤的伴随病变：动脉瘤样骨囊肿常可发现与许多不同类型的骨肿瘤同时存在，原发肿瘤可因动脉瘤样骨囊肿的存在而逐渐消失，也可因治疗而表现出原发肿瘤的生物学特征。继发与原发动脉瘤样骨囊肿仍在积极探索。

动脉瘤样骨囊肿病理可见骨表现为膨胀特点，有完整的骨壳包绕，一般没有骨膜反应，与软组织界限清楚。剖面可见骨壳内为蜂窝状的囊腔，内充满暗红或棕红色不凝固血液，囊腔互相沟通，内壁光滑，由厚薄不一的纤维组织分隔，囊壁上附有薄层纤维样组织。显微镜观察病变主要为大小不等的海绵状血窦，窦内成分是大量血细胞，血窦组织上见不到血管应有的上皮细胞及肌层及弹力层组织。纤维间隔及囊壁组织为间质细胞、多核巨细胞、成纤维细胞和胶原纤维，囊壁上可见小静脉明显扩张充血。囊壁上可见含铁血黄素沉积及部分类骨组织和皮骨细胞。

（三）临床表现

一般起病缓慢，症状不明显，多不被注意，偶因外伤引起疼痛、肿胀求治时被发现。主要表现是病变部位的不适、疼痛和肿胀。能触及肿块者多坚硬，发展缓慢，压痛较轻。疼痛轻微但在劳累后多加剧，如病变在关节附近，可引起关节活动功能受限，甚至可出现运动障碍。脊柱病变能引起腰背疼痛和局部肌肉痉挛。瘤体持续长大或椎体塌陷会出现脊髓和神经根的压迫症状。

（四）影像学表现

1. X 线表现　四肢长骨和脊柱部是动脉瘤样骨囊肿的好发部位，由于病变处于不同时期，加之病变部位不一样，其 X 线表现也是不同的。位于长骨的病变，多数位于干骺端，不会超越骺板。只有在骨骺闭合后才可能形成骨端的破坏，但关节软骨面一定保持完整。一小部分可以在骨干部位发病。病灶呈囊性溶骨性膨胀性改变。位于骨中心发病的，向周围扩张，形成圆形、卵圆形或梭形的囊状溶骨破坏，病灶沿骨的纵轴发展，囊腔内有粗细不等的网状骨纹理，使囊肿表现为蜂窝状或皂泡状外观。发生于中央的大多数位于短管状骨。发生于长管状骨者，多为偏心生长，典型表现为与纵轴一致的附着于皮质骨的偏心膨胀气囊状，有学者形容为"吹气球状"膨胀，囊肿边缘有薄层硬化骨壳影，与正常骨有密度增高的边界，界限清楚。当囊肿生长过快或较大时，密度增高的骨炎可以消失，可以在软组织内见到连成一体的同样密度的软组织肿块，个别甚至出现骨膜反应，在干骺端可见到 Codman 三角。此种类型在术前的诊断是有困难的。位于脊椎骨的病灶多数位于棘突、椎板和横突等椎体附件部，也呈透明状膨胀生长，内可见纤细的骨纹理，尤其是发生于椎体部出现病理性压缩骨折时，固有的特征性囊状膨胀改变影消失而难以对此进行分析时，尤其要注意附件的观察。发生于髂骨的主要表现为髂骨圆形透亮，边缘硬化，密度增高，有骨嵴向囊内伸入，呈现多囊状表现，溶骨区一般较大，边缘锐利。X 线的特征性表现主要以长骨偏心生长的囊肿明显。

2. CT 检查　CT 图像显示大小数量不一的囊性多房透亮区，病灶周围呈皮质骨 CT 值，病灶中央呈液体 CT 值，均匀。骨皮质变薄，囊肿境界清晰，病灶与正常骨的移行部位有清楚的波浪状硬化带，病灶区内可见液 – 液平面。上部 CT 值在 9~16Hu，下部 CT 值在 30~47Hu，发生于脊椎部位的可显示肿块生长方向、部位及对椎体附件和脊髓神经的影响。增强扫描时，病变区内有特征性强化，CT 值增加 50~80Hu 以上。

3. MRI 检查　动脉瘤样骨囊肿在 T1 加权时呈低信号，T2 加权时呈高信号，反映了囊内主要是液体成分。骨化及钙化部分 T1 及 T2 均呈低信号，MRI 也显示出病变区内的液 – 液平面，T1 加权时上、下层为低信号强度、等信号或高信号强度，T2 加权均为高信号强度，上层信号更强。

（五）辨证施治

1. 中药内服、外用，手法，针灸，导引　参见骨囊肿章节相关论述。

2. 物理治疗　如出现脊髓神经受压则应立即减压，然后再做放疗。位于脊椎等手术困难的部位可采用局部放射治疗。

3. 西药应用　尚未见报道。

4. 手术治疗　①目前主要方式为病灶手术刮除 + 植骨，术中需彻底刮除纤维包膜，以防复发。合并病理性骨折者，有时骨囊肿可自行愈合。若骨折愈合后，仍残留囊肿，则应做手术。②目前兴起的另外一种方法是自体红骨髓注射抑制治疗。囊内注射移植红骨髓治疗骨囊肿的机制可能有两方面，一是囊腔减压，另一个是骨髓具有丰富的骨诱导和骨发生能力，骨髓细胞在适当的地方可触发骨生成过程。③目前新型植入材料生物胶原蛋白开始进入临床，有凝血作用及促进骨质修复，在临床上应用取得了良好疗效。

（六）述评

1. 发病学研究　1919 年 Ewing 首次以"骨的血管瘤"报道。1923 年 Booldgood 将这类病诊断为出血性骨囊肿。1940 年 Ewing 更正了是"骨的血管瘤"的认识，提出假动脉瘤状巨细胞瘤的诊断。1942 年 Coiey 和 Miller 认为是非典型的巨细胞瘤。同年，Jaffe 和 Lichtenstein 根据对自己遇到的 2 例病例的观察，认为本病具有特征性的骨膨胀生长，似吹气球样膨出，内有大小不等囊腔充满血液，提出了"动脉瘤样骨囊肿"的诊断。该诊断为大多数学者接受，沿用至今。其后 1948 年 Guri 提出过"膨胀性血管瘤"，1949 年 Coley 称"骨膜下巨细胞瘤"，未被采用。1980 年 Mirra 在病理解剖中观察到动脉瘤样骨囊肿有骨内动脉直接与囊肿血窦相通，支持 Jaffe 的"动脉瘤样骨囊肿"的诊断，较符合本病的实际病理及 X 线表现。1989 年 Malghem 报道了 3 例自愈的动脉瘤样骨囊肿，提供了本病的自然病程，值得重视。

赵连生统计分析 1961—1989 年发生在中国东北地区的 291 例骨瘤样病变，其中动脉瘤样骨囊肿 25 例，占 8.60%，位于骨纤维结构不良、孤立性骨囊肿和骨嗜酸性肉芽肿后居第 4 位。发病年龄 76% 见于 11~30 岁年龄段。1983 年刘子君统计 33 例动脉瘤样骨囊肿，年龄最小 7 岁，最大 57 岁，其中 11~35 岁 25 例，占 76%。16 例发生于长管状骨，扁骨10 例，短管状骨 7 例，股骨、胫骨和跟骨共 19 例，占 57.58%，其余 14 例分别见于腓骨、肱骨、锁骨、肋骨、脊椎、肌盆、腕骨、距骨、肩胛骨和颌骨，呈无规则散发。从发病学统计可以看出，动脉瘤样骨囊肿是骨瘤样病变中常见的病变，男性多见，发病年龄集中在11~30 岁，长管状骨为好发部位，尤其是股骨。

对动脉瘤样骨囊肿发生学的研究，有许多观察结果支持血管异常，尤其是骨的动静脉异常交通或动静脉瘘，引起局部压力增高，骨质破坏。Mirra 详细观察了 1 例动脉瘤样骨囊肿的骨内动脉，可见其分支直接注入血腔。刘子君观察了动脉瘤样骨囊肿 405 条小静脉和 160 条中静脉，除明显充血外，见到了 52.6% 的小静脉壁增厚，不仅见于血管壁肌层而且见于外膜和内膜的增生。血管造影同样显示了小动脉的增粗和血腔排空延迟，静脉显影提高。术中出血较多，血腔内不见凝固血。

但真正引起骨内动静脉异常交通的原因尚有多种不同看法。如夏贤良认为所谓的原发性动脉瘤样骨囊肿只是已将原发病变完全消除的继发性动脉瘤样骨囊肿，而在其他病变中看到有动脉瘤样骨囊肿的改变可能是本病的起始，顺其发展，会发展成真正的动脉瘤样骨囊肿。持反对意见的也有报告，如 Tillman1968 年观察了 95 例本病的病理切片，未发现有其他骨病存在。所以当作出动脉瘤样骨囊肿诊断时，应认真对临床、X 线及病理情况进行综合分析，以防漏诊和误诊。

关于动脉瘤样骨囊肿的囊壁组织构成，研究较多。Biesecker 认为由多核巨细胞和反应性间质细胞组成。Dabska 认为除上述两种成分外，其下方的纤维组织及纤维组织层内的反应性骨也应属于囊壁的组成成分。刘子君认为，囊壁成分的变异较大，这些差异只是反映了囊壁演变过程中的不同阶段而已，还是分为肉芽肿型和纤维型为宜，表明了囊肿活跃和静止的病理特征。Steiner 指出间质细胞与多核巨细胞构成了动脉瘤样骨囊肿囊壁的本质成分，这两种细胞均源自骨原始间胚细胞，以后才有间质细胞的进一步纤维化和骨化，这种认识是深刻的。

2. 治疗学研究　由于认识到本病常可伴随其他病变而存在，因此对手术的治疗选择应特别小心。许多学者都有忽视继发病而仅作简单刮除植骨，导致疾病急剧恶化的惨痛教训。夏贤良提出：①确诊本病要多处取材，仔细检查病理切片。②手术所见与诊断不符时，要重新对 X 线片、临床病理进行综合分析。如病情发展迅速，疼痛严重，X 线片示界限不清，皮质有破坏缺损，病变周围软组织水肿，应在术中进行反复冰冻切片，排除伴随病变。如有伴随病变则应依据伴随病变的性质决定手术方案。

动脉瘤样骨囊肿术后复发最常见的原因是由于手术不彻底。Biesecker 从病灶大小和患者年龄出发，提出病灶小于 5cm，年龄小于 15 岁易复发。Ruiter 则从病理角度，认为与间质细胞的核分裂指数有关，在 50 个高倍镜下见到 7 个以上核分裂者有复发倾向。刘子君的经验是间质细胞轻度异形、核分裂较多、骨膜反应新骨不明显复发可能性大。可帮助术者在术中作出判断，扩大病灶清除范围。

3. 中医骨内科学对该病治疗的特色及优势　中医骨内科学可在围术期整体辨证，综合运用中医内服、中药外用、手法、针灸、导引等改善动脉瘤样骨囊肿患者红、肿、热、痛，以及功能活动受限等，提高生存质量，共同达到治疗的目的。

三、骨嗜酸性肉芽肿

（一）定义

骨嗜酸性肉芽肿系骨内网织内皮细胞增生的一种良性瘤样病变。曾有骨肉芽肿、骨孤立性肉芽肿、骨嗜伊红肉芽肿等名称，占瘤样病变的 13.85%，是排名第 4 位的常见瘤样病变。一般单骨发病，全身骨骼均可发生，但以颅骨、肋骨、脊椎、肩胛骨等扁骨多发。多见于男性儿童。

（二）病因病机

准确的病因仍难以明确。非类脂类沉积和低毒性细菌感染致病学说被较多学者接受。①感染：Hand 认为系动物感染，而且此类患者多数伴有中耳炎，以及呼吸道、消化道或泌尿系感染。有部分患者血细菌培养可获阳性结果。但该推断没有更多临床资料支持，动物实验也不能证实感染是骨嗜酸性肉芽肿的病因。②脂质代谢紊乱：一度认为胆固醇代谢紊乱是重要致病因素，但很快被否定。③非类脂质沉积：骨嗜酸性肉芽肿、黄脂瘤病和莱特勒 – 西韦（Letterer-Siwe）病都表现为组织细胞的异常增殖，且在发生发展过程中，三者可以互相转化，故有学者将非类脂质沉积而形成的以上 3 个病统称为非类脂质沉积病。④过敏：因在嗜酸性肉芽肿病变区内有大量嗜酸性细胞存在。⑤遗传因素：本病有多个家族性病例报告，故有学者提出是常染色体不完全隐性遗传。⑥免疫因素：在病检中提示有细胞免疫缺陷，国外有学者认为是免疫缺陷致病。⑦肿瘤学说：病变表现为骨内组织细胞增殖，但多数增殖的组织细胞形态正常，可自行缓解，且预后也与肿瘤不同，未得到认可。

大体病理可见病变位于髓内，为灰色或红色肉芽样组织，韧性，或呈砂粒感。如有出血则呈暗红色。皮质骨破坏，肉芽样组织可侵入软组织。一般病损可从数毫米至 2~3cm，甚至更大些。显微镜下可见病灶内增生的主要是呈索条状、片块状分布的组织细胞，胞体大，呈卵圆形，有凹陷或肾形细胞核，核仁不明显，当这些细胞含有脂质时呈空泡状。组织细胞形成的基质，内含大量的嗜伊红粒细胞，在表面为苏伊红染色，呈深红色。嗜酸性细胞部分表现较幼稚。病灶的不同区域可有不同的细胞种类。在出血坏死区周围有大量的多核巨细胞。其次尚可见到纤维母细胞、淋巴细胞、中性粒细胞和少量浆细胞。

（三）临床表现

一般发病较慢，发病属隐匿性，在发生症状之前，可有较长病史，有的仅轻度疼痛，患部功能障碍。位于浅表部位则肿胀明显。各骨可触到骨质变化，长骨隆起肥厚；大范围颅骨破坏，手摸可触到骨质凹陷。位于脊椎的病变可并发侧弯或后凸，活动受限，少数在病理性骨折后可发生脊髓压迫症状。

（四）诊断要点

1. **典型临床表现**　各年龄组均可发生，但主要见于儿童与青少年。可单骨发病亦可多骨发病，临床症状变异较大。有的患者可以毫无不适，在健康检查时偶尔发现骨病变。但多数还是有一定临床表现的。当骨嗜酸性肉芽肿发生在颅骨可出现按之如囊的肿块，累及眼眶、乳突、下颌骨可使面部变形、齿根松动甚至脱落；局部位于骨干中部，故较少出现关节症状，局部可有轻压痛。发生于关节附近则可引起肌肉痉挛和肌肉萎缩，可有压痛。大面积颅骨破坏时可触及骨凹陷。发生于肋骨者可触及病变部位膨胀。脊柱可出现侧弯或后凸畸形，部分可因病变椎体膨胀生长而出现脊髓受压症甚至出现不全瘫。

2. 影像学表现

（1）X 线表现：扁骨是易产生病变的部位。如发生于颅骨，常始于板障，逐渐可累及内外板。病变可横跨颅骨缝，X 线表现为边缘锐利的圆形或类圆形穿凿样骨破坏区，当溶骨破坏区融成一片时，被描述为"地图样"骨缺损，没有或仅有轻度硬化边缘，无骨膜反应。在下颌骨的病变常使齿根部破坏，牙齿松动脱落。发生于骨盆者多呈多囊状骨破坏，呈穿凿样骨溶解，病变边界清楚。发生于肋骨者为局限性膨胀生长，皮质菲薄，甚至可以中断形成软组织阴影，沙骨区呈轻度磨砂毛玻璃状。发生于椎体的也是表现为囊状溶骨破坏，有的可浸润破坏椎体附件，但椎间隙一般正常，椎旁可有以病变椎为中心的软组织阴影。典型的特征性椎体病变为椎体压缩，椎体前后径等高的椎间隙正常的"扁平椎"。发生于骨干的多数位于骨干中央，为囊状纵形生长溶骨破坏，由髓腔向皮质浸润，骨干膨胀增粗，如发生于干骺端，多数也呈圆润状溶骨破坏，病变区可跨过骨骺板到达骨骺。有层状或同心圆骨膜反应。骨干病变已呈梭形肿大。

（2）CT 扫描及 MRI 对于明确病变髓腔内的范围及对皮质骨的破坏程度有价值。

影像学诊断需与尤文肉瘤、骨肉瘤、转移瘤和化脓性骨关节炎鉴别。

（五）辨证施治

1. 中药内服、外用，手法，针灸，导引　参见骨囊肿章节。

2. 物理治疗　针对单发性或孤立性骨嗜酸性肉芽肿，可以进行放射治疗，一般用低剂量，1.5~15Gy，深部分次放疗。小剂量即可控制局部损害，防止病变进一步扩大。

3. 西药应用　对于多发性骨嗜酸性肉芽肿，选用肾上腺皮质激素治疗有较好疗效。常用泼尼松 2~4mg/（kg·d），分 3 次口服，6~8 周。症状可持续 1~3 年缓解。对多发者也有主张用化疗治疗的，常用的化疗方案：①长春碱：0.15mg/（kg·w），静脉注射，每周剂量递增 0.05mg/kg，达最大耐受量后，每周 1 次，至症状缓解后开始减量维持，也可用长春新碱，剂量为长春碱的 1/3。②长春碱加泼尼松：长春碱剂量与用法同上。泼尼松 2mg/（kg·d），分 3 次口服，共 6 周，以后改为 1mg/（kg·d），共 4 周，然后逐渐减量，2 周内停药。③泼尼松加环磷酰胺：泼尼松剂量同上，环磷酰胺 2~7mg/（kg·w），静脉注射。症状缓解后，维持用药 1 年。④ 6- 巯基嘌呤：2.5mg/（kg·d），口服，持续 6~10 周。⑤已有针对本病行经皮向骨病变内注射甲泼尼龙丁二酸钠安全有效；⑥ DAL-HX83/90 化疗方案可预防儿童骨嗜酸性肉芽肿的远处传播或后期复发，可明显改善预后。

4. 手术治疗　并非所有患者必须手术治疗，多数患者只需进行观察。多数患者单纯肿瘤刮除植骨，单发性局限病变可行刮除加植骨术，效果良好，极少复发，且临床症状很快消失。发生于椎体可行病灶切除。部分患者病变具有较强的侵袭性，结合化疗可以控制肿瘤。

（六）述评

1. 发病学研究　骨嗜伊红肉芽肿，1913—1914 年由俄国病理学家 Tapatblhob 首次描述，1929 年 Finzi 作了正式报道，1940 年 Jaffe 和 Lichtenstein 正式命名为嗜酸性肉芽肿。1953 年 Lichte-nstein 将骨嗜酸性肉芽肿、黄脂瘤病和莱特勒 – 西韦综合征总称为组织细胞增生症状。近代比较统一的认识是嗜酸性肉芽肿属于网状细胞增生症，或称为组织细胞增生症表现的一种形式，组织细胞增生症包括骨嗜酸性肉芽肿、黄脂瘤病和莱特勒 – 西韦病。三者病理情况相同，病变过程中，三者可以互相转化。有学者认为三者是同一种病不同时期的表现，只是因为发病年龄、发病部位及组织细胞增生程度不同而表现了不同的临床表现和疾病过程。骨嗜酸性肉芽肿最轻，黄脂瘤病相当于骨嗜酸性肉芽肿合并有骨外病变，常见骨外病变是突眼和尿崩症，是具有良性过程的病损。最重的属急性弥漫性组织细胞增生症，又称莱特勒－西韦病，是发生在婴幼儿的多病灶性嗜酸性肉芽肿，常伴有肝脾肿大、皮疹，病程呈现急进性特点。根据北京儿童医院的统计，18 例中死亡 16 例，预后极差。

黄承达收集了 605 例骨嗜酸性肉芽肿病例，占同期 4369 例瘤样病变的 13.85%，是第 4 位常见的瘤样病损，男女发病性别比明确登记的为 384 ∶ 173（约为 2.22 ∶ 1），男性多于女性。发病年龄 0~10 岁年龄段 176 例，占 29.09%；11~20 岁年龄段 116 例，占 19.17%；21~30 岁年龄段 113 例，占 18.68%；31~40 岁年龄段 68 例，占 11.24%；41 岁以上在 20~1 例之间，呈散在发病。可见骨嗜酸性肉芽肿发病年龄具有儿童及青年期的特点。发病部位，颅骨最多 144 例，占 23.80%；股骨 96 例，占 15.87%；脊椎骨 59 例，占 9.75%；胫骨、肋骨、锁骨、骨盆均在 30~40 例，其余散发于其他骨骼，颅骨、股骨和脊椎骨发病占总数的 50%。

2. 治疗学研究　本病有自愈倾向，如果术前能确诊则不需要特殊治疗。郑祖根的 5 例报告非常有说服力，其中 3 例颅骨缺损经 1~3 年观察 2 例缩小，1 例消失；2 例椎体发病同是脊髓压迫，仅做了减压术，术后病灶修复。发生于椎体者，愈合后有轻度楔形变。我们也有 1 例发生于颅骨的多发性病损，未做任何治疗，20 余年没有任何进展。当然如引起畸形，因压迫引起部位症状，因肿痛引起肢体功能受限，仍应积极治疗。通过 23 例骨嗜酸性肉芽肿的病理与 X 线表现的对照研究，提出将其分为活动和修复两期的认识。①活动期：X 线表现为圆形、椭圆形或不规则形溶骨破坏，可轻度膨胀，呈单囊或多囊，有少量骨膜增生。此时病理上表现为以嗜酸性细胞、组织细胞增生为主，网状纤维多被破坏。②修复期：此期 X 线可见骨破坏减少，骨增生明显，骨干增粗，密度增高。病理上可表现为出现大量成纤维细胞和纤维细胞，纤维瘢痕逐渐形成。曲华毅等分析 1998 年 7 月至 2005 年 7 月北京大学人民医院手术治疗的 25 例经病理证实的骨嗜酸性肉芽肿患者的临床资料及随访结果。结果：25 例患者均经手术治疗。对患者随访 8 个月至 6 年，平均随访 33 个月。复查结果表明患者病灶均明显修复，未见病灶复发。表明外科治疗对该病是一种积极有效的手段。多数患者单纯肿瘤刮除植骨，或骨水泥填充即可治愈肿瘤，部分患者病变具有较强侵袭性，结合化疗可以控制肿瘤。

四、畸形性骨炎

（一）定义

畸形性骨炎又称佩吉特（Paget）病，系 1876 年 Paget 首先报告，当时认为是一种慢性炎症，同时有显著的骨骼畸形，故命名。本病为一种成年后原因不明的慢性、进行性骨质软化病。多数学者认为它不是炎症，也不是肿瘤，而是一种代谢障碍疾患，常有恶性变。一般认为其发病率为 1‰。

（二）病因病机

1. 中医病因病机　畸形性骨炎属类骨肿瘤疾病，可参见相关内容。

2. 西医病因病理

（1）病因：最早 Paget 考虑本病是特殊类型感染性炎症。后曾提出与遗传、内分泌紊乱、外伤等因素有关。近年来，有人认为还与自主神经功能紊乱有关。如患者的自主神经功能障碍，即可引起血运障碍，心脑排血量增加，骨滋养动脉血量增加，使骨质局部充血引起骨质破坏，进而引起反应性成骨细胞代偿性增生，新生骨增加。这种过度的骨质破坏与骨质新生，使骨组织的结构紊乱，骨小梁骨化不全，骨皮质为骨化不全的新生骨代替。近年来，在本病的破骨细胞中发现包涵体而提出病毒学说。已在 200 例骨 Paget 病破骨细胞的核与胞浆中发现包涵体，而以核内最常见。Mirra 提出本病的发生系由破骨细胞受病毒感染引起破骨细胞的病理活性，产生严重的局限性骨质吸收，在病变骨内慢慢扩展所致，故建议称本病为破骨细胞炎。总之，本病与破骨细胞、骨母细胞、纤维母细胞 3 种基本细胞的异常活性有关，且由本病引起的继发性肿瘤如骨巨细胞瘤、骨肉瘤、纤维肉瘤等都与这三种细胞有关。

（2）病机：本病早期出现骨质吸收，继之有新骨形成。由于骨小梁吸收而局部应力增加加强了骨母细胞的活性，按照 Wolff 定律是沿应力线处有新骨形成，但继续被破骨细胞破坏。病变进行一段时间后，又有大量新骨形成，以加强减弱了的骨的构造，最后致使皮质骨与松质骨肥厚而不规则，于肉眼下出现浮石状。骨的肥厚反映了病变骨的功能减弱，需要更多的骨以承受同等程度的应力。皮质与骨髓界线不清，骨质疏松，不能适应生活需要，负重后逐渐出现骨骼畸形。在缓解期，骨质破坏停止，成骨作用继续进行，骨质逐渐由疏松变脆硬，容易发生病理性骨折。

（3）大体病理：肉眼见病变体积增大，骨骼增厚，表面稍粗糙，不平滑，呈波浪状，骨膜下有明显骨质新生，骨髓腔变窄。骨皮质被海绵骨所代替，骨质疏松，有弯曲畸形。以后，骨质致密硬化，新生骨形成，皮质骨与松质骨增厚不规则，于肉眼下呈浮石状。皮质与髓腔界线消失。

（4）显微镜观察：镜下见骨质变化是多样的，在同一病变中，可有不同的病理变化。其基本变化是：破骨与生骨的比例不同；骨质破坏与重建的速度不同；局部病变有时和缓，有时活跃。其发展可分为 4 个阶段：①以破坏为主：骨质局部显著充血，骨小梁变细，哈佛管扩张，骨髓纤维化，可见到纤维性新生骨。②骨质破坏与新生同时存在：纤维性新生骨小梁表面同时有成骨细胞与破骨细胞，并覆以新生的骨样组织，为不成熟的纤维性骨。③愈合现象：骨质破坏吸收后，成骨细胞代偿性增生，产生新骨。骨质由疏松变硬化，新旧骨质交界处呈蓝染的边缘，恰如多数骨片拼凑而成，即所谓镶嵌结构。④缓解期：骨质无破坏与新生，骨髓变成脂肪性。以后仍可变成破坏性，在同一部位时，两种变化有时同时存在。

（三）临床表现

关节痛，常见于膝关节、髋关节和脊柱。少数患者表现为单骨性，主要在胫骨和髂骨，也可是多骨性。后者症状较严重，一般为钝痛或烧灼样痛，以夜间和休息时明显，偶为锐痛或放射样痛，负重时可使下肢、脊柱和骨盆疼痛加重。在血管病变的部位，因血管过度增生，致使局部温度升高。

（四）诊断要点

1. 主诉　局部疼痛、骨畸形变和骨折，或局部骨和皮肤的血管过度增生，致使局部温度升高。

2. 症状及体征　本病较少见，多发生于男性，以 50 岁以上多见，很少发生于 20 岁以前。可侵犯全身各骨，但以长骨、骨盆、脊椎及颅骨多见。而很少发生于锁骨、肱骨、尺桡骨、腓骨、胸骨和肋骨。根据受累骨之多少，临床分为单骨型与多骨型两种，以多骨型较常见，可为两侧对称。

畸形性骨炎病变进展缓慢，早期症状不明显，可有轻微疼痛，由骨的畸形而产生各种异常表现。其主要症状是骨质增大，弯曲畸形，病理性骨折等。疼痛多为酸痛、胀痛，或因畸形所致的肌肉肌腱牵扯痛。如畸形严重，可因负重力线的改变发生关节痛，甚至行动困难，发生病理性骨折或恶性变时则疼痛加重。少数患者合并有角膜色素变性，脉络膜萎缩，可能与视神经有关。

病变在下肢骨时，患肢常有疲劳感。局部充血，温度增高，因负重或肌肉牵拉发生微细骨折。肢体弯曲或短缩畸形。颅骨受累时，头颅增大，颅底孔道可变窄，引起脑神经压迫症状。颅底增厚而头痛眩晕。脊椎病变出现腰背痛、驼背畸形。约有 25% 患者没有症状，每因轻微外伤引起病理性骨折，发生骨折后仍能照常愈合。约 10%~15% 的患者可发生恶性变，继发为纤维肉瘤、骨肉瘤、软骨肉瘤，或恶性巨细胞瘤等；可为多发性，较一般恶性肿瘤更为严重，为本症致死的主要原因。

3. 影像学表现　在本病不同时期的病理变化，反映在 X 线片上有不同表现。可分为溶骨期、溶骨与生骨混合期和生骨期。但生骨期和溶骨期可互相转化。在早期溶骨期，长骨病变起自骨的一端，产生"V"形分界线，呈楔形发展或呈切断圆锥状。于皮质骨出现囊状变化。皮质变薄，呈双重轮廓，以后松质骨也有囊状变化，致颅骨出现局限性骨质疏松。在修复期的生骨期，成骨作用超过破骨作用，骨质增生而呈硬化。病变增粗，皮质变宽而髓腔变窄，骨小梁粗大而排列紊乱、硬化，出现纵向粗条纹状。长骨出现分层的骨膜新生骨。

由于本病 X 线表现较为复杂，现将常见病 X 线表现简述如下：①长骨变粗，表面不平，密度增高，弯曲畸形，骨纹粗糙模糊，可有病理性骨折，有的髓腔扩大，有的则变窄，甚而闭塞。②骨盆因承体重和股骨头压力，常呈三角畸形，臼内陷，整个骨盆模糊不清，除有粗糙紊乱的网状小梁结构外，亦可间有透明区。③脊柱的椎体增宽变平、增粗而致密骨纹环绕椎体四周，形成一个方形臼框，有时还有均匀密度增高阴影，或出现楔状改变。④颅骨：开始于外板呈溶骨破坏和硬化增生交替存在，或有大小不等棉球状致密影，继而内外板的界线和颅缝消失。晚期颅骨明显增厚，头空出增大而出现"骨性狮面"。⑤有恶变者，出现骨的溶骨性破坏，边缘模糊，骨膜反应并软组织内肿块。

（五）辨证施治

1. 中药内服、外用，手法，针灸，导引　参见骨囊肿章节。

2. 西药应用　为防止钙、磷蓄积应进行低钙、磷饮食，并多饮水增加尿量以利钙磷排泄。碳酸镁可增进钙磷的溶解度，减少钙磷潴留，症状可减轻。双膦酸盐可抑制羟磷灰石结晶形成和溶解。氟化物可结合羟磷灰石结晶，使之不易溶解，而缓解症状。目前已经证实首选使用双膦酸盐静脉治疗，非常有效；或可与降钙素联合应用。可静脉滴注普卡霉素，具有降低血钙、抑制骨代谢作用；亦有采用氟化钠作为辅助治疗，一般与维生素 D 等合用。其他药物：包括钙剂、维生素 D、氢氧化铝、胰高糖素、放线菌素 D 和吲哚美辛（消炎痛）等，但疗效均未肯定。

3. 手术治疗　以对症治疗为主，如防止下肢发生畸形、预防病理性骨折等，早期可应用支架保护。合并病理性骨折时，可按骨折治疗，但应尽早活动，防止病情反复。畸形严重者，病变静止时可行截骨术矫正畸形。合并脊髓压迫症状者，可行椎板切除减压术。对症治疗经十几年或数十年可没有症状。如局部突然剧烈疼痛或肿胀，则有发生恶变的可能，应及时摄片检查。X线片显示在原有病变处有广泛的溶骨性骨质破坏，边界不清，有时合并病理性骨折。恶变为骨肉瘤最多，其次是纤维肉瘤，还有软骨肉瘤、恶性纤维组织细胞瘤、网织细胞肉瘤等，预后不良。

（六）述评

1. 传统研究历史　中医对骨肿瘤的认识最早可追溯到殷商时期，当时的甲骨文就有"瘤"的病名。中医古籍涉及"瘤"的记载包括"肉瘤""石瘤""岩""骨石痈"等，都与骨肿瘤有关，但不是专有的骨肿瘤称谓。隋代巢元方《诸病源候论》称之为"骨痈""骨疽"；唐代孙思邈《备急千金要方》记述了7种肿瘤，骨肿瘤是其中之一；宋代东轩居士《卫济宝书·痈疽五发》称之为"癌疾"。

2. 现代研究进展

（1）病因学研究：畸形性骨炎国外常见，国内少见。Schmor尸检材料显示，年龄40岁以上有畸形性骨炎改变者，男性占3.5%，女性占2.5%。英国、北欧和北美发病最高，达1000人/百万。亚洲少见。本病男多于女，国外报道男女之比为3∶2，国内为4∶1。发病年龄国内20~72岁均有发病，平均44.5岁。Shanks报道平均55岁，较国内报道为高。全身各骨均可发病。Dickson分析367例中，以骨盆发病最高，占78%，其次为股骨、胫骨、上段胸椎、颅骨、肱骨、锁骨、尺骨、桡骨等，手足骨较少，胸骨、肋骨更少。国内报道的病例以胫骨、股骨及颅骨最多，其次为肱骨及上颌骨，其余病例发生于骨盆各骨及胸椎等。病变可以单发，但常为多发。单发性病变多为四肢长骨，多发性则多发生于脊椎、骨盆及颅骨。

畸形性骨炎的严重后果是恶变为肉瘤。发生于50岁以上患者的骨肉瘤有26%~28%来自本病。进行性多骨性病变中有临床症状的恶变率为5%与20%，而非进行性无症状的恶变率约为0.15%或0.9%~2%。男性多见，以股骨、肱骨及胫骨多见，其次是盆骨、脊椎及颅面骨等。可自一处以上的骨病变发生恶变，如颅骨与股骨。此外，国外报道40%病例并发动脉硬化。少数患者并发肾、膀胱结石及合并椎间盘钙化、椎旁韧带钙化等。

畸形性骨炎是局限性骨重建异常的疾病，其病因尚未完全阐明，认为主要是遗传因素和病毒感染。易感基因定位于染色体18q21-2，另外，目前发现其遗传因素包括SQSTM1基因突变、骨保护素（OPG）改变等。

（2）治疗学研究：目前，畸形性骨炎的治疗仍首选使用双膦酸盐静脉治疗，或可与降钙素联用，或可采用普卡霉素、氟化钠作为辅助治疗，一般与维生素D等合用。其他药物包括钙剂、维生素D、氢氧化铝、胰高糖素、放射菌素D和吲哚美辛等，但疗效均未肯定。本病无特殊疗法，多采用姑息治疗。有报道称降血钙素有一定疗效。放射疗法效果不大。恶变后预后不良，治愈率仅1%。

五、骨纤维异常增殖症

（一）定义

骨纤维异常增殖症是由G蛋白α亚基基因突变引起的一种先天性疾病，是以骨内纤维异常增生及不同程度骨质化生为特征的一种瘤样病损。也称做纤维囊肿瘤、纤维囊性骨炎、纤维骨营养不良、骨纤维瘤、骨纤维发育异常和骨纤维结构不良。说明了认识的不断修正，但其本质，是纤维组织替代了正常骨质，局部骨质软化变形甚至出现病理性骨折及修复的病理特点是多种命名的基础。

1942 年，Jaffe 正式命名为骨纤维异常增殖症。骨纤维异常增殖症分单骨型和多骨型两种类型。如多骨型伴有性早熟和皮肤色素沉着三联征，称为 Ollies 综合征。如合并内分泌异常，称 Albright 综合征。多骨型有偏向身体一侧发病的倾向。单骨型骨纤维异常增殖症依据对骨的破坏程度又可分为局限性和广泛性两种类型。

骨纤维异常增殖症是骨的瘤样病损中最多见的一种骨病，占骨瘤样病变总数的 38%，男女发病率为 1 ：（2~3），女性多见。2/3 在儿童期出现症状，且症状明显，发展很快。成年后瘤部分病变自行停止，部分可继续发展。少数病例可恶化为骨肉瘤、纤维肉瘤或软骨肉瘤。多见于四肢长骨，尤其以下肢多见。患者没有家族史或遗传史。

（二）病因病机

本病属于类骨肿瘤范畴，传统中医学认为本病是在各种内、外因素作用下导致正虚邪入、留滞机体、积聚伤骨而发为骨瘤。"正虚邪入，搏结伤骨成瘤"，即素体禀赋不足，或后天失养、内伤七情等导致正气虚弱，而风、寒、暑、湿、燥、火、痰、瘀等淫邪入侵，蕴积搏结于骨而发生本病。

现代医学认为，本病发生与下列因素相关：①先天性骨发育异常：主要是原始间叶组织发育异常，骨内纤维组织异常增生；②先天性胶原纤维发育异常：近些年在对骨纤维异常增殖症的电镜观察中见病灶内瘤样组织表现为纤细的原纤维样组织；③内分泌因素：由于部分多发型纤维异常增殖症合并内分泌异常，推测可能内分泌异常是多发型骨纤维异常增殖症的发病因素。

大体病理可见受累骨增粗，骨膜增厚，骨表面粗糙，皮质骨厚薄不匀，薄者如蛋壳，占据髓腔内的瘤样组织为橡皮样韧性肉芽样团块状组织，手感有砂粒状感觉。呈灰白色或因出血呈棕红色，囊壁内光滑，有突起之骨峰，骨壁硬化。显微镜观察：显微镜下见原有的正常骨结构消失，代之以增生的纤维组织和化生的骨组织，这是本病的特点。化生的骨组织呈弧形、S 形等弯曲状小梁散在分布于纤维组织中，小梁内骨细胞分布不规则，骨细胞较肥大。小梁基质纤维排列紊乱无序。可与周围的纤维组织交织存在，小梁钙化不均匀，一般仅发生在中央部位，而边缘为类骨组织。有时在小梁周围可见到骨母细胞。病损内的纤维组织成熟程度不同，由小的梭形细胞和星状细胞组成，纤细的原纤维基质可呈漩涡状排列，有的细胞较少，有较多的胶原纤维。瘤样组织内可见大量毛细血管、成纤维细胞和炎症细胞，尤其是嗜伊红细胞的浸润。在有出血的部位可见到多核巨细胞反应及吞噬含铁血黄素的巨噬细胞。

（三）临床表现

临床上骨纤维异常增殖症分为 3 型——单发型、多发型和 Albright 综合征（内分泌紊乱型）。其主要症状为肿块、畸形、病理性骨折，不同分型有不同特点。病变骨的膨胀变形，使浅表骨表现突出，并可导致轻度疼痛。病变使骨质强度减弱，导致各种弯曲畸形，下肢常因负重而发生髋内翻、膝外翻或膝内翻等畸形，约有 2/3 的患者发生病理性骨折，有时仅为皮质骨的裂纹骨折，有时是完全性骨折但经治疗后骨折可治愈，不愈合者极少。

Albright 综合征（内分泌紊乱型）主要表现有内分泌紊乱，表现为性早熟及皮肤色素沉着。如月经初潮过早，乳房发育，腰、臀、腹部及大腿皮肤有散在褐色斑片状色素沉着等。

（四）诊断要点

1. 主诉 局部肿胀疼痛，骨或关节畸形，部分伴有皮肤色素沉着。

2. 症状及体征 多数患者在 10 岁左右发现，显著特点是骨的畸形，发生于下肢的有跛行、髋内翻、膝内翻或外翻；发生于脊柱或骨盆的可见脊柱后突或侧弯畸形，骨盆畸形，2/3 患者有骨折史，1/3 患者可反复发生骨折，且骨折在轻微外力下即可发生。疼痛不严重，仅有轻微酸痛和不适感。骨折时疼痛剧烈，局部肿胀，异常活动及畸形增大不明显。发生于肋骨、颅骨者可触及包块，无压痛。皮肤常可见点状和片状深黄色或黄褐色不规则色素沉着，边缘呈凿状。色素沉着部皮肤平坦，可见于身体任何部位，但以腰、背、大腿处多见。多数色素沉着偏于患侧。性早熟主要见于女性，表现为月经初潮年龄提前，月经不规则，第二性征早期出现如乳房提前发育，外阴变大，腋毛、阴毛提前出现。骨纤维异常增殖症患者常发现许多并发病存在，如甲状腺功能亢进、糖尿病、肾发育异常、血管畸形。有的伴有视神经萎缩或软组织的多发性纤维瘤，但这些病与骨纤维异常增殖症有没有因果关系，还不清楚。在儿童早期骨发育常较正常儿童早，晚期病损部骨骺闭合早，骨发育完成后，与同龄人比较显得矮小，垂体功能异常可产生巨人症及肢端肥大症、智力低下或合并甲状腺功能亢进。

3. 影像学表现

（1）X 线表现：骨纤维异常增殖症的 X 线表现主要依据部位和病灶内纤维组织的多少而有不同。四肢长管状骨的病变多数位于干骺端或骨干中央，不波及骨骺，骨病损区骨结构消失，呈囊状或多囊状透亮区，皮质骨硬化时，呈磨砂毛玻璃状。其中有不规则骨嵴，骨皮质在病变部可以是扩张变薄，也可能是增厚，使皮质呈厚薄不一、髓腔宽窄不等甚至消失、扭曲变形。病变可波及骨的全长，也可局限于一端，病损区与正常骨组织间界限清楚。长骨病变常见骨向一个方向呈弓状弯曲变形，无骨膜反应。产生弓状畸形的长管状骨可发生病理性骨折，反复骨折使畸形更明显，但骨折部很少会移位。发生于松质骨的病损常在 X 线上亦表现为溶骨性多囊状破坏，可见到骨的膨胀。发生于椎体的病变呈周边扩张状，溶骨区内有明显密度增高，骨嵴呈分隔状。发生于肋骨者多数呈多房状，溶骨性破坏病损区呈磨砂毛玻璃状。颅骨部位多数表现为硬化型，见于颜面骨和颅顶骨。受累骨膨胀性生长并增厚，可达 1~5cm，整个上颌窦可因骨增生而阻塞、变形。眼眶受累，眼球突出，面部畸形，形成所谓的"骨性狮面"。颅底病变一般只表现为增厚而没有膨胀。颅骨病损也有表现为骨局限性或广泛性圆形、椭圆形单囊或多囊改变，常发生于板障层，外板变薄外凸，内板增厚边缘清楚。发生于掌指骨者，骨干膨胀增粗，病损波及全部。

典型的四肢长骨的 X 线征象有：髓腔、密度不匀呈"腊肠"样外观，骨干的扭曲增粗"丝瓜瓤样"改变、弓状畸形、囊性膨胀和病损区的磨砂玻璃样改变。

多发型骨纤维异常增殖症常波及相邻骨，多偏向躯体的一侧。伴有内分泌异常的，则可广泛地发生于全身骨骼。

单发型骨纤维异常增殖症较多发者更易发生恶变。恶变后可发展成骨肉瘤、纤维肉瘤、软骨肉瘤和骨巨细胞瘤。X 线表现应在原骨纤维异常增殖症特征上并发恶变后肿瘤的表现。常伴有骨的溶解或硬化，病灶内出现瘤骨，产生 Codman 三角等形式的骨膜反应和破坏骨皮质后在软组织中形成软组织肿块，常发生于股骨、肋骨、颌骨。

（2）CT 检查：整体外观可见骨干增粗，呈膨胀性单囊或多囊破坏。病灶的周围皮质可变薄也可增厚，内侧缘多不规则。髓腔 CT 值升高，由于瘤样病损内有纤维组织钙化不良的砂粒状原始骨组织和软骨组织，CT 值呈混杂密度，约在 100~700Hu。

（五）辨证施治

骨纤维异常增殖症的治疗主要包括两个方面：一是针对病变本身的治疗，二是针对病变引起的骨折及畸形治疗。大多数单发型无症状的病变，原则上不需要进行治疗，只需要观察预防病理性骨折发生。

1. 中医中药治疗　参阅骨囊肿章节。

2. 物理治疗　放射治疗对骨纤维异常增殖症无效，反可引起恶变，可恶变为纤维肉瘤或骨肉瘤，软骨肉瘤比较罕见。骨纤维异常增殖症不经放射治疗也可发生恶变，多发型明显高于单发型，预后很差，恶变率为 2% 左右。

3. 西药应用　近年基于发病机制的药物治疗逐渐受到重视，其中骨吸收抑制剂双膦酸盐和抗 R ANKL 单克隆抗体已在部分临床研究中取得良好疗效，但仍需进一步研究证实。另外，钙剂、维生素 D 可作为补充治疗，合并低磷血症患者可酌情补充磷制剂。

4. 手术治疗　无症状无畸形的可不治疗，但应严密观察。严重畸形的，在做刮除术的基础上植骨，骨愈合后应做截骨矫形术，尤其是对下肢畸形者，应纠正力线，防止继发性骨关节炎。轻度畸形且病灶较小的要及时行刮除植骨术。防止病损扩大和畸形加重。病理性骨折时，先按骨折处理，一般会愈合，愈合后再做刮除植骨术。恶变者应按恶性骨肿瘤处理，可行瘤骨段切除，人工假体置换或行截肢术。多发者依据产生症状的病损或有必要纠正畸形的部位施行刮除植骨或截骨矫形术，手术方式包括病灶刮除或切除、植骨填塞或异体骨移植、内固定术及异体半关节置换、骨水泥填充、刮除后冷冻外科治疗等。皮肤色素沉着及性早熟无需特殊治疗。

（六）述评

1. 发病学研究　1891 年，Von Recklinghausen 首先发现此病。1922 年，Wieland 首次作了报道，同年 Lichtenstein 发现此病有单发和多发的区别。1937 年，Albright 发现多骨发生者常合并内分泌异常。1938 年，Lichtenstein 将此种病损从骨的营养不良中分出，诊断为多骨性纤维症。1942 年，Jaffe 和 Lichtenstein 正式命名为骨纤维异常增殖症。

1990 年，黄承达统计 1679 例骨纤维异常增殖症占同期瘤样病变总数的 38.43%，是骨瘤样病损中最常见的疾病。男女性别比约 1：1，男性略多。发病年龄以 11 ~ 30 岁年龄段最多，占 39.49%；0 ~ 10 岁和 31 ~ 40 年龄段占总数的 1/8；40 岁以上年龄段发病率明显下降。根据 1679 例骨纤维异常增殖症发病部位分析，股骨 470 例，占 27.99%；胫骨 352 例，占 20.96%；颌骨 242 例，占 14.41%；肋骨 134 例，占 7.98%；肱骨 111 例，占 6.61%；颅骨 90 例，占 5.36%。其余散发依次见于桡骨、腓骨、尺骨、骨盆、足骨、手骨、跗骨、腕骨、脊椎骨、肩胛骨、胸骨、髌骨，可以说体内任何一处骨均可发生。但以膝关节部最多见，占 30.80%。多发型骨纤维异常增殖症仅检出 30 例，占 1.78%，可见多发型是少见的。目前广泛认为骨纤维异常增殖症的发生与 G 蛋白 α 亚基（Gsa）基因激活性突变密切相关。但骨骼病变的分子机制尚不完全明确，目前认为存在成骨分化障碍及破骨活性增强双重作用机制。骨纤维异常增殖症（FD）患者骨骼病变发生的可能机制包括 cAMP 高表达导致成骨分化障碍，IL-6 高表达导致破骨活性增强，c-fos 原癌基因的表达可促进细胞增殖，过度导致病变骨骼的恶变；约 50% 的 FD 患者存在肾脏排磷增加，少数 FD 患者可伴有低磷性骨软化症，目前认为与成纤维细胞生长因子 FGF23 过量表达有关。

2. 治疗学研究　本病尚无统一的治疗方法，因病损不是真正的肿瘤，所以在治疗方法的选择上，个人经验和习惯占了很大决定因素。鉴于本病临床进展缓慢，对病变较小或无症状者，可暂不手术，但应密切随访观察。病变发展较快者，伴有明显畸形和功能障碍者，均应视为手术指征。根治性切除虽为最佳治疗方法，但可导致功能障碍与美容缺陷。保守的部分切除易于复发。本病手术切除预后良好，故术中对邻接颅底及颅内的重要神经、血管部位病变，不要过分切除，以免发生意外

第四节　恶性骨肿瘤

一、骨肉瘤

（一）定义

骨肉瘤是指瘤细胞能直接形成骨样组织或骨质的恶性肿瘤，是最常见的骨原发性恶性肿瘤，发病率居全部恶性骨肿瘤的首位，约占原发性骨肿瘤的 19%。一般骨肉瘤只发生于骨内，但亦见于骨表面，称为骨旁骨肉瘤和骨膜骨肉瘤，后者在临床症状、X 线表现和病理变化上都有特点，故不在本节内阐述。骨肉瘤为高度恶性肿瘤，早期可发生肺转移，5 年生存率较低。

（二）病因病机

在中医学认识中，殷墟甲骨文中"瘤"字是中医学对肿瘤认识的最早文字记载。《灵枢·刺节真邪》曰："已有所结，气归之，津液留之，邪气中之，凝结日以易甚，连以聚居，为昔瘤，以手按之坚。有所结，深中骨，气因于骨，骨与气并，日以益大，则为骨疽。"隋代巢元方《诸病源候论》曰："石痈者，亦是寒气客于肌肉，折于血气，结聚所成。其肿结确实，至牢有根，核皮相亲，不甚热，微痛，热时自歇。此寒多热少，鞕如石，故谓之石痈也。""此由寒气客于经络，与血气相搏，血涩结而成疽也。其寒毒偏多，则气结聚而皮厚，状如痤疖，硬如石，故谓之石疽也。"石疽是古代对骨肿瘤的一些初步认识。因此，"正虚邪入，搏结伤骨成瘤"是中医对骨肿瘤病因病理贯彻始终的认识，即素体禀赋不足，或后天失养、内伤七情等导致正气虚弱，而风、寒、暑、湿、燥、火、痰、瘀、毒等淫邪入侵，蕴积搏结于骨，而发生骨肿瘤。

现代医学研究对人类骨肉瘤的病因学仍未完全清楚。在动物实验中，已积累许多资料提示与下列因素有关：①化学致癌剂：最常见的为甲基胆蒽、氧化铍、硅酸锌铍等。②病毒：Rous 于 1912 年发现骨肉瘤的细胞滤液可诱发动物骨肉瘤。以后陆续报道不少病毒都可引起骨肉瘤，包括 DNA 及 RNA 病毒在内。如 SE 多瘤病毒及 SV40 病毒（均是 DNA 病毒），分别可在小白鼠及叙利亚地鼠中诱发骨肉瘤成功。③放射损伤：动物实验发现凡能在骨骼内积存的放射性物都可诱发骨肉瘤，且所有哺乳动物经过一定剂量的放射性照射也可诱发骨肉瘤。人的放射后骨肉瘤潜伏期要经过多年后才发生。

位于长骨的肉瘤，在髓腔内形成圆锥形的"发展核心"；另一方面常在骨皮质缺损前

骨松质已遭破坏，在骨骺线未封闭前常局限在干骺端，骨骺线封闭后即越过干骺端进入骨端而抵关节面。肿瘤侵及哈佛系统从而使骨皮质营养障碍而遭破坏，很快穿过骨皮质达骨膜下，开始骨膜被推开，以后新骨沉着如放射状骨针，骨膜与皮质交界处，新骨形成呈骨膜反应性三角，最后穿破骨膜侵入软组织。肿瘤生长较快者，虽已侵入软组织而皮质仍可保持完整，这是由于肿瘤穿过皮质的速度过快所致。髓内发生骨肉瘤以溶骨型为多，自内而外迅速生长，故骨膜反应、新生骨、Codman 三角不易形成；松质骨内形成者，出现较大的囊状溶骨区，在囊内很少有肿瘤骨阴影，常合并病理性骨折。硬化型则有大量瘤骨形成，在肿瘤两端的髓腔内，早期均匀的磨砂玻璃样密度增高，继呈絮状、片状或团块状阴影，也可出现反应性骨硬化。

　　骨肉瘤瘤体的外观表现不一，取决于肿瘤的发生部位、肿瘤骨质形成的多少、原有骨质破坏及出血、坏死灶的范围等。一些肿瘤还可见较多软骨形成区。典型骨肉瘤反应区与正常软组织的转换是明显的。转换区显示肥厚、水肿和炎性反应，并有丰富的新生血管形成。在溶骨区内，切割面上可见软而发白的肉芽组织，很难用手指来捏碎，并有砂砾感。在成骨的 X 线致密区，其矿化度甚至无法用力切割，呈黄白色的矿化骨。同一瘤体内可呈不同颜色混合，构成肉眼上多彩状特点。黄白色明显处提示为肿瘤骨质形成的部位，半透明区为形成软骨的部位，灰黄色为坏死灶，暗红色为出血区。肿瘤骨质一般多在中央部较明显或广泛，此处可如象牙样，在瘤体外围部则较少。瘤骨丰富的部位质地较硬实，瘤骨稀少部位则软如肉样，或具砂砾感。长骨肿瘤多在干骺端，呈偏心性，侵及骨髓腔及向一侧或四周骨皮质浸润，可于一处或多处穿透骨皮质，将骨膜掀起，或向周围软组织生长而形成结节状包块。骨骺板没有闭合者，瘤组织偶可被阻止于骺板处，不侵及骨骺。

　　（三）临床表现

　　典型原发性骨肉瘤多见于儿童和青少年，男略多于女。15~25 岁发病率最高，其余年龄愈大发病率愈低，说明本瘤多见于骨骼发育生长的最旺期。继发于畸形性骨炎、骨纤维异常增殖症者多为 40~50 岁以上。有些学者认为骨肉瘤在 50 岁以上可出现第 2 高峰，其原因并不完全是由于继发性而形成。骨肉瘤可发生于任何骨，但以四肢长骨为多，尤其是长骨干骺端，以股骨远侧和胫骨近侧干骺端最为多见，其次是肱骨近侧和桡骨远侧，亦可发生于腓骨近端、髂骨、脊椎、颅骨、胸骨、肋骨等处，很少发生于手足小骨。肿瘤多半开始于干骺端，偶然也可于骨干中部发现，绝大多数为单发性。虽然文献上偶见多发性骨肉瘤的报道，但必须排除骨肉瘤的多处骨转移及 Paget 病合并骨肉瘤者才能诊断。

　　（四）诊断要点

　　1. 主诉　性质不明的固定性疼痛、局部发热、周围放射痛等，或伴有低热、贫血、乏力、消瘦。

　　2. 症状及体征　最早期症状常是性质不同的固定性疼痛，初为间断性，后为持续性，夜间疼痛明显。局部有发热感，约经数月后则有局部肿胀，皮温增高，皮肤静脉曲张，并可扪及肿块。肿块生长很快，质地不定且有轻度压痛，常引起相邻关节的放射痛而使功能丧失，甚至有关节积液。肿瘤侵犯骨皮质后，轻度外伤极易引起病理性骨折，这在溶骨性为主的改变较易发生。肿瘤若压迫神经和血管亦可引起相应症状，如发生在颈椎可引起截瘫等。骨肉瘤早期即可出现全身症状，常见低热、贫血、乏力、消瘦。未经治疗的骨肉瘤将会很快发生肺转移，一般发生于12~18个月之内，故预后较差。

3. 影像学表现

（1）X线表现：根据肿瘤的不同组织成分和肿瘤在骨内扩展的方式，可有以下几种基本X线表现：①硬化型：由于有大量肿瘤新生骨形成，X线见骨内呈云絮状或斑块状密度增高，其间杂有正常骨组织。肿瘤破坏骨皮质，侵犯软组织形成软组织肿块阴影，肿块内亦可见有数量不等的瘤骨征。在皮质穿透区，可见反应骨的Codman三角。病损的其他部位不完全矿化，有不定型的非应力定向的瘤性骨，当这些瘤性骨与骨纵轴呈垂直或放射状排列时，大小不一的针状瘤骨伸向软组织呈"日光照射"状。由于反应骨往往表现为板层状或葱皮状，与骨平行，那么垂直定向显然为瘤性骨。肿瘤骨表现为云絮状、斑块状、针状致密阴影；肿瘤软骨钙化表现为小点状、小环状致密阴影。②溶骨型：以骨质破坏为主，早期常表现为筛孔状骨破坏，以后进展为虫蚀状、大片状骨破坏，边界模糊。并很快进入软组织，但很少会跨越骨骺板和骨骺，进入关节腔。有肿胀的软组织内可以出现不成形的散在瘤骨，有些瘤骨甚似钙化。一般软组织影中肿块的边缘呈弧形，晚期则肿胀巨大，无明确边界可见。以骨质破坏为主的骨肉瘤，有时仍可见少量瘤骨，亦可见骨膜增生及Codman三角。③混合型：硬化型与溶骨型的征象并存。

（2）CT表现：CT扫描可显示骨破坏和骨形成的混合形式，很明显地显示其不定型、非应力定向的瘤性骨形成和排列。当病损骨化时，它可显示软组织受患范围，以及它与筋膜间室的关系。如在髓腔内组织CT值增加，常提示为肿瘤的扩展。

（3）MRI表现：肿瘤骨在T1加权像上呈低信号，T2加权像上呈高信号。当骨皮质受侵破坏时，MRI表现为原正常低信号的骨皮质被等信号的肿瘤组织取代。受侵犯的软组织形成肿块，其信号强度与肿瘤骨相仿，MRI常可发现"跳跃"转移。注射Gd DTPA后，软组织块影增强比肿瘤骨增加更明显。当软组织肿块内部信号不均匀，常提示骨肉瘤的恶性程度高。

（五）辨证施治

骨肉瘤是高度恶性肿瘤，发展迅速。术后5~9个月达到肺转移之最高峰。近几十年来采用多种手段综合治疗骨肉瘤，5年生存率不断提高，特别是新辅助化疗的开展，骨肉瘤保肢率提高。骨肉瘤的治疗应以早期诊断、综合治疗为原则。

1. 中药内服　中医对骨肉瘤的治疗是从整体出发，调动体内积极因素，扶正培本，起到一定的作用。骨肿瘤治疗上常用大攻、大毒、破血、豁痰、大补等突破常规的治疗方法，用药也以破血下瘀药、清热解毒药、散结消癥药、温阳散寒药及调补气血药为主。这是由骨肿瘤的特殊病理机制所决定的，使用时须注意：一是要照顾脾胃。李东垣《脾胃论》中说"……脾胃之气既伤，而元气亦不能充，而诸病之所由生也。"二是要防攻伐太过，应当遵循"大积大聚，其可犯也，衰其大半而止"的原则。因此，其作用并不是针对骨肉瘤的，而是对所有的实质性肿瘤，除调动人体的内在因素外，还设想用一些药物来软坚。在辨证施治上，对恶性肿瘤，以扶正培本为主。常用方剂可以六味地黄汤为基础进行加减。术前术后使用中医辨证治疗，术后用药半年。

2. 中药外用　即局部与全身兼顾。吴尚先在《理瀹骈文》中说："外治之理即内治之理，外治之药亦即内治之药，所异者法耳。"古籍中多有温灸之法或外敷之法。如元代危亦林《世医得效方》曰："名石痈，当上灸百壮。"（当然也有医家反对温灸）。清代王维德《外科证治全生集》记有："初起如恶核，渐大如拳，急以阳和汤、犀黄丸，每日轮服，可消……如现青筋者可治，内服阳和汤，外以活商陆根捣烂，加食盐少许敷涂……如其毒气未尽，忌投补剂。"而《外科秘集·石疽治法》中更有歌诀记载："商陆和盐捣，专涂坚硬消。石疽如石硬，敷软半功劳。"表明了中医对骨肿瘤的治疗不只有内治，而且外治也很重要。

3. 手法　"正虚邪入，搏结伤骨成瘤"是中医对骨肿瘤病因病理贯彻始终的认识，即素体禀赋不足，或后天失养、内伤七情等导致正气虚弱，而风、寒、暑、湿、燥、火、痰、瘀、毒等淫邪入侵，蕴积搏结于骨。《医宗金鉴·正骨心法要旨》将基本手法归纳为摸、接、端、提、按、摩、推、拿，习称"正骨八法"。应用中医手法治疗应通过辨证论治，准确把握骨肉瘤患者整体证候与局部表现，循序渐进，手法宜轻缓，以达到舒筋理正、和络止痛等效果。但目前尚未见具体报告，需进一步求证。

4. 针灸　应用针灸治疗同样应通过辨证论治，准确把握骨肉瘤患者整体与局部表现，施针治疗。

5. 导引　通过准确辨证，判断整体运动功能，进而通过五禽戏、八段锦等导引治疗，减轻不良反应，恢复肢体功能。

6. 物理治疗　骨肉瘤对放射治疗不敏感，仅用做姑息性治疗，如晚期患者，脊柱骨盆肿瘤切除不彻底和不能手术的患者。若与其他方法配合进行，疗效可以提高。骨肉瘤放射治疗需使用较大剂量（一般均在 6000~8000Gy 以上），在严密观察局部及全身反应变化时，分期放疗。

7. 西药应用　骨肉瘤常采用多种药物化疗。系统正规的化疗能提高骨肉瘤患者存活率。由于化疗方案不断成熟，保肢已成为治疗骨肉瘤的主流。1976 年，Sutow 等公布两种或多种药物联合作用，可取得更高疗效。第 1 方案称为 CONPADRI Ⅰ：即联合使用环磷酰胺 (C)、长春新碱 (ON)、美法仑 (P) 和多柔比星 (ADRI)。第 2 方案称为 COMPADRI Ⅱ：联合使用环磷酰胺 (C)、长春新碱 (ON)、甲氨蝶呤 (M)、美法仑 (P) 和多柔比星 (ADRI)。对原发肿瘤需进行截肢术，对手术时肺内即已存在而临床上尚未发现的微小转移灶，需做化疗。三嗪咪唑胺与多柔比星并用，环磷酰胺、长春新碱、左旋溶肉瘤素，以及间隔使用多柔比星，环磷酰胺及大剂量甲氨蝶呤，长春新碱与大剂量甲氨蝶呤并用，均有一定疗效。根据病理检查结果，若 90% 以上瘤细胞坏死，则要继续使用。若 60% 以下瘤细胞坏死，则改用其他药。若坏死在 60%~90%，则以多种药物合用为妥。术后化疗时间 6~9 个月或更长。化疗的方法有多种，如经静脉全身化疗，放射介入动脉插管化疗和动脉灌注化疗。区域性动脉灌注或高温隔离灌注化疗均已有报告。化疗是提高患者生存率的关键。目前提倡化疗—手术—化疗的辅助化疗方案。术前化疗的价值不仅在于能控制原发灶，而且对可能存在或即将发生的微小转移灶起杀灭作用，为保肢手术创造条件。

8. 手术治疗　①截肢：手术截肢仍为治疗骨肉瘤的重要手段，特别是瘤体巨大，分化极差，主要血管、神经已被侵犯，软组织条件差，以及肿瘤复发等，应尽早截肢。截肢可以切除瘤细胞来源的原发病灶，而且也是其他治疗的基础。单纯截肢的死亡率较高，多数患者在截肢术后 6~12 个月内因肺转移而死亡，因此必须配合化疗实施。由于骨肉瘤很少在截肢残端复发，对截肢部位目前多不强调高位截肢，如胫骨远端肿瘤自小腿远端、胫骨近端肿瘤自大腿远端、股骨远端自大腿根部截肢即可，股骨近端肿瘤自髋关节离断或半骨盆切除。手术前后配合大剂量化疗及放疗，以提高疗效。②保肢与重建术：随着新辅助化疗的发展，近十几年来骨肉瘤治疗发生了根本性改变，现在大约有 50% 的骨肉瘤患者不但能活下来，而且保留了肢体，其中多数人还获得了一定的关节活动功能。因此，保肢手术已成为骨肉瘤治疗的主流。目前常用的保肢重建技术有：各种类型的人工假体，可调节人工假体，异体骨人工假体复合物，异体骨移植，瘤骨骨壳灭活再植术，带血管自体骨移植，关节融合等。手术应根据 GTM 分期系统来制订，适应证的选择非常重要。无论采用何种保肢重建技术，最佳适应证应为ⅡA期，其先决条件必须是术前采取有效的辅助化疗。保肢手术的适应证和禁忌证：①四肢和部分中轴骨的肿瘤，软组织中等程度侵犯；②主要血管神经束未被侵犯，肿瘤能获得最佳边界切除；③无转移灶或转移灶可以治愈；④患者一般情况良好，无感染征象，能积极配合治疗；⑤瘤体巨大、分化极差、软组织条件不好的复发瘤以截肢为宜。

（六）述评

1. 传统研究历史　中医治疗骨肿瘤，不但重视局部，更重视整体，主要是调动机体内在因素与肿瘤作斗争。具体包括以下几个方面：

（1）急则治其标，缓则治其本：肿瘤是"标"，正气是"本"；症状是"标"，病因是"本"。按此原则，根据具体情况，可采用先补后攻、先攻后补或攻补兼施。正如《医宗必读·积聚》所说："初者，病邪初起，正气尚强，邪气尚浅，则任受攻；中者，受病渐久，邪气较深，正气较弱，任受且攻且补；末者，病魔经久，邪气侵凌，正气消残，则任受补。"

（2）内外用药：即局部与全身兼顾。吴尚先《理瀹骈文》中说："外治之理即内治之理，外治之药亦即内治之药，所异者法耳。"古籍中多有温灸之法或外敷之法。如元代危亦林《世医得效方》曰："名石痈，当上灸百壮。"（当然也有医家反对温灸）。清代王维德《外科证治全生集》记有："初起如恶核，渐大如拳，急以阳和汤、犀黄丸，每日轮服，可消……如现青筋者可治，内服阳和汤，外以活商陆根捣烂，加食盐少许敷涂……如其毒气未尽，忌投补剂。"而《外科秘集·石疽治法》中更有歌诀记载："商陆和盐捣，专涂坚硬消。石疽如石硬，敷软半功劳。"表明了中医对骨肿瘤的治疗不光有内治，而且外治也很重要。

2. 现代研究进展　目前骨肉瘤的临床及基础研究已经取得重大进展。

（1）诊断和预后估计：① DNA 流式细胞术定量分析：传统的组织病理学检查对诊断少数骨肿瘤仍有些困难。Barlogie 等采用流式细胞术 DNA 定量分析，为良恶性骨肿瘤的鉴别诊断及指导预后带来了新的希望。Hedley 采用组织切片、石蜡包埋、二甲苯脱蜡、梯度乙醇及蒸馏水水化、剪碎、蛋白酶消化、过滤、洗涤碘化丙啶染色、测试。每份标本测 10000 个细胞，可得到细胞 DNA 含量分布的直方图，存入计算机。统计学分析表明骨肉瘤及其他恶性骨肿瘤之间异倍体发生率差异有显著性。说明 DNA 异倍体是恶性骨肿瘤的一个较特异的标志，当组织学诊断出现困难时，DNA 异倍体将是组织学上恶性的有力佐证之一。② PCNA 测定的临床意义：近年来，通过使用单克隆抗体 (PC10) 检测增殖细胞核抗原 (PCNA) 的免疫细胞化学方法，在临床上估计肿瘤生物学行为及预后已有较大发展。方法是：免疫组化染色，免抗 PCNA 单克隆抗体，采用 LSAB 法。细胞着棕色者为阳性细胞，观察10个高倍视野，阳性细胞占所有计数细胞百分比，也称为 PCNA 标记指数 (PCNA LI)。PCNA 的主要意义在于可以对化疗效果作出评价，Ogawa 认为高 PCNA 表达，化疗无效，即 PCNA 指数越大，患者生存率越低，这是因为 PCNA 反映了肿瘤细胞的增殖状态，指数越大，肿瘤细胞增殖越活跃，患者因此也处于更危险死亡因素中。

（2）骨肉瘤的手术治疗：手术要点是，术中切除要彻底，必须在正常组织内游离切除，切忌达到肿瘤的假包膜。这种方法的机制可从免疫学角度解释，即被灭活了的瘤细胞在体内被吸收并作为抗原刺激免疫系统产生抗体以杀灭残存的瘤细胞。①截肢手术：Seven 从临床观察到相反的结果，即从发病到截肢时间越短，存活率越低；而从发病至截肢的时间在6个月以上则存活率反而要高。戴方义等报告在6个月以内截肢的22例中，仅有4例生存5年以上；而在6个月以上进行截肢的19例中，有8例生存5年以上。故主张截肢的时机应选择在肿瘤的静止期，机体对肿瘤有一定防御能力时为好。可能与机体免疫能力强弱有关，迄今无满意的解释。另一种则是骨肉瘤局部生物学切除后复发再行二期截肢术。Campanacci 等报告一期截肢122例与二期截肢38例的5年存活率在统计学上无显著性差别，从而对局部切除的做法提示了有尝试的可能性。②保肢手术：肿瘤切除人工假体置换在化疗辅助下保肢手术自20世纪80年代以来已有较大进展，并取得一定成绩。同济医科大学协和医院采用全骨水泥假体加抗肿瘤药物以替换肱骨近端肿瘤15例，最长已存活5年、目前仍健在，最短存活28个月。刘欣伟等对42例确诊为股骨远端骨肉瘤患者进行新辅助化疗及瘤段切除肿瘤型假体膝关节重建，治疗后42例获15~55个月（平均32个月）随访。短期并发症发生率为11.9%，按 Enneking 功能评分系统，优19例，良21例，中2例。2年无瘤生存32例；5年无瘤生存26例，4例带瘤生存，5年总生存率为71.4%。结论：对股骨远端骨肉瘤配合新辅助化疗行肿瘤广泛性切除，应用肿瘤型假体重建膝关节，取得较好的治疗效果。③瘤段截除远端再植：近年来国内外有一些报道，徐万鹏曾有股骨恶性肿瘤大腿节段性截除、小腿旋转上移术的报道。该手术即将在肿瘤近端正常组织内将肢体截断仅保留神经血管把远端肢体旋转180°。再植到肢体的残端，此法适用于股骨及肱骨近端肿瘤，但往往因外观问题，易被患者拒绝，是否能延长生存率亦有争议，但能保留部分肢体，值得进一步临床应用观察。④瘤段截除灭活再植：此法是通过加热来灭活瘤细胞利用原骨来填补缺损区。积水潭医院用不同灭活方法进行比较，最后发现95%乙醇溶液灭活效果较好，即将瘤段骨截除后，刮除肉眼可见绝大部分瘤组织，将其浸泡在95%乙醇溶液内30分钟后再植回原处。同济医科大学协和医院亦采用此法行截断灭活术，但随访5年存活率略低于截肢术。观察保留骨骺灭活再植术治疗儿童股骨远端骨肉瘤的术后肢体功能恢复情况，选择于1999-01/2005-01在解放军济南军区总医院骨病科收治的11例骨肉瘤患儿，手术中患儿均按照计划采用 MMIA 化疗方案用药2个疗程，2周后进行保留骨骺的灭活再植术。患儿11例均获得随访10~72个月，患膝屈曲≥110° 3例，90° ~110° 3例，60° ~90° 4例，< 60° 1例。下肢等长4例，患肢较健侧短< 2.0cm 5例，2.0~3.0cm 2例。复发1例，转移2例，死亡3例，螺钉松动1例，灭活骨骨折1例。动态影像学观察未见骨骺处有肿瘤复发。2个月时，6例患儿的灭活骨与骨骺处已基本愈合，灭活骨与骨干截骨处有骨痂形成，4个月时骨痂明显增加，6个月时，灭活骨与骨干截骨端完全愈合，说明保留骨骺灭活再植术有利于术后功能恢复和肢体长度的保持。

3. 免疫治疗　随着细胞生物学、分子生物学及生物工程技术的发展，生物反应调节剂理论的提出，人们建立了手术、放疗及化疗以外的肿瘤第四治疗手段即免疫治疗。免疫治疗分为非特异性免疫治疗、特异性免疫治疗、过继免疫治疗和免疫导向疗法。

（1）非特异性免疫治疗：采用干扰素 (interferon) 抑制骨肉瘤的生长。瑞典的 Karrolinks 医院对其进行临床研究，治疗组将干扰素作为唯一的辅助治疗剂，用量 300 万 U/d，肌内注射 1 个月，而后每周 3 次，维持 1.5 年。结果显示，干扰素组 5 年生存率 54%，同时期对照组 36%，历史对照组 14%。5 年来转移率干扰素组 44%，同时期对照组 33%，历史对照组 14%。而且有 17 例患者免去高位截肢。

（2）特异性免疫治疗：Southan 对骨肉瘤采用 3 种不同特异性主动免疫治疗：①经紫外线照射的自体瘤苗，1 年存活率达 75%，其中 4 例截肢后存活 3~5 年，无转移病灶出现；②自体肿瘤组织培养全细胞悬液经 γ 射线照射后冰冻储存，1 年存活率为 45%；③自体肿瘤组织培养全细胞悬液，经 γ 射线照射后立即使用，36 个月存活率为 15%。

（3）过继免疫治疗：主要为肿瘤生物疗法，自 Margan 发现 IL-2 以后，研究者们在体外建立了诱导培养淋巴细胞的方法，应用于治疗恶性肿瘤。Rosenherrg(1989) 首次应用 IL-2 治疗肿瘤，并通过动物试验证明 IL-2 激活的肿瘤浸润淋巴细胞 (TIL) 的抗肿瘤作用比淋巴因子激活的杀伤细胞 (LAK) 强 50~100 倍。

（4）免疫导向疗法：该法是将特异性单克隆抗体 (McAb) 和细胞毒性物质结合，直接导入肿瘤所在部位，对肿瘤进行特异性识别和杀伤。Embleton 实验得出第一个骨肉瘤的单克隆抗体以后，其他骨肉瘤的单克隆抗体亦相继问世。但定向免疫治疗仍在实验和探索中。通过Ⅲ期临床试验证明，静脉注射脂质体包裹胞壁三磷脂基酰基氨基乙醇可以激活单核细胞和巨噬细胞的杀肿瘤活性，且激活的巨噬细胞释放的细胞因子和趋化因子可进一步激活其他的免疫细胞，显著提高骨肉瘤患者的总生存率和无瘤生存率。

骨肉瘤经确诊后，应首选手术治疗 + 放化疗等一线治疗。中医骨内科学可在围术期整体辨证，综合运用中医内服、中药外用、手法、针灸、导引等改善骨肉瘤患者红、肿、热、痛，以及功能活动受限等，提高生存质量，共同达到治疗的目的。

二、软骨肉瘤

（一）定义

软骨肉瘤是起源于软骨组织，由肉瘤性成软骨细胞及软骨基质构成的常见的骨的恶性肿瘤。发病率占骨的恶性肿瘤第二位。因为在肿瘤病理组织中有软骨的钙化、骨形成和黏液样变，亦有过骨软骨肉瘤、软骨骨肉瘤、软骨黏液肉瘤及黏液软骨肉瘤的命名。近年来，根据组织学特征统一称之为软骨肉瘤。全身任何软骨内化骨的骨骼均可发生。软骨肉瘤分为原发性软骨肉瘤和继发性软骨肉瘤。前者是最多见的，病程短，发展迅速，见于青少年，其中 11~30 岁发病约占总发病人数的 53.3%，10 岁以下少见，30 岁以后发病率逐渐减少。后者在骨软骨瘤、软骨瘤或其他骨病基础上恶变而来，发病年龄较大，病程较长，有原发病史，往往是在原发病静止较长时间后突然迅速发展而被确诊。根据肿瘤生长部位又分为中心型软骨肉瘤及周围型软骨肉瘤，但由于软骨肉瘤恶性浸润性生长，多数肿瘤在发展的过程中很快破坏皮质骨，在软组织中继续生长使得临床上难以区别，发病率占骨肿瘤的

6%~10%，占恶性骨肿瘤的 12.5%~25.0%。发病部位以胫骨、股骨多见。软骨肉瘤是一种恶性程度高的骨肿瘤，预后差，有较高的致残率和死亡率。

（二）病因病机

软骨肉瘤病因不明，目前有下列几个学说受到关注：①糖代谢紊乱：有 2 项资料证明在软骨肉瘤患者身上存在糖代谢紊乱。Marcove 观察了 75 例软骨肉瘤患者的葡萄糖耐量试验均减低，血糖浓度在正常范围以内。在一组 15 例尸检中发现，胰岛 Langerhan 细胞较正常为大，α 和 β 细胞增多。②直接或间接化生不良：在对去分化软骨肉瘤的病因探索中，有学者提出在已分化较好的细胞转变为胚胎性未分化状态或存在的未分化间充质细胞的再分化。③原有良性瘤的恶变：良性骨软骨瘤和软骨瘤约有 10%~20% 可发生恶变，演变为软骨肉瘤。④外伤：有报道在原有瘤的基础上，外伤也可以诱发软骨肉瘤。⑤遗传因素：特别是在多发性软骨瘤恶变为软骨肉瘤及骨外软骨肉瘤的病因研究中发现有家族遗传性。本病可以发生在任何含有软骨成分的骨骼，由于肿瘤细胞的浸润破坏转移可引起骨、骨膜、关节、淋巴结、肺、神经的病变。原发性软骨肉瘤约有 50% 生长在诸如骨盆、肩胛骨、胸骨等扁平骨，形成巨大的骨性肿块，一般不侵及骨髓，但可对骨皮质产生压痕、破坏、局部硬化。而中央型软骨肉瘤则主要发生于长骨干骺端，瘤组织不仅占据髓腔，而且呈膨胀生长，侵蚀骨皮质，肿瘤呈分叶状生长使皮质内面呈波浪状破坏，皮质变薄，破坏区内有长短不一，粗细不等的骨性间隔。因肿瘤位于关节附近，常因疼痛和物理阻挡作用引起关节活动受限。肿瘤位于髓腔内时，一般不发生骨膜反应。当肿瘤破坏皮质，刺激骨膜组织，可产生骨膜新生骨，层状骨膜新生骨可使骨皮质增厚。软组织肿块：肿瘤突破骨皮质后，或周围型软骨肉瘤，可在软组织内形成骨性肿块，肿块可以非常巨大，肿块组织学特点同软骨肉瘤。巨大肿块生长时，可有假性包膜与正常组织隔离，高度恶性生长时，包膜不明显，呈现浸润生长。由于肿块挤压瘤细胞或瘤栓形成，使得局部皮肤紧张发亮，皮温升高，皮肤静脉怒张，肤色发红，甚至皮肤因失营养而发生癌性溃疡。淋巴病变：多数经血行转移，一小部分可经淋巴道转移。如果在肿瘤淋巴回流区内淋巴结出现肿大、质硬、压痛，往往是由于肿瘤引起的淋巴结炎性反应或肿瘤细胞的直接侵犯导致。

（三）临床表现

软骨肉瘤的组织学分级由 ONeal 等第一次提出，他们通过研究发现不同患者软骨肉瘤的临床表现极不相似。恶性程度高者，病势凶险，症状明显，进展迅速。低度恶性者，病程较长，症状也十分轻微。良性基础上恶变者，病程可长达数年至数十年不等。最初的临床主诉是疼痛，起始以间歇性钝痛为主，发展到持续性剧痛，患者可因疼痛而烦躁，后期夜间痛明显，影响睡眠。主要体征有逐渐增大的肿块，肿块初期与皮肤无粘连，皮色正常，肿块表面光滑，当肿瘤长到一定程度后，肿瘤组织浸润皮下组织，连成一体。皮肤紧张，暗红发亮，局部皮温升高，浅表静脉怒张。肿块触之凹凸不平，局部压痛，位于关节部位可产生严重的关节功能受限。椎体及骨盆软骨肉瘤可因巨大的肿瘤压迫产生严重的临床症状。病情继续发展可出现恶液质。

（四）诊断要点

1. 主诉　局部疼痛呈进行性加重，后期可见肿块由内而外鼓起皮肤。

2. 症状及体征　患者早期感觉患处不适，数天或数周内出现肿胀及肿块，晚期可出现静脉曲张，局部皮肤温度升高及充血发红。患者会感觉关节周围疼痛，最初是间歇性疼痛，以后逐渐加重，后转为持续性疼痛，关节活动受限，夜间更为明显，止痛药无效。原发性软骨肉瘤以钝性疼痛为主，由间歇性逐渐转为持续性，邻近关节者可引起关节活动受限。局部可扪及肿块，无明显压痛，周围皮肤伴有红热现象。继发性软骨肉瘤多见于30岁以上成年男性。好发于骨盆，其次为肩胛骨、股骨及肱骨。偶然发现肿块，病程缓慢、疼痛不明显，周围皮肤无红热现象，邻近关节时可引起关节肿胀、活动受限，压迫神经则可引起放射性疼痛、麻木等。胸腔和骨盆的软骨肉瘤早期难以发现，一般逐渐增大直至压迫内脏，产生相应症状才被警惕。

3. 影像学表现

（1）X线表现：①中央型软骨肉瘤：发生于四肢长管状骨的多数为中央型软骨肉瘤。初起多数位于长管状骨的干骺端，骺板闭合的可破坏发展至关节软骨下。多数为位于髓内的溶骨性破坏，于干骺端松质骨内出现大小不等的不规则透亮区，边缘不清。如肿瘤生长缓慢则在病灶内出现膨胀生长，周围表现为密度增高，皮质骨变薄，内面粗糙不规则呈波浪状。病灶内可见点状、斑片状或环状、弧状钙化影。皮质破坏后可见到Codman三角状和层状骨膜反应。穿破皮质时，可见到软组织影，慢性生长者，边界清晰，恶性程度高的呈弥漫性生长，边界模糊。极少数软骨肉瘤可以发生在骨干部位，X线表现较特殊。根据徐德水报道，在骨干外可见半球状软组织肿块，其基底部骨皮质基本完整，可见有放射状骨针伸入肿块，软组织肿块内有环状或点片状钙化影。②周围型软骨肉瘤：周围型软骨肉瘤多发生于肩胛骨、骨盆、肱骨近端或脊椎椎体。主要X线表现为溶骨性破坏，膨胀性生长，边缘不清，没有或很少见硬化边缘，一般可见到较显著的软组织肿块，肿块内可见絮状或斑块状、环状、弧状多种形态的钙化影。手足骨的软骨肉瘤除膨胀生长、溶骨破坏、形成软组织肿块和病灶内有钙化物等共性外，常常累及关节是一特征性表现。胸骨的恶性肿瘤以软骨肉瘤最多见，骨质破坏后可形成巨大软组织肿块。椎体的软骨肉瘤，较易侵及附件及相邻椎体，向胸腹侧生长时症状轻微，影响椎管时常见到椎管骨腔狭窄。③继发性软骨肉瘤：多数继发性软骨肉瘤是在骨软骨瘤、软骨瘤的基础上恶变而来。在原有病灶的基础上，溶骨破坏区突然增大，或原先光滑完整的肿瘤边缘变得中断、毛糙，瘤体内出现大片棉絮状或斑片状、弧状等形态的钙化影，软组织肿块迅速增大时，出现不规则骨膜反应是继发性软骨肉瘤的X线征象。

（2）CT表现：CT可清楚显示病灶的大小及其在软组织中的分叶状形态。其特征性表现是瘤区内有高、低混杂密度影像，高密度的瘤骨、瘤软骨、残余正常骨，典型的呈环状、绒毛状或斑点状，且以瘤基为中心放射状散开。CT值可达800Hu，低密度的多为残留松质骨、坏死囊变区及分叶状的软组织肿块，边界多数不清楚。在周围型软骨肉瘤中CT显示瘤组织与骨的关系，软骨肉瘤有蒂与皮质骨相连，瘤体边缘可见密度低于软组织、其间有点状高CT值钙化影的软骨帽组织，骨膜反应少见。继发性软骨肉瘤可在原软骨帽组织深层的骨化层破坏，粗糙而无规则，软骨层厚度增加且不均匀，浸润生长时与周围软组织界线不清。

4. 病理表现　中央型软骨肉瘤早期多局限于骨内，骨表面粗糙增厚但硬度减低。发展慢的多可见骨膜反应及骨膜下成骨现象，发展迅速的见不到完整的骨膜组织。周围型软骨肉瘤瘤体一般较大，呈不规则分叶状或结节状，边界不清。一般不侵犯骨髓而环抱骨干，无明显的蒂状连接。中央型软骨肉瘤穿破骨皮质时，往往呈哑铃状并在软组织内形成骨外大小不等的形状奇特的结节状肿块，在骨皮质内面有波浪状骨化。肿瘤组织呈灰白色或浅蓝色，有光泽。有钙化或骨化处呈现黄色或白色斑点状，部分坏死液化区形成不规则囊腔。并可有黏液变性及胶冻状黏液组织。肿瘤向软组织浸润生长时，有纤维假包膜形成。继发于内生软骨瘤者，可见结节状软骨组织，穿破皮质形成胶冻状软骨肉瘤组织。显微镜观察：可见结节状软骨组织，穿破皮质形成胶冻状软骨肉瘤组织。由于瘤细胞分化程度不同，且在同一肿瘤不同部位可见到不同类型的细胞，在软骨肉瘤的病理检查时应多部位取材，综合判断才能明确诊断。软骨肉瘤的主要成分是肉瘤性成软骨细胞及软骨基质。分化较好的成软骨细胞位于玻璃基质陷窝中，胞浆内含空泡或收缩位于核的周边，细胞核较小，形状比较规则，细胞排列疏松。分化不良的瘤软骨细胞大小形态不一，被纤维组织分割而成的小叶中，中心排列疏松，胞膜清晰，胞浆丰富，核肥大，呈圆形或卵圆形，与成软骨细胞形态相似，小叶边缘细胞排列紧密呈梭形、三角形，基质少，细胞核大，常见核分裂呈双核或核的形状奇特肥硕，或见巨大的瘤软骨细胞，核染色质增多。分化程度极低的，细胞学图像与未分化纤维瘤十分接近。软骨基质呈透明样或黏液样，基质常有钙化及骨化。

（五）辨证施治

1. 中药内服、外用，手法，针灸，导引　请参见骨肉瘤章节。

2. 物理治疗　在难以采用手术治疗的部位可采用放射治疗，但放射治疗的 5 年存活率仅 6.2%，效果较差。

3. 西药应用　化疗一般不敏感。近些年有报道大剂量强化化疗对局部有望可以控制。

4. 手术治疗　软骨肉瘤主要应采用积极的手术治疗。手术术式应根据肿瘤生长的部位及恶性程度进行选择。常用的手术是断截术、关节离断术、半骨盆切除术和截肢术。在全面衡量后可考虑用保肢术或人工假体替代术。

（六）述评

1. 发病学研究　根据 1994 年天津医院 36 年病例统计，4327 例骨肿瘤中软骨肉瘤 263 例，占骨肿瘤发病率的 6.08%，占骨恶性肿瘤发病率的 25.1%。发病年龄：11~20 岁组 80 例，21~30 岁组 55 例，31~40 组 46 例，11 岁以内 5 例，41~50 岁组与 50~60 岁组各 27 例，61 岁以上 17 例。发病部位：股骨 79 例，胫骨 50 例，骨盆 41 例，肱骨 24 例，肩胛骨 16 例，腓骨 9 例，其余散发见于掌指骨、颌骨、脊柱骨、肋骨、尺桡骨、跗骨、跖趾骨等。股骨、胫骨、骨盆、肱骨、肩胛骨占总发病部位的 79.84%。性别分布：男女之比 168 : 98，约为 1.7 : 1。WHO 统计，软骨肉瘤占原发性骨肿瘤的 6.84%，占原发性恶性骨肿瘤的 12.53%。Henclerson 统计了 288 例软骨肉瘤男女发病之比 1.7 : 1，与国内学者报道的数据相似；发病年龄以 30~60 岁为最多，国内发病年龄平均要比国外低 20 岁。而发病部位以扁平骨多见，按发病部位多少排序为骨盆 80 例、肋骨 50 例、股骨 48 例、肱骨 25 例、胸椎 21 例、肩胛骨 13 例、胫腓骨 15 例。

2. 诊断学研究　软骨肉瘤，尤其是在良性软骨肿瘤基础上恶变的鉴别诊断，多数强调临床病理及 X 线、CT 综合考虑，有时从细胞学上是难以作出判断的。有不少学者为找到更好的定性指标作了不懈努力。梁晓辉等研究骨瘤组织中 Aurora Kinase A、B 的表达，结果表明 Aurora Kinase A、B 在恶性软骨肉瘤组织中的表达明显高于在良性软骨瘤组织中

的表达 (*P* < 0.01)；Aurora Kinase A、B 在普通型高级别组软骨肉瘤中的表达高于低级别组的表达 (*P* < 0.01)；Aurora Kinase A、B 在软骨肉瘤复发组和转移组中的表达均高于非复发组及非转移组，其表达亦有显著性差异 (*P* < 0.05)；生存分析结果显示 Aurora Kinase A 阳性表达组生存率低于 Aurora Kinase A 阴性组，具有显著性差异 (*P* < 0.05)。多因素 Cox 风险回归分析显示 Aurora Kinase A 高表达为影响预后的独立危险因子 (*HR*=11.263，95%*CI* 2.317~54.748，*P*=0.003)。AURKA 基因表达沉默后，通过酶标仪检测得出软骨肉瘤细胞株 SW1353 增殖能力明显减弱。说明 Aurora Kinase A、B 可能通过某机制共同参与软骨肉瘤的发生、侵袭和转移的过程，同时 Aurora Kinase A 阳性表达可以作为软骨肉瘤预后预测的新指标并有可能作为软骨肉瘤治疗的分子靶点。

北京大学人民医院用基因芯片技术区分普通型软骨肉瘤与去分化软骨肉瘤组织中基因的差异表达。采用寡核苷酸芯片，与正常关节软骨组织杂交后获得荧光信号，计算机软件分析荧光信号结果，并对数据进行归一化处理，分析组间显著变化的基因，然后对其进行聚类和主成分分析，筛选出差异表达的基因。发现在所检测的人普通型软骨肉瘤与去分化软骨肉瘤组织中，31 个基因有表达异常，其中高表达 14 条，低表达 17 条。表明去分化软骨肉瘤与普通型软骨肉瘤间基因表达差异是明显的，这些差异基因主要分布于涉及 TGT 信号途径、Wnt 信号途径、IHH/PThRP 轴以及凋亡机制等多方面。

3. 治疗学研究　近年来的研究证明，病灶切除是首选治疗方式，用病灶内切除的方法治疗低度恶性软骨肉瘤，无论是在治疗效果方面还是在预后方面都和传统的大范围切除治疗没有区别，并且前者的另一个比较突出的优势就是极大保留了患者的肢体功能，这使得患者术后可以有更好的生活质量。Michael 等对 190 例低度恶性软骨肉瘤病例进行了分析，其中接受广泛切除和接受病灶内切除加辅助治疗患者的治疗效果及预后也没有统计学差异。Elke 对 49 例四肢低度恶性软骨肉瘤患者进行了随访观察，其中接受广泛切除的 24 例，接受病灶内切除的 25 例。在后续的随访观察中发现两组患者均未出现复发。因此，许多学者认为病损内切除可以作为治疗低度恶性软骨肉瘤的主要方式。

软骨肉瘤对放疗的不敏感性已成为共识。但是近几年放疗增敏剂应用于软骨肉瘤患者或离体软骨肉瘤组织的研究获得新突破。P16ink4a 蛋白是一种正常机体表达的肿瘤抑制基因蛋白，研究中发现软骨肉瘤细胞恰恰呈低表达，被认为可以调控肿瘤细胞对放射治疗的敏感程度，有待证实。

细胞因子治疗：Kalinski 等在研究中指出软骨肉瘤可以分泌一种具有很强的促进血管生成能力的生长因子，而且它在软骨肉瘤细胞中的呈高表达，而抑制这种生长因子在肿瘤细胞中的表达能进一步抑制肿瘤生长。Tombran 首先发现了一种具有一定神经活性的细胞因子——色素上皮衍生因子 (PEDF)，可以诱导软骨肉瘤细胞凋亡。

基因治疗：侯贝贝等研究发现，发生转移和未发生软骨肉瘤转移的患者体内 WIF-1 基因甲基化及 Wnt-5a 蛋白表达差异显著，因此可能通过调控上述两基因的表达抑制软骨肉瘤。统计学研究结果发现差异非常显著，因此考虑这种改变可能与软骨肉瘤发生浸润和转移有关。

软骨肉瘤经确诊后，应首选手术治疗 + 放化疗等一线治疗。中医骨内科学可在围术期整体辨证，综合运用中医内服、中药外用、手法、针灸、导引等改善软骨肉瘤患者红、肿、热、痛症状及功能活动受限等，提高生存质量，共同达到治疗的目的。

三、尤文肉瘤

（一）定义

尤文肉瘤 (Ewing sarcoma) 是指由一致性紧密排列的小圆形瘤细胞所构成的恶性肿瘤，是骨髓圆形细胞肉瘤的一种。Ewing 在 1921 年首先报道，当时取名为"骨的弥漫性血管内皮瘤"。由于对其组织发生和形态认识不一，在命名上较紊乱。但此类肿瘤在尤文以前未报道过，尽管瘤细胞起源长期以来也不清楚，还未找到更恰当的名称，故至今仍沿用尤文肉瘤。1968 年，Friedman 等用电镜观察尤文肉瘤的细胞结构，认为在许多方面与网织细胞的超微结构相似，从而支持尤文肉瘤发于骨髓未分化网织细胞的说法。

全身任何骨骼都可发病，但以长骨骨干最多，病变很少侵犯骨骺。长骨的好发部位为股骨、肱骨及胫骨。扁骨好发部位为骨盆、肩胛骨、颌骨及骶骨。其他各处骨均可受累，包括手骨及足骨，足骨较手骨多见。Huvos 的 167 例尤文肉瘤中发生于股骨为 27%，骨盆为 18%，胫骨和腓骨为 17%。好发于 10~20 岁青少年，男多于女。一般认为对 5 岁以下、30 岁以上的病例诊断本病时要谨慎。本瘤发病有种族倾向，多发于白色人种而黑人和黄种人少见。Schajowicz 的统计资料在 20 岁前达 90%，尤以在 5~15 岁之间多发。

（二）病因病机

1. 中医病因病机　殷墟甲骨文中的"瘤"字是对肿瘤认识的最早文字记载。《灵枢·刺节真邪》曰："已有所结，气归之，津液留之，邪气中之，凝结日以易甚，连以聚居，为昔瘤，以手按之坚。有所结，深中骨，气因于骨，骨与气并，日以益大，则为骨疽。"隋代巢元方《诸病源候论》曰："石痈者，亦是寒气客于肌肉，折于血气，结聚所成。其肿结确实，至牢有根，核皮相亲，不甚热，微痛，热时自歇。此寒多热少，聊如石，故谓之石痈也。""此由寒气客于经络，与血气相搏，血涩结而成疽也。其寒毒偏多，则气结聚而皮厚，状如痤疖，硬如石，故谓之石疽也。"石疽是古代对骨肿瘤的一些初步认识。

2. 西医病因病理　20 余年前根据超微结构显微镜研究，认为可能起源于骨髓的平滑肌细胞，但最近许多学者通过免疫细胞化学技术、电子显微镜的研究，提示本病可能属于神经性起源的骨肿瘤谱的未分化的一端。研究表明，尤文肉瘤有特异性染色体易位 t(11, 22)(q24;q12)，其特点是 22 号染色体上的 EWS 基因移位并形成融合基因 EWS–FLI–1 呈 FLI–1 高表达，临床上可通过检测 FLI–1 表达进行鉴别。尤文肉瘤一般起于骨的中央，很快沿髓管上下延伸。通过皮质骨的血管进入周围的软组织，当骨被迅速吸收时，病损呈密度减低，在反应性骨内形成处，可有蛀虫样密度增高。当病损穿透骨皮质时，很快波及骨膜，穿过间室，进入软组织。在病损的上下缘，有小的反应新骨形成。病损乃穿出骨膜而进入软组织，X 线表现呈 Codman 三角，有的骨膜反应性成骨呈"葱皮层"。尤文肉瘤生长迅速，并有广泛的反应区，有较多的新生血管和炎性反应，它可以酷似炎性疾病。病损既可沿长骨髓管上下延伸，也可经松质骨的髓间隙延伸。在反应区外可有孤立性结节或"卫星"。同其他髓细胞起源的恶性病损一样，尤文肉瘤不包括在结缔组织起源的肌肉骨骼系统的外科分期系统之内，因此它们的自然史是不相同的，与所有网状内皮起源的恶性病损一样。尤文肉瘤在出现时，往往已包括许多骨骼区域，其分散被认为是一个自然史的多中心起源，而不是像原发性病损那样向骨骼其他部位的转移。此外，它可发生于骨骼的许多其他部位，但很少见于内脏和软组织。由于尤文肉瘤可在软组织内形成一个孤立病损，软组织也可成为多中心性病损，而不是转移形式。

（三）临床表现

疼痛：最常见的临床症状。约有 2/3 的患者可有间歇性疼痛。疼痛程度不一，初发时不严重，但迅速变为持续性疼痛；根据部位的不同，局部疼痛将随肿瘤的扩散蔓延。如发生于骨盆部位，疼痛可沿下肢放射，影响髋关节活动；若发生于长骨邻近关节，则出现跛行、关节僵硬，还伴有关节积液。本肿瘤很少合并有病理性骨折，位于脊柱可产生下肢的放射痛、无力和麻木感。

肿块：随疼痛的加剧而出现局部肿块，肿块生长迅速，表面可呈红、肿、热、痛的炎症表现，压痛显著，表面可有静脉怒张，有时肿块在软组织内生长极快，2~3 个月内即可长成人头大。发生于髂骨的肿瘤，肿块可伸入盆腔内，可在下腹部或肛诊时触及肿块。

全身症状：患者往往伴有全身症状，如体温升高达 38~40℃，周身不适，乏力，食欲下降及贫血等。

另外，肿瘤所在部位不同，还可引起其他症状，如位于股骨远端的病变，可影响膝关节功能，并引起关节反复积液；位于肋骨的病变可引起胸腔积液等。

（四）诊断要点

1. 主诉　患者疼痛进行性加剧，夜间尤甚。局部软组织明显肿胀，广泛压痛，患肢功能障碍。病程较快。全身症状明显，体温升高，白细胞计数升高，血沉增快，贫血等。

2. 症状及体征　疼痛和肿胀是最常见的局部症状，约有 2/3 病例先有间歇性疼痛，逐渐变成持续性疼痛。软组织肿胀的大小和肿胀的质地差异可以很大，肿胀越大质就越软，并可有波动感。肿瘤的肿胀可以自行改善或静止一个阶段。患者一般有轻度至中度体温升高、贫血、白细胞计数增高和血沉加快。早期常有间歇性发热和白细胞增多。出现全身症状的预后较差。病变局部皮温升高，静脉怒张并有压痛。靠近关节的病灶可发生运动障碍，关节腔内可有积液，如发生于肋骨除向胸腔内外有肿胀外，还可发生胸腔积液；发生于骶骨或骨盆者由于侵及骶神经丛可引起一系列神经症状；发生于骨盆者肿瘤可以很大，并易扩展至下肢，病变可转移肺部或其他骨骼及淋巴结。

3. 影像学表现

（1）X 线表现

骨质破坏：其主要特点是蔓延的范围广，骨干与干骺端常同时受侵犯，单纯侵犯骨干的例数不多。表现为骨皮质多有虫蚀状，边界模糊的密度减低区，肿瘤的边缘常可见有多数针尖大小的筛孔状骨质破坏区。

骨质增生：新生骨形式多样，可表现为：①多层状骨膜增生，即葱皮状骨膜增生，一般表现为密度不甚均匀，常见 Codman 三角。②破坏区的边缘处骨质致密钙化。③针状骨形成，一般位于肿瘤区，从骨皮质向外侵犯软组织，常见于 Codman 三角处。针状骨长短不一，但都比较纤细，形状比较一致，呈垂直或放射状排列。骨外软组织肿块处，则无此征。不同部位的病例针状骨的出现率和数量不一。④个别病例还可表现为大理石样骨硬化。

软组织肿块：见于骨质破坏相应软组织处。

此外，少数病例还可表现为膨胀性骨破坏，或在软组织肿块边缘出现包壳状新生骨等。

（2）CT 检查：能显示骨质缺损和肿胀的软组织，并可采用 CT 来估计髓腔内病灶的范围。但 CT 检查不能从各个方位观察整个病灶的情况。

（3）MRI 检查：对确定病灶的范围是最卓越的方法。T1 加权图像与未被肿瘤所侵犯的黄髓脂肪信号对比呈低信号强度。T2 加权图像信号强度高于肌肉，在坏死区域的信号为低信号强度。采用 Gd-DTPA 造影，T1 加权图像在肿瘤细胞区得到增强，从而可以区别肿瘤本身与肿瘤所引起的水肿范围。

（4）特殊检查：放射性核素扫描显示摄取增多，在破坏区和反应区摄取更多。扫描显示的范围比一般 X 线片所显示的要广，因为经骨侵入软组织的隐匿性渗透较广，而这范围不是 X 线片所能显示出来的，所以放射性核素扫描往往可显示临床忽视的病灶。

（五）辨证施治

1. 中药内服、外用，手法，针灸，导引　请参见骨肉瘤章节。

2. 物理治疗　放射治疗对尤文肉瘤敏感，但极易复发。直接局部照射可获得即刻的良好效果，疼痛减轻，肿块缩小，在四肢尤为明显。照射面积要广，必须超过 X 线片的范围。配合化疗、手术等综合治疗，效果会更好。

3. 西药应用　目前认为对尤文肉瘤有效的药物有环磷酰胺、多柔比星、放线菌素 D、长春新碱、卡莫司汀等。组成的联合方案也很多，效果较好的为 CVD 方案（CTX+VCR+DACT+VCDA）、CVDA 方案（在 CVD 方案的基础上加 ADM）等。因本病大多在 2 年内发生转移，故一般主张化疗需持续 2 年。

4. 手术治疗　尤文肉瘤浸润广泛，且常早期转移，预后较差。过去采用截肢和放疗，5 年生存率仅有 10%，现在于术前进行大量化疗，一般采用 VAC 方案，这样可以降低复发率，但 5 年生存率还是不到 50%。学者认为有下列因素影响生存率：①不能手术切除的病灶如骶骨、椎体和肢体的近端；②病灶过大超过 8cm 直径；③患者年龄较大或老年人；④有全身临床症状如发热、白细胞计数增高等。

（六）述评

尤文肉瘤属骨肿瘤大类。中医治疗骨肿瘤，不但重视局部，更重视整体，主要是调动机体内在因素与肿瘤作斗争，按"治病必求其本"的原则辨证施治。从人体和肿瘤来说，血气是"本"，肿瘤是"标"。从病因与症状而言，病因是"本"，症状是"标"。辨证施治，标本兼顾，扶正必须祛邪，祛邪亦须扶正。中医古籍对骨肿瘤治法的记述精辟抽象，方法繁多，除有用各种"药""石"因症内、外兼治，局部与整体并治外，更有"养生""导引"等诸多记载，但亦总贯穿着"辨证施治""天人合一""扶正祛邪"等中医根本观点和方法。中医对肿瘤的治疗，一是整体与局部并重，二是标本兼顾。

目前对尤文肉瘤的处理比其他病损的处理更能肯定。自使用化疗以来，尤文肉瘤对化疗的敏感性使其死亡率大大下降。再加用放疗，存活率更趋上升。所以目前将手术、化疗和放疗合起来使用，可使疗效更为显著。使用化疗和放疗后，外科切除边界更加清晰，存活率也将提高。一般采用55Gy，结合化疗，如长春新碱、甲氨蝶呤、环磷酰胺、多柔比星、博来霉素等。

手术＋化疗／放疗：广泛切除加化疗和根治切除加化疗，复发率低于囊内切除。如果做包囊内或界限性切除，再加化疗，复发率仍很高。对小骨，如手与足小骨、腓骨和肋骨，可以完全切除，有时需做截肢术；对胫骨、股骨、桡骨、尺骨或肱骨，则需做广泛或根治切除，有时也需做截肢术，再加上放疗和化疗，这比单做截肢的效果要好。若10岁以下的儿童，放疗会停止骨骺生长，这就需假体置换术。若大块病损发生于负重骨，并有病理性骨折时，化疗和放疗也会使肢体不稳定、变形体，使残废更为严重。尤文肉瘤有四个主要手术指征：①可扩大的部位；②年幼儿童，病损邻近有主要骨骺；③大的病损，而病理性骨折将不愈合；④放疗失败病例。

化疗＋放疗：对于手术困难的部位，如骨盆、脊椎和躯干部位，放疗和化疗的结合可以有与手术相似的预后，并可有良好的康复。放疗的总剂量一般为60~70Gy。化疗的应用，特别是术前的化疗可参阅骨髓瘤一节。

放疗＋化疗＋"辅助"手术：对一些不适合进行手术、或解剖部位对手术有困难、或单用放疗无效的病例，可采用三种措施相结合。对弥散的尤文肉瘤（Ew Ⅲ 或 Ew Ⅳ），最好采用三者结合的疗法，即先用放疗和化疗，若反应良好，以后可考虑做手术，作为辅助措施，如此可减少复发。一般来说，放疗加"辅助"手术较单用放疗为优，也比单用手术为优例如髂翼的尤文肉瘤，界限性切除不会引起病废，并发症的发生率也可减少，再加上放疗或化疗效果可以更好。

尤文肉瘤经确诊后，应首选手术治疗＋放化疗等一线治疗。中医骨内科学可在围术期整体辨证，综合运用中医内服、中药外用、手法、针灸、导引等改善尤文肉瘤患者红、肿、热、痛，功能活动受限等，提高生存质量，共同达到治疗的目的。

四、滑膜肉瘤

（一）定义

滑膜肉瘤是来自原始间叶细胞的高度恶性的肿瘤。多发生于关节、腱鞘、滑囊等具有滑膜组织的部位，很长时间内认为其来源于滑膜组织。1934年，Sabrazes正式命名为滑膜肉瘤沿用至今。过去命名较混乱，有恶性滑膜瘤、滑膜肉瘤性间皮瘤、滑膜纤维肉瘤、高度恶性的间质性成纤维肿瘤癌肉瘤等。滑膜肉瘤是软组织中常见的恶性肿瘤，约占软组织肿瘤的10%。90%发生于四肢，其中绝大多数发生于下肢区，以髋、膝、踝关节多见。好发年龄为21~30岁，男女发病率为2：1，男性多见。滑膜肉瘤在早期就可出现局部淋巴结及肺的转移。

（二）病因病机

本病的病因仍不清楚，且存在争论。一般认为，真正的良性滑膜病是不存在的，它可能是滑膜肉瘤的早期改变或属于高度分化的滑膜肉瘤。关于滑膜肉瘤的组织发生大致有以下两种观点：①来自正常关节的滑膜细胞；②来自一般结缔组织细胞或特殊类型间叶细胞。

认为来自正常滑膜的根据是，肿瘤常见于大关节附近，肿瘤的上皮细胞成分似正常的滑膜上皮细胞，而梭形细胞成分似滑膜间质细胞。不支持滑膜肉瘤来自正常滑膜的事实有以下几点：①滑膜肉瘤虽发生在大关节附近，但很少与关节腔有直接联系；②电镜下改变与正常滑膜不同；③滑膜肉瘤可发生在远离关节的位置。因而，目前考虑滑膜肉瘤是由未分化间叶细胞，通过化生而成为具有向滑膜分化的肿瘤细胞。

现代医学解剖发现，滑膜肉瘤瘤体可广泛浸润肌肉、肌腱及骨组织，界限不十分清楚，多数没有完整的包膜，或有假包膜形成。肿瘤呈不规则结节状或分叶状，质软，有较多分化时质硬，剖面呈灰白色鱼肉状，有出血时可呈灰白和暗紫相杂，可见黏液变性或坏死形成的囊腔。在显微镜观察：滑膜肉瘤瘤细胞具有双向分化的特性。向上皮样细胞分化的主要以上皮样细胞为主，上皮样瘤细胞呈柱状、立方体状或多角形状，胞浆内含空泡，分化较好者可见瘤细胞排列成巢状或形成与腺癌相似的腺样或裂隙样结构。腺腔内可见嗜碱性颗粒状分泌物。有些部位能形成乳头，向间质分化的主要是细而长的呈梭形细胞，细胞间有少量胶原纤维排列成囊状或漩涡状，细胞间可见黏液。根据双向分化的特性，为了明确诊断，必须多处取材寻找同时存在的上皮样细胞和梭形细胞。尤其是在以梭形细胞为主构成肿瘤主体时，应注意识别早期分化的上皮细胞。这类细胞常出现在深染的梭形细胞区间呈淡的细胞区内，可见少量卵圆形或多边形、胞质淡染、胞核较圆的早期分化的上皮细胞。也应注意肉瘤内的血管间隙，不可误认为裂隙。病理上属于高分化期的滑膜肉瘤，多数具有上述两种细胞形态特点，两者组成成分相仿的为混合型，以上皮样细胞为主的为上皮型滑膜肉瘤，以梭形细胞为主的是纤维性滑膜肉瘤。还有一类称低分化型滑膜肉瘤，其特点是在瘤区内主要以灶性分化不良，由小圆或短梭状原始间叶细胞构成，胞浆少，核染色质细，核仁不明显，核分裂常见，瘤细胞密度成片。

（三）临床表现

滑膜肉瘤患者可出现关节周围肿胀或肿块，肿块可沿软组织伸展至整个前臂。在肿块皮肤表面可有静脉怒张。肿块质地为中等，也可偏硬或偏软。出现不同程度疼痛、隐痛或钝痛，后期呈剧烈疼痛，夜间疼痛显著。有些患者局部肢体活动受限。病变在四肢关节附近，以膝关节最常见，腕关节、肘关节、肩关节、前臂软组织、手指、足部等部位亦多见，也可发生于肌腱和筋膜上。

（四）诊断要点

1. 主诉 成人关节及关节附近的软组织肿块，生长迅速，疼痛，关节功能受限。

2. 症状及体征 多见于成年人，好发于大关节附近，病程多数在 1 年之内。早期可有局部的隐痛和胀痛，其后可触及无痛性肿块，肿块大小不等，可由黄豆粒大小至 20cm 直径。肿块质地较硬，有压痛，肿块生长速度可快可慢。生长缓慢者可长期稳定，因偶尔外伤引发而迅速增长，快者迅速增大。此时疼痛可加剧，出现夜间痛而影响睡眠。肿块增大时，局部皮温升高，皮肤静脉充盈扩张，肿块与周围组织界限多不清，可呈分叶状或半球状。关节可因肿块而出现活动受限，可出现疼痛性跛行。部分病例在出现转移时可触及肿大压痛的区域淋巴结或出现咯血。转移时表现为恶液质。

3. 影像学表现

（1）X 线表现：肿瘤多数位于关节旁，很少发生在关节内，关节结构多数清晰。可见到边缘清楚的软组织肿块，和周围组织的肿胀。邻近骨有显著的溶骨破坏，可跨越关节侵犯数骨。多数被侵及骨有局限性骨质疏松，骨皮质呈浸润状或囊状溶骨性破坏，肿块内可见到点状或条状钙化影，有的可形成软组织周围密度增高的骨壳影。部分可出现层状或骨针状骨膜反应。短期对照 X 线比较，肿块增长迅速，肿块内影像学特征也有较大差异。一般认为滑膜肉瘤没有典型的 X 线特征。

（2）CT 检查：CT 检查可显示肿瘤组织 CT 值高于肌组织，肿瘤轮廓清楚，可见到点片状高密度钙化影。如肿瘤过大，可显示囊性变或出血液化改变，可清楚显示与骨和关节的关系。

（3）MR 检查：T1WI 中等信号强度，T2WI 呈中等或高等信号强度。肿瘤内信号强度混杂，出血或坏死时可表现出液——液平面。

（五）辨证施治

1. 中药内服、外用，手法，针灸，导引　参见骨肉瘤章节。

2. 物理治疗　早期可完整切除肿瘤后做放射治疗。^{60}钴疗程 20 天，剂量 6000Gy。对上皮型滑膜肉瘤效果较好。

3. 西药应用　化疗方案参考骨肉瘤化疗方案。

4. 手术治疗　滑膜肉瘤系恶性程度很高的一类肿瘤，应争取早诊断、早治疗。治疗应以手术为主，配合放疗和化疗。手术局部切除有高达 63%~77% 的复发率。复发时间约在术后 1 年以内，复发病例病势凶险，预后极差，多数在 2 年内因转移而死亡。明确诊断后，晚期应行截肢术或关节离断术，为防止淋巴结的转移病灶，应做区域淋巴结清扫。单病灶肺转移可做转移病灶切除术。

（六）述评

1. 发病学研究　1920 年 Smith 首次详细描述了滑膜肉瘤的疾病特点，1934 年 Sabrazes 正式命名为滑膜肉瘤。当时主要是为了区别于滑膜瘤。此后多数学者认为滑膜肉瘤是起源于滑膜组织的一种恶性肿瘤，但从混乱的命名中可以看出，对其来源一直有争议。由于电镜的问世和组织化学技术的使用，现在比较一致的看法是：滑膜肉瘤来源于原始的间叶细胞，具有双向分化的特色，所以才表现为病理的繁杂。电镜下滑膜肉瘤具备原始间质细胞双相分化的特征。上皮样细胞排列成腺腔，腔内可见不规则分布的微绒毛，细胞间有复合或桥粒连接，腺体外有基质包绕。梭形细胞与纤维母细胞相似，胞质内粗面内质网发育差。从临床表现、形态学和遗传学上，滑膜肉瘤都是一种独立的肉瘤，特征是存在特异的染色体易位 t(X;18)(p11;q11)。在最近的"WHO 软组织和骨肿瘤分类"中，滑膜肉瘤因缺乏相对应的正常组织而被归为组织起源未定的恶性肿瘤（WHO2002）。尽管滑膜肉瘤主要发生于软组织，但它也可发生于肾、肺、和胸膜。免疫组化染色，滑膜肉瘤的上皮样成分对抗角质蛋白抗体呈阳性反应，而梭形瘤细胞则对抗波形蛋白抗体呈阳性反应。免疫组化染色还发现在滑膜肉瘤中两种细胞间存在着少量的移行细胞，同时含有角质蛋白和波形蛋白。

2. 发病部位研究　王玉凯报告 8 例，其中腘窝部 2 例，大腿部 2 例，上臂、腓骨近端、跗骨及股骨干各 1 例，50% 位于关节部位。谢均报告 22 例，其中 15 例发生于四肢，占 68%。李兴洲报告 1 例发生于椎骨内的滑膜肉瘤。国外文献报道，滑膜肉瘤很少侵犯骨骼。

Codman 总结了 132 例滑膜肉瘤，只有 14 例有邻近骨的破坏，占 10.6%。而国内的统计分析不支持这一观点，侵犯邻近骨是滑膜肉瘤恶性生物学行为的主要表现之一。李松年报告 14 例中有 11 例侵及骨骼，且以骨破坏为主。

3. 临床表现研究　卢勤搜集了 15 例，男 11 例，女 4 例，年龄 20 岁以下 2 例，20~40 岁 10 例，40 岁以上 3 例，平均 30.5 岁，15 例临床均表现为关节周围肿胀，6 例有皮肤静脉怒张，肿块质地较硬，有不同程度的疼痛、隐痛或钝痛，晚期疼痛剧烈。发病部位腕关节 6 例，膝关节、足部各 2 例，肘关节、肩关节、前臂软组织及指、趾部各 1 例。金春南分析 15 例滑膜肉瘤，年龄 8~64 岁，其中 20~40 岁 9 例，男女之比为 10∶4。主要症状关节部位肿块、疼痛、肿胀。

4. 诊断学研究　滑膜肉瘤没有特征性的临床表现，加之对其认识上的差异，有很高的误诊率。误诊率在 78% 左右。魏永昆等收集原诊断为滑膜肉瘤的病例 66 例、恶性周围神经鞘膜瘤 10 例、纤维肉瘤 6 例、平滑肌肉瘤 13 例，进行形态学观察，并采用 10 种抗体做免疫组化染色。结果：66 例原诊滑膜肉瘤的病例中，最终确诊为滑膜肉瘤者 27 例，诊断准确率 40.9%。最易误诊为滑膜肉瘤的肿瘤是恶性周围神经鞘膜瘤，占 31.8%。5 例滑膜肉瘤最初误诊为其他梭形细胞肉瘤。组织学双向分化是其主要特点，分单相纤维型、双相型和低分化型，未见单相上皮型病例。宋真、谢均对误诊的原因进行了分析，提出早期活检是明确诊断、避免误诊的唯一办法。误诊的主要原因有：①对本病认识不足，认为本病主要发生于关节滑囊；②当肿瘤早期，发生于四肢，症状轻微，肿块小，边界清，生长缓慢，具有良性肿瘤的特征时，丧失警惕。③X 线表现不典型，主要表现为软组织肿块，骨病变轻微甚至没有骨的破坏，肿瘤有双相分化特点，有过度型和低分化型，使得病理上也容易产生误诊。误诊时的首次诊断多数为良性软组织肿瘤、软组织炎性改变、腱鞘囊肿囊炎、脂肪瘤和纤维瘤，很少在初诊时诊断为恶性肿瘤。

5. 手术方法选择与预后　林奕中报道 55 例滑膜肉瘤手术治疗选择了 3 种术式——广泛切除（切除距肿瘤边缘 3cm 的皮肤、皮下筋膜及部分肌肉）、局部切除（指距肿瘤边界不足 3cm 的切除）、超关节截肢术。结果：广泛切除组 15 例，3 年、5 年生存率分别为 40% 和 18.2%；局部切除 3 例，无 3 年生存；超关节截肢术 13 例，5 年生存率为 15.4%。手术切除加术后化疗 3 年、5 年生存率分别为 30.4% 和 27.8%。宋克报道 12 例均采用高位截肢，12 例全部因肺转移而死亡，术后平均生存期 2 年 6 个月。黄智勇评价手术、放化疗及免疫生物学等治疗 (综合治疗) 滑膜肉瘤 (SS) 的临床疗效，随机选择 49 例 1998—2008 年在该院经过综合治疗的 SS 患者，对其临床疗效和预后进行评估。结果随访 3~10 年 (平均 6 年)，经过综合治疗的患者 3 年、5 年生存率分别为 83.7%、75.5%，3 年、5 年局部复发率分别为 18.4%、22.4%。毛伟敏对术后复发及转移的肿瘤治疗首选是再次手术，赞同 Suit 的意见，术前 40~60Gy 放疗防止肿瘤的扩散，降低复发率，对上皮型和未分化型临床效果较好。

滑膜肉瘤经确诊后，应首选手术治疗＋放化疗等一线治疗。中医骨内科学可在围术期整体辨证，综合运用中医内服、中药外用、手法、针灸、导引等改善滑膜肉瘤患者红、肿、热、痛，功能活动受限等，提高生存质量，共同达到治疗的目的。

五、骨髓瘤

（一）定义

骨髓瘤是起源于骨髓内原始网状组织的恶性肿瘤。表现为浆细胞的恶性增殖，故有浆细胞性骨髓瘤、浆细胞肉瘤等名称。骨髓瘤有单发与多发两种类型。一般概念上的骨髓瘤，指的是多发性骨髓瘤。骨髓瘤在临床上常以骨痛为首发症状，X线表现常有骨溶解破坏征象，成为骨科临床经常会遇到并需要鉴别的疾病。严格意义上，骨髓瘤的诊断治疗属于血液病范畴，仅在病理性骨折或在肿瘤对邻近组织（如发生在椎体时对脊髓）产生压迫，导致神经功能受损时，需要骨外科共同处理。骨髓瘤是常见的恶性肿瘤，发病率（2~3）人/10万，占血液系统肿瘤的1/10。约占肿瘤的1%，占原发性骨肿瘤的2.3%，占骨恶性肿瘤的5%，男女发病率约为2.6∶1，男性明显多于女性，75%发生于中老年人。

（二）病因病机

骨髓瘤真正的病因尚不清楚。动物试验与临床提示，遗传因素、电离辐射、慢性炎症感染、慢性过敏及自身免疫性反应可能是骨髓瘤的病因或诱因。李如辉提出，在诸多诱因的综合作用下，一株浆细胞恶变导致异常增殖，大量分泌单克隆免疫球蛋白或其他多肽链亚单位引发骨髓瘤病。这种推断尚需进一步论证和研究。大体病理病变局限于髓腔时，可见皮质骨变薄变软，髓腔内肿瘤组织呈灰白色米粒大或占据整个髓腔。如皮质破坏，则可在骨表面形成团块状的灰白色质软的肿瘤组织，瘤内有出血时，可呈紫红色，较大的肿瘤内也可形成囊腔。显微镜下检查可见肿瘤细胞丰富，大小及形状类似浆细胞，较多呈圆形或椭圆形。瘤细胞核往往偏于一侧，含有核仁样小体，核内染色质颗粒多数集中于细胞核的边缘，似浆细胞样呈车轮状。细胞之间无支持性间质。核周围的胞浆常淡染。有时在镜下可见较大的瘤细胞，可数倍于正常浆细胞，胞浆丰富，嗜碱多核，核肥大，染色深，形状奇特而无规则。在一个病例中往往可以看见以上两种瘤细胞。有学者曾认为有不同类型的骨髓瘤，如髓母细胞性骨髓瘤、淋巴母细胞型骨髓瘤或红细胞性骨髓瘤等，现在比较一致的看法是，不同形态的瘤细胞只是代表了瘤细胞的成熟程度，所有骨髓瘤都由一种基本类型细胞构成。不过，大的多核的骨髓瘤细胞存在，说明肿瘤较原始，恶性程度亦高，预后差。在病理检查时，小圆细胞易误诊为淋巴瘤，而大的骨髓瘤细胞也会误诊为网织细胞。因此，当病史、X线及病理诊断发生困难时，为了确诊，活检切片可以与胸骨穿刺涂片结合对照。

（三）临床表现

1. 骨痛　骨髓瘤是始发于骨髓的恶性肿瘤。浸润骨髓，破坏皮质时引起深在的自发疼痛和压痛。疼痛程度与骨髓瘤细胞的活跃程度有关。多数为全身性疼痛，胸背部和腰骶部疼痛较剧烈，可能与负重有关。

2. 贫血　骨髓瘤细胞对骨髓的浸润破坏，使得造血系统功能障碍，尤其是红系功能影响最大，红细胞生成严重不足，产生正色素性贫血。病变晚期均表现为严重贫血。

3. 软组织肿块　骨髓瘤细胞破坏皮质后可以在皮质旁形成肿瘤性肿块。浅表部位肿瘤质地较软，有可触及的轮廓。深部肿块界限不清。

4. 持续性肾功能损害　主要表现为产生持续性蛋白尿和管型。后期可引起慢性肾衰竭。其主要原因是骨髓瘤细胞大量生成轻链 k 和 λ 型，形成所谓的本 – 周蛋白(凝溶蛋白)。此类蛋白可直接浸润肾小管上皮细胞，产生溶酶体使上皮细胞变性，或阻塞肾小球或近端肾小管，直接影响肾功能，部分可因高血钙的沉积引起或尿酸沉积引起，少数可产生肾血管淀粉样变性，间质纤维化和钙化，形成"骨髓瘤肾"。

5. 发热　骨髓瘤患者约半数可有发热。当骨髓瘤细胞大量增殖时，M 成分大量产生，正常免疫球蛋白生成减少、白细胞生成减少及免疫缺陷，发热是感染的结果。

6. 高黏滞性综合征　血清中 M 蛋白增高使血液黏稠度增高，影响正常的血液循环，尤其是组织的供氧和瘀血，可产生脑动脉、冠状动脉及四肢末梢的缺血。合并高黏滞性综合征的只是少部分患者。

（四）诊断要点

1. 主诉　全身乏力、骨骼疼痛，伴发热、乏力等不适。

2. 症状及体征　骨髓瘤的临床表现是多种多样的。可以因为对骨骼的破坏引起骨痛和病理性骨折，病理性骨折发生于椎体时可对脊髓或神经根产生刺激压迫造成截瘫或神经根炎。对肾脏的影响可导致少尿、浮肿，对造血系统的影响可产生贫血或出血，因抵抗力下降时可因感染而发热，常发生肺炎和泌尿系感染，其他如头昏、耳鸣、肝脾肿大、指端麻木、刺痛、雷诺现象等也经常出现。低诊断率与高误诊漏诊率也是不典型骨髓瘤的临床特点。骨髓瘤发病年龄较大，50~70 岁年龄段多见。多处发病，多发性病损。主要的两大症状为全身疲乏和骨骼疼痛。全身疲乏常伴以发热和贫血，肝脾肿大、肾功能不全、高血压及出血倾向，渐渐发展至恶病质。骨痛部位深在，由间歇性发展至持续性，夜间睡眠时可因疼痛而惊醒，疼痛性质半数以上呈剧痛。如病灶位于脊柱压迫脊髓或神经根可产生严重的神经根放射性疼痛。

3. 影像学表现

（1）X 线表现：骨髓瘤患者的 X 线表现也是多种形态的。王玉凯的报告指出，已确诊为骨髓瘤的患者有约 10% 无阳性 X 线异常发现。在早期病变局限在髓腔内或病灶破坏但太小，X 线平片有时也没有异常。典型的骨髓瘤 X 线表现是在病变骨如颅骨、髂骨和长管状骨上有穿凿样或称做轧洞状溶骨破坏。每一病灶直径在 2mm 至 1cm 不等。分布相对集中。在病损周围没有密度增高的硬化影，也没有骨膜反应。发生在脊柱上的多数位于下部胸椎和腰椎，呈不典型的溶骨性改变，在椎体附件上发生的多半呈溶骨状破坏，部分可有轻度膨胀。在椎体可因椎体压缩而呈密度增高但椎体变形，椎间隙正常提示了病变椎体。在扁平骨肿瘤细胞形成的许多病损区可以聚集融合，其间间隔以正常的骨组织形成皂泡样 X 线表现。需与骨巨细胞瘤进行鉴别。多骨多处发生时，也需与骨转移性肿瘤相鉴别。长骨病灶初期亦呈虫蚀状，以后病变扩大，融合呈大片溶骨破坏，其边缘不整齐呈鼠咬状。骨皮质可轻度膨胀变薄，严重的皮质骨可完全破坏，出现皮质骨中断缺损，干骺端尚呈薄层空壳状。长骨病变常因为病理性骨折检查而被发现，局限性骨质疏松也是骨髓瘤的常见 X 线表现。由于骨髓瘤细胞能破坏成骨细胞与破骨细胞的骨代谢平衡，使得破骨活动大于成骨活动，加之高钙血症，使骨钙的动员，X 线常表现为局限性的骨质疏松，骨皮质变薄，骨髓腔扩大，密度减低，骨小梁纤细。有时可见到米粒状的密度更低的阴影，如有病损部位的疼痛主诉要警惕骨髓瘤。骨髓瘤破坏皮质可显示软组织肿块阴影，肿块内无密度增高的成骨或成软骨的 X 线表现。

（2）CT表现：CT平扫可见受累骨骼多发、边缘锐利的虫蚀状或穿凿状小圆形骨破坏之低密度区，边缘无硬化。有时可见融合形成大块溶骨性低密度区，有时表现为骨小梁的减少并夹杂有低密度骨质缺损。晚期，也可出现骨质破坏，甚至侵入软组织形成肿块，但无钙化。颅骨部位的骨髓瘤可见板障内多发的更低密度灶，内外板完整或肿瘤突破造成缺损，并可在其周围形成软组织肿块。椎体的骨髓瘤可累及多个脊椎的散在的小骨质破坏区，还可侵犯椎弓及附件，破坏部位形成软组织肿块，压迫硬膜囊。

（3）MRI表现：脊柱骨髓瘤（MM）的MRI基本表现为高信号背景下的长T1、长T2信号，在脂肪抑制T2WI序列上呈高信号，增强扫描可表现为不同程度的强化，与正常骨髓对比更明显。不同分型的多发性骨髓瘤MRI各有特点：正常型、局灶型、"椒盐"型以临床Ⅰ期常见，弥漫型、混合型以临床Ⅱ、Ⅲ期常见。

（五）辨证施治

1. 中药内服、外用，手法，针灸，导引　参见骨肉瘤章节。

2. 西药应用　骨髓瘤的治疗以内科治疗为主。主要是化疗和支持疗法。

化学疗法：标准的骨髓瘤化疗方案是MP方案。即烷化剂苯丙酸氮芥（马法兰）加泼尼松。马法兰6mg/m²体表面积、餐前口服，泼尼松40~60mg/（m²·d）、餐后服。用药4~7天，间歇4~6周重复。MP方案的反应率为50%~60%，完全缓解3%。使用3个疗程后应对疗效进行评估。疗程1年。长时期化疗不仅无益，反而能损伤造血干细胞，造成疾病的恶化。引起恶性贫血或白血病。停止治疗期应加强对疾病的监测。复发的病例80%可经再次MP方案获得缓解。M2方案也是常用有效方案，完全缓解率达70%~80%。M2方案由马法兰、环磷酰胺、卡莫司汀和泼尼松组成。近年推出的标准联合化疗VMCP-VBAP方案，VMCP和VBAP可交叉使用，并用VMCP维持治疗12个月，有效率53%，较MP方案优越。诱导缓解后，一般应用MP方案维持治疗。在联合方案中加大泼尼松的剂量可提高疗效，用于单发性骨髓瘤。

支持疗法：疾病活动期，为促使轻链、钙、尿酸的排泄，应保持足够的水摄入，每天2~3L，保持日尿量大于1500ml。高钙血症的紧急处理，用肾上腺皮质激素及输注生理盐水，促进钙排出。或用骨磷和降钙素促使血钙下降。高尿酸血症时加用别嘌醇，每日300mg。纠正贫血可输注压积红细胞及雄性激素，使血红蛋白维持在88g/L以上，补充铁剂、叶酸和维生素B₁₂。也可输注重组人红细胞生成素。血黏度增高者，口服青霉胺，每日200~400mg，或定期做血浆交换。伴有慢性肾功能不全者，可行腹膜透析或血液透析。

3. 手术治疗　当发生于脊柱的病变，对脊髓产生压迫，出现神经功能损伤如截瘫时应手术治疗。当有病理性骨折时，亦可做内固定术。

（六）述评

1. 中医研究　骨髓瘤属于恶性骨肿瘤中的一类。中医治疗骨肿瘤，不但重视局部，更重视整体，主要是调动机体内在因素与肿瘤作斗争，按"治病必求其本"的原则辨证施治。从人体和肿瘤来说，血气是"本"，肿瘤是"标"。从病因与症状而言，病因是"本"，症状是"标"。辨证施治，标本兼顾，扶正必须祛邪，祛邪亦须扶正。中医古籍对骨肿瘤治法的记述精辟抽象，方法繁多，除有用各种"药""石"因症内、外兼治，局部与整体并治外，更有"养生""导引"等诸多记载，但亦总贯穿着"辨证施治""天人合一""扶正祛邪"等中医根本观点和方法。中医对肿瘤的治疗，一是整体与局部并重，二是标本兼顾。具体来说包括以下几个方面：①急则治其标，缓则治其本：肿瘤是"标"，正气是"本"，症状是"标"，病因是"本"，按此原则，根据具体情况，可采用先补后攻，先攻后补或攻补兼施。正如《医宗必读·积聚》所说："初者，病邪初起，正气尚强，邪气尚浅，则任受攻；中者，受病渐久，邪气较深，正气较弱，任受且攻且补；末者，病魔经久，邪气侵凌，正气消残，则任受补。"②内外用药：即局部与全身兼顾。吴尚先《理瀹骈文》中说："外治之理即内治之理，外治之药亦即内治之药，所异者法耳。"古籍中多有温灸之法或外敷之法。如元代危亦林《世医得效方》曰："名石痈，当上灸百壮。"（当然也有医家反对温灸）。清代王维德《外科证治全生集》记有："初起如恶核，渐大如拳，急以阳和汤、犀黄丸，每日轮服，可消……如现青筋者可治，内服阳和汤，外以活商陆根捣烂，加食盐少许敷涂……如其毒气未尽，忌投补剂。"而《外科秘集·石疽治法》中更有歌诀记载："商陆和盐捣，专涂坚硬消。石疽如石硬，敷软半功劳。"表明了中医对骨肿瘤的治疗不光有内治，而且外治也很重要。

2. 现代发病学研究　对骨髓瘤的认识至今已有 160 余年。1846 年，Dalrymple 提出了骨髓瘤的组织学特征。1889 年 Kahlar 总结描述了本病的临床表现，1897 年 Bozzolo 作了进一步阐述。1917 年，Jacobson 报道了第 1 例中国病例。20 世纪 70 年代后，国内报道开始增多。目前对本病的认识已比较清楚。较肯定的意见是起源于原始的骨髓网状组织，瘤细胞有向浆细胞分化的特性，是发生于髓内的浆细胞异常增殖的恶性肿瘤。近年研究骨髓瘤的生物学特点提示，所有血液系肿瘤包括骨髓瘤均起源于一个共同的肿瘤性祖细胞。骨髓瘤患者前 B 恶性肿瘤细胞群经免疫表型和标记指数双标记表明，此前 B 恶性细胞的增殖活性超过骨髓瘤细胞，可能代表了骨髓瘤的干细胞。瘤组织不仅浸润骨组织还可浸润脾、肝、淋巴结和其他骨外脏器组织。骨髓瘤患者的血清和尿液中可查到异常免疫球蛋白 M 链蛋白。M 链蛋白的类型有：①完整的 γ 球蛋白分子；②游离 k 或 λ 轻链；③仅有重链的片段而无轻链存在。

WHO 统计，本病占原发骨肿瘤的 9.63%，占恶性骨肿瘤的 17.64%。王玉凯综合国内 431 例，占原发骨肿瘤的 2.3%，占恶性骨肿瘤的 5%。黄承达分析了 644 例骨髓瘤，占原发骨肿瘤的 1.98%，占恶性骨肿瘤的 5.96%。位居骨恶性肿瘤发病率第 4 位。发病年龄 0~11 岁 2 例，11~20 岁 19 例，21~30 岁 69 例，31~40 岁 118 例，41~50 岁 192 例，51~60 岁 149 例，61 以上 79 例。可见分布年龄并没有显示出老年多发病的特点。自 30 岁至 60 岁年龄段均是好发年龄。535 例骨髓瘤发病部位统计，多发部位 87 例，其余依次为脊椎骨 97 例（占 18.13%）、骨盆 61 例（占 11.4%）、股骨 51 例（占 9.53%）、颅骨 47 例（占 8.8%）、胸骨 38 例（占 7.23%）、肋骨 37 例（占 6.91%），胫骨、肱骨各 27 例（分别占 5.05%）、锁骨 16 例（占 2.99%）、肩胛骨 8 例、骶骨 7 例、腓骨 5 例、足骨 1 例。骨髓瘤的预后并不乐观，分化好的预后较好，孤立的单发骨髓瘤好于多发性骨髓瘤，不过不少学者断言早期的单发性骨髓瘤最终都将表现为多发，单发只是一个过渡形式，这一论点尚有不少病例正在观察之中。从免疫分型看，IgG 型预后较好，IgD 型预后差，溶蛋白型预后差，非分泌型预后最差。对生存期没有大宗的统计数。现有的资料表明多数存活期在 2~3 年，个别病例可长期生存。

3. 临床研究　依据血清电泳测定免疫球蛋白 M 蛋白的区位，骨髓瘤可分为 6 型：①IgG 型，最常见，占 50%~60%；②IgA 型，占 20%~25%；③溶蛋白型（亦称轻链型，本 –

周蛋白型），占 20%~25%；④IgD 型，占 1.5%；⑤IgE 及 IgM 型，非常少见；⑥非分泌型，在患者血清中不能分离出 M 蛋白。

预后：①近年来临床上使用 IFN-a 治疗骨髓瘤延长化疗有效病例的平稳期取得一定效果，其原理是由于经有效化疗治疗后骨髓瘤细胞处于 G0/G1 期。非增殖期肿瘤细胞对 IL-6 无治疗反应。但如出现早期复发倾向，继续使用 IFN-a 就有引起促使骨髓瘤细胞进入增殖，加重病情，也提示了在骨髓瘤治疗进程中对复发倾向进行监视的重要性。② Klein 的实验在观察骨髓瘤细胞增生过程中发现生成了包括 IL-6、GMCSF、GCSF、TNF 等细胞因素，而抗 IL-6 抗体的加入可完全抑制体外培养状态下骨髓瘤细胞的活性，证实了 IL-6 是恶性浆细胞的生成因素。IL-6 血清含量明显增高是骨髓瘤进入活动期的标志。C-反应蛋白和 IL-6 的监测。在骨髓瘤细胞增殖时，IL-6 生成增多，C-反应蛋白亦随之增高，多发性骨髓瘤患者合并感染时，肿瘤细胞数量也增高，C-反应蛋白伴之升高，所以要尽可能使体内炎症性蛋白保持最低水平。可监测 C-反应蛋白。C-反应蛋白升高常预示预后不良。③血清 β_2-微球蛋白测定：骨髓瘤血清 β_2-微球蛋白多升高，当其 > 3μg/ml 时提示预后不良。浆细胞标记指数 (L1)：浆细胞 L1 高，骨髓瘤中数生存期 < 6 月；L1 低时，中数生存期 > 6~8 年；L1 如稳定在较低水平，可连续观察，不需进一步治疗。④核增生抗原 Ki-67 是增生细胞核的抗原，可代表激活的 G1、S、G2、M 期细胞，不包括 G0 期细胞。⑤非整倍体 DNA：60%~80% 的骨髓瘤出现非整倍体 DNA。亚二倍体的出现率 5%~15%。DNA 的亚二倍体对标准化疗方案或 VAD 方案有效，可作为抗药骨髓瘤的指标。⑥原浆细胞形态学研究表明，当原浆细胞占不成熟细胞的 2% 提示预后不佳，中位生存期 10 个月。用转 IL-6 基因的 CHO 细胞观察到 IL-6 在体内刺激破骨细胞的形成和骨吸收的加强，参与了溶骨和高血钙的形成。Gilbert 对 IFN 的研究结果显示，IFN 是目前认识的唯一对骨吸收最多抑制作用的细胞因子，可能作用于定向祖细胞分化的某一时期，使其向粒 - 单核细胞分化，而不分化成破骨细胞。⑦骨髓浆细胞标记指数：此法是在 H3-TdR 放射自显影法测 DNA 合成率基础上发展而成的。Griepp 发现 H3-TdR 浆细胞标记指数可鉴别多发性骨髓瘤、MGUS(未定性单克隆免疫球蛋白病)、SMM(无症状性骨髓瘤)。多发性骨髓瘤标记指数均值为 1%，而 MGUS、SMM 为 0.1%，此方法敏感，特异性强，简便而行。⑧免疫球蛋白基因重排检测：骨髓标本免疫球蛋白基因重排检出率利用多聚酶链反应技术可达 86% 左右，外周血可达 68%，外周血检出与疾病分期关系密切，Ⅱ、Ⅲ期阳性率高于Ⅰ期。外周血 Ig 重链基因重排阳性者表明骨髓瘤活跃应积极治疗。⑨本-周蛋白尿溶解蛋白的漏出数形成所谓的本-周蛋白尿，它的检出是诊断骨髓瘤的有力佐证。一般检出率报道差异较大，约在 40% 左右。要提示检出率应收集 24 小时尿液进行检查，应多次检查，应摒弃加热冷却法，选用电泳或更先进的方法。

多发性骨髓瘤溶骨机制的研究：许多研究已经证实，多发性骨髓瘤有过量的骨吸收。这种过量骨吸收与 X 线骨溶解观察现象的有无无关，而与骨髓瘤的细胞活动有关，是成骨现象和破骨现象失衡，破骨细胞活性增强，成骨细胞活性受抑制的结果。Bataille 有 10 例没有发生溶骨甚至有部分硬化骨髓瘤的骨组织形态学研究也同样证明了溶骨是失衡现象，无溶骨则是平衡的表现，而此时骨髓瘤可以是处于活动期。骨钙素的研究也同样提供了佐证。在溶骨性改变时，血清骨钙素明显增高。破骨细胞是导致失衡的主要细胞。在 Mundy 对骨髓瘤患者的骨髓研究中发现过量的骨吸收与骨小梁上的破骨细胞数有关。

骨髓瘤的治疗以内科治疗为主。主要是化疗和支持疗法。中医骨内科学可在围术期整体辨证，综合运用中医内服、中药外用、手法、针灸、导引等改善骨髓瘤患者疼痛，以及功能活动受限等，提高生存质量，共同达到治疗的目的。

六、脊索瘤

（一）定义

脊索瘤（chordoma）是起源于胚胎残存脊索组织的骨的恶性肿瘤，是一种少见的，生长缓慢、好发于骶尾部、蝶枕部和其他椎体的低度恶性肿瘤。Jaffe 统计，35% 发生在颅底，55% 发生在骶骨，10% 在其他椎体。脊索瘤起病隐匿，早期症状较微，一旦确诊，往往骨破坏严重，治疗颇为棘手。手术治疗有较高的复发率，约 10% 的病例可发生淋巴结、肺和其他部位的转移，晚期多死于并发症。

本病发病年龄在 40~70 岁，男女发病率约为（2~3）：1，男性多见。

（二）病因病机

现代医学认为，本病发生的与先天因素和外伤有关。多数学者认为，脊索瘤是由于胚胎脊索退化不完全，在蝶枕部和骶尾部残留或异位并生长发展形成的。几乎全部的脊索瘤都发生在脊柱，尤其多数发生在中轴两端，提供了有力的佐证。残留或异位的脊索何以发展成脊索瘤仍不清楚。Stout 报道 1 例出生 1 天被确诊为上颌部脊索瘤。部分学者认为，创伤释放了封闭脊索组织，引起组织增生，发展成脊索瘤。有统计资料表明约 26%~32% 的患者有外伤史。有人指出外伤使患者提前就诊而被发现病灶而不是真正的病因。Ribbert 穿刺动物椎间盘引起了脊索组织的增生并形成分叶状结节，支持外伤释放学说。

在病理上，大体解剖显示，肿瘤大小不一，早期呈结节状，有较完整的包膜。切面呈灰白色，质地有的软而脆，有的较硬，内可见纤维隔隔开呈现小叶状。当肿瘤较大时，可有液化坏死或出血，切面可呈典型的紫褐色。肿瘤组织半透明，有多少不等的黏液样物质。伸向盆腔的脊索瘤，表面有后腹膜覆盖，向后扩展时可侵及臀部软组织。颅底部的脊索瘤破坏蝶骨、枕骨后进入颅腔，表面也有硬脑膜覆盖，后期肿瘤可穿破硬脑膜挤压侵犯脑组织。肿瘤也可对鼻咽部、眼眶或鼻窦浸润破坏。位于脊柱的可破坏椎体后部，沿后纵韧带向邻近椎体扩展。

显微镜观察发现，基本的病理特征可见肿瘤被纤维组织分割成许多小叶，小叶内充满着黏液性间质。瘤细胞胞浆含有大小不等的空泡，也比喻为液滴状细胞。黏液染色呈阳性，糖原染色显示胞浆内含有多量糖原。细胞排列在小叶周边部较紧密，呈团块状或腺样，细胞较小而呈多边形或卵圆形，界限清楚，胞浆内空泡也较小，中央部瘤细胞疏松排列，细胞较大，界限不清，胞浆内黏液化而形成较大的空泡，细胞核偏向一侧，与空泡相对应，使细胞呈戒指状，又称印戒状细胞瘤，细胞核多呈圆形，大小较一致，染色质量中等，核分裂少见。肿瘤表面可见到与胚胎时脊索壳相似的透明样包膜。有大量液滴样细胞和黏液样物质存在，说明肿瘤分化良好，而分化不良的、恶性程度较高的，可见到细胞核增大、深染和畸形，偶见核分裂相。

（三）临床表现

脊索瘤多见于 40~60 岁的中老年人。肿瘤好发于脊柱两端即颅底与骶椎，前者为35%，后者为 50%，其他椎骨为 15%。

脊索瘤患者较多以骶尾部疼痛为首发症状。脊索瘤起病渐进，发展缓慢，但可对骨形成较大范围的破坏，同时形成较大的软组织肿块。逐渐增大的肿瘤组织常对周围组织如位于颅骨部可对视神经、脑垂体、脑桥产生压迫，导致相应的神经功能障碍，最终可形成颅内高压；在骶尾部巨大的肿瘤可压迫直肠、膀胱，使其产生不全梗阻或梗阻，出现大、小便功能和括约肌异常。压迫或刺激脊髓或相应的神经根可引起运动、感觉传导功能受限，产生肢体的瘫痪或不全瘫。

（四）诊断要点

1. 主诉　局部疼痛，或神经根受压迫导致各种症状。

2. 症状及体征　由于生长缓慢，症状往往轻微，疼痛往往是初期唯一的症状。疼痛初期呈阵发性发作，可被一般止痛药控制。继而能产生影响睡眠的持续性剧痛。其次的症状主要由肿块及其压迫刺激引起。根据脊索瘤发生部位而有不同的临床表现。位于颅内的脊索瘤主要临床症状有头痛、头晕、复视、视力模糊、失明、眼眶痛，后期有颅内高压症状。位于咽部的常常有呼吸道不畅、梗阻感、吞咽困难、声音嘶哑、语言不清等。位于颈、胸、腰的可见咽后壁肿胀、吞咽受阻、呼吸困难、气管移位，对脊髓产生压迫时可出现高位截瘫或不全瘫。胸椎脊索瘤非常罕见，表现为胸背痛和下肢瘫。位于骶骨者最常见。初期症状主要是骶尾部疼痛，疼痛可向下肢放射，当肿瘤扩张形成腹膜后盆腔内巨大肿块时，于腹部可触及无痛性肿块，可对直肠和膀胱推移压迫表现为便秘和尿频、排便困难。骶骨脊索瘤一般向前方扩张生长，同时向后方生长，可在骶骨后方触及肿块，但这种情况较少。肛门指诊多数可触到直肠后方有表面光滑、无压痛、固定推之不动的质硬的肿块。脊索瘤累及骶神经时出现会阴部麻木、肛门及尿道括约肌失控，有的会有坐骨神经受累症状，出现放射痛、肌无力和肌萎缩。

3. 影像学表现

（1）X 线表现：脊索瘤的 X 线表现依据生长部位不同而表现为多种形式。基本的 X 线特征是：生长部位主要集中在颅骨和骶骨，极少数可发生于颈椎、胸椎和腰椎。肿瘤起始于受损骨的中线部位，向四周扩张蔓延。呈溶骨性骨破坏，病灶区磨砂玻璃大片呈囊状或皂泡状影，皮质破坏后形成边界清楚的软组织肿块。病灶内有残留骨片，部分可见密度较高的钙化影。

发生于颅骨底部的脊索瘤起始于斜坡，由中央逐渐向四周膨胀生长，可破坏蝶骨大翼、筛窦、蝶窦、蝶鞍、枕骨和枕骨大孔。X 线表现为溶骨性破坏，常伴有不规则骨硬化，很少有钙化形成。脑室造影见第三脑室底部上移，侧脑室扩大，大脑导水管、第四脑室、脑桥也可被推向后方，结合临床表现可作出判断。

发生于颈椎和胸椎、腰椎部的，主要 X 线表现是局限性膨胀性溶骨性破坏，可破坏相邻椎体、椎弓，椎间隙受累时出现狭窄，病变椎体边缘可显示软组织样的边界较清的肿块阴影，病变区内有不规则的残留骨片或点状的钙化斑点。

发生于鼻咽部的脊索瘤在颈椎侧位片上显示鼻咽部有软组织肿块影，肿块较大时，可将气管推移变位，邻近椎体可见溶骨状破坏。

发生于骶尾部的脊索瘤是最常见的。骶尾部肿瘤中最常见的也是脊索瘤。肿瘤起于骶椎下部，多数骶部椎体受到破坏。病变从中线开始，逐渐向四周膨胀生长，呈溶骨性破坏，骨结构可完全消失，表现为磨砂玻璃样改变，或均匀的圆形透亮区，病变区内可有残留骨的形状不规则的密度增高影。溶骨区的改变根据恶性程度不同而表现为边缘清楚或不清楚，较良性的，肿瘤边缘可有薄层不完整的骨壳影。界限清楚，呈分叶状改变，病变区内可呈多房影象，有斑点状或片状钙化影。发生于骶尾部的脊索瘤，侧位片上可显示较大的软组织肿块影。钡剂造影可见直肠被推移移位。

发生在脊柱外骨骼的非常少见。首都医院报道了 1 例发生于桡骨中下段的脊索瘤。X 线表现为偏心性骨破坏，边缘呈弧形切迹，周围有明显骨硬化，轻度膨胀，无骨膜反应。

（2）CT 表现：骶尾部脊索瘤 CT 平扫时显示骨的膨胀性溶骨性破坏，呈不均匀的低密度区，肿瘤突破骨质形成较大的软组织肿块，浸润推移周围软组织。肿瘤内有斑片状或点状高密度钙化影，也可见到高密度的残余骨组织和骨嵴影。瘤体大体上呈现分叶状特点，边缘较清楚。增强后中心部位变化不大而周围强化明显。

（五）辨证施治

1. 中药内服、外用，手法，针灸，导引　参见骨肉瘤章节。

2. 物理治疗　包括热疗、90Y 局部埋藏治疗等，但疗效不肯定。

3. 西药应用　化疗药物一直被认为对脊索瘤没有明显的治疗作用。近年来，脊索瘤的基础研究提示络氨酸激酶信号通道等分子参与肿瘤细胞增殖及恶性转归，其中血小板源性生长因子（PDGFR）、西罗莫司靶蛋白（mTOR）、表皮生长因子（EGFR）、brachyury 等分子的靶向治疗已经获得进展。

4. 手术治疗　脊索瘤对放疗、化疗均不敏感，手术治疗是主要的方法。发生于颅底部的脊索瘤应由神经外科治疗。肿瘤位于骶 3 以下时，彻底切除是可能的，位于骶 3 以上彻底切除困难，应尽量做到彻底切除肿瘤组织。术后可用 6000Gy 左右放射总剂量进行治疗，可延长复发时间。脊索瘤是低度恶性骨肿瘤，但预后并不乐观。恶性程度高的常在确诊后数月内死亡。有约 10%~40% 的发生肺、肾等脏器转移。因肿瘤发生部位解剖复杂，不易彻底切除，手术后有约 35% 的复发率。可反复复发，有较高的死亡率。最终主要因截瘫、慢性消耗、破溃溃烂、感染、大出血等并发症而死亡。放射外科是近年发展的技术，包括 γ- 刀、质子刀和 X- 刀等。特别是质子刀可采用大剂量分割治疗，综合放射外科和常规放疗的优点，显示了安全性和有效性，适用于手术后神经血管重要区域的残余肿瘤。

（六）述评

现代研究：1856 年 Luschka 首次对脊索瘤作了报道。1858 年 Miiller 对脊索瘤的病理作了分析，第 1 次提出这种病变起源于脊索组织，奠定了脊索瘤病理研究的基础。1894 年 Ribbert 正式命名为脊索瘤。随着对脊索瘤研究的深入，1982 年以后国内开始有大宗病例的分析报告。1990 年黄承达统计原发性骨肿瘤 32482 例中诊断为脊索瘤的 412 例，占 1.27%，占恶性骨肿瘤的 3.82%。Dahlin 在 1978 年统计，脊索瘤占原发性骨肿瘤的 3%~4%。1981 年 Eriksson 统计全瑞典共发现 51 例，年发病率为 0.15/ 百万人。

WHO 统计，本病占原发性骨肿瘤的 0.54%，占恶性骨肿瘤的 1.0%。国内发病率高于

WHO 统计。国内 412 例中男 285 例，女 124 例，不详 3 例，男女发病率比是 2.08 ∶ 1，男性多见。发病年龄 10 岁以内 5 例，11~20 岁 30 例，21~30 岁 44 例，60 岁以上 30 例，31~60 岁年龄段最集中共 281 例，占总发病数的 72.05%。1967 年 Haginbotham 报道 1 例发生于不满 1 岁的婴儿病例。Stout 则报道 1 例出生一天的新生儿上颌部脊索瘤。

发病部位：国外 Jaffe、Abenoza 和 Meis 统计报道，35% 在颅底，55% 在骶尾部，10% 在其他部位，主要在椎体有差异，可能的原因是发生在颅骨部的一般未在骨科得到诊治有关。

国内外学者都观察到，发生于蝶鞍区者平均年龄较小，分别为 29 岁和 38 岁；发生于骶尾部的绝大多数在 40~60 岁，平均年龄 50 岁左右。

关于脊索瘤的起源，Horwitz 在详细研究 50 例胚胎的脊索演化过程及其消退后，发现脊索在终端特别弯曲，且常有分支移位于椎体中，骶尾部脊索异位机会多，发病的可能也越大。他认为脊索瘤起源于残留在骨内的迷走脊索组织。在蝶骨、枕骨基底部的发育过程中，脊索也完全消失，但位于咽顶部及邻近的蝶枕部可有脊索组织的残余存在，成为第 2 个好发部位。Nakamura 发现脊索瘤细胞、脊索及其周围的软骨细胞对 S100 蛋白抗体反应阳性，提出脊索周围软骨可能是脊索瘤的来源。Stefansson 却证实肢体骨的软骨对 S100 蛋白抗体也呈阳性反应，而从不发生脊索瘤。Kahn 证实软骨瘤及软骨肉瘤的瘤细胞也对 S100 呈阳性反应，说明对 S100 蛋白反应阳性是软骨细胞和脊索细胞的共性，不能作为脊索瘤起源的依据。刘子君、Wyatt 等都认为脊索瘤源自脊索残基的观点不能动摇。

近年来，采用免疫组织化学方法研究脊索瘤表明，脊索瘤具有上皮样特性。米粲检测 18 例，用上皮性抗原 EMA 全部强阳性，16 例 Keratin 中度阳性，与 Abenoza 和 Giraldo 的检验结果一致。脊索瘤 S100 蛋白亦呈阳性反应而主要为肠道肿瘤的 CEA 则为阴性，可以此与肠道肿瘤转移性腺癌作鉴别。Vimentin 是间叶组织的标记，在部分脊索瘤中可呈阳性。对此有不同的分析，Meis 和米粲认为诊断肿瘤，免疫组织化学检验结果是对诊断正确率提高的协助，确诊应结合临床和病理组织学。另一种意见认为在脊索的发育过程中，构成胚胎原始的骨骼轴心，诱导间叶细胞的集结形成原始脊椎，故与间叶组织关系密切。脊索是胚胎的幼稚细胞成分，在 6 个月时开始退化，因含波形蛋白的中间微丝，可出现 Vimentin 标记阳性，瘤内软骨组织亦起源于间叶组织。目前起源的最大争议是究竟起源于上皮组织或者是间叶组织，有待进一步实验证实。

电镜观察瘤细胞呈圆形或卵圆形，细胞核轻度不规则，异染色质极少，胞浆内见多量胞浆微丝及突出扩张的粗面内质网，似存在微管结构，胞浆内还可见大小不等的空泡和少量线粒体。瘤细胞有不完整的基底膜，腔面见少量短的微绒毛，未见明显桥粒结构。细胞外见多量无定形基质。Mierau 和 Weeks 电镜观察到瘤细胞内有丰富的糖原颗粒并偶见桥粒，是较为特征性的。

脊索瘤在临床上有较高的漏诊率。术前确诊率约在 9%~64%。早期因症状轻微，更易因疏忽而引起漏诊和误诊，错过了早期治疗的机会。肖子范对早期诊断原发性骶骨肿瘤提出 4 点：①进行性加重的骶部疼痛及腿痛；②长期腰骶部疼痛，应常规作直肠指诊；③早期出现的小便困难、大便秘结等括约肌功能紊乱；④X 线检查发现溶骨性骨破坏。早期破坏轻微，应清洁肠道后摄片。认真地询问病史及查体，可以发现一些有诊断意义的临床资料。肖子范报告 15 例骶骨肿瘤，其中 10 例最终被证实是脊索瘤，15 例中有 11 例有骶骨部疼痛，10 例有下肢痛，腰痛 1 例，6 例有剧烈的影响睡眠的夜间痛。下肢部有 7 例可触及无痛性肿块，括约肌功能紊乱 9 例，初期以便秘、排尿困难或尿频为主，晚期出现尿失禁。4 例出现会阴部麻木疼痛，有 2 例出现双下肢肌萎缩和行走不力。直肠指诊全部病例均可于直肠后壁触及包块。Schisano 将发生于颅底对周围组织产生压迫的脊索瘤依照压迫部位不同分为 3 组症候群：①一侧脑桥角症候群合并颅内压增高；②鞍旁症候群合并视神经交叉压迫；③脑干压迫症候群。颅底部的脊索瘤一般较小，由于其处于主要中枢部位，可很快产生相应的神经受累体征而引起警惕，或在未达到一定体积时，患者已死亡。颅底部的病变很少超过直径 7cm。发生在骶椎前方为压力较低的腹腔，肿瘤可缓慢生长形成巨大的肿块。

胡颖川对 34 例脊索瘤进行了临床病理学及免疫组织化学标记的研究，并以 5 例软骨肉瘤作为对照。根据有无软骨样区域，将脊索瘤分为两型：软骨样脊索瘤（14 例）和经典型脊索瘤（20 例）。软骨样脊索瘤发病年龄（平均 40.9 岁）较经典型（平均 51.1 岁）年轻。7 例（50%）软骨样脊索瘤发生于骶尾部，4 例（28.6%）发生于颅底蝶枕部。34 例脊索瘤均对细胞角蛋白呈阳性反应，16 例（47.1%）对上皮性膜抗原阳性；而 5 例软骨肉瘤均对细胞角蛋白和上皮性膜抗原阴性。波形蛋白及 S-100 蛋白在大部分脊索瘤及 5 例软骨肉瘤中均呈阳性。其结果验证了脊索瘤的双重特性——上皮性及间叶性。

本病特殊的类型有软骨脊索瘤、"去分化"脊索瘤、咽部脊索瘤。软骨脊索瘤多数发生在蝶鞍区，预后较好，平均生存期可达 15.8 年。"去分化"脊索瘤含间叶肉瘤成分，预后极差，患者多在半年内死亡。Rifo 于 1959 年首次报道 1 例原发于口咽部的脊索瘤后，国内宿明先于 1986 年报道 6 例，其发病学基础，Huber 于 1912 年在尸检中就发现鼻咽黏膜下层有脊索残余，Binkhorst 于 1957 年描述咽后壁的脊索遗迹为脊索瘤咽部起源点，因其临床过程及病理上的特点，可单独归类。

黄煌渊、蔡佩武通过对 X 线的分析，骶部脊索瘤的确诊率为 86% 左右。骶部脊索瘤的 X 线诊断要点是：骶骨中线膨胀性破坏；残存骨硬化；软组织肿块伴钙化。发生于颈胸腰椎的脊索瘤缺少与其他肿瘤区别的特征，不易诊断。治疗学进展主要体现在手术的改进上。因脊索瘤的复发率高而转移率相对低，尤其远处转移发生更少。手术应作为首选治疗方法，术后复发只要未侵犯重要的神经血管、无严重的溃烂、无远处转移、患者情况允许应反复切除复发病灶。黄煌渊 30 例中有 9 例施行 2 次以上手术，5 例施行 3 次以上手术，最多 1 例施行 8 次手术。20 世纪 70 年代以前手术方式多数采用肿瘤刮除术或沿肿瘤边缘切除术，残留瘤组织多有很高的复发率。20 世纪 70 年代后有学者研究证实包括部分骶神经根在内的广泛骶骨切除是可行的。Stener 和 Gunterberg 指出牺牲一侧所有的骶神经保留另一侧，术后不会有功能障碍，保留一侧骶 3 神经，另一侧骶 2 神经，术后功能接近正常，切除双侧骶 2 以下神经根，术后将产生大小便失禁和生殖功能丧失。

手术应保留腰椎与骨盆环的连接结构。Gunterberg 的实验证明，切除骶 1 以下，将丢失骨盆承受力的 30%，通过骶 1 的切除则失去骨盆承受力的 50%，因此骶骨全切术后应用异体骨植骨或人工骶骨架固定。骶骨肿瘤切除术，显露困难，出血多，易损伤脏器和肿瘤不易完全切除的特点。术中出血量较大，在未做髂内动脉和骶中动脉结扎的情况下出血量可达 3500ml 以上，即使在结扎供血动脉情况下，平均失血量仍达 1300ml 以上。术后的放疗对减少或延缓复发效果得到多数学者的肯定，推荐剂量平均 4000Gy。

脊索瘤经确诊后，应首选手术治疗。中医骨内科学可在围术期整体辨证，综合运用中药内服、中药外用、手法、针灸、导引等改善脊索导致的各种神经根受压造成的功能活动受限等症状，提高生存质量，共同达到治疗的目的。

七、骨的恶性纤维组织细胞瘤

（一）定义

骨的恶性纤维组织细胞瘤（malignant fibrous histiocytoma，MFH）是近 20 年才被逐渐认识的起源于骨的恶性原发性肿瘤。肿瘤的主要成分是多型性组织细胞和成纤维细胞，1992 年 Feldman 首次提出命名并对骨 MFH 的病理特点和生物学行为作了详细分析和报道。过去常把这类肿瘤诊断为骨的纤维肉瘤、低分化骨肉瘤和骨恶性巨细胞瘤，也有过黄色纤维瘤、幼年性黄色肉芽肿和纤维组织细胞瘤的诊断。本病是一种少见的骨的恶性肿瘤。我国发病率占骨恶性肿瘤的 3.14%~5.07%，高于国外的 2.2%。男性发病较多，约为女性的 1.8 倍。11~50 岁为好发年龄段，尤其是 30~50 岁更多见。国内一组病例，53 个患者中 10 岁以下仅 1 例，50 岁以上 7 例，11~20 岁 9 例，21~30 岁 9 例，31~40 岁 12 例，41~50 岁 15 例。发病部位最常见于股骨远端和胫骨近端的干骺部，约占 66%~80%，其次依次为肱骨近端、脊椎骨、腓骨和髂骨。

（二）病因病机

大多数骨 MFH 病因未明，遗传学显示 9 号染色体 p21-22 有区域性缺失。自 1920 年以来，著名的 Ewing 骨肿瘤的修正分类、Phemister 分类、Geschicker 和 Copland 分类，直至 1972 年 Lichtenstein 骨肿瘤分类，WHO 原发性骨肿瘤和瘤样变的组织分型中都尚未出现骨 MFH 的单独病名诊断。1964 年 O'Brein 和 Stout 首先提出了恶性纤维黄色瘤的病名，骨 MFH 开始受到重视。1972 年 Feldman 首次命名并报道。目前骨科及病理界都认为骨 MFH 是一种少见的、起源于原始间叶组织的、预后凶险的、易误诊的恶性骨肿瘤。①骨梗死：1974 年 Mirra 指出骨的 MFH 伴有较高比例的骨梗死现象，骨梗死修复过程中血管生成、组织细胞渗出可诱发纤维肉瘤、骨肉瘤、恶性组织细胞瘤、巨细胞瘤和血管内皮瘤，但以骨的 MFH 最高。所以骨梗死的修复过程细胞突变是可能的诱因。国内朱任东分析 23 例骨原发性恶性组织细胞瘤的 X 线表现及病理切片没有发现 1 例骨梗死征象。②放射线：放射线治疗后诱发骨的 MFH。放疗后引起骨梗死的修复还是放射线的直接作用诱发尚不明确。③遗传因素：骨的 Paget 病及遗传性骨纤维结构不良可以发展成为骨的 MFH，提示遗传因素有一定的致病作用。④外伤：朱任东报道 23 例中，9 例可追忆到轻微外伤史，使外伤作为病因得到重视。

病理：①骨：肿瘤一般位于骨干骺端，首先在髓内生长，破坏松质骨，引起疼痛，破坏严重时可因外力导致病理性骨折，关节附近引起关节运动障碍。②骨膜：当瘤细胞破坏骨皮质后，可刺激引起葱皮状的骨膜反应。膜内成骨不同于瘤骨。③淋巴结：癌细胞的转移，常可引起相应淋巴结的肿大。淋巴结质硬，有局限压痛。

（三）临床表现

骨的恶性纤维组织细胞瘤是一种罕见病，以中老年居多，男性略多于女性，约为 10∶8。

本病起病缓慢，可以数周到数月不等。发病部位多见于股骨远端及胫骨近端的干骺端。临床常见症状为局部的疼痛和肿胀。

（四）诊断要点

1. 主诉　膝关节周围骨多见，起病隐袭，发展迅速，以疼痛肿胀为主。

2. 症状及体征　常见的临床表现是局部肿块和疼痛，部分病例可发生病理性骨折。肿块中等硬度，生长速度较快，肿块巨大时可使表面皮肤紧张、变薄。浅表静脉怒张，触压痛不明显，疼痛初起为隐痛，逐渐加重。发展为夜间痛和持续痛。

3. 影像学表现

（1）X线检查：骨MFH没有特征性X线表现，但具有恶性骨肿瘤的征象，极易与典型骨肉瘤、骨纤维肉瘤、骨巨细胞瘤相混淆。文献报道X线平片误诊率高达78%。X线表现主要是位于长骨干骺端溶骨性破坏，边界不清呈地图样虫蚀状或斑片状密度减低，皮质未破坏前无骨膜反应。肿瘤继续生长时可见轻度膨胀性生长，溶骨区内可见密度较高的骨嵴，呈单囊或多囊征，当肿瘤破坏皮质或出现病理性骨折时可见到葱皮样层次和Godman骨膜反应。在软组织中生长时可见到密度较淡的软组织肿块影，部分病例可见到密度增高的无骨结核的斑片状骨梗死影。

（2）CT检查：软组织MFH CT图像表现为密度均一的肿块。骨内MFH CT影像的差异较大，可以观察到肿块自骨破坏中心向四周组织中蔓延，多呈分叶状，无完整包膜，软组织肿块有时巨大，呈低密度浸润状生长，边缘不清，肿物中心常有坏死囊变区。

（3）MRI检查：多数MFH的边界清楚，少数呈浸润性生长，边界不清楚，肿瘤呈结节状，可有分叶。在T1加权像为低或中等信号，T2加权像呈高信号，注射Gd-DTPA增强后，肿瘤内不均匀强化。

（五）辨证施治

1. 中药内服、外用，手法，针灸，导引　参见骨肉瘤章节。

2. 西药应用　术前、术后应辅助联合化疗。

3. 手术治疗　治疗主要以手术为主。手术以截肢术或关节离断术为主，如手术不彻底，骨MFH术后有较高的复发率。Feldman报道复发率达44%，且有高达88%的肺转移和30%的淋巴结转移。由于对骨MFH研究的深入和治疗方法的改进，近年来，5年生存率有所提高。

（六）述评

中医对肿瘤的治疗，一是整体与局部并重，二是标本兼顾。具体来说包括以下几个方面：①急则治其标，缓则治其本：肿瘤是"标"，正气是"本"，症状是"标"，病因是"本"，按此原则，根据具体情况，可采用先补后攻，先攻后补或攻补兼施。正如《医宗必读·积聚》所说："初者，病邪初起，正气尚强，邪气尚浅，则任受攻；中者，受病渐久，邪气较深，正气较弱，任受且攻且补；末者，病魔经久，邪气侵凌，正气消残，则任受补。"②内外用药：即局部与全身兼顾。吴尚先《理瀹骈文》中说："外治之理即内治之理，外治之药亦即内治之药，所异者法耳。"古籍中多有温灸之法或外敷之法。如元代危亦林《世医得效方》曰："名石痈，当上灸百壮。"（当然也有医家反对温灸）清代王维德《外科证治全生集》记有："初起如恶核，渐大如拳，急以阳和汤、犀黄丸，每日轮服，可消……如现青筋者可治，内服阳和汤，外以活商陆根捣烂，加食盐少许敷涂……如其毒气未尽，忌投补剂。"而《外科秘集·石疽治法》中更有歌诀记载:"商陆和盐捣,专涂坚硬消。石疽如石硬,敷软半功劳。"表明了中医对骨肿瘤的治疗不光有内治,而且外治也很重要。

现代研究:由于对本病的认识较迟,至今尚不能对发病率有较准确的统计。各家报道差异较大。而且很多病例是回顾性判断。Spanier 在 488 例骨恶性肿瘤中发现 4 例,占 0.8%;王连唐 5444 例原发性恶性骨肿瘤中发现 216 例,占 3.97%;张小军 3409 例骨关节肿瘤与瘤样病变中发现 70 例,占 2%;辛林伟 470 例原发恶性骨肿瘤中 14 例,占 2.98%。总的趋势似乎国内较国外有较高的发病率,但有一点可以肯定,无论临床和病理界都认为骨的 MFH 是一个独立的疾病,应从骨肉瘤中分离出来。

骨的 MFH 的诊断,主要依据病理,由于瘤组织的多形性及分布没有规律,需要多处取材切片认真分析。唐卫华对 37 例骨 MFH 的病理进行研究,其中 12 例被诊断为纤维肉瘤和骨巨细胞瘤。1983 年 Schajowicz 提出组织学的诊断标准是:①同时有肿瘤性成纤维细胞和组织细胞存在;②梭形细胞特殊的"花瓣"状或车轮状排列;③多核瘤巨细胞存在;④炎性细胞特别是有淋巴细胞浸润,其中变异的具有吞噬功能的组织细胞存在是诊断的关键。1993 年谷化平的研究表明 α 抗胰蛋白酶和 α 抗糜蛋白酶对组织细胞肿瘤特异性强。免疫组化的主要特点是肿瘤细胞均表达 vimentin,不同程度的 AAT、AACT、CD68 和 Mac387,部分表达 actin、desmin,阳性位点多位于肿瘤细胞胞质内。细胞中含有非特异性脂酶,含有丰富的溶酶体,很强的溶菌酶活力及粗面内质网、细胞表面绒毛状皱襞也可作为组织细胞起源的依据。

骨 MFH 的组织学发生多数学者赞同来源于原始间叶细胞,瘤细胞具有向组织样细胞和纤维样细胞分化的能力。电镜观察,肿瘤由组织细胞样细胞、成纤维细胞样细胞、未分化细胞、黄色瘤细胞及多核瘤巨细胞五种细胞组成,其中未分化细胞即原始间叶细胞,具有向多种细胞分化的能力。

骨 MFH 的预后各家报道也极不一致。Dahin 报道 28 例,5 年存活率是 64.28%;Havos 报道的 54 例存活率为 67%;Feldman 观察 111 例,超过 5 年生存的仅 24 例,加上存活 2 年的 21 例也只占 40.5%。国内张佩瑜报道 4 例均在 2 年内死亡。多数学者估计死亡率在 33%~36.5%。造成如此巨大差异的原因,可能还在严格的病理学诊断标准。Dahin 报道的 35 例骨 MFH 中,18 例有骨样组织存在,使其他学者对其诊断提出质疑。

骨的恶性纤维组织细胞瘤经确诊后首选手术治疗 + 放化疗等一线治疗。中医骨内科学可在围术期整体辨证,综合运用中医内服、中药外用、手法、针灸、导引等改善患者红、肿、热、痛,以及功能活动受限等,提高生存质量,共同达到治疗的目的。

(王拥军　杨燕萍　谢兴文　王洪伸　郭梦瑶)

主要参考文献

1. 廉克强,王利民.寰枢关节骨性关节炎与寰枢关节不稳的相关性临床研究 [J].中国实用医刊,2012,39(2):16-17.

2. 鲍铁周,李新生,李志强,等.诊断寰枢关节半脱位的一种新方法 [J].中医正骨,2013,4(25):66-68.

3. 张宏其,陈筱,吴建煌,等.左右侧屈张口位 X 线片在寰枢关节不稳诊治中的意义和临床应用 [J].中国骨与关节损伤杂志,2011,26(1):5-7.

4. 沈友任,刘东宁,林卓峰.MRI 在诊断寰枢关节半脱位的应用价值 [J].实用临床医学,2013,14(6):88-89.

5. 夏磊,杨豪.单纯寰枢关节脱位的早期诊断与综合治疗[J].中医正骨,2000(6):35.

6. 李生泉.寰枢关节失稳80例临床影像表现分析[J].实用医技杂志,2009,16(7):544.

7. 涂应兵.小儿寰枢关节半脱位的诊断及治疗[J].实用医学杂志,2012,28(6):1028.

8. 王玉东.寰枢关节脱位的影像学表现及分型探讨[J].罕少病杂志,2013,20(3):22-26,36.

9. 李小群.旋转定位复位法治疗寰枢关节半脱位170例[J].现代中医药,2008(5):50-51.

10. 梁明章,陈海华.寰枢关节半脱位的诊断和治疗[J].海南医学,2006(6):91-92.

11. 郭胜.颞颌关节脱位口腔外复位法临床总结[J].现代口腔医学杂志,2013,27(2):123-124.

12. 黄细歪.补脾益肾法治疗习惯性颞颌关节脱位9例[J].江西中医药,1996(S2):106.

13. 潘向荣.点按承山穴治疗落枕40例[J].中国民间疗法,2002(1):21.

14. Krakenes J,Kaale BR,Nordli H,et al.MR analysis of the transverse ligament in the late stage of whiplash injury[J].Acta Radiol,2003,44(6):637-644.

15. 刘小龙.急性颞下颌关节前脱位改良式口内快速手法复位的探讨[J].内蒙古医学杂志,2016,48(4):380.

16. 赵国虎.习惯性颞下颌关节脱位两种固定方法的比较[J].中国药物与临床,2012,12(10):1366-1367.

17. 王云玲.磁共振功能成像的成像原理及研究进展[J].新疆医科大学学报,2009,32(6):687-689.

18. 洪枫.针刺治疗颞颌关节炎50例[J].上海针灸杂志,2010,29(11):715.

19. 王国栋.针刀治疗慢性颞颌关节炎80例临床观察[J].江苏中医药,2005,26(10):42-43.

20. 陈平,高树人.按摩治疗颞颌关节功能紊乱症的初步报告[J].天津中医,1985(3):23-24.

21. 张波.综合治疗颞颌关节紊乱55例临床观察[J].中国民族民间医药,2015,8(24):119-120.

22. 李开成,谢幼专,林涛,等.颈椎挥鞭样损伤的MRI特征与临床意义[J].中国矫形外科杂志,2012,20(20):1848-1850

23. 顾倩,石关桐,翁哲芳.颈型颈椎病中医外治法研究进展[J].上海医药,2016,37(8):35-37.

24. 黄征宙.颈型颈椎病的治疗进展[J].全科护理,2015,13(23):2245-2247.

25. 苏旻.颈型颈椎病的基础研究及其针灸治疗进展[J].中国医药指南,2016,14(23):34-36.

26. 徐利民,王素娟.颈型颈椎病及中医治疗进展综述[J].内蒙古中医药,2017,36(17):123-124.

27. 欧国峰,董博,刘继华,等.神经根型颈椎病的中西医治疗进展[J].现代中西医结合杂志,2017,26(7):791-793.

28. 覃智斌,徐敏,唐福宇,等.针刀治疗神经根型颈椎病的临床研究进展[J].医学综述,2017,23(2):340-343.

29. 王敏.中医药对于神经根型颈椎病的治疗进展[J].中国民族民间医药,2010,19(3):114-115.

30. 韦英成,董彤,吴肖梅,等.推拿手法治疗神经根型颈椎病的研究进展[J].中医正骨,2015,27(10):65-67.

31. 张乾军.神经根型颈椎病的中医认识及其治疗进展[J].中医药临床杂志,2006(2):184-186.

32. 杜建明,丁晓方,杜梁栋,等.交感型颈椎病的治疗进展[J].中国现代医生,2010,48(11):17-18.

33. 陆福,赵亚男,刘浩伟,等.椎动脉型颈椎病的中医药临床治疗进展[J].中国中医基础医学杂志,2017,23(7):1035-1038.

34. 廖心远,陈德玉,陈宇,等.多节段脊髓型颈椎病的手术治疗进展[J].中国脊柱脊髓杂志,2013,23(1):73-76.

35. 李文顺,岳旭迎,许金海,等.整颈三步九法治疗颈椎病120例[J].中国中医骨伤科杂志,2016,24(6):56-57,60.

36. 叶秀兰,唐占英,钱雪华,等.施氏三步九法治疗神经根型颈椎病临床研究[J].上海中医药杂志,2008(5):51-53.

37. 张志强,刘国泰,刘杰,等.施氏整颈三步九法治疗颈性眩晕[J].中医正骨,2013,25(7):39-40.

38. 睦顺姬,叶秀兰,姚敏,等.中医药治疗脊髓型颈椎病的机理研究概况 [J]. 世界中医药,2017,12(1):222-224,228.

39. Takahashi K,Ozawa H,Sakamoto N,et al.Influence of intramedullary stress on cervical spondylotic myelopathy[J].Spinal Cord,2013,51(10):761-764.

40. 杜革术.透刺风池穴治疗落枕 57 例临床观察 [J]. 中医药导报,2007(6):75,86.

41. Stemper BD,Yoganandan N,Pintar TA,et al.Anterior longitudinal ligament injuries in whiplash may lead to cervical instability[J].Medical Engineering & Physics,2006,28(6):515-524.

42. 乐代圣.针刺养老治疗颈部扭伤 38 例 [J]. 上海针灸杂志,1996(S1):213-214.

43. 吴剑铧.独取后溪穴治疗落枕 48 例 [J]. 河北中医,2006,28(8):623.

44. 陈明玉.针刺阳池穴治疗落枕 [J]. 中国针灸,2007,27(9):706.

45. 刘蓉.针刺肩井穴为主治疗落枕 [J]. 中国针灸,1999(10):612.

46. 王本康.针刺天井穴治疗落枕 35 例 [J]. 四川中医,2002,20(4):78.

47. 王玲.指压天宗穴治疗落枕 30 例 [J]. 福建中医药,2001,32(3):27.

48. 李凯.指压悬钟穴治疗落枕 136 例报告 [J]. 西南国防医药,2007,17(1):36.

49. 刘李斌.落枕的分类诊断与治疗 [J]. 实用中西医结合,2009,11(9):77-78.

50. 张学祥,胡秀清.落枕的分型与推拿治疗 [J]. 河南中医,2004,24(5):67-68.

51. 范炳华,邵岳军,陈鹏.垫枕在胸腰椎压缩骨折中的运用 [J]. 浙江中医学院学报,2001,25(6):69-70.

52. 蒋晶飞.中药内服加康复锻炼治疗老年单纯性腰椎压缩性骨折 42 例 [J]. 浙江中医杂志,2003(5):201.

53. 李平.后伸扳压法治疗胸腰椎楔形压缩性骨折 [J]. 四川中医,2004,22(2):74-75.

54. 张国福,王和鸣.补阳还五汤对骨髓间质干细胞移植治疗大鼠脊髓损伤的影响 [J]. 中国骨伤,2006,19(8):452-454.

55. 姬军风,朱艳,张智慧.醒髓汤对大鼠实验性脊髓损伤受损组织中 NGF 的影响 [J]. 中医正骨,2006,18(5):11-12.

56. 王彧,李瑛,胡幼平,等."养心通督"针法治疗脊髓损伤后中枢性疼痛 58 例 [J]. 中国针灸,2014,34(1):88.

57. 董继革,仇园园.中西医结合康复治疗对脊髓损伤患者痉挛缓解的疗效观察 [J]. 中国现代医学杂志,2012,22(23):99-102.

58. 冯小军,魏新春,吴建贤,等.电针治疗不完全性脊髓损伤神经源性膀胱 23 例 [J]. 安徽中医药大学学报,2014,33(1):43-46.

59. 罗翔翔,由天辉,童钟,等.电针俞募穴治疗脊髓损伤神经源性膀胱的效果 [J]. 广东医学,2013,34(24):3805-3808.

60. 陈增,冼庆林,刘晓艳,等.针刺夹脊穴治疗脊髓损伤便秘临床研究 [J]. 辽宁中医药大学学报,2014,16(1):189-190.

61. Xu JG,Zeng BF.Anterior Z-plate and titanic mesh fixation for acute burst thoracolumbar fracture[J].Spine,2011,36(7):498-504.

62. 钟远鸣.脊髓型颈椎病的手术治疗研究进展 [J]. 中国全科医学,2018(8):998-1002.

63. 李振鹏.神经胶质纤维酸性蛋白在电针治疗大鼠脊髓损伤中的变化及意义 [J]. 汕头大学医学院学报,2011,24(3):163-165,126.

64. 王新家.p38 有丝分裂原激酶活化参与继发性脊髓损伤后神经细胞凋亡的实验研究 [J]. 神经解剖学杂志,2007(1):59-63.

65. 杨汉卿.肋骨骨折漏诊原因分析及避免漏诊的措施 [J]. 医学影像学杂志,2006(5):492-494.

66. 牛玉军 . 肋骨骨折各种影像学诊断价值及对比分析 [J]. 中国现代医学杂志,2006(14):2161–2165.

67. 梁军波,潘伟波,王斌,等 . X线和CT检查在骨盆损伤中的诊断价值分析 [J]. 中国骨与关节损伤杂志,2012,27(4):292–294.

68. 任磊,范磊,孙永青 . 128层螺旋CT在骨盆骨折诊断与治疗中的价值 [J]. 实用骨科杂志,2008(4):196–198.

69. 谢丽锋 . 骨盆骨折的各种影像学检查方法对比分析 [J]. 临床医学,2009,29(11):84–85.

70. 王云,蒋国民,李绍钦,等 . 创伤性盆腔出血的急诊介入治疗 [J]. 实用临床医药杂志,2010,14(9):63–64.

71. 赵光复 . 上海市部分中小学在效学生脊柱侧弯发病率调查 [J]. 中国中医骨科,1996(6):30–31.

72. 叶启彬 . 青少年脊柱侧弯矫正进展 [J]. 中国矫形外科杂志,2009,17(19):1444–1446.

73. 孙立枫 . 支具治疗特发性脊柱侧弯患者背部肌肉的肌电图分析 [J],现代医药卫生,2005(8):902–903.

74. 卢颖 . 矫形器在青少年特发性脊柱侧弯治疗中的临床价值 [J]. 河北医科大学学报,2012,33(5):566–568.

75. 施杞,谢可永 . 补肾填精法防治绝经后骨质疏松症的临床研究 [J]. 上海中医药杂志,1996(10):2–7.

76. 谢可永 . 补肾填精法防治绝经后骨质疏松症的实验研究 [J]. 上海中医药大学学报,1996(Z1):109–113.

77. 任凯,龚晓明,章荣,等 . 不同非手术治疗对儿童,青少年特发性脊柱侧弯效果的对比研究 [J]. 中国医药导报,2014,11(15):25–27,31.

78. 余慧华,孙波 . 手法治疗青少年特发性脊柱侧弯疗效观察 [J],中医正骨,2005(5):19–20.

79. 林飞扬,郑成慰 . 针刺加拔罐治疗急性腰扭伤 80 例 [J]. 福建医药杂志,2000,22(5):136.

80. 张玉华 . 手法治疗急性腰椎间后关节滑膜嵌顿 [J]. 河北中医,2001,23(10):764–764.

81. 徐慧卿 . 后溪 – 劳宫穴透刺治疗急性腰扭伤 32 例 [J]. 中国中医急症,2009,18(2):296–297.

82. 姚君喜,刘建武 . 不同留针时间干预急性疼痛临床观察 [J]. 中国针灸,2013,33(11):985–988.

83. 孟丹,赵岚,于建春,等 . 近年临床治疗急性腰扭伤有效单穴概述 [J]. 辽宁中医杂志,2012(6):1144–1146.

84. 乔正华 . 针刺配合推拿疗法治疗急性腰扭伤 80 例疗效观察 [J]. 中国医药指南,2009,7(22):99–100.

85. 王君 . 长针透刺配合整复手法治疗急性腰扭伤 76 例 [J]. 中医正骨,2009,21(7):70–71.

86. 陈国华 . 推拿配合中药治疗急性腰扭伤 123 例临床观察 [J]. 天津中医药,2009,26(4):283.

87. 海峰,庞文斌 . 推拿与中药治疗急性腰扭伤 31 例报告 [J]. 中医正骨,2008,20(10):62.

88. 岳丽婷 . 针刺后溪穴治疗急性腰扭伤的疗效观察 [J]. 基层医学论坛,2010,14(35):1116.

89. 唐皓,仇湘中,余娜 . 中药治疗腰椎间盘突出症临床用药规律的聚类分析 [J]. 湖南中医杂志,2014(3):12–15.

90. 李树英,付静 . 中药溻渍治疗腰椎间盘突出症的临床观察 [J]. 中国中医药科技,2017(3):317–318.

91. 王战波 . 小针刀配合中药治疗梨状肌损伤综合征疗效观察 [J]. 浙江中医药大学学报,2008(6):798–799.

92. 石世莹 . 骶髂关节半错位与CT扫描 (附 12 例 CT 扫描分析)[J]. 中国中医骨伤科杂志,1991,7(5):21–22,66.

93. 罗仁瀚 . 温针灸治疗梨状肌综合征 56 例临床疗效观察 [J]. 甘肃中医学院学报,2008(2):35–37.

94. 李红,孙朝军,赵剑渡 . 臀肌挛缩症 48 例治疗体会 [J]. 现代医药卫生,2010,26(7):1072.

95. 于小中,王效柱,洪定钢 . 小切口髂胫束臀大肌止点 Z 字成形术治疗臀肌挛缩症 36 例 [J]. 山东医药,2013,53(16):81.

96. 陈阳,陈辉 . 采用阔筋膜张肌肌腱膜转位术治疗小儿注射性臀肌挛缩症的体会 [J]. 贵州医药,2000,24(5):295–296.

97. 赵春成,肖文兴,王迎春,等 . 大转子上小切口挛缩带切断术治疗臀肌挛缩症 [J]. 陕西医学杂志,2005,34(3):340–341.

98. 马良福 . 温针灸治疗梨状肌综合征 51 例 [J]. 针灸临床杂志,2008(3):23.

99. 杨永晖 . 针刀治疗骶髂关节错缝源性下腰痛临床疗效观察 [J]. 中医药临床杂志 ,2017,29(1):113–115.

100. 丛德毓 . 推拿手法治疗梨状肌综合征 96 例 [J]. 中国社区医师 (综合版),2007(12):87.

101. 罗志辉 , 曹勇 , 魏爱琴 , 等 . 双肩 "∞" 字和双 "∞" 字外固定锁骨骨折对比分析 [J]. 中国骨伤 ,2001, 14(4):247–248.

102. 洪明飞 , 喻灿明 , 蒋招波 , 等 . 弹力带斜 "8" 字固定治疗锁骨外端骨折病例对照研究 [J]. 中国骨伤 ,2008, 21(7):498–499.

103. Ersen A,Atalar AC,Birisik F,et al.Comparison of simple arm sling and figure of eight clavicular bandage for midshaft clavicular fractures:a randomised controlled study[J].Bone Joint J,2015,97–B(11):1562–1565.

104. 范文慧 , 韩晓健 . 中医治疗肱骨外科颈骨折临床分析 [J]. 中医临床研究 ,2013,5(2):114–115.

105. 刘亮 . 肱骨外科颈骨折不同治疗方法疗效分析 [J]. 中医药临床杂志 ,2005,17(1):43–44.

106. Gaebler C,McQueen MM,Court–Brown CM.Internal fixation of complex fractures of the proximal humerus[J].J Bone Joint Surg,2004,86(6):848–855.

107. 莫立斌 . 中医综合疗法治疗成人肱骨干骨折 32 例 [J]. 中医临床研究 ,2012,4(8):59,61.

108. Sramiento A,Kimman PB,et al.Functional bracing of fractures of the shaft of the humerus[J].Bone Joint Surg Am,1977,59(5):596–601.

109. 曹烁华 . 手法复位配合小夹板治疗肱骨干骨折 28 例临床体会 [J]. 中国民族民间医药 ,2014,23(2):74.

110. 赖洪华 . 悬吊石膏加小夹板固定治疗粉碎性肱骨下段骨折 [J], 内蒙古中医药 ,2008(13):90–91.

111. 王德荫 , 张自立 , 等 . 肩关节脱位急诊旋转复位角度与两种固定法效果分析 [J]. 新医学 ,2011,42(4): 221–224

112. 宋爱群 . 烧山火针法配合肩关节摇拨法治疗肩周炎的临床观察 [J]. 湖北中医药大学学报 ,2015,17(2): 107–109.

113. 姜卉 . 灵龟八法配合阿是穴合谷刺治疗肩周炎疗效观察 [J]. 上海针灸杂志 ,2007(8):30.

114. 王晨瑶 . "肩三针" 电针复合温针对粘连前期风寒湿型肩周炎的治疗作用 [J]. 中华中医药学刊 ,2011, 29(5):1063–1065.

115. 郭长青 . 针刀松解法对肩周炎家兔模型局部组织形态学及 TGF–β 1 的影响 [J]. 长春中医药大学学报 , 2012,28(1):30–32,35.

116. 张红安 . 针刺对肩周炎患者三角肌表面肌电信号的影响 [J]. 中国针灸 ,2014,34(2):152–154.

117. 赵海红 . 尺肤针疗法探析 [J]. 湖北中医杂志 ,2016,38(2):72–75.

118. 张文焕 . 超声检查对肩袖损伤的诊断价值 [J]. 山东医药 ,2014,54(13):53–55.

119. 刘彪等 . 肩关节 MRI 在肩袖损伤诊断中的应用分析 [J]. 中国 CT 和 MRI 杂志 ,2016,14(12):124–126.

120. 杨晓勇 . "肩三针" 针刺治疗肩袖损伤 30 例 [J]. 江西中医药 ,2016,47(3):61–62.

121. 郑建平 . 小针刀配合手法松解治疗慢性肩袖损伤 97 例 [J]. 浙江中西医结合杂志 ,2016,26(6):567–569.

122. 俞茂华 . 针刀治疗肱二头肌长头肌腱炎的临床观察 [J]. 浙江中医杂志 ,2014,49(11):836–837.

123. Armstrong A,Teefey SA,T Wu,et al.The efficacy of ultrasound in the diagnosis of long head of the biceps tendon pathology[J].J shoulder Elbow Surg,2006;15(1):7–11.

124. 梅国华 , 姜佩珠 , 范存义 , 等 . 桡骨小头假体置换治疗桡骨小头骨折 [J]. 中华创伤骨科杂志 ,2006,8(2): 131–134.

125. 侯巍 , 冯世庆 , 郑永发 , 等 . 肘管综合征的解剖和病因学探讨 [J]. 中国矫形外科杂志 ,2007,15(7):534– 537.

126. 严广斌 . 桡骨小头骨折的分类 [J]. 中华关节外科杂志 : 电子版 ,2011(3):72–72.

127. 陈驰 , 李彦龙 . 手法整复及小夹板固定治疗尺桡骨双骨折疗效观察 [J]. 实用中医药杂志 ,2014,30(11):

1045–1046.

128. 陈展鹏,冯学烽.夹板和掌背侧对垫固定治疗尺、桡骨干中下段双骨折的疗效观察 [J].内蒙古中医药,2013,32(14):74–75.

129. 郝建彬,吕福润.手法复位联合功能锻炼治疗肘关节脱位 32 例临床疗效观察 [J].中国实用医药,2010,5(29):226–227.

130. 陈越城,温华英.肘关节脱位治疗要点 [J].内蒙古中医药,2013,32(18):23–24.

131. 伍星,江摩.中药内服外敷治疗肘关节脱位血肿机化期的临床观察 [J].中医药导报,2014(15):62–63.

132. 苏国磊,邓素玲,李珮琳.旋前复位法和常规旋后复位法治疗桡骨小头半脱位的疗效对比 [J].中外医疗,2016,35(16):95–96.

133. 林育林.桡骨小头半脱位手法复位后制动与非制动疗效对比 [J].中国骨科临床与基础研究杂志,2014,6(6):359–362.

134. 贾子超.顽固性网球肘 20 例核磁表现及其临床意义分析 [J].中国误诊学杂志,2010,10(12):2967–2968.

135. 朱胤晟,姚新苗,吕一.网球肘的分型及针刀治疗体会 [J].中国骨伤,2013,26(8):659–662.

136. 史坚鸣.同名经配穴法在肱骨外上髁炎针灸治疗中的应验与发微 [J].中医临床研究,2013,5(12):67–68,71.

137. 李景进,王志林.肘痛穴治疗肱骨外上髁炎 [J].上海针灸杂志,2004(4):40.

138. 吕振羽,魏宇鹏,邓晓敏.推拿手法治疗网球肘的临床对照研究 [J].中国医药科学,2016,6(4):36–39.

139. 张献宇,赵丽娜,李强,等.尺神经手背支电生理检测在肘管综合征诊断中的作用 [J].中国实验诊断学,2015(5):837–839.

140. 刘汝专,赵华桥.手法复位桡骨下端骨折 84 例疗效观察 [J].山西中医学院学报,2010,11(1):54–55.

141. 晏兴培,谭登永.牵引折顶手法治疗桡骨下端伸直型骨折 100 例 [J].实用中医药杂志,2011,27(1):42–43.

142. 王方.摇腕法治疗腕舟骨移位性骨折 [J].江苏中医药,1998(12):45–45.

143. 赵川.桡骨茎突部分切除、克氏针张力带固定治疗腕舟状骨骨折 [J].浙江创伤外科,2009,14(1):60–61.

144. 董霞,陈天洪.郑氏正骨手法治疗桡骨远端关节内粉碎性骨折 36 例 [J].四川医学,2012,33(4):611–612.

145. 冯骏,蒋炳虎,王继琛.月骨周围脱位的 X 线分析 [J].中国介入影像与治疗学,2012,9(4):315–318.

146. 张庆文,杨俊兴,赵京涛,等.手法复位配合中药治疗月骨脱位 12 例 [J].新中医,2006,38(7):72–73.

147. 于宝江,曹立福,骈文婷,等.腕骨脱位的 X 线平片及 40 层螺旋 CT 诊断比较 [J].国际医学放射学杂志,2012,35(3):216–219.

148. 陆勤亮.下尺桡关节分离保守治疗效果分析 [J].现代实用医学,2012,24(7):775–776.

149. 朱芳兵,蔡迅梓,严世贵.下尺桡关节损伤的诊断和治疗 [J].国际骨科学杂志,2008,29(6):350–352.

150. 张鹏,王天兵.下尺桡关节损伤的研究进展 [J].中华肩肘外科电子杂志,2014(3):200–203.

151. 张敏健,沈俭,程记伟,等.327 例腕管综合征患者的肌电图分析 [J].上海医药,2017,38(2):19–21.

152. 王运增.小针刀结合上肢洗剂治疗腕管综合征疗效观察 [J].新中医,2016(2):126–127.

153. 石平清,杨海梅.拨针治疗腕管综合征 108 例疗效观察 [J].中医临床研究,2014,6(27):108–109.

154. 张景锋,李文龙,顿国亮,等.探讨超声检查在诊断腕管综合征中的应用价值 [J].陕西医学杂志,2016,45(4):472–473.

155. 刘志强,廉宗澂,韩悦.创伤性三角纤维软骨损伤急性期的 MRI 诊断 [J].中华手外科杂志,1998,14(4):228–230.

156. 张利.中西医结合治疗三角纤维软骨复合体损伤 31 例疗效观察 [J].山西中医,2009,25(5):31–32.

157. 万梦楠,周胜法,林锋,等.腕三角纤维软骨复合体损伤的 MRI 诊断 [J]. 医学影像学杂志,2016,8(1): 87-90.

158. 徐敏新,叶森.手法治疗腕部三角纤维软骨损伤 [J]. 上海第二医科大学学报,1996(6):403-404.

159. 赵振营,林志荣,赵喜元,等.青壮年股骨颈骨折的手术方法探讨与研究 [J]. 中国实用医药,2012,7(21): 18-20.

160. 涂鹏发,潘进社.成人股骨颈骨折的治疗进展 [J]. 河北医药,2012,34(8):1232-1234.

161. 刘月驹,许斌,李智勇,等.成人股骨颈骨折术式量化评分表的制定及其初步临床应用 [J]. 中华创伤骨科杂志,2011,13(11):1013-1019.

162. 陈军,黄明辉.成人股骨干中段骨折的手术治疗 [J]. 中国现代药物应用,2012,6(8):74-75.

163. 翁鉴,曾晖,熊奡.成人股骨干骨折治疗进展 [J]. 临床骨科杂志,2013,16(1):92-95.

164. Nikolaou VS,Stengel D,Konings P,et al.Use of femoral shaft fracture classification for predicting the risk of associated injuries[J].Journal of Orthopaedic Trauma,2011,25(9):556-559.

165. 苏玉新,苏继承,张广智.苏氏正骨术配合单侧多功能固定器治疗股骨干骨折 [J]. 中国骨伤,1995,8(1): 15.

166. 陈训军.外伤性髋关节脱位 13 例 X 线平片与 CT 表现分析 [J]. 实用医技杂志,2006,13(9):1452-1453.

167. 景吉苗,沈武俊.俯卧反回旋法整复髋关节前脱位 [J]. 浙江中医药大学学报,2003,27(3):43.

168. Ragnarsson B,Danckwardt-Lillieström G,Mjöberg B.The triradiate incision for acetabular fractures.A prospective study of 23 cases[J].Acta Orthop Scand,1992,63(5):515.

169. 郝志勇,苗成喜,陈冠秋.外伤性髋关节脱位 CT 诊断 [J]. 临床放射学杂志,2002,21(4):297-299.

170. 刘少军,王海彬,唐立明,等.股骨头坏死骨髓水肿的临床分析 [J]. 中国矫形外科杂志,2008,16(13): 980-983.

171. 叶建红.股骨头缺血性坏死的中医病因病机探讨 [J]. 现代中医临床,2005,12(1):37-38.

172. 任安,张雪哲.股骨头缺血性坏死研究简况 [J]. 中华放射学杂志,2008,31(3):199-207.

173. 邓沂,张晓刚,任远,等.中医对股骨头坏死的认识 [J]. 甘肃中医学院学报,1998,15(4):54-56.

174. 李晶.中药在股骨头坏死治疗中的优势与特色 [J]. 中华中医药学刊,2004,22(5):942-943.

175. 吉万波,刘冠虹,刘锦涛,等.股密葆方对大鼠激素性股骨头坏死血管修复影响的实验研究 [J]. 中国骨质疏松杂志,2014(10):1148-1153.

176. 潘珊珊,江蓉星,郭小平,等.活血通络汤中药对激素性股骨头坏死造模家兔中 BMP2 和 Jagged1 表达的影响 [J]. 辽宁中医杂志,2016(3):636-639.

177. 钱智斌,江蓉星,王培荣.活血通络汤对 SANFH 家兔血浆 ET、BGP 影响的实验研究 [J]. 西南国防医药,2013,23(11):1161-1164.

178. 田能,孔祥英,万蓉,等.健脾活血方对激素性股骨头坏死血管内皮生长因子表达的影响 [J]. 中国实验方剂学杂志,2010,16(2):48-51.

179. 郝志勇,苗成喜,陈继宗.髋关节间隙 CT 测量(附外伤性髋关节半脱位 18 例对照)[J]. 实用放射学杂志,2003,19(9):857-858.

180. 刘召勇.中医辨证治疗儿童髋关节滑膜炎 66 例 [J]. 中医研究,2006,19(10):44-45.

181. 尹航,张锡庆,王晓东,等.急性髋关节一过性滑膜炎的诊断与治疗 [J]. 苏州大学学报(医学版),2007, 27(3):483-484.

182. Lockhart GR,Longobardi YL,Ehrlich M.Transient synovitis:lack of serologic evidence for ac132ute parvovirus B-19 or human herpesvirus-6 infection[J].Journal of Pediatric Orthopedics,2014,9(6):157-158.

183. 张鑫.高频超声对儿童髋关节滑膜炎的诊断价值 [J]. 实用医技杂志,2012(9):928-929.

184. 刘宝萍,覃均昌,隋萍,等.超声动态研究小儿髋关节一过性滑膜炎[J].临床小儿外科杂志,2004,3(4):256-258.

185. 王嵩峰.手法复位配合中药外治小儿髋关节滑膜炎78例[J].中医外治杂志,2007,16(4):26-27.

186. 周明浩,郑玉文.手法治疗髋关节一过性滑膜炎44例[J].中国中医药科技,2010,17(2):179-180.

187. 徐金鹏.针灸配合推拿治疗弹响髋12例[J].中国针灸,2008,28(3):227.

188. Wahl CJ,Warren RF,Adler RS,et al.Internal coxa saltans(snapping hip)as a result of overtraining:a report of 3 cases in professional athletes with a review of causes and the role of ultrasound in early diagnosis and management[J].American Journal of Sports Medicine,2004,32(5):1302-1309.

189. 王鹏建,李超,张超,等.髌骨骨折的分型及其临床应用[J].中国骨与关节损伤杂志,2007,22(8):656-657.

190. 唐承杰,杜亮.中医郑氏手法治疗促进髌骨骨折术后膝关节功能恢复临床研究[J].亚太传统医药,2016,12(14):128-129

191. 申爱成.中西医结合治疗髌骨骨折对膝关节功能的影响[J].现代中西医结合杂志,2014,23(10):1082-1084.

192. 王金亮.中药熏洗联合功能锻炼治疗髌骨骨折术后膝关节僵硬的临床疗效[J].中国医药指南,2016(4):183-184.

193. Lin T,bu J,Xiao B,et al.Comparison of the outcomes of cannu-lated screws vs.modified tension band wiring fixation techniques in the management of mildly displaced patellar fractures[J].BMC Musculoskelet Disord,2015,16(1):282.

194. Dickens AJ,Salas C,Rise L,et al.Titanium mesh as a low-profile alternative for tension-band augmentation in patella fracture fixation:A biomechanical study[J].Injury,2015,46(6):1001-1006.

195. 郭恒冰,张平,章耀华,等.Cable Pin环扎固定与聚髌固定治疗老年髌骨粉碎骨折的比较[J].中国矫形外科杂志,2017,25(14):1316-1319.

196. 李立志,张晓瑞.胫骨平台骨折的分型及进展[J].实用骨科杂志,2007,4(15):219.

197. 张国柱,蒋协远,王满宜.CT扫描对胫骨平台骨折分型及治疗的影响[J].中华创伤骨科杂志,2006,8(4):326-329.

198. Jiang R,Luo CF,Zeng BF.Biomechanical evaluation of different fixation methods for fracture dislocation involving the proximal tibia[J].Clin Biomech(Bristol,Avon),2008,23(8):1059-1064.

199. Luo CF,Jiang R,Hu CF,et al.Medial double-plating for fracture dislocations involving the proximal tibia[J].Knee,2006,13(5):389-394.

200. 罗从风,胡承方,高洪,等.基于CT的胫骨平台骨折的三柱分型[J].中华创伤骨科杂志,2009,11(3):201-205.

201. Burdin G.Arthroscopic management of tibial plateau fractures:surgical technique[J].Orthop Traumatol Surg Res,2013,99(1 Suppl):S208-S218

202. 罗运彬,罗雪华.中医综合方案治疗胫骨平台骨折80例[J].实用中医药杂志,2014,30(10):941.

203. 芦盛贞,彭夏红.中药熏洗湿热敷对胫骨平台骨折术后恢复的效果观察[J].上海医药,2014,35(23):22-27.

204. 李立志,张晓瑞.胫骨平台骨折的分型及进展[J].实用骨科杂志,2007,15(4):218-219.

205. 农文海.胫骨平台骨折的诊断及治疗研究进展[J].中外医学研究,2016,14(15):158-159

206. 范寿华.手法整复小夹板固定治疗闭合性胫骨骨折[J].中国骨伤,2009,22(10):775-776.

207. Gómez-Benito MJ,Fornells P,García-Aznar JM,et al.Computational comparison of reamed versus undreamed

intramedullary tibial nails[J].J Orthop,Res,2007,25(2):191–200.

208. 刘印文,匡勇,顾新丰,等.手法闭合复位结合 MIPPO 技术治疗胫骨骨折 56 例临床研究 [J].中国骨伤,2013,26(3):248–251.

209. 李元贞,潘莉,任学通,等.手法整复小夹板固定治疗闭合性胫腓骨骨折 [J].中医正骨,2010,22(10):46–47.

210. 赵快平.胫腓骨开放性骨折的治疗进展 [J].南华大学学报·医学版,2007,35(2):287–288.

211. Guilbert S,Chassaing V,Radier C,et al.Axial MRI index of patellar engagement:a new method to assess patellar instability[J].Orthop Traumatol Surg Res,2013,99(8 Suppl):S399–S405.

212. Park HJ,Ahn JH,Kim SS,et al.A new assessment of patellar instability using coronal magnetic resonance images of the patella superimposed on the femur and its clinical utility[J].J Comput Assist Tomogr,2013,37(3):470–474.

213. Earhart C,Patel DB,White EA,et al.Transient lateral patellar dislocation:review of imaging findings,patellofemoral anatomy,and treatment options[J].Emerg Radiol,2013,20(1):11–23.

214. Dejour D,Ferrua P,Ntagiopoulos PG,et al.The introduction of a new MRI index to evaluate sagittal patellofemoral engagement [J].Orthop Traumatol Surg Res,2013,99(8 suppl):S391–S398.

215. 苏守文,史德海,李智勇,等.保守和手术治疗急性髌骨脱位的 Meta 分析 [J].中山大学学报（医学科学版）,2014,35(4):624–631

216. Stefancin JJ,Parker RD.First-time traumatic patellar dislocation:a systematic review[J].Clin Orthop Relat Res,2007,455:93–101.

217. 孙正宇,李箭.膝关节脱位合并多发韧带损伤患者血管神经损伤诊治的研究进展 [J].中国骨与关节杂志,2015,4(12):978–983.

218. 李进取,王文波.膝关节脱位多韧带损伤临床研究进展 [J].国际骨科学杂志,2012,33(4):254–257

219. 徐云钦,严世贵.创伤性膝关节脱位失稳性的检查与治疗 [J].中国骨伤,2008,21(3):204–206.

220. 沈素红,李平.高频超声检查对膝骨关节炎的诊断价值 [J].中医正骨,2012,24(7):27–28.

221. 王学宗,郑星新,曹月龙,等.全膝关节磁共振成像积分对膝骨关节炎诊断价值的探讨 [J].中国骨伤,2012,25(5):364–368.

222. 韩凌,赵培刚.针刀整体松解术治疗膝痹 47 例临床观察 [J].长春中医药大学学报,2011,27(6):1022.

223. 王庆甫,张雷,殷岳杉.小针刀疗法改善膝关节患者膝关节功能临床观察 [J].北京中医药大学学报,2008,15(4):14–16.

224. 吴广文,郑春松,李西海.电针对实验性膝骨关节炎大鼠软骨细胞凋亡及软骨基质的影响 [J].康复学报,2017,27(5):22–27.

225. 陈幼楠.针刀松解法对膝骨关节炎大鼠中枢镇痛作用影响的研究 [D].北京:北京中医药大学,2010.

226. 嵇波.针刀松解法与电针对膝关节大鼠中枢啡肽类物质影响的比较 [J].上海中医药大学学报,2011,25(4):83–85.

227. 王秀珍,王新武,刘万成,等.自拟补肾壮骨方口服治疗膝关节骨性关节炎临床研究 [J].河北医学,2013,19(10):1584–1585.

228. 白克昌,缠双鸾.三藤海桐皮汤局部熏洗治疗膝关节骨性关节炎 67 例 [J].中药外治杂志,2013,22(1):14–15.

229. 范智超.针刀配合中药离子导入治疗膝骨关节炎疗效观察 [J].上海针灸杂志,2010,29(9):604–605.

230. 刘康,田丽芳.针刺内关、太冲穴治疗膝骨性关节炎 [J].中国针灸,2013,33(2):105–108

231. 邓启龙,武欢,孙国杰,等.关节对应取穴针刺结合运动疗法治疗膝骨性关节炎 [J].世界中医药,2013,

8(1):76–77.

232. 任秀梅,曹锦瑾,沈雪勇.艾灸治疗膝骨性关节炎随机对照研究[J].中国针灸,2011,31(12):1057–1061.

233. 杜静,李亚洁,李全,等.寒痹散穴位贴敷联合按摩治疗膝骨性关节炎的效果观察[J].护理学报,2013,20(6B):1–4.

234. 杨济,何名江.手法治疗退行性膝骨关节炎[J].中国骨伤,2012,25(5):411–412.

235. 赵金华,杨仲立,韦贵康.三步推拿手法治疗老年膝骨性关节炎38例临床观察[J].云南中医中药杂志,2011,32(1):47–48.

236. 张文扬,苏春涛.疏筋逐湿汤结合松筋回旋手法治疗膝骨性关节炎临床观察[J].光明中医,2013,28(11):25–26.

237. 庞坚,曹月龙,郭朝卿,等."石氏手法"治疗膝骨性关节炎的临床疗效回顾性分析[J].时珍国医国药,2013,24(8):1936–1937.

238. 郑青松."痹灵膏"治疗痹证220例[J].中国医药学报,2004,19:42

239. 文明昌,李坤.中草药外洗治疗痹证203例临床观察[J].贵阳中医学院学报,2002,24(1):55.

240. 李兴岭.中药熏洗治疗膝骨性关节炎72例[J].中国中医急症,2009,18(5):820–821.

241. 周淳.吴军豪.逐痰清营方治疗膝关节滑膜炎临床研究[J].上海中医药杂志,2011,45(5):67–68

242. 苏林冲.接骨膏外敷治疗膝骨关节炎临床观察[J].湖北民族学院学报(医学版),2009,26(2):42–43.

243. 范智超.针刀配合中药离子导入治疗膝骨关节炎疗效观察[J].上海针灸杂志,2010,29(9):604–605.

244. 陈勉,廖增年,陈爱霖.中药内服外敷治疗髌骨软化症[J].福建中医药,1995,26(5):24.

245. 杨凤云,许鸿照.阳和汤加减治疗髌骨软化症120例报告[J].江西中医药,2000,31(1):34.

246. 郝军,李冬冬.中医药治疗髌骨软化症风寒湿痹型76例疗效观察[J].中医临床研究,2013,5(24):83–84.

247. 李文华.手法结合腾药治疗髌骨软化症疗效观察[J].中医药临床杂志,2006,18(6):580–581.

248. 方戟,汪大金,孙鑑,等.杜良先内外合治晚期髌骨软化症临床经验[J].中医外治杂志,2015,24(3):62–63.

249. 程子君.针刺治疗髌骨软化症30例[J].上海针灸杂志,2002,21(2):43.

250. 张世亮,孙书华,于文霞,等.透针治疗髌骨软骨软化症100例[J].河北中医,2001,23(6):456–457.

251. 王爱华,王桂香,李爱民,等.蜡针治疗髌骨软骨软化症20例临床观察[J].中国运动医学杂志,1995,35(3):191–192.

252. 蔡国伟,吴敦海,杨蓓苓.温针治疗髌骨软骨软化症40例疗效观察[J].江西中医药,1994,25(6):46.

253. 刘保成,喻秀兰.温针围刺治疗髌骨软化症临床研究[J].针灸临床杂志,2001,17(1):45–46.

254. 程建东.创面电针治疗髌骨软化症32例[J].中国针灸,1996,48(10):38.

255. 阮志忠,陈朝明.针刺夹脊穴治疗髌骨软骨软化症34例临床观察[J].江苏中医药,2003,24(11):46–47.

256. 蒋李青,董黎.强手法治疗髌骨软化症50例[J].浙江中医学院学报,2001,25(5):41–42.

257. 戴七一,韦贵康.手法治疗髌骨软化症疗效观察及机理探讨[J].广西中医药,2002,25(2):17–18.

258. 齐辉明,杨超,周海波,等.推拿手法治疗髌骨软骨软化症216例疗效观察[J].河北中医,2014,36(10):1524–1590.

259. 白卫东,娄思权.半月板损伤几种诊断方法的评价——物理诊断、关节造影、B超、MRI与关节镜诊断比较[J].骨与关节损伤杂志,1995,10(1):1–7.

260. 王继往.中医治疗膝关节半月板损伤[J].中国伤残医学,2013,21(11):86–88.

261. 路力为.推拿治疗半月板损伤52例观察[J].实用中医内科杂志,2005,19(6):583–584.

262. 晋松,陈敏,张春霞,等.半月板损伤的针灸治疗[J].针灸临床杂志,2005,21(12):5–6.

263. 刘佳宁.超声检查在半月板损伤诊断中的应用价值[J].中国实用医药,2017,12(12):63–64.

264. 胡迪,任睿双.补肾壮骨汤为主治疗肾气不足型膝半月板损伤的临床研究[J].陕西中医,2016,37(11):1490-1491.

265. 何才勇,叶友萍.中药结合康复锻炼治疗简单膝关节后交叉韧带损伤的临床研究[J].新中医,2009,41(6):53-55.

266. 何世洪.国人内侧髌股韧带的解剖学研究及其临床意义[D].泸州:泸州医学院,2014.

267. 戴城梁.髌骨外侧软组织的解剖学研究[D].石家庄:河北医科大学,2015.

268. 施文佳,陈绍军,徐昭乐,等.桃红四物汤治疗急性交叉韧带断裂膝关节肿痛35例[J].江西中医药,2018,49(1):43-45.

269. 潘孝云,温宏,刘忠堂,等.针刺在治疗膝关节前交叉韧带断裂中的应用[J].中医正骨,2012,24(11):11-13.

270. 李嘉祥,黄中强.中药内服外用对关节镜下膝前交叉韧带重建术后早期康复的影响[J].长春中医药大学学报,2017,33(2):292-295.

271. 何建华.按摩结合外敷中药和超短波理疗治疗急性膝关节侧副韧带损伤分析[J].按摩与康复医学,2005,21(8):25

272. 杨晓鸿.电针治疗膝关节侧副韧带损伤的疗效观察[J].中国医疗前沿,2011,6(13):4,13.

273. 刘春山,高庆霞,赵瑞国.针刺治疗膝关节侧副韧带损伤860例[J].人民军医,2010,53(1):59.

274. 董自斌,程开胜,姜守信,等.小针刀治疗膝侧副韧带损伤80例[J].针灸临床杂志,1995,11(4):12-13.

275. 黄松.中药配合推拿治疗膝关节侧副韧带损伤86例[J].实用中医药杂志,2001,17(10):13.

276. 赵国友,张鹏飞,小针刀配合中药治疗内侧副韧带损伤[J].吉林中医药,2005,25(12):40.

277. 古远美.观察消肿止痛、活血化瘀类中药外敷治疗膝关节滑膜炎的疗效[J].内蒙古中医药,2016,35(14):120-121.

278. 王安祥,赵允涛.奇穴针刺治疗膝关节滑膜炎积液50例[J].宁夏医学杂志,2004,26(4):240.

279. 吴芝兴,董黎强,倪克锋.推拿并中药外敷治疗慢性膝关节滑膜炎疗效分析[J].中国临床康复,2002,6(8):1181.

280. 苏玉亭.中药熏蒸治疗膝关节滑膜炎的疗效观察[J].天津药学,2013,25(4):50-51.

281. 曹晓玲,王小兵.内服外用中药治疗膝关节滑膜炎[J].陕西中医学院学报,2008,31(5):40-41

282. 薛梅.徐庆云.膝关节滑膜皱襞综合征的MRI诊断[J].浙江实用医学,2009,14(6):504-505.

283. 董启榕,汪益.膝关节磁共振成像与关节镜图谱[M].郑州:郑州大学出版社,2004:128.

284. 李跃,刘帅,安淑红.膝关节滑膜皱襞综合征及相关的解剖学观测[J].泰山医学院学报,2008,29(8):589-590.

285. 杨海涛,谢光友,肖智博,等.膝关节髌内侧滑膜皱襞正常及病理性滑膜皱襞综合征MRI表现[J].临床放射学杂志,2013,32(10):1467-1470.

286. 易智,凌鸣.关节镜下滑膜皱襞切除术治疗滑膜皱襞综合征52例临床分析[J].中国内镜杂志,2003,9(12):4-5.

287. 徐文坚.骨骼基本病变的影像学表现[J].中国中西医结合影像学杂志,2010,8(1):95-97.

288. 宋卫东,李德,刘尚礼,等.膝关节内侧滑膜皱襞综合征的关节镜诊治[J].中华关节外科杂志,2010,4(1):47-51.

289. 陈建锋,熊昌源,郭质彬.小针刀松解配合中药熏洗治疗滑膜皱襞综合征[J].中国中医骨伤科杂志,2003,11(5):35-36.

290. 王基萍,丛培军,王春叶,等.针刀为主综合治疗膝关节滑膜皱襞综合征170例[J].中医外治杂志,2007,16(7):26-27.

291. 赵磊 . 中西医结合治疗膝关节创伤性滑膜炎 57 例 [J]. 中外医疗，2011，30（13）：60.

292. 黄哲元，袁志 . 膝关节纤维化 [J]. 临床骨科杂志，2009，12（6）：691-692.

293. Jerosch J，Aldawouy AM.Arthroscopic treatment of patients with moderate arthrofibrosis after total knee replacement[J].Knee Surg Sports Traumatol Arhrosc，2007，15（1）：71-77.

294. 周保军，胡开泰，魏玉峰，等 . 膝关节纤维性僵直关节镜下松解的临床疗效 [J]. 临床骨科杂志，2010，13（3）：286-288.

295. 邵海波，吴红 . 艾灸对初次人工全膝关节置换术后疼痛及关节功能恢复影响的临床疗效观察 [J]. 黔南民族医专学报，2015，28（4）：254-256.

296. 童丽利，周玲霞，张丽娟，等 . 社会支持对髋关节置换术后康复的影响 [J]. 现代中西医结合杂志，2005，14（13）：1749-1750.

297. 张友忠 . 针刀治疗全膝关节置换术后伸直僵硬 3 例 [J]. 中国冶金工业医学杂志，2012，29（6）：694-695.

298. 毕海勇，宫晶晶，赵中原，等 . 全膝关节置换术后的康复治疗 [J]. 中华物理医学与康复杂志，2003，25（10）：621-622.

299. 吴贵根，李军，刘川 . 推拿按摩治疗踝关节损伤的研究进展 [J]. 光明中医，2010，25（8）：1536-1537.

300. 厉驹，何帮剑，童培建 . 膝关节伸直位僵硬的人工关节置换治疗 [J]. 临床骨科杂志，2012，15（2）：145-147.

301. 石优宏，蔡桦 . 中医推拿在全膝关节置换术后康复中的应用概况 [J]. 中医正骨，2011，23（12）：69-72.

302. 潘骏，武垚森，Philippe Neyret. 全膝关节置换术后膝关节僵硬的治疗 [J]. 中医正骨，2010，22（5）：31-33.

303. 方锐，孟庆才，邹全，等 . 中医推拿在全膝关节置换术后康复应用的临床研究 [J]. 中国中医骨伤科杂志，2008，17（8）：6-8，11.

304. 翟伟韬，戴号，王凌椿 . 中医手法在僵硬膝人工全膝关节置换术术后关节活动度恢复中的应用 [J]. 河北中医，2012，34（12）：1835-1837.

305. 童培建，厉驹，季卫锋 . 全膝关节置换术后僵硬麻醉下手法松解术 [J]. 中国骨伤，2005，18（9）：572.

306. 刘桂花 . 中药离子导入对全膝关节置换术后疼痛和肿胀的影响 [J]. 河北中医，2014（4）：499-501.

307. 岳勇，赵东风，葛杰，等 . 康复训练在人工全膝关节置换术中的作用 [J]. 中国临床康复，2004，8（5）：828-829.

308. 蒋嘉，温洪，周权，等 . 不同镇痛方法对膝关节置换术术后疼痛和功能恢复的影响 [J]. 临床麻醉学杂志，2014，30（5）：437-440.

309. 李世琪，邹磊 . 三种镇痛方法对膝关节置换术后疼痛和膝关节主动屈曲活动度的影响 [J]. 陕西医学杂志，2015（3）：325-327.

310. 赵敦旭 . 陈旧性跖跗关节脱位的足弓重建 [J]. 中国修复重建外科杂志，2009，23（7）：886-887.

311. 朱仕文，杨明辉，武勇 . 跟骨关节内骨折的诊断与治疗 [J]. 中华创伤骨科杂志，2006，8（5）：472-474.

312. 于文超，李刚 . 跟骨骨折的治疗进展 [J]. 中西医结合研究，2011，3（5）：260-261.

313. Brunner A，Müller J，Regazzoni P，et al.Open Reduction and Internal Fixation of OTA Type C2-C4 Fractures of the Calcaneus with a Triple-plate Technique[J].Journal of Foot & Ankle Surgery，2012，51（3）：299-307.

314. 鲁卫华 . 微型外固定支架治疗复杂性跖趾骨骨折的临床研究 [J]. 世界最新医学信息文摘：连续型电子期刊，2016，16（34）：47-48.

315. 何恩荣，杨小华 . 两种内固定方法治疗跖骨骨折的疗效比较 [J]. 生物骨科材料与临床研究，2015，12（3）：75-76.

316. 黄培镇，黄学员，董航，等 . 克氏针锚钉张力带治疗第五跖骨基底部粉碎性撕脱骨折 [J]. 中国修复重建外科杂志，2015，29（6）：785-786.

317. Macmahon PJ,Dheer S,Raikin SM,et al.MRI of injuries to the first interosseous cuneometatarsal(Lisfranc) ligament[J].Skeletal Radiology,2009,38(3):255–260.

318. 孙文山.分期运用中药熏洗治疗踝关节扭挫伤[J].中医正骨,2003,15(1):38–39.

319. 许建峰,林瑞珠,席朝垒,等.针刺运动疗法治疗急性踝关节扭伤 30 例[J].陕西中医学院学报,2014(1):56–58.

320. 刘金颖.毫针围刺配合中药热敷治疗踝关节扭伤 80 例[J].黑龙江中医药,2013,43(4):49.

321. 阮炳炎.毫火针治疗陈旧性踝关节扭伤 32 例[J].中国医药科学,2013(19):107–108.

322. 曾小香,梁进娟.输穴刺络拔罐治疗急性踝关节扭伤临床观察[J].上海针灸杂志,2006,25(3):25–26.

323. 蔡小莉.电针加 TDP 治疗踝关节扭伤 260 例[J].光明中医,2012,27(4):763–764.

324. 吉健友.针刺跗骨窦治疗踝关节扭伤的临床观察[J].中国针灸,2004,24(10):679–680.

325. 王文燕.外用中药分期治疗踝关节扭伤的临床研究[J].山东体育学院学报,2001,17(3):36–37.

326. 宋鸿权.推拿治疗踝关节扭伤 98 例报告[J].浙江临床医学,2002,4(10):769.

327. 沈建冲.刺血中药外贴治疗踝关节扭伤[J].中医外治杂志,2001,10(1):43.

328. 慈勤仁,王岩红,解乐青.散刺拔罐合中药烫洗治疗踝关节侧副韧带损伤[J].中医外治杂志,2002,11(6):47.

329. 吴镇林.手法整复配合中药外敷治疗急性踝关节扭伤 35 例报告[J].右江民族医学院学报,2007,29(4):563.

330. 杨利华.缪刺治疗急性踝关节扭伤 45 例[J].中国中医药科技,2012,19(2):106.

331. 张先锋.磁圆针为主治疗踝关节扭伤 43 例[J].中国针灸,2006,26(4):272.

332. 张延昭,赵春棣.赤凤迎源针法治疗急性踝关节扭伤[J].中国针灸,2011,31(6):486.

333. 刘渝松,王建.中药外敷配合刺络拔罐治疗急性踝关节扭伤 68 例[J].实用中医药杂志,2002,18(4):40.

334. 木荣华.针刀配合手法治疗陈旧性外踝关节损伤 120 例[J].中国骨伤,2002,15(11):685.

335. 高军权.平衡针结合中药外敷治疗踝关节扭伤 65 例[J].针灸临床杂志,2010,26(4):28–29.

336. 郑全成,王磊.针刺肩髃穴治疗外踝关节扭伤疗效观察[J].海南医学院学报,2010,16(5):600–601.

337. 梁东升.推拿配合中药熏洗治疗跗管综合征 200 例[J].河南中医,2007,27(8):61–62.

338. 王延根.舒筋活血汤结合外敷舒筋膏治疗跗管综合征 83 例[J].吉林中医药,2006,26(2):33.

339. 谢灵康.中药熏洗法治疗跗管综合征 31 例[J].江苏中医药,2003,24(10):21.

340. 覃一珏,覃光地,张大国.针灸联合中药熏洗治疗足底筋膜炎疗效观察[J].现代中西医结合杂志,2017,26(7):747–749.

341. 侯玉文,宋晓勇.苏木洗剂治疗跖筋膜炎疗效观察[J].中国现代医生,2012,50(24):75.

342. 王朝鲁,王雪林,图雅.针刀疗法治疗跖筋膜炎疗效观察[J].现代中西医结合杂志,2014(34):3778–3781.

343. 田量.推拿治疗跖筋膜炎 109 例[J].光明中医,2014,29(12):2603–2604.

344. 钱山海,陈雷.温针灸配合中药熏洗治疗足底筋膜炎疗效观察[J].上海针灸杂志,2015(4):362–363.

345. 金贞爱,金正勇.佝偻病的诊治研究进展[J].中国妇幼保健,2010,25(28):4161–4164.

346. 王拥军,谢雁鸣,王永炎,等.补肾益精法防治原发性骨质疏松症的疗效机制和推广应用[J].中国科技奖励,2015(6):66–67.

347. 葛继荣,郑洪新,万小明,等.中医药防治原发性骨质疏松症专家共识 (2015)[J].中国骨质疏松杂志,2015(9):1023–1028.

348. 王拥军."肾藏精"藏象理论与实践[M].北京:人民卫生出版社,2016.

349. Kramer I,Halleux C,Keller H,et al.Osteocyte Wnt/beta–catenin signaling is required for normal bone homeostasis[J].Molecular & Cellular Biology,2010,30(12):3071.

350. Tang DZ,Hou W,Zhou Q,et al.Osthole stimulates osteoblast differentiation and bone formation by activation of β‑Catenin‑BMP signaling[J].Journal of Bone & Mineral Research,2010,25(6):1234‑1245.

351. 张明发,高建华,沈雅琴.女贞子及其活性成分的骨骼肌药理作用研究进展[J].药物评价研究,2017,40(4):571‑576.

352. 郭鱼波,马如风,王丽丽,等.女贞子治疗骨质疏松作用及其机制的研究进展[J].中草药,2016,47(5):851‑856.

353. 杨真,侯建明.糖尿病合并骨质疏松症的中西医治疗进展[J].中医临床研究,2013(1):119‑120.

354. Ghodsi M,Larijani B,Keshtkar AA,et al.Mechanisms involved in altered bone metabolism in diabetes:a narrative review[J].Journal of Diabetes & Metabolic Disorders,2016,15(1):52.

355. Alamdari A,Mozafari R,Tafakhori A,et al.An inverse association between serum vitamin D levels with the presence and severity of impaired nerve conduction velocity and large fiber peripheral neuropathy in diabetic subjects[J].Neurological Sciences,2015,36(7):1121‑1126.

356. Ghosh M,Majumdar SR.Antihypertensive medications,bone mineral density,and fractures:a review of old cardiac drugs that provides new insights into osteoporosis[J].Endocrine,2014,46(3):397‑405.

357. 施杞."肾"藏象理论及其在骨代谢疾病中的应用[J].上海中医药大学学报,2012,1(26):4‑7.

358. 张宁,刘世巍,任可,等.补肾活血法对肾性骨病患者全段甲状旁腺素与骨特异性碱性磷酸酶的影响[J].现代中医临床,2005,12(4):1‑3.

359. 张霄,杜怡峰.甲状腺功能亢进症的神经系统并发症[J].临床神经病学杂志,2016,29(4):313‑315.

360. 苏雁,王立平,李洋,等.甲状腺功能亢进与骨质疏松临床关系的研究[J].系统医学,2016,1(12):1‑4.

361. 吕珊,周跃,柴淑芳,等.中药塌渍联合远红外线照射治疗甲状腺功能亢进症临床疗效观察30例[J].中国医学创新,2014,11(9):87‑89.

362. 王秋虹,易泳鑫,林兰.中医药治疗甲状腺功能亢进症的临床研究进展[J].世界中医药,2015,10(3):464‑467.

363. 王勇,胡新杰,任伯绪.影像学对原发性甲状旁腺功能亢进骨病的诊断价值[J].医学影像学杂志,2014,24(2):205‑208.

364. 刘奎,李月红.继发性甲状旁腺功能亢进的中医证型探究[J].光明中医,2016,31(8):1089‑1090.

365. 李志敏.甲状旁腺切除术治疗尿毒症继发性甲状旁腺机能亢进症的临床分析[J].中国卫生标准管理,2015,6(29):38‑39.

366. 魏绍山.风湿性关节炎的中西医治疗方法对比分析[J].光明中医,2016,31(4):554‑555.

367. 王帅,卞华.中医学对类风湿性关节炎的认识及诊治思路[J].辽宁中医杂志,2017(8):1618‑1619.

368. 崔旻,刘继霞,李秀英,等.针刺治疗类风湿性关节炎的临床观察[J].中国中医药现代远程教育,2014(12):74.

369. maoka A,Zhang L,Kuboyama N,et al.Reduction of IL‑20 Expression in Rheumatoid Arthritis by Linear Polarized Infrared Light Irradiation[J].Laser Therapy,2014,23(2):109‑14.

370. 磨红,马宗伯,吴成龙.类风湿关节炎治疗研究进展[J].内科,2017,12(3):334‑337.

371. 张爱明,李青,蔡林,等.强直性脊柱炎临床病理分期与疼痛缓解程度的临床应用研究[J].生物骨科材料与临床研究,2016,13(3):59‑62.

372. 韦锐斌,李拥军,郭玉荣,等.八段锦改善强直性脊柱炎患者躯体功能的价值[J].北方药学,2012,9(6):67‑68.

373. 潘彩彬,刘献祥.强直性脊柱炎之"偻痹"病名考[J].风湿病与关节炎,2015(4):57‑59.

374. 张巍云,陈卫国,王新春.督灸药粉督灸法治疗强直性脊柱炎临床疗效观察[J].中华中医药杂志,

2009(5):686–687.

375. 张洪瑞.现代医学对痛风性关节炎发病机制的认识分析[J].中国实用医药,2017,12(6):196–197.

376. 张艳,张毅.中药内治痛风性关节炎现状[J].湖南中医杂志,2016,32(10):198–201.

377. 许明辉,何海燕.针灸治疗痛风性关节炎研究进展[J].中华针灸电子杂志,2016(1):21–24.

378. 秦天楠,艾元飘,汪学良,等.中医外治法治疗痛风性关节炎进展[J].风湿病与关节炎,2017,6(8):72–75.

379. 郑立卿,张力,董晓华,等.蛇床子素药理作用研究进展[J].神经药理学报,2013(6):29–35.

380. 王国栋,王学超,刘赟,等.温经止痛膏治疗膝关节骨性关节炎的临床研究[J].中国中医骨伤科杂志,2014(1):20–22.

381. 田京,孙季萍.血友病性关节炎治疗进展[J].国际骨科学杂志,2009,30(2):98–100.

382. 刘征宇.古代中医治疗骨肿瘤的历史考察[J].中国中医基础医学杂志,2012(3):251–252.

383. 黄满玉,古建立,李东升,等.恶性骨肿瘤的中医治疗经验浅谈[J].辽宁中医杂志,2011(7):1331–1334.

384. 马秀才,熊蠡茗,傅德皓,等.华蟾素诱导骨肉瘤细胞凋亡及其机制[J].中国中医骨伤科杂志,2015(8):6–10.

385. 王学谦,侯炜,董海涛,等.芪珍胶囊与化疗联合治疗恶性肿瘤的多中心随机对照临床研究[J].中华中医药杂志,2015(6):1968–1971.

386. 华莹奇,蔡郑东.骨样骨瘤的治疗从巨创到微创从微创到无创的演变[J].中国骨与关节杂志,2017,6(6):475–477.

387. Napoli A,Anzidei M,Marincola B C,et al.MR imaging–guided focused ultrasound for treatment of bone metastasis[J].Radiographics A Review Publication of the Radiological Society of North America Inc,2013,33(6):1555–1568.

388. 陈锦州.射频消融在骨肿瘤中的应用及研究进展[J].医学综述,2010,16(23):3591–3593.

389. 方楚玲,田京.多发性骨软骨瘤发病机制的研究进展[J].实用医学杂志,2014(4):653–655.

390. 陈木养,任方贤,黄永腾,等.多发性骨软骨瘤病的临床特点及影像诊断[J].局解手术学杂志,2017,26(6):445–449.

391. 吴瑞宏,霍克曼,牛晓辉,等.骨肿瘤:影像学诊断实用指南[M].天津:天津科技翻译出版有限公司,2014.

392. 杨虎,卢荟.内生软骨瘤综合诊治进展[J].浙江中西医结合杂志,2016,26(9):877–880.

393. Schaller P,Baer W.Operative treatment of enchondromas of the hand:Is cancellous bone grafting necessary?[J].Scandinavian Journal of Plastic & Reconstructive Surgery,2009,43(5):279–285.

394. Salunke P,Sinha R,Khandelwal N K,et al.Primary intraosseus cavernous hemangioma of the skull base[J].British Journal of Neurosurgery,2010,24(1):84.

395. 杨海南,何广明,吴辉,等.神经鞘瘤的X线和MRI表现及诊断价值[J].安徽医学,2016,37(10):1222–1224.

396. 郭建新,高珂,祁磊,等.神经鞘瘤中miR-10b基因表达和甲基化水平分析[J].西安交通大学学报(医学版),2018,39(1):97–101.

397. 陈明,王艳芹,辛顺宝,等.四肢软组织神经鞘瘤MRI表现及临床特征分析与中医方证研究[J].世界中西医结合杂志,2016,11(10):1425–1428.

398. Blay J,Chawla S P,Broto J M,et al.Denosumab safety and efficacy in giant cell tumor of bone(GCTB):Interim results from a phase Ⅱ study[J].Journal of Clinical Oncology,2011,29(15):901–908.

399. 肖红根,夏厚纲,李国威,等.中西医结合治疗膝关节骨巨细胞瘤12例[J].实用中医内科杂志,2012,26(3):63–64.

400. 苏海涛, 石宇雄, 许少健, 等. 中西医结合治疗膝关节骨巨细胞瘤 [J]. 甘肃中医学院学报, 2003(1): 28-29.

401. Jobe CM, Raza A, Zuckerman L.Pigmented villonodular synovitis: extrasynovial recurrence[J].Arthroscopy the Journal of Arthroscopic & Related Surgery, 2011, 27(10): 1449-1451.

402. 陈超勇, 黄连花, 李鹏, 等. 关节镜配合桃红四物汤治疗膝关节色素沉着绒毛结节性滑膜炎 36 例 [J]. 河南中医, 2016, 36(4): 709-711.

403. 黄臻, 阮红良, 董克芳, 等. 消栓饮合关节镜下滑膜切除术治疗膝关节色素沉着绒毛结节性滑膜炎 16 例 [J]. 湖南中医杂志, 2016, 32(5): 97-98.

404. 贺军. 固本涤痰逐瘀丸治疗儿童骨囊肿 29 例临床观察 [J]. 中医药导报, 2010, 16(6): 54-55.

405. 劳永锵, 黎清斌, 王明爽, 等. 开窗病灶刮除灭活植骨 PFNA 内固定治疗股骨近端骨囊肿 35 例 [J]. 中国中医骨伤科杂志, 2017(4): 52-54.

406. 张旭晨. 孤立性骨囊肿的 3 种治疗方法疗效评价 [D]. 杭州: 浙江大学, 2009: 1-45.

407. Anract P, De P G, Jeanrot C, et al.Malignant fibrous histiocytoma at the site of a previously treated aneurysmal bone cyst: a case report[J].Journal of Bone & Joint Surgery-american Volume, 2002, 84-A(1): 106-111.

408. 利洪艺, 温丽丽, 谢显彪, 等. 小剂量化疗与手术治疗儿童孤立性骨嗜酸性肉芽肿的效果比较 [J]. 中山大学学报 (医学科学版), 2017, 38(5): 693-698.

409. 刘洪, 全仁夫, 孙观荣, 等. 临床表现似胸椎结核的胸椎嗜酸性肉芽肿一例报告 [J]. 现代实用医学, 2012, 24(7): 835-836.

410. 王炜, 冯涛聚, 李肇兴, 等. 骨嗜酸性肉芽肿 5 例 X 线及 CT 表现分析 [J]. 慢性病学杂志, 2010, 12(7): 712-713.

411. 刘晓艳, 李晓玉, 邓晓慧, 等. 畸形性骨炎伴低血钙、低血磷一例 [J]. 中华骨质疏松和骨矿盐疾病杂志, 2017, 10(3): 284-289.

412. Guay-Bélanger S, Picard S, Gagnon E, et al.Detection of SQSTM1/P392L, post-zygotic mutations in Paget's disease of bone[J].Human Genetics, 2015, 134(1): 53-65.

413. 房凤岭, 任秀智, 毛国良. 骨纤维异样增殖症骨痛的治疗药物研究进展 [J]. 现代药物与临床, 2017, 32(7): 1388-1392.

414. 王文博, 王鸥. 骨纤维异常增殖症的发病机制及药物治疗 [J]. 中华骨质疏松和骨矿盐疾病杂志, 2014(4): 350-356.

415. 张波, 朱慧勇. 骨纤维异常增殖症的发病机制及治疗的研究进展 [J]. 吉林大学学报 (医学版), 2013, 39(5): 1081-1084.

416. Ottaviani G, Jaffe N, et al.The epidemiology of osteosarcoma[J].Cancer Treatment & Research, 2010(1), 152: 3-13.

417. Hickey M, Farrokhyar F, Deheshi B, et al.A Systematic Review and Meta-analysis of Intralesional Versus Wide Resection for Intramedullary Grade I Chondrosarcoma of the Extremities[J].Annals of Surgical Oncology, 2011, 18(6): 1705-1709.

418. Mei L T, Choong P F M, Dass C R.Anti-chondrosarcoma effects of PEDF mediated via molecules important to apoptosis, cell cycling, adhesion and invasion[J].Biochemical & Biophysical Research Communications, 2010, 398(4): 613-618.

419. 侯贝贝, 王妍, 张娟, 等. 软骨肉瘤 WIF-1 基因甲基化及 Wnt-5a 蛋白表达的临床病理意义 [J]. 山东大学学报 (医学版), 2013, 51(2): 70-74.

420. Crawford M D, Kim H T.New-onset synovial chondromatosis after total knee arthroplasty[J].Journal of Arthroplasty, 2013, 28(2): 1-4.

421. 史福东, 徐亚青, 刘仕杰, 等. 关节镜下治疗复杂膝关节滑膜软骨瘤病 21 例报告 [J]. 中国骨与关节杂志, 2012(5): 505-508.

422. Stanelle EJ, Christison-Lagay ER, Healey JH, et al.Pediatric and Adolescent Synovial Sarcoma: Multivariate Analysis of Prognostic Factors and Survival Outcomes[J].Annals of Surgical Oncology, 2013, 20(1): 73-79.

423. Giorgio V, Prono F, Graziano F, et al.Pediatric non alcoholic fatty liver disease: old and new concepts on development, progression, metabolic insight and potential treatment targets[J].Bmc Pediatrics, 2013, 13(1): 13-40.

424. 王宏伟, 陆江阳, 王晓虹, 等. 骨外软组织 Ewing 肉瘤的临床病理学分析 [J]. 中国癌症杂志, 2007, 17(1): 54-57.

425. 李红, 王晓梅, 王巍. 多发性骨髓瘤患者血清 IL-6、TNF-α 的水平变化和临床意义 [J]. 中国医药指南, 2013, 11(14): 252-253.

426. 邓利猛, 廖伟华, 王小宜, 等. 颅底脊索瘤的 CT、MRI 分析 [J]. 医学影像学杂志, 2010, 20(5): 624-626.

427. 李帅, 杨操, 杨述华, 等. 骶骨脊索瘤的手术治疗 (附 15 例报告)[J]. 中国骨与关节损伤杂志, 2011, 26(1): 17-20.

428. 陈康武, 杨惠林, 王根林, 等. 骶骨脊索瘤术后复发的相关因素分析 [J]. 中国矫形外科杂志, 2009, 17(21): 1613-1616.

429. 张小军, 王臻, 李靖. 3409 例骨关节肿瘤与瘤样病变统计分析 [J]. 中国骨与关节杂志, 2010, 9(3): 189-195.

第五篇

科研篇

第三十二章
科学研究概述

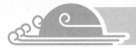

中华优秀传统文化是中华民族的突出优势，积淀着中华民族最深沉的精神追求，为中华民族生生不息、发展壮大提供了丰厚滋养。

党的十九大报告指出，中国特色社会主义文化，要坚持创造性转化、创新性发展，不断铸就中华文化新辉煌。创造性转化，就是要按照时代特点和要求，对那些至今仍有借鉴价值的内涵和陈旧的表现形式加以改造，赋予其新的时代内涵和现代表达形式，激活其生命力。创新性发展，就是要按照时代的新进步新进展，对中华优秀传统文化的内涵加以补充、拓展、完善，增强其影响力和感召力。

中医药事业在继承弘扬自身固有特色优势的过程中，应当按照新时代特点和要求加强中医研究，重视业内的学科交叉，丰富学科内涵，实现创造性转化。同时也应当加强研究中医，重视业外的学科交叉，吸收或借助现代生命科学发展的最新成就，研究并阐明乃至发现中医药科学内涵，实现创新性发展。

上海中医药大学脊柱病研究所自 2003 年成立以来，在施杞教授和王拥军教授的带领下，始终围绕中医药防治中医骨内科疾病方面，进行了一系列的临床和基础研究，遵循双向转化的思路与方法，即：源于临床，通过长期临床实践，活用流派精髓，总结基本经验和方药技术，形成优势方技，进一步通过现代临床试验研究和基础研究，探索中医药防治疾病规律，阐明疗效机制，形成新的创新成果，再反哺临床，提高疗效，推广社区，充分发扬中医药的特色优势，造福民众，实现"临床—实验—临床和社区"的双向转化轨迹。

团队以"提高并稳定临床疗效，降低复发率，进一步优化手术适应证，降低手术率与返修率，建立预防、治疗、康复、养生和治未病方案与转化应用体系"为总体研究目标，形成了"以经典的中医气血理论、肾精与肾骨理论、痰瘀理论和正虚邪实理论"为指导、以确有疗效的临床实践为支柱、以可靠的临床试验研究和深入的疗效机制研究为手段、以突破性的成果创新为导向、以科学的理论诠释为升华"的研究模式，将中医药学与生命科学、现代生物学、生物物理学、生物化学、生物信息学等有机结合，通过规范化的临床与基础研究及转化研究，探索其内在规律，实现了"由继承传统到现代创新，由经验技术到科学方法，由流派传承到学科建设"的历史性跨越，实现了中医骨内学的创造性转化和创新性发展，取得了一系列重要研究成果，从而建立了全国中医骨内科学示范研究基地，成为国家中医临床研究基地、教育部重点实验室、国家教育部"创新团队"、国家科技部重点领域"创新团队"建设单位。

在气血理论的指导下，开展了中医药防治椎间盘退变性疾病以及脊柱退行性性病变的系列研究。建立了 38 种脊柱退行性病变病理与病证结合的动物模型并进行了椎间盘退变机制研究。包括动静力失衡性、去双前肢诱导直立型、低头诱导型脊柱与椎间盘退变模型以及脊髓、神经根、椎动脉慢性压迫损伤与减压模型。提出"动力失衡为先，静力失衡为主"的脊柱力学失衡学说，成为脊柱退行性病变发病机制的新观点，从而使"恢复脊柱动静力平衡"的学术观点为非手术疗法治疗脊柱退行性病变提供了理论指导。首次明确报道椎体骨赘来源于软骨终板边缘的增生，建立"椎体骨赘来源于软骨终板"学说，从而使延缓软骨终板退变为治疗椎体骨赘开拓了新领域。从生物化学和分子生物学角度揭示了椎间盘退变"三期变化规律"以及始动因素、中间环节与结局特异性指标。发现 PLA_2、PGE_2、$TNF-\alpha$ 等是"盘源性颈腰痛"的发病基础，提出了"抗炎法治疗颈腰椎疾病"的观点；在建立动静力失衡性大鼠脊柱与椎间盘退变模型的基础上，病证复合，建立了气虚、血瘀、肾亏及气虚血瘀肾亏型颈椎病动物模型，发现气虚、血瘀、肾亏主要通过干预免疫代谢、凝血、内分泌系统，加速颈椎间盘退变；利用 Smad3 KO Mice、HIF-1 KO Mice、OPG KO Mice、β-Catenin cAct Mice、Col2a1-ICAT-tg-Mice、SOX9a-tg Zebrafish 等基因敲除与转基因动物，诱导椎间盘退变，揭示了其发病机制。

在"肾藏精""肾主骨"理论的指导下，团队系统进行了骨质疏松症的发病机制研究。率先发现与"肾骨系统"密切关联的关键信号分子是 BMP2/4/7、β-catenin，并发现了"双重调节骨代谢平衡"以及"动态调节肾骨系统"的规律；采用各种肾精亏虚型模式动物，证明了"肾精亏虚"模式动物骨组织内 BMP2/4/7、β-catenin 表达降低，导致骨代谢失衡；利用基因敲除、转基因等模式动物，还证明了 BMP 家族、β-Catenin 等作为"肾骨系统"之间的物质基础，共同发挥着"双重调节骨代谢平衡"的作用。进一步研究也证明了 β-Catenin 和 BMP 家族共同作用促进骨形成，β-Catenin 调节 OPG/RANKL 通路，抑制骨吸收，实现了"动态调节肾骨系统"的作用；在机制研究的基础上，还发现了温肾阳、滋肾阴颗粒介导关键信号分子"双重调节骨代谢平衡"以及"动态调节肾骨系统平衡"的作用机制，形成了"调和肾阴肾阳"防治骨质疏松症的整体观思想；建立了模式动物以及表达特异性报道基因成骨细胞株的体内、外研究平台，证明温肾阳、滋肾阴颗粒及有效组分能够促进骨形成，增加骨密度、提高生物力学性能，改善骨结构。进一步研究也证明，温肾阳、滋肾阴颗粒及有效组分能调控 β-catenin、BMPs、Runx2、Notch 和 OPG/RNAKL 等信号通路，动态调节肾骨系统平衡；建立了"证病结合、分型论治、调和肾阴肾阳"防治骨质疏松症的整体性技术与方法体系。不仅在中医证候学角度关注到患者的整体状态，而且在病理学角度关注骨代谢变化规律，并通过温肾阳、滋肾阴综合防治，两个方面都达到了平衡状态，从而创新发展了"肾主骨"理论。

在中医"痰瘀理论"指导下，系统开展了中医药防治关节炎的研究。率先建立了 ICG-NIR 活体动态检测淋巴回流、小动物超声和 CE-MRI 检测淋巴结体积、全片扫描免疫荧光染色检测淋巴管分布等技术，形成了以淋巴系统结构与功能评价关节炎病理变化的方法学体系；首次证明了淋巴回流障碍的分子机制是炎症因子刺激淋巴管内皮细胞产生一氧化氮，损伤平滑肌细胞，明确了关节炎急性期、慢性期淋巴回流功能的变化规律，从而提出了淋巴系统回流功能障碍是关节炎的重要发病因素；首次证明了抑制淋巴回流加重、促进淋巴回流减轻关节炎症；B 细胞淋巴结移位及淋巴结萎缩加重关节炎症，开创了采用淋巴系统研究关节炎病理变化过程的新领域；首次证明逐痰化瘀法通过刺激淋巴管生成，促进淋巴回流，减轻关节炎症，开拓了逐痰化瘀法防治关节炎疗效机制研究的新思路；率先揭示了淋巴回流障碍造成关节内炎症产物聚集成"痰瘀"的病理变化规律，系统地证明了逐痰化瘀法能够促进淋巴回流，减轻关节炎临床表现，从而创新性提出"淋巴系统结构异常与功能障碍是导致关节炎病理变化的关键环节"，丰富和发展了中医"痰瘀"理论。

　　开展了"扶正祛邪法"防治肿瘤以及原位骨肿瘤、转移性骨肿瘤的研究。《外科医案汇编》明确指出"正气虚则成岩"，说明正气内虚是肿瘤发生发展的根本原因，并且肿瘤形成之后不断耗伤气血，加重正气亏虚，从而使病情加重，故扶正祛邪法是治疗骨肿瘤的重要治则。"扶正祛邪法"是近几十年来中医药治疗肿瘤的研究热点，该法治疗恶性肿瘤可提高临床疗效延长生存期，减轻放化疗毒副反应，提高机体的免疫功能，增强肾上腺皮质功能，保护骨髓造血功能，提高和改善机体的物质代谢，具有双向调节作用。"芪珍胶囊"属现代经验方，是施杞教授临床实践经验的总结。该方由黄芪、珍珠、重楼、三七、大青叶组成，具有益气化瘀、清热解毒的功效，通过"扶正祛邪"达到辅助治疗恶性肿瘤的目的。近年来临床与实验研究证明，"芪珍胶囊"配合化、放疗治疗脊柱转移性肿瘤、肺癌、乳腺癌等癌肿有明显的增效减毒作用，即能提高机体免疫功能，改善患者体质状况，抑制肿瘤生长，减轻化，放疗引起的毒副反应。我们研究发现中药新药"芪珍胶囊"的主要组成成分重楼的有效单体重楼皂苷 I（Polyphyllin I，PPI）可显著抑制骨肉瘤的生长，并且具有多靶点效应。表现为：PPI 促进人骨肉瘤细胞的凋亡，并可抑制和逆转上皮间质的转化；明显减缓人骨肉瘤细胞的迁移和侵袭能力，将人骨肉瘤细胞阻滞于 S 期。还发现 PPI 可通过上调人骨肉瘤细胞中 UPR 信号，逆转 EMT 导致的人骨肉瘤细胞存活、增殖、细胞迁移和浸润能力的增强，并可通过阻止 NF-κB 核转运抑制人骨肉瘤细胞中该信号通路活性。PPI 下调 Bcl-2、C-Myc，上调 Cleaved-PARP、Bax，明显抑制骨肉瘤细胞的迁移能力，和 β-catenin 起协同作用，抑制骨肉瘤细胞的存活率及其迁移能力；激活 β-catenin 蛋白的表达，通过特异性抑制 β-catenin 抑制骨肉瘤生长。

　　利用上述研究平台，团队深入研究了中医药治疗颈椎病、腰椎间盘突出症和骨质疏松症等中医骨内科常见疾病的疗效机制，研发出 2 个中药新药（芪麝丸和芪珍胶囊）和 7 个院内自制制剂（复方芪灵片、颈痛消滴丸、参芪麝蓉胶囊、复方芪藿片、颈康涂膜剂、温肾阳颗粒和滋肾阴颗粒），拥有自主知识产权，实现了实质性创新，取得了明显的社会和经济效益，并获得了 2 项国家科技进步奖二等奖以及 3 项上海市科技进步奖一等奖、中华医学科技奖一等奖等省部级科技奖励 23 项，促进了转化应用。

　　本篇将对中医骨内学临床试验研究和基础实验研究的基本观点进行论述，并重点论述我们对气血理论、肾精与肾骨理论、痰瘀理论和正虚邪实理论的研究成果，以及对中医精准骨内科学和社区队列研究以及实验室建设方面的经验。

（施杞　王拥军　唐德志）

第三十三章

临床试验研究

第一节 临床研究的设计

一、临床研究对象的特点

（一）研究对象是临床研究三要素的核心

临床研究的基本要素是研究对象、处理因素和效应指标，其中研究对象是处理因素和效应指标的承载体。处理因素通过作用于研究对象来体现临床意义。效应指标通过研究对象表现出来的该指标的平均水平来展示。所以，研究对象是临床研究三要素的核心，它的设计最为关键。

研究对象个体差异大，试验条件不易控制临床研究是以人（尤其是患者）为研究对象。人是复杂的生命体，不仅有生物学特征，还有心理因素和社会学特征。个体之间存在的个体差异大，不能如动物实验一样进行造模，使疾病的严重程度差异很小。由于研究者的主观感觉和研究对象的依从性等问题，临床研究的实施比较复杂，需要通过实施盲法来降低研究者的主观性，还需要通过强化与患者的联系等方法来提高患者的依从性。开展临床研究，就意味着或多或少会面临研究的风险，必须在保证研究对象的生命与健康危害最低的情况下进行研究，需要首先从伦理学的角度考虑选择研究对象。

（二）研究对象既包括患者，也包括健康人

临床研究的内容广泛，涉及病因病机研究、病证诊断方法研究、治则治法、方药研究和疾病转归研究等。不同领域的研究对象要求不一样，既包括患者，也包括健康人。临床研究中的"健康人"既包括严格生理意义上"完全健康无病"的人，也包括相对于特定的疾病而言、没有患特定待研究疾病的人。在病因及危险因素研究中，如果是前瞻性队列研究设计，则初始的研究对象是健康人群；如果是回顾性病例对照研究设计，则既包括发病的人群，也包括未发生该疾病的人群。在诊断方法研究中，研究对象包括患者、疑似患者和非患者，以利于判断诊断方法的区分能力；在疾病防治研究和疾病预后研究中，研究对象则是以患者为主。应充分考虑研究的个性化特点，合理选择患者和非患者作为研究对象。

二、临床研究对象选择的基本原则

为保证研究结论的可靠性，选择研究对象时需要遵循一些基本原则，以利于临床研究

科学性的实现。对于临床研究来说，对照原则、均衡原则和重复原则，是所有研究设计类型都应遵循的实现科学性的基本原则。

（一）对照原则

对照原则能帮助区分非处理因素，突出处理因素研究对象除了承载着待研究的因素以外，还有许多其他的非处理因素存在，干扰着处理因素的作用评价。比如疾病从治疗开始到疾病的转归，除了治疗的特定作用以外，还有治疗的非特异安慰作用、疾病的自然转归、疾病向均数回归作用和不同的性别、年龄、体质等其他影响因素的作用，这些作用共同为疗效的取得做出了贡献。那么要进行疗效评价，回答治疗的特定作用是否取得了疗效以及取得了多大的疗效时，就会受到这些非处理因素的干扰，而无法量化评价。再比如从研究对象伴有可疑的危险因素或病因到疾病的发生过程中，除了有待研究的可疑危险因素或病因作用于研究对象以外，还有很多已知或未知的其他影响因素作用于研究对象，那么要进行病因及危险因素研究时，要说明待研究的可疑危险因素或病因的作用时，就会受到其他非处理因素的干扰，从而影响最终结论的得出。同理，预后研究、诊断方法研究均有此类似的非处理因素的干扰作用。为了解决这一问题，通过引入对照原则，给研究对象设置对照组，使对照组中同时也伴有除处理因素以外的其他非处理因素，这样就可以将非处理因素作为所有组间整体共有的背景因素进行平衡，比较组间效应差异的部分即可解释为处理因素的作用，从而突出了处理因素的效应。常见的对照方法有空白对照、试验对照、安慰剂对照、标准对照、历史对照、自身对照和相互对照。

（二）均衡原则

研究对象选择的均衡原则，是要求研究对象在开始研究时的基线是均衡可比的。所谓基线是指研究对象在接受处理措施之前的基本情况，包括各组的人口学资料和临床特征指标，包括受试对象的一般资料、病史询问、体格检查和实验室检查数据。按照研究性质与病种的不同要求，所测定的基线资料数据不仅限于具体数值，也可以按不同因素分类后的等级：如病情的轻、中、重，或按经济收入分成的经济等级，或是否暴露于非处理因素的危险因素等级等。解决研究对象基线的可比性虽然对照原则可以使研究对象的非处理因素分布在不同的研究组间，从而突出处理因素的效应，但是如果形成对照的组间非处理因素不可比，则仍然无法平衡和消除非处理因素的影响。只有建立在组间非处理因素均衡可比的前提下，才能将非处理因素作为共性的背景因素进行平衡，消除非处理因素的干扰。

（三）重复原则

重复原则是指研究结果不是偶然所得，具有可重复性。要做到研究结果的可重复性，必须要求有足够的样本量、研究对象有代表性、研究对象对效应指标的敏感性和反应的稳定性等几个方面。

三、临床研究样本量的确定

中医骨内科学临床研究是通过对一定数量的研究对象进行观察，从统计学意义和临床意义两个方面对效应指标进行评价，当研究结果既满足统计学意义，又具有临床意义时，研究结果才具有临床价值。有足够的样本量是选择研究对象重复原则的要求。

1. 样本与样本量

（1）样本及样本量的概念：对于回答普适性临床问题的中医骨内科学临床研究，不可能把所有与回答问题有关的人群都纳入研究，而只能取一部分研究对象进行研究，通过该部分研究对象的情况推导出总的普适性问题的答案。要回答某因素是否是发生某病或某证的危险因素，不可能把所有已经发生和未发生该疾病的所有人都拿来研究，而只能选取其中的一部分人群。普适性临床问题中的目标对象，被称为总体，是根据研究目的所确定的同质观察单位的全体。总体中被选取的那一部分研究对象被称为样本，它的数量被称为样本量。医学研究就是通过对样本信息的研究分析，估算出总体的特征。

（2）样本的获取方法：在中医骨内科学临床研究中，根据研究目的的不同，研究对象样本的获取方法主要有两种——概率抽样和整体纳入。

（3）样本量大小的利弊权衡：研究对象需要达到一定的数量，以利于获得具有统计学意义的结果，但并不是说研究对象的数量越多越好。样本量越大，意味着研究的周期越长，研究的投入越大，研究对象经受的伦理风险也会越大。所以，样本量既不能太大，也不能太小，需要进行利弊权衡，计算一个合适的大小。合适的样本量大小可以通过样本量估算的方法来确定。

2. 样本量估算

（1）样本量估算的意义：样本量估算是指在保证研究结论具有一定准确性、可靠性的前提下，确定某项研究中所需的研究对象的最少数量。样本量估算是一个复杂的问题，需结合专业要求和统计学要求而确定。一般来说，样本量越大，研究重复的次数越多，则越能反映机遇所致变异影响的真实情况，结论的代表性越好。但因人力、物力、经费、时间等条件所限，不可能每次研究都采用很大的样本量进行研究，只要有足够的能代表总体的样本量即可。适当的样本量可在一定程度上减少随机误差，使临床研究易于得到可靠的研究结果，有利于研究结论的推广应用，也有利于患者及早获益。

（2）样本量估算的方法：样本量大小的估算有研究者自身的临床经验和样本量估算公式计算两种方法，由临床经验估算样本量过于粗略，有过小或过大估计的风险，在条件许可的情况下应优先考虑公式计算的估算方法。

四、临床研究干预因素的选择

处理因素是临床研究的基本要素之一，是指由外界施加于研究对象的、在研究中需要观察并阐明其处理效应的因素。临床研究的处理因素通常包括中医药各种疗法（辨证论治、处方、中成药治疗、针灸疗法及太极拳和推拿等非药物治疗）与西医药疗法不同方式的联合应用、病证的实质以及研究对象本身的某些特征等。正确而恰当地确定处理因素是研究者在科学研究中须注意的关键问题之一。在选择处理因素时，研究者易犯的错误是抓不住研究中的主要处理因素，选择过多或过少的处理因素。选择过多使分组及研究对象的例数增多，实验误差难以控制；选择过少则因处理因素过少使研究工作缺乏深度与广度。

（一）处理因素选择的原则

1. 目的一致性原则　处理因素的确定是由试验的目的决定的。选择处理因素时必须与研究目的保持一致。研究者在研究开展之前，应首先熟悉所研究领域的相关信息和本人前期研究基础中的发现，通过大量阅读高水平文献，建立科学假说，明确研究目的，确定主要处理因素，控制非处理因素对处理因素效应的影响，保持目的一致性，对揭示重要医学现象的本质具有重要意义。

2. 科学性原则　临床研究必然涉及中医的临床问题和西医的临床问题，两者的结合在理论上是否有依据、临床上是否有基础，不是机械的组合，应是有机的融合，其成果应该是公认的。

3. 创新性原则　新技术和新方法的建立是临床研究的重要选题，也是临床研究的处理因素之一，其发现过程就是一个创新过程。例如中医药复杂干预多属性综合评价体系的研究，评价体系是处理因素，其构建过程是一个复杂的创新过程。由于中医治疗是以调整个体功能为核心的包括药物和非药物疗法的复杂干预过程，这一特点决定了中医药治疗的多靶点效应，但是这些复杂干预组成要素之间的关系如何？如何在结局评价中区分出不同干预措施所产生的效应及整体性效应的综合评价值？因此，非常有必要建立多维度综合评价体系。

（二）处理因素的选择

1. 处理因素的数目与水平　根据施加于研究对象的处理因素的多少，可将临床研究分为单因素研究与多因素研究。一次临床研究中的处理因素通常不宜过多，否则实验条件难以控制且可能加大实验误差，必须增加分组及研究对象的数目。处理因素的水平通常是处理因素施加的强度，如以药物为处理因素，药物剂量就是水平。处理因素数量与不同处理水平之间有多种组合方式，包括单因素单水平、单因素多水平、多因素单水平和多因素多水平。研究者根据自身研究目的设计合理的研究方案。

2. 处理因素的确定与实施

（1）处理因素的确定：处理因素的确定主要取决于研究目的，研究者在进行科学研究时需注意以下几点：①抓住主要处理因素，主要处理因素通常是在本人或他人提出的某个"假说"的基础上，根据研究目的的需要与实施的可能性而确定，所以要选择最能反映"假说"的处理因素。②注意处理因素之间的交互作用，既要有各因素单独施加于受试对象的临床研究，也要有各因素配合施加于研究对象的研究，以提高研究的深度和广度，说明问题就能够更多更深；注意处理因素的强度，即处理因素的大小、强弱、轻重、多少等，根据生物剂量反应关系，一般选择几个不同的处理强度，以观察其反应。如药物选择低、中、高剂量。③注意区别处理因素与非处理因素：在临床研究中，除确定的处理因素外，同时还有若干其他因素也会影响这些效应或结果，这些其他因素就是非处理因素，或称混杂因素。一般说来，处理因素是研究中要阐明的主要因素，非处理因素是研究中不需要阐明的因素，但非处理因素可产生混杂效应，对研究结果也会产生一定的影响。因此，在确定处理因素时，还必须明确哪些非处理因素，应尽量减少。不能减少的非处理因素，应在试验组与对照组保持均衡一致。

（2）处理因素的实施：①处理因素的标准化，即如何保证处理因素在研究过程中始终如一，保持不变，按同一标准进行。故在研究开始前，须对处理因素制定统一标准，保证处理因素在整个研究过程中恒定，如处理因素的施加方法、强度、频率和持续时间等。②处理因素的施加途径，如果处理因素为药物，其施加途径与剂量是重要环节。药物吸收速度与给药途径有关，一般来说口服给药是最常用的给药途径，药物吸收后，通过门静脉进入肝脏发生生物转化；舌下及直肠给药可避免首关消除，吸收也较迅速，但吸收不规则，较少应用；静脉注射可使药物迅速而准确地进入体循环，没有吸收过程；肌内注射和皮下注射药物也可全部吸收，一般较口服快，但吸收速度取决于局部循环；动脉注射可将药物输送至该动脉分布部位发挥局部疗效以减少全身反应。

五、临床研究效应指标的选择

效应指标是处理因素作用于研究对象所致的试验效应，是临床研究的核心内容。效应指标通过具体检测指标而表达，检测指标是可被仪器检测或研究者感知的特征或现象。合理的指标选择可体现临床研究设计的科学性和研究结果准确性、特异性和客观性。

效应指标的选择是临床研究能否成功的关键因素，应根据临床研究的内容和目的来确定所选效应指标的多少和种类，其必须遵循客观性、灵敏性、精确性、特异性、可行性、可比性、先进性等基本原则，选择能说明问题的指标。

（一）客观性原则

根据效应指标数据的来源，将其分为主观指标和客观指标。主观指标来自临床研究者或受试对象的主观判断或感受，例如研究者对受试对象的精神状态、异常行为、神色形态、舌苔脉象等总体表现的评价和受试对象对疼痛、眩晕、五心烦热、畏寒、失眠、食欲不振等主观症状的感受和描述等。但主观指标易受研究者或受试对象心理状态、暗示作用及外界环境等因素干扰，从而影响实验效果的判断。客观指标的数据是通过设备或仪器测定而获得，能真实显示效果反应大小或性质，其数据的真实性与所用仪器或设备的精密性有关，而不受人为主观因素的干扰。

然而对患者主观症状感受的测量和评价也是中医骨内科临床检查与诊断、评价疗效、判断预后的主要手段。中医学主观指标测评历来在临床实践中发挥重要的指导作用，并且具有整体和辨证的特色，因此在临床意义判断和综合评价方面存在优势。由于望、闻、问、切是靠受试者的回答和观察者凭感受而加以判断的，较易受观察者和被试者两方面的主观因素的影响。因此采集患者的症状时，研究者应尽量减少暗示。对研究者的主观判断，可采取多人、多次检查、盲法、交叉法、积分法等多种手段。如临床 MRI 或 CT 等的读片，可采取多人多次读片的方式，制定统一的评判标准，最后通过加权平均值法进行统计分析，以尽可能地消除主观因素的影响。

（二）灵敏性原则

效应指标灵敏度指处理因素的作用水平发生变化时，指标效应量的增减幅度。灵敏度大小一般根据指标所能正确反映的最小数量级或水平而确定。灵敏度高的指标对外界反应灵敏，能显示处理因素的微小效应，从而减少假阴性发生率，临床科研中常用的放射免疫分析法、免疫印迹法、聚合酶链反应法、蛋白质组学、代谢组学等，均具有很高的灵敏度。灵敏度低的指标则难以正确反映处理因素的效应，易造成假阴性，因此应尽量选择灵敏度高的指标。测定时应注意统一测定方法，制定判断标准。研究设计时，应根据研究目的选择不同灵敏度的检测指标，一般情况下，所选指标只要能正确体现处理因素的作用即可。

（三）精确性原则

效应指标的精确性涉及精密度和准确度。精密度指同一现象重复观察时，各次测定值与平均值的接近程度，即各次测定值集中的程度，反映检测指标的可重复性。精密度常用变异系数或标准差表示，体现随机误差的大小，属随机误差。准确度指测定值与真实值接近的程度，体现所观察结果的真实程度，主要受系统误差的影响，属系统误差。理想的临床研究应选择既准确又精密的指标，但首先是准确可靠，准确但精密度不高尚可，精密度高但准确度差则不行。准确度通常以偏差系数（CB）来反映，精密度与变异系数（CV）成反比。效应指标精确性的影响因素除研究所采用的仪器、设备及试剂外，还与操作者的技术水平及操作情况相关，因此在开展临床研究特别是多中心临床研究时，操作者应通过培训等熟练掌握相关实验技能。

（四）特异性原则

指标的特异性即指标的排他性。为更好体现处理因素的效应，所选择的指标还应具有特异性，即所选择的指标应能特异性反映某一特定现象，且不易受其他因素干扰。特异性高的指标，易于揭示出事物的本质特点而不易受其他因素的干扰，因此，设计临床研究方案时，应选择特异性高的指标。某些指标在一般情况下为非特异性，但对某一现象或某一器官可能具有特异性。指标的特异性常与灵敏性相互矛盾，提高灵敏度可能会导致特异性下降，而高特异性的指标其灵敏度往往较低。因此，在临床研究中，要根据研究目的、实验条件等合理平衡两者的关系，使所选择的效应指标既具有特异性，又具有一定的灵敏性。

（五）可行性原则

效应指标的可行性包括两个方面：首先，检测指标的设置应尽可能通俗易懂，指标数据易于采集、计算，采集的数据应进行标准化、规范化处理，方便各项指标的定量处理及统计分析，尽量不采用实际操作中难以采集或处理的指标。其次，获得效应指标的研究方法和各项指标的计算方法均应简便、科学、易于掌握。

（六）可比性原则

选择效应指标时，应注意指标的纵向可比性和横向可比性。纵向可比性指从时间上可通过检测指标来分析处理因素的试验效应；横向可比性指可通过检测指标分析比较各组处理因素的效果反应。另外效应指标应符合公认标准，以保证指标间的可比性。如中医证候量表、日常生活能力评定量表、神经功能缺损量表等。

（七）先进性原则

人类对于外界客观事物的认识总是不断前进的，只有应用高、精、尖、新的方法与指标，才能深入认识事物的本质，才能把认识延伸到更深刻的"微观"或更高级别的"宏观"中去。

第二节 临床研究的设计方案

从临床研究的方法划分，可以分为两大类：试验性研究和观察性研究。①试验性研究可以人为地控制条件，能随机分组，有目的地设置各种对照，直接探讨某个（些）被研究因素与疾病或事件之间的联系。②观察性研究则不能人为地控制试验条件，只能在自然情况下，尽量地控制非研究性因素，反映真实性结果。

从临床研究的时向可划分为：前瞻性研究（如随机对照试验、交叉对照试验、前瞻性队列研究等）、回顾性研究（如回顾性系统病例分析、回顾性队列研究等）及描述性研究（如横断面研究、个案报告等）。

根据临床研究设计方案的特点，研究者能否主动控制试验因素，可以对临床研究设计方案科学论证强度分级，前瞻性的实验性研究证据级别最高，病例分析和病例报告级别最低。

临床研究设计方案的选择，必须建立在科学性和可行性的基础之上，并考虑研究课题本身的性质和特点。基本原则是：①尽量选择证据级别高的设计方案，例如前瞻性队列研究、RCT 等，使结论科学可靠。②考虑研究的可行性，例如少见病或罕见病，则需要采用回顾性的方法，如病例 - 对照研究或回顾性队列研究，因为前瞻性研究需要很多年才能收集到需要的样本量。③考虑课题的研究目的，例如，如果需要比较 2 种治疗方法，希望得到可靠的结果，则应该选择 RCT 研究。④考虑研究的环境和条件，比如科室规模、研究经费等，没有足够的患者数量、没有足够的经费，很难进行 RCT 或其他前瞻性研究。

一、队列研究

（一）原理和特点

1. 原理 队列研究（cohort study）也是一种用于分析暴露和疾病（或临床事件）之间因果关系的分析性研究设计方案。它是把一群研究对象按是否暴露于某因素分成暴露组与非暴露组（对照组），随访适当长的时间，比较两组之间所研究疾病（或临床事件）的发生率（发病率或死亡率）的差异，以研究疾病与暴露之间的因果关系，是由"因"到"果"的研究。

2. 特点

（1）研究对象按暴露与否分组，其暴露与否在客观上已经存在，研究者是不能控制的，并且是暴露在前，疾病在后，因此从因果关系看，是由因找果的研究。

（2）研究需要有一段纵向的随访期，病例和对照在随访期内逐渐自然形成，未经选择，因此队列研究是一种前瞻性的研究或纵向的随访研究。

（3）能直接计算两组的发病率、死亡率和相对危险度，并且可以调查一个暴露因素和多个结局（疾病或临床事件）的关系。

（二）应用范围

1. 预后和预后因素的研究 队列研究应用最多的是预后和预后因素的研究，如中位生存时间、3 年或 5 年生存率、影响生存的不良预后因素等。

2. 病因和危险因素的研究 在病因研究中有时实验性研究不可能实施，此时队列研究是一种最好的研究设计方案。

3. 发病率调查队列研究 又名发病率调查（incidence study）、纵向研究（longitudinal study）。统计一年固定易感人群中发生多少新病例，就可以计算发病率。

4. 疗效评价 比较两种药物的疗效，最好的设计方案是随机对照研究，但有时随机对照研究实施有困难，可以用队列研究进行疗效的评价。

（三）研究方案的设计和实施

1. 研究人群的确定 研究人群即研究队列。该人群应该满足 3 个条件：①确定随访起点时未患所要研究的疾病，同时该研究人群有发生所要研究疾病的危险，如研究苯暴露与慢性白血病的关系，要确保研究人群开始随访时没有慢性白血病，而研究子宫内膜癌，必须是有完整子宫的人群，不能把已经子宫切除的患者纳入研究人群；②保证有足够长的随访时间，如研究儿童颈部放射线暴露与甲状腺肿瘤的关系，5 年随访时间是不够的；③该研究队列的每一个人都可以随访到，其适当的应答率可以预料或用各种方法加以保证随访率，随访率最好 > 90%。

队列研究可以分为前瞻性队列研究、回顾性队列研究和回顾－前瞻性队列研究。根据队列收集的时间而定，队列在之前收集的则为回顾性队列研究，从现在开始收集队列，则为前瞻性队列研究。回顾性研究可以利用病历、医疗保险数据库、肿瘤登记库等，省时、省钱、易行，但有的资料没有登记或不详细，如患者的生活习惯、经济条件、体育运动等，则无法进行研究，或偏倚较多。前瞻性队列研究费时，但资料详细，偏倚少。回顾－前瞻性队列研究利用原来收集的病例，研究短期和长期结局。

2. 基本资料的收集　确定了适宜做调查的人群后，就需要考虑收集基本资料的最好办法，可用调查表、谈话、检查或调查来收集数据资料。收集这些基本资料时，正确划分暴露组和对照组，一定要保证人群暴露的病因因子的分类上（有、无及程度）所获得的资料是准确的和没有偏倚的。前瞻性调查的优点是与"健康"人群打交道，他们作为调查对象，并从他们那里收集包括暴露于潜在的病因因子的定量数据等材料。当假说是试探性时，须注意用相当普通的语言来询问被调查者。如在一次调查中问及业余活动量时，不宜公开表明这个调查的目的是要查明体力活动量与冠心病发病或死亡之间的关系，不让被调查者知道该研究中病因因子与结果的关系，这样，对于所研究因子的暴露分类就不大可能产生偏倚。

3. 人群的随访工作和结局的确定　当所选的人群已获得确实的数据资料时，就需组织对该人群的随访工作，特别是要核对或整理所选的终点或结局的资料。当所要查找的结局指标不一定是明显发病，而是要精确地确定被调查者的结局或其生活方式的各种改变时，特别需要这种定期随访的办法。

减少失访，保证随访率，是保证队列研究成功的一个重要步骤。具体包括：①成立负责调查的机构组织；②确定调查方式及方法和期限；③调查工作的分工及联络，工作检查及偏差的纠正；④人员的培训。尽量用多种方式进行随访，保证足够高的随访率，一般要求随访率至少 > 80%。

4. 样本大小　队列研究需要一定的样本大小以减少机遇，根据：①非暴露组的发病率（P1）；②疾病的相对危险性（RR）；③显著性水平（α）；④第二类误差（β）可以计算样本量，具体公式见专业统计书籍。

5. 控制偏倚　队列研究中可以存在各种偏倚，如选择性偏倚、测量偏倚、混杂偏倚。

（1）选择性偏倚：参加的研究对象不能很好地代表整个人群，暴露组和非暴露组之间缺乏可比性。队列研究的暴露组和非暴露组除了研究因素外，在其他重要方面应该是类似可比的，但因为是非随机分组，可能存在明显的差异，影响研究结果。例如队列研究和病例－对照研究显示心肌梗死后慢跑可以预防心梗的再次发生，然而随机对照研究不能确定这种益处，那些慢跑锻炼的人可能在其他方面与不锻炼的人不同，如饮食、吸烟、是否存在心绞痛等。

无应答偏倚也属于选择性偏倚，例如吸烟者不大可能会像非吸烟者那样归还调查表，应答者和不应答者临床特征不同。

（2）测量偏倚：也称为信息偏倚，源于不正确地确定暴露因素或结局。在队列研究中，暴露组和非暴露组应该用同样的方法获得病例和结局的信息。例如调查者在床旁收集病例的暴露信息，但仅通过电话收集对照者的信息，就会产生测量偏倚。

（3）混杂因素：是指与暴露变量相关，与结局也相关，该因素会增大或减小暴露变量与结局之间的联系。混杂因素有 3 个条件：①与暴露相关；②与研究的结局相关；③不是暴露到结局这条病因链中的一部分。

有多种方法可以控制混杂偏倚，如暴露组和非暴露组的随机化分组（在队列研究中可行性差）、限制研究人群的某些特征（会导致人群的代表性差）、配对、分层、标准化、多因素校正等，在一个研究中可以同时应用多种方法。

（四）主要优缺点

1. 优点

（1）前瞻性调查能直接估计某因素与发病的联系和联系程度甚至因果关系（可直接计算 RR），而回顾性调查仅对 RR 作间接的估计。

（2）如确定严格的标准，前瞻性调查则可提供一个无偏倚地收集关于病因因子资料的机会。在调查开始时，由于不知道调查对象的结局，因此不会影响调查对象的选择。

（3）可在疾病结局产生前就确定有关致病因子的暴露状况，且随着时间的推移，观察这些暴露状况的改变。

（4）有可能在某一阶段中研究一个以上的疾病结局。

2. 缺点

（1）前瞻性研究在研究罕见病时，必须随访观察较多人，并观察比较长的时期且较费财力。

（2）在确定疾病的结局时，可能会带入偏倚。

（3）被调查者或调查者均会在某些方面影响病因因子和疾病的联系。

（4）由于随访中的失访，很难获得完整的或接近完整的数据资料，极易导致调查中的偏倚。

（5）在长期随访过程中，结局的形成除了归因于所研究的暴露因子外很难排除其他各种不明的暴露因素参与，即混杂因素的参与。

二、随机对照试验

（一）原理和特点

随机对照试验（randomized controlled trial，RCT）是采用随机分配的方法，将合格研究对象分别分配到试验组和对照组，然后接受相应的试验措施，在一致的条件下或环境中，同步地进行研究和观测试验效应，并用客观的效应指标对试验结果进行科学的测量和评价。

随着理论和方法的日趋成熟，随机对照试验被公认为评价干预措施疗效的金标准或标准方案而广泛应用于临床研究中，为疾病治疗、预防和康复提供了真实、可靠的证据。因此，为了对疾病的防治性研究获得真实可靠的研究结果，促进防治疾病水平的真正提高，学习、掌握与应用科学的随机对照试验的设计方法十分重要。

（二）RCT 的设计原则和特点

1. 研究对象随机分配入组，避免选择性偏倚　随机对照试验中，采用随机化的方法制订分配方案，并对分配方案进行隐藏，使合格的研究对象均有同等机会进入试验组或对照组，不以研究人员或研究对象的主观意愿为转移，可避免选择性偏倚的干扰。

2. 增强组间的可比性　在随机对照试验中，采用随机化方法分配研究对象，在样本量足够的情况下，可使已知和未知、可测和不可测的但影响疗效或预后的因素在组间分布中维持相对均衡，从而有利于基线的可比性。若样本量不太大，随机分配研究对象，不能保证影响预后的主要因素在组间都均衡分布，导致基线不可比，此时对某些严重影响预后的已知因素，可采用分层随机方法，保证该因素在组间的可比性。

3. 试验对象的特点　进入干预性随机对照试验的对象，一定是需要进行治疗的，不治疗通常对患者的健康不利。对于某种自限性疾病，不需特殊治疗且在较短期间就可以痊愈者，显然就不适宜选作研究对象，因为如将其纳入研究，或许会出现与治疗无关的假阳性反应。用于病因或危险因素致病效应的随机对照试验的观察对象，在试验开始前，肯定不应患有被该病因或危险因素所致的靶疾病。否则，又可以引出错误的阳性结论。所有参与随机对照试验的研究对象，根据伦理原则，患者应知情并自愿，不应强迫参加。

4. 试验的同步性和条件的一致性　随机对照试验的两组（或多组）对象，均应同步性地开展研究，不能先做试验组，后做对照组，或者相反。而且试验的条件和环境应保持一致，不能将试验患者做住院治疗，对照组做门诊治疗，或者相反。因为两组对象的试验观察，在时相上的不同步，环境条件的不一致，显然会影响研究的结果，从而有可能得出错误的结论。因此，随机对照试验，一定要强调同步性和环境的一致性。

5. 试验期间的一致性　试验组和对照组的对象，试验期间应保持一致，这是随机对照试验的又一特点。不能使试验组观察期长于对照组，或者相反，因为两组观察期间不一致，本身就可以造成试验结果的差异，导致研究结论偏离真实性。

6. 研究结果于试验结束时方可获得　随机对照试验系前瞻性研究，试验结果一定是试验对象接受相应研究措施之后，并经历了一段效应期，方可获得阳性或阴性的结果。因此，与回顾性研究相反，试验开始时并没有研究的结果。倘若在试验之初就出现了试验"结果"，要注意偏倚因素的影响。

7. 保证统计分析结果的真实性　由于采用随机化原则，获得的资料结果往往真实可靠，受偏倚因素影响小，使得统计分析的结果更真实、可靠。

（三）应用范围

随机对照试验虽被公认为"治疗性研究的最佳设计方案"，但并不能适用于所有临床研究和解决所有的临床问题。在某些情况下，使用随机对照试验是不可行和不恰当的，如诊断试验准确性的研究、疾病预后的自然病史等。

随机对照试验最常用于治疗性或预防性研究，借以探讨某一干预或预防措施（药物、手术、介入治疗、康复措施、筛查方法等）的确切疗效，为正确的医疗决策提供科学依据。

多数情况下，病因学研究不适于采用随机对照试验，即如果从实验中证明了某一因素对人体有害的话，那么将该种致病因素或危险因素施加于人体，进行致病效应的随机对照试验是违背医学伦理的。

然而在某些特定的条件下，随机对照试验也可用于病因学因果效应研究。但应用的前提是：人们在生活或临床工作实践中，当常规接触的某种因素疑其有可能对人体有致病效应，可是又缺乏科学依据的时候，在符合伦理的条件下，采用随机对照试验进行因果效应的研究也是可行的，如果已有研究证明某一因素对人体有害，就不允许将该因素用于人体进行随机对照试验。

（四）研究方案的设计和实施

RCT设计的基本原则主要有随机化原则、设立对照原则和盲法原则。

试验的研究对象必须采用公认的诊断标准确定，可从患病群体（目标人群）中随机抽样，也可来自住院或门诊的连续性非随机抽样的样本，再根据试验设计中确定的纳入和排除标准，选择符合标准且自愿参加试验的患者，采用明确的随机化方法将合格的研究对象随机分配入试验组或对照组，接受相应的干预措施，经过一段恰当的观察期后，测量治疗后的效果。根据结果的资料类型，采用相应的统计学方法进行分析、处理以评价干预措施的真实疗效及其组间差异。

1. 随机分组　在治疗性临床研究中，将研究对象（连续的非随机抽样的样本）应用随机的方法进行分组，使其都有同等的机会进入"试验组"（experimental group）或"对照组"（control group）接受相应的干预措施。随机分组目的是防止选择或分组分配时来自研究者或受试者的主观因素干扰产生的选择性偏倚，使组间的若干已知的或未知的影响因素达到基本一致的水平，能被测量的和不能被测量的因素基本相等，增强组间的可比性。

（1）随机分组的方法：常用的随机分组有简单随机法、分层随机法、区组随机法等。

1）简单随机法（simple randomization）：方法有抛硬币法、抽签、掷骰子、查随机数字表、用电子计算机或计算器随机法等。随着试验规模的加大和计算机的普及，用统计软件产生的随机数字已被广泛用于临床研究的随机化。

2）分层随机法（stratified randomization）：分层随机法是根据研究对象的重要临床特征或影响研究结果的某些主要因素，如年龄、病情、有无并发症或不同危险因素等作为分层因素，采用先分层再在各层内用随机化的方法进行随机分配，可使分层因素在组间达到均衡，以保证组间基线的可比性，增加结果的可信度。在选择分层因素时要注意：①分层的关键是找准分层条件，选择与观察指标、疾病结局或并发症的发生等有重要关系的因素；②必须遵循最小化原则，分层因素应控制在最低限度，不宜过细过多，以免造成每一层病例数太少，最终仍不能达到试验目的。目前广泛开展的多中心研究也属分层随机（以中心分层），每个中心都要设立试验组和对照组，进行随机分组。分层随机化方法通常在小样本临床试验中使用，在大样本临床研究中可在观察结束后进行分层分析。

3）区组随机法（block randomization）：在随机化方法中，如果采用简单随机法往往要完成全部观察病例时两组受试者的人数才会均等，对于一些容易受季节影响的疾病，或者一些中途可能停止观察需要进行统计处理的临床研究则不合适，而使用区组随机法较为方便。区组随机法能保证区组间的病例数相等，且随时保持两组间例数的平衡，如要临时停止试验，例数的差距最多是区组数的一半，不会因为两组例数相差太大而导致衡量性偏倚。区组数不宜过大，人数愈多，组合愈复杂，造成随机分配操作困难。区组随机法对大样本和小样本的分组研究都适用。

以上随机方法可根据研究特点和需要配合使用。有些临床研究交替地将受试对象分至试验组和对照组，或根据挂号、入院号、出生日期等进行分组，这不属随机分配法，不能有效地避免选择性偏倚。

（2）随机分配方案的隐藏：即对分配方案"保密"，使研究者和被研究者不能预知下一位的分配归属，以防止选择性偏倚。分配方案隐藏的方法包括由中心办公室、药房控制随机分配方案，或采用按顺序编码、密封、不透光的信封，或采用编号或编码的容器保存随机分配方案。一般认为，只有采用随机方法产生的分配方案结合方案隐藏才是完全随机，才能有效避免选择性偏倚，且分配方案的隐藏比采用随机方法产生的分配方案更重要。有学者分析，无分配隐藏方法的试验结果与采用完全的随机分配方案隐藏方法的试验结果比较，前者 OR 值可被夸大 30%~41%。

2. 设立对照组 所谓"对照"，即设立与试验组条件相同及诊断一致的一组对象，接受某种与试验组不同的干预措施，目的是用以与试验组结果进行对照性比较，以消除非干预措施的影响，有效地评价试验措施的真实效果。这种用以对照比较的一组研究对象，称为对照组。对照组除不接受试验组的疗法或干预措施外，其基线情况、其他方面的试验条件、观察指标和效应标准等均与试验组相同，才具有可比性。

一般来说，治疗措施的总效应来自三方面：一是疾病的自然缓解，二是非特异性的反应，三是治疗措施本身的特异效果。在评价一种干预措施特别是药物作用的临床研究中，其目的就是明确措施或药物本身的特异性效果有多大。因此，为了明确某种措施的真正疗效，必须设立对照组，通过比较，以排除因疾病自然缓解和非特异反应所产生的效果。

（1）空白对照（blank control）：又称无治疗并行对照。在无治疗的对照研究中，受试者被随机分配到试验治疗组或空白对照组。基于伦理学的考虑，临床研究中单纯使用空白对照的情况不多，且空白对照不可能采用双盲设计，这种设计很可能仅仅是在下列情况下才需要和适用：即有理由确信研究终点是客观的；不可能实行双盲（如药物治疗与手术治疗；容易识别药物毒性的治疗）。

（2）安慰剂对照（placebo control）：安慰剂为不具有治疗或致病效应的制剂。对照组用安慰剂，与具有治疗或致病效应的试验措施进行比较对照，则为安慰剂对照。口服剂型通常用淀粉、维生素或葡萄糖粉作安慰剂，注射剂常用生理盐水作安慰剂。将安慰剂制成与试验用药物在包装、外形、颜色、味道、气味上难以区别者，称为模拟剂。安慰剂对照通常都是用于当前尚无有效药物治疗的疾病，往往是随机化和盲法的临床研究。

空白对照与安慰剂对照的共同特点是对照组能够保持其固有的自然特征，可清楚地看出处理因素的作用，得到真实可靠的研究结果，但在运用时要以不违背医德为前提。

（3）标准对照（standard control）：标准对照（或阳性药物对照、阳性对照）是指对照组使用公认"有效"的干预措施或药物，如诊疗指南、治疗方案或教科书推荐的干预措施或药物。这是应用最多的一种对照措施，常用于比较新的干预措施或药物和已知有效的"老"的干预措施或药物间的疗效差别。

3. 盲法 在临床研究中，"隐藏"治疗分组情况，使研究者或被研究者不知道每位受试者在试验组还是对照组，接受的是试验措施还是对照措施，称盲法研究（blind trial）。此外，盲法还应用于对研究资料的分析和报告的撰写。盲法的目的，是为了有效地避免研究者或受试者的测量偏倚和主观偏见。

（1）盲法的分类

1）单盲法（single-blind）："单盲"是指受试者不知道自己是在试验组还是对照组，而研究者知道。单盲法优点是操作简单，容易进行，发现临床问题能及时处理，对受试者的健康和安全有利。单盲法虽然可以减少来自受试者的偏倚，但不能避免研究者主观意愿的干扰，尤其是较难客观、定量测量的指标，如精神科的各种量表、中医的证候判定等。

2）双盲法（double-blind）："双盲"是指受试者和研究者双方都不知道分组情况。双盲的优点是可避免来自受试对象和研究者双方的偏倚，使资料的收集和结果的评价真实、可靠；缺点为在管理上缺乏灵活性，有特殊副作用的药物容易被破密，不适用于危重患者。双盲法通常用于评定药物的疗效，尤其在采用反映主观判断指标时（如心绞痛、头痛、眩晕、呼吸困难等），盲法试验更为重要。但双盲法在管理上会增加一些困难，临床研究如果使用有特殊副作用的药物容易被破密，如肾上腺皮质激素等。

3）双盲双模拟法：如果试验药品与对照药品的剂型、用药时间或剂量不同，为保证盲法的实施，往往要采用双盲双模拟法。如试验药片剂与对照药注射剂比较，可先制作试验药片剂的模拟剂和对照药注射剂的模拟剂，执行时采用如下方法：

试验组：试验药片剂 + 对照药注射剂的模拟剂

对照组：试验药片剂的模拟剂 + 对照药注射剂

两组患者都接受了两种干预措施，但每组只体现一种干预措施的效应。

（2）实施盲法应注意的问题

1）实施盲法的可行性：进行盲法设计必须考虑实施的可行性。应根据病情、试验目的及条件、治疗措施等，充分考虑实施盲法的可行性，盲法设计主要用于药物试验，而操作性研究不适合使用盲法。

2）制定实施盲法的有关规定：实施双盲必须要制定严格、明确的管理制度、实施程序和操作方法，有规范化的观察和记录，并建立严格的检查督察制度。要有有效措施防止盲底编码的不必要扩散，如果临床研究过程中一旦全部破盲，整个临床研究将被视为无效，需要重新实施新的临床研究。

3）制定破盲条件：对于每一份用药编号可设置一个"应急信件"（信件内容包括实际使用的药物名称和出现不良反应时的处理措施等），当患者出现严重的副作用、治疗无效或病情加重时，应中止盲法治疗，给予相应的处理，这是保护受试者权益的必要措施。

（3）关于非盲法：是指临床研究时不对研究者和受试者设盲，研究者和受试者都知道受试者是在治疗组还是在对照组，以及所给予的干预措施。因为某些临床研究不可以采用盲法，如外科手术治疗、行为疗法、功能的训练或涉及患者选择权益等，只能使用非盲法进行观察。非盲法优点就是简单易行。最主要的缺点是容易发生各种偏倚，影响临床研究的真实性。

（4）分组隐藏与盲法的区别与联系：分组隐藏与盲法在形式上都有"保密"的特点，但两者在实施的阶段、目的方面不同。分组隐藏在随机分组时发挥作用，分组完成时结束；盲法则在分组完成时开始，贯穿于干预和观察过程中。分组隐藏的目的是避免选择性偏倚；实施盲法的目的是避免测量偏倚、霍桑效应、安慰剂效应等主观因素干扰。任何随机对照试验都必须使用分组隐藏，这是进行盲法研究的前提，两者成为不可分割的两个环节；盲法不能用于所有的随机对照试验。

（五）主要优缺点

随机对照研究作为临床医学研究中论证强度最高、设计最佳的设计方案，也是目前评估医学干预措施效果最严谨、最可靠的科学方法，具有许多优点，也同时存在某些缺点。

1. 优点

（1）属于前瞻性研究：实验性、前瞻性的研究，干预在前，效应在后，因果论证强度高，是检验一种假设最有力的方法。

（2）实验采用随机化分组，使实验组与对照组之间的均衡性好，增加了可比性：随机分配研究对象，特别是在某些情况下，按影响结果的某些重要因素将研究对象进行先分层再随机分配进入试验组和对照组，使组间的基线状况保持相对一致，增加可比性。

（3）防止选择性偏倚：采用随机分配和分配方案的完善隐匿，在选择和分配研究对象时可以较好地防止人为因素的影响，即使存在不为人知的偏倚或混杂因素，也可能维持组间的相对平衡。

（4）研究对象的诊断确切：对被研究的对象，采用严格、统一的诊断、纳入和排除标准，有利于读者验证研究结果和确定研究结果的推广应用价值。

（5）盲法衡量和分析结果，结果更真实、可靠：随机对照试验中，如果能够采用盲法测量研究结果，则可避免研究人员和患者所导致的测量性偏倚对结果的影响，增加结果的真实性和可靠性。

（6）高质量的单个 RCT，可成为系统评价的可靠资源。

2. 缺点

（1）随机对照试验比较费时，人力与财力支付较大。

（2）随机对照试验常常有严格的纳入、排除标准，删除了不典型的病例、有夹杂症的患者、预后差的患者及有禁忌证的患者，因此入选的研究对象具有良好的同质性。但往往也因此是大多数单个随机对照研究的结果受限于合格的被研究对象，导致其研究结果的代表性和外部真实性受到一定的限制。

（3）由于研究设计严格，患者入选前签署知情同意书，入选后的患者有权拒绝后续治疗，因此试验的实施具有一定的难度。

（4）安慰剂不恰当的应用、对照组措施选择不当或让受试对象暴露于某种有害致病危险因素，则会违背伦理或医德。

第三节　临床研究的质量控制

一、患者依从性处理

依从性（compliance 或 adherence）又称顺应性，指人们对所要求做的一件事，所采取的响应性行为及其程度，在临床研究中包括研究人员依从性、患者依从性等。患者依从性（patient compliance）指患者行为与医嘱的一致性。患者忠实执行医嘱，称完全依从；患者遵从医嘱但并不严格，称部分依从；患者基本不遵从医嘱，称不依从（non-compliance）。

患者依从性是影响临床研究质量的重要因素之一，是临床医学科研工作的关键环节。一个真正有效的医疗措施，如果患者依从性差，如拒绝服药或不按时服药，则可能出现无效的假阴性结果，因此可能导致治疗实验失败。即使是最好的治疗计划，患者不依从也会失败。因此良好的依从性与正确的诊断、有效的治疗一样重要。

1. 影响患者依从性的因素　在临床研究中，影响患者执行医嘱行为的因素很多，主要包括患者自身因素、病情因素、治疗因素及医生因素等。

（1）自身因素：包括患者的态度、知识及经济状况等。

1）态度：积极的配合可提高依从性，如遗忘是依从性差的最常见表现之一，而积极的态度显然可减少遗忘发生。反之，患者讨厌治疗甚至厌世轻生会降低依从性。

2）知识：知识缺乏以至于不理解治疗可导致依从性差，而知识程度很高但是不信任治疗也可能导致依从性差。

3）经济状况：经济条件越差越可能不依从。

（2）病情因素：主要是极端病情。

1）病情较轻：基本不影响正常生活，不足以引起重视。

2）病情危重：丧失治疗信心，或严重影响生活质量，导致患者拒绝接受治疗。

3）研究中患者病情突然恶化，必须终止试验治疗。

（3）治疗因素：包括治疗方案复杂性、治疗时间及治疗药物副作用等。治疗方案越是复杂、治疗时间越长、治疗药物副作用越大越容易出现不依从。

（4）其他因素：如医生的态度、家庭的支持及医患沟通等。

2. 提高患者依从性的措施　在临床研究及临床实践中，很难要求患者完全依从。但为保证研究结果的真实性及治疗效果的确实性，应当充分考虑依从性的影响并设法提高患者依从性。

（1）健康教育：是提高患者依从性重要的宏观途径，主要通过改善患者态度和增多患者知识而提高依从性。态度方面，健康教育帮助患者树立正确的健康观念，并调动健康保健的积极性和主动性，增强治愈的信心；知识方面，健康教育使患者对疾病及其治疗有一定的了解，从而认识到治疗的意义和目的以及遵守医嘱的重要性。教育方式多样，如书面资料、宣传画廊以及媒体播映等。

（2）医患沟通：是提高患者依从性重要的具体途径，有效的医患沟通不仅可以改善患者态度、增加患者知识，还可以使患者正确看待病情，并衷心配合治疗。良好的医患关系可多途径提高依从性。具体措施如耐心解释治疗方案和用药方法，详细说明试验意义，不厌其烦解答患者疑问，主动家访等。

（3）医疗环节：包括改善诊断方法、改进治疗方案、提高服务质量及适当的随访等。无创的诊断方法、合理的给药方式、简化的治疗方案、优质的服务态度及易于接受而又便于督查的随访间隔可提高患者依从性。

（4）及时评估：必要时对患者依从性进行评估，方法包括：①清点药量：即清点应服药量与实服药量，如患者实服药量超过应服药量的80%为服药依从性好，而低于80%为服药依从性不好。②药物测量：通过检测血和尿中的药物浓度或其代谢产物浓度，来衡量患者依从性，尤其适合于半衰期长的药物。③临床观察：某些疗法，只要完全依从，就可治疗成功，于是如果不成功，则说明不依从；某些药物，有明显药物反应，如果无反应，则提示不依从。④其他：如建立就诊档案、询问或问卷调查服药情况等。

（5）其他方法：如加强试验管理、坚持持续督导、鼓励家庭支持等。可以采用社交软件、电话督促、定时邮件提醒等多种方法。

3. 不依从资料的处理　一般而言，临床研究患者的依从性不可能是100%，可能存在不依从的情况，对这些不依从的资料可以采用意向性分析法（ITT）或敏感性分析法，根据其结果然后下最后的结论。

（1）ITT方法：指参与随机分组的对象，无论其是否接受该组的治疗或没有遵从医嘱服药，最终仍纳入所分配的组进行疗效的统计分析，保证了随机化分组的均衡性，是一种保守的、低估疗效的、谦虚的分析方法。

（2）敏感性分析：主要用于失访病例。如果结果为计数资料的研究，由于不能确定试验组和对照组退出患者的结局，通常将退出的病例作为治疗失败处理，或者将治疗组退出的病例作为治疗失败，而对照组退出的病例作为治疗成功处理，这种分析方法称为"最差情况的演示分析"。如果结果为计量资料，可以采用推移（carry forward）的方法，将治疗前或最后一次随访测定的结果作为最后分析的测定值。

如果经过 ITT 分析或敏感性分析处理后，临床和统计学意义与没有经过这样处理的结果一致，则结论具有稳定性、真实性。如果处理后，前后结果不一致，则应该慎重下结论，说明结论的稳定性和真实性存在问题。

二、临床研究质量控制

临床研究质量控制主要目的是提高研究结果的真实性和可靠性，控制偏倚和机遇。机遇是抽样误差，随着样本量增大，抽样误差可能缩小，当多次重复研究时，其平均研究结果会越来越接近真值。临床研究的对象是患者，许多影响因素有时很难控制，因此临床研究特别容易产生偏倚。偏倚是系统误差，其造成的与真值之间的偏差不会随着研究重复次数的增加而变化，所以更难控制。为了提高研究质量，要从各个环节进行质量控制，才能保证研究结果的真实、可靠。

1. 树立群体观念，减少样本偏倚，选择有代表性的样本　不同的医院级别、不同的患者来源都会影响研究结果，提倡多中心研究，使各种轻、中、重型病情的患者都参加研究，这样的结果外推性更好。

2. 重视科研设计方案的撰写和开题　设计是临床研究实施前的重要步骤，设计的严谨、科学直接影响结果的正确性，认真撰写设计方案（protocol），研究开始前召开课题开题会议，邀请临床流行病学、医学统计学等方法学的老师一起参加讨论方案的科学性、可行性十分重要，防止走错路、走弯路。

3. 制定临床研究操作手册　设计方案是研究的总体路线图，临床研究操作手册（manual of procedure，MOP）就是为整个研究提供每一步的路线指导，MOP 在临床试验中也称为标准操作规程（standard operating procedure，SOP），包括每一步的具体信息和注意细节。MOP 是在研究方案的基础上进行细化和扩展，不论是实验室研究、流行病学研究或是临床研究，均应该包括所有完整的和详细的操作流程记录、评估方案和数据处理流程。研究方案和 MOP 之间最大的区别是 MOP 十分详细，以至于每个研究人员（包括医学统计人员）都能根据 MOP 正确地完成所有的任务，包括临床和实验室任务。假使一个高中生拿到 MOP，打开 MOP，都可以完成数据输入和完成所需要的报告。临床试验中十分注重 MOP，但是其他的临床研究中往往不重视，事实上所有的临床研究都应该制定 MOP。

4. 减少各种偏倚　选择性偏倚主要发生在设计阶段，由于选择研究对象及将研究对象分成观察组和对照组时采用的方法不正确所造成的系统误差，强调随机化原则进行分组常能有效地控制选择性偏倚的产生。测量偏倚产生于实施阶段，系由于观察组和对照组两组患者所采用的测量和观察方法不一致所造成的系统误差，采用切实严格的盲法常能有效地控制测量偏倚的产生。混杂偏倚主要发生在资料分析阶段，但应当在设计阶段加以考虑。配对、分层、多因素分析是消除混杂性偏倚的重要方法。

5. 减少机遇和抽样误差　设计阶段要重视样本量的估算，根据不同的研究类型、α 值、β 值、各组间差异等计算合适的样本量。不能临床能够收集到多少患者就是多少样本量。

6. 提高依从性　依从性是在临床研究中，患者在执行规定的研究试验措施时所接受和执行的程度。依从性是影响临床研究结果质量的因素之一，尤其是对比组间存在依从性差异时，造成的偏倚就会更大。研究对象的不依从或偏离规定的研究程序，往往是多方面所造成的，因此，在临床科研设计时，必须对依从性进行认真研究，如为什么会产生不依从，怎样提高依从性等。

7. 临床试验要严格遵守临床试验管理规范（good clinical practice，GCP）　在 GCP 中提及临床试验的质量保证，主要包括 4 条：①申办者及研究者均应严格遵循临床试验方案，采用 SOP，以保证临床试验的质量控制和质量保证系统的实施。②临床试验中有关所有观察结果和发现都应加以核实，在数据处理的每一阶段必须进行质量控制，以保证数据完整、准确、真实、可靠。③药品监督管理部门、申办者可委托稽查人员对临床试验相关活动和文件进行系统性检查，以评价试验是否按照试验方案、标准操作规程以及相关法规要求进行，试验数据是否及时、真实、准确、完整地记录。稽查应由不直接涉及该临床试验的人员执行。④药品监督管理部门应对研究者与申办者在实施试验中各自的任务与执行状况进行视察。参加临床试验的医疗机构和实验室的有关资料及文件（包括病历）均应接受药品监督管理部门的视察。这些规范主要用于药物临床试验，其他临床研究可以借鉴 GCP 进行管理和质控。

第四节　整颈三步九法治疗神经根型颈椎病的多中心随机对照研究

一、研究背景

脊柱失稳导致颈椎不稳、颈椎病、腰椎滑脱、腰椎间盘突出症等，主要表现为各种形式的颈肩、腰腿、髋膝部位疼痛，严重影响着患者的行为能力，降低了生活质量。这些慢性、复杂性疾病属于"人口与健康"研究领域的优先主题，也是国家中医临床研究基地重点研究病种——骨退行性病变的重要研究内容。

颈椎病病情复杂，该病患病率目前达到25%，全国约有3.25亿患者。WHO公布的《全球十大顽症》中颈椎病被列为第二大顽症。这些疾病长期折磨患者本人，也给家庭和社会带来沉重的负担。颈椎病发病中，由于颈部脊柱节段性失衡，椎体与周围组织之间的相对解剖位置出现了变化，影响甚至压迫了周围的神经、肌肉、血管等组织，进一步使肌肉对椎体和脊柱内各种小关节的固定支撑作用减弱，更加加剧了脊柱的生物力学平衡失调。本项目组根据学科提出的"恢复脊柱动静力平衡"的学术思想，采用推拿手法缓解颈椎周围肌群的紧张和痉挛，纠正脊柱小关节紊乱，恢复颈椎的生物力学平衡，稳定静力平衡，加强动力平衡，从而恢复患者颈椎功能，减轻颈椎病患者的颈部疼痛。

在退变机制研究的基础上，我们提出并证明了"恢复脊柱动静力平衡"的预防与治疗学思想，为各种非手术疗法防治脊柱失稳以及术后康复医疗提供了理论基础。各种非手术疗法（中药、针灸、理疗、牵引、推拿、导引、康复等）可以改善脊柱周围软组织的微循环状态，促进肌肉、椎间盘营养代谢，降低退变椎间盘组织炎性因子的释放，从而"恢复脊柱动力性平衡，纠正或补偿静力性失衡，重建脊柱力学平衡系统"，达到防治脊柱失稳发生与发展的目的。

根据施杞教授所提出的"恢复脊柱动静力平衡"的学术思想，形成"整脊三步九法"（包括"整颈三步九法""整腰三步九法"），这些手法改进了传统手法过于注重脊柱小关节"弹响"复位的形式，达到"舒经理筋、调和气血、恢复动静力平衡"的功效。

二、研究方案

（一）研究设计

多中心、随机、对照试验。

（二）样本量计算

取 $\alpha=0.05$ 水平，检验效能为 0.9，则 $\beta=1-0.9=0.1$，作两样本率的差异性检验。计数资料两样本率比较的样本量大小计算公式参考《临床流行病学 - 临床科研设计、衡量与评价》。结合前期临床试验研究，考虑 10% 的脱落率，总的例数确定为 360 例。

（三）分组方法

中央区组随机方法分组，共分为 2 组，按 1∶1 设计。

（四）病例来源

受试者均为就诊的门诊患者及住院患者，来自龙华医院等 5 家三级甲等医院。

（五）诊断标准

根据国家中医药管理局于 1994 年颁布的《中医病证诊断疗效标准》中颈椎病分型标准，并结合《全国第二届颈椎病专题座谈会纪要》（92 青岛）的颈椎病诊断原则进行选择病例。

神经根型：①具有典型的根性症状（麻木、疼痛），且范围与颈脊神经所支配的区域相一致；②影像学所见与临床表现相符合；③痛点封闭无显效（诊断明确者可不进行此试验）；④除外颈椎外病变（胸廓出口综合征、网球肘、腕管综合征、肘管综合征、肩周炎、肱二头肌腱鞘炎等）所致以上肢疼痛为主的疾患。

（六）纳入标准

①已经签署进入研究知情同意书的患者；②自愿接受手法或牵引治疗的患者；③治疗前 2 周没有采用其他治疗颈椎病的药物者。

（七）排除标准

①正在参加其他药物临床研究的受试者；②不属于手法或牵引治疗范围内的病例；③哺乳妊娠或正准备妊娠的妇女；④合并肝、肾、造血系统、内分泌系统等严重原发性疾病及精神病患者；⑤病情进行性加重，必须进行手术治疗者；⑥精神或法律上的残疾者；⑦怀疑有酒精、药物滥用病史，或根据判断，入组可能性降低者。

（八）剔除标准

①受试者不配合随机入组，随机化后未接受治疗者；②受试者选择违反了纳入 / 排除

病例标准；③受试者依从性差（＜80%，＞120%）；④受试者在观察期间接受其他治疗。

（九）退出标准

①出现病情恶化或可能发生或已经发生严重不良事件者，根据医生判断应该停止临床研究者，即中止该病例临床研究。加重病情则作无效病例处理。②在研究过程中，受试者发生某些合并症、并发症或特殊生理变化，可能不适宜继续参与研究者，根据医生判断应该停止临床研究者。③受试者在临床研究过程中不愿意继续进行临床研究，向主管医生提出退出临床研究的要求，该病例可以退出临床研究。

（十）终止标准

①出现严重不良事件；②临床研究方案设计或实施中发生了重要偏差，难以评价治疗效应。

（十一）治疗方法

1. 治疗组　整颈三步九法具体操作如下：

第一步"理筋平衡法"：蠲痹散寒，疏经活血，缓解动力平衡失调。

第一法：揉法。患者取坐位，术者以手掌面或指腹着力于颈后部，分别沿项正中线、颈项夹脊，胸锁乳突肌后缘，至背部第11胸椎水平，反复操作3遍。

第二法：滚法。然后采用滚法沿上背部膀胱经区域、两侧肩及上臂前后缘反复操作3~5遍。

第三法：拿法。最后用拿法分别于颈项部、手三阳经、手三阴经、部位反复拿捏3~5遍，弹拨极泉穴3~5次。

第二步"整骨平衡法"：舒筋正骨，理气散结，缓解静力平衡失调。

第四法：托法。患者取坐位，术者右手掌托患者下颌，左手掌托患者后枕部，向上提颈9秒，然后放松3秒，重复3次。

第五法：转法。然后在提颈下，使患者头部前屈30°、后伸30°，重复3次；再左转30°，右转30°，重复3次。（椎动脉型颈椎病慎用）

第六法：扳法。最后依据检查和X线表现，病变部位在C_1~C_3者将头颈屈曲15°；病变部位在C_4~C_6者，将颈椎置于中立位即0°；病变部位在C_7~T_1者，将颈椎屈曲30°~45°；在上述位置使患者的头部先后转向左侧和右侧，当每侧旋转至极限角度（约80°），并有固定感时，略低头，迅速准确作向斜上方的扳动，操作成功可以听到一声或多声弹响。（脊髓型颈椎病禁用）

第三步"通络平衡法"：疏经通脉，理筋通督，恢复脊柱平衡。

第七法：抖法。用手握住患者上肢的远端轻轻地用力作连续的小幅度上下快速抖动，抖动幅度要小，频率要快，要求患者肌肉充分放松配合，重复3次。

第八法：提耳。然后用提耳法，用食指及拇指指腹捻压、牵拉对耳轮的上、中、下三部，每部按压30秒，以患者感觉疼痛但能忍受为度。

第九法：摩法。最后采用摩法，分别轻摩百会、大椎、脑户、命门诸穴，以有热感为度。

手法治疗隔日1次，每次30分钟，7次为1个疗程，共治疗2个疗程。

2. 对照组　患者取坐位，用颈椎牵引治疗仪牵引，头部向前微屈，以患者感觉舒适且能减轻症状为准，牵引重量从6kg开始，最大重量不超过10kg，每次20分钟。牵引治疗隔日1次，每次30分钟，7次为1个疗程，共治疗2个疗程。

（十二）观测指标与疗效判定标准

1. 主要结局指标

颈椎病症状体征客观化评价量表：包括中医临床证候；临床体征评分（greene 评分法）；颈椎病的功能评分（参照日本骨科学会 JOA 评分法）。

2. 次要结局指标

影像学分析：分别综合评估治疗前后颈、腰椎 X 线、CT、MRI 等影像学变化情况。

疼痛评估表：应用 McGill 疼痛问卷表评估治疗前后患者疼痛改善情况。

生活质量评估：应用生活质量评分量表（SF36 量表和 WHOQOL–BREF 中文版）评估治疗前后患者生活质量改善情况。

三、研究方案注册

项目启动后，研究方案于 2011 年 11 月 29 日开始在美国 FDA 的 ClinicalTrials.gov 系统进行注册，方案的研究背景、结局指标、随机分组、伦理审查等详细信息根据要求进行了填写，经系统管理员的多次审核和项目组的反复修改，最终于 2012 年 1 月 25 日成功发布，获得了项目注册号 NCT01500967，注册的详细方案目前全部公开可见。详见 https://clinicaltrials.gov/ct2/show/NCT01500967?term=NCT01500967&rank=1。

四、质量控制措施

根据研究的特点，对研究全程进行规范化管理。对项目过程中涉及的研究手法、数据记录、过程管理等各个方面，建立了多项标准操作规程（SOP），包括手法操作 SOP，签署知情同意书 SOP，病例报告表记录的 SOP，不良事件及严重不良事件的处理及报告的 SOP，颈椎活动度测量 SOP，临床病例随机号码分配的 SOP，临床试验文件物品交接 SOP，视觉模拟评分尺使用 SOP，临床试验档案资料管理 SOP，研究病历填写、保存、废弃和销毁 SOP，影像学测量 SOP，影像学资料拍照存档 SOP 等。

建立各项 SOP 后，项目组召开专题培训会。对研究流程、整颈三步九法操作、研究病历填写、视觉模拟评分尺使用、影像学测量等所有有关内容进行培训。其中，整颈三步九法操作作为重点培训内容，进行理论介绍、手法讲解、实际操作和培训考核。理论和操作考核合格者才能参加本课题研究。

（一）一级质量控制

分中心负责人任命的一级监察员对各分中心的质量控制工作负责。定期对各中心纳入的临床研究病历进行质量检查并填写《一级质控清单》，主要检查内容包括：

知情同意：确认受试者是否在试验开始前签署知情同意书，检查知情同意书签署的完整性（重点查看研究者/受试者的签名、联系方式及签署日期），知情同意书签署是否规范，受试者真实性是否能核实。

方案偏离：确认受试者选择符合方案纳入和排除标准，核实是否存在受试者违背方案的剂量改变、治疗变更、合并使用方案禁用药物等，核实受试者是否按照访视时间窗进行治疗和随访。

研究记录：检查研究病历是否按随访时点及时记录（按入组时间推算应完成的随访时点，查看相应记录）；检查病历记录的完整性，是否有漏填项目，确认研究数据的可溯源性（原始文件包括门诊病历、住院病历、研究病历等），确认病历记录是否进行修改（有证据或经得起合理解释），合并用药是否如实记录。

理化检查及（严重）不良事件填报：按随访时点查看相应的理化检查报告是否齐全，确认理化检查的实验室可溯源，所有不良事件的评价及相关记录是否合格，不良事件的随访是否符合方案规定/医疗常规，以及严重不良事件的处理与报告是否符合方案规定。

完成《一级质控清单》后，一级监察员需将检查结果与分中心研究人员进行沟通，双方提出改进计划后，一级监察员向中心二级监察员提交《一级质控报告》。

（二）二级质量控制

中心负责人任命的二级监察员对所有各分中心的质量控制工作负责，本课题由上海中医药大学附属龙华医院负责二级质量控制。根据各个分中心的病例收入情况，定期对所有中心纳入的临床研究病例进行质量检查并填写《二级质控清单》，主要检查内容包括：

研究概况：总结研究进度，报告脱落率（治疗期及随访期），是否存在各研究分中心主要研究者变动，汇总研究存在的主要问题。

知情同意：确认受试者是否均在试验开始前签署知情同意书，确认知情同意书签署完整性（重点查看研究者/受试者的签名、联系方式及签署日期）。

方案偏离：确认受试者选择符合方案纳入和排除标准，核实是否存在受试者违背方案的剂量改变、治疗变更、合并使用方案禁用药物等，核实受试者是否按照访视时间窗进行治疗和随访。

研究记录：清点全部研究病历数与入组例数是否一致，确认研究病历是否按随访时点及时记录（按入组时间推算应完成的随访时点，查看相应记录），研究病历是否可溯源（原始文件包括门诊病历、住院病历、研究病历），检查病历记录的修改情况（有证据或经得起合理解释），检查病历记录的完整性，是否有漏填项目，合并用药是否如实记录。

真实性核实：访问受试者（实地访问门诊病房患者或电话访问，下同），明确姓名性别与记录一致，疾病陈述与记录是否一致，研究用药与记录是否一致，合并用药是否已如实记录。

PRO及（严重）不良事件填报：按随访时点查看相应的PRO报告，确认PRO是否可溯源，所有不良事件的评价及相关记录是否合格，不良事件的随访是否符合方案规定/医疗常规，严重不良事件的处理与报告是否符合方案规定。

质量控制：确认一级检查的质量检查员是否依据质量检查清单定期检查记录，分中心科研管理部门是否定期检查。

资料档案：确认资料档案柜上锁，课题任务书/协议书、临床研究方案、临床研究SOP/研究工作手册、伦理委员会批件、临床协调会议资料、受试者筛选表与入选表、研究人员的培训记录、质量检查记录（包括一级、二级和科研管理部门检查）是否齐全，完成的病历或研究病历，包括理化检查报告，病例报告表与知情同意书是否已归档/集中保存。

真实性核实是二级质量控制最重要的部分，中心负责人任命的二级监察员需要对受试者进行电话调查，与受试者明确以下内容并完成各个受试者的《数据溯源检查清单》：

患者真实性：确认患者是否就诊，患者是否确认治疗医生。

知情同意：确认知情同意书是否患者本人签字。

方案偏离：确认治疗次数，尤其是核对在节假日进行治疗和随访的受试者，确认是否存在合并用药、合并治疗。

操作的规范性：确认患者是否亲自签名，是否填表。

手法的规范性：确认医生是否捏耳朵，是否推拿肩部、手臂和腰背部，尤其确认手法时间是否超过 15 分钟。

评估的规范性：确认医生是否询问表格，是否使用 VAS 评分尺，尤其是要核对 VAS 拍摄时间有疑问的受试者。

完成《二级质控清单》后，二级监察员需将检查结果与分中心研究人员进行沟通，双方提出改进计划，二级监察员向中心负责人提交《二级质控报告》。

五、质量控制的实施

（一）研究培训

2011 年 11 月 17—19 日，项目组对研究者进行了集中培训，并考核整颈三步九法的培训效果。2011 年 11 月 26—27 日，质量控制培训。

（二）二级监察

根据各个分中心实际启动研究情况，项目组及时派出监察员到各分中心进行检查。2011 年 12 月 30 日在分中心 S，2012 年 4 月 5—6 日在 J，4 月 10—11 日在分中心 Y，4 月 12—13 日在分中心 S，4 月 17—18 日在分中心 Z，4 月 19—20 日在分中心 M，4 月 22—25 日在分中心 X。

汇总第一轮检查结果发现一系列问题，包括治疗过程记录不及时、知情同意书无医生签名、VAS 照片不清晰、治疗方法不符合随机分配方案、参加培训的人员不参加本项目研究工作、合并使用其他药物和治疗方法、研究病历记录不及时、原始数据记录不及时、不规范、病例脱落数量较多、访视时间超出规定时间窗，等等。

分析检查结果，发现各中心计划进度不一，数据质量参差不齐；一级质控形同虚设，必须加强二级质控；研究人员安排不足，难以保证研究质量。为解决上述问题，项目组于 2012 年 5 月 18—20 日在上海中医药大学附属龙华医院进行第二轮集中培训和考核。同时，建立项目简报制度，提供解决问题渠道以提高效率，统一各分中心的标准和进度。

其后，项目组进一步加强了二级检查，对前期检查中出现问题较多的分中心加大了检查力度。监察员由项目组研究人员和研究生组成，多批次监察员分赴各地分中心进行临床监察。在 2012 年到 2014 年期间，又系统深入地进行了 24 次临床监察，分别是：2012 年 5 月 25—27 日分中心 L，7 月 24—25 日分中心 X，8 月 13—14 日分中心 Y，8 月 15—16 日分中心 L，8 月 15—16 日分中心 J，8 月 17—18 日分中心 Z，8 月 17—18 日分中心 G，11 月 2—3 日分中心 J，11 月 7—9 日分中心 M，11 月 9—11 日分中心 G，11 月 20—21 日分中心 Y，11 月 28—29 日分中心 Z；2013 年 3 月 12—17 日分中心 X，2013 年 4 月 5—6 日分中心 J，2013 年 4 月 17—19 日分中心 Y，2013 年 5 月 21—22 日分中心 M，2013 年 7 月 12—13 日分中心 M，2013 年 7 月 18—19 日分中心 Y，2013 年 8 月 13—14 日分中心 Y，2013 年 8 月 24—25 日分中心 X；2014 年 1 月 15—16 日分中心 J，2014 年 3 月 2—3 日分中心 J，2014 年 3 月 2—3 日分中心 Y，2014 年 3 月 8—10 日分中心 M 进行了检查。

经过加强培训和高强度的临床监察大大提高了研究人员的依从性，改善了本项目临床研究的真实性和规范性，也提高了参加研究人员对中医骨伤科临床科研项目的综合素质。

（三）三级稽查

2012 年 3 月 27—28 日，2013 年 12 月 1—2 日，2014 年 12 月 10—11 日，国家中医药管理局"中医药行业科研专项——中医慢病临床科研体系及其成果转化应用模式研究"项目组专家翁维良教授对本项目进行了稽查。

稽查组对课题组的研究进展和取得成果给予了充分的肯定，并提出进一步指导意见。稽查组认为本研究有完善的组织管理，各级负责人及研究人员认真组织实施，制订了研究相关 SOP，如受试者筛选 SOP，影像学测量 SOP 等，认证落实一级质控，积极开展社区推广，研究启动前进行了多次研究者培训。

稽查中发现的主要问题包括：治疗期间定为 2 周，但存在超窗情况；知情同意书印在 CRF 上且未交给患者，未设计研究者及患者的联系方式，部分知情同意书无研究者签名；研究病历上未粘贴报告单；合并用药及其他合并治疗存在未记录的情况；部分分中心纳入病例较慢，应注意加快研究进度；方案修改应报伦理批准并上报管理局备案。

综合稽查组的意见，项目组进一步加强了内部质控员的工作；严格要求各个分中心遵循研究方案，不得予以患者除方案规定外的治疗，违反方案的病例将不予纳入；规范记录研究病历，保存原始档案资料；严格核查资料的真实性，无法核实者，将不予纳入。

六、研究结果

两组基线数据相似具有可比性。75% 的受试者为女性。病程平均为 96 天。307 例受试者为初次发病。疼痛评分（VAS）平均为 58mm，NDI 评分平均为 22。

在第 2 周、4 周、12 周和 24 周，NDI 和 VAS 评分整颈三步九法组显著低于牵引对照组（$P < 0.001$）（表 5-33-4-1 和表 5-33-4-2）。生活质量评分（SF-36）整颈三步九法组显著高于牵引对照组（$P < 0.001$）（表 5-33-4-3）。研究过程中，没有发生严重不良事件。整颈三步九法组中一例受试者出现头晕和恶心，停止治疗经休息后缓解。

表 5-33-4-1　两组 NDI 评分

	整颈三步九法组（n=173）	牵引组（n=176）	P
基线	22. 53 ± 6.09	22. 57 ± 6.01	0. 807
第 2 周			
NDI	17. 96 ± 4.69	19. 51 ± 5.31	0. 002
变化值	−4.57 ± 5.02	−3.06 ± 4.47	0. 005
P	< 0.001	< 0.001	
第 4 周			
NDI	17. 36 ± 4.66	18. 99 ± 5.43	0. 002
变化值	−5.17 ± 5.51	−3.58 ± 4.57	0. 004
P	< 0.001	< 0.001	
第 12 周			
NDI	16. 95 ± 4.62	18. 66 ± 5.37	0. 002

续表

	整颈三步九法组（n=173）	牵引组（n=176）	P
变化值	−5.57 ± 5.82	−3.91 ± 4.77	0. 005
P	< 0.001	< 0.001	
第 24 周			
NDI	16. 82 ± 4.73	18. 23 ± 5.17	0. 004
变化值	−5.71 ± 5.91	−4.34 ± 5.10	0. 012
P	< 0.001	< 0.001	

表 5-33-4-2　两组 VAS 评分

	整颈三步九法组（n=173）	牵引组（n=176）	P
基线	58. 34 ± 12.79	58. 04 ± 12.10	0. 976
第 2 周			
VAS	33. 55 ± 14.73	38. 14 ± 13.79	0. 001
变化值	−24.79 ± 15.80	−19.90 ± 13.43	0. 002
P	< 0.001	< 0.001	
第 4 周			
VAS	31. 39 ± 14.62	35. 97 ± 13.25	0. 002
变化值	−26.95 ± 16.89	−22.07 ± 12.76	0. 003
P	< 0.001	< 0.001	
第 12 周			
VAS	29. 98 ± 14.57	34. 07 ± 14.95	0. 010
变化值	−28.36 ± 16.40	−23.97 ± 15.25	0. 010
P	< 0.001	< 0.001	
第 24 周			
VAS	28. 46 ± 14.63	31. 82 ± 14.35	0. 009
变化值	−29.88 ± 16.39	−26.22 ± 15.05	0. 031
P	< 0.001	< 0.001	

表 5-33-4-3　两组生活质量评分

	整颈三步九法组（n=173）	牵引组（n=176）	P
基线	60. 37 ± 15.32	59. 96 ± 15.88	0. 882
第 2 周			
SF-36	67. 48 ± 15.06	64. 15 ± 16.21	0. 055
变化值	7. 11 ± 11.77	4. 18 ± 10.99	0. 025
P	< 0.001	< 0.001	

七、研究总结

整颈三步九法能够安全有效的缓解神经根型颈椎病患者疼痛以及改善患者生活质量。

（王拥军　崔学军　姚敏　孙悦礼）

第三十四章

基础实验研究

第一节　基础研究的设计

中医骨内科学基础研究与医学各科基础研究的基本点是一样的，同样由受试对象、处理因素、效应指标 3 个部分组成。

一、基础研究设计的基本内容

（一）确定研究目的

任何一项基础研究首先要思考研究目的是什么。研究目的是课题的核心，是课题要解决的主要问题。研究目的要尽可能的明确、具体，不要涉及面太广，过于空泛，以免影响质量。一项具体研究工作一般只要求解决 1~2 个问题。

（二）确定研究对象

根据研究目的，确定研究对象的条件及要求、不适宜对象的排除标准。对研究对象的条件做严格的规定，尽量减少样本内部的变异，以保证其同质性。

（三）确定研究内容

根据研究目的，确定研究内容。研究内容是具体可操作的研究点，是指实现目标所要进行的具体内容。

（四）确定研究观察指标

根据研究目的，确定研究的观察指标，即在研究中用来反映事物性质、规模差异的指标。要紧密围绕研究课题设置指标，指标不宜过多，尽量选用客观、定量的指标，少选主观、定性指标。

（五）确定合适的研究方法及统计处理方法

依据研究目的、内容要求和研究者对方法的掌握程度而定。应说明本项研究统计学设计采用了哪几种数据处理方法及标准，所使用的统计工具及软件名称。

（六）估算合适的样本量

为了得出确切的结果，应有足够的样本量。样本量估算的基本原则是在保证研究结论具有一定可靠性和精确度的前提下，选用最少的研究对象。样本含量的估计可通过公式计算，也可查表得到。

二、基础研究设计的基本要素

（一）受试对象

医学科研的受试对象也称为实验观察对象，受试对象指被试验的客体，即被处理因素作用的对象。在基础研究设计中，受试对象绝大多数是动物。根据具体情况可以采用动物的整体作为受试对象，在体内进行试验；也可以采用动物的器官、组织和细胞等作为受试对象，在体外进行试验。受试对象可以是正常的，也可以是病理性的。受试对象的选择取决于研究目的，应明确而不省略，要符合实验目的，且同质性好。

整体实验和离体实验是基础研究的两大重要途径，前者较为接近临床状态，所得结果比较全面，适合综合性研究。但干扰因素较多，而且整体实验所能采用的技术方法较简单，难以深入了解事物的本质和内在规律；后者适合于分析性研究，并可排除体内各种复杂因素的干扰，而且离体实验所能采用的技术方法较先进，可以进行直接、深入的观测，获得准确、精细的结果。

（二）处理因素

处理因素指外加于受试对象上在实验中需要观察并阐明其处理效应的因素。它可以是生物的、化学的、物理的。物理因素可以有电、磁、光、声、温度、射线、力学等；化学因素可以有药物、营养素、激素、毒物等各种有机和无机的化学物质；生物因素可以有寄生虫、真菌、细菌、病毒及其生物制品等。

基础研究中一定要明确区分处理因素和非处理因素，处理因素是研究过程中要阐明的因素，而非处理因素是研究中不须阐明的因素，但对实验结果会产生一定的影响，因此对非处理因素要严格加以控制，能减小的非处理因素要尽量减小，不能减小的非处理因素应使实验组和对照组保持均衡一致。

（三）效应指标

处理因素作用于受试对象引起的试验效应，而效应或反应是通过具体试验指标反映的，因此效应指标是指鉴定实验结果的方法与尺度。根据性质可分为计数指标和计量指标两大类。基础研究中观察的计数指标较少，大多数观察的都是计量指标。

1. 计数指标 如"是""否""阳性""阴性""有效""无效""痊愈""显效""好转""无效"等。

2. 计量指标 指可量化的指标，如许多检查和检验指标。

3. 效应指标选择的基本要求

（1）关联性：选用的指标必须与研究目的有着本质的密切联系，能够确切地反映处理因素的效应。效应指标的关联性常常反映科研人员的专业知识与技术水平。可通过查阅文献资料或理论推导来确定指标的关联性。

（2）客观性：指标是否客观，是由指标数据来源决定的。指标数据若由仪器仪表检测而得，则称为客观指标。如运用电化学发光法测定血清骨钙素水平、运用双能 X 线骨密度仪测定的骨密度等就是客观指标。

（3）灵敏性：所选指标对处理因素产生的效应具有一定的敏感性，以使实验效应能够充分地显示出来，正确反映处理因素对受试对象所产生的作用。

（4）特异性：指标的排他性。特异性高的指标，易于提示出事物的本质特点而不受其他因素的干扰。在设计时应注意选择特异性强的指标。例如尿液中的脱氧吡啶酚就能特异反应骨组织中胶原蛋白的吸收情况，骨碱性磷酶是骨形成的特异性指标。

（5）精确性：指标的准确度和精密度双重含义。准确度是测定值与真实值接近的程度，是测定正确性的量度，主要受系统误差的影响。精密度是每次测定值集中的程度，即重复观察时，观察值与其平均值的接近程度，其差值属于随机误差。从科研要求看，首先必须准确，其次要求精密。因此，既准确又精密最为理想，准确但精密度不是很高尚可，但如果精密度高而准确度差是不行的。

（6）稳定性：相关指标的变异程度，设计时要注意选择稳定性好，即变异程度小的指标。

三、基础研究设计的基本原则

基础研究设计是对受试对象、处理因素、效应指标及实验条件和实验方法进行合理选择、科学组织的一项工作。其主要作用是减少误差，提高试验效率，因此根据误差产生的来源，在设计时必须遵循五个基本原则：对照原则、随机原则、重复原则、均衡原则。

（一）对照原则

对照原则是设计原则中的首要原则，因有比较才有鉴别，对照是比较的基础。对照就是在实验中设置与实验组相互比较的对照组，使各组除处理因素外，其他可能影响实验结果的条件应尽量一致，其中一组作为实验组，其他为对照组，以观察不同处理的效应区别。在设立对照组时要求"组间一致性"，对照组与实验组要有完全的可比性，以减少干扰因素的作用，消除或减少实验误差。因在医学研究中，不仅自然环境和实验条件对实验有很大影响，而且生物的变异使实验更加复杂而难以控制。解决这个困难的最好办法还是对照。对照是使实验组与对照组的非处理因素处于基本相同状态，其结果是实验误差得到相应的抵消或减少。

基础研究设计常用的对照类型有以下 6 种类型：

1. 空白对照　对照组不施加任何处理或干预因素，实验组施加处理因素，以比较两组的观察结果。

2. 实验对照　实验组施加处理因素和部分非处理因素，对照组仅施加与实验组同等的非处理因素，两组非处理因素的影响互相抵消。

3. 阳性药对照　给受试对象使用确认已知的会产生效果的药物作为对照。

4. 标准对照　不设立专门的对照组，而是用现有标准值或正常值作对照。实验研究一般不用标准对照，因为实验条件不一致，常常影响对比效果。在临床研究中常以某疗法为标准对照组，这种对照应注意标准对照组必须是代表当时水平的疗法，切不可用降低标准对照组的办法使实验效应提高。

5. 自身对照　对照与试验在同一受试对象进行。如比较两种药物治疗某种疾病的效果，可在同一受试对象上先用甲药，后用乙药。

6. 相互对照　相互对照指不同组间、不同剂量间的对照。如几种药物治疗同一疾病，对比这几种药物的效果，就是相互对照。

（二）随机原则

随机原则是指受试对象的抽样、样本分组与实验顺序均是随机决定的。随机化是指被研究的样本是由总体中任意抽取的，每个观察单位都有同等被抽取的机会。通过随机化，一是尽量使抽取的样本能够代表总体，缩小误差；二是使两组样本尽量一致，消除或缩小组间差异，使处理因素产生的效应更加客观，符合实际，避免偏差或掺入主观因素。

（三）重复原则

1. 重复的必要性　随机抽取样本，能在很大程度上抵消非处理因素所造成的偏性，但由于个体变异的原因及各种偶然因素的影响，一次实验结果不够确实可靠，需要多次重复实验，验证实验结果的真实性，可靠性。重复的目的有两个方面：一是稳定标准差，获得实验误差估计值；二是使均值接近真实值，使实验组与对照组的差异能准确显露出来，从而让实验结论较为可靠。

2. 重复次数　一般要求至少 3 次以上。应根据研究工作实际情况考虑重复实验次数。

3. 样本数量　应根据研究目的及研究对象自身的波动情况而定，其大小取决因素有三：一是现象的自身变异大小；二是影响因素控制条件；三是允许误差大小。

（四）均衡原则

在基础研究设计中要注意考虑均衡原则，即各实验组之间，除了要观察的处理因素外，其他一切条件要尽可能的一致。动物实验，对动物的种属、品系、窝别、年龄、性别、体重、健康状况、生理条件、饲养环境等均要保持一致。

（王拥军　唐德志）

第二节　基础研究常用的动物模型

一、颈椎病动物模型

（一）风寒湿痹证型颈椎病动物模型

1. 原理　以中医痹证理论为指导，模拟自然界风寒湿邪反复刺激家兔颈部，导致颈椎力学失衡，诱导颈椎间盘退变，建立痹证型颈椎病动物模型。

2. 方法　选择 6 月龄雄性新西兰白兔，模拟自然界风寒湿刺激，采用刺激的基本条件是风力 6 级左右，温度 5℃左右，饱和湿度，按轻、中、重度刺激组的不同要求，分别给予 32 小时、64 小时和 128 小时的间断重复刺激，每日刺激 4 小时。

3. 结果　家兔颈部肌肉水肿、充血，伴炎性细胞浸润，血管扩张；颈部椎间盘可见纤维环出现裂隙，排列轻度不规则，髓核出现皱缩，部分椎间盘可见髓核突出。模型组颈部肌肉和椎间盘中前列腺素等炎症介质含量明显增加，胶原酶（MMP-1）、基质溶解酶（MMP-3）活性明显升高，肿瘤坏死因子 -α（TNF-α）、白细胞介素 -1β（IL-1β）mRNA 表达增强。

（二）动、静力失衡性大鼠颈椎病动物模型

1. 原理　颈椎动、静力失衡可以导致颈椎生物力学改变，进而诱导颈椎间盘退变，从而指导建立动、静力失衡性颈椎病动物模型。

2. 方法　选择 8 月龄清洁级 SD 大鼠。取颈背部正中纵向切口，切开皮肤后，横向切断深群颈夹肌和头、颈、寰最长肌，切除颈髂肋肌与头半棘肌，然后再依次切除 C_2~C_7 棘上和棘间韧带，彻底止血后缝合皮肤。观察时间为 3 个月、5 个月、7 个月。

3. 结果　证实颈椎病是脊柱动、静力长期失去平衡的结果。3 个月模型组纤维环出现裂隙，髓核皱缩，软骨终板不规则增生；5 个月模型组髓核完全纤维化，纤维环板层状结构消失，多数椎间盘突出，部分软骨终板凸向椎体内，血管芽稀少，周边不规则；7 个月模型组部分椎体边缘骨赘形成。透射电镜观察：退变软骨细胞外形不规则，核表面不光滑，核膜皱缩，核内以异染色质为主；凋亡软骨细胞：细胞外形不规则，核膜皱缩、内陷，染色质离散且靠近核膜，核内出现透明区；细胞质浓缩，细胞器少，有较多空泡结构。TUNEL 法和流式细胞仪观察凋亡细胞，$G_0 \sim G_1$ 期的前方出现凋亡细胞峰。炎症介质 PLA_2、PGE_2 和 6- 酮 -$PGF1\alpha$ 都明显升高。

（三）大鼠颈神经根压迫型颈椎病动物模型

1. 原理　利用特制的硅胶片模拟椎间盘突出压迫神经根。

2. 方法　麻醉后以大鼠 C_7 棘突为基准，向上取颈部正中切口，长约 4cm。切开皮肤、皮下组织，钝性分离各层肌肉，自动拉钩撑开，暴露右侧 C_5 椎板，应用止血钳咬除 C_5 椎板和部分关节突，充分暴露左侧 $C_4 \sim C_5$ 神经根，将特制的硅胶片（大小 2mm×2mm×1mm、重 10mg±1.5mg，硅胶片先于 75% 乙醇溶液中消毒 2 小时，再置于新洁尔灭中保存）置于右侧 $C_4 \sim C_5$ 神经根与硬膜囊交界处的腋下侧，局部固定，逐层缝合，待大鼠苏醒后，放回笼中观察。持续压迫 1 个月。

3. 结果　功能学观察：正常大鼠姿势与步态如常，自主运动。假手术组大鼠运动功能正常。所有造模大鼠均出现右上肢无力、步态轻度跛行，患爪呈屈曲、肿胀明显。造模术后，右上肢明显无力或轻瘫，表现跛行步态，此后相对稳定。受压神经根组织大体观察：取材时观察到所有造模动物神经根处硅胶压迫物全部在位，从神经根出孔处向椎管内侵占。假手术动物取材神经根外形正常，色泽光亮，表面湿润光滑；造模动物取材神经根色泽苍白，周围结缔组织增生明显，并与神经鞘膜粘连。血液流变学指标：全血血液黏度、血浆黏度、血细胞比容、红细胞聚集指数等。背根神经节形态学的观察，假手术组：神经元细胞结构完整，胞核大而圆，核仁清楚，神经纤维大小一致，轴突位于中央，无脱髓鞘改变。模型组：神经元细胞明显肿胀，细胞界限不清楚，胞浆空泡样改变，核仁变淡或消失。神经纤维有崩溃及脱髓鞘改变，轴突部分消失。与假手术组相比，模型组神经根组织中炎症介质 PLA_2、PGE_2 和 6- 酮 -$PGF1\alpha$ 含量明显升高。

（四）大鼠脊髓压迫损伤模型

1. 原理　脊髓型颈椎病是由于脊髓长期受压引起的病症。该病目前应用的动物模型多为急性损伤模型，尚缺乏理想的慢性损伤模型，制约了研究的进一步深入。采用大鼠颈前外侧入路，从第 7 颈椎体拧入平头不锈钢螺钉压迫颈部脊髓腹侧，建立了大鼠慢性脊髓损伤动物模型。此模型制作简便，可重复性较高，为进一步研究慢性脊髓损伤病理机制，开发有效治疗措施奠定了基础。

2. 方法　选用 SD 大鼠 250g，颈前区的剪毛，取颈前外侧入路，消毒局部皮肤，以甲状软骨和胸骨上缘中点为中心，纵行切开，切口长约 2~3cm，下缘至胸骨上缘。切开皮肤后暴露上方的甲状筋膜，下方可见胸锁乳突肌和中间的胸骨舌骨肌，从两者的肌间隙进入，向内推开胸骨舌骨肌及包裹于其内的气管、食管，到达椎前筋膜，剪开椎前筋膜后向两侧分开，向下充分暴露第 7 颈椎椎体，先用尖头螺丝刀在 C_7 椎体正中攻 1 小孔，然后用"一"

字型螺丝刀扩孔，将平头螺钉置入小孔，再用"十"字螺丝刀拧入，直至螺丝钉螺纹全部拧入椎体。切口冲洗，逐层缝合，术后大鼠给予牛奶灌胃并给予定时腹部按摩，帮助排尿、排便。造模时间为 1 个月。

3. 结果　大体观察大鼠运动功能障碍，BBB 功能评分下降；脊髓压迫区组织坏死、液化、囊性变。组织形态学观察神经细胞减少、肿胀、萎缩、重度脊髓受压部位坏死、液化、形成空洞；核溶解消失；神经纤维减少、排列紊乱，甚至融合或被纤维组织代替。压迫区神经细胞和胶质细胞的有凋亡发生。压迫区炎症介质 PLA_2 和 PGE_2 等表达增高。

（五）"病证结合"颈椎病动物模型

1. 原理　椎病中、后期往往正不胜邪，缠绵不愈，所谓"积劳受损，经脉之气不及贯串"，"血气不和，百病乃变化而生"，引起气虚血瘀，从而引起"不荣则痛"和"不通则痛"等症状体征，故颈椎病的根本病机是"气虚血瘀、本虚标实"。中医学认为：肾为先天之本，肾主骨，主生髓，颈椎病中、后期往往出现肾亏的表现，临床中肾亏也是颈椎病发病的病理基础。临床上气虚、血瘀、肾亏型颈椎病比较常见，本研究同时采用多种模型复合的方法建立气虚、血瘀、肾亏型颈椎病病证结合模型。

2. 方法

（1）气虚模型：大鼠每天放入（43±0.5）℃、水深 35cm 的恒温水槽中游泳，当大鼠出现自然沉降时从水槽取出，60％大鼠出现自然沉降时全部取出。造模 14 天。在此基础上隔日饲喂，饮水正常。

（2）血瘀模型：氢化可的松 10mg/kg 体重，肌内注射，用药 13 天，然后肾上腺素 0.36mg/kg 体重，皮下注射，用药天数 1 天。共造模 14 天。

（3）肾亏模型：采用氯胺酮（0.1g/kg）腹腔麻醉，无菌操作下经腰背侧正中入路进入，分开腰部筋膜，分离暴露卵巢，结扎输卵管和周围血管后，摘除卵巢，然后按相同的方法摘除另一侧卵巢。造模 3 个月。

（4）颈椎病病理模型：将大鼠颈后部剪毛和清洁后，按氯氨酮 0.1g/kg 体重行腹腔注射麻醉；取颈背部正中纵向切口，长约 2.5cm，切开皮肤后，横向切断颈夹肌和头、颈、寰最长肌，切除颈髂肋肌与头半棘肌，然后依次切除棘上和棘间韧带，建立动静力失衡性大鼠颈椎间盘退变模型。造模 3 个月。

3. 结果

（1）气虚型颈椎病模型：与正常对照组和颈椎病组比较，气虚型颈椎病模型组动物出现明显的精神萎靡，倦怠，少动，喜卧，毛乱、无光泽，眼睑下垂等气虚证的表现，体重下降明显，cAMP、cGMP 升高，cAMP/cGMP 降低（$P < 0.01$，$P < 0.05$），乳酸脱氢酶（LDH）升高（$P < 0.05$），软骨细胞线粒体结构明显破坏，颈椎间盘组织病理学退变更加明显，Ⅱ型胶原蛋白表达减少，Ⅹ型胶原表达增高，Aggrecan、Col2a1 和 TIMP-1 基因表达降低（$P < 0.05$，$P < 0.01$，$P < 0.01$），MMP-13 表达增高（$P < 0.01$，$P < 0.05$）。

（2）血瘀型颈椎病模型：与正常对照组和颈椎病组相比，血瘀型颈椎病模型组动物舌质瘀紫、瘀斑，尾色瘀青；血液流变学指标及 CD62p 均有不同程度增高，颈椎间盘组织病理学观察可见退变更加明显，Ⅱ型胶原蛋白表达减少，Ⅹ型胶原表达增高，与正常对照组和颈椎病组比较差异显著，Aggrecan、Col2a1 和 TIMP-1 的基因表达降低，MMP-13 基因表达增高。

（3）肾亏型颈椎病模型：与正常对照组和颈椎病组相比，肾亏型颈椎病模型组动物子宫及附件形态萎缩、重量减轻，雌二醇含量降低，颈椎间盘组织病理学退变更加明显，Ⅱ型胶原蛋白表达减少，Ⅹ型胶原表达增高，Aggrecan、Col2α1 和 TIMP-1 的基因表达降低，MMP-13 基因表达增高（$P < 0.01$）。

二、腰椎间盘突出症动物模型

（一）马尾神经受压动物模型

1. 原理　采用特制的适当大小的硅胶片压迫物，将其置于大鼠马尾神经处，类似于脊柱退行性变过程中出现的椎间盘突出、骨赘形成、黄韧带或后纵韧带钙化等因素引起的压迫。

2. 方法　3 月龄 SD 大鼠麻醉后，腰背部剪毛，碘伏消毒、铺无菌巾。以 L_4~L_5 椎体间隙为中心，取后背正中切口长约 4cm。切开皮肤、皮下组织，钝性分离椎旁肌，自动拉钩牵开，暴露椎板后，除去 L_4~L_5 棘突、椎板及右侧 L_4~L_5 关节突，充分暴露马尾神经及右侧 L_5 神经根，将大小 4mm×2mm×2mm，30mg±1.5mg 的硅胶管片置于 L_5 神经根与硬膜囊交界处（腋部），局部予以固定，庆大霉素冲洗后逐层缝合，外涂红霉素眼膏以防感染，待大鼠苏醒后，放回笼中。持续压迫 1 个月。

3. 结果　功能学观察发现，造模大鼠均出现右后肢无力、步态跛行、患爪呈屈曲、肿胀明显。背根神经节形态学观察：30 天模型组可见神经元细胞明显肿胀，细胞界限不清楚，胞浆呈明显空泡样改变，核仁变淡或消失。神经内膜间隙水肿，神经纤维大小不一，有崩溃及脱髓鞘改变，轴突部分消失。60 天模型组可见神经元细胞肿胀和胞浆空泡样改变明显减轻，部分神经元细胞形态基本恢复正常。神经纤维大小基本一致，轴突位于中央，无明显脱髓鞘改变。透射电镜观察：模型组神经元无完整的胞膜和核膜，细胞质裂解成颗粒状，神经纤维脱髓鞘变，髓鞘板层结构松散、扭曲、紊乱，轴突萎缩变细，甚至纤维变性消失，轴突与髓鞘间出现空隙，施万细胞核浓缩，胞浆肿胀。与假手术组相比，模型组神经根组织中炎症介质 PLA_2、PGE_2 和 6- 酮 -PGF1α 含量明显升高。

（二）直立姿势诱导的大鼠腰椎间盘退变动物模型

1. 原理　直立是正常人体最基本的体位之一，但是站立过久，会导致腿与腰的疲劳和疼痛，这种现象与古人提出久立伤骨、损肾、损腰的观点一致。现代研究表明腰痛和膝关节炎等疾病与直立姿势有关，认为直立姿势会加重脊柱退变，通过切除大鼠的双前肢和尾部建立了一个模拟人类直立姿势的动物模型。

2. 方法　选择 1 月龄 SD 大鼠，随机分为模型组和对照组。将模型组大鼠双前肢剪毛和清洁后，消毒麻醉后取前臂近端 1/3 处横向切开皮肤，剥离筋膜和肌肉，暴露三角肌下血管神经束，并用丝线结扎，在结扎处远端用咬骨钳咬断肱骨，再用剪刀剪断皮肤、肌肉、血管和神经，使上肢截断。用盐酸庆大霉素消毒后，再将肌肉、筋膜、皮肤逐层缝合，最后再缝合处涂金霉素眼膏防止感染。特制大鼠直立饲养笼：笼高 32cm、长 52cm、宽42.6cm，有自由升降的饲料槽和饮水斗，饲料槽可逐格升高，每格高度相差 1cm，共 15个横格。术后先在普通饲养笼内饲养 14 天，然后改用特制饲养笼饲养。特制饲养笼较普通饲养笼高度增加，且食物槽和水瓶高度可任意调节。每周测量大鼠直立高度，按平均值调节食物槽和水瓶高度，迫使大鼠通过身体直立来获取食物和水。对照组大鼠喂养在普通饲养笼中。术后 5 个月处死大鼠，取下腰椎间盘进行检测。

3. 结果　形态学分析显示模型组出现特征性的腰椎间盘退行性改变，免疫组化染色发现椎间盘内 II 型胶原表达降低，X 型胶原、IL-1β 和 TNF-α 表达增加；TUNEL 染色发现凋亡细胞数目增加；β - 半乳糖苷酶染色提示衰老细胞数目增加；实时定量 RT-PCR 检测发现 ADAMTS-5、Col10α1、MMP-3、MMP-13、IL-1β、COX-2、IL-6、iNOS 和 TNF-α mRNA 表达显著增加，Col2α1 和 Aggrecan mRNA 表达显著减少，而对照组大鼠没有出现椎间盘退变。

三、肾性骨病动物模型

1. 原理　采用 5/6 肾大部切除法造成慢性肾功能不全，建立肾性骨病动物模型。

2. 方法　1 月龄小鼠随机分为模型组和假手术组。模型组小鼠以 2% 戊巴比妥钠溶液按 40mg/kg 腹腔注射麻醉。待角膜反射消失后，固定在手术台上，备皮剪去手术区毛发。取后背切口，暴露左肾，以血管夹夹取肾极，左肾剥离脂肪囊，分离包膜后，用电刀烧灼上下各 1/3，切除肾皮质约 2/3，注意避免损伤肾上腺，明胶海绵压迫止血 5 分钟，逐层缝合，关闭腹腔。1 周后第 2 次开腹，剥离脂肪囊，结扎肾极，切除右肾，关闭腹腔。假手术组只打开腹腔，暴露肾脏后不切除，分层缝合。造模时间为 3 个月。

3. 结果　与假手术组相比，模型组肌酐、尿素氮明显增加。微型 CT（Micro-CT）结果显示 5/6 肾切除小鼠第四腰椎椎体骨密度（BMD）、相对骨体积（BV/TV）、骨小梁间隙（Tb.Sp）与骨小梁厚度（Tb.Th）明显降低，均具有统计学意义。HE 染色发现，模型组小鼠腰椎椎体骨小梁和假手术组相比明显稀疏，大量成骨细胞紧贴骨小梁部位出现。TRAP 染色显示，在模型组小鼠椎体部位出现大量破骨细胞，而假手术组表达很少。

四、骨质疏松症动物模型

1. 原理　妇女绝经期后可引起骨质疏松症，并由此引起骨折率增加。临床和实验均发现，雌激素属类固醇激素，是维持骨吸收和骨形成平衡的重要因素，研究表明雌激素有抑制破骨细胞活性减少骨吸收和促进成骨细胞活性及骨质形成作用，并有拮抗皮质醇和甲状腺激素的作用。大鼠去卵巢后雌激素减少，故骨吸收加速而逐渐发生骨质疏松。故可通过切除双侧动物卵巢，使动物无雌激素来源以建立骨质疏松症动物模型。

2. 方法　采用雌性 3 月龄 Wistar 大鼠。以戊巴比妥钠腹腔内注射麻醉后，取俯卧位，肋弓下第 3~4 腰椎处，剔净鼠毛，碘伏消毒，无菌操作下经腰背侧正中入路进入，钝性分开腰部筋膜、肌肉，切开腹膜，分离暴露卵巢，结扎输卵管和周围血管后，摘除卵巢。然后按相同的方法摘除对侧卵巢。在确保摘除双侧卵巢后，逐层缝合腹膜至皮肤，庆大霉素注射伤口。假手术组不摘除卵巢，仅摘除双侧卵巢旁边少许脂肪组织。造模时间为 3 个月。

3. 结果　模型组大鼠血清雌二醇（E_2）含量比假手术组明显降低；模型组大鼠全身骨密度（BMD）明显低于假手术组；模型组大鼠出现骨组织形态学的异常改变，如骨小梁明显减少、变细，排列稀疏，连接断裂，网状结构缺如，骨小梁间距宽；微型 CT（Micro-CT）检测结果显示，与假手术组比较，模型组大鼠骨小梁体积分数明显降低，骨小梁数目和骨小梁厚度明显降低，骨小梁分离度明显增加；股骨三点弯曲生物力学检测结果发现，与假手术组比较，模型组股骨最大载荷明显降低，刚度明显降低；血清生物化学检测结果提示，模型组和假手术组大鼠之间骨代谢指标含量有差异，如血清骨钙素（BGP）、Ⅰ型胶原前胶原氨基端前肽（N-terminal propeptide of type procollagen，PINP）、骨碱性磷酸酶（bone alkaline phosphatase，bALP）、Ⅰ型胶原C端肽（cross-linked carboxy-telopeptide of type Ⅰ collagen，CTX）和Ⅰ型胶原N端肽（cross -linked amino -telopeptide of type Ⅰ collagen，NTX）以及血清钙、磷。

五、长骨干骨折动物模型

1. 原理　由于胫骨暴露比较容易，而且有腓骨支撑不容易移位，因此可以用手术剪直接剪断小鼠胫骨。用于观察骨折愈合过程、内外固定、电磁场、生物因子、中西药物对骨愈合的影响等方面的研究。

2. 方法　3月龄小鼠随机分为模型组和假手术组。模型组小鼠经水合氯醛（0.3ml/100g）腹腔注射麻醉后，取俯卧位，左侧胫骨，剔净鼠毛，碘伏消毒，无菌操作经胫骨前缘切开皮肤，钝性分开胫骨中、上1/3处（胫骨脊上方）内外侧部分筋膜、肌肉，预先髓内针头由胫骨平台处插入胫骨上1/3处（断端上部），手术剪在1/3处避开胫骨内侧深部肌肉，完全横断胫骨，针头插入断端下部骨腔中，插入约3/4长度剪断，再抵入胫骨平台下方，逐层缝合筋膜、肌肉、皮肤。假手术组只切开右侧胫骨相同部位皮肤，缝合皮肤，庆大霉素注射伤口。左侧为试验组，右侧为对照组，分别于骨折术后7天、14天、21天和28天处死小鼠。

3. 结果　采用X-ray、Micro-CT以及病理组织学等了解骨痂形成情况。手术最好由一人完成，以保证各组动物的骨折线、手术创伤程度等都比较近似，减少实验过程的偏倚。

六、类风湿关节炎动物模型

（一）佐剂型动物模型

1. 原理　利用Ⅱ型胶原加不完全弗氏佐剂皮内注射造成大鼠的自身免疫反应，其滑膜、关节软骨的病理变化类似类风湿关节炎的表现。

2. 方法　选用Wistar大鼠，体重90g左右。取一定量的Ⅱ型胶原粗取物，用0.5M乙酸溶解，使之终浓度为15mg/ml，加入等量的不完全弗氏佐剂，充分乳化。取乳化液0.125ml，于大白鼠尾部、踝部各处皮下注射，每只动物注射1次。

3. 结果　动物毛发失去光泽，懒动，体重减轻，踝关节明显红肿，触及时可见逃避反射。第7天的组织等观察可见滑膜组织充血水肿，纤维素渗出等改变；第15天除上述改变外，滑膜细胞增生肥大，毛细血管增生；第30天关节软骨破坏；第45天出现骨细胞变性、坏死。

（二）内伤痹证动物模型

1. 原理　据中医内生风寒湿邪与致病性免疫复合物具有相关性的观点，结合现代克隆选择学说，用杂交方法形成易产生内风寒湿邪—免疫复合物体质的实验动物，在诱导剂刺激下形成具有致痹性的免疫复合物，造成一个符合人类内伤痹证特点的模型，为类风湿关节炎的现代病机和药效学研究提供工具。

2. 方法　选择新西兰小黑鼠与昆明小白鼠第五代杂交小灰鼠，体重20g±2g。取昆明小鼠组织匀浆液（1∶4）作为诱导剂0.5ml注入造模小鼠腹腔内，然后分笼饲养。分别在造模后 24 小时、3 天、7 天、14 天、21 天和 30 天进行观察。

3. 结果　在诱导剂注入腹腔后 10 小时，造模动物即出现肢端关节红肿，病变关节主要位于踝及趾间关节，同时鼠尾出现灶性红肿性结节。HE 染色和透射电镜结果发现，初期关节腔内滑液渗出，继后表现为滑膜充血性炎症反应，大量嗜中性粒细胞浸润，并可见到组织内高电子密度免疫复合物沉积，嗜中性粒细胞吞噬免疫复合物后转为类风湿细胞，同时释放炎性介质。关节急性炎症病理消退后，关节软骨被血管翳覆盖，关节软骨细胞变性和基质溶解，关节软骨破坏。在增生的滑膜内血管出现内膜变性，增厚，血管腔变窄，并见到炎细胞聚集。关节软骨破坏后，可见到血管翳中纤维组织继续浸润至骨组织内，最终关节完全破坏，关节两端被有炎症特性的纤维增生组织连接，逐渐钙化。血清学检测结果发现，血沉明显加快，类风湿因子阳性。

七、肩关节周围炎动物模型

1. 原理　中医学认为经络阳气不足，气血虚衰而感受风寒湿邪可致肩凝症，慢性劳损也可促使本病发展。

2. 方法　采用成年家兔，体重 3kg 左右。去除肩部脱毛，给予风寒湿刺激，温度 7℃，相对饱和湿度 95%，风力 6 级，连续刺激时间为 8 小时，间隔 10 小时后重复 1 次。改进方法是将兔右肩部脱毛 7cm×7cm 后，将右前肢与电动震荡器固定连接，以 280 次/分频率，1.5cm 震幅平行摇动右肩关节，每天持续 8 小时，连续 3 天。然后用冰袋外敷兔右肩部，每天持续 8 小时，连续 3 天。

3. 结果　造模 48 小时后关节活动不利，轻度肿胀，14 天后主、被动活动都受限。病理切片可见微血管充血，纤维素性渗出，白细胞浸润，组织变性和灶性缺血等改变。改进后模型右肩局部组织中的氧自由基代谢失调，病理改变有肌细胞萎缩，横纹消失，肌核皱缩溶解，玻璃样变，炎细胞浸润，滑膜肥厚等改变。

八、膝骨关节病动物模型

1. 原理　通过力学结构改变诱导骨关节炎，该类模型的建立已经为学者广泛认同。大鼠膝关节切断前后交叉韧带、内侧半月板和内侧副韧带后，导致膝关节内部应力失衡，从而增加股骨内侧和外侧髁等区域的异常应力，发生关节软骨退行性变。

2. 方法　3 月龄 SD 大鼠麻醉后，纵行切口切开右膝部内侧皮肤，切断内侧副韧带，打开关节腔，切除内侧半月板，切断前后交叉韧带，术中避免大鼠关节软骨人为损伤，术后连续 3 天注射适量青霉素预防感染，术后第 4 天每天驱赶动物奔跑 30 分钟。假手术组在氯胺酮经腹腔注射麻醉后，仅切开右膝部内侧皮肤后缝合，不损伤关节。术后 6 周处死动物，取材，矢状位切取股骨内髁软骨退变区带全层软骨的软骨标本。

3. 结果　造模成功后大鼠出现跛行。大体观察，模型组大鼠关节软骨明显失去原有光泽、发黄、色泽暗淡、软骨触之较软，局部甚至缺损，关节表面欠规则，未见关节边缘有骨赘形成及纤维性粘连，关节液量增多。光镜下见模型组软骨浅层细胞数量减少，移行层和放射层见到大量软骨细胞巢聚，潮线前移，出现双潮线。电镜下模型组出现明显凋亡细胞的形态，软骨细胞核中染色质固缩成高密度的染色质块，细胞器分辨不清。

九、股骨头缺血坏死动物模型

（一）外伤性股骨头缺血坏死模型

1. 原理　用手术的方法将动物股骨基底部截骨，使供养股骨头的血运中断而致股骨头缺血坏死。

2. 方法　采用体重 3kg 左右的成年家兔。全麻后，以兔髋关节外侧入路，暴露一侧髋关节，切开关节囊，切断圆韧带，使髋关节脱位。从股骨头内上方沿颈部向大粗隆下方穿入直径 1mm 的克氏钢针 1 枚，然后在股骨颈基底部截骨，将股骨头沿着钢针上移位，使骨折端完全分离 3~5 分钟，随后将钢针向远端加压，使钢针不露出股骨头软骨面外表，而骨折端复位满意。最后将股骨头还纳于髋臼内。

3. 结果　术后 8 周的 X 线片上见到股骨头边缘密度增加，髋臼和股骨近端弥漫性骨质疏松，股骨颈骨折线清晰。8~20 周大多数动物股骨头密度进一步增加，并出现散在囊性变，骨折线模糊不清，髋臼上下缘、股骨颈、大小粗隆和股骨上段骨折端均有骨质增生，但无股骨头塌陷现象。

（二）激素性股骨头缺血坏死模型

1. 原理　类固醇类激素使用后能引起骨质疏松和股骨头坏死。

2. 方法　采用成年家兔，体重 3kg 左右。每周注射长效泼尼松 4.2mg/kg，连续 8 周。12.25mg/kg 的剂量虽能加快造模速度，但动物死亡太多。

3. 结果　动物消瘦，少食，便稀。术后 2 周的股骨头切片即可见到毛细血管增多，充血，骨细胞坏死，脂肪细胞膨大的改变，8 周时骨细胞大量坏死，留下空的骨陷窝，骨小梁变细如飘带状。

十、周围神经损伤动物模型

1. 原理　用钳夹切割或牵拉的方法造成动物坐骨神经的直接损伤，供不同目的的实验观察周围神经生长情况。

2. 方法　选择 40g 小鼠作为实验动物，全麻，消毒皮肤，在股后部位的皮肤上剪一长约 1cm 的纵行切口，用止血钳在股骨下约 0.2~0.4cm 钝性分离肌肉，暴露并游离出坐骨神经，用同一把方头显微持针器的夹口前中 1/3 交界处，垂直钳夹坐骨神经干，夹紧 5 秒，部位距梨状肌下缘约 0.5cm，然后缝合皮肤。

3. 结果　被钳夹的神经部位在手术显微镜下如一透明薄膜。如此造成的神经损伤，组织切片示轴索全部断裂，仅外膜保持连续，刺激电压高达 50V 时亦无动作电位出现，证明神经干已被钳断，相当于四度神经损伤，模型组小鼠一侧下肢呈软瘫状态。

十一、脊柱侧凸动物模型

（一）拱形可调式支具诱导大鼠脊柱侧凸动物模型

1. 原理　利用拱形可调式支具影响脊柱的生物力学平衡，建立脊柱侧凸动物模型。

2. 方法　选择体重接近的 5 周龄 SPF 级 SD 雄性大鼠，随机分为空白对照组（不进行任何处理）、模型组（佩戴拱形可调式支具）。实验人员抓取大鼠背部，先将大鼠双上肢穿过肩部搭扣的套口，然后在背部戴上主架，并将肩部搭扣绕过胸部粘贴于主架的肩部粘扣上，再将髂腰部搭扣绕过腹部粘贴于髂腰部粘扣上。根据大鼠的体型大小及生长情况随时调整螺栓、螺帽、垫圈在可调孔的位置，调整肩部搭扣粘贴在肩部粘扣的位置，以及调整髂腰部搭扣粘贴在髂腰部粘扣的位置，从而达到可调。为防止大鼠共养时相互撕咬支具，每只大鼠单独笼具饲养。因最初佩戴支具时大鼠个体较小，可适当垫高笼中垫料，避免大鼠因够不着饲料和饮水瓶而死亡。佩戴支具一周后，大鼠逐渐适应支具的重量和形状，可以相对自由地活动和直立饮食水。5 周龄 SD 大鼠连续佩戴支具 8 周，每周调整支具一次，如发现肢体受压出现肿胀，可随时调整。

3. 结果　CR 平片及 Micro-CT 三维重建图像均见拱形可调式诱导大鼠脊柱侧凸模型组胸廓右凸畸形并伴有椎体旋转，左侧胸廓凹陷，右侧胸廓外凸，脊柱矢状位前凸或后凸畸形；小动物 B 超检测发现模型组心脏解剖位置发生了一定的旋转，心脏电轴发生了偏移，摄血指数异常；心脏 HE 染色发现模型组心肌纤维紊乱、皱褶、挤压；肺脏 HE 染色发现模型组肺组织的局部有肺不张病理变化；肋间肌肉 HE 染色发现模型组出现凹侧肋间肌纤维走行紊乱、皱褶、挤压、边缘不整齐，凸侧肋间肌纤维走行紊乱、粗细不等、边缘不整齐；阿尔新蓝 +HE 复染、藏红 - 固绿染色、甲苯胺蓝染色均见顶椎椎间盘软骨细胞减少、软骨终板钙化等显著退行性改变；免疫组化显示，与空白对照组比较，模型组顶椎上下相邻椎间盘 Col Ⅱ、ACAN 阳性染色范围减少、淡染，而 VEGF、Col Ⅹ 阳性染色范围增加、深染，尤以模型组更为明显；real-time PCR 技术检测发现，与空白对照组比较，模型组凸侧肋间肌 Ⅰ 型肌纤维上调，而 Ⅱa 型、Ⅱb 型、Ⅱx 型肌纤维 mRNA 表达量均下调，而模型组凹侧肋间肌 Ⅰ 型、Ⅱa 型、Ⅱb 型、Ⅱx 型肌纤维 mRNA 表达量均下调；与空白对照组比较，模型组 ADAMTS-5、Col10α1、MMP-13、MMP-3、IL-1β、COX-2、IL-6、iNOS 和 TNF-α mRNA 表达显著增加，而 Col2α1、ACAN mRNA 表达显著降低，差异具有统计学意义。

（二）三足大鼠脊柱侧凸动物模型

1. 原理　利用三足大鼠造成脊柱动、静力失衡，从而建立脊柱侧凸动物模型。

2. 方法　选择出生第 3 天的幼鼠，按体重大小排序后随机分为模型组和空白对照组。模型组切开大鼠上臂皮肤，逐层剥离筋膜、肌肉，暴露内侧肱二头肌下方的血管神经束，7 号丝线缝扎后剪断。用剪刀依次剪断上肢结扎处远端肌肉等软组织。使用咬骨钳咬断肱骨，用骨锉磨光肱骨断端，修正断端软组织使其对和良好而无张力，观察无明显活动性出血后，逐层缝合，清点手术器械及缝针无误，最后将金霉素眼膏涂抹于缝合切口处，术毕。对照组仅切开大鼠上臂皮肤。等麻醉苏醒后，将幼鼠置于原母鼠饲养笼内继续哺乳饲养。3 周后断乳，雌雄分笼饲养。

3. 结果　CR 平片及 Micro-CT 三维重建图像可见模型组胸腰段脊柱右凸畸形伴有旋转；藏红 - 固绿染色、甲苯胺蓝染色发现模型组 5 月龄和模型组 8 月龄均可见髓核皱缩、软骨终板右侧钙化等退变表现，尤以 8 月龄更为显著；免疫组化显示，与空白对照组相比，模型组 5 月龄和模型组 8 月龄均见髓核、纤维环、软骨终板部位的 ACAN 阳性染色范围减少、淡染，而 VEGF、Col Ⅹ 阳性染色范围增加、深染，尤以 8 月龄更为显著；Real-time PCR 检测发现，与空白对照组比较，模型组在 Col2α1、Aggrecan mRNA 表达均下调，而 Col10α1、MMP-13、MMP-3、ADAMTS-5、IL-1β、COX-2、iNOS、IL-6 和 TNF-α mRNA 表达均上调，尤以 8 月龄更为显著，差异具有统计学意义。

十二、慢性化脓性骨髓炎动物模型

1. 原理 金黄色葡萄球菌是人骨髓炎的主要致病菌。因此，用金黄色葡萄球菌直接置入动物骨髓腔，并用某些异物、硬化剂作辅助，造成细菌在髓腔内繁殖，引起骨组织破坏等一系列病理反应。

2. 方法 金黄色葡萄球菌在肉汤培养基中传代一次后，用化浊法配成 $1 \times 10^6/ml$ 细菌悬液，注入小鼠腹腔以恢复菌种毒力。24 小时后将小鼠剖腹取腹腔液，接种于普通培养基中，37℃培养 24 小时，纯化菌种，在肉汤培养基中再传代一次。造模前配成 $3 \times 10^9/ml$ 金黄葡萄球菌悬液。家兔小腿内上侧剪毛，在麻醉下切开皮肤及皮下组织，暴露胫骨干骺端。用 16 号针头钻洞至骨髓腔，放出少量骨髓。然后用小干棉球浸沾 $3 \times 10^9/ml$ 金黄色葡萄球菌 0.3ml，填入骨髓腔内，再从钻洞孔注入 5% 鱼甘油酸钠 0.5ml，全层缝合切口。1 周后，沿原切口手术取出棉球，全层缝合。

3. 结果 造模后 4 周可形成局部窦道，X 片见死腔形成并有死骨残留等慢性骨髓炎改变。

十三、骨伤常用基因工程动物模型

（一）OPG 基因敲除骨质疏松小鼠动物模型

1. 原理 OPG 属于肿瘤坏死因子受体（tumor necrotic factor receptor，TNFR）超家族成员之一。由成骨 / 基质细胞以旁分泌方式发挥作用，作为一个"诱饵"受体，竞争性与细胞核因子 –kB 受体活化因子配基（receptor activator of nuclear factor kB ligand，RANKL）结合，封闭 RANKL 与细胞核因子 –kB 受体活化因子（receptor activator of nuclear factor kB，RANK）的结合，抑制破骨细胞分化、成熟。因此，RANKL/ OPG 浓度比是调节破骨细胞分化、成熟的决定性因素。OPG 表达下降或基因缺失，将不能抑制 RANKL 与 RANK 的结合，最终导致破骨细胞生成过多而发生骨质疏松。

2. 应用情况 OPG 基因敲除小鼠具有典型的骨质疏松的表现，而且全身状况良好，纯合子小鼠可以繁殖，子代同样表现出骨质疏松，且随着年龄增加，全身骨密度明显下降，是理想的筛选和评价防治骨质疏松症药物的模型，为临床新药开发提供了良好的平台。该小鼠纯合子小鼠可以繁殖，子代表现出骨质疏松；繁殖周期快，生长周期短（受孕后 21天产仔，哺乳期 21 天，12 周龄表现出明显的骨质疏松），体形小，作为筛选药物的动物模型时，节省药物，降低成本。

3. 结果 OPG 纯合子小鼠表现出相同的 OPG 基因缺失表型。与同龄野生型小鼠比较，16 周龄 OPG–/– 小鼠全身骨密度、股骨承受最大载荷、股骨结构刚度、腰椎椎体骨小梁数目、腰椎椎体骨小梁厚度显著下降；股骨承受破裂载荷、腰椎椎体骨小梁体积分数下降；股骨承受载荷后的最大位移、破裂位移显著增加；腰椎椎体骨小梁分离度增加，腰椎椎体 Runx2 mRNA 表达升高。

（二）Smad3 基因敲除骨关节炎和椎间盘退变小鼠动物模型

1. 原理 Smad3 是 TGFβ1/Smads 信号转导通路中重要组成成分，受体磷酸化后与 Smad4 结合，将 TGFβ1 信号直接由细胞膜转入细胞核内，通过直接与 DNA 结合作为转录因子或与其他转录因子及活化因子相互作用，诱导 TGFβ1 信号转录的应答，是 TGFβ1/

Smads 信号通路和其他信号通路间交叉调节和功能整合的节点。

2. 应用情况 Smad3 缺失导致软骨细胞丧失对 TGF-B 的应答：通过对 Smad3-/- 小鼠膝关节和脊柱的研究，发现 Smad3-/- 小鼠发生渐进性骨性关节炎和椎间盘退变。该动物可以做为骨关节炎和椎间盘退变模型应用于医学实验研究。

3. 结果 通过对 Smad3-/- 小鼠淋巴结的组织学及免疫表型分析显示，T 细胞有增强的增殖能力及活化的表型。进一步的研究表明 Smad3-/- 胸腺细胞及外周 T 细胞彻底失去了对 TGF-β 的应答。为进一步研究 Smad3 介导的 TGF-β 信号在调节肌体免疫系统及有关一些生物医学研究应用提供一定的参考价值。Smad3 缺失导致黏膜免疫缺陷：离乳后，Smad3-/- 小鼠发生渐进性的白细胞增多症、牙周炎、胃炎、肠炎以及黏膜表面附近脓肿形成的慢性感染。

（三）Col2-Cre ERT2;HIF-1α 条件性基因敲除小鼠模型

1. 原理 软骨为无血管组织，其营养供应多依赖于相邻组织的营养渗透，因此正常软骨组织尤其是其中心区域是一个血氧含量较低的组织，其低氧环境可以抑制对低氧诱导因子 -1α（HIF-1α）的依赖，增加 HIF-1α 的蛋白表达；HIF-1α 再通过其下游多种基因转录，产生血管内皮生长因子（VEGF）、促红细胞生成素（EPO）等，使软骨细胞适应低氧代谢，维持软骨细胞正常功能。缺乏 HIF-1α 的生长板中的软骨细胞由于无法适应低氧代谢，可引起功能障碍，甚至凋亡。

2. 应用情况 利用 Col2-Cre 酶系统诱导，建立 HIF-1α 软骨条件性基因敲除小鼠模型。

3. 结果 HIF-1α 敲除加速椎间盘软骨终板退变，改变软骨细胞形态，促进软骨细胞凋亡，降低细胞外胶原、蛋白多糖的表达。

（四）Col2-Cre ERT2；β-catenin cAct 条件性激活小鼠模型

1. 原理 β-catenin 蛋白上的第 3 个外显子编码丝氨酸和苏氨酸残基，可以被 GSK-3β 磷酸化，从而引起蛋白降解。如果该外显子被切除，β-catenin 就不被磷酸化，可以持续表达而激活。

2. 应用情况 利用 Cre/Loxp 酶系统诱导，通过 β-cateninfx(Exon3)/fx(Exon3) 小鼠和 Col2a1-CreERT2 转基因小鼠的杂交获得 β-catenin cAct 小鼠。采用 Micro-CT、病理切片染色分析、Real-time PCR 检测该小鼠椎间盘组织的形态和功能变化。

3. 结果 β-catenin 过表达小鼠骨赘形成，软骨大量丢失，软骨细胞凋亡，纤维环排列紊乱，髓核组织发生改变，细胞外胶原、蛋白多糖表达降低，基质金属蛋白酶表达增加。

（王拥军 王绪辉 彭宝淦 郝永强 周重建 唐德志 孙鹏 梁倩倩

万超 李晓锋 李具宝 李晨光 笪巍伟）

第三节 骨内科学基础研究常用的技术与方法

按照研究对象的不同，骨内科学基础研究涉及骨组织层面、骨细胞层面和分子层面。三者常相互补充，从不同层面相互验证，全面揭示科学研究的规律。骨内科基础研究的常见的技术和方法包含病理组织学、细胞生物学、分子生物学、影像学等部分。

一、病理组织学技术与方法

骨科病理组织技术与方法与组织学技术发展密不可分，不仅仅来源于骨科学，而且与生物学等学科的技术相互交叉和渗透。病理组织学和内容很多，如一般组织技术、电镜技术、一般组织化学技术、免疫组化技术、原位组织学技术、骨组织形态计量学技术、影像学等不同范畴。

常用骨组织技术

骨是由骨细胞和钙化的细胞间质组成，是一种坚硬的结缔组织，其中含有大量的矿物盐类（主要是钙盐）沉积。研究中组织处理过程需要经过脱钙处理，溶解钙盐。但是也有实验不用脱钙处理。综合而言，骨组织技术处理的目标是确保切片能够完整地保存骨骼的组织和结构，便于保护抗原，有利于后续的组织化学、免疫组化、原位杂交和染色等操作。

骨组织取材方法是制片的前提，根据研究的目标，首先要明确取材的部位和方法，这样有利于获得后续研究所需要的结果，避免样本的部位看不到或不全面。骨科样本取材常要求修剪，本尽量体积小，骨片的额厚度也在 0.5cm 左右，超过此厚度不利于后续的脱钙等处理。按照是否需要脱去钙盐，制片可以分为骨组织脱钙和不脱钙处理方法，叙述如下：

1. 骨组织脱钙制片　骨组织的特点是特别坚硬，因此需要去除其中的钙盐，目的是使其中的骨盐溶解，组织生物力学变软后才能制作石蜡切片。常见的脱钙液体有盐酸、甲酸、硝酸、乙二胺四乙酸（EDTA）和混合型的脱钙液。

脱钙液根据实验目的不同加以区别：盐酸、甲酸、硝酸为临床做病理活检切片使用，他们的脱钙作用强、时间短、效果好，进行 HE 染色效果很好，但是用于免疫组织化学染色因为对抗原的破坏和大，效果欠佳。而乙二胺四乙酸脱钙液脱钙时间长，但是脱钙效果好，对抗原损伤小，后续的常见 HE 染色和免疫组化等不会受到影响，实验室中较常见。

2. 骨组织不脱钙制片　骨组织不脱钙技术优点是能够保持骨骼的完整结构，利于观察骨骼的最原始的活体动态，利用它可以同时进行免疫组化和原位杂交研究。包埋中常见的是甲基丙烯酸甲酯（MMA）制作硬组织切片，但是缺点是去制作成本高、周期长。

3. 常见骨组织的染色技术和方法

（1）苏木素 – 伊红（HE）染色法：苏木素 – 伊红染色（简称 HE 染色）法也叫常规染色。苏木素经过氧化后，与细胞核内核酸结合，呈现出深蓝色或者蓝色。而其余组织为粉红色或浅红色，颜色对比鲜明（图 5–34–3–1）。

（2）藏红 – 固绿染色：藏红为碱性染料，可以使细胞核、细胞壁和软骨蛋白聚糖染色成为红色；固绿可将胶原纤维、肌肉纤维染色成绿色（图 5–34–3–2）。

（3）甲苯胺蓝染色：甲苯胺蓝是一种常用的人工合成的醌亚胺染料类，这类染料主要含有胺基和醌型苯环两个发色团。甲苯胺蓝，能促使染料产生电离成盐类，帮助发色团对组织产生染色力，使切片上的组织细胞着色，可染细胞核使之呈蓝色（图 5–34–3–3）。

4. 电镜技术　电子显微镜（EM）是以电子波作为光源、电磁场作为透镜，利用电子散射过程产生的信号进行纤维成像。按照电子波照射样品的方式、电子散射信号、加速电压和分辨能力等，将电子显微镜分为多种类型。常见的有透射电子显微镜（TEM）和扫描电子显微镜（SEM）。

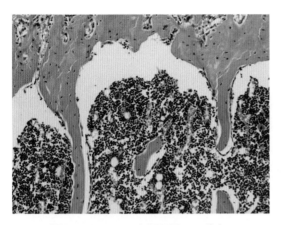

图 5-34-3-1　小鼠股骨 HE 染色

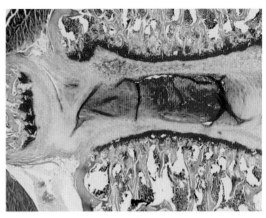

图 5-34-3-2　小鼠腰椎间盘藏红 - 固绿染色

（1）透射电子显微镜（TEM）：TEM 是发展最早、应用最广泛的显微镜，适用于观察研究骨组织、骨细胞内部的超微结构、蛋白质、核酸等生物大分子的形态结构及病毒的形态结构。结合免疫组化技术将电镜下可见的高电子密度物质标记为抗原和抗体，在电镜下进行超微结构定位，研究和检测细胞内的某种多肽、蛋白质、膜表面抗原和受体等大分子物质的存在和分布。

（2）扫描电子显微镜（SEM）：SEM 是应用电子束在样本表面扫描激发二次电子成像的电子显微镜。SEM 适用于观察研究骨组织、骨细胞表面、断裂面的三维结构。配合

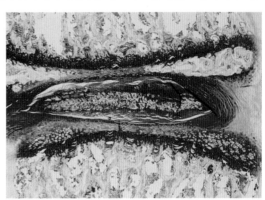

图 5-34-3-3　小鼠腰椎间盘甲苯胺蓝染色

适当的样品制备技术或者分析技术，可以在超微水平对组织、细胞表面后者断裂的样本进行定性定量的综合分析。

（3）其他电子显微镜：主要有高压电子显微镜、分析电子显微镜、低压电子显微镜、环境电子显微镜和激光扫描电子显微镜等。

5. 常见组织化学技术　常见的组织化学技术是利用化学试剂与组织细胞内的某些物质呈现化学反应，在局部形成有色沉淀物，通过显微镜观察而对组织细胞内的化学成分进行定位、定性和定量分析。其中，样本一般要求：定位精确，量效关系明确，反应稳定，排除假阳性干扰，反应灵敏性。

（1）组织切片的制备：骨组织切片包含石蜡切片和冰冻切片，组织切片不仅在于其要保持组织细胞形态结构的完整性，而且要使细胞内的化学成分具有良好的反应性。

核酸：大多数固定液均能改变核酸的化学性质，从而使染色剂对核酸的着色力下降。只有凝固性固定剂如乙醇和乙酸可有效的保存核酸，其中以 Carnoy 固定液最为常用，时间不应超过 4~6 小时。

蛋白质：固定液应选用保存蛋白质质量较好的，如低温下甲醛系统固定液可保持蛋白质及酶活性。

多糖：很多碳水化合物非常易溶于水，所以水溶性固定液不利于碳水化合物的保存和定位。很多碳水化合物在机体中常与蛋白质结合，所以固定蛋白质有利于碳水化合物的保存。

脂类：脂类固定液不能含有脂溶剂，一般使用中性福尔马林溶液固定蛋白，因其对脂类并无作用所以同时用 Ca^{2+} 或 Co^{2+} 等可防止脂类扩散到固定液中，并使脂类和蛋白分子形成网状结构。所以常用福尔马林 – 钙溶液，固定时间室温下 4 小时，以免脂质水解。

（2）常见组织化学显色方法

1）过碘酸 – 雪夫（PAS）染色：PAS 反应是显示组织内多糖和黏多糖成分的一种染色方法。显色结果为糖原、中性黏液物质、某些酸性黏液物质等呈紫红色，细胞核呈蓝色。经消化后的对照片糖原所在部位不呈紫红色。密质骨淡红色，其他成分如软骨基质、骨小梁、结缔组织间质颜色深浅不一。

2）碱性磷酸酶：碱性磷酸酶（ALP）又称碱性磷酸单酯酶，该酶在碱性环境下催化醇或酚类磷酸酯的水解，最适 pH 为 9.2~9.4。显色结果：碱性磷酸酶的活性以浅黄色者为阴性反应，有少量细小分散的黑色颗粒或弥漫的黑色为轻度阳性反应，黑色颗粒较为粗大，数量中等程度者为中等度阳性反应，黑色颗粒大而丰富者为强阳性反应，细胞质全部为黑色颗粒遮住者为极强度阳性反应。

3）酸性磷酸酶：酸性磷酸酶（ACP）又称酸性磷酸单酯酶，该酶在酸性环境下催化醇或酚类磷酸酯的水解，它的最佳 pH 为 4.8~5.2。实验显色结果为酸性磷酸酶阳性反应的颜色程度不同，由浅棕色到深棕色或棕黑色。有少量细小而分散的浅棕色反应颗粒或浅棕色反应物者为轻度阳性反应，有中等数量的较粗大的棕色反应颗粒者为中等度阳性反应，含有丰富的粗大棕褐色颗粒者为强阳性反应，深棕褐色反应颗粒将整个细胞背底全部遮盖者为极强阳性反应。

4）琥珀酸脱氢酶：琥珀酸脱氢酶（SDH）是最普通的酶类之一，是三羧酸循环中的标志酶。琥珀酸脱氢酶存在于所有有氧呼吸的细胞。琥珀酸脱氢酶牢固结合于线粒体内膜上，其活性与线粒体数目平行升降，也是线粒体内膜的标志酶。琥珀酸脱氢酶活性部位呈蓝紫色颗，骨外膜外层的梭形细胞、骨外膜内层细胞、成骨细胞、粗纤维骨的骨细胞、细纤维骨的骨细胞、较深层的骨细胞均有该酶的显示。

6. 免疫组织化学技术　免疫组织化学（IHC）是利用抗原、抗体特异性结合原理，检测组织中多肽、蛋白质、核酸、酶、激素、磷脂、多糖、受体及病原体等物质。先将蛋白质或多肽作为抗原，注入动物体内，使其产生相应的抗体，再从血清中提取该抗体，并用荧光染料、铁蛋白或辣根过氧化物酶等进行标记，进而用标记抗体处理切片，使标记的抗体与切片上相应抗原特异性结合，切片中有标记物呈现的部位，即显示该物质在组织中的分布。

（1）实验原理：免疫组织化学显色法简称为免疫显色，按标记物种类可分为免疫荧光法（图 5–34–3–4）、免疫酶标法、免疫金标记法及双重或多重免疫显色法等，其中以免疫酶标技术最为常用。

1）将标记物标记在特异性一抗上，便可直接与细胞或组织内的相应抗原特异性结合而被显示，故称为一步法、直接法。

2）将标记物标记到抗特异性抗体的二抗上，检测时，一抗与抗原结合后，再用二抗与一抗结合，使标记物在该处定位，此即二步法、间接法。

3）用与一抗同种动物产生的抗标记物抗体与标记物形成免疫复合物，再通过桥抗体与一抗相连，此即桥连法。与一抗结合的二抗还可以用能与免疫球蛋白的 Fc 段相结合的葡萄球菌 A 蛋白取代之。

（2）非特异性着色对策对照设计结果判断

1）免疫组织化学非特异性着色。内源性过氧化物酶能催化底物，使其显色，故内源性过氧化酶的存在将影响免疫组织化学的特异性显色。加入标记酶前应灭活内源酶，而去除内源酶的方法是用 $3\%H_2O_2$– 水溶液处理或 $0.3\%H_2O_2$– 甲醇处理。

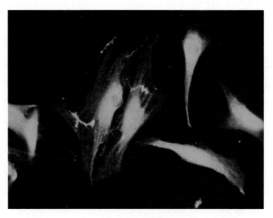

图 5-34-3-4　人椎间盘细胞免疫荧光染色
（Col X，100×）

2）内源性生物素：试剂的显色中，内源性生物素易结合后继抗体→亲和素 – 生物素复合物→假阳性发生。消除这种非特异性着色的方法是在采用生物素方法显色前，对标本进行亲和素处理，使其结合位点饱和。消除内源性生物素的方法是事先滴加亲和素，以饱合内源性生物素，使之不再有留有结合位点。

3）电荷吸附。

4）一抗与二抗。

5）制备切片。

6）切片洗涤。

7）DAB 显色免疫组化显色深浅以目的物达到最深显色而背景无着色为显色的最佳点。显色时间短，着色浅；显色时间过，背景着色深，都将影响结果的判断。

7. 原位组织学技术　原位杂交（ISH）即将核酸分子杂交技术与组织化学技术相结合检测和定位核酸的技术，其原理是应用已知碱基序列的标记探针与组织切片、细胞涂片、细胞爬片或分裂中期染色体上待检测的核酸根据碱基配对原则进行特异性结合，形成杂交体并利用组织化学方法检测，在被检测的核酸原位形成带颜色的杂交信号，用显微镜或电子显微镜进行细胞内定位的方法。根据探针的核酸性质以及待测核酸的不同，原位杂交可分为 DNA–DNA、cDNA–RNA、RNA–RNA、寡核苷酸探针与 DNA 或 RNA 等杂交方式。

根据探针标记物检测方法的不同，原位杂交又可分为直接法和间接法两类：直接法用放射性核素、荧光素或酶标记探针，所形成的杂交体可通过放射自显影、荧光显微镜或酶促呈色反应而直接显示；间接法用半抗原标记探针，通过组织化学的方法对半抗原的定位来间接显示探针与待测核酸所形成的杂交体。间接法原位杂交不如直接法操作简便，为最常用的原位杂交方法。

各种原位杂交技术，其基本方法和原则大致包括以下 5 个基本步骤：①杂交前准备；②杂交；③杂交后处理；④杂交体检测；⑤对照实验和结果判断。

8. 骨组织形态计量学　骨组织形态计量法是通过不脱钙的骨组织片—磨片或切片，按骨组织形态计量法的方法，在显微镜下进行观察测量，以计量指标经过统计学处理后得出肯定的定量结果。研究骨重建过程中组织水平的改变时，尚需于采取标本前作荧光物质，如四环素的双标记，观察及记录有关水平的数据，最后结合实验设计或临床表现予以适当地评价。

现代骨科领域，利用计算机图像分析系统对骨组织结构、骨形成、骨吸收及骨矿化等过程进行半自动测量计算，并打印出最后结果。软件可在标准测量程序基础上，按照骨计量学计算公式进行编制。软件包括骨静态和动力学两个软件，综合处理原始数据，提供60多个骨计量学参数。测量是通过显微镜中视野内的图像，绘图管装置绘像于数字板上，用光笔或光标描绘图像后经转换板将数据输入计算机，输入的基本数据有面积、周长、长度、间距及点数等。

（1）骨组织形态计量法主要计算参数及含义：参数的计算是从已测定的基本数据进行处理，在光镜下测得的数据与荧光镜下取得的数据综合计算，即可得出骨计量学的静态和动态参数：

1）骨结构表面参数

类骨缘表面比：指类骨质带覆盖在小梁骨表面的比率。

吸收陷窝表面比：指吸收性陷窝表面积（mm^2）与小梁骨表面积（mm^2）的比率。

活性吸收表面：指单位体积（cm^3）骨内破骨细胞与骨交界面面积。

类骨质双标记表面比：指四环素双标记带长度占小梁骨表面比率，此值反映出活性成骨表面的比率。

2）骨矿化沉积率

年沉积率（AR/y）：指每年在活性成骨表面新沉积的矿化骨厚度。

日沉积率（AR/d）：指每日在活性成骨表面新沉积的矿化骨厚度。

平均骨壁厚度（MWT）指经过完整的骨单位成骨周期。

3）细胞指数是指不同类型细胞在一定单位内的密度

形成骨表面成骨细胞指数是用四环素双标记类骨质单位边长上所附着的成骨细胞数。

活性吸收表面破骨细胞指数是指活性吸收表面周长上破骨细胞密度。

破骨细胞核参数是典型的每个破骨细胞所含的细胞核数。

成骨细胞指数是指单位面积成骨细胞密度。

破骨细胞指数指单位边长或面积中破骨细胞的密度。

4）骨的形成参数

活性成骨表面成骨率是指单位时间内活性成骨表面上形成的矿化新骨。

成骨表面成骨率是指单位时间内类骨质表面形成的矿化新骨量。

骨小梁表面成骨率是指单位时间内骨小梁表面形成的新矿化骨量。

成骨率是指单位时间内平均每个成骨细胞所形成的新矿化骨量。

5）骨吸收参数

骨单位的形成周期减去吸收周期，可得出骨组织的变化状态，可由四环素双标记数算出，需取不同时间的骨标本来测量决定。

骨平衡指每年丢失或增加的骨体积量。

BBv= 骨体积变量（mm^3）/[骨小梁体积（mm^3）·年]

骨平衡Ⅱ（BBs）：指每年丢失或增加骨面积量。

BBs= 骨面积变量（mm^2）/[骨小梁面积（mm^2）·年]

骨面吸收率（BRRs）：指单位时间内骨小梁面上被吸收的骨量。

体积骨吸收率（BRRv）：指单位时间内被吸收的骨量。

吸收表面骨吸收率（BRRs）：BRRs= 被吸收的骨量（mm^3）/[吸收性表面积（mm^2）·年]= 骨面吸收率 / 吸收表面比。

活性表面骨吸收率（BRRsa）指单位时间内在活性表面上被吸收的骨量。

破骨细胞吸收率（BRRoc）是单位时间内平均每个破骨细胞吸收的骨量。

破骨细胞核吸收率（BRRN）是单位时间内平均每个破骨细胞核的骨吸收量。

线性吸收率（LRR）是每年全部破骨细胞所吸收的骨线性长度。

6）骨转换和细胞水平活性周期

辐射关闭率（RCR）指单位时间内完成骨表面平均沉积率。

辐射吸收率（RRR）指单位时间内整个吸收表面旧骨组织被吸收骨层的平均厚度。

成骨周期指平均每一骨单位完成一个完整的成骨周期所需的时间。

吸收周期指平均每一骨单位完成一个完整的吸收周期所需的时间。

骨单位活动周期：指一个骨单位完成吸收相和成骨相所需的总时间，包括"开"和"关"的状态。

7）其他参数：①小梁骨宽度指数（TTI）指真实的小梁骨的平均宽度；②活性骨质表面比（Sfo）是进行双标记时活性成骨表面比，或指在活性期内总成骨表面活动的时间；③平均类骨质宽度（OSW）指覆盖在成骨表面的类骨质平均宽度；④骨小梁面积体积比（s/V）。

（2）全自动图像分析：全自动图像扫描分析的工作原理是利用计算机图像灰度的细微深浅差别，及三维图形因素识别图像的形态。

图像测量可在电视监视下进行，使测量快速而又精确。自动系统的计算机带有不同类型的数学统计、计算软件，对测量数据进行分类计算，并对各项骨计量参数进行统计学处理。

目前，国外已生产出全自动图像分析仪，这类仪器具有计算机光度分辨器、互控界面计算机以及为操作人员观察控制测量的计算机及监视屏，仪器操作简便，故不用培训专业操作人员。

专门用于矿化组织的自动化分析仪测量内容局限在骨骼组织及髓腔面积、周长及骨组织细胞陷窝大小等内容，这类仪器分析的图像来自不脱钙切片的显微放射像片，或用光绿、Von Kossa、茜素红 S 等染色的骨切片显微图像。

（3）骨计量学的优越性：骨活检优于其他测量骨体积的非侵入性技术的地方时可用于观察和测量骨转换，从静态和动态指标间接地估计骨吸收。

（4）骨计量学的局限性：骨计量学应用为测量体积、厚度和表面等参数提供了客观的方法。但是，骨形成和吸收部位的确认有主观性。因此，在测量活跃和不活跃的吸收和形成表面时会有很大的观察者之间的差异。四环素双标记的应用促进了矿化率和炎骨质表面分布四环素标记的矿化范围的直接测定，有利于对正常和疾病状态的骨转换的认识。

二、细胞生物学技术与方法

骨内科细胞生物学从细胞角度来阐述骨骼的发生、发育与生长、遗传与变异、健康与疾病、衰老与死亡等基本生命现象的机制和规律。骨内科细胞生物学技术是从骨细胞的显微、亚显微和分子3个水平对细胞的各种生命活动开展研究的方法。本书主要介绍骨内科学学科领域中的几种常见骨细胞、骨软骨细胞、骨髓间充质干细胞及神经干细胞、髓核细胞等基本的体外分离培养、鉴定及检测方法。

（一）成骨细胞的分离、培养、鉴定和检测

成骨细胞的体外培养常用的有原代培养和细胞株培养两种：原代培养是获取组织的首次培养，优点是组织与细胞刚刚离体，生物学形状尚未发生很大的变化能够反映体内状态。细胞株培养是用单细胞分离培养或通过筛选的方法，由单细胞增殖形成的细胞群进行的培养。

1. 成骨细胞来源　成骨细胞培养标本来源广泛，已在大鼠、小鼠、兔及人体上分离培养成功，根据取材的部位不同分为几个类型：

（1）骨膜来源：骨膜含有软骨和骨形成的间充质前体细胞群。

（2）骨髓来源：骨髓基质干细胞（BMSCs）是骨髓中存在的具有潜在成骨活性的一组干细胞。

（3）骨来源：骨组织经过消化或贴壁培养可以产生大量的成骨细胞。

（4）骨外组织来源：骨外组织广泛存在的周皮细胞 Pericyte 在地塞米松和 β-磷酸甘油作用下可分化为成骨源性细胞，其可表达骨特异性基质蛋白-骨钙素并分泌矿物质。

成骨细胞的原代培养方法主要有酶消化法和组织贴块法。酶消化法是在分离培养成骨细胞时加入胶原溶解酶，以溶解胶原纤维并释放成骨细胞，其优点是能分离培养出大量的细胞，但是要注意酶的使用量和作用时间以免损伤细胞。组织贴块法是根据成骨细胞有移行生长的特点，将组织块贴附在培养基底上，经过数天后细胞可从组织块中爬出，这种方法操作简便，对细胞的损伤小，但是所得的成骨细胞数量较少。本书选用改良酶消化法从新生 Waster 大鼠的颅盖骨中分离和培养成骨细胞，并对培养成骨细胞的形态、标志物及功能等进行鉴定和检测。

2. 成骨细胞的分离和培养　将新生的 Waster 大鼠放入75%乙醇溶液中浸泡消毒，无菌操作取下颅盖骨，除去附着结缔组织，清洗后剪成碎块，再清洗，加入胰蛋白酶，水浴中预消化，离心，清洗干净后，弃去上清，加入Ⅱ型胶原酶，继续水浴中消化，弃去前两次消化液，取最后消化液，离心，弃去上清液，所得白色沉淀物即为制得的成骨细胞样细胞团。用培养液重悬细胞，吹打均匀，将细胞悬液，继续培养后可见细胞密度适中，初见细胞融合趋势，用于做细胞鉴定或者细胞培养。

3. 成骨细胞的鉴定　用倒置显微镜逐日观察细胞生长情况和形态特征，当细胞爬满玻片后，将玻片取出，进行成骨细胞的鉴定：①成骨细胞的形态学鉴定：4%多聚甲醛固定后，常规 HE 染色观察；②成骨细胞的碱性磷酸酶染色：采用多次胶原酶消化法获得成骨细胞，用 Gomori 改良钙钴法，测定细胞碱性磷酸酶的表达。

（1）成骨细胞的形态学鉴定：原代成骨细胞分离出来以后，镜下见细胞均匀分布，呈小圆球形，周边细胞膜透亮。培养悬浮12~24小时后细胞开始贴附于培养皿底，细胞呈三角形，核明显增大；接种24~120小时左右后可见大部分细胞贴壁，伸展，成短梭型，数天后细胞形态多样化，胞浆丰富向外伸展出生长突。培养时间增加后，细胞伸出突起，突触长，细胞借突起相互连接。培养6~13天后，细胞多见长梭形、多角形、条索形；8~15天细胞几乎满瓶底，形成单层细胞层，细胞聚集成簇，融合成片，分界模糊（图5-34-3-5）。

（2）成骨细胞碱性磷酸酶检测：成骨细胞具有合成分泌骨碱性磷酸酶（BALP）功能，BALP是成骨细胞分化成熟标记酶，可能参与骨基质成熟钙化过程的调节，促进Ca^{2+}在基质中的沉积，因此，碱性磷酸酶染色强阳性是成骨细胞的重要特征之一。通过采用偶氮偶联法或Gomori改良钙钴细胞化学染色法，显示碱性磷酸酶的表达来鉴定成骨细胞（图5-34-3-6）。

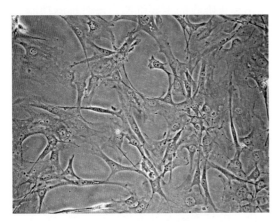

图5-34-3-5 小鼠头盖骨来源的成骨细胞培养

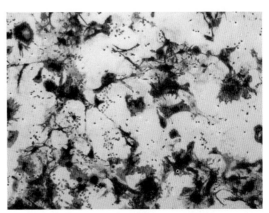

图5-34-3-6 小鼠骨髓间充质干细胞诱导成骨细胞碱性磷酸酶染色（10天，100×）

（3）成骨细胞矿化结节检测：成骨细胞具有体外矿化的特征，表现为肉眼可见的黑色矿化结节，是成骨细胞骨形成功能的形态表现，通常用茜素红法、Von-Kossa法及四环素荧光标记法染色显示成骨细胞矿化结节，通过矿化结节计数，可反应成骨细胞的矿化功能。

（4）成骨细胞骨钙素检测：共聚焦荧光显微镜下胞浆呈较强的绿色荧光，提示细胞内骨钙素含量丰富，骨钙素较高水平表达可特异性提示该培养方法所获得的大量细胞为成骨细胞。

（5）基质前体染色检测：成骨细胞可大量合成骨基质成分，组织化学PAS染色可显示成骨细胞胞质中大小不等的红色颗粒或团块状阳性物质。

（6）雌激素受体检测：成骨细胞上存在雌激素受体，可采用3H标记雌二醇放射性受体分析法，定量检测成骨细胞上雌激素受体含量。

（7）胶原蛋白检测：贴壁细胞经多聚甲醛固定，Ⅰ型胶原抗体免疫荧光染色，荧光倒置显微镜下可见条索状荧光，表明培养的细胞具有产生Ⅰ型胶原的特性。

（8）成骨细胞功能测定

1）增殖率测定：成骨细胞的增殖率直接反映细胞的生长情况，常用MTT比色法测定。

2）碱性磷酸酶比活性检测：检测碱性磷酸酶比活性，可反应成骨细胞分泌碱性磷酸酶的功能以及成骨细胞的纯度。

3) 分泌蛋白测定：成骨细胞是典型的分泌蛋白型细胞，具有合成分泌多种蛋白质的功能，其中骨钙素、胰岛素样生长因子 –1、Ⅰ型胶原、转化生长因子 – β 与成骨细胞分化和骨形成功能密切相关。

4) 相关基因 mRNA 测定：用分子生物学方法 RT–PCR 技术检测成骨细胞骨钙素、胰岛素样生长因子 –1、Ⅰ型胶原、骨桥蛋白、转化生长因子 – β、成骨生长肽等的 mRNA 表达水平，可反映成骨细胞的功能状态。

5) 钙摄取功能测定：成骨细胞具有摄取和释放钙的功能，可用放射性核素标记 ^{45}Ca 测定成骨细胞的钙摄取功能。

（二）破骨细胞的分离、培养、鉴定和检测

破骨细胞由造血源性单核巨噬细胞发育而成，是骨吸收的主要细胞。破骨细胞功能为骨吸收，能够启动骨重塑并清除旧的骨基质，在骨重塑周期中发挥重要作用。除了骨吸收功能外，破骨细胞还在骨重建的过渡期中促进成骨细胞的骨形成，破骨细胞功能的紊乱会导致骨重塑的不平衡性，从而导致各种骨疾病。

1. 破骨细胞的形态及功能　成熟的破骨细胞是一种多核巨细胞，其体积大，直径达 30~100μm。它具有丰富的溶酶体、线粒体、高尔基体和强大的细胞骨架系统。破骨细胞的胞膜上有质子泵，主要是空泡型质子泵，其功能是分泌酸。破骨细胞含有极为丰富的抗酒石酸盐酸性磷酸酶（TRAP）及组织蛋白酶等，存在于粗面内质网、高尔基复合体中。一旦破骨细胞附着于骨面形成了骨吸收的微环境，即可通过分泌释放酸及酶，导致骨的吸收。破骨细胞不仅在幼年骨发生过程中发挥调控作用，而且对成年人骨骼成熟后的骨量维持起着关键作用。骨骼成熟后，为维持骨量的稳定，破骨细胞在骨重建过程中继续发挥重要作用。

2. 破骨细胞的分离与培养

（1）动物体外破骨细胞的分离培养技术：20 世纪 80 年代初期 Chambers 等首先建立了体外破骨细胞的分离培养技术并获得成功，目前已经建立了鼠、兔等几种常见动物的破骨细胞分离方法。

1) 鼠破骨细胞的分离培养：鼠破骨细胞培养有两种方法：①骨髓细胞培养，包括用四肢长骨机械分离法 (图 5-34-3-7)。②脾脏造血干细胞培养。破骨细胞培养过程中常用的细胞因子有 M-CSF 和 RANKL，只要在两者适当刺激下就能够诱导破骨细胞的生成。

2) 兔破骨细胞的分离培养：出生后 24 小时的新生兔用断头术处死，分离出四肢长骨去骨髓培养。

（2）人体外破骨细胞分离培养技术：选取全髋或人工股骨头置换术的患者，术中扩髓腔时用 5ml 注射器抽取股骨近端骨骺部红骨髓，加肝素振荡抗凝，缓冲液液等倍稀释，吹打均匀。用无血清培养液离心清洗 1~2 遍，弃去上清，用热灭活小牛血清的培养液稀释，调节细胞浓度，加入预置盖玻片或骨片的 24 孔板中进行培养。

3. 破骨细胞的鉴定和检测

（1）形态学观察：破骨细胞形态学上既有单核细胞吞噬系统细胞的特点，又有与其骨吸收功能相适应的结构。主要位于骨质表面和 Howship 陷窝内，胞体大，成熟破骨细胞的核有 15~20 个，多达几十个甚至上百个。

（2）噬骨实验：在骨片上形成骨吸收陷窝是破骨细胞鉴定的重要标准，因为与破骨细胞类似的巨噬细胞无此功能。骨吸收陷窝观察被用来评价体外培养破骨细胞骨吸收功能，以往多在扫描电镜下进行陷窝计数，采用 1% 甲苯胺蓝染色，利用骨吸收陷窝计数光镜法和计算机图像分析系统，可较为全面评价骨吸收功能。

（3）抗酒石酸酸性磷酸酶（TRAP）染色：TRAP 为破骨细胞胞浆中的特征性酶，其表达和分泌与破骨细胞功能密切相关，是破骨细胞功能和活性检的重要酶组化识别标志（图5-34-3-8）。

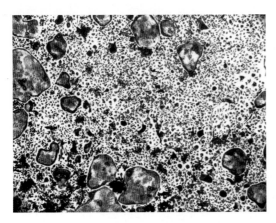 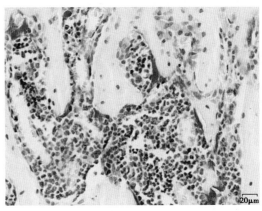

图 5-34-3-7　骨髓单核巨噬细胞诱导的破骨细　　图 5-34-3-8　小鼠股骨酒石酸盐酸性磷酸酶染色
　　　　　　　胞 TRAP 染色

（4）降钙素受体染色：成熟的破骨细胞膜内含有丰富的降钙素受体（CTR），CTR 只在定向破骨细胞前体和成熟破骨细胞表达，其他骨细胞和骨髓细胞均无 CTR 存在，是破骨细胞特异鉴别和分化指标之一。

（5）破骨细胞标志性酶 mRNA 水平检测：破骨细胞分泌表达一系列与骨基质形态降解密切相关的酶，包括抗 TRAP、Ⅱ型碳酸酐酶（CA Ⅱ）、组织蛋白酶 K（Ctsk）、金属基质蛋白酶 (MMP-9) 等。

（三）软骨细胞的分离、培养、鉴定和检测

软骨主要包括纤维软骨、透明软骨和弹性软骨三种类型，主要根据软骨基质所含有胶原类型的不同来划分，纤维软骨的基质内主要含有 Ⅰ 型胶原，透明软骨的基质中主要含有Ⅱ型胶原，弹性软骨的基质内特殊的弹性纤维占统治地位。软骨细胞从坚韧的软骨基质中分离出来，获得数量多、纯度高的软骨细胞。

1. 软骨细胞分离技术　软骨是由高度特异化的软骨细胞群和高度机化的细胞外基质组成，必须用机械性分离法和酶消化法，去除细胞外基质才能获得软骨细胞。

2. 细胞培养技术　关节软骨细胞的体外培养体系主要包含体外单层关节软骨细胞培养体系、关节软骨细胞三维培养体系和体外关节软骨组织的培养三种形式。

（1）体外单层关节软骨细胞培养：把分离好的细胞加入培养液中制成细胞悬液，然后测定悬液中所含的细胞数量并检查细胞活力。调整细胞浓度，根据实验所需定量接种于培养基内进行培养。正常的关节软骨是由Ⅱ型胶原以及蛋白多糖所形成的细胞外基质包裹着关节软骨细胞。

（2）关节软骨细胞的三维立体培养：使用琼脂等材料混合关节软骨细胞，与三维可降解支架材料复合后进行培养，使之呈现凝胶状态。通过关节软骨细胞在三维立体结构中增殖的培养方式，建立类似于体内软骨发生时的微环境，从而促进种子细胞向软骨细胞分化和软骨脱细胞外基质的合成。

（3）体外软骨组织培养：将取自自体的关节软骨组织放在特异的反应体系中进行增殖培育的方式，反应器可提供一定的力学刺激，如剪切力、流体静压力、联合压缩力等，营造类似机体的微环境。在这些系统中，培养液是流动和可控的，细胞不仅能够持续得到营养物质，还可以得到机械调节信号的刺激，模拟体内细胞生长微环境，刺激其增殖和分化。

3. 细胞因子　许多细胞因子对软骨细胞增殖、代谢及干细胞向软骨细胞分化发挥重要作用。TGF 超家族成员包括 TGF 和 BMP，已被广泛应用于软骨诱导分化。IGF 成员包括 IGF-1 和 IGF-2，其中 IGF-1 与软骨发育和再生关系密切，可以促进软骨细胞增殖及基质合成，并且诱导 BMSCs 向软骨细胞分化。因各种细胞因子各有优缺点，目前倾向于多种细胞因子联合使用或序贯使用。

4. 关节软骨细胞鉴定技术

（1）生物学检测：关节软骨细胞体外培养过程中的主要问题是去分化。包括软骨细胞的体积增大及细胞外形的改变。光镜下观察发现原代培养的关节软骨细胞能够在培养器的底壁形成细胞团，一周内生长迅速，细胞很快成片，外观呈典型"铺路石"样，而非成纤维细胞样的长梭形外观。

（2）功能学检测：关节软骨细胞体内成长发育时，先会分泌各种不同的胶原以及蛋白多糖，之后将其结合成为关节软骨的基质。Ⅱ型胶原及蛋白多糖是透明关节软骨的分泌物。Ⅱ型胶原及蛋白多糖分泌的降低，Ⅰ型胶原表达的升高标志着关节软骨细胞的去分化的发生，细胞已经失去关节软骨细胞的表型。

（3）透射电镜观察：取生长良好的第二代软骨细胞，0.1% 胰蛋白酶消化后移入离心管中离心后，用 3% 戊二醛、锇酸后固定，丙酮系列脱水，环氧树脂包埋，切片后进行观察。电镜可见细胞核较大，多为圆形，形态不规则，核仁边聚，常染色质明显；细胞质胞浆丰富，核糖体、线粒体较多，有丰富的粗面内质网及分泌小泡，泡内为合成的基质成分。

（四）髓核细胞的分离、培养、鉴定和检测

早期髓核组织主要由脊索细胞和软骨样细胞组成，髓核细胞在形态学上、表型标志以及对环境刺激所作出的各种反应均与关节软骨细胞极为相似。髓核细胞所合成的极具亲水性、黏弹性基质——蛋白多聚糖，使得髓核富含水分和极强黏弹性。生长因子是调节软骨细胞表型的重要物质，能使骨髓间充质干细胞趋于与髓核表型一致的方向分化。

1. 髓核细胞分离、培养　主要介绍手术摘除人髓核组织体外培养髓核细胞的方法。

（1）髓核细胞分离、培养过程：手术摘除的髓核组织标本，置入预先准备的内含少量 DMEM/F12 培养液，超净台内剪碎消化培养。在无菌超净工作台中，将髓核组织用 PBS 液冲洗、剪碎、消化、计数、铺板。

（2）髓核细胞形态学观察

1）初消化的髓核细胞为球形，具有折光性，台盼蓝染色活性比率为 95% 左右。细胞贴壁缓慢，达 80% 贴壁需 1 周左右，传代后细胞贴壁时间明显缩短。4 代后细胞突起逐渐延长为长梭形，遮光性降低，增殖变慢，细胞老化趋势。

2）透射电镜超微结构观察发现髓核细胞的细胞核呈卵圆形，核表面光滑，有完整的核膜，核仁多偏于一侧。细胞质中可见到排列整齐的、长条状的粗面内质网，数量不多，线粒体少，内腔中嵴短且少，胞质内可见散在的初级和次级溶酶体，还有散在分布的纤丝。

2. 小鼠髓核细胞的检测与鉴定

（1）甲苯胺蓝染色：细胞爬片后，去除培养液，磷酸盐缓冲液冲洗，多聚甲醛室温固定，磷酸盐缓冲液冲洗，滴加甲苯胺蓝染液，二甲苯透明后中性树胶封固。

（2）髓核细胞Ⅱ型胶原和CK8免疫细胞化学染色：将细胞多聚甲醛固定，双氧水室温封闭内源性过氧化物酶，滴加山羊血清封闭非特异性背影染色，加小鼠抗胶原Ⅱ单克隆抗体和兔抗CK8单克隆抗体，过夜后，分别加生物素羊抗小鼠或羊抗兔IgG和加SABC复合物，自来水冲洗切片常规脱水、透明、封固、镜下观察。

（3）采用流式细胞术测定CD24表达鉴定髓核细胞：将生长状态良好的第3代髓核细胞用胰酶消化后，调整细胞浓度，取细胞清洗后，鼠抗人单克隆抗体CD24-PE加入试管细胞悬液中，根据同型对照的荧光强度设定阴性细胞群，观察髓核细胞CD24阳性细胞表达率。

3. 髓核细胞的功能　正常情况下髓核几乎不含Ⅰ型胶原，主要分泌Ⅱ型胶原，占椎间盘胶原总量的40%，多呈任意排列，胶原纤维中间间隔有大量的蛋白多糖和水分。TGF-β是一种多功能的生长因子超家族，目前已发现TGF-β1~TGF-β5共5种异构体，TGF-β1具有多重生物学效应，能促进未分化和分化早期的软骨细胞增殖，并刺激Ⅱ型胶原核蛋白多糖的合成。

（五）神经细胞的分离、培养、鉴定和检测

神经肿瘤细胞株的建立为神经细胞的生理、生化研究提供了良好的条件。该类细胞株可在体外多次传代，具有新生物特点及相当程度的可变性。原代分离培养是将哺乳动物胚胎的中枢神经系统的某部分组织，如大脑、小脑皮层、下丘脑、海马、脊髓等从机体分离后培养。

1. 神经细胞的分离和培养　神经细胞（神经元）主要获自神经干细胞及其诱导分化的终末神经细胞，神经干细胞来源途径包括成体来源和胚胎来源两种。成体来源是指从成体神经组织或成体非神经组织中得到的神经干细胞。胚胎来源的神经干细胞是指来源于早期胚胎或胚胎神经组织的神经干细胞。所有神经细胞都可视为神经干细胞的终末分化结构。

（1）动物组织的选择：实验证明只有胚胎动物正在发育过程中的神经细胞才能在体外继续分化发育。不同动物具有各自的体外培养最佳胚胎胎龄。

（2）新生乳鼠神经元分离培养：取新生乳鼠（出生后1~2天），在无菌条件下，去头皮、开颅、取出大脑，取原代神经元细胞进行培养。

2. 神经细胞的鉴定和检测

（1）神经细胞形态鉴定

1）体外形态学观察：未分化的神经干细胞主要以两种形式存在，一种是散在分布生长的神经干细胞，细胞大而圆呈良好的活力状态；另一种是形成神经球的神经干细胞，呈岛屿状存活，边缘清楚，表面平滑，结构致密，隆起生长。

2）体内形态学观察：神经干细胞移植到人体后的形态学鉴定，正电子发射扫描影像法

（PET）可用于人类活体的无创检测。

3）标记物及鉴定：以免疫组织细胞化学或免疫荧光化学的试验方法即可对神经干细胞，及其分化的神经元进行初步鉴定。

（2）神经细胞功能鉴定

1）碱性磷酸酶染色检测：未分化的神经干细胞可形成神经球，表面标记碱性磷酸酶呈阳性。神经干细胞一旦分化，表面标记碱性磷酸酶呈阴性。

2）端粒酶免疫组化检测：像胚胎干细胞一样，神经干细胞也能表达高水平的端粒酶，这种酶能帮助保持端粒的稳定性，保护染色体的末端。

3）神经干细胞特异性检测：对所培养细胞在不同阶段进行免疫细胞/组织化学鉴定，目的在于明确培养细胞所表达的特征性表面抗原标志。

4）膜片钳检测膜片钳技术：是以记录通过离子通道的离子电流，来反映细胞膜上单一（或多个）离子通道分子活动的技术。

5）类神经递质生化物质检测：应用高效液相色谱仪分别定性、定量检测神经元样细胞的生物活性，从而推断神经干细胞的可靠性。

（六）骨髓间充质干细胞的分离、培养、鉴定及检测

体外培养的骨髓间充质干细胞在连续传代培养后仍然具有多向分化的潜能，而且保持正常的核型及端粒酶的活性。骨髓间充质干细胞可分化为多种细胞，如骨、软骨、脂肪、肌腱等；并且分化方向已定的细胞在一定的条件下依然具有分化方向上的"可塑性"。骨髓间充质干细胞与生物材料相结合，能够修复骨、软骨、肌腱和心肌等各种组织的缺损。骨髓间充质干细胞易于外源基因的导入与表达，这种特点结合骨髓间充质干细胞的多分化潜能，使它可能成为一种理想的基因治疗的靶细胞。

目前骨髓间充质干细胞的分离方法有：流式细胞仪分离法、免疫磁珠分选法、密度梯度离心法及全骨髓贴壁筛选法。后两种方法获得的骨髓间充质干细胞成分复杂，纯度不够高，而用流式细胞仪和免疫磁珠分离技术虽然可获得高纯度的骨髓间充质干细胞，但实验条件要求高，需要骨髓量较大。

1. 骨髓间充质干细胞的分离培养　采用大鼠骨髓间充质干细胞的贴壁筛选法与密度梯度离心法相结合的方法：引颈法脱臼处死大鼠，用酒精浸泡后在无菌条件下取股骨和胫骨，除去骨表面附着的组织，用大号针头在骨端的生长面上开一个小孔，用注射器抽取10ml 含血清的 DMEM 培养液，反复冲洗骨髓腔，骨髓液直接冲入平皿内，将收获的全部骨髓液用注射器反复抽吸，以打散组织成为细胞悬液。收集细胞悬液，离心，用含血清培养液重新悬浮沉淀的细胞，接种细胞于培养瓶中培养。

2. 骨髓间充质干细胞的鉴定及检测　体外培养的间充质干细胞体积小，呈梭形、核质比例大，不表达分化的相关细胞表面标志，也不表达造血干细胞系的表面标志。

（1）骨髓间充质干细胞的形态鉴定：使用倒置显微镜和吉姆萨染色观察骨髓间充质干细胞。透射电镜下观察骨髓间充质干细胞，可见骨髓间充质干细胞有两种不同的形态结构：一种是处于未分化或分化较低状态的小幼稚性细胞，核质比大，核大呈不规则形，可见1个大而明显的核仁，胞质内细胞器稀少，另一种是处于相对活跃期的大细胞，有2~3个核仁，核质比较小，胞质内含有丰富的细胞器，能够分泌一些生长因子，维持自身生长分化。

（2）骨髓间充质干细胞表面标志流式细胞术鉴定：用 0.25% 胰酶消化第 3 代及第 5 代

细胞，离心后加 PBS，吹打成细胞悬液，计数细胞个数达 $1×10^6$/孔以上，离心，PBS 洗 2 次，75% 冰乙醇固定，分别加入 CD29、CD44 及 CD31，孵育 30 分钟后加入异硫氰酸荧光素（FITC）标记的二抗，再孵育 30min，然后进行流式细胞术鉴定。若 CD29、CD44 阳性表达率越高，CD31 的表达率越低，即表明骨髓间充值干细胞的纯度越高。

（3）免疫细胞化学检测：以 CD34、CD29、CD44、CD45 为一抗，经 DAB 及苏木素轻度复染色后，蒸馏水洗涤，显微镜观察。骨髓间充质干细胞高表达 CD29 和 CD44，不表达 CD34、CD45。

（4）阿利新蓝染色检测：体外诱导 3 周的大多数骨髓间充质干细胞胞质及胞外基质可染成较明显的蓝色。

（5）RT-PCR 检测：诱导组Ⅱ型胶原基因表达量与正常软骨细胞接近，蛋白聚糖基因也有较强的表达。

3. 骨髓间充质干细胞多向分化能力　取生长状态良好的第 3 代骨髓间充质干细胞，加入不同的诱导液诱导分化后，分别采用Ⅱ型胶原免疫组织化学检测、茜素红染色（图 5-34-3-9）、油红 O 染色对骨髓间充质干细胞的成软骨分化、成骨分化及成脂能力进行鉴定。

（七）肌肉干细胞的分离、培养、鉴定及检测

小鼠经眼动脉取血致死，无菌状态下分离胫骨，去除皮肤、腓肠肌和其他软组织。分离紧贴胫骨后侧面的两条比目鱼肌，放入磷酸盐缓冲盐水（pH 7.2）中剪碎，在 37.8℃温度下，用含 0.05% 胰蛋白酶的 PBS 溶液消化、封闭 3 次，每次 30 分钟。每次消化后，吸取上清液并用含 10% 的胎牛血清（FCS）的培养基孵育。并将 3 次消化的上清液混合，通过筛孔尺寸（350μm、150μm、50μm）逐层变小的尼龙滤膜过滤，所获得的细胞悬浮液接种于 10cm 组织培养皿中，培养基中包含 DMEM 和 10% 热处理胎牛血清（FBS），0.5% 鸡胚提取物，2% 青霉素/链霉素，然后将细胞预镀在胶原蛋白涂覆的烧瓶。辅以 4mmol/L 的 L- 谷氨酰

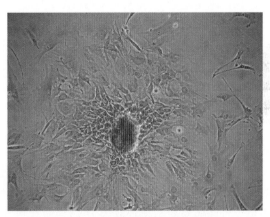

图 5-34-3-9　小鼠骨髓间充质干细胞诱导成骨细胞的茜素红染色（200×）

胺，50U/ml 青霉素，25μg/ml 硫酸链霉素，20mmol/L 的 HEPES，和 100μmol/L 的抗坏血酸 -2- 磷酸。置于 37℃、5%CO$_2$ 培养箱中培养。3 天换液 1 次。培养 7 天和 14 天后，利用流式细胞仪和细胞免疫组化染色进行肌源性干细胞分子标志鉴定和检测。

三、分子生物学技术与方法

（一）聚合酶链反应（PCR）技术

1. PCR 的基本原理　聚合酶链反应（PCR）是一个酶催化 DNA 序列的扩增反应，可使原 DNA 序列增多至 1 个以上，得到足够量的特异 DNA 片段。PCR 技术原理是温度依赖的引物与模板的杂交、聚合，随后新合成双链 DNA 的变性和新一轮聚合，结果使基因组

中的靶 DNA 得到扩增。

PCR 由于 Taq 聚合酶的出现变得更为实用，Taq 酶是个热稳定酶，来源于热温泉边的热耐受细菌。热稳定 DNA 聚合酶被用于 PCR，使 DNA 序列的扩增可在热循环条件下进行。一个 DNA 模板和 2 个引物以及核苷酸和 Taq 聚合酶共同孵育。引物与靶序列互补，靶序列的其余部分就被扩增。低温引物退火混合液被加热到适宜的温度使聚合酶充填到 DNA 模板上，从引物开始生产出一个双链 DNA。标准分子量可以用来证实扩增片段的长度。产物片段也可从凝胶上提取出来再次扩增，并可被克隆入载体进一步处理或测序。

2. RT-PCR 的基本原理　反转录 PCR（RT-PCR）是指扩增从 RNA 而不是从 DNA 起始。第一步是用反转录酶将原始 RNA 模板转录为 cDNA。从 PCR 凝胶上带的亮度就可估计 cDNA 的相对水平。用 PCR 扩增 DNA 片段的反应中，经过多次循环后 PCR 产物就变为非线性反应。定量比较在用 PCR 从目的 mRNA 扩增 cDNA 为手段去研究基因调控中扮演着重要的角色。现在，应用最广泛的就是实时荧光定量 PCR。

PCR 的一个重要应用是克隆新基因。如果一个蛋白质的部分序列可通过氨基酸分析仪而得知，就可以用 PCR 克隆这个基因。可以合成从氨基酸序列而来的兼并 DNA 引物，这个 DNA 引物编码这个蛋白质的一个片段的氨基酸序列。从靶细胞或组织中获得的基因组 DNA 或 cDNA 用兼并引物混合及扩增。靶 DNA 序列就会被正确互补配对的引物选择性地扩增出来。这个片段在合成时可被放射性标记，或克隆入一个载体，随后标记，用它作为一个探针筛选适宜的基因组或 cDNA 文库。

（二）基因重组技术

基因重组技术是指对 DNA 和（或）RNA 分子片段进行改造，将一个遗传物质与另一个遗传物质的部分重新组合。通常是将部分基因重组入质粒和细菌系统，从而生成预期的 DNA、RNA 或蛋白质。许多用于临床治疗的蛋白质，如人生长激素、胰岛素、促红细胞生长素和凝集因子就是用基因重组技术生产的产品。

分子生物学家有一整套基本的工具进行 DNA 和（或）RNA 分子片段的改造。分子克隆首先需要分离特异的 DNA 片段，制备这个特异 DNA 片段的大量同样拷贝，这个已被剪切下来的目的 DNA 片段叫靶序列。靶序列是用一种可以在 DNA 特异位点上切断双链 DNA 的酶从邻接的 DNA 上切下来的，这种来自于细菌的酶叫限制性核酸内切酶。最常用的载体是一种叫做质粒的单环双链 DNA，质粒可通过感染细菌，利用细菌转录机制复制质粒的 DNA 拷贝。噬菌体是另一种常用而复杂的载体，噬菌体为功能性病毒可以感染细菌，利用细菌的转录翻译机制进行繁殖。

将 DNA 靶序列插入载体 DNA 的特异性克隆位点，是通过用限制性内切酶剪切载体 DNA，使其产生一个与靶 DNA 序列末端互补的碱基位点，然后用连接酶将靶 DNA 连接入载体 DNA 实现的。将质粒转入细菌的过程叫转化。将噬菌体诱导入细菌的过程称为转染。因为靶序列区已经被重组进载体，当载体被诱导入细菌，靶序列的 DNA 就可以随着载体的复制而进行拷贝，产生一个重组 DNA 分子。

（三）核酸分子杂交技术

核酸分子杂交是指具有互补系列的两条核酸单链在一定条件下按碱基配对原则形成双链的过程。杂交的双方分别称为探针与待测核酸，杂交后形成的异源双链分子称为杂交分子。利用互补碱基的氢键特性可将标记的 DNA 或 RNA 片段作为探针，用于检测与其互补的另一条 DNA 或 RNA 片段。这个杂交技术的过程是指通过互补碱基的氢键形成 DNA 或 RNA 的杂交。

杂交或互补序列的有效结合受盐浓度、温度和特殊化学成分如甲酰胺等化学条件的影响。高温低盐条件使氢键解离、杂交分离或降解。杂交的最适温度与参与聚合物的类型（RNA 对 DNA）有关，并且也依赖于嘧啶对嘌呤碱基的百分比，因为 GC 配对是 3 个氢键，较 AT 和 AU 配对的双氢键要紧密。

任何 DNA 或 RNA 序列带有特定的标记物，最常用的标记物是放射性物质，通常用 32P 标记核苷酸。其他类型的标记物包括核苷酸荧光赘生物，或共价键生物分子如地高辛或生物素，它们可以被特异性的抗体所检测。用这些标记的探针混合到一个 DNA 或 RNA 片段中，并与其杂交就能用于证实互补核酸的存在。

双链 DNA 探针的一个缺点是互补双链彼此互相与靶序列竞争，单链探针不存在此缺点。单链探针可用克隆法生成，将靶 DNA 克隆入载体，RNA 聚合酶依 DNA 模板在合成中将标记的核苷酸加入探针链而完成探针合成，以这种方式合成的一条 RNA 探针被称为 RNA 探针。因为聚合酶有方向性的不同，所以根据使用酶的不同可以合成正义链或反义链探针。

原位杂交可以给组织和细胞基因表达的定位提供更详细的资料。可以用短的寡核苷酸探针，但长探针通常可增加特异性，而且在一定程度上长探针对于检测低水平的信息更为敏感。因为可能有非特异结合的背景，所以原位杂交的对照设置非常重要，而且也是正确阐明结果的一个衡量标准。用正义和反义探针进行杂交比较是确保杂交特异性的一个方法。组织切片也可以含有内对照的成分，比如切片上含有某个特异细胞，其表达或不表达靶序列。原位 PCR 技术，其过程是用特异引物和标记的核苷酸组成的反应混合液加到经过适当固定并有良好渗透性的组织或细胞切片上，然后对切片进行 PCR，这样能在原位水平检测到非常低水平的信号。

四、影像学技术与方法

现代骨伤科的研究除了采用经典的实验学研究方法外，还大量运用了影像学、电生理学等多种新技术和新方法，并取得了较多的成果。大量实验研究已经并将继续表明，应用现代医药学技术和方法研究中医骨伤科疾病与中药方剂是阐明中医治疗的基本理论和进一步提高临床疗效的必然趋势和手段。

1. 影像学与动物活体成像技术　1895 年德国物理学家伦琴发现 X 射线后，首先被用到医学诊断上。医学影像学成为医学领域发展最快的学科之一，医学影像学设备全面走向数字化，涌现出各种小动物成像的专业设备，为科学研究提供了强有力的工具。动物活体成像技术是指应用影像学方法，对活体状态下的生物过程进行组织、细胞和分子水平的定性和定量研究。动物活体成像技术主要分为可见光成像、核素成像、超声成像、计算机断层摄影（CT）成像和磁共振成像（MRI）五大类。

2. X 线技术

（1）成像的原理：X 线之所以能使人体在荧屏上或胶片上形成影像，一方面是基于 X 线的特性，即其穿透性、荧光效应和摄影效应；另一方面是基于人体组织有密度和厚度的差别。由于存在这种差别，当 X 线透过人体各种不同组织结构时，它被吸收的程度不同，所以到达荧屏或胶片上的 X 线量即有差异。这样，在荧屏或 X 线上就形成黑白对比不同的影像。人体组织结构，是由不同元素所组成，依各种组织单位体积内各元素量总和的大小而有不同的密度。密度和厚度的差别是产生影像对比的基础，是 X 线成像的基本条件。

（2）数字 X 线技术的分类：CR 是 X 线平片数字化比较成熟的技术，目前已在国内外广泛应用。CR 系统是使用可记录并由激光读出 X 线成像信息的成像板（IP）作为载体，以 X 线曝光及信息读出处理，形成数字或平片影像。CR 系统实现常规 X 线摄影信息数字化，使常规 X 线摄影的模拟信息直接转换为数字信息；能提高图像的分辨、显示能力，突破常规 X 线摄影技术的固有局限性；可采用计算机技术，实施各种图像后处理功能，增加显示信息的层次；CR 系统获得的数字化信息可传输给图像存储与传输系统。

3. 小动物成像技术　小动物成像源于 1999 年美国哈佛大学 Weissleder 等提出了分子影像学的概念——应用影像学方法，它是指应用影像学方法，对活体状态下的生物过程进行组织、细胞和分子水平的定性和定量研究的技术。动物活体成像技术主要分为光学成像、核素成像、磁共振成像 (MRI)、计算机断层摄影（CT）成像和超声成像。

传统成像大多依赖于肉眼可见的身体、生理和代谢过程在疾病状态下的变化，而不是了解疾病的特异性分子事件。分子成像则是利用特异性分子探针追踪靶目标并成像。这种从非特异性成像到特异性成像的变化，为疾病生物学、疾病早期检测、定性、评估和治疗带来了重大的影响。分子成像技术使活体动物体内成像成为可能，它的出现，归功于分子生物学和细胞生物学的发展、转基因动物模型的使用、新的成像药物的运用、高特异性的探针、小动物成像设备的发展等诸多因素。

4. 显微 CT　显微 CT（Micro-CT，微计算机断层扫描技术）又称为小动物 CT，微焦点 CT 或者微型 CT，采用了与普通临床 CT 不同的微焦点 X 线球管，空间分辨率达到 $1\sim10\mu m$，这一分辨率可以达到病理活检的标准，仅次于同步加速 X 线成像设备的水平，具有良好的"显微"作用。目前 Micro-CT 在骨科学临床及科研中已经广泛应用，Micro-CT 与传统的二维组织切片比在数据处理方面有着不可替代的优势。

Micro-CT 利用的原理是当 X- 射线透过样本时，样本的各个部位对 X- 射线的吸收率不同。X- 射线源发射 X- 射线，穿透样本，最终在 X- 射线检测器上成像。对样本进行 180° 以上的不同角度成像。通过计算机软件，将每个角度的图像进行重构，还原成在电脑中可分析的三维图像。通过软件：观察样本内部的各个截面的信息；对样本感兴趣部分进行二维和三维分析；还可以制作直观的三维动画等。Micro-CT 能够提供的 2 类基本信息：几何信息和结构信息。前者包括样品的尺寸、体积和各点的空间坐标，后者包括样品的衰减值、密度和多孔性等材料学信息。

Micro-CT 的两种基本结构，样品静止与样品运动。前者是 X 线球管和探测器运动扫描速度快，射线剂量小，空间分辨率较低，多用于活体动物，扫描研究对象通常为小鼠、大鼠或狗等活体小动物，将其麻醉或固定后扫描。可以实现生理代谢功能的纵向研究，和医学临床 CT 类似，活体小动物 Micro-CT 也能进行呼吸门控和增强扫描（采用造影剂）；后者是 X 线球管和探测器运动扫描速度较慢，射线剂量大，空间分辨率高，多用于标本扫描。研究对象通常为离体标本（例如骨骼、牙齿）或各种材质的样品，分析内部结构和力学特性。也可以使用凝固型造影剂灌注活体动物，对心血管系统、泌尿系统或消化系统进行精细成像。

松质骨的主要结构特点在于骨结构的多孔性，并且不同部位松质骨的骨小梁结构根据解剖部位以及骨的种属作用不同而存在很大差异。以往描述松质骨的结构参数多是用单层组织学切片以及专门的扫描软件进行分析。对这些组织学切片进行分析得出的数据大多仅仅是松质骨二维模型数据，例如：①骨小梁厚度（Tb.Th）；②骨小梁间隙（Tb.Sp）；③骨小梁数目（Tb.N）；④骨小梁面积（TBA）；⑤孔隙数（Ho.N）；⑥骨小梁止点数（N.Tm）；⑦骨小梁节点数（N.Nd）；⑧ Nd/Tm 比值等。

显微 CT 技术的广泛应用于松质骨研究，它能提供对标本结构的三维模型的分析：例如骨体积方向（VO）即骨小梁内最长一点截距长度的方向；结构模型指数（SMI）即表明骨小梁结构是板状还是杆状。除此之外，显微 CT 同样还能对松质骨样本的骨小梁面积（TBA）、骨小梁体积（BV）、骨体积分数（BVF）等数值进行精确的分析。另外显微 CT 还能对标本进行骨矿物密度（BMD）的测量和分析。并且以上结果不会因为观察角度不同而改变。如图 5-34-3-10 所示。

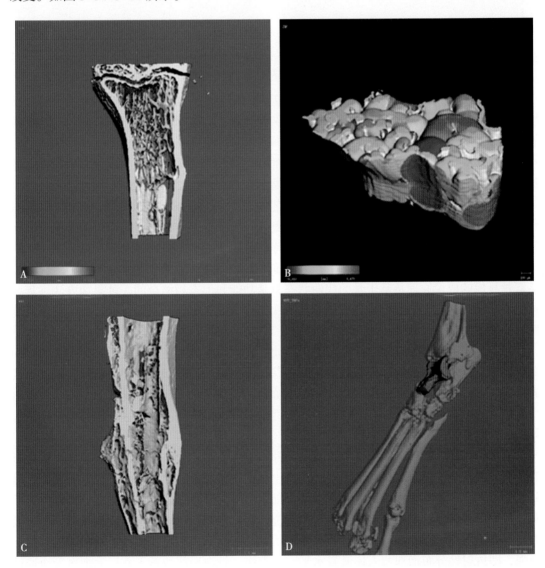

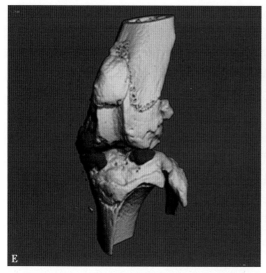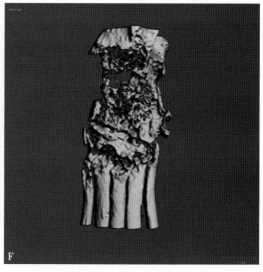

图 5-34-3-10　小鼠骨与关节不同部位的显微 CT 成像图

A.胫骨骨质疏松成像　B.小鼠胫骨孔隙率测量　C.胫骨骨折成像

D.类风湿关节炎成像　E.膝骨关节炎成像　F.踝骨关节炎成像

　　骨组织微损伤是影响骨脆性的一个重要因素，随着雌激素撤退、年龄的增加，骨微损伤会积累增加，积累到一定程度便会出现疲劳性骨折。骨组织微损伤可以反映出骨结构性能的改变。显微 CT 的三维成像技术在硫酸钡造影剂的帮助下，可以探测微损伤积累的空间分布，反应机械负荷、骨密度和微结构局部变化的相互关系，为我们研究骨微损伤在骨脆性中的作用以及早预防脆性骨折的发生提供了有力的研究工具。

　　随着科学技术的发展，显微 CT 技术工艺的提高，以及与光学荧光系统、PET、组织分析等检测手段相结合，显微 CT 已成为生物学、材料学中一种重要的快速、无损地进行高分辨三维成像工具。在骨组织领域方面，特别适用于松质骨微观结构参数的测量。

　　5. 造影技术　放射性核素被用于骨扫描，对某些骨病诊断的敏感性优于 X 线技术。核素骨显像的成像原理是基于骨的代谢状态，是功能和形态相结合的一种显像方法，其敏感性高，便于动态观察及定量分析，而且一次检查可以获得全身的骨影响资料，对于代谢性骨病的研究甚为有利。

　　（1）核素骨显影的原理：骨组织由无机盐及有机质构成，羟基磷灰石晶体为无机盐的主要构成，在骨组织内有巨大的表面积。示踪剂由血运到达骨组织后，可被羟基磷灰石表面吸附，并经离子交换而进入骨内。示踪剂亦可与骨组织的有机质（骨胶原）结合。骨组织血运丰富、代谢旺盛的部位如骨骺部，摄取示踪剂增强。示踪剂在骨内的分布与性别、年龄及骨代谢状态有关。

　　（2）影响骨显像剂在骨中聚集的因素：骨的生长代谢、骨的代谢高低和生长快慢是影响骨显像剂在骨中聚集的最主要因素，在骨生长代谢活跃处、骨化中心、成骨病变和骨修复处，离子交换剂化学吸附作用和有机结合都很活跃，因此这些部位放射性分布则明显增多。骨的血流供应状况在血流供应丰富的部位，骨显像剂到达该部位的数量及速度都会大大高于血流供应较差的部位，而且离子交换活动及胶原结合作用在血流丰富的部位都相应增强，即放射性分布增加。人体激素水平、骨液压、骨内局部酸碱平衡、毛细血管通透性等因素均对骨摄取显像剂有影响，他们中任一因素的作用增强均会使骨摄取显像剂增加，反之，则会使骨中放射性降低。

（3）骨显像剂：核医学显像需要3个基本条件：一是放射性物理性能合适的放射性核素；二是合适的对特定脏器具有亲和性的核素载体；三是合适的核医学仪器。

（4）显像的方式和种类分析：根据不同分类，主要有静态显像和动态显像、局部显像和全身显像、平面显像与断层显像、阳性显像和阴性显像等类别。

（王拥军　赵东峰　赵永见）

第三十五章

科学研究题例

第一节 气血理论的研究

椎间盘退变性疾病患病率高（颈椎病25%，腰椎间盘突出症28%）、危害性大（轻者四肢麻木、行走困难，重者不完全瘫痪）。WHO公布的《全球十大顽症》中颈椎病被列为第二大顽症，腰椎间盘突出症也是导致劳动力下降的重要因素。

随着社会人口老龄化以及慢性劳损增加，导致这类疾病患病率居高不下，医疗开支增加。如何防治椎间盘退变性疾病的研究已经成为国际学术界关注的热点，也是我国"人口与健康"领域中亟待发展的重要研究内容。

颈椎病和腰椎间盘突出症的发生，多因过度劳损，年龄渐增，体质衰弱，血行无力，导致气血不和。《素问·调经论》曰"人之所有者，血与气耳""血气不和，百病乃变化而生"。瘀血阻脉，导致"不通则痛"；瘀血之不除，新血则不生，气虚血瘀，荣养失职，导致"不荣则痛"。颈腰椎疾病是在由于各种原因引起椎间盘退变，导致椎间盘膨出或突出，压迫周围的神经根、脊髓、血管等组织而产生的疼痛和肢体麻木等症状体征，结合临床流行病学研究，证明颈腰椎疾病的根本病机是"气虚血瘀、本虚标实"。

我们遵循《素问·至真要大论》"疏其血气，令其调达，而致和平"的治疗学思想，继承并发展了上海石氏伤科第3代传人石筱山先生（1956年任上海中医学院伤科教研组主任，兼附属龙华医院第一任伤科主任）、石幼山先生（上海中医学院伤科教研组教授）治疗伤科内伤疾病"以气为主，以血为先"的临床经验，在石氏伤科第4代传人施杞教授（石筱山先生、石幼山先生的拜师弟子）、石仰山教授（石筱山先生之子，拜师弟子）和第5代传人王拥军教授（施杞教授、石仰山教授的拜师弟子）的带领下，不断发展与创新，系统地开展了治疗椎间盘退变性疾病（颈椎病和腰椎间盘突出症）的临床与实验研究，形成了"调和气血法"防治椎间盘退变性疾病的学术观点和"益气化瘀"的防治法则，研制出13个"益气化瘀系列方剂"，形成临床系列经验方（益气化瘀补肾方、益气化瘀健脾方、益气化瘀舒肝方、益气化瘀和胃方、益气化瘀利水方、益气化瘀软坚方、益气化瘀涤痰方、益气化瘀解表方、益气化瘀清热方、益气化瘀通络方、补阳还五方、痉证方、痿证方），提高了颈椎病和腰椎间盘突出症的临床总有效率，降低了该类疾病的复发率，取得了显著的社会和经济效益，为临床针对性遣方用药奠定了基础。

一、气血理论的临床研究

（一）益气化瘀法在治疗颈椎病中的临床运用

我们于 2002—2006 年按照循证医学的原则，采用益气化瘀通络方治疗 3938 例颈椎病（患者来自全国各地以及美国、英国、法国、日本、韩国、澳大利亚等 20 多个国家和地区），总有效率 93.25%。证实益气化瘀法安全有效，能够提高颈椎病治疗的总有效率，降低手术率，改善患者的生活质量。

我们开展了益气化瘀通络方治疗颈椎病的随机双盲双模拟、安慰剂对照、多中心临床试验（2003—2004 年），试验组 112 例，对照组 112 例，治疗 4 周后进行相关指标的观察。结果证明试验组总有效率 89.3%，对照组 32.1%（$P < 0.01$）；试验组在改善颈项部疼痛或不适、上肢放射性疼痛、上肢麻木、眩晕、神疲、肢体乏力、固定压痛点、颈部活动度检查、椎间孔挤压试验、臂丛神经牵拉试验、皮肤感觉等症状和体征方面分值下降明显，优于对照组，分级评分 $P < 0.001$。

进一步我们开展了益气化瘀通络方颈椎病的随机双盲双模拟、阳性对照（化瘀通络方）、多中心临床试验研究（2004—2005 年），治疗组 321 例，对照组 109 例，治疗 4 周后进行相关指标的观察。结果证明试验组总有效率 90.4%，对照组 83.8%，统计学上有显著性差异（$P < 0.05$）。益气化瘀通络方治疗 4 周后，各个症状和体征分级评分与治疗前比较均有非常显著差异（$P < 0.01$）；试验组症状和体征总评分与对照组比较，统计学上有显著性差异（$P < 0.05$）。6 月后随访，益气化瘀通络方远期疗效优于化瘀通络方。

我们还在上海市八家中医和西医三级甲等医院开展了芪麝丸（益气化瘀通络方开发为中药新药的商品名）对神经根型颈椎病患者的一项前瞻性再评价研究。共计完成 1 个月治疗和 1 个月随访的患者 2023 例（平均年龄 54.5 岁）。

芪麝丸治疗神经根型颈椎病在治疗期内 VAS 评分实测值历时性变化具有统计学意义（0wk：54.88 ± 17.21；2wk：37.04 ± 17.16；4wk：22.72 ± 17.37，$P=0.000$，FAS；0wk：54.94 ± 17.00；2wk：36.71 ± 16.88；4wk：21.96 ± 16.71，$P=0.000$，PPS）。VAS 评分在 4wk 具有显著的有效率（83.9%，FAS；86.0%，PPS）。芪麝丸治疗神经根型颈椎病在治疗期内 NDI 评分实测值历时性变化具有统计学意义（0wk：27.36 ± 13.46；2wk：18.90 ± 9.69；4wk：12.01 ± 9.46，$P=0.000$，FAS）。表明常规临床剂量下芪麝丸治疗神经根型颈椎病在更大范围人群用药安全（较好的耐受性及较少不良事件发生率），且对于缓解颈部疼痛及改善颈部活动功能的疗效可靠。

综合受试者自诉和实验室指标异常等，共计有 82 例报道不良反应（4.1%）。不良事件主要以胃肠系统疾病（3.1%）为主。将受试者亚组作为不良事件可能相关因素与不良事件发生率进行回归分析，可得单纯型神经根型颈椎病与混合型神经根型颈椎病、急性期与慢性期、初治患者与经治患者之间的不良事件发生率均存在差异（$OR=0.276$，$P=0.000$；$OR=0.306$，$P=0.001$；$OR=0.474$，$P=0.001$），确定与芪麝丸用药原因无关。

我们分析了益气化瘀补肾方治疗的 109 例脊髓型颈椎病病例（1998—2007 年），发现患者治疗 8 周后，"40 分功能评分"总分有不同程度的提高；并且在上肢功能、下肢功能、括约肌功能、上肢感觉、下肢感觉、躯干部束带感等每一项评分方面都有一定程度的改善。在其他因素相同的情况下，服药时间和性别与 40 分改善率无相关性；而年龄和随访时间与 40 分改善率有相关性。其中与年龄呈负相关，与随访时间呈正相关。该研究提示对于轻中度的脊髓型颈椎病患者，可以进行以内服益气化瘀补肾方为主的非手术治疗，并且有一定的远期疗效。

通过临床随机对照试验研究比较了益气化瘀补肾方与颈复康颗粒治疗脊髓型颈椎病的临床疗效。我们将 60 例脊髓型颈椎病患者随机分为以益气化瘀补肾方治疗的试验组和采用颈复康颗粒治疗的对照组，各 30 例。两组均治疗 4 周为 1 个疗程，共治疗 2 个疗程。治疗结束后根据"40 分功能评分法"对临床疗效进行评价。结果发现益气化瘀补肾方中药组和颈复康颗粒组治疗脊髓型颈椎病 8 周时，两组临床疗效积分均有明显提高（$P < 0.01$）。前者的优良率 53.33%，总有效率 86.67%；后者的优良率 23.33%，总有效率 73.33%。两组间总有效率在 4 周和 8 周时均没有统计学差异（$P > 0.05$）；而优良率在 4 周时没有统计学差异（$P > 0.05$），在 8 周时存在统计学差异（$P < 0.05$）。该研究提示脊髓型颈椎病的治疗需要一定的时间，采用益气化瘀补肾方和颈复康颗粒治疗均有疗效，但益气化瘀补肾方治疗的优良率要优于颈复康颗粒。证明了益气化瘀补肾方治疗脊髓型颈椎病临床疗效确切，治疗时间越长疗效越稳定。

（二）益气化瘀法在治疗腰椎间盘突出症中的临床运用

我们于 2002—2006 年按照循证医学的原则，采用益气化瘀补肾方治疗 5826 例腰椎间盘突出症，总有效率达 92.02%。证实益气化瘀法安全有效，能够提高腰椎间盘突出症治疗的总有效率，降低手术率，改善患者的生活质量。

完成了益气化瘀补肾方治疗 90 例腰椎间盘突出症随机双盲双模拟、阳性对照（莫比可）、多中心临床试验（2004—2005 年），试验组 45 例，对照组 45 例。治疗 4 周后，益气化瘀补肾方组总有效率 91.1%，莫比可对照组 88.9%，两组疗效比较等效，但试验组治愈率明显优于对照组，统计学上显示有显著性差异（$P < 0.05$）。益气化瘀补肾方在缓解持续性腰痛、腰部压痛、下肢放射痛、下肢麻木、会阴部麻木、排便排尿无力、腰部活动度差、感觉减退、直腿抬高试验与加强试验等症状和体征方面明显优于莫比可组（$P < 0.05$）。3 个月后随访，益气化瘀补肾方远期疗效巩固，疗效持久，明显优于莫比可。

采用实用性随机对照试验研究方法，进一步评价了益气化瘀补肾方治疗腰椎间盘突出症的临床疗效。对 122 例腰椎间盘突出症患者随机分为试验组（$n=61$）和对照组（$n=61$），试验组给予中药益气化瘀补肾法治疗，对照组口服西乐葆合弥可保。记录并统计分析患者治疗前、治疗后第 4 周、随访第 12 周的简式 SF-MPQ 疼痛问卷、日本矫形学会（JOA）腰椎疾患治疗成绩评分、Oswestry 功能障碍指数问卷表 (ODI)、中医临床证候评分评价临床疗效。结果发现，治疗 4 周后，两组患者的疼痛评分、Oswestry 功能障碍指数均明显降低，JOA 评分明显升高，与治疗前相比差异有统计学意义（$P < 0.05$），但两组间差异无统计学意义（$P > 0.05$），试验组在中医临床证候评分的改善方面优于对照组（$P < 0.05$）；第 12 周随访时，两组患者的疼痛评分、Oswestry 功能障碍指数评分、JOA 呈上升趋势，两组间差异无统计学意义（$P > 0.05$），试验组中医临床证候评分进一步改善，而对照组无明显改善，治疗组优于对照组（$P < 0.05$）；两组患者的总体有效率差异无统计学意义（$P > 0.05$）。表明益气化瘀补肾方治疗腰椎间盘突出症的临床疗效不劣于西乐葆合弥可保，该中药复方能有效减轻腰椎间盘突出症患者的疼痛程度，改善患者的腰椎功能，提高患者的日常生活和社会生活活动能力，显著改善患者的各项中医临床证候，中期随访疗效确定，长期疗效有待进一步探索。

我们还率先开展中医药治疗椎间盘退变性疾病的循证医学系统评价研究，建立了中医药治疗颈腰椎疾病临床信息收集与分析系统以及临床规范化方案和评价技术，2005 年在国际循证医学协作网（Cochrane Collaboration）注册，并发表在 The Cochrane Database of Systematic Reviews 杂志。

总结上述工作，证明了益气化瘀法治疗椎间盘退变性疾病疗效确切并持久，优于当前国内外同类治疗方法（表 5-35-1-1）。"益气化瘀法治疗椎间盘退变性疾病的基础研究和临床应用" 2011 年荣获国家科学技术进步奖二等奖。

表 5-35-1-1　益气化瘀法与当前国内外治疗方法的比较

治疗方法	安全性	理论基础	临床规范化方案	总有效率及远期疗效	服务范围与适应证	生活质量	基础研究	成本效价	市场竞争力
手术治疗	有风险	不断改进	有，不断优化	85% 左右，翻修率较高	较窄（5%左右），主要用于外伤性退变伴有脊髓压迫	低	系统深入规范	较低	一般，逐渐下降
非甾体类药物	一般	特异性不强	没有颈腰椎疾病方案	80% 左右，副作用较大，远期疗效不佳	一般（75%），但主要用于急性发作期，有耐药性	一般	较系统深入	较高	维持，逐渐下降
活血通络法	较高	有基础	没有，多为病例报道	81.3%~94.7%，无远期疗效报道	一般（75%），主要用于发作期	高	不系统深入	较高	维持，逐渐下降
益气化瘀法	较高	基础扎实	有，且广泛推广应用	83.8%~93.3%，远期疗效较好（芪麝丸）	较广（95%），是临床各期（发作期、治疗期、康复期）的基础治疗方法	高	系统深入规范	较高	市场占有率不断增加

二、气血理论的基础研究

（一）椎间盘退变的机制研究

我们建立了大鼠动、静力失衡性颈椎间盘退变模型和去上肢直立诱导动静力失衡性大鼠腰椎间盘退变模型，证实脊柱力学失衡导致椎间盘退变，提出"动力失衡为先，静力失衡为主"的脊柱力学失衡学说，不仅为颈腰椎病的实验研究奠定了基础，也为多种非手术疗法（如中药内服、外敷、推拿、针灸、导引等）治疗颈腰椎病和该病的术后康复提供了理论依据。

1. 动、静力失衡性大鼠颈椎间盘退变模型

（1）造模方法：所有动物实验都得到动物伦理委员会同意。选择 8 月龄清洁级 SD 大鼠 60 只，体重 400g±20g。随机分为 3 个月、5 个月、7 个月假手术组和模型组，每组 10 只。取大鼠颈背部正中纵向切口，长约 2.5cm，切开皮肤后，充分游离各层肌肉，横向切断深群颈夹肌和头、颈、寰最长肌，切除颈髂肋肌与头半棘肌，然后再依次切除 C_2~C_7 棘

上和棘间韧带，彻底止血后缝合皮肤。假手术组只切开颈背部皮肤。术后分别观察 3 个月、5 个月、7 个月。结果如图 5-35-1-1 所示。

（2）椎间盘组织形态学观察：术后 3 个月，椎间盘结构紊乱，纤维环疏松，出现裂隙，髓核逐渐纤维化，软骨终板不规则增生和钙化；术后 5 个月髓核完全纤维化，椎间盘变小，软骨终板钙化层增厚，非钙化层变薄；7 个月模型组与 5 个月模型组有类似的病理改变，但发现椎体骨赘形成来源于椎间盘软骨终板边缘的增生。

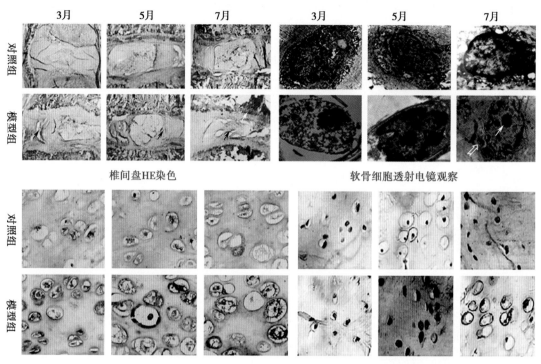

图 5-35-1-1　动、静力失衡性大鼠颈椎间盘退变模型的建立

（3）透射电镜观察。术后 3 个月、5 个月，髓核细胞形态不规则，粗面内质网增宽，线粒体数量减少，溶酶体数量增加，胞质内常可见脂肪粒；核膜皱缩，染色质浓缩明显。术后 7 个月，核膜完全碎裂，凋亡小体释放到胞液中。假手术组细胞形态正常，细胞核呈椭圆形；胞膜光滑完整。

（4）TUNEL 法观察。与假手术组比较，3 个月模型组 TUNEL 阳性细胞数量明显增加。至 5 个月、7 个月，差异更显著。模型组 TUNEL 染色更集中于细胞核，细胞核渐渐浓缩，核膜碎裂，术后 7 月核膜基本消失，胞质中见到凋亡小体。

（5）免疫组织化学观察。假手术组椎间盘细胞中可见 Bcl-2 表达，阳性细胞主要在软骨终板。与假手术组比较，5 个月模型组 Bcl-2 阳性细胞显著减少，但 Fas 高表达反应。Bcl-2 是一种细胞质蛋白，抑制细胞凋亡；Fas 是一种细胞膜表面受体，诱导软骨细胞凋亡。

（6）椎间盘组织生物学因子测定

1）ELISA 法检测：模型组 PGE_2 和 6-K-PGF1a 含量较假手术组显著增加。造模后 3 个月明显，5 个月达到高峰，7 个月组轻度减少，但仍比假手术组高。

2) RT-PCR 检测：建立模型手术后 3 个月，细胞因子 IL-1α、TNFα 和 MMP-1 的 mRNA 显著上调；在 5 个月、7 个月模型组同样上调。相反，模型组 TIMP-1 的 mRNA 表达显著下调。

3) 原位杂交：假手术组和模型组组织切片中均有 TNFα 信号出现，而模型组标记 TNFα 细胞显著增加，各个模型组都较假手术组显著增强。

2. 去上肢直立诱导动静力失衡性大鼠腰椎间盘退变模型

（1）造模方法：将 60 只 1 月龄 SD 大鼠随机分为 5 个月、7 个月、9 个月模型组和空白对照组，共 6 组（每组 10 只，雌雄各半），截断各模型组大鼠双前肢，置于特制饲养笼内饲养，诱导其直立，空白对照组不处理并置于普通饲养笼内饲养。分别在术后 5 个月、7 个月、9 个月依次处死相对应的模型组和空白对照组大鼠，取下腰部椎间盘，并进行形态学、免疫组化、TUNEL 和 Real-time PCR 分析。结果如图 5-35-1-2 所示。

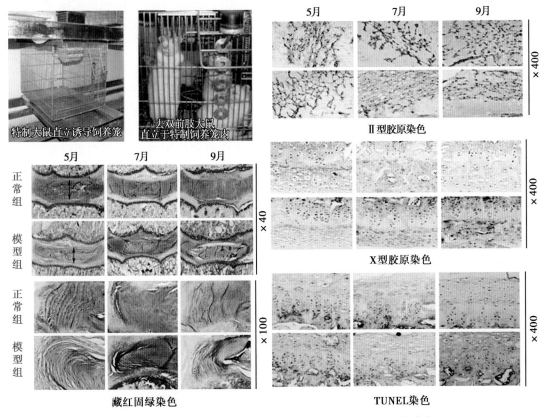

图 5-35-1-2　去上肢直立诱导大鼠腰椎间盘退变模型的建立

（2）椎间盘组织形态学观察：空白对照组腰椎间盘显示纤维环排列整齐而紧密，髓核完整而饱满，软骨终板厚度匀称，被粗略分成非钙化层和钙化层，随年龄增加退变不明显。5 个月模型组出现退行性改变，髓核明显皱缩。与同月龄空白对照组相比，各时间点模型组椎间盘高度显著降低；5 个月模型组椎间盘出现纤维环撕裂排列松散；7 个月和 9 个月模型组纤维环排列更加松散，撕裂更加明显，终板明显变薄。HE 染色可见各时间点空白对照组软骨终板钙化层软骨细胞呈柱型排列，并随月龄增加，软骨细胞数目减少；而各模型组钙化层软骨细胞排列不规则，与同月龄空白对照组相比，数目减少。

（3）天狼猩红染色：天狼猩红染色可见，与同月龄空白对照组相比，5个月模型组纤维环胶原排列松散，7个月和9个月模型组纤维环胶原排列更加松散，出现明显撕裂。7个月模型组软骨终板部位胶原基质明显减少，终板明显变薄；9个月模型组软骨终板部位胶原纤维排列更加不规则，出现增粗或断裂。

（4）免疫组化染色：免疫组化染色结果显示，与同月龄空白对照组大鼠相比，5个月、7个月和9个月模型组髓核处Ⅱ型胶原表达均明显减弱，7个月和9个月模型组纤维环处Ⅱ型胶原表达也显著降低。

3个空白对照组X型胶原蛋白表达量均很低，且主要局限在钙化层。与同月龄空白对照组大鼠相比，5个月模型组软骨终板处，X型胶原表达增强，但仍局限在钙化层，术后7个月和9个月X型胶原表达增强，且在软骨终板钙化层和非钙化层均有表达。

各空白对照组纤维环未见TNF-α阳性染色细胞，与同月龄空白对照组大鼠相比，7个月和9个月模型组纤维环TNF-α蛋白表达均显著增加。在软骨终板部位，5个月和7个月空白对照组，TNF-α蛋白仅在钙化层有少量表达，而5个月和7个月模型组TNF-α蛋白表达明显增强，但局限在钙化层；9个月空白对照组表达增多，但仅局限在钙化层，而9个月模型组TNF-α蛋白表达明显增强，且在钙化层和非钙化层均有表达。

各空白对照组纤维环未见IL-1β阳性染色细胞，与同月龄空白对照组大鼠相比，7个月和9个月模型组纤维环IL-1β蛋白表达均明显增加。在软骨终板部位，各空白对照组，IL-1β蛋白仅在钙化层有少量表达，而5个月和7个月模型组IL-1β蛋白表达增强，9个月模型组IL-1β蛋白表达明显增强，且在钙化层和非钙化层均有表达。

（5）TUNEL染色：TUNEL染色结果显示，与同月龄空白对照组相比，7个月和9个月模型组软骨终板和纤维环处TUNEL阳性染色凋亡细胞均增多。

（6）RT-PCR检测：RT-PCR检测结果显示，随月龄增加，空白对照组腰椎间盘组织Col2α1和Aggrecan mRNA表达下降；与同月龄空白对照组相比，模型组Col2α1和Aggrecan mRNA表达显著降低。随月龄增加，Col10α1和MMP-13 mRNA表达逐渐增加；与同月龄空白对照组相比，模型组Col10α1和MMP-13 mRNA表达均显著增加。与同月龄空白对照组相比，各时间点模型组MMP-3、ADAMTS-5 mRNA表达也均显著增加。与同月龄空白对照组相比，模型组IL-1β、IL-6、COX-2、iNOS和TNF-α mRNA表达均增加，差异有显著性。

3. 椎体骨赘形成模型　在椎间盘退变性疾病动物模型研究的基础上，建立了诱导椎体骨赘形成模型，证实"椎体骨赘来源于椎间盘软骨终板边缘增生"，建立了"椎体骨赘来源于软骨终板"学说，为缓解骨赘的形成和预防骨质增生症提供了新的方法和思路。

从椎体骨赘形成的力学生物学来源、信号转导通路、临床形成部位与类型等方面进行系统研究，证明骨赘的形成是对抗压力的一种生物代偿机制，且临床形成部位与力学直接相关。在去前肢诱导动静力失衡性大鼠腰椎间盘退变模型研究的基础上，我们观察椎体骨赘的形成情况。

通过HE染色可观察到成骨细胞贴附在骨陷窝表面，成骨细胞呈纺锤形，核小而淡染，以此与骨细胞区别。3个模型组均见贴附的成骨细胞增加，甚至连成线。9个月组能见到新骨形成，新旧骨之间有明显界限。5个月正常组可见软骨下骨内有小型软骨陷窝，髓细胞填充于内。陷窝周围染色呈蓝色，提示存在成骨细胞。藏红染色观察到模型组的近软骨下骨部为骨小梁密度增加，有更多藏红染色移至骨小梁部位，提示那些部位软骨细胞活跃，分泌大量基质。3 个模型组的软骨陷窝在近软骨下骨部位均增多变大，尤其是在 7 个月和 9 个月模型组。

Real time RT-PCR 检测发现模型组 Col1α2 mRNA 表达较正常组上调，5 个月组上调约 4.7 倍，7 个月组上调约 4.2 倍，9 个月组上调约 21.8 倍，3 个时间点均有统计学差异，以 9 个月组上调幅度最大。模型组 Col10α1 mRNA 表达较正常组上调，5 个月组上调约 8.6 倍，7 个月组上调约 1.0 倍，9 个月组上调约 4.5 倍，5 个月组和 9 个月组有统计学意义，以 5 个月组上调幅度最大。模型组 VEGF mRNA 表达较正常组上调，5 个月组上调约 18.5 倍，7 个月组上调约 0.4 倍，9 个月组上调约 6.2 倍，3 个时间点均有统计学差异，5 个月组上调幅度最大。模型组 TGF-β1 mRNA 表达较正常组上调，5 个月组上调约 1.0 倍，7 个月组上调约 1.6 倍，9 个月组上调约 3.3 倍，3 个时间点均有统计学差异，以 9 个月组上调幅度最大。模型组 Runx-2 mRNA 表达较正常组上调，5 个月组上调约 7.3 倍，有统计学差异，7 个月组上调约 0.2 倍，有统计学差异。

Micro-CT 结果三维重建显示模型组与对照组相比，L_2 椎体下缘软骨终板内部孔洞变小，软骨终板的内径增加，以冠状位增加明显（图 5-35-1-3）。

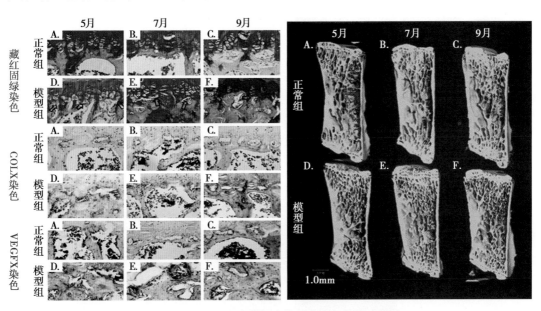

图 5-35-1-3　退变椎间盘软骨终板骨赘形成模型

4. 椎间盘退变"三期变化规律"　我们在动态观察（3 个月、5 个月、7 个月、9 个月）"动、静力失衡性大鼠颈椎间盘退变模型""去上肢直立诱导动静力失衡性大鼠腰椎间盘退变模型"以及细胞学研究的基础上，总结椎间盘退变的发病机制，提出并证实椎间盘退变存在"三期变化规律"，即：①早期，椎间盘微循环障碍，椎间盘软骨终板钙化，椎体与软骨终板交界处微循环障碍，导致椎间盘营养供应降低；②中期，细胞外基质降解，PLA_2、PGE_2、6-K-$PGF1α$ 和 TNF-α 等炎性因子释放增加，胶原、蛋白多糖降解，加速了椎间盘退变；③后期，椎间盘细胞外基质的降解及基质与细胞黏附功能减退，细胞内外相关信号转导降低，导致细胞失去信号刺激而凋亡。

5. 椎间盘细胞衰老模型　选择 40 只 1 月龄 SD 大鼠，随机分为 5 个月、9 个月模型组和空白对照组，共 4 组（每组 10 只，雌雄各半）。各模型组通过截断大鼠双前肢，放于特制饲养笼内饲养，训练（通过有规律抬高饲养槽和饮水瓶）以诱导其直立；空白对照组不予处理，置于普通饲养笼内饲养。分别在术后 5 个月、9 个月过度麻醉下取材，取下模型组和对照组腰部椎间盘，进行与细胞衰老相关的 β-半乳糖苷酶染色、p16INK4a 和 p27KIP 免疫组化染色以及 Real-time RT-PCR 检测与分析。结果发现（图 5-35-1-4），模

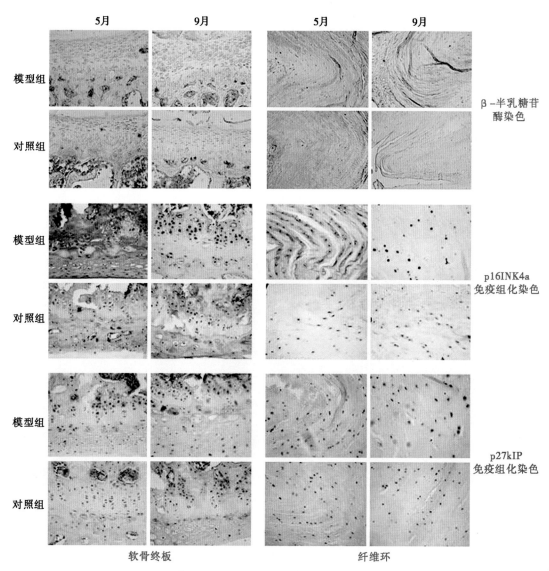

图 5-35-1-4　腰椎间盘细胞衰老模型

型组椎间盘细胞 β-半乳糖苷酶活性染色增加；免疫组化染色发现模型组腰椎间盘软骨终板和纤维环组织 p16INK4a 和 p27KIP 明显高表达；Real time-PCR 检测发现椎间盘中 p16INK4a、RB、PTEN、p27KIP、p19ARF 和 RAGEmRNA 表达显著增加，cyclinD1mRNA

表达在术后 9 个月上调并有显著统计学意义，CDK4 和 TERTmRNA 表达显著减少，p21mRNA 表达随月龄增加而减少。这些结果表明去双前肢诱导大鼠直立状态造成腰椎间盘组织受力异常增加，长期异常应力状态导致腰椎间盘组织细胞增殖能力下降，细胞外基质的合成与降解紊乱，加速了腰椎间盘细胞衰老，从而提出的"椎间盘乃奇恒之腑"的创新性观点。

6. "脊髓慢性压迫性损伤模型"以及"脊髓慢性压迫性损伤减压模型" 我们模拟脊髓型颈椎病的临床表现，采用颈椎前路手术，先用碘伏消毒颈部皮肤，以甲状软骨和胸骨上缘中点为中心，纵行切开，切口长约 2~3cm，下缘至胸骨上缘。切开皮肤后暴露上方的甲状筋膜，下方可见胸锁乳突肌和中间的胸骨舌骨肌，从两者的肌间隙进入，向内推开胸骨舌骨肌及包裹于其内的气管、食管（小心避免损伤、压迫气管，以防大鼠窒息死亡），到达椎前筋膜，剪开椎前筋膜后向两侧分开，向下充分暴露第 7 颈椎（C_7）椎体，先用尖头螺丝刀在 C_7 椎体正中攻 1 小孔，然后用"一"字型螺丝刀扩孔，将平头螺钉置入小孔，再用"十"字螺丝刀拧入，直至螺丝钉螺纹全部拧入椎体（除假手术组拧入 1.8mm 长螺丝钉外，其他大鼠均拧入 4.1mm 平头螺丝钉）。要防止螺丝钉进入椎间隙，一旦进入椎间隙则拧入十分困难。完成后切口中注射庆大霉素 0.3ml，逐层缝合筋膜和皮肤。为保证模型的统一性，所有手术均由一人操作。每只大鼠手术时间约 3~5 分钟，术中死亡率为 4%~5%。术后抗菌治疗 4 天。重度大鼠给予牛奶灌胃并给予定时腹部按摩，帮助排尿、排便。喂养 4 周后进行指标观测。动作诱发电位 (MEP) 进行脊髓受压状态的动态监测，规定 MEP 幅度下降 30%、50%、70% 为轻度、中度、重度压迫，各组均保留压迫 4 周，建立了"脊髓慢性压迫性损伤模型"。之后旋出螺丝，采用 MEP 每周检测 1 次，评价脊髓功能自然恢复程度，连续监测 4 次，检测受损脊髓自然恢复的程度，建立了"脊髓慢性压迫性损伤减压模型"。

大体观察发现受压部位脊髓组织轻压仅呈现一凹陷，中压出现液化坏死、重压液化坏死严重；HE 染色发现，对照组灰质神经细胞形态饱满而不肿胀，白质神经纤维分布均匀；模型组灰质神经细胞肿胀，部分细胞核消失，白质神经纤维减少，排列稍紊乱，胶质细胞不同程度增生。透射电子显微镜观察发现，对照组灰质神经细胞器形态正常，染色体均匀分布于核中央；白质神经纤维排列均匀，髓鞘板层结构清晰。轻压模型组灰质细胞膜边界不清，胞内线粒稍肿胀；白质神经纤维髓鞘板层稍疏松。中压模型组灰质神经细胞核染色体明显边聚，细胞凋亡；白质神经纤维排列紊乱，髓鞘板层疏松脱落。重压模型组灰质神经细胞内质网极度肿胀，板层融合，白质神经纤维髓鞘板层断裂（图 5-35-1-5）。

7. "慢性神经根压迫性损伤模型"及"神经根减压模型" 我们模拟神经根型颈椎病的表现，以大鼠 C_7 棘突为基准，向上取颈部正中切口，长约 4cm。切开皮肤、皮下组织，钝性分离各层肌肉，自动拉钩撑开，暴露左侧 C_6 椎板，应用止血钳咬除 C_6 椎板和部分关节突，充分暴露左侧 C_6 神经根，将特制的硅胶片（大小 2mm×2mm×1mm、重 10mg±1.5mg，硅胶片先于 75% 乙醇溶液中消毒 2 小时，再置于新洁尔灭中保存）置于左侧 C_6 神经根与硬膜囊交界处的腋下侧，局部固定，逐层缝合，待大鼠苏醒后，放回笼中观察。建立了"慢性颈神经根压迫性损伤模型"。

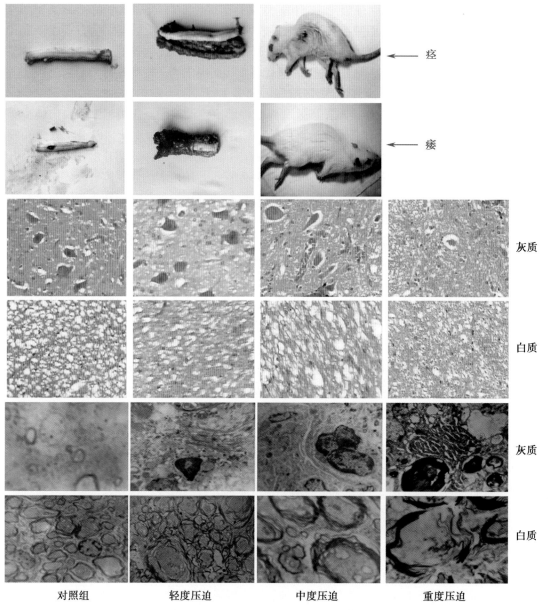

图 5-35-1-5 "慢性脊髓压迫性损伤模型"及"脊髓减压模型"的建立

我们模拟腰椎间盘突出症的表现，以 L_5、L_6 棘突间隙为中心，取后背正中切口长约 4cm。切开皮肤、皮下组织，钝性分离椎旁肌，自动拉钩牵开，咬除 L_5、L_6 右侧椎板和部分上下关节突，充分暴露马尾神经和左侧 L_5 神经根，将特制的硅胶片（大小 2mm×2mm×1mm、重 20mg±1mg）置于左侧 L_5 神经根出硬膜囊的交界处，部分塞进椎间孔，局部固定牢固，逐层缝合，无菌纱布覆盖。建立了"慢性腰神经根压迫性损伤模型"。左侧 L_5 神经根压迫后，由于远侧肢体肌肉失神经支配，产生一定程度的运动功能缺陷，造模损伤过重，双后肢瘫痪，拖拽后肢运动而不能抬起，无自主神经功能者不宜进一步测试，不列为观测对象。减压模型组于造模 1 个月后行减压手术取出压迫物，建立了"慢性腰神经根减压模型"。

随压迫时间增加，比目鱼肌神经－肌肉接头处运动终板难以自我修复。神经－肌肉接头处运动终板激光共聚焦显微镜观察，末梢神经（PGP染色，红）与乙酰胆碱受体（a-BT染色，绿）双染色复合图像（黄色）。ELISA法检测发现，压迫模型组神经根组织中PLA_2、PGE_2含量增高，与假手术组比较有显著性差异，$P < 0.01$；减压模型组炎性因子含量下降，但仍高于假手术组（图5-35-1-6）。

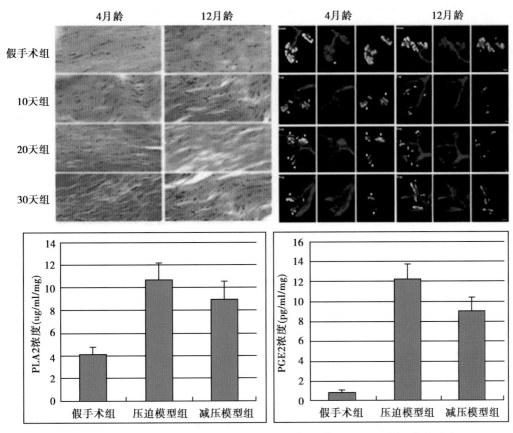

图5-35-1-6　"慢性神经根压迫性损伤模型"及"神经根减压模型"的建立

通过模拟临床颈、腰椎间盘突出症出现的神经根受压现象以及手术"减压"过程，建立大鼠神经根压迫性损伤模型和神经根减压模型。首次发现在物理性压迫的同时，化学性炎性因子释放增多，并加重神经根损伤；也发现"手术减压"仅能解除物理性压迫，但不能消除、甚至会增加炎性因子释放。

8. 气虚、血瘀、肾亏及气虚血瘀肾亏型颈椎病"病证结合"动物模型　进一步我们在上述模型的基础上，通过病证复合，建立了气虚、血瘀、肾亏及气虚血瘀肾亏型颈椎病"病证结合"动物模型。提出并证明"气虚血瘀、本虚标实"是椎间盘退变的重要病理基础。

我们采用切断颈部肌肉、棘上和棘间韧带的方法建立动静力失衡性大鼠颈椎间盘退变模型。在此基础上，复合3个证候模型。分别为：采用去卵巢法建立肾亏模型（与颈椎病同时造模），疲劳加饥饱失常法建立气虚模型（颈椎病造模后2.5个月建模），肾上腺皮质激素和肾上腺素应用法建立血瘀模型（颈椎病造模后2.5个月建模）。颈椎病造模3个月后，动物取材，通过动物行为、体征的观察、放射免疫、流式细胞术、血生化、组织病理学、免疫组织化学、Real-time PCR 等方法和技术，观察和测定相关证候指标及颈椎间盘组织形态、细胞外基质中蛋白多糖、相关胶原和降解酶的变化，建立气虚、血瘀、肾亏及气虚血瘀肾亏型颈椎病"病证结合"动物模型。

我们通过动物的行为、体征、体重、子宫及附件形态和重量、cAMP、cGMP、LDH、血液流变学、CD62p、雌二醇等指标来验证气虚、血瘀、肾亏证；通过颈椎间盘组织形态学和 Aggrecan、Col2、MMP-13 和 TIMP-1 的基因表达评判椎间盘退变。与正常对照组比较，气虚型颈椎病模型组出现明显倦怠、乏力等气虚表现；血瘀型颈椎病模型组出现舌质瘀紫或瘀斑，尾色瘀青；肾亏型颈椎病模型组动物形体肥胖，不甚喜动，无明显气虚、血瘀表现；气虚血瘀肾亏型颈椎病模型组上述异常表现均可见。我们同时也发现，与正常组比较，气虚型颈椎病模型组造气虚模型后体重下降明显；血瘀型颈椎病模型组造血瘀模型第 9 天后体重略上升；肾亏型颈椎病模型组体重一直上升，幅度最大；气虚血瘀肾亏型颈椎病模型组体重变化开始与肾亏型颈椎病一致，造气虚模型后与气虚型颈椎病一致。此外，我们还发现肾亏型颈椎病模型组子宫体积变小，输卵管管径变细；气虚、肾亏、气虚血瘀肾亏型颈椎病模型组子宫、附件重量下降明显。血瘀、肾亏、气虚血瘀肾亏型颈椎病模型组甘油三酯明显下降，气虚、肾亏型颈椎病模型组胆固醇分别降低、升高显著；气虚型颈椎病模型组 LDH 显著升高；血液流变学指标，血瘀型颈椎病模型组明显升高，气虚、气虚血瘀肾亏型颈椎病模型组个别指标升高；病证结合模型组 CD62p 均有不同程度升高；血瘀、肾亏、气虚血瘀肾亏型颈椎病模型组雌二醇明显降低。各模型组软骨细胞线粒体结构有不同程度破坏，病证结合模型组破坏更加严重。各模型组颈椎间盘均有不同程度退变，病证结合模型组退变严重。各模型组椎间盘 Aggrecan、Col2 基因表达明显降低；MMP-13 活性增高、TIMP-1 抑制作用降低（图 5-35-1-7）。

通过以上研究证明气虚、血瘀、肾亏主要通过干预免疫代谢、凝血、内分泌系统而加速颈椎间盘退变，从中西医结合角度证实颈椎病病因病机早期为"气虚血瘀"，后期伴有"肾亏"出现。

（二）益气化瘀方延缓椎间盘退变的基础研究

运用上述模型和技术，我们提出椎间盘退变的实质是椎间盘细胞外基质降解和细胞内外信号传导降低导致的椎间盘细胞率先提出"气虚血瘀、本虚标实"是椎间盘退变的根本原因，并提出采用中药增加营养供应、抑制椎间盘内化学性炎症和局部免疫反应、减少细胞凋亡治疗椎间盘退变性疾病的新观点，率先建立"益气化瘀法"治疗椎间盘退变性疾病的研究思路，证实益气化瘀方可以延缓椎间盘退变，形成治疗颈椎病和腰椎间盘突出症的新方法。

以药测证，我们深化了对中医"气血"理论的现代认识，从肢体活动、细胞功能、基因表达 3 个层次体现了"气血"的功能，认识到细胞内外信号转导过程与气血推动之间存在着内在联系，对气血相关理论给予现代科学内涵的诠释，发展了中医气血理论。

1. 益气化瘀方对椎间盘细胞的影响

（1）益气化瘀方对椎间盘软骨细胞细胞外基质的作用：免疫组化法和 RT-PCR 法检测，益气化瘀方及其拆方中药药理血清以及 IGF-I 分别对 I 型胶原呈明显的下调作用，而对 II 型胶原呈明显的上调作用，与诱导凋亡组相比有显著差异。三种中药药理血清以及 IGF-I 分别对 II 型胶原和蛋白多糖 mRNA 具有明显的上调作用，与凋亡模型组相比有非常显著差别。

大鼠气虚型颈椎病动物模型

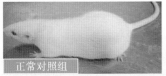
正常对照组

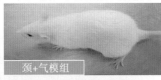
颈+气模组

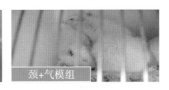
颈+气模组

	第3天	第6天	第9天	第13天	第15天
精神状态	+	++	+++	+++	+++
皮肤及毛发枯槁	+	+	++	++	+++
鼻、尾色淡	—	+	++	++	++
大便异常	—	+	+	+	+
缩肩拱背	无	无	有	有	有
"+"数量	2个	5个	8个	8个	9个

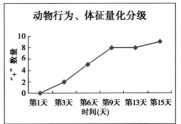
动物行为、体征量化分级

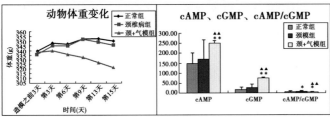

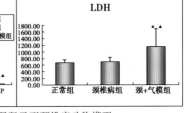

大鼠血瘀型颈椎病动物模型

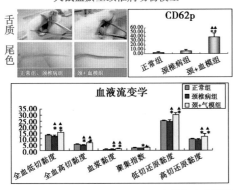

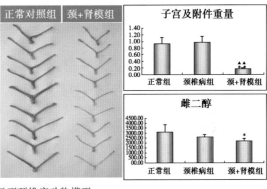

大鼠气虚血瘀肾亏型颈椎病动物模型

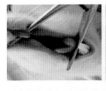

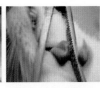

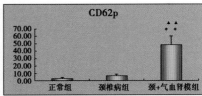
CD62p

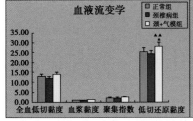
血液流变学

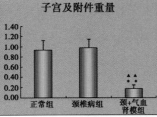
子宫及附件重量

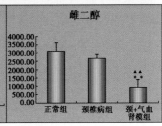
雌二醇

图 5-35-1-7　颈椎病病证结合动物模型的建立

（2）益气化瘀方及其拆方对椎间盘软骨细胞凋亡及相关因子的作用：益气化瘀方及其拆方益气方、化瘀方药理血清以及 IGF-I 干预，使用免疫组化法 (SP) 和 CMIAS-99B 型医学图像系统检测、比较分析大鼠椎间盘软骨细胞不同状态下 Bax、Bcl-2 及 Caspase8 的表达、TUNEL 法和流式细胞仪技术检测不同情况下软骨细胞凋亡率的变化。三种中药药理血清以及 IGF-I 分别对 Bax 和 Caspase8 呈明显的下调作用，而对 Bcl-2 呈明显的上调作用，有非常显著差异，益气方和化瘀方之间的关系：使用析因分析显示益气方和化瘀方对 Bax 的抑制作用总和小于益气化瘀方，提示二者对 Bax 有协同作用。益气方和化瘀方对 Caspase8、Bcl-2 无关联作用。TUNEL 法和流式细胞仪提示益气化瘀方、益气方和化瘀方作用后，椎间盘软骨细胞的凋亡率与诱导凋亡组相比有显著差异。

（3）益气化瘀方对椎间盘软骨细胞 FAK 及 Integrin 表达的作用：免疫组化法、RT-PCR 法检测，益气化瘀方及其拆方益气方、化瘀方药理血清及 IGF-I 分别对 FAK、Integrin β1 呈明显的上调作用，与对照组相比有显著差异。

2. 益气化瘀方对动、静力失衡性大鼠颈椎间盘退变模型的影响

（1）方法：通过手术切除大鼠颈部肌肉、韧带，建立动、静力失衡性颈椎间盘退变模型。按照造模月份来划分造模组，并分别给予益气化瘀方治疗 1 个月后进行指标检测。运用组织病理学技术观察椎间盘形态学和营养供应的变化，医学图像系统自动分析椎间盘终板厚度和血管芽数量面积；电镜技术、TUNEL 法和流式细胞仪术研究椎间盘细胞凋亡机制；免疫组化法、ELISA 法研究退变后椎间盘局部炎症介质及相关因子含量的变化；RT-PCR 法检测椎间盘细胞外基质的变化；采用基因表达谱芯片技术联合聚类分析，研究与退变相关的基因。

（2）光学显微镜检测：与对照假手术组相比，3 个月造模组动物颈椎间盘开始出现退行性变化，软骨终板钙化层增厚，软骨下血管明显减少；5 个月模型组髓核完全纤维化，纤维环板层状结构消失，血管芽稀少，血管壁充血曲张；7 个月模型组与 5 个月模型组相似，并发现部分椎体边缘骨赘形成。与模型组相比，益气化瘀方对模型大鼠颈间盘的形态学结构有显著影响，可增加血管芽数量和面积，减轻血管充血，改善局部微循环，减缓终板软骨层钙化。

（3）透射电镜：与对照假手术组相比，3 个月造模组椎间盘细胞，细胞器稀少，可见到凋亡细胞形成的凋亡小体。5 个月和 7 个月模型组椎间盘组织中细胞数量减少，基质中胶原纤维排列结构紊乱，纤维连接断裂，可见到坏死空化的细胞。与模型组相比，益气化瘀方对模型大鼠颈间盘的电镜结构有显著改善。

（4）TUNEL 法和流式细胞仪术检测：与对照假手术组相比，模型组椎间盘细胞凋亡率增高，增加 Fas、Caspase8 表达，减少 Bcl-2 的表达。与模型组相比，益气化瘀方可以降低退变椎间盘细胞增高的凋亡率，降低 Fas、Caspase8 表达，增高 Bcl-2 的表达。

（5）免疫组化染色：与对照假手术组相比，5 个月和 7 个月模型组 VEGF 蛋白免疫组化强阳性染色，随着月份的增加，这个趋势更明显。与模型组相比，益气化瘀方对椎间盘退变晚期 VEGF 蛋白的高表达有显著降低的作用。

（6）ELISA 检测：与对照假手术组相比，3 个月和 5 个月模型组椎间盘局部组织中 PLA 和 PGE 含量明显增高。与模型组相比，益气化瘀方对椎间盘退变早期局部组织中 PLA，和 PGE 含量增高有显著降低的作用。

（7）RT-PCR 检测：与对照假手术组相比，3 个月模型组椎间盘 I 型胶原 mRNA 表达增强。并出现Ⅲ型胶原 mRNA 的过表达，5 个月和 7 个月模型组出现 X 型胶原 mRNA 的过表达；模型组随着造模月份的增加 MMP-13 mRNA 的表达有逐渐增强趋势；在退变的晚期 7 个月模型组 TIMP-1 mRNA 表达明显降低。与模型组相比，益气化瘀方治疗后，可以减低退变椎间盘 I 型、Ⅲ型、X 型胶原和 MMP-13 mRNA 的表达。益气化瘀方还可以下调 bFGF mRNA 的表达，上调 IGF-1 和 PTK mRNA 等基因的表达。

（8）基因芯片检测：通过对 5 张芯片的聚类分析，发现与对照假手术组相比，模型组椎间盘基因的表达发生了改变，大于 3 张芯片差异表达的基因共有 96 条，其中 77 条是已知基因，已知基因中：48 条表达上调，29 条表达下调；其中 26 条基因在模型组与益气化瘀方组间表达存在差异，其中细胞内信号传导类基因：Pik3c3、PTK、ERK3、PHIB1 等有较明显的上调表达。

（9）结论：益气化瘀方改善了退变的模型大鼠椎间盘营养供应，抑制炎症反应，维持椎间盘内环境的稳定，调节细胞外基质的代谢平衡，从而发挥延缓椎间盘的退变作用。

3. 益气化瘀方对双上肢直立诱导腰椎间盘退变大鼠的影响

（1）方法：1 月龄 SD 大鼠双前肢 30 只，随机分为空白对照组、模型组、复方芪麝片（益气化瘀方）组，共 3 组（每组 10 只，雌雄各半），分别在术后 6 月对复方芪麝片组大鼠进行灌胃给药，给药 1 个月，并分别于术后 7 个月处死相对应的 3 组大鼠，取下腰部椎间盘，进行藏红和天狼猩红形态学染色、免疫组化分析以及实时定量 RT-PCR 检测。

（2）藏红染色：藏红染色结果显示，空白对照组椎间盘髓核饱满，直立 7 个月导致髓核皱缩，7 个月复方芪麝片组髓核仍然饱满，没有显示明显皱缩；与同月龄空白对照组相比，模型组椎间盘高度均显著下降，但是复方芪麝片对于直立 7 个月后腰椎间盘高度没有作用；各时间点空白对照组纤维环板层结构清晰，排列紧密，未见断裂，模型组纤维环出现明显排列松散、断裂情况，而复方芪麝片组纤维环断裂和排列松散的情况明显减轻。

（3）天狼猩红染色：天狼猩红染色结果显示，复方芪麝片在术后 7 个月增加软骨终板部位的胶原基质，增加胶原联系，减少裂隙。

（4）免疫组化染色：免疫组化染色结果显示，与空白对照组相比，模型组髓核部位 Ⅱ型胶原表达显著减少，而复方芪麝片组 Ⅱ型胶原阳性染色均显著增强，与空白对照组相似。空白对照组软骨终板部位 X 型胶原表达很少，且局限在终板的钙化层，7 个月模型组在钙化层和非钙化层均有明显表达，而复方芪麝片组软骨终板部位表达量很低与空白对照组类似。

（5）RT-PCR 检测：RT-PCR 检测结果显示，与空白对照组相比，直立姿势显著降低 Col2α1 mRNA 表达，而提前给予复方芪麝片可以显著增加直立诱导后的 Col2α1 mRNA 表达。直立显著增加 MMP-3 和 MMP-13 mRNA 表达，然而复方芪麝片可以显著降低直立诱导后的 MMP-3 和 MMP-13 mRNA 表达。直立会增加 COX-2、iNOS、IL-1β mRNA 表达，然而复方芪麝片会显著降低直立诱导后的三者表达。

（6）结论：益气化瘀方改善了退变的模型大鼠椎间盘炎症反应，维持椎间盘内环境的稳定，调节细胞外基质的代谢平衡，改善退变椎间盘的结构，从而发挥延缓椎间盘的退变作用。

4. 痉、痿证方对脊髓慢性压迫性损伤模型的影响　慢性脊髓压迫性损伤经痉、痿证方治疗后，NT-3 mRNA、GFAP 表达减低、细胞凋亡减少、VEGF、NGF、BDNF 表达增高。西药弥可保组与中药组的总体比较，中药组疗效强于西药组。痉证方对 ET-3 mRNA、GFAP 的作用强于痿证方，表现在这几个指标的检测结果，与模型组比较，有差异的组相对较多；痿证方对 NGF、BDNF 的作用强于痉证方表现在这几个指标的检测结果，与模型组比较，有差异的组相对较多。

5. 益气化瘀方对慢性神经根压迫性损伤模型的影响　慢性神经根压迫性损伤大鼠经复方芪麝丸治疗后，神经束及髓鞘仅有轻度肿胀（HE 染色），神经根纤维局限性脱髓鞘（透射电镜），促进施万细胞和末梢神经的生长与延伸，与乙酰胆碱受体重叠较好，与弥可保疗效接近（激光共聚焦显微镜观察）。ELISA 法检测发现，复方芪麝丸明显降低受压和减压后神经根组织 PLA_2、PGE_2 含量，与模型组比较有显著性差异。

我们发现在物理性压迫的同时，化学性炎性因子释放增多，并加重神经根损伤；也发现"手术减压"仅能解除物理性压迫，但不能消除，有时甚至会增加炎性因子释放。进一步证明 PLA_2、PGE_2、$6-K-PGF1\alpha$、$TNF-\alpha$ 是临床"盘源性颈腰痛"的发病基础，也进一步证明"炎性因子是颈腰椎疾病重要发病机制"以及"抗炎法治疗颈腰椎疾病"学术观点的正确性。提示单纯"手术减压"可解除局部物理性压迫，但不能完全消除炎性因子刺激，突破椎间盘突出只是单纯物理性压迫的传统观念。

（施杞　王拥军　周重建　胡志俊　姜杰　陈锋　周红海　莫文　谢兴文　唐德志

余斌　石继祥　孟庆才　方锐　梁倩倩　卞琴　邢秋娟　唐占英　徐乐勤　江建春）

第二节　"肾藏精""肾主骨"理论的研究

"肾藏精"理论是中医藏象理论的核心内容之一，对中医理论与临床实践的发展产生了巨大的作用和影响。《素问·六节藏象论》指出："肾者主蛰，封藏之本，精之处也。""肾藏精"包括贮藏精气、输泄精气和输化精气等功能，说明肾对全身精气有调控作用，包括"精"的生成、贮藏、转化、输泄过程。

肾精有先后天之分。"两神相搏，合而成形，常先身生，是谓精"（《灵枢·决气》），说明先天之精禀受于父母，是构成人体胚胎的原始物质；"肾者主水，受五脏六腑之精而藏之"（《素问·上古天真论》），说明后天之精是水谷精气及脏腑化生的精微物质，具有滋养全身脏腑、器官和组织的作用，是维持生命活动的物质基础。

肾所藏之精是其他脏腑、气血化生的物质基础。"人始生，先成精，精成而脑髓生"（《灵枢·经脉论》），指出肾精是脑髓生成的物质基础；"肾主骨"（《素问·宣明五气》）、"肾生骨髓"（《素问·阴阳应象大论》），指出肾精是骨骼发育的物质基础；肾藏精，精聚为髓，精髓化生为血，肾精是血液生成之源泉。可见，肾精是人体生长发育以及脑、骨、血形成的重要物质基础，肾主生殖、主骨、生髓是肾藏精的主要功能体现。

"肾藏精"理论和"肾主骨"理论在防治骨退变性疾病方面具有重要理论和临床价值，借助现代生物学理论与技术，探讨中医"肾藏精"藏象理论的科学本质，丰富和发展中医理论内涵，是迫切需要解决的重大科学问题。

一、"肾藏精""肾主骨"理论的临床研究

（一）补肾填精法治疗原发性骨质疏松症的临床运用

骨质疏松症是一种代谢性骨病，是以骨量减少和骨的微观结构退化为特征，导致骨的脆性增加，易于发生骨折的全身性骨骼疾病。目前全世界约有 2 亿人患骨质疏松症，其中在美国、欧洲和日本大约有 7500 万人罹患此病。我国 60~64 岁妇女骨质疏松症的发病率为 53.8%；65~69 岁发病率为 70%，并发骨折的发生率为 27.5% 和 32.6%。因此，以骨质疏松症为代表的骨代谢疾病是全球广泛关注的健康问题，也是中国老龄化过程中面临的巨大挑战。

中医根据骨质疏松起病于中、老年，以腰背痛、驼背、易骨折为主症的特点，归属中医药学"骨痿""骨枯""骨缩"的范畴。《素问·脉要精微论》曰："骨者，髓之府"，"髓者，骨之充也"。《素问》指出"肾……其充在骨。""腰者，肾之府，转摇不能，肾将惫矣。"《灵枢·经脉》云："足少阴气绝则骨枯……骨不濡则肉不能著也。骨肉不相亲则肉软却，肉软却故齿长而垢，发无泽，发无泽者骨先死。"《素问·痿论》云："肾主身之骨髓……肾气热，则腰脊不举，骨枯而髓减，发为骨痿……肾者，水脏也，今水不胜火，则骨枯而髓虚，故足不能任身、发为骨痿。"《难经》曰："五损损于骨，骨痿不能起床。"清代唐宗海在《中西汇通医书五种》中指出："老人肾虚故骨痿也。"《扁鹊心书》曰："骨缩病，此由肾气虚惫，肾主骨，肾水既涸，则诸骨皆枯，渐至短缩。"是故肾气旺盛，则精充髓满，骨得所养则骨骼强健；肾气虚衰，则精亏髓减，骨骼失养则骨质疏松。

骨质疏松症病因在于骨吸收和骨形成失衡，临床表现为骨骼生理功能的下降导致的骨折频发、疼痛、骨量减少、功能障碍等系列症状。常见的原发性骨质疏松症包括老年性骨质疏松症和女性绝经后骨质疏松症。女性绝经后，由于激素水平的变化引起人体的骨量快速的丢失，如果肾阴、肾阳的动态平衡被破坏，骨量丢失就会超出人体生理范围。其特点是肾精不足、阴液亏虚、骨质失养，阴虚火旺。老年性骨质疏松症是在增龄和衰老过程中发生的一种骨组织的退变，研究表明老龄阶段破骨细胞吸收活性仍相对较高，而成骨细胞成骨活性却相对降低，因此骨重建功能呈现显著衰退，骨代谢处于较低状态。

在施杞教授、王拥军接受带领下，上海中医药大学附属龙华医院中医骨伤科形成了"恢复肾阴和肾阳平衡"治疗骨质疏松症临床疗效方案和科学研究模式。首先，阐明骨质疏松症以肾阴虚证、肾阳虚证等肾精亏虚的病理基础。其次，形成了恢复肾阴、肾阳平衡"证病结合、分型论治"防治的方药、方案和预防体系。再次，明确了恢复（肾）阴阳平衡防治骨质疏松症在骨骼结构、干细胞、骨细胞和信号途径的机制，形成了从临床到基础和从基础到临床的全新模式。最后，将恢复肾阴阳平衡应用到其他伴有骨质疏松症的相关疾病临床治疗中，拓展了该法的应用范围。因此，"恢复肾阴阳平衡"防治骨质疏松症是对"肾主骨""肾藏精"等中医理论的发展，也是临床应用的明确体现。

临床流行病学证明骨质疏松症患者是以"肾阳虚"和"肾阴虚"为主要证候。中国华东、华北、东南、东北、西北城市人口地区 6447 例原发性骨质疏松症 "证病结合"临床流行病学调查，证明原发性骨质疏松症患者多出现倦怠乏力、骨骼疼痛、腰膝酸软、畏寒肢冷、下肢抽筋、齿摇发脱等"肾精亏虚"表现，且概率为 83%。而其中"肾阳虚证"34%，"肾阴虚证"49%，明确"肾精亏虚"是原发性骨质疏松症主要证候。因此，肾阴虚和肾阳虚

成为骨质疏松症流行病学基础。国家 973 计划中医"肾藏精"理论基础研究对中医"肾主骨"理论进行了揭示，认为肾是一个复杂的内分泌器官，通过影响钙磷代谢、下丘脑－垂体－性腺、肾上腺、甲状腺轴等调控骨代谢，所以"肾虚"是骨质疏松症的根本病机已成为共识。由于骨质疏松症的基本病机是"肾虚髓空，骨失所养"，因此中医历代医家治疗本病多从补肾入手，病证结合，随证加减。

肾阴虚证和肾阳虚证成为临床治疗骨质疏松症的主要辨证论治基础证型。张景岳也认为："善补阳者，必于阴中求阳，则阳得阴助而生化无穷；善补阴者，必于阳中求阴，则阴得阳升而源泉不竭。"《素问·痿论》曰："肾者水脏也，今水不胜火，则骨枯而髓虚，故足不任身，发为骨痿。"可见骨痿（相当于现代医学的骨质疏松症）正是水不胜火，阴阳平衡失调所造成的，故温肾阳和滋肾阴颗粒正是阴阳互根互用理论的指导下，补肾填精、平衡阴阳，从而达到治疗骨质疏松症的目的。因此，中医补肾法不仅是对疾病本身而言，而是需要辨证才能施治，体现阴阳互根互用，无阳则阴无以生，无阴则阳无以化，针对具体的阴阳证型的作用环节不同。

施杞教授结合临床经验，制订了"补肾益精法"治疗骨质疏松症的随机双盲双模拟、安慰剂对照、多中心临床研究方案。受试者来源于四个临床研究中心，共计 200 例。温肾阳颗粒组（淫羊藿、骨碎补、女贞子、川牛膝、独活等）及其安慰剂组各 50 例，滋肾阴颗粒组（女贞子、墨旱莲、淫羊藿、桑寄生、独活等）及其安慰剂组各 50 例，完成了 6 个月治疗和 6 个月随访。研究结果表明温肾阳颗粒总有效率 92%，滋肾阴颗粒 90%，两者均能够提高患者的骨密度，并同时缓解患者骨骼疼痛、腰膝酸软、畏寒肢冷、下肢抽筋、腿软困重、夜尿频多等临床症状体征。通过"肾精状态评估系统"模型分析，发现温肾阳、滋肾阴颗粒治疗 6 月后，可明显改善骨质疏松症患者"肾精亏虚"、达到阴阳平衡的健康状态。临床疗效的机制上也予以证实（图 5-35-2-1），与安慰剂比较，滋肾阴颗粒上调骨代谢合成指标Ⅰ型前胶原氨基端延长肽（PINP）。而温肾阳颗粒可以提高骨合成指标骨钙素（BGP），降低骨吸收指标Ⅰ型胶原交联羧基端肽（CTXI）、Ⅰ型胶原交联羧基末端肽（ICTP），较安慰剂均有统计学差异（$P < 0.05$）。上述研究证明滋肾阴颗粒主要通过增加骨形成发挥临床疗效，而温肾阳颗粒不仅能增加骨形成，还能抑制骨吸收，两者均通过调和肾阴和肾阳治疗骨质疏松症，而调控骨形成和骨吸收是其重要的生物学基础。

（二）补肾填精法治疗肾性骨病的临床运用

由慢性肾脏疾病 (chronic kidney diseases, CKD) 引起的体内矿物质和骨代谢紊乱导致骨转化、矿化以及骨量改变的疾病称为肾性骨营养不良（renal osteodystrophy）又称肾性骨病（renal osteopathy），临床表现包括骨生长障碍、畸形、骨痛以及骨折等，严重危害着人类的身心健康。中美两国 CKD 患病率分别为 10.8% 与 13%，KDIGO 临床指南指出约 84% 的 CKD 患者伴有骨病。

肾性骨病因其发病率高，危害性大，近来年已成为国际医学界关注的重大疑难病。同时，由于肾性骨病的显著症状多出现于肾功能不全晚期，虽然也对患者的生命和生活质量产生了严重影响，但此时临床上的治疗重点偏向于肾功能不全；而且因为肾功能严重受损，临床用药也存在明显的局限性。实际上，目前研究也发现，在肾功能不全的早期，即出现了骨代谢的异常。因此如果能在肾功能不全早期针对肾性骨病进行有效防治，就很可能延迟肾性骨病的进展，或缓解肾性骨病的症状，改善患者生活质量，降低骨折的发生率。

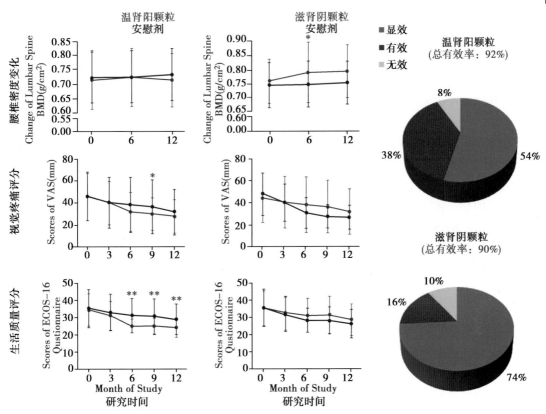

图 5-35-2-1　补肾中药对骨质疏松症患者骨量、生活质量及骨代谢指标的影响

中医学虽然没有肾性骨病的记载，但依据其临床症状，一般将其归属于"骨萎""骨枯"和"虚劳"等范畴。《辨证论·痿证门》中指出："肾空干涸，何能充足于骨中之髓耶？"《素问·生气通天论》又云："肾气乃伤，高骨乃坏。"由此可知中医的前辈们很早就意识到骨骼的退变与肾气（精）衰退密切相关。现代医家认为肾性骨病的病机是各种病理因素使肾气衰弱，造成慢性肾衰，使精不生髓，骨失所养，即肾精衰退致骨骼退变的关键因素。因此，肾性骨病的治疗离不开"肾主骨"这一基础理论，各家均采用补肾为基本治疗大法。在脏腑辨证上，肝主筋，主藏血，筋束骨，筋骨相连；脾主肌肉四肢，主运化，生气血，为后天之本，营养骨骼。因此，调补肝脾也是治疗肾性骨病过程中常用的治疗法则。

陈健予以两组共 42 例肾衰竭且伴有肾性骨病患者高钙低磷饮食，口服罗钙全及钙尔奇治疗。治疗组加用补肾活血散，药物主要有杜仲、续断、补骨脂、骨碎补、菟丝子、煅龙骨、煅牡蛎、当归、川芎等等，治疗 2 个月后，发现治疗组有效率显著高于对照组，补肾活血散能明显改善症状，调节血清骨特异性碱性磷酸酶、Ca、P、iPTH 水平，表明中西药合用治疗肾性骨病优于单用西药治疗。还有临床试验在骨化三醇治疗基础上，增加具有补肾活血作用的自拟方益骨散，由杜仲、补骨脂、续断、当归等组成，治疗 20 例慢性肾功能不全失代偿期合并肾性骨病患者 2 个月，发现与单纯应用骨化三醇治疗组相比，益骨散能明显改善慢性肾功能不全失代偿期合并肾性骨病患者的临床症状和体征，并能明显提高患者血 Ca，降低 P 和 iPTH 水平。

唐丽君等在低盐低脂优质低蛋白饮食基础上，治疗组加服益肾健脾活血汤，药物组成有独活、槲寄生、补骨脂、骨碎补、青风藤、金刚刺等，治疗肾性骨病患者 32 例，疗程

3个月。结果显示治疗组临床症状有效率为84.4%，且血清Ca、P、iPTH均有所改善。另一项临床研究中，在给予80例肾性骨病患者罗盖全治疗的基础上，治疗组加用益肾健脾活血的芪灵汤，药物组成有熟地黄、黄芪、山药、淫羊藿、仙茅、海螵蛸、大黄、肉苁蓉、白术、丹参、当归、牡蛎等，对照组给予凯思立D治疗。治疗3个月后，芪灵汤与罗盖全联用，能明显改善脾肾两虚兼血瘀型CKD3期肾性骨营养不良患者的临床症状和体征，并能明显提高患者血Ca、BGP水平，降低iPTH、BAP水平，从而有效防治肾性骨病。

黎晓辉等采用补肾壮骨汤，主要药物组成有鹿角片、制大黄、瓦楞子、骨碎补、川断等，联合降钙素鼻喷剂治疗24例肾性骨病患者3个月，与单用鲑鱼降钙素鼻喷剂治疗的24例患者进行对比，治疗组总体疗效更为显著，且治疗组血清P、PTH、Scr和BUN水平改善更为明显。证明中药补肾壮骨汤与鲑鱼降钙素联合治疗肾性骨病，在改善临床症状及肾功能方面有较明显优势。

上述临床实践证明了补肾益精法治疗肾性骨病的临床效果，同时也拓展了补肾填精法治疗骨代谢疾病的临床应用范畴。

二、"肾藏精""肾主骨"理论的基础研究

（一）骨质疏松症的机制研究

中医理论认为肾中精气随着生命过程具有生、长、壮、老的过程，即女子三七、男子三八时肾中精气达到鼎盛，持续至女子五七、男子五八时开始逐渐衰减，直至耗竭。在自然衰老的小鼠模型中，可以看到相似的变化趋势，小鼠在1月龄时即有很高的腰椎椎体松质骨骨量，3月龄时骨量达到峰值，继而逐渐下降。骨量减少，基本病理改变为骨形成与骨吸收的不平衡，与女性绝经后骨质疏松症破骨活动亢进不同，老年性骨质疏松症主要以成骨功能低下为主要特征。

骨髓间充质干细胞（bMSCs）向成骨细胞分化，是发挥成骨功能的关键环节之一。碱性磷酸酶染色显示，1月龄小鼠原代bMSCs数目最多，成骨分化能力最强，随年龄增长，小鼠bMSCs自我更新和分化能力降低，至7月龄时，小鼠原代bMSCs的成骨分化能力大幅低降低，同时成骨细胞的数量以及成骨特异性转录因子Runx2的表达水平也随着衰老逐渐降低。因此，在自然衰老的生理状态下，肾精和骨，从细胞到组织水平都具有一致的变化趋势，提示二者之间具有相关性。

骨组织细胞发挥功能，是在细胞外信号分子及细胞内信号通路的作用下，调控细胞状态和功能来实现的。多年来针对骨代谢研究的研究热点包括Wnt/β-Catenin信号通路、BMP2/4/7和Notch信号、雌激素及雌激素受体系统等。

1. Wnt/β-catenin信号通路　Wnt/β-Catenin是常见的肿瘤相关信号通路，但近年来在骨代谢领域的研究愈加深入。骨架蛋白Axin2是Wnt/β-Catenin信号转导通路的负向调控因子。利用Axin2基因敲除（Axin2 KO）小鼠，上调Wnt/β-Catenin信号通路，观察其对成年期小鼠骨重建的影响。发现上调Wnt/β-Catenin信号转导通路通过增加BMP2、BMP4和BMP7表达，促进成骨细胞的分化和骨形成；还可以通过增加OPG表达下调RANKL信号通路，抑制破骨细胞的形成和骨吸收，达到调节骨重建和增加骨量的作用（图5-35-2-2），揭示了Wnt/β-Catenin信号转导通路在调节骨代谢过程中的作用及其机制。

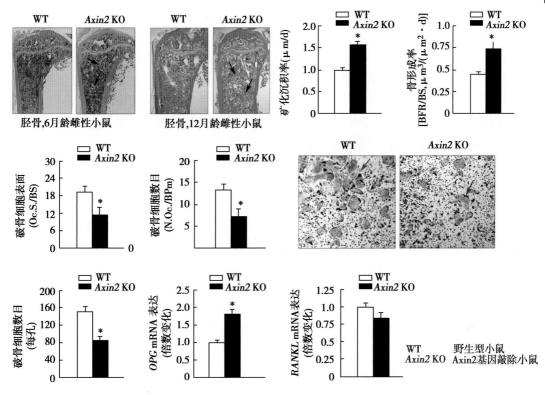

图 5-35-2-2　Axin2 基因敲除（Axin2 KO）小鼠骨重建变化

Wnt/β-catenin 信号通路是一条在胚胎期、胎儿期等多个层面调节细胞间相互作用的通路，具有复杂和高度保守的特性。目前已在人类与老鼠身上发现至少含有 19 种 Wnts 蛋白家族成员（包括 Wnt1-Wnt11，Wnt16 等）。在细胞水平上，Wnts 可以激活下游诸多的级联反应（概括为经典 Wnt/β-catenin 信号通路与非经典 Wnt 信号通路）。其中经典 Wnt/β-catenin 信号通路是目前研究最为广泛的通路，发现至少存在 8 个 Wnt 蛋白（Wnt1、Wnt2、Wnt3、Wnt3a、Wnt4a、Wnt8、Wnt8b 及 Wnt9）能够激活 β-catenin 信号。

Wnt/β-catenin 信号通路的活性主要取决于细胞质中活性 β-catenin 的含量，胞质中的 disheveled（Dvl），支架蛋白 1 和支架蛋白 2（Axin1 和 Axin2），结肠腺瘤性息肉病基因蛋白（adenomatosis polyposis coli，APC）和磷酸化糖原合成激酶 3β（glycogen synthase kinase 3β，GSK-3β）组成 β-catenin 降解复合物，使 β-catenin 磷酸化而失活，并进一步被蛋白酶体降解。Wnt 蛋白首先与膜受体 Frizzled(Fzd) 以及共同受体低密度脂蛋白受体相关蛋白 5（low-density lipoprotein receptor-related protein 5，LRP5）和 LRP6 结合，抑制胞内 β-catenin 降解复合物的形成，从而抑制胞内 β-catenin 磷酸化，使其处于持续活化状态，并转录细胞核内，与核内转录因子 T-cell factor(TCF) 以及 lymphoid enhancer-binding factor（LEF）结合，激活靶基因的转录。

骨稳态主要是指骨形成（成骨细胞）与骨吸收（破骨细胞）两者的动态平衡，一旦相对骨形成降低或骨吸收增强就会导致骨稳态失衡，诱发骨质疏松症。Wnt/β-catenin 信号通路在调节骨稳态方面具有重要作用，研究发现在成骨不全症儿童中存在 Wnt1 基因的突变，是导致其骨脆性增加、低骨量以及其他相关的组织学改变的原因。

（1）Wnt/β-catenin 信号通路与骨形成：成骨细胞是主要刺激骨形成细胞，可以合成与分泌大量蛋白形成骨细胞外基质，并通过其相关基因的表达诱导细胞外基质的矿化从而调节骨量。成骨细胞主要由骨髓间充质细胞分化而来，该过程受诸多因素的调控，包括 Wnt/β-catenin 信号途径。Wnt/β-catenin 信号通路在成骨细胞发生过程中具有重要作用，涵盖成骨细胞的分化、增殖以及生存。研究发现过通过 RNAi 途径沉默骨髓间充质干细胞中的 β-catenin 后脂肪细胞的生成增多，相反在骨形成中活化的 Wnt/β-catenin 信号通路能抑制 GSK-3 表达，促使骨髓间充质细胞向成骨细胞系分化。

此外，研究发现大量 Wnt 蛋白还能在早期阶段抑制骨髓间充质细胞的成脂分化。例如，活化的 β-catenin 蛋白通过异位表达 Wnt1 直接抑制过氧化物酶体增生物激活受体 γ（peroxisome proliferator-activated receptor γ，PPARγ）的表达，从而抑制 3T3-L1 细胞向脂肪细胞分化。同时通过激活抑制剂 DKK 蛋白阻断 Wnt/β-catenin 信号通路后能正向调控成脂分化。

因此，Wnt/β-catenin 信号通路既可以通过抑制骨髓间充质细胞向脂肪细胞系分化来间接的增加成骨分化的来源，又能直接的促进骨髓间充质细胞向成骨细胞系分化。其直接作用机制主要是 Wnt/β-catenin 信号通路激活后能促进成骨分化的关键核转录因子 Runx2 的表达来实现的。此外，体内外实验证实沉默 Axin2 基因后，能促进成骨细胞的分化与增殖。间充质成骨前体细胞中 β-catenin 的缺失会导致早期阶段成骨生成障碍，出现胚胎骨缺陷。与此相似，在成熟成骨细胞中，β-catenin 的缺失也会导致其自身的受损与矿化。另外，Wnt/β-catenin 信号还可以通过调控 BMP、PTH 和 hedgehog 等活性来促进骨形成。同时，研究发现在 Wnt/β-catenin 信号诸多靶基因中，Cyclin D1 和 c-Myc 具有刺激成骨增殖的作用。

Wnt/β-catenin 信号不仅对成骨的分化、增殖具有关键性的调控，而且在调节成骨细胞凋亡方面也有重要作用。研究表明 Wnt/β-catenin 信号调节骨量的部分作用取决于该信号通路抑制成骨细胞、骨细胞的凋亡程度。对于成骨细胞而言，该抑制作用发生在其成长、成熟的各个阶段，包括间充质前体细胞、前成骨细胞以及成熟的成骨细胞。其机制主要包括：① Wnt 激活 Src、ERK 以及 Akt 抑制凋亡；② β-catenin 激活 PI3K/Akt 抑制凋亡；③靶基因 c-myc 诱导 cyclooxygenase-2 以及 Wnt-induced secreted protein 1(WISP-1) 抑制凋亡等，其中 Wnt/β-catenin 信号激活 ERK 抑制凋亡的作用主要依赖于其诱导的 Bcl-2 的表达。

（2）Wnt/β-catenin 信号通路与骨吸收：Wnt/β-catenin 信号不仅对骨形成具有关键性的调控，同时在调节骨吸收方面也具有重要作用。破骨细胞是一种具有骨吸收作用的多核巨细胞，来源于骨髓造血前体细胞。其骨吸收作用主要依赖自身分泌的蛋白水解酶和酸，起到水解或溶解骨组织中的有机物与无机物。破骨细胞的生成主要受两种细胞因子的调控，均由成骨细胞或骨细胞分泌而来：巨噬细胞集落刺激因子（macrophage colony stimulating factor，MCSF）刺激破骨前体细胞的增殖和维持其生存，同时，NF-κB 受体激活蛋白配体（RANKL），后者进一步与由破骨前体细胞或破骨细胞分泌的 TNF 受体超家族成员 NF-κB 受体激活蛋白（RANK）结合，激活多条下游信号 (NF-κB、JNK、ERK、p38 和 Akt 等)、c-Fos 以及 NFATc1 等，这些激活的转录因子则进一步刺激破骨特异性基因的表达（TRAP、MMP9、Cathepsin K、Car2 等），从而完成破骨细胞的形成介导骨吸收。

　　另外，成骨细胞系还能分泌骨保护素（osteoprotegrin，OPG），其可以与 RNAKL 竞争性的结合，从而抑制破骨的生成。在成骨细胞特异性增加 β-catenin 表达的功能型老鼠中发现 OPG 的表达是增高的。相反地，在 β-catenin 条件性敲除小鼠中出现了破骨吸收增加的表型。因此，在成骨前体细胞或成熟的成骨细胞中活化的 Wnt/β-catenin 信号可以促进 OPG 的释放，是其抑制破骨生成的间接作用的体现。研究同时发现敲除破骨细胞中的 β-catenin 后，能增加破骨细胞的数目与骨吸收程度，是导致骨量降低的重要原因。此外，研究表明破骨细胞还具有分泌 Wnt 配体以及相关化学诱导物促进成骨分化的作用。

　　（3）Wnt/β-catenin 信号通路与骨质疏松症：依据流行病学研究发现骨质疏松症通常发病在中老年人群中，具有年龄烙印的骨质疏松症病理主要表现为骨形成的降低和骨髓脂肪的增多。最近的动物模型研究表明这些改变与 Wnt/β-catenin 信号衰减具有相关性。同时另有研究发现年龄相关的骨量减少和骨髓脂肪增多与进展性的氧化应激相关，而 Forkhead 家族亚型成员 Forkhead box O（FoxO）是一种重要的防御与年龄相关氧化应激和生长因子匮乏的转录因子。在氧化应激与生长因子匮乏的情况下，FoxO 可以从细胞质中进入核内刺激抗氧化酶与影响细胞周期、DNA 修复等相关基因的表达。近期研究发现 β-catenin 是 FoxO 的关键激活。在氧化应激与生长因子缺失的前提下，负反馈的 Wnt/TCF 向 FoxO 转录，使得成骨前体细胞中的 β-catenin 总量减少，从而降低了骨形成，出现骨量减少，同时伴随脂肪生成增多。

　　此外，雌激素对骨代谢的调控作用主要包括：抑制骨重建以及多细胞单位的生成；抑制破骨分化的同时促进破骨细胞的凋亡；抑制间充质祖细胞的自我更新促进其分化成熟，以及抑制成骨细胞的凋亡。绝经后骨质疏松症的发病原因雌激素水平降低，使得上述抑制骨吸收的作用衰减。近期研究显示血清雌激素水平与 Wnt/β-catenin 信号抑制剂硬化蛋白的血清水平呈负相关，而绝经后妇女使用雌激素治疗后，血清硬化蛋白呈现低水平表达。另外，研究表明 Wnt/β-catenin 信号对骨细胞机械应答和应变具有重要作用，而这种应变同样依赖于雌激素受体 α。

　　2. BMPs/Smads 信号通路　骨形成蛋白（BMPs）属于转化生长因子-β(TGF-β) 超家族，它们在骨骼系统发育中具有非常重要的作用。其中经典的 BMP/Smad 信号通路在骨的病理生理过程中的意义研究较多。BMPs 与其 II 型受体结合后，II 型受体磷酸化 I 型受体，并进一步磷酸化受体调节型 Smads(R-Smads)：Smad1，Smad5 和 Smad8。激活的 R-Smads 与 Smad4 形成复合物，转移至核内，并和其他转录因子共同调节目的基因转录。抑制型 Smads 包括 Smad6 和 Smad7，介导了与 R-Smads 相反的效应。

　　BMPs 中很多成员具有很强的促进 bMSCs 成骨分化以及诱导成骨细胞分化的功能。如：BMP2 通过激活受体并进一步激活 Smad1/5/8，后者与 Smad4 形成复合物，转移至核内，通过增加成骨细胞分化的标志酶-碱性磷酸酶（ALP）活化和骨钙蛋白等基因的表达，诱导成骨细胞分化。另外，Smad1 或 Smad5 能特异地与成骨细胞分化密切相关的 PEBP 2α A/AML 3/CBFA 1 基因启动子结合，一起诱导成骨细胞分化。在成骨细胞中阻断 BMP/Smad 信号通路，则导致小鼠骨密度和骨形成速率显著降低。随着年龄增长，与年龄相关的 PLEKHO1 mRNA 水平上升会减少 Smad 1/5(p-Smad1/5) 的磷酸化，抑制成骨细胞的生成。这些研究从不同层面和角度证明了 BMPs 在骨形成方面的重要作用。

　　另一方面，BMPs 与破骨细胞的形成也有密切关系。如 BMP-2 可以诱导 CSF-1 的表达促进破骨细胞的形成，其下游 Smads 与 CREB 结合蛋白协同作用也能增加 CSF-1 的表达，从而促进破骨细胞的生成。BMP-2 自身并不具备提高破骨细胞的存活率的作用，但可以在白细胞介素 -1α 的作用下可增加 RANKL 表达而促进破骨细胞的形成和分化，并提高破骨细胞的存活率；当成骨细胞中的 Smad1 被敲除后，BMP-2 诱导 RANKL 表达的作用则减弱。此外，分别敲除 Smad1、4、5 后，破骨细胞分化降低，骨吸收活动减弱，由此可见 BMP-2 对破骨细胞的一系列作用至少部分是通过 Smads 实现的。

　　还有研究利用条件性基因敲除技术，建立了 Bmp2 单敲除小鼠（Bmp2 cKO）、Bmp4 单敲除小鼠（Bmp-4 cKO）和 Bmp2/4 双敲小鼠（Bmp2/4 dKO），并进行全骨架染色、PCNA 染色、TUNEL 染色和原位杂交观察分别对胚胎骨骼发育以及软骨细胞增殖、凋亡和分化的影响，从而明确了 BMP-2 对胚胎骨骼发育以及胚胎生长板软骨细胞增殖、分化和凋亡的作用比 BMP-4 更重要（图 5-35-2-3）。

正常对照小鼠　　　BMP2/4双基因敲除小鼠　　　BMP2单基因敲除小鼠　　　BMP4单基因敲除小鼠

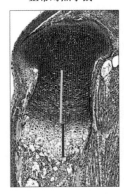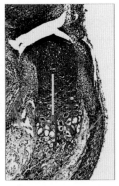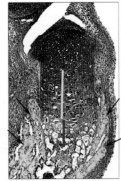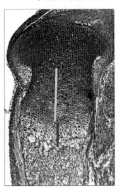

藏红-固绿染色

图 5-35-2-3　BMP-2 对软骨内成骨的调节作用比 BMP-4 更重要

　　在骨形成方面，BMP/Smad 信号通路和 Wnt 信号通路存在着协同作用。Wnt8c 可以进一步增强 BMP-2 介导的 Runx2 和 Col10a1 的表达，而抑制 TGF-β 介导的 Sox9 和 Col2a1 的表达。BMP-2 也可以诱导 Wnt8c 和 β-catenin 的表达，增强 β-catenin 的转录活性。在 BMP-2 诱导的异位成骨过程中，多种 Wnts 及其受体的表达是升高的，同时 β-catenin 介导的转录活性也是增强的。

　　3. Notch 信号通路　Notch 信号通路由受体、配体（DSL 蛋白）、CSL（CBF-1，suppressor of hairless，lag）DNA 结合蛋白、其他效应物和 Notch 的调节分子等组成，该信号通路高度保守。Notch 信号的下传包括了经典途径和非经典途径，其中经典途径是通过细胞表面 Notch 受体和配体的相互作用，释放 Notch 受体胞体内段（NICD），并进入细胞核与转录因子 CSL 结合，形成 NICD/CSL 转录激活复合体，调节基因转录，从而发挥生物学作用。Notch 信号通路可以调节多种细胞的生理功能，包括骨髓间充质干细胞、造血干细胞的增殖、分化等，而这些细胞影响了成骨细胞和破骨细胞的数量和功能，从而调节整个骨代谢过程。

　　不同状态下，Notch 对成骨分化具有不同的作用。bMSCs 中缺失了 Notch1 和 Notch2

后，8周小鼠骨髓腔内骨量增加，但到第26周时，骨量较对照小鼠显著降低。在早期成骨细胞中过表达NICD，可以导致成骨细胞数量减少，骨量降低；在成熟成骨细胞中过表达NICD，则可以导致成骨细胞发育成熟障碍。对中间阶段的成骨细胞，Notch信号通路则具有促进细胞增殖的作用。

破骨细胞由骨髓中单核巨噬细胞分化形成。破骨细胞形成受到RANKL和OPG的调节，OPG主要由bMSCs和成骨细胞分泌，软骨细胞等也可以少量分泌。RANKL和OPG的比例是破骨细胞形成的决定因素。Notch对破骨细胞分化作用的研究结果尚未明确阐明，在不同的细胞阶段，Notch作用机制不同。如在单核前体细胞与表达Jag1的基质细胞共培养，可以抑制RANKL对破骨细胞形成的促进作用；在破骨前体细胞中过表达Notch2受体，则可以促进RANKL诱导的破骨细胞形成。

Notch、Wnt和BMPs之间还存在相互作用。Notch过表达能够削弱Wnt、BMPs的影响等。而Wnts和BMPs的表达之间在时间和空间上存在着重叠和互补，两条通路间也存在着互相拮抗作用或协同作用。

4. 雌激素与雌激素受体　　雌激素和雌激素受体系统是调节骨代谢的最重要因素之一。雌激素受体有ER-α、β和γ（又称G-protein ER，GPER），其中ER-α是骨骼主要分布的受体和发挥骨效应的受体，ER-α基因敲除小鼠出现破骨细胞的活性增强，激活ER-α能够延缓POP的骨丢失。

骨质疏松症患者雌激素水平如雌二醇（E_2）下降引起雌激素受体活性降低，具体在骨细胞水平是破骨细胞分化增加和凋亡降低，骨吸收增强。

骨髓单核-巨噬细胞（bone marrow monocycles/macrophages，BMMs）是骨髓破骨细胞分化的主要来源。BMMs在巨噬细胞集落刺激因子M-CSF和RANKL刺激下生成破骨细胞，是目前破骨细胞分化中比较经典的诱导模型。其中，M-CSF作用是维持BMMs的增殖，而RANKL是启动BMMs向破骨细胞的分化关键因子，尤其是高水平RANKL能显著增强破骨细胞的分化，促进骨吸收。RANKL水平在绝经前期处于低水平，在绝经期后或去卵巢诱导动物模型中，RANKL的水平迅速升高。RANKL通过与其跨膜受体RANK结合，通过招募肿瘤坏死因子相关受体家族成员（TNF receptor associated factor，TRAF），激活破骨细胞分化中下游信号途径：一方面，激活破骨细胞分化过程中NFATc1和c-Fos两个关键转录因子表达；另一方面，激活破骨细胞分化中磷酸化蛋白如P-Erk、JNK、P38和NF-κB的活性。功能上，RANKL刺激破骨细胞骨吸收活性基因MMP9、Ctsk、Car2和TRAP的表达，促进骨吸收。

破骨细胞的骨吸收能力与破骨细胞的寿命呈正相关，破骨细胞的凋亡降低会显著增加骨吸收，POP患者破骨细胞凋亡减少是其骨吸收增强的重要原因。正常情况下，FasL是诱导破骨细胞凋亡的重要因子，FasL通过结合其受体诱导破骨细胞的凋亡。雌激素水平下降引起ER-α活性降低，体内FasL水平下降，FasL诱导的破骨细胞凋亡减少，导致骨吸收增加。

目前发现ER-α抗骨质疏松的机制至少有两个方面：一方面是ER-α表达降低，骨质疏松症患者表达RANKL、肿瘤凋亡相关因子TNF-α和白介素1，6，7等促破骨细胞分化的因子，抑制破骨细胞分化。另一方面，ER-α表达升高骨骼中FasL表达，诱导破骨细胞的凋亡。虽然ER-α有3个亚型（α36、46、66）具体功能存在差异：ER-α66

和 ER-α46 相互拮抗又协同，主要调控人体的生殖功能、乳腺发育、维持哺乳。新发现的 ER-α36 发挥骨效应最为明显，ER-α36 是 ER-α 调控骨骼功能的主要参与者。ER-α36 是 2005 年发现的 Ⅱ 型跨膜受体，是 ER-α66 亚型的变异体。虽然发现较晚，临床研究发现 ER-α36 能够结合雌激素如 17β 雌二醇（E₂），激活 E₂ 的生物活性，延缓骨质疏松症患者的骨丢失。前期针对 ER-α36 研究集中在其对生殖系统的影响，ER-α36 对 POP 患者骨丢失的保护作用确立较晚，由于缺少 ER-α36 敲除动物模型，ER-α36 对骨骼的详细作用机制不明确，尤其是对 RANKL 诱导的破骨细胞的分化和凋亡尚缺少研究。

综上所述，当以 bMSCs 为代表的骨细胞内部的信号通路发生变化，可以导致细胞的状态和功能发生变化，进一步导致骨组织水平的变化，但是促使骨细胞发生信号通路变化的信号必须是一些细胞外信号。在以模式动物为代表的实验研究中，如皮质酮、卵巢切除等，均是因神经内分泌激素的变化而导致的骨量变化，同时这些激素还发挥着免疫调节等多方面生理病理作用。

多种模型中出现的肾精亏虚证候及骨量丢失，从病理角度也验证了二者的密切相关性，"肾精"无处不在。因此，对于肾精的调节和调动也需要无处不在的物质去完成，而神经内分泌免疫网络因子的全身性完全符合上述要求。

因此，当"肾精"发生变化，其过程是体内神经内分泌免疫微环境的变化，导致微环境中的细胞接受刺激后，刺激内部信号通路的变化，进而产生细胞和组织水平上的变化。针对上述病因病机，骨质疏松症的治疗也需要从补肾填精出发，改善神经内分泌免疫微环境的变化，从而恢复细胞内信号传导和细胞功能。

（二）补肾填精法在调控骨代谢中的基础研究

1. 补肾中药通过信号通路调控骨代谢的研究

（1）六味地黄方调控 Wnt/β-catenin 信号通路促进骨形成：六味地黄丸源自宋代《小儿药证直诀》，组成包括熟地黄、山萸肉、怀山药、牡丹皮、茯苓、泽泻，是治疗肾阴虚证的常用方剂。基于肾虚是骨质疏松症发病的重要病机，临床上常将其用于防治骨质疏松症。研究人员对 SD 雌性大鼠行双侧卵巢切除术（ovariectomy，OVX）12 周后，再用六味地黄方持续灌胃给药 12 周，发现六味地黄方能有效增加大鼠血清 ALP、BGP 的浓度，提高近端股骨的骨密度。椎体压缩试验显示相对于 OVX 大鼠组，六味地黄方还能增加 OVX 大鼠第 2 腰椎最大载荷与弹性系数。此外 RT-PCR 显示六味地黄方能提高股骨组织 Lrp-5、β-catenin、Runx2 和 Osx mRNA 的表达水平。在进一步的离体实验中，研究人员分离新生大鼠颅成骨细胞，并用六味地黄方含药血清进行干预，发现含药血清能明显增加细胞增殖能力，对六味地黄方含药血清干预 6 天的颅成骨细胞行 RT-PCR 检测，发现含药血清同样可以提高颅成骨细胞 Lrp-5、β-catenin、Runx2、Osx mRNA 的表达水平。

（2）二至丸调控 Wnt/β-catenin 信号通路促进骨形成、抑制骨吸收：二至丸是滋阴补肾之方药，由女贞子（蒸）、墨旱莲二味中药组成，最早出自明代吴旻辑的《扶寿精方》。鉴于该方具有补益肝肾、滋阴止血、壮筋骨、乌须发之功效，常用于防治骨质疏松症。Wei Sun 等同样对 SD 雌性大鼠行 OVX 术，并于术后 1 周开始用二至丸连续干预 12 周，发现二至丸可以抑制 TRAP-5b 表达的同时增加 BALP 的表达，从而改善牙槽骨小梁破坏，增加牙槽骨骨密度。此外，RT-PCR 显示二至丸还能增加牙槽骨 wnt3a、LRP5 等基因表达，降低 DKK1 的基因表达。提示二至丸可能是通过激活 Wnt/LRP5/β–catenin 信号通路发挥其防治骨质疏松症的作用。

（3）补肾活血颗粒调控 Wnt/β–catenin 信号通路促进骨形成：针对骨质疏松症患者肾阳不足，瘀血内停的病机，研究人员取仲景名方右归饮加桃仁、红花，组成自制补肾活血颗粒，在右归饮已有补肾助阳之功基础上，增加桃仁、红花活血化瘀之力，全方补肾助阳，活血通络，是治疗骨质疏松症的有效方剂。在进一步的机制实验中，研究人员利用正常 SD 大鼠，制备补肾活血颗粒含药血清干预新生 1 天龄 SD 大鼠所分离的原代成骨细胞。ALP 染色发现，补肾活血颗粒含药血清培养成骨细胞 6 天后，成骨细胞 ALP 阳性染色明显增强，成骨细胞 ALP、Wnt/β–catenin、LRP5 和 TCF 的蛋白表达也显著增加；培养 18 天后，茜素红染色结果显示补肾活血颗粒含药血清还能增加成骨细胞的矿化能力。

2. 补肾中药有效组分通过信号通路调控骨代谢的研究　我们利用模式动物学和分子生物学等现代科学技术进行了补肾中药有效组分调控骨代谢的机制研究（图 5-35-2-4）。我们利用 6 月龄 SD 大鼠建立 OVX 模型，并于术后 1 个月开始腹腔注射蛇床子素 [Osthole，100mg/（kg·d）]，持续给药 8 周后，uCT 检测发现，蛇床子素能缓解 OVX 大鼠第四腰椎骨量的丢失，生物力学检测发现蛇床子素还能增加 OVX 大鼠股骨最大应力和刚度等生物力学性能。进一步利用 4 周龄 ICR 小鼠，对其颅顶皮下注射蛇床子素，并于治疗后 3 周处死小鼠进行检测，发现 5mg/（kg·d）蛇床子素，能使小鼠骨形成明显增加；并使用钙黄绿素腹腔注射对小鼠进行标记，通过荧光显微镜观察，发现蛇床子素能增加小鼠颅骨矿化沉积率与骨形成率。为探索蛇床子素增加骨形成的具体机制，研究人员进一步利用新生小鼠分离原代颅成骨前体细胞，在诱导成骨分化的同时用蛇床子素进行干预，发现蛇床子素能通过激活 Wnt/β–catenin 信号，增加 Bmp2 的基因表达，刺激成骨分化。最后在体外分别利用原代 Bmp2$^{fx/fx}$ 和 β–catenin$^{fx/fx}$ 成骨细胞，通过腺病毒 Ad-Cre 敲除 Bmp2 和 β–catenin，同时进行蛇床子素干预，发现敲除 Bmp2 后并不影响蛇床子素促 β–catenin 表达的作用，而敲除 β–catenin 后，蛇床子素促进 Bmp2 表达的作用降低，说明蛇床子素促成骨分化的作用可能是通过调控 Wnt/β–Catenin–BMP 信号通路实现的。齐墩果酸（OA）能增加 OVX 动物的骨小梁厚度，增加成骨细胞数目和活性，增加成骨特异性分子 OC 和转录因子 Runx2 的蛋白表达；抑制破骨细胞形成及破骨特异性分子 NFATc1 和 c-Fos 的表达。基因芯片分析结果显示其促进骨髓间充质干细胞成骨分化的作用机制与上调 Notch 信号通路相关。而齐墩果酸抑制破骨细胞的形成和骨吸收的分子机制与下调 RANKL 信号转导相关。

3. 补肾中药调控钙磷代谢防治骨质疏松症的研究

（1）钙磷调节概述：骨量与钙磷等结晶盐含量密切相关，人体 99% 结晶钙和 84% 结晶磷均存在于骨骼，因而钙磷代谢稳定是人体骨骼结构和功能的重要保障。维生素 D 是钙磷代谢重要调控者，而钙磷代谢等紊乱导致人体骨量的丢失，进而导致 POP 的发生。

维生素 D、甲状旁腺激素（PTH）、成纤维细胞生长因子 23（FGF23）和降钙素是机体调节钙磷代谢最重要的物质。当机体处于低血钙或高血磷的状态，PTH 的合成和分泌上调，导致钙的吸收增加，血钙升高，磷的排出增加，血磷下降。高血磷还会诱导 FGF23 的

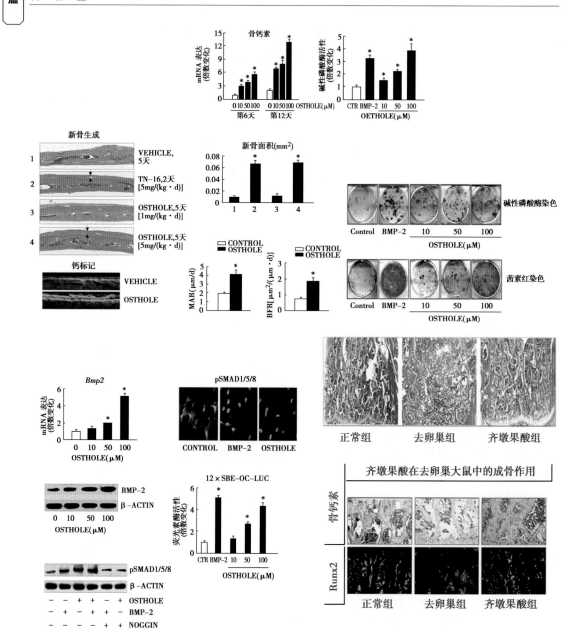

图 5-35-2-4　补肾中药有效组分调控骨代谢的机制研究

CONTROL、CTR. 正常对照组　　OSTHOLE. 蛇床子素　　BMP-2. 骨形成蛋白 -2

VEHICLE. 载体　　MAR. 矿化沉积率　　BFR. 骨形成率　　β-ACTIN. β- 肌动蛋白

表达，FGF23 反过来抑制肾脏对磷的重吸收以降低血磷。血磷和血钙水平降低则以诱导 1，25(OH)$_2$D 的合成，后者刺激机体对钙磷的吸收，从而提高人体血钙和血磷水平。维生素 D 是人体必需的营养成分，其来源有肠道吸收的含量维生素 D 食物，营养补充或 7- 脱氢胆固醇经过阳光中紫外线照射后皮肤细胞合成。维生素 D 原型在被吸收或合成后，在肝脏经过 25 羟化酶（CYP2R1）的作用后，再到肾脏经过 1α- 羟化酶（CYP27B1）的作用，最终生成具有生物活性的 1α，25 双羟化维生素 D。活化形式的 1α，25 双羟化维生素 D 通过结合广泛表达的核受体 VDR 从而可以调控 3~5% 基因组基因表达，该受体属于类固醇类受体超家族，配体激活的转录因子。对于成骨细胞来说，1α，25 双羟化维生素 D 可以通过自分泌和旁分泌途径来促进成骨细胞分化和加速其成骨矿化。维生素 D 也可以提高肠道的钙磷吸收，从而促进骨矿化和增加骨密度。骨组织是机体的"钙库"，当机体处于严重钙不足时，破骨细胞形成和骨吸收增强，骨组织中的钙释放到血中，用以维持血钙水平。维生素 D、持续的 PTH 刺激均可以通过促进 RANKL 的合成，刺激破骨细胞形成以及骨吸收。而 FGF23 则对破骨细胞形成和骨吸收具有双向调节作用。维生素 D、PTH 和 FGF23 之间还存在着非常复杂且精细的相互作用，共同调节机体的钙磷代谢。CYP27B1 是编码特异性酶，使 25(OH)D 在肾脏组织内转变为活性 1，25(OH)$_2$D。1，25(OH)$_2$D 可以诱导骨细胞和成骨细胞合成和分泌 FGF23，而 FGF23 反过来可以通过抑制 CYP27B1 表达，降低循环中的 1，25(OH)$_2$D 表达水平。PTH 可以通过刺激 CYP27B1 表达上调 1，25(OH)$_2$D 水平，而 1，25(OH)$_2$D 则可以抑制 PTH 的表达。因此，PTH 可以间接的调控 FGF23 的表达。另外，PTH 和 FGF23 之间也有复杂的调控作用，但研究结果有待进一步研究。

（2）补肾中药的钙磷调节作用：根据"肾主骨"理论，中医治疗骨质疏松症以补肾法为主，主要的补肾中药包括淫羊藿、补骨脂、女贞子、墨旱莲、蛇床子、菟丝子、熟地黄、桑寄生、牛膝、巴戟天等等，并辅以活血化瘀、健脾益气、疏肝理气等治法。在提高骨密度、改善临床症状的同时，这些药物可以显著改善骨质疏松症患者或者动物模型的钙磷代谢紊乱。目前认为多种补肾中药均具有类雌激素作用，可以降低骨转换速率，防治骨质疏松症。

张京松等对左归丸和右归丸的药效进行了观察，纳入 400 例老年性骨质疏松症患者，随机分为对照组和观察组，对照组采用适当体力运动和碳酸钙 D3 片、鲑降钙素注射液基础治疗。观察组在基础治疗基础上，根据阴虚、阳虚证候分别给予左归丸和右归丸治疗，观察组患者的钙磷乘积较治疗前显著提高，且显著高于对照组。谭志韵纳入了 150 例老年性骨质疏松症患者，对照组和中药组各 75 例，分别给予葡萄糖酸钙和养血固肾汤治疗，对照药物和中药均可以显著提高患者血清钙和血清磷水平，且中药组比对照组效果更佳。翁天右等运用该方治疗老年性骨质疏松症，也发现类似的效果。刘焱等则运用益肾健脾方联合鲑鱼降钙素治疗退行性骨质疏松症患者，在常规口服维生素 D 及肌内注射鲑鱼降钙素的基础上给予益肾健脾方治疗，治疗后两组血钙升高、血磷降低，且益肾健脾方效果更优于对照组。张国建发现补肾化瘀方也可以提高老年性骨质疏松症患者的血钙水平。黄刚在钙尔奇 D、阿法骨化醇和西乐葆治疗的基础上，采用疏肝温肾痰瘀双解汤配合针灸治疗老年性骨质疏松症，也可以显著提高患者血钙水平，且效果优于对照组。

在模式动物研究方面，也有类似研究成果。史之茂等采用不同剂量健骨冲剂治疗去卵巢大鼠，发现高剂量和低剂量健骨冲剂均可以显著提高去卵巢大鼠的血钙和血磷水平。王育才等采用益肾中药治疗糖皮质激素诱导的骨质疏松大鼠模型，也可以显著提高大鼠血清钙磷水平。程敏等采用维 A 酸注射诱导骨质疏松大鼠模型，并给予墨旱莲及阳性对照药仙灵骨葆胶囊治疗。发现墨旱莲能显著提高骨质疏松大鼠骨密度和生物力学性能。墨旱莲能显著升高模型组大鼠的血钙水平，降低尿钙水平，推测其抗骨质疏松的药效机制可能与增强钙吸收、促进成骨细胞活性、降低骨转换率有关。

维生素 D、PTH 和 FGF23 是机体调节钙磷代谢最重要的物质。目前补肾中药防治骨质疏松症的疗效观察，有部分研究观察了补肾中药对 PTH 和维生素 D 的调节作用，而对

FGF23 的观察则比较缺乏。

宋献文等对补肾中药治疗前后的绝经后骨质疏松症患者进行了观察，发现补肾中药可以促进骨质疏松症患者体内雌激素 E_2 的表达，并且降低 PTH 表达水平。动物实验也证明，更年乐水丸、补肾壮骨颗粒、加味补肾壮筋汤等治疗去卵巢诱导的骨质疏松大鼠，不仅可以有效增加大鼠骨密度，缓解骨丢失，还可以增加 E_2 表达，降低循环 PTH 水平，降低骨转换率，从而治疗取卵巢诱导的骨质疏松，这也是目前对补肾中药防治骨质疏松症药效机制的主要观点之一。

梁涛在以维生素 D 为基础治疗药物的基础上，采用了健脾补肾法对骨质疏松症患者进行治疗，同样发现该法在升高骨质疏松症患者血钙水平，降低血磷水平的同时，也提高了患者的 25(OH)D 的水平。张鹏采用去卵巢诱导大鼠骨质疏松，给予补肾壮骨方治疗，并以阿仑膦酸钠为阳性对照药物，发现补肾壮骨中药可以显著提高去卵巢大鼠骨密度和骨生物力学性能，并能提高血清 25-(OH)D$_3$ 和 1，25-(OH)$_2$D$_3$ 水平，改善骨钙磷代谢。改善骨质疏松症患者维生素 D 代谢，不仅仅有利于钙吸收，提高血钙水平，促进矿盐沉积，增加骨质量，同时也可以纠正因机体血钙水平过低而导致的骨吸收增加，缓解骨丢失。

4. 补肾中药防治肾性骨病的基础研究　现代医家认为肾性骨病的病机是各种病理因素使肾气衰弱，造成慢性肾衰，使精不生髓，骨失所养，即肾精衰退致骨骼退变。故对于一般的肾性骨病的中医治疗多采用"补肾、填精、壮骨"的治则，一些医家在治疗肾性骨病中辨证选用补肾药，采用温肾阳、滋肾阴、补肾壮骨等中药来治疗，结果可明显降低血磷、降低甲状旁腺素、升高血钙，并且改善肾功能，临床疗效显著。动物实验也证实一些补肾中药能够提调节钙磷代谢及参与成骨细胞代谢，对 iPTH 有直接的抑制作用，能改善肾性骨病的骨营养不良。

团队根据中医"肾主骨"理论、临床实践以及临床流行病学研究，发现肾精盛衰与骨质疏松症密切相关，肾虚精亏是骨质疏松症的一个重要因素。为此，团队运用"补肾填精法"为治疗骨质疏松症之大法，取得较好疗效之后，并进行了系统的临床和基础实验，揭示其疗效机制，建立了骨代谢疾病中药筛选技术平台，并初步建立了治疗代谢性骨病的"补肾中药数据库"。前期研究证明补肾中药的有效成分蛇床子素具有促进骨形成和抑制骨吸收，降低骨转换率，提高骨质量的作用。在后续研究中，团队利用 5/6 肾切除术建立肾性骨病小鼠模型，观察蛇床子素早期干预的治疗作用，以及其调节骨重塑的分子机制。结果证明，与假手术组相比，5/6 肾切除小鼠第四腰椎椎体骨密度、相对骨体积、骨小梁间隙与骨小梁厚度明显降低。椎体骨小梁明显稀疏，出现大量破骨细胞。和模型组相比，蛇床子素早期干预 3 个月后骨密度明显增加，骨小梁边缘破骨细胞数目明显减少，椎体组织 TRAP、MMP-9、Cathpesin K 等基因和蛋白的表达明显降低。究其原因，蛇床子素在体外可以剂量依赖性抑制破骨细胞形成，提高成骨细胞 OPG 表达水平，体内研究也验证了蛇床子素组小鼠椎体组织 OPG 表达较模型组显著增加。因此，蛇床子素干预能够通过显著抑制破骨细胞形成，降低骨吸收，以致肾功能不全导致的高转换型骨丢失，缓解 5/6 肾切除小鼠骨量丢失，起到治疗肾性骨病的作用（图 5-35-2-5）。

破骨细胞抗酒石酸活性(TRAP)染色

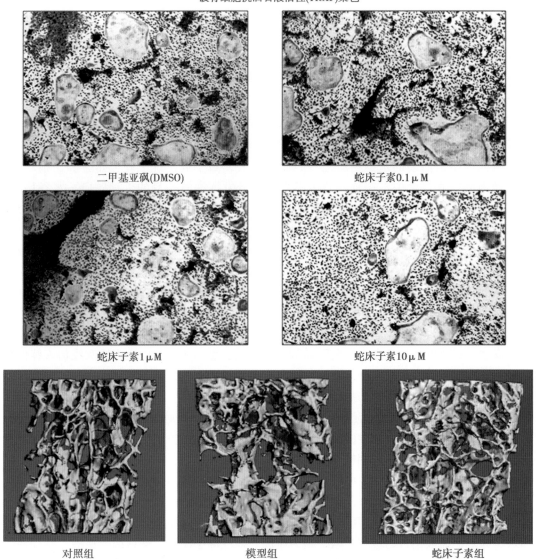

二甲基亚砜(DMSO)

蛇床子素0.1μM

蛇床子素1μM

蛇床子素10μM

对照组

模型组

蛇床子素组

图 5-35-2-5　蛇床子素抑制破骨细胞形成、缓解 5/6 肾切除小鼠骨丢失

（王拥军　谢可永　谢林　舒冰　张岩　唐德志　李晓锋　赵东峰

丁道芳　程少丹　段晓堃　杨锋　杨洲　杨铸　张伟强　杨骏杰）

第三节　痰瘀理论的研究

一、痰瘀理论的临床研究

（一）痰瘀和痰瘀互结

痰指因体内水液代谢失常而产生一系列证候的一类病证。水液代谢异常可产生痰和

饮。《赤水玄珠·痰饮门》："胶固稠黏者痰也，清而稀薄者饮也，痰饮为病，所感不同。"即说稠浊者为痰，清稀者为饮。五脏之病，都能生痰，然最密切相关的是脾肾。因为脾主湿，湿动则为痰，肾主水，水泛亦为痰。肝主疏泄，为气机之枢，津液之输布有赖于肝之正常疏泄，但肝气易郁、易亢、易横逆犯土，所以肝的疏泄功能异常，也可影响脾的功能或气机而生痰。因此，痰之生成和发展变化，虽因于三因，然变生于五脏，源于脾，本于肾，根于肝，贮于肺，凌于心，以三焦为通道，以气化失常为主要形式。

瘀即血瘀证，主要指瘀积不行，污秽不洁的离经或经中之血，以及久病影响到脉络时所出现的一些证候病变。血是循行于脉中的富有营养的红色的液态物质，是构成人体和维持人体生命活动的基本物质之一。血主于心，藏于肝，统于脾，布于肺，根于肾，有规律地循行脉管之中，在脉内营运不息，充分发挥灌溉一身的生理效应。水谷精微、营气、津液、精髓均为生成血液的物质基础。《灵枢·邪客》云："营气者，泌其津液，注之于脉，化以为血。"《灵枢·痈疽》云："中焦出气如露，上注溪谷，而渗孙脉，津液和调，变化而赤为血。"但津液和营气都来自于饮食物经脾和胃的消化吸收而生成的水谷精微。所以，就物质来源而言，水谷精微和精髓则是血液生成的主要物质基础。津液可以化生为血，不断补充血液量，以使血液满盈。所以，血液的盈亏与津液有密切关系。

"痰瘀相关"学说源于中医学的"津血同源"理论。因此，明确气血津液之间的生理病理联系，对全面认识"痰瘀相关"非常重要。气、血、津液是构成人体和维持人体生命活动的基本物质。既是脏腑经络及组织器官生理活动的产物，又是脏腑生理活动的物质基础。生理上，三者之间相互渗透，互相依存，相互转化；病理上又相互影响。《灵枢·营卫》云："此(指中焦)所受气者，泌其津液，化其精微，上注于肺脉，乃化而为血。"可见，津、血都是脾胃消化吸收饮食物中的精华部分，两者同出一源，异名同类。津、血不仅同源于水谷，在运行输布过程中还相辅相成，相互转化。血行脉内，津行脉外，脉外之津液不断渗入脉内，与营气相和，化生血液，成为血液组成部分，脉内的血液也可渗于脉外而化为津液，以濡润脏腑组织和官窍，也可弥补脉外津液的不足，有利于津液的正常输布代谢。

气、血、津液在生理上相互维系，在病理上也互相影响。津液代谢失常，则为痰、为饮、为水、为湿；血液循行迟缓和受阻，则为血瘀。痰浊源于津液，瘀血源于血液，是津血不归正化的结果，津液和血液在生理上的同源性，构成了"痰瘀相关"的必然性。血行不及或失常，而致血瘀于络，脉络不利，津液运行受阻；或脉络之血津，渗出于脉外，聚而为痰，挟脉内之瘀，相互交阻；或痰浊停滞压抑脉络，致津血互渗交换之道被阻，致血停为瘀，痰瘀交夹。如《金匮要略》云："血不利则为水"。《素问·调经论》云："孙络水溢，则经有留血。"张山雷云："痰涎积于经隧则络中之血必滞。"又如巢元方《诸病源候论·诸痰候》曰："诸痰者，此由血脉壅塞，饮水积聚而不消散，故成痰也。"痰瘀既是病理产物，也是致病因素。《杂病源流犀烛》曰："痰之为物，流动不测，故其为害，上至颠顶，下达涌泉，随气升降，周身内外皆到，五脏六腑俱有。"《丹溪心法》中有"痰挟瘀血，遂成窠囊""痰挟瘀血碍气而病"的痰瘀同病观。痰停体内，久必成瘀，瘀血内阻，久必生痰，二者在病变过程中互为因果而同病。因此，痰瘀互夹，是痰证或血证病理发展的必然结果。

痰瘀理论以研究痰瘀证的病因、病机、证型、治则及治法为主，对中医的病因病机学及治则理论的发展具有深远的影响。"怪病多痰","怪病多瘀",痰瘀证型是临床各科的常见病、多发病,易导致很多疑难杂症、怪病,因此有必要利用现代的科技手段对其现代物质基础进行深入研究。

（二）中医痰瘀理论的形成和发展

"痰瘀相关"学说始于《黄帝内经》,经汉、隋、唐、宋、元、明、清两千多年,形成了独特的病因、病理、诊断、治疗以及立法、遣药系统和理论。早在 2000 多年前,古代医家对祛痰和治瘀,已有一定认识和经验,如湖南长沙马王堆三号汉墓出土的《五十二病方》记载着半夏、服零（茯苓）、皂荚、虻（贝母）等化痰祛瘀的药物。

痰瘀相关学说在《黄帝内经》已初见端倪,如《灵枢·痈疽》中说"津液和调,变化而赤为血",虽然没有明确提出"痰瘀同病",但从有关的论述中,也体现了痰饮与瘀血在病理上的相关性。另《灵枢·百病始生》云"凝血蕴里而不散,津液涩渗,著而不去而积成矣",阐明了津液与血瘀相互影响的病变过程。

东汉张仲景《伤寒杂病论》首先提出了"瘀血"和"痰饮"病名,并对其临床症状及体征作了详细描述,并率先将痰瘀兼化之治辨证运用到临床。张仲景虽未明确提出"痰瘀同治"一词,然已将其意蕴蓄于方中,如瓜蒌薤白白酒汤、瓜蒌薤白半夏汤和瓜蒌薤白桂枝汤等。

宋金元时期,百家争鸣,对医学的发展起了很大的推动作用。这一时期,"痰瘀相关"学说也得到了蓬勃发展。如宋代陈无择在《三因极一病证方论》中说:"津液流润,营血之常,失常则为痰涎,咳嗽吐痰,气血已乱矣。"论证了津液营血间的生理病理联系,说明痰水之化生,乃气血逆乱所致,并提出痰饮瘀血调气为先的治疗大法。元代朱丹溪在其所著《丹溪心法》一书中对"痰瘀相关"问题从临床角度进行了探讨,首次明确提出了"痰挟瘀血,遂成窠囊"这一论断,并极力倡导痰瘀同病,需痰瘀同治。清代叶桂对"痰瘀相关"学说卓有发挥,将众多疑难、幽深、久耽之疾称为"络病",首先创立了"久病入络"学说,认为久病入络,须考虑痰瘀互阻之证,在治疗上,将痰瘀同治法广泛地应用于痛证、郁证、痹证、积聚及多种妇科病证,为后世"痰瘀相关"学说的发展开辟了广阔前景。

（三）痰瘀理论的临床应用

中医把慢性炎症性骨伤科疾病例如颈椎病、腰椎间盘突出症、骨关节退行性疾病、类风湿关节炎或强直性脊柱炎等归属于"痹证"等病证范畴,以内因肝脾肾气血亏虚,风寒湿邪气外袭,痰瘀互结,痹阻经络为主要病因病机。其病变过程中,无论是正虚还是外邪,最终必导致痰浊、瘀血。痰瘀同病,单祛其痰则瘀化,专攻其瘀则痰难消,唯痰瘀兼祛方可奏效,祛痰可助化瘀,化瘀有助于祛痰。

《诸病源候论》指出:"血之在身,随气而行,常无停滞。若因坠落损伤,即血行失度,随伤损之处停积。"《血证论·阴阳水火气血》云:"瘀血化水亦发水肿,是血病而兼水也。"又有:"若元气日衰,则水谷津液,无非痰耳,随去随生……故善治痰者,唯能使之不生,方是补天之手。"所以攻痰多配以补益元气,水谷得化,使痰不生。痰、瘀、水是多种内外损伤的病理产物,反过来又会成为骨伤科疾病发展过程中重要的病理基础。①骨折疾患:骨折治疗的实践表明,早期注重利水药的应用,可以缩短骨折肿胀期,有利于血肿的加快吸收及原始骨痂的形成;中后期的化痰瘀药有利于骨痂的形成与改造,明显缩短骨折损伤的修复时间，减少骨不连、骨坏死、骨质疏松、肌肉萎缩、关节粘连僵直等并发症的发生。②伤筋疾患：颈椎病、腰腿痛等属于伤筋范畴。颈椎病是颈脊柱劳损基础上的退行性改变，但与痰浊阻滞局部关系密切，活血化痰浊是临床常用的治则之一。腰腿痛是腰部伤筋的主要症状之一，而有名的筋伤外用药黑虎丹就是由消痰利水、活血通络等药物组成。③骨质疏松、骨质增生：肾虚血瘀是骨质疏松症的最基本病机，肥胖患者还兼痰湿阻滞，故补肾活血治疗外，还常辅以苍术、地龙、茯苓、木瓜、牛膝等。骨质增生是劳损基础上的痰瘀阻滞，许多治疗药物如化骨丸、消骨丹等都以化痰浊瘀血药为主。沪上伤科名家"石氏伤科"就提出治疗中医骨内科疾病，应当"益气为主、以血为先、痰瘀兼顾、肝脾肾同治"，痰瘀同治是其重要的学术思想。

二、痰瘀理论的基础研究

（一）痰瘀理论的现代生物学基础

1. 痰瘀与脂质代谢和血液流变学　目前较为普遍的观点认为高脂血症、高黏血症是痰瘀病邪的生物化学基础。脂质代谢异常可作为"痰浊"的物质基础，而血液的高黏滞性、血液流变性及血小板功能异常与中医"血瘀"病理变化一致。宋剑南曾报道：他们以高脂血症动物模型及高脂蛋白血清培养的内皮细胞为对象，比较了活血化瘀药和健脾化痰药对脂质代谢及主要血瘀指标的影响，结果发现，脂质过氧化作用可能是中医学"痰瘀相关"的中心环节，（内皮）细胞损伤是由痰致瘀的主要病理特征，脂质代谢紊乱的内外因素是痰瘀共同为病的病因所在。

2. 痰瘀与血液流变学　痰瘀与血液流变学的相关性也得到广泛认可，早在1986年11月的第二届全国活血化瘀研究学术会议修订的血瘀证诊断标准中，规定了7项实验室依据：①微循环障碍；②血液流变性异常；③血液凝固性增高或纤溶活性降低；④血小板聚集性增高或释放功能亢进；⑤血流动力学障碍；⑥病理切片示有瘀血表现等；⑦特异性新技术显示血管阻塞。

已有研究证实痰瘀证中血流变的改变，同时活血化瘀、化痰通络能够改善血流变，改善局部症状，达到治疗疾病的作用。痰和瘀的现代研究中发现痰和瘀在血流变中的改变有共性，又有不同。痰瘀相兼证共同表现为血液黏滞性、浓稠性、凝固性及聚集性均有不同程度的增高，全血比黏度、血浆比黏度、血细胞比容、纤维蛋白原、红细胞聚集指数等血液流变指标的异常。痰证出现血液流变性变化，呈现高"黏""聚"的理化特性。而痰证更突出地表现在纤维蛋白原、血浆比黏度的异常升高，反映血液的高凝、高黏状态。

在冠心病痰瘀证本质的研究中，痰瘀证与炎症的关系得到了初步证实。由于脂质沉积，血液处于高黏、高凝、高吸附、高凝集等状态，引起内皮损害和细胞黏附，致使血管内皮下形成脂肪条纹和纤维斑块，造成动脉僵硬，顺应性降低，斑块逐渐增大、破裂，导致细胞聚集，血栓形成，可在心、脑、肾、四肢等血管部位造成血栓闭塞性疾病，出现痰、瘀相应的临床表现，采用活血化瘀、化痰通络等疗法治疗血管性相关疾病，获得了较好疗效。

在骨关节炎痰瘀互结证型的研究中，证实骨内静脉瘀滞所致的骨内高压的变化，影响骨性关节炎的微循环灌注而加重病情。采用活血化瘀药治疗早期骨性关节炎，能扩张周围血管，降低血液黏稠度和血小板、改善血流动力学和血液流变学，从而改善微循环，降低骨内压，恢复骨关节供血，有利于骨关节的修复。从痰瘀治疗骨性关节炎，更有利于改变骨性关节炎血液的高凝、高黏状态。

3. 痰瘀与细胞凋亡　细胞凋亡是细胞在基因控制下自我消亡的一种生物现象，它调节着机体细胞增殖与更新之间的平衡。研究发现血管平滑肌细胞凋亡紊乱和凋亡小体清除不足是动脉粥样硬化（AS）形成的重要因素，对于 AS 血管内皮损伤，粥样病灶形成，斑块脱落有较大影响。实验用高脂血清 24 小时造成内皮细胞凋亡，运用痰瘀同治方保护损伤的内皮细胞，可减少细胞凋亡的发生。以上研究表明痰瘀互结与细胞凋亡具有一定的内在联系。

4. 痰瘀与炎症　西医学疾病中的急慢性炎性改变、关节炎、淋巴水肿，肿瘤等，如表现有中医有形之痰或无形之痰的症状、特征及相关脉舌者，均可参考中医痰证理论和方药进行辨证论治。郝守玉以中医的痰瘀证概念与炎症做比较，寻找二者之间的共性，认为渗出性炎症就是黏膜表面的痰液渗出，组织间隙中的浆液渗出是停留于组织间隙中的痰，血液血浆外溢后的形成血瘀。吕秉仁归纳血瘀证的病理表现包括：①血液循环障碍，特别是静脉血和微循环障碍造成的缺血、瘀血、出血、血栓、水肿等病理变化；②炎症所致的组织渗出、变性、坏死、萎缩、增生病理变化；③代谢障碍引起的组织病理变化。

痰瘀和炎性因子密切相关。急性冠脉综合征（ACS）中伴有局部和全身的炎症反应，并且在临床症状缓解后有持续很长时间的炎症反应，持续的炎症反应与炎性指标水平的增加能预测将来缺血性事件的发生。临床研究表明肿瘤坏死因子-α（TNF-α）是 ACS 痰瘀证形成的始动因素，TNF-α 是由激活的巨噬细胞分泌的一种具有多种生物效应的细胞因子。中医痰瘀证组 TNF-α 明显增高，痰瘀证中的炎症活动严重，提示 TNF-α 参与和增强了 ACS 的形成，ACS 痰瘀证与免疫、炎症介质水平将可能成为指导 ACS 痰瘀辨证治疗的重要指标，最终可能实现通过痰瘀证同治并结合早期切断免疫、炎症反应达到防治的目的。韩学杰等从炎症因子 C-反应蛋白（CRP）、一氧化氮（NO）、TNF-α 含量的动态变化揭示高血压痰瘀互结证与炎症因子的相关性，结果表明高血压病痰瘀互结证患者的炎症因子含量明显增高，经过中药干预，炎症因子含量下降，趋于正常水平。洪永敦等发现急性冠 ACS 痰瘀证组的炎症因子水平高于血瘀证组，提示前者的炎症活动可能更为活跃。

以上研究证实，西医的炎症虽不等同于中医的痰瘀证，但在宏观观察下，可以从类比研究和以药验证中得到证实，炎症部分体现了痰瘀的共性和特点。

5. 痰瘀和淋巴功能　淋巴系统的基本功能是维持组织间体液平衡，免疫监视和胃肠道脂肪酸吸收，淋巴循环在各种炎性疾病和癌症转移、淋巴水肿中发挥了重要作用。因为缺乏区分血管和淋巴管的特异性标志蛋白和小动物淋巴回流功能检测技术，淋巴系统的研究进展缓慢。近几年针对淋巴系统的研究为理解淋巴系统与疾病相关性提供了基础。淋巴管内皮细胞特异生长因子和区分血管和淋巴管标志蛋白的发现，及实时淋巴回流功能体内成像检测技术的进步促进了淋巴系统的研究。尤其炎症性疾病与淋巴系统相关性的研究进展，给治疗炎症性疾病提供了新的观点和途径。

（二）痰瘀理论的基础研究成果

骨关节炎、类风湿关节炎等慢性关节炎症的患者多有气血、痰湿瘀阻的病理变化；病理标本检测发现炎症局部淋巴组织增生，局部淋巴结增大；文献显示炎症性关节的局部有淋巴功能的改变。这为我们将痰瘀和淋巴增生及功能联系起来提供了桥梁。

我们团队以中医"痰瘀理论"为指导，利用痰瘀证炎症性关节炎模式动物平台，研究了淋巴功能和关节炎症的相关性，首次设计并应用吲哚菁绿（ICG）近红外（NIR）体内淋巴成像技术检测炎症性关节炎小鼠的淋巴功能。发现在炎症不同阶段，淋巴系统具有不同的形态和功能改变，提出并初步证实炎症性关节炎中炎症损伤程度与淋巴增生和功能改变有一定的相关性，发现调节淋巴增生和功能可能是治疗炎症性关节炎的新靶点，从而使痰瘀的病理演变机制得以进一步阐述。我们利用痰瘀型转基因小鼠，采用医学图像和分析软件、系统细胞学和分子生物学技术继续研究调节淋巴功能对炎症性关节炎的影响，及逐痰化瘀中药对调控淋巴增生和功能的影响，探讨中医"痰瘀理论"与炎症反应和淋巴增生和功能之间的关系，寻找"痰瘀"的本质。

1. 建立了以淋巴系统结构与功能为评价核心的关节炎检测方法学体系

（1）建立了小鼠和绵羊的踝、膝关节淋巴回流功能检测方法学体系，发现关节炎早期和后期淋巴回流功能变化规律：因为缺乏动物活体淋巴回流功能检测技术和区分血管和淋巴管的特异性标志蛋白，淋巴系统研究进展缓慢。我们设计并应用吲哚菁绿（ICG）——近红外线（NIR）成像技术检测关节旁淋巴回流功能，该技术实时、动态、无创伤、可视、数据客观化，开拓了关节旁淋巴系统的结构及回流功能研究的新领域。

我们使用 ICG-NIR 淋巴成像技术检测了小鼠和绵羊的踝、膝关节旁淋巴回流功能，观察关节炎早期和后期不同的淋巴运输状态，验证这种新的体内淋巴回流功能检测成像技术，为研究淋巴回流功能与关节炎的相关性打下基础。

1）建立了正常小鼠踝关节淋巴回流功能的检测方法：明确 ICG-NIR 图像中小鼠下肢 ICG 成像为淋巴管。如图 5-35-3-1 所示，我们将蓝色染料注入足底皮下，可见两个并列淋巴管到达腘窝淋巴结，但由于背景过强，淋巴管显色并不清晰。之后我们将 ICG 注入足底皮下，近红外下清晰见到 ICG 通过两个并列的淋巴管到达腘窝淋巴结。全身近红外成像技术表明，ICG 入臀部到髂内淋巴结，进入血液后随胆汁进入消化道而排泄，并不会被消化道重吸收，48 小时后在野生型小鼠体内无法检测到 ICG 荧光。这些研究结果与先前研究的淋巴跟踪剂一致，并证实足部和腘窝淋巴结之间的成像测量能够反映小鼠下肢淋巴功能。

建立 ICG-NIR 淋巴回流功能评估系统。采用 ICG-NIR 淋巴成像系统评估小鼠腿部淋巴回流功能，为了量化淋巴回流功能，我们对 1~2 小时实时视频内一个固定检测区域（ROI）进行回顾性定量分析，建立 5 个量化指标：①ICG 开始被吸收进入淋巴管，即 ICG 到达淋巴管的最早时间，命名为 T-in；②S-max，即 ICG 在腘窝淋巴结被检测到的最大荧光强度值；③T-max，即腘窝淋巴结中 ICG 信号强度达到最大值所需的时间；④Pulse，根据荧光信号强度峰值间的间隔时间，测量 400 秒内 ICG 的波动；⑤清除百分率（clearance），即对腘窝淋巴结和足底 ICG 在 24 小时后清除的多少，以影像中不同时间点 ICG 信号强度差异进行定量分析，时间点选择为 T-max 和 ICG 注射后 24 小时。

2）类风湿关节炎小鼠关节炎急性期和慢性期的淋巴运输功能不同：为了检测类风湿关节炎急性期和慢性期淋巴回流功能的变化，我们采用自发免疫关节炎模式动物 K/BxN 小鼠，该小鼠在关节炎症发病过程中，分为两个阶段，即急性炎症期和慢性炎症期。我们利用已经建立的 ICG-NIR 图像技术检测了 K/BxN 小鼠急、慢性炎症期淋巴回流功能。

在急性炎症阶段，淋巴回流功能增加。在急性期（1 月龄），K/BxN 关节炎小鼠淋巴管高度扩张且不规则，在淋巴管和腘窝淋巴结显现非常强的荧光信号，T-in 显著下降 13 倍，而 S-MAX 增加了 10 倍，淋巴管搏动频率显著上升，达到每分钟约 5 次。

在慢性炎症阶段，淋巴回流功能下降，淋巴病理变化主要以淋巴管数量和体积增加为主。在慢性期（3 月龄），K/BxN 关节炎小鼠 ICG 信号的强度和淋巴管的大小分别恢复到正常水平。然而，近踝关节仍可以看见很多新形成不久的淋巴管。T-in、S-MAX、清除率及淋巴管搏动频率和正常小鼠相似，然而，K/BxN 慢性关节炎小鼠腘窝淋巴结的 T-Max 数值仍然显著增高 2 倍。

3）建立小鼠膝关节淋巴回流功能的检测方法，发现骨性关节炎早期和中期淋巴回流功能均下降：建立小鼠膝关节淋巴回流功能的检测方法。将 $6\mu l$ ICG（$0.1\mu g/\mu l$）注射到小鼠膝关节内，NIR 下成像，在注射后 0.5 小时、1 小时、3 小时、6 小时、24 小时拍照，检测 ICG 信号强度变化情况。与踝关节旁淋巴成像中可以看到明显的集合淋巴管不同，膝关节在 ICG 注射后未见明显的淋巴管。但是我们看到在膝关节注射 30 分钟至 1 小时的时候 ICG 信号强度达到最大，并在 6 小时内降低。

打开腹腔，可见 1 条淋巴管从膝关节出来到达髂淋巴结。基于膝关节淋巴回流功能的特点，我们建立了 2 个结局指标：① Tmax，在感兴趣区域（ROI）ICG 信号强度达到最大的时间；② ICG 在膝关节的清除率，即在注射后 3~6 小时 ICG 被从注射区清除的百分比。

骨性关节炎早期和中期淋巴回流功能均下降，且随着关节炎严重程度增加，淋巴回流功能下降更显著。检测半月板 - 韧带损伤（MLI）术后 12 周和 20 周小鼠膝关节淋巴回流功能情况，发现与假手术一侧膝关节相比，同只小鼠手术侧膝关节 Tmax 延长，ICG 清除率下降，且术后 20 周组的膝关节淋巴回流障碍比术后 12 周组更加严重。

4）建立了羊踝、膝关节淋巴回流功能的检测方法：绵羊淋巴管 pulse 与小鼠类似。为了让 ICG-NIR 技术应用到人，利用 ICG-NIR 技术检测与人体重类似的大动物绵羊的踝关节和膝关节的淋巴回流功能。将 $100\mu L$ ICG 溶液（1mg/ml）注射到 60kg 绵羊踝关节，注射后 10 分钟，可见 ICG 标记的淋巴管出现，30 分钟可见 2 根淋巴管从踝关节出发，到达腘窝。检测发现绵羊的淋巴管搏动频率（pulse）和小鼠近似，小鼠为（0.42 ± 0.84）~（2.19 ± 0.77）次 / 分，绵羊为（1.6 ± 0.5）次 / 分。

绵羊踝、膝关节 ICG 清除率较小鼠缓慢。小鼠的踝关节在注射后 24 小时的清除率为（90 ± 3）%，膝关节在注射后 6 小时即有（92 ± 3）% 的清除率，但是绵羊的踝、膝关节在注射后 24 小时仍然有很高强度的 ICG 信号，在注射后 96 小时才会有（86 ± 6）% 的清除率。

（2）建立了全片扫描免疫荧光染色技术检测关节旁淋巴管结构和分布，明确骨性关节炎淋巴管分布变化情况

1）建立了全片扫描免疫荧光染色技术，精准检测关节旁淋巴管结构和分布：采用全组织切片扫描成像系统，利用抗 podoplanin 的抗体标记淋巴管内皮细胞，抗 $\alpha-$ 平滑肌肌动蛋白（$\alpha-SMA$）抗体标记淋巴管平滑肌细胞，采用双抗体免疫荧光染色技术观察 C57BL/6J 野生型小鼠的双膝关节集合淋巴管（podoplanin+/αSMA+）、毛细淋巴

管（podoplanin+/αSMA-）和血管（podoplanin-/αSMA+）的分布情况。发现在膝关节周围、滑膜深层、脂肪垫、关节囊的纤维层、关节韧带和髌腱区域的软组织中有到大量podoplanin+淋巴管，证明淋巴管主要位于邻近滑膜纤维组织及半月板附近的韧带/肌腱和骨头之间的脂肪垫中。但在半月板、关节软骨或软骨下骨骼内没有检测到podoplanin+淋巴管，这与人体标本分布一致。

2）证明了骨性关节炎早期，毛细淋巴管增多；骨性关节炎晚期，集合淋巴管减少：利用全片扫描免疫荧光染色技术检测MLI手术或假手术后12周和20周小鼠膝关节淋巴管分布情况。发现MLI手术后12周小鼠出现轻度OA样病理组织学改变，MLI手术后20周小鼠出现更加严重的OA异常表现。在MLI手术后12周小鼠的膝关节，毛细淋巴管增多，成熟淋巴管数目没有显著变化。而在MLI手术后20周小鼠的膝关节内，毛细淋巴管没有显著性差异，而集合淋巴管数目明显减少。

（3）建立了小动物超声检测小鼠膝关节滑液量的技术平台

1）确定超声检测膝关节滑液量的位置：选取小鼠仰卧位屈膝，小动物超声（VEVO770）B mode模式检测膝关节腔滑液量得到数据图片，通过Amira软件编程计算和三维重建，并得到滑液量的精确数值和空间模型。如图5-35-3-1所示，小鼠膝关节水平位超声B mode截图（图A），绿色填充范围即为超声检测的实质位置（图B），ABH/OG染色水平位采片（图C），三维重建后的计算机模拟三维图像（图D）。

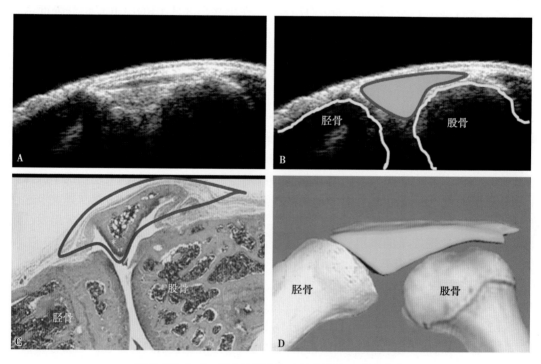

图5-35-3-1　超声检测小鼠膝关节滑液量方法建立
A. 小鼠膝关节的超声B模式成像　B. 关节腔（绿色区域），超声B模式成像中的胫骨和股骨　C. 阿利新蓝/橘红G（ABOG）染色膝关节石蜡切片，黄色圈的区域指B超检测部位　D. 卡通图显示利用一组超声B模式图像形成的三维重建关节腔

2）膝骨关节炎（KOA）小鼠膝关节积液量随 KOA 病理进展增加，并与 OARSI Score 具有相关性：选用 10 周龄 C57BL/6J 野生型小鼠，进行半月板 – 前纵韧带损伤（Hulth）手术，造成 KOA 模型，分别在术后 2 周、4 周、6 周、8 周超声检测膝关节滑液体积，通过 Amira 软件编程计算和三维重建，取材后行 ABH/OG 染色和 OARSI Score 评分。结果发现，膝关节滑液体积与 KOA 病变情况具有相关性。

（4）建立对比增强磁共振（CE-MRI）检测小鼠淋巴结和滑液体积的技术：利用 CE-MRI 检测 TNF-Tg 小鼠（6~12 月龄），将麻醉后的小鼠的膝和踝插入定制的膝和踝线圈。在前 – 对比 MRI 扫描后，将钆喷替酸（Gd-DTPA）造影剂 0.5ml/kg 注射到眶静脉。注射 5 分钟后进行后 – 对比扫描。前 – 对比扫描与后对比扫描的三维图片对齐，接着利用计算机模块 – 对比扫描图片减去前 – 对比扫描图片形成一组图片。通过在三维图片上手绘感兴趣区域（ROI）获得腘窝淋巴结和滑液体积。如图 5-35-3-2 所示，CE-MRI 检测 TNF-Tg 小鼠滑液体积与淋巴结体积呈负相关。

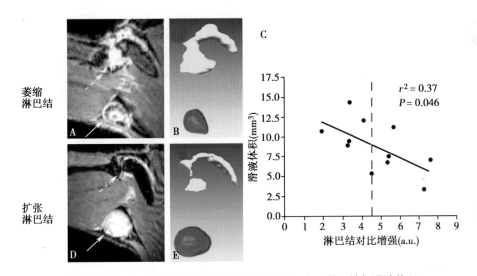

图 5-35-3-2　利用 CE-MRI 检测 TNF-Tg 小鼠淋巴结与滑液体积

A、D. 萎缩和扩张淋巴结和同侧膝关节滑液磁共振对比增强代表性图片　B、E. 萎缩和扩张淋巴结和同侧膝关节滑液磁共振三维成像图　C. 滑液体积与淋巴结体积关系数据分析图

（5）建立超声检测小鼠腘窝淋巴结和滑液体积技术

1）建立了超声检测小鼠腘窝淋巴结和滑液体积技术：用超声检测仪扫描 4 月龄 TNF-Tg 小鼠扩张的腘窝淋巴结，再在足底皮下注射 DEFINITY 对比增强剂，30 分钟后再用超声扫描 1 次，获得两次的二维超声图片。在图片上画出淋巴结（绿色圈），定义为感兴趣区域（ROI），测量淋巴结体积（图 5-35-3-3）。

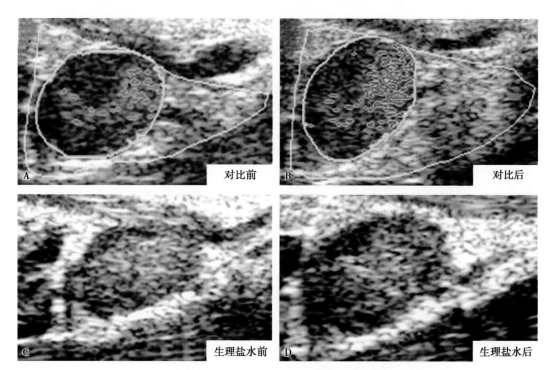

图 5-35-3-3　超声图像选取淋巴结位置

A.在足底皮下注射 DEFINITY 对比增强剂前，4 月龄 TNF-Tg 小鼠扩张的腘窝淋巴结超声扫描成像　B.在足底皮下注射 DEFINITY 对比增强剂后，扩张的腘窝淋巴结超声扫描成像　C.在足底皮下注射生理盐水前，腘窝淋巴结超声扫描成像　D.在足底皮下注射生理盐水后，扩张的腘窝淋巴结超声扫描成像。绿色圈指示腘窝淋巴结，黄色圈指示腘窝区域

2) 比较超声与 CE-MRI：分别用 MRI 和超声检测小鼠腘窝淋巴结大小，发现两种测量方法结果一致，认为超声可以替代 MRI 检测方法（图 5-35-3-4）。

3) 利用超声检测 WT 和 TNF-Tg 小鼠正常、扩张和萎缩的淋巴结内血流情况（多普勒信号）：选用 TNF-Tg 和同窝对照 WT 小鼠（3~9 月龄）进行多普勒超声扫描和分析，建立 WT 小鼠的正常淋巴结、TNF-Tg 小鼠的扩张和萎缩淋巴结（绿色），以及他们邻近的血管（红色），淋巴结内的多普勒信号（黄色）的三维图像，结果显示扩张淋巴结内黄色多普勒信号增强，而萎缩淋巴结内多普勒信号减弱（图 5-35-3-5）。

2. 明确了淋巴系统结构与功能在关节炎病理变化过程中发挥重要作用

（1）明确抑制淋巴管生成和回流功能加重关节炎症：VEGFR-3 是 VEGF-C 与 VEGF-D 的酪氨酸激酶受体，与 VEGF-C 结合后，可刺激淋巴管生成和修复，对维持淋巴管结构和功能至关重要。我们采用 VEGFR-3 中和性抗体阻断 VEGFR-3，造成淋巴管生成和回流功能障碍，检测抑制淋巴管生成和回流对慢性炎症性关节炎的影响。

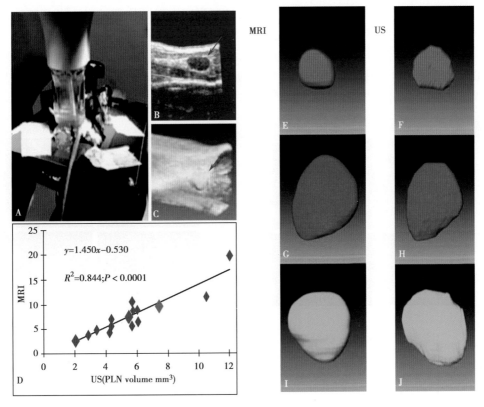

MRI：磁共振成像；US：超声波

图 5-35-3-4　比较超声与 CE-MRI 检测腘窝淋巴结技术

A.B 超拍摄小鼠腘窝淋巴结　B. 小鼠腘窝淋巴结 B 超成像二维图　C. 小鼠腘窝淋巴结 B 超成像三维重建图　D.磁共振与 B 超检测腘窝淋巴结体积相关性分析　E、G、I.腘窝淋巴结磁共振成像　F、H、J.腘窝淋巴结 B 超成像

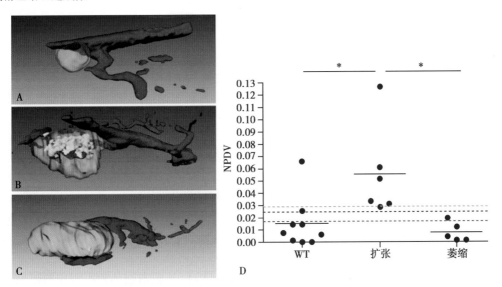

图 5-35-3-5　超声检测 WT 小鼠、TNF-Tg 小鼠扩张和萎缩的淋巴结内血流情况

A~C.B 超显示正常、扩张和萎缩腘窝淋巴结及周围血流情况三维重建图　D.定量分析正常、扩张和萎缩腘窝淋巴结的体积

1) 腹腔注射 VEGFR-3 中和性抗体，能够抑制腘窝淋巴结体积扩张：将 VEGFR-3 中和性抗体腹腔注射到 2.5 月龄的 TNF-Tg 小鼠体内，用不相关的抗体 IgG 作对照组，处理 8 周。治疗前后 CE-MRI 扫描显示，与基线值相比，IgG 治疗的小鼠腘窝淋巴结体积增加 > 100%，而 VEGFR-3 中和性抗体治疗小鼠的淋巴结没有变化或轻微下降（图 5-35-3-6），提示 VEGFR-3 中和性抗体抑制淋巴结扩张。

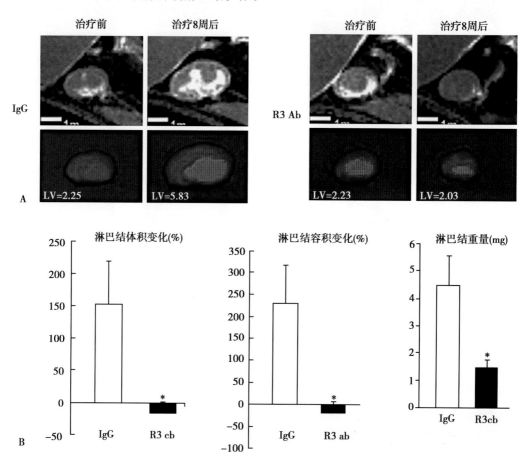

图 5-35-3-6 对比增强 MRI 造影检测腘窝淋巴结体积

A.IgG 和 VEGFR-3 中和性抗体治疗前和 8 周后腘窝淋巴结磁共振对比增强成像图和三维重建图 B. 定量分析淋巴结体积、淋巴结容积和重量

2) 腹腔注射 VEGFR-3 中和性抗体，能够减少腘窝淋巴结内淋巴管数量：腘窝淋巴结冰冻切片的 LYVE-1 免疫组化染色表明 VEGFR-3 中和性抗体减少腘窝内 LYVE-1 标记阳性的毛细淋巴管数量，提示 VEGFR-3 中和性抗体抑制淋巴管生成。

3) 腹腔注射 VEGFR-3 中和性抗体，能够抑制 TNF-Tg 小鼠的淋巴回流功能：ICG-NIR 检测发现，与对照组相比，VEGFR-3 中和性抗体显著增加 TNF-Tg 小鼠 24 小时后足底 ICG 信号强度，延长 T-initial 和 T-max，减少 S-max 和 clearance。

4) 腹腔注射 VEGFR-3 中和性抗体，能够加重 TNF-Tg 小鼠滑膜体积：对比增强 MRI 数据的三维分析显示，VEGFR-3 中和性抗体治疗显著增加踝、膝关节滑膜体积（图 5-35-3-7）。

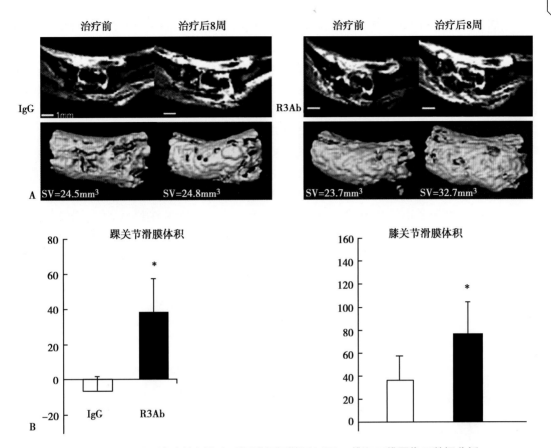

图 5-35-3-7　治疗前和治疗后滑膜组织增强 MRI 二维和三维图像及数据分析

A.IgG 和 VEGFR-3 中和性抗体治疗前后踝关节磁共振对比增强成像图和关节滑液三维重建图　B.定量分析踝、膝关节滑膜体积

5) 腹腔注射 VEGFR-3 中和性抗体，能够加重 TNF-Tg 小鼠滑膜炎症：HE 染色切片的形态学分析显示 VEGFR-3 中和性抗体组的踝关节石蜡切片中滑膜炎性组织也明显增加。

（2）明确促进淋巴回流功能减轻关节炎症

1) 踝关节腔注射 AAV-VEGF-C 过表达腺相关病毒，能够减少 TNF-Tg 小鼠关节炎症和组织损伤：在 1.5 月龄 TNF-Tg 小鼠踝关节注入 AAV-VEGF-C 或对照 AAV Luc 治疗 2 个月。CE-MRI 扫描显示，与基线值相比，注射 AAV Luc 的踝关节的滑膜体积增加约 60%，4 个月后没有进一步增加，相比之下，AAV-VEGF-C 处理组小鼠的滑膜体积增加了 40%，但在 4 个月后减少 20%。结果表明，AAV-VEGF-C 处理组小鼠关节畸形和腿部活动受限情况明显轻于 AAV Luc 处理的小鼠。利用人类特异性引物，测量 VEGF-C 在软组织的表达情况，来确定 AAV-VEGF-C 表达。

2) 踝关节腔注射 AAV-VEGF-C 过表达腺相关病毒，能够促进 TNF-Tg 小鼠淋巴回流功能：我们使用 ICG-NIR 成像检查 TNF-Tg 与 WT 小鼠淋巴回流功能。5 月龄的 TNF-Tg 小鼠在注射 ICG24 小时后，足底的 ICG 信号强度明显高于 WT 小鼠，表明 TNF-Tg 小鼠的足底 ICG 通过淋巴管回流减少。此外，与 AAV-Luc 相比，AAV-VEGF-C 处理组在注射 ICG24 小时后，足底的 ICG 信号强度明显降低，提示 VEGF-C 治疗增强 TNF-Tg 小鼠淋巴回流功能。

（3）明确了抑制淋巴回流功能，能够加重膝关节骨性关节炎（KOA）关节组织损伤

1）VEGFR-3 中和性抗体抑制 WT 小鼠淋巴回流功能：给予 WT 小鼠腹腔注射 50mg/kg VEGFR-3 中和性抗体（ImClone Systems，mF4-31C1）8 周，ICG-NIR 检测发现与对照组相比，VEGFR-3 中和性抗体处理组小鼠的下肢淋巴管出现渗漏，淋巴管的收缩压力降低。

2）证明了 VEGFR-3 中和性抗体，能够降低小鼠 KOA 关节的淋巴回流功能，加重小鼠 KOA 关节损伤：给予 MLI 手术诱导小鼠 KOA 模型腹腔注射 50mg/kg VEGFR-3 中和性抗体，对照组给予同剂量 IgG 抗体，每日 1 次，治疗 8 周。ICG-NIR 检测发现 VEGFR-3 中和性抗体降低了小鼠 KOA 关节的 ICG 清除率，加重了小鼠 KOA 关节损伤程度评分 OARSI score，增加了小鼠 KOA 关节蛋白聚糖分解产物 NITEGE 在膝关节的关节软骨、滑膜、半月板等部位的表达，MATLAB 软件分析：关节清除率、OARSI Score 与关节各部分 NITEGE 表达率三者具有相关性。结果表明，抑制淋巴回流功能加重 KOA 关节组织损伤。

（4）明确 B 细胞移位及同侧淋巴结萎缩与 TNF-Tg 小鼠关节炎不对称发作有关

1）证明了 TNF-Tg 小鼠双侧腘窝淋巴结大小不对称：利用 CE-MRI 检测 TNF-Tg 小鼠出现双侧不对称膝关节滑膜炎症，发现双侧腘窝淋巴结呈现扩张和萎缩两种不对称表型（图 5-35-3-8）。

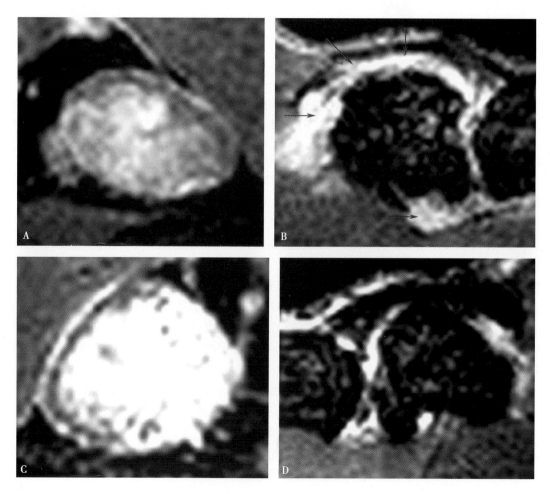

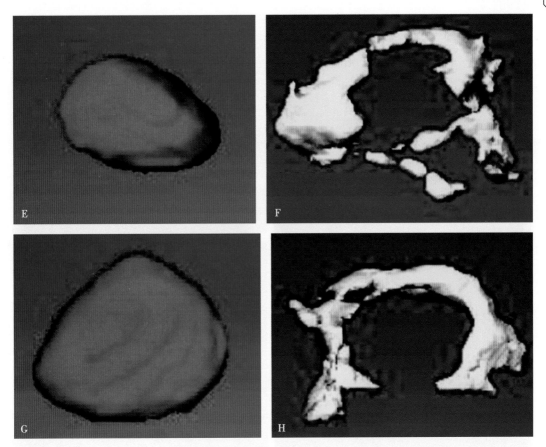

图 5-35-3-8　CE-MRI 显示 TNF-Tg 双侧膝关节滑膜炎症和腘窝淋巴结呈现不对称表型

A.萎缩淋巴结的磁共振对比增强图　B.萎缩淋巴结侧踝关节滑液的磁共振对比增强图　C.扩张淋巴结的磁共振对比增强图　D.扩张淋巴结侧踝关节滑液的磁共振对比增强图　E.萎缩淋巴结的磁共振三维重建图　F.萎缩淋巴结侧踝关节滑液的磁共振三维重建图　G.扩张淋巴结的磁共振三维重建图　H.扩张淋巴结侧踝关节滑液的磁共振三维重建图

2) 进一步证明了萎缩淋巴结一侧的关节炎症较扩张淋巴结一侧的关节严重：采用 ICG-NIR 成像和相应淋巴结组织形态学染色分析显示，萎缩淋巴结的淋巴流量显著低于扩张淋巴结一侧的淋巴流量。膝关节组织形态学染色发现，萎缩淋巴结一侧的关节炎症较扩张一侧更加严重。

3) 证明了萎缩淋巴结一侧的淋巴回流功能比扩张淋巴结一侧差：ICG-NIR 检测发现萎缩淋巴结一侧的淋巴回流功能 T-initial、T-max 较扩张淋巴结一侧的延长，萎缩淋巴结一侧的淋巴回流功能 S-max 和 clearance 较扩张淋巴结一侧的降低。

4) 证明了萎缩淋巴结内 B 细胞移位到淋巴结内 LYVE-1+ 的窦区：如图 5-35-3-9 所示，扩张髂淋巴结内只有 0.07%IgM 标记的 B 细胞在 LYVE-1+ 标记的窦区内（图 A），萎缩髂淋巴结内则有 0.57% 的 B 细胞在 LYVE-1+ 窦区内（图 B），扩张腘窝淋巴结内只有 0.02%B 细胞在 LYVE-1+ 窦区内（图 C），萎缩腘窝淋巴结内则有 0.93% 的 B 细胞在 LYVE-1+ 窦区内（图 D）。

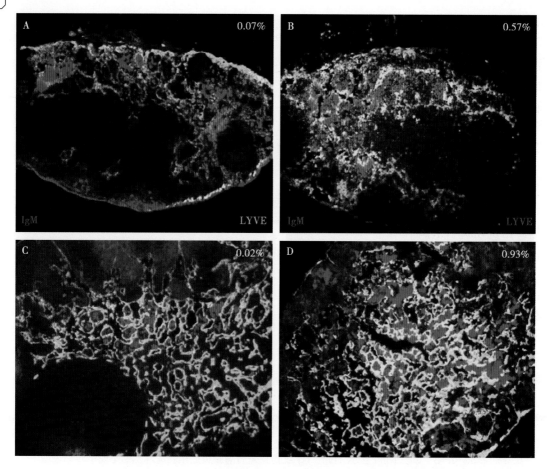

图 5-35-3-9　萎缩淋巴结内 B 细胞移位到 LYVE+ 窦区内

A、B.髂淋巴结　C、D.腘窝淋巴结　A、C.扩张淋巴结　B、D.萎缩淋巴结
IgM 和 LYVE-1 标记图像分别显示 B 细胞（红色）和淋巴管内皮细胞（绿色）

5）证明了清除 B 细胞减轻关节滑膜炎症，促进淋巴回流：当 TNF-Tg 小鼠出现腘窝淋巴结萎缩，给予基线 ICG-NIR 成像检测后，开始腹腔注射 10mg/kg 小鼠抗小鼠 CD20 mAbs（18B12IgG2a）或非特异性安慰剂 IgG2a Abs（2B8），每 2 周 1 次，治疗 6 周，每 2 周进行 1 次 CE-MRI 和 ICG-NIR 检测。结果发现，抗 -CD20 治疗，促进足底 ICG 清除率，减轻关节滑膜炎症，抗 -CD20 治疗组 ICG 清除率与滑膜体积呈显著负相关，说明清除 B 细胞疗法减轻关节炎症与提高淋巴回流有关。

6）清除 B 细胞无法恢复淋巴管脉冲：ICG-NIR 检测显示 TNF-Tg 小鼠扩张淋巴结侧淋巴管仍然具有和 WT 小鼠淋巴管一样的淋巴管脉冲（pulse），但是 TNF-Tg 小鼠萎缩淋巴结侧的淋巴管 pulse 消失，抗 -CD20 疗法无法恢复 pulse。研究结果提示，抗 -CD20 疗法通过清除淋巴结内堵塞的 B 细胞，促进淋巴回流，而不是通过促进淋巴管的淋巴回流功能。

（5）阐明了慢性关节炎症淋巴回流功能下降的分子机制：关节慢性炎症情况下，淋巴管内皮细胞（LECs）表达诱导型一氧化氮合酶（iNOS），产生一氧化氮（NO），损伤淋巴管平滑肌细胞（LSMCs），使其失去正常表型和收缩功能，导致淋巴回流障碍。

1）TNF-Tg 小鼠踝关节旁淋巴回流功能下降，伴随集合淋巴管 LSMCs 覆盖面积减少和结构萎缩：ICG-NIR 显示 5 月龄 TNF-Tg 小鼠淋巴清除能力和淋巴管收缩频率降低；全组织（whole mount）免疫双荧光染色提示 5 月龄 TNF-Tg 小鼠集合淋巴管上的 LSMCs 覆盖面积减少；电子显微镜（EM）显示 5 月龄 TNF-Tg 小鼠 LSMCs 结构萎缩，LSMCs 和 LECs 均呈现凋亡表型；建立 LSMCs 体外培养体系，细胞免疫荧光染色和 westernblot 鉴定体外培养细胞为 LSMCs。

2）TNF-Tg 小鼠滑膜来源 LECs 表达高水平 iNOS：利用含有 PE- 抗 -Podoplanin(PDPN) 抗体 /anti-PE microbeads 的 LS 柱子，从 7 月龄 TNF-Tg 和同窝对照 WT 小鼠关节内分离提取 PDPN 阳性（PDPN+）LECs，再用流式细胞仪方法检测这些 LECs 的表面标记物的表达。Real time PCR 检测发现与 WT 小鼠相比，TNF-Tg 小鼠关节来源的 LECs 高水平表达 iNOS。

3）证明了炎症因子 TNF-α 刺激 LECs 产生 NO，抑制 LSMCs 标志基因表达：Real time PCR 检测发现 0.1ng/ml TNF-α 即可以刺激 LECs 表达 40 倍 iNOS（已知 TNF-Tg 小鼠外周循环 human TNF-α 的含量为 1.2~1.3ng/ml）；建立 LECs 与 LSMCs 共培养体系，1ng/ml TNF-α 预处理后的 LECs 可以造成 LSMCs 标记基因 mRNA 表达量下降；TNF-α 刺激 LECs 产生 NO，完全被 iNOS 抑制剂 aminoguanidine hemisulfate salt（Ami）所阻断；Ami 逆转 TNF-α 前处理后的 LECs 造成的 LSMCs 标记基因表达下降。

4）证明了 iNOS 特异性抑制剂能够改善老龄 TNF-Tg 小鼠淋巴回流功能：在 5 月龄以上的 TNF-Tg 小鼠的足底皮下注射 iNOS 特异性抑制剂 L-N6-(1-iminoethyl)lysine 5-tetrazole-amide（L-NIL）或者生理盐水，ICG-NIR 成像显示生理盐水注射后 9 分钟仍然没有显著的淋巴管，但是 L-NIL 注射 4 分钟后，可见 ICG 在淋巴管和淋巴结内显现，L-NIL 处理后淋巴管出现 pulse。再用生理盐水、L-NIL 或 eNOS 抑制剂（Nω-nitro-L-arginine methyl ester，L-NAME）处理 5 月龄以上 TNF-Tg 和 WT 小鼠 6 周，检测淋巴管 pulse 和足底 ICG 信号清除率（clearance），发现只有 L-NIL 显著改善淋巴管 pulse 和 ICG clearance。

5）发现了慢性关节炎症淋巴回流障碍的分子机制：如图 5-35-3-10 所示，慢性关节炎症情况下，LECs 表达 iNOS，产生 NO，损伤集合淋巴管的 LSMCs，使其失去正常 LSMC 表型和收缩功能，导致淋巴回流障碍，加重关节炎症。

（6）基于慢性关节炎淋巴回流障碍的特点，建立了新型靶向关节炎的纳米给药系统

1）鉴定了纳米药物表征：利用 EDCI 交联 γ 聚谷氨酸和 L 天冬氨酸叔丁酯，形成两亲性分子。两亲性分子包裹雷公藤甲素形成纳米药物。如图 5-35-3-11 所示，H-NMR 检测两亲性分子的化合物结构（图 A），动态纳米粒度仪和透射电镜结果提示纳米药物的分散系数单一（图 B）、尺寸合理（图 C），体外缓释检测提示纳米雷公藤甲素的缓释性能优越（图 D）。

2）确定纳米药物靶向炎症性关节：将带有 ICG 的包裹（PAT）或不包裹（PA）雷公藤甲素的纳米药物通过尾静脉注射到 TNF-Tg 小鼠体内，将 ICG-PA 尾静脉注射到 WT 小鼠体内，活体动物成像仪检测显示注射后 24 小时，PA 和 PAT 靶向到 TNF-Tg 小鼠的膝关节，但在 WT 小鼠膝关节内没有聚集。

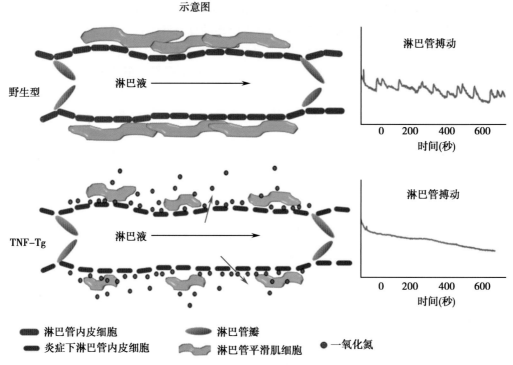

图 5-35-3-10 慢性关节炎症淋巴回流障碍的分子机制示意图

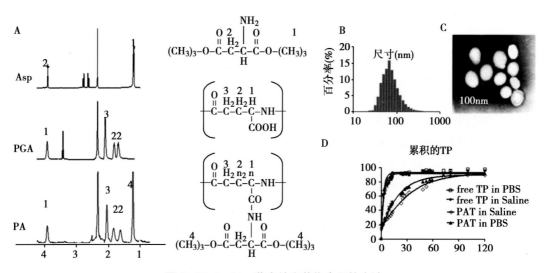

图 5-35-3-11 鉴定纳米药物表征的方法

A.Asp、PGA 和 PA 的磁共振谱。PAT 的纳米尺经采用 B、C.动态光散射和电镜检测 D.雷公藤甲素（TP）从 PAT 释放表征

Asp：di-tert-butyl l-aspartate hydrochloride PGA：poly-γ-glutamic acid Saline.生理盐水

PA：Pga-grafted asp TP：雷公藤甲素 PAT：TP-loaded Pga-grafted Asp PBS.磷酸缓冲盐溶液

3)证明了纳米包裹雷公藤甲素能够减轻雷公藤甲素毒性：将包裹（PAT）或不包裹（PA）雷公藤甲素的纳米药物，以及单纯雷公藤甲素（TP）通过尾静脉注射到 TNF-Tg 小鼠体内，

每 3 天 1 次，治疗 30 天，同窝 WT 小鼠作为阴性对照，每 2 天记录一次小鼠存活率，发现单纯 TP 降低小鼠存活率，而 PAT 治疗组未见小鼠死亡。治疗 30 天后，检测小鼠体重，发现 TP 显著降低小鼠体重，相对于 TP 组，PAT 组小鼠体重显著增加。取材小鼠脾、肝、肾脏进行 HE 染色，发现 TP 组各组织均有明显结构损伤，而 PAT 显著减轻各组织损伤。如图 5-35-3-12 所示。

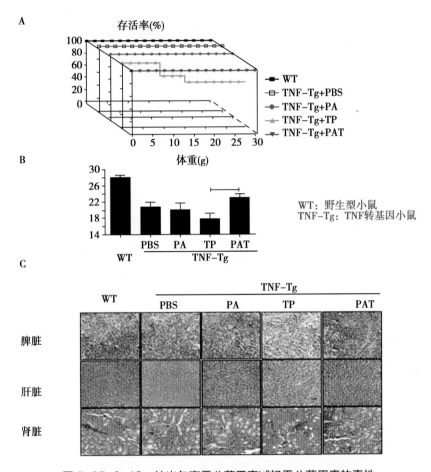

图 5-35-3-12　纳米包裹雷公藤甲素减轻雷公藤甲素的毒性

A. 不同组的存活率显示与 TP 处理组相比，PAT 增加 TNF-Tg 小鼠存活率　B. 各组在治疗最后一天体重情况，显示与 TP 治疗组相比，PAT 显著防止 TNF-Tg 小鼠体重减少　C. 肝、脾、肾脏 HE 染色切片（×200）显示 PAT 防止 TP 造成的组织损伤。黄色箭头表示肝脏细胞核，蓝色箭头指示肾小球

　　4) 证明了纳米包裹雷公藤甲素能够改善关节骨缺损：取材各组小鼠踝、膝关节，进行 micro-CT 扫描三维成像和骨量分析，发现与 PBS 处理组相比，TP 和 PAT 均明显改善 TNF-Tg 小鼠关节骨缺损情况（图 5-35-3-13）。

　　5) 证明了纳米包裹雷公藤甲素能够减轻关节炎症：取材各组小鼠踝、膝关节，进行石蜡切片，ABH/OG 和 TRAP 染色，以及组织形态学分析，发现与 PBS 处理组相比，TP 和 PAT 均明显减轻 TNF-Tg 小鼠关节滑膜炎症面积，软骨缺损和 TRAP+ 破骨细胞面积。

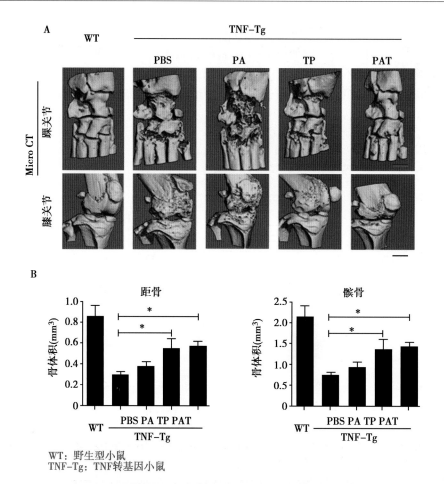

WT：野生型小鼠
TNF-Tg：TNF转基因小鼠

图 5-35-3-13　纳米包裹雷公藤甲素减轻 TNF-Tg 小鼠踝关节和膝关节骨缺损
A. 踝和膝关节显微 CT 三维重建图显示 TP 和 PAT 处理的小鼠骨缺损减少　B. 定量分析距骨和髌骨骨量

　　3. 明确了逐痰化瘀法通过调控淋巴系统防治关节炎的机制　前期研究发现淋巴系统回流障碍加重关节炎症，促进淋巴回流减轻关节炎症，这一现象与中医"痹证"理论中"不通则痛，通则不痛"的观点一致，因此我们提出"从淋巴系统角度，理解中医痹证理论"以及"从淋巴系统角度，评价逐痰化瘀法防治关节炎的机制"学术假说。

　　根据"逐痰化瘀法基本治疗法则，展开了针对石氏伤科代表方加味牛蒡子汤及有效组分阿魏酸、三七总皂苷等调控淋巴系统防治关节炎机制的研究工作。

　　（1）加味牛蒡子汤促进淋巴回流功能，改善关节炎症

　　1）加味牛蒡子汤能够促进 TNF-Tg 小鼠踝关节淋巴回流功能：如图 5-35-3-14 所示，给 2 月龄 TNF-Tg 小鼠灌胃加味牛蒡子汤，利用 ICG-NIR 检测给药 3 个月后小鼠踝关节淋巴回流功能（clearance 和 pulse），发现加味牛蒡子汤可改善 TNF-Tg 小鼠足底部 ICG24 小时清除率，增加 pulse。

　　2）加味牛蒡子汤能够减轻 TNF-Tg 小鼠踝关节回流淋巴管渗漏：给 2 月龄 TNF-Tg 小鼠灌胃加味牛蒡子汤，利用 ICG-NIR 检测给药 3 个月后小鼠踝关节回流淋巴管结构，发现加味牛蒡子汤可减轻 TNF-Tg 小鼠踝关节淋巴管渗漏情况。

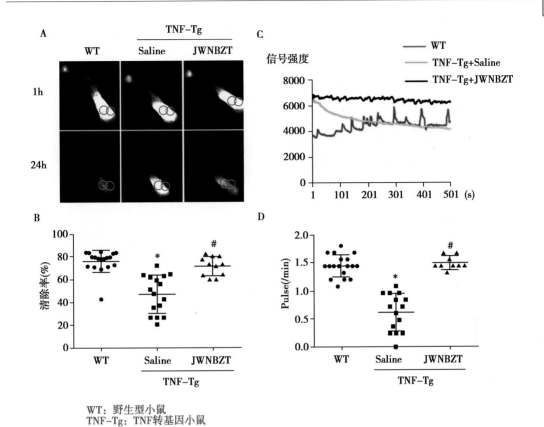

图 5-35-3-14　加味牛蒡子汤（JWNBZT）对 TNF-Tg 小鼠淋巴回流功能的影响
A. 用近红外成像系统拍摄小鼠注射后 1 小时和 24 小时足底 ICG 信号　B. 计算 1 小时和 24 小时足底 ICG 信号清除率情况　C. 各组代表性 Pulse 波形图　D. 各组 Pulse 定量比较

3）加味牛蒡子汤能够减轻 TNF-Tg 小鼠关节炎症：用加味牛蒡子汤灌胃 TNF-Tg 小鼠，治疗 3 个月后，取材踝关节，HE 染色显示加味牛蒡子汤减少关节炎症滑膜面积和骨缺损（图 5-35-3-15）。

（2）阿魏酸（FLA）通过促进淋巴回流功能，减轻关节炎症

1）阿魏酸抑制 TNF-α 刺激下 LECs 产生 NO，减轻其对 LSMCs 的损伤：用 1ng/ml TNF-α 加或无阿魏酸处理 LECs24 小时，提取上清液，检测 NO 的含量，发现阿魏酸抑制 TNF-α 诱导 LECs 产生的 NO。用 1ng/ml TNF-α 加或无阿魏酸处理 LECs24 小时，再用处理过的 LECs 与 LSMCs 共培养 24 小时，抽提 LSMCs 的 mRNA，检测 LSMCs 标记基因的 mRNA 表达，发现阿魏酸可以改善 TNF-α 诱导后的 LECs 对 LSMCs 标记基因表达的抑制作用。

2）阿魏酸能够促进 TNF-Tg 小鼠淋巴回流功能：如图 5-35-3-16 所示，用阿魏酸（20mg/kg）或生理盐水处理 3 月龄 TNF-Tg 小鼠 12 周，ICG-NIR 检测淋巴回流功能，发现阿魏酸改善 TNF-Tg 小鼠 ICG clearance 和 pulse。

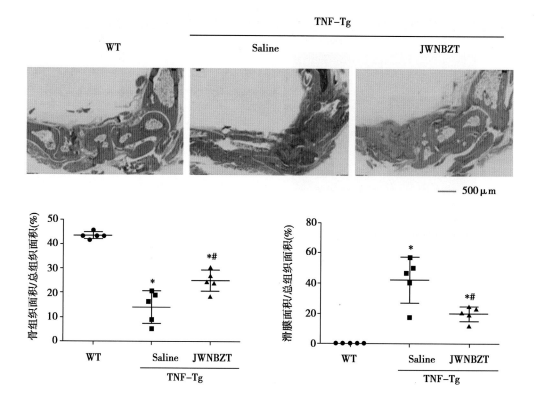

WT：野生型小鼠
TNF-Tg：TNF转基因小鼠

图 5-35-3-15　加味牛蒡子汤（JWNBZT）对 TNF-Tg 小鼠踝关节组织形态学的影响

3) 阿魏酸能够改善 TNF-Tg 小鼠关节炎症：用阿魏酸（20mg/kg）或生理盐水灌胃 3 月龄 TNF-Tg 小鼠 12 周，取材小鼠踝关节，制成石蜡切片，进行 ABH/OG 和 TRAP 染色，及形态计量学分析，发现阿魏酸可以减轻 TNF-Tg 小鼠关节炎症滑膜面积、骨和软骨组织损伤以及 TRAP+ 染色的破骨细胞面积。

通过基础研究，我们发现淋巴系统参与炎症性关节炎发生发展过程，且在慢性炎症性关节炎发展过程中，淋巴回流功能受到炎症因子和调节因子影响出现障碍，关节内炎症因子和细胞聚集在关节局部无法被淋巴系统排除，造成关节炎症加重；此外淋巴结被 B-in 细胞堵塞，造成回流淋巴结萎缩，淋巴管收缩功能消失，淋巴回流被阻断，关节炎症也会加重。有意思的是，这两种病理现象与中医"痰瘀"病理表现极为相似。中医认为"血瘀"是指血液运行不畅或血液瘀滞不通的病理状态，"痰"指水湿内停凝结成痰，"痰瘀"两种病理产物形成均与津液或血液运行不畅或停聚形成，因此从病理表现相似性来看，痰瘀与淋巴系统回流功能关系密切。

为了以药测证，我们采用了石氏伤科常用活血祛痰中药复方——加味牛蒡子汤，发现该方可以促进淋巴回流功能改善关节炎症，进一步研究其有效成分的作用机制，发现阿魏酸通过促进淋巴管生成和回流功能改善关节炎症，这些研究结果提示活血祛痰类中药通过改善淋巴回流功能起到治疗关节炎症的作用，证明了中医"痰瘀"理论的准确性。我们首次从淋巴系统角度理解中医痰瘀理论，丰富了中医"痰瘀"理论的科学内涵。

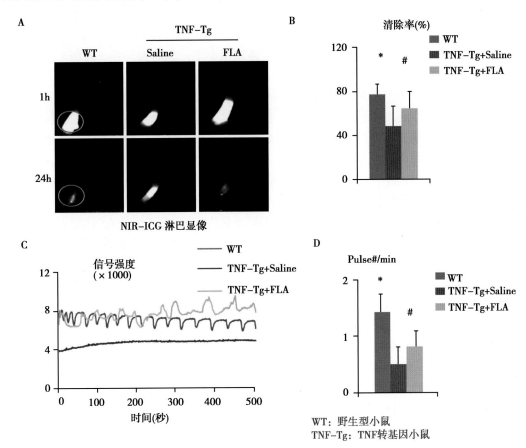

图 5-35-3-16　阿魏酸（FLA）改善 TNF-Tg 小鼠淋巴回流功能

A. 用近红外成像系统拍摄小鼠注射后 1 小时和 24 小时足底 ICG 信号　B. 计算与 1 小时相比，24 小时足底 ICG 信号清除率情况　C. 各组代表性 Pulse 波形图　D. 各组 Pulse 定量比较

（施杞　王拥军　梁倩倩　周泉　徐浩　李金龙　陈岩　张利　王腾腾）

第四节　正虚邪实理论的研究

一、正虚邪实理论的临床研究

（一）扶正祛邪法在治疗原位骨肿瘤中的临床应用

中医对骨肿瘤的认识可追溯到殷周时代，殷墟甲骨文已有"瘤"的病名记载。《灵枢·刺节真邪》曰："有所结，气归之，卫气留之，不得反，津液久留，合而为肠溜，久者数岁乃成，以手按之柔。已有所结，气归之，津液留之，邪气中之，凝结日以易甚，连以聚居，为昔瘤，以手按之坚。有所结，深中骨，气因于骨，骨与气并，日以益大，则为骨疽。"隋代巢元方《诸病源候论》称之为"骨痹""骨疽"。唐代孙思邈将肿瘤分为七类，骨肿瘤则为其中之一。纵观文献，骨肿瘤之名虽无统一、专门的称谓，但从中可知中医对骨肿瘤的认识

已有千年之积淀，对骨肿瘤的病因病机、治则治法有其丰富、宝贵的临床经验。

关于骨肿瘤发生的原因可概括为内因和外因。内因指机体本身所具有的致病因素，如七情失调、脏腑功能紊乱等；外因常指外感六淫、饮食不洁等。中医认为骨肿瘤病因以"正虚邪入，搏结伤骨成瘤"贯彻始终，其义为素体禀赋不足，或后天失养、内伤七情等导致正气虚弱，而风、寒、暑、湿、燥、火、痰、瘀、毒等淫邪入侵，蕴积搏结于骨而发生骨肿瘤。《外科医案汇编》明确指出"正气虚则成岩"，说明正气内虚是肿瘤发生发展的根本原因。并且肿瘤形成之后不断耗伤气血，加重正气亏虚，从而使病情加重。故扶正祛邪法是治疗骨肿瘤的重要治则。扶正祛邪法是近几十年来中医药治疗肿瘤的研究热点，该法治疗恶性肿瘤可提高临床疗效延长生存期，减轻放化疗毒副反应，提高机体的免疫功能，增强肾上腺皮质功能，保护骨髓造血功能，提高和改善机体的物质代谢，具有双向调节作用。下面将从骨肿瘤发病的病机及临床治疗方面进行介绍。

1. 因痰而致　中医理论认为肾为"先天之本"，且"肾主骨"。《医学入门》卷五中曰："肾主骨，劳伤肾水，不能荣骨而为肿，曰骨瘤。"脾为"后天之本"，脾气不足则痰湿不得化。《丹溪心法》中提到："凡人身上中下有块者，多是痰。"现代医学认为，肿瘤的微环境指肿瘤所在组织的功能结构，也包括肿瘤细胞自身，是肿瘤生长及转移的场所，是一个缺氧、酸性及炎性的环境，中医的"痰"是肿瘤酸性微环境的重要组成物。且脾气不足，则气血津液化生不足，无法充养先天之精，进一步导致骨不得荣养。《黄帝内经》曰："邪之所凑，其气必虚。"脾肾之气亏损、正气不足，给邪气以入侵之机，增加了发病的概率。

2. 因虚而致　研究表明，化疗及术后损伤患者正气，大部分肿瘤患者都存在气虚症状，且临床较多患者主诉神疲乏力、汗出等不适，尤其是长时间行走及爬楼梯后上述症状加重。化疗药物毒性峻烈，例如骨肉瘤常用的化疗药物甲氨蝶呤，化疗最常见的副作用为消化道反应，症见恶心、呕吐、腹泻等，高剂量会对肾脏产生损害，出现血尿、蛋白尿等。根据中医的概念，脾气受损，气血生化不足，肾气受损，则更无法充养骨髓，故结合中西医理论，上海中医药大学附属龙华医院王拥军教授多以归脾汤或八珍汤为基础方，酌情加入杜仲、续断、骨碎补、女贞子、墨旱莲等药物，气血双补，健脾补肾。经治患者不适症状较就诊前明显缓解，患者及家属诉胃口较前好转，且行走时间及距离较就诊前有所增加。

3. 因瘀而致　郑翠娥等根据骨肿瘤正虚邪实的病机特点，治以扶正祛邪的治疗方法，扶正以温阳补血为主，祛邪以化痰通络，解毒化瘀为主，采用阳和汤加减（熟地黄 30g、鹿角胶 10g、白芥子 10g、桂枝 10g、麻黄 6g、补骨脂 24g、骨碎补 24g、白花蛇舌草 30g 等）治疗骨肿瘤 40 例，服药后疼痛消失者 26 例，其中 6 剂消失者 2 例，12 剂消失者 4 例，24剂后消失者 20 例，症状明显减轻者 10 例，无效者 4 例。40 例患者中 23 例服药期间原有病灶未见扩大及转移。

（二）"扶正祛邪法"在治疗肿瘤骨转移中的临床应用

肿瘤骨转移是肿瘤晚期的并发症之一，骨痛和骨破坏是本病的要害。临床上乳腺癌、前列腺癌、肺癌、甲状腺癌和肾癌等实体瘤最容易出现骨转移。其好发部位是脊柱、骨盆、肋骨、颅骨、骨及四肢骨近端骨骼。在脊柱转移中，常见部位是胸椎70%、腰骶椎20%、颈椎10%。不同类型肿瘤的骨转移部位有差异，早期多为单发转移，晚期多为多发转移。

骨转移癌的病因病机至今尚未完全清楚，但与多种因素有关。中医学认为其发生是由于正气不足、五脏六腑虚损，不能濡养肾气，使肾藏精、生髓、主骨功能丧失，加之气、血、痰、湿邪结聚而发为本病。若肾气不足，不能主骨，又逢五脏六腑功能失调，导致阴阳失调、气机阻滞，日积月累而成本病。或因饮食不节，损伤脾胃，以致运化不健、痰浊与气血相搏结，而为本病。总之，其病机不外"不荣则痛""不通则痛"两方面。

1. 乳腺癌骨转移　乳腺癌在历代中医文献中一般被称为"乳岩""乳石痈""奶岩""石榴翻花发""石奶"等。乳腺癌骨转移的首发症状为顽固而持续性的疼痛，且夜间加重。关于乳腺癌骨转移的病因病机，历代医家各持己见但不外乎虚、瘀、痰、毒。《医学汇编·乳岩附论》指出："正气虚则为岩。"陆德铭教授认为乳腺癌的发生与正气不足，邪毒留滞有关。其临症以辨证与辨病、扶正与祛邪相结合为原则，本虚者辨气、血、肝、脾、肾与冲任之损各不同，标实者区别气、痰、瘀、毒为病之轻重而分别施治。

王长宏等遵循补虚祛邪兼以理气化瘀止痛之法，治疗18例乳腺癌晚期骨转移患者，其中转移至胸腰椎者7例，肋骨6例，骨盆5例。方用黄芪、当归、党参、炒白术、云茯苓、甘草、陈皮、桃仁、薏苡仁、细辛等，疗效显著，治愈3例、显效8例、有效5例、无效2例，总有效率为88.89%。名老中医石玉林对乳腺癌骨转移有其独到见解，依据"肾主骨生髓"的中医理论，对乳腺癌骨转移进行辨证施治，认为该病发生的主要原因是肾虚，乃肾气亏损，肾阴不足，阴阳失调所致，遂以补肾气，滋肾阴为主，同时以活血化瘀，软坚散结，调理气血等方法进行治疗。据报道，其对30例乳腺癌骨转移患者用以金匮肾气丸、六味地黄丸、左归丸等为基础方进行辨证施治。痊愈12例，显效10例，有效7例，无效1例，总有效率为96.6%。

2. 前列腺癌骨转移　中医医籍中无前列腺癌病名，在根据其临床表现（尿频、尿急、排尿困难、少数可有血尿）将其归属于中医"癃闭""淋证""尿血"等疾病范畴。中医将骨转移癌归属于"骨瘤""骨蚀""石疽"等范畴。前列腺癌骨转移的病因病机具有本虚标实，虚实夹杂的特点。所谓"本虚"即自身正气亏虚。前列腺癌好发于老年人，《黄帝内经》中指出"年过半百而阴气自半"，"男子七八，肝气衰，筋不能动，天癸竭，精少，肾脏衰，形体皆极"。再者，前列腺癌患者在确诊时大多已处于晚期，长时间受癌毒侵袭易于耗散正气，导致正虚不固。现代医学的放化疗治疗，耗伤正气。放射线、化学药物在杀灭癌细胞的同时，一定程度上耗伤了人体的正气。所谓"标实"指老年人正气亏虚，卫外无能，外感邪毒乘虚内侵或脏腑虚衰，气血津液运化失司，湿热、痰浊内生，局部气滞血瘀，"积聚"乃成。

陈志强等用前瞻性研究方法，遵循对照原则，纳入晚期前列腺癌骨转移的患者152例，将其分为治疗组和对照组，治疗组采用扶正抑瘤法治疗方案，对照组采用西医治疗方案。基本方：黄芪、西洋参、龟甲、全蝎、白花蛇舌草、王不留行、炒白术、茯苓、甘草。诸药配伍可达扶正抑瘤的功效。各证加减如下：血瘀加土鳖虫、水蛭、姜黄；肾气虚加菟丝子、巴戟天、牛膝；阴虚火旺去白术、黄芪、茯苓，加女贞子、鳖甲、丹皮、生地；气血两虚黄芪加倍，加枸杞、丹参；骨转移疼痛加蜈蚣、僵蚕、骨碎补；下焦湿热加车前草、土茯苓；阴虚痰热去黄芪、白术，加浙贝母、天花粉、黄芩；脾气虚加山药、黄精、陈皮。数据结果经统计分析，治疗组较对照组显著提高患者生存质量，在一定治疗时段更显著降低前列腺特异性抗原水平，减少骨转移数目，延缓了前列腺癌骨转移的进展。

3. 肺癌骨转移　骨转移是肺癌常见并发症之一，它最常见的类型为破骨性骨转移，主要表现为骨痛、高钙血症、脊髓压缩及病理性骨折等，严重影响患者的生活质量。中医认为，正气亏虚乃肺癌骨转移的发病基础。肺癌骨转移的发生乃内、外多种因素相互作用的结果，内因多为脏腑气血亏损，正气不足，外因多为余邪未尽，复因七情内伤、饮食不节，而致痰凝、毒聚、瘀阻于筋骨，久则聚结成积，发生癌肿。患者行肿瘤切除手术及放、化疗后，机体正气损伤较大，若癌瘤得以根除，人体正气逐渐恢复，抵抗力增强，则毒邪难以复发为患，疾病趋于痊愈。若癌瘤未能尽除，继续耗伐正气，损及肝肾，则肝不能主筋而藏血，肾不能主骨而生髓，筋骨失养，骨枯髓虚，脉络不畅，瘀阻筋骨，复因癌瘤旁窜，痰毒蕴结，腐蚀骨骼，而聚结成瘤。由此可见正气亏虚乃肺癌骨转移发生的先决条件。

叶平胜等将72例肺癌多发性骨转移患者随机分为治疗组和对照组，其中腺癌35例，鳞癌22例，大细胞肺癌15例。两组均采用NP方案化疗，而治疗组在此基础上联合扶正消积汤进行治疗。扶正消积汤由黄芪、蛇舌草、百合、昆布各30g，生晒参8g，党参、杜仲、醋鳖甲各20g，白术、骨碎补、制南星各15g，半夏、青皮、天冬、麦冬各10g，甘草5g等中药组成。随证加减：疼痛剧烈加全蝎4g、蜈蚣2条，共研细末送服；腰腿酸软加淫羊藿15g、补骨脂10g；两腿不宁加熟地、生白芍各20g；转移病灶肿块明显加地鳖虫、地龙各10g，重用半夏、天南星各30g。结果显示，治疗组在止痛效果、活动能力改善情况均由于对照组。

4. 其他肿瘤以及肿瘤骨转移　"芪珍胶囊"是施杞教授临床实践经验的总结。该方由黄芪、珍珠、重楼、三七、大青叶组成，具有益气化瘀、清热解毒的功效。通过"扶正祛邪"达到辅助治疗恶性肿瘤的目的。在完成临床研究前药学、药效和毒理学的基础上，经国家药品监督管理局批准（1999）ZL-21号进行Ⅱ期临床研究，对芪珍胶囊的疗效、安全性和不良反应做出科学地评价。试验观察了属于中医气虚血瘀兼瘀阻化热证的肺癌、胃癌、乳腺癌共472例（其中试验组307例，对照组165例）3个病种，经统计学分析证实，芪珍胶囊与化疗合并用药对气虚血瘀兼瘀阻化热证肿瘤患者有减轻毒性作用，能够改善气虚血瘀兼瘀阻化热证候，提高免疫功能和生存质量，增加体重，保护白细胞，且无明显毒副作用。芪珍胶囊适用于气虚血瘀兼瘀阻化热证肺癌、胃癌和乳腺癌为主的各种肿瘤患者。

辛杰等遵循辨证施治的观点，以扶正祛邪，健脾补肾，化瘀通络，强筋强骨为治则。采用三棱、莪术、姜黄、虎杖、三七、血竭、炙马钱子、全蝎、蚂蚁、透骨草、骨碎补、娱蚣、蛤蚁、鹿茸、黄芪、绞股蓝、丹参、当归等36味中药治疗肿瘤骨转移患者40例，其中，原发肿瘤：肺癌1例、胃癌8例、乳腺癌4例、直肠癌5例、甲状腺癌5例、鼻咽癌4例；转移部位依次为脊椎骨、骨盆、胸骨、肋骨、肩胛骨、股骨、肱骨。中药口服治疗疼痛缓解有效率为87.5%。崔玉泉等将78例肿瘤骨转移患者随机分为治疗组和对照组两组，二组均采用直线加速器放射治疗，治疗组同时每日口服扶正培本中药，主方：人参、黄芪、生熟地、当归、茯苓、猪苓、鸡血藤、女贞子、枸杞子、菟丝子、肉苁蓉、补骨脂等，并联合帕米膦酸二钠静滴治疗。治疗3个月后对患者进行综合评定发现治疗组患者的镇痛效果、生活质量和骨质修复的改善率明显优于对照组。

二、正虚邪实理论的基础研究

（一）骨肿瘤的荟萃分析

人类基因组中参与蛋白编码的基因不到2%，另外90%左右的基因为非编码基因

（non-coding RNA，ncRNA），并可根据核苷酸链的长短分为微小非编码 RNA（microRNA，miRNA）和长链非编码 RNA（long non-coding RNA，lncRNA）。随着近年来基因组学相关技术的进步、基因测序等技术的发展，以及对非编码基因研究的逐渐深入，发现非编码 RNA 对人类机体健康起着重要的调控作用。

我们在对骨肉瘤小鼠动物模型相关研究的探索中发现，miRNAs 和 lncRNAs 等非编码 RNA 对骨肉瘤小鼠移植瘤的生长起着关键的作用。因此，我们分别进行了微小非编码 RNA 和长链非编码 RNA 对骨肉瘤研究的前期探索，以期为骨肉瘤的临床诊治和科研研究提供方向。

1. 微小非编码 RNAs 在骨肉瘤小鼠模型中功能效应荟萃分析

（1）数据库检索：为探索 miRNAs 作为骨肉瘤小鼠模型预防和治疗靶点的潜力、探讨现有研究的方法学质量，我们使用"microRNA""骨肉瘤（osteosarcoma）"和"小鼠"及其同义词作为检索词，对七大中英文数据库 PubMed、Web of Science、Embase、中国知网、万方数据库、维普数据库和中国生物医学文献数据库进行系统检索。

（2）文献筛选与数据提取：将 7 大数据库检索到的文章汇总，根据我们制定的筛选标准，最终收集到 36 篇符合纳入条件的文献，其中英文文献 33 篇、中文文献 3 篇。我们提取纳入文献的相关基础数据，包括动物的品种和数量、骨肉瘤裸鼠移植瘤的造模方式、所研究的 miRNA 种类、动物造模所用细胞株种类和 miRNA 转染方式以及最终结局指标（瘤体重量和瘤体体积）。

（3）文献分析与质量评估：我们遵从考克兰（Cochrane）手册的原则，首先对各纳入文献进行质量评估，并通过 REVIEW MANAGER 5.1.2 软件，将文献中结局指标的数据制作成森林图，逐一分亚型进行荟萃分析。

（4）分析结果与研究方向：我们分析的结果发现，miRNAs 根据其作为抑癌基因或者致癌基因功能的不同，以及所使用基因转染技术的差异，对骨肉瘤裸鼠移植的生长作用情况具有不同的表现。一般而言，致癌基因可促进裸鼠移植瘤的生长，当该基因过表达时这种效应累积，而当致癌基因沉默时，移植瘤的生长情况往往明显低于空白对照组，产生抑癌作用；抑癌基因反之。该结果提示，miRNAs 对骨肉瘤小鼠移植瘤模型的生长具有重要调控作用，为临床以及临床前研究提供思路和方向。

2. 长链非编码 RNA 在骨肉瘤小鼠模型中功能效应的荟萃分析　为探讨 lncRNAs 作为骨肉瘤小鼠模型预防和治疗靶点的潜力及其方法学质量，我们做了同样的工作，筛选到 10 篇符合纳入标准的文献，并完成了森林图与漏斗图的制作进行亚型荟萃分析。结果发现与 miRNAs 相似，lncRNAs 对骨肉瘤的生长同样具有影响效力。当 lncRNAs 表现为抑癌基因时，可抑制骨肉瘤移植瘤的生长，过表达该基因则抑癌效应增加，该基因表达降低则促进致癌作用；致癌基因亦反之。因此，miRNAs 和 lncRNAs 均可作为骨肉瘤临床早期诊断与治疗的潜在靶点，为未来骨肉瘤的治疗与研究提供发展方向。

（二）"芪珍胶囊"疗效机制研究

中医辨证恶性肿瘤属气虚血瘀兼瘀阻化热型的，在脊柱转移性肿瘤患者中较为多见。近年来临床与实验研究证明，"芪珍胶囊"配合化、放疗治疗脊柱转移性肿瘤、肺癌、乳腺癌等癌肿有明显的增效减毒作用，即能提高机体免疫功能，改善患者体质状况，抑制肿瘤生长，减轻化，放疗引起的毒副反应。

1. "芪珍胶囊"临床前药理研究

（1）扶正的研究：对正常小鼠腹腔巨噬细胞吞噬功能的影响：以口服 4.5g/kg、1.5g/kg、腹腔 1.5g/kg、0.75g/kg 分别给药 10 次，对腹腔巨噬细胞吞噬百分比和吞噬指数均有明显提高。对荷瘤小鼠的 NK 细胞以相应剂量试验，均有明显提高。对荷瘤小鼠的淋巴细胞转化试验也以相应剂量实验，也显示有明显促进作用。

（2）祛邪的研究：对多种动物移植性肿瘤，包括大鼠 W256 癌肉瘤、小鼠 Lewis 肺癌和 S180 肉瘤，以同样的给药方案试验，无论是口服或腹腔给药高剂量组均显示 40% 以上的抑制率，低剂量组也显示出 30% 以上的抑制率。对与临床相关性较好的人体肿瘤 QGY 肝癌异种接种于免疫缺陷的裸小鼠模型，同样显示出相似的疗效，即口服给药高剂量组均显示 40% 以上的抑制率，低剂量组也显示出 30% 以上的抑制率。

（3）增效作用的研究：与环磷酰胺常规治疗的半量 15mg/kg 合并对 S180 肉瘤生长的试验，证明相应剂量的本品合并组与单独组相比具有一定的增效趋势，这也证实了本品可以与化疗药合并使用。

（4）减毒作用的研究：实验显示用高剂量环磷酰胺 100mg/（kg·d），腹腔注射（ip）连续 2 天所致的白细胞低下，以本品采用上述的给药方案后，均具有较明显的提高和支持作用。通过上述试验证明本品具有明显的扶正作用，对肿瘤的疗效和减毒功能或许与提高机体免疫功能有关，同时本品还能与化疗药合并使用可产生一定的增效趋势。为本品作为肿瘤辅助治疗剂推荐使用提供了实验依据。

2. "芪珍胶囊"临床前毒理研究

（1）临床前毒理学研究：最大耐受量试验中芪珍胶囊对昆明种小鼠单次灌胃 20g/kg（为最大耐受的体积和浓度），动物给药后仅有个别动物出现蜷缩，活动量稍减少，但稍后即恢复，其他动物即时未见异常。动物观察 14 天均存活，每隔 3 天称量体重 1 次，与空白组动物体重相比无明显差异，证明"芪珍胶囊"对种昆明种小鼠单次灌胃最大耐受剂量为 20g/kg，相当于临床使用每天剂量（每粒胶囊 300mg×5 粒 ×3 次为 4.5g/50kg 成人，相当于 0.09g/kg）的 222 倍。

（2）对大鼠长期毒性的试验中高低两个剂量组，分别为 5g/kg 及 2.5g/kg，各相当于使用临床剂量的 50 倍和 25 倍，在长达 6 个月的给药过程中、后及恢复期，所观察的指标均处于正常范围之内，未见特殊的异常情况。所采用的高剂量已达到大鼠最大允许的浓度和体积仍未出现靶毒器官和毒性，说明本品具有相当的安全性。

（三）中医药防治骨肿瘤的基础研究

骨肿瘤的常见种类为软骨肉瘤、脊索瘤、尤文肉瘤、骨巨细胞瘤和骨肉瘤，其中骨肉瘤为侵袭性的恶性肿瘤，是原发性骨癌的最常见组织形式。我们在对骨肉瘤多年的研究中发现，传统中医药对骨肉瘤细胞株以及骨肉瘤裸鼠移植瘤有明显的抑制生长和转移、并促进凋亡的作用，并发现中药新药"芪珍胶囊"的主要组成成分重楼的有效单体重楼皂苷 I（polyphyllin I，PPI），可显著抑制骨肉瘤的生长，并且具有多靶点效应。

1. 重楼皂苷 I 可促进人骨肉瘤细胞的凋亡，并可抑制和逆转上皮间质的转化

（1）重楼皂苷 I 对细胞存活率以及细胞迁移 / 侵袭能力的影响：选取人骨肉瘤细胞 MG-63、Saos-2、U-2 OS 以及小鼠正常成骨细胞 MC3T3-E1，进行常规细胞培养。用不同浓度的重楼皂苷 I（0μM、0.625μM、1.25μM、2.5μM）与人骨肉瘤细胞株共同培

养，运用电子细胞计数仪 (A) 以及实时细胞分析系统 (B) 检测细胞存活率，结果发现随着 PPI 浓度的增加，人骨肉瘤细胞的存活率逐渐降低，而小鼠正常成骨细胞的存活率却无明显改变。同时使用实时细胞分析系统对细胞迁移和侵袭能力进行检测，结果发现随着药物浓度增加，PPI 可明显减缓人骨肉瘤细胞的迁移 (C) 和侵袭能力 (D)。如图 5-35-4-1 所示。

（2）重楼皂苷 I 对细胞凋亡以及细胞周期的影响：将不同浓度的重楼皂苷 I（0μM、0.625μM、1.25μM、2.5μM）与人骨肉瘤细胞（MG-63、Saos-2、U-2 OS）共同培养，通过流式细胞仪检测发现，随着重楼皂苷 I 浓度的增加，骨肉瘤细胞的凋亡率增加，并通过 Western-Blot 检测凋亡相关蛋白 Cleaved caspase-3、Pro-PARP、Cleaved PARP，发现随着 PPI 作用时间的增加，上述凋亡相关蛋白表达水平在 MG-63 细胞（A）、Saos-2 细胞（B）、U-2 OS 细胞（C）亦随之增加；选取 1.25μM 浓度的 PPI 进行不同时间点（0 小时、0.5 小时、1.5 小时、6 小时）的 Caspase-3 活化检测，发现随着时间的增加，Caspase-3 的活性也随着增加；另外，选用 0.625μM 的 PPI 与人骨肉瘤细胞共同培养 24 小时后，通过流式检测其细胞周期，结果发现重楼皂苷 I 可将人骨肉瘤细胞阻滞于 S 期。如图 5-35-4-2 所示。

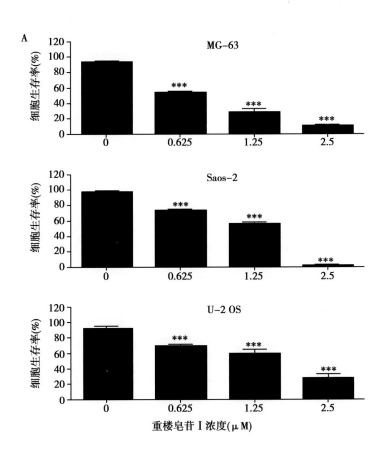

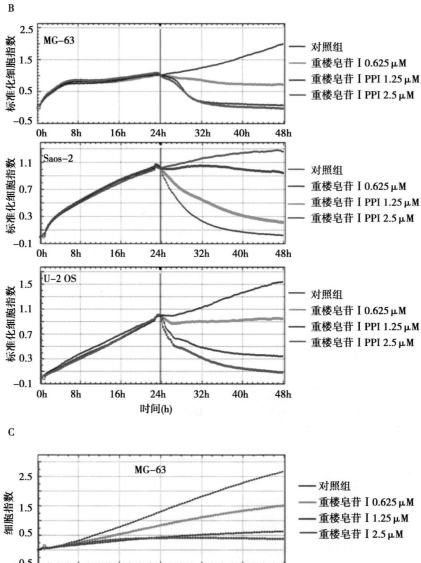

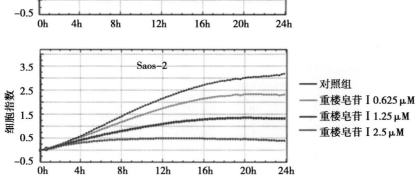

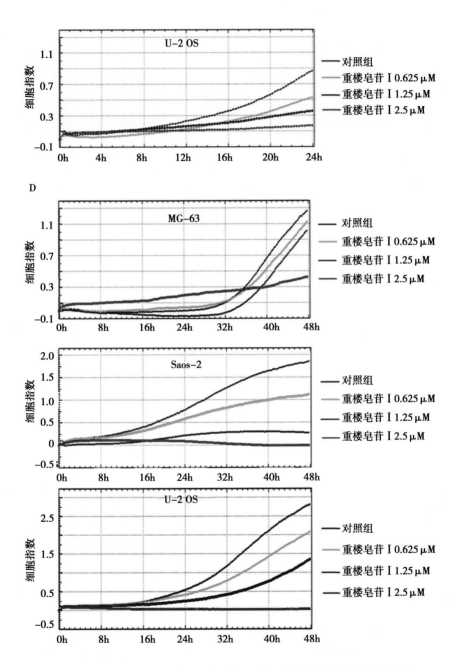

图 5-35-4-1　重楼皂苷Ⅰ对细胞存活率、细胞迁移及侵袭能力的影响

A. 细胞存活率　B. 实时监测细胞生长情况　C. 实时监测细胞迁移情况　D. 实时监测细胞浸润情况

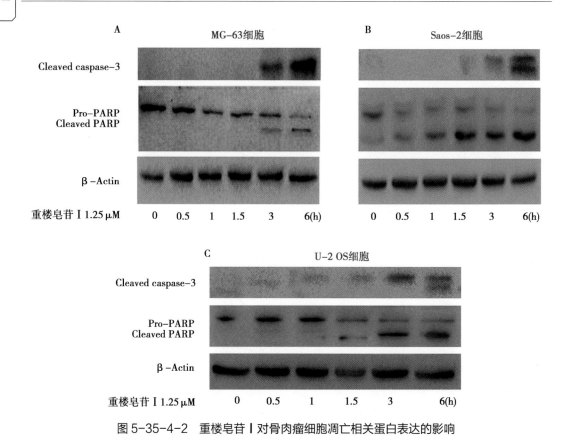

图 5-35-4-2　重楼皂苷 I 对骨肉瘤细胞凋亡相关蛋白表达的影响

（3）重楼皂苷 I 对细胞相关蛋白表达的影响：将 MG-63 细胞与 0.625μM 的 PPI 共同培养 12 小时后进行免疫荧光检测，发现 PPI 可明显抑制 MG-63 细胞 NF-kB p65 的表达（A）。同时选取 1.25μM 的 PPI 与人骨肉瘤细胞共同培养 0 小时、0.5 小时、1 小时、1.5 小时、3 小时、6 小时后，用细胞裂解液提取细胞蛋白进行蛋白免疫印迹检测（Western-blot），发现 NF-κB 通路相关蛋白 p-Erk1/2、Erk1/2、p-IκBα、IκBα、p-NF-κBp65、NF-κBp65 明显改变（B），同时发现骨肉瘤细胞核中 NF-kB p65 明显减少（C）。另外，未折叠蛋白反应（UPR）/ 内质网（ER）应激通路相关蛋白 BiP、p-eIF2α、ATF4、GADD153 表达明显增加（D）。因此，我们发现 PPI 可通过上调人骨肉瘤细胞中 UPR 信号，逆转 EMT 导致的人骨肉瘤细胞存活、增殖、细胞迁移和浸润能力的增强，并可通过阻止 NF-κB 核转运抑制人骨肉瘤细胞中该信号通路活性。如图 5-35-4-3 所示。

2. 重楼皂苷 I 可通过灭活 Wnt/β-catenin 信号通路抑制骨肉瘤生长

（1）重楼皂苷 I 对细胞存活率和迁移能力的影响：选取人骨肉瘤细胞 143-B、HOS 并收集人骨肉瘤原代细胞与不同浓度的重楼皂苷 I（0μM、0.2μM、0.4μM、0.6μM、0.8μM、1.2μM、1.6μM）和阳性药物多柔比星（doxorubicin，DOX）共同培养，根据实时细胞分析系统数据表明，随着 PPI 浓度的增加，人骨肉瘤细胞株（A，B）和人骨肉瘤原代细胞（C）的存活率均逐渐下降，且镜下可观察到，随着 PPI 浓度的增加，漂浮的 143-B 细胞死亡细胞明显增多（D）。如图 5-35-4-4 所示。

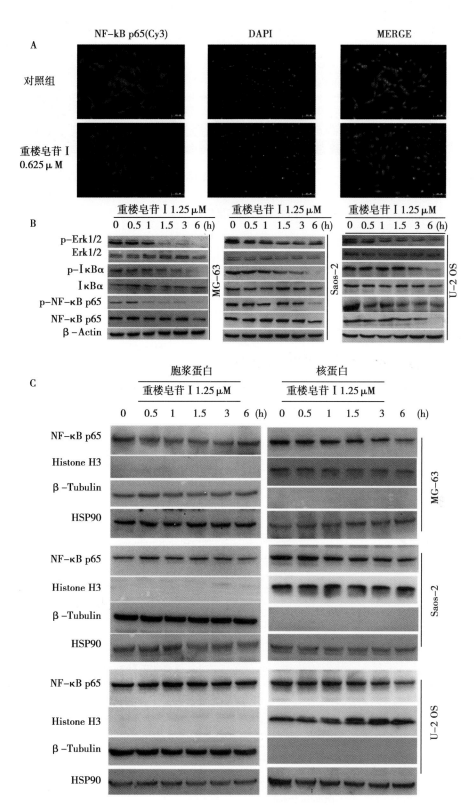

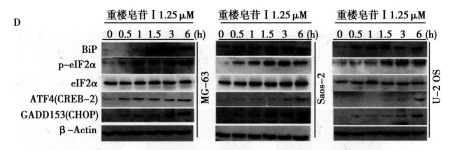

图 5-35-4-3　重楼皂苷 I 对骨肉瘤细胞相关蛋白表达的影响
A.NF-κB 在细胞内表达　B.NF-κB 信号通路相关蛋白表达　C.NF-κB 在胞浆和核内的表达　D.ER/
UPR 信号通路蛋白表达

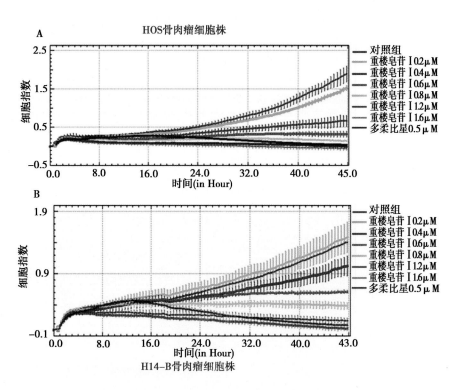

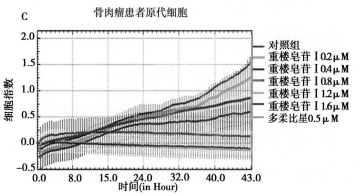

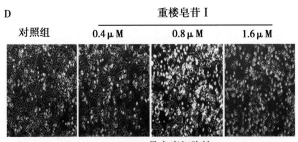

H14-B骨肉瘤细胞株

图 5-35-4-4　重楼皂苷Ⅰ对骨肉瘤细胞存活率的影响

A. 143-B 细胞　B. HOS 细胞　C.骨肉瘤患者原代细胞　D.不同浓度重楼皂苷Ⅰ干预 143-B 细胞后形态学
观察

（2）重楼皂苷Ⅰ对细胞凋亡和细胞周期的影响：根据对人骨肉瘤细胞存活率的检测结果选取不同浓度的重楼皂苷Ⅰ（0μM、0.4μM、0.8μM、1.6μM）与骨肉瘤细胞 143-B、HOS 共同培养，运用流式细胞仪检测细胞凋亡和周期，发现增加 PPI 浓度，可显著促进骨肉瘤细胞的凋亡，如图 5-35-4-5 所示。重楼皂苷Ⅰ还可以将细胞周期阻滞于 G_2/M 期，并发现重楼皂苷Ⅰ明显下调 Bcl-2、C-Myc，明显上调 Cleaved-PARP、Bax。

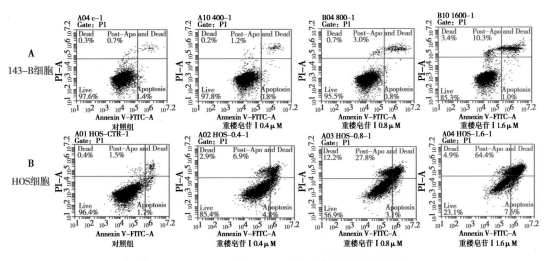

图 5-35-4-5　重楼皂苷Ⅰ对骨肉瘤细胞凋亡的影响

A. 143-B 细胞凋亡流式图　B. HOS 细胞凋亡流式图

（3）重楼皂苷Ⅰ对细胞迁移和侵袭能力的影响：将不同浓度的重楼皂苷Ⅰ（0μM、0.4μM、0.8μM、1.6μM）与人骨肉瘤细胞 143-B、HOS 共同培养，用实时细胞分析系统分析 PPI 对人骨肉瘤细胞迁移和侵袭能力的影响，发现重楼皂苷Ⅰ可抑制骨肉瘤细胞的迁移（A，B）和侵袭能力（C，D），并呈现浓度依赖性。同时 Western-blot 检测观察到两种骨肉瘤细胞的相关蛋白 Vimentin 均下调。如图 5-35-4-6 所示。

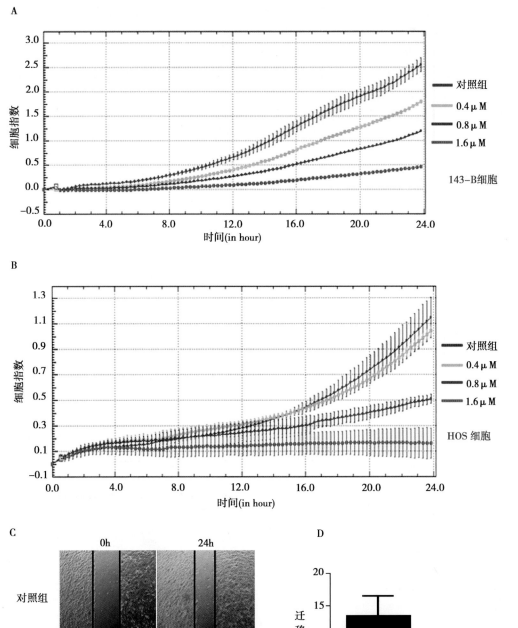

图 5-35-4-6　重楼皂苷 I 对骨肉瘤细胞迁移和侵袭能力的影响

A. 实时监测 143-B 细胞的迁移情况　B. 实时监测 HOS 细胞的迁移情况　C. 显微镜观察细胞划痕伤口愈合代表性图像　D. 划痕实验细胞迁移距离的定量结果

（4）β-catenin 基因沉默对骨肉瘤细胞的影响：我们对骨肉瘤患者肿瘤组织及其癌旁组织进行 RT-PCR 检测 β-catenin 的表达水平，发现骨肉瘤患者肿瘤组织中 β-catenin 明显增加（A）；将 0.8μM PPI 与 143-B、HOS 细胞共同培养不同时间（0 小时、12 小时、24 小时）后提取细胞总蛋白进行蛋白免疫印迹检测，发现随着时间的增加，两种人骨肉瘤细胞中的 Active β-catenin、p-GSK-3β 均显著下调，而 GSK-3β 的蛋白表达未有明显变化（B，C）。因此我们推测 PPI 可通过调控 Wnt/β-catenin 信号通路抑制骨肉瘤的生长。因此，我们运用 si-RNA 转染技术将小干扰 RNA-targeting β-catenin(100nM si-β-catenin) 或 100nM si-control 与骨肉瘤细胞 143B 共同培养 72 小时后，用实时细胞分析系统进行相关细胞表型的检测，发现 PPI 和 β-catenin 起协同作用抑制骨肉瘤细胞的存活率及其迁移能力，Active β-catenin 蛋白的表达验证其效应；另外，将 β-catenin 的抑制剂 CHIR 与骨肉瘤细胞 143B 共同培养，通过实时细胞分析系统进行细胞存活率的检测以及 Western-Blot 检测主要蛋白（D, E），进一步验证重楼皂苷 I 通过特异性抑制 β-catenin 抑制骨肉瘤生长。如图 5-35-4-7 所示。

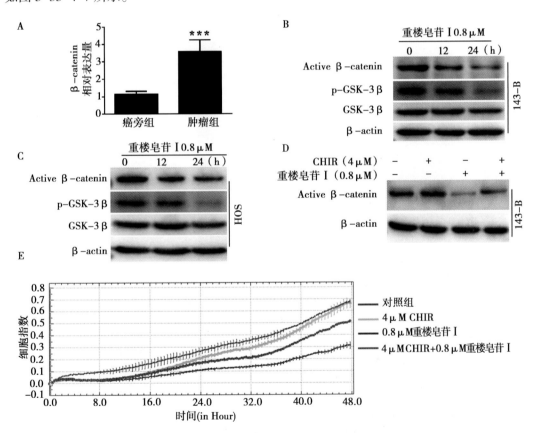

图 5-35-4-7　β-catenin 基因沉默对骨肉瘤细胞的影响

A. 患者自身匹配骨肉瘤（肿瘤）和相邻非癌组织（癌旁）中 β-catenin mRNA 表达　B. 重楼皂苷 I 对 β-catenin 信号通路蛋白表达的影响（143-B 细胞）　C. 重楼皂苷 I 对 β-catenin 信号通路蛋白表达的影响（HOS 细胞）

143-B 细胞用 4μM 特异性 GSK-3β 抑制剂 CHIR9 预处理 24 小时，然后暴露于 0.8μM 重楼皂苷 I 后再处理 48 小时，CHIR 预处理可以逆转重楼皂苷 I 在 143-B 骨肉瘤细胞中诱导的 active β-catenin 表达（D）和细胞存活力 (E)

（5）重楼皂苷 I 对骨肉瘤裸鼠移植瘤的影响：为了进一步验证 PPI 的抗骨肉瘤作用。将 143-B 细胞常规培养至对数生长期后，用基质胶稀释至 2×10^7 个 /ml，用微量注射器将 $10 \mu l$ 细胞悬液注射入裸鼠胫骨骨髓腔内，完成骨肉瘤原位造模。造模隔天开始给药，总共给药 28 天后进行取材，小鼠的瘤体重量和瘤体体积差异表明，PPI 可抑制骨肉瘤裸鼠移植瘤的生长（A），与阳性药物 DOX 效力无显著差异，但是 DOX 组对小鼠体重的影响较 PPI 组大，而且 PPI 组小鼠的存活率较 DOX 高，同时小动物成像（B），以及瘤体组织 Ki-67 染色（C）结果，进一步验证了 PPI 在小鼠体内抑制骨肉瘤生长的作用。如图 5-35-4-8 所示。

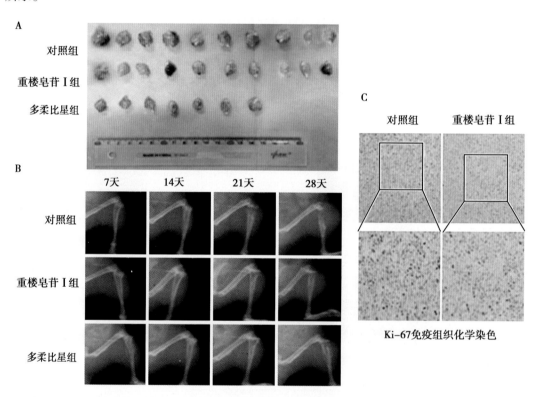

图 5-35-4-8　重楼皂苷 I 对骨肉瘤裸鼠移植瘤生长的影响

A. 各组分离的异种移植瘤图像　B. 各组 X 线监测肿瘤对胫骨的破坏程度　C. 异种移植肿瘤组织中 Ki-67 免疫组织化学染色

（王拥军　杨燕萍　常俊丽　贾友冀　王洪伸　王显阳　李奕緜　胡少朴）

第三十六章
中医精准骨内科学和社区队列建设

第一节 中医骨内科学和精准医学

精准医学是生物技术和信息技术在医学临床实践的交汇融合应用，是医学科技发展的前沿方向。古往今来，中医学的"整体观念"和"辨证论治"等精髓与现代"精准医学"概念不谋而合。"精准医学"的核心就是对人体整体的治疗，包括治疗疾病本身的病因、产生的症状以及因为一个疾病继发的其他疾病。而这种整体治疗的概念与中医临床治疗中的"整体观"有异曲同工之处。

长期以来现代医学是以"疾病"为研究重点的，侧重于研究人的"病"，而忽略研究病的"人"。单纯的运用现代医学，在一定程度上阻碍了临床疗效的提高。实践证明，以研究"疾病"为主的医学模式是被动的，面临着诸多困惑，因而医学模式必须从"疾病医学"向"预防医学"转变；从"群体医学"向"个体医学"转变；从"治已病"向"治未病"转变，树立"以人为本"的健康理念。

在针对不同患者的治疗方案的设计中，结合传统中医学理论、现代中药药理学、现代方剂药理学，并根据现代医学的病理机制设计出针对性的个性化的治疗方案，以达到共性和个性相结合。

中医骨内科学就是在中医药理论体系的指导下，研究、总结内损性和外伤性骨与骨相关系统疾病预防、治疗、康复、养生、治未病的一门应用学科。就是有机地将现代医学和传统医学结合，在中医骨内科学疾病诊断上，我们除了运用现代医学的临床指南、诊断标准进行确诊，还要通过中医"望闻问切"的传统经验，注意辨证论治，找到疾病的发病规律，同时，结合整体观的中医循证治疗及中医精准治疗，兼顾个人的体质，运用中药的现代药理以及传统中医有效的治疗方法进行设计，注重用数理逻辑不断分析筛选，在经验方的基础上，因人制宜，制定个体化方案，提高对疾病的认识和治疗效果。例如，骨质疏松症，根据西医指南，骨密度是该病诊断的金标准，中医根据脏腑和八纲辨证理论为基础，认为"肾精亏虚"是该病的基本病机，并与肝、脾等脏腑功能密切相关，病性有虚有实，因根据不同的症状，辨证施治。在疗效评价上结合症状、体征的变化以及疾病的生物学指标，强调观察指标的客观量化数据的变化，重视中药药物安全性观察、患者的远期预后和生命质量等。

现代医学攻克重大复杂慢性病的进展迄今仍很迟缓，对于类风湿关节炎、骨肿瘤等多因素导致的复杂疾病，体内存在着错综复杂的调控网络，现代医学针对单一靶点的思路已难以适应。在此情况下，中医的整体性、多靶点、多层次的作用和调节，对慢性复杂疾病越来越显示出重要而独特的价值。许多基础和临床研究表明，充分发挥中医特色和中西医结合的优势，是提高重大复杂慢性病治疗水平的重要策略。中医在"未病先防、已病防变、瘥后防复、养生康复"等方面积累的理论知识和行之有效的实践经验，对于综合调理人的健康状态、从根本上遏制慢性病蔓延具有宝贵的价值。

第二节　中医精准骨内科学的创新范式

2016年，国家科技部启动"精准医学研究"重点专项，以我国常见高发、危害重大的疾病为切入点，实施精准医学研究的全创新链协同攻关。"中医精准骨内科学"也在"精准医学"大背景下应运而生，其含义通过构建大样本的骨内科疾病队列，建立多层次、全链条的大数据库和安全稳定可操作的生物样本库，运用最新的组学研究技术，建立创新的中医骨内科疾病的预警、诊断、治疗与疗效评价的生物标志物和靶标。形成中医骨内科疾病的风险评估、预测预警、早期筛查、分子分型、个体化治疗、疗效和安全性预测及监控等精准防诊治方案和临床指南。形成成果转化，并指导临床应用。

一、"产、学、研、用"协同创新

创建中医精准骨内科学，是一个系统工程，需要政府主导，"产、学、研、用"协同发展。需要国家支持，建立中医骨内科疾病示范基地，完善配套设施。在此基础上，协同科研机构、医院、社区及企业，完善具有"临床－实验室－临床"转化流程——临床经验挖掘、实验室机制研究、临床推广应用。开展中医骨内科疾患者群队列建设、大数据分析挖掘、实验室机制验证、中医药产品研发、临床评价等研究。

二、中西医协同创新

对于重大复杂性中医骨内科疾病的不同阶段、不同病理环节，中西医学各有优势。众多的基础和临床研究表明：借鉴现代医学注重证据的循证医学理念，充分发挥中医学整体论生命观、个性化治疗方法、综合调理和养生保健理论的作用，使两个医学体系相互沟通、资源共享、优势互补，可为突破当今我国和世界面临的重大复杂慢性病的医学瓶颈，开辟一条富有希望的道路。这就需要创新机制体制，超越中西医学的界限，大力开展中西医一流骨科及伤科专家、医疗机构的协同创新，探索突破慢性病疗效的新途径。例如，基于基因多态性的肾精亏虚型骨质疏松症的研究；基于中医骨内科疾病分子分型的辨证施治研究。

三、多学科协同创新

取长补短，在新形势下，利用多学科（卫生统计学、临床流行病学、中医学、中药学、中西医结合医学、分子生物学、分子遗传学、细胞生物学、生物信息学等）的知识，共同攻克慢性、复杂性、多靶点的疑难杂症。例如研发超早期诊断中医骨内科疾病试剂盒；研发中医骨内科疾病辨证仪进行检测、辨识、评价产品；利用现代信息技术和移动互联网技术对自然人群的数据进行自我筛查的分析和远程诊断；通过智能专家系统对诊断出的中医骨内科疾病进行干预和疗效评价等等。

第三节　中医精准骨内科学的社区队列建设

上海中医药大学附属龙华医院王拥军教授主持的"基于社区人群的全国多中心骨质疏松症流行病学调查研究"，是首个全国多中心的骨质疏松症流行病学调查研究工作。项目旨在通过建立基于骨质疏松症筛查的基础健康数据库，从遗传、环境和生活方式等多个环节深入研究危害中国人群骨健康的各种致病因素、发病机制及流行规律和趋势，根据高、中、低骨折风险进行骨质疏松症的初级预防和二级预防，并建立相应综合预防干预方案，长期跟踪随访，提高社区中老年人群的生活质量，降低骨质疏松性骨折的发生率，预防再次骨折的发生，并开发新的治疗和干预手段。项目在全国六大省（区），包括北京、上海、广东省、吉林省、甘肃省、河南省，有九家单位参加（上海中医药大学附属龙华医院、中国中医科学院望京医院、北京中医药大学东直门医院、北京解放军第309医院、广州中医药大学第一附属医院、广东省中医、长春中医药大学附属医院、甘肃省中医院、河南洛阳正骨医院），共涉及10万余人，持续时间3~5年，是一项多因素、多病种、多学科合作的大规模骨质疏松症病因流行病学研究。

项目主要包括以下两部分调查工作：基线调查和长期随访监测。

一、基线调查

（一）调查对象

超过5年的城乡常住人口，其中女性大于等于45岁且小于80岁，男性大于等于50岁且小于80岁。

本研究采用多阶段分层随机抽样的方法进行抽样，抽样分为以下五个阶段：

第一阶段：根据地域分布，选择北京、上海、广州、郑州、长春、兰州六大城市作为调查点；

第二阶段：按照中心城区和农村分层，分别在第一阶段选择的六个调查点中的城市地区选择1~2个区、农村地区选择1~2个区（县）；

第三阶段：从第二阶段城市地区选取的区中各抽取1~2个街道，农村地区选取的区（县）中各抽取1~2个乡镇；

第四阶段：从第三阶段城市地区抽取的街道中各抽取1~2个居委会，农村地区选取的乡镇中各抽取1~2个村；

第五阶段：根据各地2010年第六次人口普查中不同性别的年龄构成情况，从第四阶段城市地区抽取的居委会和农村地区抽取的村中随机抽取符合条件的常住居民作为调查对象。

（二）调查内容

1. 对抽样人群采用骨质疏松症基本情况调查问卷进行调查。问卷内容包括：人口统计学信息，FRAX风险评估表，现病史，用药情况，饮食习惯，生活质量量表，握力，骨折史，中医证型量表。

2. 采集每个居民的空腹外周血 7ml（包含抗凝血采集管 1ml，促凝血采集管两管各 3ml），检测内容包含：血钙、血磷、血镁、血肌酐、碱性磷酸酶、促甲状腺激素、25- 羟基维生素 D 等。

（1）血清生化指标检测：血钙、血磷、血肌酐、碱性磷酸酶、促甲状腺激素、25- 羟基维生素 D。

（2）放射免疫法检测：血清 I 型胶原蛋白氨基末端肽（PINP）、血清骨钙素（OC）、I 型胶原蛋白交联羧基末端肽（CTx1）、抗酒石酸酸性磷酸酶（TRAP）。

（3）当天采集的血样，统一由金域医学检验中心收集，当天还未送检的标本（但确保当天可以送出），必须在 6 小时内放 4℃ 冰箱保存（冰箱由课题负责单位购置）；若当天标本不能送检，则由采血单位负责进行离心后取血清（至少共 3ml），冻存 -20℃ 冰箱，直到送检。

3. 骨密度检查 应用双能 X 线骨密度仪（HOLOGIC，美国 Hologic Wi），后前位测定腰椎（L_1~L_4）和左侧股骨近端，即左侧股骨颈(Neck)、Wards 三角区、大转子(Troch)、粗隆间(Shaft)、股骨总量(Total)，获取以下参数：双股骨 T、双股骨 X、脊柱 T、脊柱 Z。以骨矿面密度（bone mineral density，BMD，g/cm^2）表示。仪器精度 1%，重复测量误差 < 1%。每天开机后用厂家提供的模块进行仪器校验，并由专人负责测量。腰椎骨密度测定和胸腰段侧位扫描：患者仰卧位于检查床上，抬高下肢放置于腰椎检查垫上，激光灯位于肚脐以下约 5cm，先做胸腰段侧位扫描并打印影像，然后选取 L_2~L_4 腰椎前后位检测。双侧股骨骨密度测定：患者仰卧位于检查床上，下肢伸直，内收内旋，双足固定于股骨的检查装置上，激光灯至于大腿中部，耻骨联合以下。选取双侧股骨的股骨颈、大转子、粗隆间分别进行测量。骨量情况的判断标准为 T 评分：当 T $\geq$ – 1.0 时，说明骨量正常；在 (–1.0, –2.5) 时，说明骨量减少；T $\leq$ –2.5 时，说明骨质疏松。

（三）调查方式

基线调查主要是以现场调查为主，主要由基层单位（如社区卫生服务中心/村医、村委会/居委会，依当地实际情况由地区项目办自行决定）、项目调查者负责实施。

所有人员在接受正式培训后，根据项目中心单位提供的抽取的调查名单，与研究对象进行联系，安排好具体调查的日期和注意事项。

二、长期随访监测

为准确了解队列人群中疾病的发生和发展情况，长期随访监测工作是项目极为重要的内容之一，也是项目能否最终取得成功的关键所在。

（一）调查对象所有参加基线调查的所有人群

（二）监测内容

1. 死亡监测各类疾病（包括传染病和伤害等）所致的全死因死亡。

2. 对纳入人群采用调查问卷进行调查。问卷内容包括：人口统计学信息，FRAX 风险评估表，新发病史，用药情况，饮食习惯，生活质量量表，握力，骨折史。

3. 采集每个居民的空腹外周血 7ml（包含抗凝血采集管 1ml，促凝血采集管两管各 3ml），检测内容包含：血钙、血磷、血镁、血肌酐、碱性磷酸酶、促甲状腺激素、25- 羟基维生素 D 等。

4. 骨密度检查　方法同基线调查。

5. 迁移和失访监测

研究对象的迁移和失访情况。

三、质量控制管理平台

质量管理平台是临床研究结果科学性和可靠性的关键要素。建立管理人员、质量控制专业技术人员、临床研究人员等组成质量控制小组，定期对临床研究各个环节（方案设计、患者募集、知情同意、数据收集、过程管理）进行质量监察。制定临床研究的各项SOP，并确保临床研究全程遵循SOP的操作规程。在每个环节均明确人员、工作内容、工作方式等，强化质量控制。

（一）质量控制小组

建立管理人员、质量控制专业技术人员、临床研究人员等组成质量控制小组，定期对各中心临床流行病学调查各个环节（方案设计、伦理审查、患者募集、知情同意、数据收集、统计分析、研究报告）进行质量监察。

（二）临床研究的SOP

由上海中心制定临床试验的各项SOP，并确保临床试验全程遵循SOP的操作规程。在每个环节均明确人员、工作内容、工作方式等，强化质量控制。

（三）临床数据的监督核查

由项目负责人所在单位负责回收所有调查表及外周血指标检验结果和骨密度检查结果。通过管理人员现场监督和核查，与研究者直接沟通和反馈，及时发现问题，及时解决问题，保证临床研究质量。建立二级质量控制体系，保证临床研究的科学性、真实性和可溯源性。

一级质量控制由分中心负责人和质控员完成，主要职责是根据实施方案，对纳入居民的调查问卷、外周血采集和骨密度检查等方面进行严格质控，将发现的问题及时向项目负责人所在单位所组成的专家小组和二级质控员汇报并改正；核对调查表记录的数据与源数据的相关项目是否一致，并签名确认。

二级质量控制由项目负责人所在单位所组成的专家小组及监察员完成，主要职责是对分中心参加临床试验的研究人员进行专门培训、考核和授权；对试验中执行临床试验方案的情况进行有效的监督；与分中心项目负责人保持联系，定期监察；临床研究进行中负责项目的进展情况；数据的录入、临床数据的修改是否符合操作规程等，并组织专人进行双人双录；复核临床数据，并在质控单上签名。

四、生物样本的储存和管理

（一）血样的采集

使用紫色2ml EDTA抗凝管采集全血，5ml EDTA黄色血清分离胶采集血清（采血管规格可以根据需要进行调整）。注意事项如下：

1. 现场调查前，应准备好当日采血所需的手提冷藏箱。箱内放有1个塑料袋，袋内放置2个海绵试管架，用于放置采血管，塑料袋底部及四周放置降温用的冷藏带和冷冻块。

2. 血样采集后，将采血管放入手提冷藏箱中的海绵支架上。为防止标本在离心前发生冰冻而导致溶血，采血管放入冷藏箱时应避免和冷冻袋直接接触，但可以和冷藏袋接触。

3. 血样采集后，必须在当天运回第三方检验中心，并力争在采血当天完成离心分离。注意当血细胞与血清或血浆接触时间超过 2 小时即会对检测结果造成影响。若有条件，应将每天上午采集的标本在中午运回实验室完成离心分离。如受客观条件限制，无法在采血当天对血标本进行离心分离，可将血样放入普通冰箱中（而非冰盒），于 4℃ 温度下放置过夜，并须在次日上午（即最迟不能迟于采血后 24 小时）完成标本的离心分离。

4. 对每周最后一个工作日所采集的标本，必须安排专人加班，在血样采集当天或第二天（周休日）完成标本的离心分离，以免因标本放置时间过长，影响血样的治疗和稳定性。

（二）血样的保存与运输

1. 保存　离心处理完毕候的采血管在调查点或者检验中心用 -20℃ 冰箱进行暂时保存。待调查结束后，统一用干冰进行运输。再进行各项指标的检测、DNA 的提取和 -80℃ 冰箱长期保存。

由于反复冻融会导致生物样本的分离，因此要尽量减少样品的取用次数。若需长期保存，各种血液标本应该在 -80℃ 冰箱保存，若 1 个月内需多次取用生物样品，可暂放于 -20℃ 冰箱中。注意存放样品的冰箱应配有应急电源和温度监控系统，以保证冰箱温度正常恒定。项目组应配备专人负责冰箱温度的监控和记录生物样品的取用情况。取用生物样品需书面申请，并经项目负责人同意。

2. 运输　血样由调查单位运至检验中心前需记录样品的种类和数量，按顺序放置，并做好包装。采血管应插入专门的管托孔中，避免运输途中晃动。根据样品的多少选择合适大小的冰盒。冰盒中应放置足够数量的生物冷冻袋，所有标本，冰盒内的温度始终保持在 -20℃。

血样起运后应盖紧冰盒盖，若无锁闭装置，应用宽胶带封严盒盖四周。运输途中将冰盒平稳放置，搬运时轻拿轻放，尽量减少晃动颠簸。

3. 血样的接收与贮存　采集标本的登记、实验室接收、管理调用工作非常繁琐、耗费人力，并且由于工作量大，极易出错。可以使用计算机系统软件进行管理。例如英国生物样本库（UK Biobank）使用的实验室信息管理系统（Laboratory Information Management System，LIMS）软件即可及时记录样本的采集、处理时间、状态及出入库调用等信息，极大方便了生物样本库的管理工作。

五、社区居民健康指导

（一）跌倒预防措施

在卫生间适当位置安装稳固扶手，可以帮助起身及进出；使用浴缸坐板，帮助安全进出及坐下沐浴；在浴室地面及浴缸底，安放防滑胶垫；如老人需晚上起床上厕所，可使用便壶或便椅等；装置夜明灯，防止夜间跌倒。

地板使用防滑物料，及时处理光滑瓷砖上的积水及尘垢；使用有防滑功能的地毯，避免老人被摆放在门口、卷起的地布及地毯绊倒；保持厨房地面干爽，将积水、油脂及早处理。

使用硬背及硬座面，稳当、有承托力及有扶手的椅子，以方便利用椅子扶手起身；经常检查及维修损坏的家具，椅脚要加防滑垫。床高度要适中，床的高度应使老年人膝关节成直角，坐在床沿寸两脚足底全部着地，一般以从床褥上面到地面 50cm 为宜，床边最好设床头灯和呼唤铃，对有意识障碍的老年人应加床挡板。睡觉中翻身幅度较大或身材高大的老年人，应在床旁用椅子作为护挡或装扶手栏，有扶手栏的睡床可以帮助老人起身。另外，常用物件应摆放在易取及的地方——在头与腰之间的高度；提取放得太高或太重的物件，应找人协助，不应站在折叠椅上爬高取物；选用按钮较大的电话，把电话放在容易拿到的地方，以避免紧急接电话时跌倒。

（二）日常生活调适

站姿：耳垂与颈部垂直、肩膀向后伸展、挺腰收腹；

睡姿：板床加硬褥、枕头承颈椎、腰背平直伸；

坐姿：挺腰收头、双脚触地、椅高及膝；

起床：首先转侧卧、手力撑床起、腰背省力气；

提举重物及家居作息：腰背要挺直、姿势不久留。

（三）导引

1. 十二字养生功　上海中医药大学施杞教授在多年临床经验和总结前人宝贵学术精华的前提下，创立了专门针对颈腰椎疾病的"施氏十二字养生功"保健养生操。具体锻炼方法及动作要领，详见第三篇第十五章。

2. 筋骨平衡操　"筋骨平衡操"是由上海中医药大学王拥军教授和施杞教授带领的骨伤科团队总结多年的临床、科研成果，针对"慢性筋骨病"患者康复和大众保健养生需求专门编制。"筋骨平衡操"是从中医的整体观出发，借鉴太极运动的原理，设计而成的一套动静结合、开合有序、刚柔相济的肢体动作，调节人体的脊柱平衡、筋骨平衡，达到了气血平衡、脏腑平衡的目的。具体锻炼方法及动作要领，详见第三篇第十五章。

（王拥军　王晶　李晨光）

第三十七章
中医骨内科学实验室的建设与发展

　　中医骨内科学实验室是在中医学、中医骨伤科学理论指导下进行建设。上海中医药大学脊柱病研究所以"提高并稳定临床疗效，降低复发率，进一步优化手术适应证，降低手术率与返修率，建立预防、治疗、康复、养生和治未病方案与转化应用体系"为总体研究目标，形成了"以中医气血理论、肾藏精与肾主骨理论、痰瘀理论和正虚邪实理论为指导、以确有疗效的临床实践为支柱、以可靠的临床试验研究和深入的疗效机制研究为手段、以突破性的成果创新为导向、以科学的理论诠释为升华"的研究模式，将中医药学与生命科学、生物学、生物物理学、生物化学、生物信息学等有机结合，通过规范化的临床与基础研究及转化研究，探索其内在规律，实现了"由继承传统到现代创新，由经验技术到科学方法，由流派传承到学科建设"的历史性跨越，实现了中医骨内学的创造性转化和创新性发展，取得了一系列重要研究成果，已经成为在全国极具影响力的中医骨内科学实验室。

　　本章将介绍上海中医药大学脊柱病研究所承担的"筋骨理论与治法"教育部重点实验室建设与发展情况。

第一节　中医骨内科学实验室概况

　　该实验室以国家重点学科（中医骨伤科学）、国家中医临床研究基地（骨退行性病变）、国家临床重点专科（中医骨伤科）、国家中医药管理局重点学科（中医骨伤科学）、国家中医药管理局重点研究室（脊柱病理肾骨相关）、国家中医药管理局重点专病专科（颈椎病）、国家中医药管理局中医科研三级实验室（脊柱病理）以及上海市重点学科（中医骨伤科学）、上海市医学重点学科（中医骨伤科学）、上海市教委重点学科（中医骨伤科学）、上海市"重中之重"临床医学中心（中医药防治慢性病）等学科及临床基地建设为依托，围绕"慢性筋骨病"这一具有国家重大需求的重要科学问题，以"中医药防治脊柱筋骨病""中医药防治骨与关节筋骨病""中医药防治骨炎症、骨免疫、骨肿瘤"的理论与技术方法为研究方向，由上海中医药大学附属龙华医院和上海中医药大学脊柱病研究所共同建设。

　　经过实验室规范化管理和建设，本实验室在学术研究、人才培养与梯队建设、条件建设、对外开放和学术交流、管理与制度建设等方面均取得了显著的进步与成效，近10年荣获2项国家科技进步奖二等奖以及3项上海市科技进步奖一等奖、国家教育部科学技术奖一等奖、中华医学科技奖一等奖等一系列科技成果奖并推广应用；培养出国家"973"计划项目首席科学家、国家杰出青年科学基金获得者、教育部长江学者特聘教授等领军人才以及全国百篇优秀博士论文奖获得者，成为国家教育部"创新团队"、国家科技部重点领域"创新团队"等建设单位。

一、实验室研究方向与学术定位

本实验室根据我国疾病防治的战略需求和学科发展趋势，结合本实验室的优势、中医特色和筋骨理论与治法发展的现状，形成下列 3 个研究方向：

1. 中医药防治脊柱筋骨病（颈、腰椎退变性疾病）的应用与基础研究。
2. 中医药防治骨关节筋骨病（骨代谢疾病、肾精亏虚型慢性病）的应用与基础研究。
3. 中医药防治骨炎症、骨免疫、骨肿瘤的应用与基础研究。

实验室的学术定位在于在研究病因病机、发病机制的基础上，探索新的诊断与中医药防治手段，开发创新中药新药，建立适合中国国情的中医药诊治方案，为"慢性筋骨病"的防治提供技术支撑体系和协同创新平台。

二、实验室的特色和优势

"慢性筋骨病"是由于人体退变衰老，并因创伤、劳损、感受外邪、代谢障碍等因素，加速其退变、衰老，造成全身脊柱、骨与关节、骨骼肌等部位病理改变，进而筋骨"动、静力平衡失调"，组织、器官代谢紊乱，出现局部或全身的疼痛、肿胀、麻木、肌肉萎缩、活动受限等症状体征的综合征，包括颈椎病、肩周炎、网球肘、腕管综合征、腰椎间盘突出症、腰椎管狭窄症、骨质疏松症、骨质疏松性骨折、股骨头坏死、肾性骨病、内分泌性骨病、高血压性骨病、风湿性关节炎、类风湿关节炎、骨关节病等等。中医学称为"骨枯""骨极""骨痹"或"痿证"等。

随着疾病谱的变化，筋骨病的研究重点已由"外伤性"转向"慢性、退变性"研究方向发展。人口老龄化以及慢性劳损的增加，慢性筋骨病已成为影响中老年人群健康及生活质量的重要因素，慢性筋骨病防治的医疗费用正在急速增长。

在中医药理论指导下，紧密结合现代生物学技术，力求系统阐明中医中药方法治疗骨退行性病变的作用机制，发现药物作用的新靶标及药效物质基础，丰富现代中医骨内科学的理论内涵，实现理论和技术创新。

本实验室主要以"慢性筋骨病"（退行性脊柱病、代谢性脊柱病及炎症性骨与关节病）为切入点，深入研究中医药防治慢性筋骨病的临床疗效及作用机制。以中医气血、藏象、津液及经络、经筋、筋骨理论为指导，采用"调和法"（调和气血、补益肝肾）、"调衡法"（调衡筋骨、恢复平衡）及"益气化瘀补肾法"防治慢性筋骨病。在深入探讨慢性筋骨病发病机制同时，逐渐深化"以气为主，以血为先，痰瘀并祛，内外兼治，筋骨并重，脏腑调摄，动静结合，身心同治"的中医药防治慢性筋骨病科学内涵。

实验室面向临床实际，遵循中医药研究以"思维方法为魂，临床疗效为本"的原则，以中医药为体，现代科学技术为用，将现代疾病疗效与中医整体改善生命质量评价相结合，发扬中医药治疗现代慢性筋骨疾病的临床优势，在明确中医药疗效的基础上，深入研究中医药的作用机制及物质基础，在不断提高中医药临床疗效的同时，创新发展中医药理论。

（一）形成"调和气血法"系列创新观点，提出椎间盘退变新观点和防治新技术，形成中医药防治"慢性筋骨病"新的理论体系

提出"益气化瘀补肾法"和"筋骨平衡法"防治"慢性筋骨病"的学术思想，形成并优化慢性筋骨病从"预防—诊断—治疗—康复"全程阶段的序贯治疗方案。

形成了"调和气血法"临床指导原则，发展了"益气化瘀补肾法"防治"慢性筋骨病"的学术思想、治疗法则及系列方药。阐述了益气化瘀补肾法延缓脊柱、骨与关节退变性疾病的疗效机制，明显提高临床疗效，体现了中医药防治的优势与科学价值。完善了"益气化瘀、补肾填精"防治骨质疏松症以及骨质疏松性骨折的学术思想与临床经验，中医药防治项痹病、膝痹病和胸腰椎骨质疏松性骨折临床规范化方案以及辨证施治的规律。

开展"芪麝丸"治疗神经根型颈椎病的随机双盲安慰剂对照研究及其开放性多中心再评价研究（完成2023例及数据统计分析）、"整颈三步九法"治疗颈椎病的规范化与推广应用研究、脊髓型颈椎病的中医药综合防治方案推广研究等，通过"临床发现—基础阐明—转化应用—传承发展—理论创新"，进一步提高了颈椎病的预防、诊断与治疗、康复与保健水平（减轻疼痛程度，降低复发率，减少手术率，提高生活质量，产生高级别循证医学证据），进一步揭示了治疗颈椎病的临床疗效机制，完善了颈椎病的临床规范化治疗方案、提高转化推广应用能力，从而构建中医药防治颈椎病的理论体系。

在临床研究的同时，团队还开展了中医药延缓椎间盘退变的作用机制研究，通过体内、体外实验证明益气化瘀代表方剂"芪麝丸"（新药证书 Z20090067）具有抑制椎间盘内炎症因子表达，平衡细胞外基质合成与分解代谢，延缓椎间盘退变的作用。证明了"复方芪麝片"有效组分麝香酮通过抑制 IL-1β 信号转导通路中 ERK1/2 和 JNK 信号分子的磷酸化，降低了椎间盘炎症因子和降解酶表达。

该系列研究证实了益气化瘀法治疗椎间盘和关节退变的有效性和作用机制，为"气血理论"在退行性病变中的应用提供了理论依据。"芪麝丸"获得中药新药证书，新药成果实现转化并推广应用，系列研究成果得到国家杰出青年科学基金、国家自然科学基金重大国际合作项目、国家科技部、国家中医药管理局中医药行业科研专项等国家级项目15项，省部级项目22项等项目支持。获得中华医学科技奖一等奖（2007）、中国中西医结合科学技术奖一等奖（2010）、国家科技进步奖二等奖（2011）等奖项。

（二）创新了"补肾填精法"临床与基础系列研究，深刻揭示了"肾藏精"与"肾主骨"的科学内涵和内在规律，在"肾本质"研究的基础上，进一步深化了中医"肾藏精本质"的研究

在中医药防治骨代谢性疾病的应用与基础研究方向上，完成了温肾阳、滋肾阴颗粒治疗 POP 多中心、随机、双盲、安慰剂对照临床研究方案，在 Clinical Trails 注册并发表，并完成了6个月的治疗和6个月的随访。治疗6个月后，温肾阳以及滋肾阴颗粒治疗组总有效率91%，显著优于安慰剂对照组（26%），并能够显著提高患者骨密度。采用"肾精状态评估系统"评价分析，证明治疗后 POP 患者"肾阳虚"或"肾阴虚"状态都得到明显改善。治疗6个月后，温肾阳颗粒提高腰椎 BMD2.13%，随访6月后还能够维持；滋肾阴颗粒提高腰椎 BMD 4.1%，随访6月后还能提高到4.7%。

研究团队率先发现与"肾骨系统"密切关联的关键信号分子是 BMP2/4/7、β-catenin，并发现了"双重调节骨代谢平衡"以及"动态调节肾骨系统"的规律。采用各种肾精亏虚型模式动物，证明了"肾精亏虚"模式动物骨组织内 BMP2/4/7、β-catenin 表达降低，导致骨代谢失平衡。利用基因敲除、转基因等模式动物，团队还证明了 BMP 家族、β-catenin 等作为"肾骨系统"之间的物质基础，共同发挥着"双重调节骨代谢平衡"的作用。进一步研究也证明了，β-catenin 和 BMP 家族共同作用促进骨形成，β-catenin 调节 OPG/RANKL 通路，抑制骨吸收，实现了"动态调节肾骨系统"的作用。发现了温肾阳、滋肾阴颗粒介导关键信号分子"双重调节骨代谢平衡"以及"动态调节肾骨系统平衡"的作用机制，形成了"调和肾阴肾阳"防治 POP 的整体观思想。

建立了模式动物以及表达特异性报道基因成骨细胞株的体内、外研究平台，证明温肾阳、滋肾阴颗粒及有效组分能够增加骨密度、提高生物力学性能，改善骨结构。研究还发现：温肾阳、滋肾阴颗粒及有效组分调控 β-catenin、BMPs、Runxs、Notch 和 OPG/RNAKL 等信号通路，动态调节肾骨系统平衡。建立了"证病结合、分型论治、调和肾阴肾阳"防治 POP 的整体性技术与方法体系。

上述研究不仅在中医证候学角度关注到患者的整体状态，而且在病理学角度关注骨代谢变化规律；通过温肾阳、滋肾阴综合防治，两个方面都达到了平衡状态，从而发展了"肾主骨"理论。

团队的研究得到国家自然科学基金重点项目等 16 项国家级项目及 10 项省部级项目支持。2013 年获得中国高校科技进步奖一等奖，2014 年获得上海市科技进步奖一等奖，2015 年获得国家科技进步奖二等奖。

（三）证明了"肾藏精"本质是在神经－内分泌－免疫－循环－微环境（NEIC-Me）网络和细胞信号转导通路系统调控下，各种干细胞及其微环境生物功能与信息的综合体现

根据"肾主骨、生髓、通于脑"的功能，围绕"肾藏精""肾主骨"基本规律研究，开展了骨质疏松症、地中海贫血和老年性痴呆"异病同治"规律研究。

证明"肾精亏虚"是慢性病的主要共同病机，"肾精亏虚型慢性病"表现为共同关键蛋白 NF-κB、APP 等表达异常；"补肾填精"中药纠正慢性炎症刺激为主的 NEIC-Me 网络紊乱，恢复干细胞内 Wnt/β-catenin、Notch、Jak/Stat 等共同信号通路平衡，促进干细胞增殖和定向分化，改善相应组织功能与定向修复。

"肾精亏虚"的诸因素（如久病、应激等）和干细胞关系研究已经成为重要的创新研究领域；肾精和干细胞相关性新理念的建立，将促进和激发生命科学和现代医学一系列创新研究，为满足国家重要需求做出了重要贡献。中医药防治肾精亏虚型慢性病研究有力地推动了临床疗效提高和中国老年性疾病综合防治体系建设。

1. 首次系统阐释了"肾精"的现代科学内涵，揭示中医理论中的"肾藏精""补肾填精"与干细胞的状态与调控（"沉默"与"唤醒"）存在密切的相关性，形成了新的具有系统性的理论认识，将会产生广泛而重要的影响。

2. 证明慢性炎症刺激导致的"肾精亏虚"是慢性病的主要共同病机，首次提出"肾精亏虚型慢性病"包含以"肾精亏虚"为主要病因病机的一系列慢性病。利用基因表达芯片数据库关联分析，证明骨质疏松症、地中海贫血和老年性痴呆等慢性病均存在慢性炎症、免疫因子调节 NEIC-Me 网络紊乱，共同导致各种干细胞内 BMP、Notch、AKT、

Jak/Stat 等信号通路中共同关键蛋白 NF-κB、APP 等表达异常，导致干细胞功能和状态紊乱。

3. 通过"补肾益精法"治疗上述疾病，均可以有效改善临床"肾精亏虚"表现，发挥"异病同治"的共性规律。"补肾填精"可以纠正慢性炎症、免疫因子为主的 NEIC-Me 网络紊乱，恢复干细胞内 Wnt/β-catenin、Notch、Jak/Stat 等共同信号通路平衡，促进各种干细胞增殖和定向分化，改善相应组织功能与定向修复。中医"补肾填精"激活内源性干细胞的独特策略，推动相关疾病中医诊疗实践的创新和提升，也为优化、改进中医药防治"肾精亏虚型慢性疾病"提供了新指标体系。

提出中医"肾藏精"的现代生物学基础是各种干细胞及其微环境生物功能（沉默与唤醒、增殖与分化）与信息（细胞信号转导）的综合体现，探讨了"肾精"变化与 NEIC-Me、干细胞生物学功能改变的相关性。补肾填精中药可能调控干细胞相关基因的表达变化，从而影响干细胞的生物学作用。展示了从肾论治肾精亏虚型慢性病具有共性调节规律，在"肾藏精"理论创新方面取得实质性进展。

团队的研究得到国家"973"计划项目支持，2014 年 12 月通过国家科技部组织的项目验收。项目总体评价：超额完成研究计划，在"肾藏精"理论创新研究方面延续和升华了中医"肾本质"研究。2017 年获得上海市科技进步奖一等奖。

基于"肾藏精"理论调控干细胞功能与信息的基础研究、"肾精亏虚型慢性病"临床防治规律研究——基于"肾藏精"理论"异病同治"临床规律研究方面具有创新性，总体研究水平高，实施效果良好，形成了一支多学科协作、知识结构合理、富于创新能力的研究队伍，培养了一批优秀专业人才，建立了数据共享平台，项目组织管理合理有序，首席科学家发挥了核心作用。

（四）创新性发现淋巴功能异常、淋巴管结构异常与关节炎症性、退变性疾病密切相关，并提出从淋巴回流功能角度理解中医"痹"证理论的观点

利用肿瘤坏死因子-α 的转基因（TNF-Tg）小鼠作为慢性炎症性关节炎模型。在关节腔内注射 AAV-VEGF-C 腺相关病毒促进淋巴增生和回流，发现 AAV-VEGF-C 病毒显著减少 TNF-Tg 小鼠滑膜体积，减少炎症浸润面积，骨侵蚀和软骨缺损以及破骨细胞的数量。证实淋巴系统与关节炎发病紧密相关，提示增加 VEGF-C 的药物可能有利于关节炎治疗。

发现 TNF-Tg 小鼠淋巴回流和淋巴波动的频率降低；集合淋巴管上的淋巴管平滑肌细胞（LSMC）覆盖面积减少，淋巴管内皮细胞发生退变，LSMC 形态明显变小；体外研究发现仅 0.1ng/ml TNF-α 即可提高淋巴管内皮细胞（LEC）iNOS mRNA 表达 40 倍，远远超过 eNOS 和 TNF-α mRNA 的表达，造成大量 NO 产生，降低 LSMC 标记基因表达，引起 LSMC 形态和功能改变。这些结果表明，仅微量的炎症因子，即可刺激 LEC 产生 NO，损伤 LSMC，最终阻碍淋巴回流。提示淋巴管平滑肌细胞和淋巴管内皮细胞共同参与了炎症性关节炎淋巴回流障碍。

发现骨性关节炎也伴随淋巴回流障碍；在关节炎初期，关节周围毛细淋巴管分布和数量增多，而集合淋巴管无明显变化；在关节炎晚期，关节周围毛细淋巴管和集合淋巴管的分布均减少。明确骨性关节炎与淋巴功能的关系。

以淋巴形态和功能为切入点深入探讨中医"痹"证理论，建立半月板及内侧副韧带损

伤小鼠骨性关节炎模型，采用近红外－吲哚菁绿成像及淋巴管压力测量技术，检测了淋巴回流功能和淋巴管的收缩压力，观察抑制淋巴回流对骨性关节炎的影响；利用 TNF-Tg 小鼠研究"益气祛湿化痰"中药调控淋巴回流功能对类风湿关节炎小鼠关节的影响，发现防己黄芪汤可以明显减轻关节肿胀程度，独活寄生汤、蠲痹汤、加味牛蒡子汤改善 TNF-Tg 小鼠踝关节畸形，促进踝关节背伸活动度。这些研究结果提示具有祛痹作用的中医药很有可能是通过促进淋巴回流功能起到治疗类风湿关节炎的作用，促进淋巴回流功能可能是类风湿关节炎治疗的潜在靶点。

根据关节炎中，淋巴管渗漏，淋巴回流不畅，纳米药物被截留在炎症性关节中的特点，实现对关节炎症被动靶向的治疗效果，构建中药单体纳米靶向关节炎的给药系统，减轻药物的毒副作用，为临床治疗关节炎提供新的具有关节炎靶向的给药系统。

该系列研究成果的创新性得到了 *Nature Review Rheumatology* 的高度认可，该杂志主编 Jenny Buckland 教授认为"促进淋巴增生和功能可减轻慢性炎症反应，是治疗炎症性骨科疾病的潜在靶点"（2011 年 7 月，P376）。获得国家自然科学基金重点项目、国家自然科学基金重大国际合作项目等 11 项国家级项目和 9 项省部级项目等支持。

实验室建设期间，发表论文的数量、质量和国际影响力较之前显著提升，在国内外就有了较高的学术影响力和竞争力。成果转化能力强，社会、经济效益显著。2010—2017 年期间，承担科研项目 261 项，包括国家"973"计划项目 1 项（首席科学家）、国家"973"计划课题 1 项，国家"863"计划课题 1 项、国家杰出青年科学基金 1 项、国家自然科学基金重点项目 4 项、国家自然科学基金重大国际合作项目 2 项、国家自然科学基金面上项目 17 项、国家自然科学基金青年基金 23 项、国家自然科学基金海外与港澳台合作项目 2 项、国家中医药行业科研专项 2 项、国家科技部"重大新药创制"科技专项 1 项，国家科技部中美政府间国际合作重点项目 1 项等国家及部市级科研项目。实验室建设期间共发表文章 749 篇，其中在 *SPINE*、*JBMR*、*Bone*、*A&R* 等发表 SCI 收录论文 121 篇，在《中医杂志》《中西医结合杂志》《中医骨伤科杂志》《中医正骨》等发表论文 628 篇。

申请国家专利 20 项，其中获得授权发明专利 6 项、实用新型专利 8 项。先后研发院内自制制剂 7 项，实现 5 项成果转化。治疗神经根型颈椎病的中药新药"芪麝丸"获批国家新药证书（国药准字 Z20090978）。签署合作开发新药"参芪麝蓉丸""健腰密骨片"协议，实现成果转让。建设期间荣获国家科技进步奖二等奖 2 项，部市级科技成果奖一等奖 13 项、二等奖 17 项。

承担"国家中医临床研究基地（骨退行性病变）"建设任务，2014 年第一期建设验收，核心病种研究（颈椎病）获得第一。通过实验室的建设，大大增强了承担国家重大、重点项目的研究能力，为实验室在十三五期间的建设和发展奠定了良好的基础。

通过"名老中医进社区""中医医疗联合体""健康直通车"等方式，推动了技术成果进一步转化应用，"手法＋导引治疗青少年特发性脊柱侧凸症技术""十二字养生功防治颈椎病技术"成为国家中医药管理局第三、第四批中医临床适宜技术推广项目。"整颈三步九法"社区推广项目成为全国中医药特色社区卫生服务示范区建设任务，已有 300 多万人次社区居民接受"中医骨健康"服务。

第二节　中医骨内科学实验室建设要点

中医骨内科学实验室的建设需要注意以下几点：

一、实验室队伍建设

中医骨内科学实验室必须有一个坚强的领导班子和高素质的队伍。

1. 学科带头人是关键　一位或几位学术造诣深、治学严谨、具有创新思想和科学管理能力的学术带头人是实验室建设的核心，他直接负责实验室的研究方向、研究内容及相关的学位点、学科的建设。

实验室主任王拥军教授任脊柱病研究所所长，"筋骨理论与治法"教育部重点实验室主任；也是我国中医骨伤学科首位国家"973"计划项目首席科学家、国家杰出青年科学基金获得者、国家教育部长江学者奖励计划特聘教授、国家教育部"创新团队"负责人、国家科技部重点领域"创新团队"负责人和全国百篇优秀博士学位论文获奖者导师。先后荣获全国先进工作者、全国优秀科技工作者、享受国务院特殊津贴专家、国家卫生部有突出贡献中青年专家、首批"万人计划"百千万工程领军人才、国家百千万人才工程国家级人选、上海市十大科技精英、上海市领军人才和上海市优秀学科带头人等称号。2011年至2014年师从张伯礼院士，系统学习中医内科学和中医药管理学；2015年拜国医大师石仰山先生为师，深化上海石氏伤科继承与创新研究。担任国家科技部、国家自然科学基金委员会、国家教育部、国家卫生部、国家中医药管理局以及上海市卫计委、科委、教委评审专家，国务院学位委员会第七届学科评议委员会委员。他主要负责实验室规划及发展方向。

实验室顾问施杞教授是脊柱病研究所名誉所长，荣获第二、三、四、五批全国老中医药专家学术经验继承工作指导导师；先后荣获上海市劳动模范、国家级首批非物质文化遗产"中医正骨"项目代表性传承人、首批"中医骨伤名师"等荣誉称号。2011年荣获"徐光启奖"金奖，2012年荣获上海市教书育人楷模奖，2015年获得全国"党和人民满意的好老师"荣誉称号，2016年荣获中医药高等学校教学名师荣誉称号，2017年荣获上海医学发展终身成就奖。先后荣获国家科技进步奖二等奖2项，省市级科技成果奖一等奖13项、二等奖15项。先后培养的毕业研究生中已有80名在全国各地担任三级医院院长、大学系主任、研究所所长、科主任等学科带头人，其中有长江学者，"973"首席科学家，国家杰出青年科学基金获得者，卫生部优秀中青年专家，省市级领军人才等。施杞教授主要指导实验室的规划和研究方向制订。

实验室副主任梁倩倩副研究员担任上海中医药大学脊柱病研究所基础部主任。主要从事椎间盘与骨关节退变性、炎症性疾病发生规律和中医药疗效机制的研究。博士论文《复方芪麝片及川芎嗪、麝香酮防治腰椎间盘退变的作用机制研究》2011年荣获中华人民共和国教育部和国务院学位委员会颁发的"全国百篇优秀博士论文奖"，2014年荣获上海市杰出青年岗位能手，2017年荣获上海市卫生系统第十六届"银蛇奖"三等奖等奖项。承担国家自然科学基金优秀青年科学基金面上和青年基金项目，高等学校全国优秀博士学位论文作者专项资金资助项目、上海市青年科技"启明星"计划项目等；参加国家自然科学基金重点项目、国家"973"计划等项目研究。共发表论文 84 篇，其中 SCI 论文 32 篇，共计被他引 214 次，其中第一作者及通讯作者 SCI 论文 18 篇。参加国际学术交流 12 次。获得 2017 年中国中西医结合学会科学技术奖二等奖（第一完成人）。具体负责实验室运行管理工作。

2. 队伍建设是实验室发展的基础　形成具有强大凝聚力的教学、研究环境是实验室持续发展的必要条件，一支年龄、学历结构合理的研究队伍，特别是年轻人的任用和培养问题是关系实验室持续发展的重要问题。实验室一方面让学术带头人、优秀科研人员等承担重要科研岗位，一方面创造和提供尽可能好的工作条件，为每一位工作人员和研究生整合资源、疏通渠道，大力推荐他们申请、争取各级研究课题和奖项，努力营造融洽、向上、竞争的学术环境。

实验室按照国家对中医药"继承、创新、现代化、国际化"的发展要求，注重人才队伍的培养。实验室学术梯队中，基础研究系列及技术系列人员达 19 人，临床研究系列人员 37 人。学科队伍向年轻化、高层次化发展。高级职称人数占总人数的 30%，45 岁以下获得高级职称人数占 75%，具有研究生学历人员占 74%。另外，与上海中医药大学附属龙华医院中医骨伤科和康复科为共同的学科建设单位，还拥有通过 GCP、医学伦理等专业培训中级以上人员。

各个岗位有专人负责。这样就使实验室工作形成一个良好的运行机构，无论是开展科研工作还是进行学生实验，均能达到人尽其能、物尽其用，各项工作开展得有声有色，蓬勃发展。由于人员结构的合理搭配，在科研上能够使高级人才的科研思想很快得到实施，促使实验室迅速出成果，为本实验室人才梯队培养奠定了坚实的基础。

实验室建设期间，培养博士后 12 名，博士生 67 名，硕士生 124 名，住院医师规范化培训研究生 17 名，中医高徒 22 名，进修人员 500 多名。2011 年培养的梁倩倩博士获得"全国百篇优秀博士学位论文"，2012 年培养的周泉博士获得"全国百篇优秀博士学位论文"提名奖。培养的研究生中，王拥军博士荣获全国先进工作者、国家百千万人才工程国家级人选、国家"973"计划首席科学家、国家杰出青年科学基金获得者、长江学者奖励计划特聘教授等；张俐博士荣获国家百千万人才工程国家级人选、全国三八红旗手；张军博士荣获国家百千万人才工程国家级人选、中国青年科技奖；谢林博士荣获全国五一劳动奖章；姜宏博士荣获全国五一劳动奖章；张霆博士荣获全国人文医学荣誉奖；孟庆才博士成为农工党新疆区委会副主委等。

本实验室先后派遣 19 名博士赴美国霍普金斯大学、美国罗切斯特大学、美国哈佛大学医学院、美国阿拉巴马大学、英国女王大学、澳大利亚悉尼大学进修学习，18 人次荣获 ASBMR Young Investigator Award 和 Webster Jee Young Investigator Award 等奖项。指导青年人才分别获得国家自然科学基金优秀青年科学基金项目 1 项和青年基金项目 23 项、中国博士后基金 5 项、上海市青年科技"启明星"计划项目 6 项、上海市"浦江人才"计划 2 项以及上海市卫生局、上海高校青年教师培养资助计划人才基金 17 项等。

已经招聘多名高级访问学者（千人计划、长江学者奖励计划特聘教授、东方学者讲座教授）到本实验室工作；与美国 ROCHESTER 大学、哈佛大学医学院、霍普金斯大学互派研究人员开展科研合作。引进杨燕萍博士、张岩博士等归国留学人才。

3. 争取各级主管部门的关心支持是实验室发展的催化剂 实验室的创建与发展，无不渗透着各级政府主管部门的关心与支持。该实验室 2004 年成为上海市教委重点学科（中医骨伤科学），2005 年成为上海市重点学科（中医骨伤科学）和上海市医学重点学科（中医骨伤科学），2007 年成为国家重点学科（中医骨伤科学），2008 年成为国家中医临床研究基地（骨退行性变），国家中医药管理局重点研究室（脊柱退变肾骨相关）以及国家中医药管理局重点专病（颈椎病），2009 年成为省部共建教育部重点实验室（筋骨理论与治法），国家中医药管理局中医科研三级实验室病理（脊柱）实验室，上海市高校创新团队（中医药防治脊柱与骨关节退变性疾病的研究），2010 年成为国家中医药管理局重点学科（中医骨伤科学），2011 年成为国家中医药管理局重点专科（颈椎病），2012 年成为国家临床重点专科（中医骨伤科学），国家教育部"创新团队"（中医"肾主骨"理论的应用基础研究）和上海市"重中之重"临床医学中心（慢性筋骨病），2016 年省部共建教育部重点实验室（筋骨理论与治法）成功揭牌成为教育部重点实验室（筋骨理论与治法），国家教育部"创新团队"（中医"肾主骨"理论的应用基础研究）获得滚动，并成为国家科技部重点领域"创新团队"（中医药防治老年性骨病），2017 年成为上海中医药大学承担的国家教育部"双一流"学科建设单位以及上海市高水平大学建设单位。实验室通过积极申请承担各级各类科研项目，围绕研究方向争取国家级、省部级等科研项目经费超过 1.27 亿元，保证了实验室建设的顺利进行和发展。

实验室的建设，得到了国家教育部、上海市教委、上海中医药大学和附属龙华医院的大力支持。建设期内，还获得国家重点学科、国家临床重点专科、国家中医药管理局重点学科、国家中医临床研究基地等建设经费支持。

4. 实验室对外开放和合作交流是实验室占领国内外学术前沿的重要方式 实验室以研究项目为载体，以创新、开放、合作为宗旨，实行"开放、流动、联合、竞争"的运行机制，开展广泛的学术交流与合作。

（1）对外开放：实验室设立了开放基金，共资助开放研究课题 29 项，总金额 368 万元。吸引了来自复旦大学、第二军医大学、上海市肿瘤医院、广州中医药大学、中国中医科学院、陕西中医药大学、新疆医科大学、安徽中医药大学等 16 家相关单位的研究人员来本实验室进行科学研究，促进了不同学科间的交叉和人员交流。实验室大型仪器设备对龙华医院、大学以及校外系统开放，年开放机时达 1289 小时。

（2）合作交流：长期与美国霍普金斯大学医学院、美国罗切斯特大学、哈佛大学医学院、美国阿拉巴马大学伯明翰医学院、英国女王大学、澳大利亚悉尼大学、香港大学、悉尼大学进行课题合作，开展学术交流以及人才联合培养。已经共同申请并得到国家自然科学基金重点项目、国家自然科学基金重大国际合作研究项目、上海市科委非政府间国际合作项目、白玉兰科技人才基金（5 项）等资助。

2005 年 成立了"上海中医药大学附属龙华医院及脊柱病研究所与国际华人骨研学会联合研究中心"，之后相继召开了 17 次国内外会议，重点进行中医骨内科学实验室建设。参加 ASBMR、ORS 等国际性学术交流 9 人次，邀请美国、日本等国家和地区的科学家进行学术交流 29 人次。每年举办的"中医药防治脊柱病新进展继续教育班"，已为全国培养大批专业技术人才，使学科成为中医脊柱病临床研究示范基地。

二、实验室硬件建设

本实验室下设基础研究部、临床研究部、康复研究部、名老中医工作室，使临床与科研有机地结合。

依托上海中医药大学"国家中医临床研究基地"建成新的临床研究中心和基础研究中心，其中临床研究中心包括150张床位的研究型病房以及研究型门诊和医技设施。基础研究部承担"筋骨理论与治法教育部重点实验室"建设，包括脊柱病重点实验中心、筋骨理论与治法教育部重点实验室、公共开放科研实验中心；并建立配套的、符合各种规范要求的模式生物学工程中心，有新药临床前研究中心、国家GLP基地等，实验条件明显改善。

基础研究部包括中医脊柱病研究室、中医骨代谢病研究室、实验动物中心及分子生物学研究室、细胞生物学研究室、组织病理学研究室、免疫组织化学研究室、形态学研究室、图像分析室、MICRO-CT研究室、脊柱三维步态分析研究室等。"上海中医药大学脊柱病研究所——科研实验中心联合研究室"。具备公共服务区，包括流式细胞室、激光共聚焦显微镜、细胞培养室、分子生物学仪器室、电泳室、图像分析室、纯水供应室、洗涤房、图书资料室、多媒体室等。

拥有一批高值的实验仪器及设备，目前仪器设备总价值约3352万元，其中10万元以上大型仪器设备共46台（件），如Olympus VS120-S5-E数字切片工作站、BD Aria Ⅲ流式细胞仪、Magpix液相芯片分析系统、Leica TCS SP5激光共聚焦显微镜、ABI7900荧光定量PCR仪、Bio-Rad化学发光成像仪、Agilent 1200 HPLC高效液相色谱仪、Thermo三重四级杆液质联用仪等仪器、脊柱三维步态分析系统、Micro-CT等。所有设备均制订操作规程及日常保养制度，由专业人员操作。

将生物力学、病理学、分子生物学与中医气血理论、脏腑理论、痹证学说等有机结合，先后建立28种脊柱病（脊柱与骨关节退行性）病理与病证结合动物模型，建立了筋骨退变基因数据库。建立了脊柱退行性病变基因敲除小鼠，建立和引进了Smad3、β-catenin cKO、HIF-1 KO、OPG KO、Col2α1-ICAT Transgenic Mice、ICAT-tg Mice等38种基因敲除与转基因动物模型，建立了斑马鱼等模式动物学研究平台。具备细胞学、生物化学、分子生物学、病理组织学、免疫组织化学法等实验技术，且要求每位进入研究室的研究生都能够熟练掌握。

建立了各种椎间盘、骨组织、肌肉、骨赘、脊髓、神经等的组织病理学、免疫组织化学、基因检测、形态学、细胞培养、骨髓间充质干细胞培养、细胞信号转导机制研究等实验方法和技术。建立胚胎干细胞分化为软骨细胞和骨细胞技术，为椎间盘退变细胞学治疗奠定基础。将模式动物学技术、脊柱三维步态分析系统、Micro-CT、RNAi技术、转基因技术、系统生物学方法等运用到中医药的研究中。应用基因敲除小鼠、逆转录病毒、原位杂交、Western Blot等方法，率先建立基于表达特异性报道基因克隆细胞株的体外药物研发平台，建立国际先进的中药新药开发技术和机制研究体系。率先建立基于基因敲除和转基因动物模型的体内药物筛选平台和作用机制研究体系。

建立了120多项实验室操作规范。由于拥有严格的规章制度和技术力量较强的维修队伍，设备完好率在98%以上，同时具有较高的利用率，保证了科研工作的顺利进行。大型研究操作平台配有专门研究指导人员，负责指导科研人员的研究操作；对于大型先进的仪器设备使用制定有完善的管理规则和严格的操作使用程序，配有专职设备技术管理人员进行使用指导和管理。这些设备现在运行良好，在我学科国际化、高水平的临床、教学和科研中发挥了重要作用，提供了有力的保障。

增加了国内重点实验室之间的横向联系，派送实验人员进行学习培养和技术交流，通过对外交流，人员素质也不断提高，实验水平不断加强。具备开展脊柱、骨与关节退行性病变、骨肿瘤疾病研究和中医药分析测试的实验条件，目前已经基本满足脊柱、骨与关节退行性病变、骨肿瘤疾病各种体内、体外实验研究、中药疗效作用机制及效应等项研究所需的实验技术设备条件。实验室在建设和研究的过程中逐渐积累了测试技术和方法学研究的质量控制与保证体系的经验和能力。制定了实验技术质量控制体系规程并在实际工作中贯彻实施。

三、实验室软件建设

完善的实验室管理是实验室正常运转的重要手段。管理质量直接影响到实验室发展方向。实行"开放流动、联合竞争、协同创新"的运行机制。

实验室实行依托单位领导下的主任负责制。实验室主任负责实验室的全面工作，配备专门管理人员协助实验室主任进行日常管理与实验室的协调工作，包括实验室的公共平台管理，学术交流和后勤保障等事物，监督实验室管理规范的落实。

建立项目/课题负责人制。课题组是实验室的基本活动单元，由承担项目情况而确立并实行课题负责人。目前实验室根据研究方向设立4个课题组，脊柱病课题组、骨代谢疾病课题组、骨关节炎课题组和骨肿瘤课题组，每个课题组竞聘一位课题组长，课题组长负责把控和指导研究所内相应研究方向的所有课题，课题负责人所承担项目的研究反向入组，受课题组长指导完成项目。

建立实验室后勤事务专人负责制。实验室存在一些常规繁杂的后勤事务，需要固定有责任心的人员专门负责。将实验室的后勤事务分为仪器设备采购－维修/护－报废事务、试剂订购事务、耗材订购事务、医院库房领物事务、考勤管理事务、实验室安全/危险化学品管理事务、研究生/博士后面试－信息登记－开题/进站－毕业/出站管理事务、报销管理事务、实验室设备维修事务，并将其分配给实验室技术人员和部分科研人员，制定相应管理制度和流程，保障实验室正常运行。

建立仪器专人负责制。为提高仪器的运行和管理水平，促进资源共享，加强对外开放和服务，除了配有专人进行后勤管理外，实验室制定了相应的研究室仪器设备管理办法及大型精密贵重仪器设备考核办法。对于大型精密贵重仪器实行专人操作和维护。每台仪器设备使用制定完善的管理规则和严格的操作使用程序，配有专职技术人员进行技术培训和管理。每台仪器由仪器管理人员设立微信群，仪器使用通过微信平台进行预约－培训－使用－维护/清洁，保证仪器科学、安全、合理使用。

实验室内部学术会议制度。为了对实验数据进行把控，实验室每周一下午四点固定时间举行课题汇报会，由科研人员和研究生汇报实验数据和课题进展，全实验室人员参与提问，激活学术气氛。实验室还举行季度课题组长汇报会，由课题组长汇报每个季度课题组研究方向和所有课题的进展，便于整体把控整个实验室课题完成情况。除此之外，每年年底实验室还举办年终个人汇报会，实验室内所有人员，包括研究生和工作人员汇报个人一年的课题进展和取得的成果以及下一年度计划，进行绩效考核。

建立并健全了实验室日常管理：

实验室运行管理制度

实验动物管理制度及实验动物操作流程

实验室论文发表、奖励制度

实验室工作条例

实验室开放制度

实验室科研项目管理制度

实验室知识产权的有关规定

实验试剂订购制度和流程

实验室工作人员管理制度

各岗位人员的培训和考核制度

工作人员的个人卫生及健康检查制度

工作人员请假制度

技术人员培训管理办法

实验室工作人员职责

实验室系列年度岗位考核标准

上海市人才培养计划管理办法

实验室研究生管理制度

研究生手册

实验室值班制度

新生入实验室培训

学生实验守则

研究生离开实验室移交材料

实验室安全规范

JCI 危化品管理制度

环保管理办法

剧毒药品管理制度

实验室安全标准操作规程

实验室安全防护制度

易燃、易爆、有毒、放射、危险品管理制度

毒麻药品管理及申请流程

实验室危险化学品技术说明书

实验室经费管理制度

实验室经费管理办法和报销流程

上海市科研管理办法

中央和国家机关国内差旅住宿标准

实验室科研项目管理制度

档案管理制度

General IP 技术

细胞免疫荧光染色技术

PCR 原理和技术

RNA 抽提方法

SDS-PAGE 电泳

SEAP 分析方法

shRNA 原理及方法

转染技术

过表达腺病毒制备方法

western blot 技术

逆转录 RNA

荧光素酶报告基因

细胞学实验室技术规范

小鼠骨髓细胞分离培养

adipogenesis of MSCS

B 细胞分离技术

骨髓干细胞移植

流式细胞仪鉴定细胞方法

淋巴管平滑肌细胞体外分离培养方法

MTT 实验步骤

破骨细胞形成方法

颅盖骨成骨细胞分离培养方法

细胞凋亡实验步骤

细胞冻存、复苏、传代方法

细胞迁移实验步骤

细胞全蛋白提前步骤

细胞生存率实验步骤

细胞周期实验步骤

细胞成管实验步骤

专利管理制度

专利申请前阅读材料

专利申请流程

药物发明专利、器械类专利及外观设计专利交底书要求

上海中医药大学附属龙华医院专利申请登记表

中华人民共和国专利法

中华人民共和国专利法实施细则

专利费用减缓办法

生物样本库管理制度

实验记录及报告书写规定

实验室知识产权有关规定

实验室保密制度

实验室招标管理制度。

四、实验室的中长期工作规划

实验室在建设期间虽然取得了很大的成效，但也存在发展中的问题。如各研究方向发展不够平衡；实验室内部的合作交流偏少；学术委员会的指导作用需进一步加强等。在今后实验室继续建设期间应当着力解决这些问题。

实验室中长期工作规划如下：

1. 进一步强化人才培养。继续加强国家级、高素质人才的培养和人才引进，保持和发展多学科交叉、中西医结合、专职与流动人员结构合理的科研队伍。

2. 建立临床与基础结合数据库，深入研究慢性筋骨病，通过系统大型队列研究，揭示慢性病规律。

3. 深入开展中医药特色的转化医学研究和循证医学研究，聚焦临床迫切需要解决的问题，进一步提高慢性筋骨病治疗与康复水平。

4. 充分发挥学术委员会的指导作用，促进学术研究方向的深入发展。

5. 更加重视科研的产出，形成一批有国际影响力的科技成果，在国际学术界争得重要学术地位。

6. 继续加强国内外学术交流，将本实验室建设成为中医药防治慢性筋骨病的国内外学术交流中心。

五、实验室的发展目标

明确树立中医骨内科实验室的发展方向，不断迈向中医骨内科学发展的前沿是我们团队的任务和宗旨。中医骨内科学实验室有过去辉煌的历史，更有今后美好的发展前景。

（王拥军　梁倩倩）

主要参考文献

1. 施杞,王和鸣.骨伤科学 [M].北京:人民卫生出版社,2009.

2. 施杞,王和鸣.中医骨伤科临床研究 [M].北京:人民卫生出版社,2011.

3. 王拥军,冷向阳.中医骨内科学临床研究 [M].3 版.北京:人民卫生出版社,2016.

4. 刘萍,谢雁鸣.中西医结合临床研究方法学 [M].北京:人民卫生出版社,2016.

5. 郑国华.中西医结合临床研究思路与方法 [M].北京:北京科学技术出版社,2011.

6. 王家良.临床流行病学:临床科研设计、测量与评价 [M].3 版.上海:上海科学技术出版社,2009.

7. 刘建平.循证中医药临床研究方法 [M].2 版.北京:人民卫生出版社,2009.

8.凌锡森,何清湖.中西医结合思路与方法 [M].北京:人民军医出版社,2005.

9. 赖世隆.中西医结合临床科研方法学 [M].北京:科学出版社,2008.

10. 王拥军.实验骨伤科学 [M].北京:人民卫生出版社,2012.

11. 王拥军,吴弢.海派中医伤科系列丛书·石氏伤科施杞临证经验集萃 [M].上海:上海科学技术出版社,2016.

12. 施杞工作室.龙华名医临证录·施杞学术经验撷英 [M].上海:上海中医药大学出版社,2010.

13. 王拥军,施杞,周泉,等.兔风寒湿痹证型颈椎病模型的建立[J].中西医结合学报,2007,5(1):39-44.

14. 石继祥,王拥军,施杞,等.大鼠椎间盘软骨终板软骨细胞体外自然退变模型的建立[J].中西医结合学报,2006,4(3):293-297.

15. 王拥军,施杞,李家顺,等.大鼠颈椎间盘软骨细胞凋亡的研究[J].中国矫形外科杂志,2002,9(11):1311-1314.

16. 王拥军,施杞,沈培芝,等.动静力失衡性大鼠颈椎间盘退变模型的动态观察[J].中国中西医结合杂志,2001,21(3):199-202.

17. 王拥军,施杞.椎间盘退变的始动因素,中间环节与结局[J].中国中医骨伤科杂志,2000,8(3):55-58.

18. 郝永强,施杞,郑松国,等.大鼠颈椎病实验模型的设计与建立[J].中国矫形外科杂志,1999,6(4):42-44.

19. 施杞,郝永强,彭宝淦,等.动静力平衡失调与颈椎病——颈椎病动物模型的实验研究[J].上海中医药大学学报,1999(1):55-59.

20. 胡志俊,卞琴,王拥军,等.大鼠脊髓慢性压迫性损伤动物模型的建立[J].脊柱外科杂志,2004,2(4):216-219.

21. 王拥军,万超,沈培芝,等.实验性腰神经根压迫模型的建立[J].中国中医骨伤科杂志,1999,7(1):9-12.

22. 笪巍伟,唐德志,赵永见,等."先天、后天"理论在促进去卵巢小鼠骨质疏松性骨折愈合中的作用研究[J].中华中医药杂志,2017,32(6):2647-2651.

23. 笪巍伟,赵永见,兰儒贤,等.健脾补肾方增加β-catenin、Runx2表达而促进骨质疏松性骨折愈合的疗效观察[J].中国骨质疏松杂志,2017,23(5):8-16.

24. 江建春,卞琴,梁倩倩,等.大鼠血瘀型颈椎病模型的建立[J].上海中医药大学学报,2009,5(1):46-51.

25. 江建春,黄敏,卞琴,等.大鼠气虚颈椎病模型的建立[J].上海中医药大学学报,2009,5(3):33-37.

26. 王拥军,施杞,江建春,等.大鼠气虚血瘀肾虚型颈椎病模型的建立[J].中西医结合学报,2008,6(11):1152-1158.

27. 江建春,李晨光,梁倩倩,等.大鼠肾虚型颈椎病模型的建立[J].中西医结合学报,2008,6(10):1034-1039.

28. 王绪辉,朱显华,闵熙敬,等.实验性小鼠内伤痹证模型的建立[J].中国医药学报,1990,5(6):64-65.

29. 谢可永,施杞.补肾填精法防治绝经后骨质疏松症的实验研究[J].上海中医药大学学报,1996(Z1):109-113.

30. 倪灿荣,马大烈,戴益民.免疫组织化学实验技术及应用[M].北京:化学工业出版社,2006.

31. Wang YJ,Shi Q,Lu WW,et al.Cervical Intervertebral Disc Degeneration Induced By Unbalanced Dynamic and Static Forces:A Novel in Vivo Rat Model[J].Spine,2006,31(14):1532-1538.

32. Liang QQ,Zhou Q,Zhang M,et al.Prolonged upright posture induces degenerative changes in intervertebral discs in rat lumbar spine[J].Spine,2008;33(19):2052-2058.

33. Liang QQ,Cui XJ,Xi ZJ,et al.Prolonged upright posture induces degenerative changes in intervertebral discs of rat cervical spine[J].Spine,2011,36(1):14-19

34. Bian Q,Liang QQ,Hou W,et al.Prolonged and repeated upright posture promotes bone formation in rat lumbar vertebrae[J].Spine,2011,36(6):380-387.

35. Bian Q,Liang QQ,Wan C,et al.Prolonged upright posture induces calcified hypertrophy in the cartilage end-plate in rat lumbar spine[J].Spine,2011,36(24):1-10.

36. Xing QJ,Liang QQ,Bian Q,et al.Leg Amputation Accelerates Senescence of Rat Lumbar Intervertebral Discs[J].Spine,2010,35(23):1253-1261.

37. Tang ZY,Shu B,Cui XJ,et al.Changes of cervical dorsal root ganglia induced by compression injury and decompression procedure:a novel rat model of cervical radiculoneuropathy[J].J Neurotrauma,2009,26(2):1-7.

38. Wang YJ,Zhou CJ,Shi Q,et al.Aging delays regeneration process after sciatic nerve injury in rats[J].Journal of

Neurotrauma,2007,24(5):885-894.

39. Li X,Xue C,Wang L,et al.Osteoprotective effects of osthole in a mouse model of 5/6 nephrectomy through inhibiting osteoclast formation[J].Mol Med Rep,2016,14(4):3769-3776.

40. Li CG,Liang QQ,Zhou Q,et al.A Continuous Observation of the Degenerative Process in the Intervertebral Disc of Smad3 gene Knock-Out Mice[J].Spine,2009,34(13):1363-1369.

41. Liang QQ,Li XF,Zhou Q,et al.The expression of osteoprotegerin is required for maintaining the intervertebral disc endplate of aged mice[J].Bone,2011,48(6):1362-1369.

42. Wang M,Tang DZ,Shu B,et al.Conditional activation of β-catenin signaling leads to severe defects in intervertebral disc tissue[J].Arthritis Rheum,2012,64(8):2611-2623.

43. 王拥军."肾藏精"藏象理论与实践[M].北京:人民卫生出版社,2017.

44. 朱国英.骨细胞图谱与体外培养[M].2版.上海:上海科学技术出版社,2017.

45. 谢可永,赵光复,吴诚德.补肾益精法治疗骨质疏松症的临床观察[J].中医杂志,1986(6):22-23.

46. 王拥军,谢雁鸣,王永炎,等.补肾益精法防治原发性骨质疏松症的疗效机制和推广应用[J].中国科技奖励杂志,2015(6):66-67.

47. 徐浩,王腾腾,齐晓凤,等.近红外光谱吲哚菁绿成像系统在关节炎小鼠淋巴回流功能检测中的应用[J].世界科学技术-中医药现代化,2016(11):1862-1868.

48. 李金龙,陈岩,张利,等.加味牛蒡子汤促进TNF-α转基因小鼠淋巴管回流功能防治类风湿关节炎的实验研究[J].中国中西医结合杂志,2017,37(6):710-715.

49. 许京华,李树仁.中医药对骨肿瘤的认识[J].河南中医,2008,28(4):85-87.

50. 杜明昌.中医药治疗恶性骨肿瘤的证治规律总结及实验初探[D].广州:广州中医药大学,2008.

51. 黄永明.扶正固本法对骨肉瘤化疗免疫功能影响的临床及实验研究[D].广州:广州中医药大学,2009.

52. 钱彦方.肿瘤从痰论治探讨[J].中国中医基础医学杂志,1999,5(2):42.

53. 于庆元.分型治疗恶性骨肿瘤经验[J].河北中医,1989,11(4):27-28.

54. 郭梦瑶,王拥军,杨燕萍.现代医学治疗骨肉瘤现状分析及展望[J].实用医学杂志,2017,33(4):507-509.

55. 郑翠娥,王晓红.阳和汤加减治疗骨肿瘤[J].山东中医杂志,1998,17(2):12.

56. 高音,何生奇,王芳,等.浅谈中医药治疗肿瘤骨转移癌疼痛[J].中国卫生产业,2011,2(4):103-104.

57. 胡升芳,谷焕鹏,陈红风,等.陆德铭教授扶正祛邪法治疗乳腺癌经验[J].中华中医药学刊,2013,31(12):2732-2734.

58. 姚勇伟,刘云霞,匡唐洪,等.乳腺癌骨转移的中西医机制研究进展[J].浙江中西医结合杂志,2015,25(2):207-210.

59. 王长宏.中医药治疗乳腺癌晚期骨转移疼痛18例疗效观察[J].中国民族民间医药,2012,1(15):129.

60. 郭骏骐,郭卉艳,李兵.名老中医石玉林治疗乳腺癌骨转移30例[J].吉林中医药,1998,18(2):4-5.

61. 王伊光,王代韦,孟建,等.前列腺癌中医证型与临床理化指标的相关性研究[J].中国中医基础医学杂志,2012,18(3):286-288.

62. 孙宛峰,杨文刚.辨证治疗癌证骨转移疼痛21例报告[J].中医正骨,1993,5(4):23-24.

63. 王友清,叶子.扶正祛邪汤合化疗对肺癌骨转移患者细胞因子的影响[J].浙江中西医结合杂志,2007,17(5):293-294.

64. 陈云莺,吴丹红.中西医结合治疗骨转移癌疼痛30例[J].福建中医药,2001,32(5):12.

65. 叶平胜,叶子,朱玲.扶正消积汤联合化疗对肺癌骨转移患者细胞因子的影响[J].浙江中医杂志,2011,46(6):402-403.

66. 崔玉泉,陈希勇,乔秀荣,等.扶正培本中药、帕米膦酸二钠联合放疗治疗恶性肿瘤骨转移疼痛[J].中国煤炭工业医学杂志,2008,11(10):1501-1502.

67. Wang YJ,Shi Q,Sun P,et al.Insulin-like growth factor-1 treatment prevents anti-Fas antibody-induced

apoptosis in endplate chondrocytes[J].Spine,2006,31(7):736-741.

68. Geng S,Zhou S,Glowacki J.Effects of 25-hydroxyvitamin D(3)on proliferation and osteoblast differentiation of human marrow stromal cells require CYP27B1/1alpha-hydroxylase[J].J Bone Miner Res,2011,26(5):1145-1153.

69. Bai XY,Miao D,Goltzman D,et al.The autosomal dominant hypophosphatemic rickets R176Q mutation in fibroblast growth factor 23 resists proteolytic cleavage and enhances in vivo biological potency[J].J Biological chemistry,2003,278(11):9843-9849.

70. Yan Y,Tang DZ,Chen M,et al.Axin2 controls bone remodeling through the β-catenin-BMP signaling pathway in adult mice[J].J Cell Sci,2009,122:3566-3578.

71. Shu B,Zhang M,Xie R,et al.BMP2,but not BMP4,is crucial for chondrocyte proliferation and maturation during endochondral bone development[J].J Cell Sci,2011,124:3428-3440.

72. Li M,Chen P,Li J,et al.Review:the impacts of circulating 25-hydroxyvitamin D levels on cancer patient outcomes:a systematic review and meta-analysis[J].J Clin Endocrinol Metab,2014,99(7):2327-2336.

73. Zhao DF,Zhao YJ,Wang CL,et al,New insights into molecular basis of kidney governing bone theory[J].World J Tradit Chin Med,2015,1(3):40-46.

74. Shu B,Shi Q,Wang YJ.Shen-tonifying principle for primary osteoporosis:to treat both the disease and the Chinese medicine syndrome[J].Chin J Integr Med,2015,21(9):656-661.

75. Xu H,Bouta E,Liang QQ,et al.Utilization of longitudinal ultrasound to quantify joint soft tissue changes in a mouse model of posttraumatic osteoarthritis[J].Bone research,2017,13(5):17012.

76. Chang J,Wang H,Wang X,et al.Molecular mechanisms of Polyphyllin I-induced apoptosis and reversal of the epithelial-mesenchymal transition in human osteosarcoma cells[J].J Ethnopharmacol,2015,170:117-127.

77. Chang J,Li Y,Wang X,et al.Polyphyllin I suppresses human osteosarcoma growth by inactivation of Wnt/beta-catenin pathway in vitro and in vivo[J].Scientific reports,2017,7(1):7605.

78. Chang J,Yao M,Li Y,et al.MicroRNAs for osteosarcoma in the mouse:a meta-analysis[J].Oncotarget,2016,7(51):85650-85674.

附录

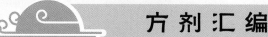

方剂汇编

一画

一贯煎（清·魏之琇《续名医类案》）：北沙参　生地　麦冬　当归　枸杞　川楝子

一号旧伤药（四川郑氏伤科方选）：续断　土鳖　儿茶　檀香　木香　羌活　独活　血通　松节　乳香　紫荆皮　关桂

一号接骨丸（四川郑氏伤科方选）：秦归　白芍　茯苓　莲米　血竭　川红花　儿茶　丁香　广木香　熟大黄　丹皮　甘草　自然铜　土鳖

一号接骨药（四川郑氏伤科方选）：黄柏　大黄　红花　元胡　血通　续断　龙骨　牛膝

一号活络膏（四川郑氏伤科方选）：麝香　玉桂　丁香　红花　檀香　排草　白芷　羌活　独活　没药　川芎　木香　山奈　当归　血竭　续断

二画

八正散（宋·太平惠民和剂局《太平惠民和剂局方》）：车前子　瞿麦　萹蓄　滑石　山栀子　甘草　木通　大黄　熟地黄　山萸肉　山药　泽泻　茯苓　牡丹皮

八味顺气散（明·方贤《奇效良方》）：人参　白术　茯苓　青皮　陈皮　白芷　乌药　甘草

八珍汤（元·沙图穆苏《瑞竹堂经验方》）：党参　白术　白芍　熟地　当归　茯苓　川芎　甘草

八仙逍遥汤（清·吴谦《医宗金鉴》）：防风　荆芥　川芎　甘草　当归　黄柏　苍术　牡丹皮　川椒　苦参

二妙丸（清·张秉成《成方便读》）：苍术　黄柏

二陈汤（宋·太平惠民和剂局《太平惠民和剂局方》）：半夏　橘红　白茯苓　甘草

二陈舒肺汤（上海魏氏伤科方选）：广陈皮　清半夏　白茯苓　炙兜铃　炙杷叶　泡麦冬　江枳壳　杭白芍

二神散（明·王肯堂《证治准绳》）：丁香　干姜

二号新伤药（四川郑氏伤科方选）：黄柏　大黄　独活　木香　木通　白芷　延胡索　红花　血竭　川芎　海桐　牛膝　芙蓉叶

二号旧伤药（四川郑氏伤科方选）：黄芪　杜仲　海藻　续断　土鳖　红花　羌活

合欢皮　萆薢　儿茶　牛膝　松节　紫荆皮　关桂

二号接骨丸（四川郑氏伤科方选）：当归　首乌　鸡血藤　合欢皮　土鳖　广木香　骨碎补　白及

二号接骨药（四川郑氏伤科方选）：续断　元胡　骨碎补　秦艽　独活　木香　黄柏　白芷　木通　自然铜

二号活络膏（四川郑氏伤科方选）：麝香　川红花　玉桂　山柰　檀香　丁香

二至丸（明·王肯堂《证治准绳》）：女贞子　墨旱莲

九味羌活汤（朝鲜·金礼蒙《医方类聚》）：羌活　防风　苍术　细辛　川芎　白芷　生地　黄芩　甘草

七福饮（明·张介宾《景岳全书》）：人参　熟地　当归　白术（炒）　炙甘草　枣仁　远志

七厘散（清·钱秀昌《伤科补要》）：乳香　没药　己霜　血竭　自然铜　硼砂　半夏　归尾

七厘散（清·谢元庆《良方集腋》）：血竭　麝香　冰片　乳香　没药　红花　朱砂　儿茶

七宝美髯丹（《积善堂方》）：赤白何首乌　赤白茯苓　牛膝　当归　枸杞子　菟丝子　补骨脂

七号接骨药（四川郑氏伤科方选）：白及　苏木　自然铜　骨碎补　蟹粉　当归　紫河车　首乌　五加皮　鳔胶　桑枝　月季花　合欢皮

七味都气丸（清·张璐《张氏医通》）：醋五味子　山茱萸　茯苓　牡丹皮　熟地黄　山药　泽泻

人参养荣汤（宋·太平惠民和剂局《太平惠民和剂局方》）：炙黄芪　潞党参　全当归　大熟地　炒白芍　云茯苓　炒白术　五味子　上官桂　淡远志　广陈皮　生姜　大红枣　炙甘草

十全大补汤（宋·太平惠民和剂局《太平惠民和剂局方》）：人参　肉桂　川芎　地黄　茯苓　白术　甘草　黄芪　当归　白芍药

十灰散（元·葛可久《十药神书》）：大蓟　小蓟　荷叶　侧柏叶　茅根　茜根　山栀　大黄　牡丹皮　棕榈皮

十三味治伤方（上海王氏伤科方选）：全当归　赤芍　桃仁　苏木　延胡索　落得打　骨碎补　乌药　木香　青皮　陈皮　三棱　莪术

十全大补汤（宋·太平惠民和剂局《太平惠民和剂局方》）：党参　黄芪　白术　白芍药　茯苓　肉桂　熟地黄　当归　川芎　甘草

十三味加减汤：远志　刘寄奴　肉桂　广陈皮　杜仲　当归　延胡索　砂仁　五加皮　五灵脂　生蒲黄　枳壳　泽兰

三画

川芎茶调散（宋·太平惠民和剂局《太平惠民和剂局方》）：川芎　白芷　羌活　细辛　防风　荆芥　薄荷　甘草

大定风珠（清·吴瑭《温病条辨》）：生白芍　干地黄　麦冬　连心　麻仁　五味子

生龟甲　生牡蛎　炙甘草　生鳖甲　阿胶　生鸡子黄

大成汤（唐·蔺道人《仙授理伤续断秘方》）：大黄　川芒硝　甘草　陈皮　红花　当归　苏木　木通　枳壳　厚朴

大承气汤（东汉·张仲景《伤寒论》）：生川军　厚朴　芒硝　枳实

大补阴丸（元·朱震亨《丹溪心法》）：熟地　知母　黄柏　炙龟甲　猪脊髓

大补黄芪汤（宋·魏岘《魏氏家藏方》）：肉苁蓉　熟地黄　白茯苓　党参　炙黄芪　白术　炙甘草　当归　川芎　肉桂　防风　山茱萸　五味子　生姜　大枣

大补元煎（明·张介宾《景岳全书》）：人参　山药　熟地　杜仲　当归　山茱萸　枸杞　炙甘草

大陷胸丸（东汉·张仲景《金匮要略》）：大黄　葶苈子　芒硝　杏仁

大柴胡汤（东汉·张仲景《伤寒论》）：柴胡　黄芩　芍药　半夏　枳实　生姜　大枣　大黄

大建中汤（东汉·张仲景《金匮要略》）：蜀椒　干姜　人参　饴糖

大红丸（唐·蔺道人《仙授理伤续断秘方》）：赤敛　川乌　天南星　芍药　土当归　骨碎补　牛膝　细辛　赤小豆　自然铜　青桑炭

大黄牡丹汤（东汉·张仲景《金匮要略》）：大黄　芒硝　桃仁　丹皮　冬瓜仁

大黄䗪虫丸（东汉·张仲景《金匮要略》）：熟大黄　土鳖虫　水蛭　虻虫　蛴螬　干漆　桃仁　苦杏仁　黄芩　地黄　白芍　甘草

大黄附子汤（东汉·张仲景《金匮要略》）：大黄　附子　细辛

大成汤（明·陈实功《外科正宗》）：陈皮　当归　苏木　木通　红花　厚朴　甘草

飞龙夺命丹（北宋《救急仙方》）：蟾酥　血竭　乳香　没药　雄黄　轻粉　胆矾　麝香　铜绿　寒水石　朱砂　海羊　天龙　脑子

己椒苈黄丸（东汉·张仲景《金匮要略》）：防己　椒目　葶苈　大黄

口喉洗方（上海魏氏伤科方选）：连翘壳　山豆根　川黄连　紫地丁　大射干　薄荷叶　生甘草　山僵蚕　二宝花　甜桔梗　苦瓜蒂　红枣皮

三妙丸（清·张秉成《成方便读》）：黄柏　苍术　川牛膝

三仁汤（清·吴瑭《温病条辨》）：杏仁　半夏　滑石　生薏苡仁　白通草　白蔻仁　竹叶　厚朴

三黄宝蜡丸（清·吴谦《医宗金鉴》）：天竺黄　雄黄　藤黄　红芽　大戟　刘寄奴　麒麟竭　归尾　朱砂　儿茶　乳香　琥珀　轻粉　水银同　轻粉研　麝香

三虫饮：（上海施杞经验方）：全蝎　蜈蚣　地鳖虫

三拗汤（宋·太平惠民和剂局《太平惠民和剂局方》）：麻黄　杏仁　甘草

三虎汤：（上海施杞经验方）：露蜂房　乌梢蛇　蕲蛇

三藤汤：（上海施杞经验方）：青风藤　海风藤　忍冬藤

三泽汤：（上海施杞经验方）：泽泻　泽兰　泽漆

三痹汤（宋·严用和《济生方》）：黄芪　续断　人参　茯苓　甘草　当归　川芎　白芍　生地　杜仲　川牛膝　桂心　细辛　秦艽　川独活　防风　生姜　大枣

三甲复脉汤（清·吴瑭《温病条辨》）：炙甘草　干地黄　生白芍　麦冬　阿胶　麻仁　生牡蛎　生鳖甲　生龟板

三子养亲汤（明·韩懋《皆效方》）：紫苏子　白芥子　莱菔子

三色敷药（上海石氏伤科方选）：紫荆皮　黄金子　全当归　西赤芍　大丹参　怀牛膝　片姜黄　五加皮　宣木瓜　西羌活　独川活　香白芷　威灵仙　天花粉　青防风　木防己　川抚芎　左秦艽　生甘草　番木鳖

三黄膏（上海石氏伤科方选）：大黄　黄芩　黄拍　东丹　熟石膏

三号新伤药（四川郑氏伤科方选）：管桂　丁香　檀香　木香　川芎　白芷　乳香　没药　续断　海桐　合欢皮　牛膝　血竭　骨碎补　地肤子

三号旧伤药（四川郑氏伤科方选）：续断　龙骨　牛角炭　紫荆皮　萆薢　羌活　合欢皮　儿茶　白及　远志　自然铜　广土鳖　骨碎补

三号接骨药（四川郑氏伤科方选）：自然铜　蟹粉　骨碎补　血竭　儿茶　白及　木香　白芷　羌活　当归　血余炭　乳香

三棱和伤汤（《中医伤科学讲义》）：三棱　莪术　青皮　陈皮　白术　枳壳　当归　白芍　党参　乳香　没药　甘草

三棱汤（明·朱橚《普济方》）：荆三棱　蓬莪术　益智仁　青皮　甘草　陈皮

上中下通用痛风方（元·朱震亨《丹溪心法》）：南星桂　姜制苍术　黄柏　川芎　白芷　神曲　桃仁　威灵仙　羌活　防己　桂枝　红花　龙胆草

上肢损伤洗方（上海王氏伤科方选）：伸筋草　透骨草　荆芥　防风　千年健　刘寄奴　红花　桂枝　苏木　威灵仙　川芎

上肢洗方（上海魏氏伤科方选）：川桂枝　冬桑枝　土地狗　干地龙　地鳖虫　大独活　西秦艽　紫藤枝　山麻黄　嫩钩藤　鸡血藤

上肢瘫软方（河南郭氏伤科方选）：西当归　威灵仙　荆芥　泗防风　黑杜仲　红花　川羌活　桂枝尖　五加皮　熟地　粉甘草

下肢损伤洗方（上海王氏伤科方选）：伸筋草　透骨草　五加皮　三棱　莪术　秦艽　海桐皮　生川胶　生木瓜　红花　苏木

下瘀血汤（东汉·张仲景《金匮要略》）：大黄　桃仁　䗪虫

小蓟饮子（南宋·严用和《济生方》）：生地黄　小蓟　滑石　木通　蒲黄　藕节　淡竹叶　当归　山栀子　炙甘草

小陷胸汤（东汉·张仲景《金匮要略》）：黄连　半夏　瓜蒌

小柴胡汤（东汉·张仲景《伤寒论》）：柴胡　黄芩　制半夏　炙甘草　生姜　大枣　党参

小建中汤（东汉·张仲景《伤寒论》）：桂枝　甘草　大枣　芍药　生姜　胶饴

小活络丹（宋·太平惠民和剂局《太平惠民和剂局方》）：川乌　草乌　地龙　天南星　乳香　没药

小蓟饮子（明·徐彦纯《玉机微义》）：生地黄　小蓟　滑石　木通　淡竹叶　炒蒲黄　藕节　当归　栀子　炙甘草

小青龙汤（东汉·张仲景《伤寒论》）：麻黄　芍药　细辛　炙甘草　干姜　桂枝　五味子　半夏

千金温脾汤（唐·孙思邈《千金备急方》）：附子　大黄　芒硝　当归　干姜　人参　甘草

四画

丹参饮（清·陈念祖《时方歌括》）：丹参　檀香　砂仁

丹栀逍遥散（明·薛己《内科摘要》）：牡丹皮　栀子（炒焦）　柴胡（酒制）　白芍（酒炒）　当归　白术（土炒）　茯苓　薄荷　炙甘草

化瘀续断丸（上海石氏伤科方选）：当归尾　炙地鳖　炙乳香　炙没药　丹参　骨碎补　落得打　赤芍　留行子　川芎　防风　制锦纹　制南星　小生地　桑枝　川断　桃仁

化瘀洗方（上海魏氏伤科方选）：刘寄奴　大蓟　小蓟　川大黄　川草薢　川红花　羌独活　冬桑枝　地鳖虫　川抚芎

六一散（金·刘完素《黄帝素问宣明论方》）：滑石　甘草

六磨汤（元·危亦林《世医得效方》）：大槟榔　沉香　木香　乌药　大黄　枳壳

六君子汤（明·虞抟《医学正传》）：人参　白术　茯苓　甘草　半夏　陈皮

六味地黄丸（宋·钱乙《小儿药证直诀》）：熟地　山茱萸　干山药　泽泻　茯苓　丹皮

六味回阳饮（明·张介宾《景岳全书》）：人参　制附子　干姜（炮）　炙甘草　熟地　当归身

木防己汤（清·吴鞠通《吴鞠通医案》）：生石膏　桂枝　木防己　杏仁　生香附　炙甘草　苍术

牛蒡子汤（上海石氏伤科方选）：牛蒡子　白僵蚕　白蒺藜　白芷　独活　秦艽　半夏　桑枝

少腹逐瘀汤（清·王清任《医林改错》）：小茴香　干姜　官桂　延胡索　没药　川芎　赤芍　五灵脂　当归　蒲黄

双补丸（朝鲜·金礼蒙《医方类聚》）：鹿角霜　熟地黄　沉香　菟丝子　覆盆子　白茯苓　人参　宜木瓜　薏苡仁　黄芪（炙）　苁蓉　五味子　石斛　当归　泽泻　麝香　朱砂

天王补心丹（明·薛己《校注妇人良方》）：生地黄　人参　茯苓　玄参　丹参　桔梗　远志　当归　五味子　麦门冬　天门冬　柏子仁　炒枣

天麻钩藤饮（《杂病证治新义》）：天麻　钩藤　生石决明　山栀　黄芩　川牛膝　杜仲　益母草　桑寄生　夜交藤　朱茯神

天台乌药散（金·李杲《医学发明》）：天台乌药　木香　小茴香　青皮　高良姜　槟榔　川楝子　巴豆

无比山药丸（宋·太平惠民和剂局《太平惠民和剂局方》）：熟地黄　山茱萸（蒸）　山药　菟丝子　肉苁蓉　杜仲（姜汁炒）　巴戟天　五味子（蒸）　牛膝　茯苓　泽泻　赤石脂（煅）

五磨饮子（清·汪昂《医方集解》）：木香　沉香　槟榔　枳实　台乌药

五味消毒饮（清·吴谦《医宗金鉴》）：金银花　野菊花　蒲公英　紫花地丁　紫背天葵子

五皮饮（宋·太平惠民和剂局《太平惠民和剂局方》）：五加皮　地骨皮　茯苓皮　大腹皮　生姜皮

五仁丸（元·危亦林《世医得效方》）：桃仁　杏仁　松子仁　柏子仁　郁李仁　陈皮

五苓散（东汉·张仲景《伤寒论》）：茯苓　泽泻　猪苓　肉桂　炒白术

五香调气化瘀汤（上海魏氏伤科方选）：广木香　苏合香　胆南星　上沉香　制乳香　竹沥油　公丁香　地枯萝

五号新伤提骨药（四川郑氏伤科方选）：大黄　苏木　广木香　大葱白

五号旧伤药（四川郑氏伤科方选）：当归　川芎　土鳖　海桐　萆薢　黄芪　松节

五加皮汤（南宋·陈言《三因极一病证方论》）：伸筋草　络石藤　海风藤　五加皮　青皮　丁香　地骨皮　丹皮

乌头汤（东汉·张仲景《金匮要略》）：麻黄　芍药　黄芪　甘草　川乌

乌梅丸（东汉·张仲景《伤寒论》）：乌梅肉　黄连　黄柏　附子　干姜　桂枝　细辛　青椒　人参　当归

乌头赤石脂丸（东汉·张仲景《金匮要略》）：蜀椒　乌头　附子　干姜　赤石脂

乌头桂枝汤（东汉·张仲景《金匮要略》）：乌头　桂枝　芍药　甘草　生姜　大枣

止血方（上海陆氏伤科方选）：参三七　童便　藕节　赤芍　陈皮　杏仁　浙贝　丹皮炭　茜草炭　白茅根

止嗽散（宋·王衮《博济方》）：桔梗　荆芥　紫菀　百部　白前　甘草　陈皮

五画

右归丸（明·张景岳《景岳全书》）：大怀熟地　山药　山茱萸　枸杞　鹿角胶　菟丝子　杜仲　当归　肉桂　制附子

左归丸（明·张景岳《景岳全书》）：大怀熟地　山药　枸杞子　山茱萸肉　川牛膝　菟丝子　鹿胶　龟胶

白虎汤（东汉·张仲景《金匮要略》）：石膏　知母　粳米　甘草

白虎加桂枝汤（东汉·张仲景《金匮要略》）：石膏　知母　粳米　甘草　桂枝

白虎加人参汤（东汉·张仲景《金匮要略》）：石膏　知母　粳米　甘草　人参

白头翁汤（东汉·张仲景《伤寒论》）：白头翁　黄连　黄柏　秦皮

半夏白术天麻汤（金·李杲《脾胃论》）：姜半夏　炒白术　明天麻　广陈皮　云茯苓　炙甘草　大枣

半夏厚朴汤（东汉·张仲景《金匮要略》）：半夏　厚朴　茯苓　生姜　苏叶

半硫丸（宋·太平惠民和剂局《太平惠民和剂局方》）：半夏　硫黄　生姜汁

代抵当丸（明·王肯堂《证治准绳》）：大黄　芒硝　桃仁　当归尾　生地黄　穿山甲（蛤粉炒）　肉桂

瓜蒌薤白白酒汤（东汉·张仲景《金匮要略》）：全瓜蒌　薤白头

瓜蒌薤白半夏汤（东汉·张仲景《金匮要略》）：栝蒌实　薤白　半夏　白酒

甘露消毒丹（清·叶天士《医效秘传》）：飞滑石　淡黄芩　绵茵陈　石菖蒲　川贝母　木通　藿香　连翘　白蔻仁　薄荷　射干

甘麦大枣汤（东汉·张仲景《金匮要略》）：甘草　小麦　大枣

甘遂散（明·朱橚《普济方》）：甘遂　槟榔　牛蒡子　商陆

甘姜苓术汤（东汉·张仲景《金匮要略》）：甘草　白术　干姜　茯苓

归脾汤（明·薛己《正体类要》）：白术　当归　白茯苓　黄芪　龙眼肉　远志　酸枣仁　人参　木香　甘草

红粉散（上海石氏伤科方选）：东丹　铅粉　轻粉　甲片

加减木防己汤（清·吴瑭《温病条辨》）：防己　桂枝　石膏　杏仁　滑石　白通草　薏苡仁

加减复脉汤（清·吴瑭《温病条辨》）：炙甘草　干地黄　生白芍　麦冬　阿胶　麻仁

甲状腺功能亢进方（龙华医院院内自拟方）：黄芪　白芍　生地　香附　夏枯草　何首乌

加味逍遥散（宋·太平惠民和剂局《太平惠民和剂局方》）：柴胡　当归　白芍　薄荷　茯苓　白术　煨姜　大枣　丹皮　栀子

加味二妙散（清·徐大椿《医略六书》）：苍术　黄柏　龟甲　草薢　知母

加味四君子汤（明·方贤《奇效良方》）：人参　白茯苓　白术　甘草　黄芪（炙）　白芍药　白扁豆

龙胆泻肝汤（宋·太平惠民和剂局《太平惠民和剂局方》）：龙胆草　黄芩　山栀子　泽泻　木通　车前子　当归　生地黄　柴胡　生甘草

六号接骨药（四川郑氏伤科方选）：五加皮　防风　细辛　白芷　海桐皮　秦艽　川芎　骨髓补　川草乌　续断　苍术　自然铜　灵仙根

平胃散（宋·太平惠民和剂局《太平惠民和剂局方》）：苍术　厚朴　陈橘皮　甘草

失笑散（宋·太平惠民和剂局《太平惠民和剂局方》）：蒲黄　五灵脂

四妙丸（清·张秉成《成方便读》）：苍术　黄柏　牛膝　苡仁

四逆散（东汉·张仲景《伤寒论》）：柴胡　枳实　芍药　炙甘草

四逆加人参汤（东汉·张仲景《伤寒论》）：附子　干姜　人参　炙甘草

四妙散（元·朱丹溪的《丹溪心法》）：苍术　黄柏　牛膝　薏苡仁

四君子汤（宋·太平惠民和剂局《太平惠民和剂局方》）：人参　白术　茯苓　炙甘草

四物汤（唐·蔺道人《仙授理伤续断秘方》）：熟地黄　当归　白芍　川芎

四生丸（宋·陈自明《妇人大全良方》）：生荷叶　生艾叶　生柏叶　生地黄

四肢洗方（上海魏氏伤科方选）：冬桑枝　川桂枝　川牛膝　川红花　川木瓜　川草薢　落得打　大当归　补骨脂　羌独活

四肢闭合性损伤（上海施氏伤科方选）：当归尾　京赤芍　大川芎　桃仁泥　老苏木　地鳖虫　制乳没　络石藤　广陈皮　炒枳壳

四黄散（上海陆氏伤科方选）：大黄　黄芩　黄柏　山栀

四号新伤药（四川郑氏伤科方选）：黄柏　延胡索　红花　木香　血通　羌活　独活　没药　紫荆皮　骨碎补　千年健　当归　地肤子　儿茶

四号旧伤药（四川郑氏伤科方选）：黄芪　白蔹　生南星　生半夏　云苓　血通

四号接骨药（四川郑氏伤科方选）：苏木　首乌　黄芪　骨碎补　丹参　赤芍　儿茶　血余炭　丁香　木香　没药　羌活　独活　白及　川芎

四藤一仙汤（祝谌予《施今墨临床经验集》）：鸡血藤　钩藤　络石藤　海风藤　威灵仙

四磨汤（宋·严用和《济生方》）乌药　人参　沉香　槟榔

生血补髓汤（清·钱秀昌《伤科补要》）：生地　芍药　川芎　当归　红花　黄芪　杜仲　续断　牛膝　五加皮

生脉散（金·张元素《医学启源》）：人参　麦门冬　五味子

失笑散（宋·太平惠民和剂局《太平惠民和剂局方》）：五灵脂　蒲黄

圣愈汤（清·吴谦《医宗金鉴》）：生地　熟地　白芍　川芎　人参　当归　黄芪

石韦散（唐·王焘《外台秘要》）：通草　石韦　王不留行　滑石　甘草（炙）　当归　白术　瞿麦　芍药　葵子

头部洗方（上海魏氏伤科方选）：干荷叶　滁菊花　夏枯草　川藁本　川升麻　辛夷桃　香白芷　川抚芎　干藕节　川甘松　蔓荆子　落得打

外敷接骨散（北京刘氏伤科方选）：骨碎补　血竭　硼砂　制乳香　制没药　土虫　续断　大黄　自然铜

外敷正骨散（北京刘氏伤科方选）：生地　白芥子　白及　续断　制乳香　制没药　大黄　五加皮　骨碎补　黄柏　肉桂　牡丹皮

外敷活化散（北京刘氏伤科方选）：当归　赤芍　制乳香　木瓜　紫金锭　芙蓉叶　金果榄

外敷生长散（北京刘氏伤科方选）：苏木　川乌　松节　自然铜　制乳香　制没药　降香　血竭　龙骨　土狗

外敷壮力散（北京刘氏伤科方选）：羌活　独活　川芎　赤芍　当归　生地　续断　红花　丹皮　杜仲　牛膝

仙鹤草汤《伤科学》：仙鹤草　侧柏炭　丹参　干藕节　炒蒲黄　车前子　荆芥炭　茯苓　参三七

仙方活命饮（明·薛己《校注妇人良方》白芷　贝母　防风　赤芍药　当归尾　甘草皂角刺　穿山甲　天花粉　乳香　没药　金银花　陈皮

玉屏风散（元·朱震亨《丹溪心法》）：防风　黄芪　白术

玉女煎（明·张介宾《景岳全书》）：石膏　熟地黄　知母　麦冬　牛膝

左金丸（元·朱震亨《丹溪心法》）：黄连　吴茱萸

正骨紫金丹（清·吴谦《医宗金鉴》）：丁香　木香　血竭　儿茶　熟大黄　红花　当归　莲子肉　白茯苓　芍药　丹皮　甘草

六画

异功散（宋·钱乙《小儿药证直诀》）：人参　白术　茯苓　甘草　陈皮

安脑宁神丸（上海石氏伤科方选）：明天麻　白蒺藜　杭菊花　嫩钩藤　潞党参　上川芎　炙黄芪　炒白术　杭白芍　大熟地　珍珠母　炙远志　生枣仁　新会皮　全当归　甘杞子　炙甘草　朱砂

安神定魄剂（上海魏氏伤科方选）：朱茯神　血琥珀　朱灯心　甘菊花　石菖蒲　山钧藤　白蔻壳　鲜生地　炒香薷　参三七

安心定神汤（上海魏氏伤科方选）：莲子肉　鲜生地　远志肉　鲜菖蒲　朱茯苓　大麦冬　黄琥珀　青龙齿

百合固金汤（宋·钱乙《小儿药证直诀》）：熟地　生地　归身　白芍　甘草　桔梗

玄参　贝母　麦冬　百合

夺命丹（清·钱秀昌《伤科补要》）：归尾　桃仁　血竭　地鳖虫　儿茶　乳香　没药　自然铜　红花　大黄　朱砂　骨碎补　麝香

地黄饮子（宋·赵佶《圣济总录》）：熟干地黄　巴戟天　山茱萸　肉苁蓉　石斛　五味子　官桂　白茯苓　麦门冬　远志　菖蒲

地龙汤（上海石氏伤科方选）：地龙　当归　杜仲　续断　独活　香附　川芎　桃仁　制军　甘草

地榆散（明·朱橚《普济方》）：何首乌　肉桂　地榆　香白芷

当归六黄汤（元·李杲《兰室秘藏》）：当归　生地黄　熟地黄　黄芩　黄柏　黄连　黄芪

当归补血汤（元·李东垣《内外伤辨惑论》）：黄芪　当归

当归四逆汤（汉·张仲景《伤寒杂病论》）：当归　桂枝　芍药　细辛　通草　甘草　大枣

吊伤膏（上海施氏伤科方选）：生川乌　生草乌　生大黄　甘松　散红花　香白芷　全当归　生山栀　山柰　王不留行子　樟脑粉　制乳香　制没药　血竭

防己黄芪汤（东汉·张仲景《金匮要略》）：防己　黄芪　甘草　白术

防己茯苓汤（东汉·张仲景《金匮要略》）：防己　黄芪　桂枝　茯苓　甘草

防风汤（唐·孙思邈《备急千金要方》）：防风　芎劳　白芷　牛膝　狗脊　草薢　白术　羌活　葛根　附子　杏仁　麻黄　生姜　石膏　薏苡仁　桂心

关节伤力肿痛方（河南郭氏伤科方选）：西当归　赤芍　白芍　公英　地丁　川羌活　二花　连翘　川续断　全蝎　桂枝　香附　怀生地　丹参　木瓜　红花　泽兰　广陈皮　粉甘草　西茴香　川牛膝　鸡血藤

还少丹（宋·洪遵《洪氏集验方》）：干山药　牛膝　山茱萸　白茯苓　五味子　肉苁蓉　石菖蒲　巴戟　远志　杜仲　楮实　茴香　枸杞子　熟干地黄

红玉膏（上海石氏伤科方选）：东丹　熟石膏

交泰丸（明·龚廷贤《万病回春》）：黄连　肉桂

伤筋药水（上海施氏伤科方选）：生川乌　生草乌　散红花　全当归　大川芎　留行子　香白芷　地鳖虫　生南星　羌活　桑技　桂枝　伸筋草　透骨草　山柰　细辛　樟脑粉　生山栀　川断肉　络石藤　甘松　鸡血藤　度烧酒　米醋

托里消毒散（明·张三锡《医学六要》）：人参　黄芪　当归　川芎　芍药　白术　陈皮　茯苓　金银花　连翘　白芷　甘草

血府逐瘀汤（清·王清任《医林改错》）：当归　生地　白芍　桃仁　红花　川芎　柴胡　枳壳　桔梗　川牛膝

芎菊上清丸（东汉·张仲景《伤寒论》）：川芎　菊花　黄芩　白芷　桔梗　栀子　连翘　防风　蔓荆子　荆芥穗　黄连　甘草　羌活　薄荷　藁本

芎辛导痰汤（明.王肯堂（《证治准绳·类方》）：川芎　细辛　南星　陈皮　茯苓　半夏　枳实　甘草

阳和汤（清·王洪绪《外科全生集》）：熟地　肉桂　白芥子　姜炭　生甘草　麻黄　鹿角胶

阳和痰核膏（上海石氏伤科方选）：生麻黄　生半夏　生南星　白芥子　白僵蚕　大戟　甘遂　新鲜泽漆　藤黄　火硝

朱砂膏（上海石氏伤科方选）：樟脑　乳香（去油）　没药（去油）　松香　蓖麻子（去壳去油）　鹰香　冰片　银珠　茄蒬虫

壮筋养血汤（清·钱秀昌《伤科补要》）：白芍　当归　川芎　川断　红花　生地　牛膝　牡丹皮　杜仲

壮骨伸筋胶囊方（北京刘氏伤科方选）：熟地黄　淫羊藿　鹿衔草　骨碎补　肉苁蓉　鸡血藤　延胡索　茯苓　葛根　威灵仙　麻黄　豨莶草　姜黄　桂枝　山楂　洋金花

朱砂安神丸（元·李东垣《内伤伤辨惑论》）：朱砂　黄连　炙甘草　生地黄　当归

导赤散（宋·钱乙《小儿药证直诀》）：木通　生地黄　生甘草梢　竹叶

导痰汤（宋·严用和《济生方》）半夏　橘红　茯苓　枳实　南星　甘草

七画

乳香趁痛散（元·李仲南《永类钤方》）：川独活　五灵脂　乳香（别研）　白芷　北茴香　防风　百草霜　没药　生地黄（净）　赤芍　当归　杜白芷　桔梗　草乌（小麦汁煮透，去皮尖，焙）

杜仲汤（宋《圣济总录》）：杜仲　人参　阿胶　芎劳　当归　艾叶

补阳还五汤（清·王清任《医林改错》）：生黄芪　当归　赤芍　地龙　川芎　红花　桃仁

补中益气汤（金·李杲《脾胃论》）黄芪　党参　白术　炙甘草　当归　陈皮　升麻　柴胡　生姜　大枣

补肾壮筋汤（清·钱秀昌《伤科补要》）：熟地　山茱萸　青皮　白芍　川断　杜仲　当归　茯苓　五加皮　牛膝

补肾活血汤（清·赵竹泉《伤科大成》）：熟地　补骨脂　菟丝子　杜仲　枸杞　归尾　山萸肉　肉苁蓉　没药　独活　红花

补筋丸（清·吴谦《医宗金鉴》）五加皮　蛇床子　沉香　丁香　川牛膝　云苓　白莲蕊　肉苁蓉　菟丝子　当归　熟地黄　牡丹皮　木瓜　怀山药　人参　木香

补肺汤（元·李仲南《永类钤方》）：人参　黄芪　熟地　五味子　紫菀　桑白皮

补肝汤（明·张三锡《医学六要》）：当归　白芍　熟地　川芎　炙甘草　木瓜　酸枣仁

补阴益气煎（明·张景岳《景岳全书》）：人参　当归　山药　熟地　陈皮　炙甘草　升麻　柴胡

败毒散（宋·钱乙《小儿药证直诀》）：茯苓　独活　柴胡　前胡　川芎　枳壳　羌活　桔梗　人参　甘草

沉香散（北宋·王怀隐《太平圣惠方》）：沉香　赤芍药　紫苏茎叶　木通　诃藜勒皮　槟榔　红雪　吴茱萸

苍术白虎汤（明·万全《保命歌括》）石膏　知母　甘草　粳米　苍术

附子汤（汉·张仲景《伤寒杂病论》：附子　茯苓　人参　白术　芍药

附子粳米汤（东汉·张仲景《金匮要略》）：制附子　半夏　甘草　大枣　粳米

附子理中汤（南宋·陈言《三因极一病证方论》）：人参　白术　干姜　附子　炙甘草

更衣丸（明·缪希雍《先醒斋医学广笔记》）：朱砂　芦荟

鸡鸣逐瘀汤（上海王氏伤科方选）：归尾　桃仁　生大黄　天花粉　赤芍　川芎　红花　枳壳　丹皮　香附　延胡索　柴胡　甘草

鸡鸣散（明·王肯堂《证治准绳》）：槟榔　陈皮　木瓜　吴茱萸　紫苏　桔梗　生姜

季肋气滞作痛方（河南郭氏伤科方选）：西当归　京赤芍　川朴　半夏　怀生地　广陈皮　大白术　广木香　川军　西茴香　连翘　二花　炒枳壳　粉丹皮　炒桃仁　川续断　粉甘草

陆氏伤科危症夺命丹（上海陆氏伤科方选）：真珍珠　西牛黄　熊胆　麝香　参三七　人中白　天竺黄　木香

陆氏生肌散（上海陆氏伤科方选）：熟石膏　赤石脂　冰片　广丹

冷膝丸（四川郑氏伤科方选）：白术　巴戟　茯苓　防风　制香附　牛膝　石斛　草薢

麦味地黄丸（清·蒋廷锡《医部全录》）：熟地　山茱萸　干山药　泽泻　茯苓　丹皮　麦冬　五味子

麦门冬汤（东汉·张仲景《金匮要略》）：麦门冬　半夏　人参　甘草　粳米　大枣

努伤化瘀丸（北京刘氏伤科方选）：生川军　桃仁　枳实　青皮　三棱　莪术　槟榔　刘寄奴　土虫　山楂　凌霄花　川芎　苏木　制乳香　制没药　威灵仙　降真香　冰片　麝香

杞菊地黄丸（元·滑寿《麻疹全书》）：熟地　山茱萸　干山药　泽泻　茯苓　丹皮　枸杞　菊花

羌活胜湿汤（金·李杲《内外伤辨惑论》）羌活　独活　藁本　防风　甘草　川芎　蔓荆子

羌活桂枝汤（金·刘完素《素问病机气宜保命集》）：桂枝　羌活　防风　甘草

苏合香丸（宋·太平惠民和剂局《太平惠民和剂局方》）：苏合香　安息香　冰片　水牛角粉　麝香　檀香　沉香　丁香　香附　木香　制乳香　荜茇　白术　诃子肉　朱砂

苏子降气汤（宋·太平惠民和剂局《太平惠民和剂局方》）：紫苏子　半夏　前胡　厚朴　陈皮　甘草　当归　生姜　大枣　肉桂

身痛逐瘀汤（清·王清任《医林改错》）：秦艽　川芎　桃仁　红花　甘草　羌活　没药　当归　灵脂　香附　牛膝　地龙

沙参麦冬汤（清·吴瑭《温病条辨》）：沙参　玉竹　生甘草　冬桑叶　麦冬　生扁豆　花粉

杏苏散（清·吴瑭《温病条辨》）：苏叶　半夏　茯苓　前胡　苦桔梗　枳壳　甘草　生姜　大枣　橘皮　杏仁

吴茱萸汤（东汉·张仲景《伤寒论》）：吴茱萸　生姜　人参　大枣

足卫和荣汤（清·王清任《医林改错》）：黄芪　甘草　白术　党参　白芍　当归　枣仁　桃仁　红花

八画

定痛和血汤（清·钱秀昌《伤科补要》）：乳香　没药　红花　当归　秦艽　川断　蒲黄　五灵脂　桃仁

定痛和营汤（福建林氏伤科方选）：当归　赤芍　怀牛膝　生地　制乳香　甘草　石朱砂　琥珀　血竭　红花　砂仁　田三七　枳壳　苏木　大黄

定喘汤（明·张时彻《摄生众妙方》）：白果　麻黄　半夏　款冬花　桑白皮　苏子黄芩　甘草　杏仁

固腰补肾丸（上海石氏伤科方选）：淡附块　北细辛　生麻黄　全当归　炙地龙　杜仲　怀牛膝　炮姜炭　上官桂　大熟地　黄柏　制狗脊　制首乌　炙甘草

固腰汤（上海石氏伤科方选）：当归　杜仲　狗脊　川断　补骨脂　独活　川芎　制草乌　泽兰　牛膝　磁石

河车大造丸（明·吴球《活人心统》）：紫河车　熟地黄　天冬　麦冬　杜仲（盐炒）牛膝（盐炒）　黄柏（盐炒）　龟甲（制）

和营止痛汤（清·钱秀昌《伤科补要》）：赤芍　当归尾　川芎　苏木　陈皮　桃仁续断　乌药　乳香　没药　木通　甘草

和营通气散（《中医伤科学讲义》）：全当归　丹参　香附　川芎　延胡索　小青皮生枳壳　川郁金　制半夏　广木香　大茴香

和营理气丸（上海石氏伤科方选）：全当归　炙绵芪　炒白术　制香附　青陈皮　玄胡　云茯苓　川断　白芍　丹参　炙甘草　桑寄生　路路通

金铃子散（北宋·王怀隐《太平圣惠方》）：川楝子　延胡索

金匮肾气丸（东汉·张仲景《金匮要略》）：干地黄　山药　山茱萸　泽泻　茯苓　牡丹皮　桂枝　附子

金锁固精丸（清·汪昂《医方集解》）：沙苑子　芡实　莲子　莲须　龙骨　牡蛎

金枪膏（上海石氏伤科方选）：金银花　川黄柏　生锦纹　生甘草　紫地丁　当归身老紫草　马钱子　黄蜡　白蜡　血竭　乳香　没药　川连　儿茶　龙骨　象皮

降糖方（龙华医院院内自拟方）：黄芪　知母　黄柏　天花粉　麦冬　丹参　赤芍

苓桂术甘汤（东汉·张仲景《金匮要略》）：茯苓　桂枝　白术　甘草

青娥丸（宋·太平惠民和剂局《太平惠民和剂局方》）：补骨脂　萆薢　杜仲　胡桃肉黄柏　知母　牛膝

青麟丸（《中药成方配本》）：大黄　黄柏　黄芩　猪苓　赤苓　泽泻　木通　车前子米仁　粉萆薢　生侧柏　玄参　广皮　薄荷　制香附

实脾饮（宋·严用和《济生方》）：白术　厚朴　木瓜　木香　草果　槟榔　茯苓　干姜　制附子　炙甘草　生姜　大枣

参附汤（宋·太医院《圣济总录》）：人参　附子

参蛤散（元·王好古《医垒元戎》）：蛤蚧　人参

参苓白术散（宋·太平惠民和剂局《太平惠民和剂局方》）：莲子肉　薏苡仁　砂仁桔梗　白扁豆　白茯苓　人参　炙甘草　白术　山药

参附龙牡汤（宋·陈自明《妇人良方大全》）：红参　制附片　龙骨　牡蛎　石菖蒲

制南星

肾气丸（东汉·张仲景《金匮要略》）：干地黄　山药　山茱萸　泽泻　茯苓　牡丹皮　桂枝　附子

肾衰壮骨方（龙华医院院内自拟方）：熟地黄　枸杞子　鹿角　淫羊藿　补骨脂　山药　枸杞子　白术　杜仲　菟丝子　当归　狗骨　骨碎补　乌贼骨

泻心汤（东汉·张仲景《金匮要略》）：大黄　黄连　黄芩

泻白散（宋·钱乙《小儿药证直诀》）：地骨皮　桑白皮　甘草

知柏地黄丸（明·吴崑《医方考》）：熟地　山茱萸　干山药　泽泻　茯苓　丹皮　知母　黄柏

肢瘫方（河南郭氏伤科方选）：西当归　杭白芍　川牛膝　木瓜　千年健　追地风　威灵仙　桂枝尖　土地龙　潞党参　焦白术　泽兰　乌药　粉甘草　西茴香

治瘫痪方（河南郭氏伤科方选）：当归　生杭芍　绵芪　葛根　千年健　追地风　威灵仙　川芎　黑杜仲　黄芩　黄柏　知母　桑寄生　桂枝　杭菊花　丹皮　甘草

炙甘草汤（东汉·张仲景《伤寒论》）：甘草　生姜　桂枝　人参　生地黄　阿胶　麦门冬　麻仁　大枣

泽泻汤（东汉·张仲景《金匮要略》）：泽泻　白术

九画

祛毒消风洗方（上海魏氏伤科方选）：金银花　蝉衣　白僵蚕　紫地丁　红藤枝　薄荷叶　蒲公英　千里光　生甘草　黄白菊　山钩藤　贯众根

保和丸（元·朱震亨《丹溪心法》）：山楂　六神曲　半夏　茯苓　陈皮　连翘　莱菔子　麦芽

保元汤（明·魏直《博爱心鉴》）：黄芪　人参　甘草　肉桂　生姜

保立苏汤（上海陆氏伤科方选）：生黄芪　西党参　陈芋肉　甘草　当归　白术　白芍　枣仁　甘杞子　补骨脂　胡桃肉

春泽汤（明·方贤著《奇效良方》）：泽泻　猪苓　茯苓　白术　桂心　人参　柴胡　麦门冬

独活寄生汤（金·李杲《内外伤辨惑论》）：独活　桑寄生　杜仲　牛膝　细辛　秦艽　茯苓　肉桂心　防风　川芎　人参　甘草　当归　芍药　干地黄

独参汤（元·葛可久《十药神书》）：人参

独活汤（金·李东垣《兰室秘藏》）：炙甘草　羌活　防风　独活　大黄　泽泻肉桂各　当归　连翘　酒汉防己　酒黄柏　桃仁

复元活血汤（金·李杲《医学发明》）：柴胡　瓜蒌根　当归　红花　甘草　穿山甲　大黄　桃仁

复元通气散（明·薛己《正体类要》）：木香　茴香　穿山甲　陈皮　青皮　白芷　甘草　漏芦　贝母

活血止痛汤（清·赵竹泉《伤科大成》）：当归　川芎　乳香　苏木　红花　没药　地鳖虫　紫荆藤　三七　赤芍炒　陈皮　落得打

活络效灵丹（清·张锡纯《医学衷中参西录》）：当归　丹参　乳香　没药

活血散瘀汤（明·陈实功《外科正宗》）：川芎　当归尾　赤芍　苏木　牡丹皮　枳壳　瓜蒌仁　桃仁　槟榔　大黄

活血舒筋汤（上海王氏伤科方选）：当归　赤芍　片姜黄　伸筋草　海桐皮　落得打　羌活　独活　路路通　防风　续断　甘草　松节

活血舒筋丸（上海石氏伤科方选）：独活　寄生　川断　细辛　秦艽　茯苓　桂枝　防风　川芎　白芍　制川乌　制草乌　当归　生地　炙甘草

厚朴七物汤（东汉·张仲景《金匮要略》）：厚朴　甘草　大黄　大枣　枳实　桂枝　生姜

济川煎（明·张介宾《景岳全书》）：当归　牛膝　肉苁蓉　泽泻　升麻　枳壳

济生肾气丸（宋·严用和《严氏济生方》）：熟地黄　山茱萸（制）　牡丹皮　山药　茯苓　泽泻　肉桂　附子　牛膝　前子

荆防败毒散（明·张时彻《摄生众妙方》）：荆芥　防风　茯苓　独活　柴胡　前胡　川芎　枳壳　羌活　桔梗　薄荷　甘草

脉痹方（上海施杞经验方）炙黄芪　川芎　柴胡　天麻　钩藤　石决明　山栀　黄芩　益母草　夜交藤　川牛膝　秦艽　羌活

牵正散（宋·杨倓《杨氏家藏方》）：白附子　白僵蚕　全蝎

茜根散（北宋·王怀隐《太平圣惠方》）：茜根　黄芩　栀子仁　阿胶

顺气活血汤（清·赵竹泉《伤科大成》）：苏梗　厚朴　枳壳　砂仁　归尾　红花木香　炒赤芍　桃仁　苏木　香附

透脓散（明·陈实功《外科正宗》）：黄芪　山甲（炒末）　川芎　当归　皂角针

胃苓汤（元·危亦林《世医得效方》）：苍术　陈皮　厚朴　甘草　泽泻　猪苓　赤茯苓　白术　肉桂

香茸丸（清·林珮琴《类证治裁》）：鹿茸　当归　麝香　生川乌　雄羊肾

宣痹汤（清·吴瑭《温病条辨》）：防己　杏仁　滑石　连翘　山栀　薏苡仁　半夏　晚蚕沙　赤小豆皮

香砂六君子汤（清·罗美《古今名医方论》）木香　砂仁　陈皮　半夏　党参　白术　茯苓　甘草

养血止痛丸（河南省洛阳地区正骨医院《简明正骨》）：生白芍　丹参　鸡血藤　秦艽　香附　桂枝　乌药　生地　灵脂　牛膝　甘草

养心汤（宋·杨士瀛《仁斋直指方论》）：黄芪　白茯苓　茯神　半夏　当归　川芎　远志　辣桂　柏子仁　酸枣仁　北五味子　人参　甘草（炙）

神功内托散（明·陈实功《外科正宗》）：当归　白术　黄芪　人参　白芍　茯苓　陈皮　附子　木香　甘草　川芎　山甲

咽痹方（上海施杞经验方）生黄芪　赤芍　桃仁　生地　川芎　柴胡　桔梗　玄参　板蓝根　秦艽　羌活　生甘草

茵陈五苓散（东汉·张仲景《金匮要略》）：茵陈　白术　赤茯苓　猪苓　桂枝　泽泻

茵陈蒿汤（东汉·张仲景《伤寒论》）：茵陈　栀子　大黄

栀子豉汤（东汉·张仲景《伤寒论》）：栀子　香豉

枳术汤（宋·严用和《严氏济生方》）：肉桂　附子　细辛　白术　桔梗　槟榔　甘草

枳实

枳实导滞丸（金·李杲《内外伤辨惑论》）：枳实　大黄　黄连　黄芩　六神曲　白术　茯苓　泽泻

十画

柴胡疏肝散（明·张景岳《景岳全书》）：陈皮　柴胡　川芎　香附　枳壳　芍药　甘草

柴葛解肌汤（东汉·张仲景《伤寒论》）：柴胡　干葛　甘草　黄芩　羌活　白芷　芍药　桔梗

柴胡细辛汤（上海石氏伤科方选）：柴胡　细辛　薄荷　归尾　地鳖　丹参　川芎　泽兰　半夏

柴胡桔梗汤（上海石氏伤科方选）：柴胡　桔梗　升麻　延胡索　归尾　地鳖　炙乳香　炙没药　丹参　泽兰　小蓟炭　血珀　梗通草

柴胡加龙骨牡蛎汤（东汉·张仲景《伤寒论》）：柴胡　龙骨　黄芩　生姜　铅丹　人参　桂枝　茯苓　半夏　大黄　牡蛎　大枣

都气丸（明·秦景明《症因脉治》）：熟地　山茱萸　干山药　泽泻　茯苓　丹皮　五味子

涤痰汤（明·方贤著《奇效良方》）：茯苓　人参　甘草　陈皮（橘红）　胆星　半夏　竹茹　枳实　菖蒲

桂枝附子汤（东汉·张仲景《伤寒论》）：桂枝　甘草　生姜　大枣　附子

桂枝汤（东汉·张仲景《伤寒论》）：桂枝　芍药　生姜　大枣　甘草

桂枝茯苓丸（东汉·张仲景《金匮要略》）：桂枝　茯苓　牡丹　桃仁　芍药

桂枝加黄芪汤（东汉·张仲景《金匮要略》）：桂枝　芍药　甘草　生姜　大枣　黄芪

桂枝甘草龙骨牡蛎汤（东汉·张仲景《伤寒论》）：桂枝　甘草　牡蛎　龙骨

桂枝甘草汤（东汉·张仲景《伤寒论》）：桂枝　炙甘草

桂枝羌活汤（金·刘完素《素问病机气宜保命集》）：桂枝　羌活　防风　炙甘草

桂秦丹（上海石氏伤科方选）：肉桂　公丁香

脏连丸（明·申斗垣《外科启玄》）：黄连　黄芩　地黄　赤芍　当归　槐角　槐花　荆芥穗　地榆炭　阿胶

胳膊疼方（河南郭氏伤科方选）：西当归　威灵仙　荆芥　泗防风　川羌活　桂枝　广陈皮　青皮　西茴香　粉甘草

海底方（上海陆氏伤科方选）：参三七　桃仁　赤芍　郁金　元胡　川楝子　车前子　海金沙　猪苓　木通

海桐皮汤（清·吴谦《医宗金鉴》）：海桐皮　透骨草　乳香　没药　当归　川椒　川芎　红花　威灵仙　白芷　甘草　防风

痉痹方（上海施杞经验方）生黄芪　当归　白芍　川芎　生地　制川军　柴胡　红花　桃仁　天花粉　地鳖虫　炙甘草

健脾养胃汤（清·钱秀昌《伤科补要》）：党参　白术　黄芪　当归　白芍　陈皮　小茴香　山药　茯苓　泽泻

1260

健脾除湿汤（《中医杂志》）：白术　茯苓　山药　草蔻　生薏米　生扁豆　萆薢　枳壳　黄柏　芡实　桂枝　花粉

健筋壮骨丹（上海石氏伤科方选）：潞党参　炙绵芪　全当归　炒白术　炒川断　川独活　制狗脊　川芎　红花　骨碎补　伸筋草　五加皮　煅自然铜　炙甘草

健腰定痛丸（上海石氏伤科方选）：制草乌　杜仲　桑寄生　独活　玄胡　制香附　炙甘草　桃仁　青陈皮　金铃子　八角茴香　川断　全当归

健项药（河南郭氏伤科方选）：西当归　杭白芍　京赤芍　煅龙骨　白桔梗　川羌活　软柴胡　粉葛根　川续断　威灵仙　西秦艽　怀生地　川牛膝　木瓜　地龙　广木香

胶艾汤（宋·太平惠民和剂局《太平惠民和剂局方》）：阿胶　川芎　甘草　当归　艾叶　白芍药　熟干地黄

破气破血方（福建林氏伤科方选）：当归　泽兰　香附　赤芍　枳壳　郁金　大黄　红花　槟榔　延胡　青皮　陈皮　甘草

破血伤风方（福建林氏伤科方选）：川芎　制乳香　藁本　白芷　防风　川石解　荆芥　甘菊　赤芍　红花　蝉蜕　薄荷　甘草

秦艽鳖甲散（元·罗天益《卫生宝鉴》）：柴胡　鳖甲　地骨皮　秦艽　当归　知母

热痹方（上海施杞经验方）：黄芪　柴胡　当归　苦参　党参　苍术　防风　羌活　知母　茵陈　黄芩　秦艽　露蜂房　大枣　炙甘草

栝蒌薤白白酒汤（汉·张仲景《伤寒杂病论》）：瓜蒌实　薤白　白酒

损腰汤（上海石氏伤科方选）：当归须　制香附　杜仲　青皮　陈皮　狗脊　川楝子　玄胡　大茴香　桃仁　桑寄生

损伤风湿膏（上海石氏伤科方选）：生川乌　生草乌　生南星　生半夏　生川军　全当归　黄金子　紫荆皮　小生地　苏木屑　单桃仁　嫩桑枝　川桂枝　炙僵蚕　小青皮　炙地鳖　炙地龙　西羌活　川独活　川抚芎　香白芷　川续断　黑山栀　骨碎补　透骨草　北细辛　生麻黄　广木香　炙甲片　杜红花　粉丹皮　赤石脂　落得打　白芥子　宣木瓜　乳香　没药　苍术　方八　甘松　山奈

桑白皮汤（明·张介宾《景岳全书》）：桑白皮　半夏　苏子　杏仁　贝母　山栀　黄芩　黄连

桑菊饮（清·吴瑭《温病条辨》）：桑叶　菊花　桔梗　连翘　杏仁　甘草　薄荷　芦根　知母　石膏

桑杏汤（清·吴瑭《温病条辨》）：桑叶　象贝　香豉　栀皮　梨皮　杏仁　沙参

射干麻黄汤（东汉·张仲景《金匮要略》）：射干　麻黄　生姜　细辛　紫菀　款冬花　大枣　半夏　五味子

桃红四物汤（清·吴谦《医宗金鉴》）：当归　熟地　川芎　白芍　桃仁　红花

桃仁承气汤（明·方贤著《奇效良方》）：桃仁　甘草　芒硝　大黄

铁扇散（上海石氏伤科方选）：化龙骨　古石灰　上血竭　白芸香　炉甘石　赤石脂　象皮　乳香　没药　煅螺蛳壳

通窍活血汤（清·王清任《医林改错》）：赤芍　川芎　桃仁　红花　老葱　鲜姜红枣　麝香　黄酒

通脉四逆汤（东汉·张仲景《伤寒论》）：甘草　干姜　附子

通经逐瘀汤（清·王清任《医林改错》）：桃仁　红花　赤芍　山甲　皂刺　连翘　地龙　柴胡　麝香

通关丸（滋肾丸）（元·李杲《兰室秘藏》）：黄柏　知母　肉桂

调心通痹方（上海施杞经验方）：炙黄芪　党参　当归　川芎　柴胡　茯神　远志　酸枣仁　木香　苍术　制香附　山栀　神曲　炙甘草

调身通痹方（上海施杞经验方）：炙黄芪　党参　当归　白芍　川芎　熟地　柴胡　独活　桑寄生　秦艽　防风　桂枝　茯苓　杜仲　川牛膝　炙甘草

调中保元汤（上海石氏伤科方选）：潞党参　大黄芪　甜冬术　大熟地　怀山药　炙萸肉　川断肉　补骨脂　甘杞子　炙龟甲　鹿角胶　陈皮　茯苓　甘草

调气调血方（福建林氏伤科方选）：当归　川芎　生地　赤芍　青木香　乳香　肉桂

调胃承气汤（明·董宿《奇效良方》）大黄　甘草　芒硝

桃核承气（东汉·张仲景《伤寒论》）：桃仁　大黄　甘草　桂枝　芒硝

桃红饮（清·林珮琴《类证治裁》）：桃仁　红花　川芎　当归尾　威灵仙

桃花汤（东汉·张仲景《伤寒论》）：赤石脂　干姜　粳米

桃奴泽兰汤（河南郭氏伤科方选）：毛桃奴　泽兰　西当归　香白芷　炒枳壳　川抚芎　泗防风　广陈皮　西茴香　川续断　酒香附　全瓜蒌　粉甘草　米黄酒

桃红四物汤（清·吴谦《医宗金鉴》）：桃仁　红花　川芎　白芍　当归　熟地

桃核承气汤（东汉·张仲景《伤寒论》）：桃核　桂枝　大黄　甘草　芒硝

桃仁红花煎（宋·陈素庵《陈素庵妇科补解》）：红花　当归　桃仁　香附　延胡索　赤芍　川芎　乳香　丹参　青皮　生地

胸痹方（上海施杞经验方）：炙黄芪　党参　当归　白芍　川芎　生地　柴胡　生大黄　元明粉　甘遂　全瓜蒌

胸肋骨骨折方（上海施氏伤科方选）：当归尾　京赤芍　大川芎　桃仁泥　光杏仁　广郁金　炒枳壳　老苏木　延胡索　生山楂　苏子　桔梗　青陈皮

逍遥散（宋·太平惠民和剂局《太平惠民和剂局方》）：柴胡　当归　白芍　白术　茯苓　生姜　薄荷　炙甘草

消肿化瘀散（北京刘氏伤科方选）：当归　赤芍　生地　延胡索　血竭　制乳香　红花　大黄　姜黄　鳖甲　茄根　红曲　赤小豆

消下破瘀汤（河南郭氏伤科方选）：软柴胡　川芎　黑大黄　赤芍药　西当归　黑栀子　五灵脂　木通　黑枳实　红花　怀牛膝　泽兰叶　苏木炭　怀生地炭　条黄芩　桃仁

消瘀止痛膏（上海王氏伤科方选）：木瓜　栀子　蒲公英　生大黄　地鳖虫　乳香　没药

消髓化核汤（苏州姜宏经验方）：生黄芪　炙黄芪　川芎　地龙　当归　炒白术　防己　木瓜　威灵仙　水蛭　白芥子

益气聪明汤（金·李杲《东垣试效方》）：黄芪　人参　葛根　蔓荆子　白芍　黄柏　升麻　炙甘草

益肾通痹方（上海施杞经验方）：炙黄芪　党参　当归　白芍　川芎　熟地　柴胡　山萸肉　怀山药　甘杞子　川牛膝　炙龟甲　鹿角片　菟丝子

益胃汤（清·吴瑭《温病条辨》）：沙参　麦冬　冰糖　细生地　玉竹

真武汤（东汉·张仲景《伤寒论》）：茯苓　芍药　生姜　附子　白术

十一画

萆薢渗湿汤（清·高秉钧《疡科心得集》）萆薢　苡仁　黄柏　赤茯苓　丹皮　泽泻　滑石　通草

萆薢分清饮（清·程国彭《医学心悟》）：川萆薢　黄柏　石菖蒲　茯苓　白术　莲子心　丹参　车前子

黄连阿胶汤（东汉·张仲景《伤寒论》）：黄连　黄芩　芍药　阿胶　鸡子黄

黄连解毒汤（唐·王焘《外台秘要》）：黄连　黄芩　黄柏　栀子

黄连温胆汤（清·陆子贤《六因条辨》）：川连　竹茹　枳实　半夏　橘红　甘草　生姜　茯苓

黄芪汤（北宋·王怀隐《太平圣惠方》）：黄芪　知母　石膏　白芍药　麦门冬　甘草　白茯苓　桂心　川升麻　熟干地黄　人参

黄芪鳖甲散（元·罗天益《卫生宝鉴》）：黄芪　鳖甲　天冬　地骨皮　秦艽　茯苓　柴胡

黄芪赤风汤（清·王清任《医林改错》）：生黄芪　赤芍　防风

黄芪防风汤（清·王清任《医林改错》）：生黄芪　防风

黄芪建中汤（东汉·张仲景《金匮要略》）：黄芪　桂枝　白芍　生姜　甘草　大枣　饴糖

黄芪桂枝五物汤（东汉·张仲景《金匮要略》）：黄芪　桂枝　芍药　生姜　大枣

黄芩泻白散（明·秦景明《症因脉治》）：黄芩　桑白皮　地骨皮　甘草

黄土汤（东汉·张仲景《金匮要略》）：甘草　干地黄　白术　附子　阿胶　黄芩　灶心黄土

接骨丹（清·王洪绪《外科证治全生集》）：血竭　雄黄　红花　净儿茶　朱砂　乳香　当归尾　没药　麝香　冰片

接骨丹（上海石氏伤科方选）：生川乌　生草乌　生南星　乳香　没药　血竭　骨碎补　自然铜　腰黄　麝香　冰片

接骨膏（上海施氏伤科方选）：生川乌　生草乌　生大黄　甘松　制乳香　制没药　散红花　香白芷　全当归　樟脑粉　生山栀　顶血竭　山奈　生香附　母丁香　广木香　上肉桂　牙皂　细辛　飞朱砂　檀香　西月石　公丁香　飞雄黄　机冰片　麝香　自然铜　骨碎补

接骨紫金丹（北京刘氏伤科方选）：苏木　松节　川乌　降真香　制乳香　制没药　血竭　自然铜　地龙　水蛭　土狗

颈痹方（上海施杞经验方）生黄芪　川芎　柴胡　桂枝　生白芍　粉葛根　生地　大枣　生姜　炙甘草

颈项洗方（上海魏氏伤科方选）：兔儿伞　川桂枝　刘寄奴　五灵脂　伸筋草　左秦艽　川红花　老苏木　桑寄生　紫藤枝　大小蓟　乳没药

理中丸（东汉·张仲景《伤寒论》）：人参　干姜　甘草　白术

理气止痛丸（上海石氏伤科方选）：归尾　地鳖　炙乳香　炙没药　制香附　丹参

延胡索　枳壳　泽兰　制半夏　生蒲黄　血竭　降香　柴胡　青皮

理气止痛汤（上海陆氏伤科方选）：香附　木香　元胡　玉金　赤芍　当归尾　苏梗　砂仁　枳壳

理气补血方（福建林氏伤科方选）：太子参　制首乌　杭白芍　秦当归　酒续断　骨碎补　北黄芪　酒川芎　炙粉草

羚角钩藤汤（清·俞根初《通俗伤寒论》）：羚角片　霜桑叶　京川贝　鲜生地　双钩藤　滁菊花　茯神木　生白芍　生甘草　淡竹茹

麻桂温经汤（清·钱秀昌《伤科补要》）：麻黄　桂枝　红花　白芷　细辛　桃仁　赤芍　甘草

麻子仁丸（东汉·张仲景《伤寒论》）：火麻仁　芍药　枳实　大黄　厚朴　杏仁

麻黄汤（东汉·张仲景《伤寒论》）：麻黄　桂枝　杏仁　甘草

麻黄附子细辛汤（东汉·张仲景《伤寒论》）：麻黄　细辛　附子

麻黄连翘赤小豆汤（东汉·张仲景《伤寒论》）：麻黄　连翘　杏仁　赤小豆　大枣　桑白皮　生姜　甘草

麻杏石甘汤（东汉·张仲景《伤寒论》）：麻黄　杏仁　甘草　石膏

清肺饮（清·张琰《种痘新书》）：麻黄　玄参　麦冬　桔梗　知母　荆芥　诃子　天花粉

清骨散（明·王肯堂《证治准绳》）：银柴胡　胡黄连　秦艽　鳖甲　地骨皮　青蒿　知母　甘草

清心药（河南郭氏伤科方选）：西当归　川抚芎　京赤芍　怀生地　条黄芩　川黄连　净连翘　苏栀子　炒桃仁　粉葛根　净元寸　粉丹皮　香白芷　田三七　粉甘草　净灯心　苏薄荷

清脏汤（明·龚廷贤《万病回春》）：当归　川芎　生地　白芍　黄连　黄芩　栀子　黄柏　地榆　槐角　柏叶　阿胶（炒）

清燥救肺汤（清·医喻昌《医门法律》）：桑叶　石膏　甘草　胡麻仁　真阿胶　枇杷叶　人参　麦门冬　杏仁

清金化痰汤（明·叶文龄《医学统旨》）：黄芩　山栀子　知母　桑白皮　瓜蒌仁　贝母　麦门冬　橘红　茯苓　桔梗　甘草

散瘀和伤汤（清·吴谦《医宗金鉴》）：番木鳖　红花　生半夏　骨碎补　甘草　葱须

渗湿汤（明·方贤《奇效良方》）：白术　干姜　白芍药

续骨活血汤（上海王氏伤科方选）：归尾　赤芍　白芍　生地　红花　地鳖虫　骨碎补　自然铜　续断　落得打　乳香　没药　甘草

续断汤（宋·太医院《圣济总录》）：续断　桂枝　防风　大黄　牡丹皮　芎䓖　牛膝　细辛　秦艽　赤茯苓　海桐皮　当归　赤芍药　杜仲　熟干地黄

旋覆代赭汤（东汉·张仲景《伤寒论》）：旋覆花　半夏　甘草　人参　代赭石　生姜　大枣

猪苓汤（东汉·张仲景《伤寒论》）：猪苓　茯苓　泽泻　阿胶　滑石

十二画

葱白七味饮（唐·王焘《外台秘要》）：葱白　干葛　新豉　生姜　麦门冬　干地黄

葛根汤（东汉·张仲景《伤寒论》）：葛根　麻黄　桂枝　生姜　甘草　芍药　大枣

葛根黄芩黄连汤（东汉·张仲景《伤寒论》）：葛根　甘草　黄芩　黄连

寒痹方（上海施杞经验方）：生黄芪　党参　当归　白芍　川芎　柴胡　熟地　鹿角片　肉桂　炮姜　生麻黄　白芥子　砂仁　炙甘草　牛蒡子　白僵蚕

黑虎丹（上海石氏伤科方选）：炉甘石　五倍子　炙山甲　乳香　没药　轻粉　儿茶　梅片　腰黄　全蝎　麝香　蜘蛛　蜈蚣

黑锡丹（宋·太平惠民和剂局《太平惠民和剂局方》）：黑锡　硫黄　川楝子　胡芦巴　木香　附子（制）　肉豆蔻　补骨脂　沉香　小茴香　阳起石　肉桂

琥珀散（明·吴崑《医方考》）：滑石　琥珀　木通　萹蓄　木香　当归　郁金炒

琥珀安神汤（上海陆氏伤科方选）：西琥珀　荆芥穗　辰砂　化龙齿　甘菊花　冬桑叶　木通　薄荷

筋痹方（上海施杞经验方）：生黄芪　当归　生白芍　川芎　生地　柴胡　乳香　羌活　秦艽　制香附　川牛膝　广地龙　炙甘草

筋骨酸痛药水（上海石氏伤科方选）：生川乌　生草乌　生南星　香白芷　甘松　苏木屑　新红花　西羌活　片姜黄　山奈　生川军　威灵仙　樟脑　炙乳香　炙没药

落枕方（河南郭氏伤科方选）：西当归　杭白芍　玄参　黑杜仲　熟地　西秦艽　川抚芎　威灵仙　粉葛根　广木香　建神曲　广陈皮　香附米　香白芷　川羌活　粉丹皮　粉甘草　米黄酒

普济消毒饮（元·罗天益《东垣试效方》）：黄芩　黄连　陈皮　甘草　玄参　柴胡　桔梗　连翘　板蓝根　马勃　牛蒡子　薄荷　僵蚕　升麻

舒筋活血汤（清·钱秀昌《伤科补要》）：羌活　荆芥　红花　枳壳　防风　独活　牛膝　五加皮　杜仲　当归　续断　青皮

舒筋活络药水（上海王氏伤科方选）：生川乌　生草乌　生半夏　生栀子　生大黄　生木瓜　羌活　独活　路路通　生蒲黄　樟脑　苏木　赤芍　红花　生南星　白酒　米醋

舒筋壮力丸（北京刘氏伤科方选）：麻黄　制马钱子　制乳香　制没药　血竭　红花　自然铜　羌活　独活　防风　钻地风　杜仲　木瓜　桂枝　怀牛膝　贝母　生甘草

舒筋活血洗方（上海魏氏伤科方选）：伸筋草　川红花　海桐皮　左秦艽　兔儿伞　大当归　山钩藤　大独活　乳没药

舒筋丸（《中国药典》）：马钱子粉　麻黄　独活　羌活　桂枝　甘草　千年健　牛膝　乳香　木瓜　没药　防风　杜仲　地枫皮　续断

疏气化痰汤（上海陆氏伤科方选）：苏子　白芥子　大力子　杏仁　浙贝　枳壳　橘红　旋覆花　丝通草

疏凿饮子（南宋严用和《重订严氏济生方》）：槟榔　大腹皮　茯苓皮　椒目　赤小豆　秦艽　羌活　泽泻　生姜

葶苈大枣泻肺汤（东汉·张仲景《金匮要略》）：葶苈子　大枣

痛泻要方（元·朱震亨《丹溪心法》）：陈皮　白术　白芍　防风

温胆汤（南宋·陈言《三因极一病证方论》）：姜半夏　炒枳实　姜竹茹　广陈皮　云茯苓　炙甘草　生姜　大枣

温肾通痹方（上海施杞经验方）：炙黄芪　党参　当归　白芍　川芎　熟地　柴胡　山萸肉　怀山药　甘杞子　鹿角片　菟丝子　熟附片　肉桂　杜仲

温经通络膏（上海王氏伤科方选）：乳香　没药　麻黄　马钱子

温经汤（东汉·张仲景《伤寒论》）：吴茱萸　麦冬　当归　芍药　川芎　人参　桂枝　阿胶　牡丹皮　生姜　甘草　半夏

越鞠丸（元·朱震亨《丹溪心法》）：香附（醋制）　川芎　栀子（炒）　苍术（炒）　六神曲（炒）

越婢加术汤（清·魏荔彤《金匮要略方义》）：麻黄　石膏　生姜　甘草　白术　大枣

滋生青阳汤（清·费伯雄《医醇賸义》）：生地　白芍　丹皮　麦冬　石斛　天麻　甘菊　石决明　柴胡　桑叶　薄荷　灵磁石

十三画

腿不能行方（河南郭氏伤科方选）：西当归　川芎　红花　杭白芍　熟地　川羌活　桂枝　醋香附　西小茴　独活　木瓜　川牛膝　酒知母　酒黄柏　粉甘草

槐花散（宋·许叔《普济本事方》）：槐花　柏叶　荆芥穗　枳壳

槐角丸（《中国药典》）：槐角　地榆　黄芩　枳壳　当归　防风

解郁失笑散（方河南郭氏伤科方选）：郁金　广陈皮　西茴香　川朴　枳壳　红糖

暖肝煎（明·张介宾《景岳全书》）：当归　枸杞子　小茴香　肉桂　乌药　沉香（木香亦可）　茯苓

塞鼻散（北宋·王怀隐《太平圣惠方》）：猬皮

痿痹方（上海施杞经验方）：炙黄芪　党参　当归　白术　川芎　柴胡　熟地　山茱萸　巴戟天　肉苁蓉　附子　鹿茸　五味子　麦冬　石菖蒲　茯苓　鸡血藤

新伤续断汤（上海中医学院伤科教研组编《中医伤科学讲义》）：当归尾　地鳖虫　乳香　没药　自然铜（醋煅）　丹参　骨碎补　泽兰叶　延胡索　苏木　续断　桑枝　桃仁

新加香薷饮（清·吴瑭《温病条辨》）：香薷　金银花　扁豆花　厚朴　连翘

腰背和营汤（上海石氏伤科方选）：当归　川断　独活　茯苓　狗脊　玄胡　炙绵芪　焦白术　陈皮　磁石

腰背胸腔洗方（上海魏氏伤科方选）：乳没药　落得打　川草乌　左秦艽　鸡血藤　干毛姜　川当归　川断条　海桐皮　地鳖虫　羌独活　小防风

腰伤气滞作痛方（河南郭氏伤科方选）：西当归　京赤芍　乳香　没药　玉米　川牛膝　川续断　宣木瓜　川羌活　西茴香　广陈皮　知母　粉甘草　鸡血藤　苏土元

腾药（北京刘氏伤科方选）：当归　羌活　红花　白芷　防风　制乳香　制没药　骨碎补　续断　宣木瓜　透骨草　川椒

十四画

碧玉膏（上海石氏伤科方选）：青黛　大黄　黄柏　熟石膏

膈下逐瘀汤（清·王清任《医林改错》）：五灵脂　川芎　丹皮　赤芍　乌药　当归　桃仁　红花　甘草　延胡索　香附　枳壳

睾囊损伤洗方（上海魏氏伤科方选）：落得打　紫荆皮　乳没药　当归尾　马鞭草　生甘草　地鳖虫　羌独活　川红花

膏淋汤（清·张锡纯《医学衷中参西录》）：生山药　生芡实　生龙骨　生牡蛎　大生地　潞党参　生杭芍

截血膏（上海施氏伤科方选）：天花粉　干生地　片姜黄　京赤芍　香白芷

酸枣仁汤（东汉·张仲景《金匮要略》）：酸枣仁　甘草　知母　茯苓　川芎

鲜金斛汤（上海石氏伤科方选）：鲜金斛　鲜生地　象贝母　黑山栀　茜草　竹茹　藕节炭　青蛤壳　茯苓

熏蒸处方（上海施杞经验方）：川乌　草乌　天南星　当归尾　红花　桂枝　细辛　山柰　松节　紫草　桑枝　海桐皮　威灵仙　苏木

十五画

黎洞丸（清·吴谦《医宗金鉴》）：三七　生大黄　阿魏　孩儿茶　天竺黄　血竭　乳香　没药　雄黄　山羊血　冰片　麝香　牛黄　藤黄

镇肝熄风汤（清·张锡纯《医学衷中参西录》）：怀牛膝　生赭石　生龙骨　生牡蛎　生龟甲　生杭芍　玄参　天冬　川楝子　生麦芽　茵陈　甘草

增液汤（清·吴瑭《温病条辨》）：玄参　麦冬　细生地

增液承气汤（清·吴瑭《温病条辨》）：玄参　麦冬　细生地　大黄　芒硝

十六画

薏苡仁汤（明·方贤《奇效良方》）：薏苡仁　当归　芍药　麻黄　官桂　甘草　苍术

薏苡竹叶散（清·吴瑭《温病条辨》）：薏苡仁　竹叶　飞滑石　白蔻仁　连翘　茯苓块　白通草

十七画

黛蛤散（《中国药典》）：青黛　蛤壳

十八画

礞石滚痰丸（金·刘完素《泰定养生主论》）：金礞石（煅）　沉香　黄芩　熟大黄

十九画

鳖甲煎丸（东汉·张仲景《金匮要略》）：鳖甲胶　阿胶　蜂房　鼠妇虫　土鳖虫　蜣螂　硝石　柴胡　黄芩　半夏　党参　干姜　厚朴　桂枝　白芍　射干　桃仁　牡丹皮　大黄　凌霄花　葶苈子　石韦　瞿麦

藿香正气散（宋·太平惠民和剂局《太平惠民和剂局方》）：大腹皮　白芷　紫苏　茯苓　半夏曲　白术　陈皮　厚朴　苦桔梗　藿香　甘草

麒麟散（上海石氏伤科方选）：血竭　炙乳香　炙没药　制锦纹　地鳖虫　红花　当

归尾　黄麻炭　参三七　锻自然铜　雄黄　辰砂　冰片

二十一画

麝香丸（宋·太医院《圣济总录》）：麝香　秦艽　独活　白术　槟榔

二十三画

蠲痹汤（清·程国彭《医学心悟》）：羌活　独活　左秦艽　大川芎　全当归　肉桂
生甘草　乳香　木香　桑枝　海风藤

（谢可永　李振军）